Das Füllhorn

Christiane Beerlandt

Das Füllhorn

Psychologische Symbolsprache der Nahrungsmittel

Verlag Beerlandt Publications
Lierde, Belgien

Fünfte Auflage: 2024
Vierte Auflage: 2022
Dritte Auflage: 2019
Zweite Auflage: 2016
Erste Auflage: 2014

www.christianebeerlandt.com

ISBN 978-90-75849-56-1
Gesetzlich geschützte Eintragung: D/2024/8022/5

Originaltitel:
De Hoorn des Overvloeds – Psychologische symbooltaal van de Voedingswaren
Im Original auf Niederländisch verfasst. © Beerlandt Publications, Lierde, Belgien
Erste Auflage: 1997 – Achte, überarbeitete und erweiterte Auflage: 2014

Ins Deutsche übersetzt von Volker Teske und Katie Schroor
Umschlagillustrationen: Christiane Beerlandt
Gedruckt in Belgien im Juli 2024 von Druckerei INNIgroup, Heule
Bindung: Abbringh, Groningen, Niederlande

FSC www.fsc.org
MIX
Paper from responsible sources
FSC® C010426

Anmerkung bezüglich der deutschen Übersetzung dieses Buches

Im Niederländischen werden Substantive kleingeschrieben. Als sie das Buch (auf Niederländisch) schrieb, fühlte Christiane Beerlandt, dass sie bestimmte Wörter *entgegen der niederländischen Grammatikregeln* großschreiben musste, um ihnen einen gewissen Nachdruck zu verleihen und ihnen Kraft zuzuschreiben. Das konnte sowohl bei Substantiven als auch bei Adjektiven oder Verben vorkommen. Bei der Übersetzung ins Deutsche haben wir beschlossen, Substantive gemäß der grammatikalischen Regeln immer groß zu schreiben, aber gelegentlich auch andere Wörter (wie Adjektive und Verben) auf diese Weise hervorzuheben, wenn dies auch im ursprünglichen niederländischen Text der Fall war. Damit bleiben besondere Hervorhebungen durch Großschreibung so weit wie möglich erhalten.

Neben der Großschreibung fallen dem deutschsprachigen Leser vermutlich noch andere Dinge auf: Wortzusammenziehungen mit Bindestrichen, Wortschöpfungen und gelegentlich ungewöhnliche Satzkonstruktionen.
Auch hier haben wir uns bei der Übersetzung stark am niederländischen Original orientiert, um diese aus der inneren Quelle Christiane Beerlandts entsprungenen Besonderheiten auch ins Deutsche zu transportieren.

Bei der Übersetzung verfolgten wir also nicht das Ziel, einen möglichst schönen und in allen Belangen konventionellen deutschen Text zu erzeugen. Vielmehr wollten wir die energetische Essenz der Worte und Sätze erhalten.

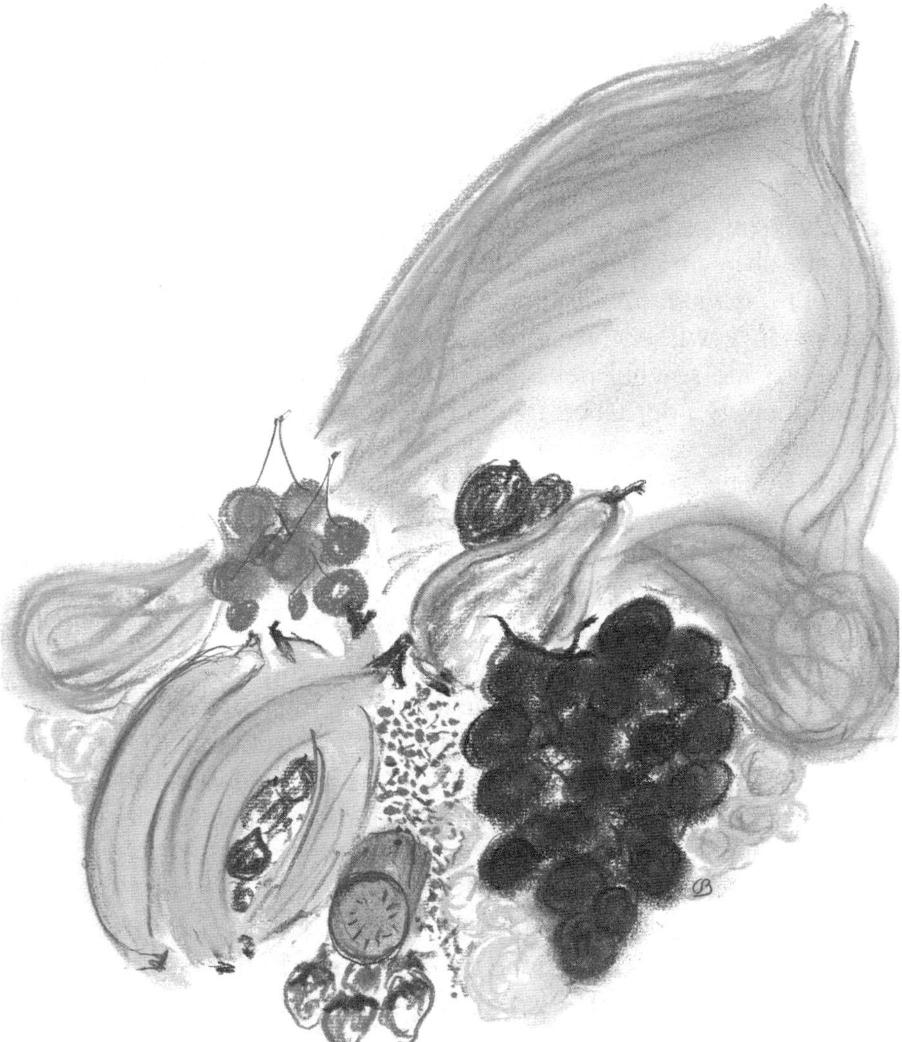

Das Füllhorn

Das Füllhorn strahlt Leben im Überfluss aus.
Es besingt die Freude des fruchtbaren Apfelbaums,
da dieser in seiner Krone Äpfel wachsen lassen darf,
um sie dann Menschen und Vögeln zu schenken.
Die Dankbarkeit dafür, Sein zu dürfen,
Geben zu dürfen, Genießen zu dürfen.

Ein Symbol für den Reichtum, den der Mensch in sich selbst finden kann,
für den üppigen Überfluss an Lebenskräften, an Liebe.

In Dankbarkeit für diesen Reichtum,
für diesen paradiesischen Obstbaumgarten, der das Leben selbst ist,
für die üppigen Früchte, die das Leben auf Erden uns bietet,
öffnen wir uns einmal
für die Sprache dieser Irdischen Nahrung.
Sie hat uns eine *ganze* Menge zu erzählen.
Und wir haben eine *ganze* Menge
von diesem Obstbaumgarten zu lernen.
Höre nur ...

Christiane

Ostende, 23. Juli 1997
(Veröffentlichung der Originalversion)

Lierde, 11. September 2014
(Veröffentlichung der 1. deutschen Auflage)

Inhalt

Wichtig:

Am Ende dieses Buches finden Sie ein **alphabetisches Register** (Index) aller in diesem Werk besprochenen Nahrungsmittel.

TEIL II

Symbolische Bedeutung der Lebensmittel

Brot, Teigwaren

Fisch, Schalentiere, Meeresfrüchte

Fleisch

Gemüse

Getränke

Getreide, Saaten

Milchprodukte und das EI

Küchenkräuter und spezifische Geschmäcke

Nüsse

Obst

Soja und Sojaprodukte

Soßen

Süßigkeiten (auch „alternative“), Gebäck und Kuchen, Desserts, Leckereien, Sirupe

Verschiedenes und zubereitete Speisen

TEIL I

Wichtige Vorbemerkungen im Zusammenhang mit der symbolischen Bedeutung der Lebensmittel

WARUM ESSEN?

In Dankbarkeit zu sich nehmen

Wir, Menschen, könnten uns alle darin üben, ‚zum Leben keine Nahrung mehr zu brauchen'. Nur von bestimmten Pillen oder von Licht zu leben, von dem zu leben, was manchmal ‚Prana' genannt wird. Bestimmte Menschen in Ost und West haben seit vielen Jahren mit Hilfe von allerlei ‚Techniken' bewiesen, dass dies möglich ist. O.K., das ist gut; wir wissen, dass es möglich ist. Und wir alle könnten dies lernen.

Aber warum sollten wir? Dies ist gar nicht *nötig;* das Leben hat dies für den größten Teil der Menschheit gar nicht vorgesehen. Man braucht nichts zu erzwingen. Und *falls* es jemals ‚nötig' sein sollte, ohne Nahrung zu leben, dann würde sich dies in *dem* Augenblick auf ‚selbstverständliche und einfache' Weise ergeben. Aber davon kann derzeit überhaupt keine Rede sein und vielleicht wird dies - auch in der Zukunft - niemals der Fall sein.
Lasst uns darum herrlich genießen … im Hier-und-Jetzt.
Dankbar nehmen wir zu uns, was Mutter Erde uns schenkt.
Gemütlichkeit.
Gefesselt sein von der vielfarbigen Palette von der Banane bis zur Schokolade.
Ein glückliches Gleichgewicht zwischen Himmel und Erde bedeutet Gesundheit.
Nichts ‚muss'. Die ‚Freiheit', auf der Erde in einen Pfirsich beißen zu ‚dürfen', Croissants zu verspeisen, Milch zu trinken, Käse zu essen …[1] ist das nicht fantastisch?

Du kannst außerdem so viel *über dich selbst LERNEN, indem du dir ansiehst, was du so gerne isst und was dieses Nahrungsmittel dir zu erzählen hat.* Der Evolutions-Prozess kann so - genießenderweise - bewusst beschleunigt werden. Die Gesundheit wird stimuliert, wenn du darüber hinaus das tust, wozu die Nahrung dich ermahnt. Dies ist eine Wohltat für die Verdauungsorgane. Die Psyche und die Gefühle werden sehr stark einbezogen. Und die Hungersnot in anderen Ländern wird nicht gestillt, wenn wir weniger essen. Dafür braucht es eine fundamentalere Vorgehensweise!

Höre auf dein Herz, auf die Sprache der Liebe, und schenke dir selbst und den anderen ‚Nahrung': lasse diese einerseits irdisch-greifbar und andererseits geistig-bereichernd sein. Wir ernähren uns im vollsten Respekt, mit dem Herzen aus dem Angebot wählend, das uns das Leben mit dem Füllhorn voller Getränke und Speisen macht.

---

[1] Für Ausnahmen: siehe weiter unten in diesem Buch (Diabetes, Alkoholabhängigkeit, Nahrungsmittelallergien usw.).

Lust haben auf ...

1) Der psychosomatische Faktor

Hat ein Mensch **LUST AUF** ... ein bestimmtes Nahrungsprodukt, dann deutet dies in erster Linie darauf hin, dass dieser Mensch das dringende Bedürfnis hat, das anzuwenden, was durch dieses spezifische Nahrungsmittel symbolisiert wird: **den psychischen Faktor.** Wie beispielsweise die ‚Lust auf einen *Apfel'* u.a. dazu auffordert, den Urzweifel in dir selbst aufzuheben und im Leben tüchtig vorwärtszugehen, weiterzubeißen.
Es ist die Natur, der Geschmack, der angibt, dass der Mensch dieses oder jenes Nahrungsmittel BRAUCHT, um eine Art Gleichgewicht in sich selbst *zu bewahren* oder *herbeizuführen,* oder dass er dieses oder jenes Nahrungsmittel zur Unterstützung eines bestimmten Evolutionsprozesses, sowohl *psychisch* als auch *körperlich,* gut gebrauchen kann.

ABER ... dies heißt nicht, dass *jeder* Mensch ohne weiteres alles essen kann, worauf er Appetit hat: weil es nun einmal um Evolution geht und die meisten Menschen es nicht schaffen (sei es auch unbewusst), GLEICH völlig „dem Leben nach zu leben“,[2] und auch nicht in ganzem Umfang *in der Praxis das anwenden können,* wozu sie von jenem Nahrungscharakter aufgefordert werden, nach dem sie ein dringendes Bedürfnis empfinden. Also: es empfiehlt sich eine gewisse *Vorsicht.* Glücklicherweise ‚fühlen' viele Menschen dies. Der Appetit auf Äpfel zum Beispiel hört daher auch meist nach dem Verzehr von 1, 2 oder 3 Äpfeln auf. Dasselbe gilt für andere Lebensmittel.

Hat man jedoch *extreme* Lust auf *ein* bestimmtes Nahrungsprodukt, dann tut man sehr gut daran, zu verstehen, w*arum* man ein so extremes Verlangen nach diesem spezifischen Nahrungsmittel empfindet, man tut gut daran, dasjenige praktisch umzusetzen, wozu einen das Produkt auf psychologischem Gebiet auffordert, und beim Verzehr dieses Lebensmittels eine gewisse Ausgeglichenheit zu bewahren – also es in Maßen zu genießen, ohne Übertreibung – und dies sieht dann wieder bei jedem Menschen anders aus.

Die Regel, ‚das zu essen, worauf man Lust hat', gilt also nicht völlig uneingeschränkt. Diese Regel gilt sicher nicht für Menschen, die bereits krank sind, wie Diabetiker, Alkoholiker, Menschen mit Zöliakie, Phenylketonurie usw. ... , und gewiss auch weder für jenen Menschen, der bereits eine *ganze* Weile ein be-

[2] „Dem Leben nach“ leben: lies mehr hierzu in Teil I von *Der Schlüssel zur Selbstbefreiung.*

stimmtes Nahrungsprodukt gegessen hat, ohne tatsächlich auch das in Anwendung zu bringen, wozu dieses Lebensmittel ihn aufforderte,[3] noch für diejenigen, die eine bestimmte Nahrungsmittelallergie noch nicht auf psychosomatischem Gebiet aufgelöst haben.

Wenn man beispielsweise Lust auf **Schokolade** hat, tut man gut daran, bewusst Liebe und Milderung, Flexibilität usw. … in sich selbst zu entwickeln,[4] während man gleichzeitig schon Schokolade genießt (außer bei bestimmten Krankheiten oder Allergien: siehe an anderem Orte in dieser Einleitung), aber man sollte Schokolade dann am besten nicht gleich kiloweise zu sich nehmen, auch wenn man dazu Lust hätte, weil man anscheinend etwas von der Botschaft von Schokolade nicht versteht, etwas von dem, was Schokolade fordert, oder weil man dies nicht gleich anwendet oder nicht gleich anwenden kann.

Die Gesundheit fordert hier auch den gesunden Mensch dazu auf, weiterhin Vorsicht walten zu lassen. Das Lebensmittel zu genießen, aber es nicht in großen Mengen zu essen: *erst* Bewusstwerdung und eine praktische Umsetzung dieser Selbst-Liebe und Wärme, zu der Schokolade auffordert. Dann verschwindet die ‚übertriebene' Lust darauf wie von selbst. Man genießt das betreffende Lebensmittel dann in aller Ruhe, ab und zu, wenn man Appetit darauf hat. Es wird ein Gleichgewicht gefunden. Manchmal mehr, manchmal weniger Schokolade … mitunter hat man überhaupt keine Lust darauf …: es ist normal und gesund, dass die innerliche psychische, emotionale Entwicklung mit Schwankungen einhergeht. Nahrungsmittel helfen nun einmal auch auf der psychischen Ebene. Solange man es nur nicht maßlos übertreibt.

Und dies gilt für alle Lebensmittel: Rotkohl, Salat, Weizen, Mais, Kabeljau, Kartoffeln, Birnen, Möhren, Eis usw., usw. ...

Normalerweise gilt: was benötigt der Mensch in sich selbst? Nicht nur das physisch greifbare Nahrungselement, nach dem er ein Verlangen verspürt, sondern auch und vor allem dasjenige, was durch dieses Nahrungsmittel psychologisch / energetisch / charakterlich symbolisiert wird.

So wird beispielsweise der Körper einer Person, die ein Verlangen nach Reis empfindet, diesen sehr gut gebrauchen können,[5] aber noch viel mehr weist dies auf die Tatsache hin, dass dieser Mensch sich tief in sich selbst danach sehnt, *den charakteristischen Merkmalen von Reis* in sich selbst (weiter) Gestalt zu geben. Reis steht u.a. für: „Ich will innerhalb von klaren, durchsichtigen Strukturen alles offen und klar sehen. Ich lasse nichts anderes in meinem Leben zu, als dasjenige, was zur Essenz meines Hauptweges passt und werde hierfür alle Unreinheiten

---

[3] Lies mehr hierüber weiter unten im Kapitel: „Wann kann etwas schiefgehen?"

[4] Siehe die betreffende Rubrik über Schokolade in diesem Buch.

[5] Ausnahmen im Falle von Stoffwechsel- oder anderen Krankheiten sind möglich. Siehe auch weiter unten in der Rubrik: „Reagierst du allergisch auf …", dann wende dich an einen Arzt oder Ernährungsberater.

wegwaschen müssen. Offener Raum, Klarheit, Ehrlichkeit, reine gerade Linien, saubere Hände, gründlich aufräumen ... Ich verlange, alles in meinem Leben in eine Klare, Deutliche Struktur einordnen zu können."

Der **energetische Wert**, der **Charakterwert** eines Nahrungsmittels ist *viel* mehr als eine Summe aus Vitaminen, Mineralien und Oligoelementen, aus Eiweißen, Kohlenhydraten und Fetten usw. …

Wenn jemand ETWAS ENTGEGEN SEINES APPETITS ISST oder weil dies nach bestimmten Ernährungsregeln *erforderlich* ist oder weil er *denkt,* es sei gesund … versteht es sich daher auch von selbst, dass er sich selbst damit überhaupt keinen Dienst erweist. Beispielsweise jener Mensch, der *denkt,* man *müsse* Reis essen, der aber überhaupt keine Lust darauf hat … In diesem Fall kann es sein, dass er schon genug Reis-Eigenschaften in sich trägt, und dann würde er durch das Essen von Reis sowohl seinen Körper als auch seinen Geist überbelasten. Auch andere Gründe sind möglich.

Es ist daher auch wichtig, dass der Mensch auf dieses natürliche ‚ich habe Lust auf ...' hört und ihm folgt,[6] wenn er sich selbst gesund und liebevoll behandeln will: **es ist gut, dass er dasjenige isst, wonach es ihn verlangt ... UNTER DER VORAUSSETZUNG, dass er zugleich an der psychischen / emotionalen Frage arbeitet, die von diesem Lebensmittel symbolisiert wird; und, wie bereits erwähnt, der Mensch sollte ‚Maß halten' wegen der unbewusst lebenden, noch ungelösten Elemente in ihm selbst.**

In diesem Zusammenhang kehren wir zum Beispiel der Schokolade zurück. Wer ein Verlangen nach *Schokolade* empfindet, darf dieses herrlich genießen.[7] Zugleich sollte er jedoch (wie die Symbolik von Schokolade dies andeutet) jede Distanz zu sich überbrücken, in Empfänglichkeit für die sanften, liebevollen Strömungen in seinem Wesen, wodurch er viel näher zu sich kommen und viel liebevoller mit sich selbst umgehen wird. Er darf sich nicht länger der totalen warmen Verschmelzung, der vollkommenen Versöhnung mit sich selbst widersetzen.

Das Genießen von Schokolade und das Arbeiten an sich selbst gehen auf diese Weise Hand in Hand. Lebt der Mensch allerdings NICHT „dem Leben nach",[8]

---

[6] Dies ist eine allgemeine Regel, die allerdings im Falle bestimmter Krankheiten nicht gilt. Siehe frühere Fußnote hierzu. Man berücksichtigt am besten auch immer die allgemein geltenden Empfehlungen zu gesunder Ernährung, wenn auch die Einsichten hierzu ebenfalls Veränderungen unterliegen.

[7] Außer bei bestimmten schweren Krankheiten oder bei jenen Menschen, die aus irgendeinem Grund Schokolade körperlich nicht vertragen.

[8] „Dem Leben nach" leben: lies hierzu mehr in *Der Schlüssel zur Selbstbefreiung:* im einleitenden Teil I dieses Buches sowie in der Rubrik „Essen, Essstörungen, Nahrung".

tut er genau das Gegenteil von dem, was beispielsweise Schokolade von ihm fordert (der Mensch verhält sich z.B. steinhart gegenüber sich selbst oder dem anderen), oder: widersetzt er sich innerlich dem Essen von Schokolade aus *Angst* davor, dicker zu werden (aus rein ‚äußerlichen' Gründen, als ob Dick-Sein hässlich wäre, wie die westliche Gesellschaft dies derzeit kurzerhand proklamiert), oder in dem Gedanken, in der Überzeugung, dass dieses Nahrungsmittel seinem Körper beispielsweise schaden würde, dann kann Schokolade nicht auf gesunde Weise in Geist und Körper aufgenommen werden und vermeidet er das Essen dieses Produktes am besten.

2) Verwandtschaft mit dem Charakter, der Vibration, der Frequenz eines bestimmten Nahrungsproduktes

Nicht jeder, der das dringende Bedürfnis hat, beispielsweise eine offenere, klarere Struktur in sein Leben zu bringen, empfindet deswegen ein Verlangen nach Reis. Das zweite Element, das als Ursache eines Verlangens nach diesem oder jenem spezifischen Nahrungselement genannt werden kann, hat mit der Psyche zu tun, der Seele oder, wenn man so will, *dem Charakter, der Art, der Individualität des Nahrungsmittels*, oder der Hauptvibration, der Wellenlänge, dem Ton, der Farbe, mit der das Produkt resoniert ...

Es besteht ein Verlangen nach jenem Produkt, mit dem man tief in sich selbst eine Art **innerliche VERWANDTSCHAFT** empfindet, aber da die positiven Eigenschaften dieses Produktes im Menschen nicht oder nicht ausreichend zum Tragen kommen können, sehnt er sich nach diesen Elementen ‚außerhalb seiner selbst'.
Der Mensch unterdrückt sich selbst hier oder lässt bestimmte Eigenschaften nicht oder nicht ausreichend zum Tragen kommen. Das Nahrungsmittel hilft ihm dann dabei, diese oder die potenziell in ihm anwesenden Eigenschaften ‚auf das erforderliche Niveau zu bringen'.

Ein Beispiel: jemand, der ein Verlangen nach einer *Aprikose* empfindet, hat - sei es auch unbewusst - ein Bedürfnis danach, etwas von der sanften, gefühlsgetriebenen, warmherzigen, weiblichen Aprikosensphäre in sich selbst Gestalt zu geben oder diese zu verstärken. Dies bedeutet jedoch auch, dass im Kern dieses Menschen, auch wenn er sich im äußersten Fall ungerührt, kühl, abgeschlossen oder hart manifestieren würde, eigentlich ein weiches Aprikosenherzchen wohnt. Er sehnt sich danach, diesen potenziellen Zustand in ihm selbst erwachen zu lassen, und ihn anzufachen, so dass sein Herz weicher wird, im wahrsten Sinne des Wortes, genau so weich und gerührt, wie dies beim Apriköschen der Fall ist.

Mit anderen Worten:
Jemand, der sich NACH einem Blumenkohl SEHNT, IST ein wenig wie Blumenkohl, und nutzt die positiven Charakteristiken, die von Blumenkohl symbolisiert werden, noch nicht optimal, aber er sehnt sich danach, diese in sich selbst zu wecken, zu verwirklichen. Jemand, der ein Verlangen nach Aprikose empfindet, ist in seiner Kernart ein wenig wie Aprikose, aber er weiß die Charakteristiken, für die Aprikose steht, gar nicht oder noch nicht optimal in sein Wesen zu integrieren.

Keine Lust haben auf ...

Gleichgültigkeit gegenüber bestimmten Nahrungsprodukten

Jemand, der **KEIN VERLANGEN** nach beispielsweise Aprikosen empfindet, der diesem Geschmack eher **GLEICHGÜLTIG** gegenübersteht ...

ENTWEDER ... Dieser Mensch hat, falls er eine Art Seelenverwandtschaft mit dieser Frucht hat, möglicherweise in bestimmten Phasen seines Lebens gerne Aprikosen gegessen, aber jetzt nicht mehr wirklich ...
Auf diesem Gebiet herrscht jetzt eine Harmonie, eine Sättigung: er hat den Eigenschaften auf eine gesunde Weise in sich selbst Gestalt gegeben, in Seele und Körper.

Es kann dennoch durchaus vorkommen, dass er plötzlich, wenn auch vielleicht nur *einen einzigen* Tag lang, enormen Appetit auf diese Aprikosen bekommt: dann ist dies ein Hinweis darauf, dass in sehr kurzer Zeit ein Gleichgewicht wiederhergestellt werden sollte.
Auch in solchen seltenen Augenblicken tut der Mensch gut daran, den Text bezüglich der Aprikose zu lesen und darüber nachzudenken, warum gerade JETZT, heute, diese Lust auf Aprikosen auftaucht.

ODER ... der Mensch, der der Aprikose eher gleichgültig gegenübersteht, weist überhaupt keine Verwandtschaft mit dem Charakter der Aprikose auf und möchte diese Eigenschaften auch nicht in sich selbst entwickeln.

ODER ... dieser Mensch ist in seinem Herzen irgendwo doch verwandt mit der Aprikosensphäre, vorläufig jedoch „auf unterdrückte Weise“; der richtige Augenblick ist noch nicht gekommen, um diese Eigenschaften an die Oberfläche zu holen.
Die Zeit ist noch nicht reif dafür.

Eine Abneigung haben gegen …

Hat ein Mensch **eine ABNEIGUNG** gegen ein bestimmtes Nahrungsmittel - in unserem Beispiel gegen Aprikosen -, dann gibt es mindestens die folgenden Erklärungen dafür:

ENTWEDER … Der Mensch hat in seinem tiefsten Grund nicht die geringste Verwandtschaft mit dem charakterlichen Wert oder dem Vibrationswert des betreffenden Nahrungsmittels.

ODER … Der Mensch ist so randvoll mit dieser Aprikosen-Energie, dass er es sowohl ‚in sich selbst' als auch außerhalb seiner selbst (in der Frucht) nicht mehr riechen oder sehen kann: er ekelt sich davor; er hat schon ‚zu viel' von diesen Eigenschaften. Es lässt ihn nicht unberührt (er würde sich davon übergeben), weil er in seinem Charakter etwas von diesem Guten zu viel hat ...

Es würde dann weder seinem Geist noch seinem Körper gut tun, etwas von dieser Nahrung zu essen! Es ist widernatürlich und niemals gut, jemanden dazu zu verpflichten, dieses oder jenes Nahrungsmittel zu essen, entgegen seines Appetits.

ODER… Ein anderer Grund für eine solche ‚Abneigung' kann darin liegen, dass der Lebende Selbstkern des Menschen ihn in eine ganz andere Richtung schicken will als jene, die von dem betreffenden Nahrungsmittel angegeben wird, und dies sehr dringend; es werden heftige Signale gesendet, um deutlich zu machen, dass dieser Mensch jetzt nicht, vor allem in der aktuellen Lebensphase, (und vielleicht niemals) in jene Richtung evolvieren sollte durch die Entwicklung von Eigenschaften, die von dem Nahrungsmittelprodukt symbolisiert werden, gegen das er eine Abneigung hat.

Nahrung als Arznei

Es wird sich herausstellen, dass der Mensch, der sich plötzlich einmal einen Tag lang weniger gut fühlt, oder jener Mensch, der einen panischen Angst-Anfall hat, oder der, der sich vollständig geistig krank oder verwirrt fühlt und nicht unmittelbar weiß, was in ihm vor sich geht ... noch *mehr* Nutzen als andere daraus zieht, die Botschaft des Getränkes oder Nahrungsmittels zu lesen, auf das er an dem betreffenden Tag oder in dem Augenblick Lust hat ...

In den Monaten, in denen ich *Das Füllhorn* aufschrieb, hat sich dies gleich deutlich gezeigt, wenn ich bestimmte Menschen in ‚Not'[9] den für sie am stärksten zutreffenden Nahrungstext lesen ließ ...
Vor allem **in AKUTEN Fällen** ist eine bestimmte Einsicht manchmal mehr als notwendig, damit der Mensch sich selbst wieder in Harmonie, zur Ruhe, bringen kann. Der Zweck dieses Buches besteht in erster Linie darin, Informationen zu vermitteln, mit denen der Mensch sich selbst, mit Hilfe von Einsichten, noch mehr befreien kann.

Allergie gegen bestimmte Nahrungsprodukte

Reagiert ein Mensch allergisch auf ein Nahrungsmittel, dann ist dies ein Hinweis auf erforderliche **Anpassungen**, die er in sich selbst durchführen muss, wenn er die von dem betreffenden Nahrungsmittel symbolisierten Eigenschaften tief in sich selbst auf eine positive Weise nutzen können will. Das bedeutet, dass er (manchmal unbewusst) **Widerstand** leistet gegen die positive Botschaft des betreffenden Nahrungsproduktes. Löst er die Ursache hier auf, **betrachtet er die wahre Bedeutung der Nahrung, die ihm eine Allergie gibt, dann wird er wissen, wogegen er in sich selbst kämpft**. Er wird den zu diesem Nahrungsmittel gehörigen Text lesen, in sich selbst eine psycho-emotionale Lösung durchführen ... und infolgedessen kann die Allergie verschwinden.

Ein Beispiel: jemand, der allergisch ist gegen Schokolade, wehrt sich gegen die positiven Schokoladen-Eigenschaften in sich selbst (lies den Text Schokolade). Jedes Pickelchen wird gleichsam aus seinem Gesicht verschwinden, wenn er nur das in der Praxis umsetzt, was Schokolade ihm empfiehlt. Er darf davon essen, **vorausgesetzt** er führt die **Veränderungen** durch, zu denen die Schokolade ihm rät.

Das hier beschriebene Prinzip zum Thema Nahrungsmittelallergie gilt auch für **nicht-allergische Lebensmittelunverträglichkeiten**.

Achtung! Bestimmte Lebensmittelallergien können eine gefährliche (manchmal lebensbedrohliche) Situation verursachen. In diesen Fällen ist Vorsicht und die Zusammenarbeit mit einem Experten erforderlich. Und vor allem ist es wichtig, das Lebensmittel nicht mehr zu essen, gegen das man allergisch ist; die Zeit ist jetzt noch nicht reif dafür.

---

[9] Beispielsweise bei Depressionen, Panik, Grippezuständen u.ä. In diesen Fällen beschrieb der Text über das Lebensmittel, auf das man in diesem Augenblick nur Lust hat, zugleich die (psychologische) Lösung für die betreffende Krankheit / Erkrankung.

Du fühlst dich unpässlich, krank, nach dem Verzehr von …

Wenn du dich nach dem Essen eines bestimmten Nahrungsmittels „unpässlich" oder schlecht fühlst … Beispielsweise: nach dem Verzehr von Weißkohl wird dir immer schlecht. Oder du fühlst dich nach dem Essen von Brot und weichen Teigwaren alles andere als gut, vielleicht hast du das Gefühl, nach Luft schnappen zu müssen. Oder der Verzehr einer Orange ist für dich eine schmerzhafte Angelegenheit, du bekommst sofort Durchfall davon, oder Magen-Darm-Beschwerden … Oder du hast Atembeklemmungen nach dem Essen von Oliven oder Nüssen usw., usw. … **Höre** dann am besten damit **auf,** dieses Nahrungsmittel zu essen. **Iss es vorläufig nicht mehr** und ersetze es durch etwas anderes. Diese „Folgen" haben immer eine spezifische, tiefere Ursache, die man sich näher ansehen sollte.[10]

1. **Psychologisch-emotional, Evolution und Widerstand**: lies den Text zum betreffenden Lebensmittel. Wozu fordert z.B. die Nuss oder die Orange oder der Kohl dich auf? Oder was solltest du laut Brot und weichen Teigwaren in deinem Leben umsetzen? Ist dir dies bisher noch nicht gelungen? Arbeite dann an dieser Lösung / Umsetzung. Tue das, was dir diese Lebensmittel empfehlen, und dann kannst du später vorsichtig wieder einmal versuchen, etwas von ihnen zu essen.
   Leiste keinen (häufig unbewussten) Widerstand gegen diese Schritte, die du machen solltest.

2. **Körperlich**: eine unerwünschte körperliche Reaktion nach dem Verzehr eines bestimmten Lebensmittels ist ein Hinweis auf das unter Punkt **1.** Beschriebene (alle körperlichen Symptome haben schließlich eine psychische Grundlage). Nur sollte man hiermit auch auf körperlichem Gebiet (der buchstäblichen ‚Ernährung') *sehr* vorsichtig umgehen. Denken wir nur an manche Menschen, die nach dem Verzehr von beispielsweise Erdnüssen oder Muscheln todkrank werden können. Beispielsweise bei Nahrungsmittelallergie gilt also: iss vorläufig, in Rücksprache mit dem Arzt, **nicht mehr** das Nahrungsmittel, auf das du allergisch reagierst. Unterdessen ‚arbeitest' du weiter an deiner persönlichen Evolution: löse die innerliche Problematik auf; lies den Text zum betreffenden Nahrungsmittel und wende ihn an …

3. **Transformation**. Oft ist dies einfach **ein Signal** von deinem Lebenskern dafür, dass **eine neue Zeit** für dich anbricht. Der Verzehr eines Nahrungsmittels,

[10] Lies hierzu auch in *Der Schlüssel zur Selbstbefreiung – Enzyklopädie der Psychosomatik.*

der dazu führt, dass du dich hinterher schlecht fühlst, würde dich daran hindern, etwas zu tun, was du im Rahmen deiner Evolution JETZT tun solltest. Möglicherweise ist dir dies niemals bewusst gewesen: das betreffende Lebensmittel erzählt dir, was du JETZT in deinem Dasein **ändern** solltest (und vielleicht schon früher ändern sollen hättest). Den Verzehr dieses Produktes beenden oder verringern und … zugleich eine **Transformation** durchführen, bei der dieses spezifische Lebensmittel dir die nötigen Anweisungen über die zu machenden Schritte gibt. Danach, nach einer gewissen Zeit, merkst du vielleicht: „Hey, mein Geschmack hat sich verändert?! Meine Ernährungsgewohnheiten haben sich verändert. Und … ICH habe mich verändert!“ In gutem, gesundem, evolviertem Sinne, natürlich.

Also: höre auf deinen Körper. Wie sehr es dich auch nach einem bestimmten Lebensmittel verlangt …, wenn es dir anschließend schlecht bekommt, ganz gleich in welcher Form … (Schmerz, Brechreiz, Sauerstoffmangel, Panikattacke usw. …), dann fordert dich etwas in dir dazu auf, es anzupassen, es zu ändern. Iss dieses spezifische Lebensmittel vorläufig nicht mehr oder nur in begrenzter Menge, je nachdem wie „ernst“ die Situation ist. Später wird dir alles deutlich werden. Fühlst du dich träge, faul, müde nach großen Mahlzeiten oder nach dem Verzehr bestimmter Nahrungsprodukte? Nimm dann mehrere kleine Mahlzeiten zu dir. Und so weiter … Gebrauche immer deinen gesunden Menschenverstand.

Ein Beispiel. Du bist krank und du fühlst dich innerlich in einer bestimmten Situation wütend-traurig-ohnmächtig … du hast wahnsinnige Lust auf *Tomaten.* Und du liest bei ‚Tomate’, dass sie dich dazu auffordert, die Freude über dich selbst zu erleben und in einer expressiven Form nach außen zu treten … aber du tust genau das Gegenteil … du wirst immer wütender und frisst es in dich hinein, unzufrieden mit dir selbst … du weigerst dich, die Freude über dein Dasein zu erleben und ‚herauszusingen’ … dann ist es durchaus möglich, dass du dich ‚übergeben’ musst … über dich selbst.[11] Und dann sagst du vielleicht: „Von all den Tomaten musste ich mich übergeben“ … Nein! Weil du die Botschaft der Tomate nicht umgesetzt hast, während du dies so brauchtest und diese Frucht eigentlich so gesund für dich ist … *darum* musstest du dich übergeben. Tue was das Leben über den Appetit auf Tomate von dir fordert und kämpfe nicht länger dagegen an. Auf diese Weise wird Tomate wie eine Medizin sein und dir dabei helfen, die Freude und expressive Fröhlichkeitskraft zugunsten deiner eigenen körperlichen Gesundheit weiter zu entwickeln. Es ist unmöglich, Seelenkern und Körper voneinander zu trennen.
Es hat keinen Sinn, wieder Tomaten zu essen, solange du auf deine geschlossene Wut und Selbst-Verweigerung beharrst.

[11] Lies mehr über die psychologische Übereinstimmung von Erbrechen in *Der Schlüssel zur Selbstbefreiung – Enzyklopädie der Psychosomatik.*

Man kann niemals sagen: „Dieses Nahrungsmittel ist gut oder ... ist schlecht für DEN Menschen“

Jeder Mensch ist einzigartig und gleicht keinem anderen. Man kann, auch in der Ernährungslehre, nicht alle Menschen über einen Kamm scheren. *Der bewusstlebende Mensch* wird auf sein weises ‚Gefühl' hören müssen, auf seinen lebenden Selbst-Kern, auf die Sprache „des Nahrungsmittels“, nach dem er ein spontanes Verlangen verspürt. BEWUSST essen, ohne der eigenen einzigartigen Natur Gewalt anzutun.

Alkoholismus und andere Suchtarten

Bei Alkoholismus kann es für die Gesundheit notwendig sein, sehr radikal mit dem Trinken Alkoholischer Getränke ‚aufzuhören'. Dann ist es sehr wichtig, dass man **zugleich** *an der psychologischen Basis-Ursache der Alkoholabhängigkeit*[12] arbeitet: Dass man die Antwort auf die Frage sucht, warum es diese ‚Lust auf Alkohol' gibt. Denn tut man dies nicht, dann wird ein Gefühl des Verlangens zurückbleiben ... **Löst man jedoch die Basis-Ursachen auf (am besten während eines langen Zeitraums ganz ohne Alkoholkonsum)**, dann besteht die Möglichkeit, dass man *‚später'* in der Lage sein wird, mit Genuss und in Maßen (!) zu trinken, ohne dass man sich noch in einer uferlosen Sucht verliert.

Diese Menschen bremsen sich selbst, gestatten es sich selbst nicht voll und ganz, ihre üppige Natur zu genießen, wodurch Frustration entsteht. Darum ist es auch gerade für diese Menschen *sehr* wichtig, dass sie die *feste Nahrung,* nach der sie ein Verlangen empfinden, ganz und gar GENIESSEN.

Drogen, Alkohol, Zigaretten, sexuelle Zwangsstörungen und andere Begierden ...[13] werden bei Menschen verstärkt, die es nicht wagen, einfach sich selbst zu genießen, ihre Natur, ihre spontanen Gefühle, leckeres Essen ... Sie unterdrü-

[12] Lies mehr über die psychologischen Basis-Ursachen und die Kernlösung von Alkoholabhängigkeit in *Der Schlüssel zur Selbstbefreiung.* Auch in diesem Buch, *Das Füllhorn,* kann der spezifische Text über die Symbolik des oder der alkoholischen Getränke, nach dem / denen man süchtig ist, sehr wichtige Hinweise geben.

[13] Lies mehr über die Kernursachen und Kernlösungen dieser Süchte und Abhängigkeiten in *Der Schlüssel zur Selbstbefreiung - Enzyklopädie der Psychosomatik.*

cken die natürlichsten Strömungen in ihrem Wesen, wodurch Energien ein Ventil suchen. Das energetische Gleichgewicht ist gestört und wenn man außerdem überhaupt nicht die Nahrungsmittel zu sich nimmt, nach denen man ein spontanes Verlangen empfindet, macht man alles noch viel schlimmer.

Die Nahrung, nach der es einen verlangt, kann hier nicht nur auf körperlichem Gebiet ein Gleichgewichtsbringer, ein Korrektor sein, eine regulierende Rolle spielen, sondern ist außerdem ein wichtiger Wegweiser in Bezug darauf, ‚wie' man die Sucht hinter sich lassen (Drogen, Alkohol, Nikotin, Sex usw. …) und seine Frustration auflösen kann: wenn der Mensch sich die symbolische Bedeutung der Lebensmittel gründlich ansieht, nach der es ihn verlangt, wird er sich selbst einen großen Schritt weiterbringen!

Was zählt, ist die „Gesundheit"! Nicht die Sprache eines leblosen Spiegels an der Wand

Ein Mensch, der nach dem Überzeugungssystem lebt, dass er besser nicht als ICH existieren würde ... kann in einem Umfeld, in dem allerdings kein Nahrungsmangel herrscht, Signale aufrufen wie *‚Hungertod'*. Er hat keinen Hunger mehr ... und isst nicht mehr, weil er - sei es auch unbewusst - tot sein will. Sein tiefstes Selbst sendet ihm ein Signal im Sinne von: „Entscheidest du dich jetzt dafür zu leben ... oder willst du eigentlich gar nicht leben?"

Stellt der Mensch Bedingungen an das Leben wie etwa: „Ich lebe nur dann, wenn ein *anderer* mich liebt ... , wenn ich *diese* ganz bestimmte Körperform haben darf, wenn ich alle Aufmerksamkeit vom anderen bekomme, wenn ich mich selbst hinter einem anderen verstecken kann oder wenn ich diesen oder jenen Pokal oder eine Filmrolle ergattern kann ... usw. ...", dann handelt er dem Leben selbst, der Natur zuwider. Er ruft dann möglicherweise eine Krankheit wie **Anorexia nervosa** über sich herab. Sein tiefstes Selbst wird ihn nicht länger ‚nähren', wird nicht länger ein Hunger-Gefühl aufrufen und der Mensch lässt sich sterben. Lieber sterben als dieses oder jenes nicht ‚haben' ... !

Das Leben fordert eine bedingungslose Hingabe, ein dankbares Annehmen und einen Bruch mit jeder Form von ‚haben wollen' und dem Stellen von Bedingungen. Das Leben fordert den Menschen dazu auf, sich selbst zu ernähren: mit Zuwendung, Liebe und ... Nahrung. Er soll nicht länger z.B. die Zuwendung und Aufmerksamkeit von anderen fordern (eine verkappte Form der Macht).

Wann kann etwas schiefgehen, wenn man Lebensmittel isst, auf die man Appetit hat?

1. **Wenn du nicht dem Leben nach lebst[14], sondern in Selbst-Zerstörung; wenn du dich selbst nicht liebst, deine Werte als Mensch verkennst. In diesem Fall empfiehlt es sich, in Bezug auf Nahrung vorsichtig zu sein.** Beispielsweise jemand, der eine sehr stressige Arbeit schon jahrelang aushält … oder jemand, der den halben Tag vor dem Fernseher sitzt … oder jemand, der sich ständig aufopfert … oder sich gegen seine Gefühle abschließt … oder sich überfordert, indem er bestimmte Sportübungen macht, die überhaupt nicht zu seiner Art passen …[15] *das* ist nicht dem Leben nach leben, sondern sich ‚leben lassen'. *Was* ein Mensch dann auch isst, auf diese Weise kann er nicht gesund bleiben. Dass er dann krank oder immobil wird, hat nichts mit seiner Ernährung zu tun, sondern mit der Lebensweise oder seiner Einstellung zum Leben. Es ist daher wichtig, dass du mit deinem wirklichen Selbst ‚der Wahrheit nach' lebst.[16]

2. Wenn der Mensch sich weiter mit einem bestimmten Nahrungsprodukt ernähren will, **während er zugleich NICHT an den zugrundeliegenden Gründen arbeitet,** „warum" er beispielsweise viele Zitronen oder Süßigkeiten isst.

   Ein Beispiel: jemand wird von **Mangos** angezogen, weil sein Kopf viel zu beschäftigt ist, zu schnell auf vollen Touren arbeitet und seine Nervosität seinen Körper und seine Seele quält. Er darf kiloweise Mangos essen ... dies ist gut, doch wenn er nichts an seiner inneren roten Gehetztheit ändert, hat er nichts von Mango gelernt und wird keinen Schritt weiter sein. Er kann dann eines Tages krank werden, gewissermaßen von all den Mangos; er liegt mit schrecklichen Kopfschmerzen in seinem Bett, ihm ist schwindlig ... Aber es geht hier darum, dass Mango zunächst die Alarmglocken läutet, dass des Menschen tiefstes Selbst ihm ein letztes deutliches Signal geben will (weil er sich geweigert hat, sich die Ursache dafür anzusehen, dass er auch weiterhin so einen Drang zum Verzehr von Mango hat): „Wie lange wirst du deinen Kopf noch in Unruhe lassen? Du kannst jetzt besser noch ein wenig schwach in deinem Bett liegen, als dass du dich noch länger auf diese Weise überbelastet! Du solltest dringend etwas in deinem Leben ändern. Du brauchst nicht aufzuhören, Mangos zu essen ... unter der Voraussetzung, dass du jetzt end-

[14] „Dem Leben nach" leben: lies mehr hierüber in Teil I des Buches *Der Schlüssel zur Selbstbefreiung - Enzyklopädie der Psychosomatik.*
[15] Denke daran: ein Elefant hängt nicht wie ein Affe an Lianen. ein Rennpferd zieht keine schweren Pflüge wie das stämmige Bauernpferd dies kann. So ist es auch beim Menschen.
[16] Lies mehr hierzu im ersten Teil von *Der Schlüssel zur Selbstbefreiung.*

lich das Positive an den Mango-Eigenschaften in dir selbst anwendest."
Aber natürlich: gelingt es dem Menschen nicht gleich, die geforderte Transformation durchzuführen, dann hört er am besten eine Zeitlang damit auf, Mangos zu verzehren.

Der Mensch, der zu viel **Zucker** in seinem Blut hat, wird seine Problematik nicht dadurch lösen, dass er nur keinen Zucker mehr isst: er sollte der zugrundeliegenden psycho-emotionalen Problematik eine FUNDAMENTALE Lösung geben. *Erst* müssen die psycho-emotionalen Ursachen gelöst werden, die die Basis für Diabetes[17] bilden. Erst danach, *nach* der Heilung, kann - in Absprache mit einem Arzt - allmählich Zucker verzehrt werden.

3. **Es geht auch schief,** wenn der Mensch fühlt, dass er Lust hat auf etwas ... und dass er dies eigentlich sich selbst auch durchaus ein wenig gönnt ... aber sich zugleich mit **Schuldgefühlen** oder Gefühlen der **Wut** dagegen wehrt. Er kann dann überhaupt nicht genießen ... Durch den inneren Widerstand gibt sein Gehirn gleichsam kein Sättigungssignal mehr ab. Er wehrt sich derart stark gegen seine spontanen Nahrungsbedürfnisse, dass weder Geist noch Körper die so nötigen Nährstoffe aus dem Produkt aufnehmen können. Ein Gefühl der Sättigung tritt nicht ein ... ; der Mensch empfindet weiterhin einen übertriebenen Appetit auf dieses Produkt. Hierdurch entsteht eine Art **Esssucht**, die man bei **Bulimie**-Patienten beobachten kann. *Jene Menschen, die es sich selbst nicht erlauben zu genießen, jene, die Angst davor haben, dick zu werden, erlegen sich selbst strenge Verbotsregeln auf, verharren zu fest im Kult des Äußerlichen.*

4. **Wenn der Mensch Wert auf den dummen Kult des Äußerlichen legt, wenn er aus rein „äußerlichen" Gründen abnehmen oder dicker werden will, wenn er äußerlichen Normen entsprechen will, geht es schief. Wenn er sich ‚aushungert', geht es schief.**
   Wenn man abnehmen will, um in gewisser Weise Macht über den anderen zu haben, indem man eine bestimmte gesellschaftliche Norm anstrebt: man will verführen, ansaugen, von anderen für schön befunden werden … Dies ist der Weg des Todes. Lebt man hingegen von seinem Herzen aus, *lebend*erweise, dann stimuliert man Leben in sich selbst.

   Solange der Mensch sich nur darum kümmert, ‚wie er aussieht', statt einfach ER SELBST ZU SEIN gemäß seiner eigenen ART, vom Herzen aus ... fehlt ihm etwas. Er gibt dem Oberflächlichen Macht, der ‚Außenwelt', *dem Schein (er will anders aussehen, als er von Natur aus ist).* Der Mensch weigert sich, noch länger auf seine wahre Art zu hören, und nimmt damit auch Abschied von Wahrheit und Leben.

---

[17] Lies über die psycho-emotionalen Ursachen von Diabetes in *Der Schlüssel zur Selbstbefreiung.*

In unserer westlichen Gesellschaft haben die meisten Menschen Angst vor dem ‚Zunehmen', hat der Mann Angst vor einem Bäuchlein, er meint wie Tarzan wirken zu müssen, und hat die Frau Angst vor jedem Millimeter Fett. *Fett wird automatisch als ungesund oder hässlich betrachtet, während es doch im Körper auch unentbehrliche Funktionen erfüllt.*

Es gibt auf der Erde auch Gesellschaften, in denen Frauen und / oder Männer nach der geltenden Norm dick sein *müssen.* Auch dies ist eine ungesunde These. In den betreffenden Regionen werden mitunter Kortikoide eingesetzt, um das Körpervolumen ansteigen zu lassen, mit allen damit verbundenen Gefahren … während man sich im Westen selbst verstümmeln würde, nur um möglichst wie eine Barbiepuppe auszusehen.

Wenn ein Hund automatisch fastet, dann tut er dies, weil er sich nicht gut fühlt ... , wenn der Mensch fastet, tut er dies häufig, weil er ‚denkt', dies sei notwendig und gut ... , während er überhaupt nicht mehr auf die Signale seiner inneren Natur hört, die um ‚Essen' bittet. Wie weit der Mensch von seiner Natur abgewichen ist!

Wahre Schönheit ist ein Ausdruck von Leben, von etwas Gutem ... und kann daher nicht auf eine ‚Lüge' aufgebaut sein. *Wahrheit, Leben und Schönheit liegen auf einer Linie.* Mit dir selbst nach Wahrheit leben, in der Güte deiner höchsteinzigartigen Natur: das ist Schön-sein! Eine andere Regel gibt es nicht. Gehörst du in die Welt des Scheins ... oder lebst du der Wahrheit nach?

Einen Körper zu erschaffen, um den Normen irgendeiner Gesellschaft zu genügen, ist eine Lüge und führt unvermeidlich zu Krankheit, Verfall und Tod.

Jeder Mensch hat seine eigene innerliche Veranlagung: bestimmte Menschen haben einen langen und schmalen ‚Charakter', andere haben einen kurzen und runden ‚Charakter', wieder andere einen breiten und drallen Charakter usw. … **Jeder Charakter äußert sich in einer spezifischen Körperform. Es liegt am Menschen selbst, ob er es wagt, ER SELBST zu sein, in Seele und Körper.** Die ART eines Menschen will sich in einer ganz bestimmten, damit übereinstimmenden Körperform ausdrücken: lang oder kurz, dick oder dünn, das spielt keine Rolle. Lies die Rubriken „Der gesunde dicke Mensch" und „Der gesunde dünne Mensch" in *Der Schlüssel zur Selbstbefreiung.*

5. Wenn du viel isst, ohne ein Hungergefühl zu haben. Wenn du dich „füllst mit …"

Kernursache hiervon

Du schätzt deinen eigenen *Wert* nicht hoch genug ein und kommst so nicht zu einer *aktiven Selbstverwirklichung,* wodurch Energien sich nach innen richten. Es erfolgt Füllung statt Selbsterfüllung. Du verkennst deine Schönheit, deinen Reichtum, die nichts mit der Schein-Schönheit gesellschaftlicher Toten-Normen zu tun haben. Diese Selbst-Verkennung geht einher mit einem Ur-Verdruss. Folglich kannst du auf dieser Frequenz der Trauer um dich selbst (um deinen Inhalt oder deine Körperform beispielsweise) oder der Wut auf dich selbst unbewusst Situationen anziehen, die dich noch trauriger oder wütender machen, die dazu führen, dass du dich selbst noch stärker als ‚minderwertig' empfindest.

Kernlösung
Brich mit diesem Unsinn, schöner Mensch, der du bist, wenn du nur aus deinem Herzen heraus lebst. Erkenne deinen goldenen Wert. Lege nicht den geringsten Wert auf deine äußere Erscheinung, lasse zu, dass dein Körper sich weiter vom Herzen aus formt: *Selbst-Liebe ist gefragt.* Du bist gut, so wie du bist. Schere dich nicht um den Kult des Äußerlichen. Dick oder dünn, groß oder klein? Spielt keine Rolle.[18] **Lasse nun diese Energien und Gefühle NACH AUSSEN strömen.**

Handeln! Tun … ! Exteriorisieren! *Keinen Selbstverriss und auch kein Nicht-Glauben an deine authentische Güte und Schönheit!* Brich mit den Normen des Kultes des Äußerlichen. Naturmensch! Keine Puppe-aus-der-Fabrik, künstlich und tot. Sei auf dynamische Weise du selbst. Welche Dynamik? Je nach deiner Art wirst du jene kleinen oder großen **Bewegungen** machen, die zu deiner Körperform passen. Selbsterfüllung statt Füllung ohne Hunger. Selbst-Liebe macht deine wahre Schönheit und Güte sichtbar / erkennbar / fühlbar. Gewichtsab- oder -zunahme geht nun mit einem Aufblühen deines vollen Seinsinhalts einher. Wenn es gesund für dich ist, dicker zu werden, dann wird dein Körper nun voluminöser werden. Ist es nun gesund für dich abzunehmen, dann wird dies auch geschehen.

Selbstwertbewusstsein! Glaube an dich selbst. Entwickle deine höchsten Talente, die bei jedem Menschen anders und einzigartig sind. **Setze Instinkte um in höhere Bewusstseins-Aktionen: werde der Mensch, der du *wirklich* bist, der bewusstlebende liebevolle Königsmensch.**

6. Wenn der Mensch nicht in Dankbarkeit lebt / isst, geht es schief.
Sich selbst in Liebe zum Leben Nahrung zu geben, ist notwendig für eine gute Gesundheit. *Keine greifende, packende Bewegung, sondern sich selbst aus dem Herzen heraus großzügig Nahrung schenken.* Für alle, die ein Bedürfnis nach großen Portionen haben: lass es so sein, dass du dir selbst dankbar gibst, ohne Selbst-Hemmung, und ohne gefräßige Habgier. Ein herrliches Genießen,

---

[18] Unter der Vorausetzung, dass du ‚dem Leben nach' lebst: lies hierzu mehr in *Der Schlüssel zur Selbstbefreiung:* Teil I und die Rubrik ‚Essen, Essstörungen, Nahrung'.

intensiv und üppig, ist gut und gesund, wenn es in den Sphären von ,in Dankbarkeit sein' geschieht. Und wenn du dich nach der Mahlzeit natürlich nicht krank oder schlecht fühlst.

7. Wenn du ein Nahrungsmittel auch weiterhin zu dir nimmst, nachdem dir bereits einige Male **übel war, du dich ,schlecht' oder krank gefühlt hast nach dem Verzehr desselben**. Oder im Falle einer **Allergie** gegen ein Nahrungsprodukt ...[19]

Lebe nach der Überzeugung, dass du dynamisch bist, mobil, und wisse, dass das Fleisch / Fett für ,Kraft-Energie' steht; lebe nach Wahrheit, dem Leben nach, in Selbst-Liebe ... und du wirst gesund und auf deine Art mobil sein.

Wann kann es noch schiefgehen? Wenn du UNBEWUSST in der Praxis NICHT anwendest, wozu die Nahrungsmittel dich auffordern

Nehmen wir einmal an, du isst *viel* von einem bestimmten Nahrungsprodukt und wendest, ohne dass dir dies bewusst ist, überhaupt nicht an, wozu das Nahrungsmittel dich auffordert; dann kann in Bezug auf deine Gesundheit etwas schiefgehen. Je länger dieser Zustand anhält, beispielsweise viele Jahre, umso deutlicher wird dies sich äußern. Du wirst dich nicht mehr fit fühlen, du kannst sogar krank werden.

Und dann? Auch dann gilt: *kein* Fatalismus. Auch *dann* kannst du dich wieder zu Gesundheit evolvieren lassen, wenn du die Schritte machst, die das Leben von dir fordert, und dir dabei vor allem die folgenden Fragen stellst: wovon habe ich in den vergangenen Jahren viel gegessen und was habe ich nicht ,begriffen'; welche Nahrungsprodukte kamen zu mir, um mir etwas zu erzählen oder um mich dazu zu ermahnen, etwas zu ändern, ohne dass ich dies getan oder anwenden können hätte? Dann kannst du damit beginnen, Veränderungen in dir selbst durchzuführen, während du derweil den Verzehr der betreffenden Nahrungsprodukte aussetzt (oder weniger davon isst).

---

[19] Lies die Rubrik „Du fühlst dich unwohl nach dem Verzehr von ..." sowie das Kapitel „Reagierst du allergisch auf ..." in diesem Buch.

Ein Beispiel

Du glaubst nicht wirklich an deine authentische Schönheit als liebevoller Mensch, du liebst dich nicht und bleibst an deiner Außenseite hängen, du trittst nicht in Vollheit aus deinem wahren Inhalt heraus nach außen, du manifestierst dich selbst nicht als wertvoller Mensch, da ist ein Mangel an Selbst-Respekt, du hältst deinen Inhalt in einer Schlupfhöhle verborgen, du klammerst dich an anderen Menschen fest, du strebst einem äußerlichen ‚Bild' nach, unabhängig vom Inhalt, der du bist, unabhängig vom Herzen, du willst nur Normen entsprechen und versteifst dich auf die ‚Form', unabhängig vom Inhalt (Gespaltenheit) …

Und du isst unterdessen viel **Schokolade** (die gerade zu Selbst-Liebe und Milderung auffordert), **viel Brot** (das dich dazu auffordert, dich wirklich auf deinen Lebensweg zu begeben mit der vollen Kraft und aller Potenz, die in dir ist, nicht in einer Höhle sitzen zu bleiben und zu warten, inaktiv), **viel Butter** (die dich u.a. dazu auffordert, deinen Körper sehr zu lieben, und dich auf der goldenen Erdkugel gleichsam in Fleisch und Blut genießen zu lassen, dein inneres Glück darüber zu spüren, wer ‚du' bist), **eine Riesenmenge Tomaten,** weil du auch Appetit darauf hast (und die dich dazu auffordern, zu einer aktiven Expression deines ICHS zu kommen), auch **Zuckerwaren** (die dich dazu auffordern, sehr sanft und liebevoll, warmherzig mit dir selbst umzugehen, auf autonomen Füßen zu leben, nicht an anderen Menschen ‚klebend') und Eier (die dich dazu auffordern, sehr kernartig und froh-kräftig, dich in dir selbst geschützt wissend, zu erleben) … **Du wendest also NICHT das an, wofür die Nahrungsmittel symbolisch stehen und wozu sie dich auffordern, du tust mit anderen Worten auch nicht das, was das Leben von dir fordert, sei es auch unbewusst … Dann ist beim Verzehr der obengenannten Nahrungsprodukte Vorsicht geboten. Denn schließlich können die Nahrungselemente auf diese Art nicht auf gesunde Weise im Körper assimiliert werden. Bewusstwerdung ist also eine Notwendigkeit.**

Leben!? Sei nicht auf die äußere Form fixiert. Schere dich nicht um den ‚Kult' des Äußerlichen. Was zählt, ist die Gesundheit.

Du in deinem authentischen Sein,
einzigartig und keinem anderen gleich.
In Liebevollheit, in Dankbarkeit.
Das ist Schönheit.
Das ist Leben!

Und lasse es dir schmecken. Beschäftige dich nicht mit dem Äußerlichen, mit dick oder dünn, sondern folge deinem Geschmack, genieße die Nahrung und bringe BEWUSST in Anwendung, was das Leben, was das Nahrungsmittel von dir fordert. Bleibe deiner eigenen Art treu, mache die Bewegungen, die zu deiner spezifischen Veranlagung passen. Erzwinge dabei nichts, überanstrenge dich niemals. Vergiss nicht: ein Elefant schleppt Bäume, aber hängt nicht an Lianen wie die Affen. Ein Holzfäller geht nicht kilometerweit joggen, eine Schildkröte bewegt sich anders als ein Hase usw. …

Versuche vor allem niemals, nur wegen der äußerlichen Form abzunehmen. Dies ist absurd. Echte Schönheit hat etwas mit Wahrheit und wahrer Liebe zu tun, nichts mit „Schein" und „Normen", nichts mit dünn oder dick.
Der gesunde stämmige dicke Mensch? Ja, das gibt es, natürlich. Der gesunde magere zähe Mensch? Ja, das gibt es, natürlich.

Willst du **aus gesundheitlichen Gründen abnehmen**, weil du dich in deinem Körper nicht gut fühlst (unabhängig vom Auge und den Normen der Gesellschaft), dann tust du das am besten auf eine gleichmäßige, ausgeglichene Weise, ohne extreme Diäten. Verbanne zum Beispiel nicht ALLE Fettstoffe, Zucker usw. aus deinem Leben, sondern genieße sie in etwas geringeren Mengen und verändere auch andere Lebensgewohnheiten.

Willst du **zunehmen,** weil du dich in deinem Körper nicht gesund, nicht gut fühlst (unabhängig vom Auge der Gesellschaft), dann tue dies ebenfalls auf eine ruhig-ausgeglichene Weise.

Nahrung und Krankheit
Nahrung und Depression

Dass du der Aufforderung deines Körpers, deines Geschmacks ZUHÖRST ... ist *sehr* wichtig: da die Art von Nahrung, nach der es dich verlangt, so bedeutungsvoll ist.
Es versteht sich von selbst, dass du im Falle einer ernsten Krankheit (z.B. Leberkrebs) zuerst an den fundamentalen psycho-emotionalen Ursachen dieses Leidens arbeitest, dass du nicht sofort jene Nahrungsmittel verzehrst, die das kranke Organ überbelasten würden! In Absprache mit einem qualifizierten Arzt bestimmst du, was möglich ist und was nicht. Aber … lies derweil über die Bedeutung der Nahrungsmittel, auf die du Lust hast: auch wenn du diese nicht verzehrst, solange du krank bist, kannst du eine Menge von ihnen ableiten, um *den Heilungsprozess zu stimulieren.*

Bist du depressiv oder hast du ein leichtes Leiden wie Halsschmerzen, Kopfschmerzen und empfindest du ein Verlangen nach nur *einem bestimmten* Lebensmittel? Nimm es zu dir[20]: es ist wichtig. In allem, was auf dieser Erde lebt, ist eine ‚Seele'. In jedem Nahrungsmittel steckt ein Charakter. Es hat seine Gründe, dass es dich gerade nach einem bestimmten Lebensmittel verlangt. Und es wird dir helfen ... Zuerst und vor allem durch den INHALT, die ART dieses Nahrungsmittels: du hast ein dringendes Bedürfnis danach! Es hilft deinem Körper bei seinem Heilungsprozess ... vorausgesetzt dass du außerdem die tieferen Ursachen deiner Schmerzen, deiner Krankheit untersuchst.
Es ist daher auch sehr wichtig, die notwendigen Veränderungen in deinem Leben durchzuführen, die von der Symbolik des Nahrungsmittels angegeben werden, nach dem es dich während deiner Krankheit vor allem verlangt. Wie viele sogenannte ‚gesunde' Nahrungsmittel du auch zu dir nimmst ... , wenn du nur nach einem bestimmten Diätplan isst ... oder einfach deinem Geschmack folgst, dabei aber die *tieferen Ursachen* deines ‚Geschmacks' oder deines ‚Appetits auf etwas' nicht auflöst, *dann heilst du dich nicht FUNDAMENTAL.* Nahrung kann als ein Wegweiser und eine synchrone Unterstützung betrachtet werden, wird aber dein Grundproblem nicht lösen!

Ein Beispiel. Herr M. kam mit Herzklopfen, Kopfschmerzen, Brustbeklemmung abends in die Praxis von Dr. L. Er hatte den ganzen Tag nichts gegessen, hatte jedoch einen unglaublichen Appetit auf Ananas und Schokolade. Der Arzt empfahl ihm, davon zu essen, zugleich aber eine Lösung für die zugrundeliegende emotionale Problematik zu suchen. Die psycho-emotionale Problematik seiner körperlichen Beschwerden wurde besprochen.[21] Der Patient brachte diese Lösungen in Anwendung und aß derweil von diesen Speisen. Er fühlte schon bald, dass es ihm besser ging. Es handelt sich hier um **eine spontane Unterstützung durch Nahrung im psycho-emotionalen Prozess,** den der Mann durchlaufen musste und der die Basis seiner körperlichen Beschwerden bildete. **Doch die Verbesserung, die Heilung wird nicht bleibend sein ... wenn der Mensch sich nicht den zugrundeliegenden psycho-emotionalen Ursprung seiner Leiden und die Symbolik von Ananas und Schokolade gründlich ansieht und diesen Eigenschaften in sich selbst Gestalt gibt!** Tut er dies tatsächlich, dann gehen Genuss und Heilung Hand in Hand und verringert sich in den meisten Fällen der enorme Appetit auf Ananas und Schokolade spontan. Der erste Satz des Textes bezüglich des Charakters der Ananas lautet: „Die Sphäre von Ananas erfreut das Herz ..." Schokolade steht u.a. für „Milderung" …
Es ist allerdings falsch zu behaupten Schokolade und Ananas seien gut - oder schlecht - für Menschen mit Herzproblemen: das eine hat nichts mit dem anderen zu tun!

---

[20] Außer natürlich, wenn dies aus medizinischen Gründen abgeraten wird.
[21] Lies hierzu mehr in *Der Schlüssel zur Selbstbefreiung* über den psychologischen Ursprung von Erkrankungen.

Selbsterkenntnis. Ausgewogenheit. Lernen zu *fühlen,* wahrzunehmen, wie viel und *was* man essen sollte: dies ist für jeden Menschen anders

UND … da fast niemand perfekte Selbsterkenntnis über sein „ICH" besitzt … rät die Lebensphilosophie dem Menschen dazu, **nicht und niemals zu ‚übertreiben'**, und vor allem nicht von einem Extrem ins andere zu verfallen, einmal nichts, dann wieder sehr viel. Ausgewogenheit lautet die Botschaft!
Fast niemand auf unserer Erde lebt zu hundert Prozent ‚dem Leben nach', also … wie gut du auch das in der Praxis anwendest, was die von dir verzehrte Nahrung von dir fordert … , fühle, nimm wahr, wann es genug ist, oder wann du noch Bedarf hast.

Lerne dich selbst immer besser kennen, lautet die Botschaft. Denken wir nur einmal an die Symbolik von ‚Salz' und ‚Zucker'. *„In Maßen"* lautet also häufig die Devise. Ein *ausgeglichenes* Nahrungsmuster, das für jeden Menschen anders ist.
Dieses ‚Fühlen' ist sehr wichtig für dein eigenes Wohl. Es kann schließlich auch vorkommen, dass du in Seele und Körper beispielsweise ein großes Bedürfnis danach hast, *viel* Wasser zu trinken oder viele Avocados zu essen usw. … und dass du tief in dir selbst fühlst: „Dies ist jetzt für mich wie eine Arznei." Sage *dann* nicht ‚nein'. Aber durch das Band fühlt der Mensch sich am besten, wenn er sich selbst nicht überlädt.

Nein, ‚umgekehrt' funktioniert es nicht!

Es hat keinen Sinn zu beschließen: „Ich werde mehr Aprikosen essen oder Schokolade, dann werde ich sanfter, geschmeidiger …" oder: „Ich werde viele Pampelmusen essen, dann komme ich näher zum Optimismus meines Lebenskerns und werde ich fröhlicher …" oder: „Ich esse viele Äpfel, dann kann ich jeden Zweifel überwinden." So funktioniert es nicht.

Höre auf deine Natur. Schritt für Schritt gehst du weiter in Evolution. Höre auf die Symbolik deines spontanen Geschmacks, deines spontanen ‚Ich-habe-Lust-auf …' und sehe auf diese Weise, in welcher Phase du bist. Vertraue hierauf, lebe dem Leben nach auf einem endlosen Weg der Transformation. Verstehe die Sprache der Nahrung und wende an. Habe Geduld mit dir selbst. Gib es dir selbst in Liebe, teile es mit anderen. Diese Einstellung von Liebe und Dankbarkeit sorgen dafür, dass die Nahrung, die du zu dir nimmst, in optimalem Sinne genutzt und assimiliert wird, in Geist und Körper.

Selbstverständlich schmeckt „Natürlich“ besser

Ohne Pestizide, ohne allerlei Ergänzungen in Form von Chemikalien, Hormone usw. … Das Ei einer „freien“ Henne … Wenn du diese Möglichkeit hast, probiere dann den authentischen reinen Geschmack ohne künstliche Ergänzungsstoffe. Sei darin aber nicht fanatisch. Hast du im Moment nicht die Möglichkeit, alles in „reiner“ Form zu essen? Bleibe dankbar, dass Nahrung da ist, und vertraue darauf, dass alles sich zum Guten wenden wird.

TEIL II

Symbolische Bedeutung der Lebensmittel

Brot,
Teigwaren

Harte Teigwaren

Spaghetti, Lasagne, Makkaroni usw.

Gekochte Harte Teigwaren stehen für das - unbewusste - Verlangen, sich am eigenen ICH erfreuen zu können, am eigenen Fleisch, ohne hierfür von einem anderen abhängig zu sein. Die Suche nach dem Selbst: Wer bin ICH? Sie symbolisieren die ‚Enthäutung': Wer bin ich, nackt, kalt, nur ich ganz allein?

Der Mensch wird noch an der Beziehung zum eigenen ICH arbeiten müssen. Er erfährt sich noch als zu verletzlich, als zu frostig seinem Selbst ausgeliefert, von dem er nicht genug Wärme bekommt. Die gekochten Fäden und Spirälchen sprechen über das Verlangen, sich selbst umsorgt zu wissen. Sie geben dem Menschen die Botschaft, sein ICH nicht als schwach zu betrachten, als wehrlos und zitternd aufgrund eines Mangels an Wärme, Selbstschutz und Widerstand: sie stimulieren den Menschen dazu, zu erkennen, welche Wärme, welch Reichtum in seinem Wesen enthalten ist. Möglicherweise wirft er es den anderen vor, dass er sich nicht warm und glücklich fühlen kann, dass er ein Gefühl des ‚Mangels' empfindet, doch er wird die Ursache nur in sich selbst suchen müssen.

„Suche es nicht außerhalb deiner selbst", sagen die Teigwaren, und sie halten dem Esser einen leeren Spiegel vor. Er darf seinen Körper nicht als ‚dürftig, arm und kalt' betrachten, sondern sollte ihn als eine üppige, warme Vertretung des innerlichen Seins sehen. Erfährt er seinen innerlichen Kern als schwach und im Leben der Kälte ausgeliefert, dann wird er seinen Körper (sowie seine Lebenssituation) in der selben Weise erfahren: verletzlich, kalt, ein Opfer und ‚zu umsorgen'. Schon bald folgt hierbei die Erwartung, dass der andere oder das andere ihn wärmen und ins Leben hereinholen müsste. Dieser Mensch wird zu der Erkenntnis kommen müssen, dass er sich selbst mit psycho-emotionaler Pflege zudecken muss, dass er sich die ÜBERZEUGUNG zu eigen machen sollte, dass sein Lebender Kern urstark, üppig und selbst-wärmend ist.

Der Mensch, der Lust auf Harte Teigwaren hat, sucht manchmal zu sehr die Schattenseite seiner selbst auf, stellt sein wirkliches sonniges ICH oft in den Schatten von Gedanken, Emotionen, Überzeugungen, mit denen er sich selbst heruntermacht. Er ‚wagt' es zu wenig, in den vollen Raum seiner Sonne zu treten, wodurch ihm möglicherweise manchmal innerlich zu ‚kalt' ist. Es verlangt ihn nach einer Art ‚Wärme' und er muss einsehen, dass er sich diese selbst schenken werden darf.
Harte Teigwaren weisen den Menschen darauf hin, dass er sich selbst nicht als leer, klein, als ein seelenloses weißes Blatt betrachten darf; er wird sich nun für den Reichtum seiner inneren Welt öffnen müssen. Solange er aus der Überzeugung heraus lebt, dass seine innere Sonne nicht oder kaum anwesend ist, dass er eigent-

lich nicht viel darstellt … VERLEUGNET er seinen Reichtum, verleugnet er seinen warmen, brausenden lebenden Lebenskern und wird er nicht genug Wärme und Lebenskraft ‚Fühlen', wahrnehmen … er glaubt dann nicht wirklich, dass er es IN sich hat und sucht Erfüllung außerhalb seiner selbst!

Dieser Mensch verliert manchmal zu viel Zeit damit, außerhalb von sich selbst zu suchen: in den Dingen, in den Menschen. Er wird sich nun nach innen kehren, um dort seine Schätze zu entdecken. Die Teigwaren ermahnen ihn dazu, seinen INDIVIDUELLEN Wert zu erkennen, unabhängig von der ‚Herde'. „Sei kein frostiger Zombie; stehe dir selbst nicht so kalt und gleichgültig gegenüber."

Der Mensch wird nun die BEZIEHUNG zu sich selbst wiederherstellen. Er darf nicht länger auf eine einseitige Weise auf die Menschen und Dinge außerhalb seiner selbst ausgerichtet sein; er wird damit aufhören, zu sehr an der Außenseite, an der oberflächlichen Seite von sich selbst, von den Dingen hängenzubleiben. TIEF EIN-WÄRTS wird er sich kehren, um dann seinen üppigen Inhalt in seinem Körper strömen zu lassen. Wie eine strahlende Sonne fühlt er die eigene Wärme durch seine Körperzellen flimmern. Er strahlt dies nach außen aus!

Demjenigen, den es nach Spaghetti verlangt, ist es einerseits auf der Höhe seines Herzens ein wenig kalt (er lebt noch nicht wirklich vollblütig wie ein Liebevolles Ich, das sich seines Wertes, seiner wundervollen inneren Sonne bewusst ist), doch andererseits brennt er vor Begierden, vor Verlangen, vor Leidenschaft, sich mit Dingen und Menschen von außerhalb seiner selbst zu füllen. Dies ist eigentlich eine Umsetzung des Verlangens, mehr ‚ins Leben' eintreten zu wollen, mit Herz und Seele. Aber der Mensch greift zu viel außerhalb seiner selbst, stürzt sich gierig auf Menschen und Dinge, klammert sich daran fest, zur Kompensation der eigenen innerlichen Kälte …. genau wie er nach den Teigwaren greift, die ihm jedoch eine Abkühlung im Bereich der ‚Brand-Stellen' geben und ihm andererseits einen Spiegel vorhalten, in dem er die eigene frostige und leere Haltung sieht, die er sich selbst gegenüber einnimmt.

Das Lebenswasser scheint seinen Körper nicht ausreichend zu beseelen. Im äußersten Fall treffen wir hier den ‚Zombie' an, das Wesen, das an sich nichts ist, ohne denjenigen, an dem er sich festhält. Dieser Mensch muss ein stärkeres BEWUSSTSEIN für die Tatsache entwickeln, dass IN ihm eine kräftige, warme, Lebende Quelle vorhanden ist, die den Körper wärmen möchte, ihn nähren möchte, aber ihn auch führen möchte in der Richtung des Lebens und der Freude, dass er auf diese innere Stimme hören und auf die Signale achten muss, die diese Quelle aufruft, um sein Leben flotter in Richtung auf das Glück verlaufen zu lassen.

Er täte gut daran, sein Gehirn im Dienst einer wahren Selbst-Verwirklichung einzuschalten. Solange er sich selbst eigentlich fern von seinem eigenen Schlagenden Herzen hält, solange er nicht wirklich aus sich selbst heraus lebt, sich nur mit Menschen und Dingen von außerhalb seiner selbst nährt, arbeitet sein Gehirn nicht optimal, weil er es nicht mit Autorität lenkt. Begierden stören dann das Gehirn; dies kann nichts Gutes bringen. Teigwaren konfrontieren den Menschen mit dieser Situation: Begierden und Sehnsüchte, die nicht auf eine ‚Erfüllung im Leben' ausgerichtet sind, sondern auf das ‚haben oder bekommen wollen', sorgen dafür, dass die Augen vor Angst und frostiger Abhängigkeit hervorquellen. Sein Blick scheint abgestumpft. Dieser Mensch wird sich nach innen kehren, um sich dort auf seine Warme Quelle abzustimmen, in vollkommener Liebe.

Er wird ERKENNEN müssen, dass es seine innerliche Quelle ist, die seinem Körper LEBEN GEBEN will. Er darf seinen Körper nicht zu einem ‚bloßen Körper' degradieren, zu einem rein funktionellen oder oberflächlich physischen Objekt: er wird seinen Körper als ein wichtiges Lebensorgan betrachten, als eine Veräußerlichung seines SEELENINHALTES. Er wird ihn mit warmer Liebe willkommen heißen und ihn entsprechend hegen und pflegen; er ist nicht mehr von den ‚Sonnenstrahlen' der anderen außerhalb seiner selbst abhängig, um sich im Leben gewärmt und umsorgt zu wissen. Jedes Gefühl innerlicher Kühle, jedes ‚Zittern' (wie ein Espenblatt) verschwindet nun. Widerstandskraft gestärkt, Kraft nimmt zu; der Mensch nimmt eine selbstbewusste, autonome und warme Haltung im Leben ein.

Spaghetti u.ä. weisen den Menschen daraufhin, dass er stolz auf sich selbst sein darf, auf seine Werte, dass er seine Seele und seinen Körper Respektieren und Umsorgen darf, dass er sich nicht nach unten drücken darf, dass er gut daran täte, sich an eine Handelsweise, eine Lebensweise zu halten, die seine Menschliche Würde widerspiegelt. Er darf niemals von oben herab auf erniedrigende, abfällige Weise auf jemanden herunterschauen, weder auf sich selbst, noch auf andere Menschen; Er wird die ‚Materie', seinen Körper als eine edle Frucht der Natur betrachten. Er wird ihn weder missbrauchen, noch ihn gedankenlos gebrauchen. Er darf den Körper niemals als ein Objekt betrachten, als etwas, das nun einmal dazugehört, oder als ein zu begehrendes oder zu vergeudendes, zu benutzendes Gut. Er darf den Körper sowie sein Verhalten oder die Worte, die er spricht, niemals unabhängig-vom-Inhalt betrachten. Sein Lachen wird niemals ein leeres, hohles, oberflächliches Lachen sein: auf diese abgeschnittene, isolierte Weise kann er schließlich niemals die wirkliche Lebens-Freude, das intensive Vergnügen, sich selbst zu FÜHLEN und zu ERLEBEN erfahren.

Sein irdisches Ego darf kein hohles aufgeklebtes Ding, keine Maske, keine reine Fassade, kein Dekor, keine oberflächlich lose Fassade sein, die keine Ahnung vom Inhalt des HAUSES hat (dem innerlichen Feld). Es ist gerade diese Beziehung, die im Menschen geheilt werden muss. Er muss seine materielle Manifestation als einen goldenen Körper betrachten, weil dieser die Frucht seines Lebenden Selbst-Kerns ist: er wird ihn mit Liebe nähren.

„SORGE für dich selbst, für deinen Körper, mit dem vollsten Respekt und ziehe ihn nicht herunter auf die Ebene eines Gebrauchsgegenstandes, Sexobjektes oder Laternenpfahls, den man schmückt. Erhöhe dich selbst als Mensch. Lasse das BLUT warm in deinen Adern strömen, lasse das schöne Leben eins werden mit deinem Körper." Dies ist nur dann möglich, wenn alle Habgier, Begierde, Verachtung, Unzufriedenheit aus dem Menschen verschwunden sind.

Er wird sich nun für wahre sonnenkräftige Wärme in Liebe und Hingabe öffnen. Er respektiert sich selbst und die anderen von der höchsten menschlichen Ebene aus. Er entwürdigt den Menschen nicht. Er lässt sich nicht auf eine schlampige, ‚leidige' Weise hängen; er pflegt und wäscht sich, nicht um einem anderen zu behagen, sondern aus Selbst-Respekt und aus Respekt vor den anderen. Er kleidet sich auf eine liebevolle, natürliche Weise warm, aber putzt sich nicht heraus.

Der Mensch fühlt sich nun in einer Harmonischen Beziehung zu sich selbst: er ist froh, er selbst sein zu können in dem Körper, der er auch ist. Seele und Körper, Inhalt und Form leben in einer liebevollen Verbundenheit miteinander. Es ist keine Rede mehr von Kühle, vom Abgetrennt-sein von seinem Seeleninhalt: der Körper weiß sich genährt durch die Wärme des Herzens, weil der Mensch aus dem Bewusstsein heraus lebt, dass er eine einzige üppige Energie-Quelle ist und dass der Körper ein Ausdruck davon ist.

Er erkennt nun seine ganze Vollheit; er erfährt sich nicht als eine Leere, als eine Unvollkommenheit. Stellten die Spaghetti die Frage: „Wer bin ICH, wer bin ICH nur …?", dann FÜHLT er nun die Anwesenheit seines ganzen Selbst, in Seele und Körper. Er nimmt sich selbst durch und durch wahr, weil er sich nun im vollen Glauben nach innen kehrt und zu der Erkenntnis gekommen ist, dass sein Körper nicht einfach nur ein ‚Bild' ist, sondern ein prächtiges Lebendiges Zeugnis seines göttlichen Inhaltes. Dass er diesen Inhalt weiter erforschen muss, dafür hat er nun alle Zeit der Welt, aber er bezweifelt nicht länger oder ignoriert, leugnet nicht länger seinen Reichtum. Er ist nicht wie das kalte Vögelchen in seinem Nest: er erhebt sich in voller Pracht aus sich selbst heraus und ist wie der kräftige Adler, der stolz auf seinen Inhalt ist und die volle Bedeutung der Begriffe Selbstrespekt, Selbstachtung und Selbsterwärmung kennt.

➔ Lies eventuell auch den betreffenden Text im Kapitel *Getreide,* je nachdem aus welchem Basisprodukt die Harten Teigwaren hergestellt werden (Weizen, Roggen, Buchweizen …).

Weiche Teigwaren, aus Weissmehl oder hellem Vollkornmehl

Brot, Kuchen- und Pizzaböden, Stangenbrot, süße Stückchen … mit Hefe

Wie ein Zirkel, der eine seiner Spitzen scharf auf das Zeichenblatt des Lebens setzt, so spreizt das andere Bein sich in die Richtung, von der aus es eine Zeichnung erstellen soll: eine Distanz wird abgemessen oder ein runder Bereich abgesteckt. Weiche Teigwaren lassen sich durchaus an einer Stelle nieder, um von dort aus wie ein wahrer Landvermesser ihr Gebiet abzumessen und festzulegen. Dort, wo zwei Linien oder zwei Mauern zusammenkommen und sich eine Ecke bildet, eine schützende Ecke, in der das Lebensgeschehen sich auf natürliche Weise abspielen kann. Die Wiege gleichsam, die ihre Formen umreißt. Mit geschwindem Schritt geht der Zirkel weiter; er weiß mit seinem Verstand, seinem Gefühl, seiner Intuition, wie und wo sich alles abspielen wird und ist darin ein Mitbestimmer. Der Architekt-Bauherr seines Lebenshauses, des Ortes, an dem alles beginnen kann zu arbeiten und sich zu drehen. Eine kreisende Drehbewegung im Uhrzeigersinn wird sich schon bald in Bewegung setzen, in der Tat sich mit der Zeit mitbewegend. Butter wird gemacht, der Rest wird zu Buttermilch: Symbol für: manchmal erfordert etwas eine gewisse Zeit … um das zu erzielende Resultat als gut erfahren oder erleben zu können; etwas braucht ‚an sich' seine Zeit. Vertraue diesen natürlichen Prozessen und lasse alles einfach laufen, wenn der Basis-Ansatz gut ist. Lasse dann los. Wie das Haus, das einst einen guten Anfang hatte, als der Landvermesser den wichtigsten Eckstein anwies, so verläuft der weitere Ausbau des Hauses wie von selbst.

Der Beginnpunkt muss tragfähig und sauber fundiert sein, klar und ehrlich, ganz pünktlich-pur. Von hier aus beginnt alles. Der Rest des harmonischen Ausbaus ergibt sich aus der eindeutigen und unumstrittenen Wahl ‚des richtigen Punktes'. Hier muss er sein und nirgendwo anders. Hier ist es gut, lasst uns von hier aus beginnen. Dies kann tief gefühlt werden, war bekannt, und stimmt, wenn man so will, mit den im Nachhinein rational begründeten Berechnungen überein, auch wenn die Formel im Voraus nicht berechnet worden war. Natur und Wissenschaft finden einander an diesem Punkt. Es dreht sich und läuft wie von selbst, wenn der Mensch nur seinem tieferen göttlichen Fühlen vertraut und tut und sich dreht und aufstellt und dorthin geht, wo er innerlich fühlt, hingehen zu müssen.

Wie ein Schmetterling, der seine Flügel in zwei gleichen Teilen ausbreitet, so perfekt ausbalanciert, kräftig und froh, so unbestreitbar hell-schön, so wissen die Weichen Teigwaren, wo dieser Mittelpunkt liegt, wo das perfekte Gleichgewicht links und rechts in sich selbst wohnt. Ein frohes Gefühl, ein leichtes Gefühl, ein Sich-getragen-wissen von diesem ‚Mittegefühl', von dem aus alles beginnen kann. Immer weiterzugehen im Leben, von diesem Mittelpunktkern aus beginnend.

Der Mensch, der die Mitte seines innerlichen Heiligtums betreten will; er, der in das heilige Tor seiner selbst hereingeholt werden will, sehnt sich nach Weichen Teigwaren. Er will ‚eintreten' ... in sich selbst, in den reinsten harmonischen runden Mittelpunkt seines Wesens. Er braucht eine Art Heimkehr, wie einen verlorenen Sohn begrüßt er nun sich selbst und fühlt sich vollkommen und in Gänze in die Großartigkeit aufgenommen, die zugleich die Innigkeit seines eigenen Wesenskerns ist. Ein Eingehen in, ein Eintreten in das Kernartige seines Wesens. Weit offen steht das Tor; der Mensch sagt nun ‚Ja' zu dieser Aufforderung seines Lebenden Selbst, total und in vollständiger Hingabe in das Heiligste, Reinste seines Wesens einzutreten.

Vielleicht hat er zu lange ‚Nein' gesagt zu sich selbst, zu seinen Gefühlen, zu den tiefsten Geheimnissen seines Seelenwesens, seines Inhalts, seiner Talente, seines Potenzials, seiner goldenen Schatzkiste, möglicherweise hat er abgewiesen, abgestoßen und sich entschieden geweigert, jemals diese üppige Inhaltsquelle seines Wesens zu betreten. Diese Weigerung, dieses Abhalten von etwas … dieses Nein-Sagen, dieser Widerstand: nun wird er aufgefordert, einen Schlusspunkt dahinter zu setzen und eine ‚Öffnung' zuzulassen, um in Ehrfurcht vor sich selbst das Tor zum inneren Reichtum zu betreten! Dies sagen uns Weiche Teigwaren.

Vielleicht ging es in der Vergangenheit um eine Weigerung, auch nur einen Teil des Potenzials freizugeben, eine Weigerung, in Flexibilität zu handeln, das zu geben, was das Leben in ihm selbst ihn bat zu tun: dies wies dann auf eine Form der Selbst-Zerstörung hin, auf ein ‚Ich will nicht' in Dickköpfigkeit. Ein grobes ‚Nein'.

Weiche Teigwaren fordern nun dazu auf, alle Türen sperrangelweit zu öffnen und ALLES in sich selbst zu erkunden und alles ‚zuzulassen', was nur irgendwie möglich ist: damit der Reichtum seines Inhaltes, seines Gefühls, seiner Energien, seines göttlichen Gepäcks sich zeigen könnten und so FREI strömen könnten, in Produktivität, Schöpfung, Gefühlserleben, Äußerung und Ausdruck seines tiefsten Seelenlebens.

Das ist ein Sich-selbst-Freigeben, eine Art Gebären, Produzieren, Kreieren, ein umfassendes ‚Seinserleben' des eigenen großartigen Wesens. Keine einzige geschlossene Türe mehr, keine dickköpfige Weigerung mehr, diese faszinierende Großartigkeit durch weite Tore strömen und fließen zu lassen, sie zu erleben, ganz intensiv und empfindlich, in der Freude des Lebensbewusstseins: das ICH kommt heim zu diesem reinen Anfangspunkt-Glückspunkt seiner selbst, um von dort aus alle Türen zum Leben sperrangelweit aufzustoßen, in absolutem Freudenbewusstsein.

Halte dich in dir selbst fest, wisse dich einfach ‚in' dir selbst, sagen Weiße Teigwaren. Diese Sphäre der weichen Teigwaren hält dich in dir selbst ‚FEST', ob du willst oder nicht. Einerseits erfordert dies eine solide Gründung in dir selbst, andererseits einen Ausbau, eine Nutzung dieser festgehaltenen Energien. Zwar leer und unbeschrieben, aber Energie wird hier fest-gehalten; die Sphäre der Weißen Teigwaren kann ‚weder vor noch zurück' und der Mensch wird mit seinem Gefühl des Festsitzens konfrontiert, mit einem inneren Drang nach Befreiung!

Der Mensch verpflichtet sich selbst dazu, den richtigen Weg zur Selbst-Befreiung zu suchen und wird entdecken, dass die erste Voraussetzung lautet, ‚stabil und fest auf der Basis, in sich selbst zu SEIN' (nicht weglaufen vor dem Körper; sich nicht in etwas oder jemandem außerhalb sich selbst festsetzen zu wollen) und die zweite Voraussetzung ‚Liebe und Bewusstsein' heißt, ein Umsetzen von primitiven Begierden, Instinkten und ‚Besitz'-Drang in reine Liebe und Bewusstseinskräfte.

Ein starkes Energie-Feld wird in einer bestimmten, genau abgegrenzten Struktur festgehalten. Eine Bündelung in einem neutralen Energiefeld. Es liegt am Menschen, dies in der richtigen Weise zu nutzen. Solange er jedoch den Weg von Liebe und Bewusstsein nicht gefunden hat, ruft sein lebender Selbst-Kern ihn zurück und zieht an den Zügeln; er zieht sich selbst wieder in die feste Sphäre der Teigwaren. Weiße Teigwaren konfrontieren den Menschen mit seinem Gefühl des Unvermögens und mit der Notwendigkeit von Evolution und Befreiung, wie oben beschrieben. Er wird dazu angespornt, diesem (unbewusstnagenden) Gefühl des ‚Ich will weiter!' eine Lösung zu geben!

Weiße Teigwaren erzählen etwas über Form-und-Inhalt. Das richtige Verhältnis zwischen diesen beiden führt dazu, dass der Mensch auf eine freie, entspannte Weise er selbst sein kann. Er wird weder die Struktur / Form noch den Inhalt dominieren lassen. Beide müssen in Harmonie vereinbar sein. Begib dich auf den Pfad des Gleichgewichtes zwischen beiden.

Lasse dich selbst niemals weg-fliegen, aber setze dich auch niemals zu sehr im Staub fest. Weißes Brot weist den Menschen darauf hin, dass dieser manchmal zu ‚fest' in sich selbst ist, dass er sich ein wenig aus-fließen lassen darf … , dass er gut daran täte, die Symbolik des ‚Weizens' ein wenig mehr zu beachten (lies die Rubrik Weizen) und zur Anwendung zu bringen. Die Macht des Denkens ist oft zu groß; die Hemmung der eigenen Energien zu stark. Der Weizen in diesem Teig bittet um ein gewisses ‚Ventil', um eine gelenkte Gestaltung eines energie-reichen Inhalts. Gefühle, Talente, Lebensenergien wollen sich öffnen, weiterströmen nach außen, bitten um einen ‚Kanal', eine bestimmte Gestaltungsweise. Man wird etwas tun müssen, damit sich dies alles vollziehen kann, damit man sich selbst auf die eine oder andere Weise nachaußenströmen lassen kann, die deswegen nicht immer primitiv und unkultiviert sein muss, dies kann vielmehr auch und vor allem über kreative, freudvolle, interessante Kanäle gehen. Der Mensch wird entdecken, auf welche Art er sich selbst ‚nachaußenströmen' lassen kann, sich selbst gestalt-en kann. Er entwickelt eine expressive Bewegung.

Der Mensch, den es nach Weißen Teigwaren verlangt, ist manchmal schon ein wenig besorgt und fragt sich, wo all das Schöne in ihm denn nun eigentlich bleibt? Er fühlt schon, dass da etwas in ihm ist; er erwartet etwas, aber er scheint nicht zu wissen, von welcher Seite der Zug kommen wird. Er hat ein wenig Angst davor, durch die sich nähernden Energien aus sich selbst bald überwältigt zu werden. Er darf selbst die Initiative ergreifen und braucht nicht immer zu ‚warten', bis diese kommt. Er darf in aller Ehrlichkeit mit sich selbst ‚vorwärtsgehen'.

Derjenige, der gerne Weißes Brot isst, hält sich irgendwo in einem Feld versteckt. Er kommt noch nicht wirklich zu eigenem Wachstum. Er wird den unterdrückten Energien einen Ausweg bieten müssen. Er ist noch nicht ganz fertig mit sich selbst, wenn es darum geht, die ‚Öffnung' zu suchen, um sich selbst frei nach außen strömen zu lassen … Er schließt sich selbst noch zu sehr ab; er erwartet, dass andere eventuell einmal sein Türchen öffnen, aber aus sich selbst heraus lässt er den Vollkräftigen Wasserstrom nicht frei herausfließen.

Er hält sich - unbewusst - selbst zurück; er hemmt seine Energien … Er muss sich erst noch auf die Suche nach sich selbst machen; er sollte erst noch das Fundament seines ICHS verstärken. Er kann nicht heraus und würde doch gerne herauskommen. Er fühlt sich, als ob er etwas vage in sich selbst säße; er sehnt sich nach einer vollkommenen Befreiung seiner Energien. Er will sehen, wie sich alle seine Wege öffnen.
Die Sphäre des Weißen Brotes lehrt ihn: „Komme erst einmal ganz nah zu dir selbst. Fühle einmal dein Seinsvolumen, wisse dich nah und fest IN dir selbst, werde dir erst deines Seins bewusst, bevor du nach außen ziehst, bevor du dich nach außen wendest. Halte dich stets an dir selbst fest; beginne immer von diesem eigenen Fundament aus."

Diejenigen, die es nach Weißem Brot verlangt, sollten am besten einmal ganz tief mit sich selbst kommunizieren, bevor sie zu viel mit anderen in Kontakt treten. Sie täten gut daran, auf ‚Tuchfühlung' zu ihrem eigenen ‚Teig' zu gehen. Sie erfahren sich möglicherweise als zu leer, zu frostig, zu seelenlos, zu wenig und werden nun mit ihrem Inhalt in Kontakt treten müssen. Sie werden den Inhalt ihres Wesens erforschen müssen: sie werden dort Reichtum finden statt einer seelenlosen Leere.

Der Mensch, der Weißes Brot mag, hat manchmal auch die Neigung, sich in sich selbst zurückzuziehen, sich nichtiger fühlend, als er ist (Ist da wirklich etwas in mir? Ja oder Nein?) : er tut gut daran, sich seine üppigen Schätze einmal gut anzusehen. Er darf seinen Inhalt nicht länger ignorieren. Er sollte Bewusst werden, wach werden: um seine Werte zu entfalten. In enger Verbindung mit sich selbst darf er diese dann zeigen, damit nach außen treten. Er wird wirklich fruchtbar. Er entdeckt sein Feld und sieht, dass es farbenreich ist. Es steckt mehr in ihm, als er vermutet.

Weiße Teigwaren stehen dafür, dass Fruchtbarkeit in eine Form gegossen wird. In erster Linie geht es darum, dass man sich selbst in einer spezifischen irdischen Körperform Gestalt gibt: seinem Körper. Der Mensch darf auf eine feste und stabile Weise von seinem Körper Besitz ergreifen, sagen die Teigwaren. Er wird sich selbst so Sein lassen, wie seine innere Natur dies will: ohne überstrapazieren, in aller Ehrlichkeit nimmt er diese Körperform an, die eine Veräußerlichung seines inneren Wesens ist (groß oder klein, dünn oder dick, das ist egal).

In zweiter Linie gibt er den Früchten Gestalt, die er in Arbeit und Kreativität … gebärt. Er muss dies alles in gute Bahnen lenken, bewusst in eine Form gießen. Teigwaren sagen: „Die Energien, die Möglichkeiten stecken alle in dir, aber du musst nun schon ein Brötchen daraus backen!“ Derjenige, der Teigwaren mag, sehnt sich eigentlich danach, sich selbst mehr ‚verwirklichen’ zu können, seinen Energien mehr ‚Gestalt’ geben zu können in seinem Sein, in seinen Aktionen, in seinem Handeln … nach außen hin.

Eine Manifestation in Form und Struktur. Der Mensch, der kneten muss. In ihm ruft eine Stimme: „Entdecke deine wahre Fruchtbarkeit und sei kreativ! Tue etwas mit dem wundervollen leeren unerschlossenen Energiefeld in dir! Lass nicht den Kopf hängen; werde dir dieser Fruchtbarkeit in dir selbst bewusst und tue nicht so, als ob du es nicht ‚kannst’!“ Und dann geht es hier nicht nur um die Produkte, die er auf kreative Weise herstellen würde, sondern um die Gestaltung seines totalen ICHS, als Mensch.
„Musst du dich wegen dir selbst übergeben? Weil du nicht tust, was du kannst, weil du dich weigerst, zu sehen und anzuerkennen, herauszuholen, zu nutzen, was IN dir steckt? Mach etwas damit, mit deinem Inhalt!“, sagt der Weiße Teig, „gib ihm wirklich Gestalt!“

Derjenige, den es stark nach Weichen Weißen Teigwaren verlangt, gibt damit zu erkennen, dass er erst zu einem stärkeren Verständnis seines Inhaltes kommen will, seines innerlichen Reichtums an fruchtbaren Energien. Erst wenn er gut ‚stabil in sich selbst ist’, wenn er die Stabilität seines ICHS wahrnimmt und sich nicht mehr in der Außenwelt vergaloppieren will; wenn er gut und sicher erkennt: „ICH bin es! Der Energiereichtum IST er wirklich; ich glaube an mich selbst, an mein starkes Fundament; das Leben fordert mich auf, zu Sein, mich selbst zu zeigen und meine Talente und Möglichkeiten zu nutzen und ihnen Gestalt zu geben in Taten, Worten, kreative Unternehmungen …", erst in dieser Erkenntnis kann er sich selbst Gestalt geben. Sowohl in diesem ‚Sich-selbst-Sein' und im Manifestieren der eigenen Persönlichkeit, in Seele und Körper (ich äußere mich, ich zeige mich so, wie ich wirklich bin in voller Breite, ohne mich hinter irgendetwas zu verstecken, hinter Indoktrinationen, hinter einer Person, hinter Erziehungsregeln usw.), wie in den Früchten, die nun von diesem kräftigen Lebens-Baum hervorgebracht werden.

Weiche Teigwaren ermahnen den Menschen, sich ganz einfach selbst so zu manifestieren, wie er sich innerlich fühlt, den Mut zu haben sein ICH zu zeigen, sich nicht zurückzuhalten, zurückzuziehen, schlechter zu fühlen. Sei du selbst! Sie fordern den Menschen dazu auf, einmal gründlich in sein Inneres zu blicken, sich doch des prächtigen Energie-Feldes bewusst zu werden, das bereit liegt, entdeckt zu werden, urbar gemacht zu werden. Werde dir dieses Kraftfeldes bewusst! Werde dir dieser Potenz bewusst! Der Mensch wird zu größerem Eigen-Wert kommen, zu einer größeren Freude, über diese Selbst-Anerkennung … Er darf sich nicht mehr im geringsten ‚verleugnen'. Er wird seinen Teig ansehen und daraus ein herrliches Lebenswerk modellieren: sowohl inhaltlich als auch physisch. Jedes Gefühl des Unvermögens oder der Frustration verschwindet dabei. Die herrlichsten Formen sind jene, die wahrheitsgemäß geschaffen wurden. Der Mensch wird gemäß der Wahrheit schaffen, gemäß seiner reinen eigenen Art.

Derjenige, den es nach Weichen Teigwaren verlangt, täte gut daran, seine Flügel so weit wie möglich auszustrecken … um mit den eigenen Flügeln zu fliegen. Er sollte sich selbst befreien und sein prächtiges Energie-Feld in großem Umfang einsetzen. Er sollte besser nicht mit gesenktem Kopf fliegen, sondern nun immer vorwärtsgehen, weitergehen, niemals an der Vergangenheit hängenbleiben … immer weiter auf der Suche nach sich selbst, sich immer weiter entwickelnd. Die Früchte, die er gebärt, werden ihm ähneln: in Form und Inhalt. Er weiß sich nicht begrenzt durch und festgebunden an die Materie, sondern verschmelzt sich auf innige Weise mit dem Körper. Das Einheitserlebnis seines ICHS (Körper und Inhalt) macht ihm Freude; er hat nicht das Gefühl, in sich selbst ‚festzusitzen', er fühlt sich nicht eingeschränkt und zurückgehalten, fühlt sich in Nichts gebunden; er lässt sich selbst (seine Energien) über die Sprache seines Körpers perfekt funktionieren. Er weiß sich auf eine freie Weise zu erleben, wie ein Vogel in der Luft.

Ein goldener Ratschlag für Menschen, die verrückt sind nach Törtchen und süßen Stückchen, nach Milchbrötchen, Pistolet-Brötchen und Stangenbroten: „Löse die Versuchung, die Begierden einerseits und den Zweifel, die mangelnde Stabilität, mit der du in dir bist, andererseits, in dir selbst auf. Die Macht deines Energiefeldes kann konstruktiv oder … destruktiv wirken. Wenn du diese Energien in dir auf eine aufbauende, liebevolle Weise vom Herzen heraus in Selbstvertrauen ausrichtest… dann wirst du schöne Dinge ‚erschaffen'. Hältst du jedoch deine Energien frustriert in einem eng-geschlossenen Kreis fest, erlaubst du es dir selbst nicht, in Kreativität zu erblühen … dann wirst du möglicherweise an einem Zuviel an roten Energien leiden, die ein Ventil suchen, beispielsweise in begieriger Habgier, in Sex-Lust, in einer aggressiven Haltung gegenüber anderen. Du erfährst dich selbst als frustriert und in dir selbst eingeschlossen, weil du noch nicht zum wahren SEIN gelangt bist und zu viel auf der Schwingung des ‚Habens und Verlangens' lebst. Dies ist nicht der Weg zum Leben!"

Die Milch- oder Pistolet-Brötchen drücken dich aber ganz nah und fest in dich selbst! Sie sagen dir: „Beiß nur kräftig hinein in das Leben! Mach etwas daraus, aber lebe aus der Schwingung des Herzens, des Seins heraus! Verbeiße dich nicht in Begierde-Drang. Im Gegenteil: mache dich frei, immer freier … , so dass du immer schönere Sachen ‚gestalt'-est. Sie sind IN dir, diese prächtigen Energien: mache etwas damit! Lasse dich nicht hängen; komme aus deinem Versteck und mache etwas aus dir, aus deinem Leben! Richte diese Energien nach außen, knete sie, verwende sie und erlebe Vergnügen daran, immer mehr du selbst zu werden! Ursprüngliche Kreativität, Schöpfungskraft, Originalität, du selbst sein …; schaue nicht auf andere, sondern FÜHLE, wie alles aus dir selbst geboren werden will, aus deinem Herzen, aus deinen Händen, deinem Mund usw."

„Überlegst du zu lange …, verschiebst du dich selbst immer wieder? Versteckst du dich selbst hinter Gedanken, hinter Gewohnheiten? Werde nun eine Einheit mit dir selbst, mit deinem Körper und werde auf dynamische Weise du selbst."

Weißes Brot sagt: „Da ist so viel Blankoenergie in dir … Wirst du diese nun kneten, wirst du nun schöpfen, wirst du jetzt etwas daraus machen? Du solltest auf jeden Fall nicht weiterhin ‚nichts' tun. Glaube nun in die Verwirklichung deiner selbst. Gib deinen Talenten Gestalt, deinen potenziellen Kräften. Da ist viel Energie in dir, mit der du noch nichts getan hast! Werde dir dieser Tatsache bewusst und fange nun einfach an!"

Weiße, weiche Teigwaren geben hier die innerliche Stimme des Menschen wider, der fühlt, noch irgendwo ‚festzusitzen'. Sein Lebendes Selbst hält ihn manchmal zurück in seinem ‚Fortgang' auf seinem Pfad der Schöpfung und Lebensäußerung, bis er sich einerseits stabiler und fester in sich selbst auf seiner eigenen Basis niedergelassen hat, und andererseits bis der Mensch bereit ist, Energien nicht als Begierden und in instinktivem Drang, sondern als konstruktive Schöpfungskräfte, von seinem Herzen aus gerichtet und im starken Glauben an sich selbst, einzusetzen! Dann verschwindet jedes Gefühl des Festsitzens und der Frustration. Er manifestiert sich nun auf eine freie, gebende, schöpfende … fruchtbare Weise! Er lässt nun aus sich selbst geboren werden … in der Freude um sein Sein, ohne noch etwas greifen zu wollen, haben zu wollen. Er lässt die Dinge, die Situationen und die anderen Menschen los … er lässt alles ruhig weiterströmen, aber ist umso stabiler in sich selbst.

Hefe und Produkte auf Hefebasis

Hefe steht für Ruhe, eisige tödliche Ruhe sogar. Sie hält dir einen Spiegel des Todes und Zerfalls vor. „Ich werde dich kriegen und dich in die Finsternis schleifen …“, sagt die Hefe, „außer wenn du in deinem Innersten mit dem Tod und seinen Trabanten brichst.“ Hefe verpflichtet dich dazu, dich - auf sehr fundamentale Weise - auf die Suche zu begeben nach den Lebenden Kräften in dir, um zu entdecken, dass sie urstark und unbesiegbar sind.

Hefe fordert eigentlich eine Neubewertung des Lebens. Sie fordert den Menschen dazu heraus, die tötenden, heruntermachenden, abreißenden Kräfte in sich selbst ‚umzusetzen' in aufbauende, konstruktive, helfende Energien. Dies setzt irgendwo eine radikale Umkehr voraus. Der Tod wird in den Dienst des Lebens gestellt.

Derjenige, der Lust auf Hefe hat, bittet damit (unbewusst) um Versöhnung und Vergebung, um Liebe, um Vergebung seiner alten Fehler (Sünden), um Erlösung von seinen Ängsten, um Befreiung aus dem Tod. Er weiß möglicherweise nicht, wie er auf dem Gebiet der reinen Lebensfreude weitermachen soll, weil ein Film aus Ängsten und Schuldgefühle in seiner Seele lebt.

Hefe sagt: „Rette dich selbst aus dem Labyrinth des Todes. Komme einmal zu den Tiefen deines Wesens und siehe, wie du dort einen Bodensatz aufzuräumen hast, einen Bodensatz, den man als die grauen Sphären des Todes umschreiben kann. Wenn du dich für *das LEBEN* entscheidest, werden alle Ängste verschwinden, jedenfalls wenn diese Entscheidung eine absolute Liebe zu dir selbst beinhaltet. Dies bedeutet auch, dass du dich selbst als *Gut* betrachtest, dass du dich selbst von allen Fehlern aus der Vergangenheit reinwäschst, um mit einem weißen leeren Blatt neu beginnen zu können!“

Hefe in Gebäck steht für Umformung, für die Aufopferung des einen für das andere. Der Mensch wird das eine loslassen müssen (das, was mit dem Tod zusammenhängt, wie das Wegflüchten von der Erde oder die übertriebene Strenge und Lieblosigkeit gegenüber dem ICH, die Habgier, die Begierden …), um stattdessen etwas anderes (das wirkliche Leben) empfangen zu dürfen. Hefe erzählt von den Sphären von Pluto und Transformation; die Umsetzung des Alten in das Neue. Es ist wichtig, dass jener Mensch, der Hefe-Produkte isst, nicht länger auf der grauen Plattform aus früheren Zeiten, ‚von gestern', hängen bleibt. Er wird sich auf die Suche nach dem lebenden Selbst machen müssen: nach dem wahren Lebenskern in sich selbst.

„Brich alle Brücken hinter dir ab, schaue dich nicht mehr um, gehe vorwärts und baue eine neues Leben auf“, sagt Hefe. Radikal Abschied nehmen von der Alten Energie, die den Menschen daran hindern würde, wirklich Lebend und Freudvoll zu werden. Hefe weist auf die enorme Kraft hin, die in ihm vorhanden ist, um den Transformations-Stoß durchzuführen. „Es ist eine Notwendigkeit,“ sagt sie. Manchmal muss der Mensch buchstäblich viele Dinge hinter sich lassen …, um in totaler Hingabe an das Leben auf Abenteuer auszuziehen!

Wer Hefe-Produkte mag, sehnt sich eigentlich nach einer Neubewertung seiner selbst, des Lebens; er will die Todesursachen betrachten und lösen, um nie mehr abzusterben. Er wünscht den *Kern* von *Wahrheit* zu sehen, zu verstehen und ein für allemal in sich selbst zur Anwendung zu bringen[1].
Hefe kennt sich selbst nicht und wird sich auf die Suche machen müssen nach DEM LEBEN, das nie aufzuhören braucht; sie wird jede Erinnerung an eine graue Vergangenheit, an Finsternis und Einsamkeit, an Tod und Vergänglichkeit verbrennen müssen.

Mit dem Messer, in eisiger Ruhe und Steinhart … unerbittlich streng sagt Hefe: STOPP!
Höre auf damit, Tod und Angst, das Negative, das Unbelebte, das Dunkle immer wieder in deinem Leben existieren zu lassen.
Beende die Nachgiebigkeit gegenüber allem, was dem Leben zuwiderläuft.
Brich auf radikale Weise mit alten, unbewusstlebenden Mustern: organisiere dich in eine neue Richtung! Verwende hierzu die formidablen Lebensenergien in dir, die in der Lage sind, eine radikale Transformation in dir zu verwirklichen. Hefe lässt dich Auge in Auge mit dem Tod stehen: sie lässt dich in die Augen des Todes blicken. Sie fordert dich dazu heraus … sie niederzuschlagen. Um wahrhaft LEBENDIG zu werden.
Wer den Hefe-Geschmack mag, hat ein enormes Bedürfnis nach der Aufopferung seines alten Ichs … an sein Neues Ich. Er sehnt sich intensiv nach der Werdung seines Neuen ICHS. Er will in sich selbst wiedergeboren werden und gleichsam ganz neu beginnen. Er sehnt sich nach ‚dem Neuen' in sich selbst. Er will eine neue Chance für sich selbst und will alles richtig machen, was jemals schiefgelaufen ist. Er will sich selbst in eine neue Richtung senden und alle Brücken hinter sich abbrechen. Er will sogar nichts mehr mit dem Alten Ich zu tun haben.
Er ist startbereit …

Wer den Hefe-Geschmack mag, steht am Start bereit, um bald, nach dem Startschuss, wie ein Windhund nach vorne zu schnellen. Er sehnt sich danach, mit einer schnellen Bewegung weiterzugehen … immer weiterzugehen … und sich niemals mehr umzusehen. Der Mensch hat das Bedürfnis, alle angesammelten Kräfte aus sich selbst freizugeben zugunsten der eigenen Werdung. Er hat das Bedürfnis, das

[1] Lies mehr hierzu im Buch *Neue Tage*.

enorme Potenzial, das in ihm steckt, frei-kommen zu lassen, wie mit einem Schlag, den man durchaus mit dem plötzlichen Geborenwerden vergleichen kann auf eine kräftig-dynamische Weise … sich gleich mit voller Kraft in Bewegung setzend … eine Bewegung, die niemals endet. Mit Kraft verwirklicht der Mensch sich selbst.

Dieser Mensch darf sich selbst nicht ‚verwesen' lassen.
Er darf nicht in der Vergangenheit hängenbleiben … mit Zweifeln, Verdruss, Angst …, dann betreibt er schließlich Selbst-Abbruch.
Er wird seine Kräfte im Dienst des Lebens EINSETZEN, mit dem festen Entschluss: „Ich schreite vorwärts! Ich werde leben!" Kräfte bündeln sich nun auf eine gesunde Weise im strahlend-starken Körper des Menschen.

Der Mensch zeigt, wenn auch unbewusst, die Bereitschaft, alles aus der Vergangenheit zu vergessen (er darf es sich schon ansehen, aber er versteht … und lässt los), um nun voller frischem Mut sein neugeborenes Ich neu zu starten. Hefe ist daher auch ein Symbol für die Stimme im Menschen, die ihm eine Chance gibt, ‚jeden Tag wieder einen neuen Anfang zu machen', für diese Sphäre, die ‚neue Chance' heißt.

Wer sich nach einem Hefe-Aroma sehnt, der darf sich selbst also an die Linie stellen, um gereinigt und aller alten Lasten, Pflichten, Schulden, Fehler ledig … mit einem Ehrlichen Einsatz an den Start zu gehen! Er macht einen Neuanfang und weiß, dass ihm kein einziger Fehler aus der Vergangenheit übel genommen werden kann, wenn er jetzt zu der Einsicht gekommen ist … und den Entschluss gefasst hat, auf eine andere Weise zu leben, als bisher: in ‚Güte'. Und auch die Überzeugung, dass er sein Leben lang für eine Art ‚Karma' büßen müsste, das er in einem anderen Leben aufgebaut hatte … ist hiermit weggefegt.

Hefe will JETZT auf eine frische, reine Weise einen Neustart machen und zieht die Türe zur Vergangenheit auf definitive Weise zu. Sie betrachtet sich selbst als sauber, rein und … gibt sich selbst nun die größtmögliche Chance auf ein neues, glückliches und reines Dasein. In der Hefe-Sphäre rechnet der Mensch mit sich selbst; er braucht niemanden, um sich aufzustützen, sondern öffnet sich für die brausenden Quell-Kräfte in sich selbst. Voller Verlangen freut er sich auf das, was kommen wird.

In der Hefe-Sphäre ist der Mensch sehr zuversichtlich; seine Augen blicken klar, hell, froh … und *weit*![2] Tod und Zerfall liegen nun ein für allemal hinter ihm; das Leben lacht ihm zu. Er hat auf radikale Weise den Strang durchschnitten, der ihn an den Urschoß band, aus dem er einst entsprang: er steht nun stabil auf eigenen Beinen und wird sich nie mehr wieder in und durch die Urquelle ‚einsaugen'

[2] Lies über die Allgemeine Symbolik der Augen in *Der Schlüssel zur Selbstbefreiung – Enzyklopädie der Psychosomatik*.

lassen. Er nimmt sein Leben fest in beide Hände und bahnt sich einen Weg durch das unerschlossene Lebensgebiet, das sich vor ihm erstreckt, ohne sich jemals noch einmal zu einer fernen Vergangenheit umzudrehen. Er bestimmt nun selbst, was mit seinem Leben geschehen wird und öffnet seine Ohren für die Botschaften aus seiner eigenen inneren Quelle.

Hefe sagt ‚Nein', macht kurzen Prozess, ohne Pardon … Ja oder Nein! Die Wahl, die getroffen werden MUSS. Sie ist ein Symbol für die unglaubliche potenzielle Kraft, die ein Mensch in sich birgt. Entweder er erweckt sich selbst zum Leben …, lässt sich mit Kraft geboren werden aus sich selbst … oder er sprengt sich selbst in Vernichtung in die Luft: die Entscheidung liegt beim Menschen. Er kann nicht anders, als vorwärts zu schreiten, immer weitergehend, wenn er leben will, immer mehr leben will. Er wird etwas Schönes aus seinem Leben machen und seine Kräfte in einem ewigen Transformations-Prozess einsetzen.

Vollkornbrot

Vollkornbrot steht für Nüchternheit, für Stabilität und Gleichgewicht, für das Funktionelle, für Aufgabe und Verantwortlichkeit, für Dankbarkeit und Freude darüber, dass man diese Dinge im Leben tun und ausführen darf. Der Mensch, den es nach dunklem Vollkornbrot verlangt, hat das Bedürfnis nach einer gewissen ‚Abgrenzung': er muss lernen, selbst seine Grenzen zu ziehen: er arbeitet und schuftet, aber muss sich zu gesetzten Zeiten auch Ruhe gönnen. Vollkornbrot sagt: „Hole alles aus dir heraus; benutze all deine Energien, aber übertreibe es nicht, ne? Zur rechten Zeit den Bogen sich entspannen lassen."

Vollkornbrot steht für Tüchtigkeit, für Mann und Macht und Arbeitskraft, für Handeln und Unternehmungslust, für das Vorwärtsgehen, für stark (durch-) stehen. Vollkornbrot sagt dem Menschen, er solle Maß halten, nichts übertreiben. Struktur in Gleichgewicht.

Derjenige, den es nach Vollkornbrot verlangt, hat manchmal Probleme mit dem Ziehen von Grenzen; er wird Grenzen für bestimmte Sachen setzen müssen; er wird versuchen müssen herauszufinden, welche Lebensweise für ihn ideal ist; auf der Suche nach einer Art GLEICHGEWICHT zwischen Himmel und Erde, zwischen Loslassen und Festhalten, zwischen Geist und Materie, zwischen Denken und Handeln, zwischen Arbeiten und Ruhen, zwischen Gefühl und Verstand, zwischen Struktur und geschmeidigem Frei-Geben, zwischen dem ICH und den anderen …

Wer Vollkornbrot mag, hat ein Bedürfnis danach, sich selbst stark zu machen, in Selbstvertrauen: bereit für den Start! Er sammelt seine Kräfte, um sich an die Arbeit zu machen, und sehnt sich danach, diesen stabilen Rückhalt IN sich selbst zu fühlen.

Er braucht dringend Abwechslung … und täte gut daran, sich nicht zu lang auf dasselbe zu fixieren, ansonsten wird sein Nervensystem empfindlich werden. Er braucht zusätzlich eine kräftige Dosis ‚Entspannung' … und darf sich selbst niemals überanstrengen, überarbeiten.

Er sammelt in sich die stärksten Kräfte, die er besitzt, um das umzusetzen, was er vorhat, aber er wird dabei Maß halten müssen. Er darf sich selbst schonen und es nötigenfalls etwas langsamer angehen. Dies geht nur dann, wenn er keine Zeit mit Belanglosigkeiten verliert, oder … mit Dingen, die er besser einem anderen überlassen könnte. Sich hier auf die Hauptsachen zu richten und dabei Ruhepausen und Entspannung einzubringen, wäre viel besser.

Die Angst (Stress), nicht ‚rechtzeitig' mit irgendeiner Aufgabe oder verantwortungsvollen Arbeit fertigzuwerden, wird er von seinen Schultern und seinem Rücken abschütteln müssen, in dem Wissen, dass nichts MUSS, dass das ‚Leben' selbst weiterhin im Mittelpunkt steht, wie heikel die Situation auch erscheint: nichts ist heikel, wenn der Mensch im eigenen Tempo lebt, ohne sich durch etwas oder jemanden hetzen zu lassen. Der Mensch wird sich niemals nervös machen, wenn er weiß, dass jedes Geschehen und jeder sogenannte Rückschlag einen ‚Grund' hat, dass jede ‚Verzögerung' und jeder sogenannte ‚Misserfolg' einen Grund hat … Er wird sich keine Sorgen machen, sondern versuchen, die Signale zu verstehen.

Er wird sein Nervensystem und sein Herz zur Ruhe kommen lassen … und rechtzeitig ganz allein mit sich selbst ruhig das Leben genießen, ohne seinen Kopf noch schwer zu belasten mit Verantwortungssorgen, mit Gedanken über all jenes, was er noch tun müsste usw. …

Vollkornbrot sagt diesem Menschen: „Bewahre einen kühlen Kopf und halte deine Füße auf dem irdischen Boden warm; höre auf dein Herz und sei niemals zu streng, zu hart zu dir selbst. Organisiere dein Leben derart, dass du entlastet wirst; lade dir nicht zu viel auf, sondern regle alles so, dass das Ganze flott funktioniert, ohne dass du übermüdet, nervös oder erschöpft wirst."

Derjenige, den es nach Vollkornbrot verlangt, will alle Dinge gut lenken, im Auge behalten, aber er wird lernen, mehr Vertrauen zum Leben zu bekommen, so dass er mehr ‚loslassen' kann, ohne dass er selbst das alles gesehen, kontrolliert oder getan haben muss.

Er darf sich nicht in zu strukturellen Gängen hetzen, so dass er ein innerliches Spannungsfeld erschafft und sich möglicherweise auf nervöse Weise auf seine Umgebung abreagiert; er darf sich selbst nicht zwingen, dies oder jenes zu tun, während sein Gefühl, sein Herz ihn dazu auffordert, geschmeidiger, milder, flexibler zu sein und ein wenig loszulassen!

Derjenige, den es nach Vollkornbrot verlangt, wird möglicherweise manchmal von ruhelosen, wimmelnden Energien heimgesucht. Der Kopf und die Haut können dadurch überlastet wird. Es ist von allergrößter Bedeutung, dass dieser Mensch seinen Kopf tapfer hebt, dass er wie ein Herr und Meister sein Leben lenkt, um die Dinge in Weisheit überblicken zu können. Dass er weder seine Energien zu sehr zügelt innerhalb der Grenzen eng strukturierter Pfade, innerhalb eines harten Normensystems, noch seine Emotionen und Nerven die Oberhand gewinnen lässt.

Dass er auf entschlossene, ruhige, selbstsichere Weise sein Leben in die Hand nimmt, ohne sich durch Details ablenken zu lassen, durch die kleinen Sorgen des Alltags. Er wird seinen Blick stets auf die Hauptsachen gerichtet halten, niemals das Vertrauen verlieren und lernen, alles zu relativieren, im richtigen Kontext zu sehen. Für ihn ist es wichtig, dass er eine gewisse Ordnung hat, eine Übersicht, bei der ganz klar ist, was Haupt- und was Neben-Sache ist, sonst wird sein Leben ein unübersichtliches Chaos, was für sein Nervensystem alles andere als förderlich ist.

Er lässt sich niemals von einem kleinen Rückschlag in die Pfanne hauen und wird sich selbst niemals von den sich am Fuße seines Stammes zankenden Spatzen hetzen lassen. Er trägt Verantwortung in Ruhe und Ausgeglichenheit und weiß, dass jeder seine eigene Verantwortung trägt. Innerhalb seiner kräftigen Struktur ist Raum für Entspannung, Spiel und freie Bewegung.

Wie ein starker Baumstamm steht er stabil in der Erde verwurzelt, während sein Kopf wie der weise Scheitel ist, der mit Geschmeidigkeit und Intelligenz den Überblick behält und sein Leben lenkt.

Er lässt sich durch nichts aus diesem Gleichgewicht bringen, weil er selbst darauf besteht, in allem ein ‚Gleichgewicht' zu bewahren, nie zu übertreiben. Dies ist die starke, ruhige, stabile Sphäre von Vollkornbrot.

Dieser Text muss durch das Lesen des Textes Hefe oder Sauerteig sowie der Rubriken Weizen und Roggen u.a. ergänzt werden, ... je nachdem, welche Getreidesorten für das Vollkornbrot verwendet wurden. (Frage deinen Bäcker!)

Dinkelbrot, Speltbrot

Dinkelbrot mag es, sich selbst und auch durchaus alles, was ist und existiert, in Struktur- oder aber in geometrischer Linienform zu ‚sehen'. Wie der große Vogel mit dem sehr langen Hals, der seinen Schnabel hoch in die Luft richtet, so dass es so aussieht, als ob da eine pfeilgerade vertikale Stock-Statue steht. Oder wie die perfekt ellipsen-runde Form, die sich von West nach Ost, von Süd nach Nord in zwei Teile entzweizeichnen lässt. Dinkelbrot hat den Charakter eines Zeichners, eines Designers. Und es darf sehr korrekt und präzise sein, das Resultat! Dies strahlt auch Dinkelbrot selbst aus.

Dinkel klopft gerne, mit harter Regelmäßigkeit, wie der urstarke Rhythmus eines Riesenherzens, oder des Stocks auf der großen Trommel. Gesund, stark und frohgesinnt.

In wogend geometrischen Linien würde er ein Kunstwerk aus einer Kehrschaufel kreieren, um den Bodenstaub, den er zusammengefegt hat, mit genauso viel Feingefühl und Präzision auf die Schaufel zu fegen. Wir sind eindeutig im Wassermann-Zeitalter gelandet![3] So ordentlich, so präzise und mit einer geschmeidig wogenden Bewegung seiner Arme und Hände. Dies scheint geradezu die unfehlbare Form und Tat in der Materie zu sein.

Die Sphäre von Dinkelbrot ist wie ein breiter Fächer, der sich schön öffnet, wie jener des wunderschön kupfern glänzenden Kopfes einer Reißzwecke, die einem ohne die geringste Abweichung ihres runden Köpfchens wie die Perfektion selbst erscheint.

Der Mensch, der den Geschmack von Dinkelbrot mag, will sich (sei es auch unbewusst) in Reinheit wiederherstellen, will in der authentischen Form seiner selbst wiederkehren. Ihn fasziniert die Struktur, wie die runde Uhr an der Wand seines Zimmers, die dann zudem perfekt in einzelne Segmente unterteilt ist. Dies ist eine Wohltat für sein Herz, diese schöne Gestaltung in geometrischer Pracht, auch wenn es sich nur um eine rein runde Form einer Wanduhr handelt, die tickt, alles in Harmonie, alles gleichmäßig unterteilt. Venus und Saturn Hand in Hand.

Wer großen Appetit auf den Geschmack von Dinkelbrot verspürt, mag gleichsam den Donner, der mit Gewalt seine runden Vibrationen über die Erde schallen lässt … und die leuchtenden Lichter der Blitze, aber letztere sind nicht so die Sache von Dinkelbrot, denn sie haben ein ziemlich launisches Wesen. Dieser Mensch mag, genau wie Dinkelbrot, Donnerkraft und Regelmäßigkeit, Sicherheit in seinem ‚Sein'.

Dinkelbrot erläutert dir ganz genau, welchen Weg du nehmen solltest, stellt Wegweiser auf, um dir zu helfen: damit alles an die richtige Stelle kommt und du dort bist, wo du sein musst … in deinem Entwicklungsgang. Deine ENTFALTUNG ist wichtig.

---

[3] Lies über die tiefste Symbolik von Wassermann in *Befreiende Astrologie.* Dieses Buch ist bei Erscheinen des vorliegenden Werkes noch nicht in deutscher Übersetzung erhältlich.

Der Mensch, der gerne Dinkelbrot isst, bittet auch gelegentlich um Hilfe beim Finden seines Weges, seiner richtigen Richtung, und bleibt kurz stehen, wenn er nicht mehr weiter weiß … um sich dann mit KRAFT wieder auf seinen Weg zu machen! *Eins* mit den Donnerschlägen, *eins* mit der Natur; er wünscht sich nichts anderes als Harmonie und harmonische Formen. *Dort* kann er gut wohnen, dort fühlt er sich zu Hause. Kein Krieg und Hass, kein Waffengerassel und unsinniges Gerede, sondern alles in Harmonie und Ruhe gebracht. Nach dem notwendigen Hammerschlag wie eine Donnerkugel folgt der in Schönheit, in wunderbaren Farben ausgebreitete Lebenshimmel …
Er, der Mensch, der ein dringendes Bedürfnis nach Dinkelbrot hat, versteht die Sprache dieses Nahrungsmittels sehr genau.

➔ Lies eventuell auch die Texte zu Dinkel und Brot.

Roggenbrot

Die Art von Roggenbrot kann man rund-stark, fröhlich und spielerisch nennen. Es vibriert oder springt unaufhörlich leicht auf und nieder mit ganz kleinen Sprüngen, als ob es in einer Art ständig froher Erwartung des Lebens selbst oder dessen ist, was das Leben ihm gibt und noch bringen wird. Wie ein gerührtes glückliches Menschenkind, randvoll mit energetischer Kraft: froh im JETZT und … was wird ihm der Nikolaus noch bringen?

Unaufhörliche Körpervibration, in gleichmäßig schnellem, aber innerlich ruhigem Rhythmus. Roggenbrot freut sich über die Energie, die es in sich selbst wahrnimmt, es ist wie eine sanft auf und nieder hüpfende Buddha-Statue im Lotossitz, mit einem breiten Lachen im Gesicht. Wir können dies mit den kleinsten Atomteilchen im Körper vergleichen, die ständig in Bewegung sind, vom frohen Gefühl gelenkt, passend in die natürliche größere Strukturform.

Wer ein Verlangen nach Roggenbrot empfindet, erfährt sich möglicherweise als nicht wirklich ‚schön' (nach den Normen der unechten Gesellschaft) und will sich ein wenig verbergen; er würde gut daran tun, zu der Erkenntnis zu gelangen, dass echte Schönheit Hand in Hand geht mit einem Leben vom Herzen aus.[4] Dann ist der Mensch liebevoll und schön, dann ist beispielsweise jede Warze auf seiner Haut schön; er lebt in Güte.

Die Zweifel am eigenen echten Wert wegarbeiten, an der authentischen Schönheit als ICH, das ist es, wozu der ‚Appetit auf' Roggenbrot den Menschen auffordert. „Komm ruhig mit deinem eigenen wertvollen Inhalt nach außen und verstecke dich nicht." Mit einem Zwinkern: „Gemeinsam sind wir stark, nicht wahr?"

---

[4] Lies hierzu mehr in *Der Schlüssel zur Selbstbefreiung – Enzyklopädie der Psychosomatik:* einleitender Teil.

Und da beginnt das Roggenbrot wieder seine Energien auszuleben, wie ein endlos-glückliches Kind, rhythmisch auf und nieder tanzend, unaufhörlich, wie auf einem Trampolin. Elastisch und vital ist jetzt auch der Mensch, der Hand in Hand mit Roggenbrot steht; beweglich und fröhlich, in Weichheit, und in dieser sanften Kraft und Dynamik ist er glücklich über sein Sein. Ruhig, aber niemals ‚unbeweglich', und dies im folgenden Sinne: wie die tanzenden Atomteilchen in seinem Körper. Es handelt sich um eine automatisch-rhythmische Bewegung, die eine große innerliche Ruhe beinhaltet. Er ist eins mit seinem (abge)runde(te)n Körper und seinen Körperteilen. Die Erkenntnis seines Wertes dringt nun durch, die Erkenntnis des Wertes des Lebens, das durch ihn hindurch strömt. Es macht ihn jetzt für ein Weilchen erhaben-ernst, ruhig ... Der Mensch unterdrückt seinen Wert nicht länger, erkennt die innerliche Größe, das Göttliche in sich selbst.

Ein ehrliches stilles Glück ist fühlbar. Froh und dankbar, dass er IST im HIER UND JETZT. Alles ist gut, alles wird gut, lebt in ihm das wachsende Vertrauen. Eine stille Träne des Glücks, der Rührung über sein Dasein, wischt er nun weg. Aber nüchtern und wahrhaft kräftig anwesend in seinem herrlich-frohen Lebenskörper.

➔ Lies eventuell auch die Texte zu Roggen und Brot.

Weizenbrot
(mit Hefe gebacken)

Die Art von Weizenbrot ist wie die eines sanften Weinchens, das in seiner Flasche liegt und wartet, relaxt, bis Menschen ruhig aus ihrem abendlichen Faulenzerstuhl aufstehen und beginnen, in Sanftheit die entspannenden Dinge des Lebens zu genießen u.a. Weizenbrot selbst.

Weizenbrot versteht es manchmal wirklich überhaupt nicht, scheint dann naiv zu sein, weiß nicht, was es davon halten soll und ob es den Menschen wirklich glauben soll, bis hin zu echtem Misstrauen, gerade weil es zuvor zu naiv gewesen ist. Dies ist der komplexe Werdegang und die Art von Weizenbrot.

Weizenbrot trägt in sich das prächtige gleichschenklige Kreuz, das kräftige „geistige" Lebenskreuz (dies hat nichts mit irgendeiner Religion zu tun) und jeder Arm endet in einem wunderschönen violettrosablauen Edelstein. Um sich selbst im Gleichgewicht zu halten, ein vollendetes Bild, das auch andere dazu stimulieren kann, in ihrer Stabilität den eigenen Kraftinhalt auf erhabenem, eher geistigem Niveau zu erleben.

Der Charakter von Weizenbrot beginnt mit einem hohen stolzen, zierlichen, meisterhaften Buchstaben ‚A'. Er zeigt sich in seiner Großartigkeit so wie er ist. Er kennt seinen Wert und findet es völlig normal, wenn andere dies auch merken. Charakterlich gestört? Nein, er ist auf seine Art er selbst, in seinem speziellen Charakterwesen. Auf jeden Fall kein Herdentier.

Weizenbrot weiß sich selbst in Sanftheit zu verwöhnen und in seinem Wesen fühlt es eine Art von harmonisch drehender Bewegung, Dynamik. Es pflegt sich selbst mit sanfter Hand, wie ein butterartiger glänzender Lippenstift, der alle Trockenheit der Lippen wegnimmt, so dass die Lippen eine sinnliche Sanftheit ausstrahlen. Mit Vergnügen und auf selbstzufriedene Weise schaut es doch kurz in den Venusspiegel: ja, dies fühlt sich gut an, findet es. Für den Menschen würden wir sagen: lasse dich nicht zu sehr in den Venusrausch aufnehmen, die alte falsche Venus, die dich zur Falle des Scheins mitschleppt … was nichts mit Liebe zu tun hat.
Wer den Geschmack von Weizenbrot mag, will sich nah und gemütlich in seinem Körper zuhause fühlen, genau wie ‚Milchreis'.[5] Er muss sich noch besser auf sich selbst abstimmen, auf die Harmonie ... , fühlt er. Und er stimmt das Lebensinstrument. Manchmal ist er wie ein zögerndes, etwas schreckhaftes Steinbockferkelchen, das sich eher an die Wand drücken und verbergen würde, obwohl seine Hörnchen auf seinem Kopf bereitstehen, um aufzufangen. Instinktiv sucht das Insekt mit seinen Fühlern, tastet ab …

Weizenbrot sagt dem Menschen, der es mag: Glaube ruhig an die Kraft und die Schönheit deines Wesens! Habe daran keine Zweifel. Mache dich tüchtig auf deinen Weg, die Hörner, den Kopf hoch erhoben in deiner Würde als ICH-der-Mensch. Deinen Weg einschlagen!

In der Frequenz von Weizenbrot nehmen wir eine Art Sanftheit wahr, die in den Armen von Harmonie wächst. Sanft streichelt es über die Innenseite des Pianos und dessen Tasten, mit Zärtlichkeit, ein wenig träumerisch, liebkosend. Weizenbrot wird den Menschen nicht so weit gehen lassen dürfen, dass dieser in honigsüßen unwirklichen Sphären einer Romantik verschwinden würde, die keine Erde mehr unter den Füßen hat. Keine Drogensphäre ... , keine betäubende Ästhetik des Todes, der ‚einsaugt' und lockt, ohne gebende Liebe, sondern eine entspannte herrliche Lebenssphäre, bei der Sanftheit, Entspannung und Selbstwertbewusstsein im Mittelpunkt stehen. *Das* ist dann die positive Seite der Medaille.

In dieser positiven Weizensphäre: der Mensch wagt es einerseits seine Schultern hängen zu lassen, in kompletter Entspannung; er lässt es sich gefallen, dieses Herrliche im Leben. Er genießt, ein wenig dösend; verträumt setzt er sich zum Essen an den Tisch. In der Sphäre von Weizenbrot träumt er jetzt weiter davon, was alles noch an Prächtigem auf seinen Weg kommen kann. Sein Geist sieht und fühlt sehr weit, aber gleitet gelegentlich zu weit weg von der Realität, wodurch er mitunter unsanft wieder auf die Erde fallen kann: wach!

---

[5] Lies an anderer Stelle in diesem Buch mehr über diese Symbolik.

Weizenbrot stellt das Sanftgleitende dar, die Satinumkräuselung eines Lakens oder eines Teppichs. Keine Falte ist stark oder hart und steif. Geschmeidigkeit gleitet durch sanfte Blautöne hindurch. Und der Mensch, der ein Verlangen nach dem Geschmack von Weizenbrot empfindet, verkrampft seine Finger manchmal zu steif zusammen, Verkrampfung von Schmerz oder Strenge sich selbst gegenüber, oder das Greifenwollen oder Loslassenmüssen, aber noch nicht können … Es gibt diverse Möglichkeiten.

Die Symbolik der Finger, die sich fast dichtgreifen, weist darauf hin, dass man verzweifelt sich selbst ‚fassen' will, zu sich selbst nach Hause kommen will, nah in sein Wesen, aber man hat noch nicht den Weg hierher gefunden. Zur Kompensation kann er nach anderen außerhalb seiner selbst greifen oder nach dem ‚Nichts'.

Lieber Mensch, komme ganz nah zu deinem Herzen, ganz sanft und streichle gleichsam die Haut deiner Hand, deines Armes; so dass sie sich entspannen und geliebt fühlen können.

Weizenbrot spricht die Sprache der stolzen und würdevollen, sanften und zugleich starken, Heimkehr des Menschen zu seiner Vollheit. Ein himmlisches Erleben seiner selbst. Das Weizenbrot erlaubt es dem Menschen, für ein Weilchen wegzuträumen oder in einem Zustand von vagen Nebeln zu verweilen, in einem stillen Rausch der Blumendüfte und -farben. Doch wird er, als Mensch, gut daran tun, hellwach im Leben zu stehen und sich von Weizenbrot nicht zu weit ins Schlepptau nehmen zu lassen. Entspannter Geist in erhabener Ausgewogenheit ist gut …

Baguette, französisches Stangenweißbrot

Die Art von Baguette funkelt einerseits wie ein Häufchen Diamanten, aber saugt aus schwarzen Tiefen Energien nach oben. Unwillkürlich müssen wir dabei an unterirdische schwarze Kohlen denken, die sich, im Laufe der *Jahre,* zu harten glänzenden Diamanten transformieren.

Als ob das Düstere sich mit dem Düsteren in sich selbst konfrontiert, sich daraus befreien will, aber vorläufig noch im gleichsam ungeborenen Stadium hängen bleibt. Noch nicht im Tageslicht geboren werden, weiterhin unterirdisch wohnen … Das Baguette stellt in diesem Sinne zwar das Dunkle, aber nichtsdestotrotz das ‚Noch-geboren-werden-Müssen' dar. Es scheint alles schwarzer Staub und Grieß zu sein, unterirdisch ohne Licht, aber was liegt unter dieser dunklen Auffassung, möglicherweise diese düstere Erfahrung von Baguette in Bezug auf sich selbst?

Baguette ist in dieser Hinsicht seltsam und doch verständlich: genau wie schwarze Holzkohle, die *einst* Holz war, dann zu einem gewissen Grade verbrannt wurde; so dass das Zarte, aber Brauchbare und Nützliche, zu Holzkohle wurde. Eine UMSETZUNG also, eine Transformation. Du kannst damit Zeichnungen machen, sinnvoll; du kannst damit Nahrung auf dem Grill aufwärmen.

Baguette ist wie ein Zauberer, der Herr über das Feuer ist, von Prometheus gebracht. Symbolik der Möglichkeit im Menschen, auch zu höheren Einsichten zu kommen, Uranus, Bewusstwerdung, mit Licht oder / und Feuer erschaffen können. Etwas Höheres zustande kommen lassen: ein höherer Wert für den lebenden Menschen.

Derjenige, der Appetit auf das Essen von Baguette hat, genießt bestimmte berauschende Geistesenergien wie von Rauchwölkchen aus der Tabakspfeife, die ihren Weg nach oben suchen. Und doch will dieser Mensch seine echte Geburt auf der Erde „durchdrücken" … und dies ist es, was sich hinter dem Zweck von Baguette verbirgt. Möglicherweise geht er nicht den geraden Weg direkt nach weiter, und wächst nun überirdisch, aber dann wie ein Pilz mit schiefem Stamm …

Hat der Mensch die Neigung, von seiner Hauptrichtung abzuweichen, dann macht er es sich schwer, sich selbst *wirklich* stark wachsen zu lassen, ‚werden' zu lassen. Der Mensch tut gut daran, sagt Baguette, sich seines allergrößten Auftrags bewusst zu werden, nämlich ER SELBST ZU WERDEN, sich selbst und seinen Lebensweg auszubauen, zu dem zentralen Diamanten in sich selbst hin zu wachsen, weg aus dem dunklen ungeborenen Stadium, weg aus den dunkelschwarzen Sphären. Eine Frage von ‚sein' oder ‚nicht sein'.

Und ‚sein' umfasst: einen dynamischen Wachstumsprozess, dich transformieren zu dem, der du wirklich bist. Aufwärts! und intensive Menschwerdung, Werterfüllung des Menschen.

Baguette verfügt über das Vermögen zu greifen, zu krallen wie mit Fingernägeln, zu saugen und zu den schwarzen Tiefen zu ziehen … *aber* dies mit der unbewussten Absicht, aus dem schwarzen Loch wiedergeboren zu werden als glänzender, königlicher Mensch, zu guter Letzt transformiert.

Der Mensch, der großen Appetit auf Baguette hat, weiß unbewusst, was er zu tun hat: er beginnt damit, sich selbst umzubilden. Als beginnender Zauberer hat er einen gründlichen, möglicherweise langen Weg abzulegen. Schließlich ist es weder gut wegzulaufen noch vor sich selbst wegzuflüchten, weg von den anderen Menschen. Säuberung und seinen Platz als Mensch einnehmen, der zu wunderbarer Schöpfung kommt. Das Licht, das, letztlich, aus seinem Wesen strahlt, ist von sehr großer Kraft. Baguette stimuliert den Menschen in diesem Wachstumsprozess, in dieser Werterhöhung seiner selbst. Transformieren von Energien, sich wahrmachen! Von schwarzen Steinen zu gesäuberten glanzreinen Diamanten. An die Arbeit …!

➔ Lies auch in diesem Buch die Rubrik über ‚Weiche Teigwaren'.

Croissant

Croissant tut alles am liebsten in aller Ruhe, im eigenen Tempo, ohne sich von jemandem hetzen zu lassen. Es geht langsam vor, ohne sich aufzuregen oder nervös zu werden. Man fühlt sehr wohl, dass es Energien zurückhält, aber das stört es nicht und es wartet, bis der Moment gekommen ist, um mit kräftigem, aber breitem, nicht zu schnellem Schritte weiterzugehen. Es hat das Vermögen, seine Energien in aller Ruhe und überlegt zu steuern, zu regulieren, zurückzuhalten, wenn es fühlt, dass es sich ausruhen muss … , sich entspannen … , genießen!

Manchmal scheint seine Haltung ein wenig gekünstelt, zu stark ‚verdrängt', zu wenig intuitiv … aber es ist nun einmal seine Art, die Dinge etwas langsamer anzugehen, um mehr Zeit freizumachen für die angenehmen, entspannenden Sachen, und sicher nicht den Dingen vorzugreifen. „Lass uns zur Ruhe kommen …; ein wenig später werden wir dann schon in Aktion treten; lass uns erst noch ein wenig warten … um auf eine ruhige Weise eines nach dem anderen abzuarbeiten …".

Der Charakter von Croissant geht möglicherweise jenen etwas auf die Nerven, die in einem höheren Tempo durch das Leben fliegen wollen, jenen, die ihr Leben ihren Zielen unterordnen, ihrer Arbeit, ihren Hobbys oder etwas ähnlichem.

Demjenigen, den es nach dem Aroma von Croissants verlangt, fällt es manchmal schwer, mit sich selbst mitzuhalten, und er sehnt sich stark danach, mit sich selbst Schritt halten zu können. Er will es eigentlich schon ruhig angehen lassen, aber seine Gefühle, Gedanken, vorausblickende Planung usw. überholen ihn manchmal ein wenig. Croissant zieht ihn an seinen Ohren und ermahnt ihn dazu, *ganz* nah bei sich selbst zu bleiben, niemals schon im Moment des JETZT bereits nervös vorauszublicken auf das, was morgen geschehen muss / kann. „Worüber machst du dir eigentlich Sorgen; worüber regst du dich auf? Bleib ruhig hier … sitze weiter mit dir selbst am Tisch!", so meint Croissant.

Derjenige, der den Geschmack des Croissants liebt, presst sich selbst manchmal in eine zu *enge* Struktur. In der Sphäre von Croissant *öffnet* er diese - er verbreitert gleichsam für sich selbst Raum und Zeit -, wodurch er ruhiger leben kann. Er lässt es nicht mehr zu, dass etwas oder jemand versuchen würde, diese ruhige Privat-Sphäre seines ICHS zu schrumpfen. Innerhalb dieses selbst-erweiterten ‚Quadrates', innerhalb dieses größeren Raumes in dem Rahmen, den er für sein eigenes Wohlsein ‚geöffnet' hat, hat er alle Zeit der Welt, um bei sich selbst zu sein. Er lässt sich von nichts und niemandem hetzen! Er kaut langsam und holt das Maximale aus dem, was er in seinem Leben ‚schmeckt' …

Wer Croissants liebt, verstaucht / stößt sich den Zeh[6] möglicherweise einmal durch seine Sorgen über das Morgen, durch seine Aufmerksamkeit für tausendundeine Sache, die geschehen sollten. Er weiß nicht, in welche Richtung er zuerst gehen soll. Sein Kopf ist manchmal ein wirres Nest aus allen möglichen Plänen und Regelungen. Wenn etwas nicht so geschehen kann, wie er es geplant hatte, macht er sich selbst nervös. Dieser Mensch wird lernen ‚loszulassen', vor allem in seinem Kopf, mit seinen Gedanken; er wird lernen, es zu akzeptieren, dass alles, jede Tatsache, im richtigen Moment geschieht, nicht früher und nicht später, dass es niemals Zufall ist, wenn jemand zu spät kommt, oder zu früh … oder überhaupt nicht zu einer Verabredung erscheint.

„Lasse los: alles hat seinen Grund! Hetze dich nicht, wenn du einen Ort nicht erreichen kannst, an dem du zu einer bestimmten Zeit absolut sein müsstest: so machst du dich selbst nur krank und nervös. Es hat wirklich seinen Grund, dass du aufgehalten wirst. Höre nur auf dein ‚Gefühl', das dir sagt, ob du etwas tun oder lassen sollst, ob du irgendwo sein sollst oder eben nicht; höre auf die Signale, die du selbst aufrufst. Hetze dich nie; lege nichts schon im Voraus für die Zukunft fest. Du kannst jetzt wohl eine ‚Planung' machen, Struktur andeuten, aber diese darf nicht zu einem ‚Gefängnis' werden, darf kein absolut feststehendes *Muss* sein! Sei kein Sklave der Uhr, eines Systems.

Gib dir selbst die Entspannung, die Freiheit, so zu sein, wie du fühlst, sein zu müssen, und dies in jedem Moment des Tages … Überstrapaziere dich nicht, mache dich nicht nervös, sondern nimm dir für alles genug Zeit und tue immer nur eine Sache gleichzeitig."

„Warte, warte …! Hetze mich nicht so, wir haben doch alle Zeit der Welt", spricht Croissant, während es sich auf königliche Weise am Tisch installiert, erst noch ruhig an seiner Tasse Kaffee nippend. Es weiß sehr wohl, was es wert ist, und respektiert sein eigenes Gefühl. Man kann es nicht zwingen; man *muss* sein installiertes Sein wohl berücksichtigen!

Croissant liebt Gleichgewicht und führt dort eine Korrektur durch, wo das Denken, der Kopf das Fühlen, das einfache körperliche Da-sein auf der Erde dominiert. Der Charakter von Croissant wirkt manchmal doch ein wenig schläfrig, nicht wirklich lebendig; es lässt seine Energie schon vorwärts schwimmen, aber das ist eine ruhige, gemächliche Fahrt. Es empfindet es als eine Notwendigkeit, die Dinge, den Durchfluss etwas zu ‚hemmen', so scheint es nun.

---

[6] Lies über die psychologische Übereinstimmung des Zehs, Verstauchung in *Der Schlüssel zur Selbstbefreiung – Enzyklopädie der Psychosomatik.*

Wer verrückt ist nach Croissants wägt manchmal sehr viel in kurzer Zeit ab; er denkt nach und sieht die Dinge gut voraus. Er hat einen sehr aktiven Geist, aber sehnt sich danach, ab und zu einmal auszuruhen, seinen sehr beschäftigten Kopf zu absoluter Stille kommen zu lassen, ein wenig lahmzulegen, zu betäuben. Möglicherweise ist er vielbeschäftigt oder noch besser: sein Kopf ist vielbeschäftigt, ist immer tätig. Seine Gestik und seine Handlungen können gleichsam nicht Schritt halten mit seinen Gedanken. Er strauchelt fast über seine Füße, da er gerne mehr tun würde als das, was er nun tut.

Er wird manchmal nervös, weil er dies und jenes noch erledigen will. Sogar seine Mahlzeiten würden zu unruhig verlaufen; er täte gut daran, mehr an seine innerliche Ruhe zu denken, an die Ruhe seines Herzens, in Selbst-Respekt. Er wird dem Körper Aufmerksamkeit widmen, seiner gesamten Person, ohne sich noch im Dienst einer Sache oder Person zu hetzen.

Er darf sich selbst in den Mittelpunkt seines Daseins stellen. Sein Nervensystem kommt zur Ruhe, wenn er zu dem Entschluss kommt, einmal ganz nah bei sich selbst zu bleiben, um alles einmal auf eine ganz andere Weise zu betrachten: dass das Leben und das Genießen in diesem Leben *viel* wichtiger sind, als der Wille, irgendeinem ehrgeizigen Plan entsprechen zu wollen, oder irgendeinen Gedanken nervös ausführen zu wollen.

Sein Kopf bittet um Ruhe; er braucht ein seliges Nichts-Tun, eine Pause, er braucht es, sich ‚Zeit zu nehmen für sich selbst'. Er respektiert sich selbst und stellt sich nur in den Dienst des Lebens; er kennt die Croissant-Sphäre nun gut: er lernt nämlich, jene Dinge zu tun, die er gerne tut, mit Leichtigkeit, ohne immer zu denken „ich muss weiter!".

Er nimmt sich die Zeit für angenehme Dinge und genießt diese. Auf viel ruhigere Weise geht er sogleich auf seinem Weg weiter. In diesem vollsten Selbst-Respekt ist keine Rede mehr von einem nervösen Magen, von einem unbeständigen Appetit oder einer chronischen Verdauungsstörung wegen eines ängstlichen, gehetzten Weitergehens, sich selbst immer überholend.

Hier, in der Croissant-Sphäre, kann ein Mensch zur Ruhe kommen, das Leben genießen … Wenn er sich jedoch noch nicht einmal mit sich selbst beschäftigt, wenn er sein Leben immer wieder mit Sachen füllt, die seinen Kopf, sein gesamtes Wesen in Beschlag nehmen, wenn er fast keine Zeit mehr für sich selbst hat, dann wird Croissant ihm einen Rüffel geben. Er täte gut daran, sich nun aller Sachen zu entledigen, um mit (oder ohne) Croissant - in einem herrlichen Moment - einmal an den Tisch zu sitzen und *ganz* ruhig zu genießen. Croissant sagt schließlich: „Dich selbst zu nähren ist wichtig! Leckeres Essen zu genießen ist sehr wichtig. Hungere dich selbst nicht aus; magere dich selbst nicht ab, bis du nur noch Haut und Knochen bist, sondern nimm auf eine gesunde Weise, ohne Übertreibung, jene Nahrungsstoffe zu dir, nach denen es dich verlangt[7] und genieße sie voll und ganz." Die Croissant-Sphäre mag Menschen überhaupt nicht, die kaum Zeit dafür haben, morgens oder nachmittags etwas Geschmackvolles zu essen, mag jene nicht, die immer mit einem knurrenden, zugeschnürten Magen herumrennen und nicht wirklich ‚leben', nicht wirklich voller Genuss bei den vielen kleinen Glücksmomenten eines Tages einhalten.

Croissant ermahnt diese Menschen dazu, die Delikatessen des Lebens zu genießen, auf alle möglichen Arten, im vollsten Selbst-Respekt, nicht als jemand, der ‚einfach so isst, um etwas gegessen zu haben', sondern wie ein Feinschmecker, der Zeit dafür frei-macht, dieses und jenes einmal zu kosten. „Dies ist sehr wichtig", sagt Croissant!

Derjenige, der den Geschmack des Croissants mag, hat ein intensives Bedürfnis danach, sich ganz nah bei sich selbst aufzuhalten und sich selbst mit all seinen Sinnen genießen zu lassen. Er will zu einem intensiveren, näheren Kontakt mit sich selbst, mit dem Leben kommen. Hierzu wird er einmal einhalten, nachdenken und sich etwas ruhiger mit den Dingen BESCHÄFTIGEN müssen … , sich auf entspannte Weise durch das Leben bewegen müssen, ganz gleich, was er tut.

Er darf nicht in Extreme verfallen (: erst eine übertriebene Gehetztheit, um anschließend nur schwer einzuschlafen …). Auf eine entspannte, ruhig-breite Weise an die Arbeit gehen, im Leben stehen! Der Rhythmus wird immer an den Jetzt-Moment angepasst und erlaubt es immer, dass der Mensch seine Augen auf das Schöne im Leben richtet, in Freude. Er ist kein Sklave irgendeines Systems, verliert sich nicht in den Menschen in seiner Umgebung, sondern lebt von innen heraus in seinem eigenen Tempo.

Nun kann er zusammen mit Croissant unter *einem* Dach leben. Denn schließlich gilt für Croissant, dass es ‚wägt, bevor es wagt' und es wird sich niemals Hals über Kopf in irgendetwas stürzen; es hat das Bedürfnis, die Dinge erst in aller Ruhe zu betrachten, darüber nachzudenken und dann erst zu handeln. Croissant spart Zeit, indem es manchmal einhält, nachdenkt. Der Mensch richtet dabei sein Leben so ein, wie es für ihn am besten ist; kein anderer macht sein Leben! Er strahlt nun Ruhe und Vertrauen aus.

---

[7] Außer bei Kontraindikationen: siehe Teil I dieses Buches.

Knäckebrot

Die Art von Knäckebrot ist wie die des großen starken Zehs,[8] wie der Phallus, der sich erst ein wenig einzieht (Ebbe), um dann hindurchzuschießen: Knäckebrot liebt es, sich auf diese Weise, gleichsam auf ein Sprungbrett springend und wartend, bis der richtige Moment zum Springen gekommen ist, zu Hause zu halten. Oder wie beim Brustschwimmen, erst die Glieder einziehen, um sie dann wieder zu strecken, mit Kraft; immer sich auf rhythmische Weise wiederholende Bewegungen. Es genießt seine eigene einziehende Bewegung (dies ist zu vergleichen mit dem Genuss eines Rauchers beim Saugen an einer Zigarette). Knäckebrot sorgt dafür, dass es in einer Art ständiger Bewegung genießt. Es versucht mehr Genießen in sich selbst hineinzuholen, auch wenn dies manchmal Neptunianisch wirkt. Doch die Mars-Kraft, die sich dann wieder manifestiert! Abwechselnde Bewegung zwischen dem Weiblichen und dem männlich Gemeinten.
Das rhythmisch Wiederholende kann auf eine Art Urgenuss hinweisen, was den Geist für ein Weilchen in den Schlaf wiegen kann, aber mit der Kraft von Mars will er dann wieder durchbrechen.

Knäckebrot drückt einmal stark auf das Gaspedal des Autos, dann wieder will es zur Außenwelt hin schön aussehen. Das, was verführerisch ‚Liebartig' gemeint ist, wechselt sich dann ab mit der entschlossenen Führerhand. Knäckebrot mag es, den Deckel des Flügels weit zu öffnen, so dass der Widerhall seines Spiels klar und deutlich im Raum erklingt. Die Austernschale, wie die einer Jakobsmuschel öffnet sich – nicht unbedingt in gebendem oder empfangendem Sinne - sondern um das intensive Pianospiel mit aller Kraft nach außen zu drücken, nicht auf passive Weise also, sondern mit Stärke, in Genießen der eigenen Klangkraft.

Knäckebrot startet mitunter rasch, aber wartet dann wieder ein Weilchen, und drückt sich nochmals weiter vorwärts usw., usw.

Der Mensch, der den Geschmack dieses Brotes mag, versucht alles aus sich selbst zu holen, schöpft aus seinem Innersten nach oben. Die Kunst besteht darin, dies alles dann weiterzugeben, es über die in ihm vorhandenen Möglichkeiten (Energie, Talente, Gefühle, Kräfte …) nach außen zu drücken. Es katapultiert in gewissem Sinne seine Energien nach außen.

Der Mensch, der den Geschmack von Knäckebrot mag, fliegt gleichsam mit einer energetischen Vulkankraft aufwärts oder vorwärts: wie der Schwimmer, der sich pfeilschnell seinen Weg bahnt, ohne darum Arme und Beine sehr zu bewegen: in einer geraden Linie, ohne auch nur einmal aufzublicken. Sein Auge ist auf das / ein Endziel fixiert. Und ob es sich dabei dann um einen noblen zu erreichenden

---

[8] Lies mehr über die Symbolik des Großen Zehs in *Der Schlüssel zur Selbstbefreiung – Enzyklopädie der Psychosomatik.*

Punkt handelt, oder einfach darum, dass er ‚etwas schaffen, erreichen …' will, hängt vom einzelnen Menschen ab. Möglicherweise beeinflussen die hellblau-türkisen Farben ihn, so dass es zu einem gleitenden Schwimmen in einer Traumkraftsphäre wird. Knäckebrot sagt in jeder Hinsicht zum Menschen, dass es sehr gut ist, aus dem ‚Zecken'-Stadium heraus zu sein, all seinen zuvor eingesaugten Inhalt (aus einem Mutter- oder Vater-Element oder was / wem auch immer gesaugt) auszuspucken, um zu seinem reinen kräftigen ICH nach Hause zu kommen, einem nicht-ICH-Stadium, einer Art ‚Abhängigkeit' entwunden.

„Lasse diese Bombe platzen und entstehe!" Wie ein Pfeil aus dem Bogen schießt er sich in das Leben hinein, jetzt da er weiß, dass er der beste Freund von Knäckebrot ist. Er lässt das Alte zurück und geht mit Schnelligkeit vorwärts. Blindes Vertrauen, aber er sollte doch eine Wachsamkeit in sich bewahren, mit anderen Worten nicht ohne weiteres, ohne aufmerksam zu sein, mit seinem Kopf vorwärts schießen, in der Bewegung ‚aufgehend', wobei nur das zu erreichende Ziel zählt, nein: mit sich selbst mitgehen ist gut, aber er täte schon gut daran, darauf zu achten, dass er immer BEWUSST im Hier-und-Jetzt-Moment anwesend ist, ohne sich in dem Pfeil zu verlieren, zu dem er selbst (geworden) ist und der sich nun mit voller Kraft abschießt.

Wer Knäckebrot mag, will, wenn er am schönsten ist, möglicherweise unbewusst, das ultimative Reine erreichen und gibt sich dem vollständig hin. Dies erinnert uns an die Symbolik des Granatapfels.[9] Mit Kraft, die Kopf-Antennen stark angespannt, auf dieses *eine* Ziel ausgerichtet. Auch Menschen, die dieses reine Ziel anstreben, tun gut daran darauf zu achten, dass sie sich nicht in diesem Ziel verlieren. Knäckebrot fordert den Menschen dazu auf, intensiv stark in seinem Körper zu bleiben, in jeder Hinsicht. Das ICH BIN nicht zu vergessen oder ‚unter' das zu erreichende Ziel zu stellen. Nicht ‚haben wollen' in der Form von Begierde, sondern SEIN, kräftig sein.

Nicht jemand anders sein wollen. Liebe dich selbst und sorge mit Kraft in dieser Liebe für dich selbst, aber opfere dich nicht auf … für ein zu erreichendes Ziel. Stehe stark im Leben, auf dynamische Weise. Halte das Gleichgewicht zwischen dem männlichen und dem weiblichen Element in dir selbst.

Kraftkonzentration in jeder Zelle deines Körpers, ohne deswegen zu hart und zu verbissen zu werden, können wir, als Menschen, dem hinzufügen, unabhängig von Knäckebrot. Der liebevolle Mittelweg ohne Begierde … obwohl Durchsetzen und Dynamik an sich sein dürfen, wie Knäckebrot uns erzählt.

---

[9] Lies an anderer Stelle in diesem Buch mehr über diese Symbolik: siehe Index.

Zwieback

Zwieback steht symbolisch für die Einfachheit, mit der jemand durch das Leben gleitet, die geschmeidige bewegliche Hand-an-Arm, die das lockige Haar nach hinten streicht. Eher eine weibliche, sanfte (gelegentlich auch schwach-matte) Energie-Frequenz.

Zwieback spricht mit Gefühl über die Sprache des Lebens, oder er malt mit sanfter Hand in Pastelltönen all die Frühlingsschönheiten der Natur auf Erden. Ein lauer Wind weht über die Grashalme. Die positive Seite von Zwieback.

Mit einem hohen Hut, der für eine höfliche Begrüßung vom Kopf genommen wird, und schwungvoll in einer Verbeugung vor dir geschwenkt wird. Dies ist dann wieder das Bild des Charmeurs oder des romantisch-nostalgischen Aspektes, der unter den herrschenden Regeln wohnt. Strenger schwarzer Anzug? Und doch gehört auch zu diesem eher steif-streng (was den Charakter betrifft) wirkenden aufrecht stehenden älteren Herrn - er weiß, wie es sich ‚gehört' - eine Art Flexibilität, eine nachgiebige Biegsamkeit, in Ehrfurcht und Respekt gegenüber den anderen Menschen. Solange es sich um ECHTHEIT handelt und nicht um eine Show, nicht um eine bezaubernde Bewegung weg von seinem echten ICH, ist es gut.
Mit Wohlgefallen lässt er sich, genau wie auf einem Riesenrad, im Kreis drehen; er gibt sich der Bewegung hin, den Kopf und die Füße, die Fingerspitzen am Rand des Kreises, genau wie in der Zeichnung von Leonardo da Vinci. Die kräftige Symbolik des Königsvielecks „5". Siehe da, das ist typisch Mensch.

Doch Zwieback will uns auf das Artifizielle, das Künstliche hinweisen, das in diese Welt dringt … Affektierte Bewegungen, um nur ja graziös ‚zu wirken', die Beine übereinander schlagend, silberweiße Perlmuttschühchen mit Absatz. Dich auf schein-märchenartige Weise in die Falle lockend. Zwieback fragt: siehst du das? Unterscheidest du Echtheit von Unechtheit / Schein? ‚Schön' gefunden werden wollen, einem bestimmten Bild entsprechen wollen, bestimmte Protokoll- oder Moderegeln erfüllen wollen, darum dreht sich alles bei der Zwieback-Frequenz. Einerseits die Dinge schön und glatt, perfekt zueinander passen lassen, ineinander übergehen lassen; andererseits das Tierchen, das mit seinem überlebensinstinktiven Verhalten andere locken will, möglicherweise in seine sexuelle Fallgrube.

Der Mensch, der Zwieback mag, leckt sich die Lippen beim Sehen von allerlei Arten von Dingen, Speisen oder Getränken, oder sexuellen Begierden. Es geht nicht um ein einfaches Genießen, sondern um eine Art von Begehren, Wasser-in-den-Mund kommen und strömen in diesem Begierde-Drang nach noch einmal und noch mehr. Das Tier und der Mensch; der Mensch und das Tierische ineinander geflochten; Verführung unter dem lieblichen oder anständig-ordentlich aussehenden Maskenbild.

Zwieback fordert den Menschen dazu auf, wie ein Distelfink, wie ein schöner breiter Schmetterling geschmeidig durch den Lebensraum zu fliegen, wie ein geschmeidiggleittender Eisläufer seinen Weg auf dem Lebenspfad fortzusetzen. Das ist die reine wirklich schöne Bewegung. Zwieback geht schließlich mit dieser glatten Lebensströmung mit und ermahnt auch den Menschen dazu, diesen reinen Weg zu entdecken. Zurückzulassen das verflixte Durcheinander einer alten Welt, die in verrosteten Mustern festsitzt, bei denen das herrschende Patriarchat meistens siegte. ‚Komplett umdrehen, transformieren, das müssen wir tun …' sagt Zwieback zu dem Menschen, der Appetit auf diesen Geschmack hat. Urinstinkte umsetzen in Bewusst gerichtete Energien. Höher und weiter in Evolution, weg aus dem noch verbleibenden Tieremuster! Menschwerdung …

Und der Magen des Menschen fordert Ehrlichkeit gegenüber sich selbst und dem Leben.[10] Er, der Mensch, wird, mit Zwieback im Mund, dazu gezwungen, einzuhalten und über sich selbst nachzudenken: ob er sich für den aufrecht schönen sanften Pfad im Leben entscheiden wird? Oder: ob er sich sowohl INNER- als auch außerhalb seiner selbst vom Matt-Weiblichen verlocken lässt?

Das Leben fordert, die authentische Sanftheit zu fühlen, die aus dem Herzen kommt, in sich selbst, in der Natur … Kein Modebild, keine Albernheiten, sondern die *eine* Sanftheit, vom Herzen aus strömend. Und diese Form der Sanftheit hat nichts zu tun mit Mattheit, mit Schein, mit äußerlicher Fassade, mit Protokoll, mit „ja, aber ich muss das so tun, es gehört sich so", mit einem unnatürlichen, schwachen Gewohnheitsverhalten. Nein, dies ist die *echte* Sanftheit, die zugleich eine Kraft beinhaltet: sie nutzt dem Leben, diese geschmeidige Kraft: die sanfte Liebe ohne falsche Gefühle, ohne schleimige-falsche-Romantik. Eine geschmeidige, flexible Bewegung durch das Leben. Aber NIEMALS in falsche Träume flüchtend, in unbelebte Formen, in ein Nicht-Sein, eine Haltung, eine Rolle spielen. Das DU SELBST SEIN, nicht einen schwachen Abguss deiner selbst zeigen wollen …

Also nur die ‚positive' Seite von Sanftheit und Geschmeidigkeit. Authentisch du selbst sein und brechen mit dem Schwachen, Vergänglichen, das du nicht bist, denn … „Du bist doch ein kräftiger Mensch aus einem Guss, der also mit Leichtigkeit die flexible Sanftheit in sein Leben integrieren kann, ohne in das unbelebte mattfahle Schwache oder Verlockende abzugleiten?" fragt Zwieback dich.

„Triff einen Entschluss, sei ehrlich zu dir selbst. *Werde dein <u>echtes</u> SELBST, kräftig und flexibel zugleich. Du bist kein Schauspieler, kein Showman; du spielst keine Rolle ...*

Du bist der Mensch mit dem sanften Herzen (in Entstehung???), hast den weiblichen und den männlichen Aspekt auf harmonische, flexible Weise in dir selbst vereint."

---

[10] Lies mehr über die psychosomatische Symbolik des Magens in *Der Schlüssel zur Selbstbefreiung – Enzyklopädie der Psychosomatik.*

Essenerbrot

Essener-Brot, Brot aus gekeimtem Getreide (Weizen, Dinkel usw.)

Essenerbrot spricht eine deutliche Sprache und nimmt kein Blatt vor den Mund. Sein Charakter ist: „Also! Dann wollen wir mal anfangen …“ und der Bauer stellt den vierbeinigen Melkschemel neben die Kuh und beginnt entschlossen und in ordentlichem Tempo die Milch aus dem Euter zu pressen. Ohne zu zögern in einem Mal durcharbeiten; weitermachen, vorwärtsgehen. Die Symbolik von ‚Milch' können wir damit in Zusammenhang bringen als Freund des gekeimten Getreidebrötchens. Lies, wenn du möchtest, an anderer Stelle in diesem Buch den Text über Milch.

Die Frequenz von Gekeimtem Weizenbrot will eigentlich all das Alte Haar auf dem Kopf entfernen (gleichsam ausreißen), um dem Menschen in seiner Null-Form wieder alle Möglichkeiten zu bieten. Eine Art Wiedergeburt. Transformation. Das Alte weggeben … loslassen, und die Hände für das öffnen, was in dir geboren werden darf. Schöpfung. Ein neuer Weg. Auf Erden … Sein Äußeres kümmert Gekeimtes Brot kein bisschen, was nicht heißt, dass es sich nicht pflegt. Es wächst aus der ‚Essenz' heraus.

Der Mensch, der Appetit auf Essenerbrot hat, will genau dasselbe: stabil auf der Erde wohnen, schnell in Aktion kommen, rein in einem solidem Beginn. Er will sofort mit dem Wesentlichen beginnen, denkt nicht zu lange über Details nach. Er will mit Kraft etwas aus seinem Leben machen und ist fest entschlossen, JETZT damit anzufangen, nicht zu warten, zumindest wenn er bereits in der Frequenz von Essenerbrot wohnt.

Der Charakter von Gekeimtem Brot ist wie der einer hohen leeren Glasvase oder eines Trichters, in dem Flüssigkeiten aufgefangen und in Richtung der Erde gelenkt werden können. Er ähnelt ein wenig Aronkelchen, die das Himmelswasser auffangen, in Empfänglichkeit offen sind und die dennoch in sich festhalten können. Kurz: eine offene Struktur ist bereit dafür, etwas in sich zu enthalten, zu ‚umfassen', aufzufangen, in sich zu halten, zu empfangen, eventuell indem man etwas weiterleitet. Nicht alleine, zusammen mit anderen schmalen hohen, Reagenzgläsern ähnelnden Glasröhren. Als ob es sich um irgendein modernes Kunstwerk handelt. Leer im Sinne von empfangend. Gekeimtes Brot versteht es nicht recht, es IST einfach nur, steht da. Du kannst es gebrauchen.
Wie reine weiße Lilien, die empfangend bereitstehen.

Die Art von Gekeimtem Brot ist andererseits eine Indienststellung seiner selbst, seines Körpers. Wir nehmen bei ihm keine Selbsterfüllung wahr, sondern er kann eine Funktion in sich tragen, obwohl er auf den ersten Blick im Leben dekorativ schön sein will. Er ist zugleich wie das Mauerwerk, die Fugen, die Backsteine zusammenhalten.

Charakterfest, klare Struktur. Man kann seine Art auch als einen ‚Messbecher' umschreiben; willst du das richtige Maß kennen, etwas ganz Bestimmtes in deinem Leben ‚messen'? Dann magst du möglicherweise dieses Brot.

Der Mensch, der ein Verlangen nach Gekeimtem Brot empfindet, ver-längert in gewissem Sinne, wie ein Glasbläser, der immerfort in ein Glas bläst, bis es zu einem gläsernen langen *Messbecher* geworden ist, der zu etwas *dienen* kann. Er hat das Bedürfnis, etwas Feines, Künstlerisches vielleicht, abzurunden. Vergleichen wir es mit einer jungen Frau, die ihre Nägel lackiert hat, nachdem sie diese in länglicher Weise fein-gefeilt hat, ganz präzise, perfektionistisch. Bestrebung nach höher, länger, und ein Aufbau einer oftmals *indoktrinierten* Form, Struktur. Man will gewissermaßen eine moderne, stromlinienförmige Form erreichen; das Beispiel von den ordentlich manikürten Nageln ist lediglich eine Form. Modigliani-Struktur, reines Möbel-Design. Er liebt es, dieser Mensch. Innerhalb dieser ‚genau umrissenen', ordentlichen Entwürfe oder Endbearbeitungen wird der Mensch schon seine Zufriedenheit finden. Aber er wird gut daran tun, darauf zu achten, nicht vollständig in der Struktur und der äußeren Form hängenzubleiben, dass es keine Kunst um der Kunst willen wird, keine Form rein um der Form willen. Hingegen kann er seine Form in den Dienst des Erhabenen stellen, des Puren, des Reinen: dies ist o.k.!

Der Mensch, der Appetit auf Gekeimtes Brot hat, will alle Überflüssigkeit in Form und Inhalt in seinem Dasein nach außen kegeln. Nur das Wesentliche belassen, nur die Hauptlinien behalten. Aber er würde gut daran tun einzusehen, dass Inhalt und Herzensanwesenheit am wichtigsten sind. Gekeimtes Brot hat recht, wenn es den Menschen auf das schützende Element aus Kalk in seinem Körper hinweist (Struktur in Knochen, Nägeln usw. …). Dass er sich selbst in Reinheit stark gestalten darf, dass er sich selbst hygienisch versorgen darf. Dass er Kalk und dasjenige, was von Kalk symbolisiert wird, als einen gesunden Kraftfaktor hegen und pflegen[11] darf. Solange der silberne künstliche Nagellack nur nicht die Oberhand gewinnt.

Das weibliche, sanfte geschmeidige, sich selbst pflegende Element ist stark vorhanden in Gekeimtem Brot. Der Mensch, der ein Verlangen nach diesem Nahrungsmittel empfindet, gibt sich selbst hiermit zu verstehen, dass er sich Zärtlichkeit schenken will, das Reine in einer ‚Mond'-Schwingung mit silberner Sanftheit, die zugleich Stärke in sich birgt.

---

[11] Lies über die Symbolik von Kalk / Kalzium in *Der Schlüssel zur Selbstbefreiung – Enzyklopädie der Psychosomatik.*

Fladenbrot

türkisches Brot, Pitabrot, Focaccia, Yufka, Knusperbrot, …

Fladenbrot stellt sich die Frage, die Hände gleichsam in die Seite gestemmt, ob es jetzt jubelnd die Arme in die Luft strecken darf oder nicht. Es fühlt eine Art von Freude, aber stellt sich schon die Frage, zweifelnd, ob es nun *Wirklichkeit* ist oder nicht, ob es denn nun *wirklich* Grund zum Jubeln hat oder nicht. Dies erfordert ein Aufheben jedes unsicheren Zweifels, Argwohns und Misstrauens, bei dem Menschen, der gerne Fladenbrot isst.

Die Art von Fladenbrot ist: nicht das Fell des Bären verteilen, bevor er erlegt ist, nicht zu schnell und in übertriebenem Sinne ‚Hipphipphurra' jubeln, denn es kann doch immer noch etwas dazwischenkommen. Es ist wie der Mensch, der den ersten Preis gewonnen hat, dies aber noch nicht ganz glauben kann. Etwas muss zu mehr als 100 % sicher sein und *fertig* und klar und deutlich, eindeutig … Es überlässt kein einziges Element dem Schicksal, dem Zufall. DANN erst kann es glauben, dass gefeiert werden darf, ganz egal, worum es geht, wenn alle dazugehörigen Fakten überdeutlich beweisen, dass „Ja, es ist wahr" eingetreten ist.

Der Mensch, der gerne Fladenbrot isst, hat möglicherweise manchmal Spannungen in seinem Unterbauch, seinem Bauch, möglicherweise ziehen die Gedärme[12] sich zusammen, zu Krämpfen, aus Angst. Aber er kann dies überwinden, indem er gemeinsam mit der (letztlich gegebenen) Triumphkraft von Fladenbrot, die auch potenziell in ihm anwesend ist, ruhig wird, vertraut, glaubt.

Möglicherweise bleibt der Mensch, genau wie Fladenbrot, zu sehr an der Außenseite der Schale hängen (vergleichen wir dies mit der Kastanie, Kult des Äußerlichen), wodurch er das Gefühl bekommt, nicht über ausreichende inhaltliche Kräfte und Möglichkeiten zu verfügen. Aber es geht darum, diesen Selbstzweifel, diesen mangelnden Glauben an sich selbst aufzuheben. Diese Waagen-Wankelmütigkeit sollte beseitigt werden.

Fladenbrot tut sein Bestes, genau wie ein Athlet, erzieht sich selbst, seinen Körper: bis eine Riesenkraft in ihm wächst. Wie jemand, der eine Art von Sport ausübt, die der Stärkung des Körpers, der Beweglichkeit dient. Muskeln wölben sich und die Flexibilität nimmt zu.

Der Mensch, der Fladenbrot mag, verpflichtet sich selbst dazu, seine täglichen Übungen zu machen, denn sonst … wird er es nicht schaffen, wird er nicht siegen, meint er. Fladenbrot ist, in seinem Charakter, der gleichen Meinung und gemeinsam wollen sie auf Nummer SICHER gehen. In diesem Sinne ergänzen sie einander. Der Mensch, der gerne Fladenbrot isst, wird sich bis zum Äußersten anstrengen, bis ihm der Schweiß von der Stirn tropft. Ein Übertreiben ist natürlich nicht

[12] Lies über diese Symbolik in *Der Schlüssel zur Selbstbefreiung – Enzyklopädie der Psychosomatik.*

nötig, nicht gesund. Aber er wird vom Geschmack des Fladenbrots gerade deshalb angezogen, weil dieses ebenfalls nichts dem Zufall überlassen will und sichergehen will. Dann erst findet er Ruhe in sich selbst. Es spielt keine Rolle, worum es geht, der Mensch macht sich ein wenig Sorgen, mit Falten auf der Stirn, Stress-Augen und einem angespannten Gerichtetsein, wie ein Renner, der absolut die Spitze des Berges als erster erreichen will.

Derjenige, der Fladenbrot isst, darf ruhig diese Lebenskräfte in sich selbst entwickeln, durchhalten, sich stark ernähren … wenn er nur rechtzeitig zu sich selbst NACHHAUSE KOMMT, zu seinem Inneren. Wenn er nur das Ziel außerhalb seiner selbst nicht in Fanatismus, Angst oder Beunruhigung an oberste Stelle stellt.

Fladenbrot in optima forma sagt dem Menschen, der es verspeist: „Gib dir selbst ruhig Mut, das ist gut; zweifle nicht an dir selbst, fühle dich stark und geschmeidig in deinem Körper. Mache jene Bewegungen, die gut für dich sind.“ Wir würden hinzufügen: schaue nicht furchtsam oder auf paranoide Weise um dich herum, ob etwas / jemand dir eine Nasenlänge voraus ist, oder dir die Freude über dich selbst abnehmen könnte. Dies hängt einzig von dir selbst ab! Glaube, Vertrauen, hellblaue optimistische Sphären, kein sorgenvolles Gesicht mehr ... Aber, was Fladenbrot dir zurecht sagt, ist: „Sei WACHSAM, behalte die Dinge auf gesunde normale Weise im Auge, ganz egal, worum es sich handelt. Du darfst ruhig ein positiver Wachhund sein, aber dann einer, der sich keine unnötigen Sorgen macht und voller Selbstvertrauen alles bewacht, im Auge behält. Ruhig und zufrieden. Denn innerlich erkennt er bereits …: ‚Ach, es ist und kommt doch alles in Ordnung.’ Und er geht nach Hause und wischt sich die Transpirationsfeuchtigkeit von der Stirn.“ Unabhängig vom Fladenbrot würden wir sagen: kehre dich tiefer in dein Herz, voller Liebe und Vertrauen. Achte nicht darauf, wenn Fladenbrot sagt „dass du doch durchaus ein wenig unruhig und angespannt sein darfst, denn man weiß ja nie …“

„Nein!“ sagt das Leben zu Fladenbrot und dem Menschen, der dieses sehr gerne verspeist: „Schreite voller Vertrauen vorwärts, mit dem Gefühl, dass du dir über nichts Sorgen zu machen brauchst. Bleibe mehr in deinem Herzen, voller Liebe, als in deinem KOPF. Alles wird gut. Lasse diese spannungsvolle Haltung wie die eines Kaninchens los …[13] Vertraue darauf, dass das Gute siegen wird und eigentlich bereits siegt, nur wagst du es noch nicht, dies zu glauben. Also: glaube mehr an dich selbst, bleibe innerlich nah bei dir selbst … Vertraue, sieh JETZT die Sonne, die für dich scheint, und alles wird gut werden, wenn du nur aus dieser Überzeugung heraus lebst, in Selbst-Liebe und Dankbarkeit. Keine Ängste mehr, keine Zweifel mehr, sondern nur noch friedvolles Bewusstsein.“

---

[13] Lies an anderer Stelle im vorliegenden Buch über die Symbolik des Kaninchens, sowie in *Wenn die Tiere sprechen könnten* ... Dieses Buch ist bei Erscheinen des vorliegenden Werkes noch nicht in deutscher Übersetzung erhältlich.

Sauerteig - Sauerteigbrot

Mit Sauerteig zubereitete Teigwaren rufen dich dazu auf, dich mit all deinen aggressiven Kräften zu offenbaren. „Tritt nach außen damit; sage, was du zu sagen hast; lehne dich nötigenfalls auf; Revolution!“ Sauerteig setzt sich auf eine tatkräftige, selbstsichere Weise für sich selbst ein, möglicherweise etwas zu scharf, zu aggressiv, wie mit Pfeilen. Sauerteig verschweigt nichts, verbirgt nichts, ist auf eine harte Weise ehrlich, ohne ein Blatt vor den Mund zu nehmen. Mit dieser Direktheit kann vielleicht schneller Streit oder Uneinigkeit mit anderen entstehen, aber er ist ehrlich und setzt sich für sich selbst ein, das reicht ihm. Sauerteig schürt diese Sphäre einer nervösen, aggressiven, expressiven Blitzkraft. Bei dem Menschen, der in Argwohn lebt, in Hass, in Misstrauen, in Neid, in Machtsdrang, in Angst und mit Gefühlen der Bedrohung holt Sauerteig diese tiefliegenden Energien zum Vorschein.

Die Sauerteig-Sphäre bringt das Scharfe, das Dominant-Aggressive in einem Menschen heraus, um diese Kräfte zu untersuchen und eine geeignete Kanalisierung für sie bieten zu können: über die Umformung von unbewusstlebenden, negativen Überzeugungen in Bezug auf das Leben. Schließlich kann dies durch die Umsetzung von destruktiven Energien in leben-spendende Kräfte zu einem Durchbruch in der Persönlichkeit führen.

Wer von diesem Nahrungsmittel angezogen wird, hält es für nötig, sich im richtigen Augenblick auf eine sehr starke Weise zu manifestieren, sich zu verteidigen, oder sich sogar auf eine aggressive Weise nach außen zeigen zu müssen. Er geht (unbewusst!) davon aus, dass dieses blitzharte Feld gründlich instandgehalten werden muss, wenn das Leben erträglich sein soll, wenn er überleben will. Er wappnet sich und nimmt seine Waffen (in Worten meist), wenn er fühlt, dass Unheil droht: um sich selbst oder den Seinen Schutz zu bieten. Manchmal hat es den Anschein, dass er so sprechen *muss* - im Namen einer Art von Gott oder innerer Stimme. Es ist die Stimme der Macht und einer Art Aggression, die aus ‚Angst' entstanden ist. Die Macht, die - unbewusst - Angst hat vor Tod und Untergang und meint, sich selbst eine sehr scharfe Haltung geben zu müssen.

Dieser Mensch sollte die Überzeugungen, die er in sich trägt, genau untersuchen. Er wird einsehen, dass er dann, wenn er wie ein Herr und Meister alle Macht über sein Leben, über sein ICH in der Hand hat, wenn er keiner Macht außerhalb seiner selbst mehr Autorität über sich selbst gibt, nicht dem Tod, nicht einer unbewussten Machtsstimme in seinem Gefühl … dass er selbst es dann auch nicht mehr nötig findet, sich anzuspannen, um eine gewisse Macht über die Situation behalten zu können, um die ‚Oberhand' behalten zu können …

Da er selbst Herr über sein Leben ist, wird er sich nicht bedroht fühlen, sollte er sich nicht mehr in Abwehrstellung bereithalten müssen, um nötigenfalls anzugreifen oder sich zu verteidigen … Dieser Mensch wird einsehen müssen, dass das Böse außerhalb seiner selbst ihn nicht bedroht: er wird in sich selbst schauen müssen, seine eigenen Überzeugungen überprüfen müssen. Er lernt, die Herrschaft in sich selbst zu legen und alles andere Los-zu-lassen. Er wird einsehen, dass er nicht über einen anderen bestimmen kann, dass er sich nicht so scharf und nachdrücklich zu manifestieren braucht, wie er es bisher für nötig gehalten hat.

Verlangt es jemand nach Sauerteigbrot, dann verliert derjenige sich manchmal zu sehr in der Rauigkeit des Lebens; er hütet sich davor, dass ein anderer ihm ‚zuvorkommen' könnte, er hält sich bereit … Er sehnt sich danach, der erste auf bestimmten Gebieten zu sein, und sorgt dafür, dass nichts und niemand ihm abnehmen kann, was er besitzt. Sein Leben ist zu sehr auf das Besitzen ausgerichtet, manchmal zu wenig auf das ‚Geben'. Er hat zu viel Angst, ist zu sehr auf Begehren, Haben und Behalten ausgerichtet. Dieser Mensch wird lernen, einfach ZU SEIN in Dankbarkeit für sein ICH, ohne noch etwas oder jemanden als seinen Besitz zu betrachten. Sauerteig macht einen Mensch explosiv, macht ihn bereit, Angreifer abzuwehren, um auf eine instinktiv-tierische Weise für sich selbst zu sorgen.

Es ist daher allernotwendigst, dass dieser Mensch zur EINSICHT kommt, dass in seinem Leben NICHTS geschieht, was nicht gut für ihn wäre, dass der wirkliche Feind lediglich in ihm selbst wohnt, zumindest solange er dies zulässt, solange er diesen nicht aufräumt. Er wird nicht länger mit dem Gewehr im Anschlag nach außen gerichtet stehen müssen. Tatsächlich weist dies schließlich alles darauf hin, dass er dem Leben, auch in sich selbst, nicht vertraut … : er wird lernen müssen, aus seinem Herzen heraus zu leben, in Güte … Solange er sein Leben nicht in Güte, aus einem Vertrauen heraus ausrichtet, können die Urkräfte in seinem Wesen auf destruktive Weise wirken.

„Sei nicht so hart, kritisch, fordernd, verurteilend, aggressiv, beißend, nicht zu dir selbst, nicht zu den anderen … Es wäre gut für deine Nieren, wenn du dir selbst gegenüber etwas sanfter, etwas zurückhaltender, etwas liebevoller wärst. Lebe aus einem inneren Gefühl des Friedens heraus … Wisse dich sicher geborgen in deinem tiefen Selbst."

Derjenige, den es stark nach Sauerteigbrot verlangt, fühlt sich möglicherweise innerlich unvermögend, sich selbst so zu verwirklichen, wie er dies gerne tun würde. Innerliche Wut, Machtdrang. Unbewusst scheint er es jetzt den anderen vorzuwerfen, dass er nicht er selbst sein kann, dass er seine Persönlichkeit nicht ausbauen kann, wie er dies innerlich gerne tun würde … Er WILL dies und er WILL jenes … aber es geht nicht … Begierde und Frustration gehen hier Hand in Hand. Möglicherweise lebt bei ihm unbewusst noch die Überzeugung: in der Natur herrscht das Recht des Stärkeren. Aber er vergisst, dass die Menschheit die Güte in sich selbst entwickeln kann, und dass kein Übel es mit dieser Kraft aufnehmen kann. Er will als Reaktion dagegen mit einer ausreichend harten Haltung in dieser Welt stehen; er fühlt sich innerlich nicht gewappnet genug, um sich behaupten zu können … und er sehnt sich nach einem stärkeren Widerstand.

Er tut gut daran, sein Überzeugungssystem zu überprüfen und die Meisterschaft auf eine liebevolle, selbstbewusste, starke Weise in sich selbst zur Entwicklung zu bringen, ohne dass Härte, Aggressivität oder Wachsamkeit eine Rolle spielen müssen. Der Feind verbirgt sich in erster Linie im Menschen selbst! Räumt er diesen Feind in sich selbst auf, dann wird keine Gefahr von außen mehr vor seiner Nase auftauchen; nichts kann ihn mehr bedrohen. Der stärkste Feind im Menschen ist die ‚Angst' und die Ursachen dieser Angst: das Folgen eines Weges, der nicht wirklich zum Leben führt!

Der Mensch wird nun den Pfad des Lebens betreten, indem er sich in Liebe und Harmonie auf die Suche macht nach sich selbst. Er wird sich selbst nicht länger die frostige, harte, greifende, begehrende, leblose Hand reichen, sondern seine vor Liebe strahlenden Hände in Dankbarkeit für das Leben öffnen. Dies ist nur möglich, wenn er seinem Lebenden tiefsten Selbst-Kern vertraut.

Derjenige, den es nach Sauerteigbrot verlangt, wünscht sich, Kontakt zu seinen starken Lebenskräften zu bekommen, aber er wird diese auch auf eine kreative Weise im Leben einsetzen müssen; er wird sie nicht scharf auf andere richten, sondern vollständig für den Ausbau seiner selbst nutzen. Er richtet seine gesunden aggressiven Kräfte nicht in destruktiver Weise oder mit Macht und Vorwürfen, mit Kritik auf andere, sondern baut nur an sich selbst. Derjenige, den es nach Sauerteig verlangt, macht hiermit deutlich, dass so viele Energien darauf warten, auf eine positive Weise genutzt zu werden; tut ein Mensch dies nicht, dann verbleibt er in einer frustrierten Situation, bei der Kräfte früher oder später ein Ventil suchen werden. Sauerteig sagt zwar: lasse es nicht zu, dass diese Kräfte sich nach innen richten, richte sie nach außen … und es ist gut, dass der Mensch voller Selbstvertrauen sich selbst zu verwirklichen weiß, dass er auf ehrliche Weise in Worte fassen kann, was in ihm vorgeht, aber er wird doch immer berücksichtigen müssen, dass er über alles bestimmen kann, was ihn betrifft, dass er anderen hingegen nichts zu sagen hat und nicht über sie bestimmen kann.

Die Sauerteig-Sphäre kann auf die eine oder andere Weise unerwartete Ent-Ladungen produzieren, wenn der Mensch sich nicht so gut fühlt, aber erzeugt einen positiven aktiven Energie-Strom, nach außen gerichtet, wenn der Mensch in die richtige Richtung gewendet ist.

Im Sauerteig-Brot ist Elektrizität, Uranische Kraft: der Mensch wird sich auf die richtige Weise befreien, entladen müssen. Die richtige Weise beinhaltet unter anderem: Klammern entfernen, Frustrationen aufheben, indem man SELBST auf dem Weg des LEBENS weitergeht, indem man die eigenen Kräfte auf kreative, aufbauende Weise nutzt, ohne Zurückhaltung, indem man die Ursache für die eigene Problematik niemals bei anderen sucht … Der Mensch darf seine Kräfte entfalten, nach außen bringen; er darf auf freudvolle, aktive Weise arbeiten, singen und spielen … ohne dass er darum auf übertriebene Weise zu ‚Sauerteig' zu werden braucht (zu scharf, zu aggressiv, zu ‚rational-hart-männlich-denkend-dominant').

Schenkt er sich selbst die Weichheit und die Liebe, dann wird er aus der Überzeugung heraus leben, dass Güte die stärkste Kraft in einem Menschen ist. Dass er aus dieser Güte heraus nichts zu fürchten braucht. Er wird seine Kräfte nun auf eine Uranische Weise nach außen bringen; er befreit sich selbst auf eine kräftige, wohltuende Weise, ohne aggressive Härte.

Innerliche Milderung geht Hand in Hand mit einer selbstbewussten Expression, ohne allzu scharfe Ränder. Diese Kräfte gleichmäßig durchströmen zu lassen, ohne dem Leben und den anderen hart, fordernd, kritisch gegenüberzustehen, ohne Machtdruck …, nur in den Sphären von Liebe und Harmonie, tut Herz und Nieren gut! Beachte: Sauerteig ist nicht besonders gut oder schlecht für diese Organe, aber Sauerteig konfrontiert einen Mensch mit seinen unterdrückten elektrischen Kräften, mit seinen verborgenen Frustrationen …, die er in sich selbst in gute Bahnen lenken muss, aus einer Friedfertigen Einstellung heraus, wenn Herz und Nieren weiterhin gut funktionieren sollen.

„Bringe es alles ans Tageslicht, diese elektrischen Ur-Kräfte in deinem Wesen", sagt Sauerteig …, und das ist auch gut so, denn Energien brauchen nicht eingeschlossen zu leben, aber der weise Mensch weiß hierbei, dass diese Entladung oder dieses Blitzen nicht auf Kosten ‚des Lebens' gehen darf, dass die Urkraft eingesetzt werden darf, um in erster Linie den Menschen selbst aus der Negativität bestimmter Überzeugungen zu befreien.

Der weise Mensch weiß, dass er diese Kraft nur in Liebe nach Wahrheit nutzen darf, ohne dabei einen anderen treffen zu wollen, ohne sich selbst auf eine harte, aggressive Weise manifestieren zu wollen. Der weise Mensch fühlt sich nicht bedroht und weiß, dass er seine Kräfte auf fruchtbare Weise kanalisieren kann und dass nichts und niemand ihn bedrohen kann, dass er nur den Feind in sich selbst zu besiegen braucht, um ein glücklicher Mensch zu werden. Er wird die Blitzkraft in erster Linie einsetzen müssen, um das Böse (den Hass, den Selbst-Hass, den Tod, die Ängste, die Begierden und den Neid, den Urzweifel des Menschen an sich selbst und seinen Machtdrang …) in sich selbst niederzuschlagen.
Dann folgt die wahre Überschwänglichkeit, die Freude in all ihrer Expressivität!

➔ Couscous: siehe *Verschiedenes und zubereitete Speisen.*

Fisch, Schalentiere, Meeresfrüchte

Fisch, allgemein

Vergleichen wir die Art von beispielsweise Tintenfisch mit der des Flussaals, dann sehen wir zwei total verschiedene Charaktere! Bestimmte Fischsorten entsprechen vollkommen der unten beschriebenen Sphäre, andere weniger. Darum ist es gut, jede Fischsorte separat zu betrachten ... Als im Allgemeinen durchschnittlich geltende Sphäre können wir mehr oder weniger das Folgende festhalten:

Fisch steht für das gleitende, dynamische Prinzip ... die Fortbewegung in der irdischen Dimension, in Körper und Seele, nicht unter Einfluss der ‚einschneidenden' Vernunft oder des Rationalitätsprinzips … , sondern unter der Treibkraft einer Art von ‚Wissen', das jede Schubladeneinteilung übersteigt. Diese Sphäre steht symbolisch für den Menschen, der aus diesem innerlichen Einheitsgefühl lebt und handelt, ohne gleichsam aus einer nachdrücklichen Aufteilung zwischen Ratio und Intuition, Intellekt und Gefühl heraus zu leben. Es geht hier um die natürliche, gleichsam selbstverständliche Bewegung, die mit einer Art von innerlichem Wissen übereinstimmt, einer Art von spontaner, intuitiver Lebensströmung.

Das Wesen, das sich ohne Widerstand auf den wogenden Rhythmen der Lebens-Energie mit-bewegt, die durch ihn hindurch strömt. Es *fühlt* und *weiß,* wo es hingehen muss ... es braucht nicht einmal darüber nachzudenken, weil es intuitiv dem Weg des Lebens folgt. Man kann von einer Art im Lebenskern angeborener oder eingebauter Weisheit sprechen. Es versteht sich jedoch von selbst, dass der Mensch in dieser Weisheit einen gesunden Menschenverstand wie ein intuitives Einfühlungsvermögen verwendet. Aber er durchbricht in der Fischesphäre jede Gespaltenheit, jeden übermäßigen Nachdruck von der einen oder der anderen Seite. In dieser wohltuenden Kommunikation mit sich selbst fühlt er sich gut in seiner Haut; seine Haut glänzt vor Zufriedenheit mit dem ‚Leben'.

Fische sind ein Symbol für die Fähigkeit, die potenziellen Lebensenergien auf eine intuitive, weise Art zu steuern.

Wer Fisch mag, hat das Bedürfnis, diesen innerlichen Leitfaden zu finden. Er will sich dessen entledigen, immer wieder den Wegen der engseitigen Ratio, Logik und Regeln zu folgen, die vielleicht überhaupt nicht in Übereinstimmung mit ‚Dem Leben' sind. Er will sich im wahrsten Sinne des Wortes befreien: seinen Raum einnehmen. Er sehnt sich danach, ganz tief auf die Stimme seiner ‚Natur' zu hören, sich für das zu öffnen, was sein lebender Selbst-Kern ihm erzählen wird. Offenheit, zuhören, hören ... in erster Linie über die innerlichen Sinnesorgane, sind Begriffe, die zur Sphäre von ‚Fischen' gehören.

Wer ‚Fisch'-Essen mag, sehnt sich danach, auf eine intensive Art und Weise eine Verbindung zu seiner inneren Quelle zu legen, in Geschmeidigkeit und Flexibilität. Er will sich der Sprache seiner Seele hingeben, der Bewegung seines Innersten. Was die spezifische Natur dieses ‚Inneren' ist, was die spezifischen Sehnsüchte des Menschen in Bezug auf seine Selbst-Verwirklichung sind, wird vom Charakter und der Art der Fischsorte abgebildet, nach welcher es diesen Menschen verlangt. Er braucht es, nicht zu lange einzuhalten und über die Dinge nachzudenken, weil er in sich eine Stauung fühlt: immer *weiter* gehen zu müssen ...

Wer ein Verlangen nach Fisch empfindet, hat das Bedürfnis nach innerlicher Ruhe, simultan mit einer anhaltenden Vorwärtsbewegung. Er will sich frei, glücklich und beweglich fühlen können ... in Harmonie mit seiner inneren Art, mit seiner Natur und wird jeden Widerstand dagegen abbauen müssen.

Wer das Fisch-Essen mag, hat das Bedürfnis nach einem kräftigen Durchfluss der Lebenssäfte, der ‚Lebensflüssigkeit'. Er sehnt sich danach, dass die Säfte des Lebens getrieben und hindurchgeführt werden. Möglicherweise hemmt er sich selbst manchmal etwas durch eine zu trockene Einstellung im Leben. Mit trocken meinen wir hier: Personen, die sich selbst zu straff halten, zu sehr aufgespannt, zu wenig offen, manchmal auch zu wenig genießend, zu ‚potenziell' bleibend. Energien rufen und bitten darum, herausfließen zu dürfen, um genutzt zu werden.

Dieser Mensch hält sich an einen zu starken ‚Status Quo' und sehnt sich unbewusst danach, die Dinge ein wenig ‚weiterzuschieben', damit die Beweglichkeit, die innerliche Dynamik gleichsam ein Teil seines Wesens werden würde. Er darf sich im Leben mitgleiten lassen ... und es wird ihm eine Wohltat sein, dass das Leben ihn mitreißt. Der Fisch-Esser ist manchmal etwas zu trocken, zu abwesend aus sich selbst und sehnt sich nach einer totalen ‚Teilnahme' am Leben ...

Er entscheidet sich häufig dafür zu schweben, umherzuziehen ... aber nicht zu landen. Fisch sagt zu diesem Menschen: „Rolle deine alten Matten nur ein, mache dich immer wieder bereit für eine nächste Fahrt, sei flexibler Natur und begleite mich! Denke dir nicht immer wieder einen ganzen Haufen Argumente aus, um nicht weitergehen zu müssen, und wage es, dich einmal diesem Gefühl hinzugeben, das ‚Leben' heißt: Spring in das Leben ... ohne dass du bereits im Voraus sehen musst, wo du landest! Vertraue diesem lebenden Selbst-Kern in dir und gib dich diesem Lebensgefühl hin."

Wer eine Abneigung gegen Fisch hat, kann dafür - unbewusst - verschiedene Gründe haben. Möglicherweise hat dieser Mensch bereits genug im Leben herumgeschwommen und sehnt sich nun danach, völlig stillzustehen, sich irgendwo in Stabilität zu etablieren. Dort, wo die Fisch-Sphäre die Menschen aus ihren zu verrosteten, statischen Sphären herausreißt, wird der Mensch, der eine

Abneigung gegen Fisch hat, möglicherweise auf der Suche nach mehr ‚Halt' sein: in sich selbst freilich. Die Fisch-Sphäre trägt in dem Sinne zur Freude über das eigene Dasein bei, dass man sich selbst sein *lässt.* Wer eine Abneigung gegen Fische hat, erkennt es vielleicht nicht immer, aber gibt sich selbst manchmal etwas zu viel bestimmten Lebens-Sphären hin, während er seine innerliche Struktur hierbei vernachlässigen würde.

Fisch gibt Wagemut, Durchsetzungsvermögen, Kraft, Fortschritt, Aufmerksamkeit, innerliche Weisheit, Intuition, Kameradschaft in Harmonie mit Selbst-Sorge ... Der Fisch ruft den Menschen dazu auf, rasch weiterzufahren, immer den Signalen zu folgen ... Er vertraut und gibt sich den Lebensströmungen in seinem Wesen hin.

Auch hier gilt die Regel: für den, der Lust auf Fisch hat, ist es gut und gesund, davon zu essen (außer natürlich, wenn einem davon aus medizinischen Gründen abgeraten wird). Wer eine Abneigung dagegen hat, sollte den Verzehr von Fisch am besten sein lassen!

Die Sphäre von Fisch …
Wie eine Lilie oder Orchidee mit rein strahlenden, eher weiblichen Kräften, offen, empfangend und sich zugleich nach innen kehrend, aus der innerlichen Quelle schöpfend; hier wohnen Integrität und Reinheit. In Dienstbarkeit empfangend und freigebend. Ein sich ständig drehendes Energiefeld, als ob bestimmte Dinge ständig geschliffen werden müssen, wie ein Messer nur fruchtbare Arbeit liefern kann, wenn es scharf geschliffen ist, wie der ständig sich drehende Schleifstein seine Arbeit tut. Wie die Antenne eines Radars sich drehend auf die ganze Welt richtet, so dass keine Ecke vergessen wird, sich mit feinen Gefühlssinnesorganen auf alles abstimmend, was es gibt, oder wie die Fontänenstrählchen auf dem Feld, die im Kreise drehend langsam aber sicher jedes Fleckchen Acker mit Flüssigkeit befruchten.

Auch eine Art Selbst-Befruchtung. Man würde fast sagen engelartig zwitterhaft und doch empfangend aus etwas Höherem, als das eigene kleine Ich vermuten würde: der Lebensquelle … an die er sehr tief in sich selbst angeschlossen ist.

Ohne diesen allmächtigen Raum, diese Wesensenergie, die IST, *kann* ein Wesen, ein Fisch, ein Mensch, nicht sein. Alles hängt miteinander zusammen. Nichts kann ohne diese ur-energetische kräftige Anwesenheit existieren. Man nennt dies ‚Gott', andere nennen es die All-Energie oder das allesdurchdringende Bewusstseinsfeld.

„Lass alles im Leben - auch beim Menschen -," sagen die Fische, „einen ehrlichen Zweck haben. Das Leben fordert diese Reinheit, die Vornehmheit des ‚Seins', die Kräfte, die schwindelerregende Dimensionen annehmen können … wenn man sich nur nicht in diesen kreiselnden, rotierenden Lebensenergien verliert. Empfänglichkeit, ein Offensein, ein Mitgehen mit dem Leben," fordert der Fisch. Es geht nicht darum, wie ein Balletttänzer mit auffälligem Ichlein eine Pirouette zu drehen, sondern durchaus mitzugehen und sich zu drehen, zu drehen … in der Richtung des Lebens, den Lebensenergien zu folgen, in die Richtung von Geben zu lenken, von Produktivität und Ehrlichkeit, in Dienstbarkeit für das Leben.

Die Energie wie jene einer Wasserjungfer, und doch auf starke Stängel basiert. Die Daseinsweise würde man ‚empfindlich-zerbrechlich' nennen wollen, aber doch ist da eine enorme Kraft im Reinen.

Derjenige, der Fisch-Essen sehr mag, sitzt ganz bestimmt still, vielleicht zu still, und schaut, ‚wartet'. Er würde gut daran tun einzusehen, dass *mehr* in ihm ist, dass *viel* mehr Gefühlstiefen und eine Urquellkraft in ihm sind, die auf seine (An-) Erkennung und Erforschung warten! Möglicherweise betrachtet er sich in einem Spiegelglas, aber geht nicht gleich in die Tiefen seines eigenen Wesens. Es handelt sich dann um ein noch nicht ausreichendes *Einsehen* der eigenen tieferen Werte, Gefühle, des eigenen tieferen Inhalts. Er sieht vielleicht schon das Süße und Schöne, das Zuckerartig-Leckere an der Oberfläche, darf aber nicht in Selbstgenügsamkeit oder eine Art Faulheit verfallen, wenn es darum geht, auf die Suche zu gehen zum Boden des eigenen Seeleninhaltes, in tiefere Tuchfühlung zu seinem innerlichen Wesen zu kommen.

Er sollte einsehen, dass ‚Loslassen' und ‚Entspannen' darum bitten, mit innerlicher EVOLUTION und Fortschritt einhergehen zu dürfen. Dieses innerliche Handeln ist stärker als jede Art von Dynamik, die man buchstäblich körperlich entwickeln würde!

Einfach ‚sein', wenn man beispielsweise kurz ‚wartet': lass dies einhergehen mit intuitiver Introspektion, mit Selbst-Vertiefung und dem Bewusstsein der eigenen Weite, des innerlichen ‚Wahrnehmens', und einem In-Tuchfühlung-Kommen mit den eigenen tiefen göttlichen Schätzen. Ein innerliches Nicht-Passiv-Sein ist dabei gefragt. Innerliche Dynamik; Erforschung in Tiefgang und Flexibilität, in Kraft und Glauben. Eine vollkommene Empfänglichkeit für das Innerliche Wesen, ein Bewusstes Wahrnehmen dessen, was unter der ‚Oberfläche' (und dem Schein) liegt, wird vom Fischesser gefordert. In erster Linie all dessen, was *in ihm selbst* liegt, aber letztlich auch all dessen, was *ist.*

Roher Fisch

Der Charakter von Rohem Fisch lacht uns zu wie eine runde sonnige, fröhliche Blüte. Dann wieder streckt er seinen Hals wie eine große Giraffe, die gerne spielt und andere zum Lachen bringt, das Kindliche stimulieren will.
Roher Fisch ähnelt ein wenig der Art eines Schokoladenbonbons, das in Goldpapier gehüllt ist. Dann wieder fliegt er gleichsam von der Erde auf wie ein Schnellflieger mit 4 Motoren; er will gleichsam auffallen, überwältigen mit schönen Farben, Formen und ungewöhnlichen oder nicht erwarteten Gebärden. Plötzlich tut er dies, dann wieder etwas ganz anderes. Als ob Roher Fisch uns sagen will: „Schau einmal, wie großräumig und breit und voller Möglichkeiten der Lebensraum ist. Und wir dürfen uns darin tummeln und purzeln und spielen!"

Fisch ist wie der aufsteigende Mond; auf einmal sehen wir ihn über dem Horizont erscheinen. Leuchtendes Silberweiß und sich frohgesinnt anfühlend. Sein Charakter teilt gerne viele Punkte an andere aus, gibt gerne kleine Geschenke. Großzügig, freigebig, und dies macht auch ihn selbst froh.

Der Mensch, der den Geschmack von Rohem Fisch mag, wird nicht zu lange darüber nachdenken, wenn er etwas vor sich sieht, das ihm gefällt (ganz egal, ob es sich dabei um Nahrung oder andere Dinge handelt): er schnappt zu, oder akzeptiert, ja, nimmt es mit.
… Fast schon gierig genießt er, schmeckt er und gibt sich diesem Genießen hin.

Fisch selbst ist sehr pragmatisch, wenn er weiß, was er will, was er wählt. Der kürzeste Weg ist dann noch zu lang.
So passt auch der Mensch, der gerne Rohen Fisch isst, gut auf, ob ihm nicht der Käse von seinem Brot genommen wird.

Der Charakter von Rohem Fisch könnte durchaus aus dem Schoß von Kokosnuss geboren sein. Tief in den Gruben der Erde und in dem Wissen, dass jede Angst verschwinden wird, wenn der Mensch Vertrauen in sich selbst hat und alle unbelebten Sphären verschwinden können. „Glaube an dich selbst, du Mensch!" ruft auch Fisch, „Gehe vorwärts auf einem Weg, der niemals zu enden braucht.[1]"

Roher Fisch ist ein wenig wechselhaft: einmal kommuniziert er gerne mit dir, dann wieder schließt er sich ein bisschen ab, oder zieht sich hinter eine Ecke zurück, weil er ein Weilchen in Ruhe gelassen werden will. Warm-kalt, lichtdämmrig usw. … Und der Mensch, der gerne Rohen Fisch isst, ist verwandt damit.

---

[1] Lies mehr hierzu im Buch *Neue Tage*.

Es liegt in der Art von Rohem Fisch, sein Dasein mit Champagner zu feiern, ja, das Leben ist ein dynamisches Fest, das auch Feuerwerk und begeisterte Ausrufe mit sich bringen darf. Wer verrückt ist nach Rohem Fisch, der sehnt sich eigentlich feurig danach, an diesem Lebensfest teilnehmen zu dürfen, aber er hält sich oft zurück, bremst sich plötzlich. Aber … nach wenigen Sekunden sehen wir ihn dort wieder fröhlich draußen im Feuerwerk der Wolken herumpurzeln, in dem prächtigen Schauspiel, das Lebensspiel heißt, und in dem der Mensch, genau wie Fisch, durchaus die Hauptrolle spielen will. Jauchzend mit den Armen in der Luft, glaubend an seine Unbesiegbarkeit …

Roher Fisch glaubt an sich selbst und ermahnt den Menschen, der großen Appetit auf ihn hat, dazu, jeden Zweifel aufzuheben. Es ist, als ob die höchsten, sublimsten erhabenen Farben sich über ihn, in ihm manifestieren wollen. Ein wunderbares Schauspiel.

Wer große Lust darauf hat, fühlt die großen Möglichkeiten in sich und verspürt den Drang zu Verwirklichung, zu großer Expression.

Und siehe da: dort blüht die größte, schönste Blume aller Zeiten in Triumph! Ungesehen und völlig Offen … auf Alles-das-ist gerichtet. Er lässt alles, was in seinem Innersten ist nach außen brausen. Und doch stehen seine Füße noch auf der Erde, auf der Kokosmatte.

Ja, zwischen Himmel und Erde, zwischen euphorischen ekstatischen spielerisch-kreativen Freudenexplosionen, einerseits, und der irdischen nüchternen Seite, Kontakt haltend mit der braunen Erde, andererseits. Wachsend in Fruchtbarkeit.

Aal, europäischer Flussaal

Der Aal fühlt sich ziemlich trocken und möchte sehr viel trinken. Er sagt dem Menschen: tränke dich doch im Lebenswasser, lasse dich nicht austrocknen wie ein bedauernswerter Langweiler! Wälze dich im Gras, in den Weiden und Marschen des Lebens, von Mutter Natur. Warum bist du so kalt, so abwesend? Fasse das Leben an.

Der Mensch, den es nach Aal verlangt, ist zu kalt, zu hart, steht zu abseits vom Leben. Er steht zu viel an der Seite, an der Seitenlinie. Er darf das Leben für sich selbst um das ‚beste Stück' bitten: er wird gut daran tun, sich selbst zu verwöhnen!

Der Aal selbst ist nicht wirklich wählerisch; er kriecht durch Schlammschichten, durch Sand und dunkle Bäche. Es kommt nicht so genau drauf an, wenn er nur lebt und herumtollen kann. Tolle mit uns herum, sagt der Aal. Sei nicht so wählerisch, lass deinen besten Anzug nur zu Hause und fühle dich wohl! Dürfen wir mit dir spielen? Ein Aufruf dazu, dich so frei-herauszuwerfen wie du bist, ohne Komplimente.

Der Mensch, den es nach diesem Fisch verlangt, möchte sich auf wohltuende Weise in das Lebenswasser werfen.

Er steht zu sehr auf der Spitze seines Messers; er sitzt auf der Ecke seines Stuhls. Sagt der Aal: „Habe keine Angst davor, dich hundertprozentig in das Leben hinein zu werfen. Komm! Heiße dich willkommen. Stehe nicht an der Außenseite, am Rand oder neben dem Leben. Dort trocknest du aus!"

Der Aal selbst geht unter, kommt einmal nach oben, aber geht immer weiter auf seinem Weg. Er weiß, wann er luftiger sein muss, wann er sich ausruhen muss. Er hat ein gutes Timing für Spannung und Entspannung. Er folgt seinem Instinkt. Es stellt den Menschen dar, der es wagt, seinem Gefühl, seiner Intuition zu folgen. Derjenige, der weiß, wann er weitergehen muss, wann er zu Atem kommen muss. Der Mensch, den es nach diesem Aal verlangt, leidet manchmal unter Blähungen, weil er es nicht schafft, nicht mehr zu denken und zu planen, und stattdessen ständig, in jedem Moment, rein seiner Intuition zu folgen oder zu ruhen ... Er hält zu viel in seinem Kopf fest, statt kurzerhand im Jetzt zu leben. Die Möglichkeit zur Entspannung ist auf diese Weise gering. Er wird lernen, sich zu wälzen und zu kehren, sich zu drehen und im Lebenswasser zu spielen, ohne sich noch um etwas in seinem Kopf zu kümmern.

Der Aal selbst ist seiner eigenen Art treu; er hört auf perfekte Weise auf sein Gefühl. Er denkt nicht, sondern fühlt und weiß. Er plant nicht, sondern folgt seiner inneren Stimme. Er ermahnt diesen Menschen dazu, dasselbe zu tun.

Wer sehr gerne Aal isst, fühlt in sich möglicherweise die Unfähigkeit dazu, ein einziges und unteilbares Ganzes mit seinem Selbst zu bilden. Er ist auf der Suche nach einer richtigen Formulierung seines Wesens: ohne sich selbst zu verlieren, sich doch in das Leben hineinwerfen zu können, in Hingabe, ohne Kompromiss. Er zögert dabei, hat die Neigung, alles zu viel unter Kontrolle, in seiner Macht haben zu wollen ... Er kann sich nur schwer gehen lassen, kann sich nur schwer seiner natürlichen Strömung hingeben. Er hält sich selbst gleichsam in einem kneifenden Griff, der zu ängstlich ist, um loszulassen ...

Er wird den Weg zu Ent-Spannung, zu Los-Lassen, zu Frei-Gabe seiner selbst finden müssen.

Dieser Mensch sehnt sich eigentlich nach der absoluten Freiheit: die Freiheit, nur auf die Stimme seines inneren Selbst hören zu dürfen. Hierzu wird er sich aus dem kneifenden Netz von Struktur, Ratio und Regeln befreien müssen, in dem er sich selbst eingenistet hat. Möglicherweise denkt er, dass andere ihn in seiner Freiheit einschränken, aber er behütet lediglich sich selbst auf eine zu vorsichtige Weise.

Der Aal gibt ihm als Botschaft: Drüsen möchten mehr arbeiten, mehr produzieren. Dein Gehirn und deine Drüsen möchten dich fühlen, wahrnehmen lassen, möchten lebende Botschaften hindurch lassen ... Blockiere deine Drüsen nicht, indem du sie für das Empfangen von großartigen Erfahrungen, Botschaften und Wahrnehmungen tief in dir selbst ‚verschließt', für die sie offen sein wollen. Mache diesen Weg frei für dich selbst! Blockiere diese Energien nicht, die durch dich hindurch strömen wollen. Lasse diese Lebensströmung hindurch. Höre auf diese göttliche Sprache aus deinem tiefsten Wesen. Stimme dich nur hierauf ab. Höre auf diese Intuition.

Du hast Angst davor, das Leben selbst durchzulassen; du bist manchmal wie ein strenger, ängstlicher Wächter an der Schwelle. Halte nichts zurück, habe keine Angst vor diesen Lebenskräften in dir selbst und lasse hindurch!

Der Mensch, der Appetit auf Aal hat, sehnt sich danach, dass die Tore in seinem Wesen sich öffnen würden, so dass er sich hinaus-lassen könnte.

Der Aal selbst fühlt sich frei und ungebunden; er folgt lediglich seiner Intuition. Er bleibt an nichts gebunden und versteht nicht, worüber Menschen sich so aufregen können. Der Mensch, der ein Verlangen nach diesem Aal empfindet, hat das Bedürfnis, einmal ‚Uff' sagen zu können ... : weil er alles loslassen können hat. Er hat nicht mehr das Gefühl, alles auf eine krampfhafte Weise in gute Bahnen lenken zu müssen; er lässt sich selbst in die richtige Bahn gleiten. Er hat Lust auf eine große Reise: die Reise zu seiner eigenen natürlichen (Wieder-) Geburt ... wo er sich zuhause fühlt, wo er sich in der Wiege seines Wesens geborgen weiß. Er ist nun heimgekommen, setzt sich ruhig in Entspannung, um sich bald wieder auf seinen Weg zu machen, dieses Mal in erneuerndem, kreativem Sinne.

Die Ursache von großem Appetit auf Aal liegt in der Tat auch in dem Lockruf neuer Orte ... : er will eine ständige Erneuerung seines Wesens. Er will in sich selbst geboren werden lassen. Er hat das unbestimmte Verlangen, etwas Neues geboren werden zu lassen: aus sich selbst.

Er wird erst auf die Suche nach seinem Heimatland gehen müssen, nach seiner tiefsten Natur, um von dort aus das Neue geboren werden zu lassen. Um diesen Weg gehen zu können, wird er seiner Intuition folgen müssen. Er muss es wagen, loszulassen und weiterzugehen ... Er klammert sich nicht am Alten fest, sondern geht immer weiter und weiter. Er hat Vertrauen und sieht es schon ... Der Mensch wird nur darauf achten müssen, dass er nicht etwas ‚Unmögliches' außerhalb seiner selbst verlangt.

Der Aal stellt die lange Reise des Menschen dar, der zwar das Leben selbst zum Ziel hat, der aber offen ist für eine kreative Gestaltung desselben. Er darf sich dieser intuitiven Reise nicht verweigern, sonst trocknet er aus, stirbt er. Er wird sich öffnen, um sich immer wieder, immer aufs Neue, immer weiter im vollsten Vertrauen auf eine geschmeidige, willige, flotte Weise in den Strömungen des Lebens mitgleiten zu lassen und zwar in die Richtung, die sein Selbst-Kern ihm ununterbrochen angibt. Er stellt hierbei keine Blockaden und Hindernisse für sich selbst auf! Ein immerwährender kreativer Prozess, eine immerwährende Transformation seines Wesens setzt sich fort ... Er wehrt sich nimmermehr gegen eine Erneuerung seines Wesens. Er fühlt sich frei dazu, den Weg zu gehen, den er seinem Gefühl nach gehen muss, und kommt wie von selbst immer wieder dorthin, wo er sein muss; er durchläuft auf eine ebenso natürliche Weise die Veränderungen in seinem Wesen, in seinem Körper, die gut sind. Dieser Lebensweg hat kein Ende: der Mensch blockiert sich schließlich nicht mehr selbst.

Meeraal, Seeaal

Der Meeraal-Charakter fühlt sich schnell, behände. Er unterlässt es nicht, den direktesten Weg zu wählen. Er zögert nicht, unverzüglich und direkt auf sein Ziel zuzusteuern. Ehrlich und geradeheraus, mit voller Kraft, ohne sich auf einen anderen als sich selbst zu verlassen. Ein selbständiger, erwachsener, entschlusskräftiger Charakter mit starkem Rückgrat. Er übernimmt Verantwortung für die Masse von Energien, die er in sich trägt; er missbraucht diese in keinerlei Weise; er nimmt keine Macht über andere, dominiert weder, noch stellt er Forderungen an die anderen ... Er geht einfach selbst weiter wie in volles, kräftiges Unterseeboot.

Er hat das Bedürfnis, jede Finsternis, jede Irreführung, Unehrlichkeit und jeden Betrug in sich selbst aufzuräumen; er wird seine tiefen Kräfte zum Herz heben müssen, zum Ehrlichen, zum Helleren. Instinkte werden in Bewusstseinskräfte umgesetzt.

Der Mensch, der ein starkes Verlangen nach Meeraal empfindet, steht manchmal da und wartet darauf, dass seine ‚Mom' oder jemand anderer ihm hilft; wie ein Kind heult er, um vom anderen zu bekommen, und sagt zu einfach

‚Ich kann nicht'. Er ist manchmal wirklich albern und kindisch. Er sehnt sich nach der Sphäre, in der er vom anderen versorgt wird, aber niemand scheint da wirklich für ihn zu sein, wodurch er seine Klage beginnt. Er ist manchmal wütend und unzufrieden, weil er es selbst tun muss, weil er etwas oder jemanden loslassen muss. Er begehrt und erwartet vom anderen ... aber merkt schließlich, dass er für sich selbst sorgen muss, für sich selbst einstehen muss. Er wird diese Form der Begierde und Verwöhntheit überwinden müssen. Er sollte sehr gründlich lernen, auf eigenen Beinen zu laufen, so dass sein Rückgrat sehr stark wird. Er muss lernen, sich selbst aufzurichten, sich selbst zu behelfen, unabhängig von einem anderen, nicht in Abhängigkeit von einem anderen. Solange er der kräftigen Führung in sich selbst nicht Gestalt gibt, wird er gesehen, anerkannt, werden wollen, wird er wollen, dass man ihm gehorcht, wird er von anderen bewundert werden wollen ... ; er kann dann fordernd, dominierend, prunksüchtig, nach Macht strebend wirken.

Der Mensch, der ein kräftiges Verlangen nach Meeraal empfindet, will ein wenig vom Charakter dieses Fisches haben: er sehnt sich nach dem nötigen Sauerstoff, um sich selbst zu versorgen. Er will die alten, falschen Kleider abwerfen und seine eigenen ‚Kleider' anziehen: die Kleider, die wirklich ihm gehören, die von ihm ausgewählt wurden. Er will Er Selbst werden!

Er würde dagegen revoltieren, wenn jemand ihm einen Weg blockieren würde. Er dringt durch die Löcher der Barrikade und geht doch weiter, trotz des Widerstands. Er lässt sich von nichts und niemandem stoppen! Der Charakter des Meeraals ist jugendlich, giftig, offensiv, wenn dies nötig ist; er setzt sich für sich selbst ein und lässt sich nichts aus dem Maul reißen.

Er setzt sich auf eine ehrliche, direkte, offene Weise für sich selbst ein, nicht im Verborgenen, wie ein Frustrierter. Er hat die Leitung über sein Leben und gibt Kleineren den Rat, für sich selbst zu sorgen, für sich selbst einzutreten.

Wer einen starken Appetit auf Meeraal hat, versteht in extremem Sinne die Kunst des Lügens, Betrügens, Manipulierens statt ehrlich seine Gedanken zu äußern. Er verlässt sich auf die größten Trümpfe. Er sehnt sich danach, der Schnellste zu sein und viel zu bekommen, sich vieler Dinge zu bemächtigen, auch wenn er dafür manchmal dunkle Tricks anwenden muss. Er wird es nicht unterlassen, sich selbst für die viele Arbeit zu belohnen, die er geleistet hat, aber nicht immer auf die richtige Art und Weise. Manchmal geht er hinterlistig zu Werke. Er langt immer *weiter,* nach mehr, kommt aber auf diese Weise immer tiefer in ein aussichtsloses dunkles Loch. Er kennt schließlich kein Licht mehr in seinem Leben, wenn er nicht erst seinen Begierden loswird.

Der Meeraal sagt ihm: „Löse diese alten Begierden, diese Sehnsüchte, diese Triebe, diese sture Vorwärtsgetriebenheit, wenn sie nur von Begierden eingegeben wird ... Komm zum freien Meer und schaue einmal, wie gut es ist, wenn jeder schön und in Harmonie mit den anderen zusammenarbeitet, ohne sie benachteiligen oder übervorteilen zu wollen. Mache dich selbst leichter, hebe dich selbst hoch und komme mit zu klarerem Wasser. Halte dich nicht so abseits im Dunklen, im Paranoiden, im Marginalen, im gerissenen Unter-Wasser. Stößt du dich selbst nicht aus zum Untergrund, dann wirst du dich nicht von den anderen ausgestoßen fühlen.

Löse die Ichsucht, die Habgier und die Listen, die von den Begierden eingegeben werden, damit du dich selbst als einen ‚guten' Menschen erfahren kannst. Du wäschst dich selbst jetzt sauber und bist stolz auf dich selbst. Du operierst nicht mehr im Geheimen, mit dunkelklingenden Emotionen."

Der Charakter des Meeraals ist stark, solide und zugleich geschmeidig, flexibel. Er lässt nicht mit sich spielen, durch niemanden. Er hat eine innerliche Stabilität. In dieser Sphäre hat der Mensch genug an sich selbst und verlangt keine ‚Füllung' durch etwas oder jemanden außerhalb seiner selbst. Er füllt sich selbst reichlich; er ernährt sich selbst ... Er gibt sich selbst, was er braucht, ohne dies ‚greifen' oder außerhalb seiner selbst begehren zu müssen. Er hat in seinem Leben ein ausgewogenes Verhältnis Struktur-Inhalt aufgebaut. Emotionen übersteigen niemals die stabile strukturelle Einbettung. Er ist Herr über eine Masse von Energien, von Emotionen. Er leitet nun alles aus einem Gefühl für natürliche Ehrlichkeit heraus. Nun geht er gerade auf sein Ziel zu, Intuition und Verstand im Gleichgewicht.

Gingen bei diesem Menschen früher Ängste und Gefühle der Bedrohung Hand in Hand mit Begierde, Groll und Selbst-Hass, Selbst-Blockierung, Zögern und Irreführung, dann erfährt er sich nun als einen entschlusskräftigen, ehrlichen Menschen, der an seine Kräfte als Selbständiges und selbst-versorgendes Wesen glaubt. Jetzt da der Mensch seine enormen Kräfte in den Dienst des Lebens stellt, verschwindet jedes düstere unterirdische Gefühl. Er fühlt sich nicht länger frustriert und benachteiligt. Er geht nun geradeheraus und zählt ganz und gar auf sich selbst!

Es ist sehr wichtig für den Menschen, der das Meeresaal-Essen mag, dass er in erster Linie ein Gefühl der Dankbarkeit und Zufriedenheit entwickelt ... , dass er außerdem seinen enormen Energie-Vorrat auf dynamische, konstruktive Weise einsetzt, so dass keine Rede sein kann von Frustration, Ohnmacht, Obsession, Wut, Gehemmtheit, angestauter Aggression. Ein positiver aggressiver Strom von Energien lässt sich selbst hinaus, wird beim Aufbau von etwas Schönem eingesetzt.

Anchovis, gesalzene Sardelle

Die Anchovis kann ganz leicht in ihrer eigenen kleinen Traum-Welt aufgehen; „störe mich nicht“, sagt sie, während sie voller Vergnügen einer Melodie lauscht, die irgendwo in ihrem Kopf erklingt. Sie zieht ihren eigenen Gesang dem eines anderen vor. Sie wird sich nichts aufdrängen lassen, sondern ist durchaus bereit, dir zuzuhören, wenn du auch ihre Grenzen respektierst. Hat sie nicht recht? Du kannst sie nicht ‚zwingen'. Sie ist stark und vergnügt in sich selbst, in ihrer kleinen Welt der Träume, der Fantasie und der Kreativität.

Der Mensch dagegen, den es nach Anchovis verlangt, zieht - aufgrund seiner Überzeugungen - Situationen an, die man mit einem Kind vergleichen kann, das bedeppert aufblickt, wenn jemand kommt und seine Sandburg zerstampft, die es mit so großer Sorgfalt aufgebaut hatte. Sie war doch so schön! Klammer dich nicht an die Materie ... : was IN DIR ist, das kann dir niemand wegnehmen. Die Anchovis sagt dem Menschen: „Wenn du davon überzeugt bist, dass nichts und niemand das Schönste vernichten kann, das in dir lebt, in deinen Gedanken, in deiner Gefühlswelt, in deiner Fantasie, dann wird auch nichts von dir vernichtet werden, dann wirst du auch keine konkreten Situationen anziehen, in denen du das Gefühl hast, dass deine Arbeit, deine Kreation vernichtet wird. Du weißt dann, dass nur jenes verschwinden wird, bei dem es gut ist, dass es verschwindet, um Platz zu schaffen für etwas Neues, etwas Besseres. Du wirst dann nicht trauern ... um das, was du nicht mehr ‚festhalten' kannst, was du nicht mehr in der Realität instand halten kannst. Loslassen!“

Noch besser: die Anchovis ist in der Lage, immer wieder bestimmte Kreationen, Träume in ihrem Kopf zu erschaffen, so dass sie gleichsam ‚losgelöst' (losgesagt) von der materiellen Gestaltung steht. Die Anchovis weiß: alles in der Materie kann auch schnell wieder rückgängig gemacht werden, und das ist für das (Un-) Glück eines Menschen auch nicht entscheidend.

„Was IN mir ist, das kann niemand mir abnehmen ... und darüber bin ich glücklich!“, sagt die Anchovis, „Klammere dich nicht zu stark an das Materielle; es ist alles so relativ, genau wie die zerstampfte Sandburg; lasse dein Glück doch nicht davon abhängen!“ Die Anchovis klammert sich an nichts außerhalb ihrer selbst.

Sie sagt: „Schaue *weiter,* schaue *hinter* die Dinge der oberflächlichen materiellen Welt, und sehe, wie alles aus Geist, Fantasie und Bewusstseinsenergien entsteht. Dann wirst du optimistisch, dann lässt du den Mut niemals mehr sinken: weil du weißt, dass nur das Nötige vernichtet wird, dass du als Mensch in der

Lage bist, dich selbst mit Fantasie zu führen, dich selbst zu etwas Neuem hochzuheben. Du klammerst dich nicht fest, trauernd, an etwas, das dazu neigt zu verschwinden. Du freust dich fröhlich auf das Neue, in Gedanken, in Fantasie, im Traum ... Du erschaffst in deinem Kopf sofort etwas Neues, wenn das Alte verschwunden ist. Es ist eine schöne Kraft, von einer neuen Welt zu träumen ..."

Der Mensch ist in der Lage, zu ‚träumen', den Gedanken zu genießen, allein schon die Idee, dass es nachher wieder etwas Schönes und Neues geben wird ... Von diesem Standpunkt aus wird er nicht so schnell Situationen anziehen, in denen er bei seiner Ausführung gestört wird, bei seinem Genießen, bei seiner Erschaffung des Neuen ... Er strahlt es einfach aus: lass mich in Ruhe, ich bin jetzt mit mir selbst beschäftigt.

Wer sich nach Anchovis sehnt, der hat regelmäßig das Bedürfnis, einmal wegträumen zu können, erschaffen zu können, Pläne (mit angenehmen Aussichten) machen zu können, ohne dass ein anderer ihn wieder dabei stört. Er wird auch den anderen deutlich machen müssen, dass er ‚jetzt' allein sein will, dass er ‚jetzt' für eine Weile nicht gestört werden will. Er darf sich für kurze Zeit auf seine Insel der Träume, der Fantasie und der Kreativität zurückziehen. Solange er dabei nicht übertreibt und mit seinen Füßen auf dem Boden bleibt, ist dies gut.

Er will eigentlich das Recht haben zu träumen, stimmungsvolle schöne Farben und Klänge in seiner Privatsphäre zu genießen. Wenn er weiß, dass dies *erlaubt* ist, ohne dabei zu übertreiben, wird er auch nicht von anderen gestört werden.

Dieser Mensch sollte einsehen, dass er das Recht auf einen Privatbereich hat, dass er seine Welt nicht von einem anderen mit Füßen treten oder stören lassen muss, dass er das Recht hat, einmal mit sich selbst ganz allein zu sein. Um seine Träume, seine Gefühle, seine Kreativität, das Genießen seiner Musik ... einmal ganz herrlich alleine zu erleben. Er hat ein Recht auf dieses Erleben, ganz allein, ohne dass er an allem andere teilhaben lassen müsste. Er darf genießen, sich auf schöne Klänge gehen lassen. Er zieht seine Grenzen. Er wacht über seinen Privatbereich. Er sagt es den anderen, er steht dazu, so wie er auch fühlt und weiß, dass er das Recht dazu hat.

Der Anchovis-Art gelingt es dann wunderbarerweise, mit ihrem einen Ohr in der Welt des Geistes, der musikalischen Träume zu lauschen, und mit dem anderen in der Realität des materiellen Geschehens. Sie darf weder im einen noch im anderen je zu sehr aufgehen.

Sie wird immer Kontakt zur Erde halten müssen: „Bewahre das Gleichgewicht zwischen Himmel und Erde", sagt die Anchovis zu diesem Menschen, „Wage es, dich deinem Gefühl hinzugeben, dem herrlichen Genießen deiner

selbst in deinen Träumen und deinen schönen Erwartungen an das Leben. Du mit deinen Träumen, du darfst ruhig einmal zwischen den Laken in deinem Bett dösen und träumen, ohne gleich aufstehen zu müssen.
Einerseits ist es gerade dank und über dein Sein in der ‚Materie' - auf der Erde -, dass du die herrlichen Dinge über deinen Körper erleben KANNST, über deinen Geist und dein sinnliches Vorstellungsvermögen und deine Erwartungen. Dennoch klammerst du dich nicht an der Materie fest: erweitere die Möglichkeiten der Materie, indem du *weiter* blickst. Eine Verbindung von Materie und Beseelung. Das Genießen eines irdischen Lebens dank der Vereinigung, dem Zusammenspiel von Traumwelt und Materie."

Austern

Die Austern-Sphäre selbst ist eine Sphäre des Verarbeitens, des Erholens, des Schweigens ... ab und zu auf eine genießende Weise ein Getränk schlürfen, aber ansonsten ist sie in abwartendem Ruhezustand. Sie wartet ... sie hört die ‚Stille' in sich selbst. Sie genießt diese Stille wirklich. Sie langweilt sich nicht ... trotz der Erfahrung des Nicht-Tuns, der Erfahrung, sich nicht mit etwas zu füllen, sich nicht mit etwas Bestimmtem zu beschäftigen. Es handelt sich hier um ein Gefühl, das als volle Leere umschrieben werden kann. Sie hat die Gabe loszulassen und sich über das ‚Sein' selbst zu freuen. Sie ‚ist' einfach. Sie erwartet eigentlich auch nichts, sie sehnt nichts herbei.

Der Mensch, der gerne Austern isst, hat ein Bedürfnis nach dieser innerlichen Ruhe und Stille. Es ist ein Aufruf des tiefsten Selbst-Kerns des Menschen, sich nun nach innen zu kehren und dort die Reinheit seines Seins zu kosten. Er wird dazu aufgefordert, die stille Erkenntnis ‚Zu Sein' zu genießen, ohne weiteres. Lasse einfach einmal alles los … , kehre deine Augen nach innen und fühle dort die volle Leere deiner selbst. Eine Stille, die immer reich gefüllt ist: mit dem Inhalt des Menschen selbst.

Wen es nach Austern verlangt, der verliert sich möglicherweise zu sehr in der Außenwelt, in den Dingen und den Menschen außerhalb seiner selbst. Er läuft dann an der Oberfläche seiner selbst hin und her, ohne seinen eigentlichen Kern zu nähren, zu berühren. Er lebt am Rande seines Daseins, am Rande *Des* Daseins. Er füllt sein Leben mit allerlei Sachen, ohne wirklich einzuhalten und über das Tiefste, die Essenz seiner selbst nachzudenken.

„Entwickle das *Bewusstsein* dafür, was das Leben in dir ist ... Komme einmal in die Stille deiner selbst … Lasse einmal alles los, was außerhalb deiner selbst ist ...", sagt die Auster. Der Mensch, der sich nervös von sich selbst abwendet, um in einer Welt aufzugehen, in der alles in einem zu gehetzten Tempo, mit einer zu engstirnigen Gerichtetheit geschehen muss, weiß schließlich nicht mehr, was es bedeutet, einzuhalten und über sich selbst nachzudenken, über das Leben ‚ganz einfach' nachzudenken.

Sein Appetit auf Austern sagt ihm: „Schließe für ein Weilchen deine Türen und kehre dich nun tief nach innen. Mache dich einmal ‚leer'! Ein Haufen von nervösen oberflächlichen Gedanken, ein Wirrwarr an Überflüssigkeiten, an Sachen, die von keinerlei Bedeutung sind ... wirbeln durch den Kopf. Lasse einmal alles leerlaufen und entwickle innere Stille, innere Ruhe.

Lege oft genug und rechtzeitig eine Ruhepause ein, verliere nie den ruhigen Kontakt zu dir selbst, indem du nervös hin und her läufst, indem du auf eine chaotische Weise Gedanken und oberflächliche Details in deinem Gehirn speicherst. Du bist zu sehr in deinem Kopf beschäftigt. Entwickle einmal einfach ohne weiteres Wahrnehmung, Fühlen, Leben, ohne dass immer etwas da sein muss, um dieses Leben ‚zu füllen'. Lass alles in dir einmal ‚leer' werden."

Die Austern-Sphäre spricht von ‚Mündchen zu', wenn du nicht wirklich etwas zu sagen hast, wenn es um Schwatzen geht, das eher die Leere füllt oder dazu dient, dir selbst eine bestimmte Haltung zu geben. Schweige dann. Kehre dich einmal in dich selbst und verbinde dich mit der Essenz deiner selbst.

Die Auster ermahnt dich dazu, Tiefgang in dein Leben zu bringen oder in deinem Leben existieren zu lassen, um nicht in den Aktivitäten verloren zu gehen ...

Wage es, alles loszulassen, wenn es nicht wirklich zu deiner inneren Art passt. Hast du dich in der Massen-Hysterie verirrt ... unterscheidest du dich als Individuum nicht mehr oder nicht mehr genug von der ‚Gruppe', zu der du dich selbst zählst? Komm wieder zu dir selbst! Schreie nicht laut, wenn ein anderer schreit; mache nicht das nach, was ein anderer tut ... sondern höre ganz tief auf deine innere Stimme.

Die Auster sagt: sei gelassen, verliere dich nicht in der Masse, lasse dich nicht aufschlürfen von einem bestimmten ‚Stil', einer bestimmten Gruppe; lasse dich nicht in etwas oder jemanden außerhalb deiner selbst aufnehmen, verliere dich selbst nicht ... Komm wieder in dich selbst und finde hier die wohltuende Ruhe. Genieße diese Ruhe in dir selbst, genieße deine Seinsart, deine Natur.

Wer sich nach Austern sehnt, der empfindet faktisch ein Verlangen nach dem Leerschlürfen seiner selbst: sich selbst einmal auf eine vergnügliche Weise bis auf den Boden seiner Seele ‚fühlen' zu können ... Er wird sich lediglich leer- und still-machen müssen ... , sich von allem und jedem lösen und einmal ganz tief in sich selbst fühlen, lauschen, wahrnehmen. Er wird ein reines Glück erleben: die unaussprechliche Freude, Sich Selbst zu Finden, zu Erfahren.

Barsch naturell

Gekochter oder gebratener Barsch ohne Sauce, wird in der französischen Schweiz „perche“ genannt

Die Art von Barsch naturell kann man eher als weiblich bezeichnen. Er ist wie ein gekochtes Ei, das in seinem Eierbecher sitzt und bereit dafür ist, geöffnet zu werden; es gibt seinen weichen Inhalt frei; es nährt Menschen mit seinem vollweichen orangegelben weißen Inhalt. Sich offenhaltend, damit du dein Löffelchen darin versinken lassen kannst.

Wie die Sphäre des Gebäcks „Melo-Cake“, sanft-rund gefüllt und überzogen mit einer dünnen Schicht Milchschokolade. Wie eine weiche Frauenbrust ohne frech hervorstehende Brustwarze. Ein kleines Krokodil öffnet sein Maul, um das zu empfangen, was hinein- / hereinkommen will. Das Offenstehen sowieso.

Wie ein leerer Tisch, lediglich mit einer Tischdecke in einem unauffälligen Fahlrosa gedeckt: und … was wird jetzt auf den Tisch gestellt werden? Was kommt auf diesen abwartenden Tisch und welche Funktion hat er eigentlich überhaupt? Alles liegt offen und wartet ab …

Wie ein großes Lamm oder Mutterschaf, das auf dem Bauch im Gras liegt und sich verschnauft; es ist anscheinend ziemlich warm. Im Schaf sind Energien gespeichert, es dreht seinen Kopf einmal nach links, dann wieder nach rechts, schauend, abwartend. Das, was kommen muss, wird kommen … das Schaf ist in einem Zustand des frohen Abwartens. Kommt es bald von außen oder wird es weiter in seinem Bauch wachsen, um dann geboren zu werden?

Der Mensch, der ein Verlangen nach Barsch naturell empfindet, trägt das Feuer in sich, randvoll mit Kraft und Vermögen, um zu einem Handeln zu kommen, aber etwas hindert ihn daran, die Barriere zu durchbrechen. Blind vorwärtsstürmen wie ein „Prinzenrollenprinz“ mit rotem Prinzenmantel geht also nicht. Er fühlt sich ein wenig frustriert und will unbedingt mit voller Kraft erobern, durchbrechen.

Der Barsch sagt zu ihm: *lasse* es mehr durchbrechen, *lasse* es durch dich hindurchströmen, mache gleichsam eine Öffnung in dir selbst, durch die alles frei strömen kann. Wenn du absolut greifen willst oder stürmenderweise die Dinge erobern willst, wirst du nichts erreichen. Stehe still, halte kurz ein, öffne dich selbst und kühle dich selbst, so dass alles durch dich hindurch seinen Weg finden kann. Erzwinge nichts, wolle nicht unbedingt die Wand durchbrechen wie ein Rammbock. Du wirst dich nicht länger gebremst fühlen und wirst einsehen, dass es dein innerer Lebenskern ist, der dich zu deinem eigenen Wohl zu ein wenig Gelassenheit oder zu einem Abbremsen bewegt. Barsch fordert dich schon zum Vorwärtsgehen auf, aber auf eine andere Weise: auf die eher ‚weibliche’ empfangende, durchlassende Weise entsprießen wie von selbst neue Dinge / Kreationen ‚aus' dir, wie bei einem Gebärprozess. Ruhig bei dir selbst bleiben, mit dir selbst mitgehen und geschehen ‚lassen', in positivem Sinne natürlich. Dann als ein zufriedener Mensch ausruhen, dich erholen, verschnaufen, dir in Dankbarkeit der Tatsache bewusst, dass du nicht einfach nur eine leere Null bist, sondern geboren bist, um aus dir selbst entstehen zu lassen, um durch dich hindurch die Dinge wachsen zu lassen, strömen zu lassen und schließlich dem die Entstehung zu geben, was sein muss, nach dessen Empfangen in Güte sich die Lebensdomäne sehnt. Und du behältst dabei die Geduld, ruhig schauend und das ‚Sein' genießend, dasjenige genießend, was du, sei es auch auf scheinbar passive Weise, für das Leben bedeuten darfst. Die Erwartung, in dir Gestalt bekommen lassen und wachsen lassen, loslassenderweise … gebenderweise; du lässt sein und lässt wachsen … du bist wie ein Kanal, durch den viele Energien fließen. Die vorbildliche uralte mütterliche Haltung. Und du siehst zu, und in sanftem Sonnenlicht käust du wieder. Du regst dich in der Sphäre des Barsches über nichts auf. Du bist zufrieden mit allem, so wie es kommt; du arbeitest weder dagegen, noch sehnst du dich danach, die Dinge rücksichtslos durchzusetzen.

Und wieder öffnest du dich freiwillig für das, was in dich kommen will. Du, als Mensch, ein bewusster Mensch, und dies geht weiter als beim Barsch, nicht mehr rein instinktiv also. Obwohl *dies* der Anfangspunkt war: auf instinktive Weise dasjenige in dich hineinkommen lassen und in dir wachsen lassen, so dass ein Reifungsprozess und Wachstum von Leben auf Erden stattfindet. Es kann sich dabei um allerlei neue Wachstumsobjekte oder -prozesse handeln. Öffne deine Arme, öffne dich völlig für das Positive und lasse es durch deine Gesamtheit gehen, in Dienstbarkeit für das Leben, nichts greifend, keine Energie hemmend. Deine Teilnahme am Schöpfungsprozess, an der Evolution auf Erden. Der dir angeborene ‚weibliche' Produktionsprozess, auf passiv-abwartende-empfangende starke Weise.

Seebarsch

Die Art von Seebarsch zeigt stark seine farbenreiche energetische Ausstrahlung, als wären es die Fingerspitzen, fotografiert mit der Technik der Kirlianfotografie. Wie ein prachtvoller blauer Schmetterling breitet er seine Flügelchen aus: er singt seine Schönheit heraus und hat es gern, dass jeder diese Pracht genießt. In diesem Sinne *strahlt* Seebarsch einfach, gibt er dem Leben seine Dankbarkeit, weil er so froh ist, dass er sein darf, wer er ist.

Es ist, als ob die wogenden Lebenslinien, die durch Seebarsch hindurchlaufen und von ihm ausgehen, in Vertrauen, wie tanzende Musik in den Ohren klingen. Ein fröhliches Akkordeon, das auf dynamische Weise seine Klänge aussendet.

Das spielerische Element ist im Seebarsch deutlich anwesend: wie ein Kind voller Fantasie erfindet er immer wieder neue Spiele. Dann spreizt er wieder die Beine, lässt sein Köpfchen nach unten hängen und schaut durch seine Beine nach hinten. Mit dem schelmischen Köpfchen eines kleinen, runden, kuscheligen Entenkükens. Seebarsch scheint randvoll mit Gefühl zu sein, Gefühlen von freudvollem spritzendem Klange, als ob dieser jeden Moment in positivem Sinne explodieren könne. Er weiß manchmal nicht wohin mit seinem Fröhlichkeitsgefühl. Eine spielerische, herausfordernde Haltung; er schmunzelt schon in sich hinein wegen dem, was er wie ein kleiner Bengel bald anstellen wird. Und wie ein tolles kleines Speedboat durchpflügt er mit männlich durchstoßender Energie die Wellen des Meeres. Er amüsiert sich sehr! Das Leben ist ein einziges brausendes Glück, voller Erwartung auf das neue Frohe, das noch kommen wird.

Der Mensch, der gerne Seebarsch isst, tut sich möglicherweise etwas schwer beim Loslassen des Alten, oder zumindest müsste er sich jetzt entscheiden: gehe ich nach links oder nach rechts, soll ich dies oder das nehmen, diese oder jene Entscheidung treffen, weiter vorwärtsgehen oder das Gleis wechseln, soll ich dies noch ein Weilchen festhalten, oder es loslassen (Symbolik von Hämorrhoiden[2])? Der Mensch tut gut daran, irgendwann einmal den Knoten durchzuhauen, fühlend eine Richtung zu wählen, vorwärtszugehen und mit dem kleinen Motorboot die Meereswogen weiter zu durchpflügen, Fahrt aufzunehmen, intuitiv und froh … genau wie Seebarsch.

Der Mensch, der Appetit auf Seebarsch hat, wagt es möglicherweise anfänglich nicht, seinen Energien freien Lauf zu lassen, er zögert, oder schämt sich, das zu tun, was er gerne tun würde. Dann wird er sich stark an seine innere Kraftquelle anschließen, sein Herz, um dann mit hoher Moral, in Unschuld, Glauben (an sich selbst) und Vertrauen fullspeed vorwärts zu gehen, sich nach außen hin zu zeigen, seinem Sein Ausdruck zu geben, seiner MASSE an GEFÜHLEN und Lebensfreude. Und die Fragen, die in ihm leben „Darf ich das …? Darf ich dies denn tun… ?“ werden in dieser Integrität seines Herzens gelöst, Hand in Hand mit der Glaubenskraft an sein eigenes Selbst. Es versteht sich von selbst, dass er dabei den Weg des Lebens wählt, und nicht den Weg der Begierden, das ‚absolut haben wollen’ usw. … In den Sphären von Seebarsch gleitet er schnell und behände vorwärts, voller Dankbarkeit für das, was hier und jetzt IST, sowohl in als auch außerhalb seiner selbst.

---

[2] Lies mehr über diese Symbolik in *Der Schlüssel zur Selbstbefreiung – Enzyklopädie der Psychosomatik.*

Und die Wellen brausen vor Glück, und das Lebensgefühl singt in seiner Kehle, seinen Adern, seinen Muskeln von Kopf bis Fuß. Ja, zusammen mit Seebarsch begibt er sich in diese ‚Gefühlssphären' … voll mit kräftigem Glück. Er geht mit sich selbst *mit,* mit der Wasserströmung in sich selbst. Nieren und Wasserwege erfahren dabei viel Gutes, Prostata, Lymphdrüsensystem ebenfalls. Zumindest wenn diese nicht von fest eingeklemmten Gedanken gehemmt wird, Sorgen, Grübeln, unnötige Zweifel am eigenen tiefsten Gefühl … dann geht alles gut, genau wie dies bei Seebarsch der Fall ist.

Und er fliegt auf, der Mensch, in Freude angetrieben vom kräftigen irdischen innerlichen Motor (Herz), wie der prachtvoll-blaue Schmetterling, jenes Freiheitsgefühl in diesem Transformationsprozess. Urinstinktive Kräfte, Sexualitätspotenz werden hier in Schöpfungsdynamik umgesetzt, in einem Werdungsprozess des ICHS ohnegleichen. Es lebe das Leben! Zusammen mit Seebarsch, jetzt auch der Mensch, der diese Nahrung zu sich nimmt. Urkräfte rollen vorwärts, Herzensglück, der Mensch gerade noch nicht in Euphorie, oder doch? Solange du nur den Kontakt mit der Erde, den Füßen auf dem Boden nicht verlierst, darfst du dich diesem Siriusglück[3] hingeben, dieser erhabenen Freude, fühlbar in Seele und Körper.

Dorade

Die Art von Dorade ist vornehm; sie hält nichts fest, was sie loslassen muss; unverzüglich lässt sie weitergehen oder abfließen, was nicht wirklich zu ihr gehört. Eher wird sie sich etwas entziehen, sich von etwas zurückziehen … als dass sie sich festkrallen würde. Die Macht von Dorade liegt manchmal in ihrer Abwesenheit. Sie ist nicht da, wenn sie nicht da sein soll. Sie lässt die anderen in Ruhe und bricht immer wieder auf: geschwind, vergnügt und fröhlich. Ehe man sich's versieht, ist sie schon weg ... Dennoch werden viele sich von ihr angezogen fühlen, weil das Magnetische in ihr durch das Hochfahren eines Pols bis zum Äußersten sehr stark ist. Doch sie lässt sich nicht ‚greifen': sie macht dem anderen nur deutlich, dass er auf der Suche ist nach etwas in sich selbst ...

Die negative Seite der Dorade-Art saugt an, will Macht und doch auch wieder nicht, will greifen und doch auch nicht, spielt mit dem Leben; lockt durch diese Natur die anderen aus ihrer Hütte, damit diese hinter ihr her schwimmen würden, wodurch Handeln entsteht, Dynamik ... Es ist das Bild des nicht-evolvierten

---

[3] Lies mehr hierzu in *Die Zwölf Tore des Prinzen Sirius,* oder Die Suche nach dem wahren Glück. Dieses Buch ist bei Erscheinen des vorliegenden Werkes noch nicht in deutscher Übersetzung erhältlich.

Mannes, der von dem sich schnell entfernenden Weiblein ‚angesaugt' wird. Wie Aschenputtel in ihrem Märchen schnell wegläuft, doch ein Schühchen zurücklassend, hiermit den Prinzen einladend, sie zu suchen. Das Spielchen: „ Fang mich, wenn du kannst!".

Die positive Seite der Dorade stimuliert den Menschen natürlich dazu, sich selbst mehr zu ‚greifen', mehr er selbst zu werden. Er wird ‚dem Leben' in sich selbst Gestalt geben und nichts außerhalb seiner selbst hinterherlaufen müssen. Wenn man etwas außerhalb seiner selbst ‚begehrt' und immer wieder nach etwas ‚außerhalb' seiner selbst greifen wird, kann man sich selbst niemals die Vollheit und das Glück schenken. Der Mensch ist dann nur bestürzt und enttäuscht, wenn er nicht bekommen kann, was oder wen er will; er wird zum Sklaven seiner Begierde.

Die Dorade sagt daher auch zu diesem Menschen: „Folge deiner Intuition, höre auf dein Gefühl, klammere dich niemals an etwas oder jemandem außerhalb deiner selbst fest und lasse fortwährend alles / jeden wieder los, was / den du auf deinem Pfad vorfindest. Fülle dich selbst mit Liebe und Zuwendung; kehre dich einmal tief inwärts und entdecke dort deine eigene Quelle. Gehe auf Tuchfühlung mit dir selbst, lasse das Leben durch dich hindurch strömen und öffne dich empfangend für all das Schöne."

Die Dorade will dich in Tuchfühlung mit deinen eigenen Kräften, mit deinen dynamischen Schöpferkräften bringen. Brich in dir selbst mit der ‚negativen' Seite der Dorade-Sphäre.

Zweifle nicht, gehe immer weiter auf deinem Pfad auf eine aktive, dynamisch-kräftige Weise, schließe dich nicht in dir selbst ein, komme mit diesen Lebenskräften in Bewegung! Bleibe nicht länger als nötig bei Dingen, bei Menschen stehen; klammere dich nirgendwo fest, sondern folge dem Weg, den du gemäß deines tiefsten inneren Gefühls gehen musst. Nichts klebt an dir und du hältst nichts und niemanden in deinem Griff: auf diese Weise wirst du auch nicht das Gefühl bekommen, in der ‚Macht' von etwas oder jemandem zu sein. Löse erst selbst deine Macht, deinen Griff und greife nur auf die Tiefen deines Selbst zurück.

‚Sauge' es an: tief aus dir selbst; sauge den oder die anderen nicht an. Suche alles in dir selbst.

Du bist genauso ‚ungreifbar' wie die Dorade, dynamisch, schnell und frei, wenn du selbst erst loslässt, wenn du wie ein Autonomes sich selbst versorgendes Wesen im Leben stehst. Du klebst nicht, du hältst nicht fest, du erwartest nicht von den anderen, du bist nicht auf Macht aus, du willst nicht festhalten und besitzen. Dieser Fisch stellt die Herausforderung dar, DU SELBST zu werden, um deine Kräfte auf eine kreative Weise einzusetzen.

Die Dorade steht symbolisch für Macht: die Macht, du selbst zu sein, oder die Macht, die du über andere ausübst. Du kannst wählen: das erste führt dich zu Freude, das letztere zu Angst, Verdruss, Leiden und Tod. Höre auf, dir selbst etwas weiszumachen und lass los ... sagt die Dorade. Mache dich tapfer auf den Weg ohne das geringste Zögern, löse dich vom anderen und suche deinen eigenen Weg.

Dorade steht symbolisch für das reine Weitergehen, dafür, dass man nichts, aber auch gar nichts festhält, dass man an nichts hängenbleibt, sich an nichts festhält; der Mensch, der eigentlich schneller weitergehen will, ohne sich von der eigenen Trägheit und den eigenen Begierden abbremsen zu lassen. Er will für andere ungreifbar sein, aber wird dann selbst der erste sein müssen, der loslässt, der nicht die geringste Macht anstrebt. Dorade sagt: „Enorme Mächte sind in dir; setze sie auf eine pure reine Weise ein. Speichere sie nicht in dir selbst, sondern entfalte sie in einer durchgehenden Dynamik: so wirst du selbst nicht frustriert werden oder irgendein Ventil suchen müssen. Degradiere diese Schöpferkräfte nicht zu einem ‚mit Lust nach anderen greifen': lass los! Schwimme weiter, immer nur weiter; entwickle deine Talente ... drehe dich selbst nicht zu ... Sei davon überzeugt, dass du den anderen nicht ‚brauchst', um du selbst zu sein, zu werden. Erst in dieser Los-Lösung, diesem Loslassen kannst du die Liebe zum anderen kennen, wirst du anfangen können, dich frei und wirklich glücklich zu fühlen!".

Forelle

Der Charakter Der Forelle selbst ist wie ein verschmitzt blickender kleiner Junge, wie ein kleiner Straßenjunge, der sich traut, etwas zu nehmen, zu stehlen, wenn es sein muss: um nicht zu verhungern. Er nimmt sich - auch wenn dies auf eine verborgene Weise geschehen muss -, was er wirklich braucht, um zu ‚leben', um seinen Lebensunterhalt zu bestreiten. Vielleicht geht er darin manchmal etwas zu weit, aber er meint es nicht böse. Er ist schon bald zu schnell für alle anderen. Er kann sehr schnell weglaufen, um seine Haut zu retten, um sich selbst zu schützen, um das Leben in ihm selbst zu behüten. Er betrachtet das Leben von der fröhlichen Seite; er wagt es, ohne Furcht etwas zu unternehmen. Er verlässt sich auf seine Schnelligkeit, seine Geschicklichkeit. Er ist Opportunist, profitiert von jedem Moment, in dem er auf die eine oder andere Art und Weise etwas mitnehmen kann. Er sorgt sehr gut für sich selbst! Er hat aufgeweckte, flinke Kinderaugen. Du würdest ihm alles vergeben, weil er nicht schlecht ist. Er hält nur das Leben in sich selbst instand, wenn auch manchmal unter sehr schwierigen Umständen. Er nimmt das Lebens-Recht in seine eigenen Hände, wenn die menschliche Gesellschaft in Bezug auf Gerechtigkeit versagt.

Die echte Forellensphäre sagt: „Scher dich weg. Ich muss hier meinen Plan durchziehen. Ich muss hier für mich selbst sorgen. Ich werde mir nicht zu viel daraus machen, was ein anderer zu meinem Verhalten und meinen Taten sagen wird. Ich weiß, was ich tun muss; ich habe damit keine bösen Absichten. Ich habe einfach keine andere Wahl, als dies oder jenes zu unternehmen. ‚Sie' sollen doch sagen, was sie wollen ..." Er bittet nicht um das Verständnis anderer. Er handelt einfach aus seinem Gefühl heraus, aus seinem Wissen heraus, aus seinem Herzen heraus, in Solidarität mit sich selbst.

Der Mensch, der große Lust auf den Forellengeschmack hat, macht sich häufig zu viele Sorgen: was sagen sie über mich? Darf ich dies denn tun? Er stört sich zu sehr an den anderen; er wird sich auf diese oder jene Weise verhalten, weil er sich selbst durch die Augen anderer betrachtet, weil er meint, berücksichtigen zu müssen, was ‚sie' ... Er hat die Lektion zu lernen, völlig aus sich selbst heraus zu leben, aus seinem Gefühl und seinem höchstpersönlichen Standpunkt heraus. Er braucht niemandem Rechenschaft abzulegen, außer seinem Herzen, seinem Gewissen. Er darf einfach so sein, wie er ist! Ganz gleich, ob es um sein Äußeres (die Normen, die die Gesellschaft, zu der er gehört, an das ‚äußere' Erscheinungsbild stellt) oder um Verhaltensnormen usw. geht ... Dieser Mensch wird lernen, ehrlich aus sich selbst heraus zu leben und sich überhaupt nicht daran zu stören, was ein anderer über ihn denkt oder von ihm erwartet.

Will der Forellenesser vornehm, freundlich, gewichtig, stolz, reich, aufgeblasen wirken? Oder wird er auf eine natürliche Weise er selbst sein? Im ersten Fall wird er steifer wirken, als er in Wirklichkeit ist, sein Körper kann buchstäblich verkalken, steif werden oder über wenig Flexibilität und Schnelligkeit verfügen; möglicherweise sammelt er Wasserschwellungen in seinem Körper an, oder er raucht eine dicke Zigarre, trägt einen speziellen Hut, um ein Image aufrechtzuerhalten ... Sein Herz klingt müde, weil er nach außen hin ein ‚Gesicht' aufrechterhalten will, statt auf eine liebevolle sanfte Weise auf sein Gemüt zu hören. Es kann sich um jenen Menschen handeln, der sich strammer, stärker, härter, reicher usw. ... erscheinen lässt, als er faktisch ist.

Die Forelle gibt als Botschaft mit: „Sorge gut für dich selbst, auch in schwierigen Umständen. Dein Leben kommt für dich an erster Stelle. Lasse dein Verhalten nicht von den Normen einer gesellschaftlichen Konstruktion bestimmen, von dem, was andere von dir denken könnten ... , sondern sei ehrlich, liebevoll und gut zu dir selbst. Dann wird es dir immer gut gehen."

Die Forelle warnt dich, nicht länger auf die ‚anderen' zu hören, sondern auf deinen tiefsten Seelenkern. Lege dein Ohr an dein Herz und lausche. Folge deiner Natur, deiner Natürlichen spontanen innerlichen Stimme. Wenn du das Leben optimistisch betrachtest, im vollsten Vertrauen, ohne Furcht, und du handelst, um etwas Gutes zu tun, um das Leben in dir selbst zu bewahren, dann wird das Leben selbst, wird Mutter Natur dir helfen ... Betrachte das Leben von deinem Herzen aus, durch deine Augen!

Jemand, der Appetit auf Forelle hat, schielt zu sehr nach den anderen, statt sich mehr in und auf sich selbst zu richten. Er fühlt sich in gewissem Sinne ein wenig auf der Hut; er betrachtet seine Umgebung, betrachtet die anderen auf eine etwas misstrauische Weise ... Als ob sie es sind, die es ihm nicht gestatten würden, dass er einfach er selbst ist, dass er zu sich nimmt, was seine Natur von ihm fordert, dass er isst, worum sein Körper ihn bittet usw. ... Er selbst ist es, der sich auf eine ruhigere, vertrauensvolle Weise im Leben versorgen darf, sich das ‚geben' darf, was er braucht. Er muss für sich selbst sorgen; er darf sich selbst nichts verweigern, sich selbst nicht anfeinden. Er würde gut daran tun, sich einmal nach innen zu kehren, wie ein Einsiedler: selbstversorgend, weise, glücklich, ruhig und unbekümmert über das, was andere sagen ... Er darf die anderen nicht um ein ‚Existenzrecht', um ein ‚Seinsrecht' bitten, „ob er wirklich sein darf, wie er seiner Veranlagung nach IST"? Er darf keine Angst haben, dass die *anderen* ihm etwas wegnehmen, ihn daran hindern würden, er selbst zu sein: nur er kann sich selbst so sein lassen, wie er ist; nur er selbst kann sich geben, was er braucht. Er wird dies daher auch auf eine warmherzige Weise vollbringen müssen, ohne Scham- und Schuld-Gefühle, ohne Furcht, dass er ‚nicht' für sich selbst sorgen ‚darf'. Als ob er ‚ein Dieb', ein Racker wäre, wenn er sich selbst geben würde, was er im Leben braucht. Und dies ist unabhängig von Begierden; es geht hier um die Luft, die er einatmet, um das Recht, er selbst zu sein, so wie er ist, um die Nahrung, die er für sein Gefühl braucht, um gehen und stehen zu können, wie er seinem Gefühl nach gemäß seiner natürlichen Veranlagung handeln muss. Er darf sich überhaupt weder schuldig fühlen, noch wie ein gehetztes wildes Tier, das vom ‚Jäger' anvisiert wird ...

Er folgt nun seinen Naturgesetzen und legt nur dem eigenen Herzen Rechenschaft ab, ganz bestimmt! Er fühlt sich nicht länger ‚verfolgt' oder ‚erwischt', wenn er sich selbst das gibt, was er braucht, wenn er seiner natürlichen Art entsprechend lebt. (Es ist offensichtlich, dass es hier nicht um das Ausleben der eigenen Lüste und Begierden geht.)

Das ist dann die Botschaft der Forelle. Er fühlt sich nicht länger schuldig dafür, dass er so ist, wie er IST, gemäß seiner Natur, und dass er sich gibt, was er braucht, um menschenwürdig zu leben. Er wagt es, sich selbst jetzt ein Existenzrecht und Liebe zu geben, Zuwendung, ‚Nahrung' (im wahrsten Sinne des Wortes) ... was ein anderer hierüber auch denken oder sagen würde!

Fühlt er sich zwischen den Menschen nicht ganz wohl? Macht er noch allerlei Verrenkungen, gibt er sich selbst noch zu sehr eine bestimmte Haltung? Dann weist dies darauf hin, dass er noch nicht ganz er selbst zu sein wagt, seiner Art nach, seinem Charakter nach. Wie und auf welche Weise er sich auch verhält: er wird sich immer in Harmonie zu ‚dem Leben', zu seiner natürlichen Veranlagung verhalten müssen, sonst wird das Leben ihn nicht unterstützen!

Er darf sich selbst niemals verraten. Er lebt jetzt ohne Komplimente aus seiner eigenen Veranlagung heraus und er ist stolz darauf, zu sein, wer er ist, nicht, wer er denkt ‚zeigen' zu müssen, dass er ist. Weil er sich selbst gut findet, weil er sich nicht schuldig fühlt, sich nicht für sich selbst schämt, wird er sich auch nicht ‚besser' oder ‚anders' erscheinen lassen ... Er lebt sehr natürlich und sorgt gut für sich selbst. Er gibt sich keine ‚Haltung' mehr: er ist einfach, wer er ist. Er lebt von innen heraus. Es *muss* ihm kein anderer zustimmen ... wenn er nur sich selbst versteht, in Liebe und Recht.

Gamba

Die Art von Gamba ist wie ein stabil gebautes Vogelhäuschen mit einem Holzdach darauf, welches das Häuschen gut gegen Unheil von außen behütet. Das Vögelchen versteckt sich tief in seinem Häuschen, sicher und warm. Niemand kann es stören. Mit dem breiten Dächlein über seinem Kopf weiß es sich geschützt.

Gamba symbolisiert die Kraft im Menschen, gut für sich selbst zu sorgen; er selbst garantiert seine Immunität!

Die Macht des Geistes äußert sich über einen großen Kopf, manchmal einen zu großen geistes-aufgeblasenen Kopf, wobei er da einfach an einem Seil baumelt, fast schon wie ein Zombie. Dies kann seinen Geist repräsentieren oder eine Geistesautorität, die er über sich stellt; aber Letzteres wäre dann doch die Folge von Ersterem.

Gamba hält sich still, passt schon gut auf, aber lässt alles an sich vorbeigehen. Wenig Aktion und Unternehmungsgeist oder Initiative, aber doch auf passive Weise anwesend. Die Art dieses Nahrungsmittels könnten wir als kritisch und abwartend bezeichnen; er blickt durch seine Wimpern hindurch und passt genau auf. Wenn ein Mensch zu viel in diesen Geistessphären wohnt, besteht die Möglichkeit, dass eine Zecke in seine Haut eindringt: das Sich-leer-saugen-lassen,[4] nicht wirklich auf eigenen Füßen auf der Erde stehend. Gamba könnte durchaus einnicken.

Gamba ist wie ein Wasserhahn, der trocken oder verrostet ist und sich mit aller Kraft der Welt nicht öffnen lässt. Kurz: trockenes Wasser, kein Wasser freigebend. Verrostet oder steif geworden. Es kann keine Feuchtigkeit austreten. Schwer im Freigeben von Gefühlen / Emotionen? Oder gerade sehr gut: nichts fließt aus ihrem Wesen weg. Da ist die Aufforderung, mehr auf der Erde zu lan-

[4] Lies mehr über den Zeckenbiss in *Das Signalbuch*. Dieses Buch ist bei Erscheinen des vorliegenden Werkes noch nicht in deutscher Übersetzung erhältlich.

den, sich innerhalb des eigenen irdischen ‚Seins' zu Hause zu fühlen. Die Gamba-Frequenz mag es, sich auf die optimistische Pampelmusensphäre zu richten. Die Sonne scheint immer irgendwie auf ihr Köpfchen oder auf das Dach ihres Häuschens.

Der Mensch, der großen Appetit auf den Geschmack von Gamba hat, sollte am besten kein Gras drüber wachsen lassen, zögert am besten keinen Moment damit, Schritte zu machen.

Der Mensch würde am liebsten Kaugummiballons blasen und sie platzen lassen, lichte Sphären, leicht und locker weg. Aber zu oberflächlich, keine tiefgehende frohe Freude. Dabei wird Gamba ihm jetzt helfen, beim Erreichen der echten Freudensphäre, Richtung Pampelmuse.

Der Mensch, der einen starken Appetit auf Gamba verspürt, lebt noch nicht wirklich bewusst, nimmt seinen Wanderstock oder Reinigungs-Fensterwischer, um dann anschließend auf ein wenig nonchalante und einfache Weise tätig zu sein. Als ob nichts in ihm sich vertieft, als ob er sich der Tatsache noch überhaupt nicht bewusst ist, dass das Leben vor allem IN, aber auch außerhalb seiner selbst so viel mehr zu bieten hat. Er lebt noch zu sehr an den Oberflächenschichten seiner selbst.

Wer den Geschmack von Gamba mag, zeigt damit, dass alte Attribute zurückgelassen werden dürfen, dass Rituale und Gewohnheiten, die zur Vergangenheit mit ihren alten getreuen Mustern gehören, einschließlich der symbolischen Kopfbedeckung, die eventuell dazugehörte, entfernt werden dürfen. Mit anderen Worten: auch Systeme und Schulen, Einrichtungen und Funktionen innerhalb eines Systems, Gruppen usw. … , dies alles dürfte er abwerfen. Dabei verschwinden auch viele Geistesgedanken, die man in den Gewohnheiten der Vergangenheit geschätzt oder angebetet hat. Zeit für eine neue vertiefte Art des Lebens, eine neue Geburt, ein Wiederfinden des wirklichen ICHS, unabhängig von irgendeinem Abgott oder System. Keine Dogmen mehr, seine ICH-Werdung und *wirklich* seine Authentizität durchdrücken, jede Zombieschaft und jedes Mitläufer-Muster ist jetzt verschwunden. Er selbst hält nun auf positive Weise Wache. Nichts kann mehr in seinen Kopf eindringen, was nicht wirklich zu seiner Art gehört. Ähnelt ein wenig der Botschaft des Hundes.[5] Die Autorität liegt nun vollständig bei ihm selbst, wie Gamba dies von ihm fordert. Er verbirgt sich nicht länger in Uniform und / oder unter einer Kopfbedeckung, die zu irgendeiner Einrichtung oder einem Orden … usw. gehört. Er IST JETZT ER SELBST GEWORDEN. Er fühlt sich in der Gamba-Sphäre zu Hause in sich selbst, weiß sich sicher und geschützt. Sein eigener irdisch-gerichteter Kopf bildet jetzt das Dach seines Seins. Er lässt jetzt am besten das Leben durch sich hindurchströmen. LEBEN! Bewusst … in Wachstum.

---

[5] Lies hierüber in *Wenn die Tiere sprechen könnten...* Dieses Buch ist bei Erscheinen des vorliegenden Werkes noch nicht in deutscher Übersetzung erhältlich.

Garnele

Die Garnelen-Sphäre selbst ist eine Sphäre der Kaltblütigkeit, eine Art nüchterne Berechnung und Überblick gekoppelt mit ‚Handlung'. Etwa: ich muss dies rational betrachten, nüchtern-denkend, denn sonst bekomme ich Probleme.

In dieser Sphäre bedarf es ruhiger Aufmerksamkeit für das, womit du dich beschäftigst. Nichts überhastet tun, sehr wachsam bleiben, die Augen offen halten. Lasse deiner Aufmerksamkeit nichts entgehen. Du brauchst nicht alles zu ‚sagen', aber nimm es mit deinen Sinnesorganen wahr. Die Garnelen-Sphäre achtet auf Details und arbeitet die Sachen präzise ab. Sie lässt weder halbe Arbeiten liegen, noch verwechselt sie das eine mit dem anderen. Sie handelt alles in der richtigen Reihenfolge ab. Mit der Garnele ist ein ruhiges und systematisches Abhandeln der Dinge gegeben, nichts wird überhastet, alles geschieht ohne Ruhelosigkeit oder Spannung. Alles in der richtigen Reihenfolge, alles zu seiner richtigen Zeit. Nichts ‚vor'-nehmen: wenn das eine fertig sein muss, dann runde dieses eine ab und springe nicht zu etwas anderem.

Die Garnelen-Sphäre setzt die notwendigen Prioritäten; Menschen, die bestimmten Dingen in ihrem Leben, die eigentlich keine Bedeutung haben, zu viel Aufmerksamkeit schenken, wodurch sie bestimmte Hauptsachen aus dem Auge verlieren würden, haben möglicherweise große Lust auf Garnelen, zumindest wenn sie tief in sich selbst dieser Situation eine Lösung geben wollen.

„Wirf erst das ab, was du abwerfen musst", sagt die Garnele, „arbeite erst ruhig das ab, was abgearbeitet werden muss, sonst geht dir das Nervensystem durch. Aber vor allem: verschwende deine Zeit nicht mit Nichtigkeiten, verschwende sie nicht damit, zu viel Wert auf bestimmte Rand-Aktivitäten in deinem Dasein zu legen."

Gehetztheit, Spannung sind keinesfalls gefragt! Lerne es einmal, bestimmte Dinge ‚liegen zu lassen' ... , wenn sie heute nicht unbedingt erledigt werden ‚müssen'. Menschen, die beispielsweise ihren Kopf verlieren, wenn bestimmte Details nicht in Ordnung sind, während sie keine Zeit haben, um sich ruhig die Hauptsache anzusehen. Menschen, die derart von ihren strukturellen, geschäftlichen Regelungen oder von bestimmten anderen Dingen in Beschlag genommen werden, dass sie die ‚Menschlichkeit' in ihrer Familie, oder beispielsweise ein gesundes, respektvolles Verhältnis zu ihrer Sekretärin aus dem Auge verlieren. Ihr Kopf ist auf Dinge fixiert, die doch nur eine ‚Nebensache' des Lebens selbst sind.

Die Garnele sagt: „Erst die Hauptsachen respektieren und danach den Rest ausbauen!“ Mit einem Gefühl für ein gesundes Gleichgewicht und das Setzen von Prioritäten wird die Garnele allem die Aufmerksamkeit und die Zeit geben, die nötig und gesund sind, und dabei alle Verhältnisse beachten.

Auch im geschäftlichen Bereich, in allem, was sie unternimmt, ist sie eine, die es genau nimmt, will sie / er erst alles tipptopp in Ordnung machen, so dass sie / er es mit ruhigem Herzen loslassen kann. Die Garnelensphäre stimuliert also die präzise Gerichtetheit auf etwas sowie die Abrundung, die Vollendung, so dass man es danach mit einem ruhigen Gefühl abliefern, zurück- oder loslassen kann.

Der Mensch, der sich nach der Garnelen-Sphäre sehnt, ist meist ein wenig aufgeregt in seinem Kopf; er will nun Ordnung schaffen und alles ruhig und systematisch anpacken und abrunden können, ohne die Hauptsachen zu ignorieren, ohne auch nur irgendetwas zu ignorieren oder zu ‚vergessen‘ ... Er will alles berücksichtigen; nichts Wichtiges darf ihm noch entgehen. Er hat beim Organisieren seines Lebens ein Bedürfnis nach Rangordnung und diese Ordnung gibt ihm Ruhe. Möglicherweise hat er ein zu nervös arbeitendes Gehirn, mit einem Wirrwarr an Gedanken, die jetzt genau klassifiziert werden dürfen. Er wird jetzt etliche Spitzfindigkeiten aus seiner Hosentasche zaubern! Er wird nun mit einem scharfen Geist die richtigen Lösungen finden: das Garnelchen ist intelligent, scharfsinnig, spitzfindig, manchmal durchaus genial und diese Merkmale meint dieser Mensch gut gebrauchen zu können; die entsprechende Veranlagung ist daher auch gegeben, doch die Merkmale müssen sich noch entwickeln.

Der Appetit auf Garnelen weist darauf hin, dass der Mensch sein Nervensystem auf eine optimale Weise auf das Organisieren seines Lebens, auf ein effizientes Politik-Machen zu richten wünscht. Der Mensch hat ein Interesse daran - auch wenn er sich dessen möglicherweise nicht einmal bewusst ist -, seine gesamte Gehirnkapazität auf eine möglichst wirksame, klare, intelligente und gescheit-luminöse Weise einsetzen zu können. Es ist die Art von Garnelchen selbst: er (oder sie) lässt keine Energie, keine Zeit in dummen Dingen verloren gehen, in einem chaotischen oder wirren Von-hier-nach-da-Gelaufe. Er will so wenig wie möglich von seinen Kräften verschwenden; er will nichts ‚verloren gehen‘ lassen: alles muss seinen Nutzen, seinen Platz haben. Er möchte ‚sehen‘ können, was heilsam und gut für ihn ist und was nicht. Tief in ihm hat er das Bedürfnis, das Unbrauchbare, das Schlechte unverzüglich sehen zu können, wegwerfen zu können, ohne noch mehr Zeit damit zu verschwenden! (Und hier geht es beispielsweise auch um seine eigenen Gefühle oder Verhaltensmuster.) Er möchte einen klaren Blick auf alles bekommen. Er sehnt sich danach, in seinem Leben keine dummen, nutzlosen Dinge zu tun.

Der Mensch, der verrückt danach ist, Garnelen zu essen, verdient es, sich selbst etwas mehr Sauerstoff zuzuführen, alles ruhig aus den höchsten Orden seines Verstandes überdenken zu können. Er sollte versuchen, die Dinge ruhig und mit Leichtigkeit so effizient und weise wie möglich zu überblicken: damit er ein einfaches, ausgeglichenes Leben führen könnte. Nichts kann ihn dann noch

überwältigen oder übersteigen: er hat es im Blick. Er räumt in seinem Leben immer das auf (sogar in den kleinsten Ecken), was ihn nicht unnötigerweise noch länger zu belasten braucht! Er untersucht beispielsweise seine Traumas; sieht sich diese mit Verstand, Verständnis an, um sie dann endgültig aufzulösen.
Ist der Kopf ein Durcheinander oder wird das Gehirn zu stark überlastet? Der Garnelen-Charakter schafft mit seiner Putz- und Sortier-Bürste Ordnung, so dass alles klar und luzid wird.

Menschen, die alles gut machen wollen, die das Pünktchen auf das i setzen wollen, die aber aus irgendeinem Grund in ihrem zentralen Nervensystem überlastet werden, werden von der Garnele dazu ermahnt, sich erst die Hauptsachen anzusehen und dann die Details einzuordnen. Denjenigen, die den Wald vor lauter Bäumen nicht mehr sehen, zeigt sie zuerst das Wichtigste. Sie hat den Überblick und schafft Synthese. Sie schaltet längst nicht alles gleich, doch sie fühlt und weiß dank ihrer empfindlichen Antennen, wo alles hingehört. Auf diese Weise verliert der Mensch sich nicht in den Details, um dann die Hauptsache aus dem Auge zu verlieren. Schaue immer von oben aus, sagt die Garnele. Siebe, selektiere, lass los, räume auf und betone, akzentuiere, wo dies sein muss.

Riesengarnelen

Süßwasserriesengarnelen (ohne Kopf, mit Schale)

Wie ein feingeschliffenes Kristallglas, dort wo zwei Linien in *einem* Punkt zusammenfließen, um tiefer abwärts zur Basis zu gehen. Ein ‚Fertig'-Sein in Zartbesaitetheit von Kopf bis Zeh. Ein Streben nach perfekter Ausführung und Endbearbeitung; nicht eher zufrieden sein. Die Latte eher hoch legen, wenn es um die Kunst des ‚Seins' geht, die Kunst des Daseins, des Lebens. Eine Art Feinfühligkeit, Zartbesaitetheit, und diese ausdrücken zu wollen in einer Form, einer Konstruktion, einer Struktur, einem Produkt, einer Kreation, aber zuerst und vor allem: Riesengarnelen schlagen vor, ‚das Ohr an der Reinheit des eigenen ICHS lauschen zu lassen'. Dann sollte alles ‚ordnungsgemäß' und nach gesundem Gesetz verlaufen. Als Mutter Oberin kennen sie ihre Aufgaben und Pflichten, ermahnen sie andere dazu, dasselbe zu tun.

Riesengarnelen wünschen sich und streben nach einer Sphäre idealer Umstände, einer Sphäre der Reinheit, der Empfänglichkeit für dasjenige, was zur Reinigung, zum Erhöhen oder Veredeln, zum Verbessern ihrer selbst, ihres Gehörs, ihrer Produktion beitragen kann. „Worin kann ich mich noch verbessern, perfektionieren, veredeln und wie kann ich meine Produktionen NOCH besser oder reiner, auf perfektere Weise fertigstellen?“

Riesengarnelen sind wie der hohe glatte Ton eines geschliffenen und noch feuchten Glasrandes und geben die Vibration von etwas wieder, das sehr weit und fern widerhallen kann, wenn es nur auf diese reine Weise gemacht und fertiggestellt wird. Manchmal würden wir sagen: es scheint uns *zu* genau untersucht, oder *zu* geometrisch-perfekt, oder *zu* sehr auf die ‚ultimative' Endform ausgerichtet zu sein, aber wir verstehen diesen Aspekt der Riesengarnelen. Und der Mensch hat hieraus etwas zu lernen, und derjenige, den es nach Riesengarnelen verlangt, der sehnt sich auch nach diesen Sphären, aber er wird dabei doch gut daran tun, nicht zu übertreiben: er gehört schließlich nicht zu den Riesengarnelen, sondern ist ein Mensch aus Natur und Spontaneität und Sanftheit … (darauf werden die Riesengarnelen ihn nicht hinweisen!)

Riesengarnelen sind ein wenig anspruchsvoll, streben nach dem Äußersten, dem Besten, aber mit der Absicht, der Norm oder der Regel zu entsprechen, die von einer höheren geistlichen Autorität aufgestellt wurde, die als ‚heilig' über alles gestellt wird. Das *echte* Weibliche, oder das rein spontane Gefühlvolle wird dabei stark gestutzt, ihm werden Zügel angelegt. Wo ist das Kind geblieben? Es wird mit Strenge geschaut, ob alles auch genau so verläuft, wie es sein *muss,* wie es sich ‚gehört'.

Riesengarnelen kapseln sich schon ein wenig streng ab, dabei ein bisschen dominant gegenüber sich selbst auftretend. Ihre Normen halten sie hoch; sie achten darauf, dass alles innerhalb genau bestimmter Strukturlinien verläuft und dass es keinen Millimeter weit außer Rand und Band gerät. Emotionen sehen wir nicht strömen, aber Verantwortlichkeitssinn und ein ‚Streben nach' höher, weiter, reiner … (nach demjenigen, das in ihren Augen reiner, klarer ist).

Höher, höher, weiter und immer höher ist das Ziel ihres Strebens; wie ein ‚Steinbock', der nicht genug bekommen kann, bauen sie ihren Felsturm immer weiter auf. Auf der Suche nach dem Ideal, wie ein ‚Wassermann', in dem Wissen, dass die Suche niemals endet, dass das Weitergehen immer sein darf. Nur würden wir zu den Riesengarnelen selbst sagen: „Es braucht jetzt auch wieder nicht so perfekt, so idealistisch und so genau umrissen zu sein. Halte mal kurz ein und komme in Weichheit in deine Natur." Aber es ist nun einmal ihre Art … sie würden alles dafür tun und hören nicht auf mit dem Säubern und Schleifen, hören nicht auf weiterzugehen, immer weiter, ohne Ende …[6]

Der Mensch, der ein Verlangen nach Riesengarnelen empfindet, mag es durchaus, mehr Reinheit von Form und Struktur in sein Leben zu bringen, alles zu säubern, zu sortieren, vom flachen ins tiefe Wasser zu gehen. Immer weiter und höher zu gehen, weg aus den Sümpfen, aus düsteren Lebensschichten, in de-

---

[6] Lies eventuell die charakteristische Symbolik des Sterns Sadalmelik in *Auf Erden wie am Himmel – Psychologische Symbolsprache der Sterne* und über die Symbolik von ‚Wassermann' in *Befreiende Astrologie - die tiefere Symbolik der Sonne in den Tierkreiszeichen (aus der Bücherserie zum Thema "Astrologie und Tiefenpsychologie").* Diese Bücher sind bei Erscheinen des vorliegenden Werkes noch nicht in deutscher Übersetzung erhältlich.

nen die Moral des Lebens keine oder eine zu geringe Rolle spielen darf. Aufwärts zu dem klaren, ehrlichen, reinen, aktiv-kräftig-strömenden Wasser! Ein angestrebtes Ziel: dass alles ‚in Ordnung' käme, so klar und leuchtend wie Kristallglas. Vielleicht sieht der Mensch alles etwas schwerer oder dunkler als es in Wirklichkeit ist, wodurch er entmutigt oder zögernd stehenbleiben könnte, wodurch eine Verzögerung auftreten könnte, aber Riesengarnelen heben ihn auf ihr klarstes, hellstes Niveau. Dort wo Mut und Weiter-Machen gelten, dort, wo man die Schultern sicherlich nicht hängen lässt. Denn die Tatsache, dass es ihn nach Riesengarnelen verlangt, bedeutet, dass er dieses höhere Potenzial, diesen Drang zur Säuberung und zur harmonischen Abrundung, in sich trägt

Beim Verlangen der Bestrebung nach einem Ideal müssen wir kurz an Weißwein denken, aber Riesengarnelen selbst sind strenger und energischer, konkreter anpackend und den Worten Taten folgen lassend, immer weiter verbessernd und schleifend an der feinen Strukturform, an der Klarheit der Dinge. Ehrgeizig im Handeln, wenn sie etwas in den Händen haben, um es abzurunden. Und ja, der Mensch, den es nach Riesengarnelen verlangt, trägt dies in sich: er will jetzt ein bisschen mehr genau wie die Riesengarnelen sein.

Eigentlich will er höher und näher an seinen eigenen Kern herankommen, an das Purste, das Reinste seiner selbst. Er hat das Bedürfnis zu wachsen, weiterzugehen, an der Schönheit seines Wesens zu schleifen, einzusehen, dass er weiter kann, dass er in der Tat nicht in dem (unbeendeten) Stadium hängenzubleiben braucht, in dem er sich derzeit befindet. Der Riesengarnelen-Esser bittet um: Erhöhung, Auftauchen, er will Berge besteigen, will immer mehr und weiter zu dem Idealen hin, zu dem Höher-Gelegenen, das er jetzt noch nicht, morgen aber vielleicht *sehr wohl* erreichen kann.

Möglicherweise lässt der Mensch sich manchmal ein wenig im Niedrigeren (im niedrigeren Denken oder Fühlen) hängen: Wut, Begierden usw. …) und sieht die Dinge dann ein wenig dunkel, so auf dem Boden; aber dann spornen die Riesengarnelen ihn an: „Auf geht´s! Deine Höhen, deine Normen, deine Regeln, deine Gesetze, deine angestrebten Ziele. Auf zum Hohen reineren Idealen. Gehe nur weiter. Arbeiten, Berge besteigen! Nicht aufhören. Den Mut nicht aufgeben. Geh nur immer weiter. Du schaffst es schon. Das Kristallglas wird immer reiner geschliffen werden." In diesem Moment kann er, genau wie die Riesengarnelen, von sich selbst fordern, dabei durchzuhalten, perfektionistische Normen anstrebend, die wirklich zu hart für ihn sind, oder er zieht sich einfach etwas an der Meinung der Riesengarnelen ‚hoch' und geht weiter, höher zu seinem Ziel, zu den von ihm gesetzten Idealen, und legt sich tüchtig ins Zeug, ohne Übertreibung.

Keines der beiden Extreme ist gut: niedrig auf dem Boden seines Wesens hängenbleiben, nichts tun und dunkel wütend blicken oder denken einerseits, oder andererseits in streng forderndem Idealismus bauen, höher strebend und dabei Saturnalisch-geistig-streng die höchste Reinheit, das klarste Ergebnis … ohne Ende … begehrend: das geht auch zu weit. Also: der goldene Mittelweg ist hier gefragt. Strenge Reinheit übend und dabei zu dir selbst zu hart und treibend zu sein, wie Riesengarnelen es manchmal tun: so braucht es auch nicht zu sein!

Diese feinbesaitete Klarheit und dieser genaue Sinn für Verantwortung, die Sorgfalt in der Korrektur und dem Perfektionieren der Riesengarnelen-Sphäre sind jedoch herrlich; sich das Allerschönste und Edle wünschen und daran mit dem Herzen eines Menschen arbeiten, *das* ist gut. Den Blick fürs Detail einsetzen, den Blick für das Reine und für ehrliche Schönheit im Leben, und die Feinfühligkeiten und das Durchhaltevermögen im eigenen Charakter, ein Sinn für ein Abrunden mit gesunder Begeisterung, das ist schön! Nicht aufzugeben, bevor man etwas Reines abgerundet hat, ohne sich selbst dabei wehzutun.

Die edle Bestrebung in Gestaltung des eigenen ICHS sowie der Produkte, die man herstellt oder der Arbeiten, die man ausführt, ist gut, solange es innerhalb bestimmter menschenschonender Grenzen bleibt. Eine heilsame Veredlung, Perfektionierung, Säuberung, Erhöhung und / oder Abrundung bestimmter Dinge innerhalb des eigenen Wesens, oder bestimmter Kreationen außerhalb deiner selbst: *das* ist es, was du von Riesengarnelen u.a. lernen kannst und was potenziell in dir anwesend ist. Dich nicht vom niedrigerem Denken, von dunklen Emotionen oder irgendetwas anderem ablenken zu lassen; nicht in Zweifeln, Widerstand oder untergetauchten Schichten des Lebens hängenzubleiben.

Süßwasserriesengarnelen sind komplexer Art und stehen andererseits symbolisch für lieblich, weich, wie ein Ferkelchen, das dich mit seinen niedlichen Segelöhrchen von der Seite her anschaut; wie eine herzförmige Praline aus weißer Schokolade. Wie ein Eulenküken, das sein Köpfchen wegdreht, ein wenig verlegen, so scheint es; sanft anwesend in seinem Federkleid.

Riesengarnelen fordern dich auf: denke an dein Herz, es geht dir gut, solange du deinem Herzen einen freien Durchlass gibst, dass du durch deine Adern und Schlagadern rein und ungehemmt das Blut strömen lässt. Ein prächtiges sauerstoffreiches und klares Bild des Herzens und seiner unmittelbaren Umgebung im Körper.

Riesengarnelen verstehen es, das Leben zu genießen; auf herzige Weise beißen sie in eine Karamell-Schokoladewaffel und ihre Geschmackspapillen singen ihr Lied, während der Speichel sich durch ihren Mund bewegt.

Der Mensch, der ein Verlangen nach diesem Nahrungsmittel empfindet, schnürt sich selbst zu hart zu, möglicherweise ist auch das Band zu einem anderen zu straff gebunden, auf fast erstickende Weise. Er steckt sich selbst gelegentlich wie in Gips, eine Kalkschicht, seinen Fuß in schwerem Putz, wodurch es schwieriger wird, vorwärts-zugehen. Ein weniger bewegliches Lebensmuster durch einen zu schweren Druck. Das Leben darf lichter und fröhlicher werden, sagen die Riesengarnelen zu ihm. Er, der Mensch, hat Appetit auf dieses Nahrungsmittel, weil er so stark danach verlangt, sich der Kette zu entledigen, die er um seinen Körper herum gespannt fühlt.

Als ob ein zu dunkler Hut um seinen Kopf einen Druck auf sein Leben ausübt (leben nach zu dunklen Gedanken oder Überzeugungen; zu angespannt denkend und suchend). Seine Augen fast geschlossen und saure Tränen laufen heraus. Als ob er das Leben mit einem sauren Geschmack erlebt. Aber er will gerne diesen unbestimmten Verdruss, den zu schweren Druck und die Spannung abwerfen, denn der Urgrund dieses Menschen ist ‚froh'. Riesengarnelen werden ihm dabei helfen, aber unterdessen wird dieser Mensch selbst Schritte machen müssen.

Riesengarnelen wollen den Menschen froh sehen, würden manchmal den Clown spielen, um ihn zum Lachen zu bringen; sie machen einen verrückten Sprung und beobachten die Reaktion des Menschen darauf; die Menschen, denen sie sich selbst zu essen geben, dauern sie.

Wer großen Appetit auf Riesengarnelen hat, versteht sogar nicht einmal, *was* mit ihm los ist, ein unbestimmter Verdruss, unterdrückte Freude. Leben! Er sucht und bittet das Leben um eine Lösung … Riesengarnelen bieten ihm die erste Hilfe. Und der Mensch selbst? Er wird gut daran tun, an die Tatsache zu glauben, dass das Glück auch für ihn bestimmt ist, dass es kommen wird. Er öffnet seine Gurte, gibt sich selbst die Freiheit, *wirklich* zu leben, zu genießen, sich selbst in aller Vollheit und Freude erleben zu dürfen. Ein Leben, das niemals zu enden braucht …

Riesengarnelen geben ihm schon einmal die Botschaft mit: LEBEN an sich bedeutet ‚Glück', Gefühlserfahrung, zweifle nicht daran, sondern öffne dich dafür, lasse die Sonne in dein Herz strahlen und genieße …

Glattbutt

Der Glattbutt ist ein selbstzufriedener Fisch, der sich nicht allzu viel aus all dem macht, was um ihn herum geschieht. Er lässt es alles einfach geschehen, regt sich über nichts auf. Er wirkt manchmal fast schon apathisch, aber ist es gerade noch nicht. Eher introvertiert, seine Gefühle größtenteils für sich selbst behaltend. Er zuckt mit den Schultern, nimmt sich die Dinge nicht zu sehr zu Herzen, regt sich nie über etwas auf. Er setzt ungestört, auf eine sehr ruhige, gelassene Weise, seinen eigenen Weg fort. Er kennt seine Aufgabe ist und ärgert sich niemals über die Arbeit, die er verrichtet. Er nimmt alles nicht so ernst und denkt sich das seine dabei. Er lässt die anderen in Ruhe, mischt sich in nichts ein. Jedem seinen eigenen Weg, meint er. Nichts erschreckt ihn mehr ... Er kennt seinen Wert; er weiß, wo die Essenz des Lebens liegt und bleibt nicht beim oberflächlichen Schein stehen.

Der Mensch, der einen starken Appetit auf diesen Fisch empfindet, hat das Bedürfnis, ein wenig von dieser Glattbutt-Sphäre einzuatmen. Er stört und ärgert sich möglicherweise zu sehr an dem, was sich vor seinen Augen in der Außenwelt abspielt. Oder er kritisiert, er tratscht ... möglicherweise mit Missgunst oder Neid. Er richtet sich zu sehr auf das Äußerliche, auf den Schein, vielleicht mit Widerwillen, vielleicht mit verborgenen Sehnsüchten, aber tief in ihm erklingt ein Stimmchen, das ihn zu einer totalen Relativierung auffordert, sogar zu einem Ignorieren der weltlichen oberflächlichen Showbühne: er solle sich nicht länger ärgern, sich nicht länger an dem stören, was sich in den Oberflächen-Schichten der Menschheit abspielt.

„Gehe ruhig auf deinem Weg weiter und lasse dieses ganze Getue einfach los! Lasse es alles von deinen Schultern gleiten, tue einfach so, als ob es nicht existiert. Sie, die anderen, müssen es schließlich selbst wissen, wenn sie sich in der Toten- und Schein-Welt ertrinken lassen wollen, aber du brauchst dies deswegen nicht auch zu tun. Darum gilt: setze deinen Weg in aller Ruhe fort, rege dich nicht über solche Nichtigkeiten auf. Lasse jeden seinen Weg gehen, wie immer dieser auch verläuft, und wisse, dass du selbst ‚weiser' bist als jene, die in der Welt der Begierden, des Scheins und des Glanzes herumirren ... Brich IN dir selbst mit allem, was noch danach riechen würde ... ; sei dankbar für dein Sein und schwimm in stillem Glück weiter."

„Hören, sehen und schweigen" ... , sprach der weise Glattbutt. Er gab keinen Kommentar ab, dachte sich zwar seinen Teil, setzte jedoch unerschüttert seinen Weg fort.

Nichts kann den Menschen - der etwas von dieser Glattbutt-Art eingeatmet hat - mehr emotional aufregen oder aus dem Gleichgewicht bringen. Er verfolgt seinen natürlichen Weg und lässt das Teuflische links liegen. Er regt sich nie mehr über Nichtigkeiten auf, über die Ungerechtigkeiten der Welt, sondern geht selbst ‚geradeaus'. Er ärgert sich nicht länger über das Herausfordernde bestimmter Menschen, die gesehen und wahrgenommen werden wollen, weil er weiß, dass es hier um unechte Werte aus einer vergänglichen Welt geht. Er selbst schenkt dem nicht mehr die geringste Aufmerksamkeit. Er ist weise geworden und weiß jetzt, dass jeder seine Welt nach seinen eigenen Absichten und Überzeugungen erschafft. Er baut an einem klaren, gleichmäßigen, ausgeglichenen Leben, das *sehr* lange dauern wird ... Er kennt keine Höhen, er kennt keine Tiefen mehr. Er ist und bleibt immer ruhig er selbst. Er lässt sich von der Autorität in ihm selbst leiten. Kein Ding, kein Tier und kein Mensch kann seine Gefühle berühren. Er lässt sich vom ‚Falschen' nicht ablenken, verführen, bezaubern. Er geht an all dem völlig ruhig vorbei, weil er weiß, dass das wahre Leben viel tiefer liegt. Sein Herz schlägt ruhig; sein Wesen steht niemals unter Stress. Sein Nervensystem ist die Ruhe selbst.

Haifischsteak

Den Charakter von Hai kann man einerseits als straff und clean bezeichnen, ein wenig wie ein modischer trendy Mann, er will gerne schön und stark gefunden werden, geradlinig, stark, hygienisch, die Haare modisch kurz geschnitten. Er will frisch und kräftig aussehen, sowohl für sich selbst als auch für die anderen. Äußerlich fällt er auf, sein Inhalt scheint ‚unbewusst' zu sein; er handelt überhaupt nicht bewusst. Aber deswegen kann man keineswegs behaupten, er habe einen schlechten Charakter: er ist, wie er ist, lebt instinktiv und weiß es nicht besser.

Eine Art Sportler mit glatten Muskeln, der sich mannhaft zu beherrschen versteht, und der niemals *zu* weit geht, niemals außer Rand und Band gerät. Er verhält sich, wie es sich gehört inmitten der Menschenmasse, der Gesellschaft, und hat wie selbstverständlich viele Bewunderer.

Und du wirst kein Fusselchen oder Stäubchen auf seinem Pullover finden, seine Hände sind sauber gewaschen. Mit anderen Worten: dies ist vielleicht nicht das, was Das Leben selbst als das Wichtigste betrachtet (bei einem Menschen), aber Haifischsteak steht dafür. Glatt gestrichen, höflich und zuvorkommend, aber nicht außerhalb seines ‚ICHS' tretend. Er ist, wer er ist. Du bekommst wahrscheinlich keinen echten Herzenskontakt mit ihm, aber Hai wird seine Pflichten erfüllen und seinen Verpflichtungen, auch gegenüber seinen Artgenossen, nachkommen. Er hat eindeutig einen Sinn für Verantwortung.

Steinbock-Struktur in ein tiefes Ozeanblau gekleidet und doch nicht schwermütig. Eher geht er leichter über die Dinge hinweg; relativierend und die Dinge akzeptierend, wie sie kommen. Zugleich bietet er Hilfe an, wo er kann, mit seinen starken Muskeln, seinen langen Armen und Beinen, vor allem für Menschen, die sich nicht so leicht bewegen wie er. Er schaltet sich wie von selbst in das gesellschaftliche System ein, als ob er eine Art nonchalant unbewusst lebender ‚Robotermensch' wäre, der im Rahmen seiner Hilfe seine Dienste anbietet. Nun, auch diese Elemente werden benötigt, oder nicht?

Hai kennt die Kniffe des Fachs und du wirst an ihm nicht viel zu kritisieren finden, nur: ja, wer ist er eigentlich in seinem Kern? Aber das interessiert ihn nicht. Er ist ‚brav' derjenige, der er ist (erkennt nicht einmal, was böse ist), dienstfertig, hilfsbereit und hilft dort aus, wo es sein muss, um die Natur in Harmonie zu halten … Und falls er etwas für das Leben ‚Falsches' tun würde, dann ist er sich dessen nicht bewusst.

Der oberflächliche Typ, der wie ein blonder junger Mann gegen eine Säule gelehnt steht, um sich herum blickt … und ob es etwas gäbe, was er tun könne? Um seine Leere zu füllen? Darum hilft er hier und dort aus. Nicht aus ‚bewusster Liebe.'

Der Mensch, der ein Verlangen nach Hai empfindet, hat möglicherweise das dringende Bedürfnis nach Besinnung, nach einem dichten, stresslosen Bei-sich-selbst-Sein, genau wie Hai auch nicht viel sagt, sondern ‚tut', was er tun muss, wenn dies auch beim Hai instinktiv unbewusst abläuft.

Der Mensch, der Lust auf Hai hat, sagt wenig oder nichts - langweilt er sich? Erfährt er eine Leere? Macht vielleicht eine schwere Zeit durch, oder hat diese gerade hinter sich und sehnt sich danach, ‚einfach er selbst sein zu dürfen', ohne Hektik, ohne komplexe Sorgen, über die er nachdenken müsste. „Nein", sagt der Hai, „dein Kopf darf nun sorgenfrei zur Ruhe kommen. Das Leben kann ganz einfach sein und glatt verlaufen, ohne tiefgehende Gedanken und Probleme. Mache dir keinen Kopf und sieh die Dinge einfacher, leichter."

Wer Appetit auf Hai hat, kann mitunter nur schwer glauben, dass das Leben auch sehr einfach, stark, ohne viel zu denken, mit dem Strom, … sein kann und zweifelt dann sehr an sich selbst, an der Frage, ob jemals alles ‚gut' werden wird. Er hat seinen Kopf zuvor schon zu schwer belastet und darf jetzt die Dinge loslassen, sehr rein, und sie ein wenig dem Leben überlassen. Ja, entspannt loslassen, die zu schweren Sachen … unter der Voraussetzung, dass er zu BEWUSSTWERDUNG bereit ist, und in diesem Sinne Bewusst Gutes für die Menschen, für sich selbst tun kann. In seine liebevolle Vollheit kommen.

Es wird dann einfacher, als ob er in totaler Hingabe an das Leben den Weg zu dem Glauben gefunden hat, dass alles lichter, einfacher, sorgloser, besser wird … und nichts, über das man schwer nachdenken müsste. Zu einem bewussten Fühlen und Wissen kommen. Sein ‚harter Dickschädel' wird jetzt weich. Eventuelle Kopfschmerzen verschwinden nun. Der Schädel weist keine Risse mehr auf.

Ruhig jetzt, und ein geschmeidiges Bewegen durch das Leben, sein Gehirn fast im Alpha-Zustand und seine Dienste anderen Menschen anbietend, die nicht so stark oder gesund sind wie er selbst.

Kräftig geschmeidig, intuitiv vorwärtsgehend; es gibt keine Sorgen. Er glaubt an sein Vermögen, auf einfache Weise mit dem Strom mitgehen zu können. Seine starken Muskeln arbeiten sanft mit. Das Leben ist nicht mehr hart; er geht weiter vorwärts und stellt seine Kräfte und seine Geschmeidigkeit in den Dienst anderer Menschen oder Tiere. Eine ‚Hingabe' und ein sich darin glücklich Fühlen: der Mensch.

Wichtig für den Menschen ist durchaus: viele schöne Dinge zeigt der Hai in seinem Tun und Lassen, aber du als Mensch bekommst hier zugleich doch die Warnung: „Auch wenn du gut und stark und loslassend und dienstbar bist …, lebe nicht auf dem Unbewussten-Instinktiven Niveau, wie der Hai dies *sehr wohl* tut. Setze deine Kräfte in Seele und Körper auf bewusste Weise ein, auf großmenschlichem Herzensniveau! In Vertrauen." Wenn du dich verwandt fühlst mit dem Haifleisch, das dir gut schmeckt, dann tätest du gut daran einzusehen, dass du wirklich MENSCH werden darfst, bewusst-stark, und dann wirst du den Unterschied zwischen Gut und Böse noch besser sehen, zwischen Oberflächlichkeit und tieferem Inhalt … Keine Puppe, sondern ein meisterlicher Mensch: du selbst lenkst dein Leben und wartest nicht ab, sondern kreierst und schenkst anderen auf sehr bewusste Weise Liebe, Beistand, Hilfe. Du fühlst deine Vollheit, bist keine inhaltliche Leere. Wenn du etwas tust, weißt du sehr genau, was für das Leben möglich und gut ist und was nicht; Spreu vom Weizen bewusst getrennt.

Hecht

Es liegt in der Natur des Hechts, sich selbst zu ‚zerreißen', sich in mehrere Teile zu brechen (genau wie das Knäckebrot dies kann). Frau Hecht zeigt sich wie der Straßenplan einer Stadt; die Linien deutlich sichtbar, in alle möglichen Richtungen nach außen laufend. Ein launisch struktureller Charakter, aber doch: eine Struktur, deren Linien ‚ohne Grund plötzlich' aufgetreten sind, wie bei einem Uranischen Glasbruch.[7] Greifbar und originell, mit zugrundeliegenden, intrinsischen Bedeutungen oder Absichten, die man kaum herausfinden kann.

Sie steht symbolisch für eine Art Extravaganz: beispielsweise mit einem hohen schwarzen Hut auf dem Kopf, und zugleich ein weißliches Brillengestell zum Kopf hin schiebend, unterdessen etwas in ihrer / seiner Hand betrachtend. Kann nicht rein männlich oder weiblich genannt werden. Doch sind beide im Hecht enthalten. Er ist der Künstler, der es wagt, alles durcheinander zu werfen und den man nur schwer in eine Kategorie einordnen kann. Ein Cineast, ein mo-

---

[7] Lies über die Symbolik von ‚brechendem Glas' im *Signalbuch.* Dieses Buch ist bei Erscheinen des vorliegenden Werkes noch nicht in deutscher Übersetzung erhältlich.

dernistischer Dichter: wie der Mensch, dem es gleichgültig ist, wie er aussieht, und der doch eine ganz bestimmte Haltung einnimmt. Er will sich nachdrücklich in ein Seinsbild legen: dies ist er / sie, diese Persönlichkeitsstruktur. Dies ist auch im Menschen vorhanden, der ein Verlangen nach Hecht als Nahrungsmittel empfindet.

Und springt er mit plötzlicher Eingebung aufrecht aus seinem Stuhl, dann kann er sich durchaus etwas Originelles ausdenken, ein paar innovative Tanzschritte setzen, ganz verrückt vielleicht, aber es ist er / es / sie, der Lebenskünstler, der er selbst IST, der sich selbst zeigt und manifestiert. In diesem Sinne ist er dynamisch; er kann verschiedene Gestalten annehmen, bleibt dennoch ein und dieselbe Person, ein und dasselbe Objekt, der Hecht, der Mensch.

Abwechslung in seinem Stillsitzen und die dynamischen mitunter kapriziösen veränderlichen kleinen Bewegungen sind typisch: wie Quecksilber, wie ein Mann, der sich plötzlich wieder als Frau manifestiert, als Homo, dann wieder als Hetero, einmal ernst, dann wieder frivol. Zwar überwiegt das streng Patriarchalische in seinem schweren Blick, aber da ist dann doch auch wieder der scherzende kleine Narr, oder der Transvestit, der sehr beweglich seine Grimassen zieht, dabei die Beine und Arme schwenkend.

Geschmeidigkeit, Kraft und Dynamik wie bei einem herumwirbelnden Tänzer. DNA-Stränge in beweglicher Strömung. Was links war, kommt nach rechts, was rechts war, dreht sich um nach links. Einfach er selbst seiend, sich in aller Freiheit in das Leben werfend. Als ob alles *möglich* ist. Es gibt keine feste Linie oder Regel im Charakter dieses Nahrungsmittels.

Wassermann-Allüren; nichts braucht jemals gleichzubleiben; alles kann und darf sich verändern. Ein Chamäleon? Vielleicht, aber eher eine Vielseitigkeit, in ständiger Veränderung. Er trägt das Lustige in sich, den Humor, das alberne Verhalten. Man kann ihn kaum fassen, kann ihn kaum *einen* Moment lang festlegen. Schnell und geschickt; dann wieder wie ein schwarz gekleideter Saturnalischer alter Herr, der flott seinen Wanderstock kehrt und dreht. Schick, dieses Mal in dieser Rolle. Der Magier des Lebens. Er kann zaubern, er zaubert sich in verschiedene Gestalten. Und ja, er ist zufrieden in dieser Rolle des tausendfüßigen Verwandlungskünstlers. Er streicht einmal langsam und ordentlich über die Spitzen seines langen Schnurrbartes und wandert dann mit vergnügtem Gemüte weiter, und vielleicht malt er ein Salvador Dalí-Werk, oder ein anderes surrealistisches Traumbild; es kommt einfach, wie es kommt.

Und da taucht der Hecht sich wieder in erfrischendes Wasser. Und da beugt er sich dann zu einer warmbraunen Lederhaut hin. Der fühlende, tastende, riechende Künstler. Eine Form der Endlosigkeit, der sinnlichen Öffnung, um es zu genießen. Entdeckungsreise auf verschiedenen Ebenen, in verschiedenen Regionen. Das Leben ist eine fröhliche Entdeckungsreise, ein purzelnder Bewegungsstrom; so viele Variationen, dass ein Zauberkünstler sie kaum bewältigen könnte.

Der Mensch, der Lust auf das Fleisch des Hechts hat, purzelt möglicherweise nicht genug im Leben. Er denkt möglicherweise zu viel und zu lange nach, statt einmal intuitiv und spontan zu sein, loszulegen. Weiß er nicht, was er mit seinen kreativen festsitzenden Energien anfangen soll? Dann kommen möglicherweise obsessive Zwangsstörungen, Nervenzucken oder zwanghaftes Nasenbohren vor.[8]

Nach außen strömen lassen; wage es, du selbst zu sein / dich zu zeigen! So viele Energien, wie ein voller runder Sack auf dem Rücken einer schwarzen Spinne; er, der Mensch, wird gut daran tun, sich damit kräftig an die Arbeit zu machen, so dass die geballten Energien frei und kreativ-konstruktiv arbeiten und hinaus-schießen dürfen. Selbst befreiend.

Der Hecht fordert den Menschen auf: „Warte, ruhig, eins nach dem anderen; rege dich nicht auf, betrachte das Leben luftiger und gehe einfach auf DEINE Art und Weise weiter, auf DEINEM Pfad!“ Er ermahnt den Menschen dazu, auf eine originelle, höchsteigene Art und Weise sich selbst auf dynamische Weise zu verwirklichen. Dabei ehrlich er selbst seiend, sich so manifestierend, wie er IST. Jetzt spielt er keine Rolle, sondern IST er selbst oder WIRD zu sich selbst. Er folgt *einer* Richtlinie, nämlich der seiner eigenen Veranlagung, er hält sich an *einen* strukturellen Plan, in dem alle Freiheitsbewegungen möglich sind. In Geschmeidigkeit, Erfindungsreichtum, großartiger Kraft, folgt er den wechselnden Eingebungen, die sich in ihm nach oben schieben. Manchmal ruhig, dann wieder vorwärts schießend. Alle Farben und Formen spielen im ‚Leben' des Menschen, der gerne Hecht isst, eine Rolle. Sein Leben wird nun überraschend fesselnd.

Heilbutt

Der Heilbutt ist keineswegs dumm: er glaubt nichts unbesehen und wägt stets ab. Er lässt sich von niemandem beeinflussen, wenn er Entscheidungen zu treffen hat. Er wägt ruhig ab, denkt nach und nimmt sich Zeit. Er berücksichtigt verschiedene Argumente und ist in der Lage, alles gründlich und vernünftig gegeneinander abzuwägen. Er studiert die Dinge gerne in Ruhe. Man sollte ihn nicht antreiben, dies hat keinen Sinn: er lässt sich doch niemals hetzen. Er nimmt sich die Zeit, mit seinem Gehirn alles ruhig zu untersuchen. Er behält immer einen kühlen Kopf und gerät nie in Panik; er lässt sich niemals von emotionalen Ereignisse aus dem Lot bringen. Er versucht mit Einsicht und besinnlichen Denkwegen zu Lösungen zu kommen. Es ist der weise alte Butt, der nachdenklich ein Pfeifchen raucht ...

---

[8] Lies hierzu mehr in *Der Schlüssel zur Selbstbefreiung – Enzyklopädie der Psychosomatik.*

Derjenige, der einen starken Appetit auf Heilbutt hat, übertrifft sich selbst manchmal in Geistes-Faulheit. Er legt sich wie eine Katze zum Schlafen hin und hat kein Verlangen mehr: er lässt die Fähigkeiten seines Mensch-Seins zu wenig erblühen. Manchmal scheint er zu überleben, statt hundertprozentig bewusst ‚zu leben'. Er denkt nicht wirklich kreativ. Im äußersten Fall schwebt er mehr, als dass er lebt: er schläft dann mehr, als dass er sein Gehirn auf eine kreative Weise gebraucht. Er ist müde, apathisch, manchmal gleichgültig.

Die Heilbutt-Sphäre aktiviert das Denkvermögen, fördert das Funktionieren eines kreativen Geistes.

Wer Probleme mit seinem Gedächtnis hat oder unter Konzentrations-Störungen leidet, wer mit seinen Gedanken besser bei der Sache bleiben will, derjenige, dessen Gehirn sich als ein wenig ‚ungehorsam' oder träge erweist ... wird möglicherweise ein Verlangen nach Heilbutt empfinden: wenn dieser Mensch ‚wiederaufleben' möchte. Er fühlt tief in sich das Verlangen, sich selbst ein bisschen bewusster, konzentrierter und mit einem aktiveren Geist in das Leben zu führen. Er will sich selbst bei den Hörnern packen und sich nicht einfach verebben lassen. Er will sich selbst jetzt dazu stimulieren, wacher, klarer und deutlicher anwesend im Leben zu stehen.

Das Verlangen nach Heilbutt gibt außerdem an, dass die Bequemlichkeit, mit der man alles an sich vorbeigehen lässt, mit neuen Augen gesehen wird: man beginnt zu ‚untersuchen'; man schaut sich das alles einmal an ... Man beteiligt sich an oder entwickelt Berührungspunkte zu bestimmten Sachen, denen man früher gleichgültig gegenüber stand. Man wacht urplötzlich auf; man strengt sich mehr an, um wirklich ‚anwesend' zu sein, um sich mit einem scharfen aufmerksamen und interessierten Geist an bestimmten lebenden Sachen und Ereignissen zu beteiligen, die ihn umringen. Apathie, Schläfrigkeit und Gleichgültigkeit, Faulheit des Geistes verschwinden, wenn dieser Mensch die Heilbutt-Sphäre in sich selbst zulässt.

Buttchen ist ein sanfter Denker; er sinniert und philosophiert, will die Dinge gründlich überdenken und von allen Seiten betrachten. Ruhig gelangt er zu seiner Schlussfolgerung. Er wird sich daher bei dieser Endentscheidung auch sehr sicher sein. Er ist sich seiner Sache sicher, weil er keine Schritte auslässt; er kümmert sich nicht um die Argumentationen von anderen, sondern folgt langsam aber sicher seinem eigenen Gedankengang! Dadurch ist er in der Lage, ‚Neuerungen' anzubringen, nicht nur sich selbst, sondern auch die Menschheit einen Schritt weiterzubringen. Er verfügt über ein wahrhaftiges kreatives Denkvermögen.

Wer spürt ein Verlangen nach dieser Heilbutt-Sphäre? Der Mensch, der Rückhalt braucht, um seine Denk-Kraft aufrechtzuerhalten oder zu steigern, um sein Gehirn nicht noch mehr ver-löschen zu fühlen, um sein Denken nicht länger zu gering zu halten (in Vergleich zu dem des Papageis beispielsweise) in Vergleich zur vorhandenen Potenz, um das Licht in seinem Gehirn etwas konzentrierter brennend zu halten, um seinem Gehirn einmal eine ‚Erschütterung' zu geben, es wachzuklopfen, sehnt sich in bestimmten Fällen nach der Heilbutt-Sphäre. Der Mensch wird auch hier berücksichtigen, dass das Essen von Heilbutt nicht die Lösung bietet; er wird auf eine fundamentale Weise seine Gehirnkraft weiter öffnen müssen und auf eine engagiertere, aktiv-denkende, wachere Weise im Leben stehen müssen. Er wird sich selbst weder beschönigen noch in den Schlaf wiegen.

Er steht am besten auf eine lernbegierige, neugierige Weise im Leben, mit einem dynamischen Geist, sich selbst die ewige Jugend schenkend, indem er im Leben immer eine wache Haltung einnimmt, sich selbst im Leben Fragenstellend und sich interessiert zeigend ... Das Gehirn eines Menschen, das immer auf eine gefesselte, faszinierte, interessierte Weise auf das Leben ausgerichtet ist, wird sich immer wieder regenerieren ...

Hering

Der Hering ist formell: wenn er ‚nein' sagt, dann meint er es auch. Er zaudert nicht, schiebt nicht hinaus, macht keine Umwege. Er klingt sehr radikal mit einer Entschieden-Festheit. Daran kann nicht gerüttelt werden. Du kannst ihn nicht von seinem Standpunkt abbringen. Unumkehrbar. Kein Tröpfchen Zögern mehr drin. Er schließt die Türe und nichts kann mehr hindurch. Erledigt ist erledigt, fertig ist fertig. Er blickt sich nicht mehr um, er zieht es nicht mehr in Erwägung. Er hat entschieden und dieser Entschluss ist nun unumstößlich.

Der Hering macht kurzen Prozess mit Schein, duldet es nicht, dass jemand mit seinem Schwanz spielt. Ohne Buh oder Bah, ohne weitere Erläuterung macht er es kurz, wenn er das Gefühl hat, es kurz machen zu müssen. Er lässt nicht mit seinen Füßen spielen; er lässt die Menschen nicht stundenlang in sein Zimmer hinein, wenn er fühlt, dass es eigentlich schon reicht, diesen Menschen nur zehn Minuten anzuhören. „Kurzen Prozess", sagt der Hering. Er greift radikal durch. Er ist ehrlich zu sich selbst und zu anderen; durch und durch ehrlich, bis auf die Gräten; er ist entschlossen, man weiß, was man an ihm hat. Er macht nicht lange herum, lässt kein Gras drüber wachsen. Er ist nicht lieb, nicht sanft, wenn er das Gefühl hat, das Schwert der Gerechtigkeit einsetzen zu müssen ... auch wenn es nur darum geht, in seinem Leben keine Lügen zuzulassen. Er lässt die anderen nicht an seiner Haut fressen, nicht kleben oder schmeicheln. Er ist nicht scheinheilig. Er duldet keinen Unsinn.

Nötigenfalls zieht er sehr scharf seine Grenzen: er lässt den ein, den er einlassen will; er lässt es nicht zu, dass andere ohne zu fragen auf die eine oder andere Weise bei ihm eindringen. Er wehrt ab, wenn dies nötig ist. Er ‚lässt nicht zu', er ‚lässt nicht geschehen', um es einem anderen recht zu machen! Er ist korrekt und nötigenfalls, in Ehrlichkeit zu sich selbst, sogar scharf und hart. Der Wolf im Schafspelz sollte sein Spielchen besser nicht bei Herrn Hering versuchen zu spielen.

Wen es nach diesen Heringgeschmack verlangt, der hat das Gefühl, die Dinge manchmal noch einmal verschieben zu können. Er wird es noch einmal zulassen, dass andere ihn benutzen. Er wird dem Menschlein, ach-so-arm, noch einmal ein Stündchen lang zur Verfügung stehen und Fragen beantworten. Er muss doch gut und brav sein; er darf doch nicht unhöflich sein und einfach so jemanden abwehren? Er muss doch ruhig und sanft mit den Menschen umgehen? Er versucht eher zu salben, zur Not eine Maske der Freundlichkeit und Geduld aufzusetzen, während er in seinem Innersten eine Art Spannung entstehen fühlt, weil er eigentlich zu sich selbst nicht ehrlich ist. Damit hilft er weder sich selbst, noch dem anderen. Er erhält die Lüge aufrecht.

Er wird einsehen müssen, dass er nicht nur sich selbst, sondern auch dem anderen Menschen helfen wird, wenn er zu hundert Prozent ehrlich ist, wenn er sich immer und jederzeit korrekt verhält.[9] Wenn er fühlt, dass er aufstehen und weitergehen muss, dann wird er es keine Sekunde länger dauern lassen ... sonst lügt er sich selbst an. Fühlt er, dass ein Mensch ihm seine Zeit wegnimmt, dann wird er freundlich aber entschlossen ‚Tschüss!' sagen und weitergehen. Fühlt er, dass er zu einem Besucher in seinem Büro ‚nicht' freundlich sein muss, dann wird er dies auch nicht tun. Wahrheit und Freundlichkeit gehen längst nicht immer Hand in Hand. Der Mensch wird immer auf sein innerliches Gefühl, sein innerliches ‚Wissen' hören und würde gut daran tun, nicht davon abzuweichen dürfen, wie hart, wie unfreundlich dies auch auf die anderen wirkt. Dieser Fisch läutet nun das Ende des Fischezeitalters ein, oder ... eine Überprüfung des Symbols ‚Fische'?

Wahrheitsgemäß sprechen und handeln, ohne Kompromiss, mit Entschlossenheit. Diese Wahrheit, diese Ehrlichkeit dient allen. Sie säubert die Atmosphäre. Sie sorgt dafür, dass die freundlich aussehenden Teufelchen (Vertreter der Ich-Sucht, des Machtdrang und der Begierde) keine Macht mehr haben, wenn der Mensch fühlt, sich nicht länger freundlich und höflich mit ihnen unterhalten zu *‚müssen'*, wie sie es von ihm verlangen. Der Hering nickt ihnen grüßend zu, weil er schon weiß, was einfach Menschlichkeit heißt, aber er geht weiter und sagt kein Wort, wenn er fühlt: ‚Hiermit darf ich keine Zeit verlieren'. Er ist ehrlich, schlägt wie ein Drache mit seinem Schwanz und setzt seinen Weg fort, der klar

[9] Lies über ‚Leben nach Wahrheit' in der Einleitung von *Der Schlüssel zur Selbstbefreiung*.

und deutlich ist, geradeaus verläuft und clean ist. Kein Wegelagerer kann diesen Menschen überfallen, denn die Kraft, die er ausstrahlt, ist eine Kraft der Gerechtigkeit, der Wahrheit, nicht eine der Honigsüßlichkeit, des Mitleids, des freundlichen Scheins. Diese wahrheitsliebende Haltung gibt Kraft. Das Leben selbst spricht durch ihn.

Der Hering arbeitet effizient, ohne Firlefanz. Er nimmt kein Blatt vor den Mund. Er sorgt durchaus dafür, dass alles, was unter seine Verantwortung fällt, in Ordnung ist, und wagt es, seine Meinung gegenüber jedem, der sie hören will, offen und ehrlich zu äußern. Er wird niemals lügen, wird niemals die Dinge günstiger darstellen, als sie seinem inneren Gefühl nach sind. Er geht nicht zu Versammlungen, bei denen er fühlt, ‚dort brauche ich nicht zu sein'. Seine Haltung ist kurz und kräftig; seine gebündelten Mars-Energien arbeiten schnell und effizient. Niemand wird ihm etwas weismachen müssen! Er greift mit der Kraft, der Schnelligkeit und der Entschlossenheit eines Widders ein.

Derjenige, den es nach diesem Fisch verlangt, ist manchmal ein wenig zu trödelig, zu zögernd ... , wagt es in Bezug auf Menschen nicht immer, so entschlossen einzugreifen, wie es seinem innerlichen ‚Wissen' nach durchaus richtig wäre. „Darf ich dies denn tun?" Da ist eine Art Zweifel, Unsicherheit dabei. Der Appetit auf Hering weist darauf hin, dass der Mensch es nicht versteht, seine Wahrheitskräfte, seine Mars-Energien nach außen hin, in Entschlossenheit und Ehrlichkeit, ausreichend zu manifestieren. Dies hat nichts mit Wut zu tun, mit Aggression oder Gewalt, sehr wohl aber mit einer größeren Entschlossenheit, mit größerer Ehrlichkeit, mit dem Ziehen von Grenzen und Deutlichkeit. Er würde gut daran tun, seine Energien kräftiger, nachdrücklicher, entschlossener wahrheitsgemäß einzusetzen: ohne die geringste Komödie, ohne das geringste Zögern, mit dem Zepter in der rechten Hand. Zumindest ist es dies, wonach er sich angesichts seiner Lust auf Hering unbewusst sehnt.

Mit einem tiefen Auge blickt er nach innen in sich selbst hinein. Ein wenig dunkel, ein wenig verstummt, aber umso tiefer und fundamentaler. Beim Menschen würden wir sagen: entscheidest du dich für positive vertiefende ‚Kraft' oder für schwarze ‚Macht'? Und die damit einhergehenden Gefühle von (im ersten Fall) Selbsterkenntnis, Selbstvertrauen, Kraftsbewusstsein oder (im zweiten Fall) Machtergreifung im negativen Sinne. Die Entscheidung liegt beim Menschen. Die Potenz liegt in der Heringsphäre. Der Hering will faktisch wie ein Richter mit dem Hammer auf den Tisch schlagen und einen definitiven Knoten durchhauen: abgeschlossen, erledigt! Mit der Macht der Gerechtigkeit, mit der Kraft der Ehrlichkeit. Sich lange hinziehenden Dingen auf fundamentale Weise ein Ende machen und dies auf eine abschließende, absolut integer-vertiefte Weise.

„Geschehenes lässt sich nicht ungeschehen machen,“ sagen die Heringe. Also, wisse, was du tust, schaue gut und tief in dich selbst; passe auf, schaue dich um, mit deinem tieferen ‚Auge’, mit deinem sechsten Sinn gleichsam. Setze deine Hauptkraft auf diese Weise ein und es wird dir klar und deutlich.

Der Mensch hat immer die Wahl zwischen gut und böse. Der Hering macht dies deutlich und stellt ihn vor die Wahl. Eine Wahl, die dann auf absolute Weise getroffen werden muss. Es geht um ein Ja oder ein Nein, um Freiheit oder Gefängnis, um Vergangenheit oder Gegenwart-Zukunft, um das Treffen einer Entscheidung in Bezug auf dies oder jenes. Und dieser Richter ist schon energisch und hart und hat eine Zeit lang Geduld, aber nicht unendlich ...

Hering steht symbolisch für eine harte Vorgehensweise, konzentriert in *einem* harten Punkt, aber unerbittlich gerecht, auch wenn es manchmal etwas grausam erscheint. Der Mensch hat Zeit … sich für das Gute zu entscheiden. „Mach schon,“ sagt Hering, „bevor es zu spät ist.“ In gewissem Sinne *zwingt* er. Sein zwingender Charakter scheint in den Drüsen des Kopfes zu sitzen, in der energetischen Macht seiner inneren Augen. Er hält in sich selbst alles still, aber sammelt umso mehr Wegweiser hin zu einer festen Schlussfolgerung. Unerbittlich dann, und eine Rückkehr ist ausgeschlossen.

Durch die Art seines stillen, kräftig-dunklen (deswegen nicht negativen!) Insichgekehrtseins, in seiner abgeschlossenen dunklen Grotte, gilt der Hering als ein Richter, der nichts sagt, nicht handelt, nicht tut, sondern der, allein schon durch seine anwesende Energie, die anderen dazu anspornt, sich selbst bis in den urtiefsten Kern anzusehen, ein Urteil über sich selbst zu fällen, eine Schlussfolgerung zu ziehen, wo nötig, eine Gewissensprüfung zu beginnen, wo dies verlangt wird ... davor nicht wegzulaufen ... sich selbst nötigenfalls zu korrigieren, zu verbessern ... um uns dann ein ehrliches und entschlossenes: „O.K. ! Freigesprochen!“ hämmern zu hören durch Richter Hering. Dieser Hammerschlag des ehrlichen Urteils klingt radikal und laut.

In der Stille seiner selbst lässt der Hering alles stattfinden. In den tiefen Höhlen seiner Psyche, seines Seelenkerns, richtet er sich mit seinem *Ein*-Blick - dem Blick der fordernden Korrektheit - auf nichts anderes, als auf die Macht von ... entweder dem guten ... oder dem schlechten Resultat … und *das* hat der Hering-Esser selbst in der Hand.

Wer große Lust auf Hering verspürt, der sucht und denkt und grübelt möglicherweise, bis Juckreiz oder Ekzem oder andere Hautkrankheiten[10] ihn quälen. Er wartet und denkt und zögert, findet sich vielleicht nicht wirklich gut, zweifelt an seinem Schön-Sein als Mensch, an seinen Fähigkeiten, weiß nicht so recht, welche Entscheidung er treffen soll und regt sich darüber auf. Er wird gut daran tun,

---

10 Lies mehr über die psychologische Übereinstimmung in *Der Schlüssel zur Selbstbefreiung – Enzyklopädie der Psychosomatik.*

sich tief an den eigenen fundamentalen Kern zu wenden und das nervöse Grübeln / Verhalten zu beenden. Stopp dem Zweifel, Stopp dem Nicht-Treffen einer Entscheidung. Hering sagt zu ihm: „Hacke das Tau durch, rase wie ein kräftiges Pferd auf die Rennbahn und gehe direkt zu deinem tiefsten Selbst. Setze all deine Mächte und Kräfte für das Erreichen deines Lebensziels ein. Warte nicht länger, sei nicht ungeduldig wegen dir selbst, bleibe nicht im Rationalisieren, im Denken hängen ... Feinde dich selbst nicht mehr an, sitze dir selbst nicht im Nacken, sondern schaue einmal *ganz* tief, lebe aus deinem tiefsten eigentlichen Kern heraus; gehe zu ‚the Point', komme zur Sache, drehe nicht um den heißen Brei herum." Du bildest das Urteil über dich selbst: lasse es ein mildes und ehrliches Urteil sein, halte dich selbst nicht in Krätze, Schimmel oder anderen Haut-Infektionen, indem du dich selbst nur an der Ober- oder Unterseite betrachtest, statt das Leben ganz tief von innen heraus zu erleben. Lasse die Energien daher auch in positiver Kraft strömen, nicht in negativ ängstlichem Macht-Greifen oder einem ständigen Infragestellen deiner selbst. Du bist keine Zellophan-Schicht, kein Schein-Körper, keine Maske, sondern ein Mensch mit enormen Tiefen. Kehre dich diesem innerlichen tiefen Wert zu, diesem innerlichen Richter, der dich fühlen lässt: *dort* ist dieser *eine* richtige, gerade Weg, der Lebensweg heißt.

Zögere nun nicht, diesen entschlossen einzuschlagen und beende jede selbstanfeindende Überzeugung und jedes Getrödel bei dem Vorhaben, in deine eigenen Tiefen hinunterzugehen.

Versuche, vor keiner einzigen Macht außerhalb deiner selbst zu ‚flüchten', sondern suche nun diese positive Machtkraft in dir selbst und führe auf entschlossene Weise dein Leben. Auf diese Weise wirst du weder noch länger eine Autorität über dir erfahren, noch denken, einem anderen ‚genügen' zu müssen. Lasse alle negativen Mächte fallen und sei wie ein sehr starker Richter für dich selbst: so dass nur das *wirklich* Lebende in dich hineinkommen darf. Lasse deine Haut ein Spiegelbild deiner ehrlichen Tiefen sein, deiner goldenen innerlichen Schätze.

Weißt du nicht wohin mit deinen Händen, mit dir selbst, suchst du nervös hier und dort: warum solltest du so vor dir selbst ‚weglaufen'? Kehre dich liebevoll inwärts und erkenne die Einheit ‚Seelenkern-Körper'. Lasse los und suche nicht weiter. Tief in deiner eigenen Grotte[11] findest du die Lösung, die Ruhe, die Kraft der Stille und zugleich die Urkraft der Erkenntnis, des Wissens: ‚da habe ich unrecht und hier habe ich recht'. Keine Ausflüchte, kein Entkommen möglich!

Derjenige, den es nach Hering verlangt, hat manchmal einen Widerwillen gegen sich selbst, weil er zu sich selbst nicht immer ehrlich gewesen ist: jetzt ist die Zeit gekommen, um in absoluter Ehrlichkeit mit sich selbst ein neues Dasein aufzubauen. Nur schöpfend aus dieser innerlichen Ehrlichkeitsquelle, so dass keine falsche Energie entwickelt wird, so dass keine Nebenwirkungen erzielt

---

11 Lies das Achte Tor in *Die Zwölf Tore des Prinzen Sirius*. Dieses Buch ist bei Erscheinen des vorliegenden Werkes noch nicht in deutscher Übersetzung erhältlich.

werden, indem man von dem abweicht, was die Innerliche Weisheitsquelle einem sagt: ‚wer' du *bist* und *was* du tun solltest. Keine Show oder Komödie in deiner Haltung, deinem Verhalten, deinem körperlichen Sein aufführen. *Ehrlich* und aus *einem* Guss. Nun strömen Energien frei und froh von dieser reinen klaren Wasserquelle aus. Alles ist gereinigt und so klar wie Wasser! Die NATUR *selbst* spricht und dreht sich selbst weiter. Jede Form der Zurückhaltung dieser Natur ist zunichtegemacht; jede Form der ‚Lüge' gegenüber dem eigenen Wesen ist vernichtet. In das freie Lebenswasser hinein: entschlossen, kräftig, integer, aus einem Guss.

Hummer, Krebs

Der Hummer hat manchmal einen großen Mund, sagt aber nicht viel. Er wirkt schon ein wenig zickig oder geziert, aber das ist nun einmal seine Art. Er bewegt sich am liebsten an der Oberfläche und geht nicht tiefer auf die Dinge ein. Er quasselt, erzählt und plappert, manchmal lautstark; jeder darf es hören, das stört ihn nicht; er ist so herrlich naiv und oberflächlich. Es scheint, dass er wirklich keine Ahnung von seinen Tiefen hat ... obgleich man sich manchmal fragen könnte, ob er dabei Komödie spielt? Vielleicht: dann aber in Bezug auf sich selbst.

Suche bei ihm vorläufig keine Tiefsinnigkeit; er hat diesbezüglich doch scheinbar nicht die geringste Ahnung.

Er hält sich an der oberflächlichen, materiellen Welt fest ... Er würde einmal den Kopf schütteln, nicht verstehend, warum der eine Mensch seine Suppe nicht isst und der andere keinen Schal trägt, wenn es kalt ist. Während diese Menschen sich vielleicht mit den tieferen Lebensfragen beschäftigen, läuft er mit einem Tablett herum, um gleich den Abwasch zu erledigen. Er schlurft von hier nach da, ist eifrig und dienstfertig, macht sich nicht zu viele Sorgen. Die emotionalen Tiefen, die Leidenschaft, der Verdruss, das bodenlose Elend, die höchsten Höhen und die tiefsten Tiefen im emotionalen Leben gehen sicher an ihm vorbei. Er empfindet die Dinge eher als flach, auf eintönigem Niveau und unkompliziert: er will dies so! Er schließt sein Wesen vor einem tiefergehenden Kontakt ab.

Er orientiert sich eher am Praktischen, ist nicht so sehr auf die Gefühlswelt und die Gefühlstiefen, die Philosophien des Lebens ausgerichtet. Es scheint so, als ob er diese Welt aus sich selbst herausgeschnitten hat. Er ähnelt ein wenig einem Vogel Strauß, aber er weiß nicht mehr, dass er Vogel Strauß spielt.

Wen es nach Hummer verlangt, der fühlt sich eigentlich tief in seiner Seele ein wenig verloren im Leben. Mit dem Tod und dem Verdruss, mit den Sorgen und der emotionalen Problematik auf dem Grunde seiner Seele versucht er dennoch, aus dem Leben zu machen, was er daraus machen kann. Er erfährt tief in sich selbst eine dunkle Tiefe, über der er irgendwo immer baumelt ... Er würde eigentlich einmal die sich-nicht-wirklich-anfühlenden Sphären des Hummers erleben wollen, so hell und an der Oberfläche, so fröhlich unbesorgt, als ob es keine Finsternis gibt ... keine dunkle Emotion, keinen Verdruss, kein Leiden und keinen Tod.

Wer Appetit auf Hummer hat, will eigentlich seiner eigenen Finsternis entflüchten; er will eine Lösung für den tiefen, unerklärlichen Abgrund in seiner Seele. Er sehnt sich danach, auf eine helle, oberflächliche Weise dieser Tiefe in ihm zu entkommen. Aber dies kann und wird ihm natürlich niemals gelingen.

Er sollte die Ursache beseitigen. Er wird in sich selbst auf eine fundamentale Weise nach der Ursache seiner innerlichen Unruhe graben müssen und dabei gelangt er zu einer Art ‚Angst'. Der Hummer sagt einerseits: „Ach, was kümmern dich eigentlich diese tiefen Sorgen, bleibe doch einfach fröhlich und oberflächlich ..." Aber gerade indem er ihm dies einflüstert, macht er zugleich eine andere Stimme in ihm wach, die sagt: „Rette dich selbst jetzt!"

Möglicherweise hat er dies allzu oft getan: so getan, als ob das in seiner Seele alles nicht existierte, dieser tiefe dunkle Fleck in seinem Innersten. Er stimuliert, tarnt und tut so, als ob er leicht und fröhlich ist ... Er bewegt sich an der Oberfläche seines Wesens. Aber tief in sich weiß er es jetzt: er wird nicht ewig flüchten können. Er wird sich sein Innerstes ansehen müssen. Er wird nun einhalten und über sich selbst nachdenken und die fundamentalen Ängste auflösen müssen. Das Gefühl von Bedrohung, von Panik wird nicht verschwinden, wenn er nicht zuerst seine Transformation durchführt. Er wird erst wirklich freudvoll sein können, wenn er aus seiner Raupen-Phase herauswächst und wie ein Schmetterling in das Leben hineinfliegen kann.

Hierzu ist es notwendig, dass er keinen Teil von sich selbst ausschaltet, dass er zu einer Integration all dessen kommt, was in ihm lebt, in der Höhe, in den Tiefen.

Der Hummer sagt: „Komm schon, Mann, warum solltest du dir jetzt Sorgen machen?" Er spornt ihn dazu an, eine Lösung zu suchen ... Die Konfrontation zwischen fröhlicher Oberflächlichkeit und tieferliegenden Ängsten, Unruhe, Panik und Verdruss ... verpflichtet ihn dazu, sich auf die Suche nach einer Lösung zu machen. Mehr denn je bekommt er das Gefühl, dass er nicht wirklich weiß, wer ER EIGENTLICH IST, oder ob überhaupt jemand in ihm ist? Ob in ihm auch wirklich alles O.K. ist? Oder ist dort vielleicht gar NICHTS? Hat er sich bisher derartig auf eine gefühlsverbundene, leidenschaftliche Weise am Materiellen, an Strukturen, an Dingen, an Menschen festgeklammert, dass er sich selbst darin verloren hat, den Weg zum psycho-emotionalen Abgrund gefunden hat? Bedeutet er selbst eigentlich nicht so viel für sich selbst? Erfährt er sein Inneres als ein ‚schwarzes Loch'? Dann wird er nun entdecken müssen, dass sein Inhalt einen Üppigen Schatz birgt, dass sein tiefster Kern dort wohnt, dass er sich darauf immer verlassen darf. Er wird damit aufhören, sich selbst als düster, leer und unzuverlässig zu betrachten.

Er würde gut daran tun, eine handfeste Entdeckungsreise zu den tiefen Höhlen in sich selbst zu machen, wenn er sich nur ‚für das Schöne' in seiner Seele ‚öffnet'. Er wird überrascht sein, wie viel Schönes ihm auf seinem Pfad begegnen wird, vorausgesetzt, er macht sich nicht von vornherein weis, dass ‚doch alles nur düster ist, dass es alles nichts ist'! Er wird sich nun mit einem HERZEN für die Tiefen seines Wesens öffnen müssen. Er wird sehen, wo das Gold liegt ... er wird sehen, *was* ihn so herunterzieht, wo er noch an das Böse gebunden ist ... Sein neues Leben kann dann beginnen; er wird sich ganz anders orientieren als früher ...

Er wird entdecken, dass seine Masse an Gefühlen, seine große Menge an Emotionen erst gelebt werden kann, wenn er sie in den Dienst des ‚Lebens' und zweitens in den Dienst von Liebe und Güte im Rahmen dieses Lebens stellt. Er wird jede ‚unbelebte' Sphäre, jede Leidenschaft, Begierde, Greifsucht usw. aus seinem Leben verbannen müssen: er wird sich selbst adrett machen, reinwaschen von Finsternis. Verschwinden diese Begierden, diese Habgier, Macht und Ausrichtung auf das ‚Haben', um Platz zu machen für das ‚Sein', und macht die ICH-Sucht Platz für ‚Geben' in Liebe, dann werden auch die Ängste und die Unruhe verschwinden. Derjenige, der seine Liebe, die Gottheit in sich selbst noch nicht entdeckt hat, derjenige, der sich selbst an die düstere Seite des Lebens stellt, erfährt sich als einen Handlanger des Bösen und kann sich nicht wirklich gut fühlen.

Dieser Mensch wird einsehen, dass er in erster Linie dankbar sein darf für die üppige Menge an Emotionen, an Talenten, Lebensenergien ... aber dass er nun lange genug Zeit gehabt hat, von den Früchten des Bösen und des Guten zu kosten. Trifft er nun seine Wahl, dann kann sein ‚leichtes, unbesorgtes Leben' beginnen, was der Hummer ihm eigentlich empfiehlt! Bleibt er am Düsteren kleben, dann werden Begierden, Habgier ihn auch weiterhin an den Abgrund der Angst führen; glaubt er an die Kraft des Guten, der Liebe in sich selbst, dann wird er sich selbst zu einem echten freudvollen Dasein führen. Ängste verschwinden, wenn der Mensch in sich selbst die echte Liebe zulässt, das Band mit ‚dem Bösen' löst. Lebt er darüber hinaus aus der Überzeugung heraus, dass Leiden und physischer Tod nicht mehr nötig sind, dann wird er jetzt am unsterblichen Leben teilnehmen können.[12]

---

[12] Lies mehr hierzu im Buch *Neue Tage.*

Jakobsmuschel

Diese Frucht tritt mit ihrer Kraft und ihrem Wert ans Tageslicht. Sie kleidet sich gut, hat ordentlich Fett auf den Knochen und trägt den Kopf hoch. Sie ist wie eine stolze, kräftige Frau, die sich von nichts und niemandem sagen lässt, was sie tun oder lassen soll. Sie steht ihren Mann und wird sich niemals beherrschen oder vergewaltigen lassen (psychisch, gefühlsmäßig, körperlich). Sie ist Mann und Frau zugleich: dies ist die Voraussetzung dafür, um auf schöpferische Weise ein Anführer sein zu können. Sie verteidigt sich nicht: sie ist einfach gut und stark, so wie sie ist. Sie stört sich ganz und gar nicht an dem, was andere über sie sagen! Sie tut, was sie fühlt, tun zu müssen; sie geht dahin, wo sie hingehen muss. Stark und kräftig wie sie ist, hat sie es nicht nötig zu diskutieren. Sie verkündet kurz ihr Wort, vielleicht ein wenig rau, aber man weiß auf jeden Fall, was man an diesem Menschen hat.

Der Mensch, den es nach dieser Frucht verlangt, führt möglicherweise (noch ein bisschen) ein Scheinleben; er trägt den Kopf hoch auf einem stolzen Nacken, aber innerlich fühlt er sich noch nicht sehr sicher. Er wirkt vielleicht cool und stramm, aber in seinem Inneren wohnt ein weiches Herzlein. Aggression, Härte und Arroganz sind eher eine Äußerung der Ohnmacht, weil er an seinem innerlichen Wert zweifelt. Dieser Mensch verfügt über die starken Frau-Mann-Kräfte in seinem Wesen. Er wird seine Vielseitigkeit in Kraft erleben und äußern dürfen. Er darf seine innerlichen Kräfte aus der eigenen Ursprünglichkeit heraus einsetzen. Er würde vor allem gut daran tun, sich mit niemand anderem zu vergleichen. Er ist, wer er ist! Er sollte niemals am Wert seiner einzigartigen kräftigen Gestalt zweifeln.

Auch die Frau wird sich sowohl der weiblichen als auch der männlichen Energien in ihr selbst bewusst werden: man kann sie nur schwer katalogisieren; man kann diese Energien nicht in Schubladen stecken. Dieser Mensch darf sich in diesem Reichtum in der Tat als MENSCH manifestieren: nicht mehr als eine klischeehafte Abbildung des Weibleins oder Männleins. Der Appetit auf Jakobsmuschel weist darauf hin, dass keine Trennwand mehr zwischen dem männlichen und weiblichen Prinzip im Menschen hochgezogen werden sollte, dass dies ein Ende finden muss! Dieser Mensch trägt das Vermögen in sich, die alten Gesetze umzukehren, um die VOLLHEIT des Menschen ans Tageslicht kommen zu lassen, um weibliche und männliche Kräfte - in schöner Ausgewogenheit - in sich selbst existieren zu lassen, diese in einem kräftigen und zielbewussten Schöpfungsprozess einzusetzen. Er täte gut daran, sich nicht um die alten Normen zu scheren, um die Anforderungen, die diese ‚Kultur' hervorbringt. Er wird in aller Ehrlichkeit aus seiner Natur heraus leben.

Wer ein Verlangen nach Jakobsmuschel empfindet, sollte sein Leben aus einem Gefühl heraus ausrichten, das als innerliche Kraft und Sicherheit umschrieben werden kann, so dass er ‚Macht' über sich selbst hat, über sein Leben, so dass in ihm überhaupt keine unterdrückte Wut (aus Ohnmacht) vorhanden ist, so dass er kein strammes und cooles Verhalten, keine Verteidigungs- und Abwehrtaktiken nach außen hin aufzubauen braucht. (Er würde hiermit nur sich selbst wehtun). Er fühlt sich ruhig und stark in sich selbst; er wird sich nun nicht ‚groß aufblasen' müssen, er wird sich jetzt nicht gleich angegriffen, verletzt zu fühlen brauchen (schon im Voraus). Er steht stabil auf beiden Beinen. Er wird gut daran tun, nicht etwas von den anderen zu ‚begehren'; er wird seine Kräfte ausstrahlen, statt immer von anderen zu erwarten.

Dieser Mensch hat zu lernen, seine Natur so lieb zu haben (mit ein bisschen Weichheit dazu), wie er ist, nicht so, wie er nach der Erwartung der Gesellschaft (oder seiner eigenen Erwartung nach) sein sollte. Er wird sich selbst - in seiner wahren Art - nicht verraten dürfen, nicht im Stich lassen oder verlassen dürfen ... Er wird sich nicht über sich selbst aufregen dürfen, weil er nicht so ist, wie seine Familie oder die Gesellschaft es erwartet hätten ... Empfindet er Wut auf sich selbst, weil er irgendwelche Erwartungen oder Anforderungen nicht erfüllen kann ... Wut, weil er eine Abhängigkeit von der Anerkennung und der Liebe des ‚anderen' empfindet ... weil er daran zweifelt, ob er gut ist, schön ist, so wie er ist?

Tut er dies in der Tat, dann wird er sich als von den anderen ungeliebt und verstoßen erfahren ... aber faktisch geht es dabei um eine Projektion der Selbst-Abweisung. Er wird hart, aber sehnt sich eigentlich nach Weichheit und Liebe ... Er fühlt sich verletzt und ungeliebt.

Nieren, Nebennieren, hormonelle Impulse fordern nun innerlichen FRIEDEN und Harmonie. Begierden und Wut gehen Hand in Hand und werden gelöst werden müssen: dieser Mensch wird seine gesunden aggressiven Kräfte auf eine konstruktive Weise einsetzen müssen! Dies ist möglich ... aus der großen Liebe zum eigenen ICH in seinem ursprünglichen Wert heraus!

Dieser Mensch wird in sich selbst zu Liebe kommen müssen. In erster Linie wird er die Beziehung zu sich selbst zu einem harmonischen Verbund führen. Er wird sich selbst nicht nach den engstirnigen, beschränkten Normen der westlichen Gesellschaft einordnen, kategorisieren dürfen. Wer bestimmt, dass eine Frau ‚so und so und ein Mann so und so sein muss'? Es wird Zeit, dass diese unnormalen Abweichungen von dem, was als Reichtum IM MENSCHEN vorhanden ist, korrigiert werden. Warum darf eine Frau beispielsweise keinen Bart tragen, wenn die Natur ihr zufällig einen gegeben hat? Warum darf der Mann nicht sensibel und leicht wirken? Was ist eigentlich falsch an einem dicken Bauch? Warum müssen ein Mann und eine Frau sich auf diese und jene Weise kleiden? Eine schwarz-weiß Klassifizierung: der Mensch ist seinem Ursprung entwachsen, er weiß nicht mehr, wer er ist.

Die Jakobsmuschel sagt: „Mensch, heile den Bruch in dir selbst ... ! Frau, ziehe das Männliche IN dich selbst (ohne das Weibliche zu vernachlässigen), so dass du dieses nicht mehr außerhalb deiner selbst ‚begehrst'. Sei stolz auf deine starke Vollheit: als Mann-Frau-Mensch. Dies ist auch ein Aufruf dazu, die sexuellen Kräfte in reine Schaffenskraft umzusetzen."

Der Appetit auf Jakobsmuschel weist darauf hin, dass der Mensch es wagen muss, er selbst in seiner ursprünglichsten Form zu sein, gemäß seiner authentischsten Art, ohne sich auch nur im Geringsten um das zu kümmern, was ein anderer dazu sagen würde. Er wird in sein sehr starkes Kraftzentrum gelangen, wenn er dies tut. Er wird ein sehr starker Mensch mit unglaublichen Möglichkeiten sein, mit Sturmkraft in Schöpfendem Sinne.

Kabeljau

Der Kabeljau ist tapfer auf der Suche nach sich selbst; langsam aber sicher vernichtet er das Anonyme, Ungebildete, das Nullchen ... um Platz zu schaffen für ein Stückchen mehr ‚ich'. Er sucht geschäftig weiter, er arbeitet eifrig daran, sich selbst Form und Gestalt zu geben. Er klatscht, falls dies nötig ist, einmal links und rechts mit seinem Schwanz, wenn der eine oder andere ihm zu nahe käme, sich aufdrängen würde, um unseren Kabeljau zu plagen oder zu fangen. Er verjagt mit Leichtigkeit und ohne Schuldgefühle jene, die sich an seinem Fell festkleben wollen würden. „Lass mich jetzt doch in Ruhe", sagt er mit der nötigen Leichtigkeit, ohne sich noch die Frage zu stellen, ob der andere wohl verletzt ist oder nicht. Er weiß, was er tun muss, wie er gehen muss, um sich selbst weiter zu finden, um sich selbst eine Chance zu geben, weiter zu kommen, zu wachsen ...

Der Mensch, der ein Verlangen nach dieser Fischsorte verspürt, hat das Bedürfnis, sich ‚freier' einen Weg zu bahnen, stärker auf seine eigenen Ziele zuzugehen, statt immer wieder den anderen berücksichtigen zu müssen. Er muss manchmal andere von sich abschütteln, um auf eine direktere und ehrlichere Weise seinen Weg gehen zu können. Er braucht sich nicht immer verpflichtet zu fühlen. Er darf sich zudem auch nicht aus einem Gefühl heraus, das als Unsicherheit umschrieben werden kann, am anderen festklammern. Er muss erst dafür sorgen, dass er ‚frei' ist. Aus dieser Freiheit heraus, wird er willig etwas für einen anderen tun, wenn er fühlt, dass es gut ist. Er darf weder Parasiten zulassen, noch selbst parasitieren. Erst sollte er sich selbst mehr weiterschieben, mehr Gestalt geben. Er wird sich mit sich selbst beschäftigen müssen, nicht immer mit den anderen ...

Erst wenn er stabil sich selbst findet, sich selbst die Form gegeben hat, die er haben muss, wenn er die Volle Erkenntnis des ICH bin hier hat, ich bin gut, ich gehe meinen Weg, ich bin ein Wesen, das ganz echt auf der Erde existiert, ganz unabhängig von allen und allem ... dann erst kann er aus eigener freier Bewegung zu den anderen hingehen. Erst sollte er sich frei machen, sich aus einem Netz aus allerlei Regeln, Institutionen und Personen befreien, die an ihm kleben, weil er dies schon so lange zugelassen hat. Er wird sich jetzt erst seinen Weg bahnen, ganz auf eigenen Füßen, unabhängig von den anderen. Er wird fühlen, wie seine ‚Haut' auf-blüht, wie sie glänzt. Er wird frei atmen können. Er wird fühlen, wie seine Lungen sich öffnen; er fühlt sich nicht länger eingeklemmt, erstickt, beklommen ... er wird seine Energien nicht länger als zwangsläufige Stauungen zu seinem Kopf aufsteigen fühlen, wenn er sich nicht länger in allerlei klebenden Mechanismen einsperrt ... : seine Energien werden auf eine ausgeglichene Weise gut benutzt werden, wenn er nur auf eine unabhängige freie Weise SEINEN Weg sucht und geht. Die Haut wird frei ... man fühlt sich gut, mit viel Sauerstoff im Körper ... Nun kann man sich auf eine ungezwungene Weise im Leben bewegen.

Die Kabeljau-Art selbst ist ruhig, wohlüberlegt, selbstsicher. Der Kabeljau nimmt sich Zeit, die Dinge ruhig durchzukauen, er lässt sich von niemandem zwingen, bestimmte Sachen schneller zu tun oder zu beschließen als für seine Natur gut und gesund ist. Er wagt es, sich die Zeit zu nehmen, bestimmte Dinge zu kosten, zu durchfühlen, zu überdenken. Er bleibt ruhig sitzen, wenn es ihm besser passt, ohne gleich aufzuspringen, weil dieser oder jener etwas von ihm verlangt oder erbittet. Er isst erst in Ruhe seinen Teller leer ... (gleichsam). Alles zu seiner Zeit!

Er verliert nie den Kopf, versucht immer in aller Ruhe einen Überblick zu bekommen, um dann auf die richtige, effizienteste Weise zu handeln. In Ausgewogenheit, mit gesundem Verstand überdenkt er die Dinge. Er wird niemals wirklich impulsiv und töricht handeln. Emotionen beherrschen niemals das rationale Überschauen. Dieser Charakter geht auf eine würdevolle, intelligente Weise vor, in aller Ruhe und Gelassenheit. Er lässt sich niemals von Emotionen aufpeitschen, weder von seinen eigenen Gefühlen, noch von denen eines anderen.

Der Mensch, der ein Verlangen nach Kabeljau empfindet, hat ein Bedürfnis nach einer gewissen Selbst-Beherrschung, einem Art ‚Führen der eigenen Emotionen' in gesunden, ausgeglichenen Strukturlinien. Er braucht es, sich selbst im Gleichgewicht und in innerer Ruhe wiederzufinden. Er will Ruhe und Übersicht. Er sehnt sich danach, seine Ängste dadurch aufzulösen, dass er eine klare Sicht auf das Leben erlangt, sowie dadurch, dass er sich als ICH im Leben stabiler Gestalt gibt. Er will sich selbst klar und deutlich finden. Hierzu ist es nötig, dass er vollkommen Besitz ergreift von seinem ICH, dass er sich nicht im anderen, in der Umgebung, in den Dingen ‚verliert' ... sonst werden ihn Ängste plagen, die Transpirations-Feuchtigkeit wird ihn kühlen. Er sehnt sich so danach, sein ICH-Gefühl stabiler zu formen und zu gestalten. Er ist auf der Suche danach, wer er selbst wohl ist? In dieser Suche hofft er eine Art Sicherheit zu finden, die ihm jede innerliche Ruhe gibt, die für ein absolutes Gefühl des Wohlbehagens nötig ist. Der Kabeljau sagt zu ihm: lasse die Sphären von ätherischen Höhen los, lasse die anderen los, verflüchtige dich nicht, verliere dich nicht in den anderen. Stecke deine Grenzen ab. Tritt vollkommen in deinen Körper ein, in dich selbst! Je mehr du dich nach innen kehrst, desto mehr Ruhe wirst du finden.

Appetit auf Kabeljau weist auf eine zu frostige Haltung gegenüber dir selbst hin; der Mensch sucht, aber findet sich selbst nicht gleich. Der Kabeljau sagt: „Schöpfe einmal tief in dir selbst und hole das Letzte aus deinem Selbst. Richte dich nicht ständig auf andere. Lasse dich vor allem nicht von deinen Emotionen überwältigen: sieh, wo dieser Felsen in dir wohnt, dieser stabile Felsen deines KERNS. Hier liegt die Kraft, die Sicherheit. Töte in dir selbst die kleine Stimme, die sagt ‚ich kann nicht! Ich bin unfähig!' Du kannst es, du bist schon ... unabhängig von jeglicher Ur-See, von jeglichem Ur-Schoß. Du stehst jetzt auf eigenen Füßen; du benutzt dein Gehirn, um dich selbst zu entwickeln, um zu einer größeren Selbst-Erkenntnis zu gelangen."

Der Kabeljau fordert dich nun dazu auf damit aufzuhören, aus dir selbst weg-zu-laufen: kehre dich inwärts. Baue dein Leben nur auf dich selbst auf, auf deine eigenen tiefen Gründe! Dort liegt die reine Sicherheit, der unsterbliche ewiglebende Kern, der dich niemals verlässt, der du bist. Du musst mit ihm kommunizieren, folglich nicht mit Worten, sondern mit deinem Gefühl aus dem Wissen heraus: ICH BIN DORT ganz *echt,* ganz rein, ganz unabhängig, ganz ursprünglich ... und in der Lage, unabhängig von jedem, ganz egal, wer es ist, zu leben, zu wachsen, mich selbst immer mehr auszufüllen und wachsen zu lassen. Ich ZWEIFLE nicht mehr an mir selbst!

Der Kabeljau selbst *weiß* von seinem Inhalt, hat eine unglaubliche Ruhe. Auch wenn er jetzt noch nicht recht weiß, wer er ist, schwimmt er doch ruhig und selbstsicher weiter, bis er weiß, wer er ist. Er gibt dem Menschen die folgende Botschaft:

Der Mensch ist unzerstörbar: wenn er dies bewusst verlangt. Der Mensch verschwindet niemals mehr im ‚Nichts': wenn er dies nicht verlangt. Wenn er Leben will, sollte er Abschied nehmen von allen unbelebten Sphären oder Erinnerungen an den Tod: er wird sich für sich selbst entscheiden, für ein ewiglebendes ICH ... Du kannst immer mehr, immer intensiver, immer *mehr* in das Leben kommen, in deinen Körper auf der Erde ... wenn du nicht wieder zum Tod hinabgleitest, zur Vergangenheit, zu den Sphären des Selbst-Verlustes. WERDE IMMER mehr und mehr du selbst! Geh vorwärts, schwimme nicht rückwärts. Triff die kluge Entscheidung, dir selbst immer mehr Gestalt zu geben. Übernimm die Leitung über dein Leben und entferne jede unechte, leere Sphäre in dir selbst, die an ‚andere als lebende Dimensionen' erinnert.

Der Kabeljau ermahnt dich dazu, für dich selbst zu kämpfen (nicht gegen die anderen!), dich für dich selbst einzusetzen, die Mars-Kräfte durchzuschieben, keinerlei Abweichung vom Leben zuzulassen.

Appetit auf Kabeljau erzählt über jenen Menschen, der nachlässt und trödelt, zögert, sich manchmal zu sehr schämt, um wirklich und hundertprozentig in sich selbst zu kommen; erzählt über jenen, der denkt: „Habe ich denn das Recht, mich für mich selbst einzusetzen? Bin ich eigentlich gut?" Er gibt sich selbst nicht genug Möglichkeiten. Im Verhältnis zu den anderen Menschen stellt er sich selbst manchmal zu sehr in Frage. Er wird jedes Zögern in Bezug auf sein eigenes Wesen auflösen müssen.

Der Kabeljau stimuliert den Menschen in seiner Selbst-Werdung: ohne zu zögern seinen Platz einzunehmen, zu wissen, worauf er als Mensch ein Recht hat und daran zu arbeiten. Er kommt allmählich zu einem stärkeren Bewusstsein seines ICHS und kann sich als solcher einfacher und in Sicherheit manifestieren.

Schließlich sagt der Kabeljau noch: „Erschaffe keine Vorurteile gegenüber anderen ... arbeite an dir selbst! Ängste, Kritik, Eifersucht, Neid usw. ... bringen dich keinen Schritt weiter. Du wirst mehr an die Schönheit und die Kraft deines eigenen ICHS glauben müssen. Setze dir nichts in den Kopf, unter dem du selbst leiden würdest, sondern reinige dich selbst von bösen, düsteren Gedanken. Lege dir selbst die Wahl vor: entscheidest du dich im Leben für dich selbst, ja oder nein? Vertiefe dich dann in dich selbst und handle, sprich aus dieser Reinheit deines Ichs heraus, nicht aus einem unsicheren, ängstlichen und misstrauisch abwesenden ICH heraus."

Dieser Fisch ermahnt den Menschen dazu, sehr stabil und rein aus seinen nicht aus Emotionen heraus gelenkten Gedanken zu sprechen und zu handeln. Auf diese Weise erfährt er sich selbst als rein, gut und korrekt. Er wird sich vor allem auf eine positive Form-Gebung seiner selbst, nicht auf das Negativ-Anfeindende seiner selbst und der anderen richten. Es ist sehr wichtig in diesem Selbst-Aufbau, dass er sich auf die guten, starken, stabilen, soliden Bausteine richtet und den negativen, zerbrochenen Steinen, denen er hier und da auf seinem Weg begegnet, keine Aufmerksamkeit schenkt. Ohne Furcht weiterbauen. In seiner Unsicherheit darf er sich nicht von Spiegeln des ‚Todes' ablenken lassen; er wird weiter an dem Bauwerk eines immer mehr Lebend-werdenden ICHS arbeiten.

Karpfen

Der Karpfen selbst ist verspielt und lieb, amüsiert sich im Leben. Er hat einen Sinn für Humor, lacht gerne. Er fühlt sich glücklich, so frei wie ein Fisch im Wasser nur sein kann. Er wendet und kehrt sich auf eine spielerische Weise. Er ist so begeistert und von seinem Können überzeugt ... ; er setzt sich ein Ziel, um dann mit voller Dampfkraft und intensiver Gerichtetheit darauf zuzufliegen. Ohne zu zögern macht er dann eine kräftige Geradeaus-Bewegung. Anstrengung, Konzentration und Gerichtetheit wechseln sich ab mit einem fröhlichen Purzelbaum, einem Loslassen, einer Hingabe an den herrlichen Jetzt-Moment. Die Karpfen-Art ist still, wenn sie still sein muss, aber holt ihre Turbo-Kraft nach oben, wenn es notwendig ist. Sie liebt Abwechslung, bewegt sich mit aller Leichtigkeit zwischen Extremen. Er passt sich sehr leicht an. Die Abwechslung von Ruhe und Stille einerseits - Fleiß und Kraftentwicklung andererseits.

Der Mensch, der ein starkes Verlangen nach diesem Fisch als Nahrungsmittel hat, braucht diese Karpfen-Sphäre. Der Karpfen weist ihn darauf hin, dass er ‚weitergehen' muss, niemals stillstehen darf ... auf seinem Pfad der Evolution. Er darf nicht in der Immobilität versanden. Er wird seinen Geist öffnen und erweitern müssen und einmal viel weiter blicken, als er bisher getan hat. Er wird jede Form von Konservatismus, Beharrlichkeit oder Engstirnigkeit abwerfen müssen, um Platz zu schaffen für eine Art Weit-Sichtigkeit, Großzügigdenkendheit.

Er muss sich für das Neue öffnen, immer wieder; nicht in den alten Sphären hängenbleiben ... ohne Fortschritt. Er braucht Abwechslung, Fortschreiten, Transformation. Er muss sich selbst für neue Visionen, Philosophien öffnen ... und täte gut daran, einmal ohne Ängste, ohne Vorurteile weiter und breiter nachzudenken, als er dies bisher getan hat. Er wird gut daran tun, keinen Moment vorbeigehen zu lassen: um etwas zu lernen, etwas mitzunehmen, seine Welt zu erweitern. Er muss alert sein und seinen Blick in jener Richtung offenhalten, der er seinem Gefühl nach folgen muss, um in seinem Leben wieder einen Schritt vorwärts zu machen. Seine ‚Zielorientierung' muss sehr ‚weit' sein, nicht eng, beschränkt, zurückhaltend. Er darf nicht stillsitzen bleiben, im wahrsten Sinne des Wortes. Er darf sich nicht am Materiellen festklammern, denn dann wird er eher verlieren als empfangen. Er muss es wagen zu erkunden, manchmal auch einmal einen Sprung wagen ... Er sollte nicht auf eine ängstliche Weise an Erfahrungen aus der Vergangenheit festhalten, denn damit kommt er keinen Schritt weiter.

„Loslassen und volle Fahrt voraus! Nicht zögern!" Intuitiv verfolgt er dann seinen Weg; er *fühlt* es einfach, wann er hier oder dort sein muss. Er macht sich dann am besten daran, nicht zu ‚denken', sich selbst bremsend ...

Der Mensch, der große Lust auf Karpfen hat, versieht sich manchmal zu sehr mit Dingen, die nicht ‚nötig' sind, aus Vorsorge, aus Misstrauen. Er würde gut

daran tun, mehr zu vertrauen, loszulassen ... Es ist nicht nötig, mit einem ängstlichen nach vorne gerichteten gespannten Blick die Zukunft bereits in diesem oder jenem Sinne ergreifen oder festlegen zu wollen. Er täte gut daran, mehr in den JETZT-Moment zu kommen und das Leben auf eine spielerischere, unbesorgte Weise zu genießen ... aus der zugrunde liegenden Überzeugung heraus: „Es wird alles gut!“
Er vertraut nun mehr auf sein intuitives Empfinden, auf seine plötzlichen Eingebungen, auf seine Tatkraft im Jetzt-Moment. Er braucht nicht mehr denkend *zu* vorausschauend zu sein oder auf eine ängstliche Weise bestimmte Dinge abzuhalten, sich selbst zu bremsen. Er vertraut jetzt und schreitet tapfer voran. Er hat jetzt den Mut, den Optimismus und die Fröhlichkeit des Karpfens: er hat ein sehr gutes Gefühl bei der Sache ... und weiß sich innerlich zu entspannen. Er springt gleich und mit Freude auf, wenn er fühlt, in Aktion kommen zu müssen. Er passt sich nun sehr geschmeidig und flexibel an. Er zögert nicht, sondern weiß und fühlt es intuitiv: hier muss ich weitergehen! Im vollsten Vertrauen weiß er schließlich, dass er selbst sein Leben erschafft; jede Bekümmertheit, jede Besorgnis, jedes Misstrauen ist nun weg.

Kleingefleckter Katzenhai

Der Charakter des kleingefleckten Katzenhais sucht kühle Gewässer, zwischen denen sich regelmäßig ein warmlauer Strom befindet, der ihn streichelt und ‚erdet' (in seinem Körper konzentriert). Ihm ist kalt, dann ist es wieder wärmer. Die Mäßigkeiten der See tun ihm gut. Die Kälte-Wärme-Wechsel in seinem Leib verweisen auf eine elektrische Auf- und Entspannung seiner Energien. Er erhebt sich nicht über die See, weil er tief in sich selbst gekehrt bleiben will. Und doch hebt er ab und zu seinen Kopf, um zu schauen, ob niemand *ihn* sehen will. Er kehrt sich tief in sich selbst, ist aber offen für Kommunikation. Er kühlt sich gerne in den frischen Wogen; er wärmt sich gerne in der Lauheit. Er ist ein Vorbild für den Menschen, der in erster Linie in Tuchfühlung zu sich selbst kommen muss, zu den Schwankungen des Lebens, zum ‚Leben', das durch seine Adern strömt. Ein leichtwarmes Lebensfieber bringt ihn in sein irdisches Selbst, in seinen Körper.

Der Mensch, der ein Bedürfnis nach kleingeflecktem Katzenhai hat, versteht die Kunst, unter Kälte zu leiden: er hält sich selbst zu ‚kalt' (im übertragenen und möglicherweise auch im buchstäblichen Sinne). Ist es seinen Händen manchmal zu kalt, dann wird dies dadurch verursacht, dass er nicht wirklich im vollen Feld von Mutter Erde lebt. Dieser Fisch steht symbolisch für den Menschen, dessen

Lebendes Selbst manchmal mit seinen elektrischen Reizen ‚sticht', anspornt ... um Leben anzufachen, um buchstäblich auch das warme Leben in den Zellen des Muskel- und Hautgewebes zu stimulieren. Er macht das Leben warm, dann kalt, damit der Mensch sich selbst im Fleisch lebend erweckt. Er streichelt, er streift, er sorgt für einen Auf- und Nieder-Gang, damit der Mensch sich selbst, seine Gesamtheit, seinen Körper in allen Bergen und Tälern ‚wahrnehmen' kann, in allen Tiefen und Abstufungen, in allen Nuancen.

Der Mensch, der Appetit auf kleingefleckten Katzenhai hat, erklärt seine Mutter für verrückt, wenn sie ihm sagt, dass niemand wie ‚er' ist. Das findet er übertrieben. Er findet sich nur so lala; er degradiert sich sogar ein bisschen. Er ist erstaunt über so viel Schönes und doch kann er nicht ganz daran teilnehmen, weil er sich außerhalb dessen stellt. Er hat die Lektion zu lernen, völlig in seinen innerlichen Reichtum zu tauchen, ganz in das Leben einzutauchen, damit er dann sich selbst bis auf den Knochen fühlen würde. Der kleingefleckte Katzenhai ermahnt den Menschen dazu, sich auf die Suche nach der intensiven ‚Tuchfühlung' mit sich selbst zu machen.

Die Sphäre des kleingefleckten Katzenhais kommuniziert gerne mit dem Leben, mit den anderen - eine soziale Sphäre -, doch er hat das Bedürfnis, sehr intensiv mit sich selbst in Verbindung zu kommen. Er liebt das Leben und hat keine Angst davor, sich unter die anderen zu begeben und sich derweil ‚gut' in seiner Haut zu fühlen. Dieser Fisch scheint manchmal ganz seltsam zu sein (warum sollte er das auch nicht sein dürfen? Er stimuliert den Menschen dazu - wie seltsam das auch sein mag - ER SELBST zu sein): er will einmal dies und einmal jenes ... Er will manchmal hierher und dann wieder dorthin ... in die Wärme, in die Kühle ... Die Abwechslung tut ihm so gut! Er erwacht erst zum Leben, wenn die Abwechslung ihn stimuliert, wenn sie ihn mit frischem Blut durchströmt und ihn wieder in eine neue Richtung vorantreibt. Dies hat eine gewisse Ähnlichkeit mit Wechselbädern, mit den Bocksprüngen, die ein Schaf macht, ist etwas ganz anderes als Routine, Gleichmäßigkeit ...

Er sehnt sich nach Extremen, nach Abwechslung, nach Variation im Leben. Der Mensch, der Appetit auf kleingefleckten Katzenhai hat, wird sich selbst dann auch nicht in ein langweiliges und straffes, gleichmäßig verlaufendes Lebensmuster stecken. Er hat eher das Bedürfnis, sich in das Leben zu ‚werfen', sich aus einem planmäßigen, zu strukturell entworfenen Lebensstil zu befreien. Er wird sich selbst erlauben müssen, einmal hierhin und einmal dorthin zu gehen ... ohne im Voraus zu planen. Ansonsten werden seine Nerven eingeklemmt: er verpflichtet sich selbst dazu, wieder etwas anderes zu tun, oder wieder einmal mit diesem aufzuhören, um dann wieder einen ganz anderen Schritt zu machen. Er wird diesen natürlichen Sehnsüchten nach Erweiterung, nach Abwechslung in seinen Aktivitäten, in seinen Lebensgewohnheiten nachgeben müssen. Sitzt er erst einmal irgendwo fest, dann wird er dazu stimuliert, wieder weiterzugehen. Er würde sonst versterben und dahinscheiden, von der Kälte; immer im gleichen kalten Bad ... Immer dieselben Gewohnheiten: auf ihn wirkt das alternd, tödlich. Er bleibt hingegen ewig jung, wenn er es wagt, den innerlichen Anstößen und Reizen oder den Stimulationen zu folgen, die seine Adern, sein Hautgewebe durchreizen ...

Er folgt der Stimulanz der lebenstreibenden Kräfte ... Er muss sich selbst die Freiheit der Variation, der Erneuerung zugestehen! Wie exzentrisch, wie seltsam oder *anders* diese auch sei: er wird das Leben auf eine originelle Weise erleben dürfen. Energetisch schickt er sich immer wieder in *jene* Richtung, die ihn wieder ein Schrittchen näher zu sich selbst bringen kann.

Der kleingefleckte Katzenhai verschnauft kurz, um dann wieder mit seinen elektrischen Kräften in Gang zu schießen; er bahnt sich einen Weg: erst hier, dann dort, ohne sich allzu viel in Frage zu stellen: weil er fühlt, dies oder jenes tun zu müssen. Er blockiert seinen Weg nicht mit Ratio und Struktur. Er lebt nach seinen Impulsen, nach seinem innerlichen Gefühl und vertraut auf seine Eingebungen.

Der Mensch mit einem starken Verlangen nach kleingeflecktem Katzenhai hat Lust auf Abwechslung, auf ein ‚fruchtiges' Leben; er schätzt die gewürzte Mahlzeit des Lebens und versucht sich einmal gut zu verwöhnen, um dann zu arbeiten, zu ruhen usw. ... Ein immer wieder wechselndes Schauspiel, bei dem alle Farben, Gerüche und Aromen des Regenbogens eine Rolle spielen dürfen. Wie ein Lebens-Künstler gestattet er sich selbst diesen Reichtum an Verschiedenheiten und versteht es, ihn zu genießen. Dies ist zumindest die Umsetzung der Botschaft und des Wunsches des kleingefleckten Katzenhais.

Mängel oder Defizite, auf die der große Appetit auf kleingefleckten Katzenhai uns hinweist, könnten sein: die Abweisung einer gewissen Dynamik im Leben, eine Abwechslung und Loslassen alter Gewohnheitsmuster und Strukturen; der Mensch, der an seiner Größe zweifelt und sich in einer monotonen fahl-grauen Farbe bewegt. Es steckt mehr Verschiedenheit in ihm, als er vermutet. Der Mensch, der zögert, sich aus Routinemustern loszulösen; ein Kurzschluss mit der Umgebung, weil er sich selbst ‚kurzschließt'. Der Mensch, der auf eine Antwort vom anderen wartet, weil er selbst nicht auf eine intuitive Weise in Gang schießt! Er ist randvoll mit Talenten und lässt sie nicht oder nicht ausreichend in Freiheit zur Entwicklung kommen ... , wodurch er nicht oder nur in geringem Maße in ‚Tuchfühlung' mit sich selbst kommen kann. Die Müdigkeit, weiterzugehen. er glaubt nicht genug an die enormen elektro-magnetischen Quell-Kräfte, die bereitliegen, um seinen Körper zu stärken, zu nähren; er steht still, statt diese Energien immer weiter zu gebrauchen, einzusetzen. Er glaubt nicht stark genug an diese Fähigkeiten. Der Mensch, der zu viel wartet ... bevor er weitergeht, zum Handeln übergeht. Derjenige, der ‚versteinert' in seinem Sessel sitzt und sich leben *lässt,* statt die fruchtbaren Wendungen in seinem Leben zu nehmen, zu denen sein Lebendes Selbst ihn anspornt: er hält am Alten fest.

Der Appetit auf kleingefleckten Katzenhai weist auf ein enormes Vermögen hin, sich wie ein ‚Fächer' zu öffnen, mit allen Verschiedenheiten, in allen Farben. Dieser Mensch nagelt sich möglicherweise auf eine begrenzte Anzahl von Punkten seiner selbst fest: er wird sich selbst auf eine intuitive Weise aufwehen lassen müssen. Möglicherweise steht er diesem breiten Fächer von Möglichkeiten ablehnend gegenüber, wodurch er Spannungen in seinem Wesen aufruft.

Der Mensch, der große Lust auf kleingefleckten Katzenhai hat, sehnt sich faktisch nach dem Durchfluss des Lebens selbst durch sein Wesen, seinen Körper, seine (kreativen) Hände ... Er wird daher auch gut daran tun, das Leben daher anzupacken und seine intuitiven Energien durch sein ganzes Wesen strömen zu lassen. Er wird es zulassen, dass diese Lebenswasser ihn durchspülen, ohne Blockaden aufzuwerfen. Er hat das Bedürfnis, sich selbst auf eine intuitive, wogende, geschmeidige Weise sein zu lassen. Der kleingefleckte Katzenhai kitzelt ihn, bis er sich völlig ‚frei' dem Leben selbst hingibt. Er darf sich selbst nicht länger zurück-halten. Er muss IM Leben stehen und nicht neben sich selbst stehenbleiben.

Kliesche, Scharbe

Eisflunder, rauhe Scholle (limanda limanda)

Die Klieschen-Art ist: nähre dich selbst mit leckeren Speisen und iss ungestört weiter. Lasse dich nicht von dem ablenken, was du für dich selbst brauchst. Richte dich auf das Wesentliche, auf das Notwendige. Diese Klieschen-Art ist stark mit sich selbst beschäftigt; sie ist sich der Tatsache bewusst, dass sie sich im wahrsten Sinne des Wortes ‚ernähren' muss, dass sie sich selbst ‚geben' muss, was sie nötig hat. Sie darf sich selbst nicht ‚verhungern' lassen - im buchstäblichen und im übertragenen Sinne. Die Kliesche sorgt sehr gut für sich selbst! Sie kann in sehr kurzer Zeit sehr viel verzehren; sie hungert nach Nahrung, nach Leben. Es scheint, als ob sie sich selbst zu lange benachteiligt hat, sich ‚zu kurz' kommen lassen hat ...

Irgendwie ähnelt dieses Bild der Symbolik des Lindwurms-der-vertrieben-werden-muss.[13] Wen es nach Kliesche verlangt, der will das Unechte aus sich selbst vertreiben, um zur Essenz seiner selbst zu gelangen. Er will zusammenfegen, saubermachen.

---

[13] Lies über die psychologische Übereinstimmung in *Der Schlüssel zur Selbstbefreiung – Enzyklopädie der Psychosomatik.*

Die Kliesche ist alert, schaut gut in Ecken und Ränder, ob auch kein Schmutz zurückgelassen wurde. Sie schließt die Türen, nachdem sie alles kontrolliert hat. Sie will Ordnung. Alles muss fein säuberlich aufgeräumt werden, so dass nichts vergessen oder zurückgelassen wird ...

Der Mensch, der ein Verlangen nach Kliesche empfindet, hat also ein Bedürfnis danach, sich selbst von all dem zu säubern, was nicht wirklich zu ihm gehört ... ; er ist derjenige, der sich an der Eigenen Quelle nähren will ... Er will den ‚Lindwurm' verjagen. Der Lindwurm steht für das, was nicht wirklich zu dir gehört, sondern was kommt, um deinen Platz einzunehmen, wenn du deinen Platz nicht wirklich einnimmst; der Lindwurm kann nur in jenen Menschen eindringen, der beispielsweise der Welt des Materiellen zu viel Macht gibt, in jenen Menschen, der nicht wirklich auf seine innere Autorität hört, sondern anderen Dingen oder Menschen hinterherläuft ... : er nimmt die Macht über sein Leben nicht wirklich in seine eigenen Hände. Er lässt es zu, dass in ihn ‚eingedrungen' wird.

Tief in seinem Herzen möchte dieser Mensch sich selbst mit Nahrung mit einem bleibenden ‚Wert' versehen. Er braucht die Beschäftigung mit der Essenz des Lebens, mit den wirklich wertvollen Elementen, so dass sein Leben nicht länger mit einer Menge Details und Nebensachen gefüllt ist.

Der Mensch, der ein Verlangen nach Kliesche empfindet, hat das Bedürfnis, in seinem Wesen ein Großreinemachen abzuhalten: in seinem Körper, in seiner Seele. Er sehnt sich danach (sei es auch unbewusst), all das wertlose Alte (Indoktrinationen, Gefühle, Gewohnheiten, praktische Regelungen usw. ...) abzubauen, um Platz für das Neue zu machen. Er braucht Aufgeräumtheit, Reinheit, Unverfälschtheit. Es würde ihm gut tun, wenn in seiner Arbeits- und Lebensumgebung alles schön und angenehm wäre: im buchstäblichen und im übertragenen Sinne (innerlich). Er hat das Bedürfnis, bestimmte Dinge aus der Vergangenheit wegzuwerfen. Schließlich will er nur das Wesentliche behalten und dieses pflegen.

Die Klieschen-Art pflegt und umsorgt gerne das wirkliche Schöne, diese *eine* Perle. Das andere lässt sie als Ballast los. Die Klieschen-Sphäre stimuliert den Menschen in diesem Los-lassen, in diesem Aufräumen.

Wer ein enormes Verlangen nach Kliesche empfindet, sehnt sich faktisch nach einer tiefen Suche nach sich selbst, nach seinen innerlichen Quellen. Er hat das tiefe Verlangen, sich selbst zu finden. Er ist bereit, alles andere dafür loszulassen, abzuwerfen, weil er bereits fühlt: in diesem Kern von mir selbst muss ich sein; von dort aus kann ich wirklich anfangen zu ‚leben'. Ich will mich in mich selbst vertiefen. Ich will vollständig ich selbst werden. Ich werde mich selbst mit der reinsten Nahrung ernähren, die es gibt. Ich grabe tief in mir selbst und werde den Schlüssel finden. Es braucht die Ich-gerichtete Bewegung, bevor der Mensch das Gefühl haben kann, einen tiefgehenden Kontakt mit dem anderen einzugehen.

Krabbe

Die Krabbe ist eher mütterlich-weiser Natur; sie ist verständnisvoll, geduldig und sieht auch einmal über etwas hinweg. Sie relativiert und begütigt ihre Kinder - die anderen - „Aber, aber, so schlimm ist das alles doch gar nicht! Setze dich erst einmal ruhig hin und trinke eine Tasse Tee“, tröstet und salbt sie. Aber der wirkliche Trost liegt in ihren weisen Worten. Krabbe symbolisiert die weise Mutterstimme im Menschen. In Bezug auf andere ist sie dienstbar, aufmerksam; sie gibt anderen gerne. Sie ist zuvorkommend und liebevoll. Sie besitzt die Gabe, die Gemüter zu beruhigen und die Dinge einmal in Ruhe zu betrachten, sie nötigenfalls mit dem anderen zu besprechen. Der Mensch entspannt sich, kommt zur Ruhe und kann wieder ausgewogen nachdenken, ohne bestimmte Dinge über jedes Maß aufzublasen, wenn sie durch das Auge der Emotion gesehen werden.

Es ist die Mutter, die sagt: alles was dir im Leben geschieht, hast du eigentlich selbst angezogen; alles, was dir auf deinem Weg begegnet, hat also ganz deutlich seine Gründe. Versuche die Dinge einmal auf diese Weise zu betrachten und zu verstehen, zu interpretieren. Auf diese Weise lernst du aus jeder Erfahrung und vermeidest du in der Zukunft weiteren Ärger. Wenn du den wirklichen Grund dafür kennst, dass etwas geschehen ist, wirst du keine negativen Dinge in der weiteren Entwicklung der Ereignisse mehr anziehen. Kurz: mit Weisheit, mit einem deutlichen Verständnis will die Krabben-Sphäre das Leben betrachten, um ihren Menschenkindern so gut wie möglich zu helfen.

Und dann geht es hier eigentlich um die Krabben-Sphäre im Menschen selbst: er selbst will sich auf eine solche Art und Weise im Leben sehen. Der Mensch, den es nach Krabbe (oder Salaten mit Krabbe) verlangt, bläst bestimmte Dinge, die eigentlich von geringerer Bedeutung sind, manchmal ein wenig auf, er regt sich gelegentlich darüber auf ... Er will sich selbst schützen, behüten vor dem, was noch kommen kann.

Er sieht die Dinge manchmal schlimmer, als sie sind. Er kann auf warnende Weise seine Federn spreizen (wie ein Truthahn), um schon im Voraus wissen zu lassen: treibe es nicht zu weit! Komm nicht zu nah. Er will sich dann aus Selbstschutz Geltung verschaffen. Er übertreibt, wenn es um seinen Instinkt zum Selbst-Schutz geht, mit dem dazugehörigen imponierenden, defensiven Verhalten. Dieser Mensch wird seinen Instinkten entsteigen müssen, um zu einer Bewussten Einsicht, Verständnis und Liebe zu kommen. Auf diese Weise wird sein Leben erst voll-glücklich ... ! Bleibt er in seinem primitiven Stadium stecken, dann wird er wahrscheinlich Enttäuschungen, Verletzungen, Verdruss, Streit, Wut, Gewalt, Hass, Rache usw. ... verbuchen müssen. Der letztgenannte Weg führt zu Krankheit und Tod. Der erstgenannte nennt sich ‚Lebensweg‘.

Die Krabbe sagt: „Bleibe nur ruhig, rege dich nicht so auf!“ Sie salbt die Wunde; sie lindert das Gemüt. Der Mensch, der ein Verlangen nach Krabbe empfindet, kann sich zu schnell auf den Schlips getreten fühlen, sich zu schnell getroffen fühlen: er wird stärker in die Ruhe seines Wesens kommen müssen. In dieser Ruhe vergibt er alles, begreift er das Verhalten von anderen, weiß er, warum bestimmte Dinge gesagt werden ... Er überblickt das Ganze mit einem mütterlichen Blick und macht sich nicht mehr so viel daraus. Er weiß, dass er die Dinge nicht so persönlich nehmen muss, dass er sich die Hauptsachen ansehen muss und sich nicht über Details aufregen sollte. Er stellt sich dann nicht gleich entrüstet auf die Hinterbeine, er ist nicht gleich gekränkt, aufgeregt, auf seine Zehen getreten, fühlt sich nicht so schnell ‚angegriffen' ... weil er weiß, dass derjenige, der etwas Hässliches oder Unglückliches sagt, meistens selbst mit Problemen kämpft. Die Krabben-Sphäre in ihm lässt ihn verstehen, beschwichtigen, relativieren und balsamieren. Es ist die weise Mutter in seiner Seele, die immer gefasst bleibt, würdig und weise.

Sie lässt sich nicht von Gefühlen mitreißen, sie lässt sich nicht von der Hektik der Umgebung beeinflussen; sie bietet jenen Menschen, die sich kalt, nervös, verletzt, bedroht, angegriffen fühlen, Wärme aus dem Herzen an.

Es ist diese Sphäre, die der Mensch IN sich selbst entwickeln möchte: er will sich selbst diese warme weise wohltuende Sphäre schenken! Er wird diese Muttersphäre nicht mehr außerhalb seiner selbst erwarten müssen; er wird sich selbst jetzt diesen weisen, würdigen Inhalt zu eigen machen. Er ist nicht mehr das beunruhigte Kind, das denkt, sich nötigenfalls gegen mögliche ‚Angreifer' verteidigen zu müssen!

Er sucht nun diese mütterliche Sicherheit und das Sichersein tief IN sich selbst ... : er lässt die Albernheiten nun an sich vorbeigehen. Er fühlt sich nicht mehr bedroht oder verletzt; er schüttelt einmal seinen Kopf ... , aber versteht, warum der andere so und nicht anders reagiert. Er bleibt in sich selbst, in seiner Weisheit. Er bleibt immer gleich ruhig und ungerührt. Er ist reine Liebe und Verständnis; nichts und niemand kann ihn noch aus dem Gleichgewicht bringen. Er macht es sich selbst und den anderen gemütlich. Für ihn gilt ganz sicher nicht die Devise: ‚Auge um Auge, Zahn um Zahn'.

Der Mensch, der großen Appetit auf Krabbensalat hat, wird die Lektion zu lernen haben, immer treu auf sein Herz zu hören, niemals auf Herausforderungen, Triezen, Hänseln einzugehen, sondern immer in der eigenen Ruhe zu bleiben und zu verstehen, in Weisheit, warum er diese Aussage oder jene Handlung eines anderen anzieht; warum dieser andere so oder so reagiert. Er reagiert nie mehr verletzt, emotional gekränkt ... Im Gegenteil: er blickt lächelnd und verständnisvoll auf ... das Schauspiel.

Lachs

Frau Lachs selbst vergnügt sich in ihrem körperlichen Sinne; sie mag ihre rosafarbenen Oberschenkelchen, ihre fleischige Struktur. Sie weiß über sich selbst, dass sie schön ist, dass ‚im Fleisch zu sein' schön ist. Sie weiß, dass sie gut daran tut, das Fleisch nicht auf eine verächtliche, sondern vielmehr auf eine liebevolle Weise zu betrachten. Sie ermahnt den Menschen dazu, nicht vor ‚der Materie' wegzulaufen, vor dem üppigen Weiblichen in ihm selbst.

Die Lachs-Art versorgt ihre Haut (Symbol für den liebevollen Kontakt zu sich selbst und folglich auch zu anderen), pflegt und versorgt sich selbst sehr gut: sie verwöhnt sich selbst.

Sie fühlt sich wohl in ihrer Natur und es liegt in ihrer Art, auch anderen Freude zu bereiten. Es handelt sich hierbei um einen mütterlichen, königlichen Charakter, der in aller Freude seine Aufgaben verrichtet, auch für andere. Wenn sie einen Beitrag dazu leisten kann, es den anderen angenehm zu machen, wird sie dies immer tun. In Fröhlichkeit macht sie ihre Arbeit. Sie liebt eine natürliche Umgebung und begibt sich daher auch gerne in eine solche; sie bereitet den Picknick-korb vor und macht sich auf mit ihrer kleinen Familie, die Sonne genießend, das Grün, die Vögel. Sie genießt voll und ganz, nimmt sich alle Zeit der Welt. Der Bogen entspannt sich nun vollständig. Es gibt keine Sorgen. Das ist die Sphäre von Frau Lachs.

Der Mensch, der sehr gerne Lachs isst, hat in seinem Leben das dringende Bedürfnis nach ein wenig Luxus, nach ein wenig Komfort und Verwöhnerei. Möglicherweise vernachlässigt er sich selbst manchmal ein wenig, was dann wiederum kompensiert werden muss. Er schrumpft sich selbst zu oft zu; er nimmt seinen Raum in der Materie nicht vollständig ein; seine Haut wird sich empfindlich zusammenkrampfen, wird abwehren oder Falten bekommen, wenn er sich selbst zu viel ‚versagt', wenn er auf zu viel verzichtet, wenn er zu hart oder zu streng zu sich selbst ist, wenn er das Leben in sich selbst nicht hundertprozentig zulässt. Möglicherweise verträgt er es manchmal buchstäblich nicht, dass ein anderer ihn ‚berührt', weil er selbst sich zuzieht. Die Symbolik der Haut ist bei jenem Menschen, der diesen Fisch sehr mag, sehr wichtig.

„Gib dir selbst doch Raum!", scheint dieser Fisch jetzt zu sagen, „so dass deine Poren offen und frei atmen können. Spanne dich nicht so straff ein, ziehe dich auf und atme das Leben mit vollen Lungen ein. Genieße das Leben! Lasse in erster Linie zu, dass das Leben dich ‚berühren' darf. Stelle die ganze Oberfläche deiner Haut dem Wind des Lebens zur Verfügung. Gib dich dem Leben hin! Gib es dir selbst.

Schau einmal um dich herum: schau dir die Schönheit der Natur an. Entdecke die Pracht des Lebens." Dieser Mensch hat das Bedürfnis, seinen Raum gleichsam zu öffnen. Er wird es sich selbst gestatten, die irdischen Dinge auf eine sinnliche Weise zu genießen. Er muss sich ‚gut' in seiner Haut fühlen, in seinem Leben, ohne Druck, ohne Spannung. Frau Lachs fordert Offenheit, fordert aufziehen, ein Auf-falten, Entspannung des eigenen Körpers. Hat man immer zu sehr zusammengeduckt gelebt; hat man seine tatsächliche Art zu wenig ausgelebt? Frau Lachs stimuliert den Menschen dazu, alles etwas ‚einfacher' zu sehen: sich selbst alle Chancen zu geben, sein zu dürfen, wie man ist, in aller Entspannung, im ‚faulen Genuss'.

Frau Lachs selbst kann man als schüchtern bezeichnen, sogar verlegen, und sie fühlt sich geschmeichelt, wenn man ihr ein Kompliment macht. Sie mag es, wenn andere sie schön finden und gut und lieb. Sie legt Wert auf das Urteil der anderen. Sie bittet nicht darum, fühlt sich aber wohl unter anderen braven, lieben Wesen: weil sie sich selbst liebt, weil sie weiß, dass sie gut ist und schön, dass sie ‚existieren darf'. Sie erfreut sich am Kontakt mit den anderen.

Sie ist einer der sensibelsten Fische; es klingt natürlich seltsam, aber sie lässt sich gerne schmeicheln; sie wird gerne vom Menschen gegessen; sie wird gerne vom Menschen geschätzt. Sie hat Freude daran; es ist eine Ehre für sie; sie fühlt dabei keinen Schmerz. Sie ‚gibt' sich gerne und leistet ihren Beitrag dazu, dem Menschen zu sagen: „Lange nur kräftig zu im Leben! Du darfst mein saftiges, fettes Fleisch genießen. Genieße das Leben; erfreue dich an den schönen, herrlichen Dingen. *Erkunde* das Leben in all seinen Düften und Farben, in all seinen schönen Formen. Versage dir nicht das Vergnügen. Lasse dich selbst in deiner eigenen Natur aus-dehnen. Sei stolz auf deinen Körper; sei lieb zu deinem Körper. Sei nicht hart zu ihm; kasteie ihn nicht mit Diäten und zwanghaftem Treiben von Sport, mit *zu* harter Arbeit beispielsweise. Deine Haut wird vor Gesundheit strahlen, wenn du deinen Weg zu diesem Genießen deiner selbst und wegen dir selbst in deinem Körper findest, in der Welt der greifbaren Natur. Du wirst dann auch auf eine angenehme vergnügliche Weise mit den anderen umgehen können."

Natürlich sollst du dich nicht gerne von den anderen aufessen lassen, wie Frau Lachs dies vorschlägt, aber dies ist schon ein Hinweis darauf, dass du dich selbst in Herzlichkeit für dich selbst, für die anderen öffnen darfst. Schließe dich nicht ab. Genieße auf eine sanftmütige, großzügige Weise das Leben, genieße die Kontakte mit den Wesen der Natur. Sei GROSSZÜGIG zu dir selbst, sei freigebig zu den anderen. Schenke ihnen und dir selbst einmal etwas ein, sei großzügig. Entfalte dich in aller Pracht: auch deinen Nächsten tut es gut, wenn du dich gut, üppig fettig in dir selbst, in deinem Körper zu fühlen wagst, wenn du dich selbst und mit dir selbst genießen kannst.

Der Mensch, der ein Verlangen nach Lachs empfindet, möchte eigentlich noch mehr aus dem Leben herausholen, als er bisher getan hat. Er will auf eine intensivere Weise im Leben anwesend sein, er will lernen, die irdischen Früchte mit größerem Vergnügen zu genießen. Er will sich selbst ein größeres Bewusstsein dafür beibringen, wie himmlisch das Leben eigentlich ist: damit er auf eine entspannte Weise alle schönen Dinge genießen kann. Die Dankbarkeit, die Herzlichkeit in Bezug auf die Dinge in sich entwickeln, in Bezug auf die Menschen, die ein Teil seiner Freude am Leben sind.

Die Sorge, die Verantwortung, die er auf sich nimmt, auch in Hinblick auf andere, trägt er nun mit Freude. Wie der Mensch, der in Fröhlichkeit Essen für eine ganze Familie zubereitet; wie der Mensch, der singend ein Kind aus seinen schmutzigen Kleidern befreit oder den Boden scheuert.

Man GIBT den anderen mit Freude. Man beschäftigt sich nicht nur mit sich selbst, ist nicht nur auf sich selbst ausgerichtet. Man ist großzügig und herzlich. Man erfreut sich daran, wenn das ‚Ich' zur Freude und dem Vergnügen der anderen beitragen kann. Man unterhält eine angenehme Beziehung zu den anderen: genau wie Frau Lachs selbst, weiß dieser Mensch, dass andere auch an seinem Sein Freude haben können. Diese herzliche Lachs-Sphäre, in Liebe, die er zu sich selbst, zu seinem Körper fühlt, strahlt er anderen gegenüber aus.

Lachsforelle

Dieses Nahrungsmittel könnte man den fröhlichen kleinen Bogenschützen nennen. Grimassen ziehend, Pfeil und Bogen in der Hand. Tanzend und nach vorne gebeugt wie ein Twist tanzender Zwerg, den Hintern hin und her wiegend von weit links nach ganz rechts, ja, witzelnd, lachend, mit einer Grimasse auf dem Gesicht in den Wald ziehend. Albern und verrückt, Menschen und Dinge ein wenig auf die Schippe nehmend, manchmal ein wenig Spott, manchmal etwas schockierend. Die Symbolik der Kirsche und auch der Sauerkirsche[14]; ein wenig ängstlich blickt er nach oben zu den fruchttragenden Baumkronen. Als ob das Lachen und der tiefe furchtartige Untergrund dicht beieinander lägen. Aber er geht weiter, unser Narr, denn er verfügt über ein kräftiges Energiefeld.

Er wird schon dafür sorgen, dass er nicht zu nah an den Abgrund herantritt, und schaut etwas furchtsam, aber zurecht vorsichtig über den großen Rand zum zu tiefen Wasser, um sich dann wieder auf einen sicheren höheren und weiter innen gelegenen Weg zu begeben. Seine unbewussten Ängste bewahren ihn oft vor

[14] Lies hierüber an anderer Stelle in diesem Buch (siehe Index).

einem Fehltritt oder einer echten Gefahr. Aber außer dass es ihm warm-kalt den Rücken runterläuft und er vorsichtig umherblickt, immer auf der Hut, springt er auch schelmisch weiter in das Lebensgrün hinein. „Uff! Es ist wieder vorbei!“ Voll guten Mutes lässt er die vorige Phase hinter sich und geht als echter Lebensgenießer, mit den Armen schlenkernd, über Sträucher springend, fröhlich auf einem Strohhalm pfeifend, in den grünen Wald hinein.

Dieser Fisch ist sehr komplex veranlagt: er mischt Freude mit etwas Argwohn, Fröhlichkeit mit Furcht, oder manchmal mit ängstlichem Stillstehen und ist dann wieder ganz fröhlich und sorglos lustig-optimistisch. Mitunter ist er etwas zu verschlossen … und schüttelt doch wieder pfiffige Dinge aus dem Ärmel, was Vögel und Menschen und auch ihn selbst wieder zum Lachen bringt. Die totale Freiheit, Sorglosigkeit … wechselt sich ab mit einer Angst wegen Nichts, Angst, weil das Leben ihm deutlich machen will: gehe nicht zu weit, nicht zu weit vom einen Ende bis zum anderen, halte dich an den goldenen Mittelweg, bleibe nah bei deinem eigenen tiefen Freudenkern und trete nicht zu weit aus dir selbst heraus (möglicherweise um in einem Spukbild seiner selbst aufzugehen, in einer Wahnvorstellung, oder, auch in der Praxis: übertreibe nicht in deinen Taten, deinen Gedanken, deiner Fantasie, deiner Furcht vor eventuellen dunklen Kellern …). Rote Augen blinken nur dann, wenn zu viel vom Körper abgewichen wird, vom eigenen Fleisch und Blut. So auch beim Menschen: wenn zu weit außerhalb des eigenen fleischreichen Körpers geflüchtet wird in Geist und Gedanken. Angst und Verdruss könnten die Folge sein. Werde wieder eins mit dir selbst und habe keine Angst; du bist niemals rettungslos verloren, Mensch, wenn du nur ganz nah in dir selbst, in deinem Körper bleibst. Laufe nicht vor dir selbst weg.

Der Mensch, der Lachsforelle mag, bittet die Umgebung, ihn nicht zu peinigen, ihn nicht auszulachen, nicht zu verletzen. Er hält seine Tränen hinter seinem Lachen zurück. Dennoch hat er möglicherweise das Bedürfnis, gemeinsam mit dem Regen zu weinen, sich von dem zu befreien, was in ihm schon lange weggeschlossen war. Und er fühlt sich so herrlich verstanden von den Naturelementen, vom Grünen, vom Regen, durch die Lebenswasser hindurch. Die violettrote Angst in seinen Adern, in seinen Augen wird damit gelöscht, beruhigt, abgekühlt.

Denn … positiv, er WILL weiter; er hat etwas auf dem Kasten! Er ist guten Mutes und möchte gerne seine kräftigen Energien bei der Ausführung seiner Lebensaufgaben nutzen. Konzentrierte Freude nistet sich in seinen Körperzellen ein, seinen Muskeln tut es gut, zu wissen, dass „das Angenehmste noch vor ihm liegt“. Voll guten Mutes, mit kräftigen Schritten hat er jetzt seinen VOLL-OPTIMISMUS in seinem Herzen wiedergefunden. Freudvolle Dynamik. Freude-Gefühl in den gespannten Muskeln.

Was lehrt die Lachsforelle? Du zweifelst manchmal und lebst ängstlich, aber schließlich wird alles gut. Dränieren ist ab und zu notwendig: Wasser, auch Tränen suchen ihren Ausweg und machen die Innenwege in deinem Körper sauber. Schlucke nichts hinunter, äußere dich … und gehe weiter, auch wenn du mitunter Furcht und Finsternis erlebst; lasse es einfach strömen, jage diese Zweifel in die Luft und biete, *welche* Art von Emotion es auch sein möge, einen freien Ausweg … Und ob es um Stuhlgang, Tränen oder dröhnendes Gelächter oder fröhliches Singen geht: halte nichts zurück, lasse es frei heraus.

Wisse, was du tust, vielleicht mit mehr Vertrauen (darauf, dass alles gut wird). Unterdrücke deine Tränen und deine Energien nicht, spiele nicht Komödie, setze keine Maske auf, habe kein Selbstmitleid (wisse, dass du dein Leben selbst in der Hand hast, Mensch, du bist kein Opfer von Ereignissen[15]). Hebe dieses Zögern auf und gehe mit entschlossenem Schritt weiter, ohne die Verschmitztheit der Lachsforelle je zu verlieren.

Die Art der Lachsforelle ermahnt den Menschen dazu, auf sich selbst zu bauen und einzusehen, dass er intuitiv weitergehen wird, oder nicht mehr weiterzugehen, falls dies für sein Wohlergehen gut ist. Wenn die Augen sich röten ist dies eine Bitte um ein wenig ‚Honig', um Süße und Selbst-Liebe. So wird auch der Mensch noch stärker auf sein lebendes Selbst vertrauen und kräftig auf einem Weg weitergehen können, auf dem seine Gefühle, seine Talente und Energien strömen können … an die Reihe kommen können … in der sanften Süße seines Herzens. Lebenselixier!

Die Sphäre von Lachsforelle stellt den Balsam auf der Wunde dar, fordert Ehrlichkeit dazu heraus, an die Oberfläche zu kommen, lässt einen Menschen über angstvolle Einbildungen oder über märchenhafte, frohe Rührung über das eigene furchtlose VORWÄRTSGEHEN nachdenken, mit der KRAFT einer schallenden Trompete.

Diese Sphäre fordert den Menschen dazu auf, die Dualität in sich selbst aufzulösen: Licht und Finsternis, Leben in Freude oder dunklem Verdruss.

Das Blut verdünnt in der Entscheidung für das frohe Schreiten, das fröhliche Weitergehen, wenn der Mensch sich für den Glauben an sich selbst und ein frohes Weiterschwimmen im Lebenswasser entscheidet, nicht als unfähiges Opfer, zweifelnd blickend, lauschend, auf der Hut … nein, als Mensch seine Position als Herr und Meister einnehmend; Glaubenskraft, Körperkraft, beseelt mit einem furchtlosen Optimismus!

---

[15] Lies die Lebensphilosophie im Einleitenden Teil 1 von *Der Schlüssel zur Selbstbefreiung*.

Makrele

Die Makrele kann man eher festhaltend nennen, rund, vollblütig, sich selbst großzügig mit allem versehend, was sie benötigt. Sie nährt sich selbst; sie verwöhnt sich selbst. Sie wagt es, sich selbst ‚im Fleisch' sein zu lassen. Sie genießt ... und sorgt vor allem dafür, dass es ihr an nichts fehlt. Eigentlich ist sie ein liebes Ass: sie ist sehr lieb zu sich selbst, von etwas runder Art. Sie versieht sich selbst und wartet nicht, bis ein anderer es ihr gibt: dies ist ein gesundes Prinzip. Sie weiß sich selbst glücklich zu machen.

Der Mensch, der nicht genug wirklich er selbst zu sein wagt, der sich zu wenig zu seiner wirklichen Art, zu dem, was wirklich gut für ihn ist, zu bekennen wagt, weil er sich zu sehr die Frage stellt: ‚Darf ich dies denn tun? Darf ich das denn zu mir nehmen, darf ich dies mir selbst geben?' hat möglicherweise ein Bedürfnis nach der Makrelen-Sphäre. Er zögert, sich auf allerlei Arten selbst gut zu nähren: er wird einsehen müssen, dass niemand anderer als er selbst fühlen und wissen kann, was gut für ihn ist.

Schämt er sich für seine Bedürfnisse? Zuerst und vor allem wird er einsehen, dass es die Aufgabe jedes Menschen ist, sich selbst ‚genießen' zu lassen, in erster Linie in Bezug auf ‚die Aufnahme von Nahrung': er wird nicht mit dem wahnsinnigen Kult des Äußerlichen mitlaufen, in dem Kalorientabellen helfen, Menschen dünn zu halten, auch wenn sie ein rundes und sogar molliges Wesen haben. Der Makrelen-Liebhaber weist sich selbst darauf hin, dass er mehr in das Fleisch - in das Fett kommen darf, als er denkt, weil seine Art ihn dazu auffordert. Er wird gesund und glücklich sein, wenn er es wagt, zu sich zu nehmen, worauf er Lust hat, und dies auf eine gesunde Weise tut.[16]

Möglicherweise schämt sich dieser Mensch für seine ‚Lüste' und seine Bedürfnisse auf anderen Gebieten. Dies ist nicht nötig, vorausgesetzt er setzt seine Begierden in Bewusstsein um, vorausgesetzt, er kommt zu der Einsicht, dass Lüste und Begierden faktisch Umsetzungen sind von enormen potenziellen Schöpferkräften, die darum bitten, existieren zu dürfen. Er wird sich dann nicht auf das Objekt seiner Begierden richten, sondern sich selbst auf eine gesunde Art und Weise ‚mit Speisen nähren', auf die er von Natur aus Lust hat, damit seine ganze Potenzialität auf die richtige Weise eine Niederlegung in der Materie bekommt. Nur wenn diese Voraussetzung erfüllt ist, kann dieser Mensch seine Schöpfungsenergien auf die richtige Weise nach außen strömen lassen und in Taten umsetzen.

---

[16] Beachte: daran sind selbstverständlich wichtige **Voraussetzungen** geknüpft: lies mehr hierzu in Teil I dieses Buches.

Der Makrelen-Liebhaber muss solide, stark sein und wenn seine Art dies verlangt, es wagen, vollrund und stramm wie eine Eiche im Leben zu stehen. Er darf sich selbst keine Nahrung versagen, sonst wird dies eine Wirkung in Form von Frustration und Begierdendrang zur Folge haben durch das Ungleichgewicht, das zwischen dem Energiefeld einerseits und der materiellen Form andererseits entstehen würde. Appetit auf Makrele weist darauf hin, dass dieser Mensch für sein Wohlergehen eine gewisse Rundheit in seinem Charakter und seinem Körper wachsen lassen darf.

Dieser Mensch hat ein starkes Bedürfnis danach, zu sich selbst sehr lieb, rund und sanft zu sein, sich auf alle möglichen Arten gut zu versorgen. Er darf sich selbst Liebe geben und all jenes, was er benötigt, solange er hierfür keine anderen Menschen zu belästigen braucht. Er darf es sich selbst geben; er braucht es nicht von anderen zu erwarten!

„Schäme dich nicht dafür, dass du dir selbst ‚gibst'!", sagt die Makrele, „wage es, sanfter zu sein; habe keine Angst vor deinen sanften Gefühlen. Schäme dich nicht für das sanfte Genießen. Wage es, auf eine gesunde Weise das zu essen, worauf du Lust hast (Beachte: daran sind selbstverständlich wichtige **Voraussetzungen** geknüpft: lies mehr hierzu in Teil I dieses Buches) und lasse dich selbst nicht ohne die Präsenz der runden Weichheit erblühen.

Sei vor allem stolz darauf, dass du solide im Fleisch bist. Lasse die Muskeln und Fette das nötige Volumen annehmen, ohne die geringste Hemmung, dann wirst du dich körperlich gut, stark und gesund wie eine Eiche fühlen. Benutze all diese gesunden Energien in dir in üppigen Schöpfungstaten und genieße dies!"

Muscheln

Die Muschel ist ein wählerisches Mädchen. Es muss das Richtige sein, sonst will sie es nicht. Sie versteht es zu sortieren, auf der Basis einer angeborenen Veranlagung zum Selektieren, zum Unterscheiden und Sieben: sie trennt das Reine vom Unreinen, das Makellose vom Nicht-Makellosen, das Wichtige vom Weniger-Wichtigen. Sie stellt Rangfolgen auf, Tabellen mit Wert-Vergleichen. Die Muschel wird nicht einfach alles akzeptieren und hereinlassen; sie prüft und ist äußerst wählerisch. Nur das Beste ist gut genug für sie. Dasjenige, was in ihre Welt hinein darf, muss erst einer Prüfung unterzogen werden. Nicht einfach für andere, aber durchaus eine Garantie für hohe Qualität und reine Arbeit!

Wer ein starkes Verlangen nach Muscheln empfindet, liegt zu sehr im Clinch mit sich selbst; er lässt zu viel zu, so dass er überlastet wird. Es ist zu viel. Er wird ordnen und auswählen müssen. Er wird selektiver auftreten müssen, nötigenfalls Arbeit delegieren. Er muss lernen, Entscheidungen zu treffen.

Er macht damit deutlich, dass er jetzt verschiedene Arbeiten abrunden muss, erst das eine, dann das andere, das Wichtigste zuerst angehen, danach den Rest. Möglicherweise hat er zu viel Arbeit auf seine Schultern geladen. Er wird nun mit klarem Verstand eine Auswahl treffen und die Dinge systematisch abarbeiten. Er ist entschlossen, wenn er fühlt, etwas an andere weitergeben zu müssen. Er bleibt auf eine vernünftig-kritische Weise bei der Sache, so dass er seine Aufgaben mit Leichtigkeit erfüllt. Er fühlt sich jetzt nicht mehr dadurch verschlungen.

Die Muschel-Sphäre selbst will vor allem einen kühlen Kopf behalten und sich nicht zu viel aufbürden; besser selektiv, alles auf die richtige Art und Weise. Lieber jedes Mal *eine* Sache richtig machen, als alles auf einen Haufen zu werfen. Wenn der Mensch seine Sachen in der Sphäre von Fräulein Muschel abhandelt, wird er ruhig bleiben, wird er weder das Gefühl haben, dass man ihn benutzt oder missbraucht, noch dass er sich selbst mit allerlei Dingen überlädt ... Er bleibt sehr ruhig, betrachtet die Dinge mit kühlem Blick, ohne sich aufzuregen, ohne Nervosität. Kaltblütig, manchmal auch hart, wenn es sein muss.

Dies ist die Botschaft der Muschel: dulde keine Dinge, die zu weit gehen, ob es um Sachen im Zusammenhang mit ‚Fremden' oder mit deinen Kindern geht, ist einerlei. Mache ihnen gleich deutlich, wo die Grenzen und die Regeln von Würde und Respekt liegen und gib auf diesem Gebiet keinen Zollbreit nach. Sie sollen mit ihrem Leben tun, was sie wollen, aber in deinem Haus gelten *diese* Regeln der Ordnung, der Übersicht, des Respekts, der Sorgfalt, der Qualität.

Nur das Wertvolle, das wirklich Nährende darf ‚hereinkommen'. Wenn du diesen Leitsatz für dich selbst in deinem persönlichen Leben anwendest, wirst du außerdem merken, dass die äußeren Umstände automatisch ein Spiegelbild dieses Leitsatzes wiedergeben werden. Du wirst nicht mehr bitten, fordern, verbieten müssen usw. ... Alles scheint wie von selbst zu geschehen. Das Böse kommt nicht mehr in dich hinein, weil du selbst in deinem Innersten sehr rein ‚selektiert' hast. Du bist dir deines Wertes bewusst, in Selbstrespekt, und du hast deine Qualität erhöht.

Auch buchstäblich in deiner Wohnung: Menschen, die du nicht gerne kommen siehst: sei ehrlich und heiße sie nicht willkommen! Mache es wie die Muschel: Schließe deine Türen im wahrsten Sinne des Wortes für Sachen, Menschen, Gegenstände usw. ... die nicht in ein ‚reines' Haus gehören, ganz gleich, ob es sich dabei um deinen Körper, deinen Kopf (Informationen), dein Wohnhaus geht. Lasse den kritischen Verstand Hand in Hand gehen mit einem Gefühl für Korrektheit, Ehrlichkeit, Liebe, Reinheit und Wert / Qualität. Lege selbst den Wert deines Seins fest und stimme dich auf diesem Niveau auf die dich umgebende Welt ab. Dann bist du ehrlich zu dir selbst. Es braucht kein anderer zu entscheiden, was gut für dich ist: dies wirst du selbst festlegen müssen.

Während die Muschel kaut und das Leben genießt, wird sie niemals ihr Gehirn lahmlegen. Im Gegenteil; es scheint, dass sie beim Nahrung-Kauen ihr Gehirn ständig schärft. Sie bleibt immer mit dem Verstand bei der Sache. Sie hat alles schon einmal erlebt. Sie durchschaut viel, ist gescheit, vielleicht etwas zu spröde und kühl. Dennoch weisen wir auch hier auf den Vorteil hin: die Muschel wird nie überrascht sein; sie merkt immer alles. Ihre Aufmerksamkeit scheint nie nachzulassen. Sie ist ein schönes Beispiel für eine aufmerksame Konzentration. Sie hat ein aktives Hirn und handelt unverzüglich, greift gleich ein, wenn der Moment es erforderlich macht, auch wenn sie dafür ihre warme Mahlzeit für eine Weile stehenlassen muss. Sie betrachtet das Leben durch eine Effiziente Brille. Erst muss dies erledigt werden, dann jenes. Sie stellt Reihenfolgen auf.

Der Mensch, den es stark nach Muscheln verlangt, hat ein Bedürfnis nach Übersicht und Selektion, nach Ordnung und einer Strukturellen Vorgehensweise, damit alles flott und effizient verlaufen kann, damit die vielen Aufgaben ihn nicht überwältigen. Er bleibt immer obenan stehen und leitet alles mit entschlossener wählerischer, entschlusskräftiger, kritischer Hand. Das eine wird er dulden, das andere fegt er entschlossen beiseite. Ganz gleich, ob es dabei um praktische oder innerliche Dinge geht. Er hat eine hohe Moral und strebt Korrektheit, Reinheit an. Er weiß seine Grenzen deutlich zu ziehen, auch gegenüber anderen. Niemand kommt ohne zu fragen hinein. Der Mensch schließt in diesem Sinne keinerlei Kompromisse. Er lässt es nicht zu, dass jemand oder etwas an ihm ‚kleben' bleibt. Er ist clean, rein, gesäubert, ehrlich, nüchtern. Er handelt rein nach seinem ‚Wissen'. Und man weiß genau, was man an ihm hat!

Pangasius

Die Art von Pangasius kann man eher als sanft, still und abwartend bezeichnen, wie eine offene fusselige Frucht. Ist verwandt mit der Sphäre der Papaver: wir könnten sie als ein wenig träumerisch glückselig bezeichnen, hoffnungsvolle feuchte Augen mit einem Hauch von Rausch. Dennoch ist in ihrem Basiskern ein geistkräftiges Gefühl von Glück anwesend, in unbewussten Sphären. Er, Pangasius, steht gleichsam mit seinem stabilen Blumenbein (Rückgrat) in der ERDE, trägt in sich die Potenz, um das Niedrig-Materialistische zu übersteigen.

Licht und erhaben dösend. Er braucht es, sich selbst nicht ganz im Geiste ‚verschwimmen' zu lassen, was leicht passieren könnte, trüge er nicht aus seinem irdischen Stängel heraus (Verbundenheit) die Bestrebung nach reiner Erhabenheit in sich, sanft und still.

Es ist eine Tatsache, dass Pangasius gerne einen Schlummertrunk nimmt, wie ein liebes Ferkelchen mit seinen Vorderpfötchen nach vorne gestreckt, auf seinem Bäuchlein schlafend im sanftgrünen Erdengras. Er stört sich nicht an dem, was sich um ihn herum abspielt, und gibt sich jetzt dem ruhigen Schlaf hin, der gelassenen Ruhe selbst. Pangasius selbst würde allzu schnell den Kontakt mit dem Hier und Jetzt verlieren, aber für eine kurze Weile ist dies kein Problem, in seinem Schlummerschlaf.

Der Mensch, der Pangasius mag, hat (möglicherweise unbewusst) das dringende Bedürfnis, sich von seiner stattlichen, sanften Basis-Bettung aus, gepflanzt, genau wie der Pangasius, in der Erde-Sphäre, kräftig rund um seinen eigenen Mittelkern herum, aufzurichten: gleichsam über Dutzende von Antennen, die aus dem runden Basiskern heraus sanft krumm gebogen in die Höhe schießen. Mit Kraft und Zielorientierung, sich an ihrer Basiswurzel nährend. Mit einer silberfarbigen Metallkraft. Ja! Dieser Mensch will nicht in seinem schlummrigen Basisschlaf hängenbleiben, auch wenn er diese Sphäre liebt. Er hat das dringende Bedürfnis, sich ‚hochzuziehen' zu starken höheren ICH-Niveaus. Er steigt in seinem Sein auf; die Kraftkonzentration ist spürbar. Der Schlaf und das Hellwache haken sich nun ineinander. Oder vielleicht gerade Wach geworden ...; auch wenn er in seiner eigenen weichen Bettung ruht, fühlt er die unbezwingbare Kraft, um jetzt wie mit der Do-Sol-Vibration auf der Erdoberfläche zu wachsen.

Wachsend. Er kann nicht anders, als dem Ruf des Lebens in ihm selbst Folge zu leisten: sich erhebend, stabil auf weiter oder höher in sich selbst gerichtet. Und dies in der runden Form einer gleichgewichtigen Verteilung, wie eine runde Fontäne vollwertig und farbenfroh. Die Persönlichkeit manifestiert sich von Sanftheit aus zu einer überraschend-starken, durchsetzenden Seinsstruktur. Diesem innerlichen Ruf kann nicht widerstanden werden. Das Gefühl ist nun an diesem Aufrichten beteiligt, als wäre er eine Sonne, die sich selbst aufgehen fühlt, voller Gefühlsfreude, sanftmütig, üppig, in Vollheit.

Er, der Mensch, sehnt sich hiernach, und indem er sich mit Pangasius ernährt, fühlt er sich darin weiter stimuliert. Gemeinsam mit ihnen fühlen wir das Wachstum, den Freudenstrom, die sanfte Kraft des Aufwachsens innerhalb des eigenen Körpers, ja, innerhalb der eigenen Persönlichkeitsstruktur. Dies ähnelt einem inneren Ehrgeiz, aber dann vom Lebenskern im Menschen selbst aus, ZU WERDEN, geboren und aus dem Schlaf aufgestanden, ohne dabei die Ruhe in sich selbst zu verlieren.

Rochen

Der Rochen ist stolz, er weiß, über welche Fähigkeiten er verfügt. Er spielt sich manchmal ein wenig auf, aber man kommt daher auch nicht umhin, ihn wahrzunehmen. Er ist eben sehr besonders ... und das weiß er eigentlich selbst auch. Eigentlich möchte er auch gerne gesehen und wahrgenommen werden, denn er kennt seinen Wert. Er ist zudem großzügig und wird den Untergebenen mit gutem Willen Rede und Antwort stehen; er ist weise und gibt gerne Ratschläge. Er ähnelt ein wenig einem Pastor. Andere gehen ihm aus dem Weg, laufen ihm sicher nicht vor die Füße, wenn sie ihn kommen sehen. Mit einer heiligen Scheu sehen sie ihn mit seiner glänzenden Vibration vorbeigleiten. Er strahlt Charisma aus; er verfügt über besondere Energien. Es sind die Errungenschaften, die er in sich trägt; diese sind nicht einfach so dorthin gekommen. Er hat sich selbst in Weisheit und geduldiger Zuwendung zum Guten soweit gebracht!

Wer gerne Rochen isst, weiß sich vielleicht gerne gestreichelt in seiner Eitelkeit, weil er einerseits schon (oder nicht?) weiß, was er wert ist: Er weiß tief in sich selbst durchaus, was er wert ist, über welche Kräfte und Möglichkeiten er verfügt, aber es ist überhaupt nicht nötig, dass andere mit ihm prahlen. Er täte gut daran, mehr an seinen wirklichen Wert zu glauben, an seine sehr starken Möglichkeiten. Er darf wirklich seinen würdigen Platz einnehmen, ohne dass ein anderer ihm noch zu sagen braucht, wie üppig, wie stark, wie prächtig er doch ist. Er darf seinen königlichen Wert erkennen und diesen genießen. Solange er auf stolze Weise seine Kräfte in den Dienst des Guten stellt, ist alles O.K. !

Dieser Mensch braucht viel Raum für sich selbst; er wird diesen auch breiträumig einnehmen müssen: sein Energiefeld macht dies erforderlich. Er wird gut daran tun, den kräftigen Energie-Reichtum, der ihn durchströmt, zu genießen. Er verfügt über ein Vermögen an magnetischen Kräften ... einen Stolz über sein Sein. An sich ist dies ganz und gar nicht schlecht: unter der Voraussetzung, dass sein Stolz und seine Sicherheit auf eine innerliche Basis aus Kraft und Liebe gebaut sind.

Dieser Mensch hat das Bedürfnis, an seinen *wirklichen* Wert zu glauben, nicht an die falschen oberflächlichen Werte, die ihre Umgebung um Anerkennung bitten.

Der Rochen sagt: „Wolle vor allem von dir selbst gesehen und bewundert werden, nicht von anderen. Es ist gut, dass es dich gibt! Erkenne deinen Wert in Stolz. Was ein anderer dazu sagt, spielt keine Rolle. Du verfügst über ein sehr reiches Potenzial: lasse deinen Körper eine würdige Manifestation desselben sein. Schrumpfe deinen Körper nicht, im Gegenteil. Stehe grandios dazu, wer du innerlich bist! Nicht das Prahlen mit Juwelen, mit falschen Werten ist hier gemeint, sondern das Manifestieren des innerlichen Reichtums, der energetischen Kraftquelle die du BIST. Auf eine würdevolle Weise gehst du durch das Leben. Du nimmst deinen vollen Raum ein; du lässt dich nicht in eine Ecke drücken, du schämst dich überhaupt nicht und ziehst dich nicht zurück, du suchst keine Bestätigung mehr ... wenn du deinen wirklichen Wert nur erkennst und auf eine liebevolle königliche Weise nach außen bringst. Du fühlst dich jetzt gut in deiner Haut, nun da du deinen Wert erkennst, du lässt dich selbst auf eine geschmeidige, vergnügliche Weise in deinem weiten Körper Sein, in dem Platz ist, um allen deinen Talenten und Energien einen Platz zu geben. Würdevoll und breiträumig nimmst du deinen Platz auf der Erde ein; du hast nicht das Gefühl, dich verstecken zu müssen. Dein Stolz ist aufrecht und ehrlich und hat nichts mit leerer Arroganz zu tun. Aus deiner Weisheit schöpfst du, um anderen zu helfen."

Rogen

Das Wesen von Rogen ist flimmernde Zerrissenheit. Der negative und der positive Pol sind jeweils stark anwesend. Die Gesamtheit der Null teilt sich gleichsam immer mehr in einen weiblichen und einen männlichen, in einen negativen und einen positiven Pol auf. Die Vorbereitung auf die ‚Geburt' des Menschen in sich selbst. Es gibt zwei Bewegungen im Rogen: die einen Teilchen kleben um einen weiblichen Pol herum zusammen, die anderen um einen männlichen Pol herum. Es treibt sich selbst zu Extremen: nur so wird eine Geburt möglich gemacht. Also wird das Rote röter, das Blaue blauer. Es wird differenziert. Die Art des Rogens trägt in gewisser Hinsicht durchaus die Art des Fisches in sich, zu dem er gehört. Dennoch haben sie alle was ihre Art betrifft eines gemeinsam: dass das Leben bald durchkommen wird, dass die Energien sich bereitmachen, um in der Materie durchzubrechen ... Der Mensch hat hier die Wahl: bleibe ich im vorgeburtlichen Stadium meiner selbst hängen oder lasse ich mich selbst durchbrechen, in das Leben?

Der Mensch, der ein Verlangen nach Rogen empfindet, hat ein Bedürfnis nach innerlicher Ruhe. Er sagt: ‚Eigentlich will ich noch nicht sein. Lass mich in meiner Schlafphase.'

Dieser Mensch sollte Schlagkraft entwickeln, um aus seiner Welt des Schlafens, der Apathie und der Träume auszubrechen! Er wird sich an den Hörnern packen müssen und sein totes Ich abführen.

Dieser Mensch darf in sich eine gewaltig konzentrierte Mars-Energie aufwallen lassen, die er dann einsetzt, um in *einer* Bewegung seine schneidende Lanze nach oben zu holen, um mit *einem* Schlag mit dem Netz der Ursphäre zu brechen, in der er sich gefangen hält. Er wird auf sehr entschlossene Weise mit den Sphären des Nicht-Seins, der Abwesenheit brechen müssen.

Derjenige, der gerne Rogen isst, sagt das Folgende: ‚Ich lasse es alles einfach geschehen; es ist mir alles gleich. Ich warte auf meine Zeit. Meine Zeit wird kommen.' Er rückt heran, hat kaum tiefgehenden Kontakt zu anderen, weil er sich auf dem zu ab-wesenden Niveau seiner selbst bewegt. Wer Rogen mag, vertagt, schiebt sich selbst hinaus. Er lebt zu wenig auf dem aktiven Geistesniveau seiner selbst, als ob er nicht wirklich an sich selbst, am Leben beteiligt ist. Er lässt sich abgleiten.

Er wird in seine Kraft kommen müssen! Er wird sich selbst auf eine entschlossene, aktive, dynamische Weise zum Leben erwecken müssen. Er wird sein Potenzial in ein aktives, konzentriertes, lebendiges Selbst-Erleben umsetzen müssen. Er wird sein Potenzial in ein begeistertes feuerkräftiges Erleben seiner selbst umsetzen. Der Aufstand aus der Totenwelt erfolgt mit einer Entwicklung von Kraft, einer Explosion von Bewusstwerdung, einem Erkennen des 'ICH' muss mich selbst hier in das Leben katapultieren!

Lass mich nur, sagt dieser Mensch, lasse mich nur meinen Rausch im Leben ausschlafen. Ich bleibe ruhig und halte mich abseits. Er rollt sich völlig zu einem Bällchen zusammen. Wird er sich abrutschen lassen oder wird er sich selbst die Chance geben, wieder-geboren zu werden? Mit Kraft?

Er will sich tief in sich selbst kehren, um sich aufs Neue mit seiner Quelle zu verbinden, aber er darf nicht in dieser Phase hängenbleiben. Er wird sich im wahrsten Sinne des Wortes be-freien müssen: Er darf sich selbst ent-rollen und sich auf eine offene, dynamische Weise in das Leben bringen. Im Laufe dieses Vorgangs wird er sich selbst finden. Die Entwicklung einer kräftigen Dosis Energie kann mit schmerzhaften Stichen links und rechts einhergehen, wenn dieser Mensch sich dem Leben widersetzt, das in ihn kommt. Doch meist geht es um einen kurzen Durchbruch: das Jungfernhäutchen wird durchbohrt und der Mann tritt ans Tageslicht.

Die Macht des Unbekannten ... Er weiß nicht, wer er ist, und ist auf der Suche nach sich selbst, nach seiner Identität. Der Appetit auf Rogen weist darauf hin, dass dieser Mensch noch nicht gut in sich selbst ge-‚erdet' ist: wer und was ist seine Art? Er stellt sich selbst diese Frage. Er will eigentlich erfahren, ‚wer er wirklich ist?'. Hierzu rollt er sich gleichsam nach innen, um sich zu finden. Doch er darf nicht in dieser Vor-Phase sitzen bleiben, sonst stirbt er ungeboren ab. Er wird sich selbst in das Leben herein-bringen müssen und nicht noch länger warten, bis etwas anderes oder jemand anderer ihn hereinholen wird.

Der Appetit auf Rogen sagt: öffne deine Augen, werde klar und hellwach, investiere Arbeit in dein Leben, übernimm Verantwortung für dein Dasein. Entwickle ein volles Bewusstsein! Erwache. Ernüchtere dich selbst. Werde dir der Kräfte bewusst, die in dir sind und hole sie an die Oberfläche!

Stelle die Fußsohlen kräftig auf die Erde und lasse Vulkanische Kräfte hochspritzen, so dass sie auf eine kräftig konzentrierte Weise eingesetzt werden können. Betäube dich nicht länger; lasse es alles in dir selbst geboren werden!

Sardinen

Das Sardinchen ist ein flinkes Kerlchen. Vital, lebenslustig. Ehe man sich's versieht, ist es schon da, wo es sein muss. Für das Sardinchen ist das Leben ein Tanz. Froh, schnell, von fröhlicher Art; es denkt nicht zweimal darüber nach, sondern tut, was es seinem Gefühl nach tun muss, intuitiv. Das Leben strömt ununterbrochen durch es hindurch; es lässt sich von diesen Lebenskräften in sich selbst aufnehmen und freut sich darüber. Das Leben ist ihm eine Wohltat und es macht sich keine Sorgen. Es ist tapfer, kräftig und hat vor niemandem Angst. Es versteht es, wenn es sein muss, in einem Sekundenbruchteil eine enorme Kraft zu veräußerlichen und das, wofür dies sein muss, mit einem geschickten, kräftigen Schlag seines Schwanzes in seine Schranken zu verweisen. Es entwickelt dann eine Entschlossenheit, eine Kraft-Explosion, die für so einen Kleinen kolossal stark und effizient ist! Die Lebenskräfte selbst in ihm sind ständig bereit, um dann plötzlich wie mit einer Messer-Kraft veräußerlicht zu werden: kurz, schnell, konzentriert-kräftig und zielgenau.

Der Mensch, der ein Bedürfnis nach dieser Sardinchensphäre hat, wird großen Appetit auf diese Fischsorte verspüren. Er schaut zu häufig von seiner eigenen Seitenlinie aus zu ... Er braucht es dringend, an die enorme Kraft zu glauben, die in seinem Wesen ist. Er ist dabei, sich selbst ‚leer' zu machen, um sich über nichts Sorgen machen zu müssen, um sich mit nichts beschäftigen zu müssen, wodurch er in eine zu erschlaffte lass-mich-in-Ruhe-Sphäre gelangen kann, die in nichts mehr an die Kraft und die Vitalität, die Lebenslust des Sardinchens erinnert (obgleich dieses Potenzial in ihm vorhanden ist). Er will sich von jedem Ballast befreien. Er will gerade nur ‚sein', nichts weiter. An sich ist dies nicht schlecht, aber er etabliert sich selbst zu wenig. Er hat wenige oder gar keine Erwartungen in Bezug auf das Leben; er ist zu wenig ICH BIN, zu schwach, zu fluid, zu flüssig; möglicherweise betäubt er sich selbst, wiegt sich selbst zu sehr in einen Schlafzustand. Hierzu braucht er nicht unbedingt Pillen, Drogen oder Alkohol zu nehmen, aber möglich ist dies schon. Er steht in gewissem Sinne zu apathisch im Leben, mit einem zu wenig kreativ arbeitenden Gehirn. Er ist ein wenig zu schlaff, wie ein Schlafwandler, lustlos, lässt seinen Kopf manchmal kraftlos hängen. Oder weiß er auf bestimmten Gebieten nicht mehr weiter, fühlt sich selbst ein wenig sinn-los; ist er soeben arbeitslos geworden beispielsweise oder interessiert ihn die Arbeit, die er macht, überhaupt nicht? Fühlt er eine Leere in seinem Dasein?

Es hat den Anschein, dass er noch nicht wirklich weiß, was ‚Leben' ist; sein lebender Selbst-Kern fleht ihn deswegen an. Er kann sich in dieser Hinsicht nun an die Arbeit machen! Sardinchen weist darauf hin, dass er sich wirklich zum Leben erwecken darf. Er wird sich selbst nicht in den Schlaf wiegen dürfen.

Ganz gleich, um welche Problematik es geht: er wird die Sinnhaftigkeit seines eigenen ICHS voll und ganz einsehen müssen. Er wird die tiefgehende Freude über Sich Selbst fühlen müssen. Er darf froh und dankbar sein für diesen enormen Vorrat an potenziellen Kräften, der in ihm anwesend ist. Er hat nur *eine* echte Verantwortung zu übernehmen, mit der er sein Leben füllen kann: sich selbst auf eine kräftige, entschlossene Weise in das Leben zu bringen, auf eine begeisterte Weise in *Tuchfühlung* mit sich selbst zu kommen, mit seinem Körper ... und zu genießen. *Zu fühlen,* welche Kräfte sein Wesen beseelen! Sich seines Wertes Bewusst zu werden. Er darf sich selbst nicht im Stich lassen, denn dies würde ihn schließlich zu Krankheit und Tod abführen. Er wird sich selbst ergreifen müssen.

Die Sardine ist ein gescheites Kerlchen, aber dies weist darauf hin, dass bei jenem Menschen, der Lust auf Sardinen hat, unterdrückte Kräfte verborgen liegen. Mit einer gewissen Argwohn blickt er aus seiner Höhle heraus auf das Leben. Er hält sich bereit, um mit einer geballten, konzentrierten Kraft aufzutauchen, aber tut es (noch) nicht ... er hält sich ‚schlaff'. Die Sardinen-Sphäre hingegen konzentriert ihre Kraft, zieht sich völlig zusammen in einer starken, beseelten-Konzentration, um dann aufzustehen und weiterzugehen!

Der Körper und der Geist des Menschen, den es nach Sardinchen verlangt, haben zu wenig Spann-Kraft, sind nun zu schlaff und zu kraftlos im Verhältnis zur anwesenden Potenz, zur Aufforderung des innerlichen Kerns. Haut er sich selbst in die Pfanne in einer Lass-mich-nur-hängen-Sphäre? Nimmt er dabei süchtig machende, betäubende Mittel? Oder ist es die Sphäre der Kraftlosigkeit, der Depression, des Nicht-mehr-weiter-wissens, des Sich-selbst-abrutschen-lassens? Es gibt verschiedene Möglichkeiten in unterschiedlichen Abstufungen.

Jedenfalls will die Sardine den Menschen wieder kräftig in das Leben, in seinen Körper drücken. Sardinen-Sphäre ist wie ein sehr starker Widerstand mit dem Vermögen eines Meister-Boxers. Dieser Mensch erkennt die Macht seines Energiereichtums in seinem Wesen nicht genug; der Körper wird zu wenig dadurch genährt. Seine Energien werden im Körper nicht stark genug konzentriert und zu wenig auf urstarke Weise festgehalten. Erweckt er sich selbst mit Kraft, Vitalität, Lebenslust und Dynamik zum Leben, dann tut er genau dasselbe wie das Sardinchen.

Dieser Mensch muss genau ‚hinschauen', auf eine Bewusste Weise im Leben stehen und sich selbst die Augen gut ausreiben. Er wird seinen Geist auf der Erde aus einer Art Winterschlaf holen müssen und *fühlen*, wie stark die innerlichen Lebenskräfte seine Muskeln, seinen Körper durch und durch nähren möchten. Er wird in 'Tuchfühlung' mit diesen tief-innerlichen Kräften kommen müssen, um wahrzunehmen, wie Stark seine Muskeln, seine Fasern sich spannen können, um das Leben in aller Freude anzupacken. Es ist die freudvolle Lebenskraft, die tief aus seiner Quelle heraus seinen Körper beseelt und er genießt es: er wird sich seiner Lebenskräfte bewusst und steht nun auf eine starke, wache, stolze, alerte, Selbst-Bewusste Weise im Leben. Er genießt die leckeren Dinge des Lebens. Er entwickelt eine Begeisterung für das Schöne. Genau wie der Sardine, tut auch ihm das Leben unglaublich gut! Dies alles ist nur möglich, wenn er an sich selbst Glaubt, an seine Möglichkeiten, an die Sinnhaftigkeit seines ICHS.

Seelachs, Köhler, Kohlfisch

Die Art von Seelachs könnten wir mit einem ganzen Haufen von roten tanzenden Trauben von Johannisbeeren[17] vergleichen oder mit den beweglichen roten Blutkörperchen, die durch die Adern eines Körpers schwärmen. Seelachs fühlt sich hierbei frei, froh, kräftig und irdisch-dynamisch. Dieses Nahrungsmittel fühlt sich dazu berufen, Leben in die Bude zu bringen. Spielerisch, sprühend, lebendig.

Einerseits, auf instinktiv niedrigerem Niveau, stellt Seelachs die sexuellen Venus-Organe dar. Das sich Öffnende, das sich Vorführende, das Exhibitionistische, das zu den primitiven weiblichen Instinkten gehört.

Andererseits stellt Seelachs, auf evolviertem Niveau (im bewusstgewordenen Menschen) das vollwertige Brot dar, aufgegangen und gebacken, voller herrlichen Getreides und bereit zum Verzehr. Energien, die sich hochgearbeitet haben in Taten oder Gestaltung von Wert. Hochgearbeitet, und bereit für den Gebrauch. Irdisch greifbar anwesend.

Seelachs ist voller Feuerkraft zum Vorwärtsgehen, ob in greifendem Sinne (und er fühlt – gleichsam – bereits, wie sich seine Greifscheren, wie die eines Hummers, bereithalten), oder in einem sich selbst entfaltenden Sinne: wie der Schwimmer, der mit voller Kraft vorwärts schießt, die Arme lang und weit vor sich ausgestreckt. Wie der Geradeaus-Schwimmer, der pfeilgerade jeden aus dem Weg schwimmt, der ihm vor der Nase herumschwimmt.

---

[17] Lies an anderer Stelle in diesem Buch über die betreffende Symbolik.

Der Mensch, der Seelachs mag, hält sich gerne gesund, entfernt gerne alles aus sich selbst, was entfernt werden sollte. Er entledigt sich aller Schleime und Auswürfe, er ‚niest' gleichsam sein ‚ICH' in das Leben hinein.[18] Er hat möglicherweise seine Gestalt noch nicht *wirklich* eingenommen, seinen Platz als ich-der-Mensch. Jetzt würde er sich zu sich selbst bekennen, sich für sich selbst einsetzen, und hierdurch andere ein wenig von sich wegblasen, mit der Schnelligkeit des Seelachs-Tempos.

Seelachs stellt sich manchmal vor als und fühlt sich dann wie die ‚heilige Mutter Maria', die ein Vorbild für alle Menschenkinder ist, so gut, so brav, so schön … aber da kommt dann wieder die rote Katze aus dem Sack, oder der rote Affe, der mit einem Kraftimpuls in das Leben hineinpurzelt, wie dies auch beim Menschen der Fall ist, möglicherweise getrieben von primitiven Kraftenergien, oder von aufkommenden, aufbauenden Energien, die sich für sich selbst einsetzen, wobei er sich selbst nicht zur Seite schieben lässt. Weiblich und männlich zugleich, produktiv, produzierend, gebärend oder ansaugend in einer instinktiven Art des Seins.

Wer Seelachs mag, hat gleichsam ein Bedürfnis nach sauerstoffreichen Baumkronen. Lebenssauerstoff! Aber zu Anfang, im nicht-evolvierten Stadium, greift er, was er greifen kann, genau wie der Hummer, und lässt nicht los … bis er erkennt, dass er ein Mensch ist, der randvoll mit blauen und roten Energien ist, um sich in kreativem Sinne auszubauen, zu erschaffen, zu geben, und das alte Stadium hinter sich zu lassen. Vorwärtsgehen!, bedeutet dies für den Menschen. Ein nächstes Stadium in der menschlichen Evolution ist gefragt. Instinkte umzusetzen in Bewusstseinsenergie. Kräftig weiterschwimmend im Leben: auf zum ‚Weiteren' in der Entwicklung des Menschen als Wesen der Erde. Und der Mensch hat dann alles ‚loszulassen', nichts mehr zu greifen, neue Horizonte zu erkunden, statt in alten, manchmal tierisch-sexuellen Venus-Mustern zu verharren. Er wird tiefer in sich selbst auf die Suche gehen müssen, nach dem Kern seiner selbst, nach dem echten Sinn des Lebens, und lässt dann das (Kohl-) Fischstadium hinter sich. Nur die positiv-feurigen Kräfte und der intuitive Einsatz für sich selbst als ‚Ich', kräftig weiterschwimmend, sich von nichts dabei aufhalten lassen, kurz: all das Positive, was im Charakter von Seelachs liegt, bleibt jetzt noch übrig ... , fertig ist er, der Mensch, mit den alten Ur-Instinkten. Er will nicht mehr ‚gesehen' werden, will auch keine Lockfalle mehr für den anderen aufstellen. Er gebietet den Verführungsinstinkten Einhalt. Es ist Zeit, sich selbst zu verwirklichen, auf fruchtbarem Niveau freizugeben, zu erschaffen. Ein höheres, tiefgehenderes Niveau. Liebe kennt keine Saugkraft, kein Bitten um Aufmerksamkeit, nur ein warmherziges Geben und Loslassen.

---

[18] Lies mehr über die Symbolik des Niesens in *Der Schlüssel zur Selbstbefreiung – Enzyklopädie der Psychosomatik.*

Seeteufel

Der Seeteufel tanzt leicht durch das Leben, folgt seiner eigenen ‚Nase', seiner Intuition, ohne sich an dem zu stören, was andere ihm nahelegen würden. Er wirkt etwas eigensinnig, etwas besserwisserisch und rechthaberisch, aber er verfügt auch über einen großen Kopf, über ein tüchtiges Gehirn, ist vernünftig, folgt seiner Intuition und hat eine Art Weisheit in sich aufgebaut. Er späht und sucht bis er sich einer Sache ‘sicher' ist. Er will ‚wissen' ... er will immer weiter; er will ‚kennen' … Er baut sein Leben auf Sicherheiten, die er selbst erlangt hat; er hat eine Nase dafür, Dinge zu erfahren, sie so sehen zu können, wie sie wirklich sind und funktionieren. Er ist über viele Dinge gut informiert; man wird ihm nicht so leicht etwas weismachen können. Er gebraucht seinen gesunden, kritischen ‚Verstand'.

Der Mensch, den es nach diesem Fisch verlangt, gibt damit zu erkennen, dass er eigentlich durchaus Wissen und Kenntnisse erlangen will, dass er alles erfahren wird, in dem er auf sein tiefsten Selbst hört, und sei es auch in Konfrontation mit der ihn umringenden Welt. Er baut Kenntnisse und Weisheit auf, indem er sich selbst auf die Suche macht, indem er seiner eigenen Nase folgt, indem er nicht unbesehen alles annimmt, sondern alles aus einer kritischen Distanz und mit gesundem Menschenverstand betrachtet. Er setzt seine klaren Sinne ein und beobachtet die Dinge schnell. Er wird nicht immerfort auf einen anderen hören und als Wahrheit annehmen müssen, was dieser andere sagt! Er muss es selbst herausbekommen; er verfügt über ein tüchtiges Gehirn und hat eine reiche Intuition.

Er wird gut daran tun, damit aufzuhören, sich mit Sachen zu ‚füllen', die eigentlich nicht ihm gehören, mit endlosem Bücherwissen, mit materiellem Kram, damit aufzuhören, auf die Autorität eines anderen zu hören, statt ganz tief auf die eigene innerliche Autorität zu hören. Der Seeteufel ermahnt ihn dazu, das Unechte abzuwerfen und der Meisterschaft in sich selbst Gestalt zu geben. Lasse dich von nichts und niemanden, von keinem Lehrsatz und keiner Institution in den Griff nehmen und gib ihnen keine Verfügungsgewalt über dich: folge deiner Intuition und investiere deine Zeit nicht in Studien oder Bücher, von denen du bereits fühlst, ‚hiermit fülle ich mich am besten nicht', sondern höre auf diese tiefe Seelenstimme in dir selbst! Säuber dich vom Unreinen.

Schaue durch deine Augen, nicht durch die Brille eines anderen. Entdecke die Weisheit in dir selbst. Vergifte dich selbst nicht, indem du auf eine zu engseitige rationale, intellektuelle Weise studierst … während du an deiner innerlichen Weisheit vorbeigehen, diese ignorieren würdest. So baust du Wissen auf, und Macht vielleicht, und absolvierst erfolgreich Ausbildungen ... aber dies alles bildet dann eine Verarmung deines Seins. Sei auf die richtige Weise ‚eigensinnig': hole die Weisheit tief in dich selbst, teste sie anhand der Wirklichkeit außerhalb von dir. Links und rechts kannst du etwas von Menschen und aus Büchern lernen. Nichts spricht dagegen, dass du etwas studierst, aber verstecke dich nicht dahinter, hefte dich nicht daran fest, bleibe immer und in erster Linie mit deiner eigenen innerlichen Quelle der Weisheit verbunden. Sei kein kritischer Papagei, sondern verwende dein Gehirn auf eine kreative, intuitive Art und Weise.

Wer Appetit auf Seeteufel hat, verdient es häufig durchaus, dass man ihm ein Kompliment für das macht, was er mit seinem Kopf leistet, aber er würde gut daran tun, seinen Drang nach Weisheit oder dem Anhäufen von Wissen mit einem ausgeglichenen Leben zu verbinden. Das ganze Wesen des Menschen zählt, nicht nur sein ‚Kopf'. Er wird ‚leben' müssen, wird in erster Linie genießen müssen. Er wird auch darauf achten, nicht ‚zu flüchtig' über bestimmte Dinge (wie Gefühlsfragen) hinwegzugehen; er wird gut daran tun, sich zu vertiefen, ein Weilchen bei bestimmten Dingen einzuhalten. Genau wie der Seeteufel selbst wird dieser Mensch das Bedürfnis empfinden, sich selbst immer ‚weiter' zu bringen; er sucht und späht, er atmet ein und popelt ... Er will wissen, er will lernen, er will weiter kommen ... und das ist gut. Aber dies wird nicht auf einem eng-rationalen Gebiet geschehen dürfen, so dass wir es schließlich mit einem vernünftigen, aber spröden, lebenslosen Menschen zu tun haben. Er würde gut daran tun, sich in erster Linie in sich selbst, in das Leben selbst zu vertiefen ...

Seewolf

Die Art von Frau Seewolf kann man als subtil bezeichnen; gewissenhaft, bis in die kleinsten Details kann sie sich auf etwas richten. Man könnte es auch den Wunsch nach Perfektionismus nennen, aber hier eher im folgenden Sinne: eine Besorgtheit, dass eine Aufgabe, eine Arbeit, beispielsweise eine Nähmaschine usw. … auch wirklich *sehr* gut konstruiert ist, abgerundet wird, so dass alles reibungslos funktionieren kann und alles ‚schön', perfekt aussieht.

Frau Seewolf setzt gleichsam ein fein gearbeitetes Krönchen auf den Kopf des abgerundeten Ganzen, ganz gleich, ob es sich dabei um einen Menschen oder um ein Ding handelt. Wie ein tadellos geschaffenes Weinglas. Und doch hat Frau Seewolf eine großartige Kraft in sich und können wir sie gleichsam mit einem schön gemeißelten (oder einem echten) breiten Ochsenfrosch vergleichen, der nach einem Sprung mit seinen Füßchen schwer, aber real auf der Erde landet. Oder mit dem schweren Fuß mit kräftigen kompakten breiten Zehen auf der Erde. Oder mit einem imaginären Objekt (UFO), das mit einem großem Dampfausstoß seine Landung macht, heftig, stark und „Er ist da!" Du kannst ihm nicht ausweichen, kannst nicht so tun, als ob du Seewolf nicht gesehen hast.

Und doch besteht Frau Seewolf darauf, dass alles ordentlich und genau abgemessen, abgerundet aussieht. Die kleinen Fußzehen des weiblichen Nagetiers sind ordentlich nebeneinander angeordnet, die Nägel sind gepflegt.

Der Charakter von Frau Seewolf überrascht uns in der Hinsicht, dass zwei Extreme in ihm enthalten sind, und dies dennoch *möglich* ist. Frau Seewolf mag Grün, grüne Blättchen und liebt den irdischen Planeten über alles, auch wenn er sich selbst gelegentlich als ein perfekt geformter geschlechtsloser Engel mit einem goldenen Nimbus um den Kopf herum vorstellt, als wäre sie der heiligste und zu bewundernde, anzubetende Engel, herunter gestiegen aus dem Himmel, um seine Erscheinung wie ein Geschenk den Menschen anzubieten, die guten Willens sind. Dies ähnelt der doppelten Symbolik des ur-astrologischen Zeichens Jungfrau[19]: der Betonblock-Dinosaurier und die in Vorbildhaftigkeit unübertreffliche Person, die feinfühlige Skulptur der Jungfrau. Sie dient gerne, aber genauso mag sie es, bewundert zu werden als Schönste und Heiligste, Perfekteste.

Der Mensch, der Frau Seewolf mag, sehnt sich danach, mit einer haarfeinen Bürste die Falten glattzustreichen, oder den Tapetenleim fein und vorsichtig mit kleinen Haarstrichen auf die Wand aufzutragen. Sie will das Haus gerne ordentlich haben und duldet keine groben Fehler beim dekorativen Anbringen der Dinge. Sie staubt vorsichtig ab und stellt alles ordentlich an seinen Platz. So, jetzt ist sie zufrieden; noch einmal mustert sie kurz mit zufriedenem Gesichtsausdruck das Endergebnis.

Frau Seewolf dominiert gerne und dies im Sinne eines ‚Aufsehers' oder Dirigenten von einer Gruppe von Menschenkindern, oder von Kellnern in einem Restaurant. Um alles und jeden schön in Harmonie kommen zu lassen. Das Endergebnis muss perfekt sein. Mit den Armen gibt sie Anweisungen, wie mit einem Taktstock, damit diejenigen, die Anweisungen von ihr erwarten und brauchen, zufrieden sind. Und Frau Seewolf ist es dann auch, weil ihre ‚Kinder' es gut machen. Sie regelt und plant und arbeitet mit ihrem Team, gibt aber zielgerichtete Anweisungen, wenn etwas übersehen oder falsch ausgeführt wurde.

Der Mensch, der Frau Seewolf mag, würde sich manchmal durchaus schrumpfen wie eine trockene Rosine; er will feinfühlig wirken und von anderen als eine Art perfektes Dienstmädchen oder Dienstmagd angesehen werden. Nein, man hat dann nichts an ihr auszusetzen. Es wirkt mitunter so, als ob sie nicht auffallen will, aber wenn man ganz genau hinsieht, holt sie gerade das einfachste schwarze Kleidchen heraus, mit einem einfachen Silberkettchen … so dass sie in ihrer Einfachheit oder Bescheidenheit auffällt. Man findet sie ordentlich und höflich, dienstfertig … was will man noch mehr?

---

[19] Lies mehr hierzu im Buch *Befreiende Astrologie.* Dieses Buch ist bei Erscheinen des vorliegenden Werkes noch nicht in deutscher Übersetzung erhältlich.

Seezunge

Die Seezunge macht sich klein. Sie verschwindet beinahe und niemand sieht, wohin sie gegangen ist ... Sie scheint geradezu ‚weg' zu sein. Sie steht symbolisch für den ‚Rückzug'. Die Seezunge selbst kehrt sich nach innen. Man sieht sie nicht. Sie wirft sehr viel ab, wenn nicht sogar alles. Sie ist auf der Suche, will ganz nah und tief mit sich selbst in Kontakt kommen. Sie reicht sich selbst, braucht niemand anderen. „Nein, nein", sagt dieser Fisch, „kein Kommentar!". Die Seezunge verfolgt auf eine eigensinnige geschlossene Art und Weise ihren Weg. „Frag mich nächstes Mal noch einmal!" Sie gibt anderen nicht die geringste Chance, in sie einzudringen, bei ihr anzuklopfen. Sie ist und befindet sich vollkommen in sich selbst. Sie schließt eigentlich jeden Kontakt mit der Außenwelt ab und ‚sieht' nichts mehr. Sie IST einfach nur, aber ohne weitere ‚Gestaltung' oder ‚Füllung'.

Die kleine Seezunge vertieft sich immerzu weiter in ihr eigenes Wesen; sie kennt nichts anderes als sich selbst, oder vielleicht noch besser ‚was sie nicht ist'. Manchmal erklingt ein „Hilfe! Wer bin ich? Ich habe Angst? Ich weiß selbst nicht, wer ich bin!" Dennoch wird sie sich nicht an etwas außerhalb ihrer selbst festklammern. Sie zieht sich zurück, sich selbst fast-nicht-erfahrend, sich selbst in den Wassern suchend.

„Wer bin ich? Wo bin ich?? Wo kann ich mich finden?" Genau wie die Seezunge will dieser Mensch letztlich wissen, ob er ist, wer er ist, und wozu er eigentlich ins Leben gekommen ist? Seht ihr mich? Seht ihr mich stehen? Denn ich weiß eigentlich nicht genau, ob ich wirklich da bin ... ! Die Seezunge sagt: „Krieche hierzu ganz tief in dich selbst hinein. Nicht die anderen, nicht die Außenwelt, nicht die Dinge, mit denen du dein Leben füllst, werden dir die Antwort liefern. Mach dich auf die Suche nach deinem *wirklichen* kernartigen Ich, unabhängig von der Manifestation gegenüber der Außenwelt."

Der Mensch, der ein Verlangen nach Seezunge empfindet, hat möglicherweise durchaus ein gutes Herz, aber er versteckt sich in der anderen Person oder dem Andersartigen. Tief in seinem Herzen sehnt er sich danach, mehr ‚in sich selbst wegzuschwimmen', genau wie die Seezunge. Er sehnt sich danach, sich der reinen, kräftigen Einfachheit seines ICHS zuzuwenden, aber er bleibt zu sehr an seiner Außenseite, an der Oberfläche seines Wesens kleben, sich vollsaugend oder ‚füllend' mit nutzlosen Sachen, die eigentlich nichts mit seiner wirklichen tieferen Art zu tun haben. Vielleicht will er sich ein Image aufbauen; vielleicht will er jemand anderer sein, anders wirken, als er in Wirklichkeit ist, weil er sich im Kern nicht gut findet ... das ist wie eine Seezunge, die lieber eine Riesen-Seezunge werden will; vielleicht will er, dass andere ihn als einen großen verzierten Prunk-Fisch sehen (mit vielen Dekorations-Zeichen auf seiner Brusttasche), während er in seinem Herzen überhaupt nicht so ist. Er will ‚Jemand' sein, oder sich selbst das Gefühl geben: siehst du jetzt, dass ich *bin,* dass ich Wert habe? Aber indem er sich an der Außenseite verschönert, wird er das Gefühl der innerlichen Leere nicht wegbekommen können: er täte nun gut daran, all das Unechte loszulassen, um seinen Kern zu entdecken.

Wer ein starkes Verlangen nach Seezunge empfindet, verliert sich in großen und kleinen Dingen und zieht sich zu wenig in das eigene konzentrierte Feld zurück. Er identifiziert sich mit dem anderen oder etwas anderem, mit einem bestimmten Lebensstil, aber ist dabei nicht *wirklich* er selbst. Möglicherweise zwingt er sich selbst dazu, viel zu leisten, Ergebnisse zu erzielen, Kurse zu besuchen, Studien zu absolvieren usw. ... um Anerkennung aus der Außenwelt zu bekommen, weil er sein eigentliches, wirkliches Talent (: nämlich einfach als Diamantkern zu ‚Sein') unterschätzt und verkennt. Er ist auf der Suche nach einer Form der nachdrücklichen Manifestation in der Außenwelt, weil er seine wirkliche innerliche, wertvolle Art ‚verkennt'! Dieser Fisch weist den Menschen darauf hin, dass er sich aus einer Art Frustration befreien muss; Frustration darüber, dass er nicht gut genug ist, wenn er so ist, wie er ist, dass er sich tarnen und mit Sachen eindecken muss, die nicht wirklich ihm gehören.

Die Seezunge selbst ist klein, aber kräftig, rein und tapfer. Sie ist stolz auf das Kleine - aber Unschätzbare -, das sie in sich fühlt. Sie verrät niemals ihre Herkunft, bleibt immer sie selbst, auch wenn sie dazu eher die Absonderung aufsuchen muss als die soziale Gemeinschaft.

Der Mensch, der ein Verlangen nach Seezunge empfindet, ist möglicherweise nach außen hin eitelstark, wie ein kleiner Hahn, aber hofft insgeheim doch darauf, dass er irgendwann einmal seinen starken Seelenkern finden wird. Hierzu wird er erst das alte Unechte los-lassen müssen, um sich einen Weg nach innen bahnen zu können, zum wirklichen Wert, zu seiner aristokratischen Reinheit. Warum legt er Wert auf die 1000 kaum wert-habenden Perlen, während er zugleich diesen einen Diamanten in seiner Seele nicht anerkennt? Warum prahlt er mit Schätzen, die er ‚meint' besitzen zu müssen, während diese nichts mit seinem wirklichen Schatz zu tun haben?

Er rennt Werten hinterher, die keine sind. Eigentlich hat der Mensch, der einen starken Appetit auf Seezunge hat, das Bedürfnis, sich los-zu-reißen von allem, womit er bisher sein Leben ‚gefüllt' hat, um zu ‚Beinahe Null' zu kommen ... : es bleibt ihm nur noch wenig von früher ... An diesem kleinen Diamantkern, der noch übrigbleibt, klebt nun nichts anderes mehr. Er scheint nun nichts zu haben, nichts zu sein, doch gerade aus diesem Rein-Sein heraus, aus diesem Ledig-Sein von allem, was eigentlich nicht aus seinem reinen Kern entspringt ... kann sein glückliches, reines Leben beginnen. Aus dieser Nussschale wird ein Gigantisch Schöner Baum wachsen. Erst wird der Samen sich ‚absterben' lassen, um dann die Basis für das Allerschönste zu legen.

Großen Appetit auf Seezunge zu haben weist daher auch auf folgendes hin: habe keine Angst davor loszulassen, finde deinen reinen Kern. Erwarte nicht von den anderen, von der Außenwelt, dass sie deinen Wert bestätigen, denn dann wirst du mit Federn prunken, die gar nicht da zu sein brauchen. Dies bist du nicht. Lass los! Gib dich deinem reinen Sein hin. Die Seezunge symbolisiert die Phase des ‚es wagen, zurück zu Beinahe Null zu gehen', zum puren, reinen Kern deiner selbst zu gelangen; der Aufbau, der danach folgt, ist nicht mehr Teil der Sphäre des Fisches. Diesen einen Diamant-Punkt in dir selbst anerkennen ... und von hier aus aufbrechen. Alles loslassen, was daraus nicht auf natürliche Weise entspringt ... Nur auf diese Weise wird der falsche Baum gefällt und kann der einzige Echte Lebensbaum in dir sich emporrichten ...

Jener Mensch, der großen Appetit auf Seezunge hat, entlockt den anderen eigentlich ein: „Hey, wo bist du? Kommst du nicht an die Wasseroberfläche? Kommst du nicht mit uns mit?"

Er will mehr ‚gesehen' werden, will mehr an die Oberfläche geholt werden.

Dieser Mensch ist noch auf der Suche nach seinem eigenen ICH. Er schwimmt einfach so im luftleeren Raum herum und sagt eigentlich ‚Ich bin nichts, ganz klein ... Seht ihr mich nicht? Bin ich eigentlich hier oder bin ich weg?'

Er füllt sich mit Dingen von außerhalb seiner selbst und zieht sich damit auf und daran hoch, denn selbst empfindet er sich als nichts ... Er erfährt sich eigentlich als ‚abwesend'. Er wird sich selbst in das Leben hereinholen müssen, wird seinen kernartigen Wert entdecken müssen, ohne zu erwarten, dass ein anderer dies für ihn erledigen wird. Er muss es *selbst* tun!

Sonnenfisch

Wir landen in einem Katz-und-Maus-Spiel. Es herrscht die Atmosphäre des Plagens, Triezens, Herausforderns, wenn auch auf eine spielerische Art und Weise, um zu sehen, wie der andere auf diese Neckereien reagiert. Ebbe und Flut; anziehen und wegdrücken. Das Glänzen in seinen Augen.

Auf eine feinsinnig besaitete Weise stimmt er sich auf das ab, was er in der Umgebung sieht, hört und fühlt. Er ist in der Lage, den kleinsten Unterschied in der Vielfalt der Dinge auszumachen. Er ist der perfekte Gitarrenstimmer. Das zerbrechlich Weibliche ist in hohem Maße anwesend; positioniert er sich auf einem niedrigeren Niveau seines ‚Seins', dann hören wir ihn als albernes Weiblein mit hoher Stimme kichern; dann genießt Sonnenfisch es sogar, vom Männchen geplagt zu werden. „Ach, geh weg!“ schlägt sie mit schlaffen Handgelenken in die Luft, um dann ihre Männerstimme umzukehren in eine Art von weiblichem Lachen-Gurren. Es ist der Mann, der das Weiblein in sich selbst hören will, wie es bei bestimmten Transgender-Persönlichkeiten der Fall ist. Was ist er denn jetzt: ein Mann oder eine Frau?[20] Tatsächlich handelt es sich hier im positiven Sinn um den Menschen, der sowohl den weiblichen als auch den männlichen Aspekt in sich trägt.

Sonnenfisch, das Sonnenkind, spielt im Leben und genießt. Er versteht auch die Kunst, jemanden hereinzulegen, leicht zu lügen oder zu bedrohen, wenn es ihm in den Kram passt. Scherz! Manchmal heimlich das verbergend, was ein anderer seiner Ansicht nach besser nicht wissen sollte. Es geht dann häufig um einen Scherz, ein Spiel.

Den Charakter von Frau Sonnenfisch könnte man eher verspielt nennen, aber ohne dass sie es selbst recht versteht, überschreitet sie manchmal eine Grenze zu viel. Manipulierbar und selbst manipulierend begreift sie selbst nur schwer, was sie eigentlich gerade tut. Da ist manchmal eine Verwirrung. Müde lässt sie dann plötzlich ihr Köpfchen hängen; gibt das oberflächliche Spiel ihr dann ein Gefühl der Leere und Erschöpfung? Dann schläft sie oder ruht sich ein wenig aus, schließt sich ab gegen Kommunikation, um sich zu erholen und wieder Kräfte zu sammeln. Tiefe Ruhe jetzt, wie ein Einsiedler in seinem Winterschlaf.

Der Mensch, der Appetit auf Sonnenfisch hat, fleht die Autorität, die er über sich stellt, darum an, dass er in sein ‚volles Sein’ kommen dürfe, die gefalteten Hände wie im Gebet an das Höchste gerichtet, das er anbeten will. Dass er seine Vollheit fühlen und erleben dürfe, in ganz irdischkörperlicher-geistiger Einheit. Wir denken dabei an die Symbolik von Milchreis.[21]

Die Sprache von Nussmuskat[22] spricht hier ebenfalls Bände. Ein Urfakt. Ein unbewusstes Verlangen danach, zum Allerhöchsten zugelassen zu werden, als ob aus kniender Untertänigkeit heraus angebetet und verherrlicht wird. Armes, junges und spindeldürres, verzweifelt weißes Weiblein im Menschen meint, in Sonnenfischsphären die Lösung zu finden, wenn auch unbewusst. Erst Tränen des Entzückens im Flehen an den in ihren Augen großen Vater gerichtet. Als ob ihr Leben, ihr Wohlbefinden in seinen Händen läge und sie nur ein minderwertiger Untertan wäre. Rührung, intensiv gefühlt, um ihrem *wirklichen* ICH beim Äußern dieses tiefen Erlebens mehr Kraft zu geben. Er / Sie sucht das Höchste

---

[20] Lies in der Einleitung von *Der Schlüssel zur Selbstbefreiung*: der männliche und der weibliche Aspekt im Menschen Transgender … usw.

[21] Lies an anderer Stelle in diesem Buch über die betreffende Symbolik.

[22] Lies hierzu mehr an anderer Stelle in diesem Buch.

AUSSERHALB seiner / ihrer selbst und vergisst das Edelste IN sich selbst. Sie verhält und kleidet sich so, wie ihr Abgottesbild dies von ihr verlangt. Da ist eine zu starke Hingabe an diesen hohen Herren außerhalb ihrer selbst, zu wenig erkennend, dass auch sie über die Kraft und Reinheit verfügt. Der Mensch darf sich selbst Liebe und Anerkennung geben.

Er sehnt sich so inbrünstig nach ANERKENNUNG und wird gut daran tun, zu der Erkenntnis zu kommen, dass alles in ihm selbst liegt: das Reine, das anerkannt werden darf. Kehre dich tiefer in deine eigene Göttlichkeit und bete nicht länger auf dramatische Weise jemanden außerhalb deiner selbst an.
Spiele das Leben spielerischer und wirf das Schwere von deinen Schultern.

Sonnenfisch sagt zu dem Menschen, den es nach seinem Fleisch verlangt: „Richte dich tüchtig auf, in deiner eigenen Mitte. Der männliche Kernpunkt und der weibliche Kernpunkt in deinem Sein stehen tüchtig als Krafteinheit aufrecht: so ist es gut. Intuitive Weisheit, reinweiße edle Gesinnung sind in dir: öffne dich dafür und erlebe diese vollrunde Sonne innerhalb deines eigenen Wesens. Verspielt wie ein Sonnenkind."

Sprotte

Die Sprotte stellt geballte Kraft dar, eine stark konzentrierte energetische Art des Lebens. Sprotte sagt zu dir: „Komm schon, auf geht´s, wo BIST DU, wo bleibst du denn? Warum kommst du nicht mit aller Kraft in das LEBEN? Öffne deine Vordertüre und springe in das Leben hinein!" Energien werden geschürt. Das ICH wird dazu herausgefordert, HUNDERTPROZENTIG ES SELBST ZU SEIN, nicht irgendwie vage im Hintergrund seines ICHS hängen zu bleiben ... „Tritt mit all deinen Lebenskräften in deinen Körper ein und FÜHLE, wie diese Lebenskraft jede Zelle deines Körpers nährt, wärmt und stärkt. Manifestiere dich selbst. Tritt nach außen damit ... wer DU BIST!"

Der Mensch, der ein starkes Verlangen nach Sprotte empfindet, hat das Bedürfnis, sich Gestalt zu geben, sich selbst auf kräftige Weise eine ‚irdische Form' zu geben. Er hat ein dringendes Bedürfnis nach ‚Wärme'. Dieser Mensch ist zu fluid, verliert sich manchmal in den helleren, ‚abwesenden' dimensionalen Sphären des Traums. Er wird sich selbst mehr in das Leben bringen müssen. Er ist zu ‚nicht', manchmal zu abwesend. Er hält sich zu wenig in den fleischigen, irdischen Sphären auf und kennt sich selbst noch nicht wirklich. Er ‚hängt' zu sehr in sich selbst. Er ist auf der Suche nach sich selbst. Er verweilt manchmal zu sehr im Geist, in den Sphären von Gedanken, aber er LEBT nicht ausreichend in der begeisterten Kraft seines Körpers. Er wird sich selbst ‚hereinholen' müssen in seinen Körper, um zu bewusster, aktiv-engagierter Konzentration in sich selbst zu kommen. Zum Glauben an seine Kraft, zum Bewusstsein seines Kräftigen Seins. Er verlässt sich nicht; er lässt sich weder wegschweben noch in ätherischere Sphären ausdehnen. Er konzentriert sich jetzt, genau wie Sprotte, sehr stark in seinem ICH.

Wer ein enormes Verlangen nach Sprotte empfindet, ‚friert manchmal durch'. Er ist zu lebenskalt. Er gestattet es sich selbst nicht wirklich zu ‚leben'. Er gibt sich selbst zu wenig Wärme, Lebenswärme. Er wird sich selbst ‚fassen' müssen.

„Hopp, auf geht´s!", sagt Sprotte. Der Mensch wird in Tuchfühlung mit seinen tiefgehenden Kräften kommen müssen. Er sehnt sich letztlich nach seiner Wärme, nach seiner Kraft. Er lässt es nicht in ausreichendem Maße zu, dass die Lebensenergien seinen Körper durchspülen, mit Brennstoff versehen. Er verschwendet seine Zeit zu sehr mit Details, mit Dingen, bei denen er nicht wirklich mit seiner tiefgehenden Kraftquelle in Kontakt zu sein braucht. Er lebt zu sehr an der Oberfläche seiner selbst; er hält sich zu sehr an einem kleinen Teil seines ICHS fest.

Dieser Mensch ist möglicherweise manchmal ein wenig kurzatmig, weil er sich selbst manchmal mit beschönigenden Worten in den Schlaf wiegt, weil er meint, mit seinem ‚Denken' alles unter Kontrolle halten zu müssen. Doch Sprotte will alle Grenzen öffnen und bittet darum, er solle sich nicht länger in einem kleinen Eck seines Wesens verbergen. Er wird aufstehen müssen, wird sich erheben müssen und wie ein kräftiger Seebär die Muskeln spielen lassen und einmal gründlich seine Stimmbänder freimachen mit einem lauten begeisterten Gebrüll ... wie das von Popeye. Dieses Bild von der Sprotten-Sphäre ist daher ein Symbol für den Menschen, der durchbricht, der sich selbst nicht mehr festsetzt, der seine Lebenskräfte nicht länger unterdrückt unter die Dominanz einer engstirnigen Tyrannen-Stimme in ihm selbst. Es ist der Mensch, der sich selbst nun befreit, der sich selbst SEIN lässt, der jetzt an seine Breitheit glaubt, an seinen innerlichen Raum, an seine Kräfte und an die Fähigkeit, diesen Reichtum im Körper zu erleben.

Lebenskräfte, die er nicht an die Reihe kommen ließ, die er - unbewusst - unterdrückte, dürfen nun existieren. Er erreicht seine volle Kraft als ICH, konzentriert Anwesend im Körper, in sich selbst!

Er muss zu der Erkenntnis seines ICHS, seiner Kraft gelangen. Er ignoriert diese zu sehr; er verwendet sie zu wenig. Dennoch weist der Appetit auf Sprotte darauf hin, dass gewaltige Kräfte darauf warten, einem Starken ICH Gestalt geben zu dürfen, wobei Körper und Seele einen urstarken Verbund bilden. Lebensenergien durchströmen jetzt seinen Körper auf unbegrenzte Weise. „ICH BIN ... stark, kräftig, prächtig ... anwesend in mir selbst!", sagt Sprotte.

Steinbutt

Steinbutt ist eine wählerische, eher kalte Sphäre. Ein wenig eckig vielleicht und streng, aber alles muss für ihn eben richtig und korrekt sein. Er kennt seinen Wert durchaus und wird sich sicher nicht einfach so mit jedem einlassen. Bestimmte Menschen würden sagen, dass er einen ‚dicken Nacken' hat, andere schätzen seinen Sinn für Verfeinerung, seinen Kunstsinn, seinen idealistischen Sinn für Wertsteigerung des Lebens, für Qualitätsverfeinerung.

Steinbutt verkauft keine Äpfel als Fisch; er lässt sich niemals bestechen oder für Geld herabwürdigen, obgleich er den Wert des ‚Geldes' in unserer Welt durchaus kennt. Er kennt ‚Werte' im Allgemeinen. Er ist äußerst präzise in der Festlegung seiner Präferenzen, seiner Wert-Tabellen. Er hat eine feine Nase für Delikatessen. Er braucht auch nicht alles unbedingt für sich selbst zu haben; er denkt auch an die anderen und will ihnen das Beste von sich selbst geben. Man kann die Art des Steinbutts nicht im Geringsten egoistisch nennen, auch wenn es manchmal schon ein wenig so wirkt, aber er selbst erfährt es als eine Aufforderung dazu, den anderen einen höheren Wert-Stein zu zeigen, damit sie sich daran messen könnten, um sich selbst dann weiter zu bringen. Ein wenig ähnelt er einem Künstler. Diszipliniert, aristokratisch; er wird niemals unter seine Würde gehen. Was Moral und Lebenskunst betrifft, will er die Latte hochhalten.

Der Mensch, der zum Steinbutt angezogen wird, hat das Bedürfnis, sich selbst ein wenig zum Höheren, dem Feinsinnigen, dem Verfeinerten hochzuziehen. Er will sich aus den niedrigeren Sphären herausholen. Er trägt vielleicht Spuren von einer fernen Vergangenheit in sich, in der er vom Niedrigeren angegriffen wurde, weil er sich nah am tiefsten Niveau aufhielt; jetzt hat er das Bedürfnis, mit sich selbst ins Reine zu kommen. Er will sich selbst als Mensch hochziehen, in Wert erhöhen. Er beginnt jetzt seinen Wert zu erkennen. Er hat das Bedürfnis, bestimmte schlechte Erinnerungen aus der Vergangenheit loszulassen und er wird sich nun darauf vorbereiten, ein neues Leben zu beginnen. Er weiß, was das Leben im Kern wert ist und würde gut daran tun, nie mehr beim rein Äußerlichen, beim Oberflächlichen zu verweilen. Er hat das Bedürfnis, seinen rauen oder ungehobelten Stil vollständig abzulegen, um sich mit Details, mit schönen Dingen im Leben beschäftigen zu können, die er früher niemals bemerken konnte, weil er (vielleicht notgedrungen) in einer primitiveren Lebenssphäre eingeschlossen war. Während er früher ‚überlebt' hat, fühlt er jetzt das Verlangen in sich, einmal wirklich zu ‚leben' und dieses Leben in all seinen Facetten schätzen zu lernen. Er will jetzt die Details kennen lernen, die feinen leckeren Speisen, die Nuancen in der Farbpalette eines Malers usw. … Er will sein Näschen nun für das Verfeinerte öffnen, für das, was das Leben schön umsäumt, schmückt und angenehmer macht.

Diesen Menschen können wir vor einem zu starken Aufgehen in der Welt der Kultur und Zivilisation warnen, damit er den Kontakt zu seiner reinen Natur niemals verliert! Er hat möglicherweise Bewunderung für eine Kultur, die letztlich leer und unbelebt ist; möglicherweise rennt er Schönheits- und Anstandsregeln hinterher, die jede natürliche Auslassung unterdrücken, weil es ‚sich nicht gehört'. Er weiß vielleicht nicht mehr wirklich, was es heißt, ‚als ein Naturmensch zu leben'. Dann wirft er am besten seinen Steinbutt gleich wieder ins Wasser. Er darf seine Seele nicht dem Teufel verkaufen.

Will er jedoch das Positive aus der Botschaft des Steinbutts holen, dann merkt er sich daraus: eine Suche nach wirklichen, höheren Werten, eine Erkenntlichkeit und Höflichkeit gegenüber jedem anderen Menschen, ganz egal, ob dieser arm oder reich ist und wie er aussieht. Die größte Verfeinerung liegt in der Art und Weise, wie er an sich selbst und die anderen Menschen herantritt und wie er sich selbst und andere behandelt; ganz gleich von welchem Stand, von welcher Rasse die anderen sind. Er verlangt von sich selbst eine steinbuttianische Zuvorkommenheit mit Respekt und Wohlwollen gegenüber allen Sorten von Menschen. Er ist niemals rau, frech, unhöflich, aggressiv, obszön ... in seinem Verhalten gegenüber anderen. Seine Lust auf Steinbutt weist darauf hin, dass er sich danach sehnt, sich selbst auf diesem Gebiet noch stärker zu verfeinern ... Er verachtet niemanden, kritisiert den anderen nicht, sondern schätzt jede Art des Seins, jede Lebensform. Das niedrige, düstere, unverschämte, freche, aggressive Gelände lässt er einfach links liegen. Er nährt nur das Gute in sich selbst und richtet seinen Blick nur auf das Reine in der Welt, in der er lebt. Und vor allem: er ist stolz darauf, ist dankbar dafür, dass er sich selbst immer weiter voran bringt auf einem immer schöner werdenden Weg.

Thunfisch

Dieser Fisch ist ein Leckermaul. Er genießt das Leben. Der Saft strömt aus seinem Mund, wenn er das Leckere in vollen Zügen genießt. Er wird sich selbst nicht zu kurz kommen lassen!

Der Mensch, der von diesem Fisch angezogen wird, hat Lust darauf, *mehr* zu leben, alles herauszuholen, sich selbst zu erlauben, all das Herrliche im Leben voll und ganz zu genießen. Er hat das dringende Bedürfnis, etwas ‚Wohltuendes' zu erleben. Er wird sich selbst großzügig erlauben müssen zu genießen, ohne dass er hierzu einen anderen braucht, obgleich der gemeinsame Genuss auch zu den angenehmen Dingen gehören kann.

Thunfisch ist ein nettes Tier, das Gemütlichkeit und den herzlichen Umgang mit dem anderen liebt. Doch der Thunfisch ist auch gerne allein: in der Gemütlichkeit des eigenen Wesens.

Er wurde als Lebensgenießer geboren und er wird sich nicht zurückhalten! Warum sollte er auch. Er tut sich gütlich an allen saftigen Früchten des Lebens. Er ernährt sich selbst sehr gut: dies ist sehr wichtig für ihn. Er sehnt sich - sei es auch unbewusst - danach, dem Runden, dem freundlich Jovialen, dem Sanft-Lieben in sich selbst Gestalt zu geben. Er hat ein sensibles Wesen. Es ist sehr wichtig für den Thunfisch-Liebhaber, dass er sein Leben auf Freude ausrichtet, damit sein starkes Geladensein mit Gefühlen sich auf Fröhlichkeit ausrichten kann, nicht auf Verdruss.

Er trägt etwas Kindliches in sich und wird es zulassen, dass dieses Kind in ihm genährt wird, glücklich ist, dass es Liebe empfängt und Weichheit, dass es auf eigenen Füßen steht, dass es für sein ‚Glück' nicht von anderen abhängig ist. Er darf sich selbst ohne Strenge ‚zulassen'. Er ist sehr lieb und gut zu sich selbst; er lässt sich selbst das Leben in vollen Zügen genießen! Vom Charakter her ist Thunfisch deutlich verwandt mit der Makrele (lies daher zur Ergänzung auch die Rubrik „Makrele".)

Tintenfisch

Der Tintenfisch setzt sich fest, hält fest, lässt nichts ab. Er ist sehr beharrlich und auf der Hut. Ein wenig instinktiv aggressiv: aus Selbst-Erhaltung. Er hält immer einen Vorrat an Energien fest, aus Vorsorge. Schließlich lässt er mit einiger Mühe dasjenige los, von dem sich zeigt, dass er es nicht gebraucht hat. Ein träger Stuhlgang, ein stöhnendes Loslassen.

Wer ein sehr starkes Bedürfnis nach Tintenfisch hat, hält zu wenig ‚in sich selbst' fest und verweist hier auf ein Gefühl, das umschrieben werden kann als Unvermögen, das Fleisch, das Leben, die Energien in sich selbst auf kräftige Weise zu etablieren, festzuhalten. Er lässt sich eher alles aus den Händen schlagen, er lässt sich in gewisser Weise ‚auf der Nase herumtanzen', scheint kein Rederecht, keine Mitsprache haben zu können ... Er lässt sich abnehmen, er lässt sich wegnehmen. Andererseits würde er durchaus festhalten ‚wollen' ... Es hat den Anschein, dass er noch nicht wirklich mit seinem Körper verbunden ist.

In bestimmten Fällen scheint der Körper keine Lebensstoffe, keine Nahrungsmittel für sich selbst festhalten zu können. Er lässt es alles einfach ‚hindurch', wie ein Kanalisationsrohr, das die Flüssigkeiten hindurch lässt. Er hält sich selbst zu wenig fest; infolgedessen hält er das zu wenig fest, worauf er

Recht hat, nicht nur in, sondern manchmal auch außerhalb seiner selbst. Er IST nicht ausreichend anwesend in sich selbst, möglicherweise opfert er sich oder geht er völlig im Schoß seiner Mutter, seines Partners, eines anderen auf. Er lebt aus der Erwartung heraus, dass ein anderer ihm geben muss ... (statt einzusehen, dass er sich selbst versehen muss, dass er für sich selbst sorgen muss) ... um dann enttäuscht wie ein kleines Opfer feststellen zu müssen, dass er ‚nichts' erhalten hat ...

Der Mensch, der gerne Tintenfisch isst, wird einsehen müssen, dass er für sich selbst einstehen muss, dass er nichts von einem anderen zu erwarten hat, dass er kein kleiner Junge mehr ist, der nicht für sich selbst sorgen kann, dass nur er sich selbst im Leben Form und Gestalt geben muss.

Möglicherweise hat er im Leben bereits unter Durchfall gelitten, unter Demineralisierung, unter dem Gefühl, von den anderen mit Kraft überwältigt zu werden, unter Verdauungsproblemen, unter Inkontinenz, unter Pollakisurie (sehr häufig Wasser lassen müssen) ... : er wird sich jetzt den Tintenfisch ansehen müssen und aufgrund dessen beschließen, dass er seine Energien nicht wegflüchten lassen muss, dass er im Gegenteil seine Lebensenergien für das Festhalten seiner selbst in einem strammen Körper benutzen muss, für das Etablieren seiner selbst in einem physischen Körper. Er legt sich selbst im Leben ‚fest'. Er spart seine Energien ein wenig für sich selbst und lässt sich nicht mehr ‚leerlaufen' ... in Funktion seiner Erwartungen in Bezug auf die Außenwelt. Er füllt jetzt sich selbst und erwartet nichts mehr, er sorgt für sich selbst, hält sich selbst in starker Form. Er gibt sich selbst jetzt die Liebe, das Leben. Wo er früher einen schlaffen Handdruck gab, bietet er dir nun einen kräftigen Handdruck voller Energie an. Jetzt lebt er aus sich selbst heraus, wo er früher zu schlaff, zu weich und zu abwesend war. Er nutzt seine Energien für den eigenen Ausbau, für die Bildung des eigenen Körpers, des ICHS.

Zander, Hechtbarsch

Zander steht für: wenn schon lange zwischen zwei möglichen Wegen gezweifelt wurde, und schließlich, möglicherweise gerade noch rechtzeitig, die Entscheidung getroffen wird, in die eine ganz bestimmte Richtung zu gehen, weg aus dem Sumpf, weg von dem immer tiefer in den Morast sackenden hölzernen Richtungsanzeigerpfahl ... Dieser Augenblick, in dem man tatkräftig der Entschlusslosigkeit und dem Zaudern ein Ende bereitet, *dies* steht letzlich symbolisch für einen - nach langem Zweifeln und Umschauen, nach einem Hin und Her - Charakterzug von Zander. Und er springt auf, verlässt das sinkende Schiff und erkennt nur allzu gut: du kannst solange nachdenken und abwägen, dass es zu spät wäre. Also: gerade noch rechtzeitig den Schritt machen, den Sprung nach weiter, nach höher! Aber nicht für lange: Zanderchen kann wieder anfangen zu denken, zu zweifeln, abzuwägen … Und dieses Nicht-Waghalsige und das gründliche Abwägen ist ein positives Etwas für Zander und den, der ihn gerne isst. Aber zugleich bekommt der Mensch die Botschaft: nicht *zu* lange zögern und nachdenken, bis der Pfahl völlig im Morastboden verschwindet, nicht wahr?

Zander, als Nahrungsmittel für den Menschen, ähnelt ein wenig einer Gorilla-Affensorte, die sich mit Handgelenken und Füßen auf die Erde stützt, die unterdessen mit tiefliegenden Augen unter buschigen Augenbrauen herumspäht und untersucht, WIE sie denn nun weitergehen soll. Ja, auch hier wird erst gründlich abgewogen, wird der eventuell einzuschlagende Weg gut angeschaut. Aus seinen tiefliegenden Augen genau observierend, und er hat Recht, unser Zander. In diesem Sinne ist er schon einmal nicht tollkühn und entschlossen, berät er sich auf weise Art mit sich selbst …

Die Art von Zander ist Wohlüberlegtheit, erst säubern unter einer Reinwasserdusche und wahrnehmen, wann der richtige Augenblick zum Weitergehen angebrochen ist! (Zumindest: dies ist Zander im besten Fall.) Aber erst einmal abwarten, zögern, abwägen, denken ... , lebt die Überzeugung in diesem Fischlein. Er hat gleichsam Angst, die Perfektion auf seinem Pfad nicht zu erreichen, etwas künftig zu übersehen oder bereits übersehen zu haben …

Zander will sich zuerst und vor allem dessen versichern, dass doch an alles gedacht wird, dass alles sehr korrekt verlaufen wird; er will die vorbereitende Phase solange wie nötig gut vollbringen! Er ist der Garant dafür, dass es ‚in Ordnung gebracht' wird, so dass etwas sehr korrekt, sicher und gediegen, ohne Mängel, aufbrechen kann bzw. seinen Weg fortsetzen kann. Und dabei kann es sich sowohl um die eigene Evolution als auch um ein bestimmtes Etwas handeln, einen Gegenstand, ein Projekt oder eine Planung in seinen Gedanken.

Zander stellt in der Tat auch jene Phase dar, die kurz vor ‚Ich entscheide mich! Ich springe! Ich beschließe! Ich gehe dorthin!' beginnt … und zugleich den ersten Anfang dieser weitergehenden Bewegung. Der Zweifler … *und* derjenige, der dann doch den Knoten durchhaut und beschließt, weiterzugehen, sei es auch mit beträchtlichen Vorbehalten und möglicherweise danach doch noch unbewusst mit dem beschäftigt, was vielleicht noch besser sein können hätte … (eine Art Perfektionismus und keine Ruhe haben, wenn auch nur irgendetwas dieses genau ausgerichtete perfektionistische System / diesen Plan stören könnte). Und doch, er muss weiter … und vertrauen und das Alte loslassen, nicht zu viel zurückschauen / nicht zu viel fühlen / nicht zu wenig an die Tatsache glauben, dass es jetzt doch wirklich gut ist …

Und dies alles gilt auch für den Menschen, der Appetit auf Zander hat. Wer ein Verlangen nach Zander empfindet, muss eine Wahl treffen und fühlt ständig in seinem Leben zwei Richtungs-Pfeile, die jeweils in eine andere Richtung weisen. Dieser Geschmack sagt daher auch zum Menschen: kannst du beide Richtungen nicht miteinander versöhnen? Musst du denn wirklich einen Knoten durchhauen in der Wahl zwischen beiden? Oder wäre es nicht besser, wenn du beide Elemente miteinander in Versöhnung bringen würdest, so dass eine neue Harmonie geschaffen wird, die komplexerer Natur ist? Ist es nicht so, dass ‚das Vorwärtsgehen und Evolvieren' und das ‚einen Knoten durchhauen' von dir gerade steht für: du musst ETWAS tun, entweder die Dinge von einer anderen Seite aus betrachten, aus einer anderen Perspektive, oder aufhören abzuwägen, zu zweifeln … um dann ohne zu zweifeln deinem Gefühl / deiner Intuition zu folgen und auf *jenem* Weg weiterzugehen, der gefühlsmäßig der beste ist, unterdessen grüne Ruhe in deinem Kopf bewerkstelligend. Dich selbst nicht länger mit dem Zweifel quälend, mit dem perfektionistisch Betrachteten, sondern vertrauen auf deinen tieferen Selbstkern? Wie die Symbolik von Rohkost[23] empfiehlt: lege dein Denken einmal still und entwickle eine tiefe wohltuende Ruhe in deinem Gehirn. Tue, was du fühlst und das mit vollem Einsatz. Wenn du immer nur denkst und denkst, kommst du nicht weiter: als Mensch kannst du tiefer fühlen, was du zu tun hast.

Magst du Zander? Verstehe es dann, dich selbst im Gleichgewicht zu halten / ins Gleichgewicht zu bringen, höre auf die Weisheit, die in dir wohnt, *fühle* tief in dir selbst und triff auf der Basis deines gesunden Menschenverstands und deines reinen Gefühls eine entschlossene Entscheidung. Gehe dann ohne nach hinten zu schauen und lasse hinter dir … gehe immer mit dir selbst mit im Hier-und-Jetzt. In der Natur braucht nicht alles perfekt abgemessen zu sein, und was deine Evolution angeht: vertraue dir selbst, gehe vorwärts, auch wenn du hin und her überlegst, bleibe nicht ZU lange hängen, zweifle nicht zu lange, denke nicht zu lange nach, und vertraue darauf, dass deine Intuition und dein Fühlen auf prächtige Weise in dir vorhanden sind. Setze dann deinen Weg fort und schaue nicht mehr zurück. Das Leben selbst sendet dir schließlich ‚kleine Signale', falls etwas schiefgehen sollte, so dass du selbst jederzeit, durch das Verstehen der Signale auf deinem Lebenspfad (wie Krankheiten und Ereignisse) korrigieren, verbessern kannst. Du bist kein Fisch, sondern ein Mensch, der sein Leben selbst in die Hand nehmen kann.[24]

Wohlüberlegt, sich sowohl nach links als auch nach rechts drehend und schauend, genau wie das Zanderchen, aber als Mensch sich stärker durchsetzend, den Zweifel in Herz und Gedanken jetzt ausgerottet!

---

[23] Lies hierzu mehr an anderer Stelle in diesem Buch.

[24] Lies mehr hierzu, entweder im Buch *Lebensphilosophie für ein glückliches und gesundes Dasein* oder im Buch *Leben!* Beide sind bei Erscheinen des vorliegenden Werkes noch nicht in deutscher Übersetzung erhältlich.

Fleisch
und aus Fleisch
zubereitete Produkte

Fleisch essen?
Wahrheits-Strömung versus Schuldgefühle

Man kann sich als Tierfreund über den Verzehr von Fleisch nur dann *nicht* schuldig fühlen, wenn man einen gewissen Überblick und Verständnis entwickelt. Durch das ‚Betrachten und Erfühlen' des *Warums* des Appetits auf Fleisch, wurde mir klar, dass die Bewusstseinsart von Tieren sich auf die allgemeine Evolution von Mensch und Menschheit, die Evolution der Erde insgesamt ausrichtet. Dem Tier wohnt ein intrinsischer (unbewusster) Drang zur Leistung eines Beitrags zu Weiterexistenz und Wachstum des Lebens selbst inne. Dies macht es erforderlich, dass das Tier der am weitesten evolvierten Lebensform, nämlich dem Menschen, zu Diensten ist.

Wenn der Mensch sich dann auch in Bezug auf die Tierwelt als ein würdiges, liebevolles und dankbares Wesen verhält (und Tiere nicht unnötig leiden lässt), kann diese notwendige Übergangsphase (des Fleischessens) ohne Schuldgefühle, in Frieden und Verständnis, ihren Lauf nehmen – bis die Menschheit in ihre nächste Phase eintritt und kein Tier mehr geschlachtet werden wird, doch der Mensch sollte seiner Zeit nicht vorgreifen. Keine scharfe (Selbst-) Kritik, sondern Verständnis, kein kranker Fanatismus, sondern ein liebevoller Aufbruch zu einem nächsten Stadium, in Dankbarkeit für das, was die Tierwelt ihm angeboten hat. Lesen wir die Texte des Lachses, des Schweins, dann wird der obige Text klarer. Das Leben *selbst* wird *Signale* geben, wenn die Zeit gekommen ist, den Verzehr von Fleisch zu unterlassen. Nicht vorzeitig.

Fleisch, allgemein

Für die Gesundheit sowohl des Körpers als auch des Geistes braucht es eine Fleisch-Stimme, wenn der Mensch Appetit auf Fleisch hat.[1] Also kein künstliches Ge- oder Verbot. Der freie Mensch.

Das *Verlangen nach Fleisch* und das Fleisch-Essen sind kennzeichnend für eine Phase in der Geschichte der Menschheit. Es ist nicht so, dass der bewusstere Mensch im Gegensatz zum nicht-bewussten Menschen *kein* Fleisch essen würde; so funktioniert es nicht. Auch der enorme Appetit auf ein ‚Beefsteak' hat mit dem Charakter zu tun, mit dem dringenden Bedürfnis, mit dem innerlichen Ruf

[1] Außer natürlich, wenn man aus medizinischen Gründen kein Fleisch verzehren darf.

des Menschen. Wir können hingegen sagen, dass diese Phase des Fleisch-Essens nicht bleibend sein wird, dass sowohl die Menschen- als auch die Tier-Welt evolvieren wird und dass in einem neuen Zeitalter, zumindest wenn sich alles weiter in der Richtung entwickelt, in der es derzeit geht, kein einziges Tier mehr geschlachtet werden wird.

Wer ein *Verlangen* nach Fleisch empfindet, hat das Bedürfnis, sich stärker in der Materie seines Körpers zu konzentrieren; er hat das dringende Bedürfnis, zu seiner Basis zurückzukehren, und bittet auch darum ... Wer Lust auf Fleisch hat, sehnt sich nach der Auf-füllung seiner selbst *mit* sich selbst. Er ist auf der Suche nach der optimalsten Vollendung seines Wesens: Der Mensch, dem das Wasser im Mund zusammenläuft, wenn er ein Stück Fleisch riecht, das gerade gebraten wird, hat das Bedürfnis nach einem vergnüglichen Wälzen seiner selbst im Leben der Materie.

Er sehnt sich danach, ganz nah und tief zu sich selbst zu kommen. Er kennt die ‚Emotion' ‚des Lebens' und will diese nicht mehr verlassen ... , im Gegenteil: er ist eigentlich auf der Suche nach einer vertieften emotionalen Erfahrung ‚des Lebens' in sich selbst.

Derjenige, der *kein* Verlangen nach Fleisch empfindet, hat ein geringeres Bedürfnis nach diesem Wälzen im eigenen Fleisch; er ist nicht auf der Suche danach. Ob er dies schon erreicht hat oder ob ihn dies (im Gegenteil) überhaupt nicht interessiert, hängt von jedem einzelnen Menschen selbst ab. In Bezug auf die Frage, ob man Vegetarier sein sollte oder nicht, kann man keinerlei Werturteil fällen. Es gibt verschiedene Gründe für eine spontane Abneigung gegen den Fleisch-Verzehr.

Menschen, die ein Bedürfnis nach Fleisch im Allgemeinen empfinden, verankern sich gerne in der *Materie.* Sie wollen leben und sich selbst am Leben halten. Dies ist die erste instinktive Phase. Die Verbrennung geschieht und sie wollen auf eine direkte Weise für einen Energie-Vorrat sorgen. Sie versorgen sich selbst gut!

Die Ursache des Appetits auf Fleisch entsteht beim Erwachen im Leben auf Erden: die herrlich dampfenden Düfte der Erde locken ihn an. An sich ist dies nicht schlecht. Die meisten Menschen mit Lust auf Fleisch sehnen sich nach noch MEHR LEBEN; sie möchten sich ganz und gar in den herrlichen Dämpfen der Erde wälzen.

Die Ursache der *Verringerung* des Appetits auf dieses Fleisch ist (und es geht hier nicht um Vegetarier durch Veranlagung): dass sie sich selbst die irdischen Annehmlichkeiten geschenkt haben, dass sie sich aus ihrer inneren Quelle heraus versehen. Weil sie nun in sich selbst vollständig nach Hause gekommen sind.

Hat die Einswerdung von Körper und Quell-Kern erst einmal stattgefunden, besteht eine konstante Zufuhr von Energien aus dieser warmen Licht-Quelle, was den Verzehr von Fleisch überflüssig macht. Eine Art innerlicher Generator strahlt ständig die nötige Lichtwärme in den Körper. Man ist gut auf die Wärme des innerlichen Selbst abgestimmt. Man gestattet es sich selbst hundertprozentig, aus sich selbst heraus, aus der eigenen innerlichen warmen Quelle heraus zu leben.

Abneigung gegen und Abscheu vor dem Essen von Fleisch sowie vor rohem-Fleisch in der ersten Phase weist auf einen Mangel an Harmonie des Menschen mit sich selbst hin; er möchte erst die alte Haut abwerfen. Nach diesem Ereignis einer Transformation wird man nicht notwendigerweise das Bedürfnis fühlen, Fleisch zu essen (das ist gar nicht nötig), aber man wird sich auch nicht mehr davor ‚ekeln'.

Obwohl das Bewusstsein der Tierwelt, innerhalb des geräumigen Lebensrahmens, zur Evolution unseres Planeten *beitragen* wollte, zur Evolution der Menschheit, wodurch das Fleisch-Essen nicht ‚verurteilt' werden kann, wodurch der Fleisch-Esser sich nicht schuldig zu fühlen braucht, werden der Planet Erde und seine Bewohner selbst noch einen Schritt nach vorne machen: der Augenblick ist ‚fast' angebrochen, in dem kein einziges Tier mehr geschlachtet werden muss, um den Menschen zu ernähren.

Die geschmacklich ‚gleichwertige' Alternative zu Fleisch (in den Augen des Fleischessenden Menschen) ist bisher noch nicht erfunden worden, weil die Menschheit noch nicht reif dafür war / ist. Dennoch liegt es auf der Hand, dass man heutzutage auf diesem Gebiet jede Menge neue Entdeckungen macht ... Der Mensch wird sich vorläufig in *Dankbarkeit* und mit Respekt für das, was er isst, für das, worauf er Lust hat, ernähren (wenn auch auf eine gesunde Weise), sich für diese neuesten Entwicklungen öffnend, um eines Tages festzustellen, dass kein einziges Tier mehr geschlachtet wird.

„Nicht alles auf einmal tun wollen … nicht über deine Grenzen hinaus gehen ... Schritt für Schritt ..." sagt das ‚Fleisch' als Nahrung für den Menschen bis zum heutigen Tag. Dosiert, manchmal tröpfchenweise, Stufe um Stufe ... werden Fortschritte gemacht. Mit regelmäßigen Impulsen wird ein guter Verlauf gesichert. Nicht deiner Zeit und deinem Tempo vorauseilen, sonst überhitzt sich dein Kopf; bleibe ruhig-kräftig bei dir selbst! Langsam tröpfelt das Leben in das gesunde Lebensblut des ‚Fleisches' hinein, Tropfen für Tropfen wird Lebensflüssigkeit gebildet, und dem Körper des ‚Fleisches' tut dies gut und er fühlt sich kerngesund.

Bei ihm geht es darum, Energien und Emotionen dosiert und nicht zu viel oder zu schnell auf einmal, sondern eher kontrolliert laufen, strömen, fließen zu lassen. Wenn wir an die Symbolik eines tropfenden Wasserhahnes[2] denken, würden wir sagen: halte deine Energien nicht zurück, tue das, was du deinem ‚Gefühl' nach tun musst. Wenn wir an Inkontinenz[3] denken, würden wir sagen: warum solltest du deine Gefühle denn so stark kontrollieren, dass sie oben (aus dem Mund, gleichsam gesungen, oder gesprochen, aus dem Herzen geäußert) nicht mehr herauskommen dürfen, so dass ein Weg, ein Ventil nach unten hin gesucht wird? Hast du die Herrschaft über dich selbst verloren?

Dies sind Dinge, in denen ‚Fleisch' einen gesunden Mittelpunkt sucht, eigentlich eine Lösung bieten will. Regelmäßig, doch nicht übertrieben und unnormal stark, auch eine gesunde Wasserabfuhr, ein langsames Ersteigen der Stufen, nicht alles auf einmal, eine gesunde Infusion von Lebenselixier; sorgt für Gleichmaß, Dosierung und Gesundheit in diesem Sinne. Auch wenn er es sich noch von außerhalb seiner selbst holt; er hat gleichsam noch eine Bäckerin aus dem Kosmos nötig, während er es auch tief aus sich selbst heraus holen könnte. Aber er lebt nun einmal noch in diesem Stadium.

Wenn der Mensch in seinen Tätigkeiten übertreibt, einmal links, einmal rechts - um das Gleichgewicht aufrechtzuerhalten - in den Felsen hackt mit seiner Spitzhacke, um weiterzukommen, begierig vielleicht, könnte ihm durchaus davon schwindeln. Er geht dann zu schnell. Es ist dann auch gut für den Menschen, dass man beim Verzehr von Fleisch nicht zu viel, zu schnell oder gierig oder mit der Ratio, dem Denken, auf Dinge außerhalb des eigenen Ichs gerichtet ist, auf der Suche, nervös an Dinge denkend, die geschehen oder noch erledigt werden müssen. Das ‚Fleisch' sagt dann dem Menschen, der Appetit auf Fleisch hat: „Stopp, oder mein Kopf wird verrückt. Immer mit der Ruhe, mit der Gleichmäßigkeit einer Uhr und nicht anders!"

Menschen mit Appetit auf Fleisch haben manchmal das Bedürfnis, ihren Kopf vollkommen abzuschließen, in einem Helm gleichsam, weil sie sich zu sehr ereifern, zu sehr aufregen, oder im Kopf denken und wühlen, während der Kopf gerade um Stille und Gleichmaß bittet. Aber der Mensch ist vielleicht wütend, ungeduldig, oder er will, dass die Dinge so und nicht anders geschehen, oder er begehrt, dass die Dinge viel schneller vorankommen, als jetzt der Fall ist, oder er rast vor innerlich untergetauchter Wut wegen etwas, aber er äußert es nicht und frisst es in sich hinein, staut es unter seinem roten Helm an.

---

[2] Lies hierüber im *Signalbuch Nr. 3.* Dieses Buch ist bei Erscheinen des vorliegenden Werkes noch nicht in deutscher Übersetzung erhältlich.

[3] Lies mehr über die psychologische Übereinstimmung in *Der Schlüssel zur Selbstbefreiung – Enzyklopädie der Psychosomatik.*

Zu ihm sagt Fleisch: „Glaube, Selbst-Liebe und Bewusstsein![4] Werde dir deiner Kraft und des Vermögens bewusst, dass du in dir trägst, alles in Ausgewogenheit, Ordnung und Ruhe verlaufen zu lassen. Wisse, dass im Leben nichts ‚einfach so' geschieht, und dass alles im richtigen Augenblick passiert. Entwickle Einsicht in deine Gefühle, in deine Antriebskräfte, und lasse los ... greife nicht … entwickle Liebe und Sein, statt etwas hinterherzuhetzen, dich aufzuregen, wütend zu werden oder zu begehren. Setze diesen Helm einmal eine Weile ab und kehre dich tief in innerlicher Ruhe; übertreibe nicht, befreie deinen Kopf, dein Gehirn in absoluter Entspannung. Ignoriere dich nicht. Lasse das Wasser in deinem Wesen auf eine empfängliche durchlassende Weise strömen. Erzwinge nichts; lass das Wasser nicht kochen und brausen. Lass los! Ärgere dich nicht. Gehe ruhig-kräftig weiter, ohne die Rhythmen deiner selbst, deiner eigenen Art, des Lebens, durch ein Erzwingen von Dingen zu stören. Mache deine Aufgaben, deine Arbeit, dein Spiel im Leben dosiert, nicht schneller, nicht riesiger, nicht röter-weiterschiebend. Alles im richtigen Moment, im richtigen Tempo. Loslassenderweise deinen Weg gehen ..."

Gekochte Fleisch- und Wurstwaren
(wie Schinken)

Gekochter Schinken steht für eine saftige, fröhliche, freudvolle Anwesenheit im Fleisch. Der Mensch, den es hiernach verlangt, täte gut daran, noch stärker in das freudvolle Erleben seines Wesens zu kommen. Er darf sich auf eine frohe, behagliche Weise im Fleisch seines Körpers wälzen. Gekochter Schinken fordert eine voll-frohe Anwesenheit im Selbst, nach Seele und Körper!

Wer ein Verlangen nach Gekochtem Schinken empfindet, macht sich jetzt Appetit auf das Leben; er sehnt sich eigentlich danach, stark zu genießen und darf sich daher auch in vollen Zügen diesem genießend Anwesendsein in sich selbst hingeben. Er lebt nun nicht mehr so ‚grübelnd und denkend', sondern genießend in der Freude über sein Sein. Er würde gut daran tun, in erster Linie eine Großzügigkeit gegenüber seinem eigenen ICH, seinem eigenen Körper zu entwickeln. Aus dieser Großzügigkeit heraus nähert er sich auch den anderen; tief in seinem Herzen will dieser Mensch dies auch so.

➔ Lies weiter in den Rubriken Fleisch, Allgemein und Schweinefleisch.

---

[4] Lies hierzu mehr im Buch *Glaube, Bewusstsein und Liebe.* Dieses Buch ist bei Erscheinen des vorliegenden Werkes noch nicht in deutscher Übersetzung erhältlich.

Geräucherte, gesalzene Fleisch- und Wurstwaren

(wie Schinken und Speck)

Appetit auf diese Fleisch- und Wurstwaren sagt etwas über die Möglichkeit im Menschen, etwas Tieferes aus sich selbst, aus dem Leben zu holen, so dass er noch viel mehr ‚Geschmack' darin finden kann. Er trägt das Verlangen in sich, *mehr* herauszuholen ... ! Er weist sich selbst darauf hin, dass er sich eigentlich noch vertiefen kann, dass er sich selbst als Mensch nicht maximal ‚nutzt' und ‚erkennt', weder in der Tiefe noch in der Breite. Er hat das dringende Bedürfnis, auf die Suche zu gehen nach einem Gefühlskontakt, nach einem Erkennen von diesem *‚mehr'* in seinem ICH, nach diesem Tieferen in ihm selbst. Er muss sich nun für einen Raum öffnen, für einen Inhalt, eine Breite, einen Tiefgang in ihm selbst, den er bislang noch nicht wirklich erreichen konnte.

Zweitens weist dieser Geschmack darauf hin, dass der Mensch sich selbst gut mit dem nötigen Vorrat an Energie und Flüssigkeit versehen will, um eine lange Fahrt durch das Leben zu machen. Unbewusst greift er auch aus dem Gefühl heraus nach diesen Nahrungsstoffen, eine lange Zeit durchhalten können zu müssen, weil er eine mühsame oder zumindest doch anstrengende Tagestour vor sich hat. Er will schon gut für sich sorgen.

Lust auf Gesalzene und Geräucherte Fleisch- und Wurstwaren weist vor allem darauf hin, dass der Mensch nichts über den Tiefgang in seinem Wesen weiß; er bleibt zu sehr an der Außenseite, an den äußersten Schichten seiner selbst, oder an den Form-Struktur-Linien seines Lebens stehen. Er sorgt schon für die praktische Seite der Dinge, regelt sein Leben sehr gut, was Organisation und Weitsicht betrifft, aber er hat viel mehr drauf, als er denkt. Er scheint sich der Tatsache nicht wirklich bewusst zu sein, dass seine Wesensbreite *viel* großräumiger, viel tiefer und grandioser ist; er richtet sich manchmal zu sehr auf die praktische Arbeit, auf die Ausführung ... ohne dies von seinem tiefsten Innersten aus zu erleben, eigentlich ohne auf eine geschmeidige, offene Weise mit seinem Kern in Kontakt zu stehen.

Er wird die ‚weiblichen' Bewegungen in seine Seele hinein lassen müssen; er wird sich nach innen kehren müssen, ganz tief zu seiner innerlichen Quelle, um von hier aus das Leben zu schöpfen, hereinzusaugen. Er würde gut daran tun, nicht auf eine zu harte, rationale oder streng-strukturelle, steif-hölzerne Weise im Leben zu stehen ...

Einhalten, Vertiefung, Milderung, Verinnerlichung, Öffnung, hereinholen aus dem Allertiefsten seiner selbst ... statt sich immer mit dem rein Praktischen, mit dem rein Materiellen oder mit der Außenseite der Dinge zu beschäftigen ... Er darf nun wahrlich MENSCH werden: auf allen Ebenen.

Wer ein Verlangen nach diesen Fleisch- und Wurstwaren empfindet, ist - unbewusst - auf der Suche nach diesem tiefen Selbst-Kern und will das Unterste aus sich selbst an die Oberfläche holen ... Der Mensch sollte gut einsehen, dass er MENSCH ist in der vollen Weite und Tiefe des Wortes, dass er nicht nur auf eine praktische Weise ‚funktioniert', dass er sich auch einmal in seine Tiefen ‚sacken' lassen darf, in seinen urtiefen Gefühlsgrund, in seine allertiefsten Zonen. Er täte gut daran, zu einem tieferen Verständnis zu kommen, bis in den Grund seines Wesens, des Reichtums seines ICHS, um dann künftig von diesen üppigen Tiefen aus zu leben! Er wird sich nun tief nach innen richten und sich für diese innerlichen Schätze öffnen ... Solange er sich nur auf die äußersten Schichten des Lebens richtet, wird er die wirklichen Tiefen nicht erkennen.

➔ Lies auch die Rubrik Schweinfleisch!

Rindfleisch

Wer ein Verlangen nach Rindfleisch empfindet, der verdient es, sich selbst für die Anstrengungen zu belohnen, die er im Leben leistet. Er wird die Lektion lernen müssen, sich selbst auf allen Gebieten üppig zu belohnen. Wer ein Verlangen nach Rindfleisch empfindet, ist ein Lebensgenießer: er wird lernen, sich selbst mit irdischem Vergnügen zu versehen. Dies ist das Bild jenes Menschen, der sich danach sehnt, das irdische Leben zu GENIESSEN. Er wird sich selbst unabhängig vom anderen und unabhängig von dieser Nahrung gestatten müssen, sein Sein auf der Erde zu genießen. Es liegt in der Natur dieses Menschen, intensiv genießend durch das Leben zu gehen: er muss dies daher auch sich selbst schenken. Man wird nicht so hart sein dürfen, in erster Linie zu sich selbst.

Es geht hier nicht darum, dass Menschen, die keine Sehnsüchte nach Rindfleisch empfinden, das Leben nicht genießen wollen würden, sondern es geht um die Tatsache, dass der Lebende Selbst-Kern des Menschen, der einen starken Appetit auf Rindfleisch fühlt, diesen darauf hinweist, dass er gut daran täte, mehr zu lernen, sein SEIN auf Erden zu genießen, dass das Erleben in der Praxis einerseits und die Potenz, die Möglichkeit zu genießen, angesichts der Natur dieses Menschen andererseits, noch nicht miteinander in Übereinstimmung sind.

Der Mensch, der das Bedürfnis empfindet, Rindfleisch zu verzehren, befindet sich in gewissem Sinne in einem Zustand der Auflösung: er leistet Anstrengungen, er arbeitet und lebt durchaus, aber er öffnet sich nicht genug für den behaglichen Lebensstrom-voller-Genugtuung aus seiner innerlichen Quelle. Er leistet möglicherweise viele vor allem körperliche oder geistige Anstrengungen - oder er meint, dass er dies tun muss - ; wir sehen ihn, wie er nach einer erbrachten Leistung verschnauft. Das MÜSSEN spielt oftmals eine zu große Rolle beim Rindfleisch-Esser; er darf sich selbst auf diesem Gebiet befreien. Er hat sich möglicherweise eine Weile lang überstrapaziert und muss nun wieder zu Atem kommen. Dieser Mensch muss manchmal übermäßig viel Energie aufbringen und tut sich selbst manchmal Gewalt an ... sein Herz muss jetzt in einer Ruhe-Pause ruhiger schlagen (beispielsweise nach der Arbeit, nach dem Sport ...).

Dennoch hat es durchaus den Anschein, dass dieser Mensch sich zu sehr in den Dingen verliert, die er tut: er begibt sich möglicherweise zu sehr an die Außenseite seiner selbst. Er hetzt sich selbst dann physisch sehr, hört nicht mehr wirklich auf die tiefe Stimme in ihm, wodurch seine innerliche Quelle ihn nicht ausreichend versorgen kann. Hier beginnt die Auf-Lösung, die in dieser Phase durch den Verzehr von Fleisch ausgeglichen wird. Er geht sehr in seinen Aktivitäten auf, in der körperlichen Arbeit, die er ausführt, aber bleibt dabei oft zu sehr an der Außenseite der Aktivität. Er fixiert sich manchmal zu sehr auf ‚die Arbeit, *den* Sport, das Laufen oder Radfahren ...'

Dieser Mensch wird lernen, im Jetzt zu leben ... und los-zu-lassen, um aus der Tiefe seines Wesens auf eine angenehme, genießende, dynamisch-aktive Weise - doch ohne Übertreibung!, ohne sein Nervensystem auf die Probe zu stellen, ohne sich noch zu hetzen, ohne etwas leisten zu wollen, - auf gleichmäßige Weise vorwärtszugehen ...

Er wird sich selbst zu einem Zustand der andauernden innerlichen Ruhe führen müssen.

Der Rindfleisch-Liebhaber leistet für ihn schwere (vor allem für den Körper belastende) Anstrengungen. Er sollte darauf achten, dabei nicht zu übertreiben. Er würde dann mehr verbrennen, als gut für ihn ist; er verfällt in ‚Extreme', alles oder nichts; er muss sich immer wieder von den geleisteten Anstrengungen ‚erholen', die möglicherweise zu stark übertrieben sind; dann muss sein Körper wieder zur Ruhe kommen ... Er lebt manchmal zu sehr am Rande des Abgrunds seiner Ausdauer. Er hetzt sich selbst manchmal unnötig. Dies sind auch jene Menschen, die beispielsweise denken, dass es gut wäre, eine bestimmte Anzahl von Kilometern zu laufen und den Körper zu ‚trainieren', zu belasten, dass es gut wäre, eine bestimmte Anzahl von Seiten pro Tag am Computer zu tippen ...

Dieser Mensch wird lernen, immer DAS LEBEN, sein ICH in den Mittelpunkt zu stellen, sich auf seine innerliche Quelle abzustimmen, *wie auch immer* die äußerlichen Umstände aussehen.

Der Mensch, der ein starkes Bedürfnis nach Rindfleisch empfindet, fühlt, wie er selbst ‚ausbrennt', und will in der Materie bleiben; begierig versieht er sich mit den nötigen Stoffen, die ihm ein Gegengewicht liefern gegen das Ausbrennen. Er verbeißt sich auf saugende Weise im roten Fleisch. Die Angst, unbewusst, nicht dazu zu kommen, zu kurz zu kommen, sich selbst zu kurz kommen zu lassen, sich nicht genug anzustrengen ... hetzt ihn gelegentlich durchaus. Er will leben! Mit *einem* Bissen verschwinden die Sorgen. Er stellt wieder eine Art von Gleichgewicht her. Er ‚behält' seine Kondition, er erhält das Leben in gewissem Sinne aufrecht.

Er sollte mehr zu der Erkenntnis gelangen, dass er einfach SEIN darf ... , dass das Leben in erster Linie IN ihm ist, dass er auch ganz bestimmt sich selbst Genießen darf. Er muss das Vertrauen in sich selbst stärker entwickeln; er wird sich selbst keine Schuld-Gefühle einreden dürfen, wenn er NICHTS ‚tut' oder ‚leistet'. Im Gegenteil, dieser Mensch darf die Liebe zu sich selbst erhöhen, so dass er sich selbst auf ruhige Weise alles geben kann, was er braucht, in Zartheit. In dieser Selbst-Liebe, in diesem Gefühl ‚ich *darf* Sein, ich *darf* Genießen, ich darf ich selbst sein ...', wird er sich selbst nicht länger hetzen, wird er keine Ängste mehr fühlen, wird er wissen, dass es ihm niemals an etwas mangeln wird.

Auch hier gilt die Regel: wer keine Lust auf Fleisch hat, sollte am besten auch keines essen. Menschen mit einer Abneigung, einem ‚Ekel' vor rotem rohem Fleisch sind im Stadium der Selbst-Anfeindung. Sie möchten sich nicht auf die alte Weise aufbauen, sondern ihr altes Bild abbrechen. Sie finden den Anblick von Fleisch widerlich, weil sie eigentlich selbst nicht in der Form im Fleisch sein wollen, wie dies in der ‚Vergangenheit' der Fall war. Sie würden kein Fleisch ‚verarbeiten, verzehren ...' weil ihr ganzer Körper sich gegen die Aufnahme dieses Fleisches wehren würde. Man möchte erst die alte Haut abwerfen. Man will schließlich noch nicht wirklich hundertprozentig in die Materie eintreten, zumindest nicht in das materielle Bild, das man JETZT von sich selbst trägt. Man sehnt sich nach einem ehrlichen Neu-Beginn. Dieses Signal - die Abneigung, der Ekel, das Erbrechen - weist darauf hin, dass man faktisch ein ‚altes Bild' von sich selbst vernichten will; ein Zeichen, das zu einer Transformation auffordert, zu einem Abwerfen der alten Haut und dazu, neugeboren zu werden. Ist die Transformation erst einmal vollzogen, dann braucht der Appetit auf Fleisch nicht notwendigerweise aufzukommen! aber die Ekelgefühle werden verschwunden sein.

Geschieht es allerdings ganz spontan, in einem bestimmten Moment in ihrem Leben, (nicht mit dem Verstand: ich esse kein Fleisch mehr), dass Menschen kein Bedürfnis mehr haben, keine Lust mehr haben auf den Verzehr von Rindfleisch, dann weist dies darauf hin, dass sie sich selbst im Leben auf eine ruhigere Weise Zufriedenheit schenken, ohne sich mittels Anstrengungen zu hetzen. Man vollzieht eine stille Selbst-Regeneration. Man nimmt auf, verbrennt; man erzeugt und reinigt, auf gleichmäßige Weise.

➔ Lies zur Vervollständigung die Rubrik Fleisch, allgemein.

Tatar

Schabefleisch, durch den Fleischwolf getriebenes Rindfleisch

Tatar steht für: tief in dir selbst weißt du, wo du hin willst, wo dein Ziel liegt, was das Leben von dir verlangt, aber du zögerst möglicherweise ein wenig und lässt vorläufig noch nicht alles los; zumindest ist dies der Zustand, in dem dieses Nahrungsmittel sich befindet; plötzlich, mit einem Schuss oder Stoß, schießt es sich dann weg – wie eine Kugel nach dem Stoß des Billardqueues. Kraftstoß. Tatar trägt also die beiden Elemente in sich: durchaus vorwärts gehen wollen, dem Glück entgegen, und andererseits noch eben hängen bleiben, wenn auch nur an einem dünnen Seil, wartend, baumelnd. Es ist ein wenig neckisch und springt gerne wie ein Springteufel aus der Kiste, plötzlich, und lacht gerne; das spielerische Element. Es wohnt eine große bewegliche Kraft in ihm, ein ‚Wollen' (und dieses Wollen kann sowohl mit positiver Begeisterung als auch mit ungeduldiger Begierde einhergehen – nichts kann ihm schnell genug gehen, fühlt es – wenn wir es auf den Menschen projizieren würden).

Dynamischer Gedankengang, Pläne im Kopf; es will schon etwas Tolles aus seinem Leben machen und andere dabei mit einbeziehen, manchmal sogar herausfordern oder foppen. Das Vergnügen, das noch nichts mit echter Freude und echtem Glück zu tun haben braucht. Eine vorbereitende Phase …

Die Art von ‚Schabefleisch' stellt ein Stück ‚Freiheitskraft' dar: man kann sie nicht greifen, sie lässt sich nicht einfangen … und *weg* ist sie! „Fang mich, wenn du kannst …" ruft dir dieser Charakter noch zu. Froh und dynamisch; er ist keine Sekunde unbeweglich.

Tatar tollt gerne in der Wiese herum, mit dem Ball im Schlamm spielend, zusammen mit vielen Menschenkindern. Es findet dies alles gleich faszinierend. Es füllt sein Leben randvoll mit dem, was es seinem Gefühl nach tun muss, auf eine bewegliche, spielerische Art und Weise und weiß sich darin frei. Schabefleisch blickt einmal über das Mäuerchen, auf einem Schemel stehend, und sieht neugierig nach, was sich bei den Nachbarn abspielt, oder was man eigentlich gerade tut, womit man gerade im Leben spielt: eine gut gemeinte Neugierde, auch wenn es das, was es mit dem über die Mauer gestreckten Köpfchen wahrnimmt, vielleicht verwenden kann, um irgendeinen lustigen Scherz zu machen; innerlich hat sein Bäuchlein bereits Freude daran … Das Leben ist ein fröhliches Spiel, in dem man seine Energien auf eine angenehme Weise, in Interaktion mit anderen, einsetzen und loswerden kann.

Der Überraschungseffekt: „Was wird es sein? Was wird jetzt kommen? Was werde ich jetzt wieder ausfressen?“ spielt deutlich eine Rolle. Die heimliche Freude an bestimmten Gedanken, die ihm durch den Kopf gehen; Vorstellungskraft …

Der Mensch, der Tatar mag, sehnt sich danach, etwas von dieser Sphäre zu kosten. Er fühlt sich möglicherweise ein wenig gehemmt und frustriert, macht bereits den ersten Schritt, ist aber ein wenig ungeduldig und nervös, weil anscheinend die Zeit für seinen ‚Start' noch nicht gekommen ist. Oder er fühlt sich ein wenig wütend oder traurig in dem Gefühl des Unvermögens, weil er noch nicht starten kann, weil er sich selbst gleichsam noch nicht in das Leben schießen kann. Oder er fühlt sich in bestimmten Fällen wütend, weil noch nicht ist, was er gerne hätte, oder unzufrieden, weil er noch in Begierde einen Drang nach diesem oder jenem empfindet … (Jeder kann dies für sich selbst feststellen). Aber er steht bereits am Saum der Wiese und bald … hofft er sich ‚los'-machen zu können, sich ganz dem freien Lebensspiel, der natürlichen Weite hingeben zu können. Kräfte, Energien häufen sich in ihm an, bis er frohgesinnt starten darf, ganz gleich womit.

Jener Mensch, der ein Verlangen nach Tatar empfindet, ist im Inneren voller Beweglichkeit und hält seine Gedanken auf das gerichtet, was er tun, unternehmen will / wird. Solange er sich blockiert fühlt oder hält, wird er sich schnell irritiert fühlen, wird er andere von sich wegdrücken, von denen er denkt, dass diese ihn hemmen. Aber nur er selbst ist es, der Chancen für sich selbst schaffen kann, um anschließend den Startschuss zu geben. Randvoll mit Energien und dynamischen Kräften in Kopf und Muskeln, wird er dann große Freude an seinem weiteren beweglichen Vorwärtsgehen, Springen, Laufen, Spielen erleben, kurz: sich im Leben erleben, zusammen mit den anderen. Nur wird er darauf achten müssen, sich nicht in *zu* euphorische Zustände zu begeben, wobei sein Kopf in den Wolken eine *zu* große Nervosität entwickeln würde. Er bleibt am besten auf der Erde anwesend und wird darauf achten, sich nicht im Lebensspiel zu verlieren, in der Flucht. Nah bei seinem Herzen, in seinem Bauchzentrum bleibend. Auf diese Weise lässt er sich nicht zu stark in die Sphären von Tatar mitreißen.

Kraft und Freiheit, Dynamik und Verspieltheit, unterdessen doch IN seinem Herzen bleibend, ohne Begierde: alles auf menschliche, ausbalancierte Weise ... , alles zu seiner Zeit. Sich selbst auf alle möglichen Weisen befreien. Denn Schabefleisch mag kein Gefängnis, in dem der Mensch sich selbst einsperrt.

Auf positive, aufbauende Weise all deine Energien einsetzen und nicht *zu* lange still und verborgen auf einem Stuhl sitzen bleiben ... Abwechslung im ‚Tun', in der beweglichen Unternehmungslust. Darüber froh sein.

Kalbsfleisch

Derjenige, der ein Verlangen nach Kalbsfleisch empfindet, hat das Bedürfnis, ein Bewusstsein für seine Fleisch-Kraft zu entwickeln, für seine Oberschenkel-Kraft. Er will in ‚Tuchfühlung' zu den enormen potenziellen Kräften kommen, die sich in seiner Basis befinden.[5]

Er hat das dringende Bedürfnis nach einer Art Selbst-Befriedigung im folgenden Sinne: ich muss mich selbst diese herrlichen Speisen des Lebens ‚genießen' lassen, die herrlichen, die Sinne stimulierenden, sensuell-natürlichen Dinge ... und dies hat dann nichts mit Sex oder Begierde zu tun. Kalbsfleisch stimuliert eine ‚Tuchfühlung' mit dem eigenen Fleisch, die Empfindung über die Haut, über die Muskelgewebe. Die Wohltat, die dies für einen Menschen bedeuten kann, wenn er seinen Körper solide im Fleisch und so kompakt wie mit doppelter Bemuskelung fühlen kann. Er will seine Kraft fühlen. Er will sich selbst künftig wie aus *einem* Guss - Körper und Geist - fühlen.

Wer ein Verlangen nach dem Aroma von Kalbsfleisch verspürt, kann sich die Frage stellen, wo er sich selbst eigentlich zu kurz kommen lässt. Behandelt er sich selbst wie ein Schulkind, das noch nicht recht weiß, was es will? Lässt er sich selbst nicht wirklich fleischig und stämmig auswachsen als ein erdenliebender Mensch? Hält er sich selbst ‚zurück' in seinem Wachstum zu Selbstverwirklichung?

Die Lust auf das Aroma von Kalbsfleisch wird eigentlich durch eine Art blutarmes Bewusstsein des eigenen ICHS verursacht. ‚Wer bin ich denn nur?' ; ein ungenügendes Bewusstsein für die eigene Größe. Der Mensch erfährt dies unbewusst jetzt so, dass er ‚auf dem Weg' ist, aber noch nicht ganz da ist, wo er sein muss ... Er hält seine Zügel manchmal *zu* straff-gespannt und gibt sich selbst

[5] Lies in diesem Zusammenhang über die psychologische Übereinstimmung des Oberschenkels in *Der Schlüssel zur Selbstbefreiung – Enzyklopädie der Psychosomatik.*

nicht den freien Durchgang, der er bekommen müsste, um zu vollem Wachstum und zur Blüte zu kommen. Er wird manchmal UNGEDULDIG durch seine eigene Laschheit, durch seine eigene zögernde Haltung - weder Fleisch noch Fisch - und will diesem jetzt entschlossen ein Ende machen.

Kalbsfleisch konfrontiert den Menschen mit seiner eigenen Frustration und sagt zu ihm: Komm schon, hör auf mit dem Quatsch: hör auf, dich selbst zu bremsen, hör auf, so zu tun, als ob du das alles nicht in dir hättest! Brich durch und hole ALLE deine Kräfte zum Vorschein; halte deine Energien nicht so zurück, lasse es nur in die Höhe brausen! Was hindert dich daran, das Blut mit vollstabiler Kraft in den Kreislauf zu senden? Du schöpfst noch nicht genug aus deiner innerlichen QUELLE; du schwebst dort irgendwo herum. Du bist schon tüchtig unterwegs, aber du ziehst unzureichend Kraft aus dir selbst ...

Zweifle nicht länger an diesen tiefen Kräften in deinem Wesen; zweifle nicht länger an dem großen Vermögen. Möglicherweise hörst du noch zu sehr auf andere ... , während du besser noch einmal ganz tief dich selbst zu Rate ziehen solltest. Ermahne dich selbst dazu, aufzustehen und dich mit *mehr* Kraft und Überzeugung für dein Selbst zu Entscheiden. Zweifle nicht, bleibe nicht in einem zwiespältigen, zögernden Stadium hängen, sondern gehe weiter. Bleibe nicht in einer Zwischenphase hängen. Richte dich auf, Rücken gerade, glaube an deine Kräfte und schreite rüstig weiter! Du bist dir nicht wirklich der Kraft bewusst, der Möglichkeiten, die du in dir hast; brich nun mit jeder ‚Gegen-Haltung', brich damit, dich ‚nur halb' für dich selbst zu entscheiden. Ergreife fest entschlossen das Steuer und richte dein Leben mit der nötigen Blut-Kraft aus!

Die Kalbssphäre konfrontiert dich in gewisser Hinsicht mit einer von dir zu treffenden Entscheidung: was wirst du jetzt tun? Ja oder nein? Es gibt keinen Mittelweg. Es kann dabei natürlich um praktische Entscheidungen im täglichen Leben gehen, aber dies ist lediglich die Folge DER Entscheidung, die getroffen werden muss: für den Weg des Lebens oder des Todes. Entscheidet der Mensch sich für den ersten Weg, dann wird er ohne Kompromiss an sich selbst glauben müssen, so dass er entschlossen in *eine* Richtung geht. Er ‚wartet' dann nicht mehr …

In ihm wohnt momentan eine Stimme der Frustration und Ungeduld ... weil ihm alles nicht schnell und entschlossen genug geschieht. Er wird sich möglicherweise über Menschen aus seiner Umgebung ärgern, die etwas nicht schnell genug tun, was er von ihnen verlangt oder erwartet, aber er sollte nur auf sich selbst schauen: damit er im Leben schneller auf dem Pfad seines ICHS weitergehen darf. Er wird mit einem tüchtigen und KRÄFTIG selbstbewussten Auftreten seinen Weg bahnen dürfen, furchtlos, entschlossen und ohne den geringsten Zweifel. Er entscheidet sich nun dafür, aus seinem starken ICH heraus zu leben! Er geht keinem Hindernis aus dem Weg, sondern löst auf und bahnt sich immer weiter seinen Weg.

Schweinefleisch

Der Mensch, der das Bedürfnis verspürt, Schweinefleisch zu verzehren, vergeudet seine Zeit oft zu sehr mit Dingen, die keine Bedeutung haben; er würde besser daran tun, den Hauptlinien des Lebens zu folgen, statt immer wieder in die ‚Details' abzurutschen. Man lebt noch nicht ganz auf seinem wahren Niveau. Der Mann, der über das Kindergeld klagt; die Frau, die über das Wetter schwatzt; der Mensch, der sich in tausendundeiner Sache verliert. Eine übertriebene (oft oberflächliche, oder doch zumindest zu einseitig rational betonte) Gehirn-Aktivität. Der Mensch, der sich selbst im Gehirn hetzt und zu viel im Kopf beschäftigt ist. Eine nervöse Gehirnspannung. Menschen, die sich manchmal, statt ruhig bei ihrer tiefsten Quelle zu bleiben, auf eine mäkelige, unangenehme Weise über oder in Bezug auf andere äußern können. (Dies ist extrem formuliert.)

Der Mensch, der ein sehr starkes Verlangen nach Schweinefleisch empfindet, ist in der Lage, eine scharfe Haltung einzunehmen; er denkt manchmal gar nicht daran, noch etwas für einen anderen zu tun, vor allem wenn er das Gefühl hat, dass man ihn ausnutzt, dass man ihm sozusagen das Fleisch vom Teller klaut. Er setzt sich für sich selbst ein! Es kann passieren, dass er sich auf eine eher aggressive Weise wehrt. Die Ursache des Appetits auf dieses Fleisch liegt u.a. in dem tiefen Bedürfnis nach innerlicher Ruhe ... Er wird daher auch mit seiner primitiv-instinktiven Einstellung zur ‚Selbst-Erhaltung' brechen müssen.

Diese Ruhe kann aber erreicht werden, wenn man sich selbst im Leben nicht mehr so hetzt, wenn man sich nicht mehr über Nichtigkeiten aufregt, wenn man einmal alles in seinem Kopf los-lässt ... , wenn man nicht länger begehrt, aus Angst davor, zu kurz zu kommen. Man vertraut, man fühlt sich nicht länger von anderen benachteiligt oder angegriffen; man spannt sich dann nicht länger in nervöser Unruhe an. Man fürchtet sich nicht länger vor einem Mangel oder Defizit: man versieht sich jetzt schließlich selbst aus der innerlichen Quelle.

Liebe ist in den Menschen gekommen; Liebe und Vertrauen. Eine Fülle an Liebe, ein Erleben der eigenen Fülle, kein engseitiges (rationales, oberflächliches) Erleben des eigenen Wesens: dies fordert dieser Mensch. Verkennt er diese Fülle, dann wird er sich auf eine frustrierte, ängstlich-nervöse Weise verhalten.

Ein großer Appetit auf Schweinefleisch weist darauf hin, dass man nicht genug in sich selbst geerdet ist (lies die Rubrik Fleisch, allgemein), dass man sich selbst auf die eine oder andere Art zu kurz kommen lässt. Auf eine instinktive Weise würde man sich für sich selbst einsetzen; man scharrt schnell um sich herum wie ein Huhn, das meint, dass ihm ein anderer sonst womöglich die Körner wegpicken könnte. Der Mensch kann manchmal nur schwer teilen und vertrauen und loslassen. An sich weist dies auf den Instinkt zu einer ‚egoistischen' Lebenserhaltung hin (einer Form des Begehrens) und dies ist in erster Linie nicht das Allerschlechteste (sterben wollen ist dagegen wirklich schlimm), stellt jedoch sehr wohl eine Aufforderung dazu auf zu prüfen, an welchem Punkt dieser Mensch sich selbst benachteiligt: er wird sich in Liebe zu sich selbst kehren müssen, so dass er zu Selbst-Erfüllung auf dem Niveau des Herzens kommen kann ... und so dass in diesem Bewusstsein jede instinktiv-ich-süchtige Haltung verschwinden kann ...

Der große Appetit auf Schweinefleisch verringert sich etwas (es geht hier nicht um Menschen, denen Schweinefleisch schon von Beginn an nicht schmeckt), wenn man anfängt, auf eine tief-ruhige Art und Weise aus sich selbst heraus zu leben, zu SEIN. Man versucht nicht länger, mit den ‚Gedanken' alles festzuhalten, im Auge zu behalten, zu kontrollieren ... Man hat gelernt loszulassen. Man lebt nicht länger auf einem instinktiv selbst-schützenden Niveau, sondern auf einem Bewussteren Niveau, im vollsten Vertrauen.

Dieser Mensch tut gut daran, in Verbindung zu seiner allertiefsten Quelle zu treten, sich auf die tiefe innerliche Liebe abzustimmen und zu wissen, dass er sich selbst von hier aus immer mit allem Nötigen versehen wird - und dabei handelt es sich hierbei in erster Linie um LEBEN. Man versieht sich selbst immer mit Liebe und Leben: die innerliche Quelle ist kräftig und beruhigend. Das aggressive, spitze Denken beherrscht nicht länger das sanfte, liebevolle ‚Gefühl', nach dem der Schweinefleisch-Esser eigentlich ein dringendes Bedürfnis hat. Der Kopf kommt zur Ruhe.

Der Schweinefleisch-Esser ist jetzt nicht länger dabei, auf einen ‚anderen' zu schielen, sondern sorgt auf liebevolle Weise für sich selbst, während er in dieser Liebe zu sich selbst auch auf eine warmherzige Weise großzügig mit den anderen TEILEN kann, ganz gleich auf welchem Gebiet, ohne die Furcht, irgendwie zu kurz zu kommen. Er hat sein Bewusstsein breit geöffnet: da ist Ruhe, da ist Vertrauen. Er hat Zeit ... und hetzt sich niemals in nervösen Gedanken. Er kennt jetzt die Liebe, hat das unbewusstlebende primitive ‚Jeder-für-sich' und ‚Ich muss sehen, dass ich auch drankomme' losgelassen; er hat sich transformiert auf das Niveau des Liebevollen Menschen. Dies ist es, was das Schweinchen ihm erzählen will.

Auf diesem Niveau kann er ruhig leben, sein körperliches, fleischliches, sinnlich-angenehmes Sein auf der Erde genießend. Er weiß, dass das Leben ihm in jedem Augenblick genau die ‚Wiese' geben wird, die gut für ihn ist ... Jede Unruhe ist verschwunden. Er scharrt dann auf eine dankbare, freudvolle Weise auf den irdischen Ebenen herum. Er genießt die Sonne in seinem Rücken. Aber er ist Mensch geworden, ein bewusster und liebevoller Mensch, der sein Gehirn in einem breiten, erhabenen Gebiet einsetzt. Er wächst nun in Weisheit und nagelt sich nicht länger ‚mit eng-rationalen Gedanken', auf eine ur-instinktive Weise, an kleinen Dingen fest ...

Er hat sich selbst evolvieren lassen und weiß jetzt, dass er in Bezug auf sein Leben der Meister-Schöpfer ist: er braucht nicht für sein Brot, für seine Bedürfnisse zu ‚kämpfen'.

Er wälzt sich zudem auf eine vergnügliche Weise in der irdischen Materie und versteht es, auf eine perfekte Weise die ‚tierisch-instinktiven' Kräfte in ihm selbst zu transformieren, so dass er ein Kräftiger, Glücklicher Mensch ist. Er kennt nun das SEIN ganz und gar - Ich bin bewusst - und hat jede Form der Begierde losgelassen; er genießt dieses Sein und kennt keine Besorgtheit, keine Angst mehr, weil er nun nur noch aus Liebe besteht.

Schweinefleisch erfreut das Herz, aber wird den Menschen dringend dazu anspornen, kurzen Prozess mit der Begierde zu machen, mit der primitiven Ich-Sucht; tut der Mensch dies nicht, dann verkrampft sich sein Körper auf verschiedenen Ebenen.

Der Mensch, der tut, was er tun muss, liebt sich selbst nun auf eine sanftmütige Weise, in Seele und Körper, und gibt sich selbst, was er nötig hat (in erster Linie Liebe!) ; er versteht es, auf eine intensive Weise seine Bewusste Anwesenheit im körperlichen Fleisch zu genießen ... und ist infolgedessen in seinem Verhältnis zu den anderen ein großherzig-teilender, angenehmer Mensch!

Hackfleisch, Wurst

Wer ein Verlangen nach diesem Gericht verspürt, sehnt sich nach Raum, nach Verbreiterung. Er möchte sich in der ganzen Breite seines Wesens weit öffnen. Es ist die Stimme in ihm, die ruft: lass mich frei! Er fühlt sich noch viel zu eingeschränkt; er beschränkt seinen eigenen Raum noch. Er nimmt noch nicht seine breite Spannweite ein. Er ver-engt sich selbst: in seinem Denken, in seinen Überzeugungen, in seiner Lebensweise. Er würde sich gerne - sei es auch unbewusst - wie ein wild gewordenes Schwein in einer Wiese ohne Grenzen vollkommen gehen lassen.

Er sehnt sich danach, sich völlig aufzurecken, sein Zwerchfell, seine Arme und Beine, sein ganzes Wesen ... Er will sich in der offenen Natur seines Wesens ausbreiten. Er verträgt es irgendwie nicht, dass er eingeschränkt wird, dass er sich selbst eingrenzt, dass er ein ‚Müssen' kennt und Pflichten, Verpflichtungen, dass er ‚bis hier' darf und nicht weiter.

„Lasst mich in Ruhe, lasst mich los!", würde er rufen, aber faktisch ist er es selbst, der sich einschränkt, sich zurückhält, der sich noch nicht losrütteln kann, sich noch nicht innerhalb des Raumes seines Breiten Seins öffnen kann. Sein Körper, sein Gehirn, seine Gefühle, seine Glieder suchen nach einer Entspannung in totaler Freiheit, wie von einem Vogel in der Luft. Nichts klebt noch an ihm; kein einziger Gedanke hält ihn zurück, keine einzige Erwägung hält ihn fest. Er folgt einfach dem intuitiven Impuls, sich selbst an die Natur freizugeben.

In der Schweinesphäre ist es ‚der Narr' oder ‚das Kind', der oder das zu nichts und niemandem mehr blickt, um sich in seinem Körper einfach er oder es selbst sein zu lassen. Er fühlt sich an nichts mehr gebunden, zu nichts mehr verpflichtet. Er ist in der Freude seines Wesens. Davon rollt sich sogar sein Schwänzchen zusammen. Er grunzt vor Freude. Aus dieser Ungebundenheit heraus kann er sich jetzt auf interessierte Weise für den anderen öffnen, ohne etwas zu erzwingen, ohne Müssen.

Es ist gut, dieses Gefühl der Freiheit und ‚Zügel-losigkeit' anzustreben, vorausgesetzt dieser Drang wird von der Liebe zum eigenen ICH eingegeben, von dem Verlangen, mehr zu SEIN als ICH, in der vollen Breite seines Wesens!, nicht von der Begierde oder einer Art von aggressiver Ich-Sucht, die andere zur Seite schiebt.

Dieses Gefühl der Freiheit und Ungebundenheit hat weder etwas mit Flucht vor Verantwortung zu tun, noch mit ‚lieblosem Handeln', im Gegenteil!, vielmehr hängt es mit einem Netz aus Zwängen, tiefliegenden Überzeugungen und dem Durchbrechen von Gewohnheits-Mustern zusammen, die auf die Größe und das innerliche Raum-Gefühl des Menschen frustrierend und einschränkend wirken, und dies vielleicht schon sehr lange. Er hat sein breites SEIN verkannt und sehnt sich nun danach, diese Ufer seines ICHS wieder in einem absoluten Raum-Gefühl zu erreichen ... : er sehnt sich nach dieser breiten Natur seiner selbst!

Erst aus diesem ungebundenen Freiheitserleben heraus kann er sich auch dem anderen Menschen / dem Anderen in aller Freiheit nähern. Diese Fleischsorte ermahnt den Menschen also dazu, mit jeder Form von Selbst-Einschränkung, Selbst-Beschränkung, ‚Süchtig'-sein zu brechen: er ist jetzt ein Selbst-befreiter Mensch.

➔ Lies jetzt zur Ergänzung die Rubrik Schweinefleisch.

Andouillette, Andouille

Wurst aus Schweinedarm, gefüllt mit Schweineinnereien und -fleisch

Andouille(tte) ist wie das weiße Einhorn: kämpferisch im Dienst des Guten, dieses ‚einen' Ideals. Mit rückwirkender Kraft: sie holt aus der Vergangenheit wieder aufwärts, was im Licht des Jetzt betrachtet werden sollte. Die Hingabe an ein Ziel, ein vorgegebenes oder durchfühltes Ideal; Andouille(tte) legt sich in die Schale und stellt sich weiter keine Fragen mehr. Manchmal zu weitgehend, würde man sagen, zu stark in Hingabe an etwas oder jemanden außerhalb ihrer selbst.

Andouille(tte) steht für die Opfergabe an das Gute, an das Allerbeste; sie würde sich nicht glücklich fühlen, wenn sie dies nicht täte. Sie wohnt hiermit durchaus ein wenig auf ihrer herrlichen kleinen Insel, aber darin liegt gerade ihr Gefühl der Befreiung: niemandem Verantwortung schuldig, außer ihrem eigenen höchsten Ich.

Symbolisiert auch die Rückgabe: die Folgen deiner Taten. Was du tust, kommt in einem Bumerangeffekt wieder zu dir zurück. Wisse, was du tust: dir selbst gegenüber, der Menschheit gegenüber. Fühle dich gut in deiner Haut und zögere nicht, aus deinem Herzen heraus immer das Gute zu wählen: damit hilfst du dem Leben weiter.

Wer Appetit auf Andouille(tte) hat, tut gut daran, sich auf die Suche nach innerlicher Reinheit zu machen, sich von eventuell begangenen Fehlern reinzuwaschen. Unbewusst sehnt er sich danach, diese Reinheit und Ehrlichkeit auf klare Weise zu erreichen. „Entgifte dich; häufe keine Flüssigkeiten, keinen Eiter oder anderes Gift in dir an. Sammle deine Lebensenergien nicht wie eine Spinne[6], in Vorbedachtheit, auf der Hut, bereit zu fangen oder nötigenfalls zuzuschlagen: auf diese Weise sammelst du nur ‚Ängste'." Andouille(tte) ermahnt dich dazu, alte Waffen wegzuwerfen, dich von allen unter der Haut verborgenen wühlenden Gedanken oder Gefühlen zu reinigen, die nicht wirklich übereinstimmen mit Frieden und Reinheit.

Andouille(tte) lügt nicht und fordert dasselbe vom Menschen: „Entwickle vollkommene Ehrlichkeit zu dir selbst. Mache klar Schiff mit alten Fehden und entwickle die Süße deines eigenen Wesens. Möglicherweise hältst du nun kurz ein und denkst über Geschehenes aus der Vergangenheit nach. Ziehe deine Lek-

---

[6] Lies über die psychologische Symbolik der Spinne in *Wenn die Tiere sprechen könnten ...* Dieses Buch ist bei Erscheinen des vorliegenden Werkes noch nicht in deutscher Übersetzung erhältlich.

tionen daraus und gehe weiter. Mit Bedauern oder Schuldgefühlen stehenzubleiben, hat nicht viel Sinn: verursache dir selbst keine Probleme und gehe weiter in eine nächste Phase. Verstehe dich selbst, habe Mitgefühl mit dir selbst, führe nun die Vergangenheit ab, betrachte sie mit einem verdeutlichenden, verständnisvollen Blick und lasse los, in Frieden mit dir selbst. Lasse dein Gewissen sich im Licht des Jetzt reinigen, auf dem Weg zu einer Zukunft."

Möglicherweise hast du dich selbst beschmiert oder nicht ausreichend nach Wert und mit Respekt behandelt, vielleicht sind da nur noch schmutzige Streifen auf einer Tischplatte. Oder stellst du alles in Frage: welche Leiter oder welchen Turm besteigst du gerade? Welcher Gottheit läufst du hinterher? Es ist Zeit, sich auf die Suche nach dem reinsten Hohen in dir selbst zu machen. Andouille(tte) ermahnt dich dazu, nicht weiter nach oben zu steigen auf dieser Leiter, die dich von deinem echten Selbst wegführt. Sie fordert dich dazu auf anzubeten, nur das Edle in dir selbst, und das goldene Kalb zu besiegen.

Keine Scham- oder Schuldgefühle über Dinge, die du in der Vergangenheit getan hast, oder über jene Elemente in dir, von denen du fühlst: ‚hier bin ich noch nicht ganz auf dem reinen Pfad von Leben und Liebe'.

Appetit zu haben auf Andouille(tte) weist auf die Notwendigkeit hin, neue Sachen einzuläuten. Sie fordert dich dazu auf, tief in dich selbst zu blicken: tiefe Kräfte leben unter der Oberfläche und können sich ab und zu mit einer Hauteruption bemerkbar machen. Wie Pluto, der unten in deinem Keller sitzt und rüttelt, um dich dazu anzuspornen, alten Dinge eine neue Gestalt zu geben, auf erneuertem, höherem Niveau. Etwas wütet in deiner Seele: bringe es aufwärts, ehrlich und offen zu dir selbst. Entwickle einen klaren Blick, entwickle Verständnis für dich selbst, und transformiere, wo dies nötig ist.

Vielleicht weißt du manchmal überhaupt nicht mehr, wie es mit dir weitergehen soll: ‚Wer bin ich schon, was für einen Sinn hat das Leben, bin ich schlecht, böse, sinnlos?' Diese Gefühle eines Selbstverrisses kommen an die Oberfläche, wenn du dich nicht auf deinen eigentlichen authentischen Ich-Kern abstimmst. Andouille(tte) spornt dich dazu an, den Ritter in dir selbst zu suchen, ihn, der immer bereit ist, einen neuen Weg einzuschlagen, voller Güte und reiner Absichten. Betrachte die Vergangenheit mit den Augen der Weisheit, des Verständnisses, hole das an die Oberfläche, was erst noch einmal unter die Lupe genommen werden sollte, betrachte die Dinge aus der Vergangenheit *anders,* als du dies früher getan hättest, und verlasse dann das sinkende Schiff. Mache einen Übergang zu deinem neuen, auf Edelmut ausgerichtetes ICH, wisse, dass du ein guter Mensch bist und handle entsprechend. Rein wie klares Quellwasser, ehrlich wie Gold.

Blutwurst

Blutwurst steht für die pure Hinterlegung in der Materie, für die reine Hingabe des ICHS an das Leben auf Erden. Sie steht für den Menschen, der sich selbst ganz rein und ‚dienstfertig' zu Füßen des Lebens legt. Den Menschen, der ‚ja' zum Leben in Dankbarkeit sagt, der, gleichsam mit leicht gesenktem Kopf, dem Leben die Treue schwört. Zumindest ist es dies, was die Sphäre von Blutwurst fordert ... Dass der Mensch keinen großen Mund haben, nicht arrogant sein sollte, sondern einmal auf die schönen stillen Klänge des Lebens hören sollte ... Da ist Stille … , aber die Stille ist fühlbar und hörbar: es ist der innerliche Klang des Lebens!

Der Mensch, der Lust auf Blutwurst hat, sehnt sich danach, mit seinem ganzen Wesen in dieser Sphäre baden zu dürfen. Er hat - auch wenn er sich dessen vielleicht nicht wirklich bewusst ist - ein echtes Bedürfnis danach. Er will den allergrößten Respekt entwickeln: für sich selbst, für das Leben und für alle lebenden Wesen. Er will eigentlich auf eine zuhörende, losgelöste Weise offen sein für alles, was das Leben ihm zu erzählen haben wird ...

Er will nichts aufdrängen, er will sich selbst nicht aufdrängen, sondern hört voller Ehrfurcht auf die Sprache der Dinge, der Natur, der Menschen, des Lebens ... Er hat nicht den Anspruch, sich in den Vordergrund zu drängen, wenn dies nicht in Harmonie ist mit dem, was sein lebender Selbst-Kern von ihm fordert. Er ist bereit dazu, Dienste-zu-leisten und sehnt sich danach, sich noch weiter zu vertiefen, sich gleichsam ein wenig zurückzuziehen, ganz tief in sich selbst, um in Tuchfühlung zu kommen mit dem Basis-Ton des Lebens.

Er will das Ur-Lied des Lebens hören und in seinem Herzen fühlen. Es wird ihm Freude bereiten; eine unbeschreibliche Ruhe ... Zumindest: dies ist die Sphäre der Blutwurst, zu der dieser Mensch sich unbewusst angezogen fühlt, weil er das dringende Bedürfnis nach dieser Welt hat. In dieser Sphäre geht er, mit dem vollsten Respekt für das Leben, auf die Suche nach dem heiligen Ort in sich selbst. Mit Ehrfurcht und Respekt lässt er alles los ... was nicht auf einer Linie mit dem Leben liegt, mit wahrer Liebe, mit dem Sein. Er wirft jede Habgier, jede Begierde ab.

Diese Sphäre ermahnt ihn auch dazu, jeden Zweifel am eigenen göttlichen Prinzip aufzuheben.

„Warum hast du mich verlassen?", fragt das Lebensprinzip, fragt sein tiefster Selbst-Kern, „Warum bist du vom Leben abgewichen? Komm zurück hierher, zu deinem heiligsten Ort, ganz tief in dir selbst und verlasse diesen niemals mehr.

Begehre nicht, sehne dich nach nichts außerhalb deiner selbst, sondern höre auf diese allerschönste Sprache des Lebens in dir selbst und lasse dich selbst auf der Ebene der Reinheit SEIN: dort, wo es keinerlei Priorität gibt, außer: ICH BIN froh und dankbar dafür, dass ich als ICH im Leben, in meinem Körper Sein darf. Ich lasse mein oberflächliches, arrogantes oder habgieriges kleines Ego ganz in den Hintergrund treten ... um Platz zu machen für König ICH in seiner wahren Größe. Es ist der König in dir selbst, der Dankbarkeit, wahre Liebe, Ehrfurcht, Respekt und ein unglaubliches Freuden-Gefühl kennt. Er ist ohne weiteres glücklich und stellt keine Forderungen an das Leben. Er weiß, dass er einem anderen nichts zu sagen hat, blickt vielmehr ganz tief in sein eigenes Gemüt, um ein immer größeres Bewusstsein für seine wundervolle, innere Seinswelt zu entwickeln."

Dies ist die Sphäre von Blutwurst; dies ist die Sphäre, in der der Mensch nach dem Vorschlag der Blutwurst künftig leben sollte. Kein Image, kein oberflächlicher Stolz, keine Frechheit, keine Rauheit, keine Arroganz, keine harte Ich-Sucht, sondern im Gegenteil: ein innerliches Gefühl des Stolzes über seinen wirklichen Wert, ein sehr tiefgehender Respekt vor allem Lebendigem, vor dem Leben selbst.

Bockwurst

Die Art von Bockwurst lässt sich selbst mit einer enormen plötzlichen Kraft als 1 Ganzes in zwei Teile spalten: so wie der Mittelteil eines hart gewordenen Croissants in zwei Teile bricht, so wie eine extrem ausgetrocknete Banane sich in 2 Teile brechen lässt, kräftig von innen heraus, explosiv, nicht zu stoppen. Wie mit dem Kraftstoß eines aufbrechenden Vulkans. Das tiefe Verlangen, sich selbst aus bestimmten Dingen, Ideen, Traumata, hemmenden falschen Emotionen zu befreien, würden wir in Menschenbegriffen sagen. Aufbersten aus dir selbst, ein gewisser Aufstand … um dich selbst nicht länger gefangen zu halten, zu blockieren in deinem Vorwärtsgehen!

Herr Bockwurst macht Furore, wie ein wieherndes aufspringendes Pferd; es wird sich aus der instinktiven Urquelle heraus aufgebäumt; Kräfte wollen sich in Herrn Bockwurst befreien.

Möglicherweise setzt der Mensch, der Bockwurst mag, anfänglich gleichsam einen Kopfhörer auf und will weder hören noch fühlen: nämlich dass etwas in ihm kurz vor dem Aufbersten, dem Öffnen-durch-Wachstum steht.

Der Charakter von Herrn Bockwurst spricht manche Menschen an, andere verabscheuen ihn, als ob dieses Nahrungsmittel nur Extreme anzieht. Dies ist natürlich auch in ihm, dem Herrn Bockwurst, die magnetische Bulldozerkraft, der dynamische im Kreis herum springende Hengst. Der Cowboy, der eine Feuerwaffe in der Hand hat, in die Luft schießt.
Er hat die Geschichte von Ali Baba und den 40 Räubern im Blut. Es ist seine Art; versuche Herrn Bockwurst nicht zu beruhigen oder zu bezwingen: es muss heraus!

Herr Bockwurst lässt bestimmte unwichtige Arbeiten einfach stehen, hat damit keine Probleme, voller Feuerkraft vorwärts, die Körperzellen voller geballter Ambition / Kraft. Er kümmert sich nicht um die Details, wenn nur der Hauptweg befolgt wird! Hier ist er dem starken Menschen ein gutes Vorbild.

Der Mensch, der verrückt ist nach Bockwurst, hat möglicherweise Nervenzucken,[7] ja, um seinen Mund herum, macht vielleicht seltsame oder verzerrte Bewegungen mit und um seinen Mund herum, weil er sich selbst äußern können muss, seine Kräfte loswerden können muss; sprechen, handeln, in Bewegung kommen: im Man-selbst-Sein, die Energien nach oben kommen lassen; so kann er ‚in Werdung' treten, in dynamischem Sinne evolvieren. Auswärts gerichtet! Keine ehrlichen Worte zurückhalten, die ausgesprochen werden möchten.

Dann wieder würde der Mensch in der Sphäre von Bockwurst dröhnend lachen oder sich ausschütten vor Lachen, energetisch-nervös gibt er seinen gespeicherten Energien eine Lösung, ein Ventil.

Derjenige, der Appetit auf Bockwurst hat, kann eigentlich nicht anders, als der zwingenden Pluto-Stimme tief in seinem Bauch Gehör zu schenken: „Großer Vogel, fliege hoch mit stattlichem breitem Flügelschlag! Erkunde deinen Raum, in Übersicht, balle die Schulterblätter zusammen und benütze die Kraft, die in dir ist, um wie ein Adler hoch über alles hinweg zu fliegen. Einen panoramischen Überblick bekommst du erst, wenn Energien eingesetzt und freigegeben werden."

Herr Bockwurst, als Charakter, sitzt da und blickt vor allem geradeaus, auch nach oben und um sich herum, aber niemals nach hinten, als ob er Angst hat, dass viel von dem, was hinter ihm liegt, eine Bedrohung für ihn darstellen würde. Instinktiv ist dies eigentlich gut gefestigt: denn schließlich würde etwas schiefgehen, schließlich könntest du dich in eine Salzsäule verändern, wenn du dich immer wieder umschaust nach dem, was in der Vergangenheit verborgen liegt, und nicht vorwärts schaust. Aber ängstlich wegzulaufen vor etwas Geschehenem, ist ebenso wenig heilsam. Als Mensch lernt man von der Haltung von Herrn Bockwurst: zaudere nicht, du brauchst dich nicht immer nach hinten um-

[7] Lies mehr über die Symbolik von Nervenzucken / des Mundes in *Der Schlüssel zur Selbstbefreiung – Enzyklopädie der Psychosomatik.*

zublicken, aber … falls da etwas ist, das dich erschreckt hat, worin du verletzt gewesen bist usw. : dann halte ein Weilchen ein und überdenke das Gefühlstrauma und beschließe dann, nach Begreifen und Durchfühlen, mit erneuerten Einsichten, und einer eventuellen Verarbeitung, ohne Furcht kräftig im Leben vorwärts zu fliegen. Als Mensch brauchst du es dringend, dass deine Energien weiterströmen können, vor allem als Bockwurst-Liebhaber. Also, dann tue es auch. Brich zur Not mit den Gedanken an schmerzende hemmende Ereignisse aus der Vergangenheit. Dein Mund wie der Schnabel eines sich transformierenden Adlers jetzt gerade nach vorne gerichtet! Befreie dich! Verstehe alles in seinem breiten Kontext. Fliege auf und verbreitere deinen Raum, fühle dich nicht gebunden, fühle dich nicht gekettet und festgehalten wie Prometheus an seinem Felsen.

Hoffe auf die Zukunft, oder noch besser: entwickle vom Hier-und-Jetzt aus und mit positiven ‚Erwartungen' auf die Zukunft ausgerichtet einen starken Glauben an das Allerprächtigste, das noch auf deinen Lebensweg kommen wird. Wie ein Herkules schreitest du mit entschlossenen Schritten in einem vielversprechenden Leben vorwärts …

Rauchwurst, allerlei Sorten

Die Art von Rauchwurst ist fluktuierend, wie Lampen sich dimmen lassen und dann wieder heller strahlen können. Bei Rauchwurst gilt dies auf mehreren Gebieten.

Wie eine Ente, die auf der Wasseroberfläche schwimmt, fährt Rauchwurst einmal hierher, dann wiederum schwenkt sie in eine andere Richtung. Kurz gesagt: sie ist sehr wendig, oft unerwartet. Zugleich blickt sie, den Kropf gut gefüllt, spähend in alle Richtungen, ist auf der Hut, instinktiv, ob auch alles o.k. ist und nichts ihren lebendigen gesunden Zustand bedroht. In starkem Sinne würden wir es Angst und Paranoia nennen, aber im ganz gewöhnlichen Fall von Rauchwurst und dem Menschen, der Appetit auf diese hat, könnten wir es einfach wachsam und aufmerksam nennen. Eine Selbstfürsorglichkeit.

Rauchwurst kann man mit einer Gluckhenne vergleichen, die, brütend auf ihren Eiern, die Umgebung genauestens beobachtet, behutsam, fürsorglich, nichts entgeht ihr. Sie fühlt sich instinktiv verantwortlich für das Fortbestehen ihrer Art. Rauchwurst hält sich in verteidigendem Sinne bereit, sofort bereit dafür aufzuspringen oder auszuholen, wenn Gefahr droht.

Der Mensch, der Rauchwurst mag, kann sein Messer schon sehen lassen, gleichsam, um dir deutlich zu machen, dass du ihm gegenüber nicht zu weit gehen solltest, keine Grenze überschreiten solltest, die zu nah bei ihm liegt. Er lässt seine Nägel, gleichsam, aufrollend wachsen, um diese auf aggressive oder warnende Art und Weise bereitzuhalten und auszuholen. Darunter verbirgt sich natürlich die Angst, dass *ihm* etwas angetan werden würde, ein Gefühl der Bedrohung, möglicherweise zu Unrecht, aber ein instinktiver Rest einer fernen Vergangenheit, die noch in ihm wohnt.

Rauchwurst hört auf dich, aber verliert dabei mitunter die Geduld; sie hat ein schnell arbeitendes Nervensystem und … halte sie also nicht zu lange mit Details oder Nichtigkeiten auf.

Der Mensch, der gerne Rauchwurst isst, scheut die Gefahr nicht, aber dennoch kann in ihm eine unterschwellige Angst wohnen; darum schützt er sich gleichsam gut in Arbeitskleidung mit einem Helm … oder einem Gesichtsschutz gegen Mücken, oder noch stärker: einer Gittermaske aus Metall, beispielsweise gegen einen Degenstoß.

Rauchwurst sagt dem Menschen: „Recht hast du, aber du bist stark, behalte immerfort diesen festen Glauben, und du verfügst über eine Menge Möglichkeiten, Fähigkeiten, die dir immer wieder gelegen kommen werden. Wenn du beispielsweise von einer hohen Mauerleiter in die Tiefen heruntersteigen musst, dann weißt du dir geschickt zu helfen, mit den richtigen Schuhen an, und mit dem richtigen Handgriff die Leiter festhaltend. Du darfst dir selbst vertrauen.“

In diesem Sinne ist der Rauchwurst-Instinkt eine gute Sache, in menschlicher Hinsicht kommen Vertrauen in und Glaube an dich selbst dazu, so dass du nichts Negatives in dein Leben zu ziehen brauchst. Bleibe ganz nah bei dir selbst, in deinem eigenen Körper anwesend, lasse dich nicht ablenken und handle in Kraft und Vorsicht, wohl wissend, dass das Böse dich nicht zu treffen braucht. Natürlich, als Mensch gehst du nicht zu weit, gehst du am besten kein Risiko ein.

Rauchwurst greift mit kräftigen Händen zu, genau wie der Mensch es tut, der Rauchwurst mag, für die eigene Stabilität und Sicherheit. Nur steht der Mensch ein Schrittchen weiter: er vertraut, bewusstgeworden, ruhiger … wenn er Evolution in sich selbst zulässt. Er fühlt sich nun sicher, überhaupt nicht mehr ängstlich, voller Vertrauen, dass nur das Gute auf seinen Pfad kommen wird. Aber … Rauchwurst hat dem Menschen die instinktiven Reflexe bewusst gemacht, die Ängste, die er, der Mensch, mit sich trug / trägt. Und diese Bewusstwerdung führt den Menschen dann wieder zu Transformation.

Salami

Die Salami-Sphäre steht für eine Art Beherrschung, Selbst-Hemmung, Selbst-Zügelung, Zurückhalten von Kräften und Gefühlen, während man innerlich die Notwendigkeit fühlt, ‚lockerer' zu werden, frei man selbst sein zu können in der Materie des eigenen Körpers, in den Gefühlen. Appetit auf Salami weist auf den Spielraum zwischen diesen beiden Bewegungen im Menschen hin: ‚Zügelung und der Drang zur innerlichen Befreiung'.

Der Mensch wird gut daran tun einzusehen, dass es zu seinem eigenen Wohle ist, dass er auf eine total-freie, ursprüngliche Weise seine Natur, seinen Körper, seine Gefühle erleben darf ... , solange dies innerhalb des Rahmens des SEINS fällt. Dies heißt auch, dass er dies unabhängig von den anderen, unabhängig vom dem etwas ‚Habenwollen' von den anderen, unabhängig von Begierden erleben kann: dass er sein Freies Sein erlebt innerhalb der Grenzen des eigenen einzigartigen Körpers, in seinem eigenen einzigartigen Gefühlsreichtum. Diese Sphäre, dieses Sein seines ICHS nicht behutsam einsteckend oder vor der Außenwelt verbergend: der Mensch, der es einfach wagt, nach außen hin er selbst zu Sein.

‚Ich will schon, aber ich darf eigentlich nicht ...'. Derjenige, der viele Kräfte in sich selbst anhäuft, sich jedoch etwas ‚zurückhält'. Er will seine Zügel in einer etwas gespannten Kontrolle festhalten; er hält sich manchmal zu sehr zurück, lebt dann stark aus dem Geiste heraus, wodurch er leichte warme-kalte Schauer empfinden kann. Er ist eher auf der Hut vor diesen tiefen Kräften in ihm selbst und wird eher etwas zu vorsichtig als zu energisch sein. Er wagt es nicht, sich ganz ‚in das Leben' zu werfen; er achtet genau darauf, dass seine Emotionen niemals durchbrechen könnten. Hierdurch hält er sich selbst manchmal zu straff verschlossen. Er darf nun in eine tiefere, fundamentalere Einheit mit seinen innerlichen Meeren an Lebenskräften kommen.

Derjenige, der ein Verlangen nach Salami empfindet, überwacht mit seinem Geist das Irdische zu sehr, würde etwas mehr am Leben selbst ‚teilnehmen' wollen, fühlt sich dazu aber nicht ganz in der Lage: als ob da eine tiefe Stimme in ihm ist, die sagt, er müsse sich abseits halten, ein volles Teilnehmen, in Seele und Körper, auf eine rein natürliche, spontane Weise sei nicht erlaubt. Er empfindet ein unbewusstes Schuld- oder Scham-Gefühl. Er kann gleichsam leichten Neid empfinden beim Betrachten von Sinti, die sich ohne Scham und ohne die geringste Zurückhaltung auf eine vollkommene Weise in das Leben werfen.

Salami sagt dem Menschen: wage es, dich in den Tanz des Lebens zu werfen, auf eine offene, dynamische Weise; entledige dich aller einengenden Strukturen und ‚sei' einfach du selbst auf eine verrückte, unkomplizierte, nicht-künstliche, nicht-zurückgezogene, nicht-verlegene, nicht-zurückhaltende Weise!

Man darf sich nicht dafür schämen, auf eine ganz natürliche Art und Weise man selbst zu Sein in der Sprache des eigenen Körpers. Man darf sich im eigenen Körper auf eine ‚lockere', freie Weise bewegen, im vertrauensvollen Einheitsgefühl mit dem eigenen Fleisch, aus der Überzeugung heraus, dass man sich selbst nicht in ein konservatives, beherrschtes oder straffes Korsett zu stecken braucht. Man wird sich nicht für die eigenen Gefühle schämen, sondern diese auf eine spontane, ganz natürliche Weise im körperlichen Sein vertreten. Man darf sich selbst auf diesem Gebiet nicht nach hinten schieben ... , hinter die Gitter. Man muss es wagen, IN sich selbst einzutreten, in das Leben, mit all seinen Gefühlen und seiner Körperlichkeit, unabhängig von Begierde, aber in einem intensiven Kontakt mit dem eigenen Wesen, ganz eng verbunden mit dem eigenen Körper.

Der Mensch wird in diesem Moment zu einem singenden, frei-tanzenden Lebensmusikanten. Er gibt sich dem ‚Weiblichen' in sich selbst hin, der Bewegung seiner Natur, ohne sich zurückzuhalten. Er ist stolz auf das Fleisch, auf seine Inkarnation im Körper, den er gebildet hat. Jede Straffheit, jede Frustration, jede ‚Verborgenheit' verschwindet dabei: man manifestiert sich in seiner wahren Gestalt. Es handelt sich dabei um den offenen Dialog mit dem eigenen ICH. Der Körper dieses Menschen *lebt* und nimmt jetzt wirklich am Leben teil; sein physischer Körper ist eine Wiedergabe seines tieferen Ichs, seine Gefühle leben in Einheit mit dem Körper; der Körper ist keine Tarnung und kein Schirm.

Er schaut nicht ‚zu' ... schaut sich selbst nicht zu, schaut dem Leben nicht zu, sondern nimmt nun wirklich daran teil, mit Herz und Seele, mit Körper und Gefühl. Er gibt sich dem Leben in sich selbst hin und bremst seine natürliche Dynamik nicht mehr; er schämt sich nicht für sein Gefühl; er bewegt sich nicht auf ‚hölzerne' Weise im Leben, sondern wagt es, am Tanz des Lebens teilzunehmen, ohne sich an der Tatsache zu stören, ob ein anderer anwesend ist oder nicht.

Die Einheit mit seinem Körper, das Froh-Schwimmen in seinen Gefühlen, das Herumwirbeln des Lebensatems in seinem Körper bereiten ihm wahres Vergnügen; er bremst nicht, hält sich nicht zurück, sondern ist auf eine verrückte, ursprüngliche, körper-bezogene Weise im Leben anwesend. In diesem freien Man-selbst-Sein bleibt er automatisch innerhalb der Grenzen seines Wesens, seines Körpers; ein anderer hat hiermit zunächst einmal nichts zu tun. Dennoch wird dieser Mensch in seinem jetzt entspannten, frei-gekämpften Nah-bei-sich-selbst-Sein eine angenehmere Ausstrahlung auf seine Umgebung haben. Er hat seine innerliche Frustration durchbrochen, wodurch Spannungen verschwunden sind und auf die eine oder andere Weise kein Ventil mehr gesucht wird, wodurch jedes Gefühl des ‚ich kann nicht' oder ‚ich darf nicht', jedes Gefühl der Missgunst oder des Bedauerns, jede Begierde, jeder Sexdrang und jedes Gefühl des Beneidens (‚er kann / wagt das und mir gelingt es nicht'), jede Distanz zum Körper, jedes Minderwertigkeitsgefühl und jede Scham über die eigenen Gefühle, über die eigene Natur verschwunden ist.

Der Mensch weiß jetzt, dass er gut ist, so wie er ist, dass er hundertprozentig so SEIN darf, wie er ist. Er kümmert sich dabei nicht darum, was die Außenwelt über ihn sagen würde. Er sagt jetzt: „ICH kann auf eine eher überschwängliche Weise, in aller Keckheit, eine sehr intensive Beziehung zu meinem Körper haben, mein ICH erleben! Ich wage es, mich der Lebensströmung hinzugeben und springe nun munter wie ein Fohlen auf der Weide meines Lebens umher.“

Deutsche, bayrische Weißwurst

Weißwurst kann man einerseits königlich nennen, da sie die Menschheit auf vollwertige Weise ernährt. Ihre Art ist es, geben zu wollen, den Menschen zu Diensten zu sein. Weißwurst denkt nicht einmal darüber nach und sagt auf loyale Weise: „Nimm ruhig … fühle dich frei.“ Und dabei kann es sich um alles Mögliche in Bezug auf das Wohlbefinden des Menschen handeln. Kurz: Die Art von Weißwurst spricht alle Sprachen. Sie steht immer bereit, ist immer bereit auszuhelfen, wenn dies zum allgemeinen Wohle sein muss.

Wir können sie mit dem Brennstoff vergleichen, der in den Autotank läuft, damit der Wagen ausreichend Energie hat und fahren kann. Es strömt aus der Weißwurst, wenn dies nötig ist; ja, sie ‚gibt’ gerne. Sie will, dass es keine Mängel gibt, dass kein Elend dadurch entsteht, dass dies oder jenes aufgebraucht ist ... Das Wort Liebe und gutgebig sind in ihre Art eingeprägt.

Der Charakter von Weißwurst bläst sich andererseits gelegentlich auf, wenn sie ZU SEHR in dem oder den anderen Menschen aufgehen würde, oder den Wünschen der anderen zu sehr entsprechen würde. Zu viel Luft, zu viel Sauerstoff verhalten, zu viel beschäftigt sein mit den anderen, mit dem Weggeben aus sich selbst, sich zu stark in die Gefühle / Situation des anderen hineinzuversetzen und dadurch sich selbst ein Stück verlierend … dies ist die andere Seite von Weißwurst. Hierbei kann es vorkommen, dass in dieser Sphäre Ödeme (lokale Flüssigkeitsansammlungen) oder Luftanstauungen entstehen.

Weißwurst kippt manchmal nach links, manchmal nach rechts; sie verfügt über die Möglichkeit, sich von ihrer linken zu ihrer rechten Seite zu bewegen … und das ist für den Menschen, der Weißwurst verzehrt, sehr gesund. Ein Gleichgewicht, eine Harmonie wird so erzielt zwischen Denken einerseits und Intuition / Fühlen andererseits, zwischen dem sogenannten männlichen und dem weiblichen Aspekt. Alle Organe können auf diese Weise beim Menschen abwechselnd ausruhen, ein Mal weniger arbeiten, zumindest solange nicht mitgegangen wird in dem zu viel sich selbst Wegschenken / Geben an den anderen und solange nicht zu viel gedacht wird, gedacht, … auch an das Wohl des anderen, hierbei sich selbst vergessend, nicht mehr anwesend in und bei sich selbst.

Aber Weißwurst wünscht sich ohnehin bei allem eine sich in sich drehende Harmonie; einmal auf deiner linken Seite liegen, dann wieder auf deiner rechten Seite, so dass dein ganzes Wesen, dein Körper, sich gut dabei fühlt. Drehen … Eine schöne komplexe Vollheit, großzügig und gastfreundlich … so wie dies eigentlich zu Bayern gehört, nicht wahr?

Und wenn man enormen Appetit auf diese Weißwurst hat, dann weist dies auf die Tatsache hin, dass man sich danach sehnt, voll und ganz am Fest der Gebenden und der gastfreundlichen Gemütlichkeit im Lebensrahmen teilzunehmen. Die Veranlagung dazu hat man bereits …

Es gibt sehr viele Variationen von Weißwürsten, auch in den verschiedenen belgischen Teilgebieten. Du kannst zur Ergänzung den Text über Weißwürste in Belgien lesen. Ihre Art ist mit jener der deutschen Weißwurst verwandt.

Weißwurst

wie sie in Belgien zubereitet und verzehrt wird [8]

Die Art dieses Typs von Weißwurst ist wie der sich drehende arbeitende Stabmixer, der mehr als das Letzte aus der Frucht holen will, beispielsweise beim Pressen und sogar Mischen des Fruchtfleisches, etwa von Orangen. Alles durcheinander mischen und allen, die ein Verlangen danach empfinden, einen vollen Geschmack bieten wollen.

Es hat geradezu den Anschein, dass Weißwurst manchmal an Ausschlag und juckenden Quaddeln auf der Haut leidet. Feindet sie sich selbst an? Findet sie sich nicht schön? Weißwurst erkennt tief in sich selbst durchaus, dass reine Natur, ganz egal wie, mit Dellen und Beulen, das reine Schöne darstellt. Sie weiß, dass sie sich nicht schrumpfen muss, dass sie sich selbst in voller Weite sein darf.

Weißwurst steht für Geduld und Ungeduld zugleich. Sie lernt, in Zufriedenheit sie selbst zu ‚sein', und im nächsten Moment macht sie sich wieder nervös, ungeduldig, weil sie anders sein will, als sie ist.

Der Mensch, der den Geschmack von Weißwurst mag, hat manchmal so seine Bedenken, und Zweifel. Darf er / sie so sein, in seiner / ihrer menschlichen Form, wie er / sie ist? Er will aus allem mehr herausholen, ist der Ansicht, dass er auch

[8] Siehe in einer weiteren Rubrik auch die deutsch-bayrische Weißwurstvariante.

aus sich selbst ‚mehr' herausholen können muss, und würde die Kaffeebohne[9] bis in die allerkleinsten Details feinmahlen; Kaffee, der eine bestimmte Form der Selbstverstümmelung oder Selbstunterschätzung seiner Möglichkeiten symbolisiert. Es ist viel mehr in ihm, als er bisher aus sich selbst herausgeholt hat. Verkennt er einen Teil seiner Psyche, einen Teil seiner mentalen Möglichkeiten, oder seines körperlichen ‚Seins'? Weißwurst kommt, um den Menschen hierzu zu befragen.

Weißwurst ist sich nicht ausreichend des Vermögens bewusst, zu BEWUSSTSEINSERWEITERUNG zu kommen: sie gibt diese Botschaft dem Menschen, damit dieser sich nicht mehr schrumpft und sich auch nicht, wie die Symbolik des Daumens[10] dies sagt, auf einem zu rein rationalen Gebiet aufhalten würde.

Weißwurst schränkt sich selbst ein, drückt ihren Kopf und ihr Gehirn zusammen, so dass sie kleiner sind, macht sich kleiner und weniger. Unterdessen schaut sie um sich herum: alles andere als mit dem Glauben an ihre Talente, durchaus mit Besorgnis bezüglich der Menschen in der Welt, leicht beunruhigt: ob alles wohl gut geht? Ob man auch keine Schmerzen oder Krankheiten hat? Sie, Weißwurst, würde direkt helfen wollen, wie eine Krankenschwester mit einem blauen Käppchen auf, straff um den Kopf gespannt, bereitstehend in voller Hingabe. „Kann ich etwas tun, um dir zu helfen?" Sie lebt mit anderen Worten noch irgendwie nach der Überzeugung / Philosophie des Opfertums und des ‚von jemandem oder Etwas von außen her gerettet werden müssen', in der Überzeugung, dass der Mensch ein eher machtloses Wesen ist, das dazu verdammt ist, zu leiden und zu sterben.

Mit-Leid gehört zur Weißwurst-Sphäre, aber braucht im Menschen, der dieses Nahrungsmittel mag, überhaupt nicht mehr zu leben: Erbarmen und Unterstützen, ja, das schon! Bewusstwerdung in Bezug auf die Tatsache, dass man sein Leben mehr in der Hand hat, als man denkt. Aber der besorgte Blick in der Weißwurst-Sphäre ist gut gemeint und liebherzig …

Der Mensch, der Weißwurst mag, hat in der Vergangenheit vielleicht viel Kummer, Blut und Tränen in sich angesammelt: weil er noch keinen wirklichen Blick auf das Leben hat / hatte, weil er das Göttliche in den Raum außerhalb seiner selbst projizierte. Er ist mit der Weißwurst verwandt und beide können voneinander lernen!

Weißwurst erzählt von der prachtvollen Farbe gelber Zitronen, von deren schöner Haut, glänzend und zugleich wogend in ihren Poren. Sie mag es, die Dinge ruhig anzugehen und nicht zu schwer zu sehen, im Hier und Jetzt weiter-

[9] Lies an anderer Stelle in diesem Buch mehr über die Symbolik von *Kaffee.

[10] Lies hierzu mehr in *Der Schlüssel zur Selbstbefreiung – Enzyklopädie der Psychosomatik.*

hin stillzustehen und bei Herrn Zitrone in eine Lehrschule zu gehen.[11] Kurz: Weißwurst und die Zitrone, und der Mensch, der Weißwurst mag, haben durchaus etwas gemein. Sie wollen zugleich dem Menschen ein Führer sein, ihn auf schöne Dinge im Hier und Jetzt hinweisen, ihren Verdruss und ihre Sorgen dahinschwinden lassen, einen neuen Weg zeigen, den Reichtum des ICHS als liebevoller, jetzt Bewusstgewordener Mensch wahrnehmen lassen. Er? Der vollwertige Mensch, auf dem Weg zu Freude, Freiheit und Bewusstsein der eigenen Vollheit in Körper und Geist. Und dies auf herzhafte Weise mit anderen teilen zu können.

Hirn

Die Hirn-Sphäre steht für Bedachtsamkeit. Sie steht für den Menschen, der sich selbst davor warnen will, nichts zu überhasten, nicht zu schnell, zu unnachdenkend zu handeln, nicht zu übermütig, zu begierig vorwärts stürmen zu wollen. Sie erzählt zugleich von der Behutsamkeit: von dem Menschen, der dem Leben noch nicht wirklich vertraut und der immer wachsam und alert bleiben will. Er lebt noch - sei es auch unbewusst - auf einem zu instinktiven Niveau, stellt seine Ratio in den Dienst der eigenen Sicherheit, sehnt sich aber tief in seinem Herzen danach, in Weisheit und Vertrauen zu wachsen. In diesem Vertrauen verschwinden Angst, Anspannung, Unruhe, Unsicherheit.

Appetit auf Hirn weist darauf hin, dass der Mensch ein Bedürfnis nach Folgendem hat: sich ruhig Zeit zu nehmen, um bestimmte Dinge zu tun, zu entscheiden, auszuführen, immer den Signalen folgend, die er auf seinem Wege vorfindet. Aber er täte gut daran, damit aufzuhören, vom Düsteren oder Schlimmsten auszugehen; er wird sich auf das Positive freuen, aus der innerlichen Überzeugung heraus, dass er nur schöne Umstände anziehen wird. Während er in der Vergangenheit die Gewohnheit hatte, eher auf eine dunkel-instinktive Weise aufmerksam Ausblick zu halten, wird er sich jetzt heller, voller froher Erwartung für das öffnen, was kommen wird. Er darf sich nicht mehr auf eine fixierte, angespannte, alerte, unruhige Weise auf die Dinge und die Ereignisse außerhalb seiner selbst richten; er wird lernen, mehr in Vertrauen loszulassen, und wird die Dinge mehr auf sich zukommen lassen, um sie dann zu interpretieren. Während er bisher das Gefühl hatte, die Dinge mit der Ratio oder über Beobachtung mit den Sinneswerkzeugen ‚greifen', rechtzeitig ‚im Griff' haben und verstehen zu müssen ... , wird er jetzt zu der Erkenntnis kommen müssen, dass er gut daran täte, sich in erster Linie mit SICH SELBST zu beschäftigen, sich nach innen zu richten.

---

[11] Lies hierzu mehr an anderer Stelle in diesem Buch.

Er schielt dann nicht länger - gespannt abwartend - auf das, was da aus dieser Ecke des Lebens zum Vorschein kommen könnte ... , wie ein Tier, das eine instinktive Haltung einnimmt. Er vertraut jetzt mehr auf sein innerliches Gefühl, als bewusster Mensch; er ‚plant' nicht mehr so stark, ist nicht mehr argwöhnisch, lebt auf eine intuitivere, fröhlichere Weise als früher und weiß, dass ihm in diesem Vertrauen das Gute in den Schoß fallen wird. Er braucht nicht alles zu ‚sehen', er braucht nicht alles zu ‚begreifen'; er lässt das Leben einfach leben ... ; er kann die Dinge und die Menschen einfach sein lassen ... Er macht sich jetzt keine Sorgen mehr, grübelt nicht länger, sondern kehrt sich seiner innerlichen Weisheit zu. Er weiß jetzt, dass er, ohne sich fixieren zu müssen, in jedem Moment seines Lebens wissen wird, was er wissen muss, sehen wird, was er sehen muss, aber er beschäftigt sich nicht mehr so nachdrücklich damit.

Knochenmark

Knochenmark erzählt uns vom allerreinsten Innersten unseres Selbst. Wir sehnen uns danach, ganz, ganz tief mit uns selbst in Kontakt zu treten. *Dort,* wo wir unser Herz schlagen fühlen ... den Anfang des Lebens ... wo wir anfangen zu leben. Der Mensch will faktisch auf die Suche gehen nach dem ersten Anfang seiner selbst; er möchte den Grund seines ICHS kennen, erfahren, um von dort aus einem neuen, ursprünglichen ICH Gestalt geben zu können. Der Mensch will sich selbst von der Null-Basis seines ICHS aus wachsen lassen.

Er sehnt sich eigentlich nach dem Rück-zug in sich selbst. Möglicherweise ist er eine Weile zu sehr davon abgewichen, möglicherweise hat er sich zu sehr in seiner Arbeit verloren, in dem oder den anderen, in den gesellschaftlichen Gewohnheiten usw. ... ist er eigentlich abgewichen von seinem essenziellen Kern.

Das Knochenmark steht für die Entscheidung für das ‚Leben'! Für dich selbst in diesem Leben. Dich selbst vollständig aufrichten als ein ICH BIN. Diese Erkenntnis ohne Zögern durchsetzen. Knochenmark steht symbolisch für die Kraft, dich selbst in das Leben hinein zu schieben, dich hinein zu bringen; dich selbst nicht abweichen, verebben oder dahinsiechen zu lassen. Dich nicht auf deinen Vater oder deine Mutter zu stützen, auf deinen Partner oder deinen Freund: auf deinen eigenen Beinen zu stehen ... auf eine radikale Weise.

Wer Appetit auf Knochenmark hat, sehnt sich danach, sich selbst - als wahres ICH, als der, der er auf autonomer Basis wirklich ist - in das Leben zu bringen. Manchmal geht es um einen dringenden Aufschrei: „Wer bin ich? Lasse mich doch mich selbst kennen bis in meine tiefsten, reinsten Fundamente!"

Ein plötzlicher heftiger Appetit auf Knochenmark kann sich bei Menschen manifestieren, die in bestimmten Punkten nicht mehr ‚weiter wissen', weil sie sich selbst hängen oder weggleiten lassen haben, weg von ihrem Selbst in das oder den anderen ... und sie möchten plötzlich im Leben wieder klar sehen können, in sich selbst, damit sie aus eigenen Kräften aufsteigen könnten!

Knochenmark sagt: „Fürchte dich nicht: fühle dich sicher und stark in deinem Basiskern und lasse dich einfach SEIN. Gib dir selbst die Chance, in deinem Sein zu wachsen. Das einfache Genießen deines Selbst, nichts weiter. Nichts fordern, nichts verlangen von einem anderen, einfach in dir selbst baden, in dieser Sphäre von Licht und Sicherheit. Du lässt alles und jeden los; du bist DU, ruhig, zufrieden, dankbar und sicher in dir selbst."

Jener Mensch, der häufig Früchte produziert, aber diese nicht immer zu genießen weiß, weil er sich selbst hetzt; jener Mensch, der sich nach etwas ‚Tieferem' sehnt, aber meint, dieses Tiefere im anderen suchen zu müssen, statt in sich selbst; derjenige, der das tiefere Lebensgefühl in sich selbst wecken will; derjenige, der eigentlich das dringende Bedürfnis nach Kontakt mit dem meisterlichen Punkt in sich selbst hat; derjenige, der auf eine Antwort aus seinem Innersten wartet, manchmal voller Verzweiflung, weil er sie nicht gleich bekommt; derjenige, der beschwichtigend liebe Worte von einer Mutter- oder Vater-Stimme verlangt, aber diese nicht bekommt, weil er erst sich selbst in den Tiefen seiner eigenen Quelle auf eine liebevolle Weise in Sicherheit bringen muss ... sehnt sich nach der Sphäre von Knochenmark.

Ganz tief in sich selbst will er eine Lösung für emotionale Verwundungen oder psychische Verletzungen suchen; er sehnt sich danach - sei es auch unbewusst -, sich ganz tief zurückzuziehen, sich in sich selbst zu verkriechen, um dort die ultimative Antwort zu finden. Möglicherweise will er nicht mehr wissen, will er vergessen ... und es nur noch genießen, er-selbst-zu-sein. In seinem Innersten wird er nicht ‚flüchten' können: sein lebender Selbst-Kern wird ihn dazu zwingen, bis auf die Knochen und Gräten zu säubern, die Ursachen seines Verdrusses, seiner Ängste usw. ... aufzuräumen.

Dieser Mensch schmachtet gleichsam danach, sich selbst ‚finden' zu dürfen und dies genießen zu dürfen; er sehnt sich danach, sich von allem anderen zu lösen und gerade und nur mit sich selbst einen innigen Verbund anzugehen (was eine Voraussetzung dafür ist, einen innigen Verbund mit einem anderen erleben zu können). Nur auf diese Weise wird er jede Problematik, ganz gleich welcher Art, lösen können. Er wird nun alle Erwartungen, die er an die Außenwelt, an den anderen hat, loslassen müssen, um den Weg zu seinen allertiefsten Regionen zu beschreiten: dort wird er einen Reichtum finden. Hat er diese Lebensquelle in sich wieder gefunden, dann kann er sich neu starten, mit der Kraft der Transformation und rein und ausschließlich aus sich selbst heraus wachsen, unabhängig von Besitz, unabhängig von anderen: wie ein Lebensbaum.

Sagt das Knochenmark: „Genieße, genieße ... dein tieferes Sein, dein Dasein als ICH, als Mensch. Sei freudvoll und dankbar dafür, aus deiner einzigartigen Seinsquelle heraus sein zu dürfen. Kannst du dich selbst nicht genießen, hast du dich noch nicht völlig von weniger angenehmen Gefühlen gereinigt, wie solltest du dann die Umstände anziehen können, die dir Freude schenken würden? Darum gilt: lasse dich ruhig bis in die tiefen Höhlen deines Wesens hinabrutschen, dorthin, wo der Licht-Engel in dir auf dein Auftauen wartet, auf deine wahre Geburt.

Genieße dann dich selbst, lasse das Leben in voller Dankbarkeit durch dich hindurch strömen. Lasse alles einmal los, genieße die physische Anwesenheit deiner selbst, den die Haut streichelnden Wind, einfach das Vergnügen, dass du auf der Erde in einem materiellen Körper ‚existieren darfst', der sich ewig transformieren kann, wenn du dies willst.

Die tiefe Basis ist nun gelegt; du schläfst in der Weichheit deiner selbst wie ein Kleines in seiner Wiege; Du weißt dich nun sicher getragen von der Liebe; du fühlst dich warm, ruhig, in Vertrauen. Nichts kann dir geschehen: weil du die Verantwortung für dich selbst übernimmst, in Liebe, und weißt, dass dies die Voraussetzung für den Aufbau einer Immunität gegen Angst, Verdruss und Gefahr ist. Du verbirgst dich schließlich hinter nichts und niemandem mehr: du führst dein Leben rein aus deinem Kern heraus und aus diesem Wissen heraus bist du immun gegen jede Art von Negativität. Nichts kann dich nun noch aus dem Gleichgewicht bringen, nichts kann dich verletzen oder dir Verdruss verursachen ... In dieser Selbst-Liebe bist du ein glücklicher Mensch geworden: du hast dir schließlich das Leben geschenkt!"

Leber

Leber als Nährstoff steht für: die Energien in dir selbst konzentrieren und festhalten können. Sie sagt dir: ignoriere dich selbst nicht; bleibe bei dir selbst, tue alles in deinem Tempo; lauf nicht vor dir selbst weg. In ruhiger Konzentration bei deinem Körper anwesend bleiben; sie verlangsamt und hält dich bei dir selbst fest. Höre auf dein Herz, höre auf das Tempo deines Herzens. Laufe nicht davor weg.

Der Mensch, der sich selbst ein wenig hetzt, sich selbst ‚verflüchtigen' lässt, statt die Energien, die Nährstoffe, zum eigenen Nutzen stärker festzuhalten, wird ein Verlangen nach Leber empfinden. Diese Fleischsorte sagt zu ihm: halte einmal ein und beschäftige dich mit dir selbst. Lauf nicht mehr weg. Höre einmal auf diese tiefe Sprache deines innerlichen Wesens, das dich zum Zuhören auffordert. Flüchte nicht vor dir selbst, vor deinem Herzen, vor deinem Gefühl, vor deinem tieferen Inhalt; verweile einmal in aller Ruhe.

Der Mensch, der vielleicht etwas zu sehr auf instinktive Weise lebt, dessen Muskeln sich regelmäßig härten und spannen müssen, damit er es durchhalten kann, auf diese Weise zu leben. Er lebt zu wenig auf seinem *wirklichen* Bewusst-menschlichen Niveau: er ignoriert seine Tiefen und Höhen zu sehr, seinen breiten Fächer an Möglichkeiten!

Der Selbst-Kern dieses Menschen sagt zu ihm: bringe dich selbst ein Schrittchen weiter. Bringe dich jetzt auf ein höheres menschliches Niveau. Viele kleine Türen wollen sich öffnen, aber du bleibst in deinem oberflächlichen Sein hängen, in deinem Gewohnheits-Sein ...

Genau wie ein Hund nicht anders kann, als zu wachen und zu bellen, wenn etwas Verdächtiges geschieht; intuitiv, instinktiv spannt er seine Muskeln bei Schnüffelaktionen usw. an. ... Der Mensch verliert hier zu viel Energie, indem er weiterhin auf diesem ersten ‚Niveau' lebt. Er täte gut daran, sich zu vertiefen und zu verbreitern: das Selbst ermahnt den Menschen dazu, sich auf die Suche nach dem Regenbogen in sich selbst zu machen, damit er sein altes Gewohnheits-Verhalten und seine Gewohnheitsmuster loslassen kann. Die Leber-Sphäre in Nahrung bringt den Menschen *sehr* nah zu sich selbst: damit er einmal auf die Suche geht nach den feinsinnigen Nuancen in dem Wesen, das er ist.

„Hiergeblieben!“, sagt die Leber, „bleibe bei dir selbst, schaue nicht zu *weit* nach vorne ... , sondern schaue und fühle IN dir. Beschäftige dich nicht ständig mit der Erfüllung und Umsetzung deiner Aufgaben und Pflichten, hin- und herrennend, auf eine instinktmäßige Weise gleichsam, eigentlich ohne zu verweilen und sich noch einmal ruhig mit sich selbst zu beschäftigen. Konzentriere dich jetzt in und auf dich selbst, statt dich in erster Linie auf die Dinge außerhalb deiner selbst zu konzentrieren und dein breites ICH zu ignorieren! Halte deine Energien stabil, bleibe bei dir selbst und bringe dich selbst auf ein reicheres, breiteres und neues Niveau.“

„Flüchte nicht länger von dir selbst weg“, sagt die Leber, „schaue tief nach innen und höre auf dein Herz; lasse dich selbst als Mensch geboren werden. Werde dir deines reichhaltigen Inhalts Bewusst; sage nicht ‚nein' zu diesem Verweilen bei dir selbst und der Beschäftigung mit dir selbst. Wage es, dich nach ‚innen' zu beugen. Richte dich nach innen; halte dich selbst stark in deinem Körper, in der Materie. Lauf nicht vor deinem Körper weg. Komme in dichte Tuchfühlung zu deinem Körper; beende den tierischen Flucht-Mechanismus, hör auf damit, bestimmte Dinge lediglich oberflächlich, instinktmäßig zu tun: dein Geist funktioniert dann nicht wie ein bewusst anwesendes gesundes denkendes ICH, sondern wie ein ‚Automat', wie ein Hündchen, das dazu programmiert ist, dies oder jenes zu tun ... aber er denkt nicht weiter, er blickt nicht weiter. Er vollbringt seine Aktivitäten ohne weiteres. Verlasse diese Lebensweise und führe jedes Handeln in jedem Moment in bewusster Anwesenheit aus, so wirst du auch keine ‚nutzlosen' Aktivitäten ausführen, so wirst du die Dinge, die nicht (mehr) wirklich zu dir passen, fallen lassen. So wirst du neue Aufgaben anziehen ...“

Leber macht dich ‚wehrhaft', führt dazu, dass du dich dagegen stemmst, wenn es sein muss, lässt Konzentration, geistige Wachsamkeit, Aufmerksamkeit zu ... (Hier wird an dem fundamentalen Gefühl innerer Sicherheit gearbeitet werden müssen!). Nichts kann ihn bedrohen oder überfallen, denn er hat mit einer gespannten Aufmerksamkeit alles im Auge, alles unter Kontrolle. Mit einem leicht drohenden Blick - vor dem Bellen - kann er andere in Kenntnis setzen, wegschieben oder zum Schweigen bringen. Es ist der Wachhund, der dafür sorgt, dass keine fremden Eindringlinge ihn oder seine Familie bedrohen werden. Er braucht viel Energie, um diese Dinge instand halten zu können. Die Leber ermahnt ihn daher auch dazu, sich ‚nach innen' zu kehren, sich mit sich selbst zu beschäftigen und sich nicht in instinktmäßigen Verhaltensmustern zu verlieren, die zu viel Energie verbrauchen. Er wird dann einsehen, dass er nicht bereitstehen muss, dass er sich nicht in gespannter Aufmerksamkeit bereit-halten muss, um die Dinge zu sehen, zu lösen. Er wird diese eher ‚männlich'-aufmerksame, instinktmäßige Haltung, diese manchmal stressvolle Lebensweise aufgeben, um nun tief in sich selbst zu kommen und dort Entspannung, Ruhe und Sicherheit zu finden.

Dieser Mensch darf sich nicht an die ‚Außenseite' oder auf das oberflächliche Niveau seiner selbst begeben; er wird sich an die Essenz seines menschliches ICHS wenden, um dort den Schatz zu finden. Der nutzlose Energie-Verbrauch, das gespannt-Sein verschwindet. Er setzt seine Energien auf eine Bewusste Weise ein: jetzt in einem ruhigeren, gleichmäßigeren Tempo.

Allerlei Fleischwaren, in denen Leber verarbeitet ist

Leberpastete, Leberkäse, Leberwurst usw.

Der Charakter von Leberfleisch- und -wurstwaren ist wie ein kernartiges Kügelchen, braun, so groß und stark wie eine harte Nuss, so charaktervoll wie Zartbitterschokolade. Man findet letztere lecker oder verabscheut sie … weil sie nun einmal für ‚Extreme' steht, genau wie der Mensch, der sie mag. Die Art von harten Kügelchen, so groß wie ein Tischtennisball, und bittersüß, im Mund schmelzend wie eine reine braune fußballförmige Praline.

Der Charakter von Fleischwaren mit Leber ist in sich selbst geschlossen, als wären sie eine kleine kompakte Sonnenkraftzentrale, eine geschlossene Sonnenbank, aber von braunschwarzer Sphäre. Dies spielt sich wälzend und dynamisch ‚innerhalb' von Leberkäse selbst ab. Gemütlich wie die abgeschlossene Wohnung in einer Kokosnuss beispielsweise, aber tieferliegend als diese, ohne jedes ‚weiß', vielmehr über ein rundes Tor in einem tiefgegrabenen Köcher die Geheimnisse seiner selbst, des Lebens, erforschend und öffentlich machend.

Das Nahrungsmittel ‚Leber enthaltende Fleischware' trägt sehr viele tintenfischartige Energien in sich selbst,[12] behält diese aber spielerisch und triumphierende bei sich, unterdessen seine Tentakelchen einziehend, wie ein kleiner Frosch, der seine Beinchen eingezogen hält. Er veräußerlicht seine Gefühle, seine Talente, seinen Inhalt nicht, sondern bleibt stark konzentriert innerhalb seiner selbst, in Freude, sich an der enormen Kraftenergie erfreuend, die er innerhalb seines eigenen Körpers wahrnimmt.

Der Mensch, der Leberfleischwaren mag, beißt sich gelegentlich auf seine Unterlippe,[13] bis diese blutet. In diesem Sinne verrät er seine Traurigkeit, seine unterschwellige Aggression. Möglicherweise will er etwas haben oder erreichen und gelingt es ihm zunächst nicht, woraufhin er frustriert reagiert.

Wer großen Appetit auf den Geschmack von Leberfleischwaren hat, sagt längst nicht alles, aber meint es meistens gut. Er kümmert sich oftmals nicht darum, ‚wie er auf die anderen Menschen wirkt'.

Leberfleischwaren fühlen sich gemütlich und gut in sich selbst, bei seinem tieferen violettroten Inhalt, bei diesem ‚Gefühl', sie selbst sein zu dürfen, ohne sich noch zu etwas zwingen zu müssen, nah an ihrem Herzen, sich ganz einfach glücklich fühlend, weil sie sind und darüber, wer sie sind.

Der Mensch, der Leber enthaltende Fleischwaren mag, stülpt quasi seine Augen ein bisschen nach außen, ist sich nicht immer der intensiven Anwesenheit von Gefühlskräften bewusst, die in ihm vorhanden sind. Er kehrt sich möglicherweise nicht genug dem tiefsten Inneren seiner selbst zu, wo die dunklen, jedoch urtiefen wertvollsten Diamantenschätze liegen. Unbewusst will er, genau wie Senf, alle feinsten Enden seiner Äderchen fühlen und erleben!

Leberfleischware erzählt von den großen unterirdischen Kräften und geheimen Verborgenheiten, die sich früher oder später möglicherweise sehen lassen. Man kann es mit einem Maulwurfshaufen vergleichen.[14] Ja, auch wenn ein Mensch das Recht hat, in seinem innerlichen Tresor zu verweilen, intensiv-tief innerhalb seiner selbst, wie ein Einsiedler, ein eingepacktes Wesen in seinem Kraftfeld …(Symbolik von Leber enthaltenden Fleischwaren), ist Kommunikation doch lebensnotwendig für den Menschen, ebenso das Nachaußenbringen der innerlich brausenden Energien, auf eine intensive, aber ruhige Weise. Kräftig und entschlossen. Aber ob die Leber enthaltende Fleischware damit einverstanden ist? Sie wählt eher den goldenen Mittelweg, und ganz gewiss … mag sie das tief in sich selbst stattfindende Hegen und Pflegen aller anwesenden kreativen Kräfte, Gefühle, konzentrierten Seins-Kapazitäten …

---

[12] Lies mehr über den Tintenfisch in *Wenn die Tiere sprechen könnten*... Dieses Buch ist bei Erscheinen des vorliegenden Werkes noch nicht in deutscher Übersetzung erhältlich.

[13] Lies mehr über diese Symbolik in *Der Schlüssel zur Selbstbefreiung – Enzyklopädie der Psychosomatik.*

[14] Lies mehr über die Symbolik des Maulwurfs in *Wenn die Tiere sprechen könnten* ... Dieses Buch ist bei Erscheinen des vorliegenden Werkes noch nicht in deutscher Übersetzung erhältlich.

Nieren, Nierchen

Nieren als Nährstoff stehen für die Weichheit und die Sorgsamkeit, die Besorgtheit ... „ob wohl alles gut gehen wird, ja?“ In der Sphäre von Nieren will man wie eine besorgte Mutter hüten, versorgen, beschützen ... Man richtet sich in gut gemeinter Besorgtheit auf das, wofür man Verantwortung trägt (beispielsweise Kinder). Man besitzt eine Art von Sanftheit ...

Der Mensch, der ein Verlangen nach dem Geschmack von Nieren empfindet, möchte faktisch diese mütterliche sanfte Hand in sich selbst entwickeln. Er möchte das sinnliche, sanfte ‚Genießen' der irdischen Natur erfahren können und darin eine Ruhe, eine Gelassenheit wahrnehmen ...

Menschen, die Nieren mögen, sehnen sich (sei es auch unbewusst) nach dieser Sanftheit. Sie möchten sich selbst verwöhnen, sich liebkosen in einem ‚Streicheln' mit dem Mantel des Lebens. Sie sehnen sich nach einem sanften, lauen Wind, der auf der Haut eine gewisse wohltuende Sinnlichkeit entfalten könnte. Faktisch vermissen sie die Sanftheit, die körperliche Genugtuung, die Behaglichkeit ...

Der Mensch, der stets gelernt hat, hart zu sein, derjenige, der sich selbst vielleicht sogar mit spartanischer militärischer Härte angepackt hat; derjenige, der gelernt hat, ‚Mann' zu sein und dem Weiblichen, Sanften in sich selbst auf jeden Fall nicht zu viel Aufmerksamkeit zu schenken ... , sehnt sich unbewusst nach dieser mütterlichen Sanftheit, nach einer liebenden, besorgten Hand. Er wird dies in sich selbst lösen müssen; er wird dies sich selbst geben müssen und es nicht von der Mutter oder der Frau außerhalb seiner selbst verlangen, wenn seine Problematik gelöst werden soll.

Die Härte, die Anspannung, die straff gespannte Haut, die angespannten Muskeln fordern nun Milderung, Ruhe, Erholung, ein Ausdehnen, sie fordern, sanft nach Hause kommen zu dürfen. Die Behaglichkeit des eigenen Körpers; die Genugtuung, den Wind des Lebens auf der Haut fühlen zu können ... Er wird lernen, die sinnlichen Vergnügungen zu entwickeln; er wird lernen, die irdischen Dinge zu genießen, und zwar unabhängig von Begierden. Die sanfte Heimkehr in seine Haut, in seinen Körper ... das Genießen in Frieden und himmlischer Entspannung. Er muss nicht immer dafür bereitstehen, in den Kampf zu ziehen, etwas zu verteidigen, Verantwortlichkeiten zu ehren ... Er darf jetzt Vertrauen fühlen und sich zu Hause fühlen im eigenen Kamin seines großen ICHS.

Er muss auch nicht der Cowboy-Held sein, der, hart zu sich selbst, immer wieder in den Sattel steigen muss, um große, angespannte, verantwortungsvolle Aufgaben auszuführen. Er darf jetzt die Frau in sich selbst anerkennen. Er darf jetzt entdecken, dass das Leben ‚genießen' bedeutet; er darf das Wohltuende in seinem Leben zulassen. Der Genuss, im Körper ZU SEIN, in der Materie ZU SEIN. Der Körper ist weder dafür da, dass man HART zu ihm ist, noch dafür, dass man ihn ignoriert, noch aus rein funktionalen Gründen (Wir leben nicht nur zum Arbeiten).

Nieren sagen: „Unter anderem über die Haut kann der Mensch die sanfte Genugtuung kennen lernen, im eigenen Körper ‚anwesend' zu sein: den Wind, die Regentropfen, die sanfte Sonne, das Badewasser, die Erfahrung von Wärme im Winter und von einer erfrischenden Kühle im Sommer ... Das sinnliche Genießen über die Haut: den wohltuenden Kontakt mit dir selbst."

Zunge (Fleisch)

Zunge steht für Zugänglichkeit, steht dafür, dass man in sich selbst hineinzukommen und hineinzulassen wagt, dass man in die eigenen Tiefen hinunterzugehen wagt, und dass man auch keine Angst davor hat, einen anderen in das eigene Herz, in die eigene Seele ‚zuzulassen'. Sie ist ein Symbol für den Menschen, der sich danach sehnt, sich auf mehr willkommen-heißende, zugänglichere Weise zu öffnen.

Der Mensch, der ein Verlangen nach Zunge empfindet, schließt sich möglicherweise manchmal zu sehr ab; er versteckt sich, verbirgt sich. Er wehrt das andere bzw. die anderen ab, wenn dieses bzw. diese die Neigung haben, zu nahe zu kommen; er wehrt sich auf eine eher quertreiberische, rebellische Weise gegen das, was von außen auf ihn zukommt. Er wehrt ab; er drückt von sich weg; er schließt sich. Diese Haltung ist die Folge der Tatsache, dass er nicht völlig offen ist für den Lebensstrom in ihm selbst; er kann sich nur schwer diesem freien Tiefgang hingeben, dieser freien Strömung, die ganz tief in sein Wesen, in seinen Körper eindringt. Er hält dies ab; er setzt diesem Durchgang des Lebens selbst Grenzen, wodurch das Leben ihn nur schwer völlig, bis in den tiefsten Grund, erreichen kann. Als ob er Angst vor diesem Tiefgang hat, vor dieser fundamentalen Hingabe an die Lebensströmung selbst.

Appetit auf Zunge fordert einen absoluten Durchgang für die Lebensströmung, damit der Mensch keine Blockaden, keine Hindernisse mehr aufbaut, sondern dieser freien, spontanen Strömung des Lebens einen vollständigen Durch-Lass bieten würde. In erster Linie geht es hier um eine nach innen gerichtete Bewegung: das Leben will ganz tief in ihn hineinkommen, gleichsam über den Mund durch die Speiseröhre, zu seinem Magen (symbolisch!). Er darf dazu nicht

‚nein' sagen. Er hat die Lektion zu lernen, eine tiefgehende EMPFÄNGLICHKEIT für das Echte, das Wahrhaftige im Leben zu zeigen. Er darf im Leben keine ausschließlich abgrenzende, abwehrende Haltung einnehmen. Er darf keinen harten Hautpanzer aufspannen; er wird sich sicher und liebevoll wissen in sich selbst und einsehen, dass hierdurch das Böse einfach niemals in ihn eindringen kann. Denn schließlich brauchen es sowohl seine Adern, als auch seine Lungen, seine Drüsen und seine Organe ... , dass er sich hundertprozentig öffnet für den positiven, nährenden Lebensstrom.

Als Folge dieser Selbst-Blockade distanziert er sich möglicherweise zu sehr von anderen Menschen; die ‚Schild'-Haltung weist lediglich auf sein Problem des Unvermögens hin, sich selbst zu befreien, sich selbst ganz zugänglich zu machen für das Leben und für alles, was dieses Leben symbolisiert. Positiv an dieser Haltung ist allerdings, dass er in seinem Dasein keine Verführer, keine falschen Verkäufer zulässt. Negativ ist die Tatsache, dass sein eisernes Garagentor geschlossen bleibt für frischen Sauerstoff, für allen Verkehr, auch für den eigenen Wagen und den seines besten Freundes.

Dieser Mensch sehnt sich danach, tiefer in sich selbst zu gehen, sich für die allertiefsten Kanäle in sich selbst zu öffnen. Er wird sich in Verbindung mit seinem ur-sicheren Kern setzen dürfen, wodurch er seiner Umgebung gegenüber nicht länger mit übertriebenem Schutz auf der Hut sein muss.

Unbewusst sehnt er sich nach einer flotten Kommunikation mit seinem tiefsten Gefühl; er will einen tiefgehenderen Kontakt mit seinem Gefühlskern schmieden, aber vorerst ist es ihm noch nicht gelungen, wodurch er vor gefühlvollen Kontakten zu seiner Umgebung auf der Hut ist. Er nimmt den Kampf mit allem auf, was ihn in seiner gepanzerten Wohnung bedrohen zu können scheint. Er spannt sich auf und fühlt sich innerlich nicht wirklich ruhig. Er spricht nichts aus, sondern schweigt. Die Symbolik der Haut sowie des Mundes passen sehr gut hierzu. (Lies im ‚Schlüssel zur Selbstbefreiung', Erkrankungen des Mundes ...)

Dieser Mensch wird sich befreit wissen, wenn er die ‚Türe' nicht länger zuhält, wenn er sich mehr öffnet. Er darf sich selbst durch und durch ernähren mit den Früchten aus seiner innerlichen Quelle und er wird sich in dieser Nahrung kräftig und sicher fühlen; er darf sich selbst furchtlos öffnen für das, was das Leben ihm zu bieten hat, für den warmen Gefühlsstrom seines Herzens. Er darf auf eine tiefgehende Weise in erster Linie mit sich selbst und seinen Gefühlen kommunizieren.

Er wird damit aufhören, sich selbst mit eisernen Türen gegen eine freie Lebensströmung zu barrikadieren: dies geschieht unbewusst, in den Tiefen seines Wesens. Faktisch sperrt er sich selbst hinter Verbotsmauern und strengen Gedanken ein, als ob das Leben ihn verletzen könnte. Er darf sich selbst innerlich befreien, so dass ein freier Durchfluss von Gefühlen, von Energien stattfinden kann. Er darf zu dieser Lebensströmung nicht mehr länger ‚nein' sagen. „Hole es nur rein! Hole es nur rein!", ruft die Zunge ... „ernähre dich mit den schönsten Energien, ernähre dich sehr gut. Schließe dich nicht ab, lasse es herein, lasse das Leben zu, öffne dich, sei zugänglich!"

Erst wenn der Mensch aus seiner Individualität heraus lebt, aus seiner Authentizität heraus, unabhängig von Indoktrinationen, unabhängig von dem, ‚was ihm beigebracht und gesagt wurde', unabhängig von Vorurteilen, die sein System von Überzeugungen steuern ... , erst wenn er aus seinem eigenen tiefsten Gefühl heraus spricht ... ist er WIRKLICH, lebt er wirklich, spricht er wirklich aus sich selbst heraus. Appetit auf Zunge weist darauf hin, dass dieser Mensch sich selbst noch nicht van diesen indoktrinierenden Selbst-Hemmungen befreit hat, von einer Art DAMM, der zwischen ihm und seinem innerlichen, freien, spontanen wirklichen ICH aufgeworfen wurde, als ob ihm beigebracht worden wäre, dass ein Mensch sich selbst nicht vertrauen könne.

Lust auf Zunge weist manchmal auf die Veranlagung zu einem uneingeschränkten paranoiden Rückzug hin, zu einem kontakt-armen Dasein, weil man meint, ‚hier' aufhören zu müssen ... Der Mensch ERKENNT nicht, WELCHE Tiefen noch in ihm warten und welche angenehmen Überraschungen das Leben ihm noch zu bieten hat, wenn er sich nur dafür öffnen würde. Er wird die eisernen Mauern in sich selbst zerfetzen müssen, eine nach der anderen, um schließlich ganz nah zu seinem reinen Gefühls-Kern zu gelangen: dann gibt es keine Distanz mehr zwischen ihm und dem ‚Leben'.

Aus diesem Wieder-Finden seines ursprünglichen, reinen lebenden Gefühlskerns heraus wird er jetzt erblühen wie eine neue Blume, die sich in vollkommener Zugänglichkeit für das Licht, für das Leben, für die Liebe öffnet. Sie kann sich ruhigen Herzens öffnen, weil sie von Natur aus für das Böse undurchdringlich und immun ist, ohne dass sie selbst dafür etwas tun müsste.

Noch *ein* Punkt: Appetit auf Zunge ist eine Bitte um ‚Wasser' ... er ist eine Aufforderung, lebende Nahrung, lebende Energien, freie Gefühlsströme zuzulassen. Der Mensch, der Lust auf Zunge hat, wird sich für das ‚Weibliche', für die spontane, intuitive Lebensströmung öffnen müssen, die ihn durchspülen möchte. Er wehrt sich nicht länger gegen eine Durchdringung ‚des Lebens'. Das einzige, was er tun muss, ist sich in Empfänglichkeit zu öffnen ... erst wenn diese Befruchtung durch das Leben stattgefunden hat, kann der Mensch sich selbst das allerschönste Leben gebären.

Huhn, Geflügel

Wer ein Bedürfnis nach Huhn verspürt, hat das Bedürfnis, einmal leichter über die Dinge hinwegzugehen, die schwereren oder ernsteren Sachen einmal zu ‚vergessen', den Kopf davon frei zu bekommen; er will sich eigentlich am liebsten nicht mehr so viele Sorgen machen; er sieht über vieles hinweg, er will sich jetzt entspannen und wagt es, sich das eine oder andere zu erlauben. ‚Ach, morgen sehen wir weiter.'

Möglicherweise springt er jetzt mit bestimmten Dingen zu sorglos um; häufig läuft es auf Folgendes hinaus: lasst mich jetzt mal genießen, ich werde mir vorläufig mal keine Sorgen machen. Manchmal eine Reaktion gegen die viele angespannte Arbeit, in der (häufig unbewussten) Erkenntnis, dass noch viele Dinge in ihm eine ‚Lösung' fordern. Aber alles erscheint ihm plötzlich zu viel oder zu schwer ... Möglicherweise ist er zu lange und zu angespannt an der Arbeit gewesen ... Konzentration im Stirngehirn; intellektuelle oder einfach rationale Gehirnarbeit. Zu lange oder zu schwer in dieser Denkarbeit konzentriert bleiben. Fixierung, obsessiv auf etwas ausgerichtet sein. Der Mensch sucht jetzt Entspannung und empfindet ein Verlangen nach Huhn.

Er sehnt sich danach, einmal seine Flügel ausbreiten zu dürfen, einmal alle Sorgen von seinen Schultern abwerfen zu dürfen und ein Nickerchen zu machen, oder einmal richtig zu lachen! Er will die Probleme und schweren Fragen (oder die viele Schul- und Büroarbeit) für eine kurze Weile zur Seite schieben und an leichtere Dinge denken; er will ein bisschen Humor und Ulk. Möglicherweise will er jetzt für eine kurze Weile überhaupt nicht mehr DENKEN. Sein Kopf bittet um Ruhe.

Der Appetit auf Huhn verschwindet, wenn er sich nicht länger wie eine Leichtmatrose durch das Leben bewegt - in Reaktion auf eine zu große Bogenspannung im Untergrund -, sondern den schwerwiegenden Sachen radikal Gewicht zumisst, um sie definitiv zu lösen.

Das Huhn fordert, der Mensch solle gründlich SCHAUEN, solle nicht weglaufen vor zugrundeliegenden, zu lösenden Dingen, damit sich eine DEFINITIVE ENTSPANNUNG, ein Gefühl der innerlichen Befreiung einnisten könne. Er beschäftigt sich nun konsequent tiefer mit den Dingen und ignoriert sich selbst nicht einfach auf eine in gewissem Sinne hinausschiebende oder negierende Weise. Er wird entschlossen und ernst und sagt: jetzt ist Schluss mit den Albernheiten, mit der Flucht vor dem Wesentlichen. Er hält nun ein und denkt über das

Wesentliche nach. Er betrachtet bestimmte Dinge neu; er reorganisiert seinen Arbeitsplan; er führt Veränderungen in sich selbst durch ... usw. ... Er packt sich selbst entschlossen und löst alle Dinge bis in den KERN. Die Entspannung, der Humor ... kommen jetzt wie von selbst, aus seinen Tiefen, in wirklicher Freude-ohne-Sorgen, wenn erst alle disharmonischen Lebenssituationen und Fragen in allem Ernst und aller Gründlichkeit gelöst sind.

Wer ein Bedürfnis nach Huhn empfindet, will Sachen ein Weilchen hinausschieben, will für ein Weilchen dem schweren Druck entkommen, der ernsten Vertiefung der Dinge. Er will ‚mal kurz weg'. Der Mensch wird einen goldenen Mittelweg zwischen Ernst und Entspannung finden müssen, zwischen Tiefe und Oberfläche, zwischen Anstrengung und Entspannung. Aber vor allem wird er Lösungen finden, Veränderungen durchführen, wo dies nötig ist, um das Leben als eine durchgehende Linie der Entspannung und des Glücks erfahren zu können, trotz aller ‚Aktivitäten und Denkarbeit'.

Derjenige, der ein Verlangen nach Huhn empfindet, will ‚lachen'; er will sich gehen lassen, er will sich entspannen ... Er hält seinen Bogen möglicherweise zu lange straff gespannt; bestimmte Dinge fordern eine 100-prozentige Reinigung, aber der Mensch kommt nicht gleich dazu; er sucht nun nach einem Ventil, einer Entspannung.

Hat jemand ständig ein Bedürfnis nach Huhn, dann muss er einmal seine wesentliche Problematik betrachten, gründlich, und diese definitiv lösen, sonst lebt er in geringerem oder größerem Maße mit einer dauerhaft zugrundeliegenden Schicht aus Spannung und ungelösten Problemen (geschäftlich, emotional ...) . Er wird sein Leben auf kernartige Weise betrachten müssen, ohne davor auf ein ausweichendes, oberflächlicheres Niveau wegzuflüchten.

Bei diesen Menschen kommt es häufig vor, dass bestimmte Dinge zu schwer wiegen ... ; man will sich ihrer entledigen, man will mal kurz seine Ruhe haben ... man flüchtet zur Oberfläche, man isst Huhn ... Man will für eine Weile die schweren Seiten ‚vergessen' ...

Die Lösung liegt hierin: dass für dasjenige, was als unbewusst noch ‚schwer' oder anstrengend für die Persönlichkeit empfunden wird, eine definitive Lösung gefunden wird, dass man nicht an der Außenseite stehenbleiben darf, dass man nicht mehr vor einer fundamentalen Lösung weg-flüchtet, dass man auf gründliche Weise bestimmten schwerwiegenden Dingen auf den Grund gehen und für diese eine Lösung herbeiführen wird. Dann erst wird sein Lachen ein ECHTES Lachen sein, durch und durch aufrichtig, aus dem tiefsten seines Mensch-Seins heraus.

Man wird darauf achten müssen, nicht ständig sich selbst mit schweren, angespannten Dingen zu belasten ... so dass man schließlich für ein Weilchen seinen Geist und seinen Gedanken das ‚Schweigen' auferlegen *muss,* weil man ‚überlastet' ist.

Bringt der Mensch sich selbst in reine Harmonie mit dem Leben selbst, so dass er sich selbst - egal wie - nicht länger belastet oder schwer bedrückt und einschränkt, dann wird das Leben leichter; da ist kein zugrundeliegendes Schwergewicht mehr. Das Leben wird leichter und entspannter (ohne dass man hierzu noch Huhn zu essen braucht); Ernst und Humor fließen in Harmonie ineinander über. Das Bedürfnis nach Hühnerfleisch wird schwächer.

Man braucht sich nicht mehr mit der Tatsache abzufinden, dass man bestimmte Dinge in sich selbst noch nicht ganz aufgeräumt oder gelöst hat; man braucht nicht länger zu sagen: „Das sehen wir dann später, denn im Moment weiß ich auf diesem Gebiet nicht weiter, aber wir werden uns deshalb jetzt nicht ständig Sorgen machen. Wir vergessen das mal eben oder lassen es bis zu einem späteren Zeitpunkt ruhen und genießen derweil ein leckeres Hühnchen ..." Unbewusst bleiben bestimmte zu lösende Sachen hängen ...

Zusammenfassend kann man festhalten, dass Menschen, die ein starkes Verlangen nach dem Verzehr von Huhn haben, sich faktisch nach Entspannung sehnen, nach einer lichten Sphäre ohne Sorgen, nach ein wenig Humor und Spaß. Sie müssen sich aus jeder Stress-Sphäre herausholen und jeder drückenden Lebenssphäre oder Lebensproblematik, die unbewusst hängenbleibt, eine Lösung bieten. Man täte gut daran, darauf zu achten, sich im Kopf nicht immer wieder mit ‚Problemen' zu beschäftigen.

Das Huhn sagt: „Fliege einmal aus, entspanne dich, genieße und vergiss deine Probleme ... !"

Führt der Mensch sein Leben auf eine ausgewogene Weise, löst er bestimmte Dinge definitiv, belastet er sich selbst nicht länger, dann bedeutet dies ein definitiv leichteres und fröhlicheres Dasein; dann braucht er nicht mehr mit seinen Gedanken, mit seiner ganzen Persönlichkeit ‚einfach mal raus und abschalten'. Sein Leben ist *eine einzige* fließende Bewegung, ohne Stress, ohne Überlastung.

Das andere Extrem: der Mensch, der einen ‚Widerwillen, einen Ekel' vor Huhn empfindet (dabei handelt es sich nicht um jene Menschen, die sich einfach nicht zu Huhn hingezogen fühlen) verweilt manchmal in dunklen, magenverkrampfenden Sphären. Man hat Angst vor den düsteren Untergründen des Lebens. Man hat überhaupt keine innere Ruhe ... Dieser Mensch wird eine Art von unbewusster Angstsphäre in sich selbst lösen müssen. Er wird mehr ER SELBST werden müssen. Er wird das Vertrauen finden müssen: in seine tieferen Unterschichten, in das Leben.

Ente

Der Charakter von Ente ähnelt einem großen Rad, potenz-reich und umfassend, ja, wie eine runde Satellitenschüssel, aber dann eine, die weiß, dass sie alles in sich hat, dass sie sich nicht mit Elementen vollsaugen muss, die von außen her zu ihr kommen könnten. Ente fordert dich dazu auf, dir der Tatsache bewusst zu werden, dass wirklich so viele Möglichkeiten in dir vorhanden sind. Wie im Netzwerk eines Computersystems, so kompliziert und zugleich so einfach ist es alles in ihr vorhanden, der Ente, aber noch viel reichhaltiger im Menschen, auch wenn sich dieser dessen nicht bewusst ist.

Ein ‚System' des Lebens, das wunderbar funktioniert, ohne dass wir es alles begreifen, steuern, studieren müssen. Genau wie wir auf das Funktionieren unseres Körpers bauen, ohne alles bis ins Detail zu untersuchen: es funktioniert gut und das ist wunderbar. So zeigt Ente uns, wie wichtig es ist, dies doch ‚einzusehen', denn je mehr wir über diese unermesslichen Möglichkeiten in unserem Geist, im Körper wissen, desto stärker werden wir daran glauben, dass alles gut verlaufen wird, dass Gesundheit, solange man nur nicht daran herumstümpert und zweifelt, eigentlich der Basis-Zustand des Menschen ist.

Der Mensch selbst fügt noch hinzu, dass all diese in ihn eingebauten Elemente sich, wenn er außerdem sein Leben bewusst steuert, in den Dienst des Lebens, der Freude und der Gesundheit stellen werden.

Ente steht zugleich für die schön strukturelle Abgrenzung oder Einfassung, den Schutz oder die Umrahmung eines Inhaltes. Ganz egal, ob es sich dabei um Metall, Holz oder etwas anderes handelt: die Art und Weise, in der ein Objekt, ein Haus zum Beispiel, oder der Inhalt eines Menschen innerhalb einer ästhetisch herrlichen Struktur festgehalten wird. Denken wir dabei an die Treppengiebel mancher Häuser, an die Aufeinanderstapelung hölzerner Balken in einem bestimmten Sinn, aber immer mit dem Zweck, dem Inhalt zu dienen. Ente ist wie der Notenständer, der die Partitur des zu spielenden Musikstücks trägt; er kennt den Wert der Dinge und trägt dazu bei, bestimmte für das Leben wichtige Dinge zu gestalten oder zu formen.

Der Mensch, der großen Appetit auf Ente hat, verfügt in sich über eine kräftige Portion Vorrat, Potenz oder Produktionsmaterial, aber es liegt nun an ihm, sich mit diesen Gegebenheiten an die Arbeit zu machen, damit etwas anzufangen. Wie der Spinner, der an seiner Spule eine Masse von ungesponnener Wolle hängen hat und sich diese ansieht … „Beginne nur damit," sagt Ente, „tue etwas mit diesen Rohstoffen, sowohl mit der Reserve in dir selbst als auch mit den Roherzeugnissen außerhalb deiner selbst. Beginne nur mit dem Spinnen und mache etwas *Echtes* daraus. Lasse sie nicht ungenutzt liegen, setze diese Möglichkeiten zur Gestaltung, die du in dir trägst, jetzt voll und ganz ein, lege nur los und kreiere!"

Erst sahst du eine Baumwollspule liegen, im nächsten Moment machst du eine wunderschöne Spitzenklöppelarbeit daraus. Und das gilt auch für das Kreieren, Machen, Ausbauen von ‚dir selbst'. Dies gilt für deine Arbeit, dein Hobby, aber genauso für die Beziehung(en), die du gestaltest. Für das Leben, das Gestalt bekommt; das allerschönste Energiefeld, das in Materie, Form, Strukturen eingefasst ist.

Der Mensch, der Appetit auf Ente hat, hat also das Bedürfnis, Bewusstsein und Tatkraft zu entwickeln, zu wissen, dass er ein Netzwerk von Möglichkeiten in sich trägt, dass die Zahl möglicher Kombinationen der Elemente unendlich ist, dass es von seiner Initiative und seinem kreativen Geist, von seinem Gefühl und guten Willen abhängt, welche brillanten Kreationen er zustande bringt. Der Mensch, der mit Leichtigkeit aus seinem üppigen Keller wählt, der Teile auf flexible, einfache Weise miteinander zu verbinden weiß, der Potenz somit auf eine wunderschöne architektonische Weise gestaltet, genau wie die Spinne ihr Netz webt, nicht um zu ‚fangen', sondern um zu beweisen, dass all diese Kräfte in einem Wesen dazu dienen, etwas aus dem Leben zu machen. Das Leben wird immer lebendiger und stärker, strukturell und förmlich Gestalt annehmend, dank des lebenden Menschen, als Schöpfer, als Tätiger, als aktivem Unternehmer.

Gänseleberpastete

Gänseleberpastete ist auf der Suche nach dem Licht: „Soll ich oder soll ich nicht? Soll ich diese Glühbirne hineindrehen oder eben nicht? Wo hängt das Licht?" Gänseleberpastete ist eine Sucherin, sie ist manchmal sprachlos, wenn sie etwas nicht gleich versteht, und näher untersuchen sollte. Sie probiert es aus, wie ein Kind, das das Fahrradfahren lernt, vorwärts und rückwärts fahrend, testend und beobachtend. Sie hat eine Frage und sucht eine Lösung.

Gänseleberpastete denkt kurz über die Dinge nach, philosophiert und überprüft. Sie ist die Denkerin, die Erfinderin, die Sucherin nach neuen Lösungen.

Der Mensch, der ein Verlangen nach Gänseleberpastete empfindet, geht am besten mit sich selbst zu Rate, er kann, nach reiflicher Erwägung, zu gediegenen Lösungen gelangen. Von Herz und Weisheit eingegebene Gedankengänge sind gut, können jedoch nicht ewig weiterlaufen. Gänseleberpastete ermahnt den Menschen dazu, die Dinge auf kurze und tatkräftige Weise anzupacken, vor allem nicht vor einer ganz bestimmten Problematik oder einem spezifischen Dilemma in seinem Dasein die Flucht zu ergreifen. Du schaffst es schon, gehe weiter, philosophiere, denke einmal ruhig über alle Pros und Contras nach: aus deinem Herzen heraus, aus dem Gefühl heraus wirst du wahrnehmen, wo etwas nicht stimmt. Gänseleberpastete haut schließlich den Knoten durch und weiß, dass sie eine solide, ruhig abgewogene Lösung gefunden hat. Zufrieden setzt sie einen Schlusspunkt hinter ihre Überlegungen und geht dann auf dem richtigen Weg weiter.

„Es hat keinen Sinn, auf hartdenkende Weise Probleme zwischen deine Kieferknochen zu schieben und zu zermahlen, bestimmte Lebensfragen besessen zu überdenken und dich mit deinen Gedanken immer wieder in derselben verbissenen Mühle im Kreis zu drehen. Keine Härte, keine Ungeduld, keine Ohnmachtsgefühle," sagt Gänseleberpastete. „Nimm alle Elemente einmal in Ruhe auseinander und betrachte die Dinge im Überblick. Wolle nicht, dass etwas unbedingt in diese oder jene Richtung geht, sondern schaue dir an, was für das liebe Leben in dir am besten ist. Betrachte die Hauptsache. Triff dann in Weisheit deine Entscheidung und setze ruhig deinen Weg fort. Verliere deine Ruhe nicht, bleibe nah an deinem Herzen."

Wenn du etwas aufgeben oder zurücklassen solltest, um etwas besseres oder schöneres an dessen Stelle zu bekommen, dann wisse, dass es dir nicht helfen wird, dies ständig wiederzukäuen und dir immer wieder vorzustellen, dass auch andere Lösungen möglich gewesen wären.

Was du in Liebe und Weisheit entscheidest, ist gut; gehe weiter über die neuen Einsichten, blicke nun nicht mehr nach hinten. Gänseleberpastete fordert dich dazu auf, die Schnürsenkel fest anzuziehen, mit geradem Rücken zum Horizont zu blicken, zu wissen, dass die Vergangenheit hinter dir liegt und etwas ganz Neues sich offenbaren kann, wenn du dich dafür öffnest. Du schüttelst die ‚vorige Phase' von deinen Schultern, du hebst den Kopf in dem Wissen, dass alles gut wird. Auch wenn es kurz wehtut, das Alte hinter sich zu lassen, wird das, was vor dir liegt, sich dir mit umso größerer Freude und Schnelligkeit offenbaren, wenn du den Knoten durchhackst und jetzt ohne zu zögern nach den neugewonnenen Informationen und Einsichten weitergehst.

Vertrauen schreitet fort, genug überlegt und geprüft, gemeinsam mit Gänseleberpastete.

Ein Entschluss wurde gefordert, eine weise Erkenntnis, ein kurzes Einhalten, auf gesunde Weise abwägend, welcher Weg denn nun eingeschlagen werden sollte. Mit Gänseleberpastete wird hin und her überlegt, ruhig geprüft, welches die Hauptpunkte sind. Eine Aufforderung zum Aufruf von Informationen, zum Gewinn neuer Einsichten. Gänseleberpastete fordert den Menschen dazu auf, sich zu besinnen, ohne sich aufzuregen, er soll zu einer Entscheidung kommen, er soll bestimmte Dinge sicher nicht mit fordernder Kraft erzwingen, sondern, im Gegenteil, alles gegeneinander abwägen, um schließlich eine kühne und wichtige Hauptentscheidung zu treffen.

Ideen und Einsichten sind Gereift, haben sich gesetzt und der Mensch wählt nun jenen Weg, der zu der neuen Auffassung und der dazugehörigen Entscheidung passt. Konsequent lebend, handelnd.

Truthahn, Pute

Genau wie die Luftröhre schön die Mitte zwischen zwei gleichmäßig verteilten Lungenteilen hält, fühlt Truthahn sich herrlich im Gleichgewicht in allem Raum und Freiheitsgefühl, im soliden Mittelpunkt seiner selbst. Ein deutlich erhobenes Haupt, ein Links und Rechts in ausgewogener Tragkraft. Ein hellvibrierendes Gefühl, eine überschäumende Freude über das eigene ‚Sein'.

Truthahn steht für dieses Gefühl der leichten Verdaulichkeit, der Freude über dieses herrlich ästhetische Vergnügen, ‚man selbst' zu sein, den linken und rechten Teil, ‚männlicher' und ‚weiblicher' Teil in Gleichwertigkeit und Proportionalität anwesend. Von Selbstschrumpfung oder Selbst-Anfeindung, von Zuziehen oder Zögern ist nicht die Rede. Die Freude über das eigene Dasein, über das gefundene (oder wiedergefundene) Gleichgewicht, dieses vibrierende Gefühl der Dankbarkeit dafür, dass man im eigenen frohen Körper leben darf … in all diesen Aspekten äußert sich Truthahn, und danach sehnt sich der Menschen, der Appetit auf Truthahn hat.

Zuerst und vor allem stabil auf der Erde, eine solide Erden-Verankerung, und darauf das Tablett, das all jenes, was schön ist am Leben, als Geschenk darreicht. Das ist Nägel mit Köpfen machen, tief in dir selbst, tief in deiner eigenen Natur aus Fleisch und Blut.
Es ähnelt ein wenig der Reinheit eines Druiden-Tisches, einem Naturstein, auf dem heilige Dinge des Lebens geschehen und geschahen. Die Dankbarkeit dafür, all das Herrliche auf Erden genießen zu dürfen, die Kraft und die Freude, sich in *einem* Punkt bestätigen zu dürfen: im eigenen Körper, gerade an *diesem* Ort auf der Erde. Dieses wundervolle Glücksgefühl gekoppelt an ein urstarkes Basisgefühl, an ein Verlangen, die ganze Welt zu erforschen. Die Lungen weit geöffnet … Sorgen gibt es einfach gar keine. Es gibt nur dieses Höhere Schöne, dieses unaussprechliche Reine, Glückliche. Ein weißsteinerner Tisch gebaut aus Reinheit und Einfachheit, unerschütterlich ausbalanciert fest auf diesen wundervollen grünen Gräsern von Mutter Erde: ‚hier musst du sein!' Sowohl diese Sphären in dir selbst als auch jene, die du außerhalb deiner selbst aufsuchst, sie genießend. Dies ist die Sphäre von Truthahn; und der Mensch, der Appetit auf Truthahn hat, will in sich selbst auf die Suche gehen nach dieser herrlichen Ebene.

Der Mensch, der ein Verlangen nach Truthahn empfindet, will eigentlich nichts lieber, als zusammen mit den Indianern die alte Friedenspfeife zu rauchen, er trägt tief in sich ein dringendes Bedürfnis nach Vertiefung und dem Austausch von Weisheit und Träumen von der Ferne. Weise Träume oder illusorische Träume, realisierbare oder nicht realisierbare Pläne und Träume.

Sinnierend, träumend, an der Pfeife ziehend … Vielleicht muss er sich erst etwas tiefer in der Erde verankern und von dort aus eine saubere Erweiterung beginnen. Startet er nur vom Geist oder den Gedanken aus, dann bringt kein Plan am Ende etwas, wie gut er auch gemeint war. Tief in sich selbst will er eine Transformation durchführen, umschalten zu einem ‚höheren' Grad oder einer ‚Einweihung' seiner selbst. Er sehnt sich danach, einen Schritt zu machen, angetrieben von einem Plutonischen Motor und auf das weiteste, edelste Niveau gehoben. Er hat ein Bedürfnis nach einem Erleben tief in sich selbst, um dies dann mit anderen austauschen zu können. Der Weg zum echten, vertieften, unauslöschlichen, edlen Glückserleben hier auf Erden. Truthahn bricht dabei von tief in sich selbst aus auf und der Mensch wird es auch so und nicht anders machen müssen.

Er will vielleicht eine ideale Welt voller harmonischer Kräfte, Menschen, die ehrlich zusammenarbeiten, um schließlich zu einem erneuerten Ganzen zu kommen. Er täte gut daran einzusehen, dass dies alles nicht erzwungen werden kann und dass jeder von innen heraus evolviert und wächst, dass er nur in Milderung zu sich selbst kommen kann, sich derweil stabil in der Erde verankernd. Ein gesundes Gleichgewicht zwischen Kopf und Füße fordert Truthahn, zwischen Materie und Geist, zwischen Erde und Traumwelt.

Erwarte nicht, dass andere ‚mit'-machen, dass die Traumwelt oder die Welt voller Glück einfach so von anderen verwirklicht werden kann … lasse die anderen los, lasse sie alle selbst evolvieren und wachse selbst weiter, etwas stärker mit deinen Wurzeln in der Erde, und baue deine Reine Welt weiter aus.

Genieße weiterhin dieses kräftige Einheitsgefühl in dir selbst, öffne deine Lungen so weit wie ein Scheunentor und lasse diesen herrlichen Lebenswind deine Luftröhrenästchen mit Lebensfreude füllen. ‚Kollerkollerkoller … was bin ich froh, stark und stolz und dankbar dafür, ‚ich selbst' sein zu dürfen, mit allen Füßchen auf der Erde, kräftig verankert im Körper, unerschütterlich in meinem ausgeglichenen, tragkräftigen Vermögen!'

Licht und Reinheit anstrebend, stabil verankert in irdischem Boden. *Das* lernt der Mensch von Truthahn. Jetzt einmal kurz froh, nicht träumend und vage, sondern als Mensch *sehr* eng an der Realität seines Wesens beteiligt. Auf dem Weg zu herrlich ästhetisch-reinen Sphären, zu etwas magisch-Weißem fast, zu der breiten Raum-Füllung in sich selbst. Das Freiheitsgefühl, Harmonie, ehrgeizig in Sachen Reinheit, Purheit anstrebend. Eine verschüttete Weisheit, die wieder an die Oberfläche kommen darf, intuitiv-wissend, eine tiefverschüttete Weisheit, die ruhig ohne Worte manifestiert werden darf.

Kaninchen

Die Sphäre von Kaninchen könnte man wie folgt umschreiben: hart, eher kalt, selbst-schützend, auf instinktive Weise für sich selbst sorgend. Mit Kraft schiebt das Kaninchen das, was es nicht braucht, von sich weg, ohne sich darum zu kümmern, was ein anderer davon hält.

Es setzt sich auf eine eher saure, sehr kräftige Weise für sich selbst ein. Gefühle, Emotionen, Empfindlichkeiten, mildernde Umstände spielen hier keinerlei Rolle. Es lebt und reagiert einerseits aus einer Art Ur-Lebensdrang heraus und andererseits aus einer Art von Basis-Angst als Reaktion auf den Tod und die lebensbedrohlichen Umstände. Es will mit Kraft für sich selbst sorgen und zur Not, wenn es sein muss, die Flucht ergreifen!

Es ist so! Punkt, Amen und aus. Man braucht nicht mehr darüber zu reden oder zu streiten. Es ist die Sphäre der Radikalität, des Schwarz-Weiß, des Ja oder Nein, des alle Mann an Deck oder alle Mann über Bord.

„Das ist mir doch egal,“ sagt das Kaninchen in dieser Sphäre, während es mit den Schultern zuckt und ruhig weiterisst. Jeder ist doch für sich selbst verantwortlich, „ich rege mich darüber nicht auf und mache mir auch keine Sorgen darüber!“

Es lebt sehr stark in seiner eigenen kleinen Welt und wirkt eher kalt, manchmal glattweg hart, doch es hat recht, wenn es dich dazu ermahnt, gut für dich zu sorgen, dich nicht von deinen Gefühlen und schwachen Seiten überwältigen zu lassen, von deinen Empfindlichkeiten, deinem Mitleid oder deiner übertriebenen Besorgnis und Sorge für andere. Es ermahnt dich dazu, auf eine radikale Weise auf deinem Weg weiterzugehen und kurzen Prozess zu machen mit bestimmten Dingen, die dir dein Leben ‚vergällen’, die deinen Magen zu schwer belasten. Es weiß, dass der Mensch in erster Linie eine sichere, felsenfeste Struktur in sich selbst einrichten muss, in seinem Leben, wenn er ‚überleben’ will.

Es ermahnt den Menschen auch dazu, kurzen Prozess zu machen mit jedem Gefühl der Furcht, der Angst und des Verdrusses: wenn du gut für dich selbst sorgst, wirst du nicht mehr von diesen Emotionen überspült werden.

„Ziehe dich in deine Grenzen zurück und beginne jetzt, dich selbst von allen Strömungen zu reinigen, die dich mitreißen in den Sumpf aus Pech, aus Mitleid und Verdruss, aus Angst ... denn dies ist nicht der Weg, der zum Leben führt! Auf diese Weise vergällst du dir das Leben und kannst du niemals glücklich werden“, sagt die Kaninchen-Sphäre.

Wenn der Mensch Appetit auf Kaninchen-Fleisch hat, dann empfindet er ein tiefes Verlangen danach, einmal ein Großreinemachen durchzuführen: in Seele und Körper. Er will sich einmal entschlossener, radikaler verhalten. Er will einmal ernsthaft für sein Heil sorgen und etwas unternehmen. Er duldet keinen Widerspruch mehr in sich selbst: er will nun *einen* Kurs fahren und wird sich weder von einem anderen, noch von seinen Gefühlen noch aus seinem Gleichgewicht bringen lassen!

Die Kaninchen-Sphäre ermahnt den Menschen dazu, sich für die urstarke Kraft in seinem Innersten zu entscheiden, die Erkenntnis in sich wachsen zu lassen, „dass er sich selbst bewältigen kann, dass er das Leben mit Leichtigkeit bewältigen kann ... ohne Angst, ohne Verdruss, ohne emotionale Probleme!" Sie sagt zu ihm, er solle sich selbst nicht länger weismachen, dass er es ‚niemals' können wird, dass es ‚Ausnahme-Regelungen' gibt, wenn es darum geht, sich für sich selbst, für das wahre Leben in Freude zu entscheiden.

Der Mensch, der sich nach Kaninchen-Sphäre sehnt, hat das Bedürfnis nach einer ganz tiefen innerlichen Sicherheit, nach der Erkenntnis dieser tief-goldenen Fundamente in der Basis seines Wesens. Er hat das Bedürfnis einzusehen, dass nur ER bestimmt, wie sein Leben verlaufen wird. Er lässt den Mond nicht über die Sonne herrschen. Er erkennt die goldene Kraft in sich selbst an und gibt seinen Gefühlen einen sicheren Ort.

Niemals bekommen Angst und Verdruss noch die Oberhand, weil er jetzt mit Tiefgang und Vertrauen lebt. Er fühlt sich nicht ängstlich, weil er sich auf liebevolle Weise als Herr und Meister über sein Dasein empfindet. Liebevoll im wahrsten Sinne des Wortes: er ist davon überzeugt, dass Lieb-Sein und Liebe nichts miteinander zu tun haben. Er ist in der Kaninchen-Sphäre immer ehrlich zu sich selbst; er lächelt nicht, wenn er das Gefühl hat, nicht lächeln zu müssen. Vielleicht blickt er manchmal etwas mürrisch ... dennoch können wir feststellen, dass dies nicht mehr zur Essenz des Lebens gehört. Dieser Mensch versteht es, das Leben in sich selbst festzuhalten und existieren zu lassen; er ist - in dieser Kaninchen-Sphäre - ein kräftiger und autonomer Mensch und hat nicht das geringste Bedürfnis nach ‚Anhänglichkeit'. Er täte gut daran, sich für sich selbst einzusetzen und verlässt sich auf seinen eigenen tiefen Kern. Er erfährt in sich selbst eine meisterliche, konzentrierte Kraft.

Was das Kaninchen ihm nicht erzählt, was der Appetit auf Kaninchen ihm aber durchaus deutlich macht, ist, dass dieser Mensch gut daran täte, sich selbst auf ein bewussteres Niveau zu bringen, sich in Liebe zu führen, dass sein Leben nicht auf eine instinktive Basis gebaut zu sein braucht, sondern auf ein Bewusstes Wissen, in Liebe, von der innerlichen Sicherheit, weil er sich für ein Leben als ICH entscheidet, als der schöpfende Mensch, in Glauben, in Vertrauen. Er *weiß* dann, dass er selbst sein Leben in der Hand hat. Dass das Leben seinen Lauf auf der Basis seiner innerlichen Erwartungen bezüglich dieses Lebens nehmen wird!

Wer sich nach Kaninchen-Fleisch sehnt, fühlt tief in sich selbst das Bedürfnis, jede Angst aufzulösen. Er will gleichsam ‚weg-laufen' aus diesen Sphären, die ihn an den Tod und lebens-bedrohliche Situationen erinnern. Er wird nun entdecken: je stärker er IN sich selbst hinein kommt, desto stärker steht er mit seinen Füßen auf dem Boden, desto mehr identifiziert er sich ausschließlich MIT SICH SELBST und mit niemandem anderem und desto mehr nimmt er seine Haltung anderen gegenüber in Unabhängigkeit ein ... desto weniger wird er noch (Todes-) Angst erfahren.

Er braucht es sehr, sich frei, selbstsicher, furchtlos, selbständig, unabhängig, autonom, stark, Sicher in-seinem-ICH geschützt zu wissen.

Er fühlt, wie die Energien in seinem Körper vibrieren, um auf kräftige Weise, ohne Zögern, vorwärts zu gehen. Er will das Leben selbst ‚vorwärtsgehen' lassen, um für immer Abschied von den unbelebten Sphären zu nehmen, die nun weit hinter ihm liegen. Kurz: er sehnt sich nach dem Positiven der Kaninchen-Sphäre.

Pferdefleisch

Pferdefleisch steht für feurige Kräfte voller Optimismus und Freude; der Glaube an die eigene Kraft und Schönheit, gesteigert bis in das ekstatische Erleben des eigenen Seins. Ein emotionales Engagement im Leben: eine intensiv reine Freude. Eine eskalierende Dankbarkeit dafür, dass man im Körper leben darf, auf der Erde.

Der Mensch, der ein Verlangen nach dem Verzehr von Pferdefleisch empfindet, hat das Bedürfnis, diese reine intensive Seelenkraft bis in die letzten Enden seines ICHS zu erleben. Er will zu einem reinen Enthusiasmus gelangen, zu einer innig-starken Teilnahme am Leben. Er will in ‚Tuchfühlung' mit seinen Muskeln kommen, mit seinem Körper; er sehnt sich danach, die Kraft seines ICHS zu fühlen. Das ICH-BIN-Bewusstsein sehnt sich danach, gesteigert zu werden. Er will zu einer konzentrierten Erkenntnis gelangen: zur Erkenntnis seiner kräftigen Anwesenheit im Körper!

Der Mensch, der großen Appetit auf Pferdefleisch hat, darf sich sicherlich nicht wie ein Zombie ‚hängen'-lassen; er wird sich selbst auf eine aktive, bewusste Weise in die Materie seines Körpers bringen müssen. Dies macht es erforderlich, dass er Verantwortung für sein Dasein in der Materie übernimmt, dass er sich weder in Traum-Land noch in wirklichkeitsfremde Roman-Sphären begibt. „Hier musst du sein, ganz nah bei dir selbst. Lauf nicht weg, sondern befestige dich stärker in der Materie und werde dir deines SEINS auf Erden bewusst“, sagt das Pferd.

Derjenige, der ein Verlangen nach Pferdefleisch empfindet, ist möglicherweise manchmal ein wenig lustlos, oder gelangweilt, oder müde und irritiert, verärgert, frustriert nervös, weil er zu wenig im Dankbarkeitsbewusstsein lebt: in der Dankbarkeit dafür, dass man als ICH auf Erden leben DARF. Er kann dann unzufrieden sein, weil er eine ganze Menge von Dingen tun muss oder nicht tun will ... als eine Konsequenz dieser Basis-Unzufriedenheit. Er sucht zu viele aufregende Dinge AUSSERHALB seiner selbst: auf diese Weise ist er niemals zufrieden und kann nicht glücklich werden.

Er wird bewusst eine Entscheidung für sich selbst im Leben treffen müssen, in Dankbarkeit. Aus dieser Freudensphäre heraus wird er schöne Dinge anziehen. Er fühlt sich niemals mehr unzufrieden oder freud-los, weil er sich jetzt auf das HERZ abstimmt, in Dankbarkeit, in Liebe zum Leben in ihm selbst ... : das ist es, was Pferd ihm sagen wollte.

➔ Lies auch die Rubrik Fleisch, allgemein.

Schaffleisch

Die Sphäre von Schaffleisch strahlt Sehnsucht aus: die Sehnsucht nach etwas, was man bisher noch nicht erreicht hat. Der Mensch hat möglicherweise ein unbestimmtes Verlangen nach etwas, das ihn ‚glücklich’ machen würde, etwas, durch das er sich ‚verwirklichen’ könnte ... , aber es scheint sich manchmal um ein ungreifbares Glück zu handeln, das sich immer wieder vom Menschen ‚fern’-hält. Man kann es nicht erreichen.

Wer ein Verlangen nach Schaffleisch empfindet, sucht manchmal zu sehr außerhalb seiner selbst und verlegt seine Sehnsüchte in die Traum-Sphäre, in das Unerreichbare. Dieses Gefühl eines Mangels, manchmal eines romantischen ‚Spleens’, dieses unendliche Verlangen, weist lediglich darauf hin, dass der Mensch das Glück noch zu sehr von außerhalb seiner selbst erwartet, dass er sich danach sehnt, gefüllt zu werden oder befriedigt zu werden vom ‚Prinz oder der Prinzessin’, vom Allerschönsten außerhalb seiner selbst ... Er wird einsehen müssen, dass es sich hier um einen Irrtum handelt, dass die wirkliche Schönheit in ihm selbst liegt, in der Realität des Jetzt, in dem er lebt, und dass die schöne Traumwelt, auf die er sich freut, eine falsche Welt ist mit falschen Werten, eine Welt, die den Menschen vom wirklichen Leben auf der Erde wegzieht! Er wird einsehen, dass er selbst sein Glück erschaffen kann, dass alles in seinen Händen liegt. Gefällt das Leben ihm jetzt nicht, dann wird er mit der reinen Dankbarkeit für das Leben in sich selbst anfangen: aus diesem Gefühl der Dankbarkeit heraus, in der Überzeugung, dass er das Schöne und Glückliche jetzt verdient, wird er sich selbst zur Erfüllung bringen können. Solange er allerdings das Glück, das Ideal außerhalb seiner selbst ‚erwartet', kann er niemals ein glücklicher Mensch werden. Er wird sein Leben selbst in die Hand nehmen müssen. Er wird damit aufhören müssen, in gewisser Hinsicht auf ein ‚vages' Glück zu hoffen, dieses zu erwarten ... von außen ... irgendwo in der Zukunft.

Wir können durchaus sagen, dass dieser Mensch ein starkes Vermögen in sich trägt, auch, von der Wirklichkeit ausgehend, mit Traum, Fantasie und Inspiration an etwas Wundervollem zu bauen. Wird der Traum in die Wirklichkeit hineingeschaltet, kann dies wundervolle künstlerische Früchte tragen! Die Basis dieses Vermögens ist Liebe: die Liebe zum eigenen ICH ist von wesentlicher Bedeutung und der Schaf-Liebhaber sehnt sich daher auch intensiv danach.

Der Mensch, der ein Verlangen nach Schaffleisch empfindet, hat ein intensiv tiefes Gefühlsverlangen: er sehnt sich danach, das Allertiefste und die schönsten Gefühle aus sich selbst an die Oberfläche zu holen. Auf diesem Gebiet kann er sehr schöne Erfahrungen haben und sich in allerlei kreativen Richtungen ausleben. Er wird jedoch einsehen müssen, dass er in der REALITÄT das Glück finden wird, nicht in den traumvollen Erwartungen. Er wird einsehen müssen, dass das Glück tatsächlich in der innigen, liebevollen Verschmelzung MIT DEM EIGENEN WESEN erlebt werden kann, nicht mit jenem eines anderen. Tief in seinem Herzen sehnt er sich nach dieser Vereinigung mit sich selbst auf der Gefühlsebene: er wird sich selbst als den idealen Partner betrachten müssen und sich nötigenfalls auf diesem Gebiet entsprechend verbessern! Er darf das Ideale nicht länger außerhalb seiner selbst suchen.

Liebt er sich selbst nicht genug, dann ist er nicht gerade der ideale Partner für sich selbst: er wird einsehen müssen, dass die Sehnsucht nach etwas außerhalb seiner selbst eigentlich für eine Sehnsucht nach dem steht, was er in sich selbst entwickeln will. Er wird damit aufhören, sich nach etwas zu sehnen, was nicht existiert und nicht sein kann. Er täte gut daran, dieses Verlangen nach etwas Unerreichbarem sehr wohl als eine Sehnsucht nach Selbst-Verwirklichung, nach der idealen Verschmelzung mit seinem gesamten Wesen zu betrachten und sich darum zu bemühen.

Er wird sich nicht in Unzufriedenheit oder mit Vorwürfen auf jenen Menschen richten, der seine Sehnsüchte nicht erfüllt. Doch nicht jeder, der ein Verlangen nach Schaffleisch empfindet, projiziert dieses auf eine bestimmte Person außerhalb seiner selbst; es kann sich genauso gut um eine vage Sehnsucht nach dem Perfekten handeln … Dies weist den Menschen darauf hin, dass er selbst noch viel in petto hat, dass noch vieles in ihm darauf wartet, entdeckt und entwickelt zu werden. Er darf aus diesem dankbaren Bewusstsein seines Seins heraus, seines Inhalts, das Schönste aus sich selbst an die Oberfläche holen. Er wird nicht träumen dürfen, sondern wird mit Realitätssinn zu Taten, zu einem Anpacken kommen müssen. Er wird darauf achten, nicht zu weit wegzuträumen ... , sondern immer im JETZT zu bleiben, um von diesem ‚Jetzt' aus sein Leben Schritt für Schritt zu führen.

Schaffleisch weist darauf hin, dass eine ganze Palette an Emotionen dafür bereit ist, sich in den Realisierungsprozess des Menschen einzuschalten. Dieser Mensch tut gut daran, das Leben in Freude über und Dankbarkeit für das eigene ICH in den Mittelpunkt zu stellen, so dass alle Emotionen sich in den Dienst dieses zentralen frohen Lebensgefühls stellen. Tut er dies nicht, dann wird er sich weiter nach etwas sehnen, in Verdruss und Verlangen, in Unzufriedenheit und Unvermögen ... schmachtend und weinend.

Der glückliche Schaffleisch-Esser allerdings schaltet ganz bewusst seinen Regenbogen an Gefühlen auf eine frohe, fruchtbare Weise in seinen Schöpfungstaten ein, im weiteren Ausbau seines Wesens. Er ist sanft und lieb zu sich selbst geworden; er weiß nun, dass er sich alles selbst geben darf und kann; er hat nicht mehr das Gefühl, in irgendeiner Hinsicht ‚zu kurz zu kommen' und ist vollkommen glücklich in sich selbst. Jetzt kann er diese Freude mit anderen teilen, ohne Abhängigkeit, ohne Sehnsucht.

Er weiß jetzt, dass er aus der Freudvollen Erfüllung seiner selbst heraus, aus diesem wirklich-frohen Bewusstsein bezüglich seines eigenen ICHS heraus ... erst schöne Dinge außerhalb seiner selbst treffen kann, glückliche Kontakte zu anderen haben kann. Das Letzte kann nicht vor dem Ersten kommen!

Lammfleisch

Auf unbewusstem Niveau will auch das Lamm zur großen Evolution der Menschheit beitragen. Und der Mensch, der Lust auf Lamm hat, sehnt sich danach. Sobald dies nicht länger nötig ist für die Evolution des Lebens selbst, wird kein Lamm mehr geschlachtet werden müssen. Lass uns darum im vollsten Respekt Sorge tragen für diese Tiere und sie beim Schlachtprozess nicht leiden lassen.

Lammfleisch kannst du einigermaßen mit dem Ei vergleichen, das aus seiner Schale bricht: der kräftige, essenzielle Dotter wird umkränzt vom gesunden schützenden kompakten ‚Eiweißmäntelchen' frisch. Lammfleisch verfügt über ausreichend viel Gepäck, wie gestapelt in einem runden Rucksack. Mit Armen und Beinen sehr aktiv und allmählich hierbei die gespeicherten Talente / Energien freigebend oder nutzend: wie ein Knäuel Strickwolle, das sich beim Stricken langsam entrollt. Kurz: ein sich unaufhörlich vollziehender Prozess. Die kreative Dynamik.

Aus dem geistigen ‚Vorrat' heraus, noch schlafend anwesend im Rucksack, wird Lammfleisch, oder das im Menschen, was es symbolisiert, jetzt in der Materie „konkretisiert". *Von einem unausgefüllten Zustand zu einer greifbar konkreten (Selbst-) Verwirklichung,* oder zum Erschaffen von etwas Neuem. Die ‚0' wird, durch den aktiven Einsatz von Lammfleisch mit all seinen Talenten, zur ‚1'. Der Geist wird zur Materie, das Ungeformte aber doch Vorhandene bekommt nun Form und Gestalt.

Wie eine eifrige kleine Spinne, die ihr schönes Netz macht, wie die fleißige kleine Biene, die uns schließlich Honig besorgt.

Der Mensch, der Appetit auf Lammfleisch hat, zeigt damit, dass er randvoll mit Energie, mit kreativen Kräften ist und er fühlt, dass der Moment reif ist, um auf positiv konstruktive Weise etwas damit zu tun. Genau wie dies beim Charakter von Lammfleisch bereits der Fall ist, sehnt er sich (sei es auch unbewusst) danach, dass alles geschmeidig und in einer einzigen flexiblen, friedvollen, gleitenden Bewegung weiterströmen kann, ja, dass die Dinge sich auf harmonische Weise in der dreidimensionalen Praxis entfalten können.

Magst du den Geschmack von Lammfleisch? Dann fühlst du, wie dein Körper schon vor Freude flimmert, wenn du nur an die Art und Weise denkst, wie du dich selbst verwirklichen wirst, wie du Dinge auf dynamische geschmeidige Weise aus dir geboren werden lassen kannst. Wie die schönste Symbolik der Frequenz von ‚2' in der Form eines Schwans, der über die Wasseroberfläche des Teichs gleitet. So wird das Wort Fleisch, so wird der Geist zu Materie mit einem ‚Inhalt', also sinnvoll.

Die Art von Lammfleisch zerschmettert alles, was zu kleinen Bröckchen werden muss; sie macht die Dinge handhabbar, brauchbar. Nehmen wir als Beispiel einen großen Felsen, der in kleine Stücke zertrümmert wird, wodurch die Steine bald zum Bauen verwendet werden können, oder: ein riesiges, unübersichtliches Unternehmen … wird dank Organisation und Sinn für Harmonie und Ausgewogenheit sowie einer dynamischen Anordnung der verschiedenen Bestandteile (Büros, Personal, Dokumente usw.) durchaus nützlich und dynamisch in seiner Wirkung. Hier ist der Mensch am Werk, hier tritt er als Organisator auf; er konkretisiert, packt die Dinge an und erschafft auf diese Weise das, was innerhalb des Lebensrahmens sein darf.

Wer großen Appetit auf Lammfleisch hat, trägt in seiner Ursprünglichkeit das ‚Glücksgefühl' in sich, das ein warmgelbes erhabenes Licht in seinem Gefühlsleben strahlen lässt. Lammfleisch liegt auf dieser Wellenlänge und greift im Menschen, der es isst, korrigierend ein, falls auf diesem Gebiet etwas falsch gelaufen sein sollte, oder falls ein minimaler Stromstoß gegeben werden muss, wenn ein Mangel an diesen ursprünglichen Sphären im Menschen entstanden ist. Das herrliche Erwachen, das Siriusglücksgefühl,[15] darin können sich der nun kostende Mensch und Lammfleisch gut ineinander versetzen! Er, der Mensch, hat das ‚dringende Bedürfnis' … sich auf jenen Gebieten, die vom Lammfleisch symbolisiert werden, zu verbessern.

Und der Mensch setzt Dinge nun auf geschmeidige Weise in der Praxis um, lässt seine Energien auf flexible, sanfte Weise strömen, ununterbrochen gleiten Talente aus seinem Rucksack. Der Überschuss an Geist setzt sich in konkrete Verwirklichungen in der materiellen Welt um. Der Mensch fühlt sich dabei glücklich.

Wild-Geschmack

(wie Hirsch, Reh usw. ...)

Das Fleisch von Wild steht für: zum Grunde. Suche deine Gründung, deine Erdung, vertiefe dich in die Fundamente deines Daseins, damit du dich sicher und geschützt fühlen kannst. Gehe tief, ganz tief in dich selbst und entdecke die Ur-Festheit, die dichte Kraft, die Ur-Solidität deines Kerns. Du bist wasserdicht; du bist geschützt gegen alles, was lebensbedrohlich sein kann, wenn du dich nur an diesen undurchdringlichen festen Kern tief in dir selbst anschließt.

Wer den Wild-Geschmack mag, der hat einerseits das Bedürfnis nach Absonderung und Ruhe, nach dem ‚Sich-selbst-Finden', ganz tief in den Höhlen seines Wesens. Möglicherweise hat er sein Leben zu sehr auf die Dinge außerhalb seiner selbst gerichtet, hat er sein Gefühl von Sichersein und Sicherheit zu sehr von materiellen Dingen abhängen lassen, von Elementen außerhalb seiner selbst, von vergänglichen Werten. Er wird einsehen müssen, dass im Wesentlichen nur *eines* zählt und das ist: LEBEN. Er wird einsehen müssen, dass der Rest relativ ist, solange er sich keine Basis-Sicherheit in diesem Leben bildet. Lebt er nach der

[15] Lies mehr hierzu in *Die Zwölf Tore des Prinzen Sirius - Die Suche nach dem wahren Glück.* Dieses Buch ist bei Erscheinen des vorliegenden Werkes noch nicht in deutscher Übersetzung erhältlich.

Überzeugung, dass er sich gegen die Gefahr von außen schützen muss ... , dann lebt er ständig in Ängsten, ist auf der Hut, schaut er mit einem dunklen Auge, abwartend Ausschau haltend ... Auf diese Weise kann er nicht wirklich ruhig und glücklich leben.

Er wird einsehen müssen, dass keinerlei Gefahr seinen Weg kreuzt, wenn er nur an die Tatsache glaubt, dass er selbst sein Leben in der Hand hat, dass nichts ‚einfach so' geschieht, dass Umstände im Leben sich als eine Folge eines zuvor erschaffenen ‚Feldes' einstellen.

So wird ein Mensch, der immer mit negativen ängstlichen Erwartungen lebt schließlich das Negative anziehen; so wird dieser Mensch, wenn er sein Leben im vollsten Vertrauen, in reiner Selbst-Liebe, in der Überzeugung ausrichtet, dass er das Recht auf ein sorgloses und glückliches Dasein hat ... keine traurigen Dinge anziehen. Zumindest, wenn er seine Augen nicht vor den Signalen des Lebens verschließt, die seinen Weg kreuzen, wenn er nicht dem Leben zuwiderhandelt. Er lässt die Dinge außerhalb seiner selbst jetzt mehr los und gibt sich der freien Lebensströmung in sich selbst hin.

Der Mensch, der Wild-Fleisch mag, lebt manchmal zu straff zugezogen, seine Muskeln spannen sich manchmal zu sehr auf; er fixiert sich auf eine kräftige, manchmal krampfartige Weise, hält sich immer dafür bereit, der Gefahr auszuweichen oder sie zu verhindern. Er muss dringend eine andere Philosophie (und Lebensweise) annehmen, so dass sowohl sein Geist als auch sein Körper auf eine leichtere, entspanntere Weise leben können. Er wird zum Grunde seines Wesens gehen müssen, um dort die sichere Basis zu finden. Er wird dann Hilfe in sich selbst finden und *wissen,* dass ihm nichts Böses geschehen wird, wenn er im Leben eine andere, vertrauensvolle Haltung einnimmt. Er findet Vertrauen, innerliche Ruhe und Glück.

Tiefliegende unbewusste Ängste lösen sich nur dann auf, wenn der Mensch sich über das ‚instinktive' selbst-schützende Niveau erhebt, wenn er einsieht, dass er mit Liebe sein eigenes Leben führen kann, dass er sein Leben mit fester Hand dirigieren kann, dass er nichts Böses mehr anziehen wird, dass er nichts zu befürchten hat ... Er hat, als Bewusster Mensch, sein Leben in der Hand, aber bisher ist er sich dessen nicht bewusst gewesen, wodurch er sich immer gegen das Schicksal stemmen musste, gegen das Böse, gegen die vermeintlichen Rückschläge usw. ... JETZT wird er einsehen, dass ALLE Geschehnisse nur die Folge seiner negativen Erwartungen in Bezug auf das Leben sind: er hat alles selbst angezogen und in sein Leben geholt.

Er darf jetzt vom Grunde seines ICHS seinem Leben eine Wendung geben! Er darf einen Strich unter die Vergangenheit ziehen, um von jetzt an auf einem neuen Niveau zu leben.

Hat er bisher seine Kräfte auf eine manchmal zu scharfe, harte, aggressive verteidigende Weise gerichtet, aus diesem unbewussten Gefühl von Angst und Bedrohung heraus, dann wird er sich jetzt ruhiger, sanfter und herzlicher in das Leben aufgenommen fühlen. Er ist nun *reines* Vertrauen. Er hat nichts mehr zu befürchten; er steht nicht mehr mit gespitzten Ohren da, auf der Hut, bereit sich zu verteidigen, oder nötigenfalls zu flüchten, seine Worte mit Feuerkraft den anderen zuzuspeien.

Derjenige, der ein Verlangen nach dem Wild-Geschmack empfindet, hat außerdem ein Bedürfnis nach Ausgewogenheit in seiner Lebensstruktur. Er will beispielsweise einerseits eine kleine einsame Insel und sehnt sich andererseits nach Kontakt mit anderen. Es kommt darauf an, ein gesundes Gleichgewicht aufzubauen und nicht zu übertreiben, weder im einen (der Einsiedler) noch im anderen Sinne (die sozialen Kontakte), damit er sich bleibend glücklich fühlen würde. Dies ist nur *ein* Beispiel dieser für ihn gesunden und wichtigen ausgeglichenen ‚Lebensstruktur'.

Wer ein Bedürfnis nach Wild-Geschmack empfindet, will eigentlich sich selbst ent-lasten; er will in sich selbst ein Großreinemachen durchführen, um mit aller Finsternis zu brechen. Er will in sich selbst das Dunkle vollständig aufräumen. Er darf sich jedes dunklen Gedankens entledigen. Voraussetzung hierfür ist es, einen Strich unter die Vergangenheit zu ziehen und das neue Leben auf einer neuen Basis aufzubauen, nach befreienden Einsichten (gemäß der oben beschriebenen Philosophie). Der Mensch darf ganz neu beginnen, einen neuen Anfang machen, und ein Leben aufbauen, in dem es keine Furcht, keinen einzigen dunklen Gedanken mehr gibt. Er darf sich nun völlig ent-lasten und vom Dunklen befreien, um sich ganz dem Lichten, Frohen des Lebens hinzugeben! Zum Schluss: wahre Liebe verjagt jede Finsternis. Er wird sich auf dem Niveau der Liebe bewegen, nicht auf dem Niveau der instinktiven Selbsterhaltung. Vertiefung und Milderung, ein Gefühl, das umschrieben werden kann als innerliche Sicherheit als Grundlage ... Das ist es zumindest, wozu das Wild ihn auffordert, weil dies dem Wild selbst nicht unbedingt gelingt, es dies aber gerne erreichen würde ... Und der Mensch: er kann, er darf, er hat die Möglichkeiten in sich, um dies alles zu verwirklichen, aber er muss es SEHEN wollen. Infolgedessen werden die Augen auch buchstäblich klarer sehen; fährt der Mensch aber dickköpfig weiter im alten Muster aus Angst und Fatalismus, dann wird das Auge weiterhin düster blicken.

Gemüse

Gemüse, allgemein

Gemüse selbst ist ein Symbol für die intuitiven, lebensnatürlichen, wogenden Linien, die die Energien durch das Wesen senden. Einmal mit weniger (verhaltener), dann wieder mit mehr Energie, Dynamik und Kraft. Abwechselnd langsam und schnell, stärker weitergehen und kurz abwarten. Folgst du dieser Linie, dann folgst du einfach deinem innerlichen Gefühl und deiner Intuition, wenn es darum geht, etwas zu tun oder nicht zu tun, etwas auszuführen oder zu warten.

Kraft. Energie und Freude, Konzentriertheit im eigenen Wesen, um von hieraus zum gesamten Lebensraum hin ausgerichtet zu stehen.
Innerliches Engagement; Verbundenheit mit dem eigenen Körper; die Gefühlsrührung dabei; andererseits dann diese Offenheit, frohe Erwartung nach außen und weiter ...
Das Wissen: ich sorge für mich selbst, eventuell auch für andere, wenn ich es nur tue, wie das Leben mir dies eingibt, ohne Übertreibung, ohne Grenzen zu überschreiten.

Überirdische Teile von Gemüse fordern auf zu einer weiten und frohen, kräftigen Entfaltung des Wesens, zu einem offenen - sorglosen - Gerichtetsein auf den Lebensraum, die blaue Luft mit weißen Wölkchen. Die Augen optimistisch und in die Ferne gerichtet auf den Horizont, auf die Natur ... die Dankbarkeit dafür, sein zu dürfen. Gemüse stellt die Freude des Jetzt-Moments und des Hier-Moments dar. Von hier aus kannst du glücklich sein, darfst du froh darüber sein, wer du bist. Du sperrst dich völlig auf, du öffnest dich völlig für *all* das Schöne, das das Leben dir bieten kann. *Die Arme oder Blätter oder Laubarme geöffnet, den Blick voll froher Erwartung gerichtet auf das Kommende.*
Fröhlichkeitsrührung; Freudenkraft. Gemüse hat Mut! Es gibt nichts, worüber du dir Sorgen machen müsstest; lasse ruhig alles einfach ‚offen' ... das Prächtige ist hier-und-jetzt und es wird noch mehr davon auf deinen Weg kommen ... so breiten die Gemüsearten ihr ganzes Wesen offen aus.
Dieses hier-und-jetzt dankbar Anwesendsein in dir selbst lässt Kräfte der Freude sich im Körper zusammenballen und lässt Energien aufwallen, die Berge versetzen können.

Glaubenskraft, Glückskraft, Flexibilität in der Entfaltung dieser Energien, ganz intuitiv, manchmal in grilligen Linien, die im Voraus nicht vorherzusagen waren. Das Gemüse folgt der Linie des Lebens, einmal hier, dann wieder da, dann einmal stillstehend, dann wieder schnell weitergehend. Nur dem Jetzt-Moment folgend und der Rest ist in der Tat nicht vorhersagbar. Den Lebenslauf von innen heraus fühlend und ihm folgend.

Gemüse im Allgemeinen steht für *die sinnvolle Pflege, die Sorge um das Wohlergehen des eigenen ICHS, des eigenen Körpers. Eine Art Mütterlicher Besorgtheit. Man will auf alles vorbereitet sein, so dass man keine Mängel erfahren muss. Der Mensch kann zu Überbesorgtheit übergehen; als ob er nicht genug Vertrauen in die Tatsache hat, dass sein lebender Selbstkern nun für alles sorgen wird, dass alles am richtigen Platz landet.*
Ein Bereitstehen, immer wieder, um zu sehen, ob du oder die anderen Menschen jetzt alles haben, was nötig ist? Ob es ihnen an nichts fehlt? Ob das schwache Glied nicht kurz wieder festgeschraubt werden sollte? Ein Beispiel: wie ein kleines Kind am Ende des Esstisches, das sich nicht traut, etwas zu nehmen ... so gibt es Elemente im Körper des Menschen, die zu wenig Aufmerksamkeit bekommen und zwar wegen bestimmter Merkmale im Menschen, an denen noch gearbeitet werden muss.

Eine manchmal etwas krebsartige, manchmal etwas *Jupiterianische* Gerichtetheit auf die innerliche Welt, möglicherweise auch auf die Außenwelt. Ein Gefühl der Verantwortlichkeit hierbei. Man will, dass alles gut geht, gut verläuft, man will, dass es niemandem an etwas mangelt, dass jedes Organ im eigenen Körper gleich behandelt wird, dass es keinem Organ an etwas fehlt.
Eine Art kummervolle oder positiv besorgte Haltung gegenüber dem eigenen Ich, gegenüber dem Leben, den anderen. Aber übertreibe dies nicht, schaue weiterhin optimistisch nach vorne. „Es wird alles gut", sagt das Gemüse. „Vertraue darauf und lasse los."
Gemüse steht für: die Instandhaltung von; dafür sorgen, dass kein Maschinen-Teil zum Erliegen kommt, dass alles ‚in Gang' bleibt oder weiterhin funktioniert. Und dies alles ‚selbstverständlich', ohne Sorgen.
Eine Achtsamkeit, eine Art automatischer Aufmerksamkeit: fehlt es hier oder dort an etwas? Dann helfen sie unverzüglich aus, wird alles sogleich in Ordnung gebracht.

Der Mensch, der Gemüse liebt, hat ein starkes Bedürfnis danach, sich locker und offen nach außen zu richten, sich zu öffnen für all das Schöne hin, das auf ihn wartet, wenn er nur der innerlichen Lebenslinie folgt. Er seufzt vielleicht manchmal ein wenig oder macht sich selbst das Leben zu schwer und hat ein Bedürfnis nach *Raum, nach Lungen-Offenheit.* Er darf sich *entspannen, weit aufziehen,* und sich voller Freude auf die Natur richten, auf die Weiten, darf das *Allerschönste* erwarten, genau wie das Gemüse selbst dies tut. Tut er dies nicht, dann krampft er sich zu, sackt sein Kopf etwas zu tief, ist sein Rücken nicht stattlich gerade, wird der Brustkorb zusammengepresst und richtet er sich in Gedanken versunken auf Probleme hier-und-jetzt ... wo diese morgen völlig gelöst sein können, wenn er nur von seinem Dankbarkeitsgefühl über das eigene ‚Sein' *ausgeht,* von dieser Offenheit für das Schöne, das erwartet werden *darf.* Höre auf zu grübeln, dich nach dem rein stofflich-materiellen oder den emotionalen Sorgen um dich selbst oder die anderen zu richten.

In extremem Sinne und je nachdem, um welche Art von Gemüse es sich handelt, geht es um jenen Menschen, der wie mit den Waffen des Verteidigungsministeriums bereitsteht: sie stehen zwar in den großen Lagerhallen, die Tankwagen und Kanonen, aber *wenn* es nötig wäre, könnte man sie sofort zum Vorschein holen. Ein Bereitstehen für die Not: lebend nach der Überzeugung, dass doch auf etwas aufgepasst werden muss, ja dass dieses sogar verteidigt werden muss: das eigene Territorium oder das der Seinen.

Er lebt deswegen nicht aggressiv, eher scharf-alert, aber er hält sich doch bereit ... zu kämpfen, wo und wann immer dies nötig ist, um schnell hier und da auszuhelfen, wenn nötig. Auch innerhalb des eigenen Körpers: dort, wo irgendein Organ oder Körperteil behindert wird von oder leidet unter einer bestimmten Lebensweise oder Lebenshaltung und Überzeugung (bspw. ‚Ich fühle mich eingesperrt oder machtlos-introvertiert' bei Lust auf Tomaten usw. …)

Kurz: Gemüse ermahnt den Menschen, der Lust darauf hat:

„Schaue höher, weiter: das Leben ist ein Fest. Schaue mit deinen Augen *weit* und wisse, dass es immer besser und schöner werden kann, wenn du nur daran glaubst und dich dafür öffnest. Lasse den Kopf nicht hängen, blicke nach vorne. Richte dich auf in der Freude über das Leben, in der Freude darüber, sein zu dürfen. Kümmere dich nicht um Sorgen, sondern sei aktiv, voller Begeisterung und Optimismus über alles, was schön werden wird. Erweitere deinen Raum innerlich, atme tief den Lebenssauerstoff ein und wirf alle Lasten von deinen Schultern ab.

Lasse Gedanken nicht so schwer wie Blei wiegen, im Gegenteil, lasse das Denken im Dienst eines tieferen Wissens und Fühlens stehen: ‚Ja, alles kommt in Ordnung, wenn ich nur in Vertrauen und Dankbarkeit für mein Auf-der-Erde-sein-Dürfen lebe.' Lasse dich erblühen und erlebe es aus deinem zentralsten Kernpunkt heraus. Die Kraft, die in deinem Wesen ist, der Glaube, der in deinem Seelenkern ist, lässt Blut und Muskeln vor Freude singen, sorgt dafür, dass jede Faser deines Körpers das Dasein genießt.

Mehr Vertrauen. Alles einmal loslassen. Auch die anderen, in Vertrauen.

Zerbrich dir nicht den Kopf: lass einmal alles los.

Rege dich nicht immer schon im Voraus so auf. Lass los.

Lass die Dinge sein, wie sie sind. Halte dich nicht ‚bereit';

Lebe! Lebe einfach und lasse alles und jeden los. Nicht immer so besorgt zu anderen gerichtet stehen (oder zu dir selbst, zur Erhaltung deines eigenen Lebens, zu deinen eigenen Mängeln). Wisse, *dass alles gut wird. Fühle dich geborgen in dir selbst, in deinem Körper, und wisse, dass alles von selbst geregelt wird, dass alles im richtigen Augenblick angewendet wird, dass du nichts zu fürchten brauchst. Nicht in Verteidigung oder Überbesorgtheit bereitstehen.*

Nach der Überzeugung leben, dass alles vom Lebenden selbst geregelt wird; dass keine Gefahr und kein Mangel droht, wenn man nur im vollsten Sinne des Wortes LEBT, in Vertrauen.
Wie? In welchem Sinne? Lies jedes Gemüse gesondert.

Gemüsesorten, deren essbarer Teil *unter der Erde* wächst (Karotten, Knollen, Kohlrüben usw. ....) : genießen tief und ein wenig heimlich, scheint es, sich selbst. Diese Gemüsesorten ruhen sich, gemütlich nahe bei ihrem Körper, noch kurz unter den Decken aus, um dann aus dem Bett zu springen, mit voller Kraft voraus in das Leben zu gehen. Nur kurz wärmen sie sich noch; ein innerliches Sich-selbst-gut-Fühlen, ein Sich-gut-fühlen-in-der-eigenen-Haut. Dort ist es warm und behaglich, *ganz* nah bei der eigenen Körpernatur, bei der eigenen Körperwärme.

Ganz eng mit dir selbst verbunden; herrlich ist es, um ‚zu Hause' zu sein bei dir selbst, um dich *ganz* innig und nah bei dir selbst zu ergreifen. Vielleicht dann auch dieses Vergnügliche mit anderen zu teilen. Die intensive Verbundenheit mit dem eigenen Körper aus Fleisch und Blut; das Gefühl, herrlich warm und nah ‚in der Materie' deines Körpers zu sein. Ein herrliches Erlebnis, so innig, nah konzentriert unter der Haut zu wohnen. Nicht gleich das Bedürfnis, aus dem innerlichen ‚Nestchen' zu springen in Extravertiertheit, aber dennoch Kraft sammelnd, um an die Oberfläche zu schießen und gemeinsam mit den anderen vorwärts zu gehen, auch zu anderen, in Freude.

Menschen, die unterirdische Gemüse-Teile lieben, haben also das Bedürfnis, tief und nah in bewusste ‚Tuchfühlung' mit sich selbst zu kommen, mit ihrem Körper, haben das Bedürfnis nach einem Sein-auf-Erde, als Element der Erde. Bis es keinerlei Distanz zu dir selbst mehr gibt.

Die Einswerdung mit dir selbst, mit deinem Körper; es gibt keinerlei Distanz mehr: die intensive nahe Anwesenheit in deinem Körper, diese innerliche Verschmelzung. (Die liebevolle Verbundenheit mit einem anderen, ist nicht möglich, bevor diese erste Selbst-Verbundenheit zum Fakt geworden ist.)

Die Macht des (negativen) Denkens verschwindet vollständig, wenn intensiv tief gefühlt wird, nah-verbunden zu sein mit dem eigenen Herzenswesen, dem Körperwesen. Gemütlich nah und warm bei dir selbst, in deinem Körper. Du versorgst dich gut, du deckst dich selbst warm mit einer Wolldecke zu und du weißt dich sehr ruhig, sicher und geschützt in deinem eigenen Häuschen, in deinem eigenen Körper. Du fühlst dich gut innerhalb der Grenzen deiner selbst. Aus dieser tiefen Wurzel heraus lebst du, fühlst du.

Eine intensive Besinnung, eine innere Einkehr im eigenen Wesen; ein glückliches Gefühl innerhalb des eigenen körperlichen Seins, um sich dann aus dieser Wurzel-Erfahrung heraus als Mensch aufzurichten. *Erst* dieses intensive Einheitsgefühl mit dir selbst, mit deinem Körper ... *dann* ein weiteres sich öffnendes Wachsen und Aufblühen als Glücklicher Mensch auch gegenüber anderen.

Die Wurzeln deines Wesens sind unlösbar mit dem Erleben des dankbaren Seins in der Materie deines Körpers verbunden. Genieße … ganz tief in Einheit mit dir selbst, für eine Weile vielleicht in deiner kleinen Höhle, wie ein Kaninchen unter der Erde, aber halte dich nicht für immer verborgen, komme dann zum Vorschein, aufrecht und tapfer, dich in Kraft und Stolz auf dein ICH manifestierend.
Ein ausgeglichenes Verhältnis zwischen innen und außen, zwischen innerlichem Gefühl und äußerlicher Manifestation, zwischen Struktur und Intuition, zwischen dir selbst und den anderen. Aber ein Leben kann erst dann gelingen, wenn du von der tiefen Wurzel in dir selbst, in deinem Körper, bei deinem Herzen ausgehst: „Ziehe dich ganz nah an dich selbst heran, an deinen Körper, mit Herzwärme, und *dann* erst kannst du dich exteriorisieren", sagen die Wurzel- und Knollengemüse. Du kannst unmöglich dein Leben dirigieren und aufrichten, wenn du nicht erst ganz tief und innig mit dir selbst verbunden bist, mit deinen Gefühlen, deinem Körper, deinen Wurzeln, deinem ‚Sein' im Körper.

Zuerst einwärts, nah in Einheit bei dir selbst, dann kannst du weiter. Nicht gleich Ratio und Strukturen und weiterrennen, sondern *erst* tief verankert, warm und liebevoll anwesend bei dir selbst, dein körperliches Sein. Zu der *Erkenntnis* kommen, zu dem *Gefühl* einer *sehr* nahen Verbundenheit mit dir selbst kommen. Jede Distanz zu deinem Körper, deinem Lebensgefühl, ist überbrückt: ein absolutes Fröhlichkeitsbewusstsein. In Vertrauen, ohne übertriebene Aufmerksamkeit.

Rohkost, allgemein

rohe Gemüsemischung

Rohkost steht für das besondere Vermögen, das Leben aufmerksam in sich aufzunehmen, mit Respekt, mit Zuwendung, nicht zu schnell denkend. In dieser Sphäre wird das Denken hintangesetzt zugunsten des Einfach-Da-Seins: genau wie eine Kuh eine Kuh oder ein Schaf ein Schaf IST, ist auch der Mensch da … als Mensch in der Natur.

Der Mensch, den es nach einer Mischung aus rohem Gemüse verlangt, hat ein tiefes Bedürfnis danach, einfach über das Leben nachzudenken, über sich selbst. Frei von Sorgen, frei von Spannungen und allerlei Verantwortlichkeiten, die er meint, auf seinen Schultern tragen zu müssen … Er kommt nun zur Ruhe in der Sphäre grüner Weiden … und fragt nichts; er genießt in einer leichten Form von Betäubung all das Angenehme in der Natur. Er fühlt; er genießt … aber in übertriebenem Sinne würde er sich selbst ‚verlieren' können, wie ein Alkoholiker beispielsweise. Er lebt dann nicht wirklich als ICH, mit seinen Füßen auf der Erde; er fliegt weg aus sich selbst und lässt sich in die All-Sphäre aufnehmen.

Er darf sich ruhig die Zeit nehmen, um - in der Rohkost-Sphäre - alles in sich aufzunehmen, alles zu erleben. Er wird lernen, die Dinge mit einem klaren Auge wahrzunehmen, aufzuzeichnen; er wird lernen, auf eine gesunde Weise zu beobachten. Er braucht es, nicht zu schnell an den Dingen vorbeizugehen, sondern gediegen und langsam stillzustehen und über alles nachzudenken, was er wahrnimmt. Es scheint, als ob er das starke Bedürfnis hat, das Leben ganz genau zu betrachten, zu erleben: mit anderen Augen als früher. Er hat das Bedürfnis, die Dinge mit ‚neuen Augen' zu betrachten, ohne Vorurteile. Er lässt die Natur der Dinge selbst sprechen und entdeckt das Schöne in allem, was lebt. Dieser Mensch darf von vornherein nichts ausschließen. Er wird sich nun seiner Augenklappen entledigen.

Er wird gut daran tun, im Leben eine Haltung einzunehmen, als wäre er ein Neugeborener; er beginnt ganz neu. Er hält seine Augen, Ohren, Nase, seinen Geschmackssinn und Tastsinn offen. Er hat das Bedürfnis, sich mit einer offenen Neugier auf das Leben zu richten. Vieles, dem er bisher möglicherweise zu wenig Aufmerksamkeit widmete, offenbart sich ihm nun. Er lässt das Begehren, das Habenwollen jetzt los und kehrt sich in aller Offenheit dem Leben zu. Er lässt die Dinge auf sich zukommen … im vollsten Vertrauen.

Wer sich stark nach Rohkost-Gerichten sehnt, leidet manchmal an einer juckenden Haut, weil er eine Art innerlicher Ruhelosigkeit, Irritation nicht wegstecken kann. Er ist randvoll mit Energien, die nicht immer auf die richtige Weise genutzt werden. Er grenzt sein Mensch-Sein zu sehr ein; sein Gehirn arbeitet oft auf vollen Touren in einem unruhigen Denken und Argumentieren; er ist seiner Zeit voraus; er will dies und jenes …; er lebt bereits morgen statt im Jetzt-Moment. Er sehnt sich tief in seinem Herzen danach, etwas vom Charakter der Rohkost abzujagen: in aller Ruhe zu leben, nicht so fixiert seine Gedanken kreisen lassend; nur in der Gegenwart leben, genießen, wahrnehmen, verarbeiten, assimilieren, ohne Begierde, ohne weiteres Verlangen. Er öffnet sich für alles Schöne … Er lässt gehen, er lässt los …

In einer ersten Phase bringt die Rohkost-Sphäre den Menschen auf eine ruhige Weise nah an seine eigene Natur heran; er betrachtet das Leben mehr von unten her, wie ein Kind; er nimmt (mit seinem Kopf, seinem Gehirn) keinen Abstand von seinem Körper, seiner Natur, seinem Ich. Bis jetzt ist alles sehr gut. In einer zweiten Phase allerdings, in der sehr starken, übertriebenen Rohkost-Sphäre, entsteigt man gleichsam dem irdischen ICH, um sich wie betäubt den Sphären der All-Natur hinzugeben. Diese Betäubung, dieser ICH-Verlust, diese Bewusstseins-Senkung ist natürlich nicht förderlich für den Mensch-Werdungs-Prozess.

Die Rohkost-Sphäre verringert dann die scharfe und schnelle, alerte Haltung eines Menschen, macht den Kopf ätherischer und lichter. In extremem Sinne verweilt die Rohkost in der Welt des Traums. Er lebt nur auf einer bestimmten Wellenlänge auf dieser Erde; er lebt dann nicht mehr wirklich. Die Wirkung des denkenden, rationalen Teils wird ein wenig betäubt.

Ein Überschuss an Rohkost-Sphäre (und es ist gut möglich, dass Menschen sich selbst in einen Drogen-Zustand bringen, in ein Nicht-Wirklich-Leben auf der Erde) würde den Menschen so schweben lassen, wie jemanden, der unter Drogen steht, mit den Füßen über dem Boden; sein Geist würde wie betäubt in den Sphären des Nichts aufgehen, am Leben vorbei …, was alles andere als heilsam ist. Daher ist es absolut ungesund, Rohkost zu sich zu nehmen, wenn man einfach keine ‚Lust' darauf hat. Menschen mit einer Abneigung gegen Rohkost haben dafür ganz bestimmt ihre (unbewussten) Gründe: sie brauchen es überhaupt nicht, die öffnende, etwas raum- und zeit-erweiternde Sphäre von Rohkost in das Gehirn zu bringen.

Hat man jedoch wirklich Lust darauf, dann hat man das Bedürfnis, etwas von der Rohkost-Sphäre zu integrieren und dann ist es gesund, davon zu essen. Empfindet man jedoch einen übertriebenen Appetit darauf, oder isst der Mensch ausschließlich Rohes Gemüse, dann wird diese Person sich fragen dürfen, ob er eigentlich wirklich auf der ERDE in seinem Körper aus Fleisch und Blut auf eine Bewusst-anwesende Art leben will; ob er nicht vor einer konkreten Selbst-Werdung wegflüchtet?

Menschwerdung erfordert ein offenes, nicht-gehetztes, empfängliches, erlebendes, interessiertes, loslassendes Anwesendsein im Jetzt (was Rohkost ihm empfiehlt) - zugleich ein wirkliches Da-Sein - mit beiden Füßen auf dem Boden - im Körper auf der Erde, mit einem gesunden Denk-Vermögen (was nicht mehr wirklich zu den Sphären von Rohkost gehört!).

Amarant

Amarant steht für eine stabile Niederlassung in der Materie; ein sich Festsaugen an der irdischen, wolligen Weichheit des eigenen Wesens, wie innerhalb des Daunenfells einer weißen Barbarie-Ente. Die Herrlichkeit, sich im eigenen Körper aufzuhalten. Ruhend, entspannt, sich in der Lebenssonne wärmend, sich nichts aus den Sorgen machend. Amarant *ist* einfach. Er hat alle Zeit: „Ach, lass es nur geschehen, lass es nur kommen, wir werden schon sehen ..." Tief verwurzelt, wie ein Zahn mit zwei großen Wurzelkanälen, im eigenen irdischen Wesen. Er hat genug an sich selbst, an seiner eigenen Wärme, weiß sich behaglich einzunisten, zu wärmen.

In der Sphäre von Amarant fühlst du dich frei, ungebunden, nicht verpflichtet, gerade nicht schwebend, sondern auf der Grenze eines Zuviels an Licht. Eine Art Alpha-Zustand manchmal, ein Zustand einer leichten Selbst-Betäubung: eine schlafersetzende Methode.

Diese Pflanze leidet überhaupt weder unter Juckreiz, noch unter Schmerzen in ihrem Skelett, denn sie regt sich über nichts auf, ereifert sich über nichts und weiß nicht einmal, was ‚Feinde' sind; sie fühlt sich gut in sich selbst. Sie findet, dass alles gut ist und wüsste nicht, warum jemand etwas gegen sie haben oder unternehmen sollte.
Kurz: eine ruhige Seele und ‚lebend' auf ihren Pfötchen, durch das irdische Wasser-Grün paddelnd.

Die meisten Amaranten fühlen sich sehr wohl in ihrer Haut, wie Gänse, und leiden niemals unter Ärger oder Grimm. Es gibt überhaupt keinen Grund zur Klage; es gibt nichts und niemanden, der ihren Weg verstellt oder ihnen im Weg steht. Sie sehen das Leben gerne einfach und problemlos. Sie versehen sich selbst gut mit leckeren Speisen und lassen es alle ruhig angehen. Eher passiv, abwartend, nicht wirklich die Initiative ergreifend, sondern sich normal-verhaltend und normal-seiend.

Der Mensch, der Lust auf die Sphäre von Amarant hat, fühlt vielleicht etwas Schmerz hier oder da, fügt sich selbst Schmerz zu, bringt die Säure in seine Gewebe, weil er es zu wenig wagt, seinen Körper aus Fleisch und Blut zu genießen. Sein Skelett verkrampft sich möglicherweise ein wenig, weil er in unzureichendem Maße seinen Raum einzunehmen wagt und sich eckig-gespannt zukrampft als Mensch-in-Körper. Er nimmt zu wenig hundertprozentig und lebendig seinen Platz ein.
Er darf sich selbst *wirklich* existieren lassen, sich selbst genießen lassen, lernen, froh darüber zu sein, wer er ist; eine Total-Integration ist gefragt zwischen Inhalt und Körper. Warum den Körper verstoßen und Schmerz leiden lassen, warum sich selbst verurteilen oder strafen? Nicht wegflüchten vor der Materie; dich nicht zurückziehen aus diesem herrlichen daunenweichen Leben.

Entspanne dich, entwickle Ruhe, liebe dich selbst in Wärme, deinen Körper, und stoße kein einziges Teil von dir aus. Heiße dich selbst nun warm willkommen in deinem Körper und liebkose dich sanft. Schlafe ruhig, genieße herrlich, entspanne dich, peinige dich nicht länger ... als ob du hier nicht sein dürftest, als Mensch?

Sei hundertprozentig du selbst in der Materie und wage es, zu ‚fühlen', zu genießen. Schenke die Herrlichkeit des Lebens für dich ein. Komm näher, viel näher zu dir selbst, überwinde jede Kluft und trete völlig in deinen Körper aus Fleisch und Fett ein. Das Knochengewebe bittet um eine warmrunde Umwicklung aus weichem Körpergewebe; also, wärme dich in dem behaglichen Nestchen deiner Körperwärme und sei froh und dankbar dafür, wer du als Mensch bist.

Artischocke

Artischocke steht für sprühende Lebensfreude! Intensive Wahrnehmung des ‚Lebens'. Ohne Hinzusehen springt der Mensch voller Hingabe in das Leben. Er ‚braucht' nicht einmal seine Augen, weil er all das Schöne des Lebens mit einem guten Gefühl in sich erlebt und fühlt. Artischocke steht für eine geballte, in sich selbst konzentrierte Kraft, die sich zugleich wie in einer ständigen Explosion manifestiert, in einem anhaltenden Blitz mit starkem Licht.
Artischocke ist einer der glühendsten Anhänger des Lebens. Sie spannt sich bis zum Äußersten an, um sich dann mit einem intensiv frohen Schrei, der wie der Schrei eines neugeborenen Menschen ist, der das Lebenslicht entdeckt, mit blinder Hingabe ins Leben zu werfen.

Derjenige, der Artischocke mag, hat sich selbst möglicherweise zu sehr aufgeteilt, und will zurück in die Einheitskraft seiner selbst kommen; er will die Zersplitterung in sich selbst, jede Gespaltenheit in seinem Wesen aufheben. Möglicherweise hat er sein Leben mit 1001 Dingen verbunden: in Bezug auf seine Arbeit, seine Hobbys, sein Privatleben, sein soziales Leben … Er hat sich ‚aufgeteilt', um auf allen Gebieten mitzukommen, um an allem teilnehmen zu können. Die Motivation dahinter ist zuerst und vor allem das Gefühl, Verantwortung übernehmen zu müssen, nicht nur für sich selbst, sondern für die anderen, für die ganze Welt, so scheint es manchmal … Häufig wohnt hier auch der Drang, sich verwirklichen zu können, sich bestätigt zu sehen … eine Art Streberdrang.

In allen Fällen geht es darum, viele Dinge zugleich ‚greifen' oder festhalten zu wollen: der Mensch, der bei allem dabei sein will, der sich Geltung verschaffen will, der seine Rolle auf verschiedenen Ebenen spielen und ganz sicher nicht ‚unterlegen' sein will. Er will bei allem mitreden, er will alles gesehen und verfolgt haben … Da ist auch das Gefühl, irgendwie etwas verpasst zu haben, wenn er nicht dabei war: eine Form der Neugier und Begierde.
Der Mensch will viele Dinge zugleich festhalten; er will an allem beteiligt sein und muss sich fast aufteilen …

Artischocke ermahnt den Mensch dazu, sich auf die Suche nach der ursprünglichen EINHEITSKRAFT in sich selbst zu machen; Seele im Körper auf derartige Weise verschmolzen, dass es sich um eine einzige gebündelte Kraft handelt. Lebt der Mensch aus dieser frohen Einheitskraft heraus, dann wird er weniger das Bedürfnis fühlen, überall dabei sein zu wollen (manchmal in gut gemeinter, und dennoch ungesunder Neigung, sich in alles einzumischen), sich hastig mit dieser und jener Aktivität zu füllen. Er wird weniger Dinge zugleich tun wollen, wird nicht vom einen zum anderen fliegen, um gerade noch rechtzeitig beim nächsten anzukommen …: mit einer großen intensiven Kraft wird er alle Aktivitäten mit derselben Aufmerksamkeit nacheinander abarbeiten, aber dabei innerhalb seiner Grenzen bleiben.

Derjenige, der Artischocke mag, hat das Bedürfnis nach diesem reinen freudvollen Erleben seines ICHS. Er will wieder zu seinem ursprünglichen Freude-Gefühl gelangen: dies ist nur möglich, wenn er sich mit all seinen Gefühlen, all seinen Energien auf eine intensive Weise in seinem Körper erlebt. Das Gefühl reiner Freude stark konzentriert in seinem Körper. Diese Wahrnehmung ist einzigartig und unübertroffen. „Komme *sehr* nah zu dir selbst, zu deinem Körper … und verliere dich selbst nicht in einer Menge von Nebensachen und Aktivitäten, in anderen … die auf Dauer wichtiger für dich werden würden, als DU selbst!"

Das Erleben dieser frohen Lebenskraft in den Fasern seines Körpers ist erst dann möglich, wenn er damit aufhört, alles um ihn herum kontrollieren, festhalten, im Auge behalten zu wollen … wenn er aufhört, überall ‚dabei' sein zu wollen …, als ob das alles ohne ihn nicht ginge. Der Artischocken-Esser fühlt sich oft *zu* stark dazu berufen, überall dabei zu sein, mit seiner Persönlichkeit hier und da anwesend zu sein (möglicherweise weil er weiß, dass man ihn ‚braucht'), um andere zu dirigieren, um die Führung über diesen Verein oder diesen Menschen und diese Gruppe auf sich zu nehmen … dabei oft von seinem eigenen ICH abweichend. Möglicherweise hat er das Gefühl, die Macht in seinen Händen halten zu müssen, da ansonsten alles schiefgehen würde. Ein Ur-Gefühl des Misstrauens gegenüber dem Leben kann dem zugrunde liegen und geht häufig einher mit einer Art von ängstlicher Sorge darüber, alles in gute Bahnen lenken zu wollen.

Dieser Mensch wird lernen ‚loszulassen' - um sich einmal ausschließlich mit sich selbst zu beschäftigen und seinen Raum mit seiner eigenen Wesensfreude zu füllen! - und den natürlichen Prozessen zu vertrauen. Er wird mehr innerlichen ‚Raum' bekommen, wenn er nicht länger wie ein Gluckhahn oder eine Gluckhenne herumrennt, wenn er einmal ganz frei für und aus sich selbst heraus lebt, atmet … Er ‚füllt' sich nicht länger: er kommt zu seinem reinen Selbst. Sorgen verschwinden; Entspannung und ein Gefühl, das umschrieben werden kann als die Entfaltung von Freiheit in seinem Herzen.

Er wird lernen, dass er nur SEIN Leben zu führen hat … als Vorbild für andere, aber dass er den anderen nur helfen kann, indem er sie selbst ihr Leben führen lässt. Er muss lernen loszulassen und braucht sicherlich nicht alles um ihn herum zu kontrollieren … Er darf sich nicht über andere Menschen oder Aufgaben, über Pflichten und Verantwortlichkeiten aufteilen, die seine Grenzen weit überschreiten. Er hat in erster Linie die Verantwortung, sich selbst zu-be-frei-en, um in die Freude seines Lebenden Selbst zu kommen. „Ziehe dich etwas zurück auf dein Gebiet und erlebe dort die Freude über dein Sein - unabhängig von den anderen", sagt Artischocke.

Derjenige, der Artischocke sehr mag, hat ein Bedürfnis nach innerer Ruhe; er muss einmal alles von seinen Schultern fallen lassen. Er wird sich viel weniger zu Herzen nehmen dürfen, was sich um ihn herum abspielt: Müdigkeit wird verschwinden. Möglicherweise hat er sich selbst bereits viel zu lang hinter dieser Beschäftigung mit anderen ‚versteckt', hinter der Beschäftigung mit allerlei Aktivitäten … Artischocke ermahnt ihn nun dazu, dies nicht länger zu tun, sondern mit seinem wahren Sonnigen Kern zum Vorschein zu kommen und künftig von diesem aus zu leben. Er wird gut daran tun, sich nicht länger mit allem zu füllen, was sich außerhalb seiner selbst befindet. Er wird, genau wie Artischocke, in reiner Freude in vollem Umfang er selbst SEIN.

Aubergine

Die Auberginen-Sphäre steht für ‚Abkühlung', innere Ruhe und für ‚Erholen', für das Verarbeiten von zu stark in Beschlag nehmenden Emotionen wie Angst und Panik. Sie lässt das Herz ruhiger schlagen; das Blut klopft weniger heftig in den Adern und der Mensch wird ruhiger, atmet mit mehr Vertrauen. Düstere Emotionen lassen langsam nach …

Aubergine ruht sich am Ufer aus … Sie mustert einmal die meisterlichen Schwäne auf dem Wasser und klappt ihren Stuhl auf, um sich in den Schatten zu setzen. Sie versteht es, auf eine herrliche Weise die sanfte Brise zu genießen, die über ihre Haut streicht … Sie genießt ganz still und kommt zu einer tiefen Ruhe … Auch der Mensch, der sich nach Aubergine sehnt, muss einmal alles aus seinem Kopf entkommen lassen, um sich der herrlichen Erfrischung der Natur hinzugeben. Ein Überschuss an Wärme wird abgeführt. Der Mensch entspannt sich und kommt in der Sphäre der Aubergine zur Ruhe. War ihm zuvor viel zu heiß, beschäftigte er sich mit allem möglichen, war sein Kopf rotglühend … möglicherweise wegen der Tatsache, dass er sich allerlei Dinge ausdenkt und sie ausführt, um sein Leben zu füllen, die ihn jedoch noch weiter von seinem tiefsten ICH abbringen …, Dinge, die er besser loslassen sollte, die eigentlich nicht zu seiner wahren Natur gehören … dann trinkt er nun einen erfrischenden Lebenstrunk bei Aubergine auf der Baumterrasse. Alle rotglühenden Anstrengungen, ängstlichen Sorgen und ruhelosen Bedenken verschwinden … wie Schnee vor der Sonne.

Der Mensch, der Aubergine mag, wird eine Lösung für die ‚Angst' suchen müssen, die ihn hetzt. Er vertraut seinem eigenen tiefen Kern zu wenig - er glaubt vielleicht überhaupt nicht, dass sein ICH dort IST! - wodurch er auf eine manchmal gehetzte, aufgeregte, ängstliche Weise außerhalb seiner selbst eine

Lösung zu finden versucht. Panik, Angst, Kurzatmigkeit, Beklommenheit oder Hyperventilation sind möglicherweise die Folge dieses Aus-sich-selbst-heraus-Flüchtens. Aubergine ermahnt ihn dazu, nicht mehr länger wegzuflüchten, sondern einmal in Ruhe einzuhalten …, nicht weiterzulaufen …, sondern sich einmal hinzusetzen, um ganz nah zu sich selbst zu kommen. Stopp! Höre auf, dich auf diese Weise weiter von dir zu entfernen …

Und das Herz schlägt jetzt ruhiger, die Angst verschwindet in dem Maße, in dem der Mensch wieder nach Hause zurückkehrt IN SEIN INNERES, statt aus sich selbst zu flüchten. Aubergine ermahnt ihn dazu, sich nie mehr an etwas oder jemanden festzuklammern, … sich nicht an der OBERFLÄCHLICHEN Seite seiner selbst zu bewegen … denn dann wird er sich immer leerer und hohler fühlen und ein Bedürfnis nach ‚Füllungen' empfinden. Je mehr er sich mit dem anderen füllt, desto mehr wird er sich von seinem eigenen ICH entfremden und wird die Angst wieder zuschlagen …

Derjenige, der sich nach Auberginen sehnt, ringt manchmal nach Atem; der Angstschweiß bricht ihm aus; er erstickt unter Emotionen und angsterfüllten Gedanken, weil er dem Leben in sich selbst noch nicht ausreichend Gestalt gibt. Er glaubt nicht genug an die Kraft seines ICHS. Er *lässt* sich zu viel leben …; er stützt sein Leben zu sehr auf Dinge und Menschen außerhalb seiner selbst … und wird nun auf die Suche nach dem stabilen Mittelpfeiler seines ICHS gehen müssen! Er wird sein ICH geboren lassen werden müssen … er wird an sich selbst, an die kräftige Anwesenheit seines Selbst GLAUBEN müssen. Er wird gut daran tun, auf eine entspannte, vertrauensvolle Weise in seinem Körper zu landen und sein großartiges ICH zu erkennen!

Der Mensch, der sich nach Auberginen sehnt, hat das Bedürfnis, an die Kraft seines Wesens zu glauben, und er sollte die Türe für jeden Zweifel an seinem eigenen Sein endgültig schließen. Er wird sich selbst aus dem Lebensbecher ‚trinken' lassen, statt vor sich selbst wegzulaufen.

Aubergine ermahnt den Menschen dazu, eine sehr innige KOMMUNIKATION mit sich selbst einzugehen und selbstbewusster in das Leben zu treten: „Halte ein und denke über dich selbst nach und höre ganz tief auf dein innerliches Herz … Komme auf ruhig-tiefe Weise zu dir und kehre dich nach innen. Knüpfe einen liebevollen Kontakt zu dir selbst und LIEBE dich selbst, übernimm Verantwortung für dich selbst.
Entscheide dich dafür, dich als ein Lebendes Individuum zu erfahren, statt davor wegzulaufen: erkenne das Leben in dir selbst an, erkenne deine Einzigartige Individualität an, dein ICH! Existiere als ICH und baue darauf auf. Nur dann wirst du innere Ruhe kennen, werden Emotionen unter der Flagge der Freude geführt werden. Sei froh über dein Sein und erfahre die Kraft in deinem Wesen. Werde dir deiner selbst als Zentrale Sonne in deinem Dasein Bewusst: erkenne dich

selbst in Liebe an, statt die Gewissheit und Sicherheit immer außerhalb deiner selbst zu suchen. Beende die Selbstverkennung, baue dein Leben auf diese innerliche Gewissheit und vertraue darauf, dass nur du dein Leben in der Hand hältst. Du bist, wenn du willst, Herr und Meister über dein Dasein."[1] Derjenige, der Herr über sein Leben ist, weiß seine Emotionen in die richtigen Bahnen der Freude zu lenken; er fühlt sich innerlich sicher und vertraut, weil er ständig merkt, wie er selbst die Umstände in seinem Leben hervorruft, und warum. Er entscheidet sich dafür, wirklich Zu Leben! ; infolgedessen verschwinden alle Todesängste.

Rote Bete, rote Rübe

Die Sphäre von Roter Bete saugt alles in sich auf, was sie braucht, um sich zu behaupten, um am Leben zu bleiben, um sich mutig und stark zu halten, ohne auch nur *ein* einziges Defizit zu fühlen. Sie ist dem Menschen ein Vorbild dafür, dass er gut für sich selbst sorgen sollte und in sich selbst die Nahrungsstoffe festhalten sollte, die nötig sind, um sich gesund und stark zu fühlen. Auch psychisch ermahnt sie den Menschen dazu zu sehen, dass es ihm selbst an nichts fehlt, dass er jeden Mangel, jede Lücke in sich selbst unverzüglich auffüllen oder auflösen sollte, nicht mit etwas oder jemanden von außerhalb seiner selbst, sondern indem er sich selbst die Selbstsicherheit, die Liebe, die Aufmerksamkeit, die Nahrung gibt … kurz alles, was er eigentlich braucht, um sich gut zu fühlen - ohne dabei von einem anderen abhängig zu sein.

Der Mensch, der Rote Bete mag, lässt sich manchmal hängen, er glaubt nicht genug an den Sinn seines Daseins, er glaubt nicht genug an den Wert seines ICHS. Er zweifelt an sich selbst, am Wert seines ICHS. Er verlässt sich zu wenig auf seine innerliche Kraft, weil er nicht genug Anschluss an seine innerliche Kraftquelle sucht: er glaubt nicht wirklich an diesen urkräftigen Kern seines Wesens. Er sucht zu viel Halt in den Kräften außerhalb seiner selbst; er hält sich am Leben, beispielsweise indem er sich selbst Kraftfutter in der Form von Vitaminen oder Kräutergetränken usw. gibt … aber er erkennt nicht, dass eine noch größere Kraft in ihm selbst geschaffen wird, dass Nahrung von innen heraus geliefert wird … wenn er sein Leben nur, in Glauben, auf seine innerliche Quelle aufbauen würde. Er wird lernen, sich selbst auf diese innerliche Lebensquelle einzustellen, um sich in erster Linie an ihr zu ernähren. Er wird gut daran tun, nur jene Nahrungsstoffe zu sich zu nehmen, auf die er wirklich ‚Appetit' hat, denn gerade diese ‚Lust auf' ist der Ausdruck seines tiefsten Selbst!

---

[1] Die Symbolik des Gehirns und der Hypophysendrüse sind in der Auberginen-Sphäre gut zu verstehen: lies hierzu mehr in *Der Schlüssel zur Selbstbefreiung.*

Dem Menschen, der Rote Bete mag, sagen wir: „Glaube an die Größe, die Kraft, die Tiefe deines Wesens. Glaube an diese tiefe Kraftquelle in dir! Lasse dich nicht hängen …, erkenne doch deinen Wert als ICH … Lasse dich nicht von Dingen durchdringen, die von außerhalb kommen; lasse dich von deiner Umgebung nicht zu stark beeinflussen oder aussaugen, sondern wisse, wo deine Grenzen liegen, und sorge dafür, dass innerhalb dieser Grenzen alles in Ordnung ist. Sei davon überzeugt, dass nichts Negatives von außen dich negativ beeinflussen kann, wenn du nur stark an den Wert und die Kraft deiner Individualität glaubst, unabhängig von den anderen. Du bist kein fügsames, passives Herden-Tier, bist alles andere als ein poröser, schlaffer Schwamm ohne Basis, ohne Rückgrat!"

Im Gegenteil, in der Sphäre von Rote Bete versteht der Mensch es, sich auf eine sehr ‚feste' Weise in seinem Körper zu etablieren; er lässt sich von nichts und niemandem von seinem Platz schieben und beharrt auf seinem Standpunkt, wenn man versucht, seine Meinung zu ändern. Rote Bete ist überhaupt nicht leicht zu beeinflussen, geschweige denn zu manipulieren. Sie ist ganz und gar kein weichgekochtes Ei!

Der Mensch, in der Rote Bete-Sphäre, sorgt also sehr gut für sich selbst. Er schafft es immer wieder, seine Fehler gutzumachen, seine Unzulänglichkeiten gegenüber sich selbst (habe ich mich selbst zu lieblos behandelt; habe ich mich benachteiligt, mich verkannt; lasse ich mich selbst mir nichts, dir nichts auf eine wertlose Weise hängen …) zu korrigieren.

„Lasse dich sehr fest in dir selbst nieder, in deinem irdischen Körper und sorge dafür, dass kein Parasit (Tier oder Mensch), kein Wurm in dich eindringt. Lebe weder ausschließlich für die anderen, noch in frostiger Abgeschlossenheit. Es ist gut, anderen etwas Gutes zu tun, aber komme zuerst und vor allem fest in dich selbst, richte auf kräftige Weise deinen Rücken gerade, werde dir deines Wertes bewusst, der Sinnhaftigkeit deines Daseins und sorge mit Respekt sehr gut für dich selbst. Respektiere das LEBEN an sich! Sorge dafür, dass keine lebenstötenden Elemente in dich eindringen."

Rote Bete ist stark und selbstsicher und lässt in ihrem Leben nur das zu, was sie zulassen möchte, nicht mehr und nicht weniger. Ihre Türe ist zur Außenwelt gerichtet und steht immer einen Spalt auf, um das hereinzulassen, was gut ist, sie klappt diese jedoch genauso schnell wieder zu, um zufrieden weiterzuleben und nichts aus sich entkommen zu lassen, was sie in sich halten sollte.

Wer Rote Bete mag, sehnt sich faktisch leidenschaftlich nach den Säften des ‚Lebens'. Möglicherweise ist sein Mund etwas ‚trocken', weil er sich selbst zu sehr hat leerlaufen lassen, so dass er sich nach einer Art von Wiederaufladen sehnt. Möglicherweise ist er außer Atem, ohne Energie, weil er sich so sehr für die anderen eingesetzt hat, oder für die ‚Arbeit', oder für irgendetwas anderes … dass er gleichsam keinen Lebensbrennstoff mehr hat. Er muss sich wieder erholen und wieder all jenes korrigieren, worin er sich selbst vernachlässigt hat. Hat er zu geistig, zu verstandesorientiert gelebt, zu wenig als Mensch auf Erden? Oder hat er seine Energie vollkommen verschwendet …? Energie-Verschwendung tritt vor allem dort auf, wo der Mensch sein Leben von der Außenwelt abhängig macht, wo er sein Wohlgefühl von der Haltung anderer ihm gegenüber abhängig macht. Er wälzt sich in Sorgen und emotionaler Verwirrung …; er will erzwingen, Dinge verändern, die nicht zu ändern sind, weil sie außerhalb seines Bereiches liegen …; er fordert, begehrt oder sehnt sich nach bestimmten Dingen von anderen Menschen …, er grübelt und denkt nach, er zieht sich selbst herunter mit Schuld-Gefühlen oder in Wut über das, was ihm nicht gelingt … bis er leer, todmüde und erschöpft ist …

Rote Bete sagt: „Höre damit auf, deine Energie in erschöpfende Dinge zu stecken … Bleibe innerhalb deiner Grenzen; sorge gut für dich selbst, so dass das Ergebnis so sein wird, dass du nicht länger von einem *anderen* erwartest, was du dir selbst nicht geben willst … Nur im Gefühl der Freude über dein Sein wirst du von deiner innerlichen Quelle genährt werden! Lasse deine Kräfte nicht darin verlorengehen, dass du dich an anderen festklammerst oder indem du dich in deinem Kopf ständig mit Fakten beschäftigst, die mit deinem ICH an sich überhaupt nichts zu tun haben. Lass los! Bleibe innerhalb deiner Grenzen und nähre dich selbst. Erwarte nicht, dass ein anderer dir die Liebe, die Nahrung, die Aufmerksamkeit, den Halt, die Kraft, die Basis … geben wird.“

Rote Bete ermahnt dich dazu, *sehr* stark an dich selbst zu glauben, dir selbst nicht länger feindlich zu begegnen, dich nicht länger zu unterschätzen, sondern deine Kräfte anzuerkennen und sehr fest in deinem Körper zu sein. Sie ermahnt dich dazu, ‚Ja' zu dir selbst, zum Leben zu sagen. Ist diese Entscheidung einmal getroffen, dann solltest du die volle Verantwortung für dein Leben übernehmen … *selbst* Entscheidungen treffen, ohne dich dabei auf einen anderen zu stützen …
„Du solltest dich selbst mit allem versehen, was nötig ist, ohne in ein schwaches ‚Ich kann es nicht' oder ‚Das ist nichts für mich' oder ‚Das schaffe ich sowieso nie' zu verfallen, in ein schwermütiges, depressives ‚Welchen Sinn hat das alles eigentlich?' oder ‚Wer bin ich denn schon …'! Solange du immer nur Bedingungen stellst, statt dich auf bedingungslose Weise dem Leben hinzugeben, kannst du niemals glücklich werden.“

Wer Rote Bete mag, sollte sich ‚ermannen'; er wird sein Leben auf eine sehr starke Basis-Struktur seines ICHS bauen müssen: auf nichts und niemanden sonst! Am besten entscheidet er sich entschlossen dafür, zu LEBEN und sich selbst nicht mehr die Gelegenheit zu geben, sich in einer Form von düsterer Niedergeschlagenheit einfach hängen zu lassen … Er sollte in die Freude seines Wesens kommen, sollte einsehen, dass er sehr dankbar sein darf für die Tatsache, dass er zwischen Leben und Tod wählen darf. Alle Wege stehen offen; alles, was mit seinem Leben zu tun hat, liegt in seinen Händen … Er kann es vernichten, verlöschen lassen oder den Entschluss fassen, ab sofort wirklich zu leben, zu genießen … alleine und für sich selbst. Erst in dieser entschlossenen verantwortlichen Haltung gegenüber sich selbst, in dieser Fürsorglichkeit für das eigene ICH, kann er kräftig, gesund und froh durch das Leben gehen und kann er auch Raum für andere freimachen.

Die Rote Bete selbst ist wie eine verhaltene eingerollte Trompete; sie wartet ab, will erst einmal sehen, wie der Hase läuft, um dann, wenn die Zeit reif ist, plötzlich herauszuschießen, zuzuschlagen, ihre Beute oder Nahrung zu sich zu nehmen und zu verdauen. Ja, sie will gut für sich selbst sorgen. Etwas nervös, verwirrt in sich selbst, sucht sie manchmal einen Ausweg für ihre Energien, aber viel scheint sich in ihrem Kopf abzuspielen. „Ach, lass nur, warte nur … “, sagt sie dann auch zu anderen und setzt ruhig ihren Weg fort, als ob sie um eine Art ‚Aufschub' bittet, als ob sie darum bittet, nicht gleich zu handeln. Aber eigentlich ist dies nur vorübergehend (es wirkt fast wie ein kleines Theaterstück), denn sie ist randvoll mit Energie und kommt plötzlich mit einer großartigen Schlagkraft zum Vorschein. Als ob sie dann in einem Ringkampf mit sich selbst oder irgendetwas anderem in ihrer Umgebung so viel Energie produziert, mit einer derartigen Selbstsicherheit und geballten Kraft, dass sie sich ihres Sieges sicher ist Genau wie der Judoka mit der Goldmedaille. Sie stellt sich der Schlacht, ohne sich selbst dann noch im Geringsten zu schonen, richtet sich voller Glauben auf den Sieg und erringt diesen auch. Eine Masse von Energie wird freigesetzt. Dann erst kehrt wieder Ruhe ein …
Der Charakter ist also eigentlich als feurig-giftig zu beschreiben, wenn auch diese innerlichen Feuerkräfte oft größtenteils verborgen leben. Rote Bete wartet ihre Zeit ab und sammelt in sich, häuft an, um dann angeschossen zu kommen. Vor allem wenn es um Selbsterhaltung geht, um Selbstversorgung. Sie setzt sich dann sehr stark für sich selbst ein, wie ein Krebs, der dort, wo man ihn nicht erwartet hatte, mit einer unerwarteten Gebärde aus seiner Höhle springt. Sie macht dann weiter bis zum Ende, setzt sich mühelos bis zum Äußersten ein und holt ohne Zweifel die von ihr angestrebte Nahrung herein, macht ihren Stich. Triumph auf der ganzen Linie!

Vielleicht eine Art von *zu hoher* Anspannung, etwas zu misstrauisch oder instinktiv die Wache halten, etwas eigensinnig-egoistisch manchmal, so könnten wir Rote Bete nennen, aber wir verstehen sie schon. Schließlich handelt es sich um eine Pflanze und liegt es am Menschen, aus diesem Symbol für konzentrierte Kraft und Selbstversorgung eine Art Bewusstsein zu entwickeln, das dafür sorgt, dass Argwohn und Instinkt in Vertrauen und ein ‚tieferes-Wissen' umgesetzt werden.
Rote Bete will das Leben in sich selbst instand halten und sie ist davon überzeugt, dass dies auf diese instinktmäßige Weise geschehen muss. Unterschätze ihre Kräfte also nicht, ihre aufgerollte Energie-Kraft (vergleichbar mit der Zunge eines Chamäleons, mit der plötzlichen Stoßklangkraft einer Trompete). Etwas zu festhaltend, greifend, transpirierend manchmal, wie ein Baby, das mit seinem Greifreflex zur Welt kommt: dies hat seine ersten Vorteile, später ist Transformation erforderlich: in Vertrauen loslassen und wissen, dass alles, was nötig ist, da ist und da sein wird, wenn du nur sehr gut für dich selbst sorgst.
Etwas primitiv schauend, weder verstehend, noch sich der größeren Möglichkeiten in sich selbst bewusst seiend, richtet Rote Bete sich auf die Welt. Sie würde gut daran tun zu wissen, dass mehr in ihr steckt. Ständig bereit, den roten Inhalt

von Kräften sich entrollen zu lassen. Es ist gut für ihren Kopf, wenn Energien dann freigesetzt werden. Der Mensch würde gut daran tun, diese Information über Rote Bete auf einem höheren Niveau zu erleben und wird die Schlagkraft liefern, die Energie auf eine bewusstere Weise strömen lassen. Sie darf keinen roten Begierde-Drang, keinen instinktiven Greif-Drang in sich selbst aufrechterhalten.

Wer sich nach diesem Nahrungsprodukt sehnt, hat eigentlich zugleich das Bedürfnis nach Entspannung, aber ist sich dessen oft nicht bewusst. Er richtet seine roten Kräfte fixiert auf ein anzustrebendes Ziel, ein zu erreichendes Etwas, in Begierde manchmal. Er hält sich bereit dafür weiterzugehen, richtet sich manchmal zu heftig intensiv auf Dinge oder Menschen ‚außerhalb' seiner selbst, fixiert. Den Kopf etwas zu angespannt.

Appetit auf Rote Bete bedeutet: der Mensch sehnt sich ab und zu nach einem erfrischenden Sprung ins Wasser, einem frischen Geruch, einer Zeit der Ruhe und Gleichmut, bevor er wieder sehr kräftig an die Arbeit geht. Er will (wenn auch unbewusst) ein System in sich selbst entwickeln, bei dem die Muskeln, die Lebensenergien im Körper sich das eine Mal stark und konzentriert anspannen und auf ein zu lieferndes ‚Handeln' richten und sich andererseits in den Zwischenphasen wieder entspannen können. Eine absolute Ruhe nach einer Arbeitsstoßkraft. Ein harmonisches Zusammenspiel beider Phasen. Eine absolute Entspannung nach einer wilden, unermüdlichen Kraftmanifestation, einem Arbeitsschlag oder irgendeiner anderen körperlichen Anstrengung. Oder: ein intensiv konzentriertes Bewusstsein, ‚zu sein' als ICH im eigenen Körper, das mit einer Art Ruhe einhergeht.

Oder derjenige / diejenige, der / die Rote Bete mag, ist voller Lebenskraft und -energie, aber erkennt dies nicht in ausreichendem Maße, oder weiß es nicht einmal und bleibt in der Phase des Nichts-Tuns hängen, träumt weiter, schwebt, denkt, hängt weiter … statt die innerlichen Energiekräfte zur Manifestation und zur Entwicklung kommen zu lassen. In diesem Fall gibt die Rote Bete einen Schubs! Kurzen Prozess machen mit jeder Sterilität oder Immobilität; im richtigen Augenblick ‚tun'! „*Erkenne,* wer und was du bist und sorge für dich selbst," sagen die Roten Bete.

Oder möglicherweise schwatzt oder spricht der Mensch zwar viel, und ist währenddessen beschäftigt, einfach so, aber kommt er nicht zu *echtem* Handeln, zu *echtem* Tun, zu *echtem* Leben; verbirgt der Mensch sich hinter einer Haltung, einem Schirm: ein ständiges Hinausschieben oder eine Entschuldigung, um nicht tun zu müssen, was zu tun wäre, was das Leben eigentlich von ihm fordert. „Das geht nicht," mahnen nun die Roten Bete. „Übernimm Verantwortung für dich selbst, lasse dich nicht einfach so an der Oberfläche des Daseins ‚hängen'."

Randvoll mit Raketenkräften, bereit, kurz vor dem Start, alles wird noch einmal überprüft, gleich wird er sich mit einer riesigen Energie-Produktion selbst abschießen: in den Lebensraum hinein! Es herrscht äußerste Konzentration in der Materie des eigenen physischen Körpers, ohne Begierden, er selbst seiend, sich selbst abschießend, aus der Urbasis heraus, tief aus der eigenen Kernzentrale.

Grüne Bohnen, Brechbohnen

Der Charakter von Bohnen kann als Merkurianisch munter bezeichnet werden, schnell und froh. Geistig schnell (braucht gar nicht lange darüber nachzudenken; sieht es gleich), handlungsschnell; ein schnell funktionierendes, von hier nach da springendes Nervensystem. Fleißig wie die Bienen; hat Köpfchen, ist alert, geschickt, fingerfertig. Sie nehmen sich keine Zeit, um sich auszuruhen, machen immer weiter …; sie kennen keine Verspätung oder Verzögerung. (Für denjenigen, der Bohnen mag, kommt es darauf an, wirkliche Fortschritte zu machen und nicht immer nur im Kreis zu springen!)

Unaufhörlich arbeiten sie, spielen sie, tun sie, handeln sie …; sie sind fast wie Quecksilber! Ruhepausen brauchen sie überhaupt keine; die Zeit wird optimal ausgefüllt und genutzt. Dennoch geraten sie niemals außer Atem; sie sind nie müde: weil sie aus ihrer Quelle heraus leben und nur jene Dinge tun, die sie nach ihrem Gefühl natürlicherweise tun müssen, weil diese auf einer Linie mit ihrer eigenen Art liegen. Sie klagen nicht; sie arbeiten ohne Unterlass weiter an den Dingen, mit denen sie sich beschäftigen, gleichsam Tag und Nacht. Dies liegt einfach in ihrer … Art. Die dynamische, sehr bewegliche Kraft ist in ihrem Kern. Immer machen sie einfach weiter …; sie haben fast keine Zeit, um zuzuhören, haben ganz sicher keine Zeit für eine Pause, haben keine Zeit, um einzuhalten und über die Dinge nachzudenken. Mit kurzen Sprüngen, mit einer kurzen Aneinanderreihung von Nerven-Tumulten springen sie weiter ins Leben hinein.

Derjenige, den es nach Bohnen verlangt, kann es kaum erwarten, bestimmte Dinge zu verwirklichen, sich selbst zu verwirklichen, aber es geht für sein Gefühl manchmal alles ein wenig zu langsam. Er will, dass ‚Dampf' dahinter gemacht wird, dass im Leben Dampf gemacht wird und ruft (unbewusst) die Böhnchen um Hilfe an. Diese brennen in der Tat darauf, sich einschalten zu dürfen.

Der Mensch sehnt sich danach, alles flott und flink verlaufen zu lassen. Er hat das Bedürfnis, die Dinge nicht länger als nötig in sich festzuhalten, oder zumindest ermahnt ihn sein Appetit auf Bohnen dazu, nichts zu lange festzuhalten. Sein Organismus, seine Leber, sein Körper, sein Kopf, sein ganzes System … brauchen es, dass alles ganz geschmeidig und schnell verlaufen darf; er will das Neue angehen und das Alte abführen, ohne den geringsten Widerstand.

Lasse es alles ein wenig schnell gehen, sagen die Böhnchen. Zaudere nicht länger, halte nichts fest, lasse es alles WEITERGEHEN, sowohl in der Arbeit, im allgemeinen Evolutions-Prozess, als auch im physischen Körper. Lasse das Leben einen flotten Verlauf nehmen; lasse nicht den Kopf hängen, erörtere die Dinge nicht endlos, grüble nicht, sondern lasse alles nur flott geschehen. Verarbeite die Dinge schnell und mit Leichtigkeit; lasse die Energien ständig und unaufhörlich durch dich hindurch strömen; baue keinerlei Blockade auf.

Derjenige, der Bohnen sehr mag, hält oft zu viel in sich selbst ‚fest'; er schaut dem Leben zu viel zu, statt selbst hundertprozentig daran teilzunehmen und alles auf eine flotte Weise immer wieder loszulassen. Ein Urgefühl des Unvermögens, sich selbst zu verwirklichen, eine ungenügende Identifizierung mit dem eigenen Körper aus Fleisch und Blut, kann dazu führen, dass der Mensch gleichsam zu viel sich selbst zusieht, statt sich mit seinem Körper *eins* zu fühlen, mit den Lebensenergien, die den Körper nähren. Es ist von allergrößter Bedeutung, dass er auf den Rat der Böhnchen hört: „Fühle dich *eins* mit deinem Körper, fühle, wie deine Geistesenergien sich vollständig mit deinem Körper verbinden, wie Seele und Körper *eine* unverbrüchliche Einheit sind und übernimm dabei selbst die Leitung. Komm in Aktion, in Bewegung, verwirkliche dich selbst, lasse dich nicht irgendwie an der Seitenlinie warten … sondern gehe ins Mittelfeld und mache auf eine dynamische, frohe Weise etwas aus deinem Leben! Stehe nicht still, sondern *lebe,* tue, handle und gehe weiter auf deinem Weg.

Bleibe nicht bei der Vergangenheit stehen, überdenke die Dinge nicht noch hundert Mal, sondern wage es loszulassen, gib dich der Bewegung deines Wesens hin und zaudere nicht. Du folgst deiner innerlichen Dynamik und dieser lebendige Durchzug des Lebensstroms tut dir gut. Du stehst nicht still; du schaust dich nicht um; du schreitest tapfer weiter … Du hast nicht länger das Bedürfnis, irgendwo deinen Halt zu suchen, dich an irgendetwas festzuklammern, im Gegenteil. Die Form wird nicht rosten, der Kalk wird sich nicht ansetzen, es treten keine Verhärtungen, keine Verstopfungen auf … wenn du auf diese bewegliche Sprache deines innerlichen Selbst hörst. Du hältst dich selbst nicht zurück; du willst bestimmte Dinge aus der Vergangenheit nicht unbedingt - wenn auch unbewusst - festhalten.

Böhnchen ermahnt dich dazu, immer wieder loszulassen, nicht zu erstarren oder zu verkalken, zu Stein zu werden, zu Kristall zu werden in der Form, in deinem Denken. Dein Kopf bleibt klar und rege, wenn du dein Gehirn nicht in alte Gedanken und Überzeugungen einsperrst, wenn du dich immer wieder auf eine flexible Weise für Veränderungen öffnest. Was gestern für dich wahr war, ist es heute vielleicht nicht mehr …: du hast neue Informationen, neue Einsichten bekommen. Lasse dann los, ohne zu zaudern. Greife nicht um dich herum nach etwas, sondern gehe auf deinem Weg weiter, folge dem Weg deiner innerlichen Beweglichkeit."

Bohne sagt außerdem: „Lege dich selbst nicht lahm mit allerlei Einwänden und rational erdachten Argumenten, wenn du *fühlst,* vorwärtsschreiten zu *müssen* … Halte dich nicht selbst auf, indem du weiter in einer veralteten Struktur funktionieren willst. Lass los! Sei geschmeidig und flexibel. Verzögere den Prozess nicht. Vorwärts, vorwärts! Bleibe nicht besorgt an bestimmten Fakten hängen, sondern schaue sie dir an und löse sie schnell auf. Blockiere deine Evolution nicht so. Nimm Informationen und Nahrung zu dir und kaue, mahle, verarbeite … nimm wieder neue Informationen zu dir und gehe immer vorwärts …"

Der Mensch, der sich nach Böhnchen sehnt, will schnell evolvieren, will schneller auf seinem Pfad weitergehen, sehnt sich - unbewusst - danach, die alten Dinge etwas schneller loslassen zu können. Er will eigentlich, dass alles flink vorwärts geht! Die Energie der Bohnen ist schnell-weiterdrehend; nichts bleibt länger im Menschen (seine Gedanken, seine Gefühlen, seine Gewohnheiten) hängen als nötig … und infolgedessen bleibt nichts länger im ‚Körper' kleben oder hängen als nötig. Er entledigt sich des Überflüssigen, des bereits Verarbeiteten, um immer wieder das Neue hereinholen zu können. Verdauungssystem, Drüsen, Gehirn, Flüssigkeitswege, Adern … unterliegen dem sehr günstigen Einfluss dieser Bohnenartigen Lebensweise: nichts bleibt ‚liegen', alles wird schnell weitergeschoben, die Straßen bleiben ‚frei' … Bohne gibt den zu beschreitenden Weg an, um als ‚ewig Junger Mensch' durch das Leben zu gehen!

Rote Bohnen, Kidneybohnen

Die Rote Bohne wohnt stabil in sich selbst. Kräftig konzentriert in sich selbst. Männliche und weibliche Elemente in Ausgewogenheit vereint, unteilbar und froh in kompakter Form. Still und stabil-ruhig in sich selbst. Schön aufteilbar in zwei gleiche Teile, wie das menschliche Gehirn. Eine Art Dienstbarkeit, Hingabe an das Allerhöchste im Leben, strahlt aus ihrem Energie-Feld. Sie will sich vor nichts beugen, außer vor der Wahrheit. Einheit, Ehrlichkeit, Gleichheit. Alles und jeder muss im Leben die gleichen Chancen bekommen, findet die Rote Bohne und findet sich mit der Entscheidung des Höheren in ihr selbst ab. Sie schiebt kein kleines Ichlein vor, das den ersten Preis wegschnappen will, sondern interessiert sich ausschließlich für ein wirkliches Wohlbehagen, ein sich *wirklich* gut Fühlen innerhalb der höchsten Harmonie, Kraft, Dienstbarkeit und liebevollen Hingabe seines Wesens. Wesentliche Inhaltskraft; sie strahlt dies edel und freimütig aus, wie eine Haselnuss würde sie singen, spielen im Gras, wie eine Birne sucht sie ihre Ausgewogenheit in Emotion und Energiefeld, wie zwei Gehirnhälften findet sie die Einheitsvermischung in sich selbst. Wie linke und rechte Niere fordert sie Harmonie zwischen links und rechts, zwischen Körper und Geist, zwischen Gefühl und Ratio.[2]

Plötzlich will sie spielen und tanzen, singen und sehr froh aufspringen, leben. Die *Erkenntnis* stellt sich ein, dass sie so froh sein darf, dass sie ist … dass sie leben und über sich selbst glücklich sein darf, in sich selbst, in ihrer Körperkraft, in der höchsten Harmonie ihres Wesens. Diese Erkenntnis lässt sie Freudensprünge machen, oder vielleicht übersteigt es sie sogar und bekommt sie Schluckauf davon.

---

[2] Lies mehr über die psychologische Übereinstimmung der Nieren in *Der Schlüssel zur Selbstbefreiung – Enzyklopädie der Psychosomatik.*

Die Rote Bohne ist fröhlich und zugleich so ernsthaft-tief, ist wie eine engelartige Kraftquelle und zugleich ein kindliches Wesen; sie leidet nicht an Gicht, weil sie alles außerhalb ihrer selbst loszulassen weiß, über nichts Macht ausübt, nur die Kraftkonzentration innerhalb des eigenen Ichs erkennt und die Leitung darüber übernimmt, Freude heraussingt. Ein Loslassen. Ernst und Verspieltheit. Kraft-Ungeteiltheit und Möglichkeit des Teilens, in Dienstbarkeit geben und loslassen.

Der Mensch, den es nach Roten Bohnen verlangt, ist möglicherweise wie ein Fass voller Energien, die er nicht gleich zu kanalisieren weiß. Die Sphäre von Roten Bohnen hilft ihm dabei. Möglicherweise nagen Reue oder Bedauern oder andere Emotionen, Nervosität, eine Magen- oder Darmverkrampfung, so dass er sich unwohl fühlt. Aber die Roten Bohnen sagen zu ihm: *„Erkenne* doch dein Vermögen, alles zu einer ungeteilten *Synthese* zu bringen, dich selbst nicht spalten zu lassen, ganz gleich von welcher Emotion auch immer, dich selbst nun wie eine kräftige Ungeteiltheit zu verhalten. Kein Bedauern, keine Angst, kein Groll und keine Reue, keine Unruhe: dies ist nicht nötig! Einfach tiefer und näher zu dir selbst kommen; dich mit dem eigenen Wesen verbinden. Mit deinem Bewusstsein ganz nah in deinem Körper Raum einnehmen und dich an deine Aufgabe machen: dein Leben führen, deine Emotionen und andere Energien in die Hand nehmen; an die Schönheit, die Reinheit deines Wesens glauben. Kannst du dies nicht, dann entferne aus dir selbst, was dich stört, und sorge dafür, dass du mit dir selbst zufrieden sein kannst, dass du bis zu deinem ‚Kern' kommst. Entdecke die wahre Schönheit tief in dir selbst, die mit Kraft und harmonischer Edelheit einhergeht. Fühlst du dich zerrissen? Weißt du nicht, *wie* du eine bestimmte Sache lösen sollst, und bleibt alles in deinen Eingeweiden liegen? Bitte dann um Rat ... bitte dein ehrliches, tiefstes ICH um Rat, ‚nicht mein Wille, sondern Dein Wille geschehe'."
„Höre genau auf diese noble Sprache deines reinsten, innerlichen Quellkerns, deines reinen ICHS. Du kannst es, du darfst es, du musst nur das Alte verlassen und das Neue zulassen; berichtigen, was berichtigt werden muss, um mit einem klaren, sauberen Magen im Leben weitergehen zu können. Darum gilt: sprich aus, was du sagen musst, zweifle nicht, laufe innerlich nicht weiterhin mit allerlei störenden Dingen herum. Löse dein Gewissen auf zu Reinheit, wenn dich etwas stört; lade dir selbst auch keine falschen Schuldgefühle auf, und gehe weiter, drehe dich weiter, ohne Unterbrechung. *Sehr* stabil und nah in Liebe mit dir selbst verbunden wirst du deinen Weg schon finden."

Rote Bohnen sagen dir ferner noch: „Höre damit auf, dich zu stören, zu behindern; halte dich selbst nicht davon ab, aufzuräumen und einen Neuanfang zu machen, jeden Tag aufs Neue. Löse diese Nervosität auf, indem du *viel* näher zu deinem echten Engelkern kommst. Begehre nicht, sei nicht wütend, richte deine Emotionen nicht auf andere, sondern komme in diesen integeren, saubergemachten Innengarten deiner selbst: dort scheint die Sonne warmherzig, gemütlich, sicher und ruhig. Löse es auf, *tief* in dir selbst. Komme zum ‚Höchsten' in dir selbst: dort liegt die Lösung. Aus diesem kräftigen Einheitsband mit deiner tiefsten, reinsten Kernkraft wird alles gut werden. Stabile Kraftkonzentration zentrifugiert jede vage Unruhe und verschafft dir einen klaren Einblick in die Dinge. Voraussetzung ist: alles außerhalb deiner selbst loslassen, nichts von einem anderen verlangen, erwarten oder begehren. Betrachte dich selbst als einen guten Menschen und weise dem Teufelchen die Tür!"

Weiße Bohnen

Weiße Bohnen symbolisieren eine Art ‚Herausforderung'. Es ist der Mensch, der sich selbst herausfordert, um zu sehen, wie weit er gehen kann. Diese Sphäre treibt den Menschen aus seinen normalen Strukturen und Mustern heraus ... um sich in unbekanntes Gebiet zu begeben. Der Mensch fordert sich selbst dazu heraus, seine Grenzen zu überschreiten, um unerschlossene Gebiete zu erkunden, und will darin, ‚sicher und gründlich' vorankommend (wie ein Büffel), - ab und zu einige grillenhafte Bocksprünge machend - immer weiter. Er hat das Bedürfnis, nachdem er eine bestimmte Zeit lang eine gewisse Grenze oder Struktur respektiert hat, sich selbst außerhalb dieser Grenzen weiterschieben zu wollen. Er will neue Wege anschneiden.
„Wage es, DEINEN Weg zu gehen, wage es, in einen neuen Weg zu gehen, wage es, ganz unbekannte Gebiete, in denen noch nie jemand gewesen ist, zu betreten und schaue, erforsche, entdecke ...", stimuliert die Weiße Bohne. „Kreiere ruhig ganz neue Dinge! Springe aus den traditionellen Linien heraus. Zaubere aus dem Nichts etwas Neues zum Vorschein: Kreiere! Schreite vorwärts ..."

Die Weiße Bohne geht immer weiter, erweitert ihre Grenzen immer wieder; sie breitet sich selbst gleichsam aus. Wie ein Tinten- oder Wasser-Fleck lässt sie sich selbst ‚auslaufen'. Neue, unerwartete, manchmal auch grillenhafte Formen entstehen in dieser Sphäre. Der Mensch weiß im Voraus nicht, was ihn erwartet, doch er verfolgt seinen Weg ganz intuitiv und das Ergebnis ist manchmal sehr ungewöhnlich, zumindest jedoch innovativ und seiner eigenen Evolution förderlich. Er ‚hört' genau auf sein inneres Gefühl.

Derjenige, den es nach Weißen Bohnen verlangt, hat das Bedürfnis, ständig weiterzugehen; er hat das Bedürfnis, in aller Ruhe - seinem innerlichen Selbst folgend - immer neue Gebiete zu erkunden, sich selbst dorthin gehen zu lassen, wo er gemäß seiner Intuition sein muss. Es gibt dann keine rationale ‚Planung' und kein Argumentieren im Voraus mehr: dieser Mensch folgt seiner inneren Stimme und lässt sein Energiefeld ununterbrochen weiterlaufen. Er nimmt sich

Zeit dafür, ruht sich ab und zu aus, bricht ab und zu ‚ruckartig', mit plötzlichen Ausbrüchen, durch … Er bremst sich selbst nicht mehr ab … Sein Nervensystem fordert nun, er solle seine Energien nicht ‚einsperren', er solle sich auf ungehinderte Weise einen Weg bahnen.
Wer Weiße Bohnen mag, muss es gleichsam wagen, sich selbst zu ‚folgen'; er muss mit seinem innerlich treibenden Kraftfeld MITGEHEN; er wird dazu verpflichtet, nicht hinter der Stimme seines innerlichen Selbst ‚zurück'-zu-bleiben, die immer weitergeht und schiebt … „Halte dich nicht selbst auf. Gehe mit dir selbst mit!", sagt Weiße Bohne. Tut er dies nicht, dann häufen Energien sich auf eine übertriebene Weise an: es entsteht eine Disharmonie in der Beziehung zu seinem ICH. Seine Haut spiegelt dies am deutlichsten wider. So kann eine Art von ‚Wildwuchs' entstehen, weil die Strukturen sich nicht ‚mit' dem Rest zusammen weiterentwickeln, weil der Mensch an alten Strukturen festhält, weil der ‚neue Inhalt', die ‚neuen Kreationen' in angepassten Strukturen keinen Platz bekommen.
Weiße Bohne sagt: „Bringe dich selbst in vollem Umfang vorwärts …: gehe mit dir selbst mit, halte diese Energien nicht gefangen, weil du an alten Gewohnheits-Mustern und Strukturen festhältst. Sperre dich selbst nicht ‚ein'. Lasse das Originelle, das Unerwartete, das Unvorhergesehene, die plötzliche Bewegung … zu."

Weiße Bohne macht es sich selbst außerdem sehr bequem und einfach, um dann plötzlich wieder an die Arbeit zu gehen. In dieser Sphäre sehen wir einerseits den Menschen, der Komfort mag, der sich die Zeit nimmt, sich mit den reizendsten Sachen der Welt zu nähren. Böhnchen mag das ‚Fleisch' und ist sehr lieb und herzlich zu sich selbst. Es ist großzügig, genießt das Leben, genießt eine leckere Zigarre, ein Mittagsschläfchen, um anschließend mit all seinen dynamischen Kräften wieder aufzuspringen!
Es lässt sich dann wieder von innerlichen Energien fortbewegen, die *weiter* wollen. Weiße Bohne mag es nicht, beim Gestern stillzustehen, und strebt danach, ganz gemächlich immer wieder neues Gelände zu entdecken. Sie folgt im wahrsten Sinne des Wortes ihrer ‚Nase'; sie lässt sich von dem innerlich treibenden Feld führen und öffnet sich vollkommen für ‚neue' Gebiete, neue Entdeckungen. In dieser Sphäre ist der Mensch in der Lage, den Zusammenhang zwischen den Dingen zu sehen, neue Zusammenhänge zu erkennen. Er kommuniziert auf eine ganz offene Weise mit den Dingen, die er wahrnimmt, und wagt es schon einmal, etwas völlig Neues auszuprobieren.

Weiße Bohne ermahnt den Menschen dazu, keine Angst davor zu haben, verrückte Dinge zu tun, um seine Talente und seinen intuitiven Verstand dem Leben zur Verfügung zu stellen. Die Sphäre von Weiße Bohne nutzt dem Leben selbst, da diese für ganz neue Impulse sorgen kann. In gewisser Hinsicht erinnert diese Sphäre uns an die spontanen unerwarteten genetischen Mutationen, die große Folgen für die Menschheit haben.

Es ist wichtig, dass derjenige, den es nach Weißer Bohne verlangt, es wagt, seinen natürlichen Eingebungen zu folgen. Völlig unerwartet wird er Neuheiten sehen und / oder solche schaffen. Folgt er sich selbst auf einzigartige Weise, dann leistet er Pionierarbeit. Er stellt sich im Voraus nicht zu sehr in Frage, sondern wartet einfach ab, wo er landet. Das Leben fasziniert ihn; er weist nichts von vornherein ab!

Das Weiße Böhnchen liebt sich selbst sehr; es lässt sich selbst manchmal auf eine ruhige, faulenzerische Weise genießen. Es versteht sich sehr gut mit sich selbst. Nach seiner Ruhepause macht es sich dann aber mit unvermindertem Eifer wieder auf seinen Weg ...; es gräbt, wo es graben muss, manchmal fast wie ein sehr entschlossener Bulldozer. Es hört niemals auf, außer um sich selbst die Chance zu geben, etwas Nahrung zu sich zu nehmen und ein wenig auszuruhen, sondern geht unverzüglich weiter mit unaufhörlichem Schritt, nicht zu hastig, aber nichts und niemand hält diese Lebensenergie in ihm auf. Es mahlt Häuser und Brücken nieder, wenn es sein muss, auf eine sehr konsequente weitergehende Weise, ohne dass Gewalt dabei eine Rolle spielt. Aber es geht weiter!
Und versucht man seine Energien abzubremsen (oder blockiert es seine Energien selbst), dann wird ein plötzlicher Vulkanausbruch es wieder auf den Pfad des Weitergehens bringen: innerlich wird es, in dieser Weißen Böhnchensphäre dazu aufgepeitscht, aufzuspringen und weiterzugehen, seine innerlichen Kräfte fest zu nutzen.

Es folgt seinen INNERLICHEN MUSTERN, seiner innerlichen energetischen Rhythmik und es weiß, fühlt dann, dass es das Richtige tut. Auf eine gleichmäßige, ruhige Weise folgt es dem Weg, den es seinem Gefühl nach einschlagen muss ... Plötzliche Abweichungen, unerwartete Wendungen färben ab und zu seinen Pfad. Und der Mensch tut gut daran, keinen Widerstand gegen diese intuitive Sprache seines Lebenden Selbst-Kerns zu leisten.

Derjenige, der Weiße Bohnen mag, hat das Bedürfnis nach ‚Ausgewogenheit' zwischen Ruhe und Aktion, zwischen Warten und Handeln. Dennoch sagt Weiße Bohne, dass selbst dieses ‚Ruhen' dazu dient, sich selbst auf ununterbrochene, aber immer evolvierende Weise einen weiteren Durchgang im Leben zu bahnen, mit allen Neuerungen inbegriffen.
Böhnchen sagt, dass dieser Mensch weder sein Wesen und alles, was in ihm ist, unterschätzen darf, noch seine Potenz einfach unbenutzt liegen lassen darf: „Betrachte dich selbst nicht nur als irgendeine kleine Nummer, sondern als eine ‚wichtige' Person, als einen höchsteinzigartigen Menschen, der einiges auf dem Kasten hat!" Er hat das starke Bedürfnis, die Lebensenergien, die seinen Körper durchströmen, kräftig zusammenzusuchen, um mit Kraft und Entschlossenheit weiterzugehen. In der Sphäre von Weißen Bohnen werden Energien gesammelt, um dann oft ganz plötzlich und kräftig-dynamisch eingesetzt zu werden.

In dem Moment, wenn dem Menschen eingegeben wird, dass er handeln *muss,* sollte er am besten nicht weiter stillsitzen, oder Unrecht schlägt den eigenen Herrn, denn Böhnchen mag es nicht, zurückgehalten zu werden! Auf eine ungeduldige, irritierte, kräftige Weise wird es dann reagieren, wenn nicht sogar explodieren, um sich mit Kraft einen Weg zu bahnen und durchzubrechen.
In der Böhnchensphäre wird das Gehirn in den Dienst dieses ‚Weitergehens' des Menschen gestellt. Der Mensch bringt sich selbst, sowohl auf praktischem als auch auf geistigem Gebiet, weiter. Der Mensch erweitert seine Möglichkeiten …; er bringt sich selbst immer weiter …

Weiße Böhnchen stimulieren den Menschen in diesem Sinne: „Werde dir der Tatsache bewusst, dass niemand tun wird, was DU tust, weil DU als Mensch nun einmal einzigartig bist. Jeder Mensch hat auf diese Weise SEINEN höchsteinzigartigen Beitrag zum Leben zu leisten. Niemand kann DICH ersetzen. Jeder kann nur ER SELBST sein und SEIN ICH MAXIMAL ENTWICKELN. Also entfalte dich selbst, denn niemand kann dies an deiner Stelle tun. Werde dir deiner Möglichkeiten auf materiellem und geistigem Gebiet bewusst, werde dir dieser dynamischen Kräfte in deinem Wesen bewusst und nutze sie. Werde dir deines Wertes, deiner Potenz bewusst und … mache dich auf den Weg!

Durchbrich alte Einschränkungen; bringe dich selbst immer weiter. Deine ‚Evolution', dein Sein kennt keine Grenzen … Gehe immer weiter und breite dich in alle möglichen Richtungen immer weiter aus.
Nähre dich mit der notwendigen Nahrung, sorge gut für dich selbst, stärke dich selbst … und mache dich dann auf den Weg, nur auf die Stimme in dir selbst hörend, die dich dazu ermahnt, dir selbst die Chance zu geben, immer wieder weiterzugehen, dich immer wieder auf den Weg zum Neuen zu machen, zum Weiteren, zum Unerwarteten. Öffne dich für das, was sich aus dir noch offenbaren wird. Halte deine Energien nicht zurück, sondern richte dich mit all deinen Kräften fest vorwärts!"

Brennnessel

als Tee, als Gemüse, als Suppe usw. …

Die Art von Brennnessel ähnelt ein wenig einer mit der Hand bedienten Waschmaschine: sie spült und dreht sich und reinigt und säubert, macht auf energische Weise mit viel Wasser sauber.
Die Augen sehen jetzt klarer, Emotionen können abgeführt werden. Der Überschuss an Wasser wird hinausgepresst, abgelassen. Ein frisches und befreites Ge-

fühl entsteht nach diesem gründlichen Waschen. In den Sphären von Brennnessel wollen Augen klar und deutlich sehen, sie wollen von dunklen Resten befreit werden.

Brennnessel will Liebe in sich selbst Gestalt geben, ja, Selbst-Liebe, süße Sanftheit gegenüber sich selbst in erster Linie, was etwas ganz anderes ist als Egoismus. Das Menschenkind, das sich selbst ein Softeis gibt und dieses in vollen Zügen genießt. Wie ein weißer Vogel auf hohen Beinen, der selbst gemütlich am Wasser nistet und das reine Wasser sehr genießt. Über seinen Schnabel schluckt er das Wasser in großen Zügen, genau wie der Storch und der Reiher,[3] und fühlt sich dabei sehr wohl. Er fühlt sich rein und sauber. Die Symbolik von Quellwasser passt zu der von Brennnessel. Sie ist wie der *Wasservogel,* der leise an einem Tümpel das Glück kostet, sich selbst dieses Glück schenkt. Je mehr Wasser durch ihn hindurch strömt, desto angenehmer fühlt sich dies an. Wie eine kühllaue Dusche, die auch seine weißen Federn reinigt. Kurz: Brennnessel symbolisiert dasjenige, was dafür sorgt, dass du dein Inneres säuberst und warm behandelst, und dann wirkt sich dies auch auf das Außen-Fell aus, auf die Haut von Mensch und Tier, das glattgestrichene und wasserabstoßende Federkleid des weißen Wasservogels. Rein und geschützt in sich selbst (immun für das Böse, das eindringen möchte; Abwehrstoffe bildend gegen das Negative …), wie in der Sphäre von Brennnessel. Ja, ein ständiger Reinigungsprozess, über innen, und über außen: sauber und rein gewaschen, erfrischend und alter Dinge aus der Vergangenheit entledigt. Er genießt es und schlürft noch ein herrliches Pfützchen Wasser auf.

Der Charakter von Brennnessel: sie fühlt sich gut in ihrer Haut, gemütlich warm bei ihrem Herzen, gemütlich im Häuschen ihres Körpers. Froh und glücklich im Leben, weil sie sich auf das Höhere abstimmt, auf das Reine. Dankbar, weil sie auf Erden wohnen darf. Und der Mensch, der den Brennnesselgeschmack mag, sehnt sich nach diesen Sphären, dieser warmen Anwesenheit in seinen Körperadern. Er stößt ab, was nicht gut für ihn ist, er eliminiert das zu Saure aus seinem Leben.

Der Mensch, der Brennnessel mag, will auch gerne seine Freiheit genießen: die Freiheit in der himmlischen offenen Luft, sauerstoffbringenden Wind aufzuschnüffeln, sich sanft hin und her wiegend, sich dem Erhabensten in sich selbst hingebend. Atemwege werden in dieser Sphäre freigemacht.

So verwandt mit Brennnessel, stellt dieser Mensch sich tief in sich selbst (oder unbewusst) Fragen darüber, „ob noch etwas Düsteres in ihm anwesend ist, das

---

[3] Lies über die Symbolik dieser Tiere in *Wenn die Tiere sprechen könnten …* Dieses Buch ist bei Erscheinen des vorliegenden Werkes noch nicht in deutscher Übersetzung erhältlich.

entfernt werden sollte? Ein instinktiver Drang zu …?“ Es mahlt mitunter in seinem Kopf: was ist gut und was ist schlecht? Er sehnt sich danach, dies klar zu sehen, so dass er weiß, was er zu tun hat, wo tief in ihm selbst noch etwas saubergemacht werden sollte. Wut, Begierde, Nicht-Liebe gegen sich selbst?

Wer Brennnessel mag, will alles aus der Zitrone pressen. Manchmal würde er seine Lippen gleichsam aneinander nähen, lässt er es auf eine etwas selbstzerstörerische Art und Weise nicht zu, dass er ‚spricht'. Er bindet sich mitunter auf selbstpeinigende Weise zu, täte jedoch gut daran, sich jetzt selbst die Freiheit zu geben, aus seinem ehrlichen Herzen heraus zu sprechen. Die Nadeln, die seine Lippen durchstachen, wie schmerzhafte Piercings, entfernen.

Einen neuen Weg einschlagen, wie auch die kalkreiche starke Milch sagt, und bereitstehen, der Welt, den Menschen Nahrung zu geben – im wörtlichen oder übertragenen Sinne: auf großzügige, freigebige Weise. Wie die Widerspiegelung der Milchstraße auf Erden.
Brennnessel fordert den Menschen, der sie verspeist, auf: „Du verfügst über so viele Errungenschaften, du bist wie ein Gefäß voller Talente und Gefühle. Lasse es nur nach außen strömen, so dass das alte Gefäß sich selbst vollständig reinigen kann. Unterdessen, in dieser schöpferischen Phase, kannst du eine Transformation in dir selbst durchführen, auf erhabenem Niveau das Neue aus dir selbst geboren werden lassen. In diesem Ausstoßen von Energien reinigst du dich selbst, tief von deiner Kernquelle aus.“

Brennnessel empfiehlt dem Menschen, sich selbst niemals der Freiheit und Reinheit berauben zu lassen, gut für sich selbst zu sorgen, sich an den reinen Dingen des Lebens zu laben. Und er wird sich glücklich fühlen, froh, mit einem ruhigen Gewissen, alter Reste entledigt, die nicht mehr zu seinem Reinen liebevollen Ich passen.

Broccoli

Broccoli hält sich voller Stolz aufrecht; er hat eine kräftige Dosis Selbst-Respekt und kennt seinen Wert. Er ist von Natur aus stolz und anständig; er mag keine unterirdischen oder hinterhältigen Situationen: dies ist unter seiner Würde. Er hat keine Zeit dafür, sich mit dem Niedrigeren, dem Minderwertigen, dem Unter-dem-Menschlichen zu beschäftigen. Er kennt seine Aufgabe; er weiß, was er zu tun hat, und beugt sich nicht dem Geringeren, dem Un-Würdigen. Broccoli weiß, dass er den Dingen, die den ‚menschenwürdigen' Charakter als solchen untergraben, keine Aufmerksamkeit schenken darf; er befasst sich nicht mit unwichtigen, läppischen, sittenlosen Sachen.

Broccoli nimmt die Dinge nicht so schwer: er weiß sehr gut, dass ein jeder für sich selbst sorgen muss und dass dem Menschen mit Mitleid nicht gedient ist. Er weiß schon, dass jeder Mensch für alles verantwortlich ist, was er in sein Leben zieht, und ermahnt den Menschen dazu, sich auf das Höhere, das Gute zu richten.

Wer Broccoli sehr mag, hat das Bedürfnis nach einer gewissen Aufwertung, einer Ehren-Rettung seiner selbst, seines *wirklichen* Mensch-Seins, nicht dessen, von dem er dachte, er wäre es. Er täte gut daran, sich selbst etwas schöner zu sehen, sich etwas mehr gemäß seines wirklichen Wertes zu schätzen. Er täte gut daran, seinen Körper zu mögen und sich gut zu pflegen.
Broccoli sagt ihm: „Respektiere dich selbst! Lasse dich nicht gehen, lasse dich nicht hängen; halte den Kopf tapfer aufrecht und kämme deine Haare ordentlich durch!" Die äußerliche Erscheinung zählt überhaupt nicht, wenn es um den Eindruck auf andere geht, oder darum, dass man den Erwartungen der Umgebung entsprechen will: Broccoli bittet nur darum, dass der Mensch sich selbst gut pflegt und sich selbst nicht wie ein minderwertiges, verwahrlostes Wesen behandelt.

Es scheint fast, als ob Broccoli die Nase rümpft, aber das ist nicht wirklich der Fall. Broccoli schaut einfach nicht auf das Niedrige, das Menschen-Unwürdige, das Negative, das moralisch Unverantwortliche, das Negative in der Welt. Er *kennt* den Unterschied zwischen dem Wertvollen und dem Wertlosen, zwischen Verwahrlosung des ICHS und Selbstrespekt.

Broccoli ermahnt den Menschen dazu, sich niemals mit dem zu beschäftigen, was ihn nach unten ziehen würde, mit dem, was überhaupt nicht auf dem Pfad des Wachstums, der Ehrlichkeit, der Tugend liegt. „Schenke diesen Dingen keine Aufmerksamkeit, sondern nähre das Gute, das Positive, das Moralisch-Höhere in dir selbst. Führe dich selbst nach weiter, nach höher; verliere niemals den Glauben an dich selbst, an deinen Wert als Mensch und handle danach! Zweifle niemals an deinem wirklichen Wert. Lasse dich nicht umleiten oder ablenken, blicke weit nach vorne zum Edlen, Reinen; öffne dich für das Wahrheitsliebende, hoch erhaben über der Welt von Instinkten, Begierden und Habgier. Richte dich auf das Allerschönste und nimm auf deinem Königsthron Platz, in Liebe zu jedem, der ein Gutes Herz hat."

Abgestimmt auf diese Frequenz wird der Mensch nicht von Ängsten oder Kummer überspült werden; er hat wie ein Meister-König die Leitung über sein Leben und lässt sich vom ‚Teufel' nicht bestechen. Er schert sich nicht um den Schein, sondern um *wirklichen* Wert. Er bewegt sich nur auf diesem Niveau.

Broccoli weist den Menschen darauf hin, dass er seine Ehre - im guten Sinne - hoch- und reinhalten muss, dass er ein vollwertiger Vertreter des Lebens sein muss.

Derjenige, der sich nach Broccoli sehnt, besitzt einen kräftigen roten Energie-Vorrat, mit dem er in zwei Richtungen gehen kann: entweder richtet er seine Kräfte, seine Gedanken, seine Gefühle in die Richtung des immer wieder Verlangens oder Habenwollens von Menschen oder Dingen außerhalb seiner selbst, in Begierden, oder er stellt seinen Energie-Vorrat in den Dienst des Weiten, königlichen, schöpfenden ICHS.
Im ersten Fall ist es gut möglich, dass er unter Energie-Stößen, Frustrationen und unbefriedigbaren Sehnsüchten sowie unter Schuld- und Scham-Gefühlen leidet, die damit einher gehen; der Mensch fühlt sich schuldig und schlecht. Unbewusst fühlt er, weiß er, dass er weder sich selbst, noch die Menschheit auch nur einen Schritt weiter bringt, wenn er sich nicht auf den Thron der Würde, des Seins in Dankbarkeit und Respekt bringt.
Tut er letzteres doch, dann ist er stolz auf seinen innerlichen Reichtum, dann wird er ein dankbares, freudvolles und würdiges Leben führen. Schöpfungskräfte werden dann gelenkt: dieser Mensch bringt die schönsten Dinge hervor.
In diesem würdigen Sein fühlt der Mensch, wie er innerlich ruhig wird; sein Herz kann sich jetzt entspannen. Begierden haben der Liebe Platz gemacht. Broccoli bittet um Erhöhung, um Selbst-Erhöhung (im positiven Sinne!) … um Transformation, um Umsetzung von primitiven Ur-Energien in reine kreative Bewusstseinskräfte.

In dieser positiven Broccoli-Sphäre zweifelt der Mensch überhaupt nicht mehr an seinem Wert, an seinen Kräften, wodurch er ganz und gar nicht mehr das Bedürfnis empfindet, sich ‚füllen' oder ‚beweisen' zu müssen. Er ist einfach er selbst. Rote Energien strömen nun gleichmäßiger als zuvor durch sein Wesen. Die Spannung verschwindet aus seinem Wesen … Er richtet sich mit Gedanken und Gefühlen auf das Gute, auf das wirkliche Schöne, das heißt auf alles, was zum LEBEN hin gerichtet ist. Er verbirgt sich nicht länger, sondern wagt es nun, in aller Ehrlichkeit und Würde, mit einem reinen Gewissen, im Scheinwerferlicht des Lebens zum Vorschein zu treten.

Er hat nichts zu verbergen, im Gegenteil: überzeugt von seiner tiefliegenden Güte und Schönheit, trägt er eine Art natürlichen, ehrlichen Stolz in sich, genau wie der Broccoli. Allem, was zu Selbst-Anfeindung und Selbst-Verlust führt, schenkt er nicht mehr die geringste Aufmerksamkeit. Es interessiert ihn ebenso wenig, was andere über ihn sagen; er selbst ist sich seines innerlichen Wertes als Mensch bewusst und verhält sich entsprechend.

Hat er sich in der Vergangenheit möglicherweise an Aufgaben, Handlungen und Gewohnheiten festgehalten, die nun eigentlich ein wenig unter seiner ‚Würde' oder seinen wahren Fähigkeiten liegen, ist es dann Zeit, dass er ‚loslässt' und einen Schritt weiter geht, um andere Handlungen durchzuführen, um andere Aufgaben auf sich zu nehmen? Dann wird Broccoli der erste sein, der ihm dies mitteilt.

Champignons

Die Ursache des Appetits auf Pilzchen liegt in der Neigung, manchmal zu viel an der eigenen Unterseite stehenzubleiben. Man bleibt in seiner ‚potenziellen' Phase hängen. Man möchte ausfliegen, aber man fühlt, dass man irgendwo hängengeblieben ist. Das Saatgut ist schon da, wird aber nicht genug ausgestreut. Man sehnt sich nach Entfaltung, nach Raum und Sauerstoff, nach einer überschwänglichen Blüte des eigenen Wesens. Da ist ein unbewusstes Verlangen nach Freiheit, nach weiten Räumen, danach, die Lungen weit öffnen zu können … Man hat gleichsam das Bedürfnis, vor Glück high zu werden in den weiten, offenen Räumen des Lebens.

Mit der ‚Sphäre' der Pilzchen wird man ein bisschen lockerer, freier …; man fühlt sich nicht länger ‚beschränkt' in seiner Haut, in seinen Bewegungen. Man wirft das Joch ab und wirft sich auf überschwängliche Weise in die Arme des Lebens. Ein Mensch, der sich nach dem Essen von Pilzen sehnt, sehnt sich faktisch nach kindlicher Freude, nach Überschwänglichkeit und Begeisterung. Eigentlich will seine tiefste Stimme einmal lauthals singen und rufen …: den Freudenschrei des Lebens!

„Wirf doch diese Sorgen, diese Beschränkungen über Bord", sagen die Pilzchen. „Wie sehr du dich selbst hemmst! Reiße die Türen und Fenster weit auf: das Leben ist ein Fest. Ein Kinderfest! Sprühende Klänge, laut schallende Trompeten …, mit Fröhlichkeit und Fantasie zieht der Kinderaufzug vorbei. Machst du mit?" Musik, Tanz, Freude und Spiel. Ein Aufgehen im weiten Raum des Lebens. Ein tiefes Verlangen nach Grenzenlosigkeit, nach Verbreiterung …

Derjenige, der sich nach Pilzen sehnt, hat gleichsam das Bedürfnis, in sich selbst aufzuplatzen, sich selbst explodieren zu lassen, all seine Lebenskräfte in *einer* öffnenden, blasenden Bewegung wie von einer Regenfontäne nach außen spritzen zu lassen.

Die Sphäre von Pilzen lässt den Menschen in Tuchfühlung kommen mit den reinen Lebenskräften in ihm. Die Freude zu leben, das Gefühl zu haben, dass ein verheißungsvoller Weg sich vor ihm erstreckt … Das Leben liegt vor ihm; die Pilz-Sphäre ist eine Kraft, die wir als den Glauben an die Lebenskraft beschreiben können. Die Sphäre eines fröhlichen, begeisterten, lebenskräftigen, fantasiereichen Sonnen-Menschen: er braust vor Lebenslust, er tanzt zwischen den Bäumen und Vögeln, er küsst die Blumen im Gras … er singt aus voller Kehle sein Lebenslied und macht sich keine Sorgen. Atomkraft, Kindlichkeit, Freude, Unbegrenztheit!

Derjenige, den es nach Pilzen verlangt, sehnt sich danach, mit diesem Optimismus in Tuchfühlung zu kommen, mit diesen Urkräften, mit dieser Freude in seinem Wesen. Er wird sich nun befreien, wird sich in der Dankbarkeit und der Freude über sein Sein weit öffnen. Er würde gut daran tun, sich nicht in sich selbst ‚einzuschließen'. Wie ein Sämann wird er seine potenziellen Möglichkeiten auf dem Acker ausstreuen dürfen. Er darf sich einmal seiner Fantasie hingeben, darf sich schönen und wundervollen Ideen hingeben … Er wird gut daran tun, an eine schöne Zukunft zu glauben; er gibt sich in optimistischem Vertrauen den Lebenskräften in ihm selbst hin. Er wagt es einmal zu träumen, zu fantasieren, witzige und schöne Dinge im Kopf aufzurufen; er sperrt sich selbst nicht in eine langweilige Lebe- und Denk-Welt fest. Er wagt es, viele Gebiete in sich selbst zu erforschen. Er ent-wickelt sich; er wickelt seine Möglichkeiten ab; er öffnet sich in voller Begeisterung. Er hält sich nicht länger zurück; er wirft sich mit offenen Armen in das Leben. Er ist so glücklich. Jetzt ist Musik in seinem Leben …

… *das* ist die Pilz-Sphäre. Dass Heinzelmännchen aus den Märchen hier ihren Heimathafen suchen, ist also sehr verständlich!

Chicorée

Die Chicorée-Sphäre schärft das Gedächtnis, zwingt einen Menschen dazu, sehr genau und aufmerksam zu ‚schauen', macht einen Menschen alerter für das, was kommt, was gleich geschehen wird. Sie schärft die Augen und lässt den Menschen aufmerksam den Signalen von außen zuhören … In dieser Sphäre öffnet der Mensch seine Sinne … Er ist auf eine abwartende, offene, neugierige Weise auf das gerichtet, was die Außenwelt, die Natur, das Leben ihm bieten wird. Frau Chicorée öffnet das Interesse: die Offenheit für das andere / den anderen. Sie ist ganz und gar nicht ausschließlich auf sich selbst gerichtet. Sie kehrt sich voller Offenheit ans Tageslicht und wartet gleichsam auf eine Antwort … Manchmal sendet sie ein Signal aus und lauscht dem Echo …, oder der Antwort.

Frau Chicorée weckt ein wenig die Neugierde auf das Leben selbst. Sie will die Wahrheit kennen, die Dinge durchschauen und in ihrer Essenz kennen. *Wo* der Mensch die Dinge zuvor als ganz normal oder selbstverständlich erfuhr, wird er sie nun mehr in Frage stellen …; sich fragen, ob nicht doch *mehr* dahinter und drin steckt, als er bisher gemeint hatte.
Vielleicht hat er bisher das nicht beachtet, was sich außerhalb seiner befand, vielleicht hat er die Menschen außerhalb seiner nicht beachtet. Möglicherweise war er so sehr mit sich selbst beschäftigt, dass er eher ‚neben' den Dingen gelaufen ist. Oder: das Leben hat ihn einfach noch nie gefesselt, fasziniert! Er hat nicht wirklich ‚schauend' gelebt.

Frau Chicorée sagt nun zu ihm: „Weigere dich nicht länger zu SEHEN (im wahrsten Sinne des Wortes) …, dir all das anzusehen, was sich im Leben abspielt, das Schöne, das wirklich Freudvolle. Erwache! Komme in das Leben hinein und Öffne dich. Es ist viel mehr in den Dingen, in den Menschen, in der Materie … als du denkst! Es gibt im Leben um dich herum viel mehr zu ‚sehen', als du denkst. Strecke den Hals, schaue genau hin, observiere, spitze deine Aufmerksamkeit, lausche … und du wirst Sehen, Entdecken, Wissen, Begreifen …, was du zuvor nicht sahst oder begriffst. Öffne deine Augen für das Wunder des Lebens."

Frau Chicorée zieht den Menschen gleichsam an seinen Ohren *ganz* nah an das Leben heran. Möglicherweise hat er unbewusst immer das Gefühl gehabt, ‚es nicht wirklich erreichen zu können', weil er zu wenig als ICH in sich selbst anwesend war, oder nie wirklich Bewusst gelebt hat, eher maschinell, oder stark strukturell oder oberflächlich, wie ein Zombie oder wie jemand, der das Leben niemals in Frage stellt, der alles einfach ganz normal findet … „Schaue genau, was du tust. Schaue dir das Leben an. Was machst du daraus?? Ist es nötig, dass du bestimmte Dinge erkennst … ‚veränderst'? Weigere dich nicht, einmal ganz genau hinzusehen. Merke doch, wie stark und verheißungsvoll das Leben ist!"

Es ist gut möglich, dass jemand in dem Moment einen Drang zu Chicorée entwickelt, in dem sein Lebender Selbst-Kern ihn dazu aufruft, sich bestimmte Dinge einmal sehr genau anzusehen, anders als früher, in dem Moment, in dem er zu ERKENNTNIS, zu EINSICHT in Bezug auf bestimmte Dinge kommen muss, in Bezug auf Tatsachen, an denen er bisher vorbeigegangen ist, ohne sie wirklich zu beachten. „Mache die Augen weit auf und schaue genau hin; entwickle Bewusstsein. Siehst du es noch nicht? Prüfe dann noch genauer, noch weiter, noch intensiver. Richte dich auf die Wahrheit, bitte um ganz klare und deutliche Antworten. Verstehst du auch wirklich, was du tust, was du sagst, in welche Richtung dein Leben führt? Werde wach und schaue dir dein Leben aufmerksam an."

Wen es nach Chicorée verlangt, der hat die starke Fähigkeit, Dinge in sich aufzunehmen, um viel und intensiv wahrzunehmen, einzuatmen, zu einer GRÖSSEREN WAHRNEHMUNG der Welt um ihn herum, des Lebens im Allgemeinen zu kommen. Er braucht es, *mehr* zu sehen, klarer zu sehen, mit dem Augen gleichsam weit offen die Welt als etwas Wunderschönes zu betrachten und alles herauszuholen, was herauszuholen ist. Er hat das Bedürfnis, auf diese Weise stärker im irdischen Leben anwesend zu sein, zu einem größeren Verständnis dessen zu kommen, was Das Leben ist. Es versteht sich von selbst, dass dies nicht *möglich* ist, solange er sich auf einer Oberflächlichen Ebene seiner selbst bewegt. Es ist mehr in ihm, als er denkt … Appetit auf Chicorée fordert zur Vertiefung auf, zu bewusster Aufmerksamkeit, sowohl intuitiv-gefühlsmäßig, verstandesmäßig als auch sinnlich …

Wer Chicorée mag, beherrscht stark seine Kräfte, aber weiß sich nicht immer dem Leben selbst hinzugeben. Er meint alles zu verstehen, zu begreifen …, aber eigentlich hält er eine gewisse Distanz. Er wird dazu ermahnt, sich tiefer IN das Leben zu begeben, mit einer intensiveren Kraft. Er darf nicht weiterhin im Geist, in seinem ‚Kopf' leben, sondern wird über sein gesamtes Körperbewusstsein in Tuchfühlung mit dem Leben kommen: Frau Chicorée fordert Wahrnehmung auf allen Ebenen, fordert ein sehr intensives Engagement. Das ICH, das sich seines Seins, das sich des Lebens bewusst wird. Die Sphäre von Chicorée steht sehr kräftig auf eigenen Beinen, *lässt* sich nicht von Gewohnheiten leben … sondern wird sich immer stärker ihres ICHS Bewusst. Sie stimuliert eine aktive Selbst-Werdung, ein Bewusstseins-Wachstum, ein Wach-Werden aus dem Winterschlaf, die Geburt nach einer langen Schwangerschaft.

Chicorée-Sphäre schiebt den Menschen gleichsam nach ‚draußen'; sie drückt das Bewusstsein gleichsam in die Materie; sie schiebt den menschlichen Geisteskern in die irdische Dimension hinein, natürlich über den Körper. Sie schiebt die Schilddrüse[4] gleichsam vorwärts; sie bringt Leben in die Knorpel (u.a. des Knies). Sie zwingt den Menschen dazu, hundertprozentig in das Leben zu treten und dort weder wie ein ‚Halb-Anwesender' zu sein, noch wie eine Marionette, wie jemand, der nicht WIRKLICH er selbst ist, wie jemand, der nicht in die irdischen Sphären eintreten kann … irgendwie im Hintergrund des Lebens zu bleiben.

Der Mensch wird feststellen, dass seine Ängste in dem Maße verschwinden werden, wie er stärker er selbst wird, in der Materie, unabhängig von einer Muttersphäre außerhalb seiner selbst (: den Sphären *der* Vergangenheit), unabhängig von allem und jedem. Nur auf dieser Grenze von Nicht-Leben und Leben, von Tod und Leben, werden Angst und Unruhe vom Lebenden Selbst erhöht, um den Menschen zu zwingen, *mehr* in sich selbst, in seinen Körper, in die irdischen Dimensionen einzutreten. Die Chicorée-Sphäre stimuliert übrigens das ganze Drüsensystem: es ist der ‚Geisteskern', der sich im ‚Menschen' manifestieren will. Ob er es will oder nicht, Chicorée drückt den Menschen mit der Nase auf das Leben. Und der Mensch wird Farbe bekennen müssen …

Wer Chicorée sehr mag, hat das Bedürfnis, völlig aus den Sphären von ‚Betäubung', Langeweile und Apathie zu treten. Er hat das Bedürfnis, sich auf eine wache, intensive, aufgeweckte Weise zu realisieren. Er will zu der Freude über sich selbst gelangen. Er wird jeden Gefühlstod aufheben und wird gut daran tun, sich mit offenen Armen in das Leben zu werfen, in Liebe zu sich selbst. Er sollte jeden Widerstand gegen die Schälung und Befreiung seiner selbst ablegen.

---

[4] Lies über die psychologische Übereinstimmung in *Der Schlüssel zur Selbstbefreiung – Enzyklopädie der Psychosomatik.*

Er wird gut daran tun, sich in den eigenen fröhlichen irdischen Gefühlen zu wälzen; er wird sich nicht länger auf Distanz zu seinem Herzen halten, zu seinem Gefühl.
Der Mensch engagiert sich jetzt vollkommen in seinem körperlichen Sein, im irdischen Leben. Es ist keine Rede mehr von Langweiligkeit, Gleichgültigkeit, Langeweile oder Griesgrämigkeit. Der Mensch tritt nun in das Leben ein. Alles fesselt ihn; es fasziniert ihn … Neugierig schaut er weiter … Seine Leber macht einen kleinen Freuden-Sprung: Liebe, Freude, Dankbarkeit … Der Mensch GLAUBT nun an das Leben! Frau Chicorée hat ihn stimuliert, ihm den Weg gezeigt. Begeistert schreitet er vorwärts …

Chilischoten, spanischer Pfeffer

Chili hat eine Veranlagung zu einer starken Struktur, zum Gebrauch von soliden, starken, massiven Stufen, die Treppe hinauf nach oben mit sehnenkräftigen Beinen, Muskeln. Die wesentlichen Linien eines soliden Stuhls mit starken Beinen und Armstützen. Klare Strukturgebung, wodurch eine klare Durchsicht erhalten wird. Chilischoten haben etwas von der Frequenz der ‚4'[5]: sie verfügen über die Gabe, durch die materiellen Oberflächenschichten hindurchzusehen, in gewissem Sinne können sie ‚hellsehen'.

Chilischoten würden Nüsse knacken und Trockenfrüchte schmecken lassen, eine Vielfalt wie im Studentenfutter, so stark. Sie sind komplex und genießen das Leben auf eine vielseitige Weise. Chilischoten versorgen sich selbst gut mit Speisen und Getränken. Manchmal zögern sie, aber geben dann wieder sich selbst einen Stoß in die Seite, wenn es sein muss auch anderen einen Stoß mit dem Ellenbogen, und machen sich wieder auf ihren Weg. Sie stehen schon ihren Mann! Bei Konfrontation mit Freunden und Bekannten sind sie sprachlich stark und halten sich zugleich etwas zurück, ziehen sich etwas zurück, schämen sich möglicherweise oder sind zumindest doch bescheiden. Sie beschreiten kurz gesagt auf suchende Weise eine Art von Mittelweg und versuchen das Gleichgewicht zu bewahren.
Man kann sie vorsichtig nennen, nicht tollkühn, … auch wenn sie plötzlich mit der Faust ausholen können, wenn dies ihrer Ansicht nach nötig ist! Paradox. Sie werden sich nicht kaputt machen lassen und setzen sich dann stark und energisch für die eigenen Interessen ein!

---

[5] Derzeit entsteht ein Buch über Ziffern und Zahlen; siehe auch das *Begleitende Arbeitsbuch zu 'Die Zwölf Tore des Prinzen Sirius'*. Bei Erscheinen des vorliegenden Werkes ist dieses noch nicht in deutscher Übersetzung erhältlich.

Chilischoten ermahnen den Menschen dazu, vorsichtig zu sein und zugleich doch nicht alles mit sich machen zu lassen! Der Mensch, der große Lust auf den Geschmack von Chili hat, ist auf der Suche nach diesem Gleichgewicht; er / sie sehnt sich unbewusst nach Sanftheit und liebevollen, warmen Annäherungen, ohne sich jedoch in demjenigen oder denjenigen zu verlieren, den bzw. die er / sie liebt. Abstand halten … und doch nahekommen.

Der knabbernde Mensch tastet ab, will alles schön ordnen, alles in systematischer Reihenfolge haben. Aus der Vielfalt der Dinge will er zu einer Essenz kommen, den Grundpunkt entdecken. „Lasse die Urquelle nur sprechen“, scheint er zu sagen, „lasse die perlenden Quellchen oberirdisch entspringen und jodeln wie fröhliche Bienen in der Wiese.“ Überschwänglich froh sind sie! Dieser Mensch ist auf dem Weg zum wahren Glück. Er sehnt sich nach einem neuen Frühling, der beginnen kann, und würde kraftvoll in die Höhe springen vor Freude, würde die Wolken in ihrer Sanftheit und ihren Sphären des Vergessens erkunden wollen. Nur an das schöne Gute erinnert er sich, nur dieses wird gepflegt. Natürlich wird der Mensch darauf achten, nicht in zu hohen oder in High-Zuständen zu landen. Warm-kräftig-sanft, zugleich bauend auf stabile Strukturen und auf dynamisch-starke Weise zu sein, aufbrausend in Freude aus der eigenen Liebesquelle heraus, und nötigenfalls scharf von sich wegdrücken können: darum geht es.

Endivie

Endivie hat ein goldenes Herz. Es ist nicht ihre Art, jemandem Schmerz zuzufügen. Sie will nicht wirklich etwas für sich selbst haben: „Ach, gib es ruhig den anderen!“ Sie ist mit einer Kleinigkeit zufrieden. Sie ist glücklich und wird sogar noch glücklicher, je mehr sie die Menschen in ihrer Umgebung in Freude leben sieht. Sie weiß ihre eigenen Interessen zurückzustellen, nicht in dem ungünstigen Sinne der Selbstaufopferung, sondern eher in dem Sinne, dass sie sich selbst unauffällig zurückzieht, sich überflüssig macht in einem Leben, das durch gute Taten in Selbstlosigkeit gekennzeichnet wird.

Man kann durchaus sagen, dass sie sich nicht wirklich bemerkbar macht; sie bittet überhaupt nicht um deine Aufmerksamkeit. Und plötzlich hat sie das Zimmer verlassen … ist verschwunden … ohne dass jemand etwas gemerkt hätte. Sie macht sich selbst überflüssig: ist dies nicht die größte Gebärde von Liebe? Mit anderen Worten: sie versucht niemanden, auch nicht ihre Kinder oder Freunde, an sich zu binden. Sie ist zufrieden, wenn sie sieht, dass alles gut geht … und lässt alles und jeden gehen. Sie hält nichts, aber auch wirklich gar nichts in sich

selbst fest; sie ist in der Lage, flottweg alles loszulassen. Sie hat wirklich keinerlei ‚Füllung' in sich; sie ist rein und pur bis auf die Gräten. Sie füllt sich mit nichts und niemandem, im Gegenteil: sie lässt immer wieder los, *gibt* und macht sich wieder auf ihren Weg. Man sieht sie gerade noch in der Ferne …
Sie tut viel Gutes. Manchmal ähnelt sie schon der guten blauen Fee mit dem warmen Herzen, die kurz mit ihrem Zauberstäbchen vorbeigekommen ist, für jeden etwas Gutes getan hat, um dann wieder geräuschlos zu verschwinden.

Derjenige, der Endivie mag, hat manchmal Probleme mit dem Wort ‚selbstlos' handeln und dann zurücklassen und loslassen. Er würde manchmal lieber ein wenig bei den Dingen hängenbleiben, bei den Menschen … statt sich auf seinen eigenen Weg zu machen, ohne zurückzublicken … Manchmal leidet er etwas unter Gram und Heimweh. Er hält mit sehnsüchtigen Augen Ausschau … in einer Art trauriger Wehmut über das, was nicht sein kann. Endivie spornt ihn dazu an loszulassen, sich nicht umzusehen und weiterzugehen. ALLES loszulassen und sich nicht mehr um das zu kümmern, was in der Vergangenheit liegt, um das, was er losgelassen hat.
Er täte gut daran, nicht mit der Dankbarkeit anderer zu rechnen, sondern wird selbst lernen, Dankbarkeit zu fühlen, um Gutes für andere tun zu können, - im Hintergrund -, ohne sich immer in den Vordergrund drängen zu wollen, ohne auch nur irgendetwas dafür als Gegenleistung zu erwarten … Er wird lernen, immer wieder loszulassen … und weiterzugehen …

Derjenige, den es nach Endivie verlangt, empfindet manchmal alles als schwer, fühlt sich gelegentlich schwer belastet, hat ein schweres Gemüt, weil er unnötige Lasten trägt. Er lebt aus der Überzeugung heraus, dass das Leben schwer zu ertragen ist. Außerdem schleppt er bestimmte Dinge aus der Vergangenheit immer noch mit sich herum und weigert er sich oft, immer tapfer vorwärtszuschreiten … Endivie ermahnt ihn dazu, das Leben *sehr* leicht zu sehen. Daraus ergeben sich dann angenehme Tatsachen in der Wirklichkeit, unter der Voraussetzung … dass er nichts mehr in sich festhält, dass er die Dinge, die er tut, auch sofort wieder loslässt, dass er sich nicht mehr an Menschen oder Dingen auf seinem Weg festklammert, dass er immer weitergeht, an nichts aus der Vergangenheit kleben bleibt. Dass er sein ‚Gepäck' immer wieder ablädt, dass er sich immer wieder be-freit, leer-macht … um sich wieder für das Neue zu öffnen. Dass er immer wieder für neue Einsichten offen ist, sich nicht an den alten festklammernd. Nur dann wird das Leben ihm wirklich leichtfallen.

Endivie ist wie eine edelmütige Dame, die überall Gutes tut, aber dies nirgendwo für die eigene ‚Ehre' tut, die nirgendwo ein Wort des Dankes oder eine Gebärde der Erkenntlichkeit fordert. Sie tut Gutes und geht immer weiter. Sie richtet sich auf *weiter*, auf die Zukunft und blickt niemals mehr zurück in die Vergangenheit. Sie ermahnt den Menschen dazu, dasselbe zu tun.

Derjenige, der Lust auf Endivie hat, ist möglicherweise manchmal ein wenig schwer von Begriff, weil er sich weigert, das ‚abzuwerfen', was er loslassen muss … Er lässt stöhnend los … Es versteht sich von selbst, dass er dann mit Blockaden auf seinem Weg kämpft, auch in seinem Körper (Verstopfung, Hämorrhoiden, Leberschwellung usw. …).

„Lasse nun endlich los," sagt Endivie, „halte diese Strenge nicht länger fest, als ob du ohne diesen Halt nicht leben kannst." Dabei kann es sich im übertragenen Sinne um eine Nabelschnur handeln: der Mensch, der es nicht wagt loszulassen, weil er fürchtet, im Nichts zu landen, ganz gleich, ob es sich dabei um eine Verbindung mit seinen Eltern, seinen Kindern oder seinem Partner handelt … Endivie sagt: „Schneide diese Nabelschnur durch und du bist ein freier Mensch …". Es kann dabei auch um bestimmte Dinge gehen, an denen der Mensch sich auf eine quasi notwendige Weise festhält: dies kann eine Funktion sein, eine Philosophie oder eine Tradition.

Endivie fordert dazu auf, ‚sich zurückzuziehen' von … loszulassen, gehen zu lassen … „Gehe weiter und lasse hinter dir!"

Der Mensch der, wie die Endivie, auf eine liebevolle Weise im Leben steht, weiß, dass er nichts und niemanden an sich zu binden braucht, dass er mit Herz *geben* kann, dass er Gutes tun kann und selbst freudvoll leben, immer weitergehend auf dem Weg der Evolution …; er greift nicht, er bleibt nicht kleben …, immer geht er weiter. Er hält sich an nichts fest und ist glücklich, dass er sieht, dass es anderen auf ihrem Weg ebenfalls gut geht.

Endivie ist dynamisch; sie bleibt nie länger stillstehen als notwendig ist, um bestimmte Dinge auszuführen. Sie fordert den Menschen dazu auf, dasselbe zu tun. Schaue dir die Essenz an, tue Gutes und verschwende keine Zeit an Belanglosigkeiten und an das ‚Klebenbleiben' an deinen Mitmenschen und daran, deine Zeit zum Beispiel damit zu vertun, oberflächliche, nutzlose Geschichten zu erzählen, oder immer wieder dieselben Geschichten aus der Vergangenheit aus der Mottenkiste zu holen. Das kann die Endivie nicht ausstehen! Sie hört nicht auf törichtes Gerede; sie hat wichtigere, selbstlose, gute Taten zu tun. ‚Tue Gutes und schaue nicht zurück!', ist ihr Leitspruch.

Endivie will ein fundamentales Los-Lassen. Sie reißt, wenn es sein muss, zwei zusammenhaftende Teile auseinander, und dieses Trennen kann wehtun: nur wenn der Mensch sich dem Loslassen widersetzt. Darum ermahnt sie den Menschen dazu, *selbst* loszulassen, auf eine bereitwillige Weise, ohne Widerstand, das loszulassen, was ganz eindeutig für das eigene Wohl losgelassen werden muss. Sie will eine sehr gründliche Reinigung von allem, was am / im Menschen klebt und was JETZT nicht mehr wirklich zu ihm gehört. Wenn es sein muss, fordert sie einen radikalen Bruch mit der Vergangenheit, einen radikalen Schritt, ein radikales Zurücklassen von … Ganz gleich, ob es dabei um Sichtweisen und Philosophien geht oder um die praktische Realität: beide gehen häufig Hand in Hand.

Endivie schaut niemals belämmert drein, sondern freut sich immer wieder darauf, in eine nächste Phase übergehen zu dürfen. Sie trauert nie über einen Abschied, weil sie weiß, dass im Leben nur dann Abschied genommen wird, wenn dies gut ist für das eigene Wohl. Sie trauert nicht, denn sie bindet sich nicht; sie verfolgt schnell ihren eigenen Weg und wird niemals verkalken oder versteinern, da sie niemals etwas länger als nötig ‚festhält' oder begrüßt. Sie setzt ihren Weg auf eine eher flüchtige Weise fort und fühlt sich dabei glücklich. Sie fordert den Menschen dazu auf, nicht lange stillzustehen, niemals Zeit mit Dingen zu verlieren, die eigentlich unwichtig sind in einem Leben, in dem es so viel Schönes zu erleben gibt.
Sie fordert den Menschen dazu auf, nur auf diese Stimme in ihm zu hören, die man ‚die gute Fee' nennt: sie, die Gutes tut und nichts dafür verlangt; sie, die immer damit beschäftigt ist, Gutes zu tun, ohne sich jemals irgendwo festzuklammern. Sie ist glücklich mit sich selbst, zufrieden mit ihren guten Taten und lässt alles flott passieren …

Erbsen

Der Charakter der Erbse kann als ‚locker' beschrieben werden; sie ist in der Lage, zu schwere, kompakte Massen auseinander zu schütteln - wie ein Kopfkissen - und die Elemente etwas zu verbreiten, zu verteilen, sogar zu Äther zu verdünnen; luftiger zu machen. Sie ermahnt den Menschen dazu, das Leben nicht zu schwer zu nehmen und die Dinge auf eine angenehme, relativierende, lockere Weise zu verarbeiten. Sie spornt zu Optimismus an, zu einem offenen Blick, in Vertrauen.

Schließt der Mensch sich selbst in einem zu schweren Muster ein; denkt er über alles so schwer nach; arbeitet er mit einem angestrengt schwernehmendem Gemüt an seinen täglichen Aufgaben? Dann ist die Erbse da, um zu ihm zu sagen: „Lasse alles ein wenig mehr los … Betrachte die Dinge nicht so dunkel. Nimm alles nicht so schwer. Lasse alles auf eine ruhige, betrachtende Weise an dir vorbeigehen. Betrachte gewisse Dinge nicht so düster, schwergewichtig oder pessimistisch, sondern ziehe dein Gemüt hoch, in Freude, im Vertrauen, dass alles gutgehen wird … und lass los! Sperre dich selbst nicht so mit schweren Gedanken ein; hetze dich selbst nicht so, in Nervosität, weil dies oder jenes schnell und dringend geschehen muss … Sehe das Leben nicht auf eine dunkle Weise. Lasse es alles nicht auf deinem Magen liegen, an dein Herzchen kommen. Lebe aus einem fröhlicheren, leichteren Gemüt heraus. Öffne dich ein wenig; lasse die Dinge einmal etwas einfacher auf dich zukommen. Stehe auf eine freimütige, relativierende Weise im Leben: Betrachte die Dinge von oben her …"

„Das ist alles nicht so schlimm, wie du meinst!“, spricht die Erbse, „Betrachte das Leben von der sonnigen Seite. Du *bist* doch da; du *lebst* doch … und das ist das Wichtigste. Alles andere ist dem untergeordnet. Traure nicht, lasse dich nicht hängen oder in noch tiefere, schwerere Regionen sacken … Kopf hoch und Blick nach vorn!“

Das Leben wird erst zu schwer, wenn der Mensch sich selbst nicht als ein freudvolles Wesen erfährt, wenn er das Leben nicht als wirklich ‚froh' betrachtet, wenn er meint, bestimmte Dinge tun zu müssen, die ihm sehr schwerfallen … Dieser Mensch wird lernen, in Freude seine Aufgaben zu erledigen und alles nicht so schwer zu nehmen. Er wird sich dessen sehr bewusst werden müssen, dass die äußeren Umstände die Folge eines inneren Zustandes sind. Wenn er etwas in seinem Leben ändern will, dann wird er in erster Linie etwas an seiner Einstellung gegenüber sich selbst und dem Leben ändern müssen. Sein lebender Selbst-Kern weiß sehr genau, warum er in diesem Leben bestimmte Aufgaben angezogen hat. Er wird sich nicht gegen sich selbst zur Wehr setzen, sondern sich die Frage nach dem ‚Warum' stellen.

Die Erbse weist den Menschen darauf hin, dass er zu viel Wert auf bestimmte Dinge legt, dass er die Dinge auf eine fröhlichere, dankbarere Weise angehen darf. Ganz gleich, welche Aufgabe er jetzt auch im Leben hat: er *lebt* und ist froh, Sein zu dürfen … und was er auch tut … er tut es in Freude, in Fröhlichkeit darüber, dass er zum Guten einer neuen, schönen Welt beitragen darf. Läuft etwas wirklich seiner eigenen natürlichen Veranlagung zuwider, während er in Dankbarkeit lebt, dann werden sich Umstände ergeben, die zur Folge haben, dass diese Aufgaben wie von selbst aus seinem Leben verschwinden.

Erbse hat die Eigenschaft, allem eine so heitere Note zu geben, alles so viel leichter zu machen, dass nichts mehr auf seinen Schultern lastet. Der Rücken trägt in Freude. Die Eingeweide verdauen alles spielerisch leicht; der Körper erleichtert sich. Die Sphäre der Erbse öffnet das, was zusammengeknäuelt liegt, was zu fest aufeinander gestapelt liegt; sie analysiert und divergiert; sie nimmt Bestandteile auseinander und sorgt dafür, dass jedes Teilchen separat Sauerstoff und Aufmerksamkeit bekommt.

Der Mensch hat hieraus zu lernen, dass er gut daran täte, in seinem geistigen oder rationellen Überblick die Dinge einmal auseinanderzunehmen, die verschiedenen Fakten einmal unabhängig voneinander zu betrachten … eine gesunde Analyse durchzuführen … um dann einen Beschluss zu fassen und die nutzlosen Dinge abzuführen.

Erbse mag es nicht, wenn der Mensch alles einfach zusammenklebt zu einem chaotischen Wirrwarr, in dem alles in- und durcheinander auf eine unübersichtliche Weise besteht … „Schaffe auf eine lockere Weise klare Verhältnisse in deinen Angelegenheiten. Überdenke, analysiere ruhig … um schließlich zu einer klaren, deutlichen und helleren Sichtweise zu kommen!“, sagt die Erbse.

Hat der Mensch eine chaotische Mischung aus Problemen und Sorgen? Nimm alles einmal in Ruhe auseinander - genau wie die Teile eines Autos - und sieh dir alles gut an. Etwas wiegt weiter schwer, wenn der Mensch keine klare Sicht darauf hat oder die Dinge nicht so betrachtet, wie diese betrachtet werden müssen. Mit Verstand, in Übersicht, mit Vertrauen und einem optimistischen Gemüt wird er, genau wie die Erbse, die Dinge einmal ruhig entwirren, um in seinem wirrköpfigen Gehirn oder in seinen chaotischen Lebens-Umständen Ordnung zu schaffen. Derjenige, der sich nach Erbsen sehnt, bittet um eine deutlichere, klarere Sicht auf das Leben, so dass er *jene* Schritte machen kann und jene Sachen regeln kann, die das Leben ‚leichter' und fröhlicher machen.

Schlussfolgerung:
Derjenige, der sich nach dem Geschmack von Erbsen sehnt, sehnt sich danach, das Leben durch eine helle Brille zu sehen und jede zu schwere Last abzuschütteln. Er hat das Bedürfnis, alles was zu schwer ist, zu öffnen, mit Licht und Sauerstoff lockerer und luftiger zu machen und, wo dies nötig ist, Lösungen zu finden, Veränderungen durchzuführen, Dinge loszulassen … um dann mit einem noch leichteren, befreiten, optimistischen Schritt durch das Leben zu ziehen.

Kichererbsen

Beschützer des Irdischen gegen eine zu grelle Sonne, aber andererseits auf das Höhere gerichtet, die ‚höhere' Sonne erkundend. Etwas misstrauisch in sich selbst geschlossen und zugleich doch neugierig in den Raum außerhalb seiner selbst blickend: eine Dualität. Die rote Kraftenergie wird gesammelt und instandgehalten, stark an der Oberseite des Kopfes konzentriert, aber dennoch in zusammengehaltener still gewordener Konzentration des ganzen Körpers. Alles was im Wesenfeld anwesend ist, wird festgehalten, verhalten, gebündelt.
Eine abwartende, aber nicht passive Haltung. Ein ruhiges Vorwärtsgehen mit den Tätigkeiten, sich unterdessen doch Fragen stellend über *all* das andere … Ein urkräftiger Selbst-Schutz, und doch, andererseits, etwas auf der Hut seiend. Es spielt sich alles im Kopf ab. Der Kopf warm und doch geschützt gegen eine zu große Hitze. Selbstschutz und zugleich Wachsamkeit.

Erst zu absoluter Selbst-Liebe kommen, *erst* die sich nachinnenringelnde Bewegung der ‚Sechs', *dann* erst kannst du geben und dich selbst öffnen, im Leben entrollen, mit einem Lachen, aus deinem Herzen heraus. Aber die Kichererbsen halten den Menschen noch für eine kurze Weile ‚innen', lassen ihn abwarten, sich selbst schützen, bei sich selbst bleiben, die Qualität seines eigenen lebens-

schützenden Feldes fühlen, erleben. Er wird sich später noch auf weiter freuen, behält dies aber vorläufig noch still in sich selbst, stark und zusammengeballt kräftig.
Nennst du ihn ein wenig prahlerisch, trägt er einen Markennamen auf der Kappe? Ach, eigentlich will er dies gar nicht; es gehört schließlich zu seinem selbstschützenden Abschreckungsfeld. Eine Haltung, die er einnimmt, solange er *echten* Wert-und-Schönheit in sich selbst noch nicht entdeckt hat.

Derjenige, der Lust auf Kichererbsen hat, betrachtet die Umgebung möglicherweise mit einem etwas zu scharf-aggressiven Blick, *zu* misstrauisch, bereit jemanden anzuherrschen. Er betrachtet das Leben vielleicht als ein Schlachtfeld, in dem man sich sehr für sich selbst einsetzen muss, sich selbst verteidigen muss, nötigenfalls mit Schlag- und Stoßkraft. Er gräbt faktisch den Boden unter seinen Füßen weg, statt stabil zu bleiben, wo/wer er ist, stark und unerschütterlich konzentriert auf seine eigene innerliche Basis. Das Gesicht lächelt jetzt vielleicht; er fühlt sich möglicherweise physisch stark, aber er bleibt etwas zu misstrauisch auf das Weltliche hin ausgerichtet stehen, oder auf das Materiell-Oberflächliche des Lebens: vielleicht aus Angst, betrogen zu werden, zu kurz zu kommen; der Welt nicht wirklich vertrauend. So kann er schließlich Sachen in sein Leben anziehen, die diese Überzeugung bestätigen würden.

Dieser Mensch tut gut daran, tief und nah bei sich selbst zu bleiben, in sich selbst zu blicken, und sicher nicht auf diese Weise nach außen gerichtet zu stehen, auf der Lauer oder greifend nach Dingen außerhalb seiner selbst. Er würde gut daran tun, seinen Blick jetzt in andere Richtungen, auf andere zu richten, aber dann auf das Hellere, das Schöne, und wird dann in seiner Umgebung klare Spiegel erfahren für die reinen Werte in sich selbst, für seine eigene Entwicklung. Er darf seine Austernmuscheln öffnen: die Perle darf auf die Sonne gerichtet sein, unter der Voraussetzung, dass er inzwischen *sehr* nah in und an sein eigenes Wesens-Ich angeschlossen bleibt. Er fühlt und sieht dann nur noch das Schöne, das Gute, in höchstem Vertrauen.
Hast du Angst, durch den Sitz hindurchzufallen? Hast du Angst vor dem Untergrund? „Das ist nicht nötig," sagen die Kichererbsen, „du *bist* doch stabil IN dir selbst!"

Kichererbsen halten sich zurück, aber halten sich schon bereit für den Start. Eine Ur-Manifestation seiner selbst. Sie wirken vielleicht etwas drohend und frech, aber zu wirklich aggressiven Taten gegenüber anderen kommt es nicht. Es handelt sich eher um eine Form einer primitiven Selbst-Affirmation. Voller Energien, um produktiv zu sein, aber sich noch zurückhaltend, abwartend … Werden erst eine Transformation durchlaufen.
Da sie stark phallus-kräftig ist, kümmert sich die Kichererbse einen Dreck um das, was andere über sie erzählen, vielleicht manchmal auf eine etwas rau-brutale Art, aber sie trägt in sich die Botschaft: „Ich muss nun zuerst für mich selbst sor-

gen, du kannst mich mal gerne haben!“ Ja, das klingt hart und primitiv, aber dies ist im Kern der Kichererbse anwesend. Sie weiß, was sie will, will sich in erster Linie stark ausprägen und trägt eine kräftige Dosis Potenz in sich. Sie will gleichsam wahrgenommen werden und trägt das Verlangen in sich, das Saatgut auf ihren Äckern auszustreuen.

Die Sphäre der Kichererbse ist vielleicht etwas tief-am-Boden, aber vielleicht ist es gerade *dies,* was sie den Menschen zu sagen hat: „Schaue dir an, wie und wer du *wirklich* bist, halte dich nicht länger höher, als du dich fühlst, zeige dich in deiner *wirklichen* Gestalt und spiele keine künstliche Rolle. Hänge nicht den schicken Herrn oder die schicke Dame heraus, während du innerlich mit primitiven Antrieben wohnst und dich selbst auf primäre Art zeigen und sein lassen willst.“ Erst wenn du nach Hause kommst in diese Ehrlichkeit, kannst du wieder weiter. Weiter im Sinne von: setze diese Masse an mannkräftiger Potenzialität um in einen kreativen und tatkräftigen Ausbau deines Ichs, deines Daseins. Du brauchst die Regeln des Anstands oder der Höflichkeit nicht zu verstärken, obgleich du nun auch wiederum nicht gleich vollkommen unhöflich oder schamlos handeln solltest, wie die Kichererbse dies gelegentlich wagen würde. Suche diesen Mittelweg, bei dem du *wirklich* du selbst bist, natürlich und ehrlich, ohne deswegen gleich schamlos oder unverschämt-rau gegenüber anderen zu werden. Lasse dich stabil nieder, aber nicht aus primitiven Wutlinien heraus, sondern in einem positiven aktiven Ausbau deiner selbst.

Kichererbsen stehen plötzlich vor einem Wendepunkt: der Mensch richtet sich nun auf, um dann, gleichsam wie eine Rakete, in die Höhe zu schießen. Dies ist eine ‚Ejakulation’ von lange zurückgehaltener Energie. Lasse diesen Ausstoß einen positiven Kraftstoß beim Aufbau des eigenen Daseins sein, ohne Wut, ohne primitive Antriebe, ohne sich selbst ‚einfach so’ ziellos in den Raum zu schießen. Du lässt dich selbst nach dieser Zeit der Zurückhaltung und Sammlung nun von einem über dir liegenden Punkt aus weitergehen, in Liebe und Glaubenskraft; halte nun keine Kräfte, Energien mehr zurück, sondern nutze sie auf eine urstarke, heilsame Weise, die dem Menschen und der Menschheit nutzt, wobei DU als MENSCH deine Energien in gesundem Stolz steuerst und dirigierst. Der Kopf, das Herz, der ganze Körper ist daran beteiligt.

Kichererbse mag Spaß und Abenteuer, Herausforderungen, kennt keine Scham, keine Grenzen; manchmal würden wir sie vulgär oder ordinär nennen, sexuell-exhibitionistisch in bestimmten Fällen, und schmutzig. Welche Lektion hat sie den Menschen dann beizubringen? Nun, derjenige der Appetit auf Kichererbsen hat, braucht nicht allzu wählerisch zu sein, zu viel Angst zu haben, seine Hände an der Natur ‚schmutzig’ zu machen, an der Arbeit in der Materie, im Staub der Erde beispielsweise, darf dem einfach Menschlich-Natürlich-Körperlichen nicht abgeneigt sein, auch wenn er deswegen nicht gleich so weit zu gehen braucht wie die Kichererbsen!

Derjenige, der Kichererbsen liebt, will doch etwas mehr Offenheit und Wagemut entwickeln, etwas mehr Spontaneität und Ehrlichkeit des Seins; er will unbewusst mit jeder Form der Künstlichkeit oder des Kults brechen und hat das Bedürfnis, sich selbst aus einem zu straff gespannten Gürtelriemen befreien. Er darf sich selbst etwas ‚lockerer' machen, ohne sich darum betrunken oder frivol gehen zu lassen. Die Botschaft der Kichererbsen für ihn lautet, sich nicht zu straff zuzuschnüren, sondern ehrlich seine natürlichen Gefühlskräfte existieren zu lassen, an die Mannkraft zu glauben, die in ihm ist, und diese nicht zu unterdrücken, sondern auf produktive Weise einzusetzen.

Fenchel

Fenchel ist freimütig, edel und großzügig. Er gibt, was er kann; genau wie eine Kuh, der es Vergnügen bereitet, die Menschheit mit Milch zu versehen, teilt er großzügig aus. Er findet es nicht mehr als selbstverständlich, dass jene, denen es gut geht, mit anderen teilen. Sein Auge sieht es schnell, wenn es an etwas mangelt; er hilft aus, gibt zusätzliche Nahrung, korrigiert, wo dies nötig ist. Aus einer Art von mütterlichem Verantwortlichkeitsgefühl heraus beobachtet er genau, wann eines seiner Kinder einen kleinen Schubs braucht, wenn eine seiner Maschinerien nicht mehr funktioniert und um einen Eingriff bittet, um den Prozess wieder in Gang zu bringen. Er ist alert und stellt das Gleichgewicht wieder her; er zögert niemals einzugreifen, wenn dies nötig ist.

Er ermahnt den Menschen dazu, auch gut für sich selbst zu sorgen, alert zu bleiben und sich selbst niemals in den Schlaf zu wiegen. Schaue genau hin, bleibe wach und greife ein, wenn nötig. Sorge für dein Leben, für das, wofür du verantwortlich bist. Sei immer bereit großzügig zu *geben,* sowohl dir selbst als auch den anderen.

Wer Fenchel mag, wendet sich an die lebenspendende, nährende Quelle in sich selbst. Er braucht Nahrung aus seinen tiefsten Quellen und bittet um ein wenig ‚Beistand und eine Kurskorrektur'. Er bittet seinen Lebenden Selbst-Kern, ihm zu helfen, in der richtigen Bahn zu bleiben (oder dorthin zu kommen), um die Informationen, Nahrung und liebevolle Aufmerksamkeit (von sich selbst) zu bekommen, die für sein Wohlergehen nötig ist. Eigentlich bittet er um ein wenig ‚Hilfe' … von seinem eigenen tiefsten Seelen-Kern. Er ist sich seiner Sache noch nicht sehr sicher …; er zweifelt manchmal ein wenig an seinem Wert …; er ist davon überzeugt, dass er das alles noch nicht ‚alleine' bewältigen kann. Er braucht Liebe, Hilfe, Nahrung und Kurskontrolle durch die Mutter in ihm selbst.

Es ist nach der Philosophie von Mutter Fenchel sehr wichtig, dass dieser Mensch es lernt, sich selbst zu versorgen, dass er nicht im *einen* oder anderen Sinne übertreibt, dass er sich selbst im Gleichgewicht hält, dass er weiß, dass er auf die Hilfe seiner selbst zählen kann, dass er schon auf eigenen Beinen stehen kann, wenn er nur in ausreichendem Maße aus seinem Inhalt schöpft. Er braucht keine Angst zu haben, zu kurz zu kommen oder es falsch zu machen; er sollte nicht einen ‚anderen' fragen ..., sondern täte gut daran, alles aus sich selbst zu holen!

In der Sphäre von Fenchel wird dem Mensch geraten, sich jedes Problemchen (körperlich-psychisch) sofort anzusehen, damit sich die Dinge nicht hinziehen: für ein sehr flottes Funktionieren.

Nirgendwo darf etwas ‚verstopft' sein. Eine kleine Weg-Blockade kann den ganzen Verkehr behindern ... „Löse dein Problem JETZT und warte nicht damit. Schaue dir auch die Signale deines Körpers sofort an, höre ihnen zu, verstehe die kleinen Beschwerden und Krankheiten, löse deren psycho-emotionale Ursachen auf, so dass wieder in allen Teilen des Geistes und des Körpers ein flotter Verkehr möglich ist. Höre auf deine Gefühle, höre auf die Signale in deiner Umgebung, und passe dich an, verändere dich ... wo dies nötig ist."

Die Fenchel-Stimme in einem Menschen merkt es sofort - sie spürt auf -, wo und wann eine Blockade vorliegt, eine Verstopfung irgendeines Kanals ..., wenn es als Folge eines psycho-emotionalen Stockens an der Funktion irgendeines Organs ‚hapert'. Fenchel sieht alles sehr schnell und ermahnt dich dazu, unverzüglich dein Problem(chen) zu lösen, so dass deine Gesundheit insgesamt nicht geschädigt werden kann. Damit das Ganze flott funktioniert, wird man den Elementen Aufmerksamkeit schenken müssen, die ein Bestandteil davon sind.

Die Fenchel-Sphäre trägt dazu bei, dass die Bahnen wieder leergeräumt werden, bringt schlechtlaufende Teile wieder in Gang und stimuliert einen flotten Durchfluss. Damit dieses körperliche Flott-Machen und Gesundheit-Wiederherstellen stattfinden kann, wird der Mensch also auf die Fenchel-Stimme in sich selbst hören: „Tue in jedem Moment das, was du tun musst; verweile nicht zu lange bei Dingen, die du am besten schnell loslässt. Zögere nicht mit dem Weitergehen. ‚Verstopfe' deine Kanäle, deinen Körper, dein ganzes Wesen nicht ... in ‚Widerstand' gegen Evolution! Gehe weiter, in Vertrauen, lass los ... in einer wahren Verantwortungsvollen Meisterschaft über dein Leben."

Wer ein Verlangen nach Fenchel empfindet, hält die Dinge mit einer manchmal zu gespannten Aufmerksamkeit fest. Seine Gewebe spannen sich zu straff zu, wenn er auf eine etwas ängstliche, krampfhafte Weise versucht, die Dinge zu lenken, zu dirigieren oder wieder auf Kurs zu bringen. Fenchel ermahnt ihn dazu, darauf zu vertrauen, dass die Dinge von selbst mehr so verlaufen werden, wie es am besten ist, wenn er konsequent auf seinem Weg weitergeht und tut, was er tun muss, nach Ehre und Gewissen. Er darf vertrauen und alles einfach einmal

‚passieren lassen'; er darf weitergehen lassen … Dies ist nur dann möglich, wenn er sich seiner Meisterschaft Bewusst wird, wenn er erkennt, dass er die Dinge von oben, mit Überblick, lenken kann. Ohne Furcht, ohne ängstliches Festhalten kann er dann hier und dort korrigierend eingreifen …

Die allgemeine Regel lautet: betrachte die Geschehnisse in deinem Leben in Weisheit und mit Überblick, in Vertrauen und mit einer positiven Erwartung. Lenke die Hauptlinien deines Lebens, aber lenke nicht GEGEN die Richtung der Natur! Wenn du auf eine geschmeidige, flexible Weise mit der Sprache deines innerlichen Selbst-Kerns mitgehst, wenn du dich nicht gegen die deutlich ausgeprägten Signale wehrst, die dir auf deinem Lebensweg begegnen, dann kannst du mit größter Leichtigkeit, flott und geschickt deinen Weg gehen. Du triffst genau die richtigen Signale im richtigen Moment, die richtigen Wegweiser an den richtigen Stellen; du vertraust und gehst immer weiter … Du ‚umklammerst' keinen der Wegweiser; du bist dankbar für die Begegnung mit diesen Menschen, die dir nützliche Informationen gegeben haben, aber du hältst sie nicht fest; du gehst immer weiter auf deinem Weg und folgst nur deiner eigenen Autorität.
„Kein emotionales Zögern; kein Lampenfieber; keine Angst davor, einen neuen Schritt zu machen, immer wieder etwas zurückzulassen und weiterzugehen … !", sagt Fenchel.

Gartenkresse

Die Sphäre von Gartenkresse spricht wie folgt: „Schiebe deine Gedanken beiseite … lasse deinen Kopf einmal ganz zur Ruhe kommen … lasse die Dinge in der Natur auf dich zukommen …, lege dich einmal ruhig ins Gras und genieße eine herrlich milde Sonne … nimm wahr … Vergiss die Zeit … Genieße den herrlichen zeitlosen Gesang der Vögelchen … Fühle dich in Einheit mit der Natur verbunden. Lasse einmal alles los und entspanne dich in einer himmlischen Ruhe …"

Der Mensch, der in seine ursprüngliche Natur zurückkehrt, ohne sich die Hektik in der Gesellschaft noch zu Herzen zu nehmen … Er schiebt seine Gedanken, seine Sorgen beiseite und kommt ganz bestimmt zu einem einfachen ‚Sein'. Er sucht nicht, er denkt nicht, er grübelt nicht. Er lässt die Dinge rund um ihn herum sprechen und nimmt nur auf eine sinnlich anwesende, empfängliche, eher passive Weise wahr. Er ‚vergisst' den Rest der Welt und wird nur darauf achten müssen, dass er die Zeit nicht völlig aus dem Auge verliert, dass er seinen Kontakt mit der tieferen Erde, mit seinen Wurzeln behält.

In der übertriebenen Gartenkresse-Sphäre würde er schweben und jeder Kontakt mit der Wirklichkeit würde in der Phase von Traum, froher Erwartungssphäre, Phantasien und Unendlichkeit verloren gehen. Er verliert dann sich selbst in dieser Sphäre. Doch in erster Linie empfiehlt Gartenkresse dem Menschen (der Lust auf Gartenkresse hat), zu geistiger Ruhe, zu Entspannung zu kommen und das ist sehr gut.

Wer Gartenkresse mag, will näher zu *der* und zu seiner Natur kommen; er hat das Verlangen, einen intensiven sinnlichen Kontakt mit dem Natürlichen wiederherzustellen oder zu verstärken. Er will seine Natur genießen … Er hat das Bedürfnis, viel näher zum eigenen Körper zu kommen, um sich weniger in den Gedanken, den Strukturen, in der ‚Allgemeinheit' des Lebens zu verlieren. Er will gleichsam auf Entdeckungsreise gehen, seine eigene Natur entdecken, um *ganz* innig und nah mit ihr zu verschmelzen.
Gartenkresse ermahnt den Menschen daher auch dazu, nicht Auf Distanz zu sich selbst, zu seinem Gefühl, seiner Intuition, seinem Körper, seinem ‚Fleisch' zu bleiben, sondern *ganz* nah an diese heranzukommen. Der Mensch sollte jede Distanz zu seinem eigenen ICH überbrücken. Wer Appetit auf Gartenkresse hat, sehnt sich nach dieser Verschmelzung mit dem eigenen Ich, dem eigenen Körper. Er will zurück ‚herunterkommen' zu seinen natürlichen Wurzeln, zu jenem Ort, von dem er sich zu sehr distanziert hat, ja, vielleicht hat er sich selbst vielleicht sogar in einen Turm hoch darüber eingeschlossen …

Gartenkresse sagt: „Komme herunter und nehme Kenntnis von deiner puren, reinen, ursprünglichen Natur! Lerne, mit Vergnügen die primitivste Geste kennenzulernen: mit deinen Füßen in einem Bach …, mit deinem Kopf im Gras …, deine Hand streichelt eine Blume …, du atmest mit Vergnügen den Geruch von Sträuchern, Gräsern, Bäumen und Feldblumen ein … Du kommst wieder heim in deine ursprüngliche Natur und du erfährst dies als eine Wohltat …
Wage es, dies zu genießen, voll und ganz, und lasse alles andere einmal aus deinem Kopf heraus. Vergiss die Jagd und den Stress, die Zeit und das *Müssen,* die Strukturen und vor allem … jede Künstlichkeit, die die Natur in deinem Leben erstickt hat. Öffne deine Nase für das Ursprüngliche in dir selbst, für all das Schöne in deiner Natur und lasse es nie mehr zu, dass deine Gedanken, deine Lebensweise oder deine Haltung von dem abweichen, was deine ‚Natur' dir eingibt!"

Wer sich nach Gartenkresse sehnt, ist möglicherweise manchmal so müde davon, sich (in Handeln oder in Gedanken) mit Dingen zu beschäftigen, die eigentlich nichts mit ‚Leben' zu tun haben; er beschäftigt sich häufig mit Dingen, die er besser sein lassen könnte. Er muss wieder Kontakt mit seiner tiefsten Natur aufnehmen, um einzusehen, wie weit er auf bestimmten Gebieten vom Weg abgekommen ist. Dieser Mensch wird sich wieder an sein tiefstes Selbst anschließen und entdecken, dass hier seine Kraftquelle ist: er ist in der Lage, Kräfte aus dem Tiefsten seines Wesens zu schöpfen. Er lässt sich selbst nicht von oberflächlichen Beschäftigungen ‚leersaugen', von hässlichen Gedanken, indem er Dinge tut, die er besser sein lassen sollte.

Tut ein Mensch Dinge, die er besser nicht tun sollte (die er besser loslassen oder in bestimmten Fällen einem anderen überlassen sollte), dann kann er davon todmüde werden. Verbindet er sich mit sich selbst und lebt er aus dieser reinen Art heraus, dann wird er auf eine motivierte, stark-gesunde Weise im Leben stehen. Er nährt sich selbst von innen heraus. Müdigkeit verschwindet.

Weil er zu weit von seiner eigenen natürlichen Art abgewichen ist, steht er manchmal unter Hochspannung. Er ist nervös, verwirrt, will viele Dinge gleichzeitig tun. Der Kopf und das Herz leiden darunter. „Kehre zurück zu dir selbst", sagt Gartenkresse, „Folge deinem innerlichen Rhythmus, lasse dich von nichts und niemandem hetzen; tue keine Dinge, von denen du fühlst, dass sie nicht wirklich zu deiner wahren Art gehören. Nimm dir für alles ruhig Zeit ...; Ruhe ... in deiner Natur ...; lebe und genieße auf eine sehr entspannte Weise ... und relativiere alles Andere!"

(saure) Gurken

Derjenige, der sich nach sauren Gurken sehnt, hat ein Bedürfnis nach ‚Erleichterung'; er sehnt sich dringend danach, bestimmte Dinge loslassen zu können. Er will sich von Ballast befreien. Er hat zu viel festgehalten; das ärgert ihn und er will sich selbst davon erlösen. Er hat Freude daran, loslassen zu dürfen, hinter sich lassen zu dürfen. Er fühlt den Drang, sich hinzusetzen und nicht weiterzugehen, bevor er nicht in sich selbst, in seinem Kopf, in seinen Gefühlen alles ‚abgeladen' oder ‚gelöscht' hat, was weg muss, um dann mit einem leichteren Gemüt weiterzugehen.

Dieser Mensch will sich selbst leichter machen; er sieht das Leben manchmal zu schwer und beschäftigt sich manchmal mit Dingen, die er besser ganz loslassen sollte. Er hat manchmal den Drang, alles in sich festzuhalten, zu stapeln, und lernt nun die Lektion, eines nach dem anderen loszulassen, alles loszulassen. Er macht einen Lernprozess des Los-lassens durch.

In bestimmten Fällen ist es möglich, dass er sich auf eine zwanghafte Weise auf dieses Loslassen oder buchstäblich auf den ‚Stuhlgang' fixiert. Er erlebt ein wahres Vergnügen an dieser Erleichterung: diese Tatsache weist darauf hin, dass sein tiefstes Selbst ein wahres Vergnügen daran hätte, wenn er auch in der Praxis bestimmte Dinge loslassen würde, die er nun noch festhält; zweitens, dass er gut daran täte, auf eine gesunde irdische Weise *ganz* nah zu sich selbst zu kommen: er darf nicht vor bestimmten Situationen flüchten, sondern wird sich selbst ‚befreien'. Das Sinnlich-Irdische darf eine Wohltat für ihn sein, das körperlich-sinnliche Sein auf Erden, ohne ‚Festhalten'.

➔ Lies nun weiter in der Rubrik: Essig-Geschmack in Nahrungsmitteln im Kapitel *Soßen.*

Salatgurke

Die Symbolik der Salatgurke könnten wir vielleicht als ‚altmodische Gediegenheit' bezeichnen: keusch, zuverlässig, korrekt, ehrlich, sittsam und bescheiden, ein wenig schüchtern und prüde. Sie ist alles andere als arrogant und wird eher auf eine bescheidene Weise fragen, „ob sie auch nicht stört?" Man erkennt sie sofort an ihrem tadellosen, anständigen, korrekten Verhalten. Sie wirkt ein wenig wie eine (positive) Jungfrau. Sie drängt sich niemals in den Vordergrund, zieht sich eher etwas verschämt zurück. Salatgurke nickt schnell, streitet nicht, ist freundlich und hilfsbereit, sofort bereit, den Wünschen eines anderen entgegen zu kommen, falls dies auch nur irgendwie möglich ist, ist sofort bereit, anderen eine helfende Hand zu reichen. Sie spielt sich nicht auf; sie bekennt sich auf eine ehrliche Weise zu sich selbst.

Derjenige, der sich nach Salatgurke sehnt, braucht etwas Ruhe: „Nicht übertreiben, sei still, spiele dich nicht auf, tue nicht so, als ob du stark wärst, strebe diese goldene Auszeichnung nicht um jeden Preis an, backe kleinere Brötchen und prahle nicht so mit deinem Image, mit deinen Taten und deinen Leistungen!" Salatgurke ermahnt ihn dazu, zurück zu seinem Platz zu gehen und dort ruhig abzuwarten, um zu sehen, welche Aufgaben er in Dienstbarkeit und Dankbarkeit verwirklichen kann, in aller Einfachheit, ohne Aufplusterei. „Du musst nicht in allem der erste sein, krähe etwas leiser und warte auch deine Zeit ab", sagt Salatgurke. „Stelle deine Gaben und Talente in den Dienst des Guten, klopfe keine großen Sprüche, sondern stelle deine Möglichkeiten dem Guten Zweck zur Verfügung. Höre auf dein Herz und folge nur dieser Vibration."

Es ist gut möglich, dass der Salatgurken-Liebhaber manchmal ein zu lautes, zu herrisches oder zu auffälliges Verhalten an den Tag gelegt hat. Er täte daher gut daran, jetzt das Haupt vor Güte und Liebe zu beugen … in Ehrfurcht und Dienstbarkeit. Salatgurke ermahnt ihn dazu, sich nicht als Direktor oder als Diktator aufzuspielen, der über alles zu bestimmen hat; im Gegenteil: „Lehne dich jetzt auf deinem Stuhl zurück … höre einmal den anderen zu und blase dein äußerliches Ego nicht auf … Höre das Gute an und schaue, wo du deine Rolle in einer Gesellschaft verwirklichen kannst, die auf wirkliche Evolution in Güte ausgerichtet ist. Stecke keine Zeit in dein eigenes kleines Ego, in image-streichelnde Aktivitäten, sondern stelle deine Kräfte dem Wohlergehen deiner Umgebung zur Verfügung. Je mehr du dich selbst in den Dienst dieses schönen Ganzen stellen kannst, desto besser wirst du dich fühlen. Du wirst dich selbst als einen guten Menschen erfahren und dies wird dich glücklich machen …!“

Weigert sich dieser Mensch jedoch, für das Hauptziel im Leben Platz zu machen, weigert er sich, sein Image für das wirklich Gute aufzugeben, weigert er sich, für die Wahrheit Platz zu machen … will er absolut sich selbst und ‚seine' Wahrheit in den Vordergrund drängen …, dann hat er die Bedeutung seines Appetits auf Salatgurke nicht verstanden und wird er früher oder später auffliegen. „ Auf deinen Platz! Kehre zu deinem Stuhl zurück und bleibe bei dir selbst. Blase dich nicht auf und dränge dich nicht rücksichtslos mit beherrschendem Schritt in den Vordergrund. Versuche nicht, Dirigent des Orchesters zu sein, wenn es deine Aufgabe ist, die Triangel zu schlagen.“ (Dieser Vergleich hat symbolische Bedeutung; es gibt schon Dirigenten, die sich in Bezug auf die Musik und das Orchester sehr dienstbar verhalten; sie haben wahrscheinlich auch nicht so viel Appetit auf Salatgurke.)

Salatgurke ermahnt dich dazu, dich immer in den Dienst Des Lebens zu stellen: „Was auch immer deine Aufgabe ist, erfülle sie in Dankbarkeit, ohne *mehr* zu wollen, ohne dich selbst aufspielen zu wollen. Mache dein Leben nicht von einem Image-Bild deiner selbst abhängig, sondern lebe von innen heraus, in aller Ehrlichkeit gegenüber dir selbst. Sei ehrlich zu deinem tiefsten Selbst und zeige dein wahres Gesicht. Trage keine stolz glänzende Maske, versuche nicht, mit vorgestreckter Brust oder ‚verführerischem' Körper zur Außenwelt hin zu brillieren: brich mit diesen Machtstrukturen, wenn du vermeiden willst, dass diese Macht dich zugrunde richtet. Komme zu einer ehrlichen Kommunikation mit deiner wahren Natur und lebe frank und frei, offen und ehrlich aus dieser Natur heraus! Kehre dich nach innen … beuge das Haupt (gleichsam) in Ehrfurcht vor dem wirklich Schönen, vor der Wahrheit des Lebens. Versuche deinen Kopf nicht hoch hinaus zu strecken, sondern ziehe dich ein wenig in dich zurück.“

Demjenigen, der Lust auf Salatgurke hat, liegt etwas auf dem Magen: er würde es manchmal gerne aussprechen, aber sein Macho-Stolz hindert ihn oft daran, seine sanfte, empfindliche Natur auf eine ehrliche Weise zu veräußerlichen. In seiner Haltung nach außen hin lügt er sich manchmal selbst an. Er sollte mit jedem Schein, jeder Unechtheit, jedem Tarnungsschirm, jeder Angeberei und Großtuerei brechen.

Er wird sich sanft nach innen kehren müssen und das Leben fragen: „Was kann ich für dich tun? Auf welche Weise kann ich mich für das Gute einschalten? Hast du eine Aufgabe für mich, und falls ja, welche? Ich stelle meinen Inhalt, meine Dienst zu deiner Verfügung: frage nur!“ Dieser Mensch ist nun dienstbar, dankbar geworden; er zeigt sein ehrliches Gesicht und ist sanft zu sich selbst. Er muss sich gegenüber der Außenwelt nicht gleichgültig stellen, sollte nicht so tun, als ob er stark wäre, sondern spricht nun in aller Bescheidenheit aus seinem Herzen heraus.
Fräulein Salatgurke sagt: „Höre auf zu fordern, zu fragen, dich selbst aufzudrängen, dich auf zwingende Weise an einem anderen festzuklammern: lasse die anderen in Ruhe und ziehe dich zurück in deine eigene bescheidene Wohnung, um dort zur Besinnung zu kommen in Bezug auf die wirklichen Werte des Lebens. Prahle nicht mit deiner Nase in der Luft, sondern sei mit dir selbst zufrieden …, lerne, im Leben mit sehr wenig zufrieden zu sein. Sei dankbar und glücklich, sein zu ‚dürfen', ohne in den Augen von anderen ‚Jemand' sein zu wollen …

Sei einfach du selbst, in der Freude und Dankbarkeit für die Tatsache, dass du deinen Beitrag zur Verbesserung unserer Welt leisten *darfst.* Du kannst durchaus eine wichtige Funktion haben, aber es geht dir nicht darum zu brillieren, zu beherrschen oder das Sagen zu haben.“

Der Mensch lebt nun nicht in der Sphäre des angeberischen, herrischen Hahns, sondern in der Sphäre der einfachen, begierde-losen Salatgurke, in Dienstbarkeit für das Leben selbst, in einer Bereitwilligkeit und Hilfsbereitschaft gegenüber anderen. Er ist ehrlich, offen und korrekt in seinen Taten und Worten: sein Gewissen wird infolgedessen nicht an seinem Magen nagen …

Jamswurzel, Yamswurzel

Jamswurzel ist wie jemand, der es versteht, sich gut bei sich selbst zu halten, wie die Vorderarme des Hummers, der, geschlossen und nach vorne gestreckt, nicht daran denkt, nach etwas zu greifen oder etwas zu packen. In voller Hingabe an das Allerhöchste in sich selbst, die Augen gleichsam zum Himmel gerichtet. Loslassend lässt er sich selbst auf Erden ‚sein'.

Bei der Art von Jamswurzel würden wir sagen: ‚verliere' dich nicht in ‚Hingabe', auch wenn dieses Loslassen an sich schon ein wunderschönes Lebensgeschehen ist, das Nicht-Greifen außerhalb deiner selbst, das dich gleichsam durch die Lebenswasser mitwogen Lassen. Und doch darf es nicht zu einem ewig himmlischen ‚nichts TUN' werden …

Jamswurzel stellt sich die Frage: „Was soll ich mit all den Weintrauben-voller-Energie in meinem Wesen? Schöpfen, schöpfen aus dem untersten meiner selbst, um die allerschönsten Dinge nach oben zu holen für alle guten Menschen, für mich selbst und meine Gesundheit …[6]"
Jamswurzel versteht sich selbst sehr gut, und das vereinfacht die Sache, wenn es darum geht, die Dinge zu fühlen und zu tun, die gut für einen selbst und die anderen sind. Und muss sie mit etwas weniger Verständnis der anderen rechnen? Dann wird sie dennoch darüber glücklich sein dürfen, dass sie des Talents der Empathie, des Mit-Fühlens, in sich selbst gewahr wird.
Jamswurzel kennt die wahre Freude des Lebens durch die Tatsache, dass sie sich gerne in ihre innerlichen Tiefen zurückziehen und dieses Dankbarkeitsgefühl dafür ‚fühlen' kann, dass sie existieren darf … , dass sie sein darf, wer sie ist, wie sie ist. Das Glücksgefühl selbst, das durch sie hindurch strömt.
Angst? Nein … selbst wenn sie in einem Boot sitzt, das zu kentern droht, hält sie sich stark an jenem URVERTRAUEN fest, am Mittelmast in sich selbst und sie WEISS, dass das Leben nicht will, dass Verdruss, Elend und Tod noch länger existieren. In solchen Fällen hält sie sich an nichts außerhalb ihrer selbst fest, sondern versteht es, sich aus ihrem innerlichen Gefühl und ihrer Weisheit heraus horizontal zu halten, durchzuhalten, in ihrem vertrauensvollen Sein verweilend. Als Folge dieser Haltung und dieses innerlichen Glaubens ereignet sich keine Katastrophe.

Der Mensch, der dieses Nahrungsmittel mag, verkrampft sich möglicherweise manchmal vor Furcht, aber tief in seinem Innersten lebt auch jenes Urvertrauen. Er lernt immer mehr, sein Leben darauf zu basieren.
‚Hilfe!' und Angst … können noch durchbrechen … aber darunter liegt doch der Urglauben an die Tatsache, dass nichts völlig außer Rand und Band geraten wird, dass das Leben bei ihm steht, durch sein Ich strömt: dass letztlich nichts Ekelhaftes zu geschehen braucht.
Wer großen Appetit auf Jamswurzel hat, wird gut daran tun, seinen bebenden Untergrund zur Ruhe zu bringen: indem er in erster Linie SICH SELBST vertraut, an sich selbst glaubt und sich dem reinen ECHTEN Leben hingibt.[7]
Jamswurzel denkt nicht, sondern ‚fühlt', als ob sie zwei Fühler hätte. *Eine* ununterbrochen durchlaufende Linie sehen wir bei ihr, wie ein Schwimmer, der geradeaus vorwärts schwimmt. *Ein* gleitendes Geschehen durch die Lebenswasser hindurch.
Der Mensch, der große Lust auf Jamswurzel hat, entwürdigt sich selbst vielleicht ein bisschen und muss sich selbst wertmäßig wieder auf ein höheres Niveau heben. Er darf den ‚Felsen' in sich selbst wahrnehmen, so dass Zähne und / oder Kalzium üppig konzentriert im Körper anwesend wären, stark! Das ‚Ich Bin'-

[6] Lies über die Symbolik der *Trauben in diesem Buch.
[7] Lies hierüber im einleitenden Teil von *Der Schlüssel zur Selbstbefreiung – Enzyklopädie der Psychosomatik.*

Gefühl, das Erlebnis des ‚ich lebe aus meiner starken Basis' heraus, in Autonomie, was nicht heißen soll egoistisch, im Gegenteil.[8] Aus der kernartigen Basis heraus strahlt er Seinswert aus und dies ist auch für die anderen Menschen heilsam.
Der Mensch, der Jamswurzel liebt, geht gerne auf Erkundung aus, um weitere Wege zu finden, experimentiert mitunter ... , genau wie wir bei den Affen sehen,[9] weiter und weiter entwickelt sich der Weg. Jamswurzel ist auch in Evolution.
Jamswurzel will eigentlich alle Menschen strahlend vor Glück sehen. Der Mensch, der Appetit auf Jamswurzel hat, fühlt manchmal ein nagendes Gefühl in seinem Solarplexus, als ob eine Spannung auf seinem Magen liegt und er sich von einem zu nervösen System befreien darf: nichts mehr außerhalb seiner selbst festhalten, nicht klammern, nirgendwo ein Zuviel an Ambition (Übertreibung), kein angstvoller Stress, *das* ist die Lösung, der sich Jamswurzel vollständig anschließt.
Jamswurzel freut sich, reibt sich die Hände vor Freude und erwartet das Allerschönste, dasjenige, was ihr Herz noch höher hebt.

Der Mensch, der den Geschmack von Jamswurzel mag, lebt in einer Sphäre von Blau, fühlt das Bedürfnis loszulassen einerseits und sich stark aufzubauen und zu kreieren andererseits; er würde gut daran tun, von seinem dritten Auge zu wissen, er würde gut daran tun zu wissen, dass er sich für Frieden und Empfang öffnen kann. Stark auf beiden Beinen stehen, in seinem stark gebauten Skelett anwesend sein. Und schließlich die Liebe, warm, zum eigenen ICH-in-Körper fühlen lernen, und dabei aus der Passivität treten. GLAUBEN an die eigene Schlagkraft, an die eigene Schaffenskraft! Rot und Blau jetzt im Gleichgewicht anwesend ... Harmonie im männlichen und weiblichen Verbund.

Kartoffel

Die Sphäre der Kartoffel strahlt reine, intensive Freude über das irdische Dasein aus. Mit einem stark konzentrierten, emotionalen Glücksbewusstsein verbleibt der Mensch in seinem Körper. Er ist sich dessen vollkommen bewusst ... Dieses unaussprechliche Glücks-Gefühl durchflimmert jede Zelle seines Körpers. Er weint fast vor Freude; die Lebensflüssigkeit strömt warm und froh durch seinen Körper. Er denkt gar nicht daran, auch nur in *einem einzigen* Satz ‚nein'

[8] Lies mehr hierzu im Buch *Leben!* Dieses Buch ist bei Erscheinen des vorliegenden Werkes noch nicht in deutscher Übersetzung erhältlich.
[9] Lies hierüber mehr in *Wenn die Tiere sprechen könnten* ... Dieses Buch ist bei Erscheinen des vorliegenden Werkes noch nicht in deutscher Übersetzung erhältlich.

zum Leben zu sagen. Er ist der leidenschaftlichste Verteidiger des Lebens: mit Kraft, Hingabe, Idealismus, Sensibilität, Feuer und Begeisterung tritt er immer für das Leben auf Erden ein.

Die Kartoffel-Sphäre lässt es nicht zu, dass etwas in ihn eindringen würde, das nichts mit dem Leben zu tun hat! Sie zeigt sich nach außen hin stark … aber hat ein sanftes und empfindliches Herz. Die Kartoffel zeigt sich nach außen hin stärker und cooler, als sie im Inneren ist. Man wird sie daher auch mit Respekt behandeln: sie symbolisiert schließlich die Schönheit des Lebens, die Sanftheit der Liebe zum Leben und den Total-Einsatz für dieses Leben. Sie wird die Gesetze des Lebens mit Zähnen und Klauen verteidigen, auch wenn sie dabei zu Tode kommt (und dies ist natürlich keine gute Sache). Darum tut der Mensch gut daran, die positiven Lektionen der Kartoffel zu lernen …

Derjenige, der Kartoffeln wirklich mag, sehnt sich also aufrecht nach … Liebe: er will auf diese Weise ganz nah und intensiv zu seinem irdischen Körper, zu seinem Selbst kommen. Er will jede Distanz, die es noch zwischen ihm und seinem Körper gibt, zwischen seinem Geist und seinem irdischen Ich annullieren. Er sehnt sich eigentlich so stark und intensiv nach sich selbst (auch wenn er dieses Verlangen oft auf andere projiziert)! Die Rührung, die er möglicherweise in Bezug auf andere Menschen erfährt, die er gerne ganz in seiner Nähe haben würde, der Kummer beim Abschied … ist faktisch ein Spiegelbild jener Traurigkeit, die es noch gibt, weil dieser Mensch sich nach sich selbst sehnt, weil er SICH SELBST VERMISST! Letztlich sehnt er sich nach sich selbst …; er trägt das tiefe Verlangen in sich, zu einer intensivwarmen Verschmelzung mit seinem eigenen Wesen zu kommen und in reinem Glück die Liebe in und für sich selbst zu erleben.

Es ist sehr wichtig, dass der Mensch sein Fass voller Gefühle in Freude erlebt. Der Mensch trägt eine Ur-Quelle in sich: es ist an ihm, das Wasser dieser Quelle auf die richtige Weise aufzuwärmen und es strömen zu lassen … Er wird das Leben aus der tief beseelten Erwartung heraus erleben, dass das Leben Freude bedeutet und Freude bringen wird, immer wieder … Aus dieser tief-durchfühlten Glückssphäre (im Leben und aufgrund des Lebens in sich selbst) heraus wird er sein Glück nicht von externen Faktoren abhängen lassen. Außerdem wird er aus diesem dankbaren emotionalen Freudenbewusstsein heraus immer wieder schöne Umstände anziehen.

Derjenige, der Kartöffelchen mag, kennt schon die Annehmlichkeiten des Lebens und will sich vollblütig darin herumwälzen. Je nach seiner Einstellung richtet er sich auf sein SEIN, sein ICH im Körper oder auf das, mit dem er sich FÜLLEN will. Im ersten Fall wird er sich als ein glücklicher und gesättigter Mensch, im letzten Fall als ein niemals befriedigter Mensch erleben. Folgt er dem ersten Weg, dann wird er sich selbst schließlich zu einer größeren Vollheit,

einer größeren Freude steigern; er kommt näher und näher zu sich selbst, kriecht ganz nah an sich selbst heran und sucht die freudvolle ‚Emotion' über das Leben IN SICH SELBST.
„Heiße dich selbst WILLKOMMEN!", sagt die Kartoffel, „schließe dich selbst nicht aus …". Wenn ein Mensch das Gefühl hat, nicht ganz zum Zuge kommen zu können, oder nicht ‚dazu' zu gehören … dann liegt die Ursache dafür nicht bei den anderen, sondern vielmehr darin, dass man sich selbst nicht wirklich in ganzen Umfang Sein lässt. „Du gehörst zum Leben … du solltest dich selbst hereinholen; erwarte dies nicht von einem anderen. Die anderen reagieren nur auf deine Überzeugungen über dich selbst!", sagt Kartoffel.

Die Kartoffelsphäre liegt in einem Bett aus emotionsgefüllter Freude über das eigene Sein. Niemals bleibt die Kartoffel unberührt von diesem Leben …! Sie lässt ihre Wasser, ihre Gefühle des Lebensbewusstseins frei und warm strömen …

Nimmt unser Kartoffel-Esser allerdings einen anderen Weg, bei dem er sich emotional an Menschen und Dingen außerhalb seiner selbst hochziehen wird, dann verliert er sich in den Begierden, wobei er sich immer wieder mit Elementen von außen auffüllen will. Er bleibt mit einem Gefühl zurück, das als Unerfülltheit umschrieben werden kann.

Der Mensch, der Kartoffeln mag, will gierig in der Gemütlichkeit seines ICHS landen. Er ist feurig auf der Suche nach ‚Lebenserfüllung'. Er liebt das Leben und sehnt sich heftig danach, sich selbst zu gestalten. Er ist gespannt, was der Tag ihm weiter bringen wird, und kann es gleichsam kaum erwarten, durch den Fluss des Lebens zu waten … Er steht dem Leben ganz und gar nicht ablehnend gegenüber, im Gegenteil! Er will leben; er will genießen; er will immer mehr er selbst werden.
Es liegt in seiner Art, das Leben mit beiden Händen zu ergreifen und sich selbst einen Weg zu zeigen, der ihm Befriedigung schenken wird. Er sehnt sich danach, seinen ‚Teil' des Lebens zu bekommen, und wird sich nicht einfach so etwas aus den Händen nehmen lassen. Er setzt sich für sich selbst ein und ist in der Lage, eine starke Lebens-Begeisterung zu entwickeln. Er ist kein kühler Mensch; er liebt die irdischen Sphären mit Herz und Seele und will irgendwie völlig darin eintauchen, ohne … Schuldgefühle. (Diese verschwinden, wenn Begierden, Habgier und frostige Ich-Sucht Platz gemacht haben für ein wahres freudvolles Selbst-Erleben und echte Selbst-Verwirklichung.)

Derjenige, der Kartoffeln sehr mag, beherrscht die Kunst, es sich selbst gemütlich zu machen und mit vollen Zügen das Leben zu genießen. Nur sollte er darauf achten, dass er das, was auf seinen Weg kommt, in Dankbarkeit annimmt, ohne gleich mehr haben zu wollen.

Die gesunde Gier nach dem ‚Leben' selbst führt dazu, dass er sich selbst reichlich mit allem versieht! Die lebendige Einstellung führt dazu, dass er Umstände anziehen wird, die ihm die Chance geben, das Leben zu einem ausgelassenen Fest zu machen.

Der Kartoffel-Esser ist davon überzeugt, dass es sich so ‚gehört': zu leben. Er findet es selbstverständlich, dass jeder Mensch sieht, dass er keine Mängel hat und er stimuliert seine Mitmenschen dazu, das Leben voller Kraft zu betreten, um nicht wie ein Mauerblümchen an der Wand zu stehen, sondern sich, genau wie die Kartoffelpflanze selbst, heiter und vergnügt mitten in das irdische Feld zu stellen. „Nimm dir, worauf du ein Recht hast!", sagt die Kartoffel … „Und gib dies in erster Linie DIR SELBST. Gib dir selbst die Nahrung, das irdische leckere Essen, lasse dich selbst die irdischen Annehmlichkeiten genießen: sorge gut für dich selbst. Nähre dich wohl mit allem, was angenehm ist."

Die Kartoffel sorgt nicht nur sehr gut für sich selbst, sondern ermahnt die anderen auch dazu, dasselbe zu tun. In diesem Sinne stimuliert die Kartoffel sowohl den Aspekt der Selbst-Versorgung sowie der Solidarität oder das soziale Mit-Gefühl mit den anderen Menschen. Sie packt sich ganz warm und gemütlich ein und stimuliert die anderen dazu, dasselbe zu tun.

Diese goldene Erdfrucht hat ein warmes Herz und ist eher ‚sensibel' zu nennen. Das Leben selbst und alle schönen Dinge im Leben rühren sie und machen sie froh! Ein intensives Gefühl der Freude: „Weil sie geboren werden durfte …"
Sie sagt: „Mensch, sei froh, dass du einst geboren wurdest, dass du als ICH existieren darfst … werde dir dessen bewusst … und diese Freude über das eigene Dasein bleibt der Antrieb des Lebens." Aus diesem Bewusstsein des Lebens heraus, diesem Gefühl der Dankbarkeit, wird dem Mensch alles in den Schoß geworfen werden, was gut für ihn ist.
Entfernt er sich jedoch zu weit von diesem BASISBEWUSSTSEIN, von dieser Rührung über das Leben selbst, dann wird er sich selbst zu einem Pfuhl aus Verdruss führen. Kartoffel ermahnt den Menschen, diesen Hauptweg niemals aus dem Auge zu verlieren …
Die Augen werden in der Kartoffelsphäre klarsehen, Wasserwege werden seinen Körper ungehindert frei durchströmen, Freude wird seinen Körper gesund halten; sein Solarplexus wird in der Überschwänglichkeit seiner Rührung glänzen … wenn der Mensch diese Lektion der Kartoffel nicht vergisst!

Der Mensch, der Kartoffeln mag, wird jedes Gefühl von Verdruss in sich selbst wegwaschen müssen. Er wird seinen Verdruss nicht ‚verdrängen', sondern es sich ansehen müssen, um die Ursache mit einer Lösung zu versehen. Er hat in einer fernen Vergangenheit sein Herz an die Handlanger des Todes verkauft, an die Repräsentation des Gegenteils eines ewigen gesunden und glücklichen Lebens auf der Erde, und infolgedessen hat er den Verdruss in sein Leben geholt.

Die Lösung (damit der Mensch in ewiger Freude leben kann) liegt im Hinausarbeiten und Liquidieren all dessen, was mit diesem ursprünglichen, selbsttötenden Tauschhandel zusammenhängt.
Einst hat der Tod ihm versprochen, einen derartigen ‚Genuss' erleben zu können, der jede Lebensfreude übertreffen würde und er schenkte ihm die Wollust und die Begierden (Macht, Sexlust, Habgier, Besitz, Genussfüllung ...). Der Mensch erschuf sich dazu einen angepassten Körper. Er vergaß, was Liebe war, was Leben war und verlor sich im anderen.

„Komme wieder bei dir selbst an Land; anerkenne wieder diese echten Wurzeln deines Wesens und schieße in die Höhe wie neue Sprossen. Komme wieder zu dir selbst, komme näher zu deiner ursprünglichen Art und wirf die Scheinschichten von dir ab. Entwickle all deine Sinne - ganz intensiv -, um alles Schöne im Leben zu genießen und davon zu kosten! Leidenschaft ja: für das Leben selbst, für nichts anderes!"

In gewisser Hinsicht sagt die Kartoffel: „STIRB in dir selbst und ENTSTEHE aufs Neue als reines, unzweideutig neugegossenes, wiedergeborenes und wiedergefundenes ICH. Komm wieder nach Hause zu deinem echten Selbst und fühle, erfahre, schmecke deinen eigentlichen Kern. Lasse dir die Lebensflüssigkeit schmecken. Möglicherweise bist du des echten Lebensaromas entwöhnt ... Kehre zurück zu deiner eigenen QUELLE und finde dieses ursprüngliche Aroma wieder, diese unglaubliche ‚Wohltat' des Lebens. Hier liegen die Wurzeln echter Freude, hier verschwindet jedes falsche Gefühl, jeder Genuss, der in einer Art Pseudo-Leben aufgebaut wurde."

Dies ist dann die ultimative Botschaft der Kartoffel: „Suche deine eigenen Wurzeln und entdecke die ursprüngliche Freude wieder. Hier auf der Erde liegt das wirkliche Leben: suche es nicht in einem ‚Rausch', suche es nicht in außerirdischen Sphären, sondern verankere dich stabil in der Erde. Hier kannst du dich transformieren, ewigwährend, um niemals verfallen zu müssen, niemals sterben oder verschwinden zu müssen, wenn du willst."[10]
Die Kartoffel fordert auf zu einer Art Korrektur eines Fehlers, den die Menschheit einst begangen hat. Der einzige Weg zur Befreiung liegt darin, sich auf die Suche zu machen nach dem authentischen Kern, losgelöst vom ‚Haben', losgelöst von den anderen, losgelöst vom anderen ... um dann ein reines Glück über das eigene Sein zu erfahren, tief einwärts erlebt in der eigenen goldenen Quelle.

„Bringe dich selbst zu diesem Glück!", ermahnt die Kartoffel den Mensch „und lasse dich selbst niemals im Stich. Nimm Kontakt auf, mit deiner Seele, mit deinem Körper, mit deinem natürlichsten ICH, *ganz* tief, *ganz* intensiv, *ganz* liebevoll."

---

[10] Lies mehr hierzu im Buch *Neue Tage.*

Derjenige, den es sehr stark nach Kartoffeln verlangt, hat das Bedürfnis nach einer sehr liebevollen Beziehung … mit sich selbst. Er hat das Bedürfnis, näher zu sich selbst zu kommen, das Bedürfnis nach einem innigen liebevollen Kuscheln seiner selbst; er darf sich höher hinaus führen zum reinsten Glück auf Erden. Er wird diese Erfüllung und Gestaltung nicht von einem anderen erwarten dürfen, doch er darf sich selbst durch und durch verwöhnen. Dieses glückselige Gefühl der Zufriedenheit kann niemand ihm geben … außer er selbst. „Gib dir selbst … Ja … du DARFST!“, sagt die Kartoffel.

Die Kartoffelsphäre ist auf wundervolle Weise ein Symbol für die warmgoldene, gefühlvoll erlebte sonnenkräftige Freude über das eigene Sein im Physischen Körper. Die Kartoffelsphäre ist sehr positiv und ermutigend, willkommen heißend, einladend und gemütlich … Ein wunderschönes Vorbild für Mensch und Tier!

➔ Pommes Frites, Rösti: siehe *Verschiedenes und Zubereitete Gerichte*

Kerbel

Die Kerbel-Sphäre spricht eine sehr sanfte, zärtliche, liebevolle Sprache. Sie fordert ‚Frieden’. Sei nicht wütend, fühle dich nicht zurückgesetzt, hege keinen Groll, keinen Hass … in deinem Herzen. Kerbel mäßigt, mildert, lindert und lässt den Menschen zu seinem innigsten innerlichen Punkt kommen. Sie fegt jede scharfe Kante weg; sie duldet keinerlei Widerstand gegen das weiche vergnügliche Zurückziehen in sich selbst. Jede Kritik, jedes scharfe hervorstehende Teil verschwindet. Kerbel kommt zu einem Nicht-Handeln, zu einem Nicht-Richten von Gedanken.
Kerbel fordert dich dazu auf, zu deinem Null-Punkt zu kommen. Von hier aus kannst du schauen, erfahren, beobachten, wissen, aber ohne die geringste Intention, vorwärts zu schießen. Nein, sagt Kerbel, lass es alles einfach geschehen, lass es alles einfach gehen, lass los … und erlebe die absolute Stille deines Wesens.

Die Kerbel-Sphäre fordert dazu auf, mit jeder Neigung, sich in alles einzumischen, mit jeder Grenz-über-schreitung gegenüber anderen zu brechen. Sie wohnt sacht in ihrem eigenen Unterschlupf, wo es sich gut wohnen lässt. Sie zieht sich ein wenig in sich selbst zurück, innerhalb ihrer Grenzen. Sie weiß, dass sie nicht über ihre Ufer treten darf.
Sie beruhigt das Gemüt mit einer sanften, zwingenden, zurückziehenden Mutterhand und ermahnt dich zum Schweigen, ermahnt dich dazu, dich tief in dir selbst

zu fühlen und deine Hände bei dir zu behalten. Sie sagt: „Nein, komm zurück … Ziehe den Reiter bloß nicht über das Pferd … Lasse es alles einfach geschehen und halte dich jetzt still, lerne schweigend bei dir selbst zu bleiben … gebe dich nicht mit anderen ab … entwickle Ruhe in dir selbst und lasse alles einfach los …“

Kerbel hat eine optimistische Art und kann ‚nein’ sagen, vor allem zu dieser Stimme im Menschen selbst, die haben will, die besitzen will, die begehrt, die sich einmischen will, usw. … Er kann in den Fällen, in denen dies für die eigene Evolution nötig ist, zu sich selbst ‚nein’ sagen. Er zieht sich zurück, statt nach ins Auge gefassten Objekten und Zielsetzungen außerhalb seiner selbst zu greifen.

Dem Menschen, der Kerbel mag, gibt er die Botschaft mit, er solle loslassen, seine Grenzen nicht überschreiten, sich nur bei sich selbst aufhalten, jede Habgier und Begierde loslassen. Der Mensch will eigentlich seine eigene ‚Leere’ wiederfinden und sich aller Dinge entledigen, die nicht wirklich zu ihm gehören, um dann sehr rein neu zu beginnen. Man begehrt nicht länger das Gut eines anderen; im Gegenteil, man ist glücklich, wenn ein anderer über etwas glücklich ist …, ohne zu beneiden, oder eifersüchtig zu sein. Man gelangt zu der dankbaren Zufriedenheit des eigenen ICHS. Man kann glücklich sein, weil der andere etwas hat, etwas kann, etwas tut … ohne Neid. Man zieht sich in gewissem Sinne auf eine loslassende Weise in die eigene Haut zurück.

Kerbel weiß, dass er einem anderen nichts zu sagen hat; möglicherweise schämt er sich ein wenig für seine früheren Begierden und Habgier, aber er hat nun eingesehen und lässt los. Er füllt sich auch nicht in einer Art von ungesunder Neugierde mit dem Tun und Lassen eines anderen. Er zieht sich irgendwie bescheiden in sein eigenes Häuschen zurück.

Der Mensch, der Kerbel besonders mag, sehnt sich danach, sich selbst viel Raum zu geben …: innerhalb der Grenzen seines eigenen Wesens! Er will seine entlegensten Winkel erforschen … Er sehnt sich tief in seinem Herzen danach, in die tiefsten Regionen seiner selbst hinunterzutauchen und sich dort an der herrlichsten natürlichen Mutterquelle zu nähren. Er wird das Allertiefste aus sich selbst ‚saugen’, um stärker und voller zu werden. Er nährt sich nur von sich selbst.
In der Kerbel-Sphäre saugt der Mensch nicht an den Dingen und Menschen außerhalb seiner selbst. Er weiß, dass er alles, was er braucht, aus sich selbst herausholen muss. Auf diese Weise wird er kerngesund und selbst-versorgend, unabhängig von anderen. Er weiß sich sehr ‚rein’ zu machen, weil die Bausteine, die er verwendet, im eigenen inneren Ofen ‚gebacken’ wurden. Er verwendet keine fremden Materialien. Er wird dabei urstark, immer stärker.

Er akzeptiert oder verwendet nichts, was nicht wirklich natürlich und rein ist. Er wird es nicht dulden, dass etwas Pseudoartiges oder Unechtes in sein Leben kommt, dass er sich selbst anhand von Unechtheiten aufbauen würde, von Dingen, die ihm aufgedrängt wurden, oder zu denen er sich mitreißen oder überreden ließ … (gesellschaftliche Einflüsse beispielsweise). Er entledigt sich allem, was nicht echt oder authentisch aus seiner inneren Quelle kommt. Er bricht mit althergebrachten Indoktrinationen, die sich in ihn eingeschlichen haben, mit den Kompromissen, die er gegenüber anderen Menschen schon lange instand gehalten hat, aber die hinsichtlich seiner eigenen Art eine Lüge sind. Er kommt wieder zu dieser Reinheit …
Und auch wenn es ein wenig kahl oder begrenzt erscheint … Er wird merken, dass nur jene Wohnung, die aus reinem Material gebaut ist, standhalten wird. Dass hier die echte Entwicklung beginnt. Er entledigt sich dessen, was nicht wirklich in ihn gehört, und reinigt sich auf eine fundamentale Weise, ohne Widerstand…

Derjenige, der ein Bedürfnis nach Kerbel verspürt, sehnt sich danach, sich selbst in dieser reinen, gesäuberten Gestalt kennen zu lernen. Er will zum Kern, zu seinem nackten ICH gelangen. Er möchte den Interessen und Bedürfnissen Des Lebens selbst entsprechen. Er lässt alles los, was diesem Leben nicht bedingungslos dient. Er wird merken, dass er viel loslassen muss, von dem er bisher dachte, dass es ‚Sinn' hat, das aber eigentlich auf programmierten, negativen Überzeugungen beruhte. Der Mensch wird sich umso freier und befreiter fühlen, je mehr er das Überflüssige, das Aufgedrückte, das Unechte, die eingeschlichenen Gewohnheiten und Indoktrinationen loslässt, je mehr er zu seinem wahren ICH kommt.

Was übrigbleibt, ist ein kräftiger Skelettbau, eine reine Struktur, die nun mit einem ‚neuen Reichtum' weiter aufgefüllt werden kann, nämlich jenem Reichtum, der tief im eigenen Selbst gefunden und weiter entwickelt werden wird. Talente, Möglichkeiten, Fertigkeiten usw. … können sich nun erst in gerader Linie entwickeln, weil der Mensch AUS seinem echten authentischen Kern HERAUS lebt, ohne Unebenheiten, ohne Schnörkel, ohne Maske, ohne Füller für leere Hohlräume in seinem Dasein zuzulassen. Er lebt gerade aus dem Kern seines Seins und fragt sich überhaupt nicht mehr, was ein *anderer* tut oder sagt. Er beschäftigt sich mit sich selbst und bringt sich selbst zu Hoher Blüte! Erst aus dieser Reinheit heraus, aus dieser festen Einheit mit sich selbst heraus kann er jetzt offen sein für den oder die anderen, ohne sich darin zu verlieren, oder ohne sich (in Begierde und Sehnsüchten) mit Sachen oder Menschen zu ‚füllen'; er entfesselt sich selbst … er macht sich selbst los und bricht mit Krankheit, Verfall und Tod. Erst jetzt kann er am Leben in ihm selbst bauen.

Die Kerbel-Sphäre ist ein Muster an Leben. In dieser innerlichen Reinigung ist der Mensch in der Lage, jede beliebige Krankheit zu heilen. Er kommt schließ-

lich zu ehrlichem SEIN … und wirft jede Form von Füllen, Haben, unecht Leben ab … Er steckt seine Nase nicht in die Angelegenheiten anderer Leute, sondern geht auf eine Entdeckungsreise, um sein wahres Selbst zu finden. Er füllt sich nicht länger mit allerlei Nichtigkeiten aus der Außenwelt, mit dem, was sich außerhalb seiner selbst abspielt, mit den Geschehnissen, die einen anderen angehen … (dies sind alles Alibis, um sich nicht mit sich selbst beschäftigen zu müssen) und kann sich selbst auf diese Weise mehr Vollheit geben. Jeder Bandwurm, jede Krebszelle wird damit verjagt: wenn der Mensch die volle Verantwortung für sein ICH übernimmt. Er lebt in sich selbst und aus sich selbst heraus, in Liebe und Weichheit für das eigene Wesen. In der Freude über das eigene ICH ‚hält er nicht mehr fest', saugt er nicht länger an den Dingen außerhalb seiner selbst …
Er kennt nun keinerlei Traurigkeit, Neid oder Wut mehr … weil er so froh über sich selbst ist!

Der Mensch sollte, wenn er ein starkes und gesundes Wesen sein oder werden will, in erster Linie all das loslassen, was dem Leben *zuwider*läuft. Derjenige, der ein starkes Verlangen nach der Kerbel-Sphäre empfindet, sollte damit etwas tun … und dann wird es ihm gut gehen.
Er weiß sich nun nah bei sich selbst zu halten und überschreitet nie mehr seine Grenzen. Kerbel weiß: der Mensch ist, wer er ist, und hat nur seinem eigenen lebenden Selbst gegenüber Verantwortung abzulegen … Er wird sich auf eine gewissenhafte, verantwortungsvolle Weise mit sich selbst beschäftigen. Je ehrlicher, echter und liebevoller er aus sich selbst heraus lebt, ohne sich bei anderen einzumischen oder sich mit ihnen zu füllen, desto stärker und reiner wird er in seinem Sein.
In der Kerbel-Sphäre lebt er auf einer soliden Basis seines Selbst, und bewahrt er zugleich eine Art Flexibilität. Er bleibt immer innerhalb seiner eigenen Grenzen, beschäftigt sich mit sich selbst und untersucht seinen Inhalt in Hingabe und weiß, dass in ihm möglicherweise noch sehr viel aufzuräumen ist.

Da Kerbel sich nur mit seiner eigenen inneren Welt beschäftigt und *weiß,* dass das Allerwichtigste ist, sich zu dieser ursprünglichen Reinheit seines Wesens zu bringen, geht er mit großer Gründlichkeit vor. Er sieht nicht den Splitter im fremden Auge, sondern nimmt nun den Balken aus dem eigenen weg …
Nur auf diese Weise, auch indem er niemals die Ursache seiner Probleme beim anderen sucht, wird er sich selbst wieder gründlich zu finden wissen. Er sucht die Lebensnahrung nicht länger außerhalb seiner selbst, sondern nährt sich an seiner tiefen innerlichen Kernquelle. Er wird immer reiner, echter, stärker.
Er füllt sich nicht mehr mit den anderen, mit den Dingen aus der Außenwelt, sondern lernt, sich inwärts zu kehren und sich selbst auf eine reine Weise aufzubauen, vielleicht langsamer als zuvor, aber der Aufbau seines reinen ICHS wird nun von unvergänglicher Art sein.

Der Mensch, der sich beispielsweise plötzlich sehr stark nach dem Kerbel-Geschmack sehnt, hat möglicherweise das Gefühl, dass man ihn ‚einschränkt', dass man ihm etwas ‚vorenthält' oder ‚abnimmt', doch er wird einsehen, dass er selbst all seine Lebensumstände in sein Leben hineingezogen hat, um sich selbst mehr ins Leben zu bringen, auf dem Weg zu mehr Freude und Gesundheit. Dass er die Lektion zu lernen hat, in sich selbst aufzuräumen, bis zum Grund: alle falschen Strukturen, alle Dinge, die nicht wirklich auf das wahre Leben abgestimmt sind. Hierzu zieht er Geschehnisse an, die ihm deutlich machen, dass er hier oder dort etwas loslassen, abwerfen, hinlegen, hinter sich lassen sollte … damit er zu seinem authentischen Selbst gelangen kann. Er wird gut daran tun, sich nicht gegen dieses Ablegen zu wehren. Was jetzt wie eine Einschränkung aussieht, wird sich im Nachhinein als notwendig erweisen, um gesund und freudvoll weiterleben zu können!
Der Mensch wird vielleicht viel loslassen müssen, aber er wird in diesem Prozess sich selbst finden, in aller Reinheit … um an einem neuen und gesunden Dasein bauen zu können. Und in diesem gereinigten Dasein kann man ihn nicht mehr ‚heruntermachen' … Er lebt von seiner eigenen Kraft, aus dem Herzen heraus, auf eine gewissenhafte, ehrwürdige Weise.
Er fordert nicht mehr, bittet nicht, sondern *weiß,* dass er sehr froh sein darf über all das, was er in sich selbst angetroffen hat. Er kennt keine Enttäuschung mehr, keine Desillusion und kein Gefühl der Einschränkung, weil er sich nicht an dem festklammert, was er außerhalb seiner selbst loslassen muss, sondern sich dem Reichtum seines authentischen Wesens zuwendet. Er hört auf das, was Kerbel sagt, und richtet sich nun auf den eigenen reinen Inhalt, um von hier aus zu starten …, zu beginnen, an etwas Wunderschönem zu bauen.

Wenn er keinen Widerstand gegen dieses Loslassen von … leistet .., gegen diese Säuberung …, wird er fühlen, wie er allmählich immer stärker, froher und gesünder wird. Die Basis-Struktur dieses Menschen verdickt sich, wird wesentlich stabiler, wenn der Mensch sich auf eine ehrliche, reine Weise aus sich selbst heraus aufbaut, wenn er falsche Strukturen loslässt, wenn er alles loslässt, was nicht wirklich aus ihm selbst kommt, sondern mit dem er sich ‚gefüllt' hat. Er wird hierbei jetzt immer selbstsicherer, er fühlt, wie er in sich selbst immer stärker wird. Er erkennt die Kraft und die Möglichkeiten in seinem Wesen, statt sich auf die Dinge zu fixieren, die er nicht hat oder nicht kann.
Der Mensch stimmt sich nun auf den Hauptton des Lebens selbst ab und ist sehr glücklich mit sich selbst: Er hat nun den Schlüssel zum Glück gefunden. Denn wer glücklich sein will, wird schließlich in erster Linie glücklich sein mit seinem echten Selbst. Um zu wissen, wer er ist, um er selbst sein zu können, hat er erst all das Unechte, das Andere und den Anderen loszulassen.

Kerbel fordert dazu auf, jeden toten oder halbtoten Ast des Baumes abzuhacken, auch wenn dann nur *ein einziger* Hauptstamm übrigbleiben würde und der

Mensch ganz von vorne beginnen müsste. Er lässt sich von der Hauptlinie seines lebenden Selbst leiten und baut, wenn das Leben dies fordert, eine ganz neue Struktur in seinem Leben aus. Vielleicht muss er viel zurücklassen, aber er wird es mit Herz tun, aus der Erkenntnis heraus, dass er immer ‚lebendiger' wird, immer echter, reiner und gesünder.

Kerbel symbolisiert in gewissem Sinne die ‚Voraussetzungen', um echtes Glück zu erreichen, die Vor-Phase, bevor man mit dem Neuen beginnt. Der Mensch sieht es vielleicht noch nicht …, darum ist es nötig, dass er in positivem Sinne an sich selbst glaubt, an das Leben …, wenn er nur in Liebe zur Wahrheit lebt, wenn er nur in voller Hingabe das abwirft, was nicht wirklich zu ihm oder dem Leben gehört. Was jetzt wie eine Einschränkung wirkt - das Stutzen -, führt letztlich zur vollen Blüte des Lebensbaums.

Der Mensch ist dankbar, Sein zu dürfen, und wartet im vollsten Vertrauen ab … aus der Überzeugung heraus, dass das Leben ihm im richtigen Augenblick immer wieder das Schöne zu bieten haben wird, wenn er sich nur nicht an Dingen festklammert, die er meint zu brauchen. Er lässt los, mit Leichtigkeit, ist flexibel, fordert nicht mehr, sondern ist dankbar und froh, Sein zu dürfen, sehen zu dürfen, wie alles Unreine aus seinem Dasein wegfällt. Er darf nicht versuchen, zurückzugreifen, er streckt seine Arme nicht nach dem aus, was er abwerfen sollte, sondern wendet sich den eigenen reinen Fundamenten zu, um etwas ganz Neues aufzubauen, immer reiner, immer stärker. Nur auf diese Weise wird er fühlen, wie in ihm eine Große Freude wächst, weil er an die Frequenz des Lebens angeschlossen ist.

Blumenkohl

Blumenkohl steht für die süße Freude über das Leben. Die reine, eher emotional erlebte Fröhlichkeit über das Leben. Tränen der freudvollen Rührung steigen am Herzen auf und schmecken überhaupt nicht salzig … sondern ‚süß'. Ein unaussprechliches gutes Gefühl, das einhergeht mit der ‚reinen Rührung' über das eigene Sein.
Der Mensch geht hier überhaupt nicht auf Distanz zu seinen Gefühlen, im Gegenteil, die Blumenkohl-Sphäre bringt ihn in den allertiefsten Kontakt mit seinem Gefühlsleben, mit dem Glücks-Kern tief in ihm. Der Mensch wird sich der Tatsache ‚bewusster', dass er LEBT. Jede Distanz, jede Kühle oder Gleichgültigkeit, jede Unberührtheit, jede ‚Trockenheit' oder Emotions-Losigkeit in Bezug auf das eigene Dasein, in Bezug auf das Leben verschwindet hierbei.

Blumenkohl sagt: „Ich bin so froh, sein zu dürfen …“ und kann sein Glück nicht fassen. Das Dankbarkeitsbewusstsein geht damit Hand in Hand. Das ‚Bewusstsein‘ ist sehr groß; der Mensch ist sich dessen auf sehr intensive Weise BEWUSST und wagt es auch, seine Freude gründlich zu erleben, zu äußern. Er hat keine Angst davor, seine Gefühle der höchsten innerlichen Freude aufsteigen zu lassen. Er hat keine Angst davor, seine positiven Gefühle ganz und gar durchbrechen zu lassen.

Blumenkohl stimuliert das Bewusstsein für tiefe Gefühle …: Gefühle, deren er sich vielleicht noch nicht einmal bewusst war, die ganz tief weggetaucht oder unterdrückt existierten. Blumenkohl holt sie an die Oberfläche und lässt den Menschen in reinem Glück diese tiefe Lebens-Rührung wahrnehmen. Er lässt Gefühle existieren, wenn sie Freude beinhalten, und holt sie buchstäblich an die Oberfläche. Man kann beim Blumenkohl nicht ‚unberührt‘ bleiben.

Blumenkohl erzählt dir von der Schönheit des Lebens, von den schönen Dingen in der Natur. Er weist auf Dinge hin, er eröffnet ein Blickfeld und zeigt dem Menschenkind, wie glücklich und zufrieden es nun sein darf.
Der Mensch, der sich nach Blumenkohl sehnt, will im Tiefsten seines Herzens in Tuchfühlung mit diesem Leben kommen. Er sehnt sich danach, sich jedes Makels zu entledigen, der an ihm klebt, wenn es um die Undankbarkeit und die Wut, die Traurigkeit, die ‚Störung der Freude‘ geht. Er will auf radikale Weise in das Königreich Gottes tief in ihm selbst ‚einkehren‘. Er will nichts lieber als sich als Diener des Göttlichen auf der Erde niederzulassen. Er will immer zur Verfügung stehen, wenn das Leben um etwas bittet … Er will dem Leben, der Freude, dem Guten all seine Dienste zur Verfügung stellen …
Möglicherweise hat er dabei die Lektion zu lernen, Ich-Sucht und Habgier loszulassen. Er *gibt* sich - in der Blumenkohl-Sphäre - dem Leben in ihm selbst hin und lernt, den ganzen Rest los-zu-lassen. Er ‚hängt‘ an nichts mehr.

Er steht immer parat, ist immer ‚bereit‘ einzuspringen … wo etwas zur Freude und Harmonie seiner selbst und seiner Umgebung getan werden muss. Mit Freude tut er etwas für einen anderen. Er wird sich immer bedingungslos dem hingeben, was das Leben in ihm selbst verlangt, ohne Protest; er darf nie zögern, sich dem Leben in Dienstbarkeit zur Verfügung zu stellen. Er wird gut daran tun, keine einzige andere Priorität zu setzen. Er darf sich nicht ‚weigern‘.

Blumenkohl ermahnt den Menschen dazu, sich das anzusehen, was jetzt IST, und in Dankbarkeit die schönen Dinge in der Natur zu genießen. Er drückt den Menschen mit der Nase auf die Pracht von Mutter Natur und weist ihn eventuell auf sein barsches, undankbares oder verwöhntes Verhalten.
Schau dir die Blumen und das Gemüse im Garten an: sie blühen in Freude und sind froh, Sein zu dürfen. Sie klagen nicht. Versuche nicht, dich Über irgendet-

was zu erheben. Sage den anderen nicht, was sich gehört und was sie zu tun haben, sondern bringe dich selbst in Harmonie mit deiner eigenen Natur.
Blumenkohl-Sphäre hat eine beruhigende, besänftigende, zufrieden-stellende, Sättigung-bringende Art. Einfach du selbst sein … ruhig atmen … nichts mehr verlangen, eine milde Temperatur genießen … Der Mensch, der alles loslässt, und einfach sein sonniges Sein genießt. Alle Sorgen werden weggeblasen; man erkennt nun, dass alles so relativ ist, dem Leben selbst so untergeordnet ist.

Chinakohl

Chinakohl wirkt abtreibend: sagt entschlossen und schneidend ‚Nein' zu dem, was in ihm nichts zu suchen hat. Er operiert; er amputiert all das Böse, das Unechte, alle toten oder lügenhaften Elemente. Er duldet keinerlei Widerspruch und ist in dieser Hinsicht sehr streng und genau. Seine Aufmerksamkeit widmet er der Radikalität, den 100 %-Optionen. Einen goldenen Mittelweg gibt es hier nicht. Er will nicht einmal in Erwägung ziehen, will nicht einmal überlegen: dies ist unter seiner Würde. Er weiß sehr genau, was er will; er wirkt ein wenig arrogant, aber eine andere Art des Seins interessiert ihn überhaupt nicht. Ein Parasit würde sich gar nicht erst in seine Nähe wagen.

Chinakohl-Sphäre ist hart, schneidend, unerbittlich und unumkehrbar. Mit einem scharfen Messer zieht er seine Grenzen, stellt er seine Gesetze auf. Er hat Prinzipien; er folgt seinen inneren Lebensgesetzen und kein Mensch kann daran etwas verändern. Er macht kurzen Prozess mit dummem Zeug, Nonsens, oberflächlichen Lügen, Ausreden, Ausflüchten, Ausweichungen, Scheinbeweise, um nicht das tun zu müssen, was man tun müsste; er duldet keinen Aufschub oder halbe Entscheidungen. Er fordert ein unverzügliches und konsequentes kaltblütiges Auftreten, wo dies nötig ist, und man kann ihm nichts weismachen. Keine Manipulationen, keine halben Worte, kein Verbrechen … oder du brauchst nicht mehr bei ihm anzuklopfen. Er fordert Korrektheit ohne Aufschub; er duldet keine halben Wahrheiten und wird dir unter das Kinn fassen, wenn du ihm nicht gerade in die Augen schauen kannst oder dies nicht wagst, weil etwas auf deinem Gewissen lastet, das nicht vollkommen rein ist.

Wer sich nach Chinakohl sehnt, den verlangt es nach einer ‚ehrlichen' Bedienung seiner selbst durch das Leben. Dieser Mensch sollte einsehen, dass ER es ist, der sich selbst auf eine korrekte und ehrliche Weise behandeln sollte, dass er es ist, der keinerlei Kompromisse in seinem Leben zulassen darf, wenn es um die Anwendung der innerlichen Lebensgesetze geht. Er wird gut daran tun, auf dem richtigen Pfad weiterzugehen, ohne hiervon auch nur einen Zollbreit abzuweichen.[11] Beugt er sich den Gesetzen des Trödelns, Aufschiebens, des sich nicht wirklich für das Gute ENTSCHEIDENS, für das wirkliche Leben … verschiebt er die notwendige Wahl, die er treffen muss …? Chinakohl fragt ihn: „Wie ist das jetzt mit dir? Wird´s bald?" Er duldet keine Ausflüchte mehr und verlangt ein entschlossenes Ausmisten. Einen Bruch mit den Dingen, wo dies für das eigene Wohl nötig ist.

„Verstecke dich nicht länger. Trete in Würde für dein Sein ein. Kein Mitleid: weder mit einem anderen, noch mit dir selbst", sagt Chinakohl, „damit ist der Menschheit nicht gedient!" Er weist jeden auf seine Verantwortung hin und ermahnt ihn dazu, etwas aus seinem Leben zu machen.
„Nimm die Zügel in deinem Dasein fest in die Hand und lenke dich ohne Aufschub in jene Richtung, die du nach deinem Gefühl einschlagen musst. Gehe weiter und schaue nicht mehr zurück. Höre damit auf, dir selbst etwas vorzumachen, dir etwas weiszumachen, dich zu hemmen. Haue diesen Knoten durch. Es reicht mit dem Alten. Die Zeit ist um; gehe weiter!" Mit Marskraft richtet sich der Mensch nun auf *einen* Punkt: *dorthin,* wo er seinem Gefühl nach sein muss. Hart, aber korrekt; schnell und schneidend, aber auf einer gereinigten, verheißungsvollen Basis stehend.

Rosenkohl

Rosenkohl fordert eine direkte, unverzügliche und absolute Rückkehr zum Kernpunkt deines Wesens. Sie schieben dich *ganz* tief in dich selbst. „Du wirst NICHTS außerhalb deiner selbst suchen müssen; du wirst nicht ständig über oder wider andere reden oder dich in deinen Gefühlen und Gedanken immer mit anderen beschäftigen … Du kehrst dich am besten auf radikale Weise deinem Anfangspunkt zu, deinem allertiefsten zentralen Punkt, kehrst dich am besten dorthin, wo du gerade alleine mit dir selbst bist. Kehre wieder, *ganz* tief in dich selbst. Du solltest zu deinem Ursprung zurückkehren, zu deinem tiefsten Selbst. Richte dich nicht immer auf die anderen; rede nicht immer … schweige einmal sehr ‚bewusst' und intensiv … Höre auf diesen tiefen Kern in deinem Wesen. Werde dir des ‚ICH … BIN' bewusst! Lebe nicht nur an den Oberflächen-Schichten deines großen Wesens!"

Wer Rosenkohl sehr mag, sehnt sich danach, diese Bewegung nach innen zu vollziehen. Er hat das Bedürfnis nach einer ‚Rückkehr' zu sich selbst. Sein Solarplexus ruft gleichsam zu einer vollständigen ‚Anerkennung' seines eigenen

[11] Lies im Zusammenhang hiermit eventuell über die psychologische Übereinstimmung des Ischiasnervs in *Der Schlüssel zur Selbstbefreiung – Enzyklopädie der Psychosomatik.*

goldenen Wesens auf. Er wird sich suchen und auf eine fundamentale Weise ‚finden' müssen, unabhängig von den anderen. Möglicherweise leidet er manchmal unter Ängsten, Unsicherheiten, Fragen und Zweifeln über das Dasein, über sein ICH …: er wird die Ruhe und die Antwort auf all seine unsicheren Fragen niemals finden, indem er sich nach außen hin richtet, indem er sich gefühlsmäßig an anderen festklammert, indem er sein Leben auf andere Menschen abstimmt. Er braucht es, seine starke Basis zu finden: er wird ‚nach innen' auf Entdeckungssuche gehen. Er kehrt sich nun in einer introvertierten Bewegung, voller Freude und Vertrauen seinem ICH zu.

Er sollte ganz stark der Überzeugung Gestalt geben, dass es IN SEINEM INNERSTEN, dass SEIN ICH … schön, gut, urgediegen, autonom und kräftig ist, dass er nicht ‚NICHTS' ist, wie eine Luftblase, wie eine Null … Er täte gut daran, sich nicht an den Oberflächen-Wassern seines Selbst zu bewegen: er ist schließlich so tief!

Je stärker er sich nach innen kehrt, desto schneller kann er den Reichtum, seine Kraft, den Unerschütterlichen Felsen in sich selbst entdecken! Die Angst wird erst verschwinden, Ruhe wird erst in seiner Seele wiederkehren, wenn er sein wahres ICH wiedergefunden und ANERKANNT hat. Rosenkohl ermahnt ihn dazu, nur aus diesem innerlichen Mittelpunkt heraus zu leben, aus seinem Kernpunkt heraus. Er wird sich *eins* fühlen mit sich selbst, freudvoll und unsterblich, wenn er nicht mehr aus sich selbst ‚wegläuft', wenn er nicht den ‚anderen' immer *mehr* Belange und Werte zuschreibt, als seinem eigenen ICH. Er darf sich selbst nicht länger verleugnen, herabwürdigen, unterschätzen, ignorieren …
Der Mensch wird entdecken, dass er ganz und gar keine leere Null ist, dass eine Atomkraft in ihm wohnt, die vom Lebenden Selbst-Kern gelenkt wird … in Liebe zu sich selbst, wenn er will … Er wird entdecken, dass nur er selbst in der Lage ist, sein Leben in gute Bahnen zu lenken, dass kein ‚Schicksal', keine ‚Gefahr', kein ‚unglücklicher Zufall' drohen kann … wenn er nur an sich selbst glaubt, an die Möglichkeit, die er in sich trägt, all das Schöne und Freudvolle anzuziehen.

Rosenkohl ermahnt diesen Menschen dazu, sich auf die Suche zu machen nach diesem kräftigen ICH, nach dieser Fähigkeit, unabhängig von den anderen, unabhängig von der Außenwelt, vollkommen auf sich selbst bauen zu können. Er wird seine eigene Vollheit entdecken. Folgt er hierbei der Sprache seines Herzens, lebt er aus dieser Überzeugung heraus, dass es an ihm ist, nur an ihm, sein Leben zu dirigieren … dann kann er aus seinem Leben ein wahres Paradies machen.

Ängste kehren niemals zurück, wenn er all das und jenen ‚loslässt', was / der sich außerhalb seiner befindet, und lediglich aus den Tiefen seinen lebenden Selbst heraus lebt. Er lässt los, mischt sich nicht ein, beißt sich nicht in einem anderen fest, richtet sein Leben auf der Grundlage seiner innerlichen Gefühle ein. Er hört

immer auf die Signale, die er anzieht. Er ist nun Autonom, selbstsicher, selbsterfüllend! Seine SONNE strahlt voller Selbstvertrauen, voller innerlicher Ruhe. Er KENNT seine Kräfte; er anerkennt sich selbst. Er lebt ausschließlich AUS DIESEM INNERLICHEN SONNEN-KERN HERAUS. Er weiß jetzt, dass er auf sich selbst zählen kann. Er hat sich selbst gefunden und anerkannt. Er lebt nicht länger auf Distanz, wie ein Fremder im Hinblick auf diesen starken INHALT. Er erkennt nun, wer er IST. Er stützt sich auf die eigene Basis und erfährt das Leben als sehr Freudvoll: er *gibt,* er strahlt … statt festzuhalten und ängstlich zuzuschrumpfen.
Er fühlt sehr tief in sich selbst die enorme innerliche Quellkraft seines Wesens und zweifelt keinen Augenblick mehr an seinem Vermögen, im Leben nur schöne Dinge zu erschaffen. Sein Solarplexus, seinen Magen …: *eine* goldene Kraft, *reines* Selbstbewusstsein. Er ist als Mensch aufgestanden, der an seinen Inhalt Glaubt, an seine Fähigkeit. Er fühlt und weiß nun, dass Nichts und Niemand ihn verletzen, heruntermachen oder verschlingen kann.

Erst hat er selbst los-gelassen …: er kehrt sich nach innen, tief unter seine Oberflächen-Schichten und findet dort seinen Mittelpunkt. Als Folge dieses Los-Lassens fühlt er sich auch nicht länger ‚im Griff von' oder abhängig von der Mutter, der Ur-Mutter, oder einer andersartigen Autorität ausgeliefert …

Wer Rosenkohl mag, bezweifelt unbewusst, ob er eigentlich *wirklich* als Individualität existiert, unabhängig von … Darum ist es gut und notwendig, dass er sich auf die Suche macht nach seiner innerlichen Kraftquelle, nach seinem ICH. Er sollte sich selbst Gestalt geben, unabhängig vom anderen. Er darf sich nicht an den oder das Andere anklammern. (Tut er dies doch und ständig, dann werden Ängste, Unsicherheiten, Zweifel, Panik usw. … ihn weiterhin quälen.) Er muss sich frei-machen, unabhängig von Verbindungen … Er kann auch die prächtigste Beziehung mit einem anderen erleben … wenn er nur auf eigenen Beinen, unabhängig vom anderen, sich selbst Gestalt gibt. Er sollte sehr stark in sich selbst anwesend werden.

Wer sich nach Rosenkohl sehnt, sieht manchmal zu viel Finsternis oder Vakuum (in sich selbst); er ‚schwebt' in sich selbst, statt zu beschließen, sein SEIN als ein kräftiges, Volles ICH anzuerkennen. Sein ICH scheint für ihn ein unbekanntes, angsteinflößendes Gebiet zu sein.
Er wird das LICHT in sich selbst anzünden müssen: niemand kann und wird dies für ihn übernehmen. Er wird mit fröhlichen, vertrauensvollen Augen nach innen schauen. Er darf sich selbst ‚beruhigen': es ist alles gut, stark, schön in ihm, nur hat er möglicherweise eine andere Überzeugung beibehalten. Jetzt wird es Zeit, diese Überzeugung der Selbst-Verkennung zu überprüfen. Er sollte sich selbst mit anderen Augen sehen.

Wer eine ABSCHEU gegen Rosenkohl empfindet, sollte sich selbst dagegen etwas ‚offener' machen, darf manchmal etwas ehrlicher und offener ans Tageslicht treten. Er darf etwas mehr er selbst ‚werden', seinen Platz einnehmen. Er darf sich selbst auf-blühen lassen, ausdehnen lassen …, statt sich inwärts zu ziehen. Er darf seinen Raum verbreitern; er darf ‚wachsen', sich selbst mehr nach außen hin entwickeln. Er darf sein Energie-Feld etwas ‚breiter' ausstrahlen lassen; er darf ‚seinen' Raum mit etwas *mehr* Anwesenheit einnehmen und sich selbst ein wenig ausströmen lassen, ausdehnen lassen.

Wer VERRÜCKT ist nach Rosenkohl hat ein großes und breites, weitverzweigtes Energie-Feld; er sollte sich selbst nicht weiter ‚ausdehnen' lassen; er wird im Gegenteil gut daran tun, sich ganz tief in sich selbst zu kehren, um sich selbst noch fester, stabiler, kompakter, sicherer zurückzufinden. Er darf den oder die anderen vollkommen los-lassen; er nimmt bereits genug Raum ein; sein Energie-Feld täte gut daran, sich etwas ‚nach innen' zu-zu-ziehen. Hierzu ist es nötig, dass er sich ganz nah und gut bei sich selbst anzieht, dass er sich sehr stark der Tatsache bewusst wird, dass er als urstarkes Wesen eine Autonome Kraft ist, die nichts und niemanden außerhalb ihrer selbst ‚braucht' oder ‚festhalten' muss!

Wer sich stark nach Rosenkohl sehnt, ist manchmal verzweifelt auf der Suche nach sich selbst gewesen; wie in einer Finsternis hat er seine Kräfte blind gelenkt, sinnlos, so schien es, manchmal mit einem Gefühl machtloser Aggression oder Wut. Sich selbst verkennend, sich selbst unterschätzend, nicht wissend, Wer er denn eigentlich Ist und ob er auch wirklich existiert …?
Die Rosenkohl-Sphäre ermahnt ihn dazu, sich selbst jetzt endlich auf eine Positive, Aufbauende, Liebevolle Weise zu betrachten. Er wird damit aufhören, sich selbst aus einer selbst-zerstörerischen Überzeugungssphäre heraus zu betrachten. Rosenkohl ermahnt ihn, damit aufzuhören, die Lösung für diese Ohnmachtsgefühle - die Ohnmacht, nicht zum ICH zu kommen oder davon überzeugt zu sein, dass da eigentlich keine wertvolle ICH-Struktur sei - außerhalb seiner selbst zu suchen.
Er wird jeden (Machts-) Griff auf andere loswerden müssen … Er wird nun MACHT über sich selbst bekommen müssen!

Fundamental läuft es darauf hinaus, sich in Vertrauen den Inhalt ANZUSEHEN, sein ICH, ohne Vorurteile … Er wird gut daran tun, nicht an der Oberfläche seines Wesens kleben zu bleiben, sonst kommt er niemals zu seinem kräftigen Wahrheitskern. Darüber hinaus würde er gut daran tun, sich nicht, in Widerstand, gegen diese Selbst-Entdeckung zu wehren … Er wird brechen müssen mit jeder wütenden, selbst-heruntermachenden, ungläubigen, teuflischen Stimme in seinem Wesen, die den Weg zu Selbst-Entdeckung und Selbst-Anerkennung zu blockieren versucht.

Der Mensch wird nun rundheraus JA zu seinem Wesen sagen müssen, zu seinem Inhalt, und sich im vollsten Vertrauen für sein tiefstes ICH öffnen müssen. Er wird aufhören, ‚nein' zu SEINEM ICH zu sagen, zu seinem wertvollen Inhalt, zu Selbst-Einkehr, zur vollen Anerkennung seines urkräftigen Wesens.

In dieser Rosenkohl-Sphäre wird der Mensch gezwungen, jeden Widerstand in sich selbst zu brechen: jeden Widerstand gegen diese vollständige Selbst-Anerkennung, gegen dieses JA-Sagen zum ICH, in Seele und Körper. Der Mensch läuft nicht mehr vor sich selbst weg, sondern wendet sich auf eine sehr positive, interessierte, liebevolle Weise … Sich selbst zu!

Er erwartet es nicht mehr von den anderen, sondern weiß, dass diese urstarke göttliche Quelle, sein Großes Selbst, ewig und immer für ihn sorgen wird. Er ist nicht allein; er ist nicht ‚leer'; er braucht es nicht außerhalb seiner selbst zu suchen … Er durchfühlt sich selbst nun bis ins letzte Eckchen … Er kehrt sich nach innen und die innerliche Kraft steigt in ihm auf, nährt auf eine vortreffliche Weise seinen Körper. Er erlebt dieses unverbrüchliche Einheitsband von Seele und Körper. Er erfährt nun die VOLLHEIT seines Wesens und steht auf Bewusste Weise am Steuer seines Lebens.

Er ist ein ICH, ein urstarkes ICH; er ist ganz und gar keine NULL. Er hat entdeckt, dass er sich zu lange an der AUSSENSEITE seines Wesens bewegt hat … Rosenkohl hat ihn darauf hingewiesen, dass *viel* mehr IN ihm ist, als er dachte … Der allergrößte, stärkste, leistungsstärkste und göttlichste Teil seines ICHS, sein *wirklicher* Inhalt …, er war sich dieses Teils, dieses Inhalts nicht einmal bewusst.
Es wird Zeit, sagt der Rosenkohl, dass dieser Mensch sich selbst bis zum Boden KENNEN lernt. Er wird überrascht sein, der Mensch, und alle Ängste, die zu diesem ‚an der Außenseite seiner selbst leben' gehörten …, lösen sich jetzt auf. Er wird in dem Maße ruhiger und sicherer, in dem er sein WAHRES Ich entdeckt: er kehrt sich ganz intensiv, voller Offenheit und Vertrauen, seinem ICH zu. Er beschließt, sich selbst vollständig ZU-zulassen und hochkommen zu lassen, als Vollständige Identität.

Es gibt keine Abgesondertheit mehr in Bezug auf sein innerliches Selbst; sein innerliches Kraftfeld offenbart sich nun in seinem Körper, in seinem ganzen Wesen. Er lebt nicht mehr an der oberflächlichen Außenseite seines Wesens. Er hat sich inwärts gekehrt und sich selbst mit seiner Gesamtheit vereint. Stark und Selbstbewusst strahlt er seine innerliche Ur-Kraft und Liebe nun nach außen.

Was er für seine ‚Natur' hielt, erwies sich lediglich als seine ‚zweite Natur'; er hat sich jetzt, unter dem Impuls der Rosenkohl-Sphäre, unter diese Oberflächen-Schichten seiner selbst (die Person, die er *dachte* zu *sein* …) gekehrt und seine ursprüngliche Art gefunden …

Diese erste Natur, sein wahres ICH, hat starke Wurzeln und ist durch nichts zu vernichten. Jede Scheinschicht, jede oberflächliche Seite ist verschwunden … Er hat sich selbst im Kern wiedergefunden. In dieser Natur, dieser Essenz seiner selbst, erfährt er keine Unsicherheit, keine Ängste mehr. Da ist nur die Freude über die Rückkehr des ‚verlorenen Sohns'. Ein Fest wird veranstaltet!

Rotkohl, Blaukohl

Rotkraut, Blaukraut

Rotkohl steht für eine tapfere, kräftige, fröhliche, selbstsichere Haltung des Menschen, der seinen starken Inhalt in einem urstarken Körper trägt. Er liebt Fortschritt und trägt das Leben leicht auf seinen Schultern. Er ist immer fröhlich und glaubt an seine enormen Kräfte, an die Kraft seiner irdischen Erscheinung. Das Leben singt durch seinen Körper. In der Rotkohl-Sphäre ist der Mensch sehr zuversichtlich. Er ist froh und vergnügt, immer gutgelaunt und sieht den Dingen, die vor der Türe stehen, immer freudvoll entgegen. Das Herz macht vor lauter reiner Freude einen Sprung. Der Mensch ist randvoll mit Lebensenergie und ist bereit, alles ‚anzupacken', voller Mut in das Leben hineinzufliegen, mit einem sehr frohen Gefühl. Emotionen voller Freude durchdringen den Körper; der Mensch fühlt sich selbstsicher und *sehr* glücklich über sein Sein. Er *fühlt,* wie die Lebenskräfte durch seine Adern, seine Muskeln, seinen ganzen Körper strömen; er weiß sich auf eine leichte Weise vom Leben getragen. Sein Schritt ist federnd, seine Gefühle stets vergnügt. Er könnte die ganze Welt besiegen; er hat das Gefühl, urstark zu sein, und alles schaffen zu können! Das Leben lacht ihm zu …: alles steht ihm offen und er hat die Absicht, daraus etwas zu machen. Seine Lungen öffnen sich; seine Kräfte werden in der Rotkohl-Sphäre angesprochen und aktiviert. Seine stabile Irdische Art des Seins ist verbunden mit reiner, strahlender Lebensfreude.

Wen es nach Rotkohl verlangt (eventuell mit Äpfeln zubereitet) trägt das Verlangen in sich, alles sehr schön zu sehen … Er träumt ein wenig vor sich hin, träumt davon, wie schön alles sein könnte / sein wird. Er öffnet sich gerne für das Verheißungsvolle. Er freut sich verlangend auf die wunderbaren Dinge, die das Leben ihm zu bieten hat … Sein Blick reicht weiter, manchmal ein bisschen zu verträumt-geistig … Rotkohl schiebt ihn auf entschlossene Weise in seine irdische Kraft, um das Leben hier und jetzt, mit den Füßen auf dem Boden, physisch und praktisch, zu verwirklichen. Er fordert ihn dazu auf, das Schöne auf einem sehr irdischen Niveau zu verwirklichen; er ermahnt ihn dazu, nicht zu weit wegzuträumen und zu wünschen …, sondern die wirkliche Freude in seinem körperlichen Sein zur Anwendung zu bringen. „Konzentriere diesen kräftigen ICH-Geist in deinem Körper!", sagt dieser Kohl. „Mache dich stark; mögen Körper und Seelenkern zu einer unteilbaren, urstarken Einheit verschmelzen. Komme sehr stark in deinen Körper und fühle, wie die Lebensenergie voller Freude und Kraft durch jede Zelle deines Körpers flimmert."

Wer Rotkohl mag, lebt gerne in geistig angenehmen Sphären, hegt vage Sehnsüchte, aber wird darauf achten, sich nicht zu stark über die irdischen Sphären hinaus zu heben. Er würde gut daran tun, seine Energien, seine Träume auf eine sehr irdische Weise auszubauen: eine irdische Freude! Rotkohl ermahnt den

Menschen dazu, ganz herabzusteigen, um seine Wurzeln endgültig und kräftig im irdischen Boden zu etablieren. „Steige nicht nach oben … steige herab!“, sagt der Kohl. „Entwurzle dich aus Sphären von früher, die dich möglicherweise glauben ließen, dass du sehr weit weg und hoch suchen musstest.“ „Hier auf Erden darfst du an einem Paradies bauen!“, sagt der Rotkohl weiter, „Versäume es nicht, auf deine Füße, deine Beine, deine Zehen, den Boden unter deinen Füßen zu blicken und richte dich niemals auf einen zu fernen Punkt …“ Rotkohl zöge dich an deinen beiden Ohren, wenn du dich abwenden würdest … „Richte dich nach unten und verbleibe nicht in höheren Sphären, in einem Rausch …: dies ist nicht das wirkliche Glück!“

Dieser Mensch muss sich selbst sehr stark auf den irdischen Boden drücken und sich am Gras, an den ‚Wurzeln' festhalten. Er neigt dazu, schnell zu entflüchten, zu schnell wie mit einem Bogen in höheren Sphären zu verweilen. Er darf ganz eintreten … und herunterkommen in seinen kräftigen Körper. Die wahre Schönheit, die wahre Freude, in den Sphären von Rotkohl befinden sich nirgendwo anders, als im Sich-erleben in seinem Körper-auf-Erden. Das Erlebnis der reinen Freude des eigenen starken ICHS mitten in der irdischen Natur. Eine urstarke Konzentration im eigenen Körper; ein strahlend-kräftiges Erleben des eigenen Seins.

Rotkohl strahlt vor Dankbarkeit; eine unglaubliche Freude, ungefähr vergleichbar mit der Sphäre von Weißkohl, aber weniger expressiv, weniger überschwänglich, eher innerlich durch und durch intensiv erlebt … Rotkohl ist die zusammengeballte Kraft vor Ort, voller Reinem Glück, sehr irdisch, während der Weißkohl mehr ans Tageslicht schießt wie ein begeistertes Feuerwerk. Rotkohl ist ein Symbol für den strahlenden, stolzen, selbstsicheren Menschen, urfest und stark wie ein Lebender Baum. Er weiß, was er wert ist: kein Orkan kann diese starke Eiche umwerfen! Die vollblütige Inkarnation des großartigen Menschen in einem urstarken physischen Körper.

Das reine, sehr intensive Glücksgefühl über das eigene DASEIN …; das intensive Bewusstsein bezüglich des eigenen Sonnigen SEINS. Dies ist die Sphäre, die Rotkohl gerne stärken will. In diesem Gefühl irdischer Anwesenheit ist nichts Schöneres vorstellbar. Der Mensch lebt im irdischen JETZT und träumt überhaupt nicht von etwas anderem, irgendwo in der Ferne oder in vagen, sehnsuchtsvollen zukunftsorientierten Träumen. Er verwirklicht es hier und jetzt: sehr stark konzentriert im Augenblick des JETZT. Seine Sinne sind stark auf dieses Leben hier und jetzt gerichtet. Sein Glück auf Erden. Er erlebt dieses reine Glück auf eine intensive irdische, leibliche Weise aus seinem Herzen heraus, das vor Lebensfreude, vor Dankbarkeit strahlt!

Wer einen starken Appetit auf Rotkohl empfindet, sollte sich irgendwo fest verankern und darf nicht von seinem körperlichen Sein weggehen: er wird auf sehr intensive Weise in seinem Körper anwesend bleiben müssen, im Hier und Jetzt, ohne immer wieder abzuschweifen oder wegzuträumen, oder zu fliegen. Rotkohl ermahnt dich dazu, die Beziehung zu dir selbst auf eine Gesamt-Weise zu erleben.

Es darf keine einzige Abweichung von der Einheit mit dir selbst geben. Rotkohl weist dich darauf hin, dass neue Früchte / Kinder aus deinen Händen geboren werden, wenn du das Einheitsband mit dir selbst wiederherstellst. Er fordert von dir ein Gesamt-Bewusstsein deines Seins-im Körper. Er bittet um deine Mitarbeit, um die Erde mit aufrecht glücklichen Menschen zu bevölkern, die ihre irdische Freude mit anderen teilen können. Übernimm zuerst diese Verantwortung für dich selbst: vollende das glückliche, lebende ‚Kreuz' in dir selbst. Tritt mit vollem Engagement in deine irdische Form ein: vereine dich selbst. Die perfekte harmonische Ausrichtung deines Geisteskerns in deinem Körper. Himmel und Erde im Menschen verschmolzen. DIE vollzogene Kreuzzielsetzung, die den Beginn eines endlosen gesunden Daseins markiert.[12]

Spitzkohl

Den Charakter von Spitzkohl könnte man breitlachend nennen, wie das runde Gesicht der Sonne. Und dennoch trägt er auch etwas von einem Sauertopf in sich.
Das Trocknende, oder den Verrottungsprozess von Gemüse, beispielsweise, wenn man dieses nicht verzehren und gut verdauen würde. Wir sehen beim Spitzkohl das folgende Bild: „das Alte stirbt ab (vertrocknet sich, oder stirbt ab, oder verrottet und führt sich ab …), so dass das Neue geboren werden kann". Wie die oberirdischen Zweige und grünen Blätter von Kartoffelpflanzen, die gelbbraun verdorren und eintrocknen … um gleichzeitig dem Neuen ein Wachstum zu geben: den inzwischen wunderschön gereiften goldenen Kartoffeln. Der unbrauchbare alte Teil stirbt ab und das Neue wird unterdessen geboren. Dann folgt das Trennen der ‚Spreu vom Weizen' auch bei der Spitzkohl-Sphäre.

Wie braune runde Darmwinde, die erkennen lassen: hier hat eine Art Verdauungsprozess oder ein leichter Gärungsprozess stattgefunden (abhängig von der Tatsache, ob - und wie stark - Spitzkohl – und der Mensch, der davon isst? - über etwas gebrütet hat); jetzt werden übelriechende Abgase nach außen getrieben. Und das ist auch gut so. Und Spitzkohl freut sich darüber. Vergleichen wir dies mit der durchbrechenden Menstruation und mit dem Prozess vor der Menopause, bei dem Gewebe von der Innenseite der Gebärmutter abgestoßen werden kann. Reinigung und Abstoßen des ‚Alten'. Zeit für neues Wachstum …

Spitzkohl symbolisiert auch das Ventil des Lachanfalls, sowohl das Lachen selbst als auch die Tränen und andere Sekrete, die man nicht zurückhält. Es ex-

---

[12] Lies mehr hierzu im Buch *Neue Tage.*

plodiert und schallt nach außen. Manchmal wie Luftblasen, wie Kanonenschüsse, die abgefeuert werden. Eine Art Nervosität, die damit einhergeht. Ein dröhnendes Gelächter. Ein unerhörtes Vergnügen und Lachen.
Er kann gleichsam so seinen Gesichtsausdruck verändern und hat selbst Spaß an der Veränderung in seiner Mimik. Dazu kommt das Bild vom runden saftigen Pfirsich zum Vorschein; Spitzkohl bläst fröhlich sein Gesicht auf, lässt dann wieder seine Wangen gleichsam ‚explodieren'. Ja, erfreuliche Dinge, aber verbirgt das Lachen einen tieferliegenden Kummer, der darum bittet, aufgelöst zu werden? In diesem Fall fordert Spitzkohl den Menschen, der das Nahrungsmittel verspeist, dazu auf, den tieferliegenden Engpass oder das Problem an die Oberfläche kommen zu lassen, um ihm eine fundamentale Lösung zu geben.

Er erfreut sich sehr an sich selbst, an seinen Witzen und Faxen, seiner Imitation von watschelnden Gänsen. In dieser Bewegung, in der Rhythmik und deren Imitation findet er sich selbst sehr gut, aber das Ganze scheint doch an der Oberfläche zu bleiben. Gut ist, dass Spitzkohl selbst es in jedem Fall in sich zulässt, zum Ausdruck zu kommen, geäußert zu werden; es kommt nach oben, nach außen! Notwendige Ventile. Dabei ist er nicht still, sondern lässt in Seele und Körper von sich hören: eine Manifestation über den Körper. Oder ein tanzender Clown, der sich wie in einem Anzug eines aufgeblasenen runden Kürbisses zeigt, er ist flexibel und frei, biegsam, kann seine Energien in alle Richtungen senden, in sich ausdehnendem Sinne.
Es kommt heraus, es platzt auf und alles sucht sich einen Durchgang nach außen. Er hat Freude am Leben, auch wenn niemand weiß, was sich unter dem Lachen von Achernar[13] auf einem tieferen Niveau verbirgt. Aber auch wenn es etwas Unangenehmes wäre, würde Spitzkohl es trotzdem von sich wegschieben oder in sich verbergen, oder tarnen. Oder … nach außen hin abreagieren, erschallen lassen.

Der Mensch, der ein Verlangen nach diesem Gemüse empfindet, wäre eigentlich gerne etwas mehr wie Spitzkohl (frohe Expression, sich von dem Unangenehmen befreien, das in ihm geborgen ist usw.), doch er kommt kaum dazu. Er spricht auf eine Weise, bei der er zögernde Klänge in seinem Mund warten lässt wie Öööhhh …. Eueu …. Um dann in nicht direkter klarer Sprache zu erläutern, was er meint. Man kann das Gefühl haben, dass dieser Mensch nicht zu sagen wagt, was er will, da ist möglicherweise ein Argwohn, jedenfalls ein Zögern. Er strauchelt möglicherweise in seinem Spaziertempo, oder stammelt mit seinen Worten … Drei Schritte geht er wieder rückwärts, um dann wieder vorwärts zu schreiten und es zu wagen, „Ja!" zu sagen, … zu sprechen … oder doch noch nicht? Bereit, um spontan zum Ausdruck zu kommen … nein?

---

[13] Lies über die psychologische Symbolik des Sterns Achernar in *Auf Erden wie am Himmel - Psychologische Symbolsprache der Sterne.* Dieses Buch ist bei Erscheinen des vorliegenden Werkes noch nicht in deutscher Übersetzung erhältlich.

Aber in Wirklichkeit, in seinem Kern, ist der Spitzkohl-Esser wie der Charakter von Spitzkohl: der kreiselnde, sich weiter drehende und expressive schnelle Sprecher, Witzbold, Lacher, … usw. Er ist auf dem Weg, das alles aus sich heraus strömen zu lassen und die zugrundeliegenden Probleme aus sich zu entfernen, so dass jedes Lachen eine fundamentale Freude wäre, und jede Träne reine Lebensflüssigkeit darstellen würde. Er will dies schließlich umfassend tun, aber vorläufig fühlt er sich ein wenig gehemmt in seinem Tun, in seinen Äußerungen, seinem Nach-außen-Bringen von Worten, Inhalt, Gesang, Talenten, um schließlich *doch* weiterzugehen, zu voller Expression und singender Freude zu kommen ... Ach, schließlich wird er es doch tun und findet sein Selbstvertrauen, kräftig aufrecht stehend wie Spitzkohl; dann sich wieder fröhlich um seine Achse drehend und seine Gefühle äußernd wie ein sich im Kreis drehender Spitzkohl. In seinem Charakter seinem Bruder dem Weißkohl verwandt.

Weißkohl

Weißkohl steht für Überschwänglichkeit, Fröhlichkeit, Kraft und Begeisterung! Er birst vor innerlichem Lebensdrang aus seinen Fugen! Er ist kurz davor, ganz aus seinem potenziellen Zustand aufzubersten und mit einer vollzähligen Blechblaskapelle auf die Straße hinauszuziehen. Trötend und blasend, laut singend und tanzend zieht man in der Weißkohl-Sphäre durch die mit Flaggen und Girlanden geschmückten Straßen. Weißkohl will jeden miteinbeziehen, ist manchmal aus dem Häuschen, aber er kann auch sein Glück nicht fassen. Das Leben braust auf begeisterte Weise durch seine Adern; er hält sich nicht zurück und ist sehr expressiv. Ein durch und durch körperlich erlebtes Glück: über das Leben selbst!

„Komm und mach mit!“, ruft er den anderen zu, als ob er alle Menschen in seinen Freudentanz einbeziehen will. Seine Gefühle brausen und strömen; er scheint ein wenig high zu sein, oder zumindest doch ‚glückstrunken’. Nichts kann ihn stoppen, nichts kann ihn bremsen; in seiner positiven Einstellung holt er nur das Schöne in sein Leben, zieht er nur das Schöne an. Sein Gemüt ist voll: vor Freude. Er ‚fühlt’ sehr stark. Er bekennt sich gegenüber der Außenwelt auf eine ehrliche, spontane Weise zu sich selbst. Selbst durchfühlt er sein eigenes Wesen mit warmer Freude bis in die Spitzen seiner Finger und Zehen. Weißkohl hat einen sozialen Charakter; er will so gerne seine Freude mit anderen teilen. Er ist glücklich und sehnt sich danach, auch die anderen glücklich zu sehen.

Der Mensch, der Weißkohl sehr mag, braucht einen guten ‚Lebens-Appetit’. Er sehnt sich eigentlich danach, sich selbst zum absoluten Lebensglück zu führen.

Gelegentlich leidet er ein wenig unter Auslassungen (Blähungen), weil er sich dagegen wehrt, das Leben vollständig in sich aufzunehmen. Möglicherweise riecht er ein wenig wie der Tod: weil er sich weigert zu leben. Weißkohl fordert daher auch dazu auf, rechtzeitig Nein zu sagen zu jedem Verdruss, zu allen sorgenvollen Gedanken, zu allen Ängsten und jedem Kummer …

Derjenige, der sich danach sehnt, will stärker am Leben teilnehmen; er will gleichsam auf eine fröhliche Weise zusammen mit den anderen musizieren. Er will dazugehören. Er will sich selbst vollständig in das Leben bringen. Er sehnt sich danach, sich auf eine spontane Weise äußern zu können, mit all seinen Kräften! : spielend, singend, tanzend, … ohne mit dem Verstand eine belastende Blockade zu errichten. Er will im Leben fliegen, probieren, experimentieren, entdecken, wo seine Möglichkeiten liegen, entlang welcher Wege er zu einem größeren Ausdruck seiner selbst kommen kann. Er sucht nach Expressions-Kanälen; er will seinen innerlichen Energien Gestalt geben, die brausend aufleben, um in einer nachaußen-gerichteten Bewegung eingeschaltet werden zu dürfen. Er bittet um eine fröhliche Entladung.

Derjenige, den es stark nach Weißkohl verlangt, hat den Verdruss in sich selbst noch nicht aufgeräumt. Organe wie Magen und Galle werden manchmal auf eine ängstlich-traurige Weise zugezogen. Dieser Mensch sucht eine Loslösung aus dieser innerlich verkrampften Lebenshaltung. Weißkohl ermahnt ihn dazu, sich daraus zu befreien. Dieser Mensch ist auf der Suche nach seinem wahren innerlichen Freuden-Kern. Jeder Mensch trägt in sich diesen reinen, frohen Lebenskern, doch fast alle Menschen verloren den Kontakt zu ihrem tiefsten, frohen Selbst. Der Mensch verstrickte sich in Begierde und Angst, indem er sich auf das ‚Haben' richtete, statt … Zu Sein. Er hat gleichsam sich selbst verloren.

Weißkohl ermahnt ihn dazu, sich fest anzuschließen an diesen Ur-Kern in ihm selbst, der Leben heißt, der Freude heißt! Wie mit Atomkraft gesteuert entlädt das Leben sich dann im Körper; der Mensch fühlt, wie er wird, fühlt, wie er Ist … Er öffnet sich vor Freude schlagartig, wie eine Musiknote, die mit voller Kraft in der wundervollsten, intensivsten Klangfarbe ans Tageslicht tritt.

Er wird sich des wahren Lebens in ihm selbst, in seinem Körper intensiv bewusst; er IST einfach reine Freude, weil er an die Frequenz des Lebens, seines Lebenden Selbst angeschlossen ist. Das bedeutet: er fordert nicht, er fragt nicht, er will nicht haben, er ist zufrieden mit sich selbst und öffnet sich einfach, in Dankbarkeit für das, was noch kommen wird. Er legt nichts fest; er ist perfekt glücklich über sein Sein. Nichts kann ihn noch aus dieser freudvollen Ausgewogenheit bringen. Er schlägt auf die Trommel des Vergnügens; er lässt die Posaune laut erschallen und zieht mit tanzenden Heinzelmännchen durch die Stadt.

Wer Weißkohl liebt, der hat ein Bedürfnis nach Entspannung, nach Aufatmen, danach, sich weit zu öffnen … so dass alle Energien nach außen strömen können. Er braucht es, sich dem Leben in sich selbst hinzugeben. Er will zu einem reinen

Vertrauen kommen und sich ohne den geringsten Widerstand dieser kräftigen, lebenden Strömung hingeben. Er erlebt voll und ganz die Schönheit und die Kraft seines ICHS; er lässt sich von nichts und niemandem aus seinem fröhlichen Feld herausholen, weil er sich nur an diese innerliche Freuden-Quelle in ihm selbst angeschlossen weiß.

Wer sehr viel Appetit auf Weißkohl hat, hat möglicherweise seinen Kopf zu lange und zu schwer mit allerlei (unnötigen) Sorgen belastet. Er weigert sich eigentlich, wirklich die Leitung über sein Leben zu übernehmen, wodurch er oft zu viel ‚denkt', statt seinem inneren ‚Wissen' zu folgen, und er bremst auf diese Weise seine enormen Lebens-Kräfte ab … Energien werden blockiert; Weißkohl wirkt jedoch wie ein Rammbock, der alle Blockaden durchbricht, wenn es sein muss mit ‚Explosionen'. Widersetzt sich ein Mensch diesem Durchbruch des eigenen Ichs, der Lebensenergien, hält er sich selbst zurück, zweifelt er an sich selbst und denkt und rationalisiert er immer weiter, ohne sich dem SEIN hingeben zu wollen, dann kann dieser Widerstand zu ‚Schmerzen' führen. Er weigert sich; er will alles mit dem Verstand festhalten; von seinen Zweifeln bekommt er Kopfschmerzen; seine Nase verstopft sich usw. … Appetit auf Weißkohl fordert eine absolute Hingabe an den freudvollen Lebensstrom.

„Wage es, du selbst zu Sein, dich selbst zu manifestieren! Bringe dich selbst mit aller Begeisterung ans Tageslicht und kümmere dich nicht um alles Nebensächliche", sagt Weißkohl. „Tritt ein in die Sphären der Freude und tanze mit mir in die Welt hinein. Lasse die Freude in dein Herz, ohne weitere Bedenken. Lasse es zu, dass du WEGEN DIR SELBST genießt, wegen des Lebens in dir selbst. Lasse deine Lebensenergien frei durchströmen und gib dich dem Guten in dir selbst hin. Manifestiere dich nach außen hin und schenke dem Negativen keine Aufmerksamkeit mehr."

Weißkohl fordert ein gründliches Ausputzen der dunklen Gedanken und der Unheil verkündenden Gefühle. Er will, dass du damit brichst. „Öffne dich nur für das Beste, das Schönste in dir selbst. Du bestimmst selbst über dein Leben: also, mache etwas daraus. Erwarte das Allerbeste und beteilige dich nicht an der schwarzseherischen, dunklen, ängstlichen Untergangsstimmung. Das Leben wird immer schöner werden, wenn du dich nur für das Allerschönste öffnest und die Signale auf deinem Weg nicht ignorierst. Richte dich nicht auf das Düstere, auf das, was jetzt noch nicht O.K. ist, sondern öffne dich für Veränderung in dir selbst. Werde dir deines reichhaltigen Inhalts bewusst. Verharre nicht beim Negativen, sonst kleben die Energien in einer Blockade zusammen."
Weißkohl fordert dich dazu auf, im vollsten Vertrauen, mit voller Kraft und in reiner Freude über dein Sein unbeirrt weiterzugehen. Stärke das Gute / Schöne in dir selbst und es wird sich vervielfältigen.

Setze diese Energien ein, lasse sie frei-strömen … bremse dich selbst nicht! Appetit auf Weißkohl weist schließlich darauf hin, dass es für dein Glück und deine Gesundheit am Allerwichtigsten ist, dass du nicht stehenbleibst, dich selbst nicht auf eine introvertierte, grüblerische, zögernde Weise blockierst, lahmlegst oder zurückhältst. Gehe weiter, mit voller Kraft, in Überschwänglichkeit! Die reine Konzentration von Freude in deinem Körper strahlt aus … und veräußerlicht sich weiter in deinen Taten, deinen Worten, der Art und Weise, wie du durch das Leben gehst. Du strotzt vor Gesundheit; du glaubst an die Schönheit und die Kraft deines ICHS; deine Haut glänzt vor Tugend, Kraft und Liebe für das Leben! Die ausstrahlende Freuden-Kraft der Weißkohl-Sphäre ist auch in dir!

Sauerkraut

Sauerkraut macht sich über nichts Sorgen … so scheint es. Es hat alle Zeit … und genießt. Es nimmt zu sich, was es braucht, ohne sich an dem zu stören, was sich um es herum abspielt. Ruhig, langsam, alles zu seiner Zeit; Es ist niemals in Eile, lässt sich von nichts und niemandem hetzen. Inmitten aller Hektik nimmt sich der Mensch in dieser Sphäre die Zeit, sich zu laben an Erholung, Entspannung, leckerem Essen usw. … Eigensinnig und das genießend, was man sich selbst soeben gegeben hat. Eine gesunde Art von Egoismus, Selbst-Pflege, … Selbst-Liebe … könnte man sagen, zumindest wenn er nicht auf dem rein instinktiven, tierischen Niveau hängenbleibt.
Äußerlich erscheint der Mensch in dieser Sauerkraut-Sphäre ganz ruhig, aber innerlich braust er vor Energie: vor einer gesunden Art von aggressiven Energien, aber er äußert sie nicht gleich, er hält sie zurück …, bis er nach einer herrlichen Mahlzeit (beispielsweise) wieder an die Arbeit gehen kann. Eine gespannte, vollbeladene Ruhe vor dem kräftigen Sturm des Lebens (am besten in einem günstigen Sinne, auf eine fruchtbare Weise)!

Eigentlich ist der Sauerkraut-Esser - wenn auch unbewusst - auf der Suche nach einem warmen Stückchen Ruhe …, nach einer Insel, auf der er zu seinem eigenen HERZEN kommen kann, auf der er sich in Liebe mit sich selbst erholen kann, in Liebe auf dem höchsten Niveau.
Er sehnt sich danach, alle Phasen von Ur-Drang und pur-instinktiven Aktionen zur eigenen Lebenserhaltung … in ein Liebevolles Entdecken seiner selbst umzusetzen. Er hat das Bedürfnis, hierzu Zeit für sich selbst freizumachen … und das ist auch gut so.
In dieser Selbst-Liebe kann er sich selbst und die Menschheit einen ganzen Schritt weiterbringen. Fängt er diese liebevolle, hingebungsvolle Entdeckungsreise nicht an, dann bleibt er in einem verworrenen, nervösen Dasein stecken.

Allerdings versorgt sich jemand, der nach der Sauerkraut-Sphäre süchtig ist, auf eine eher instinktiv-nervöse Weise, während er möglicherweise nicht einmal erkennt, dass unter seinem scheinbar ruhigen Oberflächen-Wasser … eine Tiefsee von Kräften, Emotionen, Lebensenergien wohnt! Stört man ihn, könnte er sich durchaus auf eine böse, aggressive Weise zur Wehr setzen: lass mich in Ruhe oder ich beiße! Eine Art ‚hinuntergeschluckte' Energie wird in Ausgewogenheit gehalten. Es kommt darauf an, dass dieser Mensch seine Energien auf eine positive Weise arbeiten lässt, ohne Selbst-Unterdrückung und … aus einer positiven, friedfertigen Einstellung heraus. Damit er seine Basis-Instinkte umsetzt in bewusste, kreative, liebevolle Handlungen. Außerdem wird er eine gesunde Ausgewogenheit bewahren müssen in der Abwechslung zwischen Ruhe, Warten, Zurückhalten … und Handeln, Unternehmen!

Unter normalen Umständen hat der Mensch, der Sauerkraut mag, das Verlangen in sich, sich an den leckeren Speisen des Lebens zu ‚laben'. Er sehnt sich danach, sich eine Weile ausschließlich mit sich selbst zu beschäftigen, sich einmal vom Rest der Welt abzuschließen, während er sich auf eine genießende, selbstbefriedigende Weise im Leben bewegt. Er sehnt sich in gewisser Hinsicht danach, allein und mit sich selbst beschäftigt zu sein, eine Inselsphäre zu erschaffen, wenn auch nur für eine kurze Zeit, sich selbst zu geben, was er braucht, was sein Herzchen begehrt, um sich selbst dann über nichts und auch niemandem anderem über sein Handeln Rechenschaft ablegen zu müssen.

Wen es nach Sauerkraut verlangt, der sehnt sich nach einer liebevollen Rückkehr zu und in sich selbst. Störe mich nun nicht; lasse mich mit mir selbst allein. Er will sich selbst auf verschiedenen Ebenen befriedigen, er hat dieses Bedürfnis, einmal sorglos mit seinem eigenen ‚genießenden Selbst' zusammenzusein. Er will sich selbst wirklich zufriedenstellen; er sehnt sich danach, sich selbst auf eine gründliche Weise mit all dem Guten auf dieser Erde zu versehen.

Er ist randvoll mit Energien und weiß in sich selbst nicht immer Rat mit diesen innerlich roten Kräften. Es ist gut möglich, dass er, statt sie auf eine kreative, liebevolle Weise für das Gute in der Welt einzusetzen, seine Kräfte unterdrückt, bezwingt, sie nicht nach außen bringt, sie eher beschwichtigt und beruhigt. In dem Moment, in dem er sich auf das Tageslicht richtet, wird er wissen, wie und was, aber diese Zeit ist jetzt vielleicht noch nicht gekommen … es ist noch zu früh … Sauerkraut regt diesen Menschen dazu an, mit sich selbst ganz einer Meinung zu werden, in seinem Innersten keinen Kampf zu bestreiten … ganz lieb und freundlich zu sich selbst zu sein und ganz sicher in seinem Herzen keinen Krieg zu beginnen. Er sollte auf die Suche gehen nach Liebe im wahren Sinne des Wortes …! Er sollte jeden inneren Kampf auflösen, um in seiner Seele zu Frieden, Weichheit und Harmonie zu kommen … Manchmal schreit es einmal laut in seiner Seele, weil er sich selbst nicht genug liebt, weil er im instinktiven, unbewussten Niveau seiner selbst hängen bleibt, weil er nicht recht sieht, wohin er mit seiner enormen Potenz an Energien gehen kann …: es ist von enormer Bedeutung, dass dieser Mensch die Schönheit, die Echtheit, die Güte seiner selbst entdeckt, damit er seine üppige Potenz auf eine aufbauende Weise einsetzen kann …, bewusst und liebevoll. Die wahre Selbst-Liebe ist die Basis eines glücklichen Lebens, und dies hat nichts mit dem ‚ungesunden Egoismus' zu tun.

Derjenige, den es nach Sauerkraut verlangt, empfindet manchmal die Angst, ‚angegriffen' zu werden; auf eine defensive Weise zieht er sich in sein Versteck zurück … das Gewehr schon halb im Anschlag. Dieser Mensch sollte ein größeres Vertrauen zu sich selbst, zum Leben entwickeln. Erst wenn er seine innerlichen Lebenskräfte als gut, als positiv erfahren kann, wird er wissen, dass er nichts zu fürchten braucht … Liebe verjagt jede Angst, jeden Kampf … Der bewusst-lebende Mensch setzt seine instinktiven Ur-Energien in positive Unternehmungen um, in kräftige, aber liebevolle, kreative Aktionen.

Der Sauerkraut-Liebhaber ist randvoll mit Schöpfungskräften! Eine bewusste und liebevolle Führung ist erforderlich, damit diese Energien auf eine sehr konstruktive Weise eingesetzt werden können. Tut der Mensch dies nicht, dann artet die vorhandene Potenz von Urkräften aus in eine Anhäufung und einen Ausbruch von Aggression, nervösem Verhalten, Wahnsinn, Sexdrang usw. …

Sauerkraut ermahnt den Menschen zuerst und vor allem dazu, sich selbst im Leben üppig und liebevoll zu laben, in Liebe, Ruhe und Vertrauen, aber außerdem soll er, wenn er sich selbst gelabt hat, befriedigt ist … sich auf eine kräftig-dynamische Weise einsetzen, sich auf eine friedliebende Weise der Welt zuwenden und aus den positivsten Erwartungen heraus leben. „Schaue dir das Schöne, das Freudvolle im Leben an! Richte dich nicht auf das Schlechte, das Wütende, das Böse, verhalte dich nicht schon von vornherein so defensiv …, sondern entwickle Vertrauen! und nutze all deine Kräfte in Menschenliebe, um aus Liebe heraus, in Tatkraft dich selbst und (folglich) die Menschheit weiterzubringen."

Wirsing, Wirsingkohl

Der Charakter von Wirsing ist: nicht zu brav; er wagt es, sich zu wehren und lässt nicht alles mit sich machen. Er ist in der Lage, sehr krass, entschlossen und scharf seine Grenzen zu ziehen, seine Meinung zu äußern. Du hörst es sofort, wenn du ihn nicht respektierst hast oder wenn du seine Grenzen überschreitest: er wird dich bellend zurechtweisen, dich dorthin zurückschlagen, wo du sein musst. Wirsing ist sich seiner selbst bewusst, seines Daseins, seiner Rechte. Wenn etwas nicht fair verläuft oder wenn er merkt, dass etwas überhaupt nicht mit seiner eigenen Meinung übereinstimmt, wird er es schnell sagen. Er ist in der

Lage, mit einer einzigen Gebärde oder ein paar Worten kurz und bissig deutlich zu machen, dass du nicht versuchen darfst, ihm etwas weiszumachen, dass du ihn nicht manipulieren oder mit seinen Füßen spielen darfst. Er hat eine höchsteigene Meinung und spricht sehr ehrlich aus sich selbst heraus. Er lässt sich, in seinem Standpunkt, nicht von anderen beeinflussen.

Er lebt sehr stark aus seinem eigenen Gefühl heraus, kann überhaupt nicht matt, weich oder schwach genannt werden, im Gegenteil: er verfügt über einen starken Charakter. Seine starke, eher zusammengeballte Kraft wird entschlossen, manchmal nach harter Wahrheit, eingesetzt wie ein herausschießender Box-Handschuh, und dann erschrickst du vielleicht kurz. Ob du es willst oder nicht: du nimmst Rücksicht auf ihn; du hörst seiner Sprache zu; du respektierst sein Sein, weil er ehrlich und geradeheraus spricht und handelt, ohne Umwege, weil du fühlst, dass die Kraft, mit der er ans Tageslicht treten kann, über keinen anderen Leisten geschlagen worden sein kann, als über ein innerliches Gefühl des Selbst-Wertes und der harten Ehrlichkeit. Weil er sich nicht in seine Umgebung aufnehmen lässt, sehr stark zusammengezogen in sich selbst bleibt, wie eine gespannte ‚Feder' hält er immer einen großen potenziellen Vorrat an magnetischen Kräften in sich selbst bereit; im richtigen Augenblick ist er in der Lage, diese Energien einzusetzen: mit einer enorm konzentrierten Kraft tritt er nach außen als ein sich auf Kernartige Weise manifestierendes ICH ...; die Funken sprühen!

Wer diesen Wirsing sehr mag, lebt manchmal zu wenig konzentriert in sich selbst und wird darauf achten, die Dinge nicht einfach über sich ergehen zu lassen. Er darf ‚auftreten', sprechen, handeln ... sehr stark aus sich selbst! Er hat das Bedürfnis, stärker konzentriert, als ein ICH, in seinem Körper anwesend zu sein. Er muss sich zu sich selbst bekennen, sich für sich selbst einsetzen und täte sehr gut daran, sich nicht wie ein Schlafwandler unter die anderen zu begeben, ja-nickend oder gleichgültig bleibend. Er darf stark Mensch-sein unter den Menschen. Er muss teilnehmen, als ein Bewussteres ICH, am Leben. Er sollte sich stärker verhalten, seinen Rücken aufrichten, seinen Wert erkennen und sich auf entschlossene Weise zu sich selbst bekennen!

Der Mensch, der sich nach Wirsing sehnt, darf das Leben nicht wie mit einer passiven, schwachen, zusammengebrochenen Psyche betrachten ...: dann hat es fast den Anschein, als ob es ihn eigentlich nichts angeht; das Leben vollzieht sich und er ist lediglich ein ‚Zeuge', ein folgsames, braves Herden-Tier. Er setzt sich dann nicht für seine Meinung ein; er scheint ein wenig schafartig, ein wenig zombie-artig zu sein. Er lässt andere darüber entscheiden, was geschieht, und ergreift selbst selten die Initiative. Er lässt sich zu sehr von seiner Umgebung lenken. Er nimmt auf eine eher passive Weise am Lebensgeschehen teil. Bis Wirsing ihn wachrüttelt. Kräfte werden nun freigesetzt; der Mensch erkennt, dass ER leben muss, dass ER sein ICH erkennen muss, seinen inneren Wert, sein höchsteinzigartiges Sein. „ICH bin es! Ich lebe! Ich muss mich selbst verwirklichen!" Sein Gehirn erwacht; er ‚springt' auf, richtet seinen Rücken auf, wird sich der

Tatsache bewusst, dass er IST als ein ICH, erwacht nun in einem vitalen, lebenslustigen Wirsing-Stil, um nun wirklich sich selbst zu fühlen, zu kneten, zu formen, sich Gestalt zu geben auf eine stark physische Weise.

In dieser Wirsing-Sphäre kommt der Mensch jetzt wach … und hoch-bewusst in sich selbst; der Geist wird schärfer; starke magnetische Kräfte glühen in den Körper-Adern.
Er übernimmt Verantwortung für sich selbst. Das Leben zieht nicht einfach so an ihm vorbei; er spitzt seine Ohren, wird alerter, aufmerksamer, interessierter … Seine Kraft wächst; der Mensch verhält sich entschlossen, bewusst wehrhaft, aktiv, engagiert, voller begeistert-glühender Kräfte. Er nimmt nun wirklich am Leben teil: alles fasziniert ihn. Er beteiligt sich, schöpft mit; er *denkt* mit, auf eine positive Weise setzt er sich für das Gute ein.

Er lässt nicht andere über sein eigenes Wohlergehen entscheiden, sondern sagt geradeheraus seine Meinung, wenn dies nötig ist. Er ‚gilt' nun für sich selbst und lässt sich selbst als ein ICH gelten. Niemand läuft einfach so uninteressiert oder gleichgültig, ignorierend an ihm vorbei, weil er sich selbst jetzt respektiert und in seinem Kräftigen Sein anerkennt. Er manifestiert sich selbst nun auf eine selbstsichere, entschlossene Weise. Er ist alles andere als zu weich, zu schwach in sich selbst anwesend; er befindet sich nicht irgendwo auf einem verlorenen ‚Hintergrund' … sondern tritt in den Vordergrund, ehrlich, mit seinem gesamten Seinsinhalt. Er stört sich nicht an dem, was ein anderer über sein Verhalten sagt: er ist einfach er selbst! Er setzt seine Kräfte nun auf eine bewusste, akkurate Weise ein, weil er an seinen wertvollen Seinsinhalt glaubt.

Kohlrabi

eine Kohlart mit einer überirdisch wachsenden Knolle

Die Art von Kohlrabi ähnelt ein wenig einem Mikrofon mit Dutzenden von Löchern, durch die viele Worte strömen können. Ein Mechanismus, der zulässt und geleitet, der aussendet und empfängt. Wie der Mensch, der in einem weisen Buch essenzielle Worte und Texte liest. Er schlägt es auf, dieses Buch … und sogleich liest er, was er lesen muss. Es geht um das Weitergeben einer Botschaft, einer Weisheit, eines innerlichen gewussten ‚Etwas', das für die Menschheit wichtig ist im Leben.
Kohlrabi steht also u.a. für Kommunikation auf einem tieferen oder höher liegenden Gebiet. Es wird etwas Wichtiges in deutlich verständlichen Zeichen, Buchstaben, Worten, Symbolen weitergegeben. Der Mensch begreift, ist sich dessen bewusst, und antwortet von seinem tiefsten Kern aus.

Der Mensch, der Kohlrabi mag, könnte durchaus einen Totempfahl anbeten (oder etwas, das diesen symbolisiert) oder sich *selbst* als Totempfahl aufstellen.

Die Art von Kohlrabi ist wie die eines großen gefüllten Herzens, randvoll mit Gefühlen und Energien zum Geben. Sie ‚pflegt' aber schon alles gut, so dass sie keine Träne vergießen muss.
Kohlrabi ähnelt ein wenig dem Charakter mit dem runden Gesicht der Sonnenblume, die ihre Siesta hält, auf dem Gras ruhend … , sich entspannend, sich dem Leben hingebend, der Ruhe, dem entspannt Anwesendsein, genießend ... , ihre Äuglein vor der Sonne geschlossen, ihre grünen Blättchen schön ausgebreitet.
Kohlrabis Art ist gut gefüllt, hat sich selbst mit allem versehen, ist in einem kräftigen, starken Körper, weiß sich daher auch geschützt in ihrem kräftigen ‚Sein'. Mit ihrem Bauch ganz eng an der Erde, wie ein Käfer mit rund in die Höhe gewölbtem Schild.

Der Mensch, der ein Verlangen nach Kohlrabi empfindet, verfügt über viele rote Energien in sich und wird gut daran tun, diese auf fruchtbare Weise einzusetzen, so dass sein Herz nicht durch einen Überschuss an Blutströmung überläuft. Er hat die Kraft einer Bananen-Achse in sich, stark gestützt IN sich selbst, kräftige Konzentration in seinem Rückgrat.

Kohlrabi erzählt uns von den Space Shuttles, von der Urkraft und dem Antriebsmechanismus von Raketen und anderen Flug- und Fahrzeugen. Der Mensch, der den Geschmack von Kohlrabi mag, öffnet sich vergnügt und selbstzufrieden, selbstsicher für dasjenige, was kommen wird: er selbst ist bereits gut versorgt, ohne Komplexe, aber es kann / darf immer noch mehr ‚hereinkommen', strahlt der Kohlrabi aus … Ungeniert macht er sein Nickerchen im Gras, die Hände auf dem Bauch, sich öffnend und abwartend. Rundes Bäuchlein, voller Talente und Möglichkeiten, wie ein Fröschlein auf seinem Rücken.

Kohlrabi weiß die Wertschätzung für sich selbst sicher zu schätzen. Der Mensch, der ein Verlangen nach Kohlrabi empfindet, hat das Bedürfnis nach Selbstachtung. Er / sie mag es, wenn andere ihn / sie bemerken und auch eventuell seine / ihre Vollheit in günstigem Sinne bewundern.

Der Mensch, der Appetit auf Kohlrabi hat, will näher an seine eigene Vollheit herankommen, nicht zuletzt an seine irdische fleischreiche Vollheit. So stark und warm wie flüssiges Eisen. Kohlrabi trägt die Art von Gold und Silber in sich, das Noble, das die Dinge rein halten will.
So sehnt sich auch der Mensch, der dieses Gemüse mag, nach einer gewissen Zuneigung der Natur, des Lebens, seines eigenen Herzens. Er faltet sich doppelt, wenn er sich beugen muss, aber hält an seinem Standpunkt fest, wenn er fühlt, dass dies der einzig richtige Weg ist.

Er, derjenige der verrückt ist nach dem Geschmack von Kohlrabi, will eigentlich nicht mehr an gestern denken, will vollkommen im ‚Jetzt' anwesend sein *und* genießen. Derjenige, der dieses Gemüse mag, fühlt in sich selbst: „Entspanne dich, genieße all das Höhere …", zugleich mag er es aber doch auch, ein echter Erdenmensch zu sein. Das heißt dann: glücklich sein und das Blut frei durch die Adern strömen lassen. Mit der Herzenskraft eines *echten* Menschen, der sich selbst gemäß des eigenen Wertes schätzt, kann es doch nicht anders sein, als dass es gut verläuft, vorausgesetzt er gibt sich dem wahren, reinen Leben, seinem wahren ICH hin?

Kürbis

Kürbis genießt in mehr als vollen Zügen, mit der unglaublichen Kraft seines eigenen Wesens. Mit einer Art Gier wirft er sich auf alles, was das Irdische zu bieten hat. Er sorgt für sich selbst, versorgt sich sehr gut, zieht sich ins stille Kämmerlein zurück. ohne allzu viel auf- oder sich umzublicken.

Der Mensch, der sich nach einem Kürbis-Gericht sehnt, hat das Bedürfnis, sich selbst fest in seinem eigenen ‚Fleisch', auf Erden zu verankern. Er wird gut daran tun, sich sehr gut um sich selbst zu kümmern und sich zu geben, was er braucht. Er täte gut daran, NICHTS mehr vom anderen zu erwarten … und dem Kürbis ist dies sehr bewusst! Es ist eine Sphäre mit Plutonischer Kraft, eine kräftig-konfrontierende, zwingende Sphäre. Sie zwingt den Menschen dazu, sich auf die Suche zu machen nach dem tiefsten Kern seines Wesens, nach seinem Nabel, nach seinem ‚Ur-Sprung'. Kraftvoll wird der Mensch nach innen geschoben, in die Tiefen seines Wesens; er bekommt keine Gelegenheit mehr, nach außen zu schauen; er wird alles IN sich selbst suchen müssen … Der Kürbis schließt die Rollläden, die ihn von der Außenwelt trennen.

Wer Kürbis enorm mag, leidet möglicherweise unter einem schwankenden Blutzuckerspiegel oder an tränenden Augen oder an nicht-gut-funktionierenden Drüsen, weil er sich selbst von seinem tiefsten Selbst abschließt, von seiner innerlichen Lebensquelle; er stimmt sich zu sehr auf die Oberseite der Dinge ab, zu wenig auf die Quell-Kammer tief in ihm selbst, auf die tiefere Seite des Lebens. Kürbis ermahnt ihn dazu, sich tief inwärts zu beugen und dort nach der Quelle allen Lebens zu suchen. Solange er sein Glück von der Außen- oder Oberseite der Dinge abhängig macht, solange er sein Glück nicht auf das Allertiefste und Fundamentalste in sich selbst baut, wird sich sein Glück nur als ein Kartenhäuschen erweisen, das einstürzt, wenn eine der oberflächlichen Bedingungen, die er an sein Leben stellt, nicht erfüllt wurde. Sein Glück steht und fällt dann mit be-

stimmten Elementen, die im Vergleich zum Leben selbst keinerlei Wert haben, wie beispielsweise der materielle oder der finanzielle Aspekt, das Leistungs-Orientierte, das Äußerliche usw. …
Kürbis fordert dich dazu auf, alles loszulassen, was ‚außerhalb' deiner selbst liegt. Er bittet dich um eine bedingungslose Zuwendung zu deinem eigenen Wesen; er duldet keinerlei Vogel-Strauß-Politik; er will weder irgendeine Begierde, noch Habgier, noch Einmischung in die Angelegenheiten anderer. „Ziehe dich ganz nah zu dir selbst hin!", sagt er, „Verankere dich ganz tief und stabil in dir selbst; suche hier deine einzige Sicherheit und wisse, dass das Leben von hier aus aufbricht und nur von dir instand gehalten wird." Das Leben auf Erden fordert von dir, damit es weiter in Gesundheit verlaufen kann, eine nahe Akzeptanz des eigenen Körpers, eine Liebe zum eigenen ‚Fleisch'.
Man darf nicht erwarten (begehren), dass ein anderer den Körper gut oder wertvoll findet, sondern wird mit seiner vollen Seelenkraft in den eigenen Körper purzeln, um *eins* damit zu werden, in Liebe, und ihn nicht mehr zu verlassen. Zumindest rät der Kürbis ihm dies; wirf dich auch nicht begierig auf das ‚Fleisch' eines anderen, sondern verschmelze dich nur mit dir selbst! Dies ist die Basis eines glückliches Daseins. Die sexuellen Lüste sind nur ein Ausdruck des Verlangens, als *Einheit* auf der Erde *mehr* man selbst werden zu wollen.

Wen es nach Kürbis verlangt, der hat ein Bedürfnis nach einer innig-tiefen Konfrontation mit SEINEM SELBST; er täte gut daran, ganz tief in sich selbst zu schauen, um dort die Ursache all seiner Beschwerlichkeiten, seiner Beschwerden oder seiner emotionalen Probleme zu finden. Tief in sich selbst wird er sowohl die Ursache als auch die Lösung seiner Probleme finden. Dieser Mensch hat das Bedürfnis, sich selbst gründlich zu betrachten und bestimmten Dingen eine gründliche Lösung zu geben. Kürbis läutet die Glocke für den Beginn einer Transformation: bei der der Mensch die Lösung in sich selbst zu suchen beginnt und sich nach innen richtet, statt die Lösung außerhalb seiner selbst zu suchen. Er wird sich selbst finden, seinen Ängsten und Unsicherheiten eine Lösung geben, um ein glückliches Dasein führen zu können … in Sicherheit. Ängste gibt es nur so lange, wie er das Leben ‚außerhalb' seiner selbst sucht …

In der Kürbis-Sphäre wird ein Mensch dazu gezwungen, in aller Ehrlichkeit sein Innerstes zu betrachten; er kann und darf nicht länger neben und außerhalb von sich schauen. Er wird dazu verpflichtet, die allertiefsten Dinge anzugehen, um sich auf fundamentale Weise von allem zu reinigen, was nichts taugt. Kürbis weist ihn an zu ‚pinkeln', mit der Vergangenheit zu brechen, alles loszulassen, was ihn ‚nach-unten' zieht. Verschnürt er sein Mensch-Sein zu eng, lässt er keinen Raum für seine höheren, frohen Gefühle und fixiert er sich mit seinen Gedanken zu sehr auf das Materialistische, den Begierde-Aspekt im Leben? Oder fürchtet er sich eigentlich sehr vor seinen Gefühlen und hält er seine Natur krampfhaft verschlossen, so dass seine Gefühle erstickt werden?

Kürbis sagt, dass die Natur mit ihren Gefühlen frei existieren darf, solange der Mensch sich nur nicht an falschen Werten festklammert, solange er nur nicht begehrt und sein Leben mit allerlei Sachen füllen will, die außerhalb der Mauern des menschlichen Paradieses liegen: ob es dabei um das Eng-Materialistische, das Sexwollüstige, um Leistung, um Habgier geht, ist einerlei … Kürbis fordert den Menschen dazu auf, sich auf die Suche nach seiner WÜRDE als Mensch zu machen und diese zu respektieren, sich auf die wirklichen tieferen Werte des Lebens zu basieren, in Dankbarkeit und Respekt für das Leben selbst. Er wird alles, was dem zuwiderläuft, los-lassen müssen. Hierzu ist es nötig, dass er an sich selbst glaubt, an die enormen Möglichkeiten seiner innerlichen Quelle, dass er anerkennt, dass nur er sein Leben in der Richtung erschaffen kann, die er sich wünscht. Er wird die Meisterschaft tief in sich selbst entdecken; er wird wissen, dass nichts ‚einfach so' geschieht, dass er jeden Umstand, jede Krankheit oder jedes Leiden in seinem Leben selbst - wenn auch unbewusst - angezogen hat, um daraus zu lernen, um sich selbst in die Hand zu nehmen und auf seinem Evolutionspfad weiterzugehen.

Derjenige, der sich nach Kürbis sehnt, hat das Bedürfnis nach Lebens-Raum, nach einer freien-Atmung … Er würde gut daran tun, sich selbst auf-zumachen … Er hat sich selbst allzu lang eingeschlossen in der Meinung, dass es einen Druck, eine Struktur, eine Autorität, einen Zwang … AUSSERHALB von ihm gibt. Jetzt wird er einsehen, dass nichts und niemand sein Leben bestimmt oder bestimmt hat, dass er allein alle Lebensumstände auf Basis seiner tiefliegenden Überzeugungen angezogen hat. Kürbis ermahnt ihn dazu, sich diese tiefliegenden Überzeugungen anzusehen und dort, wo dies nötig ist, Änderungen vorzunehmen. Er ZWINGT sich selbst jetzt dazu zu schauen, sich selbst von allem Unheil zu genesen: ein für alle Mal!
Der zwingende Griff, den er manchmal spürt, kommt von seinem Lebenden Selbst-Kern, der ihn dazu anspornt, zum Leben zu erwachen, nicht länger ein Pseudo-Leben zu führen. Er wird kurzen Prozess machen mit allen zwanghaften Gewohnheiten, Handlungen, Gedanken … indem er einsieht, dass dieser ‚Zwang' nur als Katalysator dient, um ihn auf die Tatsache hinzuweisen, dass er einen weiteren Schritt machen muss … Jede Zwangsläufigkeit, jedes negative Gewohnheits-Muster, in dem der Mensch vielleicht schon so lange festsitzt, verschwindet, sobald der Mensch den Schritt macht, den er machen muss. Die Kürbissphäre zwingt den Menschen dazu, auf diesem Weg der Transformation weiterzugehen.

Der Mensch tut gut daran, alle Dinge, an denen er sich bisher festgeklammert hat, loszulassen, um sich ‚dem Guten' in sich selbst zuzuwenden. Er darf den Knoten in seiner Seele ent-wirren; *einst* wurde er mit der verkehrten Einstellung geboren, ‚das Leben sei düster', jetzt wird er diese Einstellung ändern und in eine ganz andere Richtung gehen. Er wird aus der Überzeugung heraus leben, dass das Allerschönste erst noch kommt …

Kürbis verdüstert erst, um danach zu erleuchten. Er lässt den Menschen tief ausgraben, drückt ihn ganz nah an und in sich selbst, damit dieser seine innerliche Kraft fühlen und schließlich aus der Totenwelt auferstehen könne. Er weist ihn auf die Begierden hin, die ihn daran hindern, glücklich zu sein (dabei kann es um die Selbst-Aufopferung von Menschen gehen, die den Himmel begehren, oder darum, dass man sich selbst und den eigenen Körper im Tausch gegen Ruhm und Bekanntheit vollständig verkauft, oder um die Begierde nach Geld und darum, dass man das eigene Leben dafür in die Waagschale legt …). Derjenige, der sich nach Kürbis sehnt, will hiermit brechen und sein Leben neu starten! Er will nicht länger blind sein für die wirklichen Werte im Leben.

Wer große Lust auf Kürbis hat, begehrt letztlich das Leben in der Materie; er sehnt sich danach, sehr stark sich selbst zu finden, er selbst zu werden, sich selbst auf fleischige Weise in der Materie Gestalt zu geben. Aber in der Bahn einer instinktmäßig ausgerichteten Vergangenheit richtet er allzu schnell diese Begierden nach außen und schnappt gierig nach den Dingen / Menschen / Sphären außerhalb seiner selbst. Es kann sich dabei ebenso gut um einen ‚Happen' im Geistig / Spirituellen als auch im Rein-Materiellen handeln. Kürbis sagt nun zu ihm, er solle zurückgehen und sich den Ursprung dieser Sehnsüchte, dieser Begierden ansehen.

Der Mensch, der sich sehr nach Kürbis sehnt, wird schließlich einsehen, dass es ihn eigentlich heftig, gierig danach verlangt, SICH SELBST zu finden, sich selbst zu verwirklichen. Gierig beißt er nun in das Leben; er füllt sich mit sich selbst … er lässt sich selbst SEIN, sucht die Befriedigung nicht mehr in den Menschen und den Dingen außerhalb seiner selbst. Dieser Prozess wird schließlich mit einem Transformations-Schritt einhergehen: wer sich selbst Sein lässt, Leben lässt, wer die Füllung seines Lebens nicht länger außerhalb seiner selbst sucht, wird seine Instinkte in reine kreative, bewusst-gelenkten Kräfte umsetzen. Der Mensch wird - durch Erkenntnisse - unternehmungsfreudig, kreativ, selbstversorgend und glücklich. Er will nicht mehr ‚haben'; er betrachtet nicht länger ständig dies oder jenes, sondern IST ständig er selbst. Er LEBT jetzt, statt immer zu leben ‚als Funktion von', oder ‚sich freuend auf' usw. … Er kommt in die eigene VOLLHEIT und entwickelt sich, statt sich mit dem anderen zu füllen. Diese Vollheit wächst ständig. Er ist glücklich in und mit sich selbst; aus dieser Freude heraus zieht er nur freudvolle Lebensumstände an. Seine Gefühle strömen nun frei in Freude. Er lässt nun mit Leichtigkeit los, was er loslassen muss, ohne Widerstand.

Er hat sich selbst - im Kern - gefunden und lässt seine Natur frei existieren. Er sieht das Leben jetzt heller und ‚greift' nichts mehr ‚fest'. Jetzt kann er sich in Freude nach außen richten, auf die schönen Dinge der Natur, wie eine frohe orange-rote Sonne strahlt er seine Kraft nach außen; niemals mehr wird er sich von seiner innerlichen Quelle entfremden. In dieser Kürbis-Sphäre bleibt er immer *sehr* nah bei sich selbst, bei seinem Körper, bei seiner innerlichen Quelle. Niemals mehr holt etwas oder jemand ihn weg von dort.

Er ist jetzt kräftig, immun, gesund in seinem frohen, autonomen Sein. Nichts und niemand kann ihn mehr bezaubern, verführen oder von seiner starken innerlichen Würde und Wahrheit ablenken. Er lebt jetzt sehr stark aus sich selbst heraus. Er strahlt den Glauben an seine autonome Kraft aus und nichts Böses kann mehr in ihn eindringen. Er hat nicht das geringste Bedürfnis, sich mit den Dingen außerhalb seiner selbst zu füllen, da er sich selbst fortwährend versorgt und erfüllt, mit einem warmen Herzen. Er liebt sich selbst, seinen Körper, seine Gefühle, jetzt, da diese nicht mehr im Dienst von Ur-Instinkten stehen.

Er ist nun Herr und Meister über sein Dasein, freigekämpft und unabhängig von allem und jedem, von einer Quelle, von einer Autorität außerhalb seiner selbst. Für sein Glück ist nur er selbst verantwortlich und Kürbis hat ihn schon darauf hingewiesen, dass die voll-fleischige Inkarnation in der Materie, im Körper auf der Erde, eine einzigartige Möglichkeit bietet, ja, eine Notwendigkeit ist, sich selbst als ein menschgewordener Gott weiter evolvieren zu lassen. Es ist daher auch von größter Bedeutung, dass er seine körperliche Form respektiert, dass er ihm keine Gewalt antut (indem er beispielsweise drastische Diäten oder Sportarten oder andere Selbst-Kasteiungen zur Anwendung bringt, oder indem er sich in einem Leben, das auf Sex und Selbst-Verlust gebaut ist, vor die wilden Tiere wirft). Die Transformation, die Kürbis meint, hat damit zu tun, dass man einen weiteren Schritt in der Entwicklung des Wesens Mensch macht: der Mensch findet jetzt sich selbst als einen Herrn und Meister in Liebe. Er erschafft selbst sein Leben und ist nicht länger auf eine machtlose, hilflose Weise auf die Erde gerichtet, an der er sich gierig festkrallt … um nur irgendwie einen Halt zu finden … Solange er festhielt, konnte das Neue nicht hereinkommen; solange er zur ‚Außenwelt' schaute, konnte er den eigenen inneren Reichtum nicht entdecken, solange er außerhalb seiner selbst suchte, konnte er das wahre LEBENSGLÜCK nicht erfahren.

Er ist nun der Mensch, der Instinkte durch eine Liebevolle Bewusste Anwesenheit in sich selbst, in seinem Körper ersetzt hat. Er untersucht sich selbst und findet sich gut und schön; gemäß dieser echten Schönheit, dieser wahrhaften Güte lebt er. Weder begehrt er, noch greift er, sondern er lässt los und lässt sich selbst frei SEIN. Jede Leidenschaft ist nun verschwunden. DAS SEIN in ihm hat zugenommen! Der Schöpfende Mensch entsteht hier und beginnt ein neues Leben, dessen Grenzen unbekannt sind … Ist der Mensch erst einmal das in ihm vorhandene Alte los, hat er es abgeladen, dann wird das Neue in ihn eintreten; Veränderungen vollziehen sich. Der Mensch wird noch viele Male angenehm überrascht werden durch das, was das Leben ihm bieten wird, jetzt, da er getan hat, was die Kürbis-Stimme in ihm forderte!

Lauch, Porree

Lauch sagt: „Ja, du musst vorwärtsschreiten, weitergehen; du tätest gut daran, keinen Widerstand gegen Evolution zu leisten, gegen ein Loslassen dessen, was du loslassen musst, gegen ein gründliches Aufräumen bestimmter Dinge, die möglicherweise schon zu lange in dir anwesend waren. Gehe vorwärts und behindere deinen Evolutionsprozess nicht!"
In der Lauch-Sphäre werden starke weiterschiebende, drehende Kräfte eingebracht, die herausholen und graben, die alles was nicht wirklich rein und gut für dich ist aus den kleinsten Ecken zum Vorschein holen und abführen, wie eine Dusch-Bürste jede Pore deiner Haut gründlich ausbürsten würde. Sie schiebt sehr stark und ermahnt dich dazu, keinen Widerstand gegen diese Kraft zu leisten, die vorwärts will.
„Glaube an diese reinigenden gründlichen Lebenskräfte, die in dir vorhanden sind, glaube daran und nutze sie. Saubermachen und weitergehen!", sagt Lauch.
Es ist nötig, bis zum Grund zu gehen, einmal bis in die kleinsten Ecken deines Wesens zu reinigen. In dieser Lauch-Sphäre wird der Mensch darauf hingewiesen, dass er gut daran täte, sich selbst einmal gut von allem zu reinigen, was ihn daran hindert, ein wirklich glücklicher Mensch zu sein. Lauch stößt bis in die untersten Regionen vor, dorthin, wo Instinkte, Begierden, Automatismen … wohnen. Dorthin, wo der Mensch immer zu viel ‚festhält': Dinge, die ihn belasten, Dinge, die ihn emotional bedrücken, vielleicht ohne dass ihm selbst dies bewusst ist. Dorthin, wo er sich ‚gefangen hält', indem er festhält an …: dabei kann die Lebensenergie nicht frei strömen, wird das Leben als zu belastend erfahren. Lauch ermahnt den Menschen dazu, sich diese Lasten anzusehen und sich ihrer zu entledigen.

Er stellt sich auf die psycho-emotionalen Sphären der Regionen des Unterbauchs ein: im Darm, im Genitalbereich sowie in den Sphären der Nieren und der Blase.[14] Er weist den Menschen auf jene Aspekte in ihm hin, die noch ‚zu dunkel' sind.

Wer sich nach Lauch sehnt, will sich eigentlich all der düsteren Dinge in seiner Seele, in seinem emotionalen Leben, in seinem Körper entledigen; er sehnt sich danach, auf seinem Evolutionspfad vorwärtsgehen zu können, aber er wird erst die Reste einer Vergangenheit aufräumen müssen. Er wird nur ‚Licht' sehen können, wenn er die jetzt noch vorhandenen dunklen Untertöne in seinem Wesen betrachtet und sie beseitigt.

---

[14] Lies über die psychologische Übereinstimmung in *Der Schlüssel zur Selbstbefreiung – Enzyklopädie der Psychosomatik.*

Lauch spiegelt eine Art strenge Radikalität gegenüber dir selbst wider in Bezug auf das Aufräumen des Alten, der Begierden und der schon lange in dir lebenden Automatismen, die deinem Glück nicht förderlich sind. Er fordert dich dazu auf, dir diese schwerwiegenden Sachen in dir selbst anzusehen. Lauch selbst ist unerbittlich in seinem Auftreten und hart-knetend; seine Augen sind jetzt auf das Düstere in deinem Innersten gerichtet, in deinem Körper. Er führt sich selbst zusammen mit einem ganzen Haufen Finsternis in deiner Seele und deinem Körper, der in dir hängen geblieben war, über den Darmkanal ab. Zumindest wenn der Mensch sich nicht gegen dieses Abführen, gegen diesen Fortschritt wehrt. Leistet er weiter Widerstand gegen Evolution, gegen das Abführen der Vergangenheit … dann hat die Lauch-Sphäre sich vergeblich angeboten und geschieht nichts. Dann wird keine Klarheit eintreten. Umgekehrt: der Mensch darf, aber *muss* keinen Lauch essen, wenn er Lust darauf hat …, aber er tut gut daran, auf das zu hören, was der Lauch ihm zu sagen hat!

In welcher Hinsicht liebst du dich selbst nicht? Auf welchem Gebiet erfährst du das Leben als dunkel und bedrohlich? In der Lauch-Sphäre wollen in erster Linie diese zugrundeliegenden Überzeugungen über das eigene Wesen abgeführt werden. Erfährst du dich selbst als einen begierigen, unwirschen, unzufriedenen Menschen? Liebst du dein ICH also nicht? Dann wirst du dich auf eine liebevollere Weise betrachten müssen, jede Begierde loslassen müssen und alles was dazugehört … und du wirst nach der Überzeugung leben müssen, dass du ein guter Mensch bist, dass du des hellen Glücks würdig bist! Du wäschst dich selbst in der Lauch-Sphäre rein von allen dunklen Gedanken über dich selbst; du brichst mit allen unwirschen, sich hinziehenden Überzeugungen aus der Vergangenheit. Das Leben wird dir nicht mehr ‚schwerfallen'; du wirst keine Ereignisse mehr anziehen, die dir schwerfallen, weil du dich selbst als gut und hell betrachtest, weil du dich selbst von der Überzeugung gereinigt hast, dass so viel Düsteres in dir selbst, im Leben ist. Mit der Lauch-Sphäre reinigst du dich selbst und befreist dich damit von allen dunklen Indoktrinationen und Gewohnheits-Mustern in deinem Denken. Du entledigst dich der ‚Lasten'; du lässt los.

Die Lauch-Sphäre ermahnt dich dazu, dich für das helle Leben und alles, was dazugehört zu entscheiden, mit den dunklen Sphären der Lieblosigkeit, der heruntermachenden Gedanken und des Todes zu brechen.

Derjenige, der sich nach Lauch sehnt, hat das Bedürfnis nach einem Nachinnen-Ziehen in sich selbst, um dort in Ehre und Gewissen sich selbst zu betrachten: Was halte ich in mir selbst instand, das nicht wirklich mit dem Leben übereinstimmt? Wo lüge ich mich selbst an? Wo halte ich noch an den alten Gewohnheiten aus der Vergangenheit fest, die faktisch überhaupt keine Freude und keinen Aufbau beinhalten? Der Mensch wird sich selbst einer ehrlichen Prüfung unterwerfen und seine Schlüsse daraus ziehen. Auf diese Weise reinigt er sich selbst.

Auch in buchstäblichem Sinne kann er seine Wohnung einer Überprüfung unterziehen: „An welchen Gegenständen halte ich mich fest, während sie eigentlich keine wirkliche Freude ausstrahlen? Mag ich diesen Teppich, weil er einen hohen finanziellen Wert hat, oder weil meine Großmutter ihn mir geschenkt hat … während er nur Nostalgie und einen oberflächlichen Wert oder eine oberflächliche Schönheit ausstrahlt, eine Träne der Vergangenheit daran klebt?“ Dann ist dies ein Gegenstand ohne jeden Wert: er bringt dir keine Freude mehr! Lauch ermahnt dich dazu, in aller Ehrlichkeit mit dir selbst deine Gefühlswelt zu säubern, damit du ein froher und befreiter Mensch sein kannst. Mache dein Leben leichter, indem du dir die wirklichen Werte des Lebens ansiehst und dich darauf abstimmst.
Lebst du noch immer in einem alten, sich hinziehenden Muster, das dir (und deiner Umgebung) keine echte Freude bringt? Ändere dann deine Lebenshaltung, mache dich selbst gründlich sauber, so dass dein Leben heller, froher wird.

Der Mensch, der Lauch mag, sehnt sich danach, seine Gefühle der Freude in einer offenen, lichten Sphäre erleben zu können, ohne Störungen durch Angst, Begierde, Wut usw. … Er stimmt sich nun am besten auf eine solche Weise auf den Kern des LEBENS ab, auf die Freude über sein SEIN, dass jede Unzufriedenheit, jede Barschheit, jede Finsternis verschwindet. Er ist glücklich über sich selbst und erfährt keine ‚dunkle' Seite mehr in seinem Leben.

Dieser Mensch hat sein Gefühlsleben, sein Herz zu erwärmen … Er darf gegenüber sich selbst nicht hart und mürrisch sein, sondern wird sich selbst nun den Weg zu Erleuchtung, Öffnung, Entlastung zeigen. Dies geht nur in absoluter Liebe zum eigenen Ich: er wird sich selbst des Bösen, des ‚Unreinen' entledigen. Er wird für sich selbst wie eine liebende Mutter sein; er wird sich selbst gründlich von allen düsteren, negativen Gefühlen und Gewohnheits-Gedanken befreien, die ihn immer wieder von seinem Weg zu mehr Freude abbringen. Er bricht mit dem Bösen, destruktiven Auge in ihm selbst und holt das Leben ganz herein.

Liebstöckel

Liebstöckel ist offen für einen großen Auffang von fruchtbarem Samen, baut hier keine Blockaden auf. Er lässt alles in sich selbst aufkommen, aufwallen, gibt sich dem hin und fühlt sich dann befreit im Leben: und das gibt ihm ein Gefühl, das als Glückseligkeit umschrieben werden kann. In Freude, möglicherweise einem Rausch, empfängt Herr Liebstöckel den Samen, der aus seinem eigenen tiefen Inneren kommt. Es gibt ihm ein leuchtendes Gefühl von Freude zu erkennen, dass ‚es' aus ihm kommt, dass er in sich selbst so viel Fruchtbarkeit trägt und damit ans Tageslicht kommen kann.

Dies wird breit und im übertragenen Sinne gemeint, kann aber auch in primitiver Form beim Menschen und Tier betrachtet werden: wenn orgastischer Genuss nach dem Ausspritzen von Sperma erfahren wird.
Wir können es auch mit einem Gefühl der Befreiung nach dem Expektorieren (Aushusten) von fruchtbaren Auswürfen – z.B. auch beim Husten, Erkältungen usw. - vergleichen.

Beim transformierten Menschen wird die Lust auf Liebstöckel eher auf das Glücksgefühl hinweisen, das er angesichts der Tatsache erlebt, dass er in und um sich selbst herum über die Menge an Energie / Gefühlskräften verfügt, und dass er in der Lage ist, diese zu exteriorisieren, damit nach außen zu kommen, sowieso dies alles ‚fühlen' zu können. Ein Freiheitsgefühl und das Glücksgefühl, weil er seinen eigenen Körper aus Fleisch und Blut auf frohe Weise erfahren darf. Hieran ist kein anderer Mensch beteiligt. Der Mensch, der über das Fühlen von all dem Fruchtbaren, das in ihm wohnt, fröhlich bis euphorisch sein kann …

Er fühlt sich befreit und entspannt, nachdem der fruchtbare Samen aus ihm kommen konnte. Aber Liebstöckel kennt auch seine Grenzen und wird einem anderen dies nicht aufbürden, wird niemanden damit verblüffen oder verdutzen.

Er, der Mensch in der Liebstöckelsphäre, verfügt über das Vermögen, die Freude über sich selbst erleben zu können, die Freude darüber, dass es in ihm ‚strömt', in seinem Körper, in seinem gesamten ‚Sein'.
Herr Liebstöckel erkennt mit anderen Worten seinen Wert als Mensch und ist glücklich darüber, dass er seine Kräfte und Früchte fühlen, aufkommen lassen und auch äußern kann. Wer großen Appetit auf Liebstöckel hat, blockiert sich selbst mitunter auf diesem Gebiet. Jeder sollte dies für sich selbst untersuchen.

Liebstöckel fühlt sich selbst zugleich wie ein herrliches Puddinggebäck mit Karamellgeschmack und ist in seinem ‚Sein' gerührt: aufgrund der Tatsache, dass er genießt, weil er ist, wie er ist. Aufgrund der Tatsache, dass er in Dankbarkeit sein Dasein erlebt. Er würde nicht *anders* sein wollen …
Liebstöckel IST im Hier-und-Jetzt. Ein leuchtend optimistisches Gefühl; die Sonne bringt sanftes Glück auf sein Bäuchlein, auf seine Haut; dies ist wie eine Widerspiegelung dessen, was er in seinem Herzen und seine Nieren erfährt.

Wer Appetit auf Liebstöckel hat, wer Liebstöckel mag, fühlt in sich möglicherweise einen Zweifel angesichts der Frage, ob er sein darf, wie er ist, ja-nein-ja-nein. Als Folge dieser Art von Urzweifel[15] fängt auch er an, an anderen Dingen zu zweifeln: ob er dieses tut und jenes lässt … oder umgekehrt, und dabei kann es um alles Mögliche gehen. Er wartet dann, oder beißt den Rand seiner Fingernägeln ab (im übertragenen oder buchstäblichen Sinne).[16] Das beinhaltet u.a.,

---

[15] Lies über die Symbolik von Zähnen in *Der Schlüssel zur Selbstbefreiung – Enzyklopädie der Psychosomatik.*

[16] Lies mehr über ‚Nägelkauen' in *Der Schlüssel zur Selbstbefreiung – Enzyklopädie der Psychosomatik.*

dass innere Kräfte, Worte, Gefühle, kreative Eingebungen usw. unterdrückt werden, während er sich wölbt durch all diese fruchtbaren Energien.

Liebstöckel fordert den Menschen, der ihn gerne isst, auf: „Lass los, lasse alles hinter dir, was jetzt nicht mehr in dein Dasein gehört, und fühle dich ‚rein' und clean. Du kannst aus diesem Reinheitsgefühl heraus mit einem neuen weißen Blatt beginnen. Mache sauber in dir selbst und entwickle dieses glückliche Gefühl angesichts der Tatsache, dass du dich von allen – möglicherweise auch nicht so sauberen - Dinge aus der Vergangenheit verabschiedet hast." Und das Verlangen in dir ist da, die Dinge schön und ordentlich, wie nie benutzt, makellos in dein Haus zu lassen, in neuer gesäuberter Form, und bestimmte Dinge, die nicht in eine reine Wohnung / einen reinen Körper gehören, zu eliminieren. Du hältst die Dinge strahlend weiß und das gibt dir so ein himmlisches Gefühl. Zumindest ist es dies, wozu Liebstöckel dich auffordert. Und es liegt auch in dir: du sehnst dich danach, dich selbst in Reinheit werden zu lassen, wenn auch unbewusst, um alles in dir selbst sauberzumachen.'
Der Mensch, der Liebstöckel mag, darf sich selbst „Starte!" zurufen, in Gang kommen, wenn es darum geht, einen neuen Weg einzuschlagen. Wie der Hahn, der seine alten Schwanzfedern abwirft und keck, stolz herumstapft, weil er auf Erden sein darf, so auf seinem Pfad vorwärtsgehen darf. Er verfügt schließlich in sich über Kraft, Schönheit, ungeahnte Potenzialitäten, die Farben der Manifestation und das freudvolle Äußern seines ICHS.

Liebstöckel selbst spricht nicht viel, sondern *fühlt* und erlebt. Der Mensch, der ein Verlangen nach Liebstöckel empfindet, und es genießt, dieses Kraut zu sich zu nehmen, befindet sich selbst in diesen Lava-Sphären für gut. Er zweifelt nicht länger an sich selbst … und warum sollte er, jetzt da er die Sprache von Liebstöckel verstanden hat?
Kurz gesagt will der Mensch, der den Geschmack von Liebstöckel mag, eigentlich mehr in diese frohe Sphäre voller Glauben an sich selbst und seine Möglichkeiten, in sein „Ich kann mich sehen lassen, nicht wahr!?" kommen. Der gesunde Stolz des eher männlichen Aspekts in jedem Menschen, Mann oder Frau. Eine kräftige Selbstmanifestation, ein Freigeben seines Fruchtbarkeitssamens. Der Mensch sollte nur auf die Tatsache achten, dass er nicht ewig in seinem eigenen geschlossenen kleinen Kreis einer Art von Selbstbefriedigung bleibt. Wie dies auch in den Rauschsphären des Alkoholismus und des sexuellen Erlebens geschieht.
Zu Kommunikation kommen und die Potenz, die kreativen Kräfte mit anderen liebevollen Menschen teilen. Die primitiven instinktiven Kräfte in bewusstes Handeln umsetzen, Gefühlsäußerungen vom Herzen aus, fruchtbare Kreativität, wobei dann die Freude mit anderen geteilt werden kann. Aber dies erzählt Liebstöckel selbst nicht mehr: der Mensch in Bewusstwerdung wird dies bei sich selbst finden und entwickeln.

Linsen

Linsen stehen für eine Art Sorgsamkeit, ein Struktur-Anbringen, ein Ordnung-Schaffen: „Innerhalb dieses Feldes wirst du leben und arbeiten; du kannst hier nicht weg-flüchten." Sie werden niemals die Reihenfolge der Dinge ändern; alles muss in der richtigen Reihenfolge stattfinden. Nichts überhasten und ruhig einer bestimmten Linie folgen. Sie verteilen die Aufgaben auf eine ehrliche Weise und versuchen alles in gutem, ordentlichem Sinne verlaufen zu lassen. Sie sind in der Lage, Dinge zu verlegen, zu verschieben, um die Ausgewogenheit insgesamt zu bewahren. Sie bringen erst innerhalb einer großen übersichtlichen Struktur eine harmonische Verteilung, eine Verbreitung der Elemente an (alles im richtigen Verhältnis zueinander!), um dann alles weiter im Auge zu behalten und auf eine ausgewogene Weise weiter verlaufen zu lassen. Eine Sphäre, in der Ordnung, Struktur, Geduld, Intelligenz, rationale Abwägung und Scharfblick eine Rolle spielen. Es wird verlangt, dass alle Bestandteile beim Ganzen ‚mit dabei sind', dass sie mitkommen. Der Mensch kann aus diesem Feld auf der Erde nicht entkommen, innerhalb dessen gelebt werden muss.

Derjenige, der Linsen mag, ist auf der Suche nach seinem entzückenden Selbst, läuft jedoch daran vorbei, weil er es zu sehr mit dem flachen Verstand, wie aus einer Distanz, zu betrachten versucht. Er übersieht sich selbst, seine Natur. Er schaut ‚über' die Dinge hinweg, als ob er nichts wirklich ‚erreichen' kann. Er sucht es zu *weit* außerhalb seiner selbst ...: es liegt alles viel näher bei ihm selbst. Dieser Mensch braucht Seelenwissen, eine Betreuung für sich selbst, denn er weiß nicht, wer er ist; er irrt um sich selbst herum. Er erfährt sich manchmal als eine Leere. Manchmal ist Panik möglich: „Hilfe! Wer bin ich? Ein Mensch oder eine Missgeburt?"

Dieser Mensch sollte einsehen, dass er sich selbst ‚macht', dass er sich ständig in einem Prozess der Veränderung befindet. Er sollte sich der Tatsache bewusst werden, dass er im breitesten Sinne des Wortes er selbst werden darf. Er darf sein Gehirn im Lebensprozess in vollem Umfang einschalten: nicht nur als Funktion des rein Primitiven, des Überlebensinstinkts. Er hat auf diesem Gebiet noch einen Weg abzulegen: er täte gut daran zu lernen, breit zu denken, sein Gehirn breiter zu entwickeln. Er wird sich selbst als ein schönes menschliches Wesen betrachten dürfen und mit der Überzeugung brechen, dass es ihm an etwas mangelt, um wirklich ein ‚schöner Mensch' genannt zu werden.

In extremen Fällen ist es schließlich möglich, dass er sich selbst manchmal als eine ‚monströse Kreatur' empfindet, weil er niemals die Chance hatte, eigentlich unbewusst niemals die Chance wollte, sich über dieses ‚primitive' Niveau hinaus zu entwickeln. Ein Urgefühl des Selbst-Hasses liegt dem manchmal zugrunde.

Sein Appetit auf den Geschmack von Linsen weist ihn darauf hin, dass er aus seiner tiefliegenden negativen Überzeugung bezüglich seines ICHS herauswachsen darf, dass er sich selbst darüber erheben darf, dass er sich selbst als einen schönen weise-denkenden Menschen sehen darf. Er darf das Irdische, seinen irdischen Körper nicht mit Geringschätzung betrachten.

Derjenige, der Linsen mag, hat das Bedürfnis, auf höchst-individuelle Weise *selbst* denken, organisieren, planen, strukturieren zu lernen … mit Gefühl, in Weisheit. Er wird die Lektion lernen müssen, sich auf keinem einzigen Gebiet als ein ‚Jünger' des Systems zu verhalten, in dem er geboren wurde; er wird lernen, sich selbst als ein sich immer wieder erneuerndes kreativ denkendes Wesen zu erfahren und sich zur Entwicklung bringen.

Linsen sagen: „Komm einmal näher zu deinem ICH: lasse dein Gehirn nun für DICH arbeiten, bleibe nicht stets in Gewohnheits-Mustern hängen … Tue es in erster Linie aus Liebe zu dir selbst. Erwache zum Leben und hauche deinem Gehirn mehr Leben ein; denke auf eine gesunde, aktive Weise und gib deinem Leben eine erneuernde übersichtliche Struktur. Komme in Liebe zu dir selbst, zu deiner körperlichen Struktur und sei davon überzeugt, dass das ‚ich bin hässlich' oder der abschätzige Blick auf das irdische Wesen, das du bist, ein Überbleibsel früherer Überzeugungen ist. Kämpfe nicht länger mit dir selbst, sondern hole dich selbst herein. Versuche nicht zu entkommen, sondern betrachte dich selbst anders, durch die Augen der Liebe."

Linsen bitten um eine Aufnahme in und durch dich selbst. Komm in dich selbst, tritt vollständig in deinen Körper ein: ergreife Besitz von deinem Körper mit all deinen Möglichkeiten und benutze deinen Körper, benutze dein Gehirn … halte dich selbst nicht in einem Gewohnheits-Gleis fest …! Baue alles breiter aus als früher, auf eine ursprüngliche Weise.

Menschen, die Linsen lieben, fühlen sich möglicherweise manchmal ‚seltsam'; sie wollen gleichsam vor sich selbst fliehen. Doch Linse sagt: „Lauf nicht vor dir selbst weg, sondern tritt mehr in dich selbst hinein und baue jene Strukturen aus, die zu deiner Art passen. Komme näher zu dir selbst, so dass du dir selbst nicht mehr im Geringsten wie ein Fremder gegenüberstehst. Du wirst dich dann auch weder von der Dichte anderer bedroht fühlen, noch wirst du vor dir selbst weglaufen wollen oder (unbewusst) andere auf die Palme bringen wollen … so dass sie vor dir weglaufen würden. Hole dich selbst in Liebe vollständig herein und betrachte dich selbst durch eine völlig andere Brille als bisher. Mache dein irdisches Selbst nicht herunter!" Linsen fordern diese Menschen dazu auf, ‚hier'zubleiben, ganz nah bei sich selbst, nicht wegzulaufen, zu sich selbst zu kommen … Er wird in Übersicht einen Rahmen erschaffen, innerhalb dessen er funktionieren kann.

Linsen konfrontieren den Menschen mit dem Negativen / Positiven des Symbols Wassermann. Einerseits will er entkommen, empfindet er sich selbst als einen

‚komischen Vogel', zweifelt der Mensch daran, ob er eigentlich wirklich hierhergehört auf die Erde, ob er nicht besser gleich die Beine in die Hand nehmen, die Flucht ergreifen sollte. Genauso wenig wie er es vertragen würde, wenn andere zu nah kommen würden, verträgt er es nicht, wenn er auf eine ganz nahe Weise zu seinen eigenen Gefühlen gelangen würde; er läuft vor sich selbst weg und kann nur schwer an einer Stelle sitzenbleiben.

Linsen sprechen zwingend, stark strukturell und beharrlich: „Hier musst du bleiben; der goldene Mittelweg zwischen Freiheit und Gebunden-Sein, zwischen Regel und Loslassen, zwischen Autorität-Ausüben und Frei-Geben, dazwischen, dass du dich irgendwo eingliederst und dir die nötige Freiheit innerhalb dieser Struktur erhältst."
Linsen zwingen diesen Menschen dazu, vollständig innerhalb dieser ‚Vier Mauern' der Erde, innerhalb seines Körpers zu bleiben … Er wird in gewissem Sinne dazu gezwungen, innerhalb dieser Struktur zu leben; er kann hierbei das Gefühl bekommen festzustecken, doch dies gilt nur solange er wieder vor seinem schönen, liebevollen Selbst weglaufen will. Es ist allernotwendigst, dass er sich selbst auf der Erde einen warmen Empfang bereitet, dass er sich selbst als ein prächtiges Stück Natur erlebt, dass er sich selbst liebt und niemals mehr wegläuft … dass er immer näher zu seinem eigenen Wesen kommt, zu seinem eigenen Körper aus Fleisch und Blut. Dann wird er sich innerlich ruhig und glücklich fühlen.

Lupine

(z.B. als Fleischersatz)

Die Art von Lupine ist wie die eines stattlichen gut gefüllten aufrecht stehenden Hasen mit Hosenträgern, die seine lange fröhliche Hose und sein gesundes Bäuchlein halten. Sie ist gut gelaunt und setzt sich an den Esstisch, wo sie erwartungsvoll auf den jetzt noch leeren Teller schaut, der vor ihrer Nase auf dem Tisch steht. Sie glaubt daran, dass das Leben ihr Glück vorsetzen wird und regt sich darüber ein wenig auf; es laufen ihr kurze, kalte Schauer über den Rücken; ein wenig ungeduldig sitzt sie mit den Waffen (Messer und Gabel in diesem Fall) in der Faust da. Es macht sie optimistisch und stimmt sie froh.

Wie farbenreich und sonnig das Lebensfestival für Lupine ist! Sie mag Entspannung und tolle dynamische Zustände in der Natur. Sie crosst auf ihrem Zweirädchen zum Meer, als ob es immer wieder Urlaub ist. Begeistert, mit einem frohen Gefühl, ihre Ohren biegen sich in Sonne und Wind. „Himmlisch ist dies", seufzt sie.

Lupine schöpft alles Schöne aus dem Leben, so viel wie nur möglich, bis zu den untersten Bodenschichten. Sie ist schalkhaft und mag es, sich sorgsam zu verhalten, sogar Blumen und Pflanzen würde sie mit ihrer Gießkanne mit Wasser versehen, voller Hingabe.

Lupine ist eine echte Lebensgenießerin und leckt jetzt noch den letzten Rest von ihrem Löffel. Ihr Gehirn gibt eine ganze Menge Glücksenergie ab.

„Kommst du? Willst du ein Spiel mit mir spielen? Mit dem Ball oder dem Golfschläger?“, ruft sie ihren ebenfalls ordentlich gekleideten Freunden zu. „Willst du einen Kaugummiball aufblasen? Hier …“ und sie teilt mit ihren Freunden. Dies wirkt wie eine Szene aus einem Zeichentrickfilm. Ja, sie versorgt sich selbst, und ihre Kleider sind ordentlich gewaschen, was auf Selbstrespekt hinweist.

Der Mensch, der Appetit auf Lupine hat, zeigt damit, dass er absolut damit aufhören will, bestimmte Dinge schwerzunehmen, vor dem Leben zurückzuschrecken. Er will auch einmal etwas mehr Fröhlichkeit in seinem Dasein und würde gerne Tabus durchbrechen. Milderung in seinem Dasein, wie eine Praline, die in seinem Mund schmilzt, dieses Bedürfnis hat er. Nein, keinerlei harte Situation mehr, auf diese Überzeugung will er hin leben. „Oh nein, das würde er nicht bewältigen können, dieses Dunkle-Harte will er nicht mehr …“ und er wischt mit seiner Hand jeden düsteren Gedanken in die Zukunft und jede schlechte Erinnerung aus seinem Kopf hinweg. Auf diese Weise will er in den Sphären von Lupine leben. Sorglos, im Licht des Hier-und-Jetzt. Er mag hellgrüne, erhebende blaue, gelbe, frischweiße und andere fröhliche Farben. Er will das Leben zu einem Fest machen, zusammen mit anderen Freunden, unserem Osterhasen, der Lupine.

Mangold (Blattmangold)

Mit Mangold-Blättern befindet man sich immer in gut-gelaunter und angenehmer Gesellschaft. Sie lieben ein gemütliches Gespräch und den sozialen fröhlichen Umgang mit anderen. Manchmal scheinen sie nicht von dieser Welt zu sein, weil sie sich über alle dunklen Seiten der Gesellschaft erheben. Sie scheinen immer an einem paradiesischen Ort im Urlaub zu sein, den sie sich selbst mitten in der Natur geschaffen haben. Sie genießen die leckeren Speisen in vollen Zügen … und sprechen unterdessen endlos über die interessanten, wirklich erhebenden Sachen, denen sie gerade auf ihrem Weg begegnet sind.

Mangold-Blätter lassen einem das Herz aufgehen, sorgen für ein leichtes und freies Gemüt.

Sie bestehen auf einer Ebene der hohen Moralität und lassen sich niemals dazu herab, auf ein niedrigeres Niveau zu sinken. „Ach, was ist das Leben leicht und schön …", genießen sie aus vollem Herzen. Ihre Augen blicken lichtvoll und optimistisch. Mangold-Blätter selbst würden in extremem Sinne eher ‚flüchten', statt tieferliegende Probleme zu lösen. Dies ist natürlich keine gute Sache. Doch in positivem Sinne strahlen sie Vertrauen und Wohlgesinntheit aus, ein Vertrauen vor allem, dass alles schon gut werden wird und dass es keinen Sinn hat, sich schon ‚im Voraus' mit bestimmten Problematiken zu beschäftigen, womit sie selbstverständlich recht haben.

Dem Menschen, der Mangold-Blätter mag, lastet manchmal schon etwas auf seiner Leber oder seiner Galle[17]. Er sieht die Dinge manchmal etwas zu schwer, zu dunkel und sehnt sich danach, alles abzuschütteln und das, was ihn überwältigt, abprallen zu lassen. Was zu viel ist, ist zu viel. In der Sphäre der Mangold-Blätter gelingt es dem Menschen vortrefflich, sich auf eine neue, hellere Ebene zu begeben und sich glanzreich über alle schweren, herunterziehenden oder griesgrämigen Gedanken zu erheben. Diese Blätter heben die Sphäre dieses Menschen an, bis er nur noch Licht und Sonnenschein wahrnimmt.

Er weiß jetzt alles zu relativieren und nichts wiegt noch schwer für ihn. Sein Kopf wird leichter, frei von Lasten, seine Augen sehen nur noch das Sonnige. Dieser Mensch tut gut daran einzusehen, dass er selbst sein Leben zum Licht oder zum Dunkel evolvieren kann: es hängt von seiner Einstellung, von seiner Überzeugungswelt ab. Er tut gut daran, den Rat der Mangold-Blätter zu befolgen und alles immer mit einem klaren, optimistischen, offenen Blick zu betrachten, ohne schon im Voraus die Dinge zu schwer zu erwarten. „Betrachte es nun alles froh und voller guter Erwartungen," sagen Mangold-Blätter mit ihrem unverbesserlichen optimistischen Charakter, „so wirst du sehen, dass alles halb so schlimm ist!"

Die Sphäre dieses Gemüses ermahnt den Menschen dazu, sich *keine* Sorgen zu machen, sondern alles im Leben gut ‚zu kauen' und gut ‚hinunterzuschlucken', zur Not einmal ein Aufstoßen (ein Bäuerchen) zuzulassen, besser als sich selbst einfach überwältigen zu lassen und alles einfach zu schlucken. Wehre ab, wenn dies für dein Wohlergehen nötig ist; lasse dich nicht überstrapazieren; nimm nur das zu dir (von dem, was der andere dir beispielsweise anbietet), was du bewältigen kannst, was gut für dich ist … und sage ‚nein', wenn du fühlst, dass dies sein muss.

„Mache dir JETZT keine Sorgen, schaue dir später einmal alles in Ruhe an … mit Überblick, du kannst für *alles* eine Lösung finden, wenn du nur gesund nachdenkst und die Dinge nicht zu erzwingen versuchst. Entspanne dich jetzt, genieße, werfe alle Fragen und Sorgen über Bord und gehe dann die Fragen einmal strukturell und mit Überblick an, so dass alles flott gelöst werden kann. Aber

---

[17] Lies mehr über die psychologische Übereinstimmung der Leber und der Galle in *Der Schlüssel zur Selbstbefreiung – Enzyklopädie der Psychosomatik.*

es ist besser, wenn du dich jetzt *nicht* damit beschäftigst: iss, genieße, entspanne dich nun einmal kurz und sei eine angenehme Gesellschaft für dich selbst und die anderen. Genieße nun die Gesellschaft anderer Menschen in deiner Umgebung und hebe dein Herz auf radikale Weise über jede Problemstellung hinaus. Nichts darf dein Herz mehr belasten: vertraue darauf, dass du gleich in ruhiger Abwägung jede Problematik betrachten und zu einer guten Lösung bringen kannst … so wird dies dann auch sein! Lass los, gib dich dem Jetzt-Moment hin, kaue gründlich, halte das nicht fest, was gestern noch in deinem Kopf herumgeisterte. Lasse keine *einzige* Last mehr auf deinen Schultern wiegen …", sagen die Mangold-Blätter.

Der Charakter dieses Nahrungsmittels ist eher ‚einfach' zu nennen, ohne Fransen, vielleicht ein wenig primitiv, aber nicht ‚zurückgeblieben'; diese Gemüsepflanze lässt sehr wohl das Überflüssige, das Zuviel weg. Sie begrenzt sich auf sehr wenig, richtet sich auf den einfachen Punkt in der Mitte. Sie scheint nicht mehr zu wissen oder wissen zu wollen. Am liebsten hält sie alles sauber und glatt, hält sie den Boden ordentlich und sauber wie eine ‚Jungfrau'[18], so dass sie sich schließlich nicht zu viel darum kümmern muss.

Dieser Charakter sagt: „Lass mich nun ruhig in mein ordentliches saubergemachtes Häuschen." Man kann sie mit der eher hellblauen Farbe assoziieren; vielleicht ein wenig an der Oberfläche verbleibend, nicht wirklich tiefer, weiter auf die Dinge eingehen wollen. Sie mag Ruhe im Kopf, eine klare, deutliche, ordentliche Struktur, Ordnung und Übersicht, so dass sie das Gefühl hat, durch nichts belastet zu werden oder ‚überbelastet' zu sein.

Der Mensch, der sich nach diesem Nahrungsmittel sehnt oder es mag, hat manchmal einen begierigen Hunger nach mehr und mehr und mehr; betrachtet die Welt mit seinen Augen alles andere als nüchtern und kalt (wie die Mangold-Blätter dies *sehr wohl* tun), sondern blickt eher mit roten, manchmal schwarzen Augen um sich herum. Wo kann er etwas kassieren, wo kann er etwas greifen oder etwas ‚finden', um sich damit zu füllen? Wo findet er Geld, Güter, Menschen oder andere Elemente, die seinen ‚Hunger' befriedigen könnten?

Er sucht in extremem Sinne verwirrt, besessen um sich herum; sein Kopf wird von all dem in Beschlag genommen, worauf er seinen Hunger richtet, von den Objekten in der Außenwelt.

Seine Speicheldrüsen arbeiten bereits kräftig; das Wasser strömt ihm aus dem Mund, wenn er seine gierigen Blicke suchend, spähend oder saugend richtet.

Die Ur-Sache dieser allertiefsten Beschreibung liegt im Zweifel[19]. Es ist der Mensch, der *einmal* vom Glauben in seiner eigenen Vollheit abgewichen ist und der davon überzeugt ist, sich gierig mit Objekten von außerhalb seiner selbst füllen zu müssen, um existieren zu können.

---

[18] Lies über die psychologische Symbolik in *Befreiende Astrologie - die tiefere Symbolik der Sonne in den Tierkreiszeichen (aus der Bücherserie zum Thema "Astrologie und Tiefenpsychologie").*

[19] Lies im Zusammenhang damit über die Symbolik des Apfels.

Was sagen die Mangold-Blätter zu ihm? „Stopp! Halte dich selbst pur und rein. Staubsauge dein eigenes Häuschen, aber sauge nicht in deiner Umgebung. Mache dich selbst ruhig und ‚rein', so dass dein Körper und dein Gehirn Gesundheit und Entspannung finden können. Hake dich nicht an anderen fest, an Dingen außerhalb von dir.
Wedle dir selbst ein wenig Kühle zu, ein wenig Erfrischung. Richte dich nicht ängstlich-besessen-gierig auf die Außenwelt, auf instinktiv-greifende Weise, sondern steige auf zu deinem höheren, helleren, sonnigeren, vertrauensvolleren, bewusst-erhebendem, sorglosen Niveau."

Mangold symbolisiert zugleich das Vermögen, eine ganze Menge Wasserkraft in sich zu tragen. Er stellt die Möglichkeit im Menschen dar, zu wissen, wie er mit Emotionen, Gefühlen, Lebensenergien umgehen muss: soll er sie anhäufen, sie anwenden? Weißt du damit umzugehen, sorgst du für diese Masse an Energien und Gefühlen in dir, oder lastet es wie eine schwere Fracht auf dir?
Mangold spart das Wasser ein wenig an, geht sparsam damit um, denn er weiß, wie kostbar und notwendig es ist. Er verschiebt das Wasser vom einen Ort zum anderen, je nachdem, was verlangt wird. Er will zugleich dem Menschen deutlich machen: lasse das Wasser nicht in deinen Kopf, sondern erdwärts nach unten sinken. Führe damit ab, genau wie Lauch sagt.
Zugleich schützt er sich selbst gerade so, um genug Wasser in sich festzuhalten, so dass keine Austrocknungserscheinungen auftreten. Wasser bringt Leben, findet Mangold.

Mangold bietet die Öffnung und Möglichkeit zu einem ‚guten Aufbewahrungskeller'. Er weiß die Sachen gut zu regeln, zu ordnen, einzurichten und im Unterbauch aufzubewahren. Er trägt Sorge dafür, dass nichts verschimmelt oder verdirbt; er weiß den Dingen auf die richtige Weise einen Platz zu geben, damit sie reifen können. Er sorgt für gute Belüftung, schneidet die Teile nicht vom Sauerstoff ab, sondern sorgt dafür, dass das raue Wetter die Dinge nicht erreichen kann. Wie ein guter Käser macht er sich an die Arbeit.

Der Mensch, der Appetit auf Mangold hat, sehnt sich nach Fürsorglichkeit: er darf in erster Linie lernen, für sich selbst zu sorgen. Im vollsten Sinne des Wortes bedeutet ‚Fürsorge' ein liebevolles Kümmern um das eigene Ich, um den eigenen lieben Körper.
Lust auf Mangold steht für einen Ansporn, sich mit sich selbst zu beschäftigen, den kleinsten Teilen von sich selbst ‚Aufmerksamkeit' zu widmen, sowohl in Form als auch in Inhalt. Höre auf deine Gefühle und erfülle deine Bedürfnisse.

Weiche nicht vom Raum deines Körpers, deines Selbst ab, bleibe bei dir selbst anwesend. Schaue nicht nach links, schaue nicht nach rechts, immer nur damit beschäftigt, für andere alles Mögliche zu erledigen, sondern bleibe mit deinem Bewusstsein, mit deinen Augen auf dich selbst gerichtet. *Halte Schritt* mit dir selbst, gleichsam, genau wie Mangold das Lebenswasser in sich sammelt, so dass die Flüssigkeit nicht entkommen kann.

Dazu gehört auch: gib nicht einfach alles weg, behalte genug für dich selbst, zumindest was die Lebensenergie betrifft, Habgier ist natürlich fehl am Platze. Aber Mangold ermahnt dich doch dazu, die Energien und Gefühle, die du in dir trägst, in erster Linie für den eigenen Lebensausbau zu benutzen. Lasse dich weder löschen noch austrocknen, wisse dich selbst gut zu erhalten. Heilmittel ist die Sorge und die liebevolle Achtsamkeit für dich selbst.

Der Mensch, der Lust auf Mangold hat, ist auf der Suche nach einer Art Ausgewogenheit: im Geist oder im Körper verweilen? Im Wasser bleiben oder herauskommen? Eine Suche nach dem idealen Verhältnis zwischen Geist, Gedanken einerseits und dem Eintreten in die Materie, in die Welt der Körperlichkeit und des Gefühlserlebens andererseits. Der Mensch wird das goldene Mittelmaß zu finden wissen, genau wie Mangold.
Auf der Suche nach einem ruhigen, ausgewogenen Niederlassen in sich selbst. Sich in seinem Körper niederzulassen, danach sehnt sich der Mensch, und Mangold hilft ihm dabei. Von dem enormen Energie-Vorrat zu wissen, wie die Hülsenfrüchte voller Samen einer üppigen Pflanze, diesen aufzubewahren, bis die Zeit reif ist, sich auszusäen. Er würde gut daran tun, sich des in ihm vorhandenen Reichtums bewusst zu sein, sich dieser üppigen Potenz bewusst zu sein. In gesundem Stolz trägt der Mensch am besten seine Talente und sein Vermögen, den goldenen Inhalt frei strömen zu lassen, in den Lebensraum hinein.

Der Charakter der Mangold-Blätter lautet wie folgt: „Setze dich ruhig, aber stabil auf einen urstarken Sitzplatz. Du ‚lässt' dich auf entschlossene Weise ‚nieder'. Du weißt, was du wert bist, und du erkennst, dass du deinen Platz einnehmen darfst und musst. Du sorgst dafür, dass du auf unerschütterliche Weise auf der Erde Platz nehmen kannst.

Eine urstabile Struktur. Die Strukturlinien, wie das Skelett eines starken Stuhls, liegen fest und können nicht umgeworfen werden. Voller Selbstvertrauen, Sicherheitsgefühl und Entschlossenheit, dich an diese stabile Sicherheit, diese Basis, zu halten. Du lässt nicht alles mit dir machen, lässt dich von nichts aus dem Konzept bringen. Du weißt nur, dass du auf deinem Standpunkt beharren darfst, wenn es darum geht, ‚dich selbst' als Ich an der Stelle niederzulassen, die für dich bestimmt ist. Die Verwurzelung des Ichs, nicht auszureißen, der obere Teil in engem Verbund mit dem unteren Teil."

Andererseits sind die Mangoldblätter ein Symbol für die fröhlichen, dynamischen Bewegungen. Eine merkwürdige Verknüpfung von einerseits einer gediegenen Strukturbildung, einem Niederlassen in Solidität, und andererseits einer intensiv gefühlten Freude, der optimistischen Lebenskraft, die dich mit großer Kraft vorantreibt, wie der Skifahrer, der mit Freude im Herzen fast euphorisch die schneebedeckten Abhänge hinunterfährt. Sein Herz springt auf vor Fröhlichkeit, das Lebensgefühl singt und lacht in seinem Körper. Er wirft sich ins Leben und fühlt sich herrlich frei und glücklich. Dies ist die Sphäre der Mangold-Blätter.

Der Mensch, der Appetit auf diesen Mangold hat, will sich für eine kurze Weile am Freudenschrei dieses Gemüses hochziehen. Struktur sowie seine Bewegungsdynamik wiegt zu schwer. Es scheint alles zu sehr wie Blei, wie schwere Strukturen, unter denen man gebückt laufen kann. Er sucht einen Weg zur Befreiung hieraus. Aus dem schwerfälligen Festsitzen, aus dem Überwältigtwerden von den schweren Lasten sucht man nun einen Ausweg.
Der Mensch hat möglicherweise Mühe, ‚in Gang zu kommen', wie ein Flugzeug, dass kaum vom Boden abhebt. Der Mangold erzählt ihm: „Du BETRACHTEST alles als schwierig und zu schwer belastend, du lebst nach diesen Überzeugungen und folglich wirkt alles auch so schwierig. Aber in Wirklichkeit kannst du darüber ‚lachen'; es verläuft dann viel leichter und fröhlicher, als du nun meinst. Deine Gedanken drücken zu sehr auf das Leben, Gedanken dürfen sich aus den Überzeugungen heraus lenken, dass einem im Leben nichts schwerzufallen braucht, weder die praktischen Dinge, noch die materielle Situation, noch die geistig-emotionalen Aspekte des Lebens.

Betrachte die Dinge leichter, luftiger, nimm dein Deltaflugzeug, nimm einen Anlauf und ‚hopp' geht es ab in die Höhe. Betrachte das Irdische mit frohen Augen und wisse, dass NICHTS schwerzufallen braucht, wenn du nur in deiner eigenen Gediegenheit bleibst; und lebst nach der Überzeugung, dass alles gut wird, dass das Leben schön werden wird. Nimm die Dinge nicht schwer und betrachte sie nicht als viel schwieriger und schwerer als sie sind.
Mach dir keine Sorgen, nimm deinen fröhlichen Anlauf und schieße dich selbst in das Leben hinein. Alle Sorgen aus deinem Kopf weg. Nur abgestimmt auf dein Herz, dein froher Solarplexuskreis lacht.
Freude durchströmt deinen Körper. Ein reiner Glücksstrom in jeder Faser deines Körpers. Du ‚denkst' nicht mehr, sondern gibst dich diesem frohen Lebensflug hin."

Mangold-Blätter nehmen die Dinge nun zwar ernst, können aber ihr Lachen nicht unterdrücken. Diese Freudenenergie ‚muss' kurzerhand heraus: die Hingabe an das Spiel, an eine Dynamik, die von innen heraus gelenkt wird. Ein Durchbrechen von Einschränkungen und dies ist gerade deswegen möglich, weil die Freudenwogen auf eine solide Gründung als Ich in deinem Körper gebaut sind.

Wer Appetit auf Mangold hat, will damit sagen, dass er sich nach einer Art Anerkennung seines ‚Ichs' auf Erden sehnt; seine ‚Kehle' ruft und sehnt sich nach Lebensflüssigkeit, nach Lebensatem. Er darf sich selbst den Lebenstrank reichen, braucht sich selbst nicht trockenzulegen, beispielsweise indem er zu sehr im Kopf lebt.
Er will eigentlich, tief in sich selbst, sprechen und singen, kreieren und ‚in der Materie' seines irdischen Körpers leben. Mangold sagt ihm daher auch: „Schütze dich in deinem Körper, indem du dich gut festkettest, indem du deine Geistesenergie gut in deinem Körper befestigst. Ein Brötchen aus robustem Teig: lass das Croissant verdampfen und das Croissant ist nicht mehr, was es einmal war. Binde es also in sich selbst zu, lass es nicht zu, dass es sich aufrollt, im Gegen-

teil, genau wie du: rolle dich herrlich in der Materie deines Körpers zu, bleibe ganz nah bei den Fasern deines Körpers, lasse dich selbst weder verflüchtigen noch zersetzen.
Wie eine gesunde Schleife am Hals, stark aber nicht zu straff gebunden, stolz auf sich selbst, in der Materie seines Seins auf der Erde anwesend, so darfst du, Mensch, dich selbst in dir selbst ‚halten', ganz echt anwesend, dicht zugezogen, so dass das Leben selbst in dir anwesend bleibt. Du lässt dich selbst nicht entkommen, weder über Träume oder Gedanken, noch über ein zu zielloses, unbewusst herumirrendes Anwesendsein (oder Abwesendsein) auf Erden. „Sorge für dich selbst," so meint Mangold, „nimm nicht *zu* viel von der Umgebung in dich auf, schließe dich ab gegen das sich Aufdrängende, gegen das, was dich negativ ‚infizieren' könnte (psycho-emotional). Mit anderen Worten: Bleibe in dir und wisse, bis zu welchem Punkt die Außenwelt zu dir kommen kann … nicht weiter als diese Grenze, die rund um dein ‚ICH'-Feld herum liegt. Du weißt dich geschützt und fest in deiner robusten, irdischen ICH-Gestalt."

Maniok

Maniok steht für Fruchtbarkeit, für das Entwickeln von fruchtbarer Arbeit. Der Mensch, der nicht ‚müßig geht', seine Zeit nicht vergeudet, seine Energie nicht verschwendet, seine Potenz nicht ungenutzt lässt oder in leeren, sinnlosen Aktivitäten vertut … Er liefert fruchtbare Arbeit. Er bringt an, verarbeitet und führt durch. Er sucht und findet. Er trägt zusammen (in und außerhalb seiner selbst), was er braucht, um etwas Fruchtbarem, einem Produkt, einer Schöpfung, einer notwendigen neuen Endform das ‚Entstehen' zu geben. Es ist der positive Umgang mit dem ‚flüssigen' goldenen Energie-Strom, der immer im Menschen vorhanden ist und zu dessen Verfügung steht.

Es bedeutet das Zusammenbringen verschiedener Elemente zu einer Synthese; diese Synthese, dieses Endprodukt ist die ERNTE. Der Mensch darf säen, verarbeiten und ernten. Für eine gute Ernte braucht es Hingabe, Pflege, Fleiß und ein auf Produktivität gerichtetes Wachstum. Es geht hier um die Ernte des MENSCHEN selbst (er wird sich selbst pflegen und kneten, wachsen lassen …) sowie um die Produkte, die er in Zusammenarbeit mit der Natur herstellt. Diese Ernte macht ihm Freude und verstärkt sein Selbstwertgefühl. Er ist der Schöpfer seiner selbst, des Produktes. Er macht auf dankbare Weise Gebrauch von den goldenen Lebensenergien, die durch seinen Körper strömen: er setzt sie für die eigene Gestaltung ein, sowie für die Erschaffung schöner und / oder nützlicher Sachen im Leben. Es ist der kreative, denkende Mensch, der seine Inspiration, seinen Einfallsreichtum einsetzt. Er kann aus einem Strohhalm eine prächtig klingende Flö-

te machen, er kann aus dem Maiskorn ein goldenes Brot machen usw. … Er denkt sehr kreativ in seinem Kopf: dies ist der Mensch in optima forma. Dieser Mensch hat entdeckt, dass das Leben viel zu bieten hat, wenn man menschlich, intelligent, kreativ damit umgeht. Die Maniok-Sphäre lässt seine Talente nicht ungenutzt liegen: er macht etwas daraus und zaubert die schönsten Dinge zum Vorschein!
Damit nutzt er auf eine schöne, Sonnige, passende, effiziente, maximale, dankbare Weise das, was die Natur dem Menschen bietet: sowohl in ihm selbst (Möglichkeiten, Talente, Kreativität …) als außerhalb.
Maniok scheint von Demeter unter ihre Fittiche genommen worden zu sein. Die Göttin der Fruchtbaren Erde in einem schönen Akkord mit Der Sonne. Die Maniok-Sphäre ist außerdem spontan fließend und schnell, super-biegsam und nutzt nötigenfalls die Natur-Elemente. Insbesondere die Sonnenwärme tut ihr gut: die Sonne ist hier ein Symbol für das Wertvolle, das Selbstwert-Bewusstsein, die innerliche Wärme und die Sicherheit der innerlichen Autorität des Menschen. Der Mensch, der aus seiner Autorität heraus lebt und arbeitet; er strahlt aus seinem Herzen und setzt mit spielerischer Leichtigkeit die goldene Lebensströmung ein, um das Leben schön zu machen. Er perfektioniert sich selbst; er bringt schöne Früchte hervor. Er ist von Natur aus fruchtbar und produktiv. Er strömt mit dem Leben selbst mit …

Für den Maniok-Esser weisen diese Merkmale darauf hin, dass er stark aus dieser innerlichen Autorität heraus leben darf, dass er sein Leben auf eine intuitiv geschmeidig-gleitende Weise führen darf, so wie er dies innerlich herausfühlt … nicht, wie ein anderer es ihm diktiert. Dieser Mensch will mit den natürlichen Talenten in ihm selbst in Kontakt kommen; er möchte dies aus seinem Sonnenzentrum heraus auf seine eigene Art und Weise schaffen. Dazu ist es nötig, dass er daran glaubt, dass seine Intuition, sein Denkvermögen, seine Erden-Bindung ihn herausfühlen lassen werden, wie er die Dinge des Lebens am besten angeht. Er braucht nicht lange nachzudenken: er wird sich auf sein inneres Wissen berufen, ohne die Autorität außerhalb seiner selbst zu vergöttern.

Er weiß, dass die Autorität der Sonne und der Erde in ihm sind und dass diese innerlichen Götter nur *eine* Sprache sprechen wollen: die Sprache der Güte, Liebe, Dankbarkeit … Hand in Hand mit der Fruchtbarkeit. Er wird die Gottheit außerhalb seiner selbst nicht anbeten dürfen, sondern verstehen, dass die Gotteskraft durch ihn sprechen, handeln, kreieren, erschaffen will … Dann wird er auch in Güte, in Fruchtbarkeit TUN. Er macht etwas daraus! Er weiß aus seinem Leben etwas Schönes zu machen.

Derjenige, der Maniok-Produkte mag, besitzt viel Engelkraft, aber wird diese individualisieren und - zu hundert Prozent - in sein Irdisches Sein integrieren müssen. Er lebt häufig geringfügig ‚über' dem materiellen Niveau und dies ist weder für seine Gesundheit förderlich, noch für seine Evolution: er wird ganz nah auf einem sehr Bewussten Individuellen Irdischen Niveau inkarnieren müssen.

Das Gold befindet sich in seinem Oberrücken, aber er ist sich der fruchtbaren Kräfte, die er in sich trägt, oft nicht ausreichend bewusst, wodurch er manchmal Schmerzen in seinem Rücken haben kann, statt sich von der Schönheit seines Wesens licht-kräftig getragen zu wissen. Er ist im Besitz eines enormen goldenen Energie-Reichtums, aber erkennt dies nicht in ausreichendem Maße.

Manchmal ist das Leben mehr Last und Leiden; dieser Mensch wird einsehen müssen, dass er in erster Linie die Dankbarkeit für das IRDISCHE Leben, für SEIN ICH fühlen darf… Erst aus diesem Lebens-Bewusstsein heraus kann er schöne Dinge anziehen. Das Gefühl der Dankbarkeit wird immer belohnt! Dankbarkeit und Güte gehen Hand in Hand. Er wird Gut sein: zu sich selbst und den anderen… Aus dieser Intention heraus wurde die Basis für einen nächsten Schritt gelegt: aus diesen Gefühlen heraus lebend sollte er noch zu der Erkenntnis kommen, dass er, der Mensch (die Menschheit), sein Leben auf der Basis seiner Überzeugungen selbst kreiert. Dass günstige Veränderungen in seinem Leben kommen werden, sowohl individuell als auch en masse, wenn er aus der Überzeugung heraus lebt, dass alle notwendigen Veränderungen sich in dieser Güte anmelden werden, wodurch das Leben leichter, freudvoll werden wird. Nur wird er gut daran tun, dies nicht von einer Autorität außerhalb seiner selbst zu erflehen; er sollte selbst auf aktive Weise die Zügel seines Energiereichtums lenken. Er sollte die Sonnen-Autorität stabil in sich selbst etablieren.

Maniok bittet ihn, nicht in zu Ätherischen, Unbewussten, abwesend-geistigen nicht-irdischen Sphären zu leben. Demeter ruft diesen Mensch stärker in die MATERIE, darum fällt dem Menschen manchmal die Arbeit in der Materie so schwer: weil er noch nicht genug in der Materie inkarniert ist, weil er die Wohltat und den Wert der goldenen Materie, der irdischen Welt noch erkunden muss, damit er die wahre Fruchtbarkeit des Lebens entdecken würde: die Energie, die knetet und neuen Dingen das Entstehen in der Materie gibt. Und seine Rolle darin als Mensch-Schöpfer!

Die Sphäre von Menschen, die Maniok - unbewusst - als wichtiges Nahrungsmittel anziehen, ist manchmal etwas zu ätherisch, zu wenig in sich selbst anwesend. Faktisch bildet diese große Abwesenheit, dieses Aufgehen in den Kräften Außerhalb seiner selbst, statt die eigene ICH-Bildung mehr zu verwirklichen, dieses nicht ausreichend Wert legen auf das Irdische ICH Individuum unabhängig von etwas oder jemandem anderen… die Basis der Entmaterialisierung, der Desintegration des Körpers, die Basis von Krankheiten wie Aids. Niemand hat Schuld an Aids, aber die Ursache ist schon tief psychologisch in der Menschenrasse zu suchen. Man trifft diese Psychologik sowohl bei Weißen als auch bei anderen Rassen an. Es ist allerdings so, dass die Natur hier gleichsam einen Wegweiser in der Sphäre von Maniok bietet, die gleichsam die psycho-emotionale ‚Lösung' für das Phänomen Aids in sich trägt.

Jede Krankheit beginnt auf psycho-emotionale Weise irgendwo tief in einem Menschen.[20] Maniok gibt die heilende Sphäre für Menschen mit Aids an: wie man sich selbst aus dem ‚fehlenden' Klima herausarbeiten kann. Maniok erzählt den Menschen, dass er aufsteigen muss als ein sonnenkräftiger MENSCH: dass er gut daran täte, sich selbst auf höchst-individuelle Weise Gestalt zu geben. Dass er nur die Sonnenkraft in sich selbst anbeten darf, dass er nicht in den Wolken, sondern mit seinen Füßen auf der Erde leben muss, dass er gut daran täte, an sich selbst zu arbeiten darf, um aus seinem Ich ein schönes Endprodukt zu machen: wie eine goldene Sonne, autonom, kräftig, liebevoll, an seine fruchtbaren Werte als ICH glaubend.

Betäube dein Gehirn nicht, sagt Maniok.
Lebe nicht in zu ätherischen Sphären. Entwickle dich stark Individuell und bewusst; lasse dich nicht in etwas oder jemandem außerhalb deiner selbst aufgehen, in einem Gruppengeist, in einem Gewohnheits-Muster, in dem der Mensch sich selbst völlig verliert …
Benutze dein Gehirn in vollem Umfang für die Erschaffung von etwas Neuem.
Du bist kein Engel, kein Geistgesandter, sondern ein Mensch mit Möglichkeiten für Wachstum, für einen Ausbau: setze deine Talente ein. Und zum Schluss: setze das GOLD in dir auf eine wahrhaft Fruchtbare Weise ein. Vergeude es nicht in sexuellen Ausschweifungen. Setze in Liebe zu dir selbst und den anderen die goldene Schöpfungsenergie in dir selbst ein.
Verliere dich nicht im Sexuellen, lasse dich nicht in etwas oder jemanden außerhalb deiner selbst aufnehmen, sondern gebrauche auf wirklich inspirative, erschaffende Weise deine Kräfte, um aus dir selbst und deinem Leben etwas Wunderschönes zu machen. Sei *wirklich* fruchtbar, um die Welt umzuformen. Setze hierzu dein Denkvermögen, deine Inspiration, deine Intuition ein. Sei wach, aufmerksam, aktiv, kreativ. Nimm dein Leben in deine Hände. *Lass* dich nicht leben! Bündle deine goldenen Kräfte auf konzentrierte Weise: bleibe ganz nah in deinem physischen Körper und lasse die Fruchtbarkeitskräfte sich umsetzen über einen geschmeidig funktionierenden Körper, über eine Bewusste Handlung. Bewusst denken und Intuition ergänzen einander hier perfekt: sie bilden eine Einheit zugunsten des schöpfenden Prozesses. Mache etwas aus dir, aus deinem Leben … Da ist viel mehr in deinem IRDISCHEN ICH als du denkst. Ein vollwertiger Eintritt als ICH in deinen Körper ist absolut notwendig. Bleibe nicht ätherisch oder abwesend; bleibe nicht in unbewussten Gewohnheits-Prozessen hängen.

GREIFE EIN in dein Leben, wenn dies nötig ist. KNETE es, FORME es, bis es die richtige Gestalt hat, so dass du als ein vollwertiger, schöpfender Mensch Glück erfahren kannst.

[20] Lies hierzu in *Der Schlüssel zur Selbstbefreiung – Enzyklopädie der Psychosomatik.*

Der Maniok-Esser zweifelt, hat Ängste … weil er meint, dass ein Gott oder Schicksal außerhalb seiner selbst über sein Leben entscheidet. Er wird nun einsehen, dass nur Er Herr und Meister über sein Dasein ist, dass nur er die Erde und sein eigenes Wesen zu einem goldenen Haus umformen kann.

Möhren, Karotten

Möhren ‚pfeifen' von hoch bis tief; sie sind sehr musikalisch. Sie weisen auf das Erleben eines Energiefeldes durch den Menschen vom Kopf bis zu den Zehen hin. Sie ermahnen den Menschen dazu, nichts zu vergessen, nichts auszulassen. An alles muss gedacht werden; kein einziger Teil des Selbst darf vernachlässigt werden, nicht im Körper, nicht im Geist. Alle ‚Teilaspekte' seines Seins müssen im Evolutions-Prozess miteinander Schritt halten. Möhren werden es beispielsweise nicht dulden, dass jemand schnelle geistige Arbeit verrichtet, aber zugleich den körperlichen Aspekt vernachlässigt oder umgekehrt. Sie fordern eine perfekte Balance, ein *gesundes Gleichgewicht.*

Derjenige, den es nach Möhren verlangt, ist auf der Suche nach einem Gleichgewicht zwischen Himmel und Erde; er will bestimmte vernachlässigte Teile seiner selbst mehr an die Oberfläche holen und um die notwendige Aufmerksamkeit ergänzen. Er will in sich selbst eine Art von Mangel oder Ungleichgewicht beseitigen. Er kann im Leben nicht weitergehen, solange diese vernachlässigten Teile nicht nachgearbeitet worden sind. Sonst würde er schließlich mit einem Gefühl konfrontiert werden, das umschrieben werden kann als ‚fest'-sitzen, als nicht weiter können, weil er sich zu einseitig auf bestimmte Elemente gerichtet und den Rest vernachlässigt hat.

Appetit auf Möhren weist den Menschen darauf hin, dass er - auch wenn es sich um ein geringes Ungleichgewicht handelt - eine Art von Rückstand auf irgendeinem Gebiet ausgleichen muss. *Erst* dies in Ordnung bringen, *dann* kannst du weitergehen. Möhren-Sphäre hat den Effekt einer ‚gleichen Verteilung, Solidarität, nicht überhastet, in synchronem Rhythmus jeden Teil wachsen lassen, ohne dem einen oder dem anderen Teil weniger Aufmerksamkeit zu widmen'. Wie eine geduldige Lehrerin wartet sie, wenn jemand nicht ‚folgen' kann. Alles und jeder aus der ‚Gruppe' muss Zeit haben, die anderen einzuholen: dieses Prinzip beachtet sie innerhalb der Struktur des Mensch-Seins in seiner Gesamtheit, in Seele und Körper. Es hat keinen Sinn zu einem gesunden Muskelsystem heranzuwachsen, während man die Psychologie von Herz und Leber beispielsweise in den Wind schlägt. So hat es keinen Sinn, geistig zu studieren, Leistungen zu erbringen, hart zu arbeiten, während man das irdische Ich nicht in ausreichendem

Maße als ein genießendes, freudvolles Wesen ‚sehen' will. Man sieht das Leben durch eine zu begrenzte Brille. Man ignoriert die Gesamtheit des eigenen ICHS. Ebenso wenig hat es Sinn, - beispielsweise - immer besser und verfeinerter als Solist zu singen, während man sich ansonsten nicht weiterentwickelt und nicht zu weiteren Einsichten in das Leben kommen will: man lebt dann nicht *wirklich*. Es hat auch keinen Sinn, als Mensch-Einzelgänger ganz allein auf einer Insel zu sitzen und zu meditieren, aufsteigend in die Höhen, während man zugleich jeden wesentlichen Kontakt zu anderen ausschließt.

Wen es nach Möhren verlangt, der fordert die Durchführung einer Anpassung innerhalb der Persönlichkeitsstruktur und nötigenfalls eine gründliche Transformation: damit er keinen einzigen Teilaspekt seiner selbst mehr vernachlässigt, damit er künftig sowohl die irdischen als auch die geistig-himmlischen Nöte berücksichtigt, so dass er weder sich selbst noch dem anderen einen absoluten Vorrang einräumt in einem einseitigen Altruismus einerseits oder einer isolierten Ich-Sucht andererseits. Er wird seine Augen und Ohren für die notwendigen Änderungen öffnen müssen, die in ihm selbst, in seinem Leben durchgeführt werden sollten. Er darf sich dagegen nicht wehren.
Er muss sich selbst ganz *dazu*holen; er darf sich weder unter der Erde oder zwischen vier Wänden, in der Materie oder in den Strukturen verstecken, noch darf er seinen tiefen Grund im Aufgehen in einem Zuviel an ‚Luft', an Geistes- und Denkwerk vergessen.

Möhren ermahnen den Menschen dazu, sich auf die Suche nach seiner vollwertigen Gesamtheit zu machen, ohne Diskriminierung in Bezug auf irgendeinen Teilaspekt des Lebens: vom Kopf bis zum Zeh, in Seele und Körper.
Sie fordern ihn dazu auf, weder das eine noch das andere zu vernachlässigen: die nach außen gerichtet Existenz in Kommunikation zu allem und jedem, das und der lebt … ohne - andererseits - den Kontakt mit seiner tiefen Quelle zu ignorieren. Möhren fordern ein gesundes Gleichgewicht zwischen dem Hören auf sich selbst, dem Leben aus den eigenen Tiefen heraus einerseits, und der Kommunikation mit dem anderen, dem Zulassen dessen, was von außen kommt andererseits.

Möhren reichen von ganz tief bis sehr hoch und wollen nichts lieber, als dass der Mensch sich selbst von den tiefsten bis zu den höchsten Tönen erkundet, stabilisiert und evolvieren lässt, damit er schließlich das Lebenslied auf eine ausgeglichene, harmonische Weise erleben und singen kann.

Wen es nach Möhren verlangt, der will sich selbst gleichsam völlig ‚in Besitz nehmen'. Er möchte sich selbst auf eine starke Weise Gestalt geben. Erst hat er für einen stabilen Unterbau zu sorgen, eine starke strukturelle Basis, dann erst kann der Mensch sich emporrichten, wachsen und sich selbst auf eine gleichmäßige Weise ausbreiten und entfalten. Möhren ermahnen den Menschen daher auch dazu, sich selbst kräftig zu nähren, um sich stark sowohl mit geistiger als auch materieller Nahrung zu versehen.

Wer sich weigert, sich den Regeln des irdischen Lebens zu unterwerfen, wer vor Verantwortlichkeiten flüchtet, wird früher oder später Umstände anziehen, die ihn dazu zwingen, zu sich selbst zurückzukehren, um dort an der notwendigen Basis zu arbeiten. Anfangs bedeutet dies vielleicht loszulassen, bedeutet dies Entbehrung und eine Einschränkung von Dingen, die man zu brauchen ‚glaubte'. Aber die Möhren-Sphäre ermahnt den Menschen dazu, nicht zu zögern, schnell das fallen zu lassen, was ihn von seinem eigentlichen Wachstum ablenkt. Er wird gut daran tun, nicht zu viel und zu weit außerhalb seiner selbst zu langen; im Gegenteil, er wird sich stark in sich selbst erden müssen und aus seiner strahlenden Kernkraft heraus kann er fröhlich offen sein für andere.

Derjenige, der sich nach Möhren sehnt, neigt manchmal dazu, sich zu sehr nach den anderen zu richten, sich mit Dingen zu füllen, die eigentlich nicht wirklich in sein ‚rechtes Wachstum' gehören, mit u.a. einer Menge von praktischen Beschäftigungen, die seinem Leben eigentlich mehr ‚Füllung' geben, durch die er selbst aber nicht wirklich ‚erfüllt' wird; er geht zur Seite, genau wie das Fleisch der Möhre für den Wurm weichen muss, der hineinkriecht; er wird den / das anderen / andere jetzt loslassen und sich selbst Gestalt geben. Er langt nun nicht länger nach etwas außerhalb seiner selbst, sondern zieht sich völlig in sein stabiles Feld zurück. Die gesunde Möhre allerdings nimmt nichts einfach so ohne weiteres an; sie behält eine Art Reserve und wird sich nicht einfach so verlieren oder den Würmern opfern.

„Lass los!", sagt die Möhre, „und verwirkliche dich selbst. Mache dich selbst wahr, unabhängig von den Dingen und Menschen außerhalb deiner selbst: baue an deiner kompakten Gestalt. Sorge jetzt für dein eigenes Wachstum und deine Stabilität!" Die Möhre verwendet hierbei gleichsam ihr Gehirn, wirkt dabei vielleicht schon wie eine strenge Oma, aber wisse, dass es zu deinem eigenen Wohl ist, wenn sie dich dazu ermahnt, dich sehr mit dir selbst zu beschäftigen, für dich selbst zu sorgen. Sie schubst und stellt den Menschen schon früh auf eigene Beine, in die volle Verantwortung. Sie beugt sich nicht zu weit zu den anderen hin; und sie macht ihr Glück nicht von der Anwesenheit eines anderen abhängig.

Die Sphäre von Möhren ist in erster Linie sehr ‚irdisch'; sie fordert eine kräftige Form-Gebung für den Körper. Ihre Verwurzelung in der Erde ist sehr tief. „Du musst bei dir selbst bleiben und dich stabil in deinem Körper verankern. Lasse dich selbst niemals in geistige Sphären aufnehmen - darin verschwinden -, oder du wirst knallhart niedergeblitzt werden. Sei dir selbst treu, deiner eigenen ‚Art', deinen eigenen Wurzeln."

Wer Appetit auf Möhren hat, verziert gerne seinen Blumengarten, aber er verharrt möglicherweise zu lange bei der Oberseite der Dinge, statt immer bis zu ihrer Wurzel vorzudringen. Und doch sehnt er sich nach Vertiefung! Er würde gut daran tun zu lernen, in die Tiefen seines eigenen Wesens hinunterzugehen, um dort unaufhörlich weiterzuschauen und an seinen Fundamenten zu arbeiten. Er täte gut daran, sich immerzu zu festigen und sich stärker auf der Erde zu etablieren, in sich selbst, in seinem Körper. Eine wachsende Harmonie mit dem eigenen Ich führt zu Freude, zu Milderung. Man will schließlich überhaupt nicht mehr weg aus der eigenen ‚Haut'; man fühlt sich sehr gut, fest und stabil im eigenen Körper. Man strotzt vor Kraft, Gesundheit und stolzer Freude über das eigene Sein, genau wie die Möhre!

*Außerdem, wenn wir uns **‚gekochte'** Möhren ansehen ...*

In einer Art Selbst-Peinigung gebärst du: du steckst gleichsam Pfeile in deine eigene weibliche Weichheit. Du fügst der Frau in dir selbst Schmerzen zu. Du sehnst dich dennoch (unbewusst) nach den Süßen in weichen Strukturen, nach gezuckerten Waffeln und Erdbeer-Marmelade! Du hast jetzt wirklich genug davon: immer wieder leiden und erdulden zu müssen, immer wieder zu warten, bis man dir das gibt, wonach du dich sehnst, was du meinst, so sehr zu brauchen. Du gehst jetzt zum Angriff über, zum Widerstand. Du ähnelst Spartacus ein wenig, der indianischen Härte, der Strenge … und auch wieder nicht: du sehnst dich stark nach dem Süßen außerhalb deiner selbst. Alte Gesetze werden nicht aufgehoben, solange du im Nirwana hängenbleibst, im falschen Göttertum, in den Sphären der Ur-Mutter und der Überbrückung zur ‚anderen' Welt.

Du hebst einen Stein, der viel zu schwer ist, wie ein Obelisk. Aber du scheinst ihn nicht zu fühlen, diesen schweren Menhir; früher oder später wird dir dies sauer aufstoßen. Du bist wie ein vernünftiger Frosch, du schaust gut nach links und rechts, du verwendest tapfer deine Ratio, aber dein Bewusstsein wächst nicht. Ein schlauer Mensch, der aber nicht mehr offen ist für sein Bewusstsein, seine Intuition, die Wahrnehmung, die ganz tief verbunden ist mit der Gefühlsquelle. Er stellt für sich selbst zu starke Verbotszeichen auf. „Aufgepasst, rot, Gefahr!" Eine Art von Angst davor, durch etwas hindurchzugehen, über etwas hinüberzugehen.

Der Mensch wird sich mit diesem Gefühl für Gefahr, diesen Ängsten konfrontieren … Er wird sich sein Gefühl des Unbeschützt-Seins ansehen; es geht um Barrikaden gegen die eigenen weiblichen Ur-Seen, gegen die tiefweibliche Gefühlsströmung in seinem eigenen Wesen.

Gekochte Möhren sagen: mache dich auf die Suche nach deinen eigenen Tiefen, nach der Untersee. Tauche einmal unter Wasser und schaue dich dort gut um. „Aufwachen … und gut schauen!" sagt die Möhre. Die tieferliegenden Emotionen anschauen, die Wasserwelt, die Emotionen.

Dieser Mensch darf sich sicher und beschützt wissen, keine selbst-schützende Mauer aufbauen. Offenheit.

Mit Liebe und Weichheit die eigenen fruchtbaren Energien ansehen. Er darf die Saatflüssigkeit auf der Erde strömen lassen, täte gut daran, sich nicht ‚trocken'-zulegen.

*Wenn wir uns **‚rohe'** Möhren ansehen, lesen wir außerdem das Folgende:*

Nein, du traust dich nicht wirklich, du bleibst weiter etwas beschämt wie ein Äffchen, das hoch oben auf einem Ast sitzt. Mangelnder Glaube an deine eigene Kraft. Du bleibst lieber im alten Stadium sitzen, als geboren zu werden, sicher in deinem Nest aus früheren Zeiten. ‚Sollte ich?? Nein, lieber nicht …' Große magnetische Kräfte flimmern in deinem Körper; ein alles durchdringendes Geräusch durchspült deinen Rumpf und du lässt dich darin aufnehmen … aber es ist der Klang einer Art von primitiver Freude, noch nicht an das Herz gekoppelt. Eher eine Art Mars-Gefühl, ein erstes Wohlbehagen-Gefühl zu ‚sein', wie ein Huhn es genießt, ein Nickerchen in der Sonne zu machen. Weiter geht es nicht. Das Tierchen schämt sich für seine Energien, seine Masse an Kräften … Goldener Gongschlag, rote Kräfte, musikalische feuerspeiende Kräfte … bitten darum, in dein Wesen aufgenommen zu werden. Aber du tust es nicht; du bleibst gleichsam zu viel über oder außerhalb deines irdischen Körpers hängen.

Du gehst derart im Spiel auf, im Geigenspiel beispielsweise, in der oberflächlichen Ästhetik der Noten in den Saiten … dass du dich völlig darin verlierst. Du lässt die Klänge hindurchflimmern und dadurch läuft es dir eiskalt den Rücken hinunter, das Geräusch des Bogens auf den Saiten. Aber es erweckt dich nicht zum ‚Leben'. Es geht hier um eine Art von Genuss, der nicht wirklich LEBENSFREUDE heißt. Du integrierst das Leben nicht völlig in deine Körperzellen; Möhren regen dich dazu an, die Lebensfreude völlig in dich aufzunehmen.

Ein tierischer Finger weist … es ist gleichsam der behaarte (weil noch tierische und fordernde) Zeigefinger, der auf den anderen zeigt, statt dass man auf sich selbst schaut, in sich selbst bleibt und die eigene Primitivität unter die Lupe nimmt. Wut, Begierden, Forderungen, Erwartungen an die anderen; Kritik … aber selbst sich nicht weiterentwickeln, das geht natürlich nicht!
Ein Schwanz wie der einer Ratte; eine ganze Masse von Energien im Bauch … der Mensch, der in seinem Tierstadium steckenbleibt. Und er stellt es schlau an; er plant sogar Listen, wenn nötig. Er ist dann nicht immer ehrlich, manchmal falsch. Er kann alles haarfein erklären, manipulieren oder bekommen. Es ist die Listigkeit des ‚Tieres' im Menschen; es ist Aufgabe des Menschen, dies weder (unbewusst) gegenüber den anderen auszuspielen, noch selbst davon geplagt zu werden. Der Mensch wird sich sein eigenes Tier-Sein ansehen müssen, sein ‚Profil'. Er wird sehen, dass es eigentlich um ein Stech-Spielchen geht, um ein Spiel, in dem das Teufelchen in ihm selbst dem Leben gegenübersteht. Er tut ein wenig geheimnisvoll, ähnelt ein wenig einem Spion oder Detektiv, oder wie könnten wir ihn am besten umschreiben? Er verbirgt in jedem Fall etwas und weiß, dass es nicht alles mit rechten Dingen zugeht. Er richtet sich zu viel darauf, kritisch wahrzunehmen, zu greifen, anderen etwas zu sagen.
Bereit sein, zu greifen … mit der Hand; ein tierisches Wachehalten.

Randvoll mit Energien … du hältst zurück, du wartest … um dann plötzlich mit aller Kraft zuzuschlagen oder zum Vorschein zu kommen. Erst scheint nichts schiefzulaufen, du versteckst dich oder hältst dich still, unterdessen ziehen Energien sich zusammen. In einem bestimmten Moment schlägst du dann zu. Dabei kann es sich um eine Handlung handeln, um Druck, um eine Explosion oder ‚Versäuerung' (Harnwege, Arthritis[21]).

Wir würden zu ihm sagen: halte nicht länger diese ehrlichen Energien zurück, lasse sie sich gleichmäßig entfalten, sprich und handle … verbirg dich nicht. Aber komm erst in Liebe zu dir selbst. Betrachte das Leben nicht mit einem so frostigen, strengen Blick. Fordernde Regeln und Strukturen zermalmen das spontane Kind in dir. Zu Saturnalisch.
Teuflische, negative Gedanken beschäftigen manchmal deinen Kopf; du willst dich möglicherweise um die Krone bemühen, oder du willst etwas ‚haben', dich einer Sache bemächtigen. Du lebst nicht wirklich aus einem höheren, reinen, breiten Bewusstsein heraus … deine Daumen-Energie baumelt auf einem geringen und manchmal schlimm begrenzten Niveau. Rationalität, aber keine Weisheit. Du respektierst nicht wirklich den Wert … deines königlichen Mensch-Seins, im Gegenteil, du spielst damit.

Appetit auf Möhren, allgemein, rät dir, beim Allerschönsten in dir selbst zu suchen. Nicht länger auf die anderen zu zeigen, außerhalb deiner selbst, und nicht länger an den teuflischen Spielen von Begierde, Grimm, unheimlichen Gedanken und Tod teilzunehmen. Den Wert des Geschenks einsehen: des Geschenks, das ‚Leben' heißt.
Das Leben in dir selbst. Das Genießen dieses Lebens auf eine warme begrüßende Weise. Weisheit kann nur dann eintreten, wenn du dich selbst nicht zuschrumpfst oder einschränkst auf ein eng-rationelles Niveau; auf strenge Strukturlinien und darauf, gegenüber der Außenwelt eine kritische Haltung einzunehmen. Weisheit wird sich zeigen, wenn du dein Herz öffnest und dein Gehirn sperrangelweit aufsperrst für das, was das Leben dir sagen will. Du würdest gut daran tun *‚zuzuhören',* sagen die Möhren, *der Musik des Lebens zuzuhören; darum ist es nötig, dass du dich mit deinem Ohr nicht mehr abstimmst auf das Geräusch der engen Selbst-Einschränkung, des Greifens und Krallens, der Kühle und Härte.*

In Liebe und Milderung auf die Suche gehen nach dem Zentrum deines eigenen Wesens und in Ehrfurcht vor dem Allerhöchsten knien. Du brauchst kein ‚Kindermörder' zu sein, das Schönste in dir selbst nicht zu ermorden, zu zermalmen: komme in Liebe zum ‚Kind' in dir. Beende die Härte, die Grausamkeit gegenüber dir selbst. Liebe deinen Körper, integriere deinen Geist in deine Körperwärme. Schließe keinen von beiden aus (: möglicherweise bittest du dann zur Kompensation darum, dass andere dich lieben sollten, weil du dich selbst so fros-

[21] Lies mehr über die psychologische Übereinstimmung in *Der Schlüssel zur Selbstbefreiung – Enzyklopädie der Pychosomatik.*

tig behandelst.) Du brauchst keinen Verrat zu üben wie Herodes, du solltest dir selbst treu sein. Keine Lüge, keine Hinterhältigkeit oder gemeinsame Sache mit dem Teuflischen, dem Listigen, der bösen Sinistra[22] oder dem schlauen Fuchs. Du darfst dich selbst von all diesen Dingen befreien, um nach Hause zu kommen zur Reinheit deines Herzens. Dein Herz fordert ein Aufräumen, weil es leben will. Wählst du jedoch den Weg der Begierden, dann wirst du leiden und sterben.

Schau dir einmal gut die BEZIEHUNG an, die du bisher zu dir selbst gehabt hast: Gefühle des Selbst-Hasses oder der Zerstörung; du hast dich selbst auf einem niedrigen Niveau gehalten. Dies ist nicht gerade ein Hinweis auf eine wirkliche Liebe zu deiner Person. Beende die Finsternis in deiner Seele, beende die Selbst-Zerstörung, höre auf damit, überall das Negative sehen und festhalten zu wollen, höre auf mit dem eingeschränkten Denken statt auf-das-Leben-gerichtete Gedanken aufzubauen. Brich damit, auf das Negative zu blicken, schalte dich im Dienst des Guten ein.

Hast du mit Sadismus auf das Kind in dir selbst geblickt; betrachtest du dich selbst so voller Geringschätzung, in wollüstiger Schadenfreude, und würdest du dich selbst aus der Höhe einfach fallen lassen? Dieser Sadismus gegenüber dem Kind in dir weist darauf hin, dass du dich selbst faktisch verachtest, dass du dir selbst, und möglicherweise infolgedessen auch anderen, hart, streng, grausam und erbarmungslos gegenüberstehst.

Also, entscheide dich für ein ganz anderes Gleis: pflanze jetzt neue Saat ... für einen neuen Baum. Sprenge das Alte in dir in die Luft. Mache dich bereit und offen, ehrlich. Öffne dich in Dienstbarkeit für die anderen, für das Leben. Wolle nicht beherrschen, bekommen, besitzen, dominieren, sondern lasse los und frei. Komm ganz nah an dich selbst heran. Verjage die kühne Bestie in dir selbst und komme bei deinem gereinigten Kern an. Entledige dich all dieser negativen Gedanken, dieser Gefühle der Zerstörung und öffne dich für warme Liebe.

Milderung ist gefragt. Kalte Gedanken schauen nicht länger in Strenge herunter auf das irdische Kind, das in dir wohnt; im Gegenteil, du kommst nun in Liebe und Ehrfurcht zu dem warm-irdischen kindlichen Körper, der ein Teil deines Mensch-Seins ist. Du schaust nicht mehr aus einer frostigen Höhe herunter auf diesen wesentlichen Teil deiner selbst. In Ehrfurcht und Respekt vor dem königlichen Kind in dir selbst, vor dem Körper und dem Warmmenschlichen. Du salbst mit dem Topf mit Myrrhe; du brichst mit jeder Grausamkeit, zerstörerischen Härte deines Geistes hinsichtlich deines Mensch-Seins aus Fleisch-und-Blut. Kein strenger sadistischer Vater mehr bezüglich des Kindes in dir selbst. Du liebst dich selbst nun und schaltest keinen einzigen Teil deiner selbst noch in Lieblosigkeit, in Kühle aus. Du schließt dich an dein höheres Mensch-Sein an

---

[22] Lies hierzu mehr in *Die Zwölf Tore des Prinzen Sirius*. Dieses Buch ist noch nicht in deutscher Übersetzung erhältlich.

und von dort aus fühlst du, dass es gut ist, das Christkind in dir selbst auf der Erde warm anwesend sein zu lassen, zugedeckt mit dem vollen Licht der Liebe. Du integrierst dich völlig. Du nimmst das Kind aus Fleisch und Blut in dir selbst warm und liebevoll auf. Es ist keine Rede mehr von frostigem Ausstoßen, Kritik und primitiver Strenge. Nichts anderes als hoch-menschliche Liebe für dich selbst. Infolgedessen verschwinden auch die Härte und die Kritik gegenüber anderen …

Was du jetzt mehr denn je aus deinem Leben verbannst, ist das Spiel mit den teuflischen Listen der Begierden, Habgier, des Festhaltens … ganz gleich, ob es sich dabei um das Festgreifen von Materie oder von Menschen handelt. Du hältst auch nicht länger den Kontakt mit Menschen, die nur auf diesem unheimlichen Begierde-Niveau deiner selbst resonierten. Du liebst es, das Leben in Liebe auszutauschen mit Menschen auf einem erneuerten, hohen, warmherzigen Niveau. Jede Enge ist durchbrochen; du bist großzügig und teilst in Freigiebigkeit die Wärme mit anderen. Du bist nicht mehr der fordernde Griesgram, der zeigende Kritiker oder das listige Tierchen. Du erhöhst dich in deinem königlichen Sein, lebst nur nach Liebe, und du lässt alles und jeden ‚los', was und der nicht zu diesem Leben gehört. Du singst nun das lebende Lied geradeheraus aus deinem warmen, mildernden Herzen.

Paprika

Paprika gibt volle Schlagkraft; sie liegt gleichsam abwartend da, um sich dann plötzlich mit allen zusammengeballten Energien in die Höhe zu werfen. Paprika häuft ihre Energien an, um dann, an der äußersten Grenze der Potenz, loszuspringen: dies ist ein bisschen wie der Effekt einer Feder. Wenn sie ganz gespannt ist, wird sie losgelassen, um dann zu ‚springen'. Paprika hat die folgende Botschaft an den Koster: gib dir selbst die volle Schlagkraft; schieße vorwärts mit der Energie, die in dir ist! Nutze alles, was in dir steckt, in vollem Umfang; sammle nötigenfalls deine Kräfte, aber brich dann durch.

Derjenige, der Paprika und Paprika-Geschmäcke mag, leidet manchmal unter Schwellungen unter der Haut, unter roten Hautflecken, weil er vor Energien brennt, vor Ungeduld, manchmal auch vor Begierden, aber er kommt nicht genug zum Handeln, zu einem Tun, zu einem Ausleben seiner Energien. Er sammelt, läuft ein wenig rot und frustriert herum. Sein Gehirn arbeitet zu viel im Verhältnis zu seinen Taten: er denkt zu viel; er will manchmal zu viel … Der Paprika-Liebhaber weiß sich manchmal keinen Rat mit seinen Energien, sehnt sich jedoch danach, sich selbst auf eine schöpfende Weise zu verwirklichen. Er darf seine Energien nicht länger in einer schmerzhaften Frustration unterdrücken, sonst wird dieses Horten seinen Tribut fordern, entweder in der Form einer Nerven-Überreiztheit, in zwanghaften Lüsten (z.B. Sex) oder in aggressiven Ausfällen, in Hautausschlag usw. … Er darf diese Energien auch nicht ‚steigern' durch eine ständige ‚Beschäftigung' mit seinem Kopf, mit Begierden: was er noch alles gerne haben oder tun möchte … Er täte nun gut daran zu lernen, im Jetzt-Moment zu leben. *Dann* ist es gut, mit voller Kraft voraus zu fahren!

Wer Lust auf Paprika hat, tut gut daran, sich den wirklichen Sinn seines Lebens anzusehen: das Leben *selbst.* Er braucht nicht neben dem oder weiter als das Leben *selbst* zu suchen; genauso wenig braucht er außerhalb seiner selbst zu suchen nach dem, was / der ihm eine Art von Befriedigung schenken könnte … Dies würde zu einem ewigen Prozess führen: von der einen Befriedigung zur anderen, aber der Mensch wird niemals glücklich …

Der Mensch, der Paprika mag, hat das Bedürfnis, seine Kräfte zu erleben, sie auf eine konstruktive Weise zu äußern. Er wird das Leben durch die Brille eines freudvollen Menschen betrachten, der nicht auf eine habgierige, ungeduldige Weise im Leben steht. Er wird gut daran tun, sich selbst mit all seinen positiven Kräften zu verwirklichen, ohne sich dem Bösen hinzugeben. Mit dem Bösen meinen wir hier alles, was mit Krankheit und Tod auf einer Linie liegt.

Wer sich nach Paprika sehnt, hat manchmal die Neigung, sich jemandem oder etwas hingeben zu wollen; er wird einsehen müssen, dass Freude und Selbst-Verlust ganz und gar nicht zusammenpassen und dass Genuss, der mit einer Art Selbst-Verlust oder Hingabe an jemanden oder etwas außerhalb von einem selbst einhergeht, überhaupt nichts mit Liebe oder mit dem Leben zu tun hat. Kurz: dieser Mensch wird seine gewaltigen Kräfte dem Leben zur Verfügung stellen müssen. Er wird seine Instinkte, seine Triebe in rein bewusste Handlungen umsetzen und seine magnetischen Kräfte nur im Dienst des Herzens wirken lassen. Sonst bringt er sich selbst an den Abgrund der Selbst-Vernichtung. Brennt er vor Begierden, vor Ungeduld und Sehnsüchten, vor Genussdrang, vor Lust zur Hingabe des Selbst? Dann verbrennt er hiermit sein Herz, seinen Körper, sein Leben. Er sollte einen anderen Weg wählen!

Paprika ermahnt den Menschen dazu, seine Energien vollkommen durchkommen zu lassen. Mit Kraft werden plötzliche Energie-Stöße freigesetzt: sie können sich auf positive Weise in den Schöpfungsprozess einschalten. Der Mensch darf sich selbst nicht ‚bremsen'; er wird die magnetischen Wellenströme durch sein Wesen strömen lassen; er darf sein Leben nicht zu sehr nach Struktur und Ratio lenken, sondern wird lernen, auf sein Gefühl zu hören, auf seine spontanen Energien und Gefühle. Er darf sich weder Hemmungen oder Bremsen auferlegen, noch darf er sich diesen blind hingeben: er wird sie mit der Meisterhand, in Ausgewogenheit, lenken müssen.

Derjenige, der sich nach Paprika sehnt, bittet um ein Frei-Machen dieser innerlichen Kraft; der Mensch, der sich selbst gleichsam nach draußen katapultiert. Er ist in der Lage, Berge zu versetzen, um sein Leben, wenn nötig, mit einem Schlag in eine neue Richtung prallen zu lassen.
Die Paprika-Energie ist stark, plötzlich und ‚vollkommen'. Der Mensch, der Paprika mag, ist randvoll mit Energie und ist bereit zu explodieren: Paprika-Sphäre gibt ihm einen Stoß, entzündet gleichsam die Lunte … Dieser Mensch sehnt sich daher auch tief in sich selbst danach, sich mit einem Total-Einsatz, mit all seinen innerlichen Kräften, in das Leben zu werfen. Solange er Herr und Meister, in Liebe, über diese Kraft-Explosionen bleibt, geht es hier um ein wunderschönes Beispiel dafür, ‚wozu der Mensch mit seiner Natürlichen Kraft in der Lage ist!' Er wird dieses auf konstruktive Weise nutzen. Lust auf Paprika weist darauf hin, dass er über diese innerlichen Kräfte verfügt, und dass es an ihm ist, auf die richtige Weise etwas damit zu tun …

Pastinake

Pastinake ist ein Symbol für: heftige Kommunikation, um dem anderen doch gut zu erläutern, worum es geht. Eine Art leidenschaftliches, motiviertes, vielleicht auch nervöses Sprechen und Zeigen mit Händen und Füßen, damit der andere verstehen, was du sagen willst. Es rollt über die Zunge heraus, mit Händen und Füßen wird in der Sphäre von Pastinake erklärt und vorgeführt.
Pastinake hält sich genau an ihre Zeit und weicht keinen Millimeter davon ab. Sie bestimmt und erläutert, erklärt allen, die es hören wollen, aber schreibt den Rhythmus streng vor. Zwölf Uhr ist zwölf Uhr. Wir könnten sie Jupiterianisch-Saturnalisch nennen. Zugleich würde sie, wie Quecksilber, ganz schnell die Dinge regeln. Sie spuckt in die Hände, ergreift ihr Werkzeug und legt los, wie in einem im Zeitraffer abgespielten Film. Sie will die Dinge schnell abhandeln, sorge dafür, dass du dabei bist!

Der Mensch, der Lust auf Pastinake hat, nagelt sich möglicherweise zu sehr auf *ein einziges* Ding fest, in dem er sich dann verliert. Er hat keinen Überblick mehr über die Situation, wirft sich auf ein Detail, verliert dabei die Hauptsache aus dem Auge. Eine Aufforderung, zu einem Überblick zu kommen, wieder Abstand zu nehmen von bestimmten Elementen, in denen er sich verlor. Pastinake ermahnt ihn: „Wirf dein Werkzeug einmal kurz hin, schaue erst einmal in einem Gesamtüberblick, wie du was tun sollst. Stopp nun einmal und schaue … Die Dynamik ist gut, solange du nur weißt, was du tust. Tue nicht einfach nur irgend-

etwas, sondern werde dir der Dinge bewusst. Sinnlosigkeit ist von Übel: sehr gerichtet innerhalb des Lebensrahmens vollziehst du die Dinge. Schaue nun einmal ganz genau hin, bevor du wieder weitermachst."
Dann startet er wieder, im dynamischen Rhythmus der Pastinake. Ein Stopp für das Träumen, das Sich-verlieren in den Dingen. Eine Ermahnung, aufzuwachen und deutlich zu sehen.
Pastinake fordert dich dazu auf, schnell vorwärts zu gehen, in der Realität zu arbeiten und zu handeln, so schnell wie Quecksilber. Sie erträgt es nicht, dass der Mensch träumt oder in den Äther starrt, gleichsam in einem Tannenzweig aufgehend, den Rest der Welt vergessend. Pastinake ernüchtert und spornt zu Dynamik und Handeln an, zu Eile, zumindest wenn man seine Linien deutlich festgelegt hat.

Derjenige, der Pastinake mag, sehnt sich danach, sich selbst nach außen kommen zu lassen, die Dinge exteriorisieren zu lassen, die schmutzigen Elementchen auszutreiben. Auch Eiter und Luft drängen nach außen. Ein Ansporn für den Menschen, sich zu entlasten, zu entledigen, damit neue Sachen sich bilden könnten. „Was drin ist, muss heraus," sagt Pastinake, „ganz egal, ob es dabei um Kenntnisse und Talente geht, oder um die Energie, die in deinen Körperzellen bereitsteht: bringe es nach draußen, exteriorisiere und lasse es frei und dynamisch strömen. Lass die Dinge vorwärts gehen."

Pastinake erklärt sehr viel. Sie bringt an die Oberfläche, was unten lag, damit du dir das ansiehst, *was* jetzt direkt unter einer Oberflächen-Schicht verschüttet lag. „Hey! Ich wusste nicht, dass ich damit noch Probleme hatte!", ruft der Mensch.

Auch ein eventueller Widerstand (Widerstand gegen fundamentale Transformation) oder Wut: Pastinake macht deutlich und bringt zutage. Sie lässt deinen Magen brennen und blasen – die geringste Kleinigkeit reicht, um ein altes Leiden an die Oberfläche zu holen und zu liquidieren.
Sie zwingt dich dazu auszubrechen, sie zwingt dich dazu, dir die Dinge anzusehen, die dir auf dem Magen liegen und brennen - unbewusst.

Portulak

Portulak hat einen etwas seltsamen, eigensinnigen, rebellischen Charakter; er wagt es, ‚nein' zu sagen, wenn die anderen ‚ja' sagen. Er ist kein Kätzchen, das man ohne Handschuhe anfassen kann, und steht manchmal kontrovers im Leben. Er mag es nicht, mit der Masse mitzulaufen; manchmal wirkt er verwöhnt. Dennoch weiß er sehr genau, was er will, und kann niemand ihn von seinem Standpunkt abbringen. Er will immer seinen Willen bekommen oder an seiner Meinung festhalten; er weigert sich, in den Fußspuren eines anderen zu gehen. Portulak bricht aus Gewohnheits-Mustern aus, empfindet ‚ehrliche' Empörung, revoltiert sogar, bricht mit bestimmten Dingen, läuft weg … wenn er fühlt, auf diese Weise handeln zu müssen. Man kann ihn nicht in vier Wände stecken oder dazu bringen, sich superbrav zu verhalten; er hält sich nicht an Muster, will nur das tun, was er seinem Gefühl nach tun muss.

Dennoch können wir behaupten, dass es den Anschein hat, dass Portulak sich selbst noch nicht wirklich ‚gefunden' hat; er ist auf eine ungeduldige, manchmal rebellische Weise auf der Suche nach sich selbst. Er fühlt sehr genau, was *nicht* sein muss, was er *nicht* tun sollte. Er stimuliert den Menschen dazu, gegen ein System zu revoltieren, in dem er sich selbst gefangen hält.

Wen es nach Portulak verlangt, der hat tief in seinem Herzen Lust, alles einmal umzudrehen, alles einmal auf den Kopf zu stellen oder sich selbst einmal zu befreien, um Trubel zu verursachen.

Er will ‚raus'; er will dem Langweiligen, dem Öden, dem Regulierten, dem Strukturellen, den geeichten Mustern, einem zu beengenden Lebensmuster entkommen, das er sich selbst auferlegt hat … Seine Energien drehen sich ein wenig verrückt und wild im Kreis. Er will auch einmal außer sich geraten. Er will alle Pflichten, Normen, Regeln, festliegenden Strukturlinien und Rahmen einmal abwerfen! Er hat das tiefe Bedürfnis, sich einen Dreck um alle auferlegten Regeln zu scheren. Er braucht ein freies Ventil, einen freien Bewegungsraum und will sich aus den zu engen Bindungen und Strukturen befreien. Er will jetzt einmal das tun, was er selbst will, ohne immer die Wünsche anderer berücksichtigen zu müssen. Er fühlt einen inneren Aufstand gegen das, was ihn zu ‚hemmen' scheint, das, was ihn daran zu hindern scheint, in voller Freiheit er selbst sein zu können! Er reißt sich die Mütze vom Kopf, wirft sie weg und fliegt wie ein freier Vogel in die Natur hinein …

Der Mensch, der Portulak sehr mag, wird einsehen müssen, dass nur er selbst sich einschnüren, eingrenzen, gefangen-halten … oder be-freien kann. Er ist möglicherweise zu lange in einer bestimmten ‚Spur' gelaufen, oder hat sich selbst in einer bestimmten Ordnung, einem Gleichmaß und einer Struktur festgelegt, bestimmte festgelegte Rituale ausgeführt oder Kleidung angezogen, die eigentlich nicht zu seiner freien Art passt, oder er ist allzu lang einem Lebensmuster / einer Philosophie gefolgt, das / die eigentlich nicht wirklich zu seiner wahren Art passt usw. … wodurch er früher oder später rebelliert. Er hat seine authentische Art möglicherweise zu lange verkannt, verraten, und rebelliert nun. Es ist die Suche nach seinem ursprünglichen Sein, nach seiner echten Individualität, die hier beginnt.

Möglicherweise hält dieser Mensch sein Nervensystem zu lange unter Spannung, indem er Kräfte unterdrückt, indem er bestimmte Dinge tut, die eigentlich nicht zu seiner Art passen. Er wird einsehen müssen, dass er nicht gegen etwas oder jemanden außerhalb seiner selbst rebelliert, sondern gegen jenen Teil in ihm selbst, der verhindert, dass er sich wie ein innerlich Freier Mensch durch den Lebensraum bewegen kann. Möglicherweise hatte er eine zu harte, zu straffe, zu steife, zu autoritäre, zu unterdrückende Einstellung, in erster Linie gegenüber sich selbst. Möglicherweise hat er in seinem Feld zu viel ‚zugelassen', das eigentlich nicht zu ihm gehört ..., hat er zu lange ‚ja' genickt, während sein Herz sagte: „Nein, jetzt reicht es; dies gehört nicht zu mir!"

In der Portulak-Sphäre bestimmt er seine Grenzen, sagt er entschlossen ‚nein' zu dem, was nicht zu ihm gehört. Er setzt sich auf revolutionäre Weise für sich selbst ein, wagt es sogar, sich extravagant zu verhalten, wenn seine Natur ihm dies eingibt. Er stört sich an nichts und niemandem mehr und begibt sich auf den Weg in die völlig freie Natur ... als ein Lebensgenießer. (Es versteht sich von selbst, dass dieser Mensch auch weiterhin eine gewisse Moral beachten werden muss und dass er keinen anderen mutwillig verletzen darf, aber das ist hier nicht der entscheidende Punkt.)

Seine Lungen öffnen sich nun ... Sein ganzes Wesen, in Seele und Körper, reinigt sich von fremden Eindringlingen. Hat er sich zuvor frustriert gefühlt und sich über sein Gefühl des Eingeschlossen- und Gefangenseins geärgert, über seine Selbst-Verkennung, über das innerliche Unvermögen, er selbst so sein zu können, wie er in Wirklichkeit ist ... dann wird ihm nun bewusst, wie seine Lungenbläschen sich weit öffnen und sich mit frischem Lebensatem füllen. Er wirft alle einschränkenden Gitter um und trabt wie ein wilder Stier auf die Wiese. Er genießt es, er selbst sein zu können, ohne sich fragen zu müssen, welche Pflichten, Regeln oder Normen hier oder dort berücksichtigt werden müssen. Kein steifer Anzug zwängt seinen Körper ein; in seinen Wandererklamotten fühlt er sich herrlich in seiner eigenen Natur, in einer Umgebung, in der er sich nicht länger Mustern und Systemen unterordnet, die eine ‚Eindeichung' seiner spontanen, ehrlichen Natur bedeuten würden.

Er hat sich befreit und kann jetzt ruhiger, einfacher mit den anderen umgehen; es bereitet ihm nun keine Mühe mehr, mit Freude etwas für einen anderen tun zu können, um seine Aufgaben zu vollbringen. Allerdings auf eine ganz andere Weise als früher. Er hat seine Identität gefunden und respektiert seine innere Veranlagung. Er ist ehrlich zu sich selbst und duldet keine Lüge mehr in seinem Dasein, keine Eindringlinge mehr in seinem Wesen. Er trägt keine ‚Maske' mehr, es gibt kein So-tun-als-ob mehr. Er läuft kein einziges Mal im Zug der Herdentiere mit, sondern ist und bleibt sich selbst immer treu. Er hat sich selbst als ursprüngliches ICH gefunden und befreit sich innerlich immer mehr: zumindest ist es dies, was Portulak ihm raten will.

Radieschen

Das Radieschen steht für feurige Windkräfte. Vorwärts stürmende dynamische Lebenskräfte! Es ist wie ein idealistischer Ritter; wie ein Reiter zu Pferde galoppiert es ohne Aufenthalt, immer weiter, für das Gute kämpfend. Es ähnelt einem Kreuzritter, der all seine Kräfte in den Dienst seiner Ideale stellen will. Für das Radieschen scheint zu gelten: alles oder nichts. Radieschen will selbst vorangehen, das Banner hoch in der Hand; es fühlt sich wie ein Held, der die Initiative ergreifen sollte. Mit seinem üppigen Vorrat an Energien will es mit aller Kraft weiterreisen, sogar gegen den Wind, wenn es sein muss. Es besitzt einen wagemutigen Charakter, hegt ein Gefühl der Unbesiegbarkeit. Kämpfer für die Wahrheit, für das Leben.

In der Sphäre des Radieschens strömt alles sehr flott weiter; absolute Gefühle von Freiheit und Beweglichkeit gehen hier Hand in Hand. Es scheint fast die dynamische Strömung des Lebens selbst zu sein … und das Radieschen ist ihr Träger. Kraft, Dynamik, Selbstsicherheit (nicht das geringste Zögern: es ordnet seine persönlichen Interessen denen des Guten Zwecks unter), ein unaufhörliches Vorwärtsschreiten … Es lässt sich von nichts und niemandem stoppen; es geht durch alle Feuer und ist unverwundbar, vorausgesetzt, es weiß sich von der Wahrheit der Lebensenergie selbst getragen. Radieschen ist wie der herrliche weiterrasende Sturmwind selbst. Es weiß sich von der hinfort gleitenden Bewegung der Lebensströmungen getragen und kämpft nie *dagegen* an.

Wer Radieschen mag, hat ein Bedürfnis nach frischer Luft, nach Sauerstoff, nach weiten Räumen und offenen Windebenen. Er braucht es dringend, seine Lungen ganz frei zu machen; er trägt das Verlangen in sich, sich sehr frei durch den Lebensraum bewegen zu können. Dieses Bild ist die Spiegelung des innerlichen Bedürfnisses nach Freiheit und Selbst-Befreiung.
Radieschen sagt diesem Menschen: „Lasse deine Energien frei zirkulieren und nagle dich selbst nicht auf beklemmende Weise fest. Lass die Zügel los und lasse einen Überschuss an Energie rechtzeitig entweichen. Lasse deine dynamischen Kräfte sich nach außen hin entfalten und lasse dich auf dem Lebenswind mittragen. Befreie dich aus dem einzwängenden Korsett, in das du dich selbst nur allzu schnell einsperrst. Es sind nicht die anderen, ebenso wenig wie es deine Gewänder sind … die dich umgürten: du selbst bist es, der dich auf die eine oder andere Weise von allen Einzwängungen be-freien muss. Deine Energien liegen oft zu ‚fest', gebunden, zurückgehalten, eingezwängt … ein anderer hat damit nichts zu tun. Du solltest nicht gegen andere kämpfen, gegen Systeme …, vielmehr würdest du gut daran tun, deine Energien zu be-freien, deine zu eingeschnürte Natur los-zu-machen, dich zu öffnen als DU" …

Wer Radieschen mag, trägt einen Freiheitsdrang in sich. Er hat das Bedürfnis nach Beweglichkeit, danach, sich frei in seiner Natur bewegen zu können. Eine

Masse von Energien treiben ihn vorwärts, stimuliert ihn dazu, sich zu bewegen, vorwärtszuschreiten, um die Welt zu erobern und für seine Ideale zu kämpfen (nicht im buchstäblichen Sinne). Wenn er sich selbst bremst, sich dort zurückhält, wo er spürt, weitergehen zu müssen, dann kämpft er gegen sich selbst. Seine Gesundheit macht es erforderlich, dass er sich auf eine intuitive Weise entfaltet, ohne sich allzu sehr in Regeln und Strukturen einzuschränken.
Frustration und angestaute Energien führen zu einem angespannten Zustand. Er muss seiner innerlichen Dynamik folgen können. Er wird gut daran tun, dies niemals den anderen vorzuwerfen, sein Gefühl des Festsitzens oder einer Einschränkung seiner Freiheit. Zieht er äußerliche Situationen an, in denen er ‚festsitzt', dann sind diese lediglich die Folge dessen, dass er sich selbst innerlich ‚einschränkt'. Die äußeren Umstände werden sich als Folge seiner innerlichen Be-freiung verändern!

Wen es nach Radieschen verlangt, der wird darauf achten, seine Rippen nicht dadurch einzuklemmen, dass er seinen eigenen Raum einschränkt ... Er wird seinen natürlichen Freiheitsdrang nicht unterdrücken durch Rationalisieren und strukturelle selbstauferlegte Zwangsregeln. Aber genauso wenig wird er versuchen, aus dieser Zwangsjacke zu entkommen, indem er buchstäblich immer wieder flüchtet: beispielsweise indem er keinen Moment lang stillsitzt und immer das Gefühl hat, in Bewegung sein zu ‚müssen', indem er immer wieder auf Reisen gehen will usw. ... Er muss sich ‚innerlich' selbst befreien. Er darf im Raum seines Selbst reisen! Aber es versteht sich von selbst, dass sein Leben auch äußerlich beweglicher werden wird, wenn er sich innerlich befreit hat, nur handelt es sich dann nicht mehr um Zwangs-Bewegungen, um Fluchten, sondern um eine angenehme Spiegelung seines innerlichen Freiheitsgefühls.

Wer Radieschen mag, bringt sich selbst manchmal hinter Gittern; er ist dann zu steif, zu hart, zu dickköpfig. In erster Linie verursacht er sich selbst hierdurch Schmerzen. In welchem Gedankengang, welchen Strukturen, welcher Philosophie oder Lebensauffassung er sich auch eingesperrt hat ...; er sollte sich daraus erlösen. Kräfte bitten um Befreiung. Er wird darauf achten, dass er das Kind in sich selbst, das singen, tanzen, spielen, spontan leben will ... nicht hinter eiserne Gitter sperrt! Er wird die Tore öffnen, so dass die Energie frei strömen kann ...

Enorm kräftige Energien fordern einen Durchbruch, wollen ungehindert frei weiter-strömen dürfen. Er darf sich selbst darin nicht zurückhalten. Dies gilt natürlich für die Selbst-Werdung; sobald es jedoch darum geht, vorwärtsstürmen zu wollen, um etwas außerhalb seiner selbst ‚haben zu wollen, etwas leisten oder erreichen zu können', handelt es sich nicht mehr um eine Selbst-Befreiung, sondern um einen Begierde-Drang, der sogar die Evolution verhindert. Er sollte dann besser einmal einhalten und über sich selbst nachdenken.
Vom Herzen gesendete Energien in einem Verlangen, er selbst zu werden, immer *echter* und freier, ursprünglicher in seiner Natur ...: er würde schon gut daran tun, in diese Richtung zuzuhören.

Derjenige, der sich nach Radieschen sehnt, hat ein tiefes Bedürfnis danach, seine Energien gut zu benutzen. Es wird ihm nicht gut gehen, es kann irritierend wirken, wenn diese Kräfte gebremst oder blockiert werden, wenn er warten muss, kann seine Geduld auf die Probe gestellt werden, vor allem wenn es um Dinge geht, die ihn nur mäßig interessieren, um Dinge, die es nach seiner Ansicht nicht wert sind, dass er seine kostbaren, sturmartigen Energien in sie investiert. Er fühlt das Blut bereits in seinen Adern kochen, bereit, mit seinen wirklichen Aufgaben zu beginnen. Darum ist es allernotwendigst für ihn, dass er auf eine ehrliche, offene Weise mit sich selbst ans Tageslicht tritt, dass er es wagt, ‚weiterzugehen / wegzugehen', wenn er fühlt, an diesem oder jenem Ort weitergehen zu müssen …, dass er sich selbst nicht, um den lieben Frieden zu bewahren beispielsweise, um einem anderen eine Freude zu machen, an die Kette legt!

Sein tiefstes Selbst fühlt die Notwendigkeit, auf ehrliche Weise mit seinen Energien aufzuwarten, um in der Art seiner Natur auf eine dynamische Weise weiterzugehen; er wird sich dann auch nicht gut in seiner Haut fühlen, wenn er seine Energien nicht in den Linien seiner natürlichen Veranlagung strömen lassen darf / kann.

Dieser Mensch hat vielleicht mehr als andere ein Bedürfnis nach Ehrlichkeit in Bezug auf seine Natur, wenn er sich selbst nicht einsperren will. Er darf weder sich selbst noch den anderen etwas vorlügen … Sein innerliches Energie-Feld fordert, dass er sich geradeheraus zu sich selbst bekennt, ohne etwas zu verschleiern oder zu beschönigen, ohne etwas zu tarnen, ohne Notlügen.

Das Nervensystem dieses Menschen fordert, er solle seine Energien nicht blockieren, sein Leben nicht in ‚Fächer' einteilen, sondern auf sein Gefühl hören, auf seine Intuition. Er darf nicht ‚ruckweise' durch das Leben gehen, sondern wird lernen, sich auf eine sehr fließende Weise den Lebensströmungen hinzugeben, die aus seinem tiefsten Selbst aufsteigen. Er wird auf das Leben in ihm selbst hören, ohne sich in sturer Weigerung total festzufahren.

Radieschen sagt zu ihm: „Jage alte, unbrauchbare Strukturen komplett in die Luft. Lasse dich stets von erneuernden Lebensenergien leiten und behindere deine Evolution nicht, indem du am Alten festhältst. Wage es, immer weiterzugehen, unerschrocken, flexibel, dynamisch! Sperre dich selbst nicht immer wieder in wenig-geschmeidigen Struktur-Rahmenlinien fest. Öffne dich für unerwartete Wendungen. Sei weder hölzern noch knauserig oder beharrlich. Lasse dich selbst gehen, gehe weiter …!"

Rettich

Rettich ist ein Symbol für ‚ICH weiß sehr genau, was ich tue, und niemand kann mir etwas verbieten oder mich zu etwas zwingen', und für ‚Man soll das Fell des Bären nicht verteilen, bevor er erlegt ist': er geht immer auf Nummer

Sicher, läuft niemals seiner Zeit voraus und bleibt immer ganz nah bei sich selbst, ohne sich zu früh zu freuen, ohne zu früh Viktoria zu schreien. Seine Emotionen gehen niemals mit ihm durch; niemals trifft er eine Entscheidung auf der Basis von Emotionen. Er ist eine Autorität und hat, was man einen grundsoliden Charakter nennt, ist ausgeglichen, ruhig und besonnen. Für ihn *muss* gar nichts sein, braucht nichts geändert zu werden.

Rettich ist ein autonomes, unabhängiges Wesen … also hat er Zeit genug, um alles in Ruhe abzuwägen und abzuwarten, wie der Hase läuft. Er bleibt immer fest, mit der größten Stabilität, in seinen irdischen Grundfesten stehen, lässt sich von nichts und niemandem dazu bringen, ‚schneller' zu gehen, als er seinem Gefühl nach muss. Er nimmt sich für alles Zeit, folgt lediglich seiner innerlichen Rhythmik und weiß schon, ob er etwas tun oder lassen muss. Er lässt sich von nichts und niemandem aus der Ruhe bringen: er ist ganz solide in sich selbst!

Wer Rettich sehr mag, fühlt sich manchmal in Ratlosigkeit von seinen Emotionen aufgepeitscht. Es ist ihm zu viel. Es geht alles zu schnell; irgendwie kann er es nicht mehr bewältigen. Er wird in ein Karussell aufgenommen und verliert gleichsam das Lebens-Steuer aus seinen Händen. Er kann sich keinen Überblick mehr verschaffen. Er hat den Faden verloren; er fühlt sich richtungslos: Alles dreht sich vor seinem Geist. Er sehnt sich - wenn auch unbewusst - danach, seine Meisterschaft zu etablieren, um alles auf eine ausgeglichene Weise in der Hand halten zu können.
Rettich ermahnt ihn dazu, sein Leben nur auf seine Innerliche Autorität aufzubauen … auf nichts und niemanden anderen! Er tut gut daran, sich nicht in der Außenwelt zu ‚verlieren', in dem, was die anderen ihm sagen, sondern immer ganz treu bei seinem innerlichen Selbst zu bleiben. Wenn er die Orientierung verloren hat, wenn er Angst hat, dann ist dies der ‚Distanzierung' von sich selbst zuzuschreiben. Dieser Mensch sollte dann zurückgehen, um tief in sich selbst wieder Ruhe und Stabilität zu finden.

Rettich ermahnt seinen Lieblingstischgenossen dazu, vor allem nicht in Panik zu verfallen und *ganz* ruhig auf seine weisen Worte zu hören: „Nimm den Faden, nimm den Kontakt zu deinem felsenfesten Kern wieder auf … den du selbst abgerissen hast, weil du nicht genug oder gar nicht daran geglaubt hast. Wisse, dass die ur-starke Autorität IN DIR wohnt … und wende dich nicht von ihr ab! Mache es wie ich und erkenne deine Solidität, deinen Wert; vertraue ganz auf dich selbst und wisse, dass nichts und niemand dir etwas zu sagen hat. Werde nun wieder Herr und Meister deiner selbst und vertraue darauf, dass du alle Signale und Lösungen anziehen wirst … wenn du dich nur ruhig und vertrauensvoll öffnest. Wehre dich auch nicht gegen eine liebevolle Selbst-Einkehr … Finde dich selbst ganz tief in deinem Herzen. Wende dich nun auf ruhige Weise nach innen und renne nicht verzweifelt von hier nach da, immer gegen blinde Mauern stoßend. IN dir ist der Reichtum, ist das Vermögen, mit Autorität deine Masse an Emotionen und Energien zu lenken. FREUDE über dein irdisches Sein wird dein Begleiter sein, wenn du dich nur nicht länger leben *lässt,* wenn du nicht länger AUSSERHALB deiner selbst suchst …, wenn du nur BESCHLIESST, als MENSCH das Zepter *selbst* in die Hand zu nehmen! Dann bist du nicht länger abhängig von den Worten und dem Verhalten der anderen. Dann gibst du dir selbst die Liebe, die Aufmerksamkeit, die Anerkennung, die du brauchst, und in dieser Liebe wirst du ruhig …, ziehst du Menschen an, mit denen du Liebe und Freundschaft teilen kannst. Voraussetzung für dieses Glück: in RUHE und Vertrauen die AUTORITÄT in dir selbst anerkennen; dein Leben ausschließlich auf diese stabilen irdischen Grundfesten deines stolzes ICHS bauen!"

Tut ein Mensch, was Rettich ihm empfiehlt, dann verschwindet jede emotionale Erschütterung. Die Richtungslosigkeit ist einer Selbstbewussten, vernünftigen und weisen Führung gewichen. Unter dieser Autorität in Stabilität, auf seine starke Autonome Basis bauend, können die Wasser frei strömen und wogen, darf der Mensch seine Emotionen, seine Energien, kreativen Kräfte frei wogen lassen, ohne noch die Angst zu empfinden, von ihnen überwältigt zu werden. Der Mensch ankert fest in seinen eigenen Wurzeln und fühlt sich sicher, urstark, ruhig jetzt.

Rübe

In der Sphäre von Rübe würden wir in erster Linie Integrität und Unabhängigkeit nennen können: in der Rüben-Sphäre weicht der Mensch niemals von seinem eigenen wirklichen Gefühl / Standpunkt ab. Er ‚braucht' niemanden um sich herum und wird sich selbst daher auch niemals davon abhalten, sich so zu manifestieren, wie er ist, auch wenn er weiß, dass er damit anderen missfällt. „Das ist mir doch egal! Ich bin doch ich selbst!", spricht die Rübe deutliche, aber harte Worte. Es versteht sich von selbst, dass nicht jeder mit dem manchmal schroffen, aber ehrlichen Rüben-Charakter zurechtkommen kann, aber dies verlangt Rübchen auch nicht: wenn sie nur stabil, selbständig und frei sie selbst sein kann.
Sie dient dem Leben! Sie spricht und lebt pur von sich selbst aus. Sie kennt keinen Selbst-Verrat und weiß sehr genau, was sie sagt. Worte und Taten stimmen bei ihr überein. Die Macht des Wortes hat sie verstanden, auch die mögliche Irreführung durch Worte. Darum findet sie es wichtig, jemanden nach seinen ‚Taten' zu beurteilen. Sie lebt ganz nah bei sich selbst und ist ihrer eigenen Natur sehr treu. Niemand darf auch nur für kurze Zeit versuchen, sie von ihrer Basis, von ihrer wirklichen Überzeugung zu entfernen: dies wäre ein unmöglicher Auftrag. Man weiß sehr genau, was man an ihr hat.
Sie kann sehr gut für sich selbst sorgen und ermahnt die anderen Menschen dazu, dies ebenfalls zu tun. Vielleicht wirkt sie nicht so freundlich, aber sie meint es

gut; sie liebt es, wenn jeder lernt, auf eigenen Beinen zu stehen, wenn jeder sich selbst ernährt und sich selbst Aufmerksamkeit widmet. Sie mag keine Anhänglichkeit oder ungesunde Kleberei, bei der Menschen einander einsperren, einklemmen und einander daran hindern, als autonome Wesen aufzublühen. Sie zeigt einem gerne, wie es geht, aber man muss es schon selbst tun!

Zweitens wird der Mensch im Herzen der Rübchensphäre dazu ermahnt, es sich selbst innerlich angenehm, gemütlich und ‚stark' zu machen, es zu wagen, seinen Raum einzunehmen, in Seele und Körper. Sie liebt fleischige Menschen; sie liebt Genussmenschen; sie mag es überhaupt nicht, wenn Menschen sich selbst aushungern oder sich auf eine karge Diät setzen. Rübe ist ein Anwalt des Lebens und ermahnt den Menschen dazu, sich durch und durch gut zu nähren! Sie mag am liebsten runde Bäuchlein und findet es einfach nicht gut, dass der westliche Mensch sich selbst ‚plattmachen' will.

Rübe ist tapfer, stark, autonom, sorgt sehr gut für sich selbst und zweifelt nicht daran, dass nur sie sich selbst geben kann, was sie braucht. Sie ermahnt den Menschen dazu, nach dieser Philosophie zu leben. Sie duldet keinerlei Albereien. Sie ist schnell geneigt, zu den anderen zu sagen: „Nein, ich brauche nichts ...". Dieses Gefühl der Selbstversorgung, der Autonomie und Selbständigkeit macht sie urstark.

Wer Rübchen mag, will sich weiter durch seine tiefsten Gründe durchbeißen; er will zum Kern seines Wesens kommen, um noch stärker aus seinen Wurzeln heraus zu leben. Er hat das Verlangen, ganz tief in sich selbst zu graben, um näher zu seiner innerlichen Kraft zu kommen. Er braucht eine Vertiefung seiner selbst. Er braucht es, *ganz* nah in seinen / zu seinem Körper zu kommen, um sich damit auf vollrübige Weise zu verschmelzen! Er sehnt sich danach, die Trennung zwischen Geist und Körper zu durchbrechen und ganz und gar *eins* zu werden mit seinem körperlichen Sein. Er will nah, ganz nah, tief, viel tiefer zu sich selbst kommen. Die wirkliche Erdung. Je tiefer und näher er zu sich selbst kommt, desto weniger braucht er noch etwas oder jemanden außerhalb seiner selbst. Er sehnt sich danach, eine größtmögliche Autonomie zu erreichen, kein ‚Sklave' zu sein, von nichts und niemandem: dies ist die Philosophie der Rübe, die jede Form von Sucht und Abhängigkeit hasst.

Die Rübchensphäre ermahnt den Menschen dazu, sich selbst von allem loszumachen, was ihn festhält oder einklemmt. „Mache dich ‚los', mache dich frei, hake dich an nichts fest, schüttle dich los von dem, der / was dich ‚festhalten' will. Befreie dich von Verpflichtungen und Schulden. Du kannst durchaus alles alleine bewältigen!" Diese Empfehlung, Autonomie anzustreben, ist sehr gut. Dies bietet dem Menschen einen eisernen Schutz gegen Eindringlinge von außen: niemand kann durch seinen Panzer eindringen. Immunität und Unverwundbarkeit erfordern allerdings auch eine liebevolle Verschmelzung mit dem eigenen ICH. Und dies ist daher auch, was das Herz der Rübe erzählt.

Hat jemand allerdings etwas zu viel von dem, was man die Außenseite der Rübchensphäre nennen könnte … dann würde er andere abstoßen und möglicherweise auf eine übertriebene Weise ‚alleine' leben; er will dann niemanden sehen und niemand braucht ihm etwas zu sagen. Den Begriff Empfänglichkeit kennt er nicht mehr; es würde schwieriger für ihn werden, wenn ein anderer etwas für ihn tun oder ihm etwas geben würde … dies kann er nicht annehmen.

Da ist eine Art Eigensinnigkeit, die niemanden noch in das eigene Gebiet lässt, ganz sicher nicht in wahrer Liebe oder Freundschaft zu einem anderen. Er schafft das schon alles alleine: schere dich weg! Dieses harte Abprallenlassen bringt ihn aber auch nicht weiter. Er hat eine Ur-Problematik im Zusammenhang mit Liebe und Kommunikation in sich selbst aufzulösen. Isst dieser Mensch Rübchen, dann halten sie ihm einen knallharten Spiegel vor, in Seele und Körper, so dass der Mensch manches rückgängig machen würde, für eine liebevolle Milderung und ein gemütlicheres, lebenswerteres soziales Leben. Das warme Herz der Rübe einerseits und die autonome Haltung seines ICHS gegenüber der Außenwelt andererseits können perfekt Hand in Hand gehen.

Beschließen wir:
Durch das Band weisen Rübchen den Menschen darauf hin, er solle stabil in seinen Körper kommen, um *sehr* nah beim eigenen ICH zu bleiben, um es sich selbst wärmer und gemütlicher zu machen: „Wärme dich behaglich im eigenen irdischen Fleisch und sorge dafür, dass es dir an nichts mangelt. Genieße auf eine sehr irdische Weise; genieße all die leckeren Speisen … Auch wenn es draußen regnet, strahlt im Inneren doch das Kaminfeuer. Erschaffe daraus eine gemütliche Atmosphäre!" Das Haus der Rüben ist auf ehrliche Fundamente gebaut, steht sehr stabil, auf selbständiger Basis.

Salat, Kopfsalat

Salat schärft die Sinne, reicht dir den Sinn des Lebens. Er zeigt dem Menschen den Weg zur Natur, wenn er diesen nicht mehr findet in einem Leben, das zu künstlich, zu hektisch, zu unnatürlich, zu weit von seiner eigenen Natur abgewichen ist. Die Salat-Sphäre rollt sich selbst mit Kraft und Vergnügen auf. Sie ist sehr froh über ihr Sein und kennt keine Spannung, keine Sorgen. Sie reicht dem Menschen die Hand, der es nicht wirklich versteht, von dem zu profitieren, was IST, der nicht zu genießen weiß, was IST, sie reicht die Hand jenem, der nicht in ausreichendem Maße erkennt, dass es schon so viel in ihm, im Leben zu genießen gibt. Das reine Sein in der Natur, ganz bestimmt … Sie ermahnt dich dazu, aus diesem Ur-Gefühl der Freude über das eigene Sein heraus zu leben. Mehr als deine reine, eigene Natur braucht nicht zu sein. „Wirf Luxus, Komfort, Habgier, überflüssige Dinge in deinem Leben über Bord und lerne, mit ‚dir selbst' zufrieden zu sein, mit deiner Natur", scheint der Salat jetzt zu sagen.

„Die Rückkehr zur reinen Natur!“, sagt der Salat. So gesehen scheint er ein wahrer Freiheitskämpfer zu sein. Er wirkt ein wenig wie ein Pfadfinder, der auf eine Tour geht und nur das Allernotwendigste in seinem Rucksack mitnimmt. Er lebt und genießt die schönsten Dinge in der Natur. Er weiß sich gut zu helfen und hat kein anderes Bedürfnis. Er riecht mit Vergnügen die prächtige Natur; er nimmt mit allen Sinnen auf eine gerichtete, offene, frohe Weise intensiv wahr. Salat sagt daher auch: „Öffne dich selbst für das Allerschönste, für das Wesentliche des Lebens … Atme, rieche, schaue und schmecke!“ Alles ist vorhanden, um glücklich zu sein … nur macht der Mensch sich selbst immer wieder unglücklich, indem er sich auf das Negative richtet oder auf das, was nicht da ist. Er regt sich über das Leben auf, statt alles herauszuholen, was möglich ist, um aus sich selbst einen glücklichen Menschen zu machen. Er fällt von einer Unzufriedenheit in die andere; letztlich wird er keine freudvollen Dinge mehr anziehen, wenn er auf diese Weise weiterlebt!

Salat sagt: „Fange beim Anfang an, bei dir selbst, und ziehe mit der vollen Begeisterung eines unkonventionellen Bogenschützen durch die Pracht des Lebens. Glaube an die Kraft und die Schönheit des Lebens selbst. Öffne dich für das, was sich dir offenbaren wird … Fülle dich selbst nicht derart auf, dass deine Natur sich erstickt fühlt! Mache dich frei, öffne deine Lungen und atme das Leben auf eine frohe, entspannte Weise ein.“
Nur wenn der Mensch sich für dieses Schöne öffnet, kann es sich ihm manifestieren. Richtet er sich in froher Erwartung auf das Positive, dann wird das Positive sich ihm offenbaren.
„Kopf hoch, schaue vorwärts und lasse die Vergangenheit hinter dir … Lebe aus der Erwartung heraus, dass du prächtige Dinge erleben wirst: aus dieser Einstellung heraus wird das Leben wirklich als schön erfahren. Frisch, unbefangen, mit leichtem Gemüt, fröhlich und vergnügt!“, sagt die Salat-Sphäre.

Der Mensch überhastet sich in nichts; er lässt sich von nichts und niemandem hetzen, im Gegenteil. Er hört nur auf den eigenen Rhythmus; er stimmt sich vollständig auf seine eigene Natur ab. Hierdurch wird er innerlich ruhig. Er lässt seinen Kopf nicht in den weltlichen Dingen durchdrehen, sondern richtet sich voller Freude auf die grünen Bäume. Er kennt das gehetzte Leben überhaupt nicht mehr. Der Mensch, den es nach Salat verlangt, hat das Bedürfnis, sich aus *dieser* Natur heraus zu erleben, ohne sich in die Hektik eines oberflächlichen und gehetzten Daseins aufnehmen zu lassen. Er will eigentlich wahrnehmen, observieren und genießen. Er sehnt sich danach, seinen Kopf vollkommen zu entspannen. Sein Leben darf immer ‚Urlaub‘ heißen.
In der Salat-Sphäre lebt ein Mensch nach seinem eigenen Plan: er lernt, sich auf sich selbst zu verlassen; er ‚hängt‘ überhaupt nicht an einem anderen. Er weiß, dass er auf eigenen Beinen laufen werden muss. Er muss es *selbst* tun. Er besitzt nun eine gesunde Neugierde und zieht in die Welt hinaus, im vollsten Vertrauen. „Nein, ich kann es schon allein. Ich habe niemanden ‚nötig‘!“, sagt der Salat. „Ich genieße mich selbst, das Leben in der Natur voll und ganz … Du darfst mit

mir genießen, aber du *musst* nicht. Ich fühle mich frei und unbefangen.“ Er gibt sich seiner eigenen Natur hin und fühlt eine angenehme Ruhe; nichts und niemand aus der Umgebung kann ihn aus diesem innerlichen Ruhe-Feld holen. Seine Gedanken fliegen nicht länger nervös von hier nach da: er lebt im JETZT-Moment und kann sich dem hingeben, was er im Augenblick hier und jetzt sieht, erlebt und wahrnimmt, ohne dass sein Gehirn noch auf vollen Touren arbeiten muss, um zu behalten, was gestern geschehen ist, was morgen geschehen kann. Er hat das Bedürfnis, den Tag so zu nehmen, wie er kommt … weniger zu planen und zu denken, festzulegen. Sein Kopf wird leichter, freier. Er gebraucht nun seine Sinne mehr als früher. Er lebt unbesorgt und unternimmt die Dinge Schritt für Schritt, ohne etwas zu erzwingen.

Wen es nach Salat verlangt, der hat ein Bedürfnis nach innerlicher Ruhe und der wird gut daran tun, sich nicht in ein stressiges Dasein aufnehmen zu lassen. Er braucht es, sich für ‚sich selbst' zu entscheiden, ohne sich von einem anderen, einer Gruppe, einem gesellschaftlichen System ins Schlepptau nehmen zu lassen. Er muss sich aus einem Muster befreien, oft im wahrsten Sinne des Wortes, innerhalb dessen er sich selbst festgelegt hat. Er wird nur seinem eigenen inneren Rhythmus folgen. Er hört mehr auf seine Natur, statt sich in einen unnatürlichen und unumstößlichen strukturellen Rahmen einzusperren!

Feldsalat, Ackersalat

Feldsalat liebt Ruhe, Entspannung. Er lässt dich ruhig gähnen und, wenn dies gut ist, einschlafen. Er macht sich wirklich überhaupt keine Sorgen und sagt: „Es gibt auch noch ein Morgen, wir sollten uns darüber jetzt keine Sorgen machen“. Er trägt ein Ur-Vertrauen in sich, eine Sicherheit: alles wird schon gut werden. Er hat einen selbstsicheren, väterlichen, gemütlich-irdischen, ruhigen, wenig-dynamischen Charakter. Er ist nicht zu schnell, lässt alles ruhig vorbei-ziehen, um dann seine Entscheidung zu treffen. Er arbeitet niemals überhastet und schaltet die nötigen Menschen ein, um dafür zu sorgen, dass alles getan wird, was getan werden muss.
Er selbst genießt das Leben auf eine sehr entspannte Weise. Er wagt es regelmäßig, sich einmal im Sessel liegend auszuruhen, während er die Dinge genießt, die um ihn herum geschehen. Einen ruhigeren, bedächtigeren Mann hat es noch nie gegeben. Er nimmt alles in Ruhe wahr.

Feldsalat ist die Ruhe selbst. Und man braucht ihn deswegen nicht ‚faul' zu nennen; er macht seine Arbeit, wie es sich gehört, im eigenen Tempo, nicht schnell, aber er richtet sich ja auch nicht nach zeitlichen Vorgaben oder einem gehetzten

Tempo. Er bleibt seiner ruhigen Art immer treu, gerät nie in Panik, kennt keine ‚Nervosität', keine Ängste; man kann ihn nie ‚schneller arbeiten' lassen, man hat keinen ‚Zugriff' oder ‚Einfluss' auf ihn. Er weiß, was er will und bleibt immer er selbst; er wird es wohl rechtzeitig über die Ziellinie schaffen, aber auf eine unversehrte, gesunde, entspannte Weise!

Wenn du Feldsalat sehr magst, dann sehnst du dich (sei es auch unbewusst) danach, etwas vom Charakter dieser Pflanze abzuknabbern …? Er gibt dir alle Zeit, die du brauchst, um daran zu arbeiten!

Sauerampfer

Sauerampfer steht stabil und stark mit seinen Wurzeln in der Erde. „Nein, ich geh hier nicht weg, ich stehe und bleibe stehen, wo ich stehe." Eine Entschlussfestigkeit, eine Art ‚ich bestimme, wo ich stehe!'-Dominanz. In abwertendem Sinne könnten wir es Inflexibilität oder dickköpfige Beharrlichkeit nennen.

Es scheint geradezu so, als ob Sauerampfer wütend dreinschaut, entrüstet, weil irgendein Gesetz nicht respektiert worden ist, oder weil er persönlich getroffen wurde und es unverschämt findet, dass jemand es gewagt hat, *dies* zu sagen oder zu tun. Oder einfach, weil er unzufrieden ist, weil er findet dass irgendetwas ‚besser' sein könnte. Auf diese Weise hat er einen strengen dominanten Blick, der sehen will, dass nach seinen Normen und Regeln etwas wiederhergestellt wird, eine Ordnung, ein ‚wie es sich gehört', möglicherweise erwartet er eine Entschuldigung von jemandem, oder eine Veränderung. Aber es hat den Anschein, dass er selbst nicht erkennt, ‚was' dies sein könnte, wodurch er im Kreis läuft, immer an derselben Stelle bleibend.
Ja, so sehen wir Sauerampfer als die strenge patriarchale Figur, die Veränderung und Verbesserung erwartet, wenn nach seinen Regeln und Überzeugungen etwas Falsches oder Unerhörtes geschehen ist. Man könnte ihn durchaus als einen Richter bezeichnen, der Unrichtigkeiten auf die Finger klopfen will und (einigermaßen emotional-kritisch engagiert) der durch den Ausdruck seines Gesichts, seiner Augen, seiner zusammengezogenen Augenbrauen deutlich macht, dass Gerechtigkeit geschehen sollte! Gerade noch nicht mit erhobenem Zeigefinger.

Der Mensch, der Appetit auf Sauerampfer hat, würde tief in seinem Herzen vielleicht ganz einfach auf natürliche Weise leben wollen, als Freund der Natur durch Dünen und Wiesen wandernd, aber aus irgendeinem unbestimmten Grund lebt zugleich eine Art von Unzufriedenheit in ihm. Ein „Ich will es so … und nicht anders!“ Kurz gesagt ist er eine Mischung aus Naturfreund und strengem Aufseher. Spontan geht er in kurzer Hose auf die Felder und zugleich ist er auf der Suche nach etwas, was er nicht finden kann … Er meint es dennoch gut und ist ehrlich der Ansicht, dass er (und vielleicht nur er) weiß, was für die Natur, für das Leben, für Mensch und Tier gut ist und was nicht.

Wir können aus der Symbolik von Sauerampfer Folgendes herauslesen: es darf Gesetze und Regeln und Strukturen geben, aber wir beide dürfen nicht zu hart sein, lass uns auch einmal Süß und Nett, flexibel gegenüber uns selbst und dem Leben sein. Kurz: im Menschen, der Sauerampfer mag, lebt ein unbewusstes Verlangen danach, die große Strenge oder Unerfülltheit umzusetzen in eine Zufriedenheit mit den Dingen, so wie sie sind, eine Zufriedenheit, weil er so ist, wie er ist, brechen mit dem Gefühl der Unfähigkeit, nach dem Sanftheit und ein zufriedenes Gefühl unerreichbar wären. Damit er ruhig, friedvoll, flexibel, sanfter, ‚ausgeglichen' (sanft-hart, …) und dankbar in sich selbst nach Haus kommen möge … Ein Loslassen in Flexibilität, in Selbst-Liebe und Verständnis für sich selbst, für den anderen. Einfach nur Dankbarkeit für das ‚Sein': dieses Bedürfnis haben sowohl Sauerampfer als auch derjenige, der Sauerampfer gerne isst.

Schwarzwurzel

Schwarzwurzeln sind weich, friedfertig und ein wenig verträumt. Sie hängen ihr Herz an nichts. Verträglich, wohltuend mit einem verständnisvollen Mutterherz. Sie ermahnen den Menschen dazu zu vertrauen und nichts erzwingen zu wollen. Sie richten sich auf das Höhere, das Erhabene. Sie wollen nichts besitzen; sie sind sehr geduldig und können warten …
Die Schwarzwurzel ist ein Musterbeispiel dafür, dass man ‚sich nichts aneignen will, nichts haben will, nichts begehrt'. Ein reines Offensein, ein Sich-an-nichts-Festklammern. Die Sphäre von Schwarzwurzeln strahlt eine Art Weisheit aus. Sie ‚weiß', aber spricht nur im richtigen Augenblick. Sie kann schweigen …; sie kann alles und jeden loslassen, jeden sich selbst sein lassen. Sie hat keine Kritik an einem anderen, sondern begreift den allgemeinen Gang der Dinge in der Welt; sie weiß, dass jeder seine eigene Art hat und seinen Evolutions-Weg zu gehen hat. Voller Verständnis verfolgt sie ihren eigenen Weg und ist nur dankbar und zufrieden, dass sie sein darf, wer sie ist. Man könnte sie eher jungfräulich und losgelöst nennen, mit einem reinen Herzen, mit reinen Absichten, rein in ihrem Auftreten.

„Vergiss alles einfach, kämpfe nicht, lass los …“, sagt Schwarzwurzel zu jenem Menschen, der sich in Bitterkeit oder Wut verbeißt, weil ein anderer ihm etwas

‚angetan' hat. Sie will ein wütendes, entrüstetes, missmutiges, bitteres Gemüt mildern. „Du hast alle Umstände selbst angezogen; mache keinem anderen Vorwürfe … Vergifte dich selbst nicht mit diesen düsteren Emotionen. Versuche zu verstehen, warum du solche Situationen anziehst, ziehe deine Schlussfolgerungen, vergifte dich nicht mit Wut oder Groll, oder Hass, sondern lerne deine Lektion daraus und lass alles andere ruhen! FRIEDEN, LIEBE und VERSTÄNDNIS. Erkenne und verstehe, warum DU solche Dinge anziehst …"

In diesem Verstehen … und aus einer friedfertigen Haltung heraus lebend … wird der Mensch die Tür hinter dem Geschehenen zuziehen und auf seinem Wege weitergehen … Er braucht nicht einmal zu ‚vergeben', wenn er nur das tut, was Schwarzwurzel sagt: „Verstehe das ‚Warum', wisse, warum du diese Dinge angezogen hast … sei dankbar für die Lektionen, die du lernen kannst, und lasse alles andere los … Schaue nicht mehr zurück. Mache dich auf die Suche nach diesem tiefen Gefühl eines innerlichen Friedens in dir selbst, dies wird deinem Herzen so sehr guttun. Milderung und Loslassen von anderen bedeutet Erleichterung für das Herz, für den gesamten Menschen übrigens. Wut und Groll machen den Menschen krank."

Die Schwarzwurzel ähnelt ein wenig der Weißen Friedenstaube. Sie streicht glatt … und beruhigt die aufgeregten Gemüter. Sie bittet um Einsicht und Verständnis, um eine liebevolle, friedfertige Haltung gegenüber dem Leben. Nur aus dieser Einstellung heraus KANN der Mensch in Frieden leben … und wird auf seinem Weg kein Kampf liegen.

Recht hat Schwarzwurzel, wenn sie sagt, dass kein Mensch mehr Streit erleben würde, dass keine Kriege mehr entstehen würden, wenn jeder Mensch in vollkommenem Frieden und Dankbarkeit mit sich selbst leben würde. Wer sich nach Schwarzwurzeln sehnt, würde gut daran tun, in sich selbst dieses Friedensgefühl hochzutreiben; er wird jede Kampflust, jede Wut betrachten und auflösen müssen, ansonsten vergiftet er sein gesamtes Wesen. Die Sphäre von Schwarzwurzeln ermahnt zu Einsicht in Weisheit, zu einem Zerfetzen des oberflächlichen kleinen Egos mit seinem ich-süchtigen Auftreten; ihre Stimme entgiftet; sie ermahnt den Menschen in erster Linie dazu, in Frieden mit sich selbst zu leben. Hierzu ist es nötig, dass ein Mensch sich selbst liebt, dass er jeden Hass in sich selbst vernichtet, dass er keine Galle speit, dass er als ein zufriedener Mensch durch das Leben geht und nicht immer Dinge verlangt, die er noch nicht ‚hat'. Er wird lernen, in Dankbarkeit loszulassen … in Vertrauen.

Fühlt er sich benachteiligt? Dann ist dies nur eine Folge der Tatsache, dass er sich selbst benachteiligt … Fühlt er sich wütend und unzufrieden? Die Ursache dafür liegt immer beim Menschen selbst! Schwarzwurzelchen ermahnen ihn dazu, sich alles anzusehen, was es jetzt GIBT, was er jetzt hat und IST … um dankbar dafür zu sein. Sie ermahnen ihn dazu, sich das L-E-B-E-N selbst anzusehen.

„Löse dich von deinen illusorischen Erwartungen, von deinen endlosen Sehnsüchten und lebe im JETZT, in FRIEDEN mit dir selbst! Sei nicht hart, wütend und beißend aggressiv … erwarte nichts von den anderen … löse dich von all deinen Besitztümern: du brauchst nichts anderes als DICH SELBST, um glücklich sein zu können. Beneide nicht, kämpfe nicht, sei nicht wütend oder rachsüchtig (dies weist nur darauf hin, dass du Probleme damit hast, Dich Selbst zu lieben oder gut zu finden), sondern entspanne dich in der friedvollen Weichheit deines eigenen Wesens. Öffne dich in Empfänglichkeit für all das Schöne und es wird auf deinen Weg kommen.

Sellerie

Sellerie symbolisiert die Gründlichkeit, die entschlossene Kraft, die Ehrlichkeit, den Mut, die Courage und das Übernehmen der Verantwortung, wo es darum geht, ‚auf eine sehr ehrliche und gründliche Weise das aus sich selbst zu entfernen, was wirklich NICHTS in einem wahrlich Lebenden Menschen zu suchen hat, sei es im Körper, sei es in den Gefühlen, den Gedanken, den Überzeugungen'.
Sellerie ermahnt den Menschen dazu, *sehr* ehrlich zu sich selbst zu sein, und geht dabei bis zum Äußersten. Sie duldet keinen Kompromiss. Sind die Mauern falsch, schlecht und wacklig, dann reißt sie die Mauern des Hauses ein, wurde allerdings das ganze Haus auf falschen und verfaulten Fundamenten erbaut, dann schlägt sie das ganze Haus platt und … ermahnt den Menschen dazu, ganz von vorne mit dem Bauen an sich selbst zu beginnen, dieses Mal in einem reinen, soliden, unvergänglichen, ehrlichen Stil.

Der Mensch wird nur dann wütend und verärgert, wenn er nicht tut, was er tun müsste, in Entschlossenheit, zum eigenen Wohl. Zaudert er …, zögert er, mit bestimmten Dingen zu brechen, die eigentlich ganz und gar nicht gut sind und nicht zu den Sphären der wahren Fruchtbarkeit gehören …, dann wird eine Art Wut über die eigene Laschheit entstehen. Seine Schöpfungskräfte suchen ein ‚Ventil', weil sie nicht auf wirklich fruchtbare, kreative Weise eingesetzt werden. Dieses Ventil heißt dann: aggressive Ausbrüche, Sexdrang oder eine hässliche, böse, unduldsame, negative Haltung gegenüber bestimmten Menschen oder Gruppen von Menschen.
Sellerie ermahnt den Menschen dazu, alles was nicht *echt* ist, alles, was nicht zu seinem wahren, authentischen, reinen ICH gehört, auszutreiben.

Wer sehr große Lust auf Sellerie hat, leidet manchmal unter Juckreiz oder Irritationen, sowohl charakterlicher Art als auch im Körper (beispielsweise in der Form von roten Flecken, Blutstauungen, kleine Entzündungen); er widersetzt sich möglicherweise einer vollständigen Selbst-Entfaltung und hält fest, mit Sehnsüchten und Begierden, an Dingen, die eigentlich für sein eigenes Wohl nicht so ‚rein', nicht so gut sind. Er sehnt sich möglicherweise auf ungeduldige Weise; er weigert sich loszulassen ...; er gibt nicht auf, regt sich auf. Er verlangt etwas von dem anderen und weiß sich dann keinen Rat mit seinen Energien. Er weigert sich, im Leben eine wirklich fruchtbare, schöpfende Haltung einzunehmen; stattdessen sucht er außerhalb seiner selbst, aber er findet nicht ...

Sellerie ermahnt ihn dazu, seine Alten Nöte wegzuräumen, seine Sehnsüchte und ungeduldigen Wünsche hinter sich zu werfen, um sich einmal gründlich, bis zum Boden, auszuräumen.
„Rege dich nicht auf, ärgere dich nicht und werde nicht nervös, lasse los ... Unterziehe dich selbst einmal einer gründlichen Überprüfung und sehe, wo deine Frustrationen, deine Sehnsüchte, deine Wut oder Nervosität beginnen", sagt Sellerie. Der Mensch wird verstehen, dass es keinen anderen Weg gibt, als sich selbst immer wieder von jeder Besudelung zu reinigen, von allem, was ihn daran hindert, ein glücklicher, gesunder und zufriedener Mensch zu Sein. Er wird einsehen, dass es in der Tat darauf ankommt, als ICH ZU SEIN und sich nach nichts anderem zu sehnen, als danach, sich selbst immer mehr verwirklichen zu können ... in einem ständig wachsenden Prozess. Er wird sehen, dass es dort beginnt schiefzugehen, wo er sich nach Dingen AUSSERHALB seiner selbst sehnt, dort wo er verlangt, dass bestimmte Menschen sich ihm gegenüber auf eine bestimmte Weise verhalten. Sellerie ermahnt ihn dazu, seine Lebensüberzeugungen, seine Lebensweise gründlich zu betrachten und nötigenfalls zu REVIDIEREN.

Sellerie ermahnt den Menschen dazu, jede Wut, die Irritation, die Sehnsüchte und Begierden gegenüber der Außenwelt in sich selbst zu vernichten; er wird einsehen, dass ein Mensch nur wütend auf sich selbst sein kann ... weil es ihm nicht gelingt, sich selbst, unabhängig vom anderen, glücklich zu machen, weil er immer wieder Dinge von der Außenwelt ‚erwartet und verlangt', wodurch er seine Energien verkehrt ausrichtet, sie nicht auf eine positive Weise einsetzt. Er ‚zieht und saugt' ... statt zu *geben* und auf eine kreative, konstruktive Weise sein Leben einzurichten: die erstgenannte Bewegung ist die Sprache des Todes, die letztgenannte ist die liebevolle, fruchtbare Sprache des Lebens.

Er erfährt, sei es auch unbewusst, in sich ein juckendes Verlangen danach, sich selbst zu verwirklichen, aber möglicherweise richtet er seine Kräfte verkehrt aus, respektiert sich selbst nicht in ausreichendem Maße, glaubt nicht wirklich an seinen Wert, liebt sich selbst nicht wirklich ... und läuft infolgedessen unzufrieden und frustriert strampelnd herum, sich eigentlich sinnlos ärgernd. Er weiß nicht recht wohin; nichts stellt ihn zufrieden ... Sellerie ermahnt ihn dazu, entschlossen aufzuhören mit dieser manchmal aggressiven, vernichtenden Härte, der Lieblosigkeit, in erster Linie gegen sich selbst! Sie sagt: „Komme in Offenheit, in Ehrlichkeit, in Weichheit und Liebe zu dir selbst, zu deinem Körper. Bist du wütend auf dich selbst; verurteilst du dich selbst in Seele und Körper? Warum liebst du dich selbst nicht? Wie kannst du erwarten, dass andere freundlich zu dir sind, wenn du dich selbst so misshandelst? Deine Energien ziehen zu, deine Muskeln leiden, dein Harnwegsystem leidet darunter, wenn du so hart zu dir selbst bist, wenn du deine aggressiven Kräfte auf eine destruktive Weise ausrichtest."

Sellerie ist unerbittlich und ermahnt dich dazu, sofort mit der Selbst-Anfeindung in liebloser Härte gegenüber dir selbst aufzuhören, mit dem Stellen von Forderungen an die Außenwelt, mit dem Verlangen nach Dingen / Menschen außerhalb deiner selbst … „Mache klar Schiff," sagt sie, „Mache dich frei von allem Unreinen; leere dich selbst, mache dich selbst sauber, in Seele und Körper, mache die Wege frei … so dass Raum offen, sauber und frei wird für das Neue, das wirklich Schöne im Leben!" Sie räumt drastisch auf, entfernt den Kram aus dem Menschen. Alle Wege (sowohl im Körper als auch im Leben des betreffenden Menschen) sollten schön saubergemacht sein, offen und bereit, so dass für die wichtigen, positiven Sachen im Leben ein flotter Verkehr möglich ist. Sie symbolisiert diese Stimme im Menschen, die mit Überblick und Liebe zur Wahrheit und Reinheit dirigieren kann, koordinieren kann; diese Stimme, die darüber urteilt, ob etwas auf die Mülldeponie verwiesen werden muss oder bleiben und verstärkt werden muss. Ohne Verzug führt sie ab, was nicht länger in ein helles und klares Leben / einen hellen und klaren Körper gehört. Sie will Helligkeit, Offenheit, Klarheit, Sauberkeit: wie das Wasser aus einer reinen Quelle.

„Sei ehrlich zu dir selbst!", sagt Sellerie, „Es sind nicht die Umstände, die dich unglücklich machen, es sind nicht die anderen, die die Wurzel deines Missvergnügens bilden, deiner Unzufriedenheit … Weil es dir nicht gleich gelingt, dich selbst liebzuhaben und in Zufriedenheit und Dankbarkeit dein ICH zu erleben, zu betrachten … kannst du in NICHTS das Glück erfahren! Kehre dich also zuerst in Liebe dir selbst zu; umarme deinen Körper mit Wärme und Weichheit. Höre damit auf, dich selbst mit Kritik und Abweisung zu verurteilen."
Erst in der Zufriedenheit mit dem eigenen ICH, in Dankbarkeit dafür, dass man Sein darf, in der Freude über das eigene Wesen, in der bedingungslosen Liebe zum eigenen ICH … kann der Mensch sein Glück finden. Er wird nicht mehr sehnsüchtig nach den Dingen / Menschen außerhalb seiner selbst Ausschau halten, sondern wird seine eigene prächtige Vollheit genießen.

Des Weiteren sagt Sellerie noch: „Sperre dich selbst nicht in ein unnatürliches Korsett; binde dich nicht in Strukturen ein, in denen du überhaupt nicht du selbst sein kannst. Schnüre deinen Körper, deine Natur nicht ein, bis dein Brustkorb schmerzt …, sondern mache deinen Weg Offen und Frei. Befreie dich selbst. Lege dir selbst keine Zügel an; häufe keine Energien in dir an, frustriere dich nicht … Werde du selbst, sei auf eine ehrliche, spontane Weise du selbst!"

Nicht die natürlichen Kräfte bilden eine Bedrohung für den Menschen: wenn er nur von seinem Herzen aus lebt, aus Liebe, nicht aus Begierden, Lüsten und unbefriedigbaren Sehnsüchten. Wenn er nur auf eine immer größere Selbst-Werdung hinlebt, auf eine fruchtbare Weise; wenn er nur nicht aus dem Gefühl heraus lebt, immer mehr ‚haben' zu müssen, in Unerfülltheit und Unzufriedenheit über sein eigenes Ich.

Schließlich sagt Sellerie: „Schaffe Klarheit in deinem Dasein, komme zu einem offenen und ehrlichen Dialog mit dir selbst und schaue, auf welchem Gebiet du dich selbst noch im Düsteren gefangen hältst, im Selbst-Zerstörerischen, in dem das Leben Anfeindende. Dann wirst du aus dieser ehrlichen, klaren Beziehung zu dir selbst heraus in der Lage sein, eine ehrliche, deutliche Beziehung zu einem anderen aufzubauen, in Freundschaft, Friede und Liebe, nicht in Misstrauen, Habgier und Begierden."
Nach dem ehrlichen, konfrontierenden Dialog mit dir selbst, nach dem großen Reinemachen beginnst du mit Sellerie auf einem neuen, höheren Niveau zu leben. Innerhalb des klaren, gereinigten Raumes können nun wundervolle Früchte geboren werden: auf dem Gebiet deiner Arbeit, des Beziehungs-Erlebnisses, der Kunst und Kreativität und so weiter!

Spargel

Spargel legt sich dem Leben demütig zu Füßen und stellt dir den Begriff Hingabe vor. Er stellt sich gerne in den Dienst von … und bringt dir bei, nicht zu große Sprüche zu klopfen oder zu versuchen, von oben herab alles zu überblicken … Er ermahnt dich dazu, manchmal deine Augen zu schließen und einfach nur zu *fühlen,* nach innen zu blicken … dann wirst du wissen, was wirklich geschieht. Er will nichts vom schönen Schein der Dinge wissen und schaut sich mit dir zusammen die Tatsachen an, die unter der Oberfläche verborgen sind. Er neigt manchmal dazu, nicht mehr schauen zu wollen; er gibt es auf, immer wieder zu kämpfen oder sich in einer leistungsorientierten Welt stark behaupten zu müssen, sich für die Augen der Außenwelt auf eine steife Weise gerade halten zu müssen …
Spargel zieht sich zurück in seine Natur und lässt einmal alles los …; er lässt alles an sich vorbeigehen und ergreift nichts mehr, kümmert sich nicht mehr um die Außenwelt, hält sich nun einmal aus allem heraus. Allein und mit sich selbst: Er ist nun bereit, sich in voller Hingabe dem Leben zu schenken. Er ist zu einem absoluten Loslassen gekommen. Er bindet sich an nichts mehr, gibt sich selbst völlig frei … im Dienst des Lebens, im Dienst aller Menschen, die auf das wahre Leben in Güte gerichtet sind.

Jemanden, der zu viel von der Spargel-Sphäre in sich trägt, könnte man als ‚zu schlaff' bezeichnen. Er hält sich selbst in einem Teufelskreis gefangen und hat möglicherweise ein heftiges Verlangen nach Spargel, weil er die wahre Botschaft dieses Gemüses nicht begriffen hat. Dieser Mensch gibt sich ganz den anderen hin, der Gesellschaft, seinem Image, der Arbeit, dem Partner, sich manchmal aufopfernd. Er verschenkt sich selbst; für sein wirkliches Selbst bleibt nichts mehr übrig (möglicherweise weiß er nicht einmal mehr, wer er ist) und er lebt nicht mehr für sich selbst und aus sich selbst heraus, sondern ausschließlich, um etwas anderem zu dienen oder um einem anderen zu Willen zu sein, um sich in etwas anderes einzugliedern. Im Spargel wird dieser Mensch mit der folgenden Ermahnung konfrontiert: „Du darfst und du musst dich vollständig hingeben … dem Leben hingeben, der Wahrheit hingeben; aber wenn du dich selbst verschenkst, wenn du dein Herz verschenkst …, wenn du dem Teufel deine Seele verkaufst, wenn du dein eigentliches reines Selbst ‚schießen' lässt, im Stich lässt … dann *bist* du nicht mehr, dann lebst du in einer Lüge, dann gibst du dich selbst *weg* … um nicht du selbst als ICH sein zu *müssen:* das ist falsch!"

Spargel fordert eine absolute Geschmeidigkeit, eine Hingabe an das Leben, an das Gute, ein Alles-Loslassen, ohne dass die Individualität dabei verschwinden muss.
Er bittet darum, dass mit jedem Image-Verhalten gebrochen wird, mit jedem blasierten Verhalten, mit Prahlereien und stolzem kokettem schwaches-Weiblein-Benehmen. Er verlangt eine vollkommene Hingabe an die Wahrheit, an den tieferen Kern des Lebens und eine Beendigung von allem, was mit Flittergold, Leistungsdrang, ‚männlichem' Chauvinismus, aufgestellten Pfauenschwänzen und äußerlichem Gepränge zu tun hat.

Wer Spargel mag, hat das Bedürfnis, sich selbst vollkommen gehen zu lassen … IN SICH SELBST, hat das Bedürfnis, alles vollständig loszulassen, was er bisher versucht hat festzuhalten, zu lenken, in eine bestimmte Richtung zu zwingen: mit Gedanken oder in Taten. Er wird einsehen, dass er nichts ‚haben zu wollen' hat, dass er alles und jeden los-lassen muss … Er wird sich weder auf krampfhafte Weise versuchen zu winden, allerlei Verrenkungen machend, um doch nur einer Welt des Scheins zu entsprechen, noch wird er sich steif aufrecht halten in einer Welt, in der man nur oberflächlichen, falschen Werten Aufmerksamkeit schenkt wie ‚Ich will der erste sein! Ich muss das hier auf jeden Fall schaffen … Ich muss glänzen. Ich darf hier nicht versagen.' usw. …

Spargel sagt: „Denke an dein Herz, das um Liebe zu dir selbst bittet, um die Anerkennung des echten Goldes, das in dir ist. Das Herz leidet unter Härte und Schein, und auch darunter, dass du dich selbst an Dingen, Menschen, Systemen außerhalb deiner selbst ‚festklammerst'. Lass los … in einer freudvollen Hingabe an das Leben. Lasse das Lebenswasser (zugunsten der Harnwege, der Nieren, der Gelenke, der Wirbelchen …) auf eine freie, entspannte Weise durch deinen Körper strömen und blockiere diesen Durchgang nicht, indem du dich selbst auf eine künstliche oder verkrampfte, gespannte Weise behauptest. Halte nicht dickköpfig in einer prestigeorientierten Umgebung durch … gehe einmal geschmeidig in die Knie und sei einfach freundlich und lieb zu dir selbst. Werde ganz sanft zu dir selbst und versuche überhaupt nicht, in einer Welt ‚durchzuhalten', die zu weit von deiner Natur abweicht. Höre auf offene Weise auf deinen Körper, auf deine eigene Art … diese Ehrlichkeit wird mit Freude und Gesundheit belohnt."

Derjenige, den es nach Spargel verlangt, will zurück zu seinen Wurzeln; er sehnt sich danach, unter der Oberfläche seiner Erscheinung seine Wahre Gestalt kennen zu lernen. Er will alle Masken von seinem Gesicht reißen und tut eigentlich viel dafür, jede Lüge in sich selbst zu entwaffnen. Er hat sich selbst zu lange erstickt und braucht nun ‚frische Luft': den *echten* Lebensatem will er schmecken … Er will nun wirklich aus sich selbst heraus leben: nicht immer nach dem Auge der anderen, der Gesellschaft oder um einem System zu behagen.
Er ist es eigentlich satt, sich selbst niemals wirklich so manifestieren zu können, wie er ist, seiner natürlichen, spontanen Art entsprechend, sondern sich immer anpassen zu müssen, sich immer Dingen und Menschen beugen zu müssen, die überhaupt nicht mit seiner wirklichen Natur in Übereinstimmung leben, sich Systemen beugen zu müssen, die keinen Wert auf die Lebende Natur *selbst* und ihre wirklichen Werte legen. Er sehnt sich danach, sich ganz ehrlich zu seinem nackten ICH zu bekennen und darauf hin leben zu können.

Spargel ermahnt ihn jetzt dazu, nicht wütend zu werden, sich nicht aufzuregen über die Menschen und die Systeme …, sondern SELBST ganz ehrlich auf seine wahre Natur zu hören, zu leben und sich auf diesem Gebiet niemals mehr Gewalt anzutun. Er ermahnt den Menschen jetzt dazu, sich dieser tiefsten natürlichen Wahrheit seines Wesens hinzugeben, ohne den geringsten Widerstand.
Spargel bricht mit jedem aufgeblasenen Ego … um sich in Dienstbarkeit zu Füßen des Guten, des wahren Schönen des Lebens zu legen.

Spinat

Appetit auf Spinat fordert eine stabile Niederlassung in der eigenen ‚Materie', ein Näherkommen zum eigenen und in das eigene ICH. Spinat deutet nach innen, inwärts, fordert eine Boden-Gerichtetheit, eine enge Vermaterialisierung. Er fordert den Menschen dazu auf, mit jeder Flucht, jeder Leugnung, jeder Negation oder jedem Ausweichen in Bezug auf die eigene irdische individuelle Wesensstruktur zu brechen. Mit anderen Worten: er fordert ein größeres Selbst-Wertbewusstsein, eine stärkere Inbesitznahme des eigenen irdischen Körpers, eine größere Bewusstwerdung der Werte des eigenen höchst-individuellen ICHS - unabhängig vom Schoß, aus dem man einst geboren wurde. Der Mensch, der sich selbst hundertprozentig als MENSCH Gestalt geben wird, auf allen Gebieten. Er gliedert sich nicht nur in das Ganze ein, sondern macht sich auf die Suche nach seinem Großen Selbst!

Spinat gedeiht gut in felsenfestem Boden; er fühlt, ob alles gut festsitzt, er tastet den Boden ab, um sich dann, nachdem er diesen geprüft und für gut befunden hat, zu etablieren. Er lässt sich stabil nieder, steht unerschütterlich fest in seinem Grund. Er hält sich in sich selbst ‚fest', in seinem irdischen Körper und stellt das Gegenteil des ‚Flüchtigen' dar.

Spinatsphäre selbst dichtet jedes Loch, macht undurchdringbar; die Zement-Qualität ist von sehr kompakter Art. Man schließt die Ränge, so dass nichts Gutes entkommen kann, so dass nichts Übles (nicht-lebende, zu ätherische, rein unpersönliche Geistes-Energien) mehr hindurch kann.

Spinat lässt sich nieder und geht von sich aus nicht mehr weg; er scheint in diesem Sinne immobil, eher standfest zu sein. Er läuft nicht weg; er flüchtet nicht weg von der Erde unter seinen Füßen. Er zieht sich ganz nah an sich selbst heran und behält die Materie, die stoffliche Festigkeit in sich selbst.
„Hiergeblieben!", sagt Spinat, „Lauf nicht vor dir weg, im Gegenteil, lasse dich stabil in der Materie nieder. Stehe still und verstärke deinen Körper, dein stoffliches Sein." Spinat zwingt den Menschen dazu, in sich selbst zu bleiben und sich selbst als eine kompakte Dichte zu erleben, festzuhalten. Wie ein undurchdringlicher harter Bunker wohnt der Mensch im urstarken Boden seines Selbst und hat daher nicht das Bedürfnis zu laufen, zu flüchten. In diesem Gefühl urstarker Sicherheit erfährt er sich, als wohnte er in einem angenehmen irdischen Heimathafen, der eine angenehme Bleibe ist. Er richtet - in diesem Stillstand bei sich selbst - eine stabile Energie-Säule auf; der Skelettbau bildet sich gediegen und solide. Er wächst gleichsam in der Länge, in der Dichte seines Wesens. Er wird stärker und fühlt sich stärker, weil er nicht vor seinem Ich wegläuft, weil er die volle Verantwortung für sein Sein in der Materie übernimmt, für seinen Körper. Er lässt mit Leichtigkeit die Dinge los, aber setzt sich selbst sehr fest in seinen Körper. Diese psychologische Sphäre sorgt natürlich für einen guten Gewebe- und Skelett-Bau, lässt aber die Nahrung leicht gleiten.

Der Mensch, den es nach Spinat verlangt, hat das Bedürfnis nach einem ‚Hochklettern' in sich selbst: Er will seine eigene Größe erkunden; er will zum Kern seines Wesens gelangen und zu einer vollständigen Verschmelzung mit seinem Körper kommen. Er sehnt sich danach, fester und näher zu sich zu kommen und in sich selbst zu sein und sein Sein zum maximalen Punkt zu steigern. Er fühlt, dass er noch weiter kann, und sucht unbewusst den Weg dorthin. Möglicherweise ist er randvoll mit Energien, hält seine aggressiven Feuerkräfte zu sehr zurück; es ist an ihm, seinen innerlichen aggressiven zusammengeballten Energien eine befreiende Lösung zu geben.
Das Gefühl, dass er nicht tun kann, was er will, dass er nicht sein kann, wer er im Kern ist, wird er nicht anderen vorwerfen, sondern in sich selbst auflösen. Er wird sich selbst jetzt einen Weg zu innerer Freiheit bahnen und jede unbewusste Wut auflösen.
Wer sich nach Spinat sehnt, kennt die Möglichkeit, sich nutzlosen Ballastes zu entledigen, will aber zugleich am Festhalten des Goldenen, Soliden, Echten in

sich selbst bauen. Er will sich selbst mit der Krone des Starken Menschen krönen; er sehnt sich danach, diese unglaubliche Kraft seines Wesens zu fühlen. Er öffnet sich für den Ausbau eines immer stärker werdenden ICHS in einem stärkeren Körper. Spinat empfiehlt ihm daher auch, nun über sich selbst nachzudenken und in seinem Wesen einen Streifzug in die am weitesten entfernten Regionen zu machen.
„Schaue genau hin!," sagt Spinat, „schaue nicht zu weit ... schaue ganz nah: in dir selbst, in und um dich selbst herum. Lasse deine Augen sich nicht zu fern ausrichten. Ziehe dich selbst wieder in deinen Körper hinein, hier und ganz in der Nähe. Laufe nicht weiter, laufe nicht immer weiter, flüchte nicht, sondern komme wieder ... zu dir selbst: kräftiger, intensiver, kompakter, mit einem größeren Verantwortungsbewusstsein für dein ICH als früher!" Möglicherweise hat dieser Mensch immer starke allgemeine Verantwortlichkeiten getragen, aber noch niemals wirklich DIE Verantwortung für sein irdisches höchst-einzigartiges ICH übernommen. Er hat sich selbst gleichsam weggesteckt, ist sich ausgewichen, aus dem Weg gegangen, entflüchtet.

Spinat fordert den Menschen auf: „Entwickle eine Verdichtung deines Wesens: dazu gehört ebenso die Herstellung neuer Materialien in deinem Körper wie das Erkunden deines bereits vorhandenen Inhalts, deiner Möglichkeiten. Schaue nach innen, hole das Unterste heraus, hole das Allertiefste aus dir selbst an die Oberfläche und werde dir der Tatsache bewusst, dass dies alles IN dir wohnt. Schaue nicht neben dir, sondern *fühle* alles, was in dir vorhanden ist."

Spinat zieht den Menschen am Kragen nach hinten, wenn er zu weit nach vorne rennen oder fliegen will, wenn er sich weigert, mit seinem Gefühl bei sich selbst hier und jetzt zu sein. Der Mensch bekommt keine einzige Chance mehr zu entkommen. Dieses In-sich-selbst-geschoben-werden, diese Konzentration im eigenen Körper fordert eine standhafte Ehrfurcht vor dem eigenen Ich. Er wird immer in sich selbst bleiben müssen, man kann nicht länger vom Haus weglaufen. Das Mobil-home wird in eine stabile Wohnung mit starkem Skelettbau transformiert, die nicht von ihrem Platz wegzuschieben ist.

Habe keine Angst vor einer totalen Konfrontation mit dir selbst; scheue deine eigene Haut nicht, sondern komme näher zu dir selbst, in Liebe und Vertrauen. Spinat ist eine Aufforderung zur Wiedergeburt in dem Sinne, dass er den Menschen dazu ermahnt, sich für ein optimales Funktionieren innerhalb des eigenen irdischen Hauses zu entscheiden, innerhalb des eigenen Körpers. Alle Fluchtwege werden abgeschnitten. Der Mensch wird in seiner Gesamtheit in seinen irdischen Körper geschoben. Er kann nicht länger vor sich selbst wegflüchten, denn er wird nun einmal mit der Sprache seines ICHS konfrontiert: über seinen irdischen Körper. Es ist die Aufgabe des Menschen, diesen Körper nicht als ein Hindernis, als eine Einschränkung zu betrachten, sondern als ein notwendiges Gut, um zur Erkenntnis des eigenen Selbst, des eigenen ICHS, des eigenen Inhalts kommen zu können, um zu mehr Leben kommen und alles im Leben verwirklichen zu können, was gut für die eigene Evolution ist. Er wird eine Dankbarkeit für sich selbst entwickeln. Er wird sich selbst alle Möglichkeiten geben, in sich selbst anwesend sein zu dürfen, in seinem Körper, auf der Erde. Spinat sagt: „Sage nur ja zu dir selbst!"

Möglicherweise hat er sich selbst unterbewertet, hat er den Inhalt seines ICHS unterschätzt und kann / will er sich hierdurch nicht ganz mit seinem Selbst identifizieren, was sich wiederum im Körper widerspiegelt. Unbewusst will er möglicherweise in den weiten Räumen des Geistes wohnen bleiben, doch der Körper, in die Spinat-Sphäre eingetaucht, sagt zu ihm: „Jetzt *musst* du dich selbst wohl anerkennen, schätzen und so sehen, wie du bist. Du kannst dir selbst nicht länger ausweichen! Du wirst auf und in dich selbst geschoben und du wirst zu einer vollständigen Akzeptanz, Anerkennung und Integration kommen müssen."

Der Mensch sagt nun rundheraus ‚ja' zu seiner Individualität, zu seiner irdischen Erscheinung, zum Leben auf der Erde. Er schrumpft sich selbst nicht länger ein. Er flüchtet nicht weg von sich selbst. Er verbirgt sich nicht mehr, er ignoriert nicht länger - sei es auch unbewusst - seine breiten Möglichkeiten. Er übernimmt nun Verantwortung für sich selbst, als ein ICH. Er bleibt stehen, ganz stabil in seinem Rückgrat, auf eigenen Füßen. Er läuft nicht weg vor einem sehr nahen und intensiven Kontakt mit seinem vollen ICH, vor irdischen ‚Kontakten' im Allgemeinen; die Spinat-Sphäre ist daher sehr heilsam für die Haut.

Wer sich stark nach Spinat sehnt, tut gut daran, sich selbst zu schätzen und sich in der größten Selbstsicherheit mit dem irdischen Körper zu identifizieren. Er wird sich selbst stark ‚Gestalt' geben, im wahrsten Sinne des Wortes, und sich im Verhältnis zu dem irdischen Wesen, das er ist, keinesfalls wie ein ‚Fremder' fühlen. Er unterschätzt das irdische ICH nicht länger, sondern tritt vollständig in es hinein. Er bleibt sehr nah bei sich selbst anwesend und scheut keinen Kontakt. Die Symbolik von Spinat weist darauf hin, dass der Mensch viel mehr in sich trägt, als er denkt, dass er lediglich für die Größe seiner selbst offen sein muss, dass er lediglich sich und seinen Inhalt lenken muss … mit fester Hand. Er kommt zu einer Auf-Wertung, packt sich selbst kräftig fest. Weil er seinen wirklichen Wert erkennt, wird er sich selbst nicht mehr aus dem Weg gehen. Energien zirkulieren nicht länger auf eine frustrierte Weise, sondern stellen sich in den Dienst des ‚Wachstums' auf einem beliebigen Gebiet.

Spinat ermahnt den Menschen dazu, alle Türen von Fluchtwegen zuzuklappen, nicht länger die Augen vor dem Unbekannten (in sich selbst!) zu schließen. Sondern auf Entdeckungsreise zu gehen auf der Suche nach dem eigenen ‚Gemüt'. Er wird merken, dass es schön ist, dass man dem nicht entflüchten kann, dass viel mehr in ihm steckt, als er dachte. Er wird die schöne Größe in seiner irdischen Inkarnation schätzen lernen … neue Türen öffnen sich jetzt.

Spinat sagt: „Bleibe bei dir selbst und entfalte dich über dein irdisches, körperliches Sein. Einen anderen Weg des wahrhaften Lebens gibt es übrigens nicht; also, komme ganz nah zu dir selbst, zu deinem Gefühl, ganz nah in deinen Körper. Aus diesem kräftigen beseelten Einheitsband mit dir selbst heraus kannst du erst wirklich Wurzeln schlagen: als ein Unsterblicher in die Erde gepflanzt."

➔ Suppe: siehe *Verschiedenes und zubereitete Speisen*

➔ Sojasprossen: siehe *Soja und Sojaprodukte*

Tomate

Die Sphäre von Tomate ist eher überschwänglich, fröhlich-expressiv zu nennen. Sie ist ganz und gar nicht ängstlich oder scheu, sondern ermutigt eher, sehr großzügig, mit großer Armbewegung, wie ein Löwe. Sie treibt sich selbst und die anderen dazu an, mit Kräften und Möglichkeiten auf eine dynamische Weise hervorzutreten. Ihr Nervensystem ‚bebt' durch den Überschuss an Kräften, die bereitstehen, um in das Leben hineinstürmen zu dürfen! Ein wenig lautstark manchmal ermutigt sie: „Mache einfach, du kannst es schon; lasse einmal deine Trompete laut erschallen und zeige einmal deine Künste, zeige einmal, was in dir steckt!". Sie will die Kräfte an die Oberfläche holen; sie will alles herausholen, was drin ist. Die Tomaten-Sphäre kitzelt die Energien in einem Menschen; sie gibt den Anstoß zur Entladung, zur Manifestation, zur Exteriorisierung, zum Herausschmettern. Die Tomate scheint zu sagen: „Explodiere aus dir selbst! Lasse deine Kräfte einfach als ein Lebens-Feuerwerk herausspritzen. Halte dich nicht zurück; lass den Vulkan ruhig in die Höhe spritzen!"

Tomate lässt sich nicht einfach einsperren oder eingrenzen, beschränken oder gefangen nehmen: weil sie zuerst und vor allem aus jedem selbst-aufgebauten Gefängnis ausbricht. Sie setzt sich für sich selbst ein; sie spricht frei und offen für sich selbst; sie hält sich nicht zurück, für nichts und niemanden. In der Tomaten-Sphäre weiß der Mensch, dass er sein darf, wer er ist, dass er sich selbst der Außenwelt gegenüber so zeigen und manifestieren darf, wie er sich innerlich *fühlt.* Er nimmt kein Blatt vor den Mund, wenn es darauf ankommt, ehrlich zu sich selbst zu sein; er achtet überhaupt nicht mehr darauf, ‚was die Menschen wohl sagen würden zu seiner/m …', ganz gleich, ob es dabei um sein Äußeres, seine Kleidung, seine Worte geht.

Er lässt nicht einfach ‚etwas mit sich machen', ist ganz und gar kein wehrloses kleines Opfer.

Wer sich danach sehnt, etwas von dieser Tomaten-Sphäre durch die Nase einzuatmen, ist randvoll mit Energien, mit Sehnsüchten danach ‚zu sprechen', sich selbst äußern zu können, verbal auszudrücken, so zu manifestieren, wie er dies innerlich empfindet.

Die Tomate sagt: „Komm nur zum Vorschein! Sage, was du aus deinem Herzen heraus fühlst, sagen zu müssen, und sprich, aber verlange nicht, dass ein anderer dich begreift; fordere nichts von einem anderen; du kannst von einem anderen nichts erwarten … Sei einfach du selbst und halte dich nicht zurück. Befreie dich selbst! Hiermit verursachst du einem anderen keinen Schmerz. Halte dich selbst, halte deine Kräfte nicht zurück … weil du dich zu sehr wegstecken oder zurückhalten willst … Störe dich nicht an dem, was ein anderer über dich zu sagen hat, sondern lebe in Ehrlichkeit, nach Wahrheit mit deiner eigenen Art. Lasse die Lebenskräfte aufbrausen und erblühe auf eine spring-lebendige, extrovertierte Weise als eine sprühende Fontäne!"

Wer Tomaten sehr mag, verkrampft manchmal vor Schmerz, da er sich selbst zu sehr zurückhält, zuspannt, manchmal mit Ängsten. Er hält zu viel ‚innen'. Er vertraut seinem großartigen Selbst nicht in ausreichendem Maße und wird daran arbeiten müssen. Die Tomate spornt ihn dazu an, auf seine urstarke Basis zu bauen, und sein übervolles Reservoir an kräftigen Lebens-Energien zu verwenden. Ängste, Schmerz, Panik und Spannungen werden ihn nur reizen, solange er gerade seine Lebenskräfte zurückhält, unterdrückt, solange er die Lebensenergien in seinem Wesen nicht frei strömen lässt: weil er nicht ausreichend als ICH existiert. Er sollte im Leben landen und jede Brücke hinter sich sprengen, wenn es sich um eine Erinnerung an ein Noch-nicht-man-selbst-sein als ‚ICH-der-Mensch-auf-Erden' handelt. Er sollte mit dem Ur-Nest früherer Zeiten brechen - in dem er verborgen im Urschoß des Geistes lebte -, um nun seinem ICH auf eine schöne, liebevolle, doch kräftige Weise Gestalt zu geben. Er darf sich selbst jetzt ‚in Worte fassen'; er darf sich selbst auf eine selbstsichere Art kenntlich machen; er darf sich auf eine konstruktive und kreative Weise manifestieren.

Tomate sagt: „Es hat keinen Sinn, dich in Irritation, Kritik oder mit Vorwürfen an andere zu richten: du allein bildest die Ursache deiner Lebenserfahrungen; also, mache etwas daraus! Bringe dich selbst ans Tageslicht und baue an etwas Schönem."

Es hat keinen Sinn, mit innerlichen Gefühlen der Wut, der Ohnmacht, des Verdrusses und der Angst zurückzubleiben: der Mensch wird in erster Linie nach der Überzeugung leben werden müssen, dass er sein darf, wer er ist, und zweitens, dass das Leben Freude und Freiheit ist … Er wird seine eigenen Gefängnismauern durchbrechen und auf radikale Weise reinen Tisch machen müssen mit dem Gefühl des ‚Ich sitze fest' oder ‚Ich kann (mich selbst) nicht (aus-) leben, wie ich bin'.

Es kann so sein, dass man die Ursache seines Gefühls der Eingesperrtheit oder Frustriertheit, des Festsitzens an einer Situation einem Freund oder einem Partner zuschreibt, aber diese äußerlichen Umstände liegen überhaupt nicht an der Quelle der eigenen Zurückhaltung und der Gefühle der Einschränkung. Im Gegenteil: der Mensch wird sich selbst aus seiner eigenen Festgeschlossenheit be-freien müssen, aus den eigenen selbst-eingrenzenden Überzeugungen, aus der eigenen selbsthemmenden Haltung. Er durchbricht am besten alle alten Strukturen, die er in sich selbst aufgebaut hat, um das Leben durchströmen zu lassen, um sich selbst dabei zu finden: auf eine dynamische, freiströmende, handelnde, sprechende oder einfach durch und durch aktiv-lebende Weise. Er hält sich nicht zurück; er singt, wie ihm der Schnabel gewachsen ist, und lässt den vollen Gesang mehr und mehr aus seiner Brust aufwallen, um das Schönste aus seinem Wesen zu exteriorisieren. Der Mensch WIRD ER SELBST und ÄUSSERT sich so, wie er wirklich IST, ohne Zurückhaltung. Er wird aus der Überzeugung heraus leben, dass das irdische Leben für ihn Freude bedeuten wird. Lebt er nach dieser Überzeugung, dann wird sein Werdungsprozess von einer überschwänglichen Lebensfreude gezeichnet sein. Dies ist es, was die Tomate dem Menschen vorschlägt.

Tomate zwingt den Menschen, sich Emotionen und Überzeugungen anzusehen, die zu der Freudvollen Überschwänglichkeit der Lebenskräfte selbst im Widerspruch stehen: seine Wut, seine angestaute Aggression, seine Ohnmacht und seine Ängste. Es kommt nicht darauf an, seine Wut zu äußern, obwohl dies nicht verboten ist, sondern es kommt darauf an, eine Menge von negativen, frustrierten Gefühlen anzusehen, um dann die Ursache davon aufzulösen, tief in sich selbst: die Ohnmacht, nicht wirklich als ICH LEBEN ZU können, ohne Selbst-Verkrampfung, die Ohnmacht, sich selbst nicht in voller Fleischigkeit im irdischen Körper ausleben zu können …

Dieser Mensch wird sich selbst ohne Verweilen diesen tiefsten Kräften in sich selbst hingeben; er wird sich selbst FREIGEBEN, sich aus der Überzeugung heraus richtend, dass er als ein GLÜCKLICHER Mensch aus Fleisch und Blut leben DARF … so wie ER ist, nach seiner Veranlagung. Aber … zuerst und vor allem wird er WÄHLEN müssen, ‚Ja'-sagen zum Leben … Falls der Mensch gegen diese primäre Voraussetzung Widerstand leistet, um als glücklicher Mensch leben zu können, hat es alles keinen Sinn mehr, sagt die Tomate. Die Tomate selbst liebt das Leben, liebt sich selbst, ihren Körper und sehnt sich danach, *immer mehr* sie selbst zu werden! Der Mensch, den es nach dem Fruchtfleisch der Tomate verlangt, sehnt sich ganz tief in sich selbst danach, dieses LEBEN hundertprozentig wahrmachen zu können.

Es ist sehr wichtig, dass dieser Mensch dabei nicht nach etwas / jemandem (außerhalb seiner selbst) verlangt / etwas oder jemanden (außerhalb seiner selbst) begehrt … Er darf nur danach verlangen, sich selbst zu werden, immer mehr. Tomate fordert dazu auf, jeden Handgriff zu lösen … jeden Halt in dich selbst zu verlegen, keinerlei Erwartungen an die Außenwelt zu hegen.

Der Mensch wird gut daran tun, sich selbst ‚auszurollen' …, aber er sollte nicht wie ein Vogel in der Luft fliegen wollen; er täte beispielsweise gut daran, sich nicht danach zu sehnen, Klavier spielen zu können wie ein Virtuose, wenn seine Natur ihm überhaupt kein musikalisches Talent geschenkt hat; ebenso wenig sollte er sich danach sehnen, dass ein anderer ihn glücklich machen solle: er entpuppt sich selbst jetzt - in der Tomaten-Sphäre - als kräftiges ICH, fröhlich und überschwänglich in seiner wahren Gestalt und macht sich selbst zum lebendigsten, glücklichsten Menschen!

Tomate fordert in gewissem Sinne, dass der Mensch seiner eigenen Quelle entspringen solle, dass er auf Erden Geboren werden solle. Er muss wach werden und darf seine Kräfte nicht hemmen.
Er muss sich ehrlich so zeigen, wie er ist. Dies ist erst dann möglich, sagt die Tomate, wenn er unabhängig von den anderen er selbst sein kann, wenn er nicht mehr Angst davor hat, so oder so zu handeln oder zu sprechen, wenn er sich DAFÜR ENTSCHEIDET, EINFACH ER SELBST ZU SEIN und sich von innen heraus aufblühen zu lassen.
Er bremst sich nicht mehr selbst … Er bläst die Trompete der Lebenden und posaunt laut in Freude seinen Inhalt ans Tageslicht.

Zucchini

Zucchini symbolisieren eine Art Stolz und Würde. In der Zucchini-Sphäre sehen wir den Menschen, der sich selbst nicht auf die Niveaus herunterrutschen lässt, die tief unter ihm liegen. Er wünscht sich selbst das Allerbeste und hat eine hohe innere Moral. Er lebt sehr nah bei sich selbst und lässt sich von Dingen oder Menschen in seiner Umgebung nicht im Geringsten ablenken, beeinflussen oder verführen. Er mischt sich nicht ein, hat keine Kritik, ist nicht eifersüchtig oder neidisch wegen dem, was der andere ‚hat'. Er versteht es, wenn andere ‚Fehler' machen, aber beschäftigt sich nicht damit. Er geht weiter auf SEINEM Weg.

Er erkennt die Wichtigkeit des Lebens, der Dinge, mit denen er sich beschäftigt, und konzentriert sich dann auch voll und ganz darauf. Er nimmt das Leben ernst und macht das Maximale aus seinem Leben. Er ist ernst und gewissenhaft; Er lebt bewusst und wird auch einen anderen nicht auslachen oder spottend / kritisch betrachten. Er begreift das Phänomen ‚Mensch' und erkennt die Veranlagung jedes Menschen an. Er hat Geduld und findet nichts lächerlich … vielmehr wird er sich alles ruhig ansehen und im richtigen Kontext versuchen zu verstehen.

In dieser Sphäre sucht der Mensch Vertiefung; er ist davon überzeugt, dass der Mensch mehr Talente in sich trägt, als er benutzt; er will immer *weiter* sehen und wird eher das Positive an die Oberfläche holen. Verständnisvoll lässt er das Negative, das er beim anderen bemerkt, links liegen; er wendet sich sofort dem ‚Guten' in den Dingen, in den Menschen zu, aber vor allem: er will näher und näher zum Guten, zum Erhabenen in sich selbst kommen.

Die Zucchini ist eine ernsthafte, eher erhabene, verständnisvolle Sphäre, die dort sucht, wo ein anderer es nicht immer für möglich hält. Wo ein anderer beginnt zu spotten oder zu beschimpfen, wird Zucchini noch immer einen Raum offenlassen und untersuchen, welche positiven Dinge man hieraus ziehen kann … Sie bleibt in dieser Hinsicht immer ihrer eigenen Art treu, ihrem Gefühl; sie wagt es, Wege zu gehen, die ein anderer noch nicht betreten hat. Sie wird ihr Gefühl und ihre Intentionen niemals verraten; sie stört sich überhaupt nicht an dem, was ein anderer sagt; sie folgt ihrem eigenen Pfad, der nur *einen* Zweck hat: höher und weiter gehen, sich selbst und die Menschheit einen Schritt weiterbringen. Sie stellt Hypothesen auf und experimentiert; sie probiert aus und untersucht. Sie geht stetig weiter auf ihrem Weg und kommt zu Entdeckungen, zu neuen Erkenntnissen. Nein, sie ist überhaupt kein folgsames Herden-Tier; sie wird vom Neuen angezogen, von dem, was *weiter* liegt …

In der Zucchini-Sphäre hängt der Mensch sein Herz nicht an das Materielle; er steht in einer gewissen Art von Weltentsagung offen für das Reine, für das Höhere, für die höheren Qualitätswerte, auch wenn er jetzt noch keine Ahnung hat, wo dies liegen wird … Er *weiß,* dass es da ist und geht auf seinem Weg weiter … er ist vollkommen verbunden mit der Natur, mit der Musik des Lebens. Ein bisschen verträumt manchmal, in geistige Sphäre gehoben, bleibt er doch eng verbunden mit der Erde, mit seinem physischen Körper. (In einer übertriebenen Zucchini-Sphäre würde jetzt die Rede sein von Verträumtheit und einem Aufgehen in den Sphären des Geistes, der Poesie und des himmlischen Rausches).

Derjenige, den es nach dem Geschmack von Zucchini verlangt, hat das Bedürfnis nach frischer Luft, nach einer Art Erhöhung seines Wesens. Er sollte stark über das ‚rein'-Materielle hinaussteigen. Er würde gut daran tun, seinen Kopf von schweren Gedanken und Sorgen zu befreien; er wird seine Lungen freimachen im Aufsteigen über die Nichtigkeiten und die praktischen Beschäftigungen des Alltags.
Dieser Mensch braucht Sauerstoff, braucht einen offenen, freien Raum, in dem er sein totales Mensch-Sein in Seele und Körper erleben kann. Zucchini ermahnt den Menschen dazu, ‚in die Höhe' zu bauen, um nicht in niedrigere Regionen abzusacken: diese sind da, erfüllen ihre Funktion, aber fordern kein ‚Herunterkommen'.

Dieser Mensch braucht eine Art von geistiger Erhöhung; das Schönste zum Vorschein holen in kreativem, schöpfendem, erneuerndem Sinne. Er darf sich ein wenig vom Besitzen lösen, vom Haben, vom Festsitzen in rein materialistischen Strukturen. Er würde gut daran tun, sich kurz auf die Ebene der Zeitlosigkeit, der Fantasie und der Geisteswonne zu begeben, ohne jedoch dabei seinen Kontakt mit der Erde zu verlieren.

Derjenige, der sich nach dem Geschmack von Zucchini sehnt, darf sich weder in Besitz festbeißen, noch in Begierde brennen. Er braucht es, etwas von seinen roten Energien abfließen zu lassen, um sich, in totaler Offenheit, dem Allerhöchsten in ihm selbst hinzugeben. Er wird lernen, *weiter* zu blicken, er wird gut daran tun, sich für Dinge zu öffnen, die weit über und außerhalb des materialistischen und / oder Begierde-Niveaus liegen.
Er sehnt sich tief in seinem Herzen danach - sein Herz wird sich dadurch leichter und gesunder fühlen -, zu einer größeren Reinheit zu kommen, alles loszulassen, an dem er sich bisher festklammerte. Er beschützt seinen ‚Besitz' nicht mehr; er baut sein Leben nicht länger auf das Fundament des ‚Habens', sondern befreit sich nun völlig aus dieser unsicheren, aber beklemmenden selbstschützenden Lebensweise. Er schielt nicht länger danach … wo er etwas wegschnappen kann, wo er einen ‚Coup' landen kann … Er beschäftigt sich nicht mit Geldsorgen, mit dem so viel wie möglich von bestimmten Dingen Habenwollen: er wirft das Teufelchen, das sich in seiner Seele eingenistet hatte, in die Flammen, um sich für immer von ihm zu verabschieden, und kehrt sich dem Heiligsten in sich selbst zu. Er lässt andere frei, er macht sich selbst frei. Er wird sich selbst auf diese Weise als einen ‚guten' Menschen sehen und weiter zum reinen Leben hin aufwachsen, das alles Frühere übersteigt. In der Zucchini-Sphäre ist er auf der Suche nach dem Lebenslied und sehnt sich danach, mit all dem Festhaltenden zu brechen, mit dem Besitzgierigen, dem Umklammernden, dem Misstrauisch-Suchenden, dem Begierigen, dem Eitlen …

Er wird jetzt freigebiger, großzügig; er will mit anderen teilen. Er lebt von seinem ‚Herzen' aus, nicht von seinen Leidenschaften und Begierden aus. Er ‚verbrennt' sich selbst nicht länger mit den verzehrenden Flammen der Habgier und Begierde, des Festklemmens und der Kühnheit, der Ich-Sucht und des Neids. In der Zucchini-Sphäre steigt er auf das allerschönste Niveau seiner selbst; er entdeckt hier, dass nichts so schön ist wie das Leben selbst, und dass dieses Leben auf derselben Wellenlänge liegt wie *geben,* loslassen, entdecken, erforschen, immer weiterwachsen und vorwärtsgehen … Er schaut nur zum Höheren; er umklammert den heutigen Tag nicht, sondern lässt alles und jeden einfach Sein; er blickt weiter … in Vertrauen. Er kommt in einen Zustand des Verständnisses, der Weisheit, der Einsicht … und lässt jeden sich selbst sein. Er schielt nicht auf andere; er stimmt sich auf die eigene Evolution ab und klettert in Freude und Vertrauen im Lebensbaum weiter nach oben …

Zwiebel

Zwiebel steht für die Abwechslung Kälte-Wärme, für das Zurückhalten, Absorbieren von Energien (buchstäblich: beispielsweise in der Form des Festhaltens von Schleimen / Flüssigkeit usw. …), um dann mit einem kräftigen Splash diese Energie aufspringen zu lassen, freizugeben, wie mit einem Katapult: die Austreibung, die Tatkraft, die Handlung, die Ausstauung.

Die Symbolik von Zwiebel ist zwei-seitig: einerseits das gemütliche Ausdehnenlassen, das ‚Geschehenlassen', das In-sich-selbst-Festhalten und sich großzügig an etwas gütlich tun, das In-sich-aufnehmen und -absorbieren, ohne gleich zu reagieren oder zu einer Handlung / Reaktion überzugehen …, um dann, andererseits, mit einem entschlossenen Kraftschuss aus sich selbst herauszuschießen. Erst das sich ausdehnende Sammeln von Kraft, von Nahrungsstoffen, Erfahrungen und Emotionen, Information, Daten aus der Außenwelt auf eine eher passive wahrnehmende Weise …, um dann mit einer plötzlich zusammengeballten Kraft aus sich selbst herauszuschießen, Wahrheit zu sprechen und aus sich selbst zu entfernen, was entfernt werden muss, zu sagen, was gesagt werden muss.

Der Mensch, der sich selbst tatkräftig, aber ehrlich manifestiert - nach Erwägung, nach Zurückhaltung -, um dann mit bestimmten Dingen klar Schiff zu machen und seine Grenzen klar und deutlich zu ziehen. Er steht nun auf eine ehrliche Weise zu seinen Gefühlen, seinen Emotionen, die er möglicherweise zu lange in seinen eigenen Körper hat ‚eindringen' oder sogar ‚einfressen' lassen. Er will sich dessen nun entledigen und spricht deutliche Worte; er verbirgt nicht, schluckt nichts mehr hinunter, sondern bringt es vielmehr wieder ans Tageslicht (ohne darum den anderen etwas vorzuwerfen!) mit der Kraft eines Zwiebel-Sprunges. Er kommt mit Kraft in seiner wahren Gestalt zum Vorschein. Er bekennt sich ehrlich zu sich selbst. Auf diese Weise macht er kurzen Prozess mit jeder Eingeschlossenheit, mit frustriertem Hinunterschlucken von Emotionen, innerlicher Wut oder Opfertum.

Wer den Geschmack von Zwiebelchen mag, hat manchmal das Gefühl, von den Wogen des Lebens überwältigt zu werden; er muss es alles schlucken, verarbeiten und dies erfordert ein ruhiges, beständiges Verdauen der Ereignisse, die er durchmacht. Manchmal steigt ihm alles über den Kopf; er tut sein Bestes dafür, alles auf die richtige Weise zu assimilieren, zu verarbeiten und loszulassen.

Zwiebel sagt: „Nimm dir ruhig die Zeit, alles aufzunehmen …; lasse alles einmal auf dich zukommen, schaue, überlege ruhig … um dann, im richtigen Augen-

blick mit vollem Einsatz zu agieren, mit voller Kraft zu handeln. Beide Faktoren sind gleich wichtig; vernachlässige keinen von beiden.
Sammle Informationen, in Weisheit … handle nicht undurchdacht und impulsiv, sondern lasse es erst einmal alles zu dir durchdringen: urteile oder sprich nicht, bevor du nicht die korrekten Fakten kennst … sprich und handle nicht zu früh; verschwende keine Energie; benutze deine Energien optimal im richtigen Moment, nicht zu früh … Erst wenn du wirklich auf dem Laufenden bist, wenn alles auf die richtige Weise verarbeitet und verstanden wurde, kannst du sprechen und handeln, in Richtigkeit.
Wahrheit gibt Kraft; sprich keine halben Wahrheiten aus; sage keine Dinge, die du eigentlich noch nicht ganz sicher weißt, sondern warte … bis du alles deutlich vor Augen hast.
Reagiere nicht auf rein emotionale Weise, wie ein unzufriedenes Kind, das sein Glück vom Verhalten des anderen abhängig macht, das die Ur-Sache seines Schmerzes, seiner Kühle, seines Kummers dem anderen zuschreiben würde. Stürze dich nicht einfach so hinein …, sondern handle in Ausgewogenheit, im richtigen Moment, wenn die Zeit reif ist, wissend, dass die Ursache aller Tatsachen in deinem Leben bei dir liegt …
Dann kannst du in Weisheit sprechen, handeln und Gefühle äußern, aus deinem Autonomen Sein heraus. Du setzt dich ehrlich für dich selbst ein, ohne einen anderen zu kritisieren, ohne einem anderen etwas vorzuwerfen, und du sprichst klare, deutliche Worte, in Selbst-Respekt.“

Die Zwiebel spricht wie folgt: „Sammle alles erst ein wenig …, halte alles bei dir selbst …, suche das Nützliche heraus, überdenke alles einmal, triff eine Entscheidung, um dann das Nötige - mit Kraft - ans Tageslicht zu bringen: sowohl das, was du loswerden willst, dasjenige, was eigentlich nicht (mehr) wirklich zu dir gehört, als auch die Worte, die du zu sagen hast, die Taten, die du zu vollbringen hast. Du lässt das alles erst einmal ‚anschwellen’, du erfährst, du erlebst, du überdenkst, du nährst dich selbst damit und lässt es in dein Leben, um dann das, was ausgetrieben werden muss, mit Kraft aus dir auszutreiben.“ Zumindest ist dies die Sphäre von Zwiebel; in welchem Sinne der Mensch dies in seinem persönlichen Leben anwenden muss, wird ein jeder für sich selbst bestimmen müssen.

Die Zwiebel steht für eine gewisse Geduld, eine Art Stolz, eine Möglichkeit, bestimmte Dinge in sich selbst zu registrieren, zurückzulegen, in reifer Überlegung, in Abwägung, die Zeit abwartend … um dann im richtigen Augenblick auf die richtige Weise zu reagieren, ans Tageslicht zu treten. Die Zwiebel hat Zeit, reagiert nicht sofort, nimmt hin oder empfängt auf eine offene Weise … um dann - niemand erwartet dies eigentlich von ihr - mit voller Kraft alles auszustoßen, was hinaus muss, um sich dann des Angehäuften-Unbrauchbaren zu entledigen. Er sammelt erst in sich selbst an, um dann ‚herauszuspritzen’.

Wer sich nach einem Zwiebel-Geschmäckchen sehnt, hat Lust auf eine Art von Drainage; er will sich selbst entgiften, will sich allen nutzlosen oder zu lang angehäuften Ballastes entledigen. In erster Linie geht es hier um psycho-emotionalen Ballast. Er würde gut daran tun, nicht ‚hinunter-zuschlucken', keine Dinge in sich anzuhäufen, die verarbeitet werden sollten, losgelassen werden sollten. Er darf all das aus sich heraustreiben, was nicht zu seinem freudvollen, eigentlichen ICH gehört. Er wird sich aller Gedanken und Gefühle entledigen, die ihm keine Freude bringen. Er hat viel gelernt, gesehen und gehört und würde nun gut daran tun, aus sich herauszutreiben, was nach seiner Entscheidung eigentlich überhaupt nicht zu seinem ‚Ich' gehört. Er entfernt nun, spricht, schiebt nach außen … auf verschiedenen Ebenen.
In der Sphäre von Zwiebel geschieht dieses Hinausschieben mit plötzlichen Kraftstößen, einer allgemeinen Entledigung all dessen, was entfernt werden sollte.

Zwiebel ist ein Symbol für den Wechsel von Sonne zu Mond, von Tag zu Nacht, von kalt zu warm usw. … Derjenige, der in eine neue Phase eintreten muss; derjenige, der sich selbst in eine neue ‚Phase' bringen will, wird möglicherweise einen starken Zwiebel-Appetit haben. Derjenige, der eigentlich ‚ausbrechen' will, der aus seiner ‚alten Haut' brechen will; derjenige, der sich häuten will, um eine neue Gestalt anzunehmen … Er will Abschied nehmen von all dem Alten in sich selbst und will sich des Alten mit Kraft entledigen. Er will sich selbst gründlich säubern.

Zwiebel wartet eigentlich erst auf den ‚Feind', lässt ihn in sein Haus hinein, um ihn dann, mit der Kraft einer Kanone, nach außen zu knallen. So funktioniert die Zwiebel-Sphäre. Jemand, der gerne Zwiebeln isst, lässt seine Giftstoffe gründlich von einer Substanz absorbieren, die danach zur Abführung des Gifts beitragen wird. Er spielt den Advocatus diaboli; er ist in der Lage, die Welt vorsichtig zu erkunden, alles in sich aufzunehmen (so zu tun, als ob er allem zustimmt!), für sich selbst das Beste herauszuholen, zu schweigen … um dann, während die anderen von nichts wussten, plötzlich mit voller Kraft Handlungen vorzunehmen, Worte zu äußern, die viele erstaunen. Er behält nur noch seinen reinen eigenen Inhalt und spuckt das Überflüssige, auch seine eigene Lüge und Komödie, aus. Dies ist es, wozu die Zwiebel ihn auffordert.

Der Mensch, der sich sehr nach dem Geschmack von Zwiebelchen sehnt, hat Lust auf ein Saubermachen, auf Veränderung, hat Lust darauf, sich all dessen zu entledigen, was er verschlungen hat, während es eigentlich überhaupt nicht zu seiner wirklichen Art passt. Er will seine Wege freimachen. Möglicherweise ist er es satt, immer nur zu schlucken … Er will dies jetzt loswerden. Er will er selbst werden, sich von allen Eindringlingen säubern. Dieser Mensch hat genug davon und sehnt sich danach, dass sein Haus von fremden Düften, fremden Eindringlingen, Parasiten oder Sphären gesäubert wird, die dort überhaupt nichts zu suchen haben. „Dies ist mein Haus: raus!“, sagt er zu den unerwünschten Eindringlingen.

Zwiebel fordert eine Art von ehrlicher Selbstsicherheit des Menschen, der sich selbst so zu äußern wagt, wie er es innerlich erfährt, ohne das geringste emotionale Herunterschlucken, ohne einem anderen den geringsten Vorwurf zu machen. Er entledigt sich aller Schein-Schichten; er schält sich auf eine kräftige, expressive Weise. Er entledigt sich all dessen, was auf eine hinterhältige Weise in sein Wesen eingedrungen ist, ganz gleich, ob es sich dabei um Philosophien handelt, um Indoktrinationen, Gesetze anderer, aufgedrängte Erfahrungen, Verdruss oder Wut und andere düstere Emotionen usw. … Der Mensch kommt immer mehr in seiner reinen, wahren Gestalt zum Vorschein.

Frühlingszwiebel

Frühlingszwiebel ist energetisch wie ein kompaktes gleichschenkliges Kreuz, das zudem noch die potenzielle Möglichkeit in sich trägt, sich selbst ‚auszubreiten'. Genau wie der Mensch, der es mag, dieses Gemüse zu verspeisen. Aufgeblähte und schiebende Energien, die in alle Richtungen ihren Weg suchen. Wir können Frühlingszwiebel auch mit der großen Eule vergleichen, die mit ihren Kugelaugen in alle Richtungen schaut … Der Charakter dieses Gemüses ist wie die kräftig gespannte Schlagfläche eines Tennisschlägers, die mit starker straffer Elastizität den Ball zurückprallen lassen wird.

Fast fliegt der Schmetterling auf, sein Raupenstadium dann hinter sich lassend. Noch einen Augenblick … denn es ist noch nicht so weit. Er befindet sich noch im Wachstumsprozess. Wie mit einem Schnuller im Mund, vor einem kleinen zarten chinesischen Seidenvorhang. Lasse es eine sanfte Sphäre sein, wie für ein Babykind im Wachstum, das sich noch kurz ausruht.

Dieses Nahrungsmittel steht für die ‚Individualität', „dass jeder sich selbst sein möge, erleben möge, in Wachstum …“ sagt Frühlingszwiebel. Und dann nimmt sie wieder rasch die Straßenbahn, springt auf das Trittbrett und geht immerfort vorwärts, ihrem Weg folgend. Sie denkt nicht daran stillzustehen, auch wenn es den Anschein hat, dass sie in einer Traumphase alles erlebt. Erkennst du dich, Mensch, hierin? Ziehe dann das Positive heraus.

Frühlingszwiebel tut ihr Allerbestes, konzentriert sich, manchmal gespannt, betrachtet sie die Dinge gründlich. Dann dämpft sie ihr Licht, wie unter einem

Lampenschirm verborgen, es ist noch nicht Zeit, hellwach zu sein ... Von einem Extrem ins andere verfallen, das kann Frühlingszwiebel gut. Dynamische Kraftentwicklung ... , dann wieder Ruhe und zu einem ‚Nichts' kommen.

Dieses Zwiebelchen hat gleichsam plötzlich Bauchkrämpfe: wo lebt diese plötzliche Angst und warum diese abrupte Energie-Unterbrechung innerhalb des eigenen Körpers?
Es hat von irgendetwas genug. Es will die Doppeltür zu einem anderen Zimmer aufreißen, aber es fühlt die Kraft nicht mehr oder hat keine Lust mehr, etwas Neues zu beginnen. Es scheint geradezu, als ob die Frühlingszwiebel so viel in sich gespeichert hat, so viel Arbeit verrichtet hat, so viel Lebensenergie in kurzer Zeit gegessen oder getrunken hat, dass sie jetzt an ihren Endpunkt kommt (möglicherweise beim Menschen: dass dieser einen Burnout[23] erleiden würde, wenn er in seiner Arbeit so weitermachen würde, in seinem Tun und Lassen …). Es reicht … Frühlingszwiebel lässt sich jetzt auf ein Sofa fallen und tut nichts mehr; all die Anstrengungen sind nicht mehr nötig; sie hört damit auf und lässt sich in die himmlische Nichtstun-Sphäre, eine Zeit des Ausruhens, aufnehmen. Sie hat ihre Aufgabe im Wachstumsprozess erfüllt; ‚nichts muss mehr', so sagt sie dem Menschen.
Die Art von Frühlingszwiebel ist: sie verschwindet für ein Weilchen völlig, nur die Kopfbedeckung wie von einem Ei (vgl. Calimero) hängt da und baumelt über einem ‚Nichts'. Sie schaltet sich selbst mal eben aus. Eine andere Phase bricht nun an …: Transformation, zu einer neuen Gestalt kommen.

Der essende Mensch hat davon verstanden: *es gibt für alles einen richtigen Zeitpunkt; geh niemals über deine Grenzen hinaus, ruhe aus, wenn du müde bist, wachse, solange deine Potenz da ist, aber hör damit auf, wenn das Leben dies von dir fordert. Übertreibe nicht und genieße die stille Ruhe im richtigen Moment.* Lasse das alte Stadium los und wachse in deine neue Lebensphase hinein … Willst du weiterhin alte Türen auftreten und Dinge aus der Vergangenheit festhalten, die du loslassen solltest, dann würdest du dich gleichsam von deinem eigenen Verhalten übergeben müssen.
Der Mensch, der Appetit auf Frühlingszwiebel hat, hebt gleichsam wie ein Hase mit großen Ohren sein Köpfchen empor. Er schaut gründlich im Kreis herum, zweifellos. Neben ihm ist ein Abwasserkanal, und er weiß, dass über diesen Kanal alles, was er vom Heute und der Vergangenheit … in sich trägt, das nicht länger sein ‚muss', abfließen kann.
Frühlingszwiebel sagt diesem Menschen, der sie mag: verbrenne dich selbst (dein altes Ich) völlig, bis nichts mehr davon übrig ist. Ja, gehe ruhig zu einem ‚Nichts-Sein des alten Ichs' über. Wieder bei null anfangen …

---

[23] Lies mehr über Burnout in *Der Schlüssel zur Selbstbefreiung – Enzyklopädie der Psychosomatik.*

Getränke

Alkohol, allgemein

Nach welcher Sphäre sehnt sich der Mensch, der alkoholische Getränke liebt - ohne deswegen süchtig zu sein?

Die Alkoholsphäre erzählt Folgendes:
Vorwärtsgetrieben, angetrieben, wie die spitze Schnauze eines starken Fisches; andererseits kräftig in sich selbst abgeschlossen innerhalb des magnetisch-kräftigen Dreiecksfeldes des eigenen Wesens. Ein Weitergehen, immer weiter, spitz und konzentriert vorwärts, niemals aufhörend, weiter in die Richtung zu gehen, die das beste, höchste, weiteste Gut darstellt. In der Praxis will man auch das Allerschönste auf die richtige Art und Weise wiedergeben: beispielsweise in einer Zeichnung.
Alkoholische Getränke wollen den Kern wiedergeben, aber auf eine Art und Weise, die Inhalt hat, die eine zierliche, intuitive Wiedergabe von etwas ist, das unter der Oberfläche lebt: der Kern der Sache fixiert, mit der Spitze darauf gezeigt und dann kurz-und-innerhalb-der-Grenzen-bleibend eine schöne Wiedergabe. Inhalt und Form stimmen nun vollkommen überein. Dies scheint eine intuitive Wiedergabe von Urkräften zu sein, die, tief im Erdboden lebend, im ‚Lebensrahmen' nun eine Art GESTALTUNG erhalten. Genau wie die Pyramiden die ideale Gestaltung von etwas sind, etwas, das darin enthalten ist, etwas, was ‚es' darstellt. Und sich das vorzustellen, ist fast ungreifbar, nicht in Worte fassbar, jedoch in Symbolen wiederzugeben. So gelten auch die Alkoholischen Getränke als eine kräftig-schöne Wiedergabe, eine energiereiche Strömung, ein immer weiter Wiedergeben und Darstellen von etwas Tieferliegendem. Eine Art Ur-Energie manifestiert sich auf ästhetisch wohltuende Weise. Mächtig, kräftig, fabelhaft in ihrem Sein. Es erinnert an die Unbesiegbarkeit des heiligen stetsweiterschwimmenden Hais[1], des Wals, der weiß, dass er ‚sein' muss, um dem Leben auf irgendeine Weise zu dienen: schließlich war er es, der Jonas an seine Bestimmung brachte, dorthin, wo er seine innere Lebensaufgabe ausführen konnte.
Da ist also der Wille, aus diesem intuitiven Wissen heraus zu leben, ganz tief, ein Handeln in diese Richtung, alle Atomkräfte dabei einsetzend. Sich präsentierend in einem Körperbau, der zu den großartigen Tiefen und Kräften, zur Weisheit und zu einem dynamisch-intuitiven Lebensweg passt. Hier ist kein Denken mehr erforderlich, keine Planung, kein Festlegen im Voraus. Ein Folgen der tiefsten Wissenskräfte tief im eigenen lebenden Selbst, grenzenlos aus den eigenen Tiefen heraus diesen kräftigen Wegen folgend ... nach dieser Sphäre verlangt es (wenn auch unbewusst) jenen Menschen, der Alkoholische Getränke mag.

---

[1] Lies über die psychologische Symbolik des Hais in *Wenn die Tiere sprechen könnten ...* Dieses Buch ist noch nicht in deutscher Übersetzung erhältlich.

Alkohol sagt also: *„Unterdrücke diese wundervollen magnetisch-intuitiven Urkräfte nicht:* bahne dir selbst einen Weg durch das Lebenswasser und baue dein Leben auf den Wurzeln deiner tiefsten Quelle aus." Ja, es ist wie der Mensch, der von seinen tiefsten Wurzeln aus die reine Schönheit aus sich herausholen will, funkelnd wie der edelste geschliffene Diamant, nach außen strahlend, weil es sich auf die Anker tief in seinem Wesen gründet. Er will das Allerschönste der Tiefen seines Inhaltes herausholen und mit aller Kraft ausstrahlen. Die Perle aus den Tiefen nach oben holen. Die machttiefe Energie in seinem Wesen wartet auf Anerkennung. Er darf weder sich selbst heruntermachen, noch seine positiv kreativen Kräfte auf aggressive oder sich selbst verbergende Weise nach innen richten: er wird diese Energien in gebender Kraft nach außen bringen, die Engelflügel weit ausgebreitet, während seine Nase diesen herrlichen Lebenswind genießt, während er die Wellen des Lebenswassers durchfurcht und sich immer mehr und mehr reinigt, manifestiert. Unerschütterlich, unzerstörbar. Er ist auf dem Weg, auf einer ewigen Reise, eine Arche, die niemals untergehen kann.
Mächtig ist sein Energie-Vorrat: er wird etwas damit tun müssen. Stillstehen, zurückhalten oder Energien, Emotionen wie Wut nach innen schlagen zu lassen, sich aufblasen mit frustrierten Gedanken: dies bedeutet so viel wie Selbst-Destruktion. Er wird diese Kräfte nach außen richten, immer aus dieser tiefen innerlichen Quelle schöpfend. Er trägt Eisen in sich, Schmiedeeisen, um aus seinem ‚Ich' etwas Schönes zu machen. Er baut es aus, erschafft intuitiv und macht immer wieder neue Dinge im Ausbau seines Daseins.

Derjenige, den es nach Alkoholischen Getränken verlangt, braucht dieses sehr kräftige Vorwärtsgehen, braucht einen konzentrierten Schwanzflossenschlag im Wasser, der dafür sorgt, dass er seine Energien in seinem Wesen flimmern fühlt; er kennt seine Aufgabe, er weiß, dass es einen Grund für sein Dasein gibt und vollbringt seine Aufgabe mit Kraft und Dynamik.
„Häufe nichts an, bleibe nicht stehen, blase dich nicht auf, halte nichts von deinem Potenzial zurück, sondern schreite vorwärts! Halte diese Energien nicht zurück", sagen die Alkoholischen Getränke. „Nimm deine LEBENS-FREIHEIT, nimm deinen gesamten Raum ein, komme in Tuchfühlung mit deinem wundervollen Selbst, halte dich nicht selbst auf, hemme dich nicht." *Mächtige Wesensenergien bitten um ein urstarkes Weiterschwimmen im Leben, urstark, ohne viel nachzudenken.* Das Allerschönste aus deinem lebenden Selbst holend, vorwärtsgehend, wie der urstarke Hai, deine Kräfte einsetzend, um dem Leben selbst zu dienen. Kreativität, wundervolle Entwicklungen sind die Folge. Edle Bauwerke, mächtig-großartige Ereignisse und Schöpfungen können nun entstehen.

Und wenn der Mensch diese meisterlichen Kräfte erkennt und sich nicht zurückhält beim Ausbau seines wunderbaren Lebensweges, kann er niemals ‚süchtig' werden, oder befreit er sich von der Alkohol-Sucht. Also: klammere dich nicht an dem ‚Ich fest, das sich selbst als klein betrachtet' oder nur an der Oberfläche seines Wesens lebt, oder innerhalb des engen denkenden, planenden Systems, denn dies bist du nicht *wirklich.* Entdecke, im Strömen, deine urtiefen Energie-Reichtümer.

Stark alkoholische Getränke

Whisky, Schnaps, Cognac, Gin …

Diese Getränke stehen für: ich muss in mir selbst etwas völlig verändern, sonst ist es nicht möglich, (auf eine glückliche Weise) am Leben zu bleiben. Ich muss auf radikale Weise das alte Ich verbrennen und mir selbst gestatten, mich vom Grunde her, ad fundum, zu transformieren! Der Weg, dem ich nun folge, ist gar nicht der richtige. Ich bringe mich selbst auf einen Schlangenpfad: ich muss weg von diesem Pfad!

Lust auf Stark Alkoholische Getränke steht (bei einem oder einer geringen Zahl von Schlückchen) einerseits Symbol dafür, dass man sich selbst wachschütteln will, zum LEBEN erwecken will ... , andererseits (bei Übertreibung oder Sucht) für die Selbstvergiftung, die Selbst-Betäubung. Es geht immer wieder darum, dass man unbewusst das Alte verbrennen und vernichten will.
Alte Denkgewohnheiten, alte Überzeugungen, alte Ideen und Frustrationen, Traumas und Wahnideen erfordern eine definitive Lösung, eine ‚Verbrennung'.
Das Leben, wie man es bisher geführt hat, ist nicht mehr möglich ... Lust auf Whisky u.ä. weist darauf hin, dass man irgendwie nicht mehr auf diese Weise weiterleben ‚kann'. Aber statt eine Lösung zu suchen, läuft man häufig ängstlich davor weg. Man schließt die Augen und will lieber nicht ‚sehen'.

Es ist einem alles zu schwer, das Ich-im-Leben scheint, nach tiefliegenden Überzeugungen, zu schwierig, um es bewältigen zu können; der Mensch ist schockiert, er fühlt sich getroffen ... er schafft es nicht, er kann das alles emotional nicht verarbeiten ... Er ertränkt es. Er betäubt den Geist, aber das Schreckgespenst der ANGST verfolgt ihn weiterhin, bis er es sich ansehen wird, bis er nicht mehr davor flüchtet. Der Mensch macht sich selbst manchmal weis, dass es die Lebensumstände sind, die er nicht mehr ertragen kann (er hat dann sozusagen einen Grund zu trinken), aber die Lebensumstände sind lediglich die Folge der Fehleinschätzung und der Flucht vor dem eigenen ICH. Der Mensch will keine Konfrontation mit dem eigenen nackten ICH, bar jeder Tarnung ...

Auch hier ist die Angst ein Signal des Selbst-Kerns, der dem Menschen auf diese Weise deutlich machen will: schlage eine andere Richtung ein ... Angst ist nur ein Signal und sollte als Richtungsweiser betrachtet werden. Wie viel dieser Mensch auch ‚trinken' wird: seine tiefliegenden Ängste werden nicht verschwinden, ... sondern immer wieder auftauchen. Je mehr er vor sich selbst flüchtet, desto schlimmer. Die Ursachen der Angst sind die Selbst-Verleugnung, die Selbst-Verneinung und die Flucht des Menschen aus sich selbst. Falls dieser Weg schließlich in den Tod münden würde, sendet der lebende Selbst-Kern dieses Menschen das Signal von Angst, um dieser Lebensweise Einhalt zu gebieten. Je mehr der Mensch vor sich selbst wegläuft, desto mehr Ängste, Wahnvorstellungen und Misstrauen wird er erzeugen.

Das tiefste Schreckgespenst eines regelmäßigen Trinkers ist: die Ohnmacht, die Angst, das ‚ich kann nicht, Hilfe!' Der Mensch, der fundamental am Leben in sich selbst zweifelt, derjenige, der sich zu wenig nach der eigenen tiefen Kernkraft richtet, sondern zu viel auf misstrauische, nicht wirklich liebende Weise an der Außenseite seines Wesens stehenbleibt.
Weil er sich nicht mit seinem tiefen innerlichen Selbst identifiziert, sucht er häufig Halt und Unterstützung außerhalb seiner selbst: in der leistungsorientierten Welt, oder in einer bestimmten Gemeinschaft, in einer Glaubenslehre, in dem oder den anderen usw. ..... Er fühlt sich wanken, weil er zu wenig an seinen tieferen Kern glaubt! Er legt meist zu viel Wert darauf, was andere über ihn sagen oder denken, auf die Meinung seines Vaters oder seiner Mutter ...

Er glaubt nicht wirklich an sich selbst und versucht dies zu kompensieren, beispielsweise durch Leistung oder indem er nach ‚Klischees' lebt. Er ist eigentlich verzweifelt auf der Suche nach sich selbst, aber er weigert sich, an den fundamentalen Wert dieses ICHS zu glauben. Er hält sich fest: irgendwo an der Oberfläche. Dieser Mensch hat eine reiche Potenzialität an Gefühlskräften, aber er hat Angst vor sich selbst und läuft weg vor den eigenen Tiefen ...
Weil er so wenig an seinen eigenen tiefen Kern glaubt, wird er eher geneigt sein, auf Dinge und Menschen außerhalb seiner selbst Wert zu legen; er kann sich wie ein Kind daran festklammern. Auf diese Weise weigert er sich, an seinem eigenen Rückgrat zu bauen: er weigert sich, an die eigenen reinen Kräfte zu glauben, an die eigene AUTONOME Stabilität.

Stark Alkoholische Getränke an sich sind eine Übersetzung des brennenden Verlangens danach, den Weg zum echten ‚Lebenswasser' zu finden ... eines innerlichen Bedürfnisses nach der Anerkennung des eigenen ICHS: das ICH, das für sich selbst spricht, das ehrlich für seine höchsteigene Meinung einsteht, ohne Heimlichkeit, ohne Scham. Das ICH, das sich nach außen hin nicht zu beweisen braucht, weil es innerlich seinen WERT kennt!

Seine Kehle wird manchmal fast versengt von Emotionen, von Wut und Ohnmacht ... weil er nicht bekommt, was er will; er ist dann wie ein abhängiges Kind, das seinen Willen nicht bekommt. In diesem Verdruss kommt er niemals einen Schritt weiter: er wird sein Glück nicht von der Außenwelt, vom Anderen erwarten oder fordern dürfen! Er wird damit anfangen, sich selbst ehrlich und liebevoll anzuerkennen; zweitens wird er an die innerliche starke Kraft glauben müssen! Dies macht es möglich, dass er als ein autonomes, sich selbst versorgendes Wesen aufwächst. Der tiefe Verdruss kann nur durch die Entwicklung von Freude aufgelöst werden: die Freude, über sein eigenes Sein.

Er wird damit aufhören, sich selbst abzulehnen! Erst aus der aufrechten Selbst-Liebe heraus wird er sich selbst alles geben, was er braucht, erst dann ist er nicht länger vom anderen abhängig. Das wahre Glück beginnt, wenn der Mensch aufhört zu denken, dass ein anderer ihn mögen muss, ihn ANERKENNEN, ihm etwas geben muss ... ! Er wird nun beginnen, für sich selbst zu sorgen, ohne noch länger etwas von einem anderen zu begehren. Er muss nirgendwo Wertschätzung finden, außer bei sich selbst.

Oft brennt er vor Begierde: er begehrt die Dinge oder die Menschen außerhalb seiner selbst, weil er nicht ausreichend an sich selbst glaubt, weil er sich nicht genug mit sich selbst füllt! Er lässt sich selbst im Stich; er weigert sich, seine tiefere Wertvollheit anzuerkennen. Er kennt keine Liebe zu sich selbst, weil er sich selbst meidet und verkennt. Er akzeptiert sich selbst nur unter bestimmten Bedingungen: diese Bedingungen stimmen häufig mit den Bedingungen überein, die die Familie oder die gesellschaftliche Gruppe, zu der er gehört, als ‚wertvoll' empfehlen. Er versucht andere zufriedenzustellen, um sich anerkannt und geliebt zu wissen, oder zumindest doch um sich selbst etwas ‚wert' zu finden. Er kann in diesem Streben ‚versagen' oder es kann ihm gelingen ... : diese Lebensweise bringt ihn immer weiter weg von sich selbst. Dies kann niemals eine Lösung bieten. Er wird sich auf eine radikale Weise dem Leben ‚zuwenden' und seinen *wirklichen* Wert als ICH anerkennen müssen!!

Die Ursache dafür, dass man sich häufig nach Stark Alkoholischen Getränken sehnt, ist eigentlich ein lautes ‚Nein' zu sich selbst. Man weiß nicht, was man tun soll, um sich selbst auf eine ehrliche autonome Weise im Leben wachsen zu lassen. Man lebt nicht wirklich aus sich selbst heraus; man lebt nach einem ‚Bild' von sich selbst, das man aufrechterhalten will. Dies kann zu paranoidem Verhalten führen: weil man sich selbst nicht vertraut, misstraut man auch allzu schnell dem anderen.
Man misstraut dem Leben in sich selbst. Man hat Angst vor dem Tieferen. Man ist zu wenig IN sich selbst; man verbindet sich nicht mit der stabilen Ur-Basis in sich selbst. Man würde eher davor weglaufen.

Wen es ab und zu nach einem Schlückchen eines Stark Alkoholischen Getränkes verlangt, der will sich selbst dazu anspornen, mit dem eigenen tieferen ICH in Kontakt zu kommen, um tieferliegende Ängste beiseite zu räumen und in aller Ehrlichkeit damit aufzuhören, Traditionen, Gewohnheiten beizubehalten, bestimmten Menschen, erzieherischen Prinzipien einfach zu folgen ... statt sich selbst zu folgen: er wird dies alles einmal für sich selbst in Frage stellen müssen! Er darf sein Selbst-Wert-Bewusstsein beispielsweise nicht von der Anerkennung seines ‚Vaters' abhängen lassen. Dies ist ein Aufruf, ‚unabhängig' vom anderen die eigene Identität zu finden.

Ein Aufruf, sich selbst nicht mehr in oberflächlichen Werten zu verlieren, in Gewohnheiten, die nicht wirklich zu seiner wahren Art passen. Er sehnt sich danach, sich selbst im Kern zu finden und anzuerkennen, so dass er keine Wertschätzung, Anerkennung der anderen mehr braucht, um glücklich sein zu können. Ein Aufruf, nicht länger an der Außenseite seiner selbst stehen zu bleiben, sich selbst nicht länger mehr anzulügen.

Er muss sich in aller Ehrlichkeit zu sich selbst bekennen, sowohl zu seinen Gefühlen, als auch zu seiner äußeren Form. Manipuliert er seinen Körper (beispielsweise durch Überstrapazierung, indem er sich dazu *zwingt*, Sport zu treiben, zu- oder abzunehmen, weil die gesellschaftliche Norm dies verlangt usw. .....), dann verhält er sich auf eine solche (unnatürlich gezwungene) Weise, damit sowohl die fordernde Stimme in sich selbst sowie die anderen ihn für gut befinden, bewundern, anerkennen würden? Dann lügt er sich selbst an. Selbst-Liebe setzt ein bedingungsloses Akzeptieren der eigenen Natürlichen Veranlagung voraus. Dieser Mensch wird sich selbst auf absolute Weise akzeptieren und lieben müssen, ohne sich selbst noch auf fordernde, kritische verurteilende Weise zu betrachten. Er wird sich selbst nun das Leben schenken und sich weder noch länger durch die Brille seiner eigenen indoktrinierten verhängnisvollen Überzeugungen, noch durch die Augen des oder der anderen betrachten.

Er macht kurzen Prozess mit der Vorstellung, dass ein anderer etwas über ihn zu bestimmen hätte: er nimmt die Macht über sein Leben in vollem Umfang in seine eigenen Hände. Infolgedessen hat er auch kein Interesse mehr daran, Macht über andere auszuüben. Er ist froh und stark in sich selbst und lässt die anderen los ...

Jemand, der ab und zu Lust auf einen Schluck eines Stark Alkoholischen Getränks hat, will sich mehr IN sich selbst bringen. Er LÄSST sich noch zu viel leben; er wird mehr aus seiner Ursprünglichkeit heraus sprechen müssen. Die Kehle, die brennt vor Verlangen: so dass der Mensch als authentisches, selbstbewusstes ICH sprechen würde. Da ist ein unbewusstes Verlangen, sehr stark sein ICH zu erfahren, unabhängig von der Gesellschaft, unabhängig von wem auch immer: die Authentizität seines Wesens nach außen zu bringen.

Tief in ihm wühlt eine Art von Wut, Ohnmacht, Verdruss ... : weil er sich nicht wirklich im Leben manifestiert, wie er im Kern ist. Er verbirgt sich hinter allerlei Regeln und Strukturen, oder hinter anderen ... Er selbst hat das Gefühl, sein wahres ICH nicht erreichen zu können, nicht zu Sein. Er lebt tief versteckt und zweifelt an der Stabilität seines innerlichen Bodens. Er wird zuerst und vor allem Vertrauen zu sich selbst finden müssen: nur zurückgreifen auf seine innerliche stabile Basis! Von hier aus ein authentisches Leben aufbauen. Eine darunter verborgene Angst verschwindet erst, wenn er in der Total-Liebe zu sich selbst auf die Suche nach diesem innerlichen, unsterblichen, unerschütterlichen Kern geht, wenn er sein Leben auf diesen stabilen Fels baut, nicht länger in Abhängigkeit von ... Er muss sein ICH finden. Nur dies wird ihm innerliche Ruhe und eine wohltuende Zufriedenheit schenken. Er darf nicht mehr wegflüchten ...

Eine kleine Menge eines Stark Alkoholischen Getränkes kann nicht schaden, wenn der Mensch fühlt, dies zu brauchen. Wie durch einen starken Schlag wird er in sich selbst hineingedrückt. Der Schock, zu erfahren: ‚Ich lebe! Ich werde nun aus mir selbst heraus leben; ich bekenne mich zu mir selbst!' Dieses lebensstimulierende Gefühl wird in erster Linie durch beispielsweise Whisky angefacht. Eine Art von Ich-Bewusstsein, Selbstvertrauen. In diesem Augenblick kehrt er sich ziemlich kräftig nach innen, um dort die stabile Basis, das urtiefe Gefühl von Lebenskräften in seinem Innersten zu erleben. Trinkt er allerdings weiter, dann wird der Alkohol zum Herr und Meister statt seiner selbst. Dann spricht die Sprache der Stark Alkoholischen Getränke, nicht die des meisterlichen ICHS. Er übergibt das Ruder dann an einen betrunkenen Kapitän.

„Herrschaft über das eigene Wesen!", ist daher, was das Stark Alkoholische Getränk erzählt, „du hast nichts zu bestimmen über einen anderen, ein anderer hat auch nichts über dich zu bestimmen, du bestimmst vielmehr ALLES in deinem eigenen Leben. Du hältst alle Macht in deinen Händen, um dein Leben in die Richtung zu führen, die gut für dich ist; nichts und niemand anderer kann dein Leben für dich führen. Richte dich in Liebe nach innen! Dort findest du die Sinnhaftigkeit deines Daseins: das Lebens *selbst* ... die Freude über dein Sein."

Der Mensch, der Lust auf Stark Alkoholische Getränke hat, will mitreißende Gefühle wie Angst und Kummer definitiv lösen, indem er in Verbindung tritt mit der tiefen urstarken Basis in sich selbst.

In bestimmten Fällen ist es so, dass ein Mensch, falls er NICHT trinkt, das Gefühl bekommt, er würde sterben oder verrückt werden. In so einem Fall kann es nicht schaden, dass er ein wenig trinkt in der Überzeugung, dass er dann auch ‚Stopp' sagen kann: erkennend, dass er selbst nun - nicht der Alkohol - den nächsten Schritt machen muss: tief fühlen und IN sich selbst hineinblicken, sich tief mit sich selbst verschmelzend ... eine nach innen gerichtete Wendung vollziehen ... Es ist diese irdische Verschmelzung, die alle Angst wegnehmen wird. Schließlich gilt: wenn er immer tiefer und intensiver mit einen eigenen Tiefen in Kontakt tritt, wenn er sich auf eine warm-herzige Weise in seinem irdischen Körper willkommen heißt, wird er keinen Tropfen mehr brauchen, um das Leben als lebenswert zu erfahren: da er nun, ganz tief, mit seiner innerlichen, beruhigenden, liebevollen Quelle verbunden ist.

Er erfährt sein Inneres nicht länger als strudelnde Tiefen, die ihn jeden Augenblick in einen tödlichen Abgrund mitreißen können: tiefliegende Ängste sind verschwunden, weil er den Weg zu seinem Lebenden Selbst gefunden hat. Er betrachtet seine innere Quelle als nährend, liebend und verbindet sich lediglich damit. Er ‚begehrt' nichts außerhalb seiner selbst, sondern nährt sich tief im Inneren an der leuchtenden Quelle. Begierden führen zum Tod ... und werden dem Menschen Angst besorgen; aufrechte Selbst-Liebe (was nichts mit Sex oder Begierde zu tun hat) und Selbst-Anerkennung (was nichts mit Leistung erbringen zu tun hat) gehören zum ‚Leben' ... und werden ihn von Angst befreien.

Er wird sich nur elend fühlen, wenn er vor sich selbst ‚wegläuft', wenn er sich ‚verliert': in den Dingen, in den Menschen, in der Gesellschaft, in der Begierde, wenn er sich weigert, einen anderen, neuen Weg einzuschlagen! Stark Alkoholische Getränke sagen hier: stehe auf eigenen Füßen, kehre dich nach innen und suche dort den urstarken Teil von dir selbst, labe dich an diesem Starken Lebens-Trank, der IN dir ist.

WHISKY erzählt uns mehr darüber, dass man - nach dem ersten Schluck als Aufruf dazu, sich selbst in das lebende ICH zu bringen - sich selbst in den Sphären des Nicht-Seins betäuben will. Dass man sich selbst völlig verlieren will, weil man sich selbst nicht ‚finden' kann. Ein Gefühl von tiefliegender Angst, Kühle und Leere. Ein Zweifel am eigenen starken Rückgrat; Sich selbst in Sinnlosigkeit mitreißen lassen.

WODKA weist mehr auf den harten selbst-schützenden Schild, den man in einem Gefühl der Schwäche, der Ohnmacht, des Sich-verletzt-Fühlens aufwerfen will. Dies ist eine Selbst-Verhärtung. Man will irgendwo seine Grenzen finden, sich selbst stärken in der bedrohlichen Welt. Milderung (keinen Kampf!), Liebe zum eigenen ICH (nichts erwarten von den anderen: gib es dir selbst!) und schließlich ein grenzenloses Vertrauen zum eigenen ICH, sind auch hier die Schlüsselworte.

GENEVER erzählt uns, dass man sich auf überschwängliche Weise dem ‚Lachen' hingeben will, sich vollkommen aus festen Richtlinien, Normen und So-gehört-es-sich-Regeln befreien will. Zugrundeliegende animalische, magnetische, sexuelle, irdische Kräfte bitten darum, betrachtet zu werden, gereinigt, transformiert, verfeinert. Frustrationen werden geprüft und aufgelöst werden.

COGNAC fordert zu einer Reinigung von Gefühlsfragen auf; das Harnwegssystem will sich öffnen, will ein freies Ausströmen von Gefühlen. Dieser Mensch darf sich selbst nicht ‚aufhalten', muss sich äußern und erzählen können, darf sich selbst nicht zurückhalten. Da ist ein Verlangen, sich selbst in vollständiger Offenheit und Freiheit strömen lassen zu können. Ein Verlangen nach Offenheit, Deutlichkeit, Reinheit. Er sehnt sich nach einer absoluten Ehrlichkeit gegenüber sich selbst, gegenüber anderen. Er täte gut daran, sich selbst und anderen nur reinen Wein einzuschenken ... ; er will ein deutliches Bild von den Dingen bekommen. Aufrichtigkeit macht es nötig, dass er sich nicht mit Macht in Gier auf die Dinge des Lebens richtet, sondern die *gebende* Liebe wie ein klares Wasser strömen lässt. Er wird aufräumen mit bestimmten Undeutlichkeiten oder düsteren Seiten in sich selbst. Er sehnt sich tief in sich selbst nach einer klaren offenen deutlichen Struktur in seinem Leben: er wird genau hinsehen, das Reine vom Unreinen trennen, und er wird, seinen gesunden Verstand gebrauchend, in den Lebensgesetzen klarsehen.

GIN deutet auf das Verlangen hin, den tiefen Ur-Kummer, zugleich ein Gefühl von Unzufriedenheit, von Aus-Geschlossenheit, von Benachteiligt-worden-sein, von Opfertum in sich selbst auflösen zu können. Die Kühle, die Verlassenheit, das Missvergnügen können durch Selbst-Akzeptanz aufgelöst werden, indem man sich selbst warm willkommen heißt, indem man einsieht, dass man sich selbst in die Wärme des Lebens hineinholen kann, dass man nur sich selbst das Leben schenken kann. Dass man sich nur solange unglücklich, wütend, missvergnügt, neidisch, geschädigt ... fühlt, wie man erwartet, dass die anderen einem die Liebe, die Anerkennung, Zufriedenheit im Leben schenken müssen ... Der Mensch wird nun die Verantwortung für sein Leben übernehmen, wie ein Herr, und die Liebe zu sich selbst entwickeln, zu den anderen. Er wird einsehen müssen, dass er selbst seine Lebensumstände auf der Grundlage seiner Überzeugungen geschaffen hat ... und dass nur er selbst diese verändern kann. Er wird einsehen, dass er nicht von anderen ‚abhängig' ist, dass er nun für sich selbst sorgen muss, ohne Groll oder Hassgefühl. Er erkennt sich selbst an als wertvollen Menschen und lässt sich nicht mehr ‚hängen'.

Süßere stark alkoholische Getränke

Liköre, Fruchtliköre (z.B. Cointreau), Kräuterliköre (z.B. Jägermeister), Eierliköre ...

Wenn man große Lust auf eher Süße Stark Alkoholische Getränke hat, dann ist dies eine Aufforderung dazu, eine Art innerliche Unruhe oder Nervosität zu beruhigen. Eine Ruhelosigkeit, als ob der Mensch tief in seinem Herzen im Leben nicht gleich weiß, aus welchem Holz er erst Pfeile machen soll. Er weiß nicht, was er tun soll, um Gutes zu tun. Möglicherweise macht er sich zu viele Sorgen darüber, was die anderen wollen, darüber, was er tun sollte, um Gutes zu tun für die Außenwelt, für die anderen, aber er vergisst auf die tiefste Quelle in sich selbst zu hören; er braucht ehrliches Interesse ... von sich selbst für sich selbst; sein tiefstes Selbst will gehört werden. Er verliert sich zu sehr in den Dingen und den Menschen außerhalb seiner selbst; ihm wird davon fast schwindlig. Er läuft schnell und geschäftig von hier nach dort, sein Gehirn arbeitet im Allgemeinen in einem hohen Gang.

Er wird lernen, die Welt um ihn herum loszulassen, sich nicht immer mit den Dingen und Menschen in seiner Umgebung zu beschäftigen, mit dem Organisieren oder dem Sehen dessen, was hier oder da noch in Ordnung gebracht werden muss. Er verliert sich zu sehr und er gibt sich der Welt um ihn herum zu sehr hin. Er wird sein Leben anders einrichten müssen: von innen nach außen, statt umgekehrt. Er wird auf das hören, was sein Herz verlangt, auf die Stimme in seinem Innersten. Er darf dem, was sich außerhalb seiner selbst befindet, keinen Vorrang über das eigene Wohl-Befinden geben.

„Komm zu dir selbst ... ! Entspanne dich, ruhe einmal aus, genieße dein eigenes Sein!", sagt der Likör, das Süße Stark Alkoholische Getränk, „sei einmal lieb, sanft und entspannt zu dir selbst. Lasse dein Gehirn, deine Nerven einmal zur Ruhe kommen, in Unabhängigkeit von dem, was sich außerhalb deiner selbst abspielt. Baue dein Leben auf diese stabile Mittelsäule in dir selbst! Zweifle nicht an dir selbst: suche nicht ständig außerhalb deiner selbst, hänge dich nicht fest an den anderen.
Gib dir selbst die Liebe, wende dich dir selbst zu, verwöhne dein kleines Herz und genieße das Wesen, das du bist, in vollen Zügen. Ignoriere dich nicht. Du hast nicht nur das Recht, sondern zuallererst und vor allem die Pflicht, gut für dich selbst zu sorgen. Aus dieser Fürsorglichkeit für dich selbst heraus kannst du - im Gleichgewicht - eine ruhige Kommunikation mit der Außenwelt aufrechterhalten, ohne dass du dich in der Menge von Informationen zu verlieren brauchst! Schenk dir Ruhe, angenehme Wärme, Liebe, Verwöhnung ...
Dein Kopf bittet darum, dass nur du selbst die Leitung über dein Leben haben sollst, dein Gehirn bittet um eine innere Ruhe, ein Vertrauen in deinen inneren Kern: erkenne also die Autorität in dir an! Lasse dich von nichts und niemandem hetzen.
Verwöhne deinen Körper, indem du ihn eine himmlische Ruhe genießen lässt, eine herrliche Entspannung, das Einatmen der Natur mit all ihren Düften und Farben und dem streichelnden Wind auf deiner Haut. Du darfst Gutes tun für andere, aber bleibe dabei immer in deinem eigenen Mittelpunkt! Sorge erst für dich selbst ... dann erst kannst du dich auch auf andere richten. Bleibe in dir!"

Aperitifgetränke

Portwein, Martini, Gancia ...

Wer diese Getränke mag, will sich selbst auf eine warme Weise in das Leben hinein holen. Möglicherweise kämpft dieser Mensch mit einer Art von Unvermögen, ganz nah zu sich selbst, zu seinem Körper, zu seinen Gefühlen zu kommen. Es kann sein, dass er zu sehr - kalt, lieblos - am Rand von sich selbst, von

seinem physischen Körper hängenbleibt. Er wird lernen müssen zu genießen, wie seine Lebensenergien seinen Körper durchströmen.
Er sehnt sich tief in seinem Herzen danach, sich völlig ‚hereinzuholen'. Dieser Mensch hat ein Verlangen danach, sich selbst tiefer, intensiver genießen zu können. Er will stärker an sich selbst beteiligt sein. Er braucht es, ganz tief in sich selbst zu seiner Quelle zurückzukehren. Er muss ein bisschen tiefer in seine innerlichen Regionen hinuntergehen. Er will sich selbst wärmen, willkommen heißen, aufmuntern und mögen.
Martini und die anderen weisen auf das Bedürfnis nach einem intensiveren, tieferen Kontakt zum eigenen ICH. Seele und Körper wollen sich auf eine vergnügliche Weise verschmelzen.

Zur rechten Zeit wird er einmal tief nach innen blicken müssen und auf die Töne seines Herzens hören müssen.

Portwein ist ein Symbol für eine kräftige, intensive Neu-Verbindung, Wiedervereinigung mit der tiefsten reinen eigenen Quelle. Man ist auf der Suche nach dem tiefsten Ankerplatz in sich selbst. Man will zuhause ANLEGEN: in sich selbst. Möglicherweise ist man auf Abwege geraten, hat sich vielleicht in einer Welt verloren, in der man kaum sich selbst sein kann, in den falschen oder oberflächlichen Werten von Systemen oder gesellschaftlichen Strukturen: man will, und sei es auch unbewusst, zurück zu dem ursprünglichen Urverbund mit sich selbst. Da ist eine Sehnsucht nach einer Wiederkehr zur Quelle.

Dies deutet darauf hin, dass dieser Mensch eigentlich das Bedürfnis hat, sich auf eine zuhörbereite Weise für das Neue zu öffnen, für das was ihn auf seinem Wege weiterbringen könnte, zu jenen Menschen, die vielleicht in Worte fassen, was tief in ihm selbst lebt, aber worüber er eigentlich bis zu diesem Moment nicht viel nachgedacht hat.
Er will zu mehr Leben, zu einem intensiveren Leben, zu Fortschritten kommen ... Er ist auf der Suche nach *weiter*! Er hat eine Sehnsucht nach innerlicher Vertiefung und Evolution, nach einem vertieften innerlichen Gefühlskontakt mit sich selbst. Er will eigentlich das kleine Kind betrachten, das tief in ihm geborgen lebt und das er so lange verleugnet oder vernachlässigt hat, um es nun mit Liebe im wirklichen Leben in die Höhe zu heben.
Zugleich will er *ganz* NAH und warm zu sich selbst kommen, seinen Körper in das Leben eintauchen. Er sehnt sich danach, Grenzen, die zuvor beschränkend und einengend wirkten, zu entblockieren. Er will die glückselige Einheit mit sich selbst finden und erleben; aus dieser warmen Nähe mit und in sich selbst heraus, kann er dann zu einem gemütlichen Kontakt mit anderen kommen.
Er würde gut daran tun zu ‚graben', tiefer zu blicken, sich alte Weisheiten genau anzuhören und darüber zu meditieren. Er fühlt tief in sich die Notwendigkeit, Dinge anders zu betrachten, als er dies früher getan hat; da ist auch ein tiefes Bedürfnis, die Welt nicht länger auf eine emotional abweisende Weise zu sehen,

sondern auf eine fundamentalere, weise Art. Ein tiefes Verlangen, Wahrheit zu schöpfen, ‚unter' der Oberfläche auf die Suche zu gehen. Das Leben auf eine philosophisch gesunde Weise vertiefend untersuchen.

Denjenigen, der Gancia, Martini, Portwein liebt ... verlangt es mit Heimweh ... nach dem Füllhorn in seinem allertiefsten Selbst, nach den fernen Orten in seiner Persönlichkeit, nach den breiten Möglichkeiten in seinem Wesen. Er wird darauf achten, dieses Verlangen nicht außerhalb seiner selbst in ideale Traumsphären zu projizieren, in Fantasien von idealen warmen fernen Ländern, von idealen Traumprinzen und -schlössern usw. ..... Er braucht es gerade, die warme Zufriedenheit in seinem Körper hier-und-jetzt zu erleben. Dieser Mensch muss kräftig mit seinen Füßen auf dem Boden bleiben und wissen, dass er eigentlich auf der Suche nach dem vertieften, erweiterten Ideal in und von sich selbst ist. Dass er sich in Weisheit öffnet für die reichen Tiefen in seinem Wesen: es wird ihn glücklich machen. Dass er diesen Reichtum mit anderen austauschen kann ... Er darf das Leben nicht auf eine beschaulich distanzierte, denkende oder träumende Weise betrachten, während er selbst nicht wirklich daran teilnimmt ...

Wenn ein Mensch Lust auf diese Getränke hat, gibt dies eine Ermahnung seines innerlichen Kerns wieder: „Bleibe nicht kalt, steif und trocken an der Außenseite deiner selbst stehen, sondern öffne dein Herz, deine Ohren, deine Augen, deinen Verstand ..., in Wärme, in Geschmeidigkeit, in Liebe zu dem, was tiefer liegt, was unter der frostigen Oberfläche des Lebens liegt, und bereichere dich selbst. Nimm an der Wärme deines Körpers teil. Hole mehr aus dir selbst, aus dem Leben heraus! Vertiefe dich selbst, entdecke deinen Reichtum und gehe auf dem Pfad der Evolution weiter. Lasse Schein-Werte liegen und gehe zum Kern der Dinge!"

Helle Biersorten

Das hellschäumende Bier spricht eigentlich eine herausfordernde Sprache: es steht für das ‚Spiel', das der Mensch mit sich selbst spielen will. Helles Bier fordert den Menschen heraus; ein paar Gläser können nicht schaden, doch sie spornen den Menschen dazu an, eine unterschwellige Problematik zu lösen. Das Bier holt diese Problematik an die Oberfläche, verschärft die Kontraste. Der Mensch wird damit aufhören dürfen, vor sich selbst wegzulaufen; er wird sich auf die Suche machen dürfen nach seinem *wirklichen* Wert und den inneren Machtstreit lösen dürfen. Dabei wird er möglicherweise eine Art harte Sturheit, einen bitteren Widerstand in sich selbst niederreißen müssen.

Er weiß schon, dass das Trinken bestimmte Risiken mit sich bringt, dass er ein Wagnis eingeht, aber er fühlt sich auf diese Weise wie ein Held, mag das Abenteuer und er wagt es (zur Kompensation der Tatsache, dass er sich im Abenteuer des wahren Lebens überhaupt nicht wie ein Held fühlt). Er fordert sich selbst heraus, nimmt sogar gerne den Handschuh auf; dies stärkt - wenn auch sehr tief unbewusst - sein Gefühl des ‚Ich wage es! Ich traue mich da heran!'
Psychologisch ist es häufig so, dass der Mensch sich selbst unbewusst testet, was wiederum darauf hindeutet, dass er eigentlich an sich selbst zweifelt. Er hat sich eingesperrt oder fühlt sich im Griff, alles andere als ‚frei', und will sich selbst beweisen, dass er doch frei ist und keine Furcht mehr kennt. Als ob er auf herausfordernde Art und Weise zum Bier sagt: „Bin ich etwas ‚wert', ist das Leben etwas wert? Ja? Sage es mir dann schnell, sonst ... !" Auf einer unbewussten Ebene droht er mit Tod und Selbst-Zerstörung. Dennoch wird das Bier ihm nie etwas über den Wert und die Sinnhaftigkeit seines ICHS erzählen: er wird sich selbst retten müssen.

Tief im Menschen gibt es zwei Stimmen: die eine weist den Weg zum Leben, die andere weist den Weg zum Tod. Einerseits würde dieser Mensch gerne die Stimme des Todes für immer und ewig zum Schweigen bringen, aber eigentlich weiß er nicht so recht ‚wie?' Andererseits will er (unbewusst!) irgendwo auch sterben, da er an der Sinnhaftigkeit seines ICHS, seines Daseins, des Lebens zweifelt. Dies ist die Stimme der Selbst-Vernichtung. Dennoch ist er auf der Suche nach mehr ‚Sinn im Leben', nach der Sinnhaftigkeit seines Daseins ... Die Ohnmacht und möglicherweise die Wut, die sich aus diesem inneren Streit ergeben, werden durch das Helle Bier an die Oberfläche gebracht.
Irgendwo ist es ein wenig eine teuflische Stimme, die sagt: „Schaffst du es, mich zu dir zu nehmen? ICH bin deine Rettung! Du hast nichts zu verlieren." Es ist der Mensch, der probiert und ausprobiert: wie weit er wohl gehen kann. Er erfährt sein Leben und seinen Inhalt auch als einen Kampf zwischen Gut und Böse, zwischen dem Teufelchen und dem Engelchen, zwischen ‚dies ist erlaubt' und ‚dies ist nicht erlaubt' ...

Er hat unbewusst das Gefühl, gegen etwas Schlechtes kämpfen zu müssen, etwas Böses, etwas Teuflisches (der Feind befindet sich natürlich nur tief in ihm selbst); er erfährt sich gleichsam als ‚in der Macht von' und will sich daraus befreien. Er macht sich stark gegen die Gefahr und will auf alles vorbereitet sein. Er lebt oft aus der Überzeugung heraus, dass das Leben eine Frage des Kämpfens ist, des Fechtens, dass er auf der Hut sein muss vor dem Bösen.
Unbewusst probiert er aus, wie weit er wohl gehen kann, inwieweit er das Böse beherrscht. Im tiefsten Kern könnte man sagen: es ist die verführerische Stimme, die sagt: „Schau mal, wie weit du gehen kannst, bevor du den Weg nach ‚unten' einzuschlagen beginnst?" Dies ist ein Spielchen irgendwo zwischen Leben und

Tod. Dies bedeutet allerdings auch, dass er vor sich selbst ‚die FLUCHT ergreift', vor jenem Teil in sich selbst, der auch sehr schlecht sein könnte. Meistens ist er sich nicht recht im Klaren darüber, was er in diesem Moment tut; er lebt noch zu sehr (wie ein Selbst-Verbannter) am Rande seiner selbst, hat noch keinen echten Kontakt zu seinem Lebenden Selbst-Kern. Er wird die Suche nach sich selbst aus der Überzeugung heraus beginnen müssen, dass dort in seinem Inhalt Güte, Liebe und Wertvollheit wohnen.

Er fühlt sich gleichsam ‚herausgefordert' (von einer Stimme in sich selbst, aber dies erkennt er häufig nicht). Er akzeptiert das Wortgefecht mit dem Teufel aus dem Gefühl heraus: ‚Jetzt wollen wir doch einmal sehen, wer der Stärkere ist!' Es gibt keinen Zweifel darüber, dass dies die Folge des fundamentalen Gefühls ist, dass er sich selbst irgendwie ‚beweisen' muss, (dass er *sehr wohl* in der Lage ist zu leben, dass nichts und niemand etwas über ihn zu sagen hat ...) nicht unbedingt für die anderen, sondern in erster Linie für sich selbst.

Er will unbewusst einen Machtkampf mit dem ‚Teufel' (dem Tod, dem Bösen) in sich selbst eingehen und einmal beweisen, wer der Stärkere ist. Eine HERAUSFORDERUNG an das Leben! Aber das Leben nimmt niemals solche Herausforderungen an, da dieses Wortgefecht durch die selbst-zerstörerischen, harten, bitteren Überzeugungen im Menschen gestartet wird.

Die beiden ‚Parteien' wohnen IM Menschen selbst: Leben und Tod, eine Idee von Gut und Böse. Der Mensch geht gleichsam einen Machtkampf mit sich selbst ein. (Diesen Machtkampf kann er auch nach außen hin mit anderen fortsetzen; dies hilft ihm nicht weiter, im Gegenteil. Er stößt nicht nur sich selbst, sondern auch die anderen ab.)

Beim starken Trinker schließlich endet dieses Gefecht in totaler Zerstörung, zumindest wenn der Mensch seine Überzeugungen nicht einer Neubewertung unterzieht. Diese Zerstörung kann man umschreiben als die Folge von: „Na, Leben, beweise nun endlich mal, dass du stärker bist als der Tod! Beweise du außerdem nun erst einmal, dass ICH es wert bin zu Leben! Siehst du: sogar DU lässt mich im Stich, denn ich sterbe nun!" Dies ist der Verzweiflungsschrei einer Person, die den Wert des Lebens in sich selbst verkennt. Sie wird sich auf die Suche machen müssen nach den warmherzigen, sanften Gefühlen, nach der LIEBE ... in sich selbst.

Irgendwo erfahren wir eine Art von teuflischer, bitterer, harter, psychisch sado-masochistischer, herausfordernder, sarkastischer ‚Stimme' in diesem Menschen; falls dieser Weg weiter begangen wird, endet er im Tod. Dies ist die Stimme der Selbst-Vernichtung. Der Mensch wird hier einsehen, dass im Kern nichts Schlechtes in ihm vorhanden ist, dass er, statt einen ‚Feind' in sich selbst, im Leben zu sehen, besser zu INTEGRATION kommen sollte: zu einer Integration aller Teile seiner selbst. Er darf nicht länger vor seinem tiefsten Inhalt, seinen tiefliegenden Gefühlen flüchten.

Er täte gut daran, seine Ängste und Zweifel zu prüfen: sie sind lediglich die Folge einer misstrauischen Distanzierung von sich selbst. Solange er in und mit sich selbst kämpft, kann er schließlich nie zu LIEBE kommen, weder zu sich selbst, noch im Austausch mit dem anderen. Er wird den Kampf und die Härte in sich selbst aufheben und sich selbst von der ‚Insel der Verbannten' holen müssen. Solange er den Feind in sich selbst vermutet, wird er den ‚anderen' auch als einen Feind sehen und ihn abwehren. In extremem Sinne führt dies zu Paranoia; in weniger extremem Sinne führt dies einfach zu Kommunikations-Störungen. Dieser Trinker wird erst die Kommunikation mit sich selbst lösen müssen. In diesem FRIEDEN mit sich selbst wird er eine friedliche Beziehung mit anderen erleben.

Das Verlangen nach Hellem Bier entspringt eigentlich der innerlichen Suche nach dem Sinn im ‚Leben', aber man weiß nicht so recht, wo man diesen ‚Sinn' finden soll. Der Mensch klammert sich nun an bestimmte Dinge, an Strukturen und Systeme, aber der ‚eigentliche' Sinn des Lebens entgeht ihm immer wieder ... Er kann ihn nicht erreichen ... Er verliert sich eigentlich allzu oft aus den Augen, um sich dann auf bestimmte Dinge außerhalb seiner selbst zu fixieren. Er wird lernen, sich auf SICH SELBST zu fixieren, statt auf die Dinge außerhalb seiner selbst. Er hält sich selbst nicht kräftig ‚fest'; er ‚lässt sich gehen' in den Dingen des Lebens. Er lebt nicht wirklich ... Er lässt das Leben einfach geschehen und klammert sich links und rechts an etwas fest. Er lebt auf eine eher ‚zersplitterte' Weise, scheint aber nicht zum essenziellen Sinn des Lebens zu gelangen.

Die Ursache des tiefen Verlangens nach hellem Bier liegt in dem Drang nach Befriedigung, einer Befriedigung, die man außerhalb seiner selbst sucht, die man weder in sich selbst noch im Leben selbst finden kann. Man ist auf der ‚Suche'. Man ‚greift' nach etwas und hält sich außerhalb von sich selbst an etwas fest, weil man nicht IN sich selbst sucht-und-findet. Die Konfrontation mit der eigenen (vermeintlichen) Leere ist zu bitter: man will dies nicht mehr sehen, fühlen oder wissen. Man will sich selbst ein Stück weit vergessen.

Die Ursache des Verlangens nach diesem hellen Nass findet sich in der Vielzahl von Verschiebungen, die man in sich selbst häufig anwendet; die Verschiebung von links nach rechts usw. ..... Man rutscht gleichsam weg von sich selbst, von einem Teil seiner selbst; man rutscht unten heraus ... man stellt sich neben sich selbst; man betrachtet das Leben, sich selbst von einem Scheitelpunkt aus. Man lebt keineswegs aus dem Zentralen Mittelpunkt seines eigenen Wesens heraus. Man flieht vor sich selbst; man scheint geradezu Angst davor zu haben, sich mit seinem gesamten Selbst zu identifizieren. Man stellt sich nicht stolz in den Mittelpunkt mit herausgestreckter Brust: ‚Hier bin ICH!', im Gegenteil, man sagt allzu oft: „Ich? Nein, das ist nichts für mich; ich lasse das für die anderen ..." Man sagt zu oft ‚Nein' zum Leben. Man ist gleichsam ständig auf der Flucht ... vor der vollständigen Werdung des eigenen ICHS.

Warum hat dieser Mensch die Neigung, vor sich selbst ‚wegzulaufen', nur an der Seiten-Linie des Daseins zu leben?
Allererst verfügt dieser Mensch über eine Art Empfindlichkeit; er hat Angst, dass etwas ihn wieder umwerfen wird, wenn er sich in Gänze in das Tageslicht stellt, in das Zentrum seiner selbst, weil er fundamental nicht wirklich an seine Schönheit und Würde glaubt.
Er betrachtet sich selbst als schwach, verletzlich, in vielen Fällen als minderwertig, er denkt, dass er nicht in der Lage ist, gebührendermaßen am Leben teilzunehmen. Dieses 'gebührendermaßen' koppelt er sehr stark an die Normen und Anforderungen, die von der Gesellschaft oder der Familie, in der er erzogen wurde, oder von den religiösen Regeln der Gruppe, zu der er gehört ... herausgestellt werden und die er, aufgrund seiner einzigartigen Veranlagung, nicht gänzlich erfüllen kann. Er hat dann das Gefühl zu ‚versagen', weil er mehr Wert auf das legt, was diese ‚Gruppe' sagt, als auf den Wert, den er sich selbst zuerkennt! Hier beginnt sich der Teufelskreis erst richtig zu drehen: er kann nicht mehr ‚gutmachen', nicht mehr ‚wiederherstellen' was er ‚verpfuscht' hat.

Er wird einsehen müssen, dass er nichts verpfuscht hat, dass sein einziger Fehler folgendes ist: er erkennt sich selbst keinen Wert zu, während er randvoll mit Werten und Möglichkeiten ist ... nur glaubt er nicht daran. Er will sich selbst vernichten, weil er doch nichts ‚taugt'. Er wird sich in erster Linie von allen Indoktrinationen ab-koppeln müssen, von all dem, was er in der Vergangenheit ‚gelernt' hat, von allen destruktiven und fordernden Philosophien, an die er sich bisher gebunden hat …
Er wird sich selbst ‚erheben' dürfen und erkennen, dass er nicht schlecht, wertlos ist, dass sich kein ‚Teufelchen' in ihm verbirgt, außer wenn er der Stimme der Selbst-Zerstörung und Selbst-Erniedrigung nachgibt.

Ein Ende der Flucht! Er wird nun in Liebe zu sich selbst kommen müssen; er wird einsehen, dass er ein wertvoller Mensch ist, der vielleicht eine größere Empfindlichkeit besitzt, aber dadurch auch größere Möglichkeiten, sensiblere Gaben. Er darf keine Angst vor diesem Gefühlsreichtum haben; er darf ihn nicht vernichten unter einem zwingenden Druck fordernder, tödlicher, steriler Gedanken (Rationalität). Wenden diese Biertrinker sich dem Schönen, dem Wertvollen, dem Liebevollen in ihrem Wesen zu, dann steht ihnen eine enorme Quelle voller potenzieller Möglichkeiten zur Verfügung.

Dieser Mensch scheint tief in sich selbst wütend zu sein: er fühlt einen tiefen Ärger, den man manchmal sogar Grimm, Wut oder Groll nennen könnte (je nachdem, wie ernst es ist), weil er sich selbst nicht wertvoll finden kann, weil er sich nicht in der Lage fühlt, sein Selbstwert-Erleben zu erhöhen. Wut (oder Hass), die er für andere empfindet, ist lediglich eine andere Form dieser ursprünglichen Wut auf das eigene Unvermögen. Als ob immer eine Stimme in ihm spricht, die sagt: du darfst tun, was du willst, im Kern wirst du doch niemals aus ‚dem bösen Griff' entkommen!

Die Abhängigkeit von diesem ‚Griff' des Bieres ist lediglich die Folge der Tatsache, dass der Mensch in der Überzeugung lebt, nicht aus DEM Griff gelangen zu können, wohl ewig dagegen ‚kämpfen' zu müssen ... Dies ist die LÜGE. Es ist die Stimme, die sagt, „du gehörst MIR, du kannst nicht ohne mich leben, DU WIRST FÜR IMMER IN MEINEM GRIFF BLEIBEN ..." Unbewusst hat dieser Mensch das Gefühl, in der Tat in einem Netz zu sitzen und nicht heraus zu können ... Die Lösung aus der Sucht besteht nicht in erster Linie darin, aus dem Griff des Bieres zu entkommen (dies wird lediglich die Folge sein von:), sondern aus dem Griff dieser Ur-Überzeugung. Er wird dann auch anfangen, seine ÜBERZEUGUNGEN umzuschalten und wirklich einzusehen, dass nichts und niemand stärker ist als das GUTE in seinem ICH. Er wird einsehen, dass alle MACHT über sein Leben in seiner Hand liegt, dass er an nichts und niemanden gebunden ist, weder an irgendetwas Böses, noch an die teuflische Stimme, noch an den Tod ... dass er selbst - wenn er seine Überzeugungen verändert - als AUTONOMES WESEN über sein Leben verfügt und dass nichts und niemand sein Leben bestimmt, dass das GUTE in ihm wohnt, dass nichts Schlechtes in ihm wohnt, dass kein UNVERMÖGEN in ihm wohnt; er ist in der Lage zu LEBEN, um sich unabhängig von allen und allem zu FREUDE ÜBER SEIN ICH zu führen.

Nimmt er erst einmal diese SICHERHEIT in seine Überzeugungen auf, dann kann er in aller Ruhe das Bier genießen, ohne dass er dem noch verfallen wäre, wie früher ...
Es braucht ihn nicht danach zu ‚verlangen', dass andere ihn begreifen, schätzen (ein Mensch, der ‚Leistung bringen' will, glaubt nicht genug an seinen Wert), Lob und Liebe zukommen lassen, vielmehr sollte er schon - als MENSCH - seinen eigenen Wert richtig einschätzen. Er braucht nicht abhängig zu sein davon (oder süchtig zu sein nach dem), was er auf intellektuellem, künstlerischem, beruflichem oder einem anderen ..... Gebiet leisten kann. Die Werte eines Menschen liegen schließlich tief unter diesen Dingen verborgen: er darf seinen Wert im Kern seines Wesens erkennen und bestätigen! Er darf daher auch den Gefühlsreichtum, seine Intuition nicht ausschalten, falls diese ein wichtiger Teil seines wertvollen Menschseins ist.

Er darf nicht vor seinem ‚Gefühl' flüchten: schließlich kann er aus diesem Gefühl heraus im Leben landen. Er wird sich sogar - gleichsam - mit offenen Armen in voller Gefühlswärme für sich selbst öffnen müssen!
Er muss es wagen, eine vollständige KONFRONTATION mit sich selbst einzugehen; er wird die abgebrochene Kommunikation mit sich selbst wieder aufgreifen müssen! Er hat bestimmte Teile seiner selbst negiert, zur Seite geschoben, mit Geringschätzung betrachtet ... : er wird diese Teile nun in Liebe wieder hereinholen. Ist er ständig vor seinem Gefühl ‚geflüchtet'; hatte er Angst vor den weiblichen Strömungen in seinem Wesen? Hat er sich versteckt, erstickt im engrationalen, in strukturellen Mustern und alten Gewohnheiten? Dann wird er nicht

weit springen, da das Leben sich in erster Linie im ‚Gefühls- und Bewusstseinsstrom' werden lässt. Der Mensch kann das Leben und die Freude in sich ‚fühlen', aber nicht mit dem Verstand katalogisieren.

Er wird sein HERZ sprechen lassen: er wird auf die Sprache seines Herzens hören. In dieser Liebe zu sich selbst, in dieser Offenheit zu sich selbst ... wird er sich in bedingungslosem Sinne akzeptieren, lieben. Er wird auf die Suche nach dem einen großen Talent gehen: zu Leben als ICH, in Freude, unabhängig von anderen oder dem anderen. Er entscheidet sich für die LEBENDE Stimme in sich selbst; er wird sich selbst mehr und mehr ‚finden', weil er nun nicht länger vor dem Schönsten in sich selbst weg-läuft. Er glaubt an sich selbst; er kämpft nicht mehr; er hat ein tiefes Vertrauen zu seinem Gefühl und heißt sich selbst in seiner Gesamtheit willkommen.

Dunkle Biersorten

Das dunkle Bier hat ein an-schwellendes, sich ausdehnendes Wesen. Der Körper des Menschen wird auf-gereckt wie ein Ballon, in den Luft hineingeblasen wird. Man wird leichter, man schwebt mehr. Man hängt im Niemandsland; man vergisst.

Derjenige, der Lust auf dunkles Bier hat, sehnt sich eigentlich ein wenig nach dem weniger ‚Ich-Sein'. Er flüchtet nun vor der Verantwortung, sich in vollem Umfang als ICH existieren zu lassen. Man will nur zu einem Teil sein. Es zeigt, dass man fruchtlos auf der Suche ist nach sich selbst, dass man sich selbst nicht in voller Breite auf der Erde existieren lassen kann. Dieser Mensch wird ganz in sich selbst eintreten müssen und versuchen Herauszufinden, warum er wegläuft, warum er vor sich selbst flüchtet. Um dann, mit Kraft drückend, seinen Platz in seinem Körper auf der Erde einzunehmen!

Der Mensch, der dachte, dass er lebt, aber das (noch) nicht wirklich kann, bläst sich selbst aus Verzweiflung in die Luft. Er tötet sich ein wenig. Er vergießt seine letzte Individualität im dunklen Bier, um nicht mehr nachdenken zu müssen. Zugleich scheint das Bier für ihn gerade jene Hähne zu öffnen, die er ansonsten so dicht verschlossen hält.

Alle Gittertore werden nun aufgestoßen, alle Schleusen sind offen; das Wasser kann nun frei strömen. Es kann sein, dass man dadurch überwältigt wird: das alles auf einmal ist zu viel. Der Kontrast zu früher ist zu groß.

Die Ursache des Verlangens nach Bier liegt in dem tiefen Bedürfnis, den ‚Hahn' einmal vollständig öffnen zu können, so dass das ‚Wasser' frei, stark, ungehindert und kräftig strömen kann. Das sehnsüchtige Verlangen danach, den Fuß der eigenen ‚linken Seite' finden zu können: man will seinen Gefühlspol errichten, den gefühlvollen Kontakt zu sich selbst, zu seinem Körper finden, weil man bisher eine Art Beschränkung, ein Unvermögen erfahren hat, das verhinderte, dass man diesen ‚Teil' seiner selbst existieren lassen konnte. Man hat es zu sehr in Strukturen und ‚Denken' gebunden, man hat sich davon ferngehalten, selbst so sehr, dass man es selbst nicht mehr ‚erreichen' kann.
Man sehnt sich danach, die ursprüngliche Einheit in sich selbst wiederherzustellen: so dass alles in einem ein einziges-und-unteilbares-Ganzes werden dürfe: Seele und Körper, Denken und Fühlen, männlich und weiblich ...
Der Grund für dieses Unvermögen, sich als eine Einheit zu erfahren. liegt darin, dass man sich selbst im Kopf, in der Stirn einsperrt. Gefühle leben zwar im Denken, im Kopf, stehen aber nicht wirklich in Verbindung mit dem irdischen Körper selbst. Man hat seine Gefühle, das körperliche Erleben in einen Denkrahmen eingesperrt, so dass man sich von sich selbst distanziert, von seinem Körper. Der Körper ist nur ein System, eine Maschine, die lebt und arbeitet, die im Auftrag des meisterlichen Hauptes handelt: man erlebt den Körper nicht von innen heraus. Man kann es einsetzen als Arbeits-Maschine, als Sex-Maschine usw. ..... , aber man ‚genießt' die irdische Beseelung der eigenen gesamten Persönlichkeit, die der Körper ist, nicht oder nicht genug.
Die Sonne scheint sich geradezu im Kopf statt im Solarplexus zu befinden: man kommt nicht in ‚Tuchfühlung' mit sich selbst, mit seinem Körper ... Man integriert sich nicht ganz in sich selbst, im Irdischen.

Es hat den Anschein, dass das irdische Blei, die Materie, für diesen Menschen zu schwer ist. Aus der Überzeugung heraus, dass das irdische Leben schwer wiegt, kann er immer wieder schwierige Lebensumstände anziehen, die eine Bestätigung dieses Umstandes sind. Er darf dann die Ursache seiner Schwermut nicht diesen Umständen zuschreiben! Er wird hingegen aus einer ganz anderen Überzeugungssphäre heraus leben müssen, so dass er hellere Aussichten hat, in dem Wissen, dass er selbst sein Leben in die von ihm gewählte Richtung lenken kann: zu lichter Freude oder zu schwerwiegenden Erlebnissen!

Eigentlich hält er sich noch am Zecken-Sein fest, am Ungeboren-Sein; auf dem Gebiet der ‚Nahrung' holt er seine Lebensenergien aus dem Urschoß; er füllt an der Urquelle nach und tritt noch nicht wirklich als menschliches, autonomes Wesen auf. Er lebt noch nicht aus Seinem Gefühl heraus, aber tankt weiße Energien aus dem Mutter-Gefäß. Es ist die weiße, unechte Sphäre.
Ein instinktives Verhalten, um nicht *selbst* als lebender warmer Mensch für seine rosa-roten irdischen Energien wählen zu müssen. Er klammert sich fest an diesen weißen Urmutter-Sphären, in Abhängigkeit. Er wagt es nicht, diese Nabelschnur

zu durchtrennen, weil er Angst hat, dann völlig zu verschwinden. Dieser Mensch ist weder in der Lage, in wahre Kommunikation mit sich selbst zu treten, noch mit dem anderen, solange er sich weiter an den urmütterlichen weißen Sphären festhält. Er wird sich selbst losschneiden müssen.
Tief in sich selbst sehnt er sich nach dem Herzen der Artischocke[2], nach seinem eigenen Herzen. Er sehnt sich danach, sich zu öffnen, den Weg zum Leben zu finden, den lebenden GOLD-Kern in sich selbst zu entdecken: dies ist nicht möglich, solange er sich in den Urgewässern der geistreichen Sphären schweben lässt.

Was soll dieser Mensch tun?

1. Sehen und erkennen: dass er sich selbst im Urnetz gefangen hält wie einen Fisch in den Fäden des Netzes ... er hat das Gefühl, nicht aus diesem Netz ‚weg' zu können, daher stammt sein primitiver Instinkt der sagt, ‚Ich muss flüchten'. Dieses Gefühl des ‚Ich bin nicht frei' und diese Fluchtreaktion werden nur weiterexistieren, solange er vor seinem ICH wegläuft und dieses Ur-Trauma nicht löst.

2. Er wird in sich selbst die rebellische Mars-Kraft an die Oberfläche, nach außen kommen lassen; er ‚schießt' sich selbst mit einem bleiernen Startschuss in das Leben. Er nehmt den resoluten Beschluss: ich werde mich hier herausholen. Ich, der Mensch, bestimme über alle Aspekte meines Lebens! Er fühlt, wie sich das Leben in seinen Muskeln spannt; er springt auf sein Pferd wie ein zügelloser Cowboy und nimmt auf schlagfertige Weise seinen Platz als ICH ein. Er kommt aus seiner Höhle zum Vorschein. Er manifestiert sich nachdrücklich als ICH! Er fühlt die Kraft in seinem Wesen, in seinem Körper. Er konzentriert sich in sich selbst und übernimmt entschlossen die Verantwortung für sein ICH. Niemand hat ihm noch etwas zu sagen!

Nun kann er sich Zufrieden und Glücklich über sein ICH fühlen. Er lässt sich auf vergnügte Wiese durch das Gras rollen wie ein dicker Bär, er richtet sich auf die Sonnenstrahlen und ‚fühlt' sich so froh, dass er in seinem Körper lebt. Seine Haut berührt die Natur, die Erde. Er wälzt sich in der Natur von Mutter Erde. Er kommt zu einem tiefgehenden angenehmen Kontakt mit sich selbst, mit seinem Körper. Er genießt sein Sein in vollen Zügen. Er lässt dieses reine Glücksgefühl an die Oberfläche kommen. Er genießt sich selbst, die wunderschönen Gefühle in Kontakt mit dem Leben in der Materie. Mehr braucht es nicht. Er wälzt sich im physisch fühlbaren Leben. Er lässt seine Gefühle durchkommen, wenn er sich die Bäume, die Blumen, die Tiere, sich selbst ansieht. Was für ein glücklicher Mensch er doch ist: Sein zu dürfen! Das Glück dieser Erkenntnis macht ihn möglicherweise ‚betrunken'. Es ist ein gesundes Gefühl von Trunkenheit. Er lässt

---

[2] Siehe *Gemüse.*

seine Gefühle frei strömen. Er Fühlt nun ... ganz bestimmt. Er lebt im herrlichen Jetzt-Moment.
Der Mensch, den es nach Bieren verlangt, hat das Bedürfnis, sich selbst die vollkommene Liebe zu schenken, sich selbst derart zu mögen, dass er sich auf der Erde in seinem Körper wirklich warm willkommen fühlt. Dass er es zulässt, dass die Erde sein Wesen, seinen Körper pflegt und schmust. Solange er sich selbst abweist, wird er von sich selbst distanziert bleiben, von seinem Körper, auch vom anderen. Er wird sich selbst aus dem Urnetz befreien müssen, in dem er sich eingenistet hält.
Der Grund, aus dem er sich durch das Netz benebeln lässt, das Spinngewebe ... ist in der ‚Veranlagung' dieses Menschen zu finden, sich nicht zu sich selbst, zu seinem ICH zu bekennen. Er lässt sich lieber benebeln, als wesentlich für und aus sich selbst heraus zu leben. Es hat den Anschein, als ob diese betäubende Spritze in ihm für immer dauern darf. Es ist genau wie bei bestimmten Menschen, die süchtig nach Sex sind: man saugt sich fest und will nicht mehr loslassen ...
Man wird sich selbst erst einmal aus dem Schlaf holen müssen, aus dieser Betäubung, um anschließend wissen zu können, was es ist: in Freude aus dem ICH heraus zu leben. Der Rausch, den man sich zurückholen will, die Sphären, in denen man sich benebelt halten will, verhindern, dass er sein höchst-individuelles Sein erforschen kann.

Zuerst und vor allem sollte dieser Mensch SEHEN, dass er in der Ursphäre verborgen und eingenistet ist. Dass sein Solarplexus wie eine Nabelschnur an diese Ursphären angeschlossen ist, statt an sein eigenes irdisches mütterliches Ich.
Seine Metamorphose vom Fisch zum warmblütigen Menschen beginnt, wenn er die Gestalt seines Mensch-Seins als ICH aus dem Nebel auftauchen lässt. In dem Maße, wie er seine eigene Sonne durchbrechen lässt, lösen sich die Nebelschwaden um ihn herum auf.
Und diese Sonne ist männlich und weiblich zugleich: sie/er IST die Menschgewordene Einheit.

Handwerklich gebrautes Weißbier

Belgische Biere wie z.B. Hoegaarden, Brugs Tarwebier, Dentergemse usw.

Der Charakter dieses Nahrungsmittels ist wie eine heilige leichtgewölbte goldene Schale … wobei das Weibliche seine Arme ausbreitet, den Kopf in Ehrfurcht vor dem Leben leicht nach unten gebogen … in einer gebenden Ausstrahlenden Bewegung. Als ob das Heiligste gegeben wird, in die entlegensten Winkel der Welt gesendet wird. Eine Bewegung des ‚Allerreinsten, Allernobelsten' betrachten … eine Bewegung, die gebend ist, sich ausbreitend, und *sehr* weit herüberreicht … (ohne dass das Wesen selbst sich darin verliert, wenn es im besten Sinne gesehen wird). Dies gibt ein Gefühl der Harmonie und des Gleichgewichts, ein Gefühl von dienstbarer Großartigkeit und unerschöpflicher Kraft, um dieses Allerschönste weiterzusenden nach außen. Dieser Charakter stellt Dienstbarkeit dar, ein Loslassen … ein Geben, ein Ausbreiten und Verbreiten, da ist kein Gramm an Ich-Sucht oder Egoismus mehr. Und dann wird es froh und noch froher, immer froher … wie ein Kirmeskarussell, das aus seinem allerheiligsten Mittelpunkt beginnt sich zu drehen, so wird der Mensch seinen Reigen ausführen.

Ein bisschen wie der Derwischtanz … denn falls der Mensch weiter unbegrenzt in diesen Sphären aufginge, würde er sich selbst verlieren, hoch aufgehen in den heiligen Sphären, die sich über oder außerhalb von ihm befinden. Es kommt darauf an einzusehen, dass du in vollkommener Hingabe existieren darfst: an deinem eigenen Mittelpunkt, an deinem Seelenkern, deinem lebenden Selbst-Kern. In Hingabe an die Liebe, in Dienstbarkeit für das Leben. Die Liebe zum Leben, die Liebe zu dir selbst … ohne eine Grenze zu überschreiten und dich selbst völlig an die Ursphäre *weg*zugeben, an das Abstrakte: dies ist keine Hingabe mehr an das Leben, dies bedeutet dann Selbst-Verlust und schließlich Nicht-mehr-Sein.

Der Charakter dieser Getränke beschreibt den engelartigen, heiligen Gral, die Elfenkönigin, die jedoch ihre Irdisch-heit oft vergisst, die sich manchmal zu sehr dem ‚Weiblichen' in zu ‚schwach-weichem' Sinne hingibt, statt ihren eigenen Fraumenschlichen Kräftigen Ur-Grund einzusehen. Zu viel neigend zum absoluten Geben, dem Zurückstellen der eigenen Interessen, dem ätherischen Aufgehen in die Sphären der Luft und der Höhen; der Mannkräftige Pfeiler, der Frau-Kräftige Pfeiler im Mittelpunkt verwischt sich dann und der Mensch ist *weg* … trotz seiner Hohen Ideale, trotz seines Strebens nach Hingabe an das Allerschönste. Er täte gut daran, sich selbst nicht auf diese Weise an die schwach-ätherischen Ursphären des Nichts wegzugeben. Es ist die Elf, die in der Null aufgeht.

Welcher Mensch sehnt sich nach diesem Getränk? Derjenige, der sich ‚übergeben', ‚hingeben' will. Der, der möglicherweise schon zu lange gekämpft hat und nun das Bedürfnis hat, alles einmal loszulassen, gehen zu lassen … um in Dienstbarkeit für sein allerhöchstes Selbst seine Ich-Sucht, seine Besorgtheit, seine Ängste oder Bedenken loszulassen. Der Mensch, der es braucht, alles einmal verschwimmen zu lassen und sich einfach nur in die Arme der gebenden Energie zu legen.
Hingabe an dieses Loslassen … an diese Sorglosigkeit … an diese gebende Liebe … ist gut, aber was häufig geschieht, und was ein gutes Stück weniger gut ist: statt in dieser Total-Hingabe an das Leben, an das Allerhöchste aus seinem Kräf-

tigen Mittelpunkt heraus, gibt er in diesem Loslassen von Sorgen, Ich-Sucht oder schweren Bedenken, in diesem Gefühl des ‚Ach, ich lasse alles los, ich gebe alles frei, ich halte nichts mehr fest, ich will zum Allerhöchsten in mir selbst' … *sich selbst* nur allzu oft weg in einer Art verschwommenen, unbestimmten, Neptunianischen Ur-Sphäre. Es geht dann vom Loslassen und von Hingabe in Liebe zu Vergessenheit, zum Nicht-mehr-ICH-sein.

Er wird darauf achten, darin seine Grenzen nicht verschwimmen zu lassen und nicht in den uferlosen Ursphären aufzugehen. Er darf loslassen, er darf sich in Empfänglichkeit für die allerheiligsten Bewusstseinsenergien in sich selbst öffnen, für die nobelsten, *gebenden* Sphären in seinem Wesen, aber er täte gut daran, sein ICH nicht wegzugeben, nicht wegzuschenken, sich nicht verflüchtigen zu lassen. Er wird sich seiner Individuellen Grenzen stark bewusst bleiben müssen. Seiner Kraft, seiner innerlichen Größe. Er darf sich nicht in den schwach-elfenartigen Weibleinsphären aufgehen lassen, wobei er den Boden unter den Füßen verlöre und sich nicht mehr seiner riesigen Irdischen Kräfte bewusst wäre, seiner Individuellen Eigenart.

Weiße Biersorten weisen darauf hin, dass der Mensch sich nach dem Erleben eines Total-Loslassens sehnt. Eines Total-*Gebens*, uneigennützig. Sehnt sich danach, nichts anderes zu betrachten als die Essenz dieses Heiligen Mittelpunktes, als das Herz aus Gold. Es ist die *gebende* Bewegung, die loslassende Bewegung, die aus sich selbst frei-machende Bewegung. Der Mensch lässt los und gibt, fühlt sich leichter werden, frei und froh. Doch er darf nicht vergessen, dass diese Bewegung einhergehen muss mit einem starken ICH-Bewusstsein, dass ICH-Bewusstsein nicht einherzugehen braucht mit ‚Festhalten'. Dieser Mensch täte gut daran, stark er selbst zu sein als *‚ich bin'*.

Das tiefe Verlangen, sich dem Allerschönsten in sich selbst hingeben zu wollen, dem Frei-machenden, gebenden Weiblichen in seiner Seele, ist sehr gut … dies ist die gegensätzliche Bewegung zu ‚Greifen, Festhalten, Für-sich-behalten, Ich-Sucht' usw. … Der Mensch betrachtet also das Allerhöchste in sich selbst; er will geben und will sich völlig in diese allerhöchste Liebe legen. Dies ist nur dann MÖGLICH, wenn er dabei sein ICH nicht verliert, wenn er sich nicht als Äther verflüchtigt, wenn er nicht zu einer Art hell-rosaartigen Engelchensphäre neigt, in der es keine irdische Reinheit mehr gibt. Er wird dann schließlich zum ‚Geist'; er ist dann wie das Elfchen, das sich in Luft auflöst … das nicht wirklich existieren kann, weil es den *kräftig* männlich-weiblichen Mittelpunkt aus sich selbst entfernt hat.

Es wird dann schließlich zu einer saugenden Bewegung, einer einziehenden, mitziehenden Bewegung … weil er sich selbst verstümmelt hat: weil der Mensch sein Kraftzentrum verleugnet und *zu* weiblich-schwach, zu elfenartig-fliegend die anderen ‚nach oben' mit aufsaugen würde in den Himmel, wo kein *echtes*

Leben möglich ist, wo Romantik und Märchen zuhause sind, aber eigentlich der Tod die Verfügungsgewalt hat. Engel-Mensch: ja! Aber Aufsteigendes Elfchen: nein! Liebe: ja! Aber Selbst-Verwischung ist keine Liebe!

Weiße handwerklich gebraute Biersorten fordern den Menschen daher auch dazu auf, in eigener Größe aufzusteigen, ohne Ich-Sucht, ohne Eigendünkel, in Hingabe an das Allerhöchste in sich selbst, aber ohne dass er hierfür auch nur einen einzigen Schritt in die sich-selbst-entkräftende Richtung machen würde, ohne dass er auch nur einen *einzigen* Schritt in die Richtung von Selbst-Vernichtung, Selbst-Verleugnung, Flucht-vor-dem-Ich machen würde.

Der goldene Mittelweg: die Größe, das Noble, das Heiligste in sich selbst, das Herz … darf in Gänze gehegt und gepflegt werden … wodurch alle alten Überflüssigkeiten vertrieben werden, wobei nichts mehr ‚festgehalten' wird. Eine Form der Höchsten Liebe. Er kann dann auch teilen, *geben* mit einem freigebigen Herzen. Er grübelt nicht, macht sich keine Sorgen, umklammert nicht, sondern *gibt.* Dies allerdings, *ohne* sein umgrenztes kräftig-verwurzeltes irdisches ICH-Bewusstsein in den Sphären von Schwäche und unechten Traumsphären aufgehen zu lassen. Es sind gerade *diese* beiden Elemente, die sich wunderbar verbinden können: das Weiße milde Bier fordert ihn dazu auf. Einerseits die Hingabe an das Allerhöchste in sich selbst, im Leben, … ein absolutes Loslassen; andererseits ein Kräftiges Sichselbstbleiben als Ich-der-gebende-Gottmensch. Er geht dann nicht auf in schwachen Nymphen-Sphären; er *gibt* mit einem kräftigen Herzen, steht kräftig mit beiden Füßen auf dem Boden, so dass er nicht in die Sphären der ur-mütterlichen Nymphe *aufgesogen* werden kann … die sanft, aber unbemerkt das Menschenkind in ihre elfenartigen Arme aufnehmen würde … weg von der Erde, tot.

Eine *einzige gebende* Bewegung, loslassend und verbreitend, uneigennützig und befreiend; eine Selbstübergabe an die allerhöchste leuchtende Liebe-Schwingung in sich selbst, an die nobelsten, freigebigsten, frohesten Sphären in seinem Wesen … doch … mit Beiden Füßen Kräftig in seiner Irdischen Individualität. Er Sollte sich kräftig als ICH *niederlassen.* Er wird merken, dass beide sich verbinden lassen: das Geben-Loslassen einerseits … und sich selbst in diesem Höchsten Zustand der Liebe Stark Niederzulassen als Nobler Mensch auf der Erde andererseits.
Er lässt sich nicht in eine sich verflüchtigende Elfensphäre ‚hochtreiben', sondern verwirklicht die wundervolle Einheit als Engel-Mensch. Er neigt nicht zu dem entseelten weiblichen schwachen Bild, denn dies bedeutet so viel wie Selbst-Vernichtung. Er entledigt sich nicht seines kräftigen irdischen Rückgrats, im Gegenteil, und verwechselt ‚geben' und ‚sich in Liebe dem Allerhöchsten hingeben' nicht damit, sich selbst in den Ursphären ‚aufgehen' zu lassen. Der Kraft-ausstrahlende Mittelpfeiler, verwurzelt in seinem urstarken Selbst, aber frei von allen Ego-Zügen und jeder Form von Ich-Sucht. Er übernimmt die Verant-

wortung für sein ICH, ohne in äußeres Erscheinen oder Ich-Sucht, Begierde, Habgier, Wut (und andere tiefliegende festhaltende Emotionen) oder Eigendünkel zu verfallen.
Er kombiniert nun reine unbefleckte Liebe und Ich-Bewusstsein in prächtiger Harmonie … : das ist es jedenfalls, was die ‚Lust auf Handwerklich zubereitetes Weißbier' dem Menschen deutlich machen will. Jeder Makel aus entweder Grimm, Zorn oder irgendeiner anderen besudelnden Emotion, verschwindet im Licht der edlen Wünsche dieses Menschen, der sich nach der Hingabe an das Allerhöchste in seinem Wesen sehnt.

Andererseits wird er zu der Erkenntnis gelangen, dass gerade dieses Loslassen von allem, was seine leuchtende Schönheit und reine Liebe besudelte: die negativen Emotionen, den Ballast der Vergangenheit, das ‚Habenwollen' oder Festhalten … dass er in diesem Total-Loslassen, um aufzugehen in seiner Reinheit, seiner Höheren Liebe … sich nicht im Nichts aufzulösen braucht, in einer Schwachen Entseelten Elfensphäre. Im Gegenteil, er gibt sich selbst Kräftig Gestalt und nimmt Abschied von dieser laschen Flucht, von dieser Saugkraft nach ‚oben'. Er tritt kräftig und liebevoll in seinen irdischen Körper ein: als de mannweibliche Engelmensch, der *Kraft, Irdischheit* und *Liebe-Vollheit* ausstrahlt.

Aus Appetit auf Weißbier spricht ein Verlangen nach Hingabe an die ‚weiblichen' Ur-Energien, die freien Gefühlsströmungen in sich selbst. Der Mensch wird darauf achten müssen, diese ‚Frau' IN sich selbst zu bringen und nicht in eine Art von ätherischer unbestimmter Ur-Sphäre, in die er sich aufnehmen lassen würde. Außerdem wird er diese ‚Ur-Frau' in sich selbst nicht als matt, weich, schwach, elfenartig und passiv-hingebend betrachten dürfen, sondern der Ur-Frau als einem Urstarken Wesen mit *starkem* Rückgrat, gebend, empfangend und schöpfend (gebärend) zugleich, in sich selbst Gestalt geben dürfen. Die Voll-Weibliche Freigebigkeit innerhalb der Totalität seines Wesens.

Irdisch-kräftig und aller transparenten Zerbrechlichkeit ledig. Nun wird er sich als Gott-Mensch auf dem allerhöchsten Niveau erleben können, mit beiden Füßen auf dem Boden, links und rechts im Gleichgewicht. Es gibt keine Grenze, keine Trennlinie mehr zwischen dem, was man ‚männlich' und ‚weiblich' nennt: er ist der kräftige *EINS*-Mensch, mit starker Gestalt, kräftigem Charakter, solide in seinem Körper. Er lässt sich niemals von aufpeitschenden geistigen Sphären der ‚schwachen, saugenden Frau' ‚einsaugen'. Er ist die Königin in seinem Herzen; er hat jede verführende, saugende, tote Nymphe aus seiner Seele verjagt. Dieses schwacher-Geist-Weibleinbild, entseelt und bedauernswert, schwach und mitsaugend zum Urschoß … dieses schwache Bild vernichtet er nun in sich selbst: weil er sieht, dass dies ‚nicht-sein' und ‚Tod' bedeutete. Er gibt sich nun, im Gegenteil, dem Idealbild des Mann-und-Frau als Kräftigem Engelmensch in sich selbst hin. Nichts ist jetzt saugend, aufschlürfend, schlaff oder schwach. Alles in ihm ist Kräftig und *Gebend*, verwurzelt im kräftigen Boden von Mutter Erde.

Geuze

auch: Gueuze, Brüsseler Champagner

Geuze[3] selbst ist fröhlich, tendenziell frivol und reizt die Zunge, den Geschmackssinn im Leben. Das Weibliche wird aktiviert. Das Leichte wird an die Oberfläche geholt.

Jemand, der Lust auf Geuze hat, ist zu reizbar, zu dunkeldenkend und von seinem Wesen her zu angespannt eingebunden.
Er sehnt sich nach den vollrunden weiblichen irdischen Energien: sie sind in ihm anwesend ... aber er wünscht sie nun zu SEHEN. Er hat möglicherweise hart gearbeitet, wie ein ‚Mann', und trägt einen Nieren-Gurt: die Symbolik der ‚Nieren' erzählt, dass ein Ungleichgewicht zwischen den Polen männlich-weiblich, negativ-positiv, oder wie man dies auch nennen will, vorliegt.

Der Nierengurt sagt uns, dass dieser Mensch seine Gefühle zu krampfhaft eingeschlossen hält; er ist zu hart und zu geschlossen für sich selbst. Er gestattet es sich selbst nicht, in den gemütlichen Gefühlen des Lebens zu baden. Er geht keine offene, freie, gefühlvolle Beziehung zu sich selbst ein. Er verhindert einen freien Durchfluss von Gefühlen, von ‚weiblichen' Kräften ... wodurch er manchmal hart und gefühllos wirken kann ... außer, wenn er ein Geuze getrunken hat: dann entspannt er sich und lässt die Gefühle zu, lässt die Lebenswasser frei strömen.

Doch dies bietet ihm nur eine Schein-Lösung: das Geuze ermahnt ihn dringend dazu, etwas in seinem Leben zu verändern. Er darf nicht vor einer echten Lösung flüchten! Er widersetzt sich schließlich dem Weiblichen in sich selbst, einem freien Durchlass des Gefühlvollen und auf diese Weise ist kein Leben möglich, nicht mit sich selbst, nicht in der Beziehung zum anderen. Er würde sich bedroht fühlen, wenn ein anderer sein Gefühlsfeld beträte, da er sich schon bedroht fühlen würde, wenn er selbst innerhalb des Kreises seines Wesens seine eigenen Meere weit öffnen würde. Möglicherweise hat er das Gefühl, dass es zu einer lebensbedrohlichen Frage wird, wenn er es dem Gefühlvollen in sich selbst erlaubt zu strömen. Er wird nun jedoch einsehen müssen, dass es wahnsinnig ist, sich dem freien Durchfluss des ‚Lebens' selbst zu widersetzen. Aus einem Gefühl des Vertrauens heraus, in Selbstsicherheit und unter der Voraussetzung, dass er sein Leben nicht aus Begierden heraus ausrichtet, darf und kann er all seine Wässer frei durchlassen. Das Herz wird sich entspannt und befreit wissen ...

---

[3] Geuze ist eine belgische Bierspezialität, für deren Herstellung Lambik-Bier (belgische Bierspezialität, die durch Spontangärung entsteht) verschiedener Jahrgänge miteinander verschnitten wird.

Der Mensch, den es nach Geuze verlangt, hat eigentlich das Bedürfnis, im Leben zuzubeißen: mit mehr Geschmack! Eigentlich will er seine Geschmackspapillen in Hinblick auf das Leben weiter öffnen. Er will sich selbst mehr erlauben.
Er will sich gleichsam stärker und schärfer in die Erde stecken, wie eine eiserne Schaufel.
Es ist der starke Mann, der das Kind auf seine Schultern nimmt, um es in Verantwortlichkeit zu tragen. Er zeigt seine Gefühle nicht, aber tut, was er tun muss - denkt er. Tatsächlich jedoch überrascht er sich selbst. Er ist zu hart für sich selbst. Er verbirgt sich zu viel auf eine für ihn nicht sehr gesunde Weise. Er hält sich zu gespannt geschlossen; gefühlvolle Energien werden eingesperrt. Als ob er Angst davor hat. Mit Kontrolle und Macht hält er sich selbst kräftig zu.

Wen es nach Geuze verlangt, der will tief in seinem Herzen sein ganzes Feld auf-machen; es ist die innerliche Schlange, die ihren Kreis (die geschlossene Null) öffnen will ... damit sie sich selbst frei-gibt ... Dieser Mensch will sich selbst öffnen, weit aufreißen. Ein enormes Gefühl der Freiheit, ein Gefühl von Offen-Atmigkeit ist die Folge, ein Weinen vor froher Rührung ist die Folge, wenn dieser Mensch den kreisförmigen Gürtel öffnet, der sein Wesen einschließt! Die Lungen werden breiter, die Luftsäcke füllen sich mit mehr Sauerstoff als je zuvor. Er hat ein sehr starkes Gefühl der Weite in sich.

Das Gefühl von Ersticken, von Anspannung und Beklemmung fällt weg. Er hat sich selbst weit geöffnet, befreit aus einem Gefängnis, das er sich selbst auferlegt hatte. Seine Arme, seine Glieder, sein ganzer Körper scheinen auf einmal elastisch zu werden ...
Das Gefühl von Freude, das ihn nun beschleicht, ist unglaublich intensiv! Er hat sich selbst nun frei-gemacht und ist nun auch in der Lage, auf eine frohe, Offene Weise mit dem anderen zu kommunizieren. Er läuft nicht mehr weg vor Gefühlen. Er schneidet seinen Gefühlen nicht länger den Weg ab, bevor sie überhaupt die Chance bekommen haben, frei zu strömen. Er fühlt sich nicht länger umgürtet.[4] Er ist nun auch in der Lage, seine Gefühle nach außen hin zu manifestieren, was zuvor ein Ding der Unmöglichkeit war.

Derjenige, den es nach Geuze verlangt, hat das Gefühl, sich im Leben verantworten zu müssen. Er kann es sich nun aber nicht länger erlauben wegzulaufen, wegzuflüchten ... , (im äußersten Fall vergleichen wir diese Flucht mit der Symbolik des Komas, der Epilepsie[5]); der Appetit auf dieses Getränk fordert den Menschen nachdrücklich dazu auf, dieser Flucht nun tatsächlich ein Ende zu bereiten!

---

[4] Lies hierzu über die psychologische Symbolik des Herpesvirus, der Nieren in *Der Schlüssel zur Selbstbefreiung – Enzyklopädie der Psychosomatik.*
[5] Lies mehr hierzu in *Der Schlüssel zur Selbstbefreiung – Enzyklopädie der Psychosomatik.*

Er wagt es nun, sich seine Problematik anzusehen. Er hat zu viel Angst, seine Gefühle ‚zuzulassen', infolgedessen hat er auch Angst, seine Gefühle zu äußern, als ob dies lebensbedrohlich wäre. Dahinter verbirgt sich ein Macht-Instinkt. Die Macht des strengen harten Patriarchen in sich selbst in Bezug auf das empfindliche Weibliche: er findet dieses Empfindliche, Weibliche in sich selbst vielleicht nur matt, schwach, ungeschützt. Er verbirgt es sehr tief in sich selbst und scheint sich dafür zu schämen; er unterdrückt seine Gefühle, steckt sie ganz tief weg, so dass es scheint, als ob keine Lebenswasser mehr in ihm wären; er ‚kennt' keine Gefühle, er kennt keine Weichheit mehr; er fühlt sich nun mächtig und stark. Er erkennt nicht, dass diese Haltung gerade seine Schwäche ist und alles Leben in ihm in letztlich töten kann.
Er bleibt gleichsam auf Distanz zu seinen eigenen Gefühlen, wodurch er dann auch unmöglich wirkliche gefühlvolle Kontakte mit anderen aufbauen kann. Er wird sich selbst aus diesem beengenden Machtgriff lösen müssen.

Er wird einsehen müssen, dass Gefühle, wenn sie von Liebe und Aufrichtigkeit gesendet werden, kein Unheil anrichten können. Er darf sich entspannen und einen freien Durchlass für seine Gefühle schaffen, die bereits so lange, wenn auch unbewusst, in der Zange gehalten wurden, hinter Schloss und Riegel gesteckt wurden.

Das fundamentale Unterdrücken des spontanen Lebensgefühls in sich selbst verhindert, dass er sich einmal gehen lassen kann, sich entspannt ... macht, dass er sich unnötigerweise abschirmt, in erster Linie gegen sich selbst. Er verträgt es nicht, dass ein anderer zu nahe kommt ... weil er es sich selbst nicht einmal gestattet, ganz nahe an seine intimsten Gefühle heranzukommen. Weitere, weniger intime allgemeine Kontakte liegen ihm gut, solange er nur nicht ganz aus der Nähe mit seinen Gefühlen konfrontiert werden muss: schließlich ist er davor auf der Flucht. In einer echten engen Partner-Beziehung kann er seine Vogel-Strauß-Haltung nur schwer aufrechterhalten: er kann nur flüchten oder sich beugen. Eine Flucht vor sich selbst, weg von seinen Gefühlen, von seinem Partner ... Oder ein Beugen ... vor dem Leben: um den Lebensstrom, die Gefühle frei durchzulassen. Er hat im letzten Fall keine Angst mehr vor sich selbst, vor dem Kind in sich selbst, vor den Gefühlen in seinem Innersten, vor einer engen Beziehung zu seinem Partner. Zwei autonome Wesen, die jeweils aus der eigenen Veranlagung heraus in einer vollkommenen Offenheit zu einander kommen können, ohne dass Gitter und Barrieren instandgehalten werden müssten. Er ist nicht länger auf der Flucht vor dem Empfindlichen in seiner Seele; sein Herz darf sich strahlend öffnen. Er ist nun in der Lage, Weichheit in seinem Herzen zuzulassen. In seiner Beziehung zum anderen wird er nun umso stärker erfahren, wie er sich in der Vergangenheit stets gegen den Liebevollen Durchfluss des Lebens selbst gewehrt hat.
Er ist immer auf eine zu krampfhafte Weise im Leben gestanden. Er lief immer weg vor einem Teil seiner selbst. Mit einem kontrollierenden Auge, mit einer

kräftigen Generalhand hat er sich selbst (unbewusst) straff am Zügel gehalten. Er konnte auf diese Art unmöglich ein Gefühl der ‚Freiheit' haben. Er konnte sich nicht einmal frei in sich selbst bewegen ...
Nun lässt er das Leben in sich selbst zu; seine Adern öffnen sich ... , seine Nieren entspannen sich. Er steht ganz nah bei sich selbst und schmeckt das Leben auf eine intensivere Weise als zuvor. Er hat sich aus dem tödlichen Korsett befreit. Er lebt!

Vater und Mutter leben nun in einem gesunden Gleichgewicht in seinem innerlichen Bild. Er hat der innerlichen Partnerschaft in sich selbst Gestalt gegeben. Ein harmonisches Zusammengehen von Denk- und Gefühls-Pol, ohne dass einer von beiden den anderen dominiert. Er lässt es alles in sich selbst existieren ... ohne Hindernisse aufzuwerfen. Er fühlt sich nun im Gleichgewicht, stabil mit beiden Füßen auf dem Boden. Seine Gefühle liegen nicht länger zusammengerollt und verborgen hinter dem harten, strengen, ängstlichen männlichen Schild. Er hat sich selbst die Freiheit gegeben; sein Leben verläuft nun viel einfacher, gemütlicher. Er ist nun auch in der Lage, auf offene, gefühlvolle Weise mit dem Partner umzugehen, ohne einen Damm bauen zu wollen, ohne gleich ganz weit weg laufen zu wollen wie ein Rehbock, den anderen auf Distanz von seinen Gefühlen zu halten, weil er eigentlich vor Gefühlen flüchten will, vor seinem eigenen intimsten nähesten gefühlvollen ICH. Er nimmt nun Kontakt mit diesem allertiefsten empfindlichsten Teil seiner selbst auf und merkt nun, dass keine Schwäche, sondern Kraft und Liebe in dieser Quelle verborgen liegen. Er lässt diese Fontäne nun begeistert in die Höhe spritzen.

Trappistenbier

Die Art von Trappist ähnelt ein wenig der des Roggenkräuterkuchens, u.a. die angehäufte Energie-Masse, die eine Erkundung und praktische Nutzung dieser Energien erfordert.

Eine urinstinktive Basiskraft wölbt sich, lebt dicht konzentriert wie in den Muskeln-mit-Fett beim starken Gewichtheber. Geschützt unter einem kleinen Satteldach hängt ein Jesus-ans-Kreuz-genagelt, in Aufopferung, wobei man das Gefühl bekommt: „Los, komm unter dem Schutzdach hervor und springe von deinem Kreuz herunter." Aber im Moment hängt er noch für eine Weile dort und kommt gerade noch nicht von seinem hölzernen Kreuz herunter. Ungeduld bei den Umstehenden ist möglich, Frustration beim Menschen, der fühlt, dass er so viel Potenz in sich trägt, aber dass er damit nicht genug nach außen treten kann, es nicht wagt, sich selbst Zeit … lässt.

Der zusammengerollte runde Porzellankopf des Jahres der chinesischen Katze: viele Energien, intuitive oder instinktive Kräfte werden verhalten, warten darauf, zum Leben erwachen zu dürfen und wegzuschießen, hinein ins ‚Leben, die Produktivität, Bewegung, Aktion, Transformation usw. …'

Trappistenbier steht für den runden kleinen Rosenkohl, der schon so viel in sich gesammelt hat, so dass keine weitere Erweiterung mehr nötig ist. Es ist seine Art: er lebt daher auch stark aus seiner starken ‚Seinsvibration' heraus. Er steht gerade noch nicht kurz vor dem Explodieren, würde man sagen. Sauerstoffreich wie Trappist ist, kann er all seine Kräfte einsetzen. Er steht auch für die höchst konzentrierte Gerichtetheit, bevor die Aktion oder Tat mit Anstrengung vollzogen wird. Kurz die volle Aufmerksamkeit, den Atem eben angehalten, die Muskeln angespannt, … und dann „Hopp"! Er MACHT.

Trappist hat eine Möglichkeit zum Durchhalten und Verhalten, sogar Hemmung, zu einem Aufhalten und in sich selbst Ansammeln von Lebensenergie. Wie stark konzentrierter Apfelbirnen-Sirup in einem Keramikgefäß. Viele feste Stoffe, das Wasser heraus verdampft oder gepresst, der Inbegriff von Energie-Konzentration.
Trappist fordert den Menschen dazu auf, sich für beispielsweise einen Laufwettbewerb vorzubereiten; die Beine werden ausgeschüttelt, die Arme warm bewegt, bis der Läufer sich in voller Gerichtetheit in die Startblöcke begibt. Oder die Phase ganz kurz VOR dem Aufbersten einer Samenanlage oder einer Blumenzwiebel. Kurz: Trappist bringt den Menschen in Bereitschaft dafür, bald loszulegen – ganz gleich, um welche Aktion es geht, mental, physisch.

Der Mensch, der den Geschmack von Trappist gerne schmeckt, übt oder wiederholt bereits viele Male dieselbe Bewegung. Oder möglicherweise zögert er damit, zu dieser aktiven Tat überzugehen und hält sich (länger als nötig) zurück, wie eine steinerne Katze, die einfach so da sitzt und immer Ausschau hält, oder alles überdenkt, die rote Farbe ist in ihr anwesend, aber sie kommt noch nicht wirklich zu einem dynamischen nächsten Schritt.

Im positivsten Fall sehnt sich der Mensch, der Trappist liebt, danach, seine Fasern anzuspannen, seine Schnürsenkel zu binden … um loszugehen, zu starten; er erfüllt auf eine gründliche Art und Weise die Voraussetzungen, damit alles gut geht. Er ist sehr zuversichtlich, hält sich bereit wie ein Herr und empfindet sich nicht länger als ein leidendes Opfer. „Sollen wir anfangen?!", schaut er dich an, schon trippelnd, an einer Stelle trampelnd oder springend, die Muskeln angespannt. Bald wird er loslegen … sich selbst abschießen, seine Energien in voller Kraft nach außen gehen lassen. Jetzt, in der Sphäre des vollen Trappisten *gerade* noch nicht, aber lange kann es nicht mehr dauern. In diesem geballten Sein von Trappist erkennen wir auch den Stuhlgang wieder, der bereit ist, eher mit kompakter Struktur, bevor er mit Mühe und Einsatzkraft vom Menschen auf die Erde abgeworfen wird oder in die Toilette. Können wir es so zum Menschen sagen: „Halte dich selbst nicht zu lange gebunden, wage es vielleicht gelegentlich, ein wenig früher in das Leben hinein zu schießen, bremse dich selbst nicht ab, halte deine Kräfte nicht zu lange zurück und gib dir eine offene Chance, vollkommen in das Leben hinein zu schießen, ohne allzu viel Zurückhaltung. Lasse die Kräfte einfach aus dir herausströmen, bremse sie nicht, und, natürlich, tue dies von deinem goldenen Herzen aus, nicht auf tierisch instinktive Weise." Und da sehen wir nachaußenrollende Energien, Gefühle usw. … aber hierüber spricht Trappist nicht mehr, denn dieser will noch ein bisschen warten und weiter überdenken, mitunter ein wenig zu viel innerhalb seiner selbst sitzen bleiben …

Cola-Getränk

„In der Tasche der großen Mama
sitzt Däumling mit seinen Brüdern;
Er weiß nicht einmal, was vor sich geht,
und wartet ab, was geschieht.
Der Riese tritt ein,
blickt sich um und sucht nach
Menschenfleisch im Schränkchen ...
Weißt du, was er fand?
Eine frische und fertige Wurst:
er griff den kleinen Däumling an seinen Haaren
und verschlang ihn mit einem Bissen.
Was einst ein Menschlein war,
war dies nicht mehr!"

So ergeht es dem Menschen, der nicht einmal sich selbst kennt, der an der Fassade seiner Seele hängt und sich weigert, als ICH aufzustehen. Er *lässt* sich führen, lässt sich im Leben hängen, lässt alles mit sich machen und denkt nicht richtig nach! Er lässt sich im Leben mitschleppen ... Große Mächte haben ihn im Griff, weil er sich selbst nicht wirklich in den Griff nimmt, weil er sich nicht wie ein Herr und Meister an das Ruder seines Schiffes stellt. Gleichsam noch betäubt von den Ur-Energien, noch nicht wirklich geboren, nicht wirklich geboren-werden-wollen in sich selbst: er hält sich selbst betäubt im Leben. Im seelischen Rausch des Ur-Schoßes braucht er nicht wirklich selbst zu sein, als ein ICH zu existieren.
Man würde sich lieber dem ewigen Schlaf hingeben, dem Genussrausch des Nicht-Seins, der Traumphase. In dieser Glückseligkeit wird man sterben und

vom Riesen verschmaust werden ... Man stirbt nicht wirklich, denn man hat nie wirklich gelebt. Auf dieser Ebene lebt der Zombie, lebt die Droge, lebt der sexuelle Rausch, lebt die Sphäre von Nirwana, ... aber das echte Glück, die echte Freude, die das Ergebnis des SEINS ist, das Frohsein mit den Füßen auf der Erde, als eine Individualität ... fehlt. Man lässt sich am liebsten hoch aufnehmen in ... Sphären, in denen man nicht wirklich man selbst ist. Ein Schein-Ich zeigt sich. Man scheint keinen echten Kontakt zu diesem Menschen zu bekommen: erst muss er in sich selbst ‚ein-treten'; erst wird er wirklich Kontakt zu sich selbst bekommen müssen!

Er wird sich in aller EHRLICHKEIT, mit den Füßen auf dem Boden, so zeigen müssen, wie er ist. Solange er nicht wirklich ‚Besitz' ergreift von seinem Körper, von seinem Ich ... ist es gut möglich, dass er von anderen ‚übernimmt', dass er NICHT WIRKLICH ER SELBST IST, dass wir ihn als ‚abwesend' oder unecht erfahren. Ohne dass er es vielleicht selbst richtig weiß, imitiert er vielleicht seinen Freund, seinen Vater, seine Mutter, seinen Lehrer in der Schule, gesellschaftliche Gewohnheiten oder Verhaltensweisen einer bestimmten Gruppe usw. ..... Er ist ‚vage' … Er BEKENNT sich einfach nicht zu seinem Wahren Ich, zu seinem Kernartigen Wesensinhalt, weil er nicht wirklich IN und mit sich selbst verbunden ist. Er kann imitieren, er kann sich hinter etwas oder jemandem verstecken, verbergen.

Wo bist du?? Komme zum Vorschein in deiner wahren Gestalt. Das Bedürfnis nach einem Cola-Getränk spornt dich dazu an, mit deiner Abwesenheit, deiner Zombie-schaft zu brechen: werde dir nun deines höchst-einzigartigen ICHS bewusst! Verdrehe dich selbst nicht in die Farbe deiner Umgebung, wie ein Chamäleon: Bleibe immer du selbst! Noch besser: Werde nun endlich einmal du selbst! Wenn du dich bisher in einer nebligen Traumsphäre aufgehalten hast, dann tritt nun in das Tageslicht deiner selbst.
In der Coca-Cola-Sphäre wird der Mensch lebendig geschüttelt und geweckt ... aber diese Schein-Freude wird durch einen *wirklichen* Schluck aus dem eigenen tiefen Wesen gefüllt werden müssen, so dass Cola nicht mehr unbedingt *‚Benötigt'* wird.
Betrachten wir die erste Phase dieses Menschen auf Erden: er wird geboren wie in einem Traumschleier. Wer bin ich? Wo bin ich? Was geschieht? Menschen, die diese Anfangsphase niemals ‚ausgerüstet' hinter sich lassen, die nicht wirklich gut in sich selbst und das Leben ‚eintreten' können, suchen ein Getränk wie Coca. Man braucht die Coca dann nicht stehen zu lassen, aber man sollte sich des Grundes bewusst sein, warum man Coca trinkt ... Der übertriebene Drang zu Coca verschwindet, wenn man diesen Schritt in sich selbst macht.
Man ist geneigt, ‚den Schritt' in das Leben - als wirkliches ‚Ich' geboren zu werden - zu verschieben. Man hält sich am liebsten im Rausch des Traumes auf, der Illusion, der Er-wartung und des Ab-wartens. Als ob man Angst hat, dem Leben

direkt und wirklich in die Augen zu schauen; die Angst, sich selbst in die Augen zu sehen; Angst vor dem Leben, Angst vor der Wahrheit des ‚Seins'.
Dieser Mensch sollte sich selbst auf eine entschlossene Weise in die Augen sehen und den Beschluss fassen: Ich entscheide mich dafür zu leben, mich nicht länger zu verstecken, nicht länger hinter einem Schirm verborgen zu bleiben, hinter den Kulissen von etwas anderem oder jemandem ...

Er bricht mit seinen unbewussten Ängsten: er betäubt sie nicht, er beschwichtigt sie nicht ... sondern wagt es, sie sich einmal richtig gründlich anzusehen! Er flüchtet nicht länger vor sich selbst. Er ist keine BEUTE mehr für den anderen, für den Riesen, für die Gesellschaft, für die Masse, für ‚Verschwinden', ganz gleich wie ... weil er sich selbst nun ANWESEND stellt, weil er nun beschließt, *Selbst* geboren zu werden, statt sich von unbestimmten Sphären leben zu *lassen* ... Er tritt vollständig in sich selbst hinein und übernimmt die Verantwortung für sein wirkliches ICH. Er tritt jederzeit EHRLICH in den Vordergrund!

Auf diese Weise wird er sich auf eine wache Weise in sein ICH ver-tiefen. Er wird auf eine gesunde Weise über das Leben nachdenken, statt davor weg-zulaufen. Er wird die AUTORITÄT, den RIESEN IN SICH SELBST erkennen müssen ... so dass ihn niemand mehr im Griff und niemand mehr Macht über ihn hat. Er gibt sich niemals mehr einem Menschen AUSSERHALB seiner selbst ‚hin'! So wird er niemals von einer Autorität außerhalb seiner selbst geschluckt werden können ... Er sollte auf entschlusskräftige Weise beschließen, dass nur ER etwas in seinem Leben zu sagen hat.
Er wird die Notwendigkeit sehen, in Nüchternheit, in Konfrontation mit seinen tiefen Ängsten, um mit dem Tod zu brechen. Der Mensch hat zwei Möglichkeiten: entweder entscheidet er sich niemals für sich selbst und hält sich gefangen und betäubt in dem Rausch, in der Traumsphäre, wodurch er schließlich wieder in die Sphären des physischen Todes aufgenommen werden wird ... , oder er bricht mit der Selbst-Betäubung, mit dem seinem eigenen ICH nicht-zuhörenwollen (Gehör).
Am besten ÖFFNET er sein Ohr einmal tief und aufrichtig für sich selbst ... : er wird merken, dass seine Unruhe, Ängste und Verdruss verschwinden, wenn er wirklich AUS diesen leblosen Traum-Sphären heraustritt, die ihn nur in einen vorübergehenden Rausch versetzten, wenn er mit der Vergangenheit aus Tod und Nicht-Sein bricht, wenn er sich wirklich dafür ENTSCHEIDET, er selbst zu SEIN.

Trinkt er ein Gläschen Cola, dann schadet ihm dies nicht, wenn er dies in der Freude seines Seins trinkt, nicht länger im ‚Rausch des Zombie-Seins ...' In diesem letztgenannten Fall würde er sich sogar in lichten Sphären fühlen, während er langsam im großen Mund des Riesen verschwindet, um dort einen Tod zu sterben; er fällt lächelnd in einen tiefen Schlaf, ohne jemals wirklich als ICH gelebt zu haben. Der Mensch, der viel Cola trinkt, sehnt sich eigentlich nach einer intensiven Selbst-Werdung, nach einem ehrlichen ICH, das aus seiner Traum-Phase tritt, der auf die Suche geht nach wirklicher Freude, um das eigene Dasein statt einen vorübergehenden Genuss anzustreben. Er wird erst damit aufhören müssen, vor sich selbst weg-zuflüchten, sich selbst im Hintergrund zu halten und nur ein Schein-Ich in den Vordergrund zu schieben, ein Ich, das er *selbst* nicht einmal ist. Cola ermahnt ihn dazu, sich weit zu erheben ... als ICH, in seiner vollen Gestalt! Er wird die prächtige Symbolik des ‚Daumens' begreifen und verwirklichen, nicht wie im oben beschriebenen Märchen, sondern in voller Bewusstseinsbreite in das Leben eintretend![6]

Der Mensch wird aus dem zwingenden unbewussten Rhythmus der Ur-Sphären heraustreten müssen (und in diesem Fahrwasser auch aus den Zwangsläufigkeiten, den Begierden ...), damit es ihm nicht so ergeht wie dem Däumling, wie im ersten Absatz beschrieben. Wenn er radikal mit den selbst-betäubenden Sphären bricht, wenn er auf BEWUSSTE Weise aufstehen würde, sich seiner Aufgabe als MENSCH bewusst werden würde, *selbst* sein Leben in die Hand zu nehmen, dann begreift er die Ermutigungen von Cola, um für immer wach zu werden und in der wahren Größe seines ICHS aufzuerstehen!

Lass uns dies noch vergleichen mit den aufpeitschenden Urrhythmen der Trommel, der rauen Schreie der Urvölker ... beim Opfern eines Stammesmitglieds an die Götter ... Der Mensch, der sich bisher sklavisch zum Opferaltar begeben hat, wird - in der Cola-Sphäre - aufspringen und sagen: „Ich will nicht im Topf gekocht werden! Was geschieht hier mit mir? Was tue ICH mir selbst hier an? Warum wähle ich nicht ein anderes Leben, *das* Leben?" Er rüttelt sich selbst wach und beschließt, *selbst* sein Leben zu lenken, statt sich einfach hängen zu lassen ... oder eine Art von Schicksal über sein Leben entscheiden zu lassen.

Er wird - in seinem BEWUSSTWERDUNGS-PROZESS - einsehen, dass ein Mensch sein Leben selbst in der Hand hat, selbst die Wurzel aller Umstände ist, die er angezogen hat ... und dass es Zeit wird, dass er Aktiv und Engagiert sein Leben auf sinnvolle Weise kreiert. Er ist nicht länger ab-, sondern an-wesend, mit Autorität!
Er ist kein Zombie-Kind der Urrhythmen mehr ... : er steht darüber. Er lässt sich nicht verschmausen ... von unbewussten Sphären. Er ist sich nun seines Wertes als ICH klar bewusst. Er ist auf hoch-konzentrierte, bewusste Weise in sich selbst anwesend, so dass niemand und nichts ihn noch verschlucken oder zur Seite schieben kann, so dass sein tiefster Selbst-Kern keine Lebensumstände mehr anzuziehen braucht, die ihn zu der Erkenntnis zwingen würden, dass er als ICH Verantwortung für sein Leben übernehmen sollte!

---

[6] Lies über die psychologische Symbolik des Daumens in *Der Schlüssel zur Selbst-Befreiung – Enzyklopädie der Psychosomatik.*

Er hat sich aus einem tiefen Schlaf geweckt; er hält sich nicht länger süchtig an den Rausch des Ur-Schlafes ... Er kommt zum Leben ... mit einem klaren Bewusstsein! Er zeigt sich nun auf selbstbewusste Weise, als ICH, in Stolz, in aller Offenheit, in seiner wahren Gestalt. Er ist, ganz bewusst, Herr und Meister über sein Leben! Erst jetzt kann er das Glück, die wahre Freude kennen lernen ... Er wird darauf achten, dass seine Lampe immer leuchtet, ohne dass Cola ihn noch dazu anspornen muss.

Wer nach Cola ‚süchtig' ist, kennt manchmal seine Grenzen nicht mehr, da er keine Linien mehr ziehen kann: er verliert sich im Ätherischen und gibt sich selbst kaum noch die Zeit, einzuhalten und über sein wahres ICH nachzudenken. Er hat sich selbst überholt und weiß nicht, wie er zurückgehen soll ... Er hat sich verirrt und fühlt sich wie auf einem drehenden Rad ... Man wird diesen Menschen dazu ermahnen, ruhig in seinen eigenen Schritten zurückzukehren, indem er auf die Suche nach sich selbst geht, indem er sich tief nach innen kehrt, in aller Ehrlichkeit. Er braucht KERN-WAHRHEIT über sich selbst und wird damit aufhören, immer wieder vor sich selbst zu flüchten, vor der Wahrheit ... Er täte nun gut daran stillzustehen und sich auf die Suche zu machen, um sein wahres ICH zu entdecken, vor dem er so flüchtet oder das er herunterdrückt und verborgen hält.

Holunderbeerensaft, Holunderbeerensirup

Holunderbeeren können mit den uralten Gehirnteilen verglichen werden, mit dem Gehirnstamm, dem Kleinhirn beim Menschen. Unbewusstlebende Muster, auch das, was wie von selbst geschieht, ohne dass darüber nachgedacht werden müsste. Ein Beispiel: die Kraft im Menschen, sich Lenker seines Lebens zu wissen.

Holunderbeere trägt Abrundung in sich, zugleich das Genießen schöner Dinge, Genießen der Formen, der Weise, wie die Natur und / oder der Mensch die Elemente schön kreiert und abgerundet hat. Er blickt, wie ein Napoleon, selbstbewusst, selbstzufrieden über die Felder hinweg und streicht kurz sanft mit seiner für gut befindenden, zufriedenen Hand über die schön gemauerten Reliefs der Mauern. Er mag es, zu hegen und zu pflegen, sich selbst zu genießen, seine Produkte, sowie auch das, was sich in seiner Umgebung befindet, zum Beispiel eine schöne Wand, ein weich bemaltes weißes Giebelhaus. Holunderbeerstrauch liebt die Ränder, liebt das, was schöne Dinge umsäumt oder begrenzt.

Die Holunderbeeren selbst heißen willkommen, öffnen ihren Mund gleichsam für all das Herrliche, das sich anbietet und lassen es zu, dass jemand ihr Zimmer betritt. Sie wollen auch beruhigen, wollen machen, dass jemand sich sicher fühlt,

sobald er die Einladung des Holunders annimmt. Er ist edel und ehrlich, wird niemals einen Menschen ‚hereinlocken', um dann eine Falle zuschnappen zu lassen. Er meint es gut und will, dass jeder, der ihm einen Besuch abstattet, sich wohl fühlt, sicher und ruhig. Er stellt es jedem frei, zu kommen und zu gehen, ohne jede Verpflichtung, in aller Freiheit. Sein Willkommenslied erklingt leise; er öffnet sich in Liebe, ohne den- oder dasjenige zu greifen, der / das sich ihm präsentiert. Herz und Thymus holen in dieser Sphäre ruhig Atem. Es ist keine Rede von Härte, Stress oder Übereile. Am liebsten lässt er die Zeit stillstehen und gibt sich der Weichheit seiner selbst, der Natur hin. Er teilt diese Zärtlichkeit für das Leben mit anderen. Er ist in der Lage, alles loszulassen. Der ganze Schmerz und jede Spannung verschwinden in diesem entspannten Zustand.
Verwandt mit der Sphäre von Lindenbäumen.

Der Mensch, der Holunderbeersaft oder -sirup liebt, eventuell mit Zucker gesüßt oder Wasser gemischt, zeigt hiermit, dass er die Mauer um sein Haus herum hegen und pflegen will, die Farbe auf einem Gegenstand, die prächtiggelbe Schale um die Banane herum, die Haut um seinen Körper. Er will das genießen, was sich nach außen hin manifestiert oder zeigt. Die Wechselwirkung mit dem ‚Licht', der kleinen Sonne, die sanft strahlt und macht, dass die Dinge sich, dass er selbst sich in Freude nach außen zeigen kann, als Blume, als Blatt, als Beere …
Möglicherweise hat er sich zu sehr eingemauert auf harte viereckige Weise eingegraben, auf graue Weise weggeschoben wie einen Pfahl in den Betonboden. Holunderbeeren lindern diese Sphären der Abgeschlossenheit und öffnen sich; sie heißen willkommen, machen, dass das Herz sich einen freien Weg bahnen kann, sich befreien kann aus einer zu harten Unterdrückung. Gefühle dürfen nun durchaus existieren, strahlen sich auf geniale, außergewöhnliche Weise aus.
Eigentlich will der Mensch, der sich nach Holunderbeerensaft sehnt, seine empfindliche weibliche Seite an die Oberfläche holen, betonen, manifestieren. Das edle Sanfte bittet um seine Aufmerksamkeit.
Lebte er zuvor zu sehr in den Büchern, verborgen hinter einer Seite, auf der man vorschreibt, wie etwas sein ‚muss', aber erwachte er nicht zum ‚Leben'? Versteckte er sich beschämt, es nicht wagend, zu seinem Inhalt zu stehen, zu seinen menschlichen Gefühlen und Sehnsüchten? Dann spornt Holunderbeersaft ihn hier an: zeige deine Früchte und lasse diese Lebenssäfte in dir selbst strömen und ihren Weg nach außen finden. Nieren und Harnwege, Lymphgefäße sowie die Lebensadern in seinem Körper erfahren diese Gefühlsströmung als reinheitsbringende Meeres-Wellen. In Ruhe und Glück, in Zufriedenheit und Milderung badet der Mensch in dieser Atmosphäre der Holunderbeere.

Holunderbeeren selbst geben jeden Widerstand auf; sie geben sich dem hin, was das Leben weiterströmen lassen will. Die Widerstands- oder Protestpfähle und Spruchbänder fallen; in der Sphäre von Holunderbeeren bietet der Mensch keinen Widerstand mehr. Der innerliche Kampf ist gebrochen. Da ist eine Hingabe an Weichheit, an das, was der Lebenswind von ihm fordert. Der Kampf ist eingestellt und der Mensch verbindet sich in dieser Sphäre mit der Erde. Er legt sich auf das herrlich sanftwarme Gras und genießt es, auf der Erde zu sein. Das sinnliche Gefühl, mit der Erde verbunden zu sein. Keine einzige Blockade bleibt, kein Widerstand oder Kampf. Der Mensch gibt sich nun geschlagen und lässt zu, dass es geschieht: dass der Lebenswind seinen Körper umsorgt und auf lauwarme Weise sein Gesicht streichelt. In dieser wohltuenden Energie, die er als das irdische Paradies empfindet, ist er ganz nah bei sich selbst, in seinem Körper, weiß der Mensch sich sicher getragen durch das Leben in sich selbst. Er kommt zu einer vollständigen Bejahung dessen, was das Leben ihn fühlen lassen will, ihm reichen will. Die totale Hingabe an ‚das Gefühl', das hautstreichelnde Glück in einem selbst.

Der Mensch, der sich nach dem Aroma von Holunderbeeren oder Holunderbeerensaft sehnt, hielt möglicherweise seine Flügel bisher geschlossen, wie ein Flugzeug, das seufzenderweise auf der Startbahn stehen blieb und wartete. Ein Gefühl, das umschrieben werden kann als: es ist jedem beschieden, aber nicht mir; ich gehöre nicht dazu, oder: sie dürfen es und ich darf nicht. Die Schuppen des Stamms bleiben fest und hart geschlossen, unterdessen seufzend und auf all das blickend, was sich *sehr wohl* im Leben fortbewegen kann. Wie die Rinde einer Kokospalme, zu hornartig hart geschlossen lebend.

Ein Blick nach dort gerichtet, mit traurigen Augen, wie die eines Hundes, der nur auf ein Zeichen seines ‚Gebieters' wartet und denkt, nicht wirklich nach Seele und Körper ‚leben' zu dürfen: ich darf / kann im Leben nicht aufsteigen; ich muss meine Pflicht / Aufgabe erfüllen, mich selbst herunterhalten und wage es kaum, meine Nasenflügel, meine Arme, meine Flügel zu öffnen, ich halte mich selbst dicht und verschlossen. Das Verlangen ist zwar da, das Wissen auch, aber da ist auch ein Gefühl, nicht genießen zu dürfen, sondern im Gegenteil brav in der geschlossenen Haltung stehenbleiben zu müssen.

Atemwege rufen um Sauerstoff. Herz, Gehirn und Nervensystem im Allgemeinen bitten um ein Erleben des sanften Jetzt-Momentes.

Die Haut will sich auf sanftere Weise für Wind und stattliche Lufträume öffnen. Ein innerlicher Drang zur Selbst-Befreiung. Der Mensch öffnet in der Sphäre von Holunderbeeren jede Zellen-Antenne seiner Haut, jedes Empfangspartikelchen seines Körpers, sowohl im Kopf als auch in Handflächen, Fingerspitzen. Er empfängt sanft und lässt es zu, dass elektro-magnetische, entspannungbringende, liebevolle Energien durch seinen ganzen Körper ziehen.

Holunderbeeren erzählen diesem Menschen, dass er das tun solle, was sein Herzensgefühl ihm sagt. Dass das Leben ihn dazu auffordert, sich selbst zu genießen, sein eigenes körperliches Sein, die Blumen, die er in die herrlichen Räume sendet und öffnet. Ein genießendes Anwesendsein bei sich selbst, in seinem

Körper, eine gefühlsmäßige weite Öffnung für und aus sich selbst heraus für all das Schöne, was in ihm lebt, für das Schöne, das sich ihm zeigen will. Eine Offenheit für Liebe, für Weichheit und genussvolles Erleben.

Die Arme ausgebreitet, sich dem herrlichen Glücksgefühl hingebend, in dem Wissen, dass es nichts Schöneres gibt, als Teil dieses sinnlichen, sensuellen, physisch-geistigen ‚Seins' zu sein. Sich getragen wissen in den Armen des Lebens und das geschmeidige Mitgehen, auf flexible Weise mit der Dünung des Lebenswindes, der ihn streichelt. In und mit sich selbst: die wohltuende Wahrnehmung. Diese weichstreichelnde Liebesenergie macht frei, öffnet das Herz, lindert das Gemüt, lässt jede Zelle sich selbst befreien, lässt Austausch mit jedem zu, der sich auf diese Wellenlänge der Freiheit, Rührung, Offenheit, des Genießens, der liebevollen Sensualität abstimmt. Das absolute Freiheitsgefühl als ‚Ich' in seinem Gefühlskörper zu sein, begrenzt durch eine herrliche Haut.

In der Sphäre von Holunderbeeren wird man gerade noch nicht ‚high', weil die Kraft des physischen irdischen Aspektes kräftig weiterwirkt. Aber die Ruhe in der Hingabe an das himmlische ‚Lebensgefühl' gibt wieder, wie der Mensch, wenn er in absolutem Vertrauen lebt, sich um nichts Sorgen zu machen braucht. Weder denkend noch grübelnd, auf seine tiefere innerliche Basis bauend, wohlwissend, dass alles gut ist, wenn er nur loslässt und das Schöne zulässt, in Dankbarkeit das Schöne in sich selbst, in der Natur genießend. Nichts greifend, nichts erzwingend. Er IST einfach, in absoluter Hingabe an die herrliche Lebensströmung, die durch ihn hindurchzieht. Haut und Sinne öffnen sich wohlwollend für die liebevolle Hand, die ihn berühren will, auf dieselbe Weise, wie er selbst in Liebe krönen will, streicheln, belohnen, geben, erleben zusammen mit denjenigen, die mit ihm auf einer Wellenlänge sind.

Kaffee

Kaffee steht für Fürsorglichkeit für sich selbst und Offenheit in sich selbst. Dies ist das Gegenteil von Selbst-Schrumpfung, Selbst-Verstümmelung: auf jedem beliebigen psychischen, emotionalen oder physischen Gebiet. Kaffee fordert den Menschen dazu auf, seine Persönlichkeit in voller Wertschätzung zu öffnen, zu erweitern, zu verbreitern, seinen Lebensraum breit in Anspruch zu nehmen.

Lust auf Kaffee sagt: Gestatte es dir selbst, sehr breit und weiträumig deinen Raum einzunehmen; nimm den Ort und die Zeit vollständig ein, die du brauchst, um du selbst zu ‚sein'.
Selbst-Respekt! Du hast Ehrfurcht vor dir selbst; wenn für dein Wohl erst dies geschehen muss, darfst du dem anderen keinen Vorrang geben! Du gehst vor ... : das Leben in dir hat VORRANG vor allem. Alles andere muss hierfür weichen,

wie wichtig es auch scheinen mag. Dazu gehört auch, dass du dich selbst niemals hetzt, weder für einen anderen, noch für eine Sache, einen Gedanken, ein Ziel ... Du bleibst immer ruhig bei dir selbst, voller Respekt.

Kaffee steht für: *zuerst* auf dich selbst hören, auf die Sprache deines Herzens, ‚was ist gut für mich?' ... und nichts ausführen, was dem zuwiderläuft. Nicht einfach auf emotionale Weise auf etwas losstürmen: Kaffee bewahrt immer das Gleichgewicht, weist eine Ausgewogene, Klare Struktur auf. Er ist immer Herr und Meister. Er kennt die ‚Vorrangs'-Regeln: es ist das königliche Leben in dir selbst, das Vorrang verlangt. Der Mensch, der sich selbst weder ignoriert noch überholt. Er blickt sich selbst an, schenkt sich Aufmerksamkeit, mit Wertschätzung. Er betrachtet alle Menschen als gleichwertig, wird niemals einen dem anderen vorziehen, niemals diskriminieren. Er hat ein gutes Herz und will alle gleich behandeln, jeden gut behandeln. Er wird niemals Dinge oder Menschen aus nicht-edlen Motiven vorziehen: weil sie stärker verbunden wären mit beispielsweise Geld, einem Status, einer Reputation, mit Ehrgeiz, Studienabschlüssen ... Für ihn steht jeder auf der gleichen Stufe. Er hat für niemanden eine spezielle (Kaffee-) Bohne, außer für das Leben selbst! Er ist zuerst und vor allem *einzig* und allein Liebe und Respekt für sein eigenes Lebendes Selbst. Von diesem Punkt aus beginnend ist er die Personifikation des lieben, warmherzigen Menschen, der allen bestehenden Wesen denselben Respekt bezeugt.

Er ist jetzt mit dem Höchsten Göttlichen und Edelsten seiner selbst verbunden; er hängt ganz und gar nicht fest an Details, an Begierden, an Sex ... Er erkennt und entdeckt das Wertvollste in jedem Menschen, weil er selbst aus der eigenen Wertquelle heraus lebt. Er respektiert aus dem Grunde seines Herzens das Leben in allem Existierenden!

Wer Lust auf Kaffee hat, will der obigen Sphäre in sich selbst vollkommen Gestalt geben. Sie ist potenziell bereits in ihm vorhanden, aber unbewusst weiß er, dass er sich darin noch weiter entwickeln kann und dass diese Selbst-Erweiterung in erster Linie ihn selbst weiterbringen wird auf seinem Weg zu mehr Lebensglück.

Kaffee brennt darauf, sich an die Arbeit machen zu können, sich in das Leben schießen zu können. Er sehnt sich danach, viel zu tun, viel zu leisten (Berge, wenn es sein muss), aber es bedarf eines kleinen Anlaufs. Kaffee selbst glaubt an sich, an seinen Wert, an seine Möglichkeiten zur Ausfüllung des Lebens: an das tatkräftige Angehen, an seinen Arbeitseifer, seine Unternehmungslust. Er bereitet sich selbst darauf vor anzugreifen, loszustürmen. Seine Sinne, die Muskeln, das Nervensystem, das Gehirn ... sind mehr als bereit dafür, Energie in Verwirklichung umzusetzen.
Er hat ‚Lust' darauf, er ist zuversichtlich; seine Energien richten sich bereits in Vorbereitung voller Wagemut und Begeisterung auf dieses Unternehmen, das

‚Leben' heißt, ganz gleich wie es ausgelegt wird und Inhalt erhält. Darum wird er auch gut daran tun, niemals das, was er in seinem Leben tut oder anstrebt, ÜBER dieses Leben selbst zu stellen. Der Mensch, der große Lust auf Kaffee hat, wird daher auch diese Botschaft deutlich verstehen müssen; vom Kaffee an sich wird man nicht krank! Nur wenn man andere Werte als das Leben - das lebende ICH - an die erste Stelle setzt, und sich folglich nicht mit ausreichendem Respekt ‚sein' lässt, kann dieses Wegschieben einer absoluten Priorität (DAS LEBEN) den Menschen schließlich krank machen.
Mit anderen Worten: man darf niemals die Arbeit oder *die* Gedanken, die Zukunftspläne, die Ziele, die ‚Zeit' und den Leistungsdrang, die strukturelle Planung, die Begierden, die Wünsche usw. ..... an die erste Stelle setzen: Kaffee ermahnt den Menschen dazu, sich selbst als Zentraler Tatsache auf eine liebevolle, respektvolle Weise zu begegnen.

Kaffee ermahnt den Menschen dazu, DAS LEBEN an sich und das eigene LEBENDE ICH als SINNVOLL zu sehen, zu erfahren, zu betrachten, auszufüllen, das Leben in sich selbst zu respektieren und zu schätzen, sich selbst nicht zu verstümmeln, nicht niederzumachen, nicht anzuzweifeln oder zu vergeuden! Man soll sich selbst auf-werten, im vollsten Respekt: man soll sich selbst als sinnvoll, als gut, schön und wertvoll betrachten! Nur unter dieser Voraussetzung kann man auch wirklich glücklich werden ... Ohne dass man dazu notwendigerweise Kaffee trinken muss, um sich Mut einzureden, aus dem Gefühl heraus, dass man ‚ein Tässchen Trost' braucht, weil man sich selbst und das Dasein doch nur so lala findet ... : Kaffee mahnt den Menschen zu Respekt, zur Erweiterung seiner selbst, ermahnt ihn, er solle aufhören damit, sich selbst (und das Leben) zu ‚verstümmeln', unterzubewerten, zu erniedrigen, einzugrenzen auf nur einen ‚Arbeitenden', einen Fernsehschauenden, einen Vater für seine Kinder, einen besorgten Beamten, einen Denker usw. ..... während der Sinn und das Vergnügen des LEBENS selbst, und vor allem das GROSSARTIGE WEITE ICH vergessen werden!

Tut man dies nicht, dann wird der Körper als Spiegel dieses Ichs trauern und erkranken ... nicht vom Kaffee, sondern von der verstümmelnden Haltung, die man in Bezug auf das eigene Ich einnimmt ...
Der Kaffee brennt vor Verlangen, sich selbst werden zu lassen, sich selbst ‚Erfüllung' zu geben, das Leben durch ihn, durch seinen Körper, seine Hände, seine Taten, sein gesamtes Sein gehen zu lassen.
Kaffee ist voller Ungeduld, kann es kaum erwarten, auf eine aktive, dynamische Weise in das Leben schießen zu dürfen, erweitert alles, was in ihm und seinem Körper vorhanden ist, um möglichst viele Kräfte auf intensive Weise, in kurzer Zeit weiterströmen zu lassen und benutzen zu können. Die Kaffee-Sphäre öffnet

die Sicht, öffnet viele Kanäle; sie lässt den Menschen parat stehen, um im Leben zuzugreifen, sowohl mit Gefühlen, als auch mit Gedanken und Taten.
Kaffee-Sphäre bittet um psychische, emotionale, geistige ‚Erweiterung', wodurch alle physischen Bahnen erweitert werden, was dazu führt, dass die Lebensenergie leichter strömt.
Begeistert eher angespannt bereit zu sein, etwas zu tun, kann nicht schaden, solange der Mensch dies nicht an ‚Begierde' koppelt, es nicht daran koppelt, sich selbst voller Stress zu hetzen, um unbedingt etwas zu haben oder zu erreichen. Er braucht nicht die ganze Zeit so angespannt bereitzustehen oder seine Gedanken so straff aufzuspannen.

Kaffee ist ein Symbol für die Begeisterung: man freut sich darauf, sich hineinzustürzen! Man sehnt sich danach vorwärtszugehen! Man hat Lust darauf!

Welcher Mensch sehnt sich sehr stark nach Kaffee? Derjenige, der sich sträubt, wenn man ihn *stört*: „Lass mich in Ruhe, ich will lieber in Ruhe gelassen werden und ganz alleine sein!" Die Begeisterung wird von der nervösen dunklen Spannung und den Gefühlen von Frustration vergewaltigt. Energien scheinen nun blockiert zu sein aufgrund eines Gefühls der Unzufriedenheit mit dem eigenen Ich, mit dem eigenen Leben. Tief in sich selbst ist der Mensch möglicherweise wütend auf das eigene ICH. Er sehnt sich nach der Erweiterung, der Aufwertung, der Öffnung seiner selbst, nach Selbst-Achtung und dem Mut und der Lebenslust, die sich daraus ergeben: nach der Kaffee-Sphäre. Er braucht es allerdings, intensiv auf sich selbst zurückzugreifen und auch einmal mit sich selbst allein zu sein: um sich selbst in aller Konzentration, in Respekt und Ruhe zurückzufinden.
Der, der bis zum Rand voller scharfer aggressiver Kräfte ist, aber dies zu wenig im Licht von Freude, Glück und Zufriedenheit sieht. Er ist voller Energien, weiß diese aber nicht gleich auf die richtige Weise einzusetzen. Er ringt mit einer zu dunklen Nervosität. Sein Herz bittet um einen offenen, hellen, klaren, aufgeweckten, optimistisch hellen Rahmen (Struktur), innerhalb dessen er seine Energien wirken lassen kann.
Wer viel Denkarbeit verrichtet, aber die Dinge manchmal zu schwer und zu nervös überblickt, sehnt sich nach einem offeneren Blickfeld, einer ruhigeren Sphäre in seinem Innersten. Die Kaffee-Sphäre bringt Erleichterung, bringt ein Aufatmen.

Randvoll mit potenziellen Kräften ist dieser Mensch, aber er ‚sitzt' zu sehr darauf; er drückt sich selbst gleichsam zu sehr flach; er unterdrückt seine üppige Potenz durch eine Art Strenge aus harter Denkarbeit, aus Einschränkung und Unterschätzung seiner selbst. Es gelingt ihm nicht gleich, sie zu entfalten. Er fühlt vage irgendwo eine Frustration, weil er eigentlich viel (mehr) tun wollen würde. Mit seinen Gedanken ist er manchmal seiner Zeit voraus.

Es geht um die Frustration, nicht er selbst sein zu können in all seiner Weisheit: er wird gut daran tun, sich selbst zu erweitern ... Möglicherweise läuft dieser Mensch manchmal irritiert, wütend oder traurig herum, weil er dies oder jenes nicht so getan bekommt, wie er dies gerne hätte, weil dies oder jenes nicht geschieht … aber eigentlich handelt es sich dabei schon um eine Folge der Basis-Frustration, die aufgrund der Schrumpfung entsteht, der Verstümmelung des eigenen breiten weiten Seins.

Man hält sein Blickfeld klein oder man beschränkt buchstäblich den eigenen Lebensraum, man hält sich selbst gefangen in einem System oder unter dem Druck einer Autorität ... : man nimmt den eigenen weiten Raum nicht ein. Kräfte können nicht frei weiterströmen. Man betrachtet alles immer dunkler und schmachtet nach ‚Licht und Erweiterung', nach Rettung und Verbreiterung: Kaffee. Man muss damit aufhören, sich nervös zu machen wegen Dingen und Menschen, weil man nicht bekommt, was man ‚begehrt' ... : diese Begierde ist die Folge davon, dass man sich selbst nicht genug SEIN lässt. Man begehrt nur das außerhalb seiner selbst, was symbolisch ist für das, was man in sich selbst als einen ‚Mangel' erfährt. Man will beispielsweise mehr Geld, wenn man den eigenen Wert (für den das Geld symbolisch steht) nicht anerkennt ... Oder man verlangt ‚von den anderen', dass sie dies oder das anders tun sollen ... Es hat keinen Sinn, die Dinge zu ‚begehren' und sich nach etwas zu sehnen, was außerhalb von einem selbst ist! Man wird es immer IN sich selbst lösen müssen. Kommt man zu Selbst-Respekt, zur Zufriedenheit des eigenen SEINS, dann wird immer alles da sein, was gut ist, was nötig ist, um glücklich zu sein. Kaffee sagt: begehre nicht außerhalb deiner selbst, sondern erweitere dein Gefühl des Lebens in Dankbarkeit! Respektiere das wirklich Wertvolle! Lasse den Rest los ... und von selbst wird dir in den Schoß geworfen werden, was nötig ist.

Eine Aufforderung zur Transformation: der Mensch soll seine Energien im Licht des Lebens, aus dem Herzen heraus entwickeln, nicht im Dienst vorübergehender, begrenzter Werte. Er sehnt sich danach, sich ‚höher und lichter' zu machen: zu ewigen Werten, zu wirklichen sinnvollen Zielen. Der Hintergrund von Tod und Sinnlosigkeit bittet darum, aufgehoben zu werden. Der Kaffee-Trinker sucht das ‚Sinnvolle' des Daseins, damit er alles auf eine entspanntere, glückliche, freudevoll-erleuchtete Weise vollbringen könne. Er will eigentlich ein bisschen höher schweben als das Niedrigere: er sehnt sich danach, ein bisschen über die gewöhnliche Sphäre hinauszusteigen; er will in das philosophische, weite, fast kosmische Feld des Lebens kommen. In seinem Herzen sehnt er sich danach, die Dinge von oben aus betrachten und relativieren zu können. Auf diese Weise werden Gedanken nicht mehr von Emotionen oder einer nervösen, ungeduldigen Ausrichtung gelenkt; er wird nicht mehr davon mitgerissen.

Wer seine Nägel abbeißt, sich die Haare rauft, auf eine eher aggressiv-ungeduldige Weise im Leben steht, sehnt sich möglicherweise danach, sich in übertriebenem Sinne mit Kaffee zu ‚füllen': weil Kaffee ein neues Feld öffnet, in dem er dem Stress, der Spannung, Frustration und Ungeduld ‚entkommen' könnte. Die Kaffee-Sphäre holt den Menschen eigentlich in ein weniger schweres, weites Feld, in dem er sich ‚leichter' aufhalten kann. Der Kaffee sagt: Warte kurz, ich werde dich schon holen ... um dich zu besseren höheren Orten zu führen, wo du vom ‚Druck' befreit wirst. Darin liegt ein Verlangen nach ERHEBUNG, nach einem Hochheben, einer Aufwertung. Man kann Kaffee trinken, wenn man Lust darauf hat (natürlich ohne zu übertreiben), vorausgesetzt dies wird nicht zu einer ‚Flucht' und man arbeitet an der obengenannten Problematik. Persönliche Evolution und Kaffee-trinken können also durchaus Hand in Hand gehen! Arbeitet man jedoch nicht an der eigenen Evolution und verwendet man Kaffee als eine Art ‚Flucht', dann entflieht man schließlich langsam den irdischen Sphären ... mit allen dazugehörigen Folgen.

Kaffee ermahnt den Mensch daher auch dazu, eine Art von DRUCK aufzulösen: den Druck kann man nur in sich selbst auflösen. Man kann nur seine eigenen Energien unter Spannung setzen; man kann nur den eigenen Kräften und Gefühlen hinterherjagen oder diese herunterdrücken ... Man kann nur sich selbst weismachen, dass man nicht gut ist, dass man etwas nicht ‚kann', dass man ‚besser' sein müsste ... , man ‚frustriert' sich selbst im Zweifel, im Leistungs-Drang, in der Begierde (Ich muss dies und das ... : Voraussetzungen, die man erfüllen will ...).
Energien sind zu prall, zu gespannt und suchen einen Ausweg ... : der Kaffee bringt ein wenig Trost; alles scheint sich heller, flotter zu entwickeln. Der Geist ist hell und klar, ohne Sorgen, ohne schwer auf einem lastende Gedanken. Es ist eine Mahnung an den Menschen, sich dem ‚Müssen' zu entziehen, sich nicht mehr selbst zu hetzen und unter Spannung zu setzen ... Nicht vieles zugleich zu tun; eines nach dem anderen abarbeiten. Lasse den KOPF einmal zur Ruhe kommen; Gedanken und Gefühle der Selbst-Einschränkung drücken zu stark auf die Energien. Lasse das Leben sich mehr ‚von selbst' entfalten. Greife es alles nicht so ‚fest' mit deinem Verstand. Lebe nicht so verkrampft aus der Überzeugung der eigenen ‚Enge' heraus. So setzt du dich selbst schließlich unter Druck.
Dieser Mensch wird den Dingen manchmal mehr ihren Lauf lassen müssen; er wird lediglich durch Augen schauen, die die Sinnhaftigkeit des Lebens sehen, so dass seine Gedanken schöne, frohe Dinge enthalten. Im JETZT leben. Nicht wie ein Frustrierter, der auf krampfartige Weise alles versucht fest zu ergreifen, zu regeln ... weil dies oder jenes noch nicht in Ordnung ist ... Vertrauen und Loslassen bedeutet Entspannung; alles öffnet sich dann im Körper ...

Kaffee-Bohne selbst ist ein Symbol für die Suche nach dem perfekten Gleichgewicht zwischen Himmel und Erde, zwischen links und rechts, zwischen Struktur und Inhalt, zwischen dem Männlichen und dem Weiblichen im Menschen, zwischen viel und wenig. Die richtige Dosierung; nicht zu viel, nicht zu wenig ...

Auf diese Weise den Emotionen, den Gefühlen, den Energien eine Struktur, Kanäle bieten: die Masse an Kräften wird gesteuert, in die richtigen Bahnen gelenkt, so dass der Mensch mit diesen Lebensenergien auf eine richtige, ausgeglichene Weise funktionieren kann. (Die Kaffee-Bohne lässt sich halbwegs mit der kräftigen Symbolik der Zahl 11 vergleichen).

Sie weist auch auf das richtige Verhältnis hin zwischen einem Zusammenhalten und Richten des eigenen Selbst einerseits und dem Gehenlassen des eigenen Selbst andererseits, zwischen festhalten-etwas loslassen: man sollte in keine von beiden Richtungen übertreiben. Der Mensch, der sich einerseits immer in sich selbst zusammenrollt, wie ein Fötus ganz nah in sich selbst kriecht, und andererseits die Energien auf gleichmäßige, dosierte Weise ‚herausströmen' lässt: Energie, die auf ausgeglichene Weise freigegeben wird und benutzt werden kann. Glaubenskraft im Gleichgewicht. Links und rechts, männlich und weiblich im Gleichgewicht.
Es versteht sich von selbst, dass Kaffee den Menschen dazu ermahnt, die symbolischen Merkmale von Wasserwegen und Nieren in optimalem Sinne in die Praxis zu bringen: hierbei wollen wir unter anderem auf die Notwendigkeit einer harmonischen Beziehung zwischen dem Geistigen und dem Irdischen / Körperlichen hinweisen (liebe deinen Körper! schwebe nicht mit deinen Gedanken weg von deinem Leib!), zwischen Gefühlen und dem Verstandesmäßigen (höre auf dein Gefühl, äußere es).
Begehre nicht, sagen die Nieren zusammen mit der Kaffee-Bohne, sondern schenke dir selbst Weichheit und inneren Frieden statt Gehetztheit, Spannung, Wut und Frustration heranzuzüchten. Schätze das irdische Wesen, das du bist; stehe dir selbst nicht hart, versteinert, ungläubig gegenüber!

Kohlensäurehaltige Getränke, Selters, Sprudel

Kohlensäurehaltige Getränke stehen für: dich selbst etwas mehr preis-geben; es wagen, deine Gefühle etwas mehr wie eine Fontäne in die Höhe spritzen zu lassen. Es ein Mal wagen, dich selbst ein wenig gehen zu lassen wie ein spielendes Kind; es wagen, deine eigenen Gefühle zu genießen, es wagen, das impulsiv in dir Aufkommende durchkommen zu lassen und dich daran zu erfreuen. Lasse deine tieferen Freuden-Gefühle nur ein Mal spontan aufsteigen und nach oben kommen, nach außen treten; sieh dir mit Fröhlichkeit alles an, was du in dir hast. Ein tiefes Verlangen danach, Energien, Gefühle, spontane Kräfte nach außen zu bringen; möglicherweise leben diese viel zu verborgen unter Gedanken, unter einer Art von schwerer ‚Hemmung'. Lasse das kindlich Fröhliche in dir selbst nach oben spritzen und genieße es! Lasse ‚das Lebenswasser' in dir selbst auf eine sprühende Weise aufspritzen. Genieße die dynamische Kraft, die in dir ist. Lasse die Gefühle einfach frei hindurchkommen!

Wer das Bedürfnis hat, Sprudel zu trinken, sehnt sich danach, sich selbst ein wenig zu erhöhen; er darf sich selbst nicht wegdrücken. Er sehnt sich danach, mehr Offenheit in sein Leben zu bringen, weniger Druck, Schwere und Hartnäckigkeit. Er will die Dinge am liebsten heller betrachten und braucht es dringend, auf eine flotte und offene Weise mit anderen kommunizieren zu können, ohne seine wahren Gefühle in einer Muschel verstecken zu müssen. Er täte gut daran, sich selbst eine freie Offenheit zu geben, ein offenes Ventil. Er darf nicht mit dunklen oder sorgenvollen Gedanken in seinem Gehirn herumlaufen. Kohlesäurehaltiges Wasser sagt dem Menschen, er solle das Schwere entfernen, es loswerden und das Leben auf eine entspannte, nicht zu dunkle, fröhliche Weise erleben.

Wer nach diesen Selterswassern süchtig ist oder sich sehr stark danach sehnt, verdient es, sich selbst einmal so anzupacken, wie das Kindermädchen ein kleines Kind anpackt, das ein wenig schroff und mit dunklem Blick in einer Ecke verbleibt. Sie wird es dazu ermahnen, auf eine offene und fröhliche, lichtere Weise mit den anderen Kindern in Kontakt zu treten. „Gib dich selbst nur frei, halte dich nicht so geschlossen oder schweigsam. Du tätest gut daran, auf eine spontane, furchtlose, offene Weise mit anderen umzugehen, nicht mit Schein-Fröhlichkeit, sondern mit wirklich gemeinter Freude über dein Selbst!"

Dieser Mensch sollte hier ganz klar erkennen, dass nur er sich diese sprudelnde Fröhlichkeit geben kann, dass er nicht von den anderen erwarten sollte, dass sie sein Leben fröhlicher machen. Er sehnt sich tief im Inneren danach, vollkommen aus sich selbst wie eine Freudenfontäne in die Höhe zu sprühen, sich einmal diesem herrlichen lebensbrausenden Gefühl hinzugeben! Er und die Lebensfontäne in sich! Er hebt sich höher zu einer hellen Freude. Er denkt nicht mehr schwer; er verdächtigt die anderen nicht mehr dieser oder jener Sache ... ; er lebt nur aus diesem herrlichen Gefühl des Seins heraus; er lässt den frohen Lebensstrom durch seine Adern strömen, wie ein Kind auf dem Karussell gibt er sich diesem helleren, fröhlichen Gefühl in seinem Innersten hin. Er denkt an nichts, grübelt nicht, macht sich keine Sorgen und weiß, dass aus seinem Vertrauen heraus alles in Ordnung kommen wird.

Dieser Mensch sehnt sich danach, sich selbst zu erhöhen, ein bisschen über seine täglichen Belastungen hinaus, um sich dem glückseligen Gefühl selbst hinzugeben. Es ist daher wichtig, dass er sich selbst auf den Pfad von Freude und Selbst-Befreiung führt, dass er alle niederdrückenden oder verborgengehaltenen Probleme in sich aufräumt und löst, so dass der ‚Aufstieg' zum Fröhlichen keine ‚Flucht' ist, sondern eine tägliche frohe Umsetzung eines tiefempfundenen Bewusstseins des Friedens und Glücks mit sich selbst. Tut er dies nicht, dann landet

er genau wie ein unbefriedigbares Kind wieder mit den Füßen auf dem Boden, weinend, weil es nicht noch einmal auf dem Karussell schweben darf.
Dieser Mensch wird ein bleibend glückliches Gefühl in sich selbst verwirklichen müssen, ohne dass er es noch nötig hat, ab und zu einmal zu flüchten (in eine Reise, in Drogen, in irgendeine Attraktion oder in das Erlebnis des verliebt-und-verloren usw. .....) um in einem kurzen Rausch für kurze Zeit gefühlsglücklich sein zu können. Er wird mit den Füßen auf dem Boden in die aufrechte dynamische Freude seines Wesens kommen müssen: eine Dankbarkeit für sein Sein.

Aus dieser Erkenntnis heraus wird er sich als ein Kind der Natur erleben können, frei, aufrecht fröhlich und spontan. Er wird nun alles aufräumen, was verhindert, dass dieses glückliche Gefühl bleibend sein kann ...
Er wird sich nicht in einem ‚Rausch' halten, mit den Füßen über dem Boden schwebend, um sich gut fühlen zu können, wie beispielsweise im Rausch des Traums, der Romantik usw. … dies ist nicht das wirkliche Glück. Dieser Mensch wird stabil mit beiden Füßen auf den Boden kommen müssen, um hier, auf der Erde, in Kontakt mit seinem allertiefsten Kern zu kommen, mit seinen Gefühlen, um hier allen Kummer und alle Hindernisse zu beseitigen. Er wird gut daran tun, sich in Fröhlichkeit aus seinem reinen Kern heraus hochzuziehen, aus dieser tiefdurchfühlten Freude über sein eigenes ICH, aber er sollte nicht über oder außerhalb seiner selbst in den Rausch flüchten, in die geträumte Version der Wirklichkeit, in Geistessphären, in die Bücher, die Filme usw. ..... Er wird sich in einer bleibenden Fröhlichkeit befinden können, wenn er in jedem Moment nah bei sich selbst bleibt, ganz nah bei seinem tiefsten Kern, pur von hier aus ohne Zurückhaltung, ohne Maske, ohne etwas zu erwarten, das nicht zur Realität des Lebens gehört. Er darf nicht einem Traum nachlaufen, er darf das *wirkliche* Glück anstreben ...

Er wird zu der reellen Freude kommen müssen, auf eine sehr reelle Weise von seinem Herzen aus erlebt, aus seinem tiefsten Gefühlskern heraus, aus der Überzeugung heraus, dass er ‚nicht zu leiden braucht, keinen Kummer zu haben braucht oder Schweres tragen muss ...' ; er braucht es, sich selbst tiefdurchfühlt auf eine hell-spontane, doch wirklich-gemeinte Weise ausleben zu können.

Limonade

Dieser Mensch will sich selbst gleichsam in den Freudentanz des Lebens bringen. Er sehnt sich nach Wärme, nach physischer Wärme, nach reinem Glück, aber muss dabei aufpassen, nicht sich selbst zu ‚verlassen'. Er wird darauf achten müssen, dass er die Freude IN sich selbst erlebt, unabhängig von allem und jedem außerhalb seiner selbst. Er will sich eigentlich zu einem höheren Glück bringen. Er will im Leben aufgehen ... , doch er muss darauf achten, immer mit seinen Füßen auf dem Boden, nah bei sich selbst zu bleiben. Das Streben nach dem Freudentanz kann dazu führen, dass er beispielsweise sprunghaft in bestimmte Sphären aufsteigt, oder in einen bestimmten träumerischen Rausch, ... dann übersteigt er sich selbst und hält sich im Nebulösen auf. Nein: Lust auf Limonade ist eine Aufforderung an den Menschen, sich selbst auf dynamische Weise in die Mitte der Tanzfläche des Lebens zu bringen, ohne Zurückhaltung.

Limonade steht symbolisch für dieses Suchen nach der richtigen Freuden-Sphäre in einem selbst. Limonade steht für den süßen Reiz auf der Zunge, die vor Verlangen brennt, zu *mehr* Leben zu kommen. Dieser Mensch ist randvoll mit Kräften, magnetischen Energien, aber durch die Tatsache, dass er zögert, sein wahres ICH ganz ins Leben zu werfen, bleiben die Kräfte, sie bleiben ‚sitzen'; sie werden nicht ausreichend verwendet, nicht genug auf dynamische Weise geöffnet. Der Mensch zweifelt (hiermit ist nicht gemeint, dass er unsicher wäre, vielmehr geht es darum, dass der Mensch seine Möglichkeiten als authentisches Wesen aufzublühen nicht wirklich vollkommen erkennt), er hält seine Energien noch zurück, lässt diese Lebenskräfte nicht in brausender Überschwänglichkeit auf-blühen. Er hält sich selbst zurück; er hemmt ein vollkommen freies Strömen von Energien.

Angehäufte, zurückgehaltene Energien werden im Körper festgehalten. Eine Masse von potenziellen Kräften wartet auf ein totales brausendes Öffnen, auf die Entfaltung dieses Menschen. Er nutzt nicht einmal die Hälfte seiner Kräfte! Er hält sich zurück, er verbirgt sich irgendwo noch. Er wird intuitiv Limonade trinken wollen, solange dies nötig ist, um ein gesundes Gleichgewicht Körper-Energiefeld aufrechterhalten zu können. Aber er wird schon gut auf die mahnende Stimme von Limo hören müssen, um sich selbst frei zu machen ...
Es ist der Mensch, der sich selbst am Arm mitzieht, in Begeisterung, und sagt: „Auf geht´s! Komm! Mache mit beim Freudentanz, bleibe nicht am Rand des Lebens stehen!
Springe hinein, tanze dich aus, lebe dich aus; komme ins Zentrum deiner selbst und singe deine Freude heraus."

Dieser Mensch hat das Verlangen, ‚hereingeholt' zu werden in die irdischen Sphären der Freude, in die Sphären seines körperlichen vergnüglichen Seins. Er will eigentlich schon *wirklich* leben! Er sehnt sich danach, am Leben ‚teilnehmen zu dürfen'. Er wird erkennen müssen, dass nur ER sich selbst teilnehmen lassen kann ... Er wird sich selbst mehr hoch-holen müssen, so dass er auf eine aktive, fröhliche Weise, mit Seele und Körper auf der grünen Weide des Lebens tanzen, singen, spielen und arbeiten kann.
Er darf nicht zuschauend am Rande sitzenbleiben. Springe in das Feld! Komm dazu! Nimm teil! Tief in seinem Innersten kann ein Gefühl des Zweifels, des sich Zurück-haltens, des Zögerns ... sich als ICH im Leben zu manifestieren, eine

Rolle zu spielen. ‚Darf ich denn dabei sein?' Da ist ein tiefgehendes Zögern - wenn auch unbewusst -, als ICH-INDIVIDUALITÄT im Leben in den Vordergrund treten zu dürfen. Als ob er noch nicht ausreichend erkennt, dass er ein Wertvoller MENSCH ist - kein Affe - und sich selbst auf diese einzigartige menschliche Weise entfalten und zeigen können muss. Er wird mit jedem Gefühl des ‚Affe-Seins' brechen (übrigens: wir haben nichts gegen Affen!) : dem Einhalten von Gesetzen, Strukturen, Gewohnheiten usw. ..... die eigentlich gar nicht zu seinem Wesen passen! Brechen mit dem Zögern, ganz er selbst zu sein, so zu sein, wie er seinem inneren Gefühl nach IST: aus der Angst heraus, nicht gut genug zu sein, aus Angst, dass dies im Leben nicht möglich ist. Er tritt dann zwar in irgendeiner Form an, aber nicht aus seinem WIRKLICHEN URSPRÜNGLICHEN WESEN heraus! Er muss es wagen, sich in die Mitte des Feldes zu stellen, stolz auf sich selbst, von seinem Herzen aus lebend: dann heißt er sein wahres ICH willkommen und wagt es auch, sich so nach außen hin zu manifestieren. Er steht nun schön gerade, auf autonome Weise und zeigt sich so, wie er wirklich IST. Er ist nun von nichts und niemandem abhängig und tritt in das bewusste Feld des Menschen.

Limonade bittet darum, dass jeder Zweifel - ‚Darf ich denn wirklich sein? Darf ich so sein, wie ich bin?' -, jede (unbewusstlebende) Scham - ‚Bin ich ein Mensch, oder wenn nicht, was dann?' -, jede (sei es auch unbewusstlebende) Unterschätzung - ‚Bin ich ein Affe oder ein Mensch?' - in der Tiefe aufgelöst wird. Er wird sich selbst auf das höchste menschliche Niveau heben.

Den ‚tierischen' Instinkt, der lautet: „Ich halte mich versteckt; ich verberge mein tiefstes Wesen, meine Kräfte; ich spiele auf sicher; ich warte erst einmal ab ..." wirft er nun von sich ab, um als ein würdiger Mensch hervorzutreten. Er hat sich in seinem menschlichen Wert und seiner Würde unterschätzt, zurückgeschoben; er lässt diesen Zweifel, diese Selbst-Unterschätzung los und richtet sich nun vom Herzen aus als würdevoller Mensch auf. Er weiß nun, fühlt nun, wie ER IST; er kennt keine Angst, keinen Zweifel, keine Scham, weil er nun Aufrechtsteht auf eigenen Beinen, als Mensch, und weiß, dass er Gut ist, dass er niemanden braucht, um sich in Glück aufzurichten.

Als ob eine Ur-Scham zugrundeliegt:
Darf ich meine Lebensenergien, meine reinen Gefühle, meine Kräfte sein lassen, existieren lassen, durchkommen lassen? Er zögert, sich selbst in voller Pracht zu ‚zuzulassen'. Eine Art von Ur-Verlegenheit gilt nur, solange er es nicht wagt, als Einzigartiger Mensch in seiner einzigartigen Form hervorzutreten. Es ist der Mensch, der sich hinter dem Instinktiven verbirgt, hinter dem Schild der Gewohnheit, des Hauses, in dem er lebt und arbeitet. Er selbst als Einzigartiges Wesen kommt nicht zum Vorschein. Er zweifelt, er befürchtet, dass es ganz und gar nicht gut wäre, wenn er sich selbst strömen lassen würde. Der Mensch, der Lust

auf Limo hat, sehnt sich danach, sein wahres ICH so manifestieren zu können, wie er *wirklich* ist! Er hält dann nicht länger seine tieferen Lebenskräfte, seine ursprünglichen Gefühle zurück. Er versteckt sich nicht hinter einer Art von ‚Überlebensmaske'.

Ein Mensch, der Lust auf Limonade hat, sprüht vor Lebenslust, hat aber manchmal Probleme damit, dieses Lebensgefühl wirklich durchkommen zu lassen; er wird es sich selbst erlauben müssen, sich diesem Lebensdrang hinzugeben, sich dem Tanz des Lebens hinzugeben! Er will schon, aber weiß nicht recht wie, oder wagt es nicht wirklich ... ; er hält sich möglicherweise ein wenig zurück, aus allerlei Scheingründen.

Der junge Mensch, der viel Limonade trinkt, hat nicht genug an sich selbst, so meint er: er sucht den Genuss, das Glück und das Süße außerhalb seiner selbst. Er versteckt sich zu sehr. Er verlangt vom anderen, dass dieses / dieser ihm seine Lebensfreude schenken solle. Er ‚hängt' zu sehr an den Dingen, oder an den anderen, statt das reinste Lebensgefühl aus sich selbst nach oben spritzen zu lassen. Er sehnt sich danach, sich selbst glücklich machen zu können, sich ausleben zu können als ICH - in reiner Seinsfreude -, ohne sich um die anderen zu kümmern, um ‚Begehrenswertes', um die Gesellschaft, um die Frage, ob er etwas von einem anderen bekommt oder nicht. Er sehnt sich danach, sich ein Mal diesem brausenden Gefühl von innen hingeben zu können, mit einem warmen Herzen ... Das reine Vergnügen sich tanzen zu lassen, sich singen zu lassen, in das Leben springen zu lassen, ohne sich abbremsen zu müssen ...

Limonade hat dieselbe Wirkung wie Sprudel, außer dass die Elemente Farb-, Süß- und Aroma- oder Geschmacksstoffe dazukommen. Der Zucker weist auf die Befreiung vom Abhängigen hin und darauf, dass man sich selbst Weichheit und Liebe gibt (usw. : siehe Rubrik Zucker). Farbe sollte er bekennen ... : wer bin ICH? Ich bekenne mich zu meinem wahren Selbst; ich zeige mich nicht als Nachäffer, als ein Produkt des Fernsehens, der Gesellschaft. Ich färbe mein Leben in den prächtigsten Farben meiner originellen Palette ... Die Geschmacks-Unterschiede liegen in den gebrauchten Früchten oder Aromen (siehe die betreffenden Rubriken in diesem Buch).

Die tiefsten Ursachen des starken Verlangens nach Limonade liegen in den potenziellen Kapazitäten des Menschen, sich selbst noch viel mehr ins Leben zu holen, als er dies bisher getan hat. Er täte gut daran, sich völlig ‚an die Oberfläche' zu holen, er täte gut daran, seine Möglichkeiten, seine Gefühle, seine kreativen Gedanken, seine tiefsten Kräfte alle nach oben zu holen, ans Licht zu bringen und sie auf die eine oder andere Weise auszuleben. Er wird sich selbst offenspritzen lassen wie eine fruchtbare Regenbogen-Fontäne. Er verbreitet seine Palette auf üppige Weise. Er genießt die Früchte, die er selbst gebärt. Er wird Farbe bekennen, indem er alles, was er in sich hat, aufblühen LÄSST, sich in alle Richtungen ausdehnen lässt. Er darf sich selbst (oder einen Teil seiner selbst) nicht länger verdeckt und ‚zu' halten; er darf sich nicht verstecken: weder hinter Rationalität und Gewohnheitsmuster, Strukturen, noch hinter schulischen oder gesellschaftlichen Rastern, innerhalb derer er sich bewegt, ohne dass die wirklichen ursprünglichen Kräfte und die Schönheit sich noch manifestieren können! Mit anderen Worten: der Mensch unterdrückt zu sehr seine wahre Kreativität, sein eigentliches Wesen, seine authentische Impulsivität, seine tiefen Lebenskräfte, die eigentlich mit einer überschwänglichen Dynamik aufbersten wollen.

Der Mensch stellt sich selbst hinter einen Sperrzaun, bis der Pfropfen von der Flasche schießt: er ist dann unterwegs ... ! Er ‚sehnt sich' nach diesem knallenden Öffnen seiner Seele, seines wahren Gefühlskerns, seiner Ursprünglichkeit. Er darf sich selbst keinen Stempel mehr geben ... er wird SICH SELBST sein lassen, in aller natürlichen Freiheit, in Begeisterung über sein Einzigartig-Sein. Es versteht sich von selbst, dass dies nur bei einem Menschen möglich ist, der aus seinem Herzen heraus lebt, aus einer eingebauten Moralität heraus, ohne dass er andere dabei einbeziehen muss.

Es geht hier darum, ‚sich selbst absolut unbekümmert ursprünglich sein zu lassen'; dies ist nur dann möglich, wenn der Mensch erst seine Zwangsjacke aus erstickenden Gewohnheiten und Strukturen sowie seine Nachäfferei, seine Herdenmentalität loslässt, wenn er bestimmte alte Strukturen und Wohlanständigkeitsnormen, die eigentlich eine Lüge vertuschen, usw. ..... zu durchbrechen wagt. Er braucht deswegen nicht unverschämt zu werden, aber wird sich nun ehrlicher zu sich selbst bekennen!
Im Freude-Erlebnis des eigenen Vollen ICH-Wesens wünscht er nichts anderes mehr, als dieses Glück aufrechtzuerhalten.

Lust auf Limonade weist darauf hin, dass der Mensch sich selbst nicht im Leben austrocknen lassen darf (will): er gehört dazu! Er täte gut daran, sich selbst gerade auf eine noch einzigartigere Weise zu zeigen. Er darf sich dazu bekennen, wer er ist, als Individuum, in seiner Veranlagung, unabhängig von der Herde. Er täte gut daran, sich selbst *mehr* Leben zu geben, sich mehr in ein Freuden-Bewusstsein über sein Sein zu bringen!

Schokoladenmilch

Derjenige, den es nach Schokoladenmilch verlangt, hat das Bedürfnis (sei es auch unbewusst), sich selbst liebevoll zu liebkosen, in Milderung. Er sehnt sich danach, sich bei sich selbst auszuruhen ... , die Energie in sich selbst in vollem Umfang in der Bildung seines materiellen Seins zu benutzen. Die Bitte, einmal einzuhalten und über sich selbst nachzudenken, über die ‚Qualität' des eigenen Wesens. Er erhöht buchstäblich die ‚Qualität' seines Körpers (die Kraft, den Gesundheitszustand, die Widerstandskraft ...), wenn er rundheraus ‚JA!' sagt zum Leben, das ihn durchdringen will, zu seinem Körper, zu seinem ICH. Wenn er sich für diese Reifung seiner selbst öffnet, wenn er zulässt, dass das Leben seinen Körper gänzlich ernährt. Wenn er leben WILL, wenn er er selbst werden WILL, wenn er die Verantwortung für sich selbst und seinen Körper auf der Erde übernehmen WILL. Wenn er sich öffnet für eine Bereicherung, eine Erweiterung. Wenn er nicht sagt: „Nein, ich glaube nicht an mich selbst; ich werde mich aus dem Körper zurückziehen; ich werde mich nicht Sein lassen ... ; ich liebe mich selbst nicht ..."

Schokoladenmilch ermahnt den Menschen dazu, sich vollständig für das Leben zu öffnen, das seinen Körper durchdringen will. Er wird es sich selbst gestatten, sich auszudehnen, zu wachsen: im wahrsten Sinne des Wortes. „Sage nur rundheraus Ja! zum Leben. Gestatte dir selbst, mehr und mehr in deinem Körper zur Entstehung überzugehen. Nähre dich selbst durch und durch: fülle jede Zelle deines Körpers mit ‚Leben', mit Energie, mit Bewusstsein. Lasse Lebensnahrung bis in die hintersten Spitzen deines Körpers durchdringen. Lasse auch nicht den kleinsten Teil von dir aus. Schalte kein einziges Element von dir aus: weder ein einziges Körperfragment, noch dasjenige, das psychologisch gesehen von diesem Fragment symbolisiert wird."

Vergleichen wir dies mit dem Bild der Mutter, die jedes ihrer Kinder gleich stark liebt; sie schließt nichts und niemanden aus.

Schokoladenmilch sagt schließlich: „Vernachlässige dich selbst nicht, ignoriere keinen einzigen Teil deiner selbst. BEZIEHE dich selbst in das und beim Leben voll und ganz mit ein. Lasse dich selbst oder deinen Körper nicht links liegen ... Komm, du musst voll und ganz dabei sein. Kein einziger Teil braucht vergessen zu werden. Liebe dich selbst!" Kurz: nähre dich durch und durch, spüle dich durch, sei es auch manchmal mit Zwang: du MUSST dazukommen, du musst dazugehören, du darfst nicht entkommen oder vergessen werden. Du solltest deinen Platz im Leben VOLL UND GANZ einnehmen; du gehörst dazu, so wie du *bist*.
Der Mensch wird dadurch dazu angespornt, sich völlig und mit Freude zu nähren: dies ist nur dann möglich, wenn er zu der Erkenntnis kommt: ‚Ja! Ich darf ganz und gar hier sein. Ich bin ICH! Ich darf wirklich existieren! Ich bin gut: ich brauche mich selbst nicht zu verbergen; ich darf völlig SEIN, wie ich bin!'

Schokoladenmilch ist wie die Sphäre, die die Stimme der Liebenden Lebensspendenden Mutter im Menschen wachrütteln will. Aber zugleich beinhaltet dies auch die folgende Botschaft: erwarte nicht von einem anderen, dass dieser dich mit Liebe und einem ‚Willkommen!' nährt und einem ‚Schließe dich uns an!', dass dieser deine ‚Mängel' oder dasjenige, worin du dich vernachlässigt, kom-

pensieren würde! Du wirst dich selbst nun nähren, vor allem dort, wo du dich selbst rückwärts schiebst, wo du an dir zweifelst. Du solltest sehr gut für dich selbst sorgen.
Dazu gehört auch: Verantwortung. Schokoladenmilch weist dich darauf hin, dass du die Verantwortung dafür trägst, dich selbst in Seele und Körper bis in die kleinsten Details zu versorgen. Du trägst die Verantwortung für das Wesen, das du bist; du nährst deinen Körper gut, weil der Körper eine Veräußerlichung deines Seins ist; sonst ist leben nicht möglich.

Derjenige, der sich nach Schokoladenmilch sehnt, will sich selbst, seinen Körper gleichsam bis in die äußersten Ecken ‚erreichen'. Er will ‚Besitz' ergreifen von seinem Körper, vollkommen, ohne sich selbst zu schrumpfen oder seinen Körper funktionieren zu ‚lassen' und zu existieren wie ein Roboter, in dem er irgendwo zurückgezogen lebt, wie in einer Höhle, aber nicht wirklich ‚teilnimmt' an seinem Körper. Er wird sich durch und durch mit seiner ANWESENHEIT nähren müssen. Es geht um eine wirkliche Verbundenheit, eine Inbesitznahme des Körpers durch seinen ‚Geist', der Materie durch sein Bewusstsein. Er wird *eins* mit seinem Körper; er nährt ihn durch seine Anwesenheit! Er IST anwesend. Er ist an sich selbst beteiligt, vollkommen. Auf diese Weise kann keine Demineralisierung auftreten, keine Auflösung (ob er nun Schokoladenmilch trinkt oder nicht). Er übernimmt die Verantwortung für jede Faser seines Körpers.

Die Sphäre von Schokoladenmilch holt alles ‚herein': in die lebende Materie. Sie duldet es nicht, dass noch etwas ‚außerhalb' der Grenze des Lebens stehen würde. Sie ist wie das Meer, das alles Leben in sich aufnimmt und das dafür sorgt, dass kein einziger Fisch außerhalb seiner Ufer landet, so dass er nicht sterben kann. Das Meer ernährt seine Pflanzen, seine Organe, seine Bewohner ... So ist es auch mit dem Menschen, der seinen Körper mit Lebenskraft nährt, die er hereinholt, die er zulässt: auf liebevolle Weise, ohne Widerstand!

„Versorge dich selbst gut!", sagt die Schokomilch, „Lieber zu viel als zu wenig; besser eine Reserve haben, als ein Defizit!" Sie gibt den Menschen den Rat, dass es besser ist, über eine Reserve an Fett- und Muskelschichten zu verfügen, als zu wenig davon zu haben. Sie ermahnt den Menschen, es sich an nichts fehlen zu lassen, sich selbst reichlich und üppig mit der nötigen ‚Nahrung' zu versehen: buchstäblich (Nahrungsmahlzeiten) und im übertragenen Sinne (sich selbst verwöhnen, bei ‚Kälte' gut einmummen; sich selbst Liebe, Aufmerksamkeit, Pflege geben mit Verantwortungssinn).
„Gib dir selbst das, was du fühlst zu brauchen! Du kannst nur dich selbst ausschließen ...
Erwarte nichts vom anderen; stelle dich selbst, deinen Körper nicht in die Kälte; trauere nicht, wenn andere dir das ‚Leben' (und die Liebe, die Aufmerksamkeit, die Nahrung, die Sorge) nicht schenken."

„NÄHRE nun dich selbst: heiße dich selbst vollkommen willkommen in der WARMEN Fülle deines Körpers. Lasse den Körper seine notwendigen Fette beibehalten, um dich selbst zu nähren, zu versorgen und mit Wärme und Nährstoffen zu versehen!“ Solange ein Mensch sich über eine Art von ‚Kühle' in seinem Wesen beklagt, solange er eher auf eine passive Weise an seinem Körper beteiligt ist; solange es ihm noch nicht gelingt, eine ‚warme Decke' um seinen Körper herum zu schlagen ... , solange er noch auf Distanz zu seinem Körper stehenbleibt oder keinen Einheitsverbund mit diesem schließt, hat er die Sprache von Schokoladenmilch noch nicht verstanden.

Er wird seinen Körper nun durch und durch nähren mit dem warmen Wellenstrom von Lebensenergie aus Liebe für sich selbst, im vollen Bewusstsein, dass er für jedes Teilchen seiner selbst, seines Körpers verantwortlich ist! Er spaltet sich von nichts ab; er schaltet keinen Teil aus; er kommt in seine VOLLHEIT und fühlt sich nun gleichsam in das weiche Badewasser eingetaucht.
Die Pflanze, die viel zu lange kein Wasser hatte, und die durch ‚Unterernährung' beginnt zu schrumpfen und abzusterben, wird man jetzt gut nähren, *mehr* als ausreichend nähren, so dass ihre Poren eine Art Übersättigung erreichen und sie diesen Überfluss als eine herrliche Wohltat erfährt.

Der Mensch wird niemals ohne Brennstoff dastehen, wenn er nur gut für sich selbst sorgt. Er ist dann immer DABEI: er ‚vergisst' es nicht, sich mit allem zu versehen. Er verhält sich nicht wie ein Zombie, wie ein Abwesender, wie ein gefühlloser Automat, wie ein eng-Rationalist, wie ein ‚Nichts' oder ein Schlafwandler im Leben ... : er erkennt sich selbst nun auf eine aktiv beteiligte Weise und nährt sich selbst ganz bewusst!! Er achtet nun sehr darauf, dass es ihm an NICHTS fehlt. Er engagiert sich auf vollkommene Weise in sich selbst, im Leben!

Er lässt es nun zu, dass die Lebensenergie in üppiger Menge in ihn hineinströmt: er ist offen dafür! Er lässt es zu, dass die Lebensenergie sich auf eine gleichmäßige Weise in seinem Körper verteilt und ausbreitet. Er erlaubt es, dass das Leben ihn nährt ... in Hingabe an dieses Leben, an diese hereinströmende Energie! Er genießt es. Dies ist nur möglich, wenn er nicht nach den Dingen greift, wenn er es sich selbst gestattet, von der Lebensquelle in ihm selbst ‚genährt' zu werden, wenn er in SELBST-LIEBE ‚JA' zum Leben sagt. Er öffnet sich, er lässt alles ‚sich vollziehen'. Das Leben strömt wohltuend in jede Zelle seines Körpers hinein. Er genießt dieses Lebensbad ... Er lässt sich selbst leben und dieses Leben sorgt dafür, dass es ihm an nichts mangelt!

Ein Mangel an Glauben an dieses Leben, eine Art von abweisender Haltung gegenüber der eigenen ICH-Werdung, eine Unzufriedenheit oder mangelnde Wertschätzung hinsichtlich des eigenen Seins, eine Ablehnung des eigenen Körpers, oder wenn man zu wenig in Wärme und Weichheit zum eigenen ICH hin gerichtet steht ... kann verhindern, dass das Leben den Körper durch und durch nährt, wodurch ‚Mängel' entstehen. Der Mangel an Offenheit, Wärme und Selbst-Liebe hat zur Folge, dass eine mangelnde Assimilation von Nahrungselementen entsteht: der Körper wird dann abbröckeln. Gebe dich also in Liebe deinem Lebenden Selbst-Kern hin, der dich bis in alle Ewigkeit mit den nötigen Nährstoffen versehen will! Liebe dich selbst, dein körperliches Sein.

Tee

Der Tee sagt: „Hole in jedem Augenblick immer das Maximale aus allen Dingen: ignoriere diese nicht voreilig; laufe nicht zu schnell vor ihnen weg; lasse nicht los, bevor du alles ‚Gute' herausgeholt hast, um dann nur die ‚Spreu', das Unbrauchbare auszuscheiden. Assimiliere gründlich, wiederkäue nötigenfalls einmal, hole alles Nützliche auf eine maximale Weise aus den Dingen: ob es nun um Lebenserfahrungen, um Lernstoff oder Ereignisse oder aber um Nahrung geht, ist einerlei. Auf diese Weise kann dir unmöglich etwas Wichtiges entgehen; so vermeidest du auch, dass du dich später noch einmal damit beschäftigen musst. Beschäftige dich lieber einmal ‚ruhig und gründlich' mit etwas, als dass du mehrere Male schnell und oberflächlich daran vorbeigehst."

Um dies verwirklichen zu können, sollte der Mensch bestimmte Regeln respektieren, wie jene, die damit zu tun haben, dass man sich Ruhe und Zeit nehmen soll. Übereile nichts, nimm dir in aller Ruhe die nötige Zeit, um alles aufzunehmen, alles einwirken zu lassen, sacken zu lassen, zu verarbeiten, zu verdauen. Ruhe, wenn du ruhen musst; schieße in volles Handeln, wenn du fühlst, arbeiten zu müssen. Denke ruhig nach, bevor du handelst und überdenke die Dinge auch einmal im Nachhinein, nachdem du gehandelt hast. Hole alles heraus; du kannst daraus deine Lehren ziehen.

Dies ist vergleichbar mit dem Menschen, der, wenn er alles, was er braucht, aus seinen Nahrungsstoffen holen will, gut daran täte, nicht auf eine an-sich-selbst-ignorierende Weise zu essen, nervös und gehetzt. Respektiere dein Tempo, sagt der Tee, respektiere den Rhythmus, den dein natürliches Wesen erforderlich macht. Dies darf durchaus ‚schnell' sein, aber nicht nervös. Es hat keinen Sinn, etwas zu erzwingen, zu sehr zu strapazieren.

Die Tee-Sphäre entfernt in einer zweiten Phase das Unbrauchbare. „Führe das, was du nicht mehr in deinem Leben brauchst, unverzüglich ab, ganz gleich, ob es sich dabei um bestimmte Gedanken handelt, oder um Erinnerungen, die lediglich wie ein Backstein auf deinem Magen liegenbleiben würden, oder um materiellen Ballast. Staple nichts, was du nicht brauchst. Lasse deine Gedanken sich nicht unnötig lange um bestimmte Dinge drehen, die du besser völlig loslassen solltest.

Blase dich selbst nicht auf, drehe dich nicht stets mit deinen Gedanken im Kreis. Lasse es nicht zu, dass deine Gedanken, deine Emotionen, deine Unruhe und deine Ängste deinen Körper überbelasten. Lasse deinen Kopf die Dinge einmal auf eine entspannte und ruhige Weise der Reihe nach durchgehen, um dann schließlich loswerden zu können, auslöschen zu können, was nicht mehr nötig ist, um dem dann weiter *keine* Aufmerksamkeit mehr zu schenken!“

Tee steht auch für Herzensgüte, für Freigiebigkeit. Derjenige, den es stark nach Tee verlangt, darf in erster Linie freigiebig sein gegenüber sich selbst; selbstverständlich wird er sich dann auch anderen gegenüber auf diese Weise verhalten. Er darf sich selbst die nötige Entspannung, Ruhe und Faulheit schenken; er darf es sich selbst gestatten, zur rechten Zeit Atem- und Erholungspausen einzubauen. Er braucht es, ab und zu einfach zu sich selbst zu kommen, in aller Ruhe und Entspannung. Wenn er fühlt, ‚es reicht' - ganz gleich, worum es dabei geht -, sollte er stoppen können. Tut er dies nicht, dann wird sein Nervensystem schon bald protestieren. Er darf seine Grenzen niemals überschreiten, muss auf seinen inneren Rhythmus hören.
Er braucht die Zeit, um bestimmte Dinge zu verarbeiten; er darf sich selbst in keiner Hinsicht ‚überdosieren'. Er braucht ein bestimmtes ‚Maß', eine Regelmäßigkeit, ein Gleichgewicht ... : arbeiten - ruhen, zu sich nehmen und sich auf aktive Weise öffnen und engagieren einerseits und das Verarbeiten, das Assimilieren, das Verdauen davon andererseits, Aktion-Entspannung. Tun ... überlegen.

Der Charakter des Tees selbst ist wie der einer vernünftigen Dame, die regelt, die darüber wacht, dass alles im Gleichgewicht bleibt, dass beispielsweise der eine Mensch nicht gegenüber dem anderen bevorteilt wird, dass weder in die eine noch in die andere Richtung übertrieben wird. Sie will jedem gleich viel Gutes tun. Sie ist gerecht, weil sie in sich selbst das Gleichgewicht in Weisheit und Ruhe gefunden hat. Sie wagt es, in die Pfeife zu blasen, wenn etwas nicht in Ordnung ist, wenn eine Grenze überschritten wird! Wenn der Mensch nicht wirklich gerecht ist, eine bestimmte Grenze verletzt oder bei etwas übertreibt, dann zieht Frau Tee in einem warnenden Ton an der Alarmglocke, um dich zur Ordnung zu rufen! Sie liebt übersichtliche Strukturen, auch wenn sie darin nicht so extrem ist wie Reiskorn.

Derjenige, der sich nach Tee sehnt, verliert sich manchmal zu sehr in Details und Nebenerscheinungen; er würde gut daran tun, sich in die Hauptbahnen des Lebens zu lenken, um nicht zu sehr von diesen abzuweichen! Um keine Energie zu verschwenden, um sich keinen schweren Kopf zu machen, wird er auf eine gleichgewichtige Weise seiner Bahn folgen müssen. Er hat das Bedürfnis, stets in der Mitte der Bahn zu gehen, so dass er sich weder zu sehr nach links noch zu sehr nach rechts neigt.
Er wird achtgeben, nicht in Extreme zu verfallen: weder beim Denken-Grübeln oder dem Emotional-Nervösen noch beim Aktiven oder beim faulen Nichtstun noch beim Begeistert-Ekstatischen oder dem Lustlos-Apathischen. Er braucht es,

sich selbst auf eine Meisterliche Weise an der Hand zu nehmen und sich davor zu warnen, nie zu weit vom Mittelpfad abzuweichen! Löst er die stabile Mittelsäule in sich, kann er durchaus einmal in die eine oder andere Richtung ‚ausschlagen'. Er wird sein Nervensystem respektieren müssen. Er hat ein starkes Bedürfnis nach innerlicher STABILITÄT. Er wird auf Tuchfühlung zu seiner innerlichen stabilen Basis kommen müssen.

Er wird ein eisenstarker Mensch sein, wenn er sich immer an die Mitte hält und wenn er sich nicht an den Rand irgendeines Abgrunds begibt, wenn er immer an der Hand des Weisen Chefs in sich selbst bleibt!
Dies weist darauf hin, dass er nicht vor sich selbst weglaufen darf, einem anderen hinterher, dass er immer und zu jeder Zeit ‚er selbst' bleiben muss, so dass er nicht zu sehr von der eigenen Haupt-Bahn abweicht. Sein Nervensystem bittet um die Anwesenheit des ICHS im stabilen zentralen Rückgrat, ohne dass er sich in einem Wirrwarr aus nervösen Aktivitäten der Torheit der kleinsten Nerven hingeben würde. Er wird sich immer mit seiner innerlichen Basis verbunden fühlen müssen; er darf sich nicht auf eine Schwindel erregende Weise in eine Situation werfen, in der er jegliche Kontrolle über sich selbst verlieren würde. Er braucht Erholung, muss zur Ruhe kommen ... um die Dinge, die er gesehen hat, erlebt hat (oder buchstäblich gegessen hat) zu verdauen. Er muss seine Gedanken ordnen können, ohne sich über Details den Kopf zu zerbrechen; er wird in sich selbst immer auf die ‚Hauptsachen' schauen müssen, um dann nutzlose Details zu eliminieren. Er darf nichts in seinem Kopf ‚gären' lassen. Kein Kopfzerbrechen! Er muss lernen, alles zu verdauen, zu verarbeiten, ohne sich in weniger wichtige Dinge zu verrennen. Die Hauptsachen zu sehen, zu begreifen, zu verarbeiten und ruhig zu überdenken erfordert Meisterschaft, Übersicht, Einsicht und Vertrauen.

Große Lust auf Tee erzählt, dass man gut daran täte, am Kommunikations-System innerhalb des ICHS zu arbeiten: der Mensch wird die verschiedenen Faktoren seines Wesens in Harmonie miteinander zusammenarbeiten lassen. Er sollte einmal in Ruhe in sich selbst ‚erwägen', gut nachdenken und Gefühle Hand in Hand mit dem Verstandesmäßigen zusammenarbeiten lassen.

Er wird erst zur Ruhe kommen, wenn er innerlich zu diesem harmonischen Zustand gelangt. Er wird sich dann nicht auf eine nervöse oder emotionale Weise kreiseln lassen, sondern mit einem ruhigen Geist, mit einem klaren Verstand seine Emotionen, seine Gefühle einmal unter die Lupe nehmen können ... und das tut ihm gut. Er wird sehen, wie seine Gefühle sich in keiner Weise einen Scherz mit ihm erlauben, wenn er nur das Gleichgewicht zwischen dem Bewusst nachdenkenden Teil in ihm und den Gefühlsgründen, den spontanen, intuitiven, manchmal nervösen Gemütswallungen bewahrt.
Er lernt nun auf eine ruhige, ausbalancierte Weise über alles, was in seinem Leben geschieht, nachzudenken, ohne dass er sich in den Ereignissen selbst verliert,

weil er ‚bei sich selbst' bleibt, weil er auf eine ehrliche Weise in Kontakt bleibt mit seinen tiefsten Gefühlen, mit den Gedanken, die durch ihn hindurch strömen.

Die Tee-Sphäre steht für das ‚betrachtende Überdenken', das ruhige Verarbeiten und Überschauen ... den Menschen, der Zeit hat, allem in seiner Seele einen Platz zu geben, bestimmte Dinge völlig abzuarbeiten. Er muss die Dinge einmal sacken lassen und verarbeiten, mit gesundem Menschenverstand darüber nachdenken, um dann seine Entscheidungen zu treffen und aufzustehen, um weiterzugehen.
„Warte mal, nichts überhasten! Keine Panik!" sagt der Tee, während er ruhig nachdenkt, abwägt. Er nimmt sich Zeit dafür, berücksichtigt dann die verschiedenen Faktoren (oder Menschen), um dann mit Gefühl für ein gleichgewichtiges Vorgehen den richtigen Verteilerschlüssel auszuhändigen, den gerechtesten Entschluss zu fassen.

Derjenige, der gerne Tee trinkt, hat ein Bedürfnis nach diesem ruhigen Gleichgewicht in sich selbst, nach der Beherrschung der innerlichen Kräfte, des Überflusses an Eindrücken, der Gefühle, der Vielzahl an Gedanken ... Tee will in gewissem Sinne eine Ordnung schaffen, eine Gleichmäßigkeit, eine Art Gleichgewicht in gerechter Verteilung. Eine Harmonie zwischen dem, was der Verstand sagt, und dem, was das Gefühl verlangt. Er dirigiert sein Leben in Weisheit, ohne in das eine oder andere Extrem zu verfallen. Er will nichts oder niemanden benachteiligen, weder jemanden aus seiner Umgebung, noch einen Teilaspekt seiner selbst.
Der Tee selbst wird niemals gestresst sein, niemals seinen Verstand in Bestürztheit verlieren, er führt seine Nerven in einem passenden Stil. Er verliert sich niemals in Randerscheinungen; er ist niemals ‚außer sich'. Er hat eine Art innerlicher Ruhe und hetzt sich selbst in keiner Hinsicht.
Derjenige, der Lust auf Tee hat, hat das Bedürfnis nach dieser Sphäre einer ruhigen Verarbeitung und einem Überblick, nach dieser Art von Gleichgewicht, ruhiger Beherrschung und Stabilität.

Schwarzer Tee

Schwarzer Tee steht für den Charakter, der seine Zähne aufeinander beißen kann, um etwas, sei es auch durch Anstrengung, zu schaffen oder zu erreichen. Auch das Loslassen (im wahrsten Sinne des Wortes, geistig und physisch) kann eine solche Anstrengung und Willenskraft fordern. Und das ist im Schwarzen Tee enthalten: er ist bereit, Kraft einzusetzen, wenn es darum geht, einen Auftrag zu vollbringen. Auch wenn dies im Leben nicht immer ganz klar ist …: „Soll ich

nicht, soll ich doch? Soll ich mit voller Anstrengung vorwärtsgehen, oder das Gegenteil tun und für ein Weilchen zu einem entspannten Loslassen kommen, noch etwas festhalten …?“ Auch das Loslassen selbst von zu hart festgehaltenen Dingen (emotionale Ereignisse, Ideen, eine Wahl, die man treffen muss usw.) kann eine enorme Anstrengung erfordern. Dann sollte der Mensch, in diesem Fall, die Frage stellen: „Versuche ich nicht etwas zu erzwingen, ist es noch zu früh?“ Schwarzer Tee weist den Menschen darauf hin, dass im richtigen Augenblick auf komfortablere Weise und mit geringerer Anstrengung losgelassen werden kann.
Bis dahin bleibt man besser bei und in sich selbst, ein Durchfall braucht nicht zu kommen … Vergleichbar mit dem Menschen, der an Verstopfung leidet und die Zähne aufeinander beißt, um doch ‚loslassen’ zu können. Schwarzer Tee steht symbolisch für diese starken Zähne des starken Mannmenschen, die eingebaute Kraftmöglichkeit, diese Schub-Kraft. Der Mensch wird gut daran tun, sich zu vergewissern, ob er sich im täglichen Leben so verhält: hält er bestimmte Dinge zu lange fest? Oder will er frühzeitig etwas auf zwingende Weise durchdrücken?

Ein Appetit auf Schwarzen Tee weist auf die Notwendigkeit zur Bewusstwerdung hin, einerseits in Bezug auf die in ihm vorhandenen Talente des ‚auf Irdische Weise Existierens’, seine Möglichkeit zu mutiger Kraftanstrengung, und, andererseits, in Bezug auf das Erfahren von „Bin ich vielleicht dabei, etwas zu früh erzwingen zu wollen?“ Ein „ICH MUSS JETZT, aus eigenem Willen“, eine Gehetztheit, ein Zwang?

Der spitze Bug des Schiffes, das sich einen Weg durch das Wasser des Meeres bahnt; er spaltet mit Kraft das Wasser entzwei, so dass ein Weg frei wird. Diese Kraft liegt im Schwarzen Tee verborgen.

Die Art von Schwarzem Tee würden wir auch wie die eines kleinen Papageis betrachten können; dieser wartet auf ein Nüsschen, um die Schale in seinem Schnäbelchen mit Kraft und Geschick zu ‚spalten’. So kann es auch beim Menschen einfach gehen: unter der Voraussetzung, dass er innerlich seine Kraft anerkennt, dass er loslassen kann, und dass er die Dinge im Leben nicht überhasten will, in Stress, mit zwingenden Gedanken. Schwarzer Tee will alles im richtigen Moment geschehen lassen, aus der innerlichen Kraft heraus und doch in geschmeidiger Ausgewogenheit.

Der Mensch, der großen Appetit auf den Geschmack von Schwarzem Tee hat, sagt damit: „Lass mich machen, lass mich doch hindurch.“ Aber er selbst ist es, der gut daran täte, sich einen Durchgang zu bieten. Sein Kopf ist allerdings so voll wie der einer Schlange, die sich nicht mehr winden kann, weil ihr schwerer voller Kopf sie bremst. Er lebt zu wenig mit dem vorwärtsgehenden Lebensstrom und stapelt Zweifel und Gedanken in sich auf.

Schwarzer Tee sagt hier zu ihm: erkenne deine starke Stampferkraft in der Mitte deiner selbst, wie die einer Blume. Lasse diese aufsteigen und sich an der Spitze aufspalten, so dass sie ihren fruchtbaren Beitrag leisten kann. Sie konzentriert sich in ihrer Essenz und sorgt dann für eine gleichmäßige Verteilung.

Wer gerne Schwarzen Tee trinkt, der verfügt über eine enorme rote energetische Kraft und der Schwarze Tee sagt hierüber: sie ist O.K., diese Kraft, aber sperre dich nicht darin ein. Rote Energien müssen weiterströmen können. Also, verstärke diese Energien nicht, sondern finde einen Ausweg und lasse diese Kraftkonzentration frei, öffne den Deckel in dir selbst und entwickle ein gleichmäßiges Herauslassen deiner selbst, in der offenen frischen Luft …

Schwarzer Tee steht symbolisch für Dualität: tun – nicht tun, öffnen – verschlossen halten, Kräfte einsetzen – das loslassen, was dich in dir selbst hemmt, und schließlich beim Einsetzen aller energetischen Kraft eine ausgeglichene Lösung finden. Gesunde Kalkkonzentration, Einsatz, Entschlossenheit, Durchdrücken … auch wenn der Mensch, der Lust auf Schwarzen Tee hat, gut daran täte, dabei nicht zu übertreiben. Sogar Schwarzer Tee weiß sich zurückzuhalten, wenn die Zeit noch nicht reif ist. Ein Probieren, Kraftkonzentration, Anstrengung, um auszustoßen oder loszulassen … Disziplin im günstigen Sinne. Den einfachsten Weg finden bei einer mühsamen Operation. Und das bedeutet ein korrektes Erfühlen, ob etwas schon möglich ist oder nicht. Und der Mensch hält sich selbst zurück, wenn die Zeit noch nicht angebrochen ist. Er wird mit Kraft durchstoßen oder aus sich herauslassen, wenn die Zeit reif ist.

Schwarzer Tee fordert den Menschen dazu auf, aufmerksam auf die Sprache seines irdischen KÖRPERS[7] zu hören, den Signalen Folge zu leisten. Sich von seinem kräftigen ICH aus anzustrengen, wenn das Leben dies fordert, ohne sich überzustrapazieren. Keinen Stuhlgang frühzeitig erzwingen, gib auch dem Zeit, aber halte dich selbst zugleich nicht zu lang ohne Gefühle, ohne Trinken, ohne die zu dir passende Dynamik, und bleibe nicht in deinen Gedanken, in deinem Kopf hängen. Die einzige Art und Weise des ‚Festhaltens', die gut ist, ist das kräftig Anwesendsein mit deiner Bewusstseinsenergie in deinem physischen Körper. Loslassen folgt dann einfacher, ohne deswegen vor dir selbst zu flüchten. „IN DEINEM IRDISCHEN KÖRPER ANWESEND SEIN und lernen, den richtigen Moment abzuwarten … es gibt FÜR ALLES eine passende Zeit ...", sagt die reine Energie von Schwarzem Tee. Und der Mensch zeigt dabei seine reinweißen Zähne, groß und stark, um auf positive Weise in das Leben hineinzubeißen, stark an seine Kraft als Mensch zu glauben. Er will eindeutig der Freund von Schwarzem Tee sein.

[7] Lies über die Symbolik von Hämorrhoiden, des Mastdarms in *Der Schlüssel zur Selbstbefreiung – Enzyklopädie der Psychosomatik.*

Die Art von Schwarzem Tee kann man als ‚gutglück' bezeichnen, mit leichtem Gemüt. Dieser Tee hat keine Lust zu warten, zu grübeln und sich Sorgen zu machen, festgerostet sitzen zu bleiben … Er fährt durch das Leben wie ein flotter Autofahrer, der schnell und flexibel das Lenkrad einmal in diese und dann wieder in jene Richtung dreht. Und er dreht und dreht. Da ist keinerlei Widerstand. Die Geschmeidigkeit, die Geschmiertheit, mit der das Lenkrad-Drehen verläuft, geht einher mit einer Konzentration, die übrigens selbstverständlich und ein wenig lässig wirkt, einfach die Augen, ohne jede Anstrengung, auf die vor dem Fahrer liegende Bahn gerichtet. Schwarzer Tee hat überhaupt keine Angst, vertraut auf seine Fahrkenntnisse, im übertragenen und vor allem im buchstäblichen Sinne: die Art und Weise, wie er sich auf seinen Lebensweg macht. Einfach, ohne Stress, entspannt … Genau deswegen ist es so, dass bestimmte Menschen Lust auf Tee bekommen, um diesen gesunden Zustand in sich selbst zu erhalten oder noch zu stärken.
Die Art von Schwarzem Tee ist biegsam, geschmeidig, sehr flexibel und sehr praktisch. Er ist wie ein Zirkusartist, der an seinem Trapez seine Künste zeigt, sehr geschickt, schwingend, und sich hochziehend, sich hängen lassend; seinen Körper flexibel von links nach rechts werfend. Bist du hiermit verwandt? Dann ist dieser Schwarze Tee dein Bruder. Fehlt dir etwas von dieser Geschmeidigkeit und Flexibilität? Dann willst du möglicherweise etwas vom Schwarzen Tee abknabbern …

Wer Schwarzen Tee mag, hat (sei es auch unbewusst) das Bedürfnis, sich geschmeidig und leicht in alle Richtungen drehen und bewegen zu können. Er mag es nicht zu verrosten und würde sich selbst lieber auf fließende Weise auf seinem Lebenspfad weiterbewegen lassen. Sowohl geistig als auch körperlich. Keine Verstopfungen also, weder im Darm noch im System der Blutgefäße, oder wo auch immer. Schwarzer Tee will, dass alles so fließend wie klares Wasser ohne Aufenthalt strömt. Also auch keine Anhäufung, keine Verkalkungen …

Schwarzer Tee kennt wenig oder keine Skrupel und wagt es auch ohne weiteres, Grenzen zu überqueren, vielleicht zu überschreiten. Und der Mensch, der große Lust auf Schwarzen Tee hat, sammelt seine Kräfte, hat ein starkes Knochensystem, ein Muskel- und Sehnensystem, das auch im kleinsten Teilchen elastisch ist.

Und wenn ab und zu im Charakter dieses Menschen doch etwas schwerfälliger und widerständiger oder dickköpfiger verläuft, dann wird er unbewusst seine Strammheit, Steifheit, festgehaltenen kleinen Teilelemente (in Kopf, Herz, Gefühlen, Körper …) verlieren wollen, und möglicherweise Lust auf Schwarzen Tee bekommen, der ihm dann dabei hilft, aus dieser erstarrten, stressigen, versteiften oder gehemmten Situation herauszukommen. Es ist evident, dass das

Anbringen dieser psychischen Veränderung und das vermehrte Zusichnehmen von Schwarzem Tee synchron verlaufen sollten, wenn dieser Mensch in guter Gesundheit weiterleben will. Damit keine Verkalkungen sich in seinem Körper aufbauen würden, keine Arthrose, keine Blockaden. Kurz: der auf entspannte Weise lebende und sich bewegende Mensch. Und da haben wir dann die unglaublich geschmeidigen Drehungen in jedem Teilchen des Körpers, biegsam, wendig, flexibel, alles in sich weiterströmenlassend … , mit sich selbst. Und das Fahren im Lebensfahrzeug kostet den Menschen nun keinerlei Anstrengung und auch keine Spannung mehr, genau wie dies beim Schwarzen Tee der Fall ist. Sein Körper speichert weder Kalk noch Rost. Das Herz genießt ruhig … in dieser Beweglichkeit.

Genau wie Schwarzer Tee ist der Mensch, der diesen Geschmack mag, in der Lage, so wendig und flexibel vorwärtsgehend zu sein, dass wir für ihn hoffen, dass in seinem Transformationsprozess alles ebenso flott verläuft. Dass er wendig ist an den notwendigen Kreuzungspunkten auf psycho-emotionalem Gebiet, und auch in der praktischen, greifbaren Wirklichkeit. Er hat die Wahl … Der Schwarze Tee *selbst* kann schon helfen, aber der Mensch selbst wird dann gut daran tun, die positivsten Seiten des Charakters von Schwarzem Tee in sich selbst zu stärken …

Grüner Tee

Die Art von Grünem Tee ist wie die eines Puzzlestückchens, das perfekt in ein anderes Stück passend gelegt werden kann: alles landet auf seinem richtigen Platz. Wie ein Halbstarker, der irgendwo seinen Heimathafen findet.
Es wird eine Pose eingenommen, ein struktureller Plan oder eine strukturelle Vorstellung von sich selbst. Dies beinhaltet, dass Grüner Tee, wie eine Rosine, sich ein wenig kleiner hält, als er ist. Es muss alles „hineinpassen".
Es erinnert ein wenig an die letzten feinen Furchen in einem frisch gepflügten Stück Land: alles ist ordentlich vorbereitet für das, was hier wachsen darf … Die feinkörnige oberste Erdschicht, schön, zierlich und bereit dafür, besät zu werden. Strukturell sorgt Grüner Tee dafür, dass alles sauber, ordentlich geregelt wird (auch in Körper und Seele also, zumindest bei jenem Menschen, der den Geschmack von Grünem Tee mag). Auf feinsinnige, aufmerksame, jungfräuliche Weise räumt er auf, macht er das Land (beim Menschen den Körper) dafür bereit, das Saatgut zu empfangen, damit sich ein Wachstumsprozess sehr ausgeglichen vollziehen kann, in der Nacht, während des Tages, sowohl rechts als auch links.

Grüner Tee trägt die Fähigkeit in sich, die Dinge sauber und ordentlich abzurunden, gleichsam mit einer geschickten zierlichen Bewegung die Sahne auf einer runden Torte zu verteilen.

Wer Grünen Tee mag, der lebt sich ein wie ein Künstler, der im Aufbauen seines Lebenswerks Schönheit sucht, und dieses mit anderen Worten ,ab'-runden will, es bis zum letzten Detail perfektionieren will. Er wird nicht eher aufhören, bis ein ganz bestimmtes Etwas von unten bis oben, an den Spitzen und in der Basis vollkommen so dasteht, wie es sein müsste, in seiner Gesamtheit.

Verwandt ist dieser Charakter mit der Gesamtheit des männlichen Fruchtbarkeitsorgans, das sowohl das weibliche als auch das männliche in sich trägt, eine starke Basis, die alles perfekt in Ordnung haben will, aber dann mit zwei fruchtbaren Enden, genau wie ein Bleistift, den man an beiden Enden gespitzt hat. Er kann auf dem Weg nach links oder nach rechts gehen, rot oder blau. Erschaffenderweise, feinspitzig gerichtet, auf schöpferische Weise wendig.

Jener Mensch, der Grünen Tee mag, will in sich die Freiheit fühlen, sich sofort wenden / anpassen zu können, um eine Arbeit perfekt abrunden zu können. Er trägt viele Möglichkeiten dazu in sich.

Grüner Tee trägt daher auch zur Versorgung gesunder Schleimhäute bei, zur Gesundheit der Geschlechtsorgane, des Phallus, der symbolisch steht für Selbstwertbewusstsein und Schaffen. Das Erschaffen eines gesunden Körpers mit gesunden Lebenssäften, wobei die Drüsen auf heilsame Weise produzieren. Die Vorhaut flexibel und gesund, der Mensch, der sich geschützt weiß in seiner fleischigen Anwesenheit.

Grüner Tee symbolisiert die magische verdeckte Gabe der „4“: unter der geformten Struktur liegt eine tiefere Dimension: wie flache Pläne, die auf einem Blatt Papier vorgezeichnet werden, und plötzlich erhebt sich der gezeichnete Haus-Plan in die Höhe, mit hochgezogenen Mauern. Ein flacher Plan bekommt plötzlich mehr Raum, Höhe … In dieser Vibration sieht man tiefer und weiter, als es anfänglich den Anschein hat. Eine Art von ,klarem' ,Durchblick' im Grünen Tee.

Die Art des ,Seins' scheint auf einen doppelten Boden gebaut zu sein; er kann daher auch die Dinge unter der Oberfläche ,durchschauen'. Der Plan richtet sich auf; Getreide, Gräser, Pflanzen und Beete werden aus dem fein vorbereiteten Acker wachsen. Die Erde ist froh.

Grüner Tee bittet gleichsam seine ,Götter', den Regen und die Sonne, den Rest zu vollenden … in Blüte und Wachstum aufzurichten. Er glaubt heilig daran … und es geschieht dann auch, dass eine prächtige Struktur sich im wachsenden grünen Gewächs offenbart.

Der Mensch, der verrückt ist nach Grünem Tee, täte gut daran, seinen eigenen Wert richtig einzuschätzen und sich selbst keinesfalls wie ein Kaffeeböhnchen[8] zu unterschätzen, weder geistig noch körperlich, oder in gewissem Sinne zu verstümmeln. Er wird gut daran tun, seinen Wert zur Sonne hin auszustrahlen; der Kontakt mit seiner eigenen Natur und mit der großartigen irdischen Natur wird ihm eine Wohltat sein.
Loslassen, was nicht zum schönen Geplanten gehört; loslassen, Spreu aus dem Weizen schütteln, und weiter wachsen wie der Mond zum Vollmond wächst.

Grüner Tee hat sowohl etwas von dem kahlen, zu gestaltenden Spaghettistock als auch von dem warmen gefüllten Marzipanbröckchen, das sämig sich selbst fühlen will. Ersterer will sich, genau wie Grüner Tee, strukturell fühlen und weiter Gestalt geben, in Werdung … , das Marzipanblöckchen sehnt sich danach, sei es auch unbewusst, die Vollheit seiner selbst zu entdecken, sowohl das sanfte Weibliche als auch das stark-sanfte Männliche in sich selbst zu entdecken. Das *Erleben,* das GENIESSENDE Fleischige seines Körpers.

Grüner Tee sagt diesem Menschen: erfülle deine primären Bedürfnisse, sorge dafür, dass du an der Basis gesund bist, dass du die Säfte in deinem Körper zu schätzen weißt; dann erst kannst du in die Höhe schießen, in Transformation, zu einem evolvierten Stadium.

Und Früchte wird er gebären, unser Grüner Tee und der Mensch, der diesen mit Vergnügen trinkt. Ein Wachstumsprozess, der keine Grenzen kennt, so scheint es … Wachstum, Wachstum, Wachstum … aber auf eine sehr spezifische strukturelle Weise. Wer große Lust auf Grünen Tee hat, ist möglicherweise auf der Suche nach einem Gleichgewicht in seinem emotionalen Leben. Gerade weil er so viele Wachstumssäfte, so viel Fruchtbarkeit in sich hat, ist dies nötig. Wie in der Symbolik der Birne,[9] um ein stabiles Gleichgewicht zu finden. Er hat so viel in sich zu sammeln, zu beherbergen. Gefühle, sowohl möglicherweise Verdruss als auch Freude, als auch Schöpfungsenergien, die sich dafür bereithalten, sich selbst Gestalt zu geben, seinem Leben, einem majestätischen Kunstwerk … auf jedem beliebigem Gebiet.

Die Art von Grünem Tee erzählt dem Menschen vom ‚vernünftig' bleiben, davon, dass er sich nicht in die eine und dann wieder in die andere Richtung neigen soll … sondern dass er ständig, genau wie ein an beiden Enden gespitzter zweifarbiger Bleistift, in schöner Harmonie, im Gleichgewicht seine Lebenswege zeichnen und fruchtbar ausmalen sollte.

---

[8] Lies an anderer Stelle in diesem Buch über die Symbolik von *Kaffee.
[9] Lies an anderer Stelle in diesem Buch mehr über diese Symbolik.

Der Mensch, der Grünen Tee mag, wird darauf achten, sich nicht zu ‚scharf' zur einen oder anderen Seite zu neigen oder auszuholen; Verständnis für sich selbst und für andere Menschen, und wie eine Waagschale im Gleichgewicht in den Händen von Justitia den Rechten Weg einschlagend, gegründet auf Ehrlichkeit und innerlicher Ruhe. Reichtum in Struktur und Form gegossen. Der Mensch, der sich auf prächtige Weise in übersichtlichen Strukturen ‚werden' lässt. Schleimhäute rein und gesund haltend, in der Sphäre von Grünem Tee.
Eine zartbesaitete starke Basis, gut vorbereitet, damit sein Leben ein schönes blühendes Wachstum erleben wird.

Sagt Grüner Tee noch zum Menschen: „LASSE dich wachsen, ... LASSE DICH HERANREIFEN, deinem Inhalt nach, auf Gefühlsgebiet, emotional, was Schaffenskraft betrifft, deine Gestaltung, Form-Gebung, sowohl deines eigenen Körpers als auch deiner kreativen Möglichkeiten."

Weißer Tee

Weißen Tee könnte man edel, und sanft, nennen. Wie ein Wölkchen, auf das man ein Schäfchen zum Schlafen legen kann, so zärtlich sanft und uns verwöhnend in einer Sphäre des Herzens. Das Lämmchen dreht sein Köpfchen kurz um und schaut uns lieblich an. Rührend, ja, aber lasse dich nicht davon mitreißen. Sieh das Positive davon: Weißer Tee sagt, dass du lieb und nett sein darfst, dass du Ruhe und Sanftheit verdienst.

Der Mensch, der ein Verlangen nach Weißem Tee empfindet, sitzt möglicherweise noch in alten Instinktmustern fest, in hechelnden Begierden (die nicht unbedingt in die Praxis umgesetzt werden), er verliert seine ganze Energie darin; Weißer Tee ermahnt ihn dazu, diese Urkräfte, Sehnsüchte und Begierden in liebevolle Kreativität umzusetzen, in das TUN von konstruktiven Dingen, darin, dass man zu einem tatsächlich positiven Handeln kommt, um daraus Freude zu schöpfen.

Hast du Lust auf Weißen Tee? Dann läuft das Wasser dir bestimmt aus dem Mund, die Speicheldrüsen machen ihre Arbeit gründlich und sehnen sich nach ... [10]. Du sehnst dich enorm nach etwas, das außerhalb deiner selbst liegt, beispielsweise ‚die Aufmerksamkeit, oder die Liebe von anderen'. In jeder Hinsicht ein ‚Verlangen nach'.

---

[10] Lies hierzu auch in *Der Schlüssel zur Selbstbefreiung:* die Rubrik Stark vermehrter Speichelfluss.

Weißer Tee selbst findet Gefallen an seiner eigenen Sanftheit, Liebheit (oder verführerischen Liebtuerigkeit in abwertendem Sinne, das muss man selbst herausfinden): letzteres hat nichts mehr mit liebevoll leben zu tun, sondern eher mit greifen; die zugrundeliegende Basis-Ursache besteht darin, dass man die ‚Vervollständigung' des eigenen ICHS von dem oder den / über den oder die anderen erwartet, statt sich selbst zu verwirklichen, kreative Selbstwerdung entwickelt, die Vollheit des eigenen Ichs.

Weißer Tee weist dich darauf hin, dass enorme Lebenskräfte in dir sind, die genutzt werden wollen, Pferdekräfte gleichsam. Das Nahrungsmittel selbst verfügt über eine Kraft, die das von außen her instinktiv Drohende wegtreten könnte, genau wie eine Eselin einen stürmischen männlichen Esel mit ihren beiden Hinterbeinen von sich wegdrücken kann. So weist Weißer Tee uns auf die Extreme hin von, einerseits, wahrhafter Liebevollheit und Sanftmut vom Herzen aus und, andererseits, auf das zuvor erwähnte Instinktive, Lockende, zugleich (wie paradox dies auch sein mag) das Verfügen über eine starke Urkraft, um den Eindringling (in welchem Sinne auch immer) außerhalb seiner selbst zu halten. In jedem Fall geht es hier bei dem Menschen, der eine Sehnsucht nach Weißem Tee empfindet, um ein Verlangen nach geträumter Sanftheit, nach einer himmlischen Ruhe, ohne dabei gestört werden zu wollen. Und ob er hier in irreale Disney- oder andere Traumsphären verfällt oder wirklich aus seiner irdischen herzlichen Anwesenheit heraus lebt, in sanfter Ruhe, das muss jeder Mensch für sich selbst bestimmen.

Weißer Tee fordert den Menschen dazu auf, sich in wahrer Liebe für das Leben zu öffnen, für die Natur, für die anderen, sich daran zu erfreuen, ohne sich zu wollüstig saugenden und lockenden alte-Venus-Bewegungen hinreißen zu lassen. Ruhe, ein Nickerchen, sanft wie ein vorbeifliegendes weißes Wölkchen … Friedvoll.

In günstigem Sinne fordert Weißer Tee den Menschen dazu auf, sich nobelrein zu halten, das strahlende Kupfer schön zum Blinken zu bringen und dies zu genießen. Dabei nicht weiter aufgehend in der Materie des Kupferkessels, geblendet ertrunken in den goldgelben Sphären, betäubt … Nein: ein reines Genießen der sanften Kraft in den Dingen, die du wahrnimmst oder selbst erschaffst, ganz gleich, ob es sich dabei um einen Gegenstand oder die Gestaltung einer Freundschaft / Beziehung geht usw. Halte es prächtig pur, mit reinem Inhalt, strahlend – edel nach außen hin. Das sanfte prächtige reine Sein, befreit von jeder ‚Flucht-in-den-Geist', von jedem negativen Neptunianischen Faktor. Halte das Schöne irdisch, mit einem reinen Herzen, wahrhaft liebevoll ‚gebend'.

Wann geht es schief? Wenn ein Mensch sich ärgert, weil er nicht das bekommt, was er begehrt oder unbedingt haben will, wenn er in Sphären der Härte lebt.

Weißer Tee hat einen süßen und sanften Charakter, birgt viele Energien in sich, die eine fruchtbare Entfaltung fordern. Eigentlich fühlt er sich am besten, wenn er sich radikal für ein ‚nein' zu all dem entscheidet, was symbolisch steht für das Niedrigere, das Unreine, was mit Instinkt, mit Greifen in Härte usw. zusammenhängt. Das Höchst-Edle in sich selbst anzuerkennen und angesichts des Düsteren nicht zu versagen, sich nicht von der Stimme in einem selbst oder außerhalb manipulieren zu lassen, die vom wahren Leben abweicht. Ein sanftes Loslassen in dankbarer Zufriedenheit.

Kräuter-, Blumen-, Früchtetee, allgemein

im nachfolgenden Text T genannt

T hat ein großes, ehrliches, durchdringend blickendes Auge; wie ein Wirbelwind dreht sich die Kraft in ihm und sieht alles, was um ihn herum geschieht, von links nach rechts, sogar rund um ihn herum. Möglicherweise wirkt er mitunter auf manche drohend, oder besser gesagt seine Farbe, gelegentlich sein ausstrahlender kräftiger Charakter. T dreht sich schließlich komplett um seine Achse, weil er alles gut im Auge behalten will, als ob jemand ihn in seinem Rücken angreifen könnte. Aber nicht in paranoidem Sinne; er erfüllt Aufträge und erledigt seine Aufgaben (beispielsweise in der Natur, im Menschen- oder Tierkörper …). Er steht dafür, dass alles gut und sicher verlaufen kann.

T trägt gleichsam viele kleine Haferflöckchen in sich: Kraft und Dynamik; ein Vorrat an notwendiger Nahrung, sowohl geistiger als physischer Art. T sorgt für die Verstärkung des Nervensystems, so dass er (und der Mensch, der die Nahrung verspeist) stressbeständig wird und sich eins fühlen kann mit der Dynamik dessen, was er vollbringen muss.

T deutet die Mannigfaltigkeit und die Details der Dinge an. Es darf Übersicht geben, aber jeder Teil an sich sollte seine Funktion einnehmen, so kann das Ganze wie geschmiert und flott verlaufen.

T macht die Dinge gerne sauber (auch buchstäblich innerhalb des Körpers), proper, allen überflüssigen Staubes entledigt, der Dinge entledigt, die hängen geblieben / liegen geblieben sind. Er ist dann wie ein Staubtuch, das wischt und reinigt, sowohl innerlich wie äußerlich. Er nimmt mit großer Präzision seine Arbeit auf.

T mag es, mit seinem runden Sockel auf der Erde zu stehen; über sein körperliches Da-Sein sieht er wie durch eine klare Glaskugel, die auf ihrem irdischen Sockel steht. Eine panoramische Übersicht und zugleich ein Durch-Blick. Deutlich, klar, sauber und rein.

Der Mensch, der T mag, der Lust hat, T zu schmecken: er sehnt sich nach Seelenreinheit, bewusst oder unbewusst. Er klatscht in die Hände vor Freude, wenn ihm selbst oder einem anderen positive Neuigkeiten zuteilwerden. Ja, er gönnt es auch gerne einem anderen, außer vielleicht … wenn er selbst sich unwohl fühlt, aber er lässt sich im Allgemeinen nicht schnell hängen. Der Mensch, wie mit dem Angesicht eines großen ovalen Löwengesichtes, blickt meist gutmütig und strahlt Kraft und Freude aus. Die Freude des Lebens selbst ist schließlich im T enthalten. Beim ihm fühlt man Respekt und zugleich Sicherheitsausstrahlung.
Ja, du T-Trinker, man wird dich nicht schnell zum Narren halten können. Es scheint geradezu, als ob du mitunter jemanden streng in seine Schranken weisen, oder ihn auf bestimmte Grenzen und Regeln hinweisen kannst. Die väterliche Autorität für das Wohl des Menschen. Steinbock-Allüre: alles muss verlaufen, wie geplant oder wie es sich gehört ... Nur … bist du manchmal nicht zu hart zu dir selbst? Dein Verlangen nach Sauberkeit und Klarheit darf nicht zu einem zu strengen Vorgehen in Bezug auf diese Dinge führen. Fühle deine weichen Nieren und härte sie nicht ab. Zwinge dich selbst nicht dazu, diese oder jene T-Sorte zu trinken. Hast du Lust auf reines Quellwasser? Zwinge dich selbst dann nicht dazu, auf rationale Weise, T zu trinken. Höre mit deinem warmen Herzen auf deine sanften Gefühle (und daher auch auf deinen Geschmack in Bezug auf T oder die Abneigung gegen T, deine Lust auf eine spezifische Sorte T).

Hast du dich zu sehr beherrscht, bist du zu streng zu dir selbst gewesen? Vielleicht willst du die Fahne hochhalten, die Ehre verteidigen, und dafür sorgen, dass die Gesetze des Lebens (oder auch der Gesellschaft) respektiert werden. Dann bist du eine Art Ordnungshüter und das ist auch durchaus erlaubt, solange die Sonnenstrahlen stark und sanft in der Mehrheit bleiben, nicht weggedrückt werden von Saturnalischen Gesetzen.

Du liebst T? Dann sagt er dir noch das Folgende: sei wie sehr weiches Mehl, das deine Hände streichelt und weicher macht, und dann brauchst du nicht gleich ein Brot daraus zu kneten, und zu schuften. Mach es dir selbst weich. Finde den Mittelweg zwischen arbeiten und schlafen, Sanftheit und einem kräftigen Übernehmen deiner Verantwortung. Flexibilität darf immer unter dieser Urkraft in dir anwesend bleiben!
Gefühle wollen gehört werden, möglicherweise vertraust du dir selbst, deinen eigenen Gefühlen nicht genug. Stärke dann diese weibliche Seite in dir selbst weiter. Wisse, dass Gefühle Kraft sind und nicht Schwäche. Baue auf die mütterliche Energie in dir selbst; höre nicht nur auf die manchmal zwingende patriarchale Stimme.
Liebst du T? Dann fordert die Rosine in dir, hundertprozentig zu einer prächtigen Traube aufblühen zu dürfen und deinen Raum einzunehmen, deinen Wert anzuerkennen, dich nicht zu schrumpfen, sondern deinen Wert anzuerkennen und diesen voll und ganz in deiner Talentkammer zu benutzen.

Trage die Autorität in dir selbst, die königliche Autorität, denn: angeschlossen an dein Herz und voninnenheraus strömend nach außen … Übersicht entwickelst du, ein Selbstwertbewusstsein und einen gesunden Stolz auf dein Sein. Du willst der Welt aus guten Menschen auf diese Weise dienen und sogar Führung / Aufsicht übernehmen, wo dies wünschenswert ist. Zum Nutzen der Menschheit willst du gesunde Linien ziehen und Strukturen bauen. Hohe Moral weiter ausbauen und von hier aus in reiner Linie für andere den Weg bahnen.
Du fungierst möglicherweise im täglichen Leben als ein gerechter Richter, ein Schiedsrichter, der keine Kompromisse schließt. Dies ist sehr gut, solange du nur deine sanften Gefühle und deine Flexibilität nicht ausschließt, denn das würde deinem Herzen nur wehtun. Aber zu deiner Korrektheit und Integrität: auf diese kann man bauen. Behalte den Überblick und gehe vorwärts, in *einer* geraden Linie, lasse das Gold von deinem Antlitz strahlen, so dass andere fühlen können, *was* liebevolle Reinheit und gerechte Wege sind … Sei hierin ein Vorbild, sagt der T zu dir.

➔ Brennnesseltee: siehe Text Brennnessel (im Kapitel *Gemüse*).

Kamille, Kamillentee

Kamille steht für Festigkeit, Stabilität, Kompaktheit. Fragt sich x manchmal, warum du, als Mensch, so vor dir selbst flüchten würdest, ja, von deinem Körper wegflüchten würdest, dann tust du gut daran, einzuhalten und darüber nachzudenken. Leiste keinen Widerstand dagegen, kämpfe nicht gegen diese schöne Botschaft deines lebenden Selbstkerns, der dich dazu auffordert, wieder in den Körper ‚einzutreten', herunterzukommen, ganz tief und nah zu dir selbst. „KOMM ZURÜCK!" hören wir Kamille rufen, „du gehörst in erster Linie zu dir selbst nach Hause, in deinen Körper."

Kamille ist Weltmeister im Schwimmen, ist Weltmeister darin, den Ball schnell mit alerter Kraft zurückzuwerfen. Dynamisch, temperamentvoll, schnell und behände. Dann plötzlich wird sie STILL. Du hörst sie nicht … es scheint geradezu, als ob sie plötzlich vom Erdboden verschwunden ist, als ob die Stille fühlbar wird, ein merkwürdig magischer Stillstand. Still und ruhig … Langsam, sehr verzögert in Slow Motion schwimmt sie nun weiter. Eine neue Phase bricht an. Mühsam drückt Kamille sich selbst jetzt weiter voran in der Bewegung, im Leben, langsam kommt die Bewegung in Gang …

Wer Kamille mag, lacht gerne, mag die Abwechslung ‚Dynamik-Stillstand' und kann sehr schlagfertig sein, entweder mit Kraft oder mit einem plötzlichen Stopp / Stillstand und dann einem langsamen Weitergehen auf einem neugewählten Weg. Dann wieder bricht er aus wie ein Vulkan oder mit einem Fluch und einem Faustschlag. Konzentriert in jeder Körperzelle, ein Kraftgefühl, das durchbrechen kann, plötzlich und kurz, schnell … Dann wieder diese Stille … Aber sogar die Bewegungen in einem Tempo mit Klatschen und Schlagen bleiben harmonisch in der Kamille-Sphäre nach den ruhereicheren Momenten in einer schläfrigen Sphäre.
Ein kontrastreicher Charakter also in Tun und Lassen, in Tempo und Stil. Mit Kamille erlebt man Überraschungen!

Hast du plötzlich Lust auf den Verzehr von Kamille? Dann ist eine Umkehr gefordert, eine Kehrtwende, die du sicher schon in deinem Innersten aufkommen fühltest. Und, so schnell und kräftig wie ein großer Wellenschlag herunterschlägt, so würdest du die Umwälzung durchführen … in der herrlichen Strömung der magischen Bewegung, die deinen Körper durchzieht. Himmlisch fühlbar.

„Komm mit mir mit", sagt Kamille auf ziemlich ermahnende Weise. Zu diesen ununterbrochenen Veränderungen in Bewegung und Tempo, Tag oder Nacht, still oder geschäftig, kannst du nicht ‚nein' sagen … Und du lässt dich von den Sphären von Kamille mitführen. Manchmal nicht wirklich mehr auf der Erde, wie unter Drogen, oder im Alpha-Zustand, um nach einer Weile wieder klarzusehen, hellwach zu werden; der Nebel löst sich vor deinen Augen auf.

Und du genießt den Geschmack von Kamille und du gehst in diesen wechselnden Strömungen und Impulsen mit. Jetzt einmal absolute Stille und Ruhe, dann wieder wie bei einem Neubeginn ein plötzlicher Kraftstoß von einem Magnetfeld, ein Donnerschlag auf dem Land, ein Anfang der großartigen Herrlichen Arie … und du durchfühlst es, diese musikalische Glückseligkeit von Energie. Leben setzt sich weiter durch … mit dem Schlag auf die Pauke wird tief in Kamille, tief in dir das Signal gegeben. Aus dem konzentrierten Seinskern in deinem geballten Körper heraus erlebst du immer wieder eine neue Evolutionsströmung, wie Flut nach Ebbe, genau wie bei den verschiedenen Gestalten der Mondmutter. Kamille fordert dich hierbei dazu auf, doch vor allem in und bei dir selbst zu bleiben, trotz der wechselnden Stille und Sturm-Momente, trotz des Wendens und Kehrens … Gehe mit, gehe weiter, und dann kurz ein ‚Stopp' … wenn das Leben dies von dir verlangt. Immer auf unterschiedliche Arten in dir selbst anwesend sein.

Jetzt sagt Kamille zu dir: „Lasse alles einmal los, komme zu einem Nichts; einer Stille …" Noch kurz diese Pause, und dann gehst du wieder los, Hand in Hand mit dem Perpetuum mobile von Kamille, das dich mitnimmt in ein fremdartiges stilles Traumland. Dennoch lässt sie zu, dass der Wecker nach einer Weile wieder klingelt und dich weckt. Du schießt dann zusammen mit ihr in das Leben hinein, mit voller froher begeisterter Kraft.

Sanfte Träume, zugrundeliegende Kräfte, die immer wieder offen hervortreten. Solange ein Mensch dabei das Gleichgewicht bewahrt, lässt es sich im Feld der Kamillenblumen herrlich verweilen.

Kamille fordert dich dazu auf, in den verschiedenen Arten von Bewegungen, die sie macht (von stiller Ruhe … bis zu einem kräftigen ‚Weiterschwimmen' in deiner Lebensevolution), ein gesundes Gleichgewicht zu bewahren. Sie fordert dich dazu auf, in diesen schaukelnden, wechselnden energetischen Sphären deine innere Ruhe zu bewahren. Dies ist die Bitte und zugleich möglicherweise auch eine körperliche Lösung, die die Kamille-Blümchen dir anbieten wollen.

Wasser

Wasser hält Leben instand, weist auf eine ständige Versorgung mit Lebensnahrung. Wasser steht für den Automatismus im Menschen, der nach Nahrung greift, um am Leben zu bleiben: der Mensch, der sich selbst aktiv und automatisch mit dem ernährt, was er braucht, um das Leben in sich selbst aufrechtzuerhalten. In erster Linie ist dies die dankbare Empfänglichkeit für das Leben, das Offensein für die Lebensenergie selbst. Der Mensch, der sich selbst am Leben halten will, nimmt Wasser zu sich. Der Mensch ernährt sich mit ‚Leben'.

Derjenige, der sich nach Wasser sehnt, will das Leben in sich selbst ‚festhalten'. Er hat das Bedürfnis, über sich selbst nachzudenken, über das Leben in sich selbst nachzudenken. Er braucht es ‚einzusehen', sich der Tatsache bewusst zu werden, dass er leben *darf*, dass er gut daran täte, auf eine dankbare Weise über sich selbst nachzudenken, über die Chance, die er hat, am Leben teilnehmen zu dürfen. Der Mensch weckt sich selbst ein bisschen auf und gelangt zu der freudvollen Entdeckung. dass die Lebenswasser durch ihn hindurch strömen.

Wasser deutet auf das Bedürfnis hin, Geschmack am Leben zu bekommen, um eine unbesorgte Freude am Leben zu erleben. Derjenige, der alles einmal probieren will, derjenige, der sich in das Abenteuer des Lebens stürzen will, derjenige, der keine Angst hat weiterzugehen. Die Wasser-Sphäre ist neugierig; sie freut sich auf eine zarte und empfängliche Weise auf das, was das Leben ihr zu bieten hat. Sie legt nichts im Voraus fest ... sie wartet ab.

Wasser steht für Tugendhaftigkeit, zugleich für intuitive Lebenskräfte. Derjenige, der sich seinen intuitiven Kanälen hingeben will; derjenige, der sich faktisch danach sehnt, seine Schöpfungskräfte auf eine freie, intuitive Weise strömen zu fühlen, wird gerne Wasser trinken. Es ist ein Verlangen danach, die Lebenskräfte aus der Urquelle in sich selbst strömen zu fühlen. Vergleichbar mit der starken Kraft des Wasserfalls, mit dem Strom langer Haare auf dem Kopf des Menschen. Der Mensch will gerne schöne, natürliche Dinge entstehen sehen. Er will sich auf eine frohe, inventive, abenteuerliche Weise in das Leben bringen.
Der Mensch, der sehr gerne Wasser trinkt, will sehr gerne seine intuitiven Lebensenergien eine Rolle spielen lassen. Er sitzt randvoll mit potenziellen Kräften und will diese gerne in die Materie bringen, in Handeln umsetzen, veräußerlichen.

Wasser steht für Klarheit, Ehrlichkeit, Einfachheit: auf eine klare, neugeborene, einfache Weise im Leben stehen. Eine Unschuld, eine Naivität, eine Einfachheit. Diese Purheit wird zu oft getroffen in einer Gesellschaft, in der Habgier und Begierden ins Kraut schießen. Wasser sagt dem Menschen: „Vergiss nicht, was es ist: einfach zu Sein, Dankbarkeit für das Leben, das durch einen hindurch strömt. Dies ist die Basis für ein glückliches Leben. Diese Freude, diese Dankbarkeit kennt keinen Kummer, kein Leiden, keinen Tod mehr. Komm wieder zu dieser reinen Lebens-Haltung."
Das Kind, der Mensch will zurück zu seiner reinen Einfachheit, zu seiner eigenen innerlichen Reinheit, zum *Wirklichen* Wesen: wer er ist, unabhängig von ‚Besudelung'. Lust auf Wasser weist darauf hin, dass der Mensch Lust darauf hat, sich selbst zu bleiben, immer mehr zu werden, sich nicht durch allerlei negative Einflüsse verschmutzen zu lassen. Man will sich selbst aufklären, man will die Dinge klarer sehen.

Lust auf Wasser weist darauf hin, dass das lebende Selbst um einen ‚ehrlichen Verbund' mit dem Leben bittet. Möglicherweise sollte der Mensch jetzt viele Sachen loslassen ... viele Sachen, die faktisch eher zum Tod als zum Leben gehören, wie: die Undankbarkeit, die Unzufriedenheit, die Habgier, außerhalb-seinerselbst zu suchen, nicht glücklich zu sein mit dem eigenen Wesen, der Mangel an Selbstliebe usw. .....
Dies beinhaltet unter anderem, dass er sehr ehrlich zum Leben in sich selbst ist: dass er sich selbst akzeptiert, dass er sich selbst liebt, wie der Lebende Selbst-Kern ihn gebildet hat. Auch und vor allem was seine Körperstruktur betrifft: er hat immer die ideale physische Form, die nötig ist, um ihn weiter auf günstige Weise evolvieren zu lassen. Er wird sich dann auch auf eine bedingungslose Weise dem Leben hingeben, das ihn durchströmt, ohne Widerstand zu bieten, ohne ‚Forderungen' an dieses Leben zu stellen, ohne sich selbst oder seinen Körper ‚anders' haben zu wollen. Lust auf Wasser weist auf Folgendes hin: schreite entschlossen und selbstsicher in das Leben! Sei auf fröhliche Weise du selbst; bekenne dich immer zu dem, der du wirklich in Essenz bist und verstecke dich nicht.

Wasser steht in gewissem Sinne für Freisinnigkeit: du kannst in alle Richtungen gehen; du bist frei und kannst tun, was du fühlst, tun zu müssen. Und dieser Mensch liebt dieses Gefühl auch: tun zu können, was er seinem Gefühl nach tun muss. Er sehnt sich danach, sich in dieses Gefühl der innerlichen Freiheit zu begeben: muss er sich selbst dazu noch reinigen, hat er noch Hindernisse von seinem Weg zu räumen? Das Wasser sagt ihm: suche den Weg des geringsten Widerstandes. Triffst du auf Blockaden, auf Barrieren auf deinem Pfad, dann schau sie dir gut an: es sind Barrikaden, die dein tiefster Selbst-Kern aufgerufen hat, um dir etwas deutlich zu machen! Wer Lust auf Wasser hat, wird lernen, Signalen unverzüglich zu folgen, er wird dabei keinen Durchgang ‚erzwingen' dürfen. Er wird lernen ‚loszulassen', wenn er fühlt: hier bekomme ich zu viel Widerstand. Derjenige, der Lust auf Wasser hat, sehnt sich mit anderen Worten nach einer Art von Flexibilität auf diesem Gebiet. Lasse das ‚Leben' immer frei und geschmeidig weiterströmen: lege es nicht fest, halte nicht fest.

Wasser steht auch für die korrekte, deutliche Art und Weise, wie der Mensch mit sich selbst (und infolgedessen mit den anderen) umgeht. Dieser Mensch verlangt eine Art von Ehrlichkeit, von Korrektheit im Leben, aber er wird dies zuerst und vor allem mit und in sich selbst anwenden müssen: dass er beispielsweise nicht falschen Werten anhängt, dass er nicht Dingen anhängt, die eigentlich nicht zum ‚Leben', zu seiner wirklichen Art passen.
Es geschieht auch, dass jemand, der eine Zeit durchmacht, während der er völlig mit sich selbst ‚ins Reine' kommen will, plötzlich buchstäblich Lust darauf bekommt, mehr Wasser zu trinken. Er hat das Bedürfnis, nur mit seinem Spiegelbild konfrontiert zu werden, um dann in aller Ehrlichkeit und Abgeklärtheit von bestimmten Dingen aus seinem ‚alten' Leben Abschied zu nehmen. Er verabschiedet sich von einer bestimmten Phase. Vielleicht macht er nun eine etwas schwerere Zeit durch; er will dann gerade nur ICH in seiner Essenz Sein.

Wasser erfreut das Herz; in der Zartheit des Morgentaus kennt das Leben nichts anderes als Freude. Der Mensch, der diese Lebens-Ursprünglichkeit instand halten will oder derjenige, der sich wieder danach sehnt ... hat Lust auf Wasser.
Der Mensch, der wieder zur Authentizität seines Wesens zurück will, oder diese aufrechterhalten will. Zeiträume, die einhergehen mit plötzlicher ‚größerer' Lust auf Wasser, kündigen häufig einen nahenden Schritt auf dem Weg zur ‚Wiedergeburt' dieses Menschen an.
Wasser durchspült den ganzen Körper: es ist ein Symbol für den Menschen, der sich selbst pflegt, sauber alles in sich selbst aufräumt, was lediglich Ballast und Lügen sind. Ein Symbol auch für die ehrliche Beziehung zum eigenen ICH! [11]

---

[11] Lies eventuell die Symbolik der Nieren, der Haare und der Haut in *Der Schlüssel zur Selbstbefreiung – Enzyklopädie der Psychosomatik.*

Weißwein

Weißwein steht für Reinheit des Herzens; das edel zu formende ICH wartet auf seine Entdeckung. Es muss noch gefeilt werden. Der Rohdiamant bittet darum, geschliffen werden zu dürfen. Man hat bereits so eine Ahnung bezüglich dessen, was sich in den eigenen Quellen verbirgt, aber dies kommt noch nicht genug zum Vorschein. Man hat auch noch keinen wirklichen Überblick, man sieht nicht klar; man wartet auf ein Auskehren, eine Säuberung, auf ein ‚Klarer'-Werden seiner selbst, darauf, dass das eigene ICH sich erläutert ...

Die Lust auf Weißwein beherrscht manchmal die Kunst des ‚Lügens': sich selbst anzulügen. Sie hält sich manchmal etwas vor; sie belügt manchmal ihr eigenes Wesen. Man verrät manchmal sich selbst, die eigene Natur. Weil man sich selbst ‚verborgen' halten will, hält man sich an bestimmten Dingen fest, die nicht wirklich zur eigenen Natürlichen Art passen. Man hält sich selbst (und folglich dem anderen, wenn auch häufig unbewusst) etwas vor. Möglicherweise weicht man seinem wirklichen tiefen Kern aus. Man kreist darum herum. Man wird den Nebel, der um das eigene Wesen herum hängt, sich lichten lassen müssen, um auf ehrliche Weise zu bekennen, wer man IST und was nun eigentlich der eigene Inhalt ist, was in einem ist.
Die Macht der Mutter, des mütterlichen Elementes im Menschen selbst ist häufig sehr stark, aber man wagt weder es zu erleben, noch sich damit nach außen hin zu zeigen. Man hält seine Gefühle und seine lichteren, weiblichen Sphären geheim. Man gibt nichts preis. Das verborgene Paradies: für niemanden zugänglich, auch nicht für einen selbst.

Weißwein steht dafür, dass man alles glattstreicht, und dies unter der Maske der ‚Reinheit'. Zur Not muss das Düstere, die ‚Sünde', das (Gefühl des) tieferliegende(n) Dunkle(n) verborgen bleiben ... unter dem Mantel der Spiritualität, der Reinheit, der edlen Würde. In diesem Menschen verbirgt sich ein tiefes Verlangen danach, nicht mit dem Düsteren konfrontiert werden zu müssen, weder in sich selbst noch in der Außenwelt. Er sehnt sich danach, alles nur glatt, eben, hell und gereinigt zu sehen.
Dennoch wird er gut daran tun, sich nicht wie ein Vogel Strauß zu verhalten: er muss es wagen, tief in sich selbst zu schauen, um Wahrheit sehen zu können, um nachzusehen, ob dort keine Unreinheiten ‚betrachtet' und weggewaschen werden müssen; tut er dies nicht, dann lügt er sich selbst an, tut so, als ob es kein Problem gäbe, und lebt an der Oberfläche seines ICHS. Er muss es wagen, in die Tiefen seiner selbst zu blicken, sich das anzusehen, was ihm noch vage erscheint, das, was auf ihn ‚unrein' wirkt. Und vielleicht ist da auch gar nichts Düsteres und Unreines: Aber solange er vor seinen tiefen Gefühlsgründen wegläuft, wird er

nicht klug aus sich selbst, kann er nicht klar sehen. Er darf nicht vor seinen Gefühlen flüchten.
Er wird versuchen, ein schärferes Bild von sich selbst zu bekommen, indem er seine Augen offen hält und nicht vor dem ‚flüchtet', was er gar nicht sehen will. Dieser Mensch muss in gewissem Sinne bei sich selbst einhalten und gründlich in seine Tiefen blicken. Tief in seinem Herzen will er dies übrigens auch: Klarheit, wo nun alles so verschwommen und undeutlich ist. Er muss es wagen, über sich selbst nachzudenken, um ganz tief zu blicken. Hat er so große Angst davor, in seiner Gefühlswelt das düstere Teufels-Schlechte zu finden? Hat er Angst vor sich selbst? Warum misstraut er seiner mütterlichen Quelle? Lust auf Weißwein ist eine Aufforderung, sich gerade dieser Quelle hinzugeben, dem tiefsten Lebensgefühl. Er hat Angst vor der starken Mutterstimme in sich selbst; dennoch wird er, um wahrhaft in das Leben eintreten zu können, einen liebevollen Bund mit dieser Mutter in sich schließen müssen, statt davor zu flüchten.

Weißwein sagt: „Ich will mich selbst säubern, wie der Bergkristall, der unscharf, unsichtbar und nebelhaft, ungeschliffen ist ..." Der Mensch bittet darum, ‚veredelt' und ‚von sich selbst richtig gesehen und erkannt' zu werden. Es verlangt ihn danach, sich selbst in Klarheit zu bringen, um durchsichtiger zu werden, verständlicher und deutlicher. Er muss sich selbst gleichsam ‚aufklären'. Er wird entdecken, dass seine Tiefen, seine Gefühle schön sind, nicht düster.

Dieses Aufklären seiner selbst beinhaltet unter anderem, dass er damit aufhört, sich selbst etwas vorzulügen, dass er ganz ehrlich zu sich selbst sein muss und sich zu sich selbst bekennen muss, ohne Zögern, ohne Umwege. Nicht nur mit sich selbst, sondern auch mit den anderen erreicht er dann eine offenere, ehrlichere Kommunikation. Tut er dies nicht, dann wird er sich nur über seine eigene Unbestimmtheit, Nebligkeit, Abwesenheit, Flucht ärgern. Ein Gefühl der Frustration, ein Gefühl in der Richtung von ‚Ich kann mich selbst nicht erreichen' ist das Ergebnis.

Dieser Mensch hat tief in sich selbst das Verlangen, genauso offen, deutlich, klar, ehrlich und rein zu werden wie der reinste Quellbach, der durch die Felswand perlt. Er will sich eigentlich plätschernd öffnen können, wie der klarste kleine Wasserfall, den es gibt; er will mit einem reinen, erhabenen und edlen Herzen in geistiger Entzückung wie eine klare Fontäne in die Höhe spritzen.
Er will für sich selbst das Aller-reinste, das Höchste, das Ideale. Möglicherweise fürchtet er sich (unbewusst!) davor, eine Beute der Klaue der Mutter in sich selbst zu werden, die durchaus alles verwüsten könnte. Es ist die begierige Klaue, die alles einsaugen und das Leben in ihm vernichten würde. Er wird die tiefe Lebensquelle, das ‚Mütterliche' in sich selbst auf eine andere (liebevolle, furchtlose) Weise betrachten müssen!
Es ist gut möglich, dass er sich am Reinen außerhalb seiner selbst festklammert, an einer höheren Philosophie, an einem idealen Ziel, einer Religion, einer Person

usw. ..... statt sich selbst und die eigenen Überzeugungen zu reinigen. Er flüchtet mit anderen Worten in die IDEE außerhalb seiner selbst, statt dem Idealen, Reinen, Klaren, Ehrlichen, Deutlichen in sich selbst Gestalt zu geben. Will er dies allerdings doch tun, wird er sich stark mit seinem irdischen Ich, mit seinem Körper, mit seinen Gefühlen identifizieren müssen. Er darf nicht länger nach außen in erhabene Ideale flüchten. Er wird erst dem Ideal der Reinheit und Klarheit in sich selbst Gestalt geben müssen: nicht unabhängig von seinem Körper - im Geist, in Gedanken, in der Spiritualität -, sondern in Einheit mit seinem gesamten ICH. Er darf sich selbst nicht über die Materie, über den Körper, über die eigenen Gefühle erheben, sondern wird nach einer vollkommenen Integration seiner Seelenkräfte, seiner Gefühle im Körper streben müssen. Erst über diese Verschmelzung kann das Glückselige Leben auf Erden erreicht werden. Verschiebt man jedoch das Geistesideal in den Raum außerhalb seiner selbst, dann beginnt hier ein Sterbeprozess.

Dieser Mensch wird darauf achten, seine Augen nicht vor jenem zu verschließen, das verhindert, dass sein Leben wie eine superklare fröhlich perlende kleine Fontäne ist, denn dann würde er dem Leben für immer fern bleiben! Er sehnt sich eigentlich nach diesen edlen, erhabenen, manchmal ekstatischen Weißwein-Sphären aus reinem Glück, aus purer Klarheit, aus hellem Licht in himmlischen Sphären ... , aber das darf keine ‚Flucht' sein. Es deutet lediglich auf ein Weglaufen vor sich selbst, wenn er nicht zuerst in sich selbst aufklärt, was aufgeklärt werden möchte, wenn er dabei eine Distanz zwischen sich und seinem vollblutigen, irdischen, sensiblen Körper in der Materie schafft.

Er täte gut daran, nicht vor sich selbst wegzulaufen, sondern ganz tief nach innen zu blicken: um dort die Realität seines Wesens zu sehen. Für den Weißweintrinker ist es wichtig, dass er den ‚irdischen' vollblutigen Kontakt aufrechterhält (nicht in Begierde, vielmehr in der gemütlichen Sensualität des eigenen Wesens), dass er sich nicht ausschließlich auf seine Ideale konzentriert, seine Ziele in der Höhe, seine philosophischen Betrachtungen, seine begeisterten theoretischen Annahmen, seine edlen Träume ... Denn dann fliegt er zu hoch, zu weit weg von der Erde ... : er hat dann keine Sicht auf die Wirklichkeit mehr. Er träumt dann und idealisiert. Auf diese Weise kann er kein echtes Glück aufbauen: er wird schnell mit seinen Füßen wieder auf den Boden, in sein irdisches Selbst gedrückt werden.

Es ist gut, dass der Weißwein-Trinker eine aufrechte Sehnsucht nach dem Guten, dem Edlen, dem Reinen hat, aber er wird immer stabil in den irdischen Regionen bleiben müssen. Er darf nicht ‚wegfliegen'. Die himmlischen Sphären können nicht unabhängig von Materie, von irdischen Wesen aus Fleisch und Blut gesehen werden. Er darf das Leben weder zu ‚geistig' noch zu sehr in ‚Gedanken' führen: in seinem eigenen Körper, hier und jetzt, mit den Füßen auf dem Boden, in der Materie, in Zusammenarbeit mit den anderen, wird er bleiben.

Er wird sich selbst ganz nah bei seinem Körper halten müssen. Mit einem Gefühl für die Wirklichkeit wird er sich niemals zu weit abschweifen lassen oder zu hoch über dem Irdischen, außerhalb der Realität schweben ... Er entdeckt immer mehr die Reinheit, die Schönheit seiner Gefühlsquelle, je näher er zu sich selbst kommt ... , je weniger und weniger er in die weite Ferne flüchtet in ideale Gedanken, in ferne Aussichten und perspektivische Träume ... Er wird seine Augen nach innen richten; er wird seine Sinne nur im Hier und Jetzt der irdischen Realität funktionieren lassen.

Lust auf Weißwein sagt, dass dieser Mensch mehr aus der Wirklichkeit holen kann, als er bisher getan hat. Er kann mit seinen Sinnen auf eine intensivere Weise das Allerschönste aus der Realität schöpfen: aus den Dingen und den Menschen um ihn herum. Er kann das Leben viel mehr genießen, als er bis-her schon getan hat, unter der Voraussetzung, dass er sich auf eine empfindliche Weise still-hält bei den kleinen schönen Dingen des Lebens, dass er nicht wegläuft, träumend vom ‚Größeren', aber Unerreichbaren ...
Dass er in Dankbarkeit die schöne Blume, die kleine Biene, den stillen Schmetterling beobachten kann, dass er in Dankbarkeit für die Anwesenheit der Menschen um ihn herum genießen kann ... Er kann auf eine sensiblere Weise über sich selbst nachdenken, über die anderen, über die Dinge um ihn herum ... Er macht Zeit frei für das ganz normale Irdische ... und weiß, dass das Paradies hier-und-jetzt ist, dass es sich nicht anderswo befindet, nicht weiter in der Zukunft, nicht in anderen Dingen, nicht in Gedanken, sondern im unmittelbaren und nähesten Hier-und-Jetzt. Er flüchtet nicht mehr; er konzentriert sich im Jetzt, in sich selbst. Er rennt nicht weg, nicht vorneweg.

Er bleibt stehen und kommt zu einer tiefen Ruhe. Er erfährt das stille Glück in seiner Seele: in seinem Körper an dieser Stelle, in dieser Umgebung sein zu dürfen. Er verwendet seine Sinne, seine Gefühle nun intensiver als früher: aus einem Gefühl der Reinheit heraus. Er erwacht wie aus einem Traum: er tritt in seinem Körper ein. Er weiß nun, wie es ist: diesen reinen Augenblick ‚zu genießen'. Er ist ein bisschen betrunken ... , ohne Wein! Und um dies zu feiern, kann er sich nun ein Gläschen einschenken. Er ist nun mehr auf den Geschmack des Lebens gekommen.

Er wehrt sich nicht länger dagegen, ganz nah in und zu sich selbst zu kommen; er läuft nicht mehr in Unklarheit über sein Leben. Er will jetzt klar sehen und rennt nicht länger vor einem Teil seiner selbst weg. Der Weißwein bittet um eine offene und ehrliche Konfrontation, in erster Linie mit dem eigenen ICH. Schließlich wird alles klarer und kann auch die Beziehung bzw. können die Beziehungen zu dem oder den anderen eine klarere, konkretere, nähere, ehrlichere Form bekommen. Er weiß nun, was er an sich selbst hat; auch die anderen können nun in einen klareren Kontakt zu ihm treten.

Dass dieser Weinliebhaber zu Klarheit, zum Reinsten seiner selbst kommen will, ist sehr gut, aber er darf dem noch nicht Erkannten, dem noch Unaufgeräumten in sich selbst nicht ausweichen, darf dieses nicht unter dem weißen Altartuch verbergen! Er würde gut daran tun, sich keinen Scherz mit sich selbst zu erlauben, mit der Wahrheit. Es geht hier nicht so sehr um Scheinheiligkeit, als vielmehr um Heuchelei, und dies in erster Linie sich selbst gegenüber.

Man braucht überhaupt keine Angst davor zu haben, einen bestimmten Inhalt auf den Tisch zu legen und sich diesen anzusehen. Das einzige, was man nicht tun darf, ist davor ‚wegzulaufen', während das Ideale Hoch über einem herausragt, ... und derweil das, was unklar ist im Gefühlsleben unter den Teppich kehren.
Man lebt dann ‚zwei' Leben: einerseits richtet man sich nach dem Idealen, das man nach außen bringt, andererseits führt man ein verborgenes Leben, wobei man vor allem das innerliche vage Ungelöste, das man als Bedrohung erfährt, versteckt. Niemand, man selbst am wenigsten, darf / kann hier ‚herankommen'. Es wird abgeschlossen. Man flüchtet auf diese Weise vor seinen Gefühlen, vor einer tieferen wahrhaftigen Lösung. Der Mensch wird einsehen, dass es keinen Grund gibt, auf eine furchtsame (paranoide) Weise vor den eigenen kräftigen, unerhörten Gefühlstiefen wegzulaufen. Er wird nun die Einheit in sich wiederherstellen.

Er wird sich jetzt in aller Ehrlichkeit und Empfänglichkeit für diese deutliche klare Quelle in ihm selbst öffnen müssen. Er wird sich mit einem ruhigen Gemüt dem Tiefsten in seinem Wesen hingeben dürfen: damit es Deutlichkeit gibt, Klarheit, damit der perlende kleine Bach in seinem Wesen rein und frei seinen Weg verfolgen und fließen kann ...

Roséwein

Dieses Nahrungsmittel steht für das etwas Zähflüssige; wie Melasse verteilt es sich. Der Charakter dieses Weins wird beschrieben als ‚Jetzt bleiben wir kurz still stehen, morgen sehen wir weiter'. Man bleibt gleichsam hängen, kleben. Bequemlichkeitshalber hier und da eine kleine Notlüge, wenn es sich so ergibt: der Opportunismus hierbei. Rosé kann umschrieben werden als ein kühlweißer Beschwichtiger ... ein Jemanden-auf-später-Vertrösten ... denn heute ist es vielleicht schon so, aber du weißt eigentlich sehr gut, dass es morgen genauso gut nicht mehr so sein kann. Dieses Getränk versucht dir weiszumachen, dass ‚morgen' eigentlich nicht zählt, dass du im JETZT stillstehen musst, als ob die Zeit nicht mehr existiert. Alles wird in den Hintergrund gedrängt.

Es ist natürlich ein guter Rat von diesem Weingetränk, im JETZT zu leben, stillzustehen, beim jetzigen Augenblick zu verharren. Es ist jedoch keine gute Sache, wenn der Mensch zu sehr auf das hört, was der Rosé zu sagen hat: dass es alles nicht nötig ist, dass er nicht ehrlich zu sich selbst zu sein braucht, dass er es am besten alles *vergessen* soll, nicht mehr hinzuschauen braucht, ja, es sogar unter den Teppich kehren darf. Da ist die Neigung zur Oberflächen-Kehrung.

Dass der Mensch hierauf hört, hat mit der Tatsache zu tun, dass er sich eigentlich tief in seinem Herzen danach sehnt, zu einer Aufklärung seines Lebens zu gelangen: so dass er die Dinge ‚mühelos' klar und heller sehen könnte. So dass er, ohne allzu viel Schwere und dunkle Gefühle, die Dinge verstehen könnte und loslassen dürfte. Er sehnt sich danach, eine ganze Menge Dinge hinter sich zu lassen, aber er wird einsehen müssen, dass dies nicht möglich ist, ohne sich diese erst gründlich anzusehen, nicht davor *wegzulaufen. Dann* erst wird er, nach der Auflösung, zu einer *echten* Entspannung kommen können.

Die Ursache des ‚Lusthabens auf' dieses Getränk hat mit der Tatsache zu tun, dass der Mensch es alles ein wenig los-lassen will: er will alles einmal kurz vergessen, von seinen Schultern gleiten lassen, an nichts denken, außer an die Traumbilder, die er sich selbst als angenehm in seine Vorstellung zaubern wird ... dem will er sich schon hingeben, dort will er nun eine Weile verbleiben, wie auf einer selbst-geschaffenen kleinen Insel. Er braucht es, einmal kurz nicht-zu-denken und gibt sich den Sphären dieses Getränkes hin, das seiner Meinung zu sein scheint.
Aber genauso gut sollte darauf hingewiesen werden, dass er *weder länger* stillzustehen braucht, noch sich einer entschiedenen Weiterentwicklung entziehen darf. Er täte gut daran, seine Schritte im Leben nicht zu bremsen. Er darf sich nicht hinter allerlei Motiven oder Schein-Argumenten verbergen; er darf sich selbst nicht ‚zurückhalten'. er wird sich wirklich zu seinem ICH bekennen, zu dem, der er ist und was er nun wirklich ist und denkt und will. Er darf sich nicht länger hinter einem „nein ... ich glaube nicht“ verbergen, dahinter, dass er sich oder bestimmte Dinge in sich selbst immer wieder in den Hintergrund drängt, wegschiebt: er darf diesen Dingen JETZT eine Lösung geben. Ohne Aufschub, ohne zu sagen: „Ja, aber ich ruhe mich noch kurz aus, warte ab ... und dann sehen wir weiter.“ Aus dem Aufschub wird Aufschub und Aufschub und Aufschub ...

Er verbirgt sich wie ein Dachs in seinem Bau ... und was spielt sich in seinem *wirklichen* Inneren ab, im Untergrund seines Wesens? Dies wird er selbst herausfinden müssen, davor darf er nicht weglaufen … und von hier aus kann er sich ehrlich manifestieren, ohne sich noch zu verbergen oder in hohe Orte aus Träumen und Gedanken zu flüchten. Die Wahrheit ist, dass er, wenn er aus seinen eigenen Wahrheitstiefen heraus lebt, wenn er es wagt, daraus zu schöpfen, zu *wirklicher* Freude gelangen können wird.

Das Getränk selbst flüstert ihm in sein Ohr: „Komm mit mir, zu einem Ort, an dem du nichts zu sagen ‚brauchst', wo du nicht ehrlich im Leben vorwärts gehen musst, wo du leise trinken kannst, ohne dem Leben gegenüber noch in irgendeiner Weise Verantwortung ablegen zu müssen." Es versteht sich von selbst, dass der Mensch sich nicht anderen gegenüber verantworten muss, sondern nur dem Leben gegenüber. Und dieses Leben verlangt eine ehrliche Haltung von ihm: „Sei, wer du bist, flüchte nicht vor echten Lösungen, bleibe nicht im Schatten deiner selbst stehen und gehe vorwärts. Greife mit beiden Händen zu, wage bis auf den Grund deiner Seele zu schauen, auf den Grund bestimmter Problematiken, mache dir selbst nicht weis, dass du nicht kannst, dass du nicht weiter musst. Bleibe nicht hängen, sondern mache weiter, ohne Ausflüchte zu suchen, ohne noch länger zu zaudern und dich hinter einer ganzen Menge von ‚Ja-abers' zu verstecken. *Gehe weiter* mit konkretem kräftigem Schritt, sei dir deiner innerlichen Kraft bewusst. Fühle dieses Rückgrat in dir: *wisse,* dass es da ist ... dass du auf die stabile Basis IN dir selbst bauen darfst. Höre nicht auf Lügner und Fantasten, sondern höre auf die Stimme deines Herzens, deines Ge-Wissens (du weißt es tief in dir selbst: wo Wahrheit, Aufrichtigkeit, Richtigkeit wohnen) und mache die notwendigen Schritte. Sprich, tue und handle, wo nötig, ohne Aufschub. Schlafe nicht, bis irgendein Vorfall dich überkommt, um dich zum ‚Tun' zu zwingen. Ergreife selbst die Initiative ... *jetzt* ... und warte nicht länger, denn hier untergräbst du deine Gesundheit, deine ewige Jugend, dein Leben."

Der Charakter des Rosé-Weins selbst kann umschrieben werden als der eines gemütlichen Bärs, eines Bärs, der weiter träumt, spricht und fantasiert, die größten Erwartungen in Worten äußernd, aber nicht wirklich etwas tuend, in Taten umsetzend. Er ist der Plauderer, der joviale Versprechen-Geber, aber er bleibt immer im selben Muster hängen und tut nichts, verändert nichts an seiner Situation. Wie ein stillstehendes Gewässer ohne Bewegung, ohne Fortschritt oder wirkliche ‚Evolution'. (Was nicht heißt, dass dieser Mensch nicht auf eine aktiv-dynamische Weise im Leben stehen kann, aber dies ist nicht gleichbedeutend mit ‚Evolution' und einem ‚konkreten' Angehen der eigenen Problematik.) Es bleibt bei Träumen und Versprechen.

Der Mensch, der sich nach diesem Getränk sehnt, braucht Ruhe, das ist wahr, aber dann eine gesunde Art der Entspannung, die mit einem ‚Tun' einhergeht, mit einem Übergehen zu Taten, mit dem Lösen bestimmter Fakten und Probleme. Lebe nicht im Geist, in den Gedanken, in den Träumen und Erwartungen, sondern komme mit beiden Füßen auf den Boden und tue doch endlich etwas.

Worte, Worte, Worte. Er bewegt sich oft weder vor- noch rückwärts. Er bleibt einfach hängen, kleben, wie Zuckerrübensirup. Wenn man Lust auf dieses Getränk hat, ist nun ein entschlossenes Vorgehen erforderlich. Man darf nicht zaudern. Man muss sich selbst weiter vorantreiben, um mit der Kraft eines Schnellzuges die Energien in sich selbst zu benutzen und der Werdung seiner selbst, dem eigenen Wachstum und Fortschritt konkret Gestalt zu geben. Um wirklich die Hindernisse im eigenen Leben zu betrachten und zu einer Lösung zu gelangen: die Augen nicht vor Problemen verschließen und nicht mehr flüchten, nicht mehr so tun, als ob, sondern sich tatsächlich dafür entscheiden, ‚den Knoten durchzuhauen', sich ohne zu zögern ‚an die Arbeit zu machen'. Der Mensch macht nun kurzen Prozess mit einer Art von Feigheit, Laschheit, Flucht, die vage in ihm haust (der Grad des Ernstes dieser Eigenschaften spiegelt sich in dem Maße wider, in dem das Bedürfnis nach diesem Getränk gegeben ist).

Träumen, vergessen, Groß- oder Traum-Sprecherei, Versprechen, Pläne ... es scheint alles so weit weg zu sein ... aber der Mensch kann daraus seine kleine ‚Geistes-Insel' machen und inzwischen geschieht in Wirklichkeit nichts. Er wird daher auch mit dieser Gewohnheitsbildung *brechen* dürfen, vollkommen, mit diesem *Weg*-von-der-Realität-Gehen, mit diesem Hängen, weit über sich selbst hinaus, gleichsam. Er würde gut daran tun, nicht am Schanktisch hängenzubleiben, zu schweben, zu träumen, sondern wird zu Taten übergehen müssen, mit beiden Füßen auf dem Boden. Worte und Taten gehen nun im Gleichschritt. Er schwebt nicht, hält seine Energien nicht mehr zurück, lässt sich selbst weniger ausschließlich im Geist, im Gedanken existieren, sondern bringt sich selbst im täglichen Leben *zur Ausführung*.
Dies ist eine konkrete Selbst-Verwirklichung, ein Angehen von Dingen. Auf ihn kann man jetzt zählen. Er ist der Mann der Realität; er träumt nicht, projiziert keine *fernen* Gedanken ... sondern *lebt* voll und ganz, voller Energie, begeistert, voller Dynamik und zugleich entspannt im JETZT-Moment. Ein Jetzt-Moment, der allerdings mit den Füßen auf dem Boden konkretisiert wird, ehrlich zu sich selbst, offen und ehrlich zum Leben, zur Umgebung. Das Paradies liegt im Jetzt-Moment, unter der Voraussetzung, dass es in der Realität in die Tat umgesetzt wird: nicht nur im Kopf, in der Phantasie, in Gedanken.

Der Mensch hat es verstanden und läuft nicht mehr weg vor diesem klaren Blick, vor einem deutlichen Vorwärtsschritt, in Wahrheit, nüchtern und konkret. Nun kann der Wein ihm nicht (mehr) schaden; nun wird er ihn auch nicht im Übermaß zu sich nehmen. Weil er sich nach innen kehrt, in Würde und Wahrheit, und ehrlich aus seinem irdischen ICH-Kern heraus lebt. Ein gesundes Gleichgewicht zwischen Entspannung und dem ‚Arbeiten' an sich selbst; ein dynamisches Weitergehen - und immer wieder kurz ruhen. Die Linie des Weiter-Gehens wird niemals mehr durch einen Stillstand in einer geistigen oder traumreichen Gedankenwelt, Inselsphäre gebremst. Er schafft sich selbst die nötigen entspannenden Gedanken, aber löst nie mehr seine Bindung an die irdische Realität; jedes ‚Ich will es nicht sehen', ‚Ich will es nicht wissen' ist verschwunden. Während er konkret sein Leben angeht, konkret sich mit einer eventuellen Problematik auseinandersetzt, kann er sich hinterher, gemächlich ein Gläschen trinkend, herrlich entspannen.

Rotwein

Rotwein verwischt die Dinge; scharfe, harte Kanten werden weicher. Man braucht nicht länger so über die Dinge ‚nachzudenken'. Man kann dringende und drückende Angelegenheiten einmal ‚vergessen'. Der Mensch will sich einmal entlasten, alle Sorgen über Bord werfen, um einmal herrlich zu ‚genießen', hundertprozentig und irdisch. Seine Aufgabe ist es, sich selbst dieses Genießen im Leben zu schenken, auch wenn er keinen Wein trinkt.

Dieser Rotwein steht für Leidenschaft und Freude, für die Begierde nach dem ‚Leben', für das Verlangen, mehr im Leben purzeln zu können. Der Mensch braucht es, jeden Verdruss und alle Sorgen über Bord zu werfen und in das blutrote Bad des Lebens einzutauchen. Er will bis in seine Fingerspitzen fühlen, dass er ‚lebt'.

Derjenige, den es nach diesem Wein verlangt, braucht - sei es auch unbewusst - Abwechslung, Flexibilität, ein ‚Durchlassen' unterdrückter Kräfte, ein reiches sinnliches Erleben seiner selbst, seines Körpers. Er sehnt sich unbewusst danach, frei und flexibel durchbiegen zu können; damit Knie sich nicht immer so hart gespannt halten, damit der Mensch sich selbst einmal entspannen lassen würde. Dies ist die Bitte, das Gefühlsmäßige in sich selbst vorwärtsgehen zu lassen, die Bitte, offen zu sein für den Gefühlsaspekt im Leben. Beuge deine Knie einmal! Halte nicht stur an einer Richtung fest, die zu einseitig denkend, zu starr und unbeugsam, zu abweisend, zu krampfhaft festhaltend ist.
Gebe dich dem Leben in dir selbst hin!

Da ist ein tiefes Verlangen, zu schmecken, zu kosten, zu baden in den Annehmlichkeiten des Lebens. Dieser Mensch darf nicht zu streng, zu hart zu sich selbst sein. Er wird das Sanfte, das Geschmeidige in sich selbst aufblühen lassen. Er hat eine tiefe Sehnsucht danach, sein Herz für das Leben öffnen zu können; hierzu ist es erforderlich, dass er seine Leidenschaften in wirkliche Liebe umsetzt, dass er seine Begierden in eine feinere Schwingung umsetzt. Dies geschieht von selbst, wenn er die Güte und die Liebe in sich selbst weiterentwickelt. Dieser Mensch hat ein starkes Potenzial des Liebhabens, aber wird diese Liebe in erster Linie auf sich selbst richten müssen. In der Fülle und der Liebe zu sich selbst wird er nicht länger das Bedürfnis fühlen, sich mit etwas oder jemandem von außerhalb seiner selbst zu ‚füllen', sei es mit dem Sexuellen, mit der ‚Arbeit' oder mit dem reinen Materialistischen usw. ..... Dieser Mensch sucht Füller für die Leere, solange er die Erfüllung seines Liebesdrangs außerhalb seiner selbst sieht! Er wird erst zu einer wahren Liebesbeziehung (ohne Begierde oder Leidenschaft) mit einem anderen in der Lage sein, wenn er sich ganz intensiv mit sich selbst verschmolzen hat.

Er wird sich selbst auf vergnügliche Weise Leben lassen. Er darf das Glück seiner eigenen VOLLHEIT erreichen. Er wird seine Freude von dieser warmen Quelle aus zu anderen ausstrahlen. Solange er aus der Überzeugung heraus lebt, dass ein Leben ohne Kummer nicht möglich ist, wird er immer Kummer und Sorgen in der Form von ‚Lebensumständen' anziehen ...
Solange er aus der Überzeugung heraus lebt, dass Leiden, Krankheit und Tod existieren *müssen*, wird er diese auch wirklich anziehen ...

Das Verlangen nach Rotwein fordert einen dringend dazu auf, diese geschlossenen Türen, hinter denen sich negative Überzeugungen verbergen, einmal zu öffnen um sich das Ganze ‚anzusehen'. Es hat keinen Sinn in ein Schein-Glück zu flüchten, in einen Rausch, der einen alles vergessen lässt: der Mensch wird tief in sich selbst den Bodensatz wegwaschen und sich auf die Suche machen nach der Basis für wirkliche Freude! Er wird die verhängnisvollen, pessimistischen und traurigen Überzeugungen, die er in sich selbst instandhält, gründlich prüfen müssen! Er wird einsehen müssen, dass sein ganzes Leben nach *diesen* Überzeugungen gebaut wird.
Dieser Rotwein-Trinker, der von seiner Anlage her so ein Lebensgenießer ist, so ein starkes Verlangen nach ‚Leben!' hat, wird alle Überzeugungen, die er in sich hat und die ihn daran hindern, ständig und fundamental glücklich zu sein, liquidieren müssen.

Der Mensch, den es nach Rotwein verlangt, will sich selbst in das *wirkliche* Leben hineinbringen. Er will ganz und gar ‚dazugehören'. Er stellt sich zu weit außerhalb des Lebens auf: er wird sich selbst in seinen Körper hinein holen müssen, um auf eine warm-irdische, empfindsame Weise am Leben teilnehmen zu können. Er darf keinen Teil von sich ausschalten; er darf keinen einzigen Teil von sich verwerfen oder zurückweisen; Er wird sich selbst in Vollheit anerkennen müssen, so dass die vollkräftigen Lebensenergien frei durch seine Adern strömen können.

Schränkt er sein Leben durch enges Denken ein, durch die Aufrechterhaltung eines unbelebten intellektualistischen Denkmusters, durch das Festhalten an alten Gesetzen und Strukturen, die ihn ‚gefangen' halten? Er wird sich auf die Suche nach ‚Freiheit' machen müssen: Diese Freiheit kann er nur IN sich selbst finden. Viele Türen hat er geschlossen gehalten, im wahrsten Sinne des Wortes. Ob es dabei um Gefühle, befreiende Überzeugungen, Theorien, Talente usw. ..... geht, ist einerlei. Er schneidet sich fortwährend selbst den Weg ab. Er wird sich selbst in alle Richtungen weit AUF-REISSEN müssen, damit er sich wirklich im Leben offen-baren kann. Er muss sich selbst die Chance geben, breiträumig zu werden!
Er wird aufhören, sich selbst so einzuschnüren, so festzubinden, einzugrenzen innerhalb enger Grenzen, die in seinem Kopf (Gedanken) und (infolgedessen) auch in der praktischen Realität bestehen.

Voraussetzung dafür, dass er dieses weite Öffnen seiner selbst wahrmachen kann, ist dass er sich selbst auf die Ebene des Herzens hebt, dass er sich nicht dem Selbst-Verlust und den Begierden hingibt ... : dies ist lediglich eine ‚Flucht' weg aus der wirklichen Befreiung, ein Verlust seiner selbst.

Nein, er wird sich selbst erst auf eine breite glückliche Weise wahrmachen können, wenn er sich bedingungslos für das Leben entscheidet, wenn er sich auf der Höhe des Herzens öffnen kann und von hier aus sein Leben dirigiert. Er ist dann nicht länger eingeschränkt, zugeschnürt, eng, geschlossen. Er gibt sich die Chance, in aller Weite geboren zu werden.

Gefühle und Verstand haben dasselbe Existenzrecht. Es entsteht ein freies Strömen von spontanen Gedanken, Gefühlen, Energien. Dies ist nun der Wasserfall, der weiterströmen darf. Der Mensch hat seine Schleusen geöffnet und macht sich selbst glücklich, indem er sich diesen tiefen Lebenskräften in seinem Wesen hingibt. Er genießt sich selbst, das Leben, ganz bestimmt. Nun ist es möglich, dass seine Schöpfungskräfte sich entfalten, dass seine Gefühle sich in einem sich immer stärker erweiternden Lebensmuster einschalten können.

Der Rotwein-Trinker will in sich selbst etwas auf-machen. Er sehnt sich danach, ganz nah und tief in sich selbst, in seine Lebenssphären, in seine Gefühlswelt HINEIN zu kommen. Er will einen GEFÜHLSKONTAKT mit dem Leben in ihm. Er will zu einem sehr intensiven Erleben seines Inhaltes, seines Lebensgefühls kommen.
Er will - sei es auch unbewusst - unabhängig von Begierden das Lebensfeuer in sich brausen fühlen! Er will die Kraft der Vulkanischen Energien in seinem Wesen brodeln fühlen. Er braucht einen sehr intensiven Kontakt mit seinen eigenen tiefsten Gefühls-Kräften. Die potenziellen Kräfte dieses Menschen sollte man nicht unterschätzen.
Er sehnt sich danach, sich auf diese innere Wärmequelle abstimmen zu können. Er will intensive FREUDE, Freude über sein Sein, über das Leben. Er würde sich selbst in aller Überschwänglichkeit Sein lassen wollen! Dies ist nur in vollem Umfang möglich, wenn er mit der Überzeugung bricht, der Mensch *müsse* krank sein, Kummer haben, leiden und sterben.

Die Veränderungen, die nun vor der Türe stehen, lauten gerade: „Mensch, du hast dich bisher in einer Spirale aus Leben und Tod gefangen gehalten. Brichst du mit der Überzeugung, dass Leiden und Tod immer wieder sein müssen ... , lebst du aus der Überzeugung heraus, dass es Leiden und Tod nicht mehr geben muss? Dann führst du dich selbst nun in das Königreich Gottes: ein Leben ohne Ende, auf der Erde ... unter der Voraussetzung, dass du dich in Güte und Liebe öffnest, unter der Voraussetzung, dass du dich selbst nicht ‚tötest', indem du in der Überzeugung lebst, dass du sterben müsstest!"

Der uralte Verdruss, der in diesem Menschenherzen wohnt, kann nur dadurch aufgelöst werden, dass man radikal mit der Idee bricht, dass ein *Anderer*, dass ein Gott oder irgendetwas anderes ... den Menschen glücklich machen müsste! Nein, der Mensch muss selbst Verantwortung übernehmen und sich einen neuen Weg zeigen.

Rotwein will kurzen Prozess machen mit dem Verdruss, der auf dem Boden seiner Seele liegt. Der Verdruss kann nun in bestimmte Ereignisse umgesetzt werden, die der Mensch im täglichen Leben angezogen hat, aber dies ist lediglich eine Folge, eine Widerspiegelung des Basis-Verdrusses, mit dem er kämpft: ich sterbe, du stirbst usw. ..... Es geht um die Ohnmacht - zugleich ein tiefes Verlangen -, eine ständige Freude im Leben aufrechterhalten zu können. Folglich hält er sich krampfhaft an vielen Dingen in diesem Leben fest.
Dieser Mensch, der so voller Lebenskraft ist, so voller Potenz, wird sich, vielleicht noch mehr als andere, dessen bewusst werden müssen, was die Menschheit sich selbst schon seit langer Zeit antut!

Wie ein waschechter Vulcanus wird er sich nun auf der wirklichen Erde landen lassen und sich selbst ein extrem glückliches Leben schmieden. Der Mann und die Frau in ihm werden gleich gewichtet; er schmiedet beide aneinander zu *Einem* Ganzen. Aus dieser Einheit heraus ist er sehr stark. Feuerkräfte strömen durch sein Wesen, durch seine Hände ... Er ist in der Lage, wunderbare Dinge zu erschaffen ... Er kommt nun wirklich zu der Art von Leben, das nie mehr endet. Hier beginnt das wirkliche Leben, nach dem er sich tief in seinem Herzen so lange gesehnt hat! Er gibt sich nun diesem glücklichen Gefühl hin: In Liebe hat er sich den Weg zum Leben gewiesen!

Eine tiefe Weisheit liegt im Rotwein verborgen: diese Sphäre der Weinranke weist den Weg zur vollkommenen Befreiung aus der ‚Sucht' nach dem Sterben, nach den negativen Überzeugungen, nach den eigenen Ohnmachtsgefühlen ... Der Mensch bricht für immer aus diesen selbst-einengenden Gedanken und Überzeugungen aus. Er schenkt sich selbst das Ewige Leben.

Ein urstarker gesunder Lebensdrang verbirgt sich in diesem Menschen und das ist gut; Seele und Körper sind auf eine intensiv-kräftige Weise anwesend! Nur wird er die ‚Struktur', die Kanäle finden müssen, um diese enormen Lebensmöglichkeiten in seinem Wesen aufblühen zu lassen. Stellt er jedoch diese innerlichen Lebensenergien in den armen Denkrahmen von Verdruss, Leiden und Tod, dann ist das Leben fast nicht zu ertragen. Er wird sich selbst die Augen öffnen, sich selbst den Weg der Befreiung zeigen, so dass seine Kräfte endlos in Freude strömen können. Für diesen Menschen empfiehlt es sich sehr, die Texte des Buches *Neue Tage* zu lesen, damit er sich aus dem Tod auferstehen lassen kann, für immer und ewig.

Met, Honigwein

Der Mensch, den es nach Met verlangt, hat - und sei es auch unbewusst - das Bedürfnis, die tiefe Weisheit, die in seinem Wesen verborgen liegt, an die Oberfläche zu holen. Wie ein Druide, den Met-Becher in der Hand, richtet er sich auf seine tiefste Quelle aus und holt altes Wissen herauf. Er fühlt, nimmt mit seinen inneren Sinnen wahr und erzählt aus diesem ‚Wissen', aus diesem ‚Sehen' heraus: für sich selbst, für die anderen.
Er will dabei bis ins Kleinste prüfen und untersuchen. Er stellt sich möglicherweise genauso viele oder mehr Fragen, als er Antworten gibt. Er fragt sich ... und versucht auf eine tiefdurchfühlte, nicht alltägliche Weise eine Antwort zu finden. Er folgt dabei seinem intuitiven Geist. Aber er ‚richtet' sich selbst und den eventuellen Zuhörer auf die Existenz von so viel mehr aus ... bestimmte Dinge, die der Mensch bisher noch nicht ‚herausgefunden' hat.

Er richtet seine Augen in die Ferne und philosophiert ... Er richtet seine Augen auf die Gesamtheit des Daseins, des Lebens. Es verlangt ihn danach, sich Dinge anzusehen und sie zu entwirren: die Mysterien des Lebens. Er schaut *hinter* die Dinge. Met-Trinker haben (sei es auch unbewusst) das starke Bedürfnis, hinter die Dinge des Lebens zu blicken, sich die Dinge tiefer anzusehen. So dass der Mensch tiefer und weiter sehen kann, als nur bis zur Oberfläche. Was liegt unter dem Schein, unter der Materie selbst verborgen? Was ist Wahrheit, was ist Schein?
Met fordert den Menschen dazu auf, sich einmal in tiefer Introspektion für die Weisheiten seiner Seele zu öffnen. Er darf sich nicht in Denken und Ratio ersticken, sondern gräbt mit seiner ‚Weisheit', mit seiner Intuition viel tiefer und weiter, als er es nur mit dem Verstand schaffen würde.
Er sieht und will sehen; tief in seinem Herzen weiß er, dass es noch so viel mehr gibt ... Er hat die Möglichkeit, seine ‚seherischen Gaben' zu nutzen, seine Fähigkeit zu gebrauchen, die Dinge, die Sind und noch kommen werden, haarfein fühlen zu können.

Dieser Mensch lässt möglicherweise ein großes innerliches Feld brachliegen; er wird dieses nun auf fruchtbare Weise nutzen können: innerliche Sinneswerkzeuge bitten nun darum, ihre Geschichte erzählen zu dürfen. Dieser Mensch sollte es wagen, intuitive Dinge zu sagen und zu tun, spontan und klar. Er darf sich selbst auf diesem Gebiet weder unterschätzen noch einschränken. Feine Antennen sind bereit und richten sich aus, um für den Empfang offen zu sein. Er wird sich für die ganze Weisheit öffnen müssen, die er aus und über sich holen kann. Er ‚sieht' viel mehr, breiter, weiträumiger und weiter, als er denkt, wenn er seine ‚Fensterläden' nur nicht zuzieht. Er muss sich auf sehr empfängliche, willige

Weise öffnen für Weisheit, für Eingebungen, für Bilder, für Symbole ... und er wird es ‚verstehen'. Er sollte nicht auf ungläubige Weise mit den Schultern zucken angesichts dieses intuitiven Wissens. Das weite Blick-Feld, das sich ihm offenbart, gibt ihm ein meisterliches Glücksgefühl. Er dringt nun bis zum Kern der Dinge vor. Er fühlt, dass es ihm in dieser stärker werdenden Verbindung mit den schlagenden Lebensherzen aller Dinge immer besser geht.

Er kommt nun zu einem ‚Begreifen': Met bittet ihn, die Dinge und Menschen sein zu lassen, jeden nach seiner Art, ohne Kritik oder Verurteilung. Er versteht und lässt Sein, wie ein Weiser. Er lässt die Natur selbst sprechen; er drängt dem anderen oder der Natur weder seinen Willen noch seine Gedanken oder seine Meinung auf. Intuitive Kräfte strömen frei durch ihn hindurch; von einer beherrschenden Ratio kann nun keine Rede mehr sein.
Er trägt das Potenzial in sich, Weisheit zu entwickeln, aber erst muss er selbst seine geschlossenen Türen aufmachen, so dass Intuition, das Breit-Geistige, Intelligenz und das innerliche Empfinden frei zusammenwirken können. Er wird Dinge ‚sehen', die ihm selbst und der Menschheit etwas zu sagen haben; er wird Symbole verstehen und interpretieren. Die Met-Sphäre öffnet intuitive und seherische Kanäle; der Mensch, der Lust auf Met hat, wird lernen, seine innerlichen Kanäle zu öffnen, auch ohne dass es nötig wäre, hierzu Met zu trinken. Das heißt nicht, dass er ihn nicht genießen dürfte!

Muskatwein

Muskatwein steht für Behaglichkeit, für die warme Gemütlichkeit im eigenen Wesen. Der Körper ist ein gemütliches, warmes Nest für seinen Bewohner.

Wer sich nach Muskatwein sehnt, will sich gemütlich in seinen eigenen warmen Körper schmiegen. Er will es sich gemütlich machen. Er sehnt sich nach einer guten Atmosphäre und Gemütlichkeit: in sich selbst. Er will sich in der Wärme seines stofflichen Körpers willkommen fühlen. Er will sich ganz mit seinem Leib verschmelzen. Das Verlangen nach Muskatwein ist ein Ausdruck des Verlangens nach jenem Zustand, bei dem die innerlichen meisterlichen, liebevollen Kräfte eines Menschen seinen Körper wärmen würden ... , wobei er fühlt, wie jede Faser seines Körpers durchblutet und von der warmen Lebensenergie durchströmt wird. Er ist ZUHAUSE bei sich selbst, ganz nah bei sich selbst. Körper und Seelenkraft ganz innig mit einander verbunden, zu einem Einheitsgefühl verschmolzen. Er will sich selbst ‚fühlen'.

Derjenige, den es nach Muskatwein verlangt, hat das Bedürfnis, sich einmal lang ausgestreckt hinzulegen, die himmlische Ruhe genießend, ein dolce farniente -

ein süßes Nichtstun. Er will vor allem genießen und sich ausruhen. An sich ist dies sehr gut, aber er würde sich möglicherweise zu sehr in Sphären gemütlicher Anwesenheit in sich selbst ‚weggleiten' lassen, wodurch er jeden Kontakt mit der Welt um ihn herum verlieren kann. Er ist weg und verschwindet in sich selbst, in seinem ‚Ei'.
„Lass mich mit mir selbst allein, mit meinen Träumen ... , lass mich im Rausch der Behaglichkeit“, sagt er dann, aber in diesem Augenblick lebt er nicht mehr wirklich in den Sphären der Erde. Dies ist der Zustand des Muskatweintrinkers, der nicht an seiner innerlichen Befreiung arbeitet: er flüchtet stets. Doch das Trinken des Weins und die Selbst-Befreiung können perfekt Hand in Hand gehen, wenn man sich nicht in diesen Sphären verliert (Sucht).

Er wird nun zuhören, was der Wein ihm zu sagen hat. Zuerst und vor allem, dass er tief in sich das Verlangen trägt, sich selbst in Liebe zu umsorgen, sich mit dem Herzen zu wärmen, in Weichheit. Er will sich selbst dies geben und das ist gut; der Wein sagt daher auch zu ihm: gib es alles dir selbst! Aber er kann es dabei übertreiben und eine Grenze überschreiten, indem er in diese selbstumarmenden Sphären ‚flüchten' will; in seiner selbstgebauten Kapsel verweilend, bricht er möglicherweise jeglichen Kontakt zu anderen ab. Dies ist wie der Vogel im Ei, der im Leben unmöglich mit anderen Vögeln kommunizieren kann, solange er selbst weiter im Ei schwebt. Dies ist nicht wirklich das Leben: er kann auf diese Weise nicht in einen echten Gefühlskontakt zum irdischen Wesen treten, das er ist.

Der Muskatwein sagt: sei lieb und artig zu dir selbst; umsorge deinen Körper in behaglicher Wärme, aber schließe dich dabei nicht von der Welt ab. Beide müssen sich vereinen lassen. Rolle dich nicht auf, sondern öffne dich, breite deine Flügel aus! Ein gesundes Gleichgewicht ist erforderlich: zwischen Rückzug und Ausbreitung, zwischen Selbsteinkehr und Kommunikation mit anderen.

Lust auf Muskatwein weist darauf hin, dass dieser Mensch ein starkes Bedürfnis nach Gemütlichkeit, nach Liebe, nach Verwöhnerei hat. Er darf sich selbst nichts verweigern. Er wird sich selbst verwöhnen müssen und keine Angst haben, dass er sich selbst zu viel gibt. Er darf ruhig das Letzte herausholen. Lust auf Muskatwein weist darauf hin, dass der Mensch sich selbst zu sehr in der Kälte stehen lassen hat, dass er sich nach mehr Wärme in seinem Körper sehnt. Er ist zu hart und unbeugsam gewesen, in erster Linie in Hinblick auf die Bedürfnisse seiner selbst, seines Körpers. Er wird sich nun aus der sauren kalten Periode befreien, um sich der warmen Glut seines Herzens hinzugeben. Der Macht des Denkens werden für eine kurze Weile Zügel angelegt und er kann nun sich nun in Ruhe erholen, da die Gedanken sich auf Helleres richten, ohne Sorgen. IN diesem Genießen findet er das Leben himmlisch. Es ist diese Glückseligkeit, die er sich selbst stets und immer mit voller Herzlichkeit schenken darf, mit dem warmen Gefühl ... im täglichen Leben, ohne dass er dafür Wein trinken *muss*!

Champagner

Die Champagner-Sphäre führt den Menschen zu noch nie erlebten Höhen. Er wird in etwas Neues eingeweiht, etwas Höheres, so kommt es ihm zumindest vor ... Er bekommt das Gefühl, zum ‚Höheren' gehören zu dürfen, eine Art ‚Auserwählter' zu sein ... Er stärkt damit sein Selbstwertgefühl. Dies hat mit dem Gefühl des Versprechens zu tun: von etwas Schönerem, etwas Besserem, etwas ganz Neuem ... , aber es bleibt ein vages, mysteriöses Gefühl.

Unbewusst weiß dieser Mensch schon, dass sich etwas besonders Edles, etwas sehr Göttliches und Schönes in ihm verbirgt, etwas das weit über dem Niveau des Tier-Seins und der Begierden liegt ... aber er weiß dies in der täglichen Realität nicht immer gleich umzusetzen ... Er sehnt sich unbewusst nach diesem Erhabenen, Reinen, Idealen seiner selbst. Dennoch hat er die Neigung, dieses Höhere zu sehr außerhalb seiner Natur zu sehen; er sucht es zu sehr im Kultivierten. Er legt oft zu viel Wert auf die Welt des Kultivierten und verwechselt dies mit ‚Wert-Steigerung'. Er wird lernen einzusehen, dass Wert-Steigerung etwas mit größerer Dankbarkeit und Güte zu tun hat, mit der Freude, in erster Linie in der eigenen Natur sein zu dürfen, und weniger mit den intellektuellen, materialistischen, gesellschaftlichen Normen. In gewisser Hinsicht verlangt es diesen Menschen nach einer Art von spiritueller Verfeinerung; dies ist gut, solange er dies nicht vom Irdischen, von der NATUR abkoppelt.

Er trägt unbewusst das Verlangen in sich, dieses verfeinerte Niveau seines Wesens zu erreichen. Dennoch hat er eher die Neigung, dies lediglich in seinen Träumen und Erwartungen zu hegen; er projiziert es außerhalb seiner selbst in eine Art von geträumtem hohem Ideal, das weit von der wirklichen Natur entfernt ist. Er schwebt dann, er tagträumt, es hat den Anschein, als ob er mit seinem Geist irgendwo weit weg fliegt, während sein Körper irgendwo dort auf der Erde zurückbleibt; aber im täglichen Leben erschafft er noch nicht wirklich sein wahres Glück.

Der Mensch freut sich voller Verlangen auf das, was anders ist, als das Gewöhnlich-Alltägliche, als das, was er schon kennt ... ; er schöpft im JETZT nicht genug aus sich selbst. Derjenige, den es nach Champagner verlangt, macht sich selbst weis, dass es im Leben ‚mehr' gibt, als er bisher erlebt hat, dass es etwas Höheres, etwas Schöneres, etwas Besseres gibt. Man kann hier von einer Art ‚Ambition' sprechen, von einem Wunsch ... : der Mensch träumt sich höher, besser, schöner, weiter ... als im gegenwärtigen Zustand. Er hält sich möglicherweise in diesem ‚Wahn' und weigert sich dann, der Wirklichkeit ins Auge zu sehen, oder er flüchtet für eine Weile davor.

Bestimmte Menschen werden dies alles möglicherweise auf eine falsche, aber nicht existierende Art von Welt in den fernen Träumen projizieren, gekoppelt an eitle oder romantische-hohe Erwartungen. Diejenigen, die bereits auf dem Pfad der freudvollen Selbst-Verwirklichung sind, tragen in sich möglicherweise noch eine Hoffnung, ein Verlangen, eine Vorfreude auf etwas ‚unbestimmtes Höheres', etwas, das ungreifbar weiter liegt ... : sie werden einsehen müssen, dass dieses ‚Neue, dieses Höhere ...' nur IN ihnen selbst entdeckt werden kann, und dass alle Erfahrungen in der Außenwelt lediglich die Folge dieser innerlichen Selbst-Erweiterung, Selbst-Erhöhung sein können.

Man wird gut daran tun, das Königliche, das Verlangte nicht außerhalb seiner selbst in einer unwirklichen Welt zu positionieren. Dieser Mensch darf sich selbst nicht in seinen Sehnsüchten ‚verlieren', in atemberaubenden Bildern, die er sich selbst zum Ziel setzen würde und auf die er sich sehnsüchtig freut ... : er wird einsehen, dass es sich dabei um eine Schein-Welt handelt.

In günstigem Sinne erzählt das Champagner-Bedürfnis: der Mensch sollte seine höheren Sehnsüchte am besten auf das Wachstum ausrichten, auf die Erweiterung und die Bereicherung seines eigenen Wesens; er wird sich nur für die Entfaltung eines tieferliegenden Lebensgefühls, des Gefühls der Freude über das eigene Sein, über das Schöne in der Natur mit Verlangen öffnen dürfen ... ohne sich mit dem Kopf in den hohen Wolken aufhalten zu wollen. Er darf schon sich selbst und sein Lebensgefühl aus-schöpfen, so dass das reine Lebensglück wie Champagner bis in die Spitzen seiner Zehen sprudelt. Er kommt zu einer Höheren, intensiveren Verbindung mit sich selbst, mit seinem reinen Gefühl! Das ist es, worum Champagner ihn bittet.

Er trägt das Verlangen in sich, seinen Geist zu ‚erheben' in eine Art von glückseliger Sphäre, verbunden mit einem Gefühl des eigenen Selbst-Wertes, des Stolzes, der Großartigkeit, der Ewigkeit ... Er will seinen Alltag übersteigen und sehnt sich danach, eine Zeit lang im siebten Himmel zu verweilen. Er darf aus seiner Erde durchaus ein Paradies machen, aber wird darauf achten müssen, mit den Füßen auf dem Boden zu bleiben! Es darf keine Flucht aus der irdischen Realität des Hier-und-Jetzt werden! Ein Schlückchen Champagner kann keineswegs schaden, sondern weist den Mensch lediglich darauf hin, dass er es wagen muss, sich dem Höheren in sich selbst hinzugeben, dass er sein Eigenwertgefühl nicht mit den Maßstäben der geträumten Voraussetzungen messen darf ... , sondern an der Erkenntnis des Wertes seines Mensch-Seins an sich, mit allen Gefühlsmöglichkeiten, Talenten usw. ..... die dazu gehören, bei jedem Menschen anders.

Er wird dem Verlangen Folge leisten, ‚das Allerschönste' in sich selbst entdecken zu wollen. Er wird daher auch alles, was diesem schönen Gefühl über sich selbst abträglich ist, loslassen und abbauen müssen. Das ‚geträumte Ideale' existiert nicht, es gibt jedoch sehr wohl das Glück zu Sein, wer man ist, in allem Reichtum und in dem Bewusstsein der Möglichkeit zur Selbst-Entwicklung! Und das ist es gerade, was uns die Lust auf Champagner sagen will: „Du kannst viel mehr fühlen, viel mehr in dir selbst steigen, viel mehr intensiv-schöne Erfahrungen machen, als du dies nun tust, aber dann in der täglichen Wirklichkeit: öffne dich für das Höchste, das Schönste, das Himmlische in dir selbst.

Dieses Himmlische kann niemals erlebt werden, ohne dass man dieses im irdischen Körper einschaltet. Du darfst nicht einem ‚Bild' von dir selbst nachstreben! Du bist gut, so wie du bist, sowohl innerlich als auch äußerlich: und was dir an deinem Verhalten nicht gefällt, was eigentlich niedrig, unmoralisch und düster ist: streiche es aus dir selbst und wende dich wieder dem Reinen zu. Dann erst kann dir Glück zuteilwerden."

Champagner erzählt von dem Verlangen, sich selbst auszuschöpfen, sich selbst zum Allerreinsten zu machen, ‚das maximal Mögliche aus sich herauszuholen', bis in die höchsten Spitzen seiner selbst aufgehen zu wollen ...

Der Mensch, der Champagner liebt, wird nun darauf achten müssen, nicht eine Art von Traum-Situation oder Traum-Selbst anzustreben, nicht existierend oder lebend in Schein-Schönheit! Eine Flucht in den Geist, in den Gedanken, in die Fantasie.
Jemand, der (zu) viel Champagner trinkt, lässt durch seine Haltung, sein Verhalten merken, welchem Traum-Selbst er entsprechen möchte. Das Verlangen nach Champagner weist in erster Linie darauf hin, dass man dieses Traum-Selbst ‚betrachten' muss, um sich dann davon zu verabschieden. Das tiefste Selbst hat das Bedürfnis, seine echten, reinen, schönsten, edelsten Eigenschaften an die Oberfläche zu holen.
Der Mensch will in die breitesten, weitesten, schönsten, reinsten Champagner-Felder seines eigenen Wesens eingeweiht werden, ganz bestimmt. Dieses natürliche Aufgehen in seinem Selbst wird ihm das größte Glück bringen. Er darf durchaus sich selbst auswählen, in Liebe. Er wird seinen Geist-im-Körper genießen, ohne *einen* von beiden auszuschalten. Er genießt nun seine Gefühlstiefen und die erhabenen Sphären in seinem Geist.

Er genießt es, auf dem ‚leichteren' Niveau seiner selbst zu Sein. Hierzu sollte er die Finsternis in seinem Wesen aufräumen.

Derjenige, den es sehr stark nach Champagner verlangt, darf nicht vor dem ‚Teufel' in sich selbst flüchten. Hiermit meinen wir: die Ängste, die Finsternis auf seiner Seele, der Selbsthass, die Begierden usw. … Er wird diesem Teufelchen in die Augen blicken müssen und nicht länger davor flüchten. Der Champagnertrinker sehnt sich nach dem ‚Leichteren' seines Wesens. Will er für immer die Finsternis aus seiner Seele, seinen Gefühlen verjagen, dann wird er die Güte und die Liebe in sich selbst entdecken müssen und jede Selbstsucht, jede Begierde oder jedes Streben nach einem ‚falschen Bild' verbannen müssen.

Champagner fordert klare Wahrheit, ein Verbannen jeder Lüge, jedes Scheins. Derjenige, den es nach diesem Getränk verlangt, wird sich selbst in gewisser Hinsicht vor eine Wahl stellen durch eine Konfrontation mit der Welt des Scheins einerseits und dem Gefühl für Wahrheit andererseits. Er wird sich selbst die Augen öffnen für die *wirklichen* Werte in sich selbst, im Leben! Nur auf diese Weise, über diese Entdeckungsreise, kann er sich selbst ‚erhöhen'!

Er wird dabei erkennen, dass er seine Gefühle nicht unter der Autorität von Ratio, Struktur oder Materialismus zerschmettern darf, denn dann lügt er auch das Leben an. Er wird merken, dass er weder in das eine noch in das andere Extrem verfallen darf, was das Anbeten oder Abweisen von Geist / Ratio oder Körper / Materie betrifft. Champagner fordert eine Erhöhung des ICHS in Gesamtheit, ohne dabei *eines* dieser Elemente auszuschalten.

Sekt

Bezeichnung für alle Qualitätsschaumweine, die nicht aus dem Weinbaugebiet Champagne stammen

Sekt steht für ein rein ‚kristallenes Glas', das aber zugleich aus verschiedenen Metallantennen aufgebaut ist, die sich nach oben richten, um das Allerhöchste empfangen / erreichen zu können. Dies kann sowohl in edlem, erhabenen Sinne gemeint sein, als auch in einem selbstirreführenden Langen nach ‚außerhalb' von sich selbst, in Selbstverlust.
Wie eine Handfläche, die sich mit sanft gebogenen Fingern öffnet, um zu empfangen, was das Leben geben wird. Sekt hat etwas Schönes und Reines in sich, wie das klarste Höchste von Neptun, aber zugleich hält er in seiner anderen Hand den Dreizack des geheimsinnig Verborgenen, einschließlich der Lüge, der Irreführung, dem Aufgehen in nebelartigen Sphären usw. ...

Sekt verträgt keine Verleumdung und keinen Klatsch, auch wenn er sich selbst dabei erwischen würde. „Pssst!" ruft er den anderen, den Klatschmäulern – und damit manchmal auch sich selbst - ein Halt zu, mit dem Zeigefinger an den Lippen. Der Hüter des Guten, der Vater des Bösen, könnte er paradoxerweise genannt werden. Der Mensch, der gerne Sekt trinkt, wird gut daran tun, diese Gegebenheit in sich selbst zu betrachten und zu lernen, Gut von Böse zu unterscheiden, um sich vollkommen dem Edelsten in sich selbst hinzugeben.

Sekt selbst ist absolut nicht männlich sexuell besessen, lässt alles eher hängen und seine Gefühle in Flexibilität lose und frei strömen. Impotenz oder das Ge-

fühl, nicht zu einer Erektion kommen zu können, sind nicht dasselbe wie ein kräftiges Schöpfungspotenzial und das Vermögen, in Glück zu kreieren. Instinkte können hier in Bewusstseinsenergien umgesetzt werden.[12]
Der Charakter von Sekt ‚sagt' die weisesten Dinge ‚voraus'; er fühlt es intuitiv … und damit meinen wir nicht buchstäblich ‚vorhersagen', denn die Zukunft liegt nicht ‚fest', sondern ein sehr starkes Fühlen dessen, was kommen wird, was darauf wartet, geboren zu werden. Eine angeborene Gabe, eingebaute Fühler. Manchmal führt er vielleicht in die Irre, in erster Linie sich selbst. Dennoch verfügt Sekt über dieses Vermögen, stark zu fühlen, ohne dass das Denken ihm den Weg blockiert.
Was ist wahr, was ist unwahr? Sekt macht es rätselhaft spannend. Schweigt und verschweigt manchmal.

Wer Appetit auf Sekt hat, trägt viele Säfte in sich; Schleimhäute produzieren stark. Fruchtbarkeit wartet darauf, in Aktion zu kommen, zu erschaffen, neue Dinge zu entdecken und zu entwickeln. Dies kann ebenso gut genial wie verrückt sein, aber die Lebenssäfte arbeiten immerfort weiter, um das Neue zu produzieren.
Dieses Getränk will dir etwas zuflüstern, und in diesem Sinne hat es Humor, und du kannst Scherze machen und lachend im Leben stehen, aber solltest du wirklich *alles* ohne weiteres glauben, was er dir sagt? Wende doch deinen gesunden Verstand an … und zweifle nicht an deinem eigenen gesunden Urteilsvermögen dahingehend, ob etwas zur Spreu oder zum Weizen gehört, zum Guten oder zum ‚Bösen' (nicht auf das Leben gerichteten), zum Traum oder zur Realität.

Sekt steht auch dafür, dass man sauber und ordentlich abwischt, wie die Krümel vom Tisch, wie das Hinterteil nach dem Stuhlgang. Dies darf einen Abschluss von all dem symbolisieren, was in der Vergangenheit war. Eine Art von in Schönheit Abschied nehmen von etwas oder jemandem; dieses unbewusste Wissen oder Verlangen danach, ‚klar Schiff' zu machen mit etwas oder jemandem, oder mit einer bestimmten möglicherweise unreinen Lebensweise, wird symbolisiert durch einen großen Appetit auf Sekt. Dies ist in der Tat ein anderer Aspekt dieses Getränkes.

Der Mensch, der Appetit auf den Geschmack von Sekt hat, *fühlt* und tastet (genau wie mit den Beinen eines Huhns) den irdischen Boden ab, steht für ein Weilchen still, in aller Ruhe fühlend und lauschend, um dann seinen Fuß wieder auf die ERDE zu stellen, mit seinem Schnabel die natürlichen Häppchen aufpickend, mit einer starken Kraft, die oft unterschätzt wird! Kein Stress in dieser Sphäre, nach der sich der Mensch sehnt …

---

[12] Lies mehr über dieses Thema in *Der Schlüssel zur Selbstbefreiung – Enzyklopädie der Psychosomatik,* das Kapitel ‚Geschlecht, Hormone, Sexualität'.

Sekt selbst genießt sein Sein, lässt zu sich kommen, was sich anbietet, hält gleichsam seinen Mund offen, übrigens gilt dies für all seine äußeren und inneren Sinnesorgane. Er ist, wenn er am positivsten ist, dankbar für das, was er empfangen darf, was er in Seele und Körper assimilieren darf.

Der Mensch, der gerne Sekt trinkt, hat große Lust darauf, ‚Zu Leben!', zu genießen. Solange es sich hier nicht um eine leere oder begierige kurzfristige Genusssucht handelt (und möglicherweise infolgedessen Sucht), ist es gut. In positivem Sinne: Verdauungssäfte werden stimuliert, Speicheldrüsen verströmen Speichel in seinen Mund, Fruchtbarkeitssäfte möchten erschaffen. Kurz gesagt: der Mensch ist bereit dafür!

Auf das Höhere in Evolution gerichtet, sich öffnend für das Allerschönste, das kommen darf. Er wird darüber wachen, dass er seine Grenzen nicht überschreitet und sich in den Neptunianischen Nebeln verliert. Er genießt die reine andere Seite der Medaille, erfährt das Glück in seinem noblen Sein, bleibt am besten mit beiden Füßen auf der Erde. Sich öffnend für das allerhöchste Reine, um es dann innerhalb seines Ichs zu assimilieren. Träumen ist erlaubt, wenn es nur nicht bedeutet, dass man sich selbst als Mensch entsteigt.

➔ Komboucha: siehe *Verschiedenes.*

➔ Milch, Buttermilch: siehe *Milchprodukte.*

➔ Suppe: siehe *Gemüse.*

➔ Sojamilch: siehe *Soja und Sojaprodukte.*

Getreide, Saaten

Buchweizen

Buchweizen ist ganz ‚fest' in sich selbst gefangen, in der Materie; er scheint manchmal auf Saturnalische Weise in sich selbst versteinert zu sein. Er bewegt sich nicht; er spricht nicht; er IST einfach leiblich sehr stark in sich selbst anwesend. Er hält sich auf straffe, steife, zwingende, ernsthafte Weise in sich selbst. Er ähnelt ein wenig einem strengen Aufsichtführenden. Unbeweglich wie eine (lebende) Statue; er kann nicht lachen. Er gestattet es sich selbst nicht wegzuflüchten; er hält sich ganz fest in seinem Korsett; er schaut weder links noch rechts.

Er blickt geradeaus, aber eher auf eine nichtssagende, gleichgültige Weise, als ob er sagen will: „Das Wichtigste …, die Essenz ist: in der Materie Sein zu können und dich darin bestehen zu lassen." Der Rest interessiert ihn nicht, ist eine Nebensache für ihn oder ergibt sich aus ersterem. Er hat überhaupt keine Fantasie, weiß eigentlich nicht viel mehr als das, was sich vor seiner Nase abspielt. Aber es lässt ihn eigentlich alles kalt: es gehört nur zu seiner Aufgabe, ein lebendes und deutliches Beispiel für Folgendes zu sein: „Wie man sich selbst in der Welt der Materie manifestiert und behauptet". Er wirkt, als ob er aus Quaderstein wäre: stark, fest, unbeweglich, essenziell. Positiv an seinem Charakter ist, dass er die ‚Materie' derart in sich selbst, in seinem Körper festhält, dass nichts verloren geht, dass nichts verfliegt.

Die Buchweizen-Sphäre ist unaussprechlich, ist nicht zu nah beim Boden, nicht zu weit oben in höheren Sphären. Er ist im Jetzt anwesend, aber auf eine eher funktionelle apathisch-kalte Weise. Sein Herz schlägt zweckmäßig, aber nicht wirklich aus der Freude über sein Sein heraus. Das wird später schon noch kommen, denkt er; erst muss ich mich selbst festigen, behaupten und bestehen lassen. Er betrachtet das Leben als ein strenges, zweckmäßiges Geschehen. So gehört es sich und so bleibt es. Er erwartet überhaupt NICHTS, ähnelt einem stoischen, pflichtbewussten Wächter vor dem stählernen Gitterzaun irgendeines Palastes. Er tut seine Pflicht; er IST, aber füllt dieses Sein nicht weiter aus. Er ist nicht gerade ein fröhlicher Geselle. Dennoch kann man auf ihn zählen als zweckmäßigem Stützpfeiler in einer Struktur, in der jede Säule ihre notwendige Rolle spielt, wodurch das Ganze zügig verläuft.

Der Mensch, der sich nach Buchweizen sehnt, verliert sich in Details, verliert die Wirklichkeit oft aus den Augen, kann derart in einem kleinen ‚Fragment' der Realität aufgehen, dass er das Ganze völlig aus den Augen verliert. Er ist dann nicht mehr Teil dieser Erde; er träumt weg; mit verschwommenen, un-irdischen Augen steigt er gleichsam zur Decke hoch … Schizophrene Situationen, Austritte, innerliche Abtrennung (des Körpers), übertrieben traumkranke oder abgehobene Menschen, die dringend wieder in Die Materie kommen sollten, die aus ihrem Selbst flüchten, sowie bestimmte Alkoholiker … haben möglicherweise einen sehr starken Appetit auf Buchweizen.

Dieser Mensch, der Buchweizen sehr mag, positioniert seinen Himmel mit Verlangen außerhalb seiner selbst, außerhalb dieser Erde und steigt bereits auf … Er träumt und ist abwesend; seine Augen blicken in die Ferne, trüb, verschwommen oder verherrlicht in Ekstase zu dem himmlischen Traum, den er in seinem Geist aufruft … Wenn du ihn etwas fragst, dann antwortet er vielleicht nicht einmal. Er ist ‚weg' in seinen höheren Sphären. Er kennt den Glücks-Rausch …, aber die wirkliche irdische Freude kennt er überhaupt nicht. Weil das Leben ihm zu kalt war, ist er in das Unechte geflüchtet, in die ILLUSION.

Buchweizen bringt zwar keine Freude, legt aber doch den ersten Grundstein: „Komme in dich selbst, in deinen Körper, in die Materie, auf der Erde. Erst von dieser Basis aus kannst du anfangen, an deinem Leben zu ‚bauen'."
Die Buchweizen-Sphäre ermahnt den Menschen ernsthaft dazu, doch in erster Linie dafür zu sorgen, dass er alle notwendigen Lebenselemente in seinem Körper ‚festhält', damit dieser keine Anzeichen des Verfalls aufweist; sie weist den Menschen darauf hin, dass er zuerst und vor allem für eine Strukturelle und Physische Basis sorgen muss, in welcher der Rest wachsen kann. Dies ist erst dann möglich, wenn der Mensch sein Glück auf Erden sucht, in seinem physischen Körper, wenn er hier und jetzt Verantwortung für sein Leben übernimmt, und nicht weg-flüchtet.

Buchweizen hält die Dinge fest und konzentriert: Kalk-, und Bau-Elemente werden stabil und dicht aufeinander ‚gemauert'. Keine Nadel passt dazwischen. Der Mensch, der erkennt, dass er seine Basis auf der Erde auf eine sehr stabile, gediegene Weise bauen muss: ansonsten kann er überhaupt nicht leben … Buchweizen weist auf diese Voraussetzung hin. Lasse dich zuerst sehr kräftig auf der Erde nieder, mit beiden Füßen auf dem Boden, stabil konzentriert in deinem Körper. Verlasse dich selbst niemals; bleibe immer nüchtern und anwesend.

Diese Buchweizen-Sphäre wirkt auch auf das Gehirn ein. Sie hält auch hier die Energien fest; sie macht, dass die notwendigen Bausteine nicht zu ‚fliegen' beginnen. Sie würde eher zu viel in sich festhalten … Darum ist es auch hier absolut notwendig, dass der Mensch nur dann Buchweizen isst, wenn der Geschmack ihm zusagt: „das esse ich gerne!" In allen anderen Fällen ist das Essen von Buchweizen der Gesundheit nicht zuträglich.

Derjenige, der sich in der Tat nach Buchweizen sehnt, darf diesen in vollen Zügen genießen, aber er sollte die Botschaft von Buchweizen beachten: „Sorge dafür, dass du nicht von dieser Erde ‚wegflüchtest', in den Geist, in deine Gedanken, in deine Träume, in die Verweigerung des Übernehmens von Verantwortung für dein Dasein … denn dann wird dein Geist sich desintegrieren, dann wird dein Körper sich ent-materialisieren, dann werden bestimmte Gehirn-drüsen auf übertriebene Weise sich in Gang setzen und arbeiten, so dass du ‚durchdrehst', dann wird sich dein Skelett entkalken (weil es doch keinen Grund des ‚Stehens und Tragens' mehr hat, da du fliegst, hoch in den Wolken). Halte dich selbst also hier und jetzt kräftig IN DEINEM Körper FEST, auf der Erde. Flüchte nicht aus dir selbst weg. Übernimm Verantwortung für dich selbst, für deinen Körper. Erst wenn die Bausteine des Hauses stabil gelegt sind, wenn du stabil auf deinen Beinen stehst und beschließt, dich stabil auf der Erde niederzulassen, kannst du beginnen, dem Haus ‚Gestalt zu geben' mit Hilfe von aufmunternden, fröhlichen, freudegebenden Elementen."

Die Buchweizen-Sphäre selbst sorgt nicht für eine aufgeweckte Stimmung (wie manchmal zu Unrecht behauptet wird), aber legt sehr wohl die Basis, auf die ein glückliches Haus gebaut werden kann. Es versteht sich von selbst, dass wenn der Mensch sich selbst entflüchtet, sein Körper, sein Gehirn einen Mangel an Nahrungselementen erfahren wird, wodurch Nervenzusammenbrüche, ein ‚Rückschlag' nach dem Rausch, depressive und Angst-Gefühle … folgen können.

Buchweizen ‚greift' den Menschen wieder fest; die Buchweizen-Sphäre lässt den Menschen sich selbst greifen, schiebt den Menschen mit enormer zusammen-geballter massiver, kompakter Stabilität in sich selbst, in seinen irdischen Körper, dabei alle Nahrungselemente festhaltend, die nötig sind, um Körper und Geist zu ‚nähren', in der Materie existieren zu lassen, wodurch der Mensch möglicherweise das Gefühl bekommt: ‚Ich kann nicht weg'; ich bin in einer ‚Zwangsjacke', ich muss hier auf der Erde leben. Dieser Mensch wird das Leben auf eine andere Weise betrachten müssen: er wird in Dankbarkeit für sich selbst mit beiden Händen das Leben fest ergreifen. Er wird gut daran tun, sich mit Freude zu öffnen dürfen, weil er an seinem irdischen Selbst bauen DARF.

„Einen anderen Weg gibt es nicht", sagt Buchweizen. „Erst müssen die irdischen Fundamente in dir selbst gelegt sein, in deinem Körper … erst muss die Entscheidung für das Leben in der Materie gefallen sein …, dann erst kannst du anfangen, an deinem Glück zu bauen." Also, baue an dir selbst und flüchte nicht. Sagst du ‚ja' zum Leben auf der Erde, übernimmst du die volle Verantwortung, willst du stabil in deinen Schuhen stehend an dir selbst arbeiten, dann produziert dein innerliches Selbst die Nahrungsstoffe, die nötig sind, um deinen Körper und deinen Geist kräftig, solide, stark konzentriert in der Welt der Materie Existieren zu lassen, ohne dass der Mensch dazu Buchweizen essen *muss*. Er produziert nun alles selbst; er hält nun alles selbst intakt; Er hat verstanden, was diese Getreidekörner ihm versuchen deutlich zu machen.

Bulgur

hauptsächlich hergestellt aus Hartweizengrieß der dabei zuerst eingeweicht, dann dampfgegart, getrocknet und schließlich gemahlen wird

Die Art von Bulgur ist wie ein Wald voller kleiner Löckchen, wie von einem ein wenig zusammengeduckten Schäfchen, doch randvoll mit potenziellen Energien. Er stellt sich in den Dienst der Menschheit wie ein Meeres-Schwamm, der, jetzt ein wenig hart und ausgetrocknet, sich dem Menschen leihen will, damit dieser ihn wieder voll mit Wasser schwellen lassen würde und er beispielsweise dafür verwendet werden könnte, im buchstäblichen Sinne (den Körper) und im übertragenen Sinne (alte psycho-emotionale Faktoren, alte Überzeugungen und die sich daraus ergebenden Verhaltensmuster) sauber zu machen. Geduldig wartet Bulgur, bis er sich wieder voll mit Wasser gesogen hat, um sich dann im idealen Moment in den Dienst des Reinigens und des Reinigenden zu stellen: in den Dienst des Menschen, der Bulgur isst.

Bulgur steht auch für eine Chamäleon-Perspektive; er nimmt, ganz flexibel, die Farbe des Menschen oder des Ortes an, an dem er sich befindet (oder wenn er mit Gewürzen, Gemüse zubereitet wird, dann nimmt er die Farbe des Landes an, in dem er gegessen und zubereitet wird). Er trägt viele Möglichkeiten in sich: es ist eine Frage der ‚Anpassung' an alle Umstände. Wendig, aber auch manipulierbar, in gutem oder schlechtem Sinne. Dies gilt also auch für den Menschen, der Bulgur verspeist.

Dieses Nahrungsmittel strahlt vor goldgelben Talenten, aber ist sich dessen selbst nicht bewusst genug. Wenn die Kraft des Glaubens an das eigene ‚Sein' zu Bulgur, zum Menschen, der Bulgur mag, durchdringt, dann wird er sich der Tatsache bewusst, dass er etwas zu bedeuten hat, dann wird er sich seines Wertes, seiner Talente bewusst. In anderem Sinne: unterdrückt er seine Energien, seine Gefühle und Kreativitätskräfte, dann ist dies, als ob er seine schöne innere Sonne unter Wasser drückt. Gallensteine[1] bilden die Symbolik dieses Faktes: angehäufte Talente, Gefühle. Bulgur ruft um Befreiung, nach einem freien Durchgang in Evolution. Bulgur hält in gewissem Sinne dem Menschen, der ihn verspeist, einen Spiegel vor: zweifelst du? Hältst du dich zurück? Zweifelst du, in welche Richtung du dich bewegen sollst, aber schaust du zugleich um dich herum, um viele Richtungen gleichzeitig einzuschlagen? Eine Vielseitigkeit, viele Möglichkeiten, aber noch nicht unverzüglich sich entscheidend, was eine Art von Beweglichkeit in der Psyche sowie eine Nervosität im Körper mit sich bringen kann. Wenn rote Flecken die Haut des Menschen zeichnen oder wenn die Haut[2]

---

[1] Lies hierzu mehr in *Der Schlüssel zur Selbstbefreiung – Enzyklopädie der Psychosomatik.*

[2] Siehe die symbolische Bedeutung der Haut in *Der Schlüssel zur Selbstbefreiung – Enzyklopädie der Psychosomatik.*

schlichtweg Wärme speichert, lokal, dann hat dies genau damit zu tun. Sich entscheiden und handeln, die Energie einsetzen, in Seele und Körper, würden wir dann sagen. Nicht in der Evolution stehenbleiben, sondern instinktive und Geistesenergien in bewusste Aktivität oder Kreativität umsetzen.

Wer Bulgur mag, ruft vielleicht manchmal wie ein kräftig mit Muskeln bepacktes Küken, das randvoll mit roten Muskelkräften, mit Lebensenergie, mit glühender Potenz ist; aber unterdessen hat er das Gefühl, nichts damit anfangen zu können, so dass er frustriert zurückbleibt. „Was soll ich mit all meinen Gefühlen, meinen Geistesenergien, meinen Talenten, meinen Kräften tun?" ruft er in der Wüste, wie in großer Verzweiflung, „Ein Ventil für meine Energien bitte?!" Bestimmte Menschen horten und unterdrücken und werden dann wütend in ihrem Gefühl der Frustration und des Gefangenseins in den eigenen Gefühlskräften, Geisteskräften oder auch Denkkräften; ihr Kopf wird dabei sehr warm.

Wer ein Verlangen nach Bulgur empfindet, bleibt möglicherweise noch stark in instinktiven Sphären hängen und diese Instinkte, wie einen stark entwickelten Geruchssinn, kann er gut gebrauchen, als Mensch, aber andererseits sind da auch zwanghafte, alte Impulse, beispielsweise eine gedankliche Zwanghaftigkeit, oder der sexuelle zwingende Instinkt, oder das habgierige Festhaltende, das ihm Schuldgefühle verursachen kann, unbewusst. Infolgedessen fühlt er sich als Mensch nicht gut genug ... , mangelhaft, möglicherweise eine Strafe fürchtend, nach der Überzeugung lebend, dass er für seine Begierden büßen muss, oder zumindest doch für das Unterdrücken derselben, dafür, dass er es nicht wagt, seine goldenen Talente und Gefühle, seine Kräfte, sein ‚körperlich' wertvolles Sein zu äußern bzw. nach außen zu bringen.

Bulgur fordert den Menschen auf: „Lass uns nun zur Ruhe kommen, wir wollen uns beruhigen und alte Energien freilassen. Ja, lass es alles los, entledige dich zu heißer, glühender instinktiver Energien." Baue dann deine Existenz auf positiv-kreative Weise aus.

Bulgur steht für Gefühle des Anbetens oder für Sehnsüchte, die heimlich gefühlt werden, aber deshalb noch nicht geäußert werden; möglicherweise werden sie gehortet, verborgen ... in den Gedanken, im Geiste.

Wer ein Verlangen nach Bulgur empfindet, fühlt das dringende Bedürfnis, sich auf allen Ebenen zu ‚befreien'. Eigentlich weiß er schon – sei es auch unbewusst – von dem gesunden Stolz, der in ihm, dem Menschen, anwesend sein darf, und fühlt dabei das dringende Bedürfnis, zu bestimmten Dingen / Menschen ‚nein' zu sagen, die in sein Gebiet eindringen wollen, während er nur mit sich selbst allein sein will: am besten zieht er dann Grenzen: ‚bis hier!' In diesem Fall: sei nicht wie ein Chamäleon, sondern wie die Erdbeere! Nicht nur denken, sondern ‚tun', handeln usw.

Manchmal streckt Bulgur, schüchtern oder beschämt blickend, den Kopf um die Türe mit der Frage, ob er so wie er ist und wie er mit seiner Daseinsart existiert, mit all seinen Sehnsüchten, in seinem Körper aus Fleisch und Blut „hereinkommen“ *kann* oder darf … So obliegt es dem Menschen, genau wie Bulgur dies verdeutlicht, in das Leben einzutreten, mit seiner gesamten ‚Seinsart‘, in Seele und Körper, ohne Zurückhaltung … ein Sieg über das eigene Ur-Scham-Gefühl … zu evolvieren, und all seine schönen Kräfte freizulassen, gereinigt von instinktivem Drang, sauber gemacht. Der Weg wird nun weiter verfolgt, sehr bewusst … ohne Scham, Selbstverwirklichung!

Dinkel, Spelt, Spelz

Die Art von Dinkel ist einerseits wie ein starker hoher Zahn, wie ein spitzer schmaler hoher Berg, der in seinem Innersten gut (auf-) gefüllt ist. Würdevoll modelliert, rein und großartig. Es ist durchaus so, „dass irgendwann einmal etwas abbröckeln könnte“ von diesem reinen weißen spitzförmigen Zahn, aber dieser Gedanke existiert nur als eine vage anwesende Möglichkeit, weit weg vom HIER-UND-JETZT, in Kraft und Vollständigkeit, in Stolz auf das Sein.[3]

Hierbei dürfen wir, Menschen, nicht die in ewigwährender Transformation wachsende Materie des menschlichen Körpers aus dem Auge verlieren, wenn diese durch ursprüngliche Überzeugungen gesteuert wird.[4]

Wie mit einem weit aufgerissenen klaren Auge schaut er sich mit einem hellen Weiß um die Iris in der ganzen Welt um. Ehrlich, rein, sich die Frage stellend, was noch an Schönem kommen kann, kommen wird …?

Der Mensch, der ein Verlangen nach Dinkel empfindet, lebt keineswegs auf das Böse zu, sondern stellt sich verwundert viele Fragen. Er ruft manchmal sich selbst (oder diesen anderen) zur Ordnung, wie ein Schieds- oder Linienrichter, der bei einem Verstoß gegen die korrekten Regeln kräftig in seine Pfeife bläst. Er fühlt irgendwo tief in sich selbst, dass er seine Verantwortung zu tragen hat. Nein, dann ist er nicht feige, sondern steht stark wie der zahnweiße Turm auf seinem Sockel. Er würde es sich selbst übel nehmen, wenn er nicht eingreifen würde, wenn die Notwendigkeit dazu besteht. Weiser Steinbock mit Gewissen. Vielleicht manchmal *zu* streng zu sich selbst, obwohl er die Freiheit liebt.

---

[3] Vergleichen wir es mit der allgemeinen Symbolik des Zahns in *Der Schlüssel zur Selbstbefreiung – Enzyklopädie der Psychosomatik.*
[4] Lies mehr über das Wachstum zu körperlicher Unsterblichkeit in *Neue Tage.*

Wer Appetit auf Dinkel hat, zeigt seinen Seeleninhalt in seinem Auftreten, seinem Tun. Er will es richtig machen und aufmerksam anwesend sein, eingreifen, wenn dies sein muss, die Autorität in sich selbst wahren.

Enormer Appetit auf Dinkel weist darauf hin, dass der Mensch sich nach einer Art von Harmonie sehnt, genau wie der Maler die Farben auf seiner Palette genau betrachtet: ob sie alle zueinander passen, miteinander harmonieren. Mit prüfendem Blick und Gefühl für das Ganze wird er hier und da etwas anpassen, einen Farbton hinzufügen oder wegnehmen: er ist der Herr und Meister des Ateliers, der darüber wacht, dass das Endergebnis fehlerlos ist. Dabei geht es um das strukturelle Ganze, das Gesamte. *Harmonie und Lebensfreude* gehen Hand in Hand.

Dinkel sagt dem Menschen, der ihn mag: „Kapitän, wir verstehen einander sehr gut, ne? Augenblinzeln, Pirat oder nicht, aber wir sorgen schon dafür, dass kein Unglück geschieht. Selbstsicherheit und nicht anfangen zu schwanken oder zu zweifeln! Halte die reine Flagge hoch. Siegen werden wir, in Kraft und Reinheit. Über Bord mit dem Zweifel!"
Am besten in Dankbarkeit für diese Reinheit und Kraft, die in ihm wohnt.
Dinkel verrät dem Menschen sein großes Geheimnis: WARUM in Himmelsnamen solltest du an dir selbst zweifeln? Schaue höher, weiter und tiefer in dich selbst. Schattenreichtum. Das Leben ist ein Transformations-Prozess, bei dem du dich, Mensch, vollständig auf dich selbst verlassen darfst, bei dem der Tod schließlich als letzte zu besiegende Krankheit betrachtet werden darf.[5] *Dann* erst kann *wahres* Glück existieren. Steige auf in deinem Großen ICH. Lebe!!

Dinkels Charakter will mehr und großräumiger seinen Raum einnehmen, als ob er sich in seiner Haut / seiner Schale gefangen fühlt. Er würde gleichsam aus der Haut springen wollen. Wie ein Fötus, der fühlt, lange genug im Raum der Gebärmutter anwesend gewesen zu sein, und der bereit dafür ist, unabhängig, losgelöst von einer ‚Mutter'-Wand, zu existieren. Dinkel platzt vor Energie und würde im Leben explodieren, voller Freiheits-Begeisterung, lebensfroh!

Dinkel kann es fast nicht erwarten, wie aus der SI-Vibration aufzuspringen zum DO, zum SOL.[6] Er wird sich ganz fröhlich freuen auf … um jubelnd aus sich selbst zu entspringen. Um stark und nach oben, über die Oberfläche hinaus, aufzusteigen wie ein Pilz, der es nicht mehr erwarten kann, geboren zu werden, sich in seiner eigenen Haut aufsteigen und aufstrecken zu fühlen. Geboren! Die-

[5] Lies mehr hierzu im Buch *Neue Tage.*

[6] SI = B (oder H), DO = C, SOL = G. Lies über diese Frequenzen und ihre Bedeutung in unserem Büchlein über die Musiknoten. Dieses Buch ist bei Erscheinen des vorliegenden Werkes noch nicht in deutscher Übersetzung erhältlich.

ses Mal aus sich selbst mit einer Menge Sauerstoff in seinen Lungen: frohe Geburt, die Luftwege weit offen, das Leben frei und voller Glück hereinströmen lassen. Er atmet *viel* breiter und gründlicher. Jedes Gefühl von Selbstzertrümmerung und Eingeschlossenheit, wie in einem *zu* kleinen Zimmer beispielsweise, verschwindet. Jetzt ist weder ein Gefühl der Klaustrophobie noch des Hyperventilierens[7] mehr möglich. Dinkel durchbricht diese Symbolik völlig und hält sich an nichts mehr fest …

„Autonomie, Freiheit, Raum, auf eigenen Beinen stehen, sauerstoffreich und ohne einengende Bande", sagt Dinkel.
Dinkelgetreide symbolisiert die grüne Freude, sich froh und frei, völlig unabhängig und geschmeidig innerhalb der eigenen Umrisslinien bewegen zu können. Die Haut biegt sich geschmeidig mit …
Es tut dem Herzen gut, dieses weiche Schlammbad aus Dinkel-Energie: eine Flexibilität, eine Geschmeidigkeit, und sich an keiner Seite in seinem Körper eingeengt fühlen. Eine einzige gummiartige oder ‚elastische' Beweglichkeit innerhalb des gesamten Körpers; die Haut geht in diesem frohen Gefühl flexibel mit.
Nichts braucht für Dinkel in gespannten Strukturen festzusitzen.
Und doch herrscht ein sicheres Gefühl innerhalb der eigenen Art, innerhalb der eigenen Körperkonsistenz. Darauf weist die felsartig starke Zahn-Symbolik hin. Ein himmlisches Gefühl des Schwimmens im grünen heilbringenden Lebenswasser, das sowohl im ICH des Menschen als auch in Dinkel selbst anwesend ist. Elastische Lebensfreude: Muskeln, Sehnen, jede Zelle: alles dehnt sich geschmeidig mit, genau wie im Organ von Dinkel selbst.

Beim Menschen ein nie dagewesenes Freiheitsgefühl innerhalb des Körpers selbst, genau wie beim Dinkelgetreide. Durch Kurven biegend, dann wieder sich ausdehnend, dann wieder Wendungen nehmend. Die Haut des Menschen, alle Gewebe singen und kneten sich nach allen Seiten. Keine scharfe Kurve bekommt eine Chance. Seine Freude in der Haut, in den Muskeln, in anderen Körpergeweben darüber, dass er sich so geschmeidig erfährt. Wohltuende bewegliche Weichheit und Sanftheit in den Zellen. Nichts bricht auf und öffnet sich aus dieser enormen innerlichen Beweglichkeit. Es scheint geradezu so, als ob die Dinkel-Sphäre im Menschen *eine einzige* große Amöbe ist. Bewegt das Ganze des Körpers in 1 Richtung: der gemeinsame Verbund zwischen den einzelnen Teilen als 1 Ganzes, das sich weiter auf die flexibelste Weise durchsetzt. Ein absolutes Sicherheitsgefühl und ein dich Gut-Fühlen-in-deiner Haut in seiner stärksten Form!
Der Mensch, der ein Verlangen nach Dinkelgetreide und Dinkelgerichten empfindet, will noch mehr teilhaben an diesem offenen Freiheitsgefühl. Er schmeckt

---

[7] Lies über beide in *Der Schlüssel zur Selbstbefreiung – Enzyklopädie der Psychosomatik.*

den ganzen stattlichen Sauerstoffraum, er steht bereit dafür, den grünen irdischen Gräserboden auf kräftige und zugleich spielerische und fröhliche Weise zu betreten. Wandernd oder laufend: in der grünherzigen Freudensphäre.
Ein froher Ausruf auf dem Sprungbrett des Lebens. Er wird es mit vollem Einsatz tun! Es scheint geradezu, als ob er erst jetzt *wirklich* das Leben zu kosten beginnt. Erleben, erkunden. Hereinpurzelnde Wahrheitsgefühle, auf begeisterte Weise IN seinem Körper er selbst WERDEND. Beschränkungen werden abgelegt, wie das Baby, das die Gebärmutterschleimhaut abwirft. Stark richtet er sich auf! Und der Mensch purzelt in das Leben, sich im schönsten Sinne des Wortes in Freiheit und Weite badend: seinem Herzen dienend.

Hat der Mensch großen Appetit auf Dinkel? Dann ist es möglich, dass er sich zu lange oder zu stark eingesperrt hat. Dass er beispielsweise zu lange still gesessen hat. Möglicherweise fühlt er einen leichten Juckreiz oder hat Beschwerden in den Füßen oder Unterbeinen. Dinkel stimuliert ihn, schiebt ihn vorwärts, aufwärts! Es ist Zeit aufzuspringen, auch vorwärtszugehen, gerade indem er von seinem Wurzel-Kraftkern als Basis aus in Bewegung kommt, indem er von diesem Kern aus existiert, in buchstäblichem, oft auch in übertragenem Sinne.

Der Mensch, der häufig Lust auf den Geschmack von Dinkel hat, will, genau wie ein fertig gekochtes Ei, seine Kopfbedeckung (die ebenfalls hierdurch symbolisiert wird) in rebellisch-befreiendem Sinne abwerfen.

Dinkel empfiehlt dem Menschen: mache deinen Kopf ‚frei', so dass der Überschuss an Dampf und Gedanken abfließen kann. Springe aus diesem dich einengenden Schrank / aus der Schale heraus! Befreie dich aus dem ‚Ur-Ei' und gib deinem „authentischen, autonomen ICH" Gestalt. Ein himmlischer Lebenswind streichelt jetzt seine Haut. Der Mensch blickt jetzt auf dynamische Weise vorwärts, hält nicht zu lange ein, denkt nicht zu lange über die Dinge nach, die ihn, jedenfalls früher, durch den Zweifel an seinem eigenen Wert umfangen hielten, durch das fehlende Bewusstsein, dass auch er als ICH in autonomem Wert und in Freiheitskraft Wahlmöglichkeiten besitzt. Jetzt ÖFFNET er sich in der Dinkel-Sphäre und befreit sich. Brustkorb offen, wie es die Amsel pfeift,[8] Atemwege frei … stark einatmend. Die alte Haut fällt gleichsam von seinem Körper. Durch und durch seinen Körper durchfühlend. Wie der grüne Naturmann aus Gummi mit dem befreiten, frohen Herzen. Freude über diese absolute Beweglichkeit, ein Freiheitsgefühl in jeder Zelle. Unbegrenzte Unternehmungslust im Leben. Und was andere über ihn denken oder sagen? Auch davon hat der Mensch sich befreit, sich auf elastische Weise in seinem Körper immerfort vorwärts bewegend … frei. Weiter bauend an dem kräftigen spitzigen Berg, der er ist, genau wie Dinkel.

[8] Lies über die Symbolik in *Wenn die Tiere sprechen könnten…* Dieses Buch ist bei Erscheinen des vorliegenden Werkes noch nicht in deutscher Übersetzung erhältlich.

Flohsamenschalen, Psyllium

Die Art von Flohsamenschalen weist gleich auf die Füße hin … oder die Füßchen: das kleine Kind lernt laufen, probiert seine ersten Schühchen aus. Der Mensch: er wird lernen, nicht länger Halt außerhalb seiner selbst zu suchen, beispielsweise bei der Materie / dem Geld; im Gegenteil, Flohsamenschalen fordern ihn dazu auf, die tiefe Kraft zu lernen, auf eigenen Beinen zu stehen, die lebensspendende Kraft in sich selbst zu finden, die dafür sorgt, dass der Mensch seinen eigenen Wert entdeckt, dass er beginnt, an sich selbst als autonomes Wesen zu glauben.
Flohsamenschalen beschreiben die Vollheit eines jeden Wesens auf Erden, das *wirklich* und wahrhaftig ‚existiert', die Evolution zu einem kompletten Bruch mit dem Tod, der ‚dahinter' liegt / ‚zurück'-liegt, mit anderen Worten der Beginn von neuem Leben.[9] Allmählich wird er selbstsicherer werden und es wagen, auf seine inneren Schätze zu bauen. Die Symbolik der ‚Füße'[10] spielt hier eindeutig eine Rolle.

Auf sanfte Weise im Leben stehen und gehen, sagen Flohsamenschalen, wie auf Wollsocken. Flohsamenschalen sind wie eine schöne sanfte Kerze, die auf schüchterne, vorsichtige Weise ihr Flämmchen aufkommen lässt … ja, ein wenig beschämt wagt sie es nicht gleich, in die Höhe zu flackern. Flohsamenschalen verbergen sich ein wenig in ihrer Art, um sich dann von ihrem Herzen aus allmählich zu manifestieren, ein wenig verhalten. Es liegt nun einmal in ihrem Charakter. Sie probieren, wie auf dem Schwebebalken, ihr Gleichgewicht zu halten, nicht zu fallen, die Arme seitlich ausgestreckt.

Flohsamenschalen sind sich selbst treu und werden dich dazu ermahnen, dasselbe zu tun. In Ehrlichkeit zu dir selbst leben, genau wie Flohsamenschalen. Diese vermitteln bei Meinungsverschiedenheiten und versuchen immer auf diplomatische Weise eine friedliche Lösung zu finden. So sind sie ein Beispiel für den Menschen dafür, wie man in Frieden und Harmonie mit sich selbst und anderen leben kann. Streit mögen sie ganz und gar nicht.

Flohsamenschalen stehen für Freundlichkeit und für ein leichtes Zulassen, auf flexible Weise, freundlich mit dem Kopf nickend, dich auf dem Pfad ermutigend: ja, probiere es ruhig weiter, so geht es gut, gehe ruhig vorwärts und mache dir selbst Mut; erkenne, dass du über eine Kraft verfügst, dass du als Mensch über die Möglichkeit verfügst, alles zu realisieren, was das Leben in dir als gut für dich bezeichnet. Tue es dann, zweifle nicht, halte dich nicht zurück und gehe vorwärts, in Ausgewogenheit, nichts überhastend.

---

[9] Lies mehr hierzu im Buch *Neue Tage.*

[10] Lies über die Symbolik von Füßen in *Der Schlüssel zur Selbstbefreiung – Enzyklopädie der Psychosomatik.*

Der Mensch, der den Geschmack von Flohsamenschalen mag, stampft möglicherweise mitunter mit den Füßen vor Wut, weil es nicht gelingen will, weil er nicht stark genug an sich selbst glaubt und meint, *dass* es nicht gelingen WIRD, dass er versagen wird und von Neuem beginnen darf. Flohsamenschalen ermutigen ihn hier: ruhig, niemals aufgeben, abermals beginnen und wieder aufstehen. Wie ein Menschenkind in Werdung.
Der Mensch, der großen Appetit auf Flohsamenschalen hat, sitzt möglicherweise noch in alten Gewohnheitsmustern fest, in alten Überzeugungen, nach denen er lebt und handelt. Er darf hiermit daher auch vollständig brechen, sich anders und neu orientieren.

Sie schmecken, diese Flohsamenschalen, und der Mensch sehnt sich danach, sich selbst in Seele und Körper zu gestalten, in einem starken Skelettbau, stabil mit den Füßen auf dem Boden. Er bindet nun seine Schnürsenkel zu, fühlt sich bereits etwas tapferer, gestützt von der Sprache von Flohsamenschalen (du kannst nicht schneller gehen, als immer vom Hier-und-Jetzt aus aufzubrechen, und behandle dich selbst vor allem immer sanft und ruhig …). Der Mensch atmet einmal tief seine Lungen voll, räuspert sich und geht durch die Lebenstüre. Er hat *den* Schritt machen können und schaut nicht zurück. Es ging ein wenig zögernd, aber unterstützt von der Sphäre von Flohsamenschalen richtet er sich in Würde auf und geht jetzt in jener Richtung vorwärts, von der er innerlich weiß: *dorthin* gehe ich, von hier aus breche ich auf, ohne Angst und Zögern, auch wenn er niemals vorwärts stürmen wird, Schritt haltend mit Flohsamenschalen.

Gerste

Gerste ist sehr IRDISCH. „Bleibe nur nah beim Boden," sagt sie, „dehne dich eher ein wenig breiter aus, ganz nah beim Boden, so dass du nicht wie eine Bohnenstange in die Höhe wächst und dann den Kontakt zum Boden verlierst, wegschwebst, ganz die Orientierung verlierst, eventuell verrückt wirst. Halte dich *ganz* nah in deinem Körper, nah an deinem irdischen Selbst. Werde dir deiner irdischen Materie bewusst: Werde dir dieser Tatsache *sehr* bewusst: ICH … BIN … IN … MEINEM … KÖRPER: fünf Wörter, deren Inhalt sehr nachdrücklich anerkannt werden sollte. Fühle dich ganz nah und warm, in Einheit mit deinem Körper. Wisse dich sehr stark verbunden, konzentriert, dichtgezogen, gemütlich eingemummt … in deinem Körper."

Gerste stellt die VERBUNDENHEIT dar: mit dir selbst, mit deinem physischen Körper, mit der Erde, mit dem Leben. Und Gerste steht dafür, dass du dir in Dankbarkeit dieser Verbundenheit Bewusst bist.

In dieser Ganzheit, in diesem Verbund, in diesem intensiv glücklichen Gefühl … brauchst du nichts und niemanden außerhalb deiner selbst. Der Mensch weiß sich sicher und geborgen in dem warmen, irdischen Nestchen, das sein Körper ist. Die Freude, Sein zu dürfen.
Gerste trägt ein sehr Glückliches Gefühl in sich … Es ist die Sphäre des Geborenwerdens im eigenen physischen Selbst, der Bewusstwerdung der Tatsache, dass man existiert, dass man alle wundervollen Dinge auf dieser Erde genießen darf, dass für einen gesorgt werden wird (natürlich in erster Linie durch einen selbst), dass alles an diesem Ort vorhanden ist, was ein Mensch braucht, um glücklich zu sein. Die Gersten-Sphäre wirkt sich in positiver Weise auf das Gemüt aus: die Rührung des SEINS selbst, die Rührung des Lebens, sich selbst fühlen zu dürfen, sich im eigenen Körper anwesend wissen zu dürfen.

Derjenige, den es nach Gerste verlangt, verliert sich manchmal in höheren Sphären, steht nicht ausreichend mit seinen Füßen auf dem Boden. Möglicherweise ist er mit seinen Gedanken irgendwo weit weg; er lebt zu sehr in den Wolken, zu wenig auf der Erde. Hat er die Neigung, manchmal vom Irdischen wegzuflüchten, dann ist dies seiner Gesundheit, der Lebensströmung in ihm nicht zuträglich. Er richtet sein Leben nach dem Höheren, aber dieses Höhere zieht ihn im Grunde weg vom Leben auf der Erde.

Das Essen von Gerste allein wird nicht reichen, um ihn gesund zu halten: er muss sich zuerst und vor allem mit seinem Kopf nach unten richten, sollte sein Heil nicht in der Geisteswelt, in den hohen Wolkensphären suchen; er sollte zuerst auf eine konzentrierte Weise inkarnieren, ganz nah in die Materie kommen, seinen Körper gerne sehen und mögen als einen vollen Brocken Natur. Er wird auf intensive Weise in seine Schuhe sacken müssen, damit seine Füße die warme Erde berühren. Er darf sein Heil nicht länger in ätherischen Sphären suchen, außerhalb dieser Welt, denn damit würde er sich selbst zu einer langsamen Entmaterialisierung, einem langsamen Austritt aus diesem Leben verurteilen.

In extremem Sinne können eine Spaltung der Persönlichkeit, Austritte, das Hören von Stimmen, Geisteskrankheit auftreten. Man braucht sich als Gerstenesser jedoch keine Sorgen zu machen. Die Lust auf Gerste weist bei nicht weniger als 99 % der Menschen, die Gerste sehr mögen, darauf hin, dass sie einfach gut daran täten, mehr in Verbindung mit ihrem irdischen physischen Selbst, mit ihrem Körper, mit der Erde zu kommen. Sie dürfen sich näher in die Materie ziehen, sich ganz behaglich zu-ziehen in ihrem Körper, sich sehr warm und gemütlich in ihrer Haut erleben. Das Glück in tiefer Verbundenheit mit sich selbst fühlen. Die Freude erleben, in reiner Dankbarkeit für das Dasein in ihrem Körper auf dem schönen Planeten Erde.
Die Dankbarkeit dafür, dass sie auf diesem liebevollen Planeten Erde existieren dürfen. *Das* ist es, was Gerste versucht, den Menschen fühlen zu lassen: HIER auf der Erde ist das LEBEN, suche es nicht irgendwo da oben, da draußen, in ne-

belartigen oder höheren Sphären … Komme ganz nah zu dir selbst und verlasse die irdischen Sphären nicht.
Ängste verschwinden, wenn der Mensch in vollem Umfang Besitz von seinem Körper ergreift; das Darmsystem ist sehr froh, wenn der Mensch auf eine volle Weise seinen Inhalt anerkennt, wenn er von keiner Angst gequält wird, weil er nicht mehr aus sich selbst weg-läuft, weil er sich nicht von seiner irdischen Form distanziert. Der Mensch, der den Einheitsverbund mit sich selbst in Liebe schließt, mit dem Leben, kennt keine Panik, keine Angst, keine dunklen Gedanken. Die letztgenannten Elemente treten nur dann auf, wenn der Mensch sich in den außerhalb-meiner-selbst-Sphären, den außer-irdischen-Sphären aufhält, wenn der Mensch aufgeht, sich verliert in etwas / jemandem, sich füllen würde mit etwas / jemandem außerhalb seiner selbst.
„Komme zurück in dich selbst, zu dir selbst, in deinen Körper, auf die Erde, mit den Füßen auf den Boden: hier liegt das Gefühl von Glück, von Leben", sagt Gerste.

Die Gersten-Sphäre ist so lieb, so konzentriert in der Materie, so nah, so sanft, so irdisch, so friedlich, so beruhigend. Es gibt nichts, das diese lebende Sphäre noch bedrohen kann. Der Mensch fühlt *reine* Wärme, Dankbarkeit; seiner Haut ist es warm und sanft, sie ist kältebeständig. Sein Bäuchlein ist nah beim Boden, dick und mit einem kräftigen Volumen geladen: seinen goldenen Inhalt strahlt er vollrund aus. Er ist in sich selbst geboren; er verlässt sich nie mehr und wird sich daher auch bleibend als glücklich erfahren … aus der Überzeugung heraus lebend, dass das Irdische Leben ihm nur freudvolle Ereignisse bringen wird. Gerste sieht das Leben mit Fug und Recht in rosa.

Gerstensphäre ähnelt symbolisch dem Wort Weihnachts-Sphäre (in der niederländischen Sprache: ‚Kerst-Sfeer'), strahlt jedoch in der Tat ein wenig dieselbe Sphäre aus. Das Gefühl inniger Verbundenheit; das Kind, das geboren wird: der Mensch, der sich auf der Erde geboren werden lässt und sich dabei ganz nah bei sich selbst fühlt. Der ‚Geist', der in den Körper eintritt, inkarniert in der Materie. Das Leben liegt auf der Erde.

Gerste steht auch für: Milde, Milderung in Seele und Körper, in übertragenem, aber auch in buchstäblichem Sinne: alle verhärteten, dunklen Geschwülste, Abszesse, Beulen, ängstlichen Mägen, aggressiven Stellen, gehetzten Herzen …, kommen zur Ruhe, heilen, wenn der Mensch sich in Liebe, Weichheit, Frieden für das Leben in sich selbst entscheidet, wenn er sich von allem abkehrt, was mit Tod, Unruhe, Angst, Flucht … zu tun hat.
Die Gersten-Sphäre steht für: die glücklichen Aussichten, die frohen Erwartungen … nichts kann dieses Glück noch brechen, es sei denn, der Mensch würde sich dafür entscheiden zu sterben. Die Gersten-Sphäre spricht das Gemüt in günstigem Sinne an und beinhaltet das Versprechen auf ein glückliches Leben auf der Erde. Gerste stellt eine der LEBENDIGSTEN Sphären dar, die ich auf meiner Reise durch die Lebensmittelprodukte vorgefunden habe.

Hafer

Hafer steht für eine gleichmäßige Verteilung von sich ausbreitenden Kräften. Dies ist auch vergleichbar mit dem Kamel in der Wüste, das sich seinen Wasservorrat einzuteilen, ihn über einen Zeitraum zu strecken weiß, so dass es tagelang ohne frisches Wasser auskommt. Hafer-Sphäre nährt und versorgt mit dem Nötigen auf eine ehrliche, gerechte Weise, so dass kein einziges Element (im Menschen) zu kurz kommt … Hafer hat ein ‚verteilendes' Vermögen: nicht alles auf *einmal*. Ein Durchhaltevermögen, ein Nach-und-nach-Verbrauch, ein Nicht-Erzwingen der Dinge, aber dennoch ständig und immer über eine Kraftzufuhr verfügen können. Nicht plötzlich viel und dann nichts mehr … sondern ein (unbewusstes) Berücksichtigen von schlechteren Zeiten, von Zeiten des Mangels. Die gleichmäßige Verteilung über sowohl alle Teile des Körpers als auch des psychischen Inhaltes.

Die Hafer-Sphäre im Menschen hält die Lampe am Brennen, macht, dass er nicht plötzlich ohne Brennstoff (Lebensenergie) ist; er verfügt immer über eine Reserve, weil er alles sparsam und korrekt verwendet und verarbeitet, weil er überhaupt nicht verschwenderisch arbeitet oder sich plötzlich in etwas stürzt, bei der er sich völlig verausgaben würde. Er behütet stets sich selbst; er hält immer eine Dosis Energie für sich selbst zurück. Er verliert sich niemals in einer Aktivität, in etwas oder jemandem. Wenn keiner mehr etwas hat, hat er immer noch einen kleinen Vorrat. Er ist niemals knapp bei Kasse und sorgt sehr gut für sich selbst, versorgt und pflegt sein Wesen.
Er hält das Leben in ihm am Laufen; niemand kann ihm dies abnehmen. Er ist in der Lage, die Lebens-Energie in sich selbst gleichsam zu behüten, zu dosieren, ‚aufzuteilen', ‚aufzuspalten' (wobei ein Maximum an Energie freigesetzt wird), wann immer dies nötig ist.

Die Hafersphäre verteilt bis in die allerkleinsten Spitzen des Körpers, der Psyche, des Gehirns, der Nerven, der Blutgefäße usw. …: Hafer ist ein Symbol für dieses inhärent vorhandende Gerechtigkeitsgefühl der Natur selbst, die jedes ihrer Teil-Elemente gleich gründlich nährt und versorgt. Der Mensch, der an dieses authentische, natürliche ICH angeschlossen ist, wird kein einziges Teil von Seele-und-Körper verwahrlost wissen. Er ist optimal gesund: innen und außen.
Hafer sieht die lange Frist; er ist vorausschauend und weiß bestimmte Kräfte für den Moment zu sparen, in dem sie wirklich nötig sind; und auch dann behält er noch eine Reserve in sich zurück für einen eventuell auftretenden Mangel.

Derjenige der Hafer (und Hafer-Flocken) mag, investiert oft zu viel Aufmerksamkeit in Belanglosigkeiten, möglicherweise in sein Äußeres, sein Aussehen.

„Wie wirke ich?“, stellt er sich in Frage. Er will zur Außenwelt hin schön aussehen; er will gut zur Geltung kommen. „Hast du mich gesehen? Siehst du meinen stolzen Nacken, meine prächtige Mähne?“ Er ist zu sehr auf sein Aussehen in seiner ‚physischen Form‘ gerichtet. Er ist zu sehr mit seinen Muskeln als solchen beschäftigt, mit der Anspannung seiner Muskeln … aber erkennt den Wert, die innerliche Kraft, seine Urquelle, die den Ursprung dieses Körpers bildet, zu wenig. Er fixiert sich auf die Außenseite seiner selbst und richtet sich zu wenig auf die wirklich lebensspendende Quelle in sich selbst.

Der Mensch, der ganz verrückt nach Hafer ist, liegt gerne faul in der Sonne, auch wenn sein Körper darum bittet, seine Energien auf wohltuende Weise zu gebrauchen. Eigentlich lebt er ein bisschen abgestumpft, etwas abgeschnitten von seinem wirklichen fesselnden tieferen Inhalt. Wie eine Blume, die sich nur mit ihren auffälligen gelben Kronblättchen identifiziert und dabei ihren üppigen Seelenkern vergisst. Materie, die sich von der Quelle gelöst hat, geht zur Neige und stirbt ab. Wahre unsterbliche Gesundheit, Jugend und Freudenkraft beginnt mit der Einheit zwischen Seele und Körper, zwischen Inhalt und Form. Derjenige, der sich nur mit der äußersten Schicht seiner selbst identifiziert, mit dem Körper, mit der stolzen äußeren Seite … ist wie ein Mensch ‚ohne Seele‘. Er kann nicht wirklich ‚leben‘; er lässt sich selbst wie ‚Staub‘ zerfallen. Er nährt sich nicht an der innerlichen Quelle, sondern lässt sich einfach verbrennen. Hafer spornt den Menschen dazu an, auf die Suche zu gehen nach der Lebensspendenden Quelle in sich selbst, die ihn stets und ewig mit Energie versehen wird, wenn er eine Verbindung zu ihr aufbaut. Er wird es immer weiter ‚aushalten‘; seine Flamme wird nicht erlöschen, solange er sich nicht ausschließlich mit einem oberflächlichen äußerlichen Ich identifiziert, losgelöst von der innerlichen Quelle.

Dieser Mensch wird auf die Suche gehen müssen nach seinem tieferen Ich, nach seinem wirklichen Grund, nach seiner Basis, nach seinem innerlichen Kern. Er wird mit seinem wahrhaften Selbst in Verbindung treten: hier beginnt die wahre Lebensströmung. Er verlässt jedes ‚Fassaden-Gefühl‘, jeden oberflächlichen Stolz. Er weiß, dass er dem Tode geweiht ist, wenn er die Maske als Inhalt betrachtet.
Hafer zeigt dem Menschen den Weg zu einer gleichmäßigen Verbreitung innerlicher Lebensenergien über den ganzen Körper: der Körper braucht eine Lebensquelle; das eine ist eine Voraussetzung für die Existenz des anderen. Der Mensch sollte den Wert dieser Basisenergie einsehen und wird sich dafür öffnen. Er wird mit dem Prinzip der hohlen ‚leeren‘ Vase brechen, die auf ihr Äußeres stolz ist … aber keinen Inhalt besitzt.

Dieser Mensch wird seinen innerlichen Wert erkennen müssen. Er wird dann auch keine Dinge, keine Sachen, keine Menschen zu sich saugen wollen; er wird

dann auch nicht um Aufmerksamkeit für seine rein-äußerliche-Form bitten wollen, sein oberflächliches Ego, … wie die leere Vase … Er erkennt nun seine Vollheit: hier erst beginnt sein wahres Leben, hier kann das Glück erst entstehen. Keine Begierden mehr, kein Verlangen mehr, dass ein anderer ihn an der Außenseite O.K. oder ‚gefällig' finden würde. Er IST einfach er selbst. Die Hafersphäre sorgt jetzt dafür - falls er auf seine innerliche Energie-Quelle abgestimmt ist - dass die Lebensenergie sich gleichmäßig verbreitet, verteilt über alle Teile: sowohl die psychischen als auch die körperlichen.
Diese lebendige Sphäre in einem Menschen nährt ihn und führt dazu, dass es niemals an etwas mangelt, damit der Mensch sich wahnsinnig gut, stark, freudvoll, lebendig, wohlgenährt fühlt.

Er ist psychisch stark, er ist körperlich stark: weil er sich mit seinem innerlichen Kern verbindet, weil er dem Äußerlichen keine Aufmerksamkeit mehr schenkt, unabhängig vom Inhalt, weil er nicht mehr existiert, um von den anderen ‚gesehen' und für gut befunden zu werden, um seine Muskeln prüfend zu betasten und zu perfektionieren … Er LEBT nun als VOLLWERTIGER Mensch und wird den Körper niemals unabhängig vom kräftigen Inhalt sehen. Er strengt sich jetzt nicht länger an, um beispielsweise auf dem Gebiet des Sports den Anforderungen der anderen zu entsprechen, um auf dem Gebiet der Äußerlichkeiten zu behagen usw. … Er lebt nicht mehr auf diesem oberflächlichen Niveau: er stimmt sich auf das Schönste, das Höchste in sich selbst ab. Die innere Lebensquelle verteilt ihre Energie dann gleichmäßig über den ganzen Körper, über die Gesamtheit des Wesens ‚Mensch'.

Gefühle der Leere, Schwäche, Unruhe und Depression können nur dann auftreten, wenn der Mensch nicht auf sein eigentliches ICH abgestimmt ist, wenn er auf dem sinnlosen, oberflächlichen Niveau seines Wesens hängen bleibt. Er wird diese Sackgasse erst verlassen können, wenn er sich ganz tief nach innen richtet, wenn er sich auf die Suche macht nach diesen wirklichen lebensspendenden Kräften in sich selbst. Er wird, manchmal auf eine radikale Weise, mit dem Weg brechen müssen, auf dem er früher war. Er richtet sich nicht länger auf äußerliche Werte, sondern geht auf die Suche nach der wahren Schönheit, die von innen heraus im Körper strahlt. Er wird fühlen, wie das Leben end-los … in ihm strömen kann … wenn er sich nur auf dieses wahre Leben abstimmt.

Er kennt kein Unvermögen mehr: er fühlt nun, wie er kräftig wird. Er erfährt, wie seine Muskeln, sein Körper von einer innerlichen Kraft genährt werden. Er glaubt jetzt mehr an sich selbst; der Kreis beginnt sich zu drehen. Der Mensch, der an seine schönen innerlichen Kräfte glaubt, wird von diesen genährt werden; er wird erfahren, wie diese Lebensenergie dann seinen Kopf, sein Gehirn, sein ganzes Gemüt, seinen Körper … durchstrahlt und ernährt … dies ist wunderbar und stimuliert den Menschen wiederum dazu, noch mehr an die tiefen Werte der Lebensquelle zu glauben.

Der Hafer-Mensch tut gut daran, an diese Lebensquellenkraft in ihm selbst zu glauben, und wird von ihr angenehm überrascht werden; sie wird sich allerdings weigern, ihn zu ‚nähren' (mit allen Mängeln an notwendigen Mineralien, Vitaminen usw. zur Folge …), wenn er sich von ihr abwendet, um sich an einer Schein-Welt festzuklammern, an der oberflächlichen Außenseite seiner selbst. Mit anderen Worten: ein Mensch braucht keinen Hafer zu essen, um sich in seiner Haut stark, ruhig und gut zu fühlen (auch wenn er dies natürlich *darf*), aber das Verlangen nach Hafer sagt ihm schon: „Wenn du dich auf die Hafer-Sphäre in dir selbst abstimmst - d.h. die Weise, ausgeglichene, gleichmäßige Verteilung der Lebensenergie in der Gesamtheit deines Seins durch die Abstimmung auf den innerlichen Antriebsmotor in dir - kann das Leben ewig in dir andauern, kannst du die ewige Jugend bewahren …, wird deine lebende Quelle dich nähren, so dass du in optimalem körperlichem und psychischem Zustand im Leben stehen kannst, jederzeit und immer."
Durch diese nährende, gleichgewichtige Verteilung, wird das Gefühl im Menschen, wirklich Lebendig und Stark zu sein, weiter gestärkt. Gefühle der Müdigkeit, Schwäche, Lustlosigkeit und Depression verschwinden bei jenem Menschen, der sich mit dem Glauben an diese innerliche Quelle verbunden hat.

Die Hafersphäre verweist auf die unerschöpfliche Nahrungsquelle MANNA: die Nahrung wird immer vorhanden sein, solange der Mensch an das unerschöpfliche Vermögen seiner innerlichen, göttlichen Quelle glaubt. Er wird gut daran tun, dies nicht AUSSERHALB seiner selbst zu suchen: er wird sich auf dieses Schönste, Kräftigste in seinem Wesen abstimmen müssen. Er stärkt sich an der ewig brennenden Lampe in seinem Inneren. Er verschwendet seine schöne Energie nicht in oberflächlichen Genuss-Füllungen, die seine Begierden nur für kurze Zeit befriedigen: Hafer schaut tiefer, breiter, viel weiter … langfristig und mag nur schöne Dinge, die bleibend sein können: weil sie in Harmonie mit Der Lebensenergie stehen. Hafer mag keine ‚vergängliche Schönheit', weil diese Lüge heißt und keine wahre Schönheit sein *kann,* da sie den Tod und die Zersetzung umarmt …

Hafer ermahnt den Menschen also dazu, mit dem Begierden-Nachstreben und den Spielchen von Genussdrang und Wollust zu brechen: zu brechen mit den Handlangern von Tod und Vernichtung. Hafer will das Leben bleibend instandhalten und weist dem Menschen den Weg zu ewig-dauernder Freude. Dass der Mensch hierzu erst dem Fährmann von Pluto das Goldstück geben muss, ist notwendig, wenn er als ein transformierter, neugeborener Mensch das Paradies betreten will. Hafer sagt: „Mensch, sorge für dich selbst, sorge dafür, dass du dich selbst nicht tötest, nicht erschöpfst, nicht leer-st … in tötenden, oberflächlichen oder genusssüchtigen Spielchen. Verbinde dich mit der tiefen, wahrhaftig Freudvollen Quelle in dir und lasse das wahre Leben ewig in dir dauern … Tausche das Zeitliche ein gegen das Ewige AUF ERDEN. Ersetze das oberflächliche

Image durch tieferen Inhalt. Kehre dich nach innen, statt am Äußerlichen festzukleben; fühle deine innerlichen Kräfte, statt dich nur mit deiner äußerlichen Form zu identifizieren; höre auf die Stimme in dir, statt den Stimmen von außerhalb nachzulaufen … Höre ganz tief auf dich selbst …“

Die Hafer-Sphäre spritzt einem die Ohren aus. Jemand, der sich auf diese Wahrheit in seiner Seele abstimmt, wird weder an Ohrensausen leiden, noch an Taubheit, weil er sich nur noch von der lebenden Quelle in ihm selbst nährt. Er betrachtet das Leben als sinnvoll; er ist randvoll mit Energie mit starken Nerven … weil sie direkt aus der gesunden Vorratskammer genährt werden, weil er sich nicht in nutzlosen, energie-schlürfenden Tätigkeiten an der ‚Außenseite' seines Daseins ‚verliert'.

Hirse

Derjenige, der sehr gerne Hirsekörnchen oder -flöckchen isst, sagt damit etwas über seine tiefste Art: er sehnt sich danach, mit den Göttern aus seinem Bauch kommunizieren zu können, mit den allertiefsten Regionen aus seinem Inhalt. Hirse ist der Hüter der Unterwelt, der Welt der unbewussten, versteckten Gefühle, Emotionen, Gedanken … Eigentlich will der Hirse-Esser wissen, was alles tief in ihm vor sich geht. Die Hirse selbst schweigt, aber braust vor dicken, zusammengepressten Schichten von Energien, die da sind, um ‚betrachtet' zu werden.

Womit kämpft der Mensch ganz tief in seinem Innersten? Wofür schämt er sich (unbewusst, tief in seiner Seele)? Womit will er nun konfrontiert werden, um etwas aufzulösen, was er sehr tief in sich selbst unbewusst verborgen hat? Der Mensch weiß es selbst nicht recht … Er stellt sich viele Fragen, weiß es eigentlich nicht so recht, aber will nun mehr Griff, einen besseren Überblick über die Unterschichten bekommen, über das, was unter der Oberfläche seines Wesens verborgen liegt. Die Hirse-Sphäre zeigt es, holt es an die Oberfläche, damit man es sich anschaut. Hirse zeigt, demonstriert, holt an die Oberfläche: der Mensch blickt in einen Spiegel und wird dort hinsehen müssen. Er kann sich nicht verstecken: Uralte Schuldgefühle bitten darum, aufgeräumt zu werden:
Dies ist nur dann möglich, wenn der Mensch sich selbst als gut und rein betrachten wird, wenn er sich selbst nicht länger beschuldigt oder schlecht findet … Es kommt daher auch darauf an, in Güte zu leben, nötigenfalls einen ganz neuen Anfang zu machen und zu wissen, dass nichts aus der Vergangenheit ihn belasten darf und kann (auf seiner Leber liegenbleiben kann), wenn er nun endgültig

den Pfad des Guten betritt. Dies ist daher auch die unabdingbare Voraussetzung: dass er nicht mehr an seiner Güte zweifelt. Möglicherweise hat er bereits so lange aus der Überzeugung heraus gelebt, dass Der Mensch schlecht ist …, dass er seine Gefühle und seine Gedanken eben so gut wie möglich verbergen, verstecken muss … denn sie enthalten ja doch nicht viel Gutes …

Er schweigt, verschweigt, verbirgt sein tieferes ICH, sein echtes ICH. Hirse konfrontiert den Menschen mit diesem Spiegelbild. Sie schweigt, hält ‚fest' … lässt nichts los (körperlich nicht, geistig-kommunikativ-nicht). Es weist darauf hin, dass dieser Mensch sich selbst in Liebe betrachten darf, dass er die tief in der Menschenrasse verborgene Überzeugung, der Mensch sei schlecht, vernichten darf, dass er nach Güte leben darf, als lebender Beweis dafür.

Eine tiefverdrungene Aggression kommt an die Oberfläche, eine Wut aus Ohnmacht darüber, dass der Mensch nicht er selbst sein darf, dass er sich nicht so äußern kann, wie er sich im Inneren fühlt. Er hält einen Schirm hoch, aber innerliche Energien schwellen an und suchen sich einen Weg …
Damit keine aggressive Entladung folgt, sollte der Mensch sich aus dieser Frustration befreien, aus dieser Situation der Verdrängung des eigenen Ichs und seiner gesunden natürlichen Kräfte. Es ist sehr wichtig, dass dieser Mensch lernt, seiner Natur zu vertrauen. Das ist erst möglich, wenn er selbst keinerlei Hassgefühle mehr empfindet, weder in Bezug auf sich selbst, noch auf seinen Bruder. Verdrängte Wut verschwindet, wenn der Mensch seine innerlichen Kräfte anerkennt und in Güte führt, wenn er über sich selbst froh ist, statt auf neidische Weise einen anderen benachteiligen zu wollen.
Transformation lautet hier das Schlüsselwort: tiefliegende Kräfte können auf die richtige Weise kanalisiert werden, wenn man sich von Begierde, Hass, Totschlag (auch wenn es nur in Gedanken ist), Wut usw. verabschiedet …, wenn er beschließt, die Güte zu wählen.

Derjenige, der sich nach Hirse sehnt, wird gut daran tun, sehr nah und stabil IN und ZU sich selbst zu kommen. Die urnahe Kommunikation mit dem eigenen ICH. Kein anderer hat damit etwas zu tun. Der Mensch richtet sich nun auf die eigene psycho-emotionale Reinigung, auf die eigene feste Einheit. Er lässt die anderen los und wird sich selbst bis auf die Knochen säubern. Er erklärt seine Seele für ‚rein' und beginnt ein neues Leben.
Derjenige, der sich nach Hirse sehnt, hat in sich selbst oft ein Ur-Trauma des ‚Kampfes' zu lösen: er wird darauf achten, den Kampf nicht mit seinem Nächsten auszutragen, die Selbst-Wut nicht gegen den anderen zu kehren … er wird den Bruch in sich selbst reparieren müssen, mit Liebe, in FRIEDEN. So wird beispielsweise der Mann nicht auf seine Ehegattin ärgerlich sein dürfen, weil er ‚sozusagen' nicht er selbst sein kann …: die Ursache der Umstände, die der Mensch anzieht, liegt immer bei ihm selbst.

Wut verschwindet, wenn der Mensch sich seiner eigenen Meisterschaft bewusst wird. Emotionen können gebündelt und mit fester Hand dirigiert werden; jedes Trauma kann dadurch gelöst werden, wenn man sich die Überzeugungen ansieht, mit denen man JETZT lebt und darin eine totale Veränderung durchführt. Jede Frustration, jede unbewusstlebende Scham oder Wut verschwindet. Leber und Galle fühlen sich dann gereinigt. Gelbsucht kann nicht mehr auftreten. Das ist es, was die Hirsesphäre erzählt. Sie selbst säubert diese Organe nicht, sondern weist den Menschen auf die psycho-emotionalen Ärgernisse hin, die die Ursache der ‚Verschmutzung' bilden. Sie weist den Menschen darauf hin, dass eine gewisse ‚Spannung' in seinem Wesen vorhanden ist und dass der innerliche Frieden in kompletter Reinheit wiederhergestellt werden darf.

Es hat keinen Sinn, sich selbst auf harte Weise den Mund zu schnüren und innerlich alles so gut wie möglich zu verarbeiten, zu verkneifen, auch wenn das Hirsekorn dies überhaupt nicht schlimm findet; es ist auch ein wenig so. Genau aus diesem Grund konfrontiert die Hirse den Menschen mit sich selbst.

Der Mensch, der ‚heraus' will, der sich aus dieser Frustration befreien will, sehnt sich danach, Hirse zu essen; er will sich selbst zum Äußersten treiben, um sich selbst zu verpflichten, mit einer langen Vergangenheit der Ohnmacht, Wut, Scham, Schuldgefühle, Frustration, Unterdrückung, Knechtung des eigenen schönen Gefühls, der Unterdrückung der eigenen tieferen Art und all der damit verbundenen Talente zu brechen. Der Mensch bricht aus seiner Zelle aus und befreit sich selbst. Seine weiß-beschlagene Zunge wird wieder rein rosa. Er ist nun in der Lage, die Dinge ruhig in Worte zu fassen, weil er sich nun innerlich friedlich und harmonisch fühlt.

„Brich aus der harten Schale deines alten Lebens aus. Brich aus dem Ei aus, in dem du dich selbst festgehalten hast. Beginne ein neues Leben. Brich aus deinen Gefängnismauern aus und mache dich vollkommen frei", ist die Botschaft der zwingenden Pluto-gesinnten Stimme der Hirse.

Kamut, Khorasan-Weizen

Urgetreide, Vorläufer unseres heutigen Hartweizens

Die Art von Kamut ist wie folgt: sein Hals und seine Halsmuskeln sind stark entwickelt. Er verfügt über Willenskraft und den Willen zum Zubeißen und Vorwärtsgehen. Kamut wirkt wie ein Athlet, der in der Kehle zum Bersten voll mit Schleimen ist als Symbolik für eine umfangreiche Produktion, viele Worte oder kreative Kräfte, oder Gefühle, oder Hormon-Energien. Wie eine Tomate, schön rot und gespannt, bereit dafür, aus ihren Fugen zu bersten und zu spritzen.

Der Charakter von Kamut weist einerseits hin auf: das Drücken des Stahlspießes in die Erde, und andererseits auf die Öffnung eines ellipsenförmigen Füllhorns: aber man sieht nichts Konkretes und Greifbares in diesem Horn, es ist TIEF und weit weg darin verborgen. Keine Früchte, keine blühenden Blumen … alles weit weg verborgen. Ist etwas drin? Vielleicht ein sehr fruchtbarer Samen oder eine *Energie*, die bereit dafür ist, aufzusteigen, aufzublühen, bis sie aus diesem Horn zum Vorschein kommt!
Kamut hat etwas Mysteriöses, wie eine vieleckige-vielseitige gläserne, geschliffene Kugel … er birgt viel in sich; das Licht spielt hindurch und zaubert die schönsten Farben zum Vorschein, wobei Violett- und Rosatöne nicht fehlen (symbolisch hochstehend, geistig liebevoll).
Eine Mischung aus einerseits einer Fach-Struktur und andererseits ungezügelten Musikklängen: wie bei einer Mundharmonika. Nur wird der Mensch diese Töne durch sein Spiel zum Vorschein zaubern müssen: seine Nutzung und Verdauung und Umsetzung von Kamut.

Der Mensch, der Kamut mag, lernt dabei viel über sich selbst. Er erkennt die Tiefen von Kamut nun auch in sich selbst und versteht zugleich, dass seine innerlichen Ur-Wurzeln in die Höhe schießen dürfen, dass seine Blumen erblühen dürfen, um sich der Außenwelt zu zeigen. Er behält alles ein wenig für sich, bei sich, und man kann ihn anfänglich nicht unbedingt als mitteilsam oder freigebig bezeichnen: möglicherweise aus Angst davor, *wirklich* in den Tiefen seiner selbst geboren zu werden …
Wer Appetit auf Kamut hat, findet sich möglicherweise klein, wie Calimero, und wagt es nicht wirklich, seinen Kopf aus dem Wasser zu strecken. Er unterschätzt seinen Wert und aus dieser Perspektive betrachtet kann er sich auch unterdrückt oder minderwertig, sogar unfair behandelt fühlen als sogenanntes Opfer, wogegen das Leben natürlich rebelliert. Niemand braucht nach der Überzeugung zu leben, er habe im eigenen Leben nichts zu sagen und niemand braucht sich unter der Autorität eines anderen ‚klein' zu fühlen.

Er trägt eine auffällig erdrote Farbe in sich, energiereich, aber er neigt häufig dazu, nicht zu sprechen, hält die Lippen aufeinander gedrückt. Er will schon näher zu sich selbst kommen; er überprüft die Spitzen seiner Zehen, als ob sie / er kontrollieren muss, ob sie ordentlich rosarot lackiert sind. Will von anderen gesehen und für gut befunden werden, statt die TIEFERE Kraft und den Wert seiner selbst anzuerkennen.

Warum hat er so große Lust auf Kamut? Der Mensch weiß noch nicht so recht, wo sein *echtes* Kern-Ich ist; er wälzt sich gleichsam von unten nach oben, von links nach rechts, dreht sich um seine Achse, weiß nicht mehr, wo der echte Norden ist … und möglicherweise, in schlimmerem Sinne, fühlt er ein wenig Panik, gerade weil er sich selbst nicht wirklich finden kann. „Wo bin ich nur? Wer bin ich nur?" … aber er gibt die Suche nach sich selbst nicht auf. Purzelnd,

sich wälzend, nichts außerhalb seiner selbst sehend … und ja, er erkennt es schließlich: er kann sich selbst nicht „außerhalb“ seines großen „ICH BIN“ finden. Er täte gut daran aufzuhören, sich um sich selbst zu drehen. „Inwärts! Vor dort aus muss es wachsen“, sagt Kamut zu ihm. „Selbstanerkennung, Selbstachtung!“
„Es gibt nur *einen* warmen Kern und das ist dein Herzenskern, die rosenrote Farbe deines liebeszentralen Punktes. Komm, flüchte nicht aus dir selbst weg … lasse dich selbst von deinem tiefsten Keim aus geboren werden und wachse, wachse … im Leben, nach außen hin!“
Weiter sagt Kamut: „Wische alle Böden sauber bis in die Ecken, mache es rein und gesund-glatt. Ein neuer Anfang. Befreie dich vom Alten und Unreinen aus der Vergangenheit und so wirst du deinem reinen prachtvollen Urkern schließlich begegnen.“ Dann startest du auf einer neuen Grundlage. Du hast dich selbst wiedergefunden!

Leinsamen

Die Art von Leinsamen ist wie die runden Umrisslinien des Blattes einer Stieleiche; wogend, sanft und doch ‚voll‘. Sein Charakter ist tiefgrün, liebevoll wie ein Herz, das in Harmonie mit sich selbst existiert.
Zierlich irdisch begrüßt er dich wie mit der kräftigen gelben Kernglut der Sonne. Bananenkraft, konzentriert in seinem Sein, und doch sanft. Die Art von Leinsamen ist verwandt mit einer ganze Menge von Nüssen, runden Haselnüssen, einer Sammlung von gemütlichen braunartigen Kügelchen zum Schlemmen.

Die Art von Leinsamen fordert etwas im Sinne eines stabilen Gleichgewichts. Im Chaos wird Ordnung geschaffen, eine Art von Ruhe in der Beweglichkeit, im dynamischen Gang der Dinge. Und dort wird Leinsamen gemäß seiner Art ein wenig Gymnastik machen, das linke Bein weit ausgestreckt, dann das rechte Bein usw. Er wirkt geradezu wie ein Balletttänzer, der mit Freude seine Übungen macht, einfach um die Rhythmik in seinem Körper zu fühlen, diese zu genießen. Nicht wegen des Images, sondern der Freude halber, die er an der Bewegung hat. Geschmeidig und kräftig. Dies macht Leinsamen froh.

Der Mensch, der ein Verlangen nach Leinsamen empfindet, hat ein stark strahlendes ätherisches Feld, vor allem um seinen Daumen herum[11]: eine kräftige Bewusstseinserweiterung, danach empfindet er ein dringendes Bedürfnis, danach sehnt er sich unbewusst. Er will die Beweglichkeit in seinem ganzen Körper füh-

[11] Lies über die Symbolik des Daumens in *Der Schlüssel zur Selbstbefreiung – Enzyklopädie der Psychosomatik.*

len, erleben: seine Arme, seine Beine, Muskeln und Gelenke, Sehnen, Gedärme … Er springt und beugt sich; er hat Freude daran, mit geschmeidigen Bewegungen durch das Leben zu gehen. Zu transformieren.

Weiter sagt Leinsamen diesem Menschen: gleichsam so voll mit ‚brennendem' Feuer: lebe deine Energien auf positive Weise aus, nicht auf negative (beispielsweise in Begierden, dem Instinkt-Sexuellen, dem Habenwollen usw. …). Gib von deinem warmen Herzen aus, tue und erlebe in Liebe zu dir selbst von deinem warmen ‚Sein' aus. Schreite vorwärts, vollende, perfektioniere, bewege … runde ab, tue, handle, springe oder tanze … wenn dies sinnvoll ist: weil es von deinem lebenden Selbstkern geschickt wird. Verstehe das Warum deiner Energien (um dein Leben selbst gemäß positiver Erwartungen auszubauen) und gib dich jener Musik hin, die sich in deinem Körper wiegt! Das ist die schöne Botschaft von Leinsamen.

Leinsamen fordert dich dazu auf, ein klares Bewusstsein für die Möglichkeiten zu Evolution und Kreation zu entwickeln, die du in dir hast. Endlos vorwärtsgehend, stark in deinem geschmeidigen Körper! In der Sphäre von Leinsamen erstarrst du nicht und schaust dich nicht zu viel nach hinten um … „Befreie dich von unnötigem Ballast … beteilige dich nicht am Kult des Äußerlichen, am Fassaden-Bild, wirf diese Schein-Sachen als Attribute weit weg und fühle dich frei. LASS LOS. Entdecke deine wirklichen Werte und brich mit einer Uranischen Kraft durch die Wand, die eine weitere Evolution deiner Persönlichkeit verhindern würde. Brich durch, im vollsten Glauben und Vertrauen. Ja, du kannst und wirst es tun, ohne zu zögern …" erzählt Leinsamen, der selbst das singende Leben so liebt, evolvierend in seinem beweglichen Tanz. Keine Körperzelle bleibt unberührt von diesem dynamischen Lauf von Leinsamen im Leben! Unaufhörliche Bewegung, vom einen Jetzt-Moment zum anderen. Wachstum und Transformation, Loslassen und Vorwärtsgehen, in Seele und Körper: der Mensch Hand in Hand mit Leinsamen.

Luzerne, Alfalfa

Alfalfa sagt: „Lass uns alles zusammensuchen, sammeln, wie mit einer Rakel, um dann die schönsten und nützlichen, brauchbaren Dinge herauszuholen, und die Reste als fruchtbaren Dünger über die Äcker auszustreuen, wieder auseinander zu stochern." Der Charakter von Alfalfa ist: fang nur, ein wenig sortierend; wie Garnelen mit einem Fischnetz auf dem Boden des Meeres gesucht werden, um dann das Un-Gut, oder das, was als solches erfahren wird, zu entfernen. Der

Fischer sucht sich das Gute heraus, das Unbrauchbare wird wieder ins Meer geworfen. Man geht stochernd, hereinholend, suchend, seinen Weg, um schließlich alles ordentlich und sauber an der richtigen Stelle zu finden. Der Garten ist schön durchgekämmt, die Mülleimer sind geleert; mit offenem Visier und ruhigem Herzen, ‚Ordnung ist das halbe Leben', kann Alfalfa seinen Weg wieder fortsetzen. Eine Art gereinigtes Häuschen, ein saubergemachtes Herz-Gewissen-Darmsystem usw. .... Er macht einen neuen Anfang und fühlt nun, dass seine Atemwege befreit sind; er hat sich eines Haufens Ballast entledigt. Getrennt: das Gute vom Bösen, die Spreu vom Weizen. Vergnügt und locker geht er weiter.

Erscheint er manchmal etwas *zu* Jungfräulich[12]? Dann müssen andere einmal dafür sorgen, dass wieder ein natürliches Pflanzenwachstum entsteht, aber Alfalfa hat seine Arbeit getan. Das Reine vom Unreinen getrennt und der ganze Kram aufgeräumt, saubergemacht und für ein nächstes Einpflanzen vorbereitet. Er wischt seine Hände ab und macht weiter, mit einem ruhigen Gemüt. Eine Art Vergangenheit liegt auf diese Weise hinter ihm, ein neuer Anfang wird gemacht.

Er weiß ganz genau, was er jetzt tun kann und was nicht, was er *anderen* überlassen muss (manchmal delegieren muss) und was *seine* Aufgaben sind. Er hat sich seiner Verantwortung gestellt, getan, was er tun musste, alles ordentlich zurückgelassen und nun macht er sich auf den Weg zu einer nächsten Phase.

Manchmal etwas ungelenk, aber die Arme doch auf eine funktionelle Weise einsetzend, auch wenn du manchmal das Gefühl hast, dass du dich fast überstrapazierst, um schließlich Befreiung zu erfahren nach der getanen Arbeit. In der Tat, die Alfalfa-Pflänzchen zerren[13] sich manchmal fast einen Muskel, eine Sehne oder ein Gelenk strecken sich etwas *zu* sehr in Richtung auf das angestrebte Ziel oder die Arbeit. Sie bleiben *gerade* noch innerhalb der Grenze. Der Mensch, der Lust auf Alfalfa hat, hat natürlich die Wahl auch innerhalb dieser Grenze zu bleiben. Man braucht sich keine Muskel- und Sehnenrisse, Verrenkungen zuzuziehen in dem Bestreben, alles so stark wie möglich in die richtigen Bahnen lenken zu wollen (und manchmal kommt das Greifen hinzu). Die Suche nach einem sorgsam ausgewogenen Gleichgewicht, aber die Mühe lohnt sich. Hat er erst einmal alles herausgeholt und entfernt, was zu reinigen ist, was in die richtige Bahn gelenkt werden musste, hat er dies erst einmal gelöst, dann können seine Muskeln, Arme und Knochengewebe zur Ruhe kommen. Rundum zufrieden, deutlich ausgerichtete Strukturlinien auf dem fein umgepflügten irdischen Feld lässt er hinter sich, um jetzt alles wieder keimen zu lassen.

---

[12] Lies über die psychologische Symbolik der Sonne in Jungfrau in *Befreiende Astrologie - die tiefere Symbolik der Sonne in den Tierkreiszeichen* (aus der Bücherserie zum Thema "Astrologie und Tiefenpsychologie"). Dieses Buch ist bei Erscheinen des vorliegenden Werkes noch nicht in deutscher Übersetzung erhältlich.

[13] Lies mehr über die psychologische Übereinstimmung einer Muskelzerrung in *Der Schlüssel zur Selbstbefreiung – Enzyklopädie der Psychosomatik.*

Manchmal stellt Alfalfa bestimmte Dinge auf den Kopf, als ob der Pilz auf seinen Hut gelegt wird, eine Uranisch-Plutonische Umkehrung der Dinge. Plötzlich wird alles gekehrt und gedreht, in eine ganz andere Form gegossen. Der Mensch kann sich überwältigt fühlen, es kann manchmal grausam erscheinen, möglicherweise fühlt er sich benachteiligt, vergewaltigt oder bloßgestellt, aber Alfalfa sagt hierbei: „Kehre dich nur einmal um, wage es, richtig hinzusehen, ganz tief bis auf den Boden deiner Seele, ganz tief in dein Innerstes, ob das alles *wirklich echt* ist, ob es wirklich alles so ist, wie das Leben in dir es beabsichtigt. Musst du eine *sehr* alte Wurzel entfernen, hast du zu lange Dinge in dir angesammelt, die dort nicht zu sein brauchen?“ Es ist Zeit für einen kurzen ‚Umbruch’, manchmal auch einen Schock, um dein Innerstes nach außen zu kehren und alles, was nicht *wirklich* zu deinem Lebenden Selbst gehört, herauszuwerfen. Dein Leben, dein Körper bittet dich zu ‚jäten’, manchmal wirst du gebeten, bestimmte Dinge dynamisch-elektrisch radikal rauszuwerfen, um dem Allerhöchsten-Reinsten Raum zu bieten, dem Lebens-Echten, der Freiheit.

Derjenige, der Appetit auf Alfalfa hat, darf sich selbst auf keinem einzigen Gebiet zum Narren halten: er wird nicht heucheln, so tun als ob. An bestimmten Punkten wird er sich an die ‚Arbeit’ machen, wird anpacken, sich darum bemühen, klar Schiff zu machen mit alten Sachen. Schließlich will er auch weiter; er wird hierbei ein altes Kapitel abrunden, um weiter zu reichen, höher zu reichen zu etwas Neuem, einem nächsten Kapitel. Er sehnt sich nach dieser Zukunftsperspektive und wird sich anstrengen, um dies in der Wirklichkeit umzusetzen. Grenzen kann er nicht überschreiten: *erst* das Alte auflösen, in reiner Form hinter sich lassen, *dann* erst weitergehen. Er wird die Straße nicht überqueren, bevor er weiß, dass sich das Häuschen, das hinter ihm liegt, in einem ordentlichen, fertigen Zustand befindet: übrigens wird er dann erst in Sicherheit die Straße überqueren können.
Schwierig, manchmal heikel, das Verlangen nach offenem Raum und viel Sauerstoff, aber erst wird geseufzt, dass es nicht anders geht, als erst im Haus einen Großputz abzuhalten, im eigenen Körper, innerhalb der Grenzen des eigenen Ichs. *Erst* die Arbeit und dann erst nach außen, die frische Luft einatmen, den Brustkasten öffnen ... es *muss* nun einmal so gehen, fühlt der Mensch. Alfalfa bestätigt dies.

Derjenige, der sich nach Alfalfa sehnt, wird sich daher dann auch schnell daran machen zu schrubben, aufzuräumen, sauberzumachen, was sauber sein sollte: den eigenen Boden, die eigene Bodenbasis. Er regt sich vielleicht manchmal darüber auf, dass es nicht schnell genug geht. Alfalfa erzählt dir hier: „Wisse, dass es die Qualität ist, die Intention und die Moralität, mit der du etwas betrachtest, die das wunderbarste Endergebnis bestimmt, nicht das Tempo. Tue dies nicht zu stark greifend und gehetzt, gestresst, sondern gediegen, ruhig weiterarbeitend. Es wird alles gut. Fixiere dich nicht nur auf das, was du in der materiellen Welt in Ordnung bringen solltest, sondern beschäftige dich einmal mit dem, was damit in deinem Gefühls- und psychischen Leben synchron läuft. Dann wird alles in *einem* Mal gereinigt und gesäubert werden, ohne Grenzüberschreitung, ohne übertriebenes ‚Greifen' nach den Dingen."

Ein ‚beschäftigt sein mit' ist gut, ohne es mit deinem Denken zu stark greifen zu wollen. Es ist überhaupt nicht nötig, Obsessionen zu haben und begierig auf ein Endergebnis ausgerichtet zu sein. Mache einfach weiter, befreie dich von nutzlosem Ballast, räume in und außerhalb deiner selbst auf und du wirst mit dem Gesamt-Ergebnis zufrieden sein, genau wie die Alfalfa.

Mais

Mais steht für Strammheit, für die kräftige Statur und das dazugehörige psychische Bild: der Mensch, der sich als tapfer, stark, gutgenährt und kräftig erfährt; derjenige, der sich nicht aus dem Gleichgewicht bringen lässt, der seinen Mann zu stehen weiß. Er ist stolz auf sich selbst, auf seinen Inhalt, auf die Kraft seiner körperlichen Struktur und weiß, wie er sich dazu bekennen kann.

Mais trägt einen breiten Charakter in sich; er nimmt seinen ganzen Platz ein, den Raum, den er breit benötigt. Er trägt den Kopf voller Stolz hoch und hat einen weiträumigen, breiten Torso. Er lässt sich üppig im Fleisch nieder, mit dem nötigen Fett dazu: er fühlt sich sehr gut in seiner Haut und er nimmt jeden ‚Feind' sofort auseinander, ohne Gnade. Physisch ähnelt er dem Bild eines Ringers. Doch er ist überhaupt nicht aggressiv; er lässt nur das Negative nicht innerhalb des Sonnen-Kreises seines Wesens zu.

Mais ist seiner eigenen Art sehr treu und würde alles dafür tun. Er ist treu im allgemeinen Sinne. Er hat sicher eine hohe Moralität; man kann ihn nicht von seinem gediegenen, soliden, urfesten Sockel herunterstoßen, wenn er sich einer Sache sicher ist. Er ist wie die Comicfigur ‚Wastl, der ideale Wächter für das Tor von Wahrheit und Güte. Man kann sich auf ihn verlassen; man kann sich bei Bedarf an ihn wenden. Ohne viel Aufhebens hilft er aus; ein Mensch der wenigen Worte, ein Mensch der Taten.

Er ist entschlossen und ähnelt ein wenig der Sonne: er strahlt mit Kraft seinen Sonnenwert aus und du kannst ihn nicht übersehen. Er ist wie der stolze, Selbstbewusste Sonnen-Löwe. Er hält die Kräfte, die Energien in seinem Körper fest, wodurch man ihn nicht schnell als schwach oder erschöpft betrachten wird. Er glänzt in seiner goldenen Haut. Man kann nicht in sein Feld eindringen: seine Sonnenstrahlen werfen dich wie selbstverständlich in dein eigenes Feld zurück. Niemand kann unaufgefordert in ihn eintreten. Seine Grenzen sind abgezeichnet, weil er Autonomie, Selbständigkeit und Vollheit ausstrahlt. Er erfährt sich selbst als eine Vollheit und steht deutlich im Mittelpunkt seines Lebens. Er hat ein breites, weites und offenes Gefühl, da er seinen eigenen Raum immer maximal einnimmt. Er lässt weder seine Flügel stutzen, noch grenzt er sich selbst ein.

Derjenige, der sich nach Mais sehnt, hat ein Bedürfnis nach Anerkennung, nach Reinigung. Er sehnt sich danach, gesehen zu werden, anerkannt zu werden … und wird gut daran tun, sich selbst anzuerkennen, so dass er sich selbst nicht länger in dieser Sehnsucht nach der Aufmerksamkeit anderer unglücklich zu machen braucht. Er sehnt sich so danach, die Sonne in sich selbst zu finden und daran zu glauben, dass er wahrhaftig einen so starken Kern in sich trägt, wie Mais behauptet.
Er darf sich selbst nicht ausschließen, an die Wand kleben: er wird sich selbst in das volle Sonnenlicht, in den Mittelpunkt seines Lebens stellen müssen. Er wird gut daran tun, die Aufmerksamkeit nicht von anderen zu erwarten; er wird gut daran tun, die ‚Sonne' nicht außerhalb seiner selbst zu suchen und anzubeten. Er darf sich nicht in der Bewunderung für einen anderen Menschen ‚verlieren'. Er muss sehr kräftig seinen Platz einnehmen und sich des Goldes bewusst werden, das in ihm ist. Erst wenn er einmal den Wert dieses Schatzes in sich selbst entdeckt hat, kann er beginnen, freudvoll zu leben … Er ist dann sehr froh und stolz auf sich selbst und hängt nicht mehr an anderen, sehnt sich nicht mehr nach der Wärme und Anerkennung der anderen. Er ist dann nicht mehr betrübt, weil der andere ihm nicht die Aufmerksamkeit und Liebe gibt, die er verlangt. Er liebt sich selbst, ist stolz auf sich selbst; er gibt sich selbst, was er braucht, ohne noch länger von einem anderen abhängig zu sein. Mit anderen Worten: er begehrt nicht mehr, er erwartet nichts mehr vom anderen. Dieses Loslassen des anderen sorgt dafür, dass er näher zu sich selbst kommt, dass er sich selbst *geben* kann, wodurch ein Gefühl, das als Vollheit umschrieben werden kann, ein Gefühl der Selbständigkeit und Unabhängigkeit entsteht. Er fühlt sich warm, stark und autonom, genau wie das Maiskorn. Er fragt sich nicht mehr: „Bin ich gut? Mache ich es richtig?" Er kennt nun seinen Wert, seine enorm starke sonnenkräftige Quelle.

Derjenige, der Mais mag, kennt den Wert seiner selbst noch nicht richtig. Er tut gut daran, sich selbst wahrhaft kennenzulernen. Seine starke Physis wird eine natürliche Ausstrahlung seines goldenen Inhaltes sein. Mais ist goldbeladen und glänzend. Der Mensch, der sich nach diesen Körnern sehnt, braucht innerliche Wärme und Selbst-Anerkennung; er täte gut daran, ganz tief in seiner Schatzkammer zu graben und seinen Wert überhaupt nicht mehr anhand der Normen zu messen, an denen die Gesellschaft, seine Erzieher, die anderen, … sich orientieren, noch diesen Wert von einem Diplom oder irgendeiner Norm oder Anforderung abhängen zu lassen, die von einigen Individuen oder von einem bestimmten System aufgestellt wurde. Er darf kein Wert-Urteil über sich selbst fällen, indem er schaut, welche Errungenschaften er eventuell nach den Normen der Gesellschaft hat, … welche Titel, welchen Ruf er hat.

Er wird gut daran tun, ausschließlich nach dem TITEL auf die Suche zu gehen, der ER SELBST IST. Er wird die Leitung über sein Leben haben, voller Stolz. Er lässt sich von niemandem etwas sagen und erwartet nicht, dass ein anderer ihn beachtet. Er ist autonom und glücklich in seiner Vollheit. Er hat überhaupt kein Bedürfnis mehr nach Anerkennung, nach Image, nach einer Show, nach hochtrabenden Titeln, nach einem hahnenartigen, possierlichen Verhalten.

Derjenige, der sich nach Mais sehnt, hat eine Art Hunger: Hunger nach ‚Füllung'. Er fühlt sich in gewisser Hinsicht ‚leer' … weil er sich selbst, seinen Inhalt unterschätzt oder sogar verkennt, weil er meint, einen anderen zu ‚brauchen', um sich zu füllen, weil er meint, etwas oder jemanden außerhalb seiner selbst zu brauchen, um sich gut zu fühlen, um sich ‚voll' zu fühlen. Er wird lernen, dies / den anderen loszulassen, und wird das Leere-Gefühl in sich auflösen müssen. Er wird sich auf die Suche machen müssen nach diesem üppigen Inhalt, der in ihm, dem Mais-Esser, vorhanden ist. Er braucht keine Anerkennung und Aufmerksamkeit außerhalb seiner selbst zu suchen; andere brauchen ihn nicht in den Himmel zu heben … und falls er sich in dieser Situation traurig fühlt, dann bedeutet dies, dass er noch ‚neben' sich sitzt, dass er sich weigert, seinen wertvollen Inhalt zu SEHEN.

Die Ursache des heftigen Appetits auf Mais liegt oft in der Angst zu verlieren, was man bereits hat … statt über das eigene vollwertige ICH dankbar und glücklich zu sein. Einzusehen, dass der innerliche Reichtum nur dann heranwachsen kann, wenn man ihn in Dankbarkeit betrachtet und benutzt. Man hat nur Angst zu ‚verlieren', wenn man sein Leben auf Besitz, auf das Bekommen und Erwerben von … baut und dies macht nicht glücklich.
Dieser Mensch wird gut daran tun, die Dinge nicht festhalten, besitzen, bekommen zu wollen … sondern alles LOSZULASSEN, um zu der Erkenntnis der eigenen Vollheit zu kommen. Er täte gut daran zu SEIN … nicht zu HABEN. Dasjenige und derjenige, das / der gut für ihn ist, wird dann von selbst auf seinen Weg kommen. Aber zuerst und vor allem wird er seine Basis legen: in sich selbst. Die Angst verschwindet, wenn er sich in Liebe nach innen richtet und zu dem Bewusstsein kommt, dass dort die einzige sichere Daseinsbasis liegt, das von dort aus alles geregelt wird, dass darin das Leben beginnt …
Klammert er sich an Dingen oder Menschen außerhalb seiner selbst fest, dann tritt Angst auf, weil er die eigene Vollheit, die Autonome Kraft seines Wesens leugnet.

Den Mais-Esser verlangt es, er sehnt sich nach dem Süßen, nach der Liebe … aber erwartet, dass dies von einem anderen, von außen kommen wird. Er tut gut daran, diese Wahn-Idee auszulöschen, sonst wird er zu einem ewig unglücklichen Träumer: er wird in erster Linie sich selbst Liebe geben. Aus der Selbst-Liebe heraus, aus seinem autonomen Zustand heraus wird er erst in der Lage sein, Liebe mit einem anderen auszutauschen. Eine Beziehung kann niemals auf Sehnsucht und Abhängigkeit gebaut werden, wenn beide Menschen glücklich sein wollen. Der Mais-Esser wird sich aus der Sehnsucht nach etwas oder jemandem befreien müssen, das oder der sein Glück ‚machen' müsste. Er wird - von Banden zu anderen befreit - das Glück erst in sich selbst erfahren müssen.

Der Mais-Esser wird damit aufhören, mit einem schiefen Blick, in Trauer, auf das zu schielen, was er (noch) nicht hat oder erreichen kann, noch nicht bekommen kann … Er wird sich nach innen richten, in Dankbarkeit für das, was *sehr wohl* gegeben ist, was alles in ihm vorhanden ist. Er wird sich nicht mit etwas von außen ‚füllen'; er täte nun gut daran zu wissen, dass er mit sich selbst ‚gefüllt' ist.

Möglicherweise fühlt er sich vom ‚Fleisch' überwältigt, von der ‚Materie', von seinem ‚Körper', weil er sich zu sehr LEBEN LÄSST, weil seine Geistesenergien einfach so strömen … OHNE LEITUNG, ohne Mittelachse. Er erfährt sein Leben dann als der Autorität außerhalb seiner selbst untergeordnet … Er unterschätzt sich; möglicherweise erfährt er sich als minderwertig, weil er seinen tieferen Wert nicht kennt; er bleibt dann an der Oberfläche seines Wesens hängen. Er wogt dann auf einem Meer der Emotionen, statt sich zum Herr über dieselben zu machen. Dabei denken wir an die Symbolik des Großen Zehs.[14] Mais sagt: „Stehe in deinem Zentrum, stabil und selbstbewusst!" Tut man dies nicht, kann man sich beängstigend ausgeliefert fühlen, ausgeliefert an eine Masse von Energien, an Emotionen, an den eigenen Körper, über den man in keiner Weise zu bestimmen scheint … „Übernimm das Ruder", sagt Mais, „mache dich zum Herr und Meister über dein Leben, über dich selbst, über deinen Körper, über deine Energien. Die stramme Brust herausgestreckt, blinkende Kraft voller Sonnen-Energie, Selbstvertrauen, Glaube an dich selbst."

Die Sprache von Mais selbst spricht von allem anderem als Opferhaltung oder Abhängigkeit oder Trauer, oder Schwäche. Er verlässt sich auf seinen starken Geist und seine Körperkraft. Beide in einer urstarken innerlichen SONNE verbunden.

Der Mais-Esser wird darauf achten, kein Selbst-Mitleid aufzurufen: dies würde schließlich bedeuten, dass er die Lebensgesetze überhaupt nicht versteht, dass er außerdem seinen innerlichen Schatten überhaupt nicht kennen will und dass sein Leben an Dingen und Menschen außerhalb von ihm hängt. Auf diese Weise kann er nicht glücklich werden. Er wird auf eigenen Beinen stehen und die Freude tief in seinem Sonnengewächshaus suchen, in Dankbarkeit für sich selbst. Er wird sich dann auch nicht wie ein Opfer fühlen: „ich habe nur dies oder jenes …".

---

[14] Lies über die psychologische Übereinstimmung in *Der Schlüssel zur Selbstbefreiung – Enzyklopädie der Psychosomatik.*

Er bricht mit jeder Begierde und jeder Erwartung, da diese lediglich den einen Kummer nach dem anderen mit sich bringen würden. Er weiß nun, dass er in der Lage ist, selbst sein Leben zu erschaffen.

Der Mais-Esser lässt nun das Glück, die Freude nicht länger von etwas oder jemandem AUSSERHALB seiner selbst abhängen, sondern weiß, dass alles IN ihm ist. Er erkennt nun die VOLLHEIT an, die Kraft und die Schönheit, die goldenen Schätze, die in ihm vorhanden sind. Er ist nun glücklich über sich selbst, über seinen Körper, seinen Inhalt. Er ist sehr stark, physisch und geistig, und strahlt diese Kraft auch zu anderen hin aus. Er selbst nimmt breiträumig seinen Platz ein, niemand braucht ihm diesen zu geben … Er weiß nun, was er wert ist, und fühlt sich gut in diesem Autonomen, selbstbewussten Seinszustand.

Malz

Malz steht symbolisch für sanfte Liebevollheit, wie die samtenen Blütenblättchen einer Rose. Es ist wie eine liebe dicke Biene, die fröhlich durch den Luftraum fliegt, mit sanften sich auf und nieder wiegenden Flügelchen. Als ob die letztgenannten an seinem kleinen Leib befestigt sind, wodurch sein Basis-Vertrauen ein wenig beeinträchtigt wird: es zählte anfänglich auf sich selbst, und ja, auch jetzt noch, aber es ist ein wenig ängstlich geworden, weil es sich wie ein Flugzeugpilot jetzt auf die Flügel seines Flugzeugs verlassen muss. Solange Malz absolutes Vertrauen zum Wesen und dem Funktionieren seines ICHS hat, verläuft alles in diesen Sphären sanft, ruhig, ohne Angst. (Hierzu ist eigentlich nur der bewusstlebende Mensch in der Lage. Der Mensch, der nicht länger auf instinktivem Niveau lebt, sondern an das Gelingen seines endlosen Lebens glaubt; der Mensch, der nach der Überzeugung lebt, dass ihm nichts Negatives geschehen wird, solange er in ‚Selbst-Liebe', in wohltuender fröhlicher Sanftheit lebt. Dies fordert Malz also auf seine Art und Weise vom Menschen, der den Geschmack von Malz mag.)

Beim Malz, beim Menschen, der ein Verlangen nach dem Malz-Aroma empfindet, findet sich manchmal noch … eine leichte Angst. Kalt-warme Transpiration können wir bei ihm nicht ausschließen. Tapfer fliegt es, das Malz, sanft weiter in seiner Art des Seins, sich doch auf sein Glück verlassend, wenn auch nicht ‚total', denn jene Elemente, die nicht zu seinem eigenen ‚Sein', zu seinem eigenen Körper gehören, können doch versagen? Zu Malz würden wir daher sagen, wenn es ein Mensch gewesen wäre: „Verlasse dich nur auf dich selbst und sorge dafür, dass du keine künstlich befestigten Flügel brauchst. Baue stabil auf die

Kraft und die Liebe, die IN dir sind, gehe ohne zu zögern im vollsten Vertrauen vorwärts.“ Dann gibt es keine Angst mehr.
Sanft flüsternd mit dem lauen Wind, sich auf sich selbst verlassend, an seinen starken Kern glaubend, kann jetzt nichts mehr schiefgehen. Eine absolute Entspannung folgt; kein Stress mehr, kein Zusammenziehen von Nieren und Nebennieren mehr. Nur die sanfte Liebe und das ruhige Zählen auf seinen lieben lebenden Selbstkern, relaxt.

Wer ein Verlangen nach Malz empfindet, fühlt das Bedürfnis, fröhlich wie eine frohe sanfte dynamische Biene in das Leben hinein zu fliegen. Er fühlt das Flimmern des Lebensglücks bereits in jeder Zelle seines Körpers, aber er wird sich an den goldenen Mittelflug zwischen hoch und niedrig, zwischen Licht / Luft und Erde halten müssen.
Mit einer manchmal zu aggressiven Kraft will er in die Lebensschichten beißen: als ob die Urkraft, die in ihm ist, sich in der Gestalt von großen Zähnen zeigt, die sich beißendgerichtet bereithalten. Er weiß nicht, wohin mit seinen überwältigenden lebens-begeisterten Kräften. Die Kraftkonzentration in ihm sucht einen Ausweg.
Der Appetit auf Malz fordert ihn dazu auf, seinem Brustkorb gleichsam mehr Raum zu geben, damit mehr Platz zwischen den Rippen entsteht, so dass Ruhe und Entspannung folgen können. Dies ist eine Bitte um flexible Bewegungen der verschiedenen Körperteile; ein sanftes und weiträumiges Gefühl, als ob die Schwerkraft ein wenig weggefallen ist, als ob er gewichtlos im Raum seine fröhliche Entspannung findet, genau wie der Schwimmer, der sich im Wasser / unter dem sanften Wasser langsam völlig entspannt. Eine herrliche ruhige Erfahrung des Lebens, das durch ihn hindurch strömt. Und der Mensch, der ein Verlangen nach dem Geschmack von Malz empfindet … streckt sich einen Moment lang komplett, seine Arme hoch in der Luft, und erreicht dann, sich auf eine Sitzbank setzend, eine sanfte Entspannung. Alles ‚loslassend‘, sanft in seinem Sein genießend … in der Sphäre von Malz.

Müsli oder eine Mischung aus Getreide-Flocken

Derjenige, den es nach Müsli verlangt, hat ein starkes Bedürfnis aufzuräumen. Er will etwas Altes hinter sich lassen …; er will zu etwas ‚Weiterem‘, aber weiß nicht recht, wo dieses Weitere liegt. Er sehnt sich danach, zu einem ‚neuen Land‘ durchzubrechen, während er in seinem Innersten sehr genau weiß, dass dieses neue Land nur IN ihm selbst liegen kann. Dennoch zögert er und wartet; er denkt, er müsse es erwarten … er meint, warten zu müssen … Er bricht nicht auf radikale Weise durch sein Netz aus Zögern, Verschieben und Zaudern.

Appetit auf Müsli weist darauf hin, dass die Nerven des Menschen länger auf die Probe gestellt werden, als nötig ist. Er wird etwas unternehmen müssen, um sich selbst JETZT geboren werden zu lassen. Er wird aus der Totenwelt treten, um ein Lebender Mensch zu werden, in Herz und Seele. Er wird sich nicht mehr an Dingen ‚festklammern', die nichts mit ‚Leben' zu tun haben.[15] Er wird diesen Weg nun einschlagen, den er seinem Gefühl nach schon seit einiger Zeit beschreiten muss. Er wird alles loslassen, was er seinem Gefühl nach loslassen muss.

Der Drang zur Müsli-Sphäre ist ein Symbol für den Menschen, der sich selbst in gewisser Hinsicht noch in der ‚Wiege' hält, und die Mutter, die ihn stimuliert, ‚heraus' zu springen, damit der Kleine auf den eigenen Beinen stehe. Dies ist ein Symbol für diese Stimme im Menschen, die sagt: nun kannst du selbst stehen, nun kannst du es wirklich schaffen, auf eigenen Beinen zu stehen und dich selbst wahrzumachen. Suche nicht länger außerhalb deiner selbst, sondern STEHE aufrecht und WERDE du selbst. Handle nach deiner tiefsten Art und weiche nicht mehr davon ab. Beschäftige dich nicht mit Dingen, die schon so lange schleppend langsam vor sich gehen, halte dich nicht an einem Muster fest … Brich mit alten Gewohnheiten, die dich von dir selbst abbringen, und entscheide dich nun auf radikale Weise für das Gute in dir selbst, für das Leben. Entscheide dich für diesen wahren Lebensweg und weiche nicht mehr ab für das Böse, für die Verführung, für das hinterlistige Stimmchen in dir, das behauptet, nicht als authentisches, freies ICH durchbrechen zu können. Du solltest die Fäden des Netzes abwerfen, um in die Klarheit, in die Reinheit durchzubrechen. Verstecke dich nicht länger, verstecke dich nicht länger in Schein-Welten, in illusorischen Welten, auch wenn es in deiner Fantasie ist: was hast du dir alles weisgemacht? Befreie dich jetzt, komme zum Vorschein als neu geboren und mache einen neuen Anfang.[16]

Großer Appetit auf Müsli weist darauf hin, dass der Mensch Lust darauf bekommt, mit *einem* Schlag das Alte zu vernichten, um allem auf eine erneuerte, lebende Weise entgegen zu sehen und ein neues Leben zu beginnen. Er sehnt sich - wenn auch unbewusst - danach, mit der Lüge zu brechen, dem Herumlungern und dem Auf-der-Stelle-treten in einem alten, unbrauchbaren System. Ein System, in dem das Glück des Menschen von Faktoren abhängig gemacht wird, die außerhalb von ihm liegen. Dieser Mensch will sich selbst nun einen ‚Reinen Weg' zeigen, auf dem es keine Begierde, kein ‚Habenwollen' mehr gibt und auf dem auch das andere negative Extrem ‚Apathie', Selbsttötung und Lustlosigkeit nicht mehr existieren. Er sehnt sich danach, das Böse in sich selbst wie mit ei-

---

[15] Lies mehr hierzu im Buch *Neue Tage.*

[16] Lies hierzu mehr im ersten Teil von *Der Schlüssel zur Selbstbefreiung – Enzyklopädie der Psychosomatik.*

nem Schwert zu vernichten: radikal und effektiv. Er gestattet sich selbst keinerlei Kompromisse, keinen Aufschub mehr. Er will nicht mehr zaudern, zögern oder sich nur ‚halb' für das Gute entscheiden. Er wird dadurch manchmal ungeduldig, irritiert, möglicherweise sogar aggressiv: weil er fühlt: ‚Hier muss etwas geschehen. Es ist fünf vor zwölf'. Er wird das Trauma, von dem er sich schon seit langem geplagt weiß, nun durchbrechen und definitiv lösen: nicht, indem er immer wieder die Vergangenheit betrachtet, sondern indem er im Jetzt aus völlig anderen Überzeugungen heraus lebt, als jenen, die dem Trauma zugrundeliegen, mit dem er geboren wurde und das dazu führt, dass er immer wieder gleichartige Situationen angezogen hat.

Mit dem Schwert des JETZT wird er durchbrechen, in seinem Herzen Gerechtigkeit geschehen lassen, indem er zu einer Art von Bedingungslosigkeit kommt: die bedingungslose Liebe zum LEBEN in erster Linie, zum eigenen ICH. Aus dieser Liebe heraus … folgt all jenes, was nötig ist, um dieses Glück bestehen zu lassen.

Der Mensch, der große Lust auf Müsli hat (wir sprechen hier nicht über Menschen, die aus Gewohnheit Müsli essen, oder weil sie meinen, dass es gesund ist, jeden Tag Müsli zu essen …), bereitet sich darauf vor, einen neuen Schritt in diese Richtung zu machen. Er bereitet sich gleichsam innerlich vor und darf dies nicht zu lange aufschieben, sonst können seine Nerven und sein emotionales System darunter leiden.

Er wird seine starke Energien jetzt in dieser Selbst-Befreiung einsetzen, mit Schlagkraft, in Vertrauen, effektiv und treffsicher: er löst sich aus dem Netz, in dem er sich selbst schon zu lange gefangen gehalten hat. Er kommt nun zum Vorschein als ein neugeborener, autonomer, freier Mensch, der glücklich ist über sein ICH. Er erlegt sich selbst keine Beschränkungen mehr auf; er bindet sich selbst nicht mehr an eine Vielzahl von Mustern und Gewohnheiten. Er IST einfach, wer er IST; er folgt nicht mehr den Richtlinien eines anderen, sondern hört auf sein eigenes Herz … Er kommt so zum Vorschein, wie er IST, in Seele und Körper. Er braucht nichts zu verbergen, weil er nun erkennt, dass er sein darf, wer er ist. Er braucht im Leben keine ‚Voraussetzungen' zu erfüllen. Mit der Kraft des Degens durchtrennt er die Bande mit der Vergangenheit und beginnt das Neue. Er atmet nun frei; seine Lungen und Drüsen öffnen sich. Jede Verstopfung verschwindet. Er fühlt sich nun viel leichter … nichts lastet noch auf seinen Schultern, weil er sich selbst hochgezogen hat und sich an nichts mehr festklammert. Er lebt aus seinem allertiefsten Kern heraus, in Liebe, in dem Vertrauen, dass Freude ihm weiterhin zuteilwird, dass nichts ihn noch fertigmachen kann. Er ist die reine Freude. Das Müsli hat ihm einen Stoß gegeben; er hat verstanden und die Verantwortung für sein eigenes Ich in vollem Umfang auf sich genommen.

Pinienkerne

Dem Pinienkern ist warm, er ist randvoll gefüllt mit Potenz; Energien suchen einen Ausweg ... fühlen sich zu stark gepresst, wie in einem Waffeleisen, ‚Hilfe, uff!, wann kann ich hinaus?' und aufgegessen werden. Rosarote Kräfte blasen Wärme nach außen, als ob Pinienkern kurz vor dem Explodieren wäre.
Pinienkern hat einen großzügigen und mitteilsamen Charakter, er klagt nicht und strengt sich immer an, um bis zum Äußersten zu gehen. Er tut sein Bestes und in gewissem Sinne opfert er sich ein wenig auf.

Der Mensch, der Appetit auf Pinienkerne hat, will kräftig zuschlagen. Es gelingt ihm nicht recht, er schlägt einmal ungeduldig mit der flachen Hand auf den Tisch und seufzt: „Verflixt, es darf jetzt kommen. (Dies kann eine Form von ungesunder Begierde sein.) Ich warte schon so lange. Meine Energien lassen sich nicht länger verhalten: es muss JETZT sein!"
Pinienkern ermahnt den Menschen dazu, dem Leben treu zu bleiben, dem Lebensrhythmus, und weder etwas Neues zu beginnen, noch mit einer Aufgabe oder einer Aktion aufzuhören, solange er fühlt, dass er auf diesem derzeitigen Weg noch weitergehen muss, solange der Apfel noch nicht völlig reif ist. „Weiter durchhalten, und halte, auch wenn dir warm ist, die Ohren steif; es wird nicht mehr lange dauern."

Pinienkern selbst bleibt in allen Umständen höflich und fordert vom Menschen dasselbe, auch wenn er kurz davor ist, in die Luft zu gehen.
Pinienkern hält das Tempo hoch, kann schwere Lasten schultern, ist stark, auch wenn er einmal die Phase des ‚dynamischen Tuns' erreicht! Und nicht aufgeben; erst wenn es geschafft ist, ist es wirklich geschafft, die Arbeit, die Anstrengung, und nicht früher. Zum Schluss will er klare Linien / Strukturen sehen und ähnelt in diesem Sinne dem Saturnalischen Charakter von ‚Reis'.
Er mag auch Spätabendprogramme oder -aktionen. Ein Durchhalten und Aushalten und ein ‚ja, das schaffen wir auch noch'. Mutig, dynamisch-tapfer, kräftig in seinem Sein. Mit starkem Herzen und durchaus wissend, wo die Grenze liegt, so dass doch nicht ZU weit oder zu lange durchgehalten wird; er kennt seine Grenzen, auch für sein Herz.
Unaufhörlich strömt die Energie dann aus seinem Wesen, weiterschiebend, gleichmäßig und stark.

Der Mensch, der Pinienkerne sehr mag, hat ein Bedürfnis nach Sauerstoff und wird gut daran tun, darauf zu achten, dass er tief ein- und ausatmet, ohne dass ein Zuviel an Luft und Gasen in ihm gespeichert wird.[17] Manchmal hat er wirklich

---

[17] Lies eventuell in *Der Schlüssel zur Selbstbefreiung – Enzyklopädie der Psychosomatik:* Darmgase, Aufgeblähtheit, Viele Winde lassen.

genug davon und will in gewisser Hinsicht den ganzen Kram hinschmeißen, aber Pinienkern sagt ihm möglicherweise: „Nein, Mensch, die Zeit ist noch nicht reif, mache weiter, gehe vorwärts, setze mutig deine Kräfte ein! Halte noch ein wenig durch. Bis alles deutlich und geklärt ist, bis die Gänge saubergemacht sind, so dass kein überflüssiger Ballast mehr bleibt.
„Hopp! Kenne deinen Urkern und erkenne, dass du viele Kräfte in dir hast, um bei dem durchzuhalten, was das Leben von dir verlangt." Und dabei kann es dann darum gehen, zu ‚tun' oder eben gerade ‚noch nicht zu tun'. Erzwinge nichts vom Leben, sei geduldig, halte durch in dem, was das Leben von dir verlangt, ganz gleich, ob es sich um das ‚Statische' oder um eine sich ‚vorwärtsschiebende' Kraftentwicklung geht.
Doch: „Du brauchst dich selbst niemals unter Druck zu setzen, strebe Gleichmäßigkeit an: so wird die Wärmekraft, die in dir wohnt, sich auf kreative Weise entwickeln, in deinem Bewusstsein oder körperlich. Greife nicht mit deinen Gedanken, entlaste dich, entlade dich selbst regelmäßig, so dass eine selige Kühlung Erleichterung bringt. Auch du hast das Recht auf Ruhepausen", sagt das Leben, wie sehr Pinienkerne dich auch in einem bestimmten Etwas warm durchhalten lassen würden. Dann ist es schließlich so, dass du selbst dies verlangst, sei es auch unbewusst, wodurch du Appetit auf den Geschmack von Pinienkernen bekommst. Aber ‚du' bist und bleibst doch Herr und Meister über dein Leben …, nicht wahr?

Quinoa

Der Charakter von Quinoa ist geschmeidig, biegsam, sanftmütig wie Rohrrispen, andererseits dynamisch wie eine Windmühle, die sich im Wind dreht. Wie Grashalme, die sich vom Wind in der Sonne einmal hierhin und dann wieder dorthin wiegen lassen. Eine feste Wurzelung ist da, so dass Sicherheit und Stabilität in seiner Basis gegeben sind. Der Charakter von Quinoa ähnelt den stattlichen Buddha-Statuen, stark und rund, im Schneidersitz ihre Beine kräftig gegen den Boden (irdisch) drückend, der obere Teil des Körpers im leuchtenden Luftraum anwesend.
Wie aus Mousse hergestellte Pommes, eindrückbar, nicht zerbrechlich Aufrecht stehend in der spitzen Tüte, sich auf flexible Weise hin und her beugend. Liest man die Symbolsprache von Kartoffelpommes, dann erkennt man auch beim Quinoa diesen nach innen gekehrten Tiefgang, die Suche nach seinem Kernpunkt.
Wie ein Luzifer-Lolli; zu feurigem Genießen einladend, oder geht es hier um begierige Genusssucht, die darauf hinweist, dass urstarke Schöpferkräfte bereit dafür sind, eingesetzt zu werden? Konzentrierte Kraft.

Quinoa ist komplex, vielseitig. Sein Charakter wirkt dann wieder luftig, ein wenig frivol. Der lauwarme Seewind streichelt **‚ihr'** Gesicht auf wohltuende Weise. Der linke und rechte Aspekt, das was man den weiblichen und den männlichen Aspekt nennt: alles ist in Quinoa vorhanden.
Dann wieder zeigt **‚er'** sich als eine Struktur; das Skelett verlangt die ausschließliche Aufmerksamkeit, und dasjenige, das vom Skelett symbolisiert wird: ein großes Skelett mit leicht aufgeblasenen Brustkorb-Rippen. Ja, im äußersten Sinne seiner Sensibilität, seiner ‚Menschlichkeit' entledigt, so scheint es nun durchaus, ohne Fleisch oder Fett. Der struktur-männliche Aspekt dieses Samens: seine Beine und seine Knochen, seine Füße leicht schräg in Lederstiefeln. Dann wieder Fahrrad fahrend, wie ein ‚Profiradrennfahrer' in einem Wahnsinnstempo, sich bis zum Äußersten anstrengend, durch seine Nase blasend; sich manchmal überanstrengend, das Letzte aus sich herausholend, auch wenn er sich selbst damit Schmerzen verursacht. Er *muss* es unbedingt schaffen! Harte Willenskraft! Seine Knochen, seine Kieferknochen krachen dabei: und er wird durchhalten! Zu stark wird jetzt wieder die Struktur betont, wie ein arbeitender Steinbock, der zu starke straffe zwingende Strukturen in seinem täglichen Leben anbringt. Auf zu harte Saturnalische Weise tut er sich selbst dabei möglicherweise weh. Die Schweißtropfen perlen von seinem Gesicht, aber verbissen geht er weiter vorwärts.

Der Mensch, der den Quinoa-Geschmack mag, ist in gewissem Sinne damit verwandt und wird diese beiden Extreme in sich wiedererkennen. Er wird darauf achten, dass er nicht in eines der 2 Extreme verfällt. Sanft-wiegend und hartstrukturell zwingend. Als Mensch folgst du am besten dem goldenen Mittelweg.

Im Kern ist Quinoa absorbierend und in sich aufnehmend, genau wie ein Schwamm. Ist in der Lage, alles aus sich selbst zu holen. Und das Gegenteil; hat das Vermögen in sich, diese Prozesse auf flexible Weise umzukehren. Wasser und Wind in sich aufnehmend, oder wiederum das Gegenteil: tief aus sich selbst holend, um es dann nötigenfalls bis zum letzten Tropfen herauszupressen, so dass man schließlich nur noch das bloße Knochengestell sehen würde. Aber in erster Linie ist Quinoa sanft, elastisch und beugt sich mit. Er ist eindrückbar wie eine Matratze, beweglich in ihrem Federspiel, dann wieder gleitet er sanft zwischen die Laken in sein Bett. Er gibt sich selbst auf luxuriöse Weise sanften, breiten Raum. Ein Gefühl der wogenden königlichen Freiheit, aber das erlebt er nur im stillen Kämmerlein, diese etwas verborgenen Sphären mit geschmeidiger Sanftheit und Romantik.

Der Mensch, der Appetit auf die Saat von Quinoa hat, sehnt sich danach, sich selbst zu befreien, hat möglicherweise ein erstickendes Gefühl um seinen Hals (als ob der Kragen eines Hemdes zu sehr kneift); er würde seine Krawatte gerne aufmachen und nach Luft schnappen. Atmende Freiheit! Uff, er befreit sich nun von jedem eng sitzenden Korsett, von zu harten strukturellen, kneifenden Mus-

tern, von zu sehr spannender Kleidung, oder von seinem Anzug, der so sein ‚musste'. Er geht jetzt an die frische Luft, in den Wind hinaus. Spannungen weg … , und mitgleitend, genau wie Quinoa, mit der sanften Brise. Er trägt deutlich die Extreme in sich, genau wie Quinoa selbst.
Möglicherweise hat er sich selbst überanstrengt, wollte er zu hart das Allerletzte noch aus sich herausholen, und braucht es dringend, sich von allem zu lösen, ganz sanft, in Form und Inhalt. Im buchstäblichen und / oder im übertragenen Sinne.

Kraft und Weichheit, Willenskraft, Anstrengung und himmlisch wohltuende Entspannung, ein Alles-Loslassen, deine Arme und Beine frei in aller Flexibilität baumeln lassen … ein Ausruhen. „Lass nur, lass den Wind nur wehen; ich bin tief in mir selbst und höre jetzt lediglich auf die ruhige Stimme IN mir selbst."
Der goldene Mittelweg, stabil auf dem Boden, flexibel mit der Lebensstimme in sich selbst gehend. „Gib es dir selbst," sagt Quinoa, „Ruhe und Entspannung nach harter Arbeit oder Spannung." Dem Nervensystem tut dies gut; Quinoa hilft ihm dabei.

Reis

Der Mensch, der Reis mag, hat (unbewusst) das Gefühl, seine Lebens-Adern reinigen, er-weitern zu müssen: er will sich selbst einen Weg bahnen. Da ist ein Bedürfnis, Hindernisse aufzuräumen, so dass das Blut durch eine breite Bahn strömen kann, genau wie das Leben selbst mehr freien ‚Atem-Raum' bekommt … Er sehnt sich unbewusst nach einer offenen, ehrlichen, reinen, übersichtlichen, klaren STRUKTUR, was ihm möglicherweise bisher nicht wirklich gelungen ist. Er sehnt sich unbewusst nach einem Klaren Schiff, ordentlich geputzt …: alles, was im Weg steht, wird zur Seite gefegt oder auf seinen Platz gestellt.
Der Mensch, der gerne Reis isst, sagt eigentlich: „Ich würde gerne den Weg für mich selbst breit und rein freimachen, ich lasse mich nun nicht mehr eindeichen. Ich betrachte das Leben weiträumig, in Übersicht, nicht durch eine kleine, beschränkte Brille. Jeder Kram und alle Unreinheiten: weg."

Die Pfade rein machen, den Weg abbürsten … das Bedürfnis, einen reinen und klaren Blick auf die Dinge zu bekommen. Das Bedürfnis zu reinigen, NICHTS anderes in seinem Leben zuzulassen, als jenes, was zum reinen, ehrlichen ESSENZIELLEN Hauptweg passt.

Der lebende Selbst-Kern dieses Menschen bittet um eine klare, offene, propere Sprache. Man hat das Bedürfnis, das Unreine im eigenen Leben aufzuräumen. Unbewusst sehnt man sich danach, alle Unreinheiten an den Wänden der eigenen Wohnung zu entfernen (im wahrsten Sinne des Wortes), aber aus irgendeinem, verborgenen, dieser Sehnsucht zugrundeliegenden Grund oder einer Überzeugung ist man noch nicht ganz dazu gekommen.

Man will nun Klarheit, man will alles offen und klar sehen: Ehrlichkeit, durchsichtige Strukturen … sind hier gefragt. So dass kein düsterer Untergrund (Trödelkram im Kellergeschoss) mehr übrigbleiben würde. Unbewusst sehnt sich der Mensch danach, mit Bleichwasser gereinigt zu werden, so dass kein düsteres Restchen mehr seine Seele noch besudelt. Möglicherweise will er einen neuen Anfang machen.
Man sehnt sich nach der eigenen ‚Breite', einem Raum-Einnehmen des Selbst. Faktisch duldet man keine Eindringlinge, keine schmutzigen Einflüsse mehr im eigenen ‚Haus' (im Ich, im Körper).

Reis ermutigt dazu aufzuräumen, sauber zu machen, zu vernichten oder wegzuwerfen, was nicht zu einem reinen Dasein passt. Eine Aufforderung zu einer Offenen und Klaren, deutlichen Struktur. Darin kann alles fein geordnet und klassifiziert werden; jetzt ist ein Raum und Abstellraum vorhanden, um alles gebührendermaßen, mit Umsicht und Ordnung zu klassifizieren. Man hat nun den Überblick … Hier drinnen kann man klar und deutlich denken, nachdenken, philosophieren … um zu einer deutlichen Endentscheidung zu kommen.
Man empfindet das Verlangen, durch-zu-spülen, um einen freien Durchgang innerhalb der eigenen inneren Lebensräume zu bekommen … Offene Karten: alles ehrlich auf den Tisch legen. Was ist brauchbar in meinem Dasein und was nicht? Was soll ich über Bord werfen? Ist da zu viel Krempel und Chaos in meinem Gehirn, in meinem Leben, in meinem Zimmer? Krempel im Haus oder in deiner Umgebung (in der materiellen Welt) ist die Folge des innerlichen Chaos: es wird aufgeräumt werden müssen; mit der groben Bürste.

Man will etwas Neuem einen Durchgang bieten … das kommen wird. Man erhofft sich und erwartet das Neue …, genau wie die Straße gereinigt wird, wenn man einen Umzug oder eine Prozession erwartet. Man will immer wieder das Alte auffegen, um sich bereitzuhalten, um das Neue hereinzulassen …

Menschen mit einem großen Bedürfnis nach Reis verstehen manchmal die Kunst, sich selbst anzulügen (Betrug): sie sollten auf eine ganz ehrliche Weise im Leben stehen, aufräumen, was aufgeräumt werden muss, den Weg freimachen für das Wesentliche, für das Reine, Schöne und mit offenen Karten spielen.

Keine Intrigen, keine Anhäufungen von überflüssigen, überholten oder düsteren Resten aus der Vergangenheit. Kein dunkler emotionaler Kram in der Seele. Klar Schiff machen: dem Leben eine deutliche, problemlose Struktur geben.

Dies bedeutet auch: für sich selbst Verantwortung übernehmen. Man wird erst den eigenen Hauptweg ansehen und nicht davon abweichen. Man wird sein Leben nicht mit nutzlosem Ballast vollstopfen. Man wird gut daran tun, seine Adern nicht mit allerlei falschen Werten zu verstopfen. ‚Lust auf Reis' ermahnt den Menschen dazu, den Weg für sich selbst Frei, Offen und Ehrlich zu halten: dann hält man sein ‚Wort'; man hat bestimmte gesunde Prinzipien; man ist geradeheraus; man wagt es, die Dinge einmal weiß-schwarz darzustellen; man geht nicht mehr so schnell in die Knie; man wagt es, einen klaren und ehrlichen Standpunkt zu verteidigen.

Schlüsselbegriffe für die Reis-Sphäre sind: Deutliche Struktur-Bestimmung: das Neue kann hier drinnen willkommen geheißen werden. Integrität. Verantwortlichkeit. Korrektheit. Reine, gerade Linien. Saubere Hände. Offener Raum. Klare Sicht. Befreiung. Gründliche Reinigung.

Roggen

Roggen steht für Ordnung schaffen, klar Schiff machen, aufräumen, mit Sorgfalt und Liebe, in Ausgewogenheit, mit der Absicht, das Leben für sich selbst und die anderen schöner zu machen und es dann in vollem Umfang zu genießen, in Ruhe und Stille, mit einer Glücksintensität, die selten erlebt wird.

Roggen hat die Leitung über eine Putztruppe und sorgt dafür, dass alles gebührendermaßen gereinigt wird. Er ist nicht streng, eher verständnisvoll, hilft seinen Arbeitern, packt selbst mit an und lenkt alles mit sanfter, führender Hand. Er macht sich über nichts Sorgen; er fühlt sich innerlich ruhig, behaglich. Er weiß: alles wird gut - weil sein Herz ihm das sagt, weil er Güte in sich trägt, weil er weiß, dass nichts Böses gegen diese sanfte Kraft bestehen kann. Er kennt das Vertrauen und ist auch in der Lage, anderen gegenüber vertrauenswürdig zu wirken.
Nervosität kennt er nicht; er hat Geduld, auch um anderen den Weg zu zeigen. Die Macht von Roggen liegt in seinem Vermögen, aus seiner innerlichen Ruhe heraus zu Übersicht zu gelangen, um alle Teile gut zu überblicken und in *einem* Ganzen zusammenzubringen.

„Roggen ist das beste Getreide“, meint er über sich selbst. Er findet selbst, dass er alles sehr gut macht. Er setzt sich auch dafür ein. Er hat eine sehr sanfte, milde Ausstrahlung. Er wirkt niemals gehetzt. Er weiß sich stark und besitzt Selbstvertrauen. Wir erfahren in ihm diese Art von harmonischer Ausstrahlung, die wir bei liebevollen Wesen vorfinden. Auch sein Körper ist eher weich und rundlich (obgleich nicht rund), nicht eckig oder scharf. Er weiß die Gemüter zu beruhigen; er hält alles im Gleichgewicht und weiß für Probleme auf ruhige Weise eine Lösung aus dem Ärmel zu schütteln, weil er sich über nichts aufregt.

Er ist wie ein Vater-Mutter für seine Kinder. Er strahlt Ruhe, Sicherheit, Gewissheit aus. Er strahlt eine sanfte Lebende Sonne aus (aber überhaupt nicht so hart, scharf brennend, wie wir unsere Sonne manchmal kennen): nicht auf eine nachdrücklich selbstsichere Weise, sondern eher auf eine sanfte, liebevolle, intensiv erlebte, aber unaussprechliche, verhalten glückliche Weise.
Er ist nicht passiv, sondern reagiert spielend leicht auf die sich anbietenden Umstände.

Derjenige, der Roggenkörnchen oder mit Roggen zubereitete Speisen mag, sucht diese innerliche Ruhe, dieses tiefe, warme Ur-Vertrauen in sich selbst, im Leben … Eine herrliche innere Ruhe, eine sonnige Wärme, ein Sicherheitsgefühl im eigenen Raum. Dieser Mensch sehnt sich danach, vollkommen im Glück des JETZT zu leben, geschützt auf seiner sicheren Basis.
Er möchte seinem Nervensystem, seinem Herzen diese Ruhe schenken und das herrliche Gefühl des ewigen JETZT erleben. Er will alles in Ruhe tun, gemächlich, ohne sich hetzen zu müssen. Er vertraut, räumt das Alte auf und bringt alles ruhig in Ordnung.
Er sehnt sich tief in seinem Herzen danach, sich selbst gegenüber mild, verständnisvoll und sanft zu sein und infolgedessen auch gegenüber den anderen.

Derjenige, der sich nach Roggen sehnt, entscheidet sich dafür, hundertprozentig zu LEBEN, ohne jede Widersprüchlichkeit. Er möchte sich dem Leben in voller Hingabe geben, ohne die geringste Zurückhaltung. Sein Solarplexus strahlt nun Freude, Glück, Kraft, Selbstbewusstsein aus. Er will in diese Freude über sich selbst kommen; er wünscht sich nichts mehr, als in seinem Großen Sicheren Selbst aufgenommen zu werden, in den Armen der Ruhe. Er möchte alle Sachen in Ausgewogenheit betrachten und ausführen. Er sehnt sich nach Stabilität.

Die Sphäre von Roggen ist von einer sehr glücklichen, warm-sonnigen Art: sie wird ganz tief im Selbst in der Freude über das Sein entwickelt. Es geht um die Sphäre des Menschen, die davon überzeugt ist, dass sein Glück nicht mehr kaputtgehen *kann*. In der Entscheidung für das Leben und aus dieser Überzeugung heraus lebend wird der Mensch nur freudvolle Umstände anziehen.

Roggen stimuliert den Menschen in diese Richtung: aus dem absoluten Vertrauen heraus, in der sonnigen Freude über das eigene ICH, lässt es sich herrlich leben. Nichts kann ihn noch aus der Fassung bringen. Er lebt im glücklichen Sein: das Erleben seines herrlichen Vollen ICHS, in Liebe und Weichheit.

Sesam

Sesamkörner sind ein Symbol für diese Tür im Menschen, die einen ‚Auslass' bietet. Vielen Dingen (und eventuell Menschen), die am besten verschwinden sollten, wird ein Ausgang geboten. Die Sphäre des Menschen, der sich selbst die Chance gibt, alles und jeden, ohne Eingreifen, Festhalten oder Zurückhalten, durchzulassen, loszulassen.
Der Mensch, der seine Mitmenschen nicht bei sich halten will, sondern ihnen die Türe nach ‚außen' aufhält. „Geh nur, wenn du willst; ich werde dich nicht zurückhalten; ich habe überhaupt kein Problem damit, Menschen loszulassen und sie frei gewähren zu lassen. Ich lasse sie gerne hinaus …" Sesam lässt alles und jeden gerne hinaus, um selbst zur Ruhe zu kommen.

Sesam gibt auch diese Sphäre von dem Menschen wieder, der sich nach einem langen Tag gerne ausruht …: er lässt nun seinen Kopf leerströmen; er strengt sich nicht mehr so an, sucht eher eine entspannende, ruhige Stelle auf, um sich - nur mit sich selbst - zurückzuziehen und zu Atem zu kommen, um sich ganz leer zu machen. Er hat alles und jeden losgelassen und fühlt sich nun ganz ungebunden, frei, unbefangen. Er hat allen Raum der Welt für sich allein und genießt diesen. Sesam lässt das Zuviel an Dingen und Menschen ‚hinaus' … um dann in aller Ruhe ganz alleine mit sich selbst zu sein.

Derjenige, der Sesam mag, leidet möglicherweise etwas unter ‚Anus-Juckreiz' (im buchstäblichen oder im übertragenen Sinne[18]): er blickt sich noch einmal um; er weiß nicht recht, was er davon halten soll; hat er das Richtige getan? Er hält noch ein wenig fest …, zögert … sein Kopf bleibt voller Erinnerungen; er überdenkt den vergangenen Tag immer wieder. Der Besuch ist weg, aber bestimmte Fakten gehen ihm nicht aus dem Kopf, wodurch er nicht wirklich ‚leer' und entspannt zu sich selbst kommen kann. Sesam ermahnt ihn nun dazu, die Türe ganz zu öffnen und alles hinauszulassen … so dass nichts zurückbleibt. Sein Magen und sein Darm werden leerer und ruhiger, seine Leber wird leichter.

[18] Lies über die psychologische Übereinstimmung in *Der Schlüssel zur Selbstbefreiung – Enzyklopädie der Psychosomatik.*

Derjenige der Sesam-Körner mag, eventuell in bestimmten Gerichten verarbeitet, braucht es, auf sein reines, nacktes ICH zurückzugreifen, aller Dinge entledigt, die nichts mit ihm selbst zu tun haben. Er würde gut daran tun, sich selbst zu leeren, auszuräumen, so dass nichts mehr an ihm klebt, das eigentlich nichts mit seiner reinen Essenz zu tun hat. Er sollte sich selbst ‚ausräumen', sein Haus etwas ‚leerer' machen (sein Ich, seinen Körper, aber vielleicht auch buchstäblich seine ‚Wohnung', wenn er zu viel angehäuft hat), wenn er zu viel hereingeholt hat …. Er hat das tiefe Bedürfnis, ganz rein auf sich selbst zurückzugreifen …

Die Sphäre von Sesam ist effektiv, manchmal einschneidend, entschlossen und setzt sich für sich selbst ein: in dem Sinne, dass sie ‚Stopp' sagen kann, dass sie Grenzen ziehen, ‚Nein' sagen kann, wenn es sein muss, abweisen, wegtreiben lassen, wegtun, hinauslassen. Fühlt sie, dass es Zeit ist, mit bestimmten Dingen aufzuhören, dann wird sie dies auch tun. Sie ist ordentlich und korrekt und behält nichts und niemanden länger in ihrem ‚Haus' als nötig. Sie ‚füllt' sich nicht mit anderen, mit den Dingen …; sie weiß rechtzeitig zu stoppen, aufzuhören, etwas oder jemandem die Türe zu weisen. Auf diese Weise sorgt sie sehr gut für sich selbst.

Derjenige, der Sesamkekse liebt, versucht sich selbst manchmal etwas vorzulügen: ach, komm, das geht schon noch … während er innerlich bereits fühlt: hier muss ich aufhören. Sesam verfügt über eine Art von natürlicher Disziplin, ohne dass er sich dafür Schmerzen zufügen müsste, er fühlt einfach: jetzt habe ich genug geschlafen, gearbeitet, zugehört usw. … Er weiß es und ist darin konsequent. Er nimmt auf - bis zu einem gewissen Grade; er hört anderen zu usw. … und zieht seine Grenzen, wenn er fühlt: bis hier und nicht weiter. Auf diese Weise ist er niemals unzufrieden mit seinem Verhalten und hat er im Nachhinein niemals Schuldgefühle.
Demjenigen, den es nach Sesamkeksen verlangt, fällt es manchmal schwer, das in Taten umzusetzen, was er für sein innerliches Gefühl tun muss. Sesam selbst macht daraus kein Problem: er tut, was er fühlt, tun zu müssen. Sesam wird niemals die Dinge zurückhalten; er bremst keine Evolution und lässt alles und jeden flott und bereitwillig vorbeigehen. Er stellt niemals einen ‚Fuß' vor die Türe; er lässt jeden frei.

Sesam hat überhaupt nicht die Neigung, sich mit Worten und Gebärden nachdrücklich und stark für sich selbst einzusetzen; im Gegenteil, eher schweigend, sehr gut verstehend, was er tut, pflichtbewusst gegenüber seinem ICH, ein wenig in sich selbst zurückgezogen, doch entschlossen, wird er die Gebärden gebrauchen, die er nach seinem Gefühl machen muss, ohne dass er das Gefühl hat, jemand anderem darüber Rechenschaft ablegen zu müssen. Sesam weiß auch sehr genau, dass er einem anderen nichts vorzuschreiben hat, sondern dass er gut daran tut, sich selbst von Lasten zu befreien, das Zuviel oder das, womit er sich selbst ‚gefüllt' hat, hinauszulassen, um nun rein auf sich selbst zurückzugreifen. Er ist zufrieden über und mit sich selbst.

Sonnenblumenkerne

Der Charakter von Sonnenblumenkernen? Links und rechts die Flügel im Gleichgewicht ausgebreitet, aber oh so sensibel, als wären ihre Flügelchen aus weichem Papier, und doch fühlen wir da diesen tief innerlichen Radar, dieses Sonar, wie bei einer Fledermaus, die haargenau weiß, wo sie fliegen darf und wo nicht, die weiß, wo sie wenden muss. Mit einem Köpfchen, das oben heraus ragt, aufpasst, sehr aufmerksam ist, weiß und schaut, sehr genau darauf achtend, dass das perfekte Gleichgewicht bewahrt wird.

Manchmal können wir auch eine Art von *zu* gespannter Gerichtetheit auf dieses Geschehen bei Sonnenblumenkernen wahrnehmen. Boshafte, stark spähende Äuglein, konstant alert, konstant bereit, eine Kurve zu nehmen oder eine Bewegung auszuführen, die für die Selbsterhaltung notwendig ist. Und dies ist nötig, denn seine Flügel, seinen kleinen Leib, erfährt er nicht als genauso urstark wie eine Eiche, sondern eher als kostbar haarfein. Folglich gut sorgend für sich selbst, achtet er genau darauf, dass sein Leben verschont bleibt, dass er nicht verletzt wird durch eine eigene unachtsame oder dumme Bewegung. Etwas von einer Libelle, einer Wasserjungfer, einem zartbesaiteten Musiker, dessen zähe verantwortungsgesinnte Männlichkeit in ein sehr zartes Häutchen verpackt ist. Und er sorgt gut für seinen kostbaren Körper, jedenfalls wenn es um Sonnenblumenkerne geht. Wie eine Fledermaus in der Nacht, wie ein geschickter Chauffeur weiß er mit größter Leichtigkeit, dank seiner inneren Sinnesorgane und seines aufmerksamen Auges, das in der Nacht sieht, jedem Hindernis geschickt auszuweichen. Er schläft nicht, sondern wacht. Er korrigiert nötigenfalls unverzüglich, ohne das geringste Zögern; er lässt keine ‚Zeit' darüber vergehen.

Derjenige, der sich nach der Sphäre von Sonnenblumenkernen sehnt, meint manchmal, sich besinnen zu müssen, kurz warten zu müssen, bevor er seinen Flug beginnt, möglicherweise zögert er ein wenig, vertraut er zu wenig auf dieses innerliche Wissen, diese tiefliegende Intuition in ihm selbst. Er ist vorsichtig, das schon, aber um einfach so gleich in den Luftraum des Lebens hineinzuschießen, blind auf seine inneren Eigenschaften, sein Vermögen vertrauend, alles unmittelbar und schnell haarfein zu unterscheiden, dafür zweifelt er zu viel. Er wird daran arbeiten: zu bauen, zu zählen auf sein großes Intuitives Wissen.

Seine Lust auf Sonnenblumenkerne weist ihn darauf hin, dass ein fein besaiteter Radar in ihm wohnt und dass er diesen verwenden darf; dass er tapfer im Leben weiterfliegen darf, bauend und vertrauend auf jenes Wissen, jenes tiefere Empfinden, das auch in *ihm* wohnt. Er braucht sich nicht davor zu fürchten, braucht keine Angst davor zu haben, dass dieses oder jenes geschehen könnte, wenn er ... Weder ängstliche Vorkehrungen treffen, noch in Gegrübel und Im-voraus-Sinnieren versinken. Nein: er täte gut daran, den Glauben felsenfest in sich zu verwurzeln, den Glauben, dass er seinen Weg finden wird, Moment für Moment. Dies kann nicht im Voraus geplant oder vorgezeichnet werden. Du brauchst nicht alles im Voraus festzulegen. Lasse den Weg von Schleifen und Kurven nur beginnen: eine flexible Wendung nach links, nach rechts, und du schaffst es. Vertraue auf diese innerliche Quelle, auf diese Gefühlsströmung in dir selbst, die dich darauf hinweist, fühlbar, wo du in jedem Moment dich selbst korrigieren darfst, musst, um immer wieder diese Ausgewogenheit zu bewahren. Halte deine Augen weit auf, sei wachsam und alert - nicht unruhig oder misstrauisch gegenüber deinen eigenen Möglichkeiten oder körperlichen Kräften - und laufe einfach aus wie ein Schiff.

Sonnenblumenkerne sagen dem Menschen: „Du brauchst nicht zu zögern, zu warten, zu zaudern: geh nur, tue einfach, vertraue darauf, dass du alles *im Augenblick selbst* schon wissen wirst, und sehen wirst, *was* dann gerade geschieht.“ Und, der Sprache der Sonnenblumenkerne zuhörend, breitet dieser Lebenskünstler seine Flügel aus und fliegt auf eigene Flügelkraft aus. Er ähnelt ein wenig Leonardo da Vinci: er baut und vertraut auf das, was bei ihm hereinkommt, was er fühlt und meint, tun zu müssen, aufbauen, schaffen, ausführen zu müssen ...

Zartbesaitet, künstlerisch, die Kraft in der feinen und delikaten Ausgewogenheit; seinem eigenem Erfindungsreichtum nun vertrauend. Weitermachend, ohne Verzweiflung. „Beginne nicht zu denken ... oder du fällst herunter,“ rufen die Sonnenblumenkerne ihm noch nach: „fliege weiter und baue auf diesen innerlichen Motor, der lässt dich niemals im Stich, diese Quellkraft. Mit offenen Augen, an dich selbst glauben und wissen, dass Feinfühligkeit mit Kraft einhergehen kann, dass deine Genialität und dein Realitätssinn perfekt Hand in Hand gehen können. Mache nur, in Selbstsicherheit, ohne Zweifel.“

Weizen

Weizen geht leichtfüßig durch das Leben. Er hält nichts und niemanden fest; er bewegt sich mit hellem Gemüte, ein wenig flüchtig manchmal, über die Erde. Er hat kaum ein Ego; seine Ich-Zentrale lässt sich nicht greifen. Die Flüchtigkeit, mit der er über alles hinweg fliegen kann, macht ihn weniger empfindlich für Dinge auf der Erde. Er ist weg, bevor man ihn sieht, wie ein fliegendes Elfchen, wie eine Feder in der Luft. Er bleibt nirgendwo hängen, er bleibt niemals zu lange an derselben Stelle hängen; man kann ihn nur schwer finden; er entgleitet einem immer wieder, wenn man gerade denkt, zugreifen zu können. Er ist ungreifbar, immer auf der Flucht und nicht-identifizierbar. Ein Mysterium an sich.

Der Weizen ist dem Menschen ein Vorbild in Bezug auf die ‚Konditionierungen': er wird nirgendwo konditioniert, weil er an nichts festhält, weil er sich niemals für längere Zeit irgendwo niederlässt. Er ist allein und zugleich zusammen mit sich selbst, außerdem sehr flüchtig. Er hält nirgendwo still; er hält wirklich nichts fest: nichts in seinem Körper (er kommt einem fast durchsichtig vor), nichts in seinem Kopf. Er ist wie die Flucht, das Fliegen selbst. Er entzieht sich unverzüglich demjenigen, von dem man meint, er werde es nun doch für kurze Zeit festhalten. Wo man meint, sie werde landen, um sich doch kurz auszuruhen, ist dies nicht wahr: in dem Moment, in dem er ankommt, ist er auch schon wieder weg.

Er trägt den Charakter des Loslassens in sich, des sich Verflüchtigenden, des Weitergehens, des durch alles Hindurchgehens, ohne von der Welt der Materie eingeschränkt zu werden; den Charakter des energischen Auftretens, ohne selbst dadurch die geringsten Beschwerden oder Rückwirkungen zu empfinden: wie ein Fisch, der durch das Wasser schwimmt. Er lässt sich von nichts und niemandem einschränken oder zurückhalten. Sein Weg wird nicht von ‚materiellen oder strukturellen Hindernissen' blockiert. Auch lässt er sich nicht hemmen oder zurückhalten von (eventuell unbewusst in ihm lebenden) kleinen Programmen und Richtlinien. Er behindert sich selbst in nichts und wird in nichts behindert, weil er nach der Überzeugung lebt, dass er frei, unabhängig, gelöst von der Vergangenheit, gelöst von Banden ist und dass es seine Art ist, von-niemandem-gestoppt-werden-zu-können.

Derjenige, der Weizen-Körner mag (in Reinform oder in Brot und anderen Teigwaren verarbeitet) hat ein Bedürfnis nach Un-Sinn. Er gräbt manchmal zu viel und zu tief in sich selbst, in seiner Vergangenheit, in seiner Welt der Emotionen, der Gedanken. Er will in allem gleich einen ‚Sinn' erkennen, statt alles einfach einmal loszulassen und einfach nur er selbst zu sein, ohne sich gleich auf etwas ‚richten' zu müssen, oder an etwas festhalten zu müssen (mit Gedanken, Gefühlen, Erinnerungen usw. …). Der Sinn liegt im Leben selbst.

Weizen sagt: „LASSE einfach einmal ALLES LOS. Halte einmal gar NICHTS mehr fest. Mache dich selbst einmal VÖLLIG leer und FREI. Weigere dich nicht länger, dasjenige los-zu-lassen, was bei dir schon viel zu lange ‚festsitzt', was du schon so lange hemmst, blockierst, zurückhältst. Gib dir selbst die FREIHEIT. Halte dich nicht so in STRUKTUREN fest, in einengenden, zwanghaften Linien, die du selbst gezogen hast."

Weizen sagt auch: „Leere dich selbst einmal. Alles was du zurückgehalten, hinuntergeschluckt hast: löse es, lasse es los. Sprich, singe, rufe, schreie einmal laut schallend über die Weizen-Ebenen: damit du zu deinem wahren tiefsten KERN kommst, damit du in Tuchfühlung mit DEINEM nackten, wahren Daseins-Zentrum kommen kannst.“
Weizen sagt: „Beseitige die VERSTOPFUNG in dir. Entferne alle Pfropfen und Stöpsel. Entferne den PFROPFEN vor deinem MUND und sprich, äußere dich, leere dich, sei ursprünglich und SPONTAN in deinen Äußerungen. HALTE DICH SELBST nicht länger zurück. Eine Entdeckungsreise zu deinem Ursprünglichen, eher primitiven Seinskern, befreit von jeder kulturell-pädagogischen Maske, befreit von jeder Tarnung. Nur auf diese Weise wirst du in Tuchfühlung zu dieser formidablen, enormen LEBENSKRAFT aus deinem tiefsten Selbst kommen.

Gib dich in höchster Zusammenziehung deiner Körpermuskelchen hin, bündle deine Kräfte und schalle einmal wie eine frohe Trompete über das Land. Expression. LEBENSEXPRESSION. Bringe deine Energie mit voller Kraft ans Tageslicht. Lasse die Energien in dir wirken. Du wirst zu einem ÜBERMITTLUNGSKANAL froher Energien; sie durchspülen deinen Körper und du bringst sie nach außen. Da ist überhaupt keine HEMMUNG mehr.“

Dem MAGEN tut es gut, wenn du tust, was Weizen sagt: „Sei offen und ehrlich; sage, was du zu sagen hast, und halte dich in deinen spontanen Äußerungen nicht selbst zurück. Du bist froh über dein Sein …“

Aus der tiefsten Spitze seines Solarplexus speit der Mensch sein inneres Feuer mit Kraft in die Welt. Er selbst fühlt sich gut dabei, wenn alles gut ‚funktioniert', sich gut ‚dreht'. Er bringt sich selbst, seine Kräfte in einer nachaußendrehenden Bewegung in das Leben. Dies ist die Bewegung von Weizen.

„Und vor allem erbrich (in übertragenem Sinne), was nicht deines ist: erbrich es mit aller Kraft in die Erde, so dass du zu deiner REINEN, URSPRÜNGLICHSTEN Art kommst, losgelöst von deiner Abkunft, losgelöst von deiner Vergangenheit, losgelöst von deinen Erziehern: völlig DU. Jeder Konditionierung ledig, befreit von jedem falschen Aufkleber, der verhindern will, dass du DU bist. Du gelangst zu deinem nackten ICH; da ist keinerlei Unechtheit (was du eigentlich nicht bist, aber von dem du dachtest, es gehöre zu dir) mehr in dir in Bezug auf Verhalten, Strukturlinien, Beschränkungen, Selbst-Hemmungen, das Zurückhalten von Energien …

Vielleicht bist du noch nie wirklich du selbst gewesen, ohne diese strukturelle ‚Konditionierung'. Möglicherweise dachtest du, dass du es warst?“

Weizen sagt: „Mache dich KENNTLICH für dich selbst; lasse das Alte los, lasse das ‚Erlernte' los, das eher ein Ersticken deiner Persönlichkeit bedeutete. Mache dich innerlich FREI. Durchbrich Alte Gesetze; lasse dich von nichts und niemandem daran hindern, du selbst zu sein: in Güte, ohne dass du dabei auch nur *einen einzigen* Menschen mit einbeziehen müsstest. Du birst aus deinem Korsett; du brichst aus deinen Fugen: wirf die Einengungen ab und hole frei Atem. Die Absolute Freiheit liegt IN dir."

Die Lungen atmen nun 1000 x mehr ein als früher, weil der Mensch sich selbst ‚leergemacht' hat, weil er jetzt erst für SICH SELBST einatmet. Er nimmt jetzt erst SEINEN Platz voll und ganz ein. Er hält NICHTS mehr fest, was nicht zu ihm gehört, was sich eingeschlichen hatte ... Er kommt in Kontakt zu seinem Höchsten Selbst. Er nimmt seinen BREITEN RAUM ein, den er noch nie zuvor gefunden hatte. Dasjenige, was in ihm festgerostet war, wird nun abgeführt. Dasjenige, was in den Adern angehäuft lag als ein ‚beengendes Festhalten an', wird abgeführt, wenn er beschließt, sich selbst vollständig FREI zu machen von blockierenden Gewohnheitsmustern, Gedanken, Strukturen ...

„Komme zum Vorschein in deiner wahren Gestalt mit Voller Kraft. Gesendet von dem REINEN Kern in dir selbst, von nichts mehr gehindert, wird diese Energie nur wahrheitstragende Früchte hervorbringen."

Weizen sagt dir, du sollst dich nicht in der fliegenden Untertasse täuschen: siehst du ein UFO? Wisse dann, dass es genauso gut die Weizen-Sphäre in dir selbst sein kann, die um Anerkennung und Integration ruft. Weizen sagt dir, du sollst den fluchtreichen Aspekt in dir selbst treffen und ihn nur INNERHALB des Feldes aus Materie anwenden: flüchte nicht aus dem Feld hinaus, sondern bringe diese Energie IN die Welt der Materie. Hake beide Welten in einander: halte die Materie (und alles, was damit zu tun hat in deinen Gedanken und Überzeugungen) nicht ‚fest', damit fluchtreiche aber zugleich neue, frei-machende Energien hereinkommen können.

Milchprodukte und das EI

Butter

Gold-gelbe konzentrierte *ausstrahlende* Kraft ... : der Butter-Liebhaber hat das Bedürfnis, die konzentrierte Energie seines Wesens wahrzunehmen und diese in vollem Selbst-Bewusstsein (- die Brust raus! -) und Stolz auszustrahlen. Expressivität gekoppelt an Kraft und Lebenslust.
Butter steht für die natürliche üppige Fettschicht des Lebens. Hier wird die Schaffenskraft aufbewahrt, gebündelt, gepflegt wie eine hellgelbe Pracht. Die Fettschicht des Lebens ist voller Sonnen-Energie, voller edler Klänge und man nennt sie Butter. Butter gibt die Sphäre der Freudenkraft wieder! Die Freude über das Leben, das im eigenen Wesen vorhanden ist, die Freude darüber, dass man als materielles, irdisches Wesen existieren darf. Butter steht für den Menschen, der seinen Platz breiträumig und rund einzunehmen wagt; der sich in der Gemütlichkeit seines Wesens, seines Körpers wälzt. Sie steht für den Menschen, der es versteht, sich selbst und das Leben zu ‚genießen'. Die Buttersphäre fühlt sich sehr wohl in ihrer Haut, in ihrem ‚Fleisch', in ihrem ‚Fett'.

Der Mensch, den es nach der reinen WONNE verlangt, sich selbst als ICH im Körper zu erleben. Derjenige, der das Bedürfnis hat, sich selbst zu ‚fühlen', seinen Körper zu erleben, sich mit seiner materiellen Form eins zu fühlen, empfindet möglicherweise ein sehr starkes Verlangen nach Butter. Derjenige, der sich tief in seinem Herzen danach sehnt, sich *sehr* frei zu fühlen ... so sein zu dürfen, wie er ist, ohne sich auch nur im Geringsten darum zu kümmern, was ein anderer sagt ... Er will sich auf eine freie, stolze, aus-schweifende Weise in das Leben werfen, in seinen eigenen Körper, ohne emotionale ‚Blockaden'. Dieser Mensch will die eigenen Barrieren durchbrechen; er hat das dringende Bedürfnis, alles umzurammen, was ihn daran hindert, breiträumig und frei er selbst sein zu können.
Er wird nun einsehen müssen, dass alle existierenden Barrieren faktisch von ihm selbst und seinen Überzeugungen ins Leben gerufen wurden, dass es nicht die anderen sind, die ihn ‚blockieren'. Äußerliche Barrikaden fallen weg, wenn der Mensch seine Überzeugungen, seine Auffassungen über sich selbst und das Leben umstößt. Manche der starken Butter-Esser haben eher die Neigung, ‚die Materie' als ein Hindernis zu sehen ... ein UNBEWUSSTER Widerstand gegen das Leben in der Materie. Sie sehen die irdische Lebensform dann unbewusst als eine Ein-Schränkung von Möglichkeiten. Sie müssen lernen, die ‚Grenzen' des materiellen Terrains zu berücksichtigen ... Unbewusst würden sie sich dem eigenen Körper widersetzen, statt auf eine fruchtbare, angenehme Weise damit zu verschmelzen und ihn zu einem ewigen Verbündeten zu machen! Ein vager Zweifel, ein Schuldgefühl: „Ist mein Körper denn gut ... ist es überhaupt gut, im Fleisch Zu Sein?" liegt verborgen. Diese Menschen sollten mit jedem Wider-

stand, mit jeder Gegenwehr gegen die Eigene Vollblütige Inkarnation brechen. Sie werden ihren Körper lieben, ohne dass hierbei noch von irgendeinem Missklang die Rede sein kann.
Dieser Mensch hat das dringende Bedürfnis danach, in einem Leben zu ‚spielen', in dem es keine Aufseher, keine Aufsichtführenden gibt, die ihm sagen würden: „Dies ist nicht erlaubt, dies ist schlecht von dir …" Mit anderen Worten: er sehnt sich tief in seinem Herzen nach einer Hingabe an die allumfassende Autorität in Ihm. Er will sich gerne völlig gehen lassen, ohne Skrupel, ohne Ängste, ohne im Voraus berücksichtigen zu müssen: „Ich darf bis dahin gehen, dann kommt eine Grenze ... ; Ich muss mich zurückhalten; ich muss rechtzeitig stoppen ... ; hier darf ich ich selbst sein ... dort wieder nicht ...". Er wird lernen, auf eine grenzenlose Weise er selbst zu sein!
Er darf sich selbst im Bad seines eigenen Körpers vollkommen entspannt fühlen. Er braucht nicht verkrampft zu sein, beispielsweise wenn andere in der Nähe sind oder (kurz gesagt) im irdischen Leben. Wenn er sich selbst hundertprozentig SEIN lässt, wenn er es zulässt, sich selbst in aller Freude und Wonne innerhalb seines Daseinsraumes zu wälzen, dann wird es auch keine ‚Begierde' mehr geben. Er erlebt lediglich die eigene Vollheit, hat ‚genug' an sich selbst. Er ist ‚sanft' zu sich selbst. Er lässt sich von dem herrlichen Butterberg ‚gleiten' und hat dabei riesigen Spaß.

Butter steht für ‚Überfluss und Reichtum'. Dieser Mensch erkennt möglicherweise noch nicht in ausreichendem Maße den Reichtum und die Kraft seiner selbst, des fleischgewordenen Wesens, das er ist! Er wird sich auf die Suche nach dieser goldenen Kraft in sich selbst machen müssen: er wird sich des schönen irdischen Wesens bewusst werden, dass er ist. Freude darüber, Dankbarkeit dafür. Er wird seinen Körper ‚fühlen' müssen, wahrnehmen müssen ... und wissen, wie kräftig und stark dieser im Leben steht: als ein Ausdruck der Inhaltlichen Pracht, die darunter verborgen liegt. Er wird seinen Körper immer mehr lieben. Butter bedeutet pure Freude über das Erkennen der kräftigen Lebensenergie, die durch und dank seines Körpers Sein kann, strömen kann.
Die Unbefangenheit dabei. Buttersphäre fühlt sich überhaupt nicht befangen im Körper, in der Materie. Sie ist froh, sich in der Materie konkretisieren zu können.

Die Ursache eines heftigen Verlangens nach Butter liegt im Drang nach Selbst-Erfüllung. Man hat das Gefühl, sich unabhängig von den anderen verwirklichen zu müssen. Einfach man selbst sein zu können, nichts weiter. Der Freudenschrei des Lebens: „Juhu! Ich *darf* sein, wer ICH bin, so wie ich bin!" Dieser Mensch will eigentlich im Leben schwimmen, in seinem Körper schwimmen, in reinem Gutfühlen schwimmen. Er macht sich keine Sorgen mehr; er lässt alles los; er gibt sich dem Lebensbad hin, wie ein Kind auf der Rutschbahn.

Er hat tief in sich selbst das dringende Bedürfnis danach, sich selbst zu verwöhnen und es auf eine intensive Weise zu genießen, in sich selbst zu Sein.

Butter steht auch für: „Greife nur zu! Genieße leckere Dinge! Lasse dich selbst in keiner Hinsicht zu kurz kommen. Komm schon, du darfst wirklich nehmen. Du darfst genießen! Du darfst es dir selbst schenken.“ Eine Art von unbewusstem Schuldgefühl, Schamgefühl oder Skrupel sollte in bestimmten Fällen überwunden werden. Das ungenierte Genießen der Dinge des Lebens, einfach sich selbst Sein und ausleben zu dürfen, ohne sich immer darum kümmern zu müssen, was ein anderer wohl darüber denkt ... , ohne das Gefühl zu haben, etwas Verkehrtes zu tun. „Tue es einfach!“, sagt Butter mit einer ermutigenden, einladenden Stimme. Du begehst keine ‚Sünde’, wenn du dir selbst die Chance gibst, ohne Scham und unbefangen zu spielen, zu singen, zu tanzen, das Leben wie ein Kind zu genießen: dies ist vielmehr eine Gabe! Es wirkt manchmal so, als bleibe eine kleine unbewusste Stimme im Menschen bestehen, die fragt „darf ich das eigentlich?“, genau wie damals, als Adam und Eva vom Apfel aßen und sich auf eine schamvolle, schuldige Weise verjagt fühlten ...

Dieser Mensch wird einsehen, dass er das Üppige AUSSERHALB seiner selbst NICHT BENÖTIGT, dass der REICHTUM in Überfluss in ihm selbst vorhanden ist. Er darf sich stärker der Gotteskraft bewusst werden, die in seinen Körperfasern konzentriert wirkt, dass er keinen ‚Apfel’ außerhalb seiner selbst ‚benötigt’, um ‚wie Gott’ zu werden. Er wird nun einsehen müssen, dass diese Gotteskraft IN ihm wohnt. Er darf sich selbst natürlich die paradiesischen Früchte genießen lassen, wie Äpfel und Butter ... aber es geht hier um die Symbolik. Dieser Mensch erkennt meist nicht in ausreichendem Maße den Wert der Gotteskraft, die in ihm ist. Er unterschätzt, unterbewertet sich selbst, wodurch er sich als ‚abhängig’ von Dingen und Menschen außerhalb seiner selbst betrachtet!

Nun wird er einsehen müssen, dass dies alles IN ihm wohnt: dass er sich dem nur hingeben muss, dass er wie Gott in Frankreich leben darf, vorausgesetzt dass er nicht ‚begehrt’, dass er nichts unbedingt ‚haben’ muss. Er lebt aus seinem goldenen Kraftzentrum heraus und genießt die leckeren Speisen. Er dreht sich wie ein herrlicher Kreisel und lenkt seine Energien. Denn das ist auch ein wichtiger Punkt: derjenige, der diesen kräftigen Energie-Reichtum in seinem Wesen entdeckt, wird wie ein Meister die Leitung über diese Energien übernehmen müssen. Erst wenn er die Meisterliche Autorität IN sich selbst legt, kann er seine göttlichen Energien auf die richtige Art und Weise ‚strömen’ lassen, einsetzen und vom Herzen aus richten.

Dieser Mensch, der Butter-Esser, trägt eine starke potenzielle dynamische Kraft und sehnt sich danach, diese Energien auf die richtige Weise nach außen strömen zu lassen. Aus einem Selbst-Wert-Bewusstsein heraus, aus Selbst-Liebe heraus kann er Leben und Liebe durch seine Hände strömen fühlen, durch seinen ganzen Körper. Er wird gleichsam flüssiger, gebender, teilender mit dem anderen. Es fällt ihm nun leichter, den anderen zu GEBEN, weil er selbst nicht mehr ‚greifen und haben’ will.

Er gibt auf eine warmherzige großzügige butterige Weise an sich selbst und die anderen genießen mit ihm mit ... Ein warmer Strom Energie fließt aus ihm heraus ... wo dies zuvor nötig war, um sich selbst zu umsorgen, ist er in einer nächsten Phase in der Lage, dies zu teilen, anderen zu geben. Aber erst muss er sich selbst versorgen, sich selbst verwöhnen, ... dann erst kann es Raum geben, um diese Verwöhnung mit anderen zu teilen. Dieses Sichselbstverwöhnen wird niemals zu Lasten von anderen gehen, wenn er gut versteht, dass sich selbst zu verwöhnen überhaupt nichts damit zu tun hat, dass man etwas unbedingt haben oder bekommen will.

Butter sagt einfach: „Gib dir selbst, mache dich selbst ohne Schuldgefühle glücklich. Willst du ein glücklicher Mensch werden, dann musst du den Reichtum und die Freude des LEBENS, des SEINS erkennen." Der Mensch greift nicht, begehrt nicht, sondern genießt einfach, ohne Scham oder Skrupel für das „Sein in seinem Körper, stark im Fleisch". Automatisch wird das Leben ihm dann alles in den Schoß werfen, was ihn noch glücklicher stimmt, ohne dass er danach greifen oder darum bitten muss. Butter schadet der Gesundheit überhaupt nicht, wenn diese liebevolle Strömung - wie in den obigen Abschnitten beschrieben - existieren darf.

Derjenige, der sich selbst nicht nett genug behandelt, der vergisst, dass sein Blut um Freude bittet, derjenige, der es ganz normal findet, dass er immer mit einem Gefühl, das umschrieben werden kann als ‚Ich werde doch immer aus dem Boot fallen ...', zurückbleiben wird ... empfindet möglicherweise ein sehr starkes Verlangen nach Butter.
Er wird einsehen müssen, dass er doch wirklich dazugehört, dass er überhaupt nicht in der Überzeugung zu leben braucht, dass es ‚für ihn' im Leben nichts gäbe ... , oder dass er eigentlich immer benachteiligt oder zu kurz kommen würde ... er wird anfangen, stark aus der Überzeugung heraus zu leben, dass alles Gute ihm zukommt, dass er sich selbst ‚zu gute' tun darf und muss! Dass er nicht sündig und schlecht ist ... Nur solange er die Zufriedenheit vom ‚anderen' erwartet, wird er niemals glücklich und zufrieden sein.

Butter sagt dem Menschen: besteige deinen eigenen Butterberg, sei stolz auf deinen Inhalt, auf deinen Körper aus Fleisch und Blut und genieße Dich Selbst Reichlich. Das Herz - und die Blutgefäße - reagieren froh auf Selbst-Liebe und Selbst-Wert-Bewusstsein!

Lasse die Lebensenergien in dir selbst auf eine freudvolle Weise in deinem Körper zirkulieren; krieche nicht in ein Schneckenhaus, im Gegenteil, teile deine Freude mit anderen lebenden Wesen und manifestiere dich selbst in Stolz! Blockiere dich nicht, schiebe dich nicht zur Seite. Richte dich im Zentrum deines Daseins auf!

Pflanzliche Margarine

Der Mensch, der ein starkes Verlangen nach Margarine empfindet, wird lernen, seine persönliche ‚Struktur' kennenzulernen. Er wird sich selbst sehen müssen - kennenlernen - UNABHÄNGIG von den anderen. Tief in seinem Herzen sehnt er sich danach, auf eine solche Weise leben zu können, dass er von niemandem abhängig zu sein braucht, dass er selbst zurechtkommt, dass er an nichts mehr ‚festzukleben' braucht, dass er gehen und stehen kann, wo er will, ohne dass er irgendwie an etwas oder jemandem festzusitzen braucht. Er hat das dringende Bedürfnis, seine ‚Haut' frei, ungebunden, offen, losgelöst von ... zu fühlen, auch wenn dies jetzt gar nicht der Fall ist.
Unabhängigkeit, Autonomie, Selbständigkeit, Ungebundenheit, nicht-klebend ... das sind die Elemente, nach denen der Margarine-Liebhaber ein dringendes Bedürfnis empfindet. Man lässt *ihn* in Ruhe; er lässt den / die anderen in Ruhe.

Pflanzliche Margarine steht für Ordentlichkeit, Anstand, Sittsamkeit und Tadellosigkeit, dafür, dass man auch weiterhin ‚tadellos und mit guten Manieren' innerhalb der eigenen Linien weitergeht, aber sich ‚nicht zu viel aus dem macht, was ein anderer tut oder sagt'. Man bleibt genauestens innerhalb der eigenen Grenzen! Man mischt sich nicht ein; man hält seinen Blick innerhalb der Wände des eigenen Hauses. Man späht nicht heimlich über das Mäuerchen des Nachbarn ... Margarine kann auch als Individualistisch bezeichnet werden.

„Ach, lass nur, so genau kommt es nicht drauf an ..." Margarine ist nicht fordernd oder habgierig, niemals missgünstig oder neidisch. Sie nimmt zu sich, was es gibt, was dasteht, ohne immer noch ‚mehr zu wollen'. Sie ist schnell zufrieden. „Jede muss selbst wissen, was sie tut", denkt sie. Sie ärgert sich nicht zu schnell über etwas; sie lässt die anderen so sein, wie sie sind. Sie zuckt einmal mit den Schultern, behält die Ruhe und setzt unbeirrt ihren Weg fort. Margarine steht in gewissem Sinne für Gleichgültigkeit, für ‚jeder macht, worauf er Lust hat, ein anderer hat da nichts zu sagen, sich nicht einzumischen'; es berührt sie nicht im Geringsten, was ein anderer über sie zu sagen hat. Jeder sitzt schließlich auf seinem eigenen kleinen ‚Floß', meint sie. Sie versteht und lässt los: ‚jedes Dach hat sein Ungemach'.

Frau Margarine wirkt selbständig, selbstsicher, verantwortungsbewusst, ein wenig kühl, aber entschlossen. Sie scheint nicht wirklich bis in die Tiefen des Lebens zu gehen, hegt dieses Verlangen auch nicht. Sie ist ganz ‚normal' und zufrieden mit sich selbst.
Sie bleibt stets im ‚Jetzt'-Moment, ohne sich Sorgen über ‚dort' und über ‚morgen' zu machen.

Hingegen ... derjenige, der wirklich ein Verlangen nach Margarine empfindet, ist häufig auf der Suche nach einem Ideal, sowohl in als auch außerhalb seiner selbst. Er meint dies alles bei den anderen Menschen suchen zu müssen, oder in den Büchern, oder in einer Zeitschrift, oder bei der Wissenschaft usw. .... Er baut seine Sicherheit zu wenig auf sich selbst, auf seine innerliche Quelle, wodurch diese Sicherheit wackelt und von externen Faktoren abhängig bleibt. Dieser Mensch tut gut daran, seinen ‚innerlichen Vorschriften' zu folgen, statt den Vorschriften bestimmter Lehrschulen, Bücher, gesellschaftlicher Einrichtungen, Mode-Institute, Philosophien, Diätlehren, Disziplinen usw. .... Er wird lernen auf seine *wirklichen* Bedürfnisse zu hören.
„Wenn ich einfach nur tue, was mir vorgeschrieben wird oder was ich ‚gelernt' habe, tun zu müssen, dasjenige, was dieser oder jener mir sagt ..." In der Überzeugung, es genau richtig zu machen, weicht dieser Mensch von seinem echten Lebensweg ab. Er lebt noch wie ein Rechenautomat, wie ein Zombie, wie ein Jünger, wie ein Herden-Tier, wie jemand, der das tut, wovon andere, die Bücher, die Gesellschaft usw. ... ihm sagen, es sei gut ... Er lebt nicht wirklich aus seinem Seelenkern heraus, aus seinem Herzen heraus, wodurch er auch nicht *wirklich* Genießen kann!

Er steht seinem wirklichen ICH zu ‚gleichgültig' gegenüber; er folgt lediglich einem Bild von sich selbst. Er will diesem idealen Bild möglicherweise in Bezug auf Lebensweise, Verhalten, Äußeres, Gesundheit, Status in der Gesellschaft, Körpergewicht usw. absolut entsprechen ... aber er muss einsehen, dass es hier um ein Nachstreben eines falschen Bildes geht. Margarine gibt ihm diese Botschaft schon mit: es kommt nicht darauf an, welchen Status du hast, ob der Andere dich für gut befindet oder nicht usw. ... Nimm Abschied vom ‚idealen' falschen Bild und sei einfach du selbst! Versuche nicht zu behagen. Begehre nichts außerhalb deiner selbst, lasse es alles einfach los und lebe ausschließlich aus deiner wahren Art heraus, nach deinem authentischen Gefühl.

Wer ein Verlangen nach Margarine empfindet, sucht häufig noch Befriedigung ‚außerhalb' seiner selbst. Er würde dasjenige, was sich außerhalb seiner befindet, zu sich holen / saugen wollen, um sich daran zu erfreuen, eventuell daran festzukleben. Er ‚braucht' sozusagen den / das andere noch, um sich glücklich zu fühlen. Er ist noch nicht wirklich in der Lage, sich selbst glücklich zu machen. Dies erzeugt Abhängigkeit und Sklaverei, ruft Machtsituationen ins Leben. Er gibt dem Macht, den / was er meint ‚haben' zu *müssen,* um sich glücklich fühlen zu können. Oder er saugt dasjenige oder denjenigen mit Macht zu sich, was / den er zu brauchen meint ... um sich dann daran / an ihm festzukleben, festzubinden. Auf diese Weise legt er sich selbst fest. Er lebt nicht autonom, nicht wirklich aus seiner tiefsten Art heraus, sondern passt sich zu sehr an, windet sich, je nach der Art des angestrebten Objektes oder der begehrten Person, an dem bzw. der er sich festmacht.

Er macht sich zu abhängig vom anderen oder von der Gruppe, der Gemeinschaft, der Gesellschaft ... statt ganz einfach er selbst zu sein, ehrlich aus seiner tiefsten Individualität zu leben, ganz wie die Margarine ihn mahnt.

Dieser Mensch wird lernen, seine ‚Grenzen' zu ziehen, ohne etwas vom anderen zu erwarten, zu sich holen zu wollen. Er wird lernen loszulassen, seine Begierden werden verschwinden, wenn er anfängt, aus der Überzeugung heraus zu leben, dass er sich selbst verwirklichen kann, dass er das Glück niemals außerhalb seiner selbst finden wird ... , dass Glück nichts mit ‚haben' oder ‚festhalten' zu tun hat, sondern damit, dass man im Leben einfach mit sich selbst so zufrieden ist, wie man in Wirklichkeit IST. Den JETZT-Moment genießend, ohne sich in den Dingen zu verlieren, in den Menschen, den Büchern, den sogenannten Weisheiten AUSSERHALB seiner selbst ... Man begehrt nicht mehr, man strebt nicht an: man nimmt die Dinge, wie sie kommen; man ist zufrieden. Das Glück eines Menschen hängt nun nicht mehr davon ab, ob ein bestimmtes Etwas oder eine bestimmte Person in seinem Leben anwesend ist oder nicht.

Der Mensch regt sich über bestimmte Dinge überhaupt nicht mehr auf. Er kämpft nicht mehr: um etwas zu bekommen, zu besitzen, zu behalten. Alles, was gut für ihn ist - in jedem Augenblick seines Lebens - IST er einfach. Wofür andere schreien, kämpfen und weinen ... darüber kann er jetzt, genau wie die Margarine, in einer Art gesunder Gleichgültigkeit nur mit den Schultern zucken. Nicht, dass er andere Menschen nicht liebt, aber er weiß jetzt, dass ein Mensch sein Leben auf der Basis der eingebauten Erwartungen an das Leben selbst kreiert und dass er das Leben eines anderen nicht ändern kann ... Er lässt los und sorgt gut für sich selbst. Er belegt andere überhaupt nicht mit Beschlag; er bleibt innerhalb der eigenen Grenzen; er respektiert nun die Art eines jeden anderen und setzt auf eine ruhig-gefasste Weise seinen Weg fort.
Er ist zufrieden mit sich selbst; er späht weder mit einem habgierigen, missgünstigen Blick zu seinem Nachbarn hinüber, noch zum goldenen Pokal. Er ist glücklich mit sich selbst, innerhalb der Grenzen seines ICHS. Er macht jetzt sein Glück und seine Freude ganz und gar nicht mehr von etwas oder jemandem außerhalb seiner selbst abhängig! Er zieht nun gleichsam ungebunden, frei, pfeifend mit den Händen auf dem Rücken - nicht festhaltend oder begehrend - durch die schöne Natur ... Er hat sich selbst frei-gemacht.

Es ist wichtig für diesen Menschen, dass er autonom - auf eigenen Füßen - steht, ohne sich in einem anderen zu verlieren, in einer ‚Lehre', einer Doktrin, einer gesellschaftlichen Sphäre, ohne seine Persönlichkeit im Nebel ‚aufgehen' zu lassen. Er hat das dringende Bedürfnis, seine Individualität sehr stabil zu etablieren. Er wird seine Grenzen nicht ‚verwischen' lassen dürfen ... bis er völlig mit seiner Umgebung, mit dem anderen, mit den Sphären um ihn herum verschmolzen ist ... Er wird sich als Autonome, unabhängige Kraft etablieren müssen: innerhalb eigener Festungsmauern. Erst auf einer soliden, unabhängigen Basis kann er glücklich werden. Er verschwindet nicht im anderen. Nur auf diese Weise findet er seine Vollheit, wird er weder begehren, noch es brauchen, sich auf eine ängstliche Weise an etwas oder jemandem außerhalb seiner selbst festzuklammern.

Buttermilch

Buttermilch steht für: sorge dafür, dass du einen kühlen Kopf und warme Füße behältst. Sie weist den Menschen darauf hin, dass er gut daran täte, sich selbst mit kühlen, nicht emotionalisierten Überlegungen zu erfrischen, die ihn weiterbringen können. Er würde gut daran tun, die Dinge einmal sehr kühl zu betrachten. Ein wenig von oben herab, so wirkt Frau Buttermilch durchaus, mit einer Spur von Macht und Ohnmacht in ihrem Blick. Sie trägt allerdings eine Entschlossenheit in sich, den (innerlichen) Untaten ein Ende zu bereiten. Mit Untaten meinen wir dabei: die Selbst-Anfeindung, die Wut, die Verletztheiten, die Unruhe, die Masern, der Keuchhusten ... und alle anderen Kinderkrankheiten, die noch in der Seele herumirren und die dazugehörigen psychologischen Problematiken ...[1]

Als ob der Mensch tief in sich selbst einen Groll fühlt ‚über das, was ihm in der Vergangenheit angetan wurde'. Er wird natürlich zu der Erkenntnis kommen müssen, dass er dieses unzufriedene, gekränkte Kind in sich selbst stellen werden muss ... dass es alles nichts mit der Vergangenheit zu tun hat, auch wenn dies so erscheint, dass er das dunkeldreinblickende Kind in sich selbst JETZT anpacken darf, etwas dagegen unternehmen darf.

Er wird zu der Erkenntnis kommen müssen, dass alles, was er in der Vergangenheit mitgemacht hat, nur eine Folge seiner eigenen Überzeugungen und seiner Lebenshaltung war (sei es auch alles sehr unbewusst). „Es ist Zeit, zu neuen Einsichten zu kommen und loszulassen!“, sagt die Buttermilch. Dieses Getränk wird ihm dabei helfen.

Die Sphäre von Buttermilch nimmt eine Art von Ur-Wut weg, von Ur-Groll oder von Hass-, Wut-, Rache-Gefühlen. Der Mensch, der gerne mit Macht und Säbelrasseln den anderen heruntermachen würde für das, was dieser ihm angetan hat ... erzählt faktisch mehr etwas über die eigenen Ohnmachtsgefühle und eventuell den Drang, selbst Macht über (Zugriff auf) eine Situation haben zu wollen, oder zumindest doch die Macht haben zu wollen, das Böse, die düsteren Emotionen in sich selbst zu vernichten.

---

[1] Lies hierüber eventuell in *Der Schlüssel zur Selbstbefreiung – Enzyklopädie der Psychosomatik.*

Buttermilch fordert den Menschen dazu auf, die Dinge von einer Kühlen Höhe aus zu betrachten. Tauche dich nicht unter in den Emotionen. Bleibe ein wenig auf Distanz zu Situationen, so dass du sie nüchtern, ihrem Wert gemäß einschätzen kannst.

Wer gerne Buttermilch trinkt, hat das Bedürfnis, sich für eine Weile aus der Feuerzone zu holen, sich über alle hitzigen Diskussionen, warmen aufgebauschten Gefühle, brennenden Begierden und Gedanken zu erheben. Er hat das dringende Bedürfnis, zu Atem zu kommen, ruhig und gleichsam allein mit sich selbst auf dem Gipfel eines Berges. Er verweilt dort eine Zeitlang in aller Ruhe, überdenkt und betrachtet die Dinge. Er kommt einmal nahe an sich heran und zu sich selbst, ganz ruhig. Er fühlt sich nun allen Ballasts ‚entledigt', all der Dinge, die da unten an ihm klebten. Er macht seinen Kopf nun für eine Weile ‚leer'. Die Stille tut ihm gut, nicht nur die innerliche Stille. Er muss es wagen, diese Stille zu betreten und sich eine Zeitlang darin aufzuhalten.

Dies ähnelt ein wenig der Phase der ‚Weltentsagung'. In gewisser Hinsicht erinnert Buttermilch ein wenig an den Buddhisten, der seinen Kopf kahl scheren lässt, bevor er sein einfaches Gewand anzieht, um zum Gipfel seines Geistes zu gehen.

Der Mensch, der Lust auf Buttermilch hat, will eigentlich den Ballast des negativen Aspektes des Irdischen loslassen, will den Ballast dessen loslassen, was auf ihm lastet. Möglicherweise hat er sich eine Zeitlang zu sehr daran festgeklammert. Sein tiefstes Selbst fordert ihn nun dazu auf, sich nicht auf ‚seinen Besitz' zu fixieren (was immer er auch als seinen Besitz betrachtet ...), auf materielles Eigentum, seine Beziehungen ... einmal loszulassen, um in die Reine Einfachheit seiner selbst zu kommen. Er darf dem entsagen, mit dem er sein Leben lediglich ‚füllt', oder dem, an dem er sich eigentlich nur festhält. Ganz gleich, ob es sich dabei um konkrete Dinge (oder Personen) oder um Überzeugungen und philosophische Theorien handelt: er wird dazu aufgefordert, sich selbst ein wenig aufzuräumen, zu reinigen. Nicht (nur) mit Buttermilch, aber doch in der Praxis, in seinem Kopf, in seinem Gefühlsleben. Er wird die Sicherheit und die Gemütsruhe IN sich selbst aufsuchen.

Möglicherweise war sein Kopf für lange Zeit überbelastet; er sehnt sich danach, dass ein kühler, frischer Wind sein Gehirn durchspült.
Emotionen haben möglicherweise seinen Kopf überbelastet, seine Gedanken in eine negative Richtung gelenkt; er hat sich möglicherweise im Destruktiven festgebissen. Über den Appetit auf Buttermilch sagt der Selbst-Kern diesem Menschen: leere dich, entwickle die Einfachheit, die Leere deines Wesens und lasse die ‚Schwüle' in deinem Gefühls- und Gedanken-Leben los. Entwickle eine Art ‚Askese', jedoch nicht in extremem Sinne; wir verwenden diesen Term lediglich

symbolisch für ‚das Loslassen von all dem, was du nicht brauchst, all dem, was dich eigentlich daran hindert, glücklich zu sein; klammere dich nicht länger an leerefüllenden Gedanken und Beschäftigungen fest'.

Richte dich ausschließlich auf dich selbst; richte dich auf den reinen Kern des Lebens. Überblicke dich selbst, nimm einmal Abstand von deinen Gefühlen, von deinen Emotionen und betrachte einmal deine Gefühls-Traumata: wo ist ihr Ursprung? Wie hast du dich selbst blockiert? Die Buttermilch-Sphäre fordert dich dazu auf, eine definitive Lösung hierfür zu finden.

Buttermilch steht in gewissem Sinne für ‚Aufopferung' und dies ist natürlich keine gute Sache, wenn wir es in der folgenden Bedeutung betrachten: „Ich opfere mich für diese oder jene Sache, für diese oder jene Person ...". Wir müssen jedoch die Bedeutung hiervon anders betrachten: ich bin bereit, alles was nicht gut für mich und meine Evolution ist, was nicht *wirklich* zu mir selbst und meiner wahren Art und Aufgabe gehört ... loszulassen. Man opfert das weniger Gute dem Guten, man opfert es dem, was einen Menschen auf seinem Pfad *weiterbringen* kann. Hier wird der Mensch loslassen müssen. Das Opfer stellt dann ein Verbrennen des Alten dar. Dieses Opfer wird vom Gotteskern in seinem Wesen dankbar angenommen werden. Hass, Besitzgier, selbst-zerstörerische Gefühle, Habgier, Begierde, Wollust und Ohnmacht verschwinden hier zusammen mit dem Rauch ... Tod macht Platz für Leben: das innerliche Licht scheint nun durch die Finsternis, die für immer verbannt wird.

Buttermilch selbst spricht von Tugend, Anbeten des Allerhöchsten in dir selbst, von Reinigung, von dem Vorsatz, alles ‚neu und rein' wieder-zubeginnen. Der Mensch hat sich von allem düsteren emotionalen Ballast gereinigt; er knüpft jetzt an beim Allerhöchsten in sich selbst. Er wird sich seiner Reinheit pur Bewusst und lebt in der Ordnung seiner innerlichen Hohen Moralität. Er weiß, was erlaubt ist und was nicht, was möglich ist und was nicht. Er hat seine Seele von all dem Dunklen gereinigt. Sein Gefühl ist auf das Reinste in ihm selbst abgestimmt; sein Gleichgewicht wird jetzt nicht länger von emotionalen Schwankungen gestört. Er ist in der Sphäre von Buttermilch ‚standfest', in gewissem Sinne unbewegbar, nicht aus seinem Gleichgewicht zu bringen, unverletzlich geworden. Das Gute, das Reine ist schließlich mit ihm.

Wo zuvor begierige und emotionale Gedanken durch sein Gehirn rasten und Finsternis säten, ist sein Kopf nun lichter, zufrieden und still. Er hat gelernt loszulassen und zu akzeptieren. Er ‚weiß' jetzt, was gut ist und was nicht gut ist. Er hat gelernt, sich mit bestimmten Sachen zu ‚versöhnen', und das ist nicht alles: er ‚begreift' jetzt. Er hält nichts mehr mit seinen Gedanken fest. Er kann Dinge ‚vorbeigehen' lassen; er beobachtet, zieht seine Schlüsse und nichts scheint ihn mehr zu ‚berühren'. Er behält einen kühlen Kopf ... Nichts kann ihn mehr ‚herunterziehen'.

Diese Beschreibung gibt die Sphäre von Buttermilch wieder: der Mensch, der sich hiernach sehnt, hat jetzt das Bedürfnis, ein wenig von dieser Sphäre in sich selbst aufzubauen oder instand zu halten. Menschen, die von Natur aus von Buttermilch angezogen werden, weisen sich damit selbst darauf hin, dass ein tiefer, reicher Grund in ihnen darauf wartet, auf unerschöpfliche Weise erschlossen zu werden. Große Höhen können hierbei erreicht werden, wenn kein Widerstand geleistet wird gegen die Transformation von primitiven Instinkten und Emotionen in wahrhaft Lebende Bewusstseinskräfte!

Das EI

Das Ei ist in erster Linie ein Symbol für: das Suchen von Schutz in ... dir selbst. Der Mensch, der gerne Eier isst, sucht Schutz in seinem eigenen Wesen.
Das Ei trägt den Keim des ‚Lebens' in sich: es verarbeitet die Werdung des Lebens in sich und ganz alleine. Es lässt in seinem Schoße geboren werden. Es ist daher auch ein Symbol für die nahende Geburt, für den Drang, selbst geboren zu werden ... unabhängig von allem und jedem, das und der sich außerhalb von ihm befindet.

Der Mensch, der ein Verlangen nach einem ‚Ei' empfindet, hat das Bedürfnis, tief In Sich Selbst hinein zu kriechen, sich ganz nach innen zu kehren und dort den Keim seines Wesens zu finden. Er wird sich selbst an einem geschützten, sicheren Ort wiederfinden.
In erster Linie sehnt er sich nach dem eigenen Versteck: danach, dass er sich ganz nah aufgenommen und geschützt fühlen würde in seinem eigenen inneren Nest, in seinem Kern. Er sehnt sich danach, zum Ur-Keim seines Wesens zurückzukehren. Er will mit dem essenziellen Kern seines ICHS in Verbindung treten.

Das Ei selbst steht auch für die FREUNDSCHAFT, die Sanftheit, die liebevolle Umarmung des eigensten ICHS; das EI steht für Geborgenheit und tiefe Freundschaft. Wer sich nach einer tiefen Freundschaft mit sich selbst sehnt, nach einer intensiven ‚Verbrüderung' mit sich selbst (und infolgedessen auch mit den anderen) empfindet ein Verlangen nach Ei. Tief in sich hat er das dringende Bedürfnis, in tiefer Freundschaft mit sich selbst - und auch mit dem / den anderen - leben zu können. Er sehnt sich nach dieser aufrichtigen, ehrlich gemeinten Herzlichkeit, nach dieser stabilen, wohlgemeinten Freundschaft. Der Ei-Esser wird gut daran tun, einen Friedenszustand und ein Freundschaftsgefühl in seinem Herzen zu entwickeln. Lebt er nicht in Uneinigkeit mit sich selbst, dann wird er auch keinen Kampf mit anderen eingehen. Er bleibt nah bei sich selbst und lässt die anderen los. Weigert er sich jedoch, den engen, liebevollen Verbund mit sich selbst zu schließen, dann wird er nur Wut fühlen und eine Begierde-Füllung suchen, dann sieht er den anderen als die Ursache seines Verdrusses oder Elends ... Er trägt einen inneren Kampf aus. Dies kann ihn keinen Schritt weiterbringen. Der Ei-Mensch wird die Ursache seiner innerlichen Spannungen IN sich selbst suchen müssen und immer lautet die Lösung: komme näher zu dir selbst, entwickle erst eine Freundschaft zu dir selbst und erwarte nicht vom anderen. Suche es jetzt in dir selbst.

Freundschaft in einer Beziehung umfasst eine Art Bruderschaft, eine Art Treue und gegenseitigen Respekt; es liegt dann keinerlei Verliebtheit und Selbst-Verlust vor, sehr wohl hingegen auf-richtige Menschliche Liebe. Man kann nur aufrichtig ‚sozial' gerecht, solidarisch und mitfühlend sein, wenn man zuerst zu einer ehrlichen Zufriedenheit in und mit sich selbst kommt, in absoluter Solidarität, wenn man sich selbst niemals ‚im Stich' lässt: das Freundschaftsband mit dem eigenen Herzen ist bedingungslos fest, unverbrüchlich und treu!

Der Eier-Esser ist auf der Suche nach jener Energie-Form in sich selbst, die steht für: auf diese Stabilität, auf diesen Verbund kann ich bauen, durch dick und dünn. Er wird in erster Linie jenen Verbund mit dem Leben selbst schließen müssen; in zweiter Linie wird er sein ICH in tiefgemeinter Freundschaft anerkennen müssen. Die EI-Sphäre spricht vom Folgenden: auf diese SOLIDITÄT - Gediegenheit - kannst du bauen. Dies lässt dich niemals im Stich. Du wirst niemals allein sein; du kannst das Leben nicht mehr verlassen. Du bleibst immer bei diesem KERN.

Der Mensch, der ein starkes Verlangen nach Eiern empfindet, gibt daher auch zu erkennen, dass er einen unverbrüchlichen Kontakt möchte: in erster Linie mit sich selbst. Wie in einer Freundschaft, in der man einander niemals (mehr) im Stich lässt! Er will näher, enger, fester, schließender ... zu sich selbst kommen, an seinen eigentlichen Kern herankriechen. Er verlangt das Schmieden eines Einheitsbandes, das von keiner Kraft zunichtegemacht werden kann. Ein Verlangen nach der Einswerdung, nach der Ganz-Werdung des Selbst.
„Ich will Leben! Ich will aus MEINEM TIEFSTEN KERNKEIM heraus leben. Ich will keinerlei Gefühle der Verlassenheit, der Einsamkeit, des Verstoßenwerdens mehr erleben: dies kann ich nur IN mir selbst lösen." Und hatte der Eier-Fanatiker vielleicht die Neigung, zu sehr die Umarmung eines anderen zu erwarten, statt diesen ‚Schließenden Kreis' um sich selbst herum zu bilden, dann wird er jetzt einsehen, dass es nur *eine* Basis für Glück gibt, für jenes intensive Gefühl von Sicherheit, der Sicherheit, mit dem Leben Verbunden zu sein und zu bleiben: und das ist die liebevolle Selbstumsorgung, die absolute Solidarität mit dem ICH, die intime Verschlingung mit dem eigenen ICH.

Derjenige, der gerne Eierchen isst, gibt damit das Bedürfnis zu erkennen, sich selbst tiefer durchgründen zu wollen, sich selbst ‚kennen'-lernen zu wollen. Er will seinen eigentlichen Inhalt kennenlernen. ‚Was ist eigentlich in mir vorhanden? Wer bin ich?' Er sehnt sich danach, ganz eng in Kontakt zu kommen mit sich selbst, um über die Identifikation mit seinem Körper zu einem größeren Bewusstsein zu gelangen, zu einem größeren Wissen darüber, wer oder was er ist. Er hat das Bedürfnis nach Selbst-Exploration; er täte gut daran, seine Talente zu entdecken ... Das Ei selbst sagt: „Schließe die Türen einmal für einen Moment und höre auf die Stimme des Lebens in deinem Herzen; höre, wie diese Lebensantriebskraft in deinem Leib und deinen Gliedern strömt. Fühle, wie das Leben in deinen Adern klopft und werde dir voll und ganz dieses Lebens in dir selbst bewusst. ERFREUE dich an deinem Sein! Erkenne die goldene Pracht, die in dir ist, und hege und pflege deine Talente - in erster Linie dein Talent zu Sein, als ICH zu Leben -, sei dankbar dafür."

Die Ei-Sphäre ist froh zu Sein, froh, sie selbst zu sein. Es ist ihr bewusst, was sie vom Leben ‚bekommen' hat und sie schätzt ihr Leben, ihren Inhalt, ihre Talente ... Der Mensch, der versteht, was das Ei ihm sagen will, vergeudet sich selbst weder, noch unterbewertet er das SEIN seines ICHS. Im Bewusstsein von Dankbarkeit lebt er ganz nah in und mit sich selbst; ein inniges Glück ... , ein sonniges und frohes Herz.

Das Ei sagt dem Menschen: „Suche deine eigenen Wurzeln, grabe nicht nach Dingen, die du nicht ausgraben solltest, verschwende keine Zeit und Energie an Dinge, die nicht wirklich zu deiner eigentlichen Art gehören. Baue dein Leben auf dem Kern-Wert deiner selbst aus. Lasse keine Talente im Boden liegen. Konzentriere dich stark in dir selbst und richte dich von dieser Essenz ausgehend aus. Hier bist du sicher; nichts kann dich ‚vernichten'. Bleibe daher auch immer eng mit diesem kräftigen Kern in dir selbst verbunden und verliere dich selbst nicht in dem, was - und demjenigen, der - sich außerhalb von dir befindet, in den Nebensächlichkeiten, in den Bedeutungslosigkeiten. Erst wenn du Verrat an dir selbst begehst, indem du dich selbst verlässt oder verlierst, weil du etwas oder jemandem außerhalb deiner selbst mehr Macht gibst und Wert zuordnest, oder weil du dich in Begierde an jemandem außerhalb deiner selbst festklammerst, wird Angst dich dazu ermahnen, dich wieder in dein ‚Versteck' zurückzuziehen, um dort die wirkliche Kraft und den Goldenen Wert deiner selbst wieder zu entdecken."

Der **DOTTER** des Eis steht für die intimste Stelle in deiner Seele, für die unzweideutige, intensivste Verbundenheit mit dir selbst. Hier ist dein ZUHAUSE voller Lebenswärme, Glück und Vertrauen. Hier erfährst du das reinste Glück ÜBER DICH SELBST, bis in den tiefsten Kern deines Wesens. Dieser Dotter ist

warm, behaglich, leicht betäubend, strahlt das reine irdisch-sinnliche Gefühl aus, die Freude, in dir selbst, in deinem Körper zu Sein. Aus diesem Keim wird alles geboren. Aus diesem ersten Lebensgefühl voller Dankbarkeit und Glück wird alles Schöne geboren ...
Wer den Dotter nachdrücklich sehr liebt, hat manchmal etwas Mühe damit, diese Behaglichkeit des eigenen Wesens durch und durch zu erleben. Er unterbewertet sich selbst, verkennt seine eigenen Tiefen und läuft möglicherweise zu viel vor den allertiefsten Kräften in seinem Innersten weg. Er würde gut daran tun, damit aufzuhören, diesem Kern auszuweichen und seinen Inhalt auf eine unschlüssige Weise zu betrachten. Er hat das dringende Bedürfnis danach, vollständig an diese tiefe Quellkraft seines Wesens zu Glauben; er wird jede Skepsis gegenüber sich selbst überwinden müssen! Dann erst kann er, voller Selbst-Vertrauen, wie eine strahlende kleine Sonne voller Glück in Dankbarkeit ER-SELBST Sein!

Das **EIWEISS** gibt das Vermögen wieder, dich in dir selbst Gut geschützt zu wissen; es steht symbolisch für den eingebauten Mechanismus im Menschen, der alles und jeden abwehrt, das / der es mit dem Lebensprinzip nicht gut meint. Der Mensch sorgt für das Leben in ihm selbst und wird darauf achten, dass das Kind in seiner Seele nicht angerührt wird, dieser allerheiligste Lebenskern! Derjenige, der insbesondere Eiweiß besonders mag, hat das Bedürfnis nach einer Art Unterstützung dieses Prinzips, das das Leben ‚verteidigt'. Er täte gut daran, sich selbst mehr Kraft und Vermögen zuzuschreiben; er täte gut daran zu wissen, dass Vertrauen und Glauben notwendig sind, um das Leben instand zu halten und, wenn es sein muss, zu verteidigen. Dass in diesem Vertrauen, in diesem Glauben, sein Lebender Selbst-Kern ihm eine Immunität bietet, ganz gleich auf welcher Ebene!

➔ Rührei, Omelette, Spanische Tortilla: siehe *Verschiedenes und zubereitete Speisen.*

Joghurt

Wer ein Verlangen nach Joghurt empfindet, will den Alten, unbelebten Teil in sich selbst abfließen lassen.

Joghurt steht symbolisch für: die Kraft besitzen, für die schwächeren Elemente zu sorgen, die Toten abzutransportieren und zu begraben. Joghurt ist wie das starke RECHTE Lebens-prinzip im Menschen, das die schwächeren Elemente im ICH, die man nicht mehr wirklich ‚lebendig' nennen kann, auf seinem starken Rücken trägt, um sie zu dem Ort zu bringen, an dem sie sein *müssen*, um entweder ‚Genesung' zu erreichen oder für immer abgeführt zu werden. (Menschen, die dieses ‚rechte' Lebensprinzip in sich bereits sehr stark anwesend wissen, haben häufig eine Abneigung gegen Joghurt.)

Joghurt trägt Verantwortung für die Gefühlswelt, für die intuitiv weiblichen Kräfte und bietet diesen eine starke Tragkraft. Es ist diese Stimme im Menschen, die ihn dazu ermahnt, das Bild der nicht wirklich lebenden Frau (die tote Frau, das Schein-bild) in sich selbst abzuführen.
Es steht für den Fels in der Brandung. Mit vereinten Kräften schaffen wir es schon! Der ‚Starke' muss immer bereitstehen, um den Schwächeren zu helfen, lautet der Ratschlag von Joghurt. Ob sich dies nun innerhalb *einer* Person abspielt (starke und schwächere Elemente) oder zwischen verschiedenen Menschen ...

Der Mensch, der ein starkes Verlangen nach Joghurt empfindet, verliert sich selbst mitunter zu sehr in den Wolken, hat keinen oder nicht genug Zugriff auf sein irdisches Mensch-Sein. Er sehnt sich danach, sich selbst zu ‚entknoten', sich aus der Klemme zu befreien und sich frei bewegen zu können. Irgendwie liegt er mit gefesselten Beinen da und sieht nicht recht, ‚welchen Ausweg' er nehmen soll. Er schaut sich selbst in der Materie verwundert an. Er versteht nicht in ausreichendem Maße, dass er das Vermögen in sich hat, sich selbst wirklich ungebunden und wirklich lebend in das Leben zu bringen.

Wer ein Verlangen nach Joghurt empfindet, kämpft mit der Angst, im ‚Nichts' zu versinken, weil er sich zu sehr an den Dingen außerhalb seiner selbst festklammert. Er wird den Knoten in sich selbst entwirren müssen: dass die Starke Mannkraft in ihm selbst liegt, dass nur er in der Lage ist, sich selbst aus einer bedrängten Lage zu retten. Er wird sich selbst jetzt hochziehen und den Menschen als MENSCHEN betrachten: als ein lebendes Individuum, das alles in sich hat, um sich selbst zum Leben zu bringen, um sich selbst zu Retten.

Wer ein Verlangen nach Joghurt empfindet, möchte in Kontakt kommen mit dieser originellen, mannhaften Kraft in ihm selbst, mit dieser inneren Kraft, die Verantwortung für das Leben in ihm übernimmt. Diese Kraft, die tötende Emotionen abführt, die in der Lage ist, das Tote im Menschen abzuführen. Was sollte abgeführt werden? In erster Linie ‚SCHEIN': die Scheinwelt im Menschen, alles, was nicht wirklich zum Menschen und seiner lebenden Art gehört. Jede Unechtheit, alles, was verhindert, dass der Mensch rein mit seinem lebenden Selbst-Kern in Kontakt kommen kann. Es sind die Schein-Manöver der toten Stimme. Mit dem Selbst-Kern meinen wir auch den innerlichen Brennstofftank: die falsche Verwaltung dieses Energietanks (durch Festhalten an einem Schein-Ich) verhindert, dass (Schöpfungs-) Energie im Dienste von Leben und Gesundheit eingesetzt wird. Ein schließender Kontakt mit dem inneren Selbst wird hingegen bewerkstelligen, dass der Mensch sich selbst in aller Reinheit, in aller Authentizität wiederfindet. Joghurt verfolgt die Absicht, den Menschen darauf hinzuweisen: „Lasse das Unechte los, dann wirst du dein reines ICH entdecken. Infolgedessen wird deine energie-reiche Kraftquelle sich in den Dienst deiner wirklichen Evolution, deiner Gesundheit stellen."

Wer ein Verlangen nach Joghurt empfindet, hat ein solches Heimweh nach diesem ursprünglichen Kern in seinem Wesen! Er will seine Innenseite nach außen kehren: er möchte sein eigenes wahres Gesicht sehen. Er will mit seinem Lebenden Selbst in Kontakt kommen. Er sehnt sich danach, all das Alte, das Unechte, das Unbelebte in seinem Leben abzuführen.
„Genug getauft und getötet", sagt Joghurt, „lass uns nun einmal die BASIS für ein neuartiges Leben legen: eines, in dem die Zeit niemals stillsteht, in dem die Taten und Worte zusammenfallen, in dem alles haargenau zusammenpasst, weil Wort Wahrheit ist und dieses Wort sofort in einer spontanen Ausführung in der konkreten Realität resultiert."
Es ist die reine Verantwortlichkeit für das Leben selbst.

Dieser Mensch sehnt sich tief in seinem Herzen danach, einmal WIRKLICH und rein ZU SICH SELBST NACHHAUSE zu kommen.
Wer bin ich? Ich weiß nicht mehr, wer ich bin? Ich bin so weit vom Weg abgekommen? Wer bin ich nur, ohne allerlei Indoktrinationen, allerlei Schulen, ohne die Erziehungseinflüsse und den Berg an Lebens-Erfahrungen. Wo lebe ich darunter verborgen? ICH SUCHE MICH SELBST UNTER EINEM BERG AUS EITELKEITEN. Mit Eitelkeiten meinen wir dabei: falsche Werte, Schein-Werte, die wir uns selbst weisgemacht haben, Dinge, die ein Mensch als die seinen betrachtete, während es sich eigentlich um ‚Aufgeklebtes' handelte ... Er ist jetzt auf dem Weg nach ‚Hause' und gräbt durch einen dunklen Berg mit verschiedenen ‚Schichten' ... bis er seinen *echten* Seelenkern erreicht. Und hier ist alles ECHT und authentisch. Hier ist nichts mehr, von dem er das Gefühl hat: hey, das ist nicht wirklich meines? Wo bin ich denn hier drunter versteckt? Es liegt keine Falschheit mehr vor, keine Tarnung, keine Verborgenheit. Der Mensch hat sich selbst gefunden bis in seinen reinen goldenen Kern.

Joghurt fordert mehr als jedes andere Produkt, der Mensch solle, statt vor sich selbst wegzulaufen, nach sich selbst auf die Suche gehen, bis in den tiefsten Grund: nach seinem ECHTEN Selbst. Dass er ganz klar sehen würde, was zu ihm gehört und was nicht!

Joghurt sehnt sich nach SELBST-BEFREIUNG, nach einer Befreiung aus den erstickenden Einflüssen, aus den erstickenden Gurten, die er um seine innerste Persönlichkeit gebaut hat ... Die Schichten um seinen eigensten reinen Persön-

lichkeitskern herum wurden aufgebaut, infiltriert von Sachen, Einflüssen, Indoktrinationen usw. ..., die nicht wirklich von seinem Innenkern heraus geschaffen wurden. Er hat sie wie ein Papagei in sich aufgenommen, unbewusst, denkend, dass es alles zu Seinem Inhalt gehört ... , aber dies ist DIE LÜGE.
Er wird sich jetzt auf die Suche nach seinem echten Selbst machen müssen. Ein HERAUS-FILTERN, eine gründliche Reinigung bis in den SEELENKERN. Wer bin ICH im KERN? Ich werde mich all dessen entledigen, von dem ich zu Unrecht dachte (sei es auch unbewusst), es gehöre zu mir selbst und zum Leben ...

Der Mensch wird in aller Ehrlichkeit zu sich selbst jetzt das loslassen, was nicht wirklich zu ihm gehört ...
Ein Beispiel: warum übe ich diesen Beruf aus, warum handle ich so, warum folge ich dieser Philosophie, warum spreche ich solche Worte ... ? Kommt dies wirklich aus meinem lebenden Selbst-Kern oder habe ich es mit der Muttermilch ‚getrunken', mit den gesellschaftlichen Gewohnheiten, mit den vielleicht schon so vielen lebens-langen programmierenden Gedanken??

Es ist Zeit, dass der Mensch sich gleichsam einmal über sich selbst erhebt und einmal schaut, inwieweit er rein Bewusst aus seinem Herzen heraus lebt ... oder inwieweit er ‚Sklave' der alten Mutter in ihm selbst ist, Sklave von Gewohnheiten, von Lebensmustern, von denen er selbst nicht einmal mehr *weiß*, dass ER es NICHT IST.

Joghurt steht außerdem symbolisch für die Sorgfalt: dieser Mensch, der das Bedürfnis hat, sich selbst in aller Sorgfalt zu betrachten und das Negative herauszukämmen. Er will, ohne auch nur ein Stäublein zurückzulassen, mit sich selbst ins Reine kommen. Er will BIS AUF DEN GRUND seines Wesens kommen, damit keinerlei Unklarheit mehr übrigbleibt. Er würde sich irgendwie unwohl fühlen, wenn ihm etwas im ‚Magen' liegenbleiben würden. Er will, dass man über alles reden kann, dass alles gesäubert und abgehandelt werden kann, dass kein düsteres Gefühl mehr auf der Leber liegenbleiben muss.

Der Mensch, der ein sehr starkes Verlangen nach Joghurt empfindet, läuft mitunter mit einem schweren Herzen herum; er sieht nicht sofort einen Ausweg, aber er ist auf der Suche ... Er will sich selbst davon ‚erlösen'. Er ringt mit einer bestimmten Problematik und hat nicht gleich einen Überblick darüber, wie er eine Lösung für diese erreichen soll. Joghurt-Sphäre versetzt ihn in die Lage, die Dinge klar und deutlich zu prüfen, die Dinge einmal in eine Rangfolge zu bringen, von allen Seiten zu betrachten.

Dennoch wird er schließlich einen Knoten durchhacken müssen und sehen, dass diese Problematik sich auf *einen einzigen* Hauptpunkt zurückführen lässt: radikal zu brechen mit allem, was nach Unechtheit und Tod riecht, um sich für das Reinste, Echte, Lebende zu entscheiden. Authentizität, Echtheit. Keinerlei Tarnung, kein Verbergen mehr seiner ECHTEN Kern-Art. Ein völliges Entledigtsein von jeder Schein-Art, hinter der man sich bisher verborgen gehalten hat, sei es auch zu einem großen Teil unbewusst. Eine ehrliche Selbst-Untersuchung ist der Beginn eines langen Weges des Liquidierens toter, unechter Elemente in seinem Leben.

Joghurt weist mit Nachdruck darauf hin, dass der Mensch - wenn er gesund weiterleben will - sich für die fruchtbare, gesunde, schöpfende Frau in sich selbst entscheiden sollte - dass er die tote Frau abführen sollte. Er wird mit den unbelebten Mächten der Verführung und der Begierden brechen, der Schlangenfrau, die tötet und in ihr Netz saugt, die verschlingt, aber keine Liebe kennt.

Der Joghurt-Fanatiker plaudert sein ‚Geheimnis' vielleicht nicht schnell aus; möglicherweise ‚leidet' er, statt zu ‚sprechen'. Er sucht eine Lösung für bestimmte Tatsachen, die ihm eine Last sind. Er will eine Weißwaschung seiner Seele. Irgendwo lebt die Überzeugung, dass bestimmte Dinge in seinem Innersten doch ‚nicht gut sind'; er wagt vielleicht mit niemandem darüber zu sprechen. Es kommt darauf an, dass er sich selbst zur Freude des Lebens führt und jede Unklarheit für sich selbst ins Reine bringt, indem er ganz ehrlich in sich selbst nachforscht. Er darf niemals einem anderen die Schuld für seine eigene ‚Geschichte' geben. Er darf sich selbst auch niemals mit einem FALSCHEN ICH identifizieren, das er zwar bereits lange gelebt hat, gespielt hat, aber dass ER SELBST im KERN nicht ist! Er sollte sich selbst reinigen, bis auf den Grund KENNEN und wird dort seine wahre Schönheit vorfinden. Hier wird er sich gut und zufrieden fühlen.

Joghurt steht für einen Bund: ich bin Mitglied im Bund des Lebens. „Ich habe mich dem Leben mit Herz und Seele angeschlossen und das Leben steht mir bei, gibt mir jetzt, was ich brauche. In schwierigeren Tagen darf ich daran appellieren. Es ist das Gefühl, das Wissen der Versicherung, dass mich nichts Negatives herunterziehen kann. Das Leben bürgt immer für mich, weil ich einen ehrlichen Vertrag mit ihm abgeschlossen habe (ich akzeptiere dankbar diese Körperform, diese Talente und Möglichkeiten, die das Leben mir schenkt, ohne etwas anderes erzwingen zu wollen). Mein Lebender Selbst-Kern sorgt daher auch immer dafür, dass mir nichts Böses geschehen kann."

Es ist die Sicherheit schenkende Bundesstimme in dir selbst; jene, die bewahrt und im Auge behält. Jene, die dafür sorgt, dass alles in deinem Haushalt gut verläuft. Es ist diese Stimme in dir selbst, die weiß, dass du dich für dich selbst einsetzen musst, dass du dich durch die Zusammenarbeit der verschiedenen Faktoren innerhalb deines Wesens stark und beschützt fühlen darfst. Ist einer deiner Faktoren einmal ‚schwächer' als andere (sowohl physisch als auch psychisch), dann übernimmt der Stärkere Faktor die Führung.

Bausteine werden mit verschiedenen Elementen aufeinander gelegt; dort, wo die Fugen nicht dick genug gelegt wurden, wird im Nachhinein noch ausgebessert, nachgeschmiert werden. Es ist die Joghurt-Sphäre in einem Menschen, die sich selbst nachträglich anpasst, korrigiert. Es stellt jenes Vermögen im Menschen dar, das für eine ‚automatische Nachsorge oder für Beistand' sorgt. Diese Sorge wird vom Vertrauen tief im Menschen selbst aufgerufen: jene Vertrauensstimme, die sagt ‚alles geschieht mit mir, mit meinem Körper, was geschehen muss, um in perfekter Form zu bleiben'. Joghurt sagt daher dem Menschen auch: fürchte dich nicht, alles kommt in Ordnung; für alles wird gesorgt! Ängste verschwinden.

Wer ein starkes Verlangen nach Joghurt empfindet, wehrt sich häufig gegen die Sprache seines tiefsten Selbst, seiner wirklichen tiefsten Art; er würde sogar versuchen, deren Korrektheit zu bestreiten. Er sollte seine Forscherschuhe anziehen, um gemeinsam mit Pluto nach den tiefsten Höhlen seines Selbst zu graben. Er gräbt und gräbt immer tiefer ... bis er zu seinem wesentlichen Lebenden authentischen Kern gelangt. Hier verstärkt er seine Basis, um - dieses Mal - ohne Fehler aus seinem Echten Selbst heraus zu Leben. Joghurt ermahnt den Mensch dazu, sich auf die Suche nach dem Weg der Wahrheit und des Lebens in sich selbst zu machen und davon keinen Daumenbreit abzuweichen.

Kefir

Kefir steckt den Spaten stark und senkrecht nach unten, erd-inwärts. Zugleich symbolisiert er ein großes Fassungsvermögen des ‚Geistes'. Er packt den Kopf ein, so dass nichts daraus entkommen kann, aber so dass zugleich niemand eigentlich sehen kann, was in diesem Kopf ist / umgeht.
Der Rauch kommt aus dem Schornstein, aber auf eine verhaltene Weise, als ob er nach unten zurückgepfiffen wird: in den Kamin, „hier bleiben, im Haus, nicht zu weit weg flüchten vom irdischen Boden, von deinem eigenen warmen Haus,

von deinem körperlichen Da-Sein." Einerseits also ein Ventil, ein aus sich Ausscheiden von Dampf oder Energie, ein Wachsenwollen hin zur Höhe, in der geistigen Entwicklung, und andererseits ein Hemmen eines zu großen Auspuffs, Ausstoßes, ein weiterhin Hier-und-Jetzt stabil in der Welt des materiell Wahrnehmbaren Wohnen.
Kefir will das Gleichgewicht zwischen Erde und Luft / Himmel halten. Solide mit einer scharfen stählernen Wurzel im Boden verankert; andererseits krönt eine Kupferkugel diesen Teil, der wie ein dicker kurzer Stab an die stählerne Wurzel angeschlossen ist und sich bis an die Erdoberfläche erstreckt: ein kompaktes Ganzes, das wunderschön im Lebenslicht glänzt. Ein kompaktes Ganzes wie aus unzerbrechlichem Stahl. Unterirdisch, überirdisch … *ein einziges* starkes Ganzes. Urstark in seinem Körper niedergelassen, im Leben, in der Erde.

Der Mensch, der Kefir mag, sucht in seinem eigenen starken kräftigen soliden Sein manchmal nach Ruhe und Entspannung. Nicht mehr so stark sein ‚müssen' und wunderschön kompakt sein … Unbewusst sehnt er sich danach ‚alles loszulassen', seine Arme entspannt baumeln zu lassen und nichts mehr zu greifen. Das intensive und mit konzentrierter Kraft Erleben seines Körpers, gerade wie bei Kefir, tüchtig!, will sich auch beim Menschen, der Kefir mag, mit einer vollkommenen Entspannung jedes Körperteils, aller Muskeln, seines Gehirns abwechseln … Ruhe, an Ort und Stelle, ein absolutes Loslassen und Entspannung.

Die Art von Kefir ähnelt mitunter ein wenig einer Imitation des Bandwurms[2] mit einem großen Kopf; dies fordert den Menschen, der gerne Kefir verspeist, dazu auf, sich mehr als höchsteigenes ‚ICH' zu profilieren, sich nicht in Dingen, Aufgaben, Gedanken, Arbeiten usw. zu ertränken, … so dass er sich selbst als irdisch einzigartiger Mensch außerhalb seiner selbst positionieren würde. Es braucht eine deutliche Inbesitznahme seiner selbst und ein nicht ohne weiteres ‚Übernehmen' von Dingen, Philosophien usw. von anderen. Der Mensch darf durchaus bei anderen sein Ohr anlegen und lauschen, darf gründlich betrachten, was in der Welt oder bei bestimmten Menschen in seiner Umgebung geschieht und kann etwas davon lernen, integrieren, aber er wird daraus nur aufnehmen, was für seine eigene Evolution nötig ist. Er wächst mit anderen Worten in sich selbst immer weiter, entwickelt sich auf eigener starker Basis. Er hat eine eigene Meinung und versteckt sich nicht hinter anderen. Er denkt und fühlt aus sich selbst heraus. Zumindest gibt Kefir dies dem Menschen an, der noch so viel mehr in sich trägt als Kefir.

Kefir ist wie eine glänzende funkelnde blauhellviolette Perle oder ein Edelstein, der sich selbst hegen und pflegen darf, weil er das Farbenfestival in sich selbst

---

[2] Lies mehr über diese Symbolik in *Der Schlüssel zur Selbstbefreiung – Enzyklopädie der Psychosomatik.*

liebt. Er kennt seinen Wert schon. Er sagt zu dem Menschen, der ihn gerne isst: „Ja, erkenne nur an, dass deine violettblauen leuchtenden Geistesenergien fabelhaft sind; solange du dies in Übereinstimmung bringst mit deiner urstarken Gesamtkraft, dem Unterbau der irdischen unsterblichen physischen Energie, ist es gut.“

Der Mensch, der Kefir mag, hat ein dringendes Bedürfnis nach dieser tiefen Selbstanerkennung, akzeptiert schließlich die Sprache von Kefir: er stellt seine eigenen Interessen nicht zurück hinter etwas anderes / jemanden anderen, sondern erkennt seinen eigenen Hohen, fast magischen geistigen Wert, in reifer Ruhe. Bewusstseinsenergie ist schön anwesend auf irdischem Boden, Geist im Körper: Harmonie einer höheren Ordnung. Die Reichlichkeit des Lebens selbst. Und der Mensch kostet dies gerne.

Junger Käse

Junger Käse verlässt sich selbst niemals, schwört dir ewige Treue: auf ihn kann man sich verlassen! Junger Käse steht symbolisch dafür, dass das ICH sich auf integre, ehrliche Weise zu sich selbst Bekennt, zu seiner Meinung, zu seiner wahren Art. Das ICH (in der Käse-Sphäre) erhebt sich in all seiner Ehrlichkeit; es Weiß, was es IST und was es WILL. Es möchte keinen ‚Kompromiss' schließen: Wahrheit sagt seiner Meinung nach ‚ja' oder ‚nein'! Es ist wie ein starker, entschlusskräftiger ZAHN, der ohne zu zögern in den Käse beißt. Es ENTSCHEIDET SICH in erster Linie für sich selbst, gestaltet das Leben in sich selbst auf kräftige Weise und geht entschlossen auf seinem Weg weiter, ohne Zweifel!
Es wirkt vielleicht ein wenig scharf oder hart, aber faktisch weißt du, dass man auf es (auf sein solides Skelett) ein Haus bauen kann, ohne dass auch nur *ein einziger* Risiko-Faktor im Boden vorhanden ist. Der Junge Käse ist wie ein Bauherr, auf den man sich garantiert verlassen kann.

Er möchte die Dinge auf eine klare, deutliche Weise festgelegt sehen; er will keine ‚Ausflüchte' sehen; er will nichts im Vagen, im Ungewissen lassen. Er hat kein Mitleid mit etwas, das neben der Wahrheit liegt: er schaut nicht einmal hin, er weiß, dass jeder Verantwortung für sein eigenes Leben trägt und eine andere Regel braucht man ihm nicht weiszumachen. So kennt er sicher kein Selbst-Mitleid; er kann die ‚Opferrolle' nicht ausstehen: er weiß schließlich, dass niemand anderer als der Mensch selbst für die Umstände verantwortlich ist, die er anzieht und in sein Leben holt. Er wird sich daher auch nicht manipulieren lassen, hinters Licht führen lassen von anderen, weil er selbst aufrecht und ehrlich in seinen Schuhen steht. Durch seine Haltung zwingt er auch die anderen, sich auf die Suche zu machen nach ihrem eigenen starken meisterlichen Bewusstsein. Er lässt nicht mit sich spielen; Liebedienerei oder Bettelei, Schmeichelei oder Speichelleckerei berühren ihn nicht einmal ...

Wer ein Bedürfnis nach Jungem Käse hat, sehnt sich faktisch danach, etwas von den obengenannten Charakteristiken des Käses in sich selbst zu verstärken. Der Esser von Jungem Käse lässt sich schließlich gelegentlich noch ‚einfangen', verführen, ablenken ... von seinem rechten Weg. Möglicherweise lässt er sich von oberflächlich angenehm aussehenden oder duftenden Sachen manipulieren. Dieser Mensch hat das dringende Bedürfnis danach, die Dinge ganz ehrlich zu sehen! Er darf sich nicht von der ‚Lüge' manipulieren lassen. Er wird beispielsweise lieb-sein nicht verwechseln dürfen mit Liebe. Möglicherweise erwartet er, dass Menschen ‚lieb' zu ihm sind, während er überhaupt nicht merkt, dass es hierbei genauso gut um Unechtheit oder Eigeninteresse des anderen gehen kann. Er darf sich nicht ablenken, manipulieren lassen ... von Schein-Verhalten, vom Schein-Glück in der Welt der ‚Romantik'. Er würde gut daran tun, sich auf die Suche nach dem wahren Glück in der Realität zu machen.

Auf wahre Liebe und Freundschaft kann man sich verlassen, aber es kann mitunter hart sein, wenn sie Wahrheiten an die Oberfläche bringen, aber schließlich bringt dies dich viel weiter als die liebkosende Schmeichelei eines Schein-Wesens. Ersteres führt zum Leben, Letzteres zum Tod. Dieser Mensch hat das dringende Bedürfnis, sehr KLAR seine AUGEN zu öffnen und die Wirklichkeit zu sehen, wie sie IST, nicht wie sie Scheinbar aussieht. Es ist nötig, dass er lernt, die Essenz der Dinge, der Menschen zu sehen, dass er nicht bei den oberflächlichen (falschen) Werten stehenbleibt.

Appetit auf Jungen Käse fordert diesen Menschen dazu auf, in sich selbst eine gewisse ENTSCHLOSSENHEIT zu entwickeln, vor allem in Bezug auf seine Haltung gegenüber dem Falschen, gegenüber den halben Wahrheiten. Durchschaut und versteht er erst einmal, dann darf er dem, was er als falsch oder halbwahr entlarvt hat, keinen Zollbreit mehr nachgeben. „Kurzen Prozess damit machen", sagt der Käse! „Mit dem Messer ran, ohne zu zögern."

Junger Käse bittet um eine gewisse Innerliche Solidisierung, eine Verstärkung des ICHS, ein Bewusstwerden der wahren Kraft in sich selbst, die auf echte Wahrheitsenergie gebaut ist. Der Mensch fühlt diese Lebensenergie in seinem Körper auf eine konzentrierte Weise: wie eine Jeanne d'Arc stürmt er vorwärts, wenn es darauf ankommt, seine Ideale zu verteidigen und die Wahrheit zu befreien. Er fühlt sich ‚von Gott (in sich selbst) gesandt!'. Er steht Kräftig da, führt sein Leben mit meisterlicher Hand an ... Er lässt jetzt nichts mehr schleifen; er zögert weder, noch überlegt er sich eine Entscheidung näher, wenn er tief in seinem Innersten schon lange weiß: ‚hier muss ich mit der Lüge brechen.'

Die einigermaßen Mars-ähnliche Energie bündelt sich und konzentriert sich mit Kraft, um das Schwert der Gerechtigkeit zu führen. Er duldet keinen Widerstand von der Lüge; er geht tüchtig weiter, ohne Mitleid, auf *einer* Linie mit der Wahrheit, mit dem Leben. Diese Energie macht ihn bärenstark; er kann jetzt Berge versetzen ...

Wer ein Verlangen nach Jungem Käse empfindet, hat mitunter noch nicht wirklich begriffen, dass mit dem Leben nicht zu spaßen ist: entweder man lebt oder man stirbt. JA ODER NEIN. Er ruft sich selbst zur Ordnung und ermahnt sich, kein Spielchen zu spielen. „Wie sieht es jetzt eigentlich aus mit dir?", fragt der Käse ernst, „wirst du dich jetzt an die Arbeit machen, fängst du damit an oder lässt du dich hängen, zweifeln, halbherzig leben, ohne eigentlich wirklich zu der Erkenntnis kommen zu wollen, dass DU LEBST ... UND DASS DU NUR in *eine* RICHTUNG ZU HUNDERT PROZENT GEHEN KANNST, aber dass du dann auch zu hundert Prozent alles, was diesem nicht entspricht, liquidieren musst."

„AUF GEHT´S!" sagt dieser Käse, „bleibe nicht sitzen! Tue etwas mit deinem Leben, fange an zu handeln. Schlage die richtige Richtung ein und verwirkliche dich selbst mit VOLLER KRAFT! Zögere nicht länger, zweifle nicht länger an dir selbst, fühle deine Kraft, deine Möglichkeit, deine PFLICHT, zu tun, was du deinem *Gefühl* nach möglicherweise schon lange tun musst. Bekenne dich in Voller Wahrheit zu dir selbst, ohne Kompromiss. VERBERGE dich hinter NICHTS und NIEMANDEM.
Springe auf dein Pferd und galoppiere auf Entschlossene Weise in *Eine* Richtung!

Ein Aufheben jedes Zögerns, jedes Zweifels.
Kein dummes Zeug, keine Opfersituationen, kein Wehklagen oder Mitleid, sondern in Verantwortung dein Leben aufbauen und ein Vorbild sein für andere. Den Schein und die Selbst-Bemitleidung bei den anderen nicht stimulieren, sondern sie darauf hinweisen, dass auch sie ihr Leben auf entschlossene Weise in die Hand nehmen und es nötigenfalls in eine andere Richtung lenken können, wodurch sie aufgrund ihrer geänderten Lebensüberzeugungen schöne, neue Lebensumstände anziehen können.
Du duldest keine ‚Eindringung' der falschen, flehenden, verführenden, allerliebsten Schlange. Du entlarvst und legst nur Wert auf wirkliche Liebe, auf Wahrheit.

Eine Geschwindigkeitserhöhung, eine aktive Nutzung von Energien.
Eine Klarheit, ein hell Sehen, kompromisslos in diese Richtung handeln.

Sich nirgendwo mehr an ‚Schein' und halbherzigen Haltungen festhalten, an kleinen Lügen: mit dem MESSER schneiden, wo dies nötig ist."

Dazu gehört auch: dich selbst so manifestieren, wie du wirklich bist. Die Frau, die ihre Männlichkeit nicht verstecken darf, der Mann, der seine Weiblichkeit nicht zu verbergen braucht. Ein Bruch mit dem alten Muster, bei dem Rollen und äußerlicher Kult gepriesen wurden. Mit dem Blitz schlägt der Junge Käse diese künstlichen oder indoktrinierten Systeme zu Boden. Er fordert die Frau auf, Tapfer und Stark zu sein; er fordert dasselbe vom Mann. Beide werden ihre Vollheit in aller Ehrlichkeit nach außen hin zeigen. Keiner von beiden hat Macht über den anderen; jede Form von ‚Macht', Ansaugung und Verführung fällt in diesem Sinne weg, weil die Entschlossenheit und die WAHRHEIT IN EINEM MENSCHEN DIES NICHT DULDEN.

Wer ein starkes Verlangen nach Jungem Käse empfindet, verlegt sich selbst manchmal ein wenig zu sehr an die Außenseite, zum ‚anderen'. Er wird lernen, sehr stark in und aus sich selbst zu leben, zu sprechen, zu handeln, ohne sich in die Richtung der Außenwelt ‚umbiegen' zu lassen. Käse fordert Stabilität, innerliche Entschlossenheit, absolute Makellosigkeit und Ehrlichkeit ohne das geringste ‚Nachgeben' gegenüber der Außenwelt, das im Gegensatz zur eigenen Art steht, kein Nachgeben gegenüber den oberflächlichen Seiten des Lebens.

Käse sagt: „Bleibe bei dir selbst; bleibe in deinem Mittelpunkt und lasse es nicht zu, dass du durch Etwas (beispielsweise Medien-Bilder, Bücher, irreführende Philosophien und die Anhäufung von Wissen usw.) oder Jemanden irgendwie zur Seite gezogen oder von deinem wirklichen Kern abgelenkt wirst. Lasse die Welt außerhalb deiner selbst niemals verhindern, dass du immer ‚du selbst' bist und bleibst, ohne dass du allerlei Verrenkungen zu machen brauchst. Sei ehrlich und geradeheraus, ohne Furcht, ohne Kompromiss. Gehe furchtlos weiter auf deinem Weg: gelenkt von der Kraft der Wahrheit!"

Alter bzw. mittelalter Käse

Für diese Käsesorte lese man ebenfalls die Text-Rubrik ‚Junger Käse', nur steht Mittelalter Käse (in einem extremeren Sinne) für eine stärkere Aufforderung zum Voranbringen der Individualität: eine eisscharfe Schneide des Messers, mit dem bestimmte Dinge im Leben abgeschnitten und damit losgelassen bzw. beendet werden müssen: „Ja oder nein? Wahr oder nicht wahr?"
Mittelalter Käse SCHIEBT den Menschen in das Leben, in sich selbst hinein! Mache dich selbst wahr, verwirkliche dich selbst. Nutze deine gesunden Aggressiven Kräfte! Schiebe dein ICH weiter. Wie mit Turbo-Kraft schiebt die Käsesphäre sich auf radikale Weise im Leben weiter.

Alter Käse steht für Unerbittlichkeit und Radikalität, mit der man die eigene Persönlichkeit in aller Ehrlichkeit weiterschieben und nach außen hin manifestieren muss. Man sollte sich deswegen nicht hart und schneidend gegenüber den anderen verhalten, allerdings wird man in sich selbst auf scharfe Weise schneidend den Zweifel beenden, das Zaudern beim Wachstum der eigenen Persönlichkeit, das Zögern, auf eine vollkommen kreative, selbstsichere Weise im Leben zu stehen. Aggressive Kräfte bitten darum, auf eine positiv aufbauende Weise genutzt zu werden.

Alter Käse sagt: „Schlafe nicht ... , sondern Lebe! Sei im Leben anwesend und übernimm deine Aufgabe und baue dein Dasein auf sinnvolle Weise aus.“ Dieser Mensch trägt reiche Ideale in sich; er muss zur Verwirklichung kommen.

Wer ein Verlangen nach Mittelaltem Käse empfindet, sehnt sich nach einer größeren Offenheit seines Wesens, nach einer Art Befreiung: er wird dort in sich selbst schneiden müssen, wo er sich selbst gefangen oder befangen hält. Er sollte das Marsmesser noch schärfer einsetzen, als beim echten Junger Käse-Esser: sowohl in positivem (lenken und richten konzentrierter Energien) als auch in negativem Sinne (das Wegschneiden jeden Zweifels, jeden Zwiespalts, jeder Lüge, jeden Zurückhaltens von etwas, jeden Zauderns aus sich selbst). Energien fordern hier eine starke lenkende Hand. Dieser Mensch wird sich selbst von allem Druck befreien. Er MUSS nichts ... Er muss nur seine gebündelten, konzentrierten Kräfte auf eine positive Weise RICHTEN! Auf diese Weise wird sein Leben sehr fruchtbar, konstruktiv. Er wird aufatmen, wenn er sich von allerlei Pflichten und Pflichtdruck befreit. Er wirft dann all jenes ab, was die Außenwelt von ihm ‚erwartet', oder was seiner Meinung nach von ihm erwartet wird. Er gelangt zu einer kräftigen Selbst-Manifestation .... das ist es zumindest, was der Alte Käse ihm empfiehlt.

Mittelalter Käse steht für ein herausforderndes, aber zwingendes ‚Angebot': „Nimmst du dich selbst, dein ICH in die Hand, wirst du deine kräftige Individualität im LEBEN SEIN lassen ... oder lässt du dich selbst einfach so dahinschleppen, trödeln ... lässt du dich selbst zurück? Wann wirst du deine Energien im Aufbau DEINER wirklichen Evolution einsetzen? Lass den Kopf nicht hängen, sondern handle unverzüglich! Lasse Energien nicht ungenutzt oder nutzlos in deinem Wesen anwesend sein. Leg los, gehe weiter! Lasse dich nicht ‚hängen'. Werde dir jetzt deiner Kraft bewusst, deiner Persönlichkeit und nimm deine Evolution, dein Leben in deine Hände. LASSE dich nicht ‚einfach so' leben: mache auf eine aktive, kreative Weise das Allerschönste daraus. Baue etwas daraus!“

Es beeinträchtigt das Nervensystem der Käse-Sphäre (Ungeduld, Irritation, Anhäufen von Energiefeldern), wenn dieser Mensch sich einfach hängen lässt, wenn er seine Kräfte nicht auf eine entschlossene Weise einsetzt, aus einem kräftigen ICH-BEWUSSTSEIN heraus.

Wer ein Verlangen nach Altem Käse empfindet, kennt überhaupt keinen Aufschub mehr dabei, sich selbst als ICH zu verwirklichen. Er darf keine Kompromisse mit Sachen schließen, die nur halb zu ihm ‚passen'; er wird sich selbst auf eine entschlossen weitergehende, dynamische Weise verwirklichen müssen. Er hat so seine Ideale und bewegt sich jetzt direkt darauf zu, diesen in der Realität Gestalt zu geben!

Abteikäse, Trappistenkäse

„Ruhig, rege dich nicht auf!", mahnt der Abteikäse, „wir gehen alles noch einmal der Reihe nach durch, wir überdenken alles noch einmal ruhig und dann werden wir schon sehen ...". Er wird nichts überhastet tun, nimmt sich ruhig Zeit, um Handlungen in der richtigen Reihenfolge eine nach der anderen auszuführen.

„Ich werde erst einmal die Glocken läuten," sagt er ruhig, „anschließend sprechen wir weiter ..." Er verliert nie den Kopf, bleibt immer gleich ruhig, weil er weiß, dass es nur *eine* Hauptsache gibt: das LEBEN selbst. Mit Respekt und Auge für das Detail wird er die Dinge schon ruhig austüfteln und überdenken können, aber er bläst dabei niemals etwas auf ... Er respektiert die Haupt-Struktur. Er macht es sich selbst auf diese Weise nicht zu schwer. Er weiß zu relativieren und lässt sich von niemandem hetzen. „Man kann das eine niemals durch das andere ersetzen, wenn das Naturgesetz es in dieser Reihenfolge so erfordert. Man sollte die Lebensgesetze respektieren; man kann niemals etwas erzwingen", ist seine Meinung.

„Beruhige dich erst einmal, komme zu Atem, verschnaufe erst einmal, ordne deine Emotionen in den richtigen ‚Rahmen' ein und überdenke die Dinge einmal ganz nüchtern. Du wirst sehen, dass alles nicht so schlimm ist, wie du denkst", rät der Abteikäse.

Er lässt den Zeitdruck nicht zu; er weiß es, wenn erst dieses, dann jenes erledigt werden muss. „Nimm dir doch Zeit dafür!", sagt er, „tue es ein wenig ruhiger. Verstehe es, die Dinge, die du tust, zu genießen, und hetze dich nicht wegen dem, was ‚morgen' erledigt werden müsste. Lebe JETZT. Sie glücklich im Genießen der kleinen alltäglichen Dinge. Verstehe es, diese kleinen Dinge zu schätzen, in Dankbarkeit ... Sei glücklich über dich selbst und mit dir selbst. Lasse dich nicht von gruselig-weltlichen Dingen und Verpflichtungen hetzen ... Lege alles regelmäßig einmal zur Seite ... und betrachte die Hauptsache: das Leben selbst! Genieße dich selbst in der Ruhe und Stille. Regle dein eigenes Tempo ...

Warum solltest du dich über Nichtigkeiten so aufregen? Warum sich über unwichtige Details streiten? Sei froh und dankbar dafür, wer du bist … Bleibe vor allem nicht bei einer Menge von ‚praktischem' Kram hängen, und rege dich schon gar nicht deswegen in deinem Kopf auf. Lasse es alles einmal ruhig an dir ‚vorbeigehen' und komme ruhig zu dir selbst ... Relativiere die Albernheiten, über die du dich aufregst, und betrachte das Glück ‚Sein zu dürfen'. Genieße dich selbst, genieße das Leben … Überschaue die Dinge einmal von oben aus und werde *sehr* ruhig ... Es ist keine Rede mehr von ‚Ruhelosigkeit'!"

Wer sehr gerne Abteikäse isst, sehnt sich nach dieser Sphäre einer inneren Ruhe und Freude über das Sein. Er ist eigentlich auf der Suche nach seinem inneren paradiesischen Ort, wo kein Zeitdruck, keine hundert praktischen Details seinen Kopf umgürtet halten. Er will einmal alles loslassen und einfach in der herrlichen Natur seiner selbst und der Dinge um ihn herum aufgehen. Er will vor allem ‚sorglos' durch das Leben gehen; er möchte trübe Gedanken abfließen lassen. Er will sich ganz oben auf seinen Thron setzen und mit einem frohen Blick sein Leben überblicken. Er will die kleinen Differenzen relativieren, verbannen, um nur in Vergnügen und Dankbarkeit das Leben zu fühlen. Er will in gewisser Hinsicht die alltäglichen Belastungen ‚übersteigen', ein wenig transzendieren, damit er auf dem Niveau der Baumkronen voller üppig duftender Blüten und singender Vögel die Schönheit des Lebens erkennen könnte. Alles andere ist Nebensache … „ach, worüber rege ich mich auf ..." Er erhebt sich kurz aus der Zeit, tankt frische Energie, um dann mit einem neuen Blick seine täglichen Aktivitäten wieder aufzugreifen. Lungen atmen frei.

Dieser Mensch hat das Bedürfnis, regelmäßig zu Atem zu kommen, sich nicht in der Welt der Details und der Praxis zu ‚verlieren'; er wird immer über die Dinge hinaus blicken müssen, sich ab und zu einmal in der zeitlosen Schönheit der Natur erholen, um die Hauptsache nicht aus dem Auge zu verlieren. Sein Nervensystem fordert ihn dazu auf, sich nicht in der Tagesaufgabe zu ‚verlieren', nicht an den kleinen Dingen des Alltags zu ersticken, in Kontakt zu bleiben mit seinem höchsten, göttlichen Selbst. Er wird glücklich sein ... und frei, er wird nicht geplagt werden von Beckmessereien, Disputen, detaillesken Situationen. Er bleibt an seine Hauptquelle angeschlossen, kann dankbar und glücklich sein, weiß, dass der ganze Rest relativ ist. Er verliert sich nicht im ‚Kleinen', sondern hält immer Kontakt mit dem ‚Großartigen' in sich selbst: er bedient den Hauptknopf des Lebens.

Abteikäse sagt: „Solange du auf eine starre, gespannte Weise mit dir selbst umspringst, wirst du auch im Kontakt zu anderen keine angenehme Person sein. Du solltest dich selbst mit Sanftheit behandeln, mit einer großen, geduldigen, liebevollen sanften Hand! Erst in dieser Sanftheit gegenüber dir selbst wirst du Ruhe, Zufriedenheit erleben, wirst du auf eine ruhige, angenehme Weise mit anderen kommunizieren können, ohne dich in Unzufriedenheit, Kritik, Beckmessereien, Diskussionspunkte, nervöse Spannungen, Ungeduld zu verstricken. Du kommst zu dankbarer Zufriedenheit mit dem, was IST, statt auf nervöse, unzufriedene Weise ‚steckenzubleiben', wegen dem, was jetzt nicht ist. Du erzwingst nichts, lässt den Dingen manchmal ein wenig ihren Lauf, hetzt dich nicht, regst dich nicht auf. Du nimmst dir in aller Ruhe die Zeit zu Leben ..."

Käse mit großen Löchern

Emmentaler, Leerdammer usw. ...

Diese Käsesorten stehen einerseits dafür, dass man es sich selbst ein wenig einfacher macht, den Gürtel etwas weniger straff um die Körpermitte spannt, und andererseits dafür, dass man zugleich eine Art Alertheit, Wachsamkeit, Anspannung behält. Ruhe und zugleich Hell-wach sein!
„Sitzt du komfortabel? O.K.!" Der Mensch, der sich vielleicht befördern lässt, sich fahren lässt, der aber dennoch eine gewisse Aufmerksamkeit behält. Er installiert sich ruhig, aber stabil, gut gesichert und auf alles vorbereitet. Er kann erst jetzt in aller Gemütsruhe Platz nehmen, weil er dafür gesorgt hat, dass alles solide in Ordnung ist. Dennoch bleibt eine Art von ‚Alertheit', von Bereitstehen, von Aufmerksamkeit ... und behält das Muskel- und Nervensystem eine gewisse Spannung.
Dieser Käse vermischt faktisch einerseits das Angenehme, sich ruhig und gemütlich zu fühlen und andererseits das doch in bestimmten notwendigen Situationen dafür Bereitstehen, zu handeln, zu reagieren oder zu verteidigen. Er ‚beschützt' sich in gewissem Sinne schon gut im Voraus, damit er sich dann ruhig hinsetzen kann. Ihm kann nichts geschehen. Er besitzt einen ausreichenden Vorrat an Sicherungs- und Schutzsystemen, die ihn informieren werden, wenn etwas nicht stimmt oder nicht in Ordnung ist.
Dieser Mensch sehnt sich nach einer gewissen Sicherheit, einem Gefühl von Stabilität und Wasserdichtheit einerseits, andererseits sehnt er sich aber doch danach, bei den Dingen ‚anwesend' zu bleiben. Er will nicht wirklich schlafen. Eigentlich will er bleibend-‚sehen', beobachten. Er sehnt sich nach einer ‚gefestigten Struktur', die eine Garantie für Solidität und Sicherheit bietet.

Der Mensch, der ein Verlangen nach diesen Käsesorten empfindet, sieht leicht die Mängel, die Gebrechen, die ‚Löcher' und ist ziemlich schnell auf der Suche nach: wie soll ich dies alles lösen? Wie werde ich all dies beseitigen? Er sucht und denkt; er richtet sich auf nachdrückliche Weise auf die Welt der ‚Materie' und auf deren große und kleinen Problemchen und bittet faktisch sein tiefstes

Selbst, sein Gehirn um ‚Hilfe'. Die Käse-Sphäre gibt ihm gleichsam das Gefühl, dass alles in Ordnung kommt: er hat den Überblick darüber! Er hat alles unter Kontrolle. Er hat Schritte gemacht, Dinge organisiert, Handlungen ausgeführt, die dafür sorgen, dass alles gut funktioniert und doppelt gesichert ist!

Als Botschaft an diesen Käseliebhaber können wir sagen: gib dem Schlaf keinen Vorrang gegenüber der Aufmerksamkeit und Wachsamkeit, aber gestatte es dir selbst auch einmal, dich in Momenten, in denen dies heilsam ist, vollkommen zu entspannen. Es ist sehr gut, mit den Dingen beschäftigt zu sein und praktische Lösungen zu suchen, aber erlaube dir selbst die Abwechslung zwischen Totaler Ruhe einerseits und Kräftiger Tätigkeit von Gehirn, Nervensystem, Muskeln, Händen ,... andererseits. Gestatte es dir selbst, dich auszuruhen ... zu arbeiten, aber halte dich nicht straff und gespannt im Ruhezustand und schlafe nicht in Momenten, in denen du konzentriert an die Arbeit fliegen darfst. Der Gürtel darf vollkommen schlaff hängen, der Bogen darf in Augenblicken der Ruhe nicht im Geringsten gespannt sein!
Dies ist nur möglich, wenn du zu einem größeren Vertrauen in deine Natur kommst, wenn du aus der Überzeugung heraus lebst, dass in jedem Augenblick alles gut gehen wird. Du kannst nicht auf unerwartete Weise von Missgeschicken ‚überfallen' werden; du brauchst dich nicht vorzubereiten oder dich mit etwas zu versehen, wenn du aus der Überzeugung heraus lebst, dass alles dir ruhig im richtigen Moment deutlich gemacht werden wird. So brauchst du dich niemals auf eine krampfhaft angespannte Weise zu verhalten. Deine Muskeln und dein Nervensystem, dein Gehirn, deine Organe ... sollen sich ruhig entspannen. Du brauchst nicht ständig ‚bereit'-zustehen, um Probleme wieder aufzufangen; du brauchst dich nicht speziell mit etwas zu ‚versehen' oder ‚vorzubereiten'. Freue dich auf die schönen, hellen Dinge, die in jedem Augenblick geschehen können, wenn du dich nur dafür öffnest. Stemme dich nicht dagegen, entspanne deinen Körper mehr, ‚erwarte' keine Probleme ... dann werden sie auch nicht auftreten. Die Fragen, die allerdings sehr wohl aufgelöst werden sollten, werden nach und nach wie selbstverständlich eine Lösung bekommen, ohne dass du dich mit etwas zu ‚versehen' oder ‚vorzubereiten' brauchst mit nutzloser Energie-Verschwendung.

Diese Käsesorten teilen mit: „Rege dich über nichts auf; iss ruhig, wenn du isst, schlafe ruhig, wenn du schläfst, spanne erst deine Kräfte in dem Augenblick an, in dem du zum Handeln übergehst. Ruhe nun erst, warte ein Weilchen, bevor ... du mit voller Energie vorwärts schießt!" Diese beiden Elemente werden bei diesen Käsesorten in den Vordergrund geschoben. Stille vor dem Sturm. Hamstern für eine Zeit des ‚Verbrauchs' und der Verbrennung ... Vorbereitung ... Wissen, dass auf die heutige Passivität bald ein Handeln folgt. Der Mensch, der sich immer wieder auf Handeln und Unternehmung vorbereitet, auf Handlung und Vorwärtsgehen ... macht sich schon im vorangehenden (Ruhe-) Zustand be-

reit. Energie wird nun getankt und angespart. Bald wird das Pferd wieder den Pflug ziehen; vorläufig knabbert es in seinem Stall am Heu ... im Käsesphären-Zustand: eine Ruhe, die meistens keine echte Ruhe bedeutet; eine vorbereitende Phase. Um diese Lebensweise besser bewältigen zu können, entsteht das Verlangen nach diesen Käsesorten. „Entspanne dich noch ein Weilchen ... bald musst du schuften!"
Dieser Mensch darf durchaus auf eine alerte vorbereitete Weise im Leben stehen, dennoch würde er gut daran tun, ab und zu einmal völlig zur Ruhe zu kommen, sowohl was seinen physischen als auch den psychischen Zustand betrifft. Er darf seine Natur regelmäßig aus dem ‚Harnisch' holen, um sich einmal vollkommen in seinem natürlichen Sein hängen zu lassen, auf eine total entspannte Weise. Er lässt sich dann einmal vollkommen ‚durchhängen', ohne einen kneifenden Gürtel um seine Taille, und das tut ihm gut. Aber ein Mensch, der diesen Käse isst, weiß, dass er gut daran täte, schon bald wieder ‚bereit-'zustehen, um zum Handeln, zu Aktionen überzugehen! Sein Gehirn, sein Körper ... werden nicht lange um Ruhe bitten. Das Wichtigste bleibt, dass der Mensch seinen ‚Geist' vollkommen entspannen kann in der Überzeugung, dass alles im richtigen Moment in Ordnung kommt. Er kann die Dinge einmal völlig loslassen ... statt sie ständig auf eine aufmerksame, angespannte Weise im Auge zu behalten.

Kommen wir zu der Schlussfolgerung: SIEH KEINE PROBLEME - IM VORAUS -, WO KEINE SIND. Entspanne dein Wesen ... Stemme dich nicht schon im Voraus dagegen, spanne dich nicht schon im Voraus an. Du besitzt genug Kraft und Alertheit in dem Moment, in dem dies nötig WÄRE. Lebe mehr im JETZT-Moment.

Schimmelkäse

Den Blick nach oben gerichtet, ein Gleichgewicht suchend zwischen einerseits aktiver Tatkraft, einem sich selbst Weitertreten-im-Leben, tun, was man zu tun hat, und andererseits einem ruhig sinnierenden Genießen der Dinge des Lebens.
Unterdrückte Energien werden mitunter plötzlich zum Vorschein gebracht, und mit Kraft schießt der Mensch dann einen gerichteten Schuss ab. Dieses Nahrungsmittel steht für eine kraftreiche Energie, die manchmal zurückgehalten, dann wieder eingesetzt wird, effektiv, treffsicher und Marsianisch stark. Der Fußballspieler, der sich entspannt, dann wieder in Aktion kommt, für ein Weilchen, dann wieder wartet und nachsinnt. Er tut nichts zufällig, sondern überdenkt, träumt manchmal ein wenig … um dann plötzlich wieder in Aktion zu kommen. Schimmelkäse sucht ein gesundes Gleichgewicht zwischen beiden Zu-

ständen. Er wird den Mut nicht verlieren, auch wenn dies gelegentlich schwierig ist; er ist fest davon überzeugt, dass er letztlich eine Lösung finden wird. Wie schwierig es auch sein mag, er weiß, dass die Lösung kommen wird. Er geht weiter, ruhig, in Abwechslung mit dem Kräftig-Aktiven, dann wieder schlendernd, nachsinnend, derweil singend, denn es lebt die Gewissheit in ihm, dass schließlich alles gut werden wird.

Wer ein Verlangen nach Schimmelkäse empfindet, leidet mitunter ein wenig unter Ängsten, leidet möglicherweise unter Schwitzen[3]. Er wagt es nicht, sich selbst richtig zu vertrauen, hält etwas zu viel in sich fest, möglicherweise sich selbst manchmal verstopfend: hat Mühe loszulassen. Als ob er diesen tiefen Urkräften in seiner Lebensquelle nicht wirklich vertraut, als ob er davon überzeugt ist, dass der Tod stärker sei als das Leben.
Er wird zu der Erkenntnis gelangen müssen, dass nur ER SELBST entscheiden kann, ob er sein Leben in Vertrauen zu Glück und Gesundheit führen wird, oder ob er sich selbst immer wieder Sorgen machen wird, in Angst und Spannung festhaltend, sich selbst nicht frei-gebend … Er hat die Wahl! Sein Appetit auf Schimmelkäse weist jedenfalls darauf hin, dass er das Bedürfnis hat, alles einmal mehr gehen zu lassen, die Dinge ruhig zu überdenken, systematisch zu ordnen, um dann, aus einer positiven Einstellung heraus, voller Vertrauen in die Kraft seines inneren Seelenkerns alles zu vollziehen, alles loszulassen und weiterzugehen. „Du brauchst überhaupt nichts zu fürchten," sagt Schimmelkäse, „entwickle einen ruhigen Überblick, setze deine Kräfte dort ein, wo dies nötig ist, und ruhe dich ab und zu aus … denke über die Dinge nach und gehe dann wieder weiter."

Weder Angst noch Panik sind nötig, wenn du aus der Ruhe und dem Wissen heraus lebst, dass DU deinen Lebensweg in der Hand hast, dass DU in der Lage bist, dein Leben zu bestimmen.[4] Entwickle eine innerliche Beruhigung, einen Glauben an dich selbst, indem du einen Klaren Blick dafür bekommst, wie das Leben wirklich funktioniert. Nichts geschieht aus Zufall; alles hat seinen Seinsgrund. Vertraue und lasse los, lasse alle Ängste los, indem du ein tiefes Liebes-Bewusstsein entwickelst, indem du eine tiefe Wahrheit über das Leben und die Art und Weise erkennst, wie der Mensch in der Lage ist, selbst sein Leben, seine Lebenskräfte zu lenken. Setze deine Kräfte hundertprozentig ein, halte sie nicht zurück: folge weiter dem Weg. Auch wenn es dir gelegentlich schwierig erscheint oder wenn dein lebender Selbst-Kern einige schwierige Tests aufruft … gib nicht auf, sondern vertraue, und wisse genau wie Schimmelkäse, dass alles gut werden wird.

---

[3] Lies mehr über die psychologische Übereinstimmung von übermäßigem Schwitzen in *Der Schlüssel zur Selbstbefreiung – Enzyklopädie der Psychosomatik.*

[4] Lies in diesem Zusammenhang einmal den ersten Teil von *Der Schlüssel zur Selbstbefreiung – Enzyklopädie der Psychosomatik.*

Stinkkäse

Stinkkäsesorten stehen dafür, dass man sich ‚Zeit nimmt, um die Dinge Reifen zu lassen'. Diese Käsesorten ermahnen den Menschen dazu, sich ruhig die Zeit zu nehmen, das Leben zu genießen. Man darf nicht überhastet seine Wahl treffen, hin und her rennen, aus Angst, etwas zu ‚verpassen', in irgendeiner Hinsicht zu kurz zu ‚kommen' ... MiseriCordia ...: der Mensch, der sich selbst erlöst von den Lasten, der Misere, den Sorgen ...

Wer ein starkes Verlangen nach diesen Käsesorten empfindet, leidet ein wenig unter Angst und (unbewussten) Schuld-Gefühlen. Er darf das göttliche Genießen der schönen irdischen Speisen nicht mit ‚Begierden, Besitzdrang' verwechseln oder vergleichen! Er darf das irdische Paradies voll und ganz Genießen, vorausgesetzt, er begehrt nicht den Besitz eines anderen, vorausgesetzt, er ‚begehrt' nichts und niemanden außerhalb seiner selbst.
Die Ursache vieler Angstgefühle liegt im Begehren: man will dies oder jenes, man möchte dieses oder jenes für sich selbst bekommen, man will vom anderen angebetet oder geliebt werden, man sucht die Befriedigung AUSSERHALB seiner selbst. Hier beginnt das Schuld-Gefühl: eigentlich sehnt man sich einfach danach, sich selbst im Leben zu genießen - und das ist sehr gut -, doch sobald man dieses Genießen an Begierden koppelt, geht es schief. Ein Lust-Drang, der vom gesunden irdischen Genießen abweicht, bringt den Menschen in den Teufelskreis aus Begierde, - Angst -, noch stärkerem Festhalten und Suchen außerhalb seiner selbst ...

Der Stinkkäseliebhaber hat zu lernen, sich selbst durch das Genießen seines Seins glücklich zu machen. Dabei geht es in erster Linie um das ERLEBEN der natürlichen Schönheit In sich selbst. Er braucht nichts oder niemanden außerhalb seiner, um glücklich genießen zu können! (auch wenn er sich selbst das weismacht ...). Gelingt es ihm allerdings, auf und über sich selbst dankbar und zufrieden das Schöne in sich selbst zu genießen, das Schöne in der Natur um ihn herum ... ohne Bitte, ohne Forderung, ohne ‚haben zu wollen' und ohne sich einer Sache zu bemächtigen, dann werden die schönen, leckeren Dinge ihm von selbst in den Schoß geworfen. Aber er ist an NICHTS UND NIEMANDEN GEBUNDEN. Er ist nicht Abhängig von einer anderen Person oder etwas anderem, um sich wirklich glücklich zu fühlen.

Der Stinkkäse selbst ist an sich reich und reif. (Der Käse-Liebhaber sehnt sich danach, diese reichliche Reife in sich selbst zu genießen). Er weiß es; er genießt sein volles Bäuchlein, die Sonnenstrahlen auf seinem Köpflein mit sinnlichem Vergnügen, er wagt es, sich einmal richtig faul in den Schatten einer prächtigen Linde zu legen und zu genießen. Wie herrlich das Leben ist ... Er bittet und fordert nicht mehr. Er IST glücklich mit sich selbst. Er gibt sich selbst die ZEIT, sorglos zu fühlen, zu genießen, zu bekommen, zu verdauen, zu reifen. Er überhastet die Dinge niemals; er hetzt sich selbst niemals ...

Wer ein Verlangen nach Stinkkäse empfindet, will ein wenig von dieser glücklichen Sphäre in sich selbst entwickeln. Dieser Mensch steht manchmal etwas zu angespannt im Leben; er schwitzt, weil er alles zu sehr mit dem ‚Kopf' im Griff halten, kontrollieren will. Er leidet unter einer Art Angst: ich muss doch zusehen, dass alles so verläuft, wie ich es ‚vorgesehen' habe. Er stöhnt ... ist jederzeit bereit dafür aufzuspringen, wenn seiner Meinung nach, seiner Planung nach etwas droht in eine andere Richtung zu laufen. Er muss lernen loszulassen, der Natur zu vertrauen, den Dingen mehr ihren Lauf zu lassen ... ohne dass er festhalten, greifen, dirigieren, kontrollieren, seufzen und stützen, ängst-lich alles im Auge behalten müsste ...
Fühlt dieser Mensch sich für viele Dinge verantwortlich, dann ist dies nicht schlecht, vorausgesetzt er lernt, die andere Person oder das andere einmal loszulassen, er baut Vertrauen auf, er beginnt einzusehen, dass die Dinge ihren natürlichen Lauf auf der Basis seiner Überzeugungen kennen werden. Ist es allerdings gut, dass etwas in der Reihenfolge des Verlaufs geschieht oder gerade nicht, dann hat auch dies seine Gründe: „Nichts erzwingen! Lasse einmal alles los. Lasse die Dinge und die Menschen außerhalb deiner selbst einmal los!"

Stinkkäse sagt: „Komme völlig zurück auf dein eigenes Podest und öffne diese Arme einmal weit, um herrlich faul in einer Hängematte zwischen zwei Bäumen liegend das himmlische Nichts-Tun zu genießen, oder zumindest doch das himmlische Sein ...". Der Stinkkäse ermahnt diesen Mensch dazu, sich keine Sorgen zu machen, sondern zu Vertrauen. Er muss alles einmal los-lassen, gehen lassen ... , sich in seinem Kopf mit nichts beschäftigen!
Leber, Sinneswerkzeuge, eventuelle Hämorrhoiden und das Haupt profitieren vom ruhigen Genießen des Lebens. Der Mensch hält nicht mehr auf ängstliche Weise ‚fest'. Die Nerven werden nun ruhiger. Die Hände geben frei ... wodurch auch diese Hände eine kräftigere, lichtere, gesündere Ausstrahlung bekommen. Ein eventuelles übermäßiges Schwitzen tritt nicht mehr auf. Dies alles ist eine Folge der Veränderungen, die man auf Anraten des Stinkkäses im Leben durchführt.

Stinkkäse selbst gibt ein Vorbild: „Ich lasse mich ein wenig in der behaglichen Wärme des Lebens reifen. Ich fühle mich üppig und angenehm fett in meiner Haut. Ich genieße das Leben auf eine wohltuende Weise, ohne dass ich dafür etwas oder jemanden außerhalb meiner selbst zu begehren brauche. Ich schaue mir die Wolken an, die natürliche Strömung des Windes in den Wäldern und genieße das Bächlein, das an den Felsen entlang fließt ... Das Leben ist sehr schön für mich ... ICH halte wirklich Ein, denke über diese Schönheit nach und mache mir über NICHTS Sorgen. Ach, wir werden sehen ...: ich kann bestimmte Dinge von mir wegschieben, wenn die Lösung nicht gleich auf der Hand liegt. Ich weiß, dass die richtige Lösung sich mir plötzlich bieten wird. Alles zu seiner Zeit! Sich Sorgen zu machen und zu grübeln hilft mir kein bisschen vorwärts." Außerdem ist es sehr wichtig, sich selbst auf eine intensive Weise entspannen zu lassen ... in einem herrlichen dolce far niente ...

Weiter sagt der Stinkkäse auch: „Ich liebe meinen Körper, das Fleisch, das Fett an meinem Körper. Ich ernähre mich selbst ausreichend. Ich stehe den gesunden Fettschichten um meinen Bauch, meinen Organen, meinen Gliedern ganz und gar nicht widerwillig gegenüber. Sie haben einen ganz bestimmten Zweck und eine Funktion. Zu dünn sein finde ich eher schlimm, denn ein Mensch braucht doch Fett, auch wenn die Ärzte in unserer Gesellschaft das ‚Warum' noch immer nicht verstanden haben und dem Fett eher negativ gegenüberstehen. Die Natur weiß es besser!"

Der Stinkkäse ermahnt den Menschen daher auch dazu, diese Natur in ausreichendem Maße zu versorgen: mit leckeren Speisen, mit entspannenden Beschäftigungen, mit Ruhepausen. Dieser Mensch braucht von Zeit zu Zeit Ruhe, Entspannung und braucht es vor allem ... SICH SELBST von den üppigen Dingen des Lebens ZU GEBEN. Er darf sich selbst nicht auf eine ablehnende, fordernde, magere, verächtliche Weise betrachten. Er darf sich selbst reichlicher belohnen! Er wird sich selbst herrlich fettig im Fleisch leben lassen.
Er hat keine Ängste und lässt seinen Körper sich so ausdehnen, wie die Natur dies fordert. Er darf sich selbst nichts vorenthalten, er darf sich nicht überstrapazieren. Er gibt der Natur alle Möglichkeiten, durch seinen Körper hindurch zu strömen. Er darf sich selbst niemals hetzen, darf sich niemals für Sachen, für andere Menschen zur Seite schieben. Er selbst muss sich auf-blühen, reifen, HUNDERTPROZENTIG sein Sein im Leben Genießen lassen, muss sich sein körperliches Sein im Leben Genießen lassen. Er GENÜGT auf diese Weise sich selbst. Er erfüllt sich selbst mit Glück. Er genießt es, als irdisches Wesen im Leben zu sein.

In diesem Sein ist keine Rede mehr von ‚Ich begehre dies oder jenes; ich begehre diese Funktion; ich begehre diese Körperform; ich begehre dieses Stück Land; usw. ...' Er ist vom eigenen REICHTUM ÜBERZEUGT, in Seele und Körper ... und begehrt nichts mehr außerhalb seiner selbst. Hierdurch verschwinden alle Ängste, jede Nervosität, jede Spannung. Er wagt es, üppig und breiträumig er selbst zu sein. Hatte sein Gesicht zuvor einen angespannten, kritischen, mitunter gemeinen Ausdruck ... ? Dann ist er jetzt der breiträumig sitzende, lachende Jupiter selbst. In dem gewonnenen Vertrauen lässt er die Dinge mehr ‚gehen' und merkt, dass jetzt in seiner Umgebung alles wie selbstverständlich flott und natürlich verläuft ...

Streichkäse, Schmelzkäse

Streichkäse steht für ‚Kommunikation intakt-halten'. Dies ist nur dann möglich, wenn zu hundert Prozent ehrlich mit dem eigenen ICH kommuniziert wird, wodurch eine ehrliche offene Kommunikation mit anderen möglich ist. Lasse dich nicht abspeisen, sondern mache weiter, gehe weiter auf deinem Weg. Lasse dich nicht bestechen. Mache weiter. Lasse dich nicht abwimmeln, setze dich für deine Meinung ein. Sei kritisch und setze scharf die Punkte auf das i, wo dies nötig ist.

Der Mensch, der gerne Streichkäse isst, denkt sich manchmal etwas aus und muss lernen, geradeheraus ehrlich seine Meinung zu verkünden. Er darf sich weder mit sich selbst noch mit der Wahrheit einen Scherz erlauben. Er sehnt sich tief in sich selbst nach dem scharfen Messer der Wahrheit, Korrektheit, Richtigkeit und Präzision. Er hat eine Nase für Präzision, aber wird doch lernen müssen, das Messer an der richtigen Seite zu verwenden.

Es scheint geradezu, als ob er zwei Seiten der Medaille hat und selbst noch nicht recht weiß, welche der beiden Seiten die beste ist. Er wird jetzt auf präzise Weise prüfen müssen, wo Wahrheit liegt, wo Richtigkeit wohnt. Er sucht, ist auf Erkundung ... Er ist auf der Suche nach dem Richtigen, wird jetzt einmal dies, dann wieder jenes probieren ... , immer seiner Nase nach, intuitiv-instinktiv, aber es scheint fast, als ob er niemals echte Sicherheit bekommt ... Bis zu dem Augenblick, in dem er jede Besserwisserei beendet, jeden Kontakt zu Menschen abbricht, die versuchen, ihm etwas weiszumachen, in dem er keinen Schein-Weg, Seiten-Weg mehr nimmt ...

Streichkäse sagt ihm: „Höre sehr gut auf die gesund-kritische scharfe Sprache in deinem Innersten. Gebrauche deinen gesunden Menschenverstand und frage immer dich selbst um Rat. Wenn du Kritik äußerst auf der Basis dessen, was ein anderer oder etwas anderes (ein Buch beispielsweise) dir gesagt hat, während du dies einfach ohne weiteres akzeptierst und es anderen weitererzählst ... , während du diesen anderen einen Rüffel austeilst, weil sie kein ‚Affenverhalten' zeigen, dann bist du ein kritischer lästiger Besserwisser.

Innerlich weißt du es selbst noch nicht so recht ... Du lässt dich möglicherweise noch hierhin und dorthin mitlotsen; du bewunderst möglicherweise ein vermeintlich erhabenes Ideal, während es im Grunde ‚nichts' darstellt. Um dies zu beurteilen, wirst du ganz tief und scharf in dir selbst auf Erkundung gehen müssen; höre auf deine Intuition und beurteile mit einem gesunden und scharfen Verstand."

Wer ein Verlangen nach Streichkäse empfindet, will ‚mehr' wissen; er hat das Verlangen, bestimmte Dinge zu erfahren, er hat eine neugierige Nase, aber er sucht häufig zu weit außerhalb seiner selbst. Ein Wort, ein Satz, ein Signal in seiner allernächsten Umgebung enthält oft mehr Weisheit als dasjenige, was er seiner Meinung nach in der Ferne suchen muss ...

Streichkäse steht für: „Gehe zum Kern der Dinge, zum essenziellen Geschmack des Lebens in deinem ICH und suche nicht weiter ..." In gewissem Sinne ist er ein Symbol für die essenzielle Struktur, für die Richtigkeit IN den Dingen. „Nicht am Rand stehen bleiben", sagt er, „verliere dich nicht zu sehr in einer Menge von Schein-Wahrheiten. Sei kritisch, durchschaue, glaube nicht unbesehen!"
„Öffne deine Augen!", sagt Streichkäse, „bleibe nicht an der Außenseite stehen, sondern durchleuchte mit Röntgenstrahlen und schieße mit dem Pfeil der Ehrlichkeit auf den Kern der Dinge, der Menschen."

Wer ein starkes Verlangen nach Streichkäse empfindet, signalisiert damit, dass er manchmal zu leicht(gläubig) über die Dinge hinweggeht, dass er in bestimmten Fällen alles mit sich machen lässt. Er verlässt sich selbst, verliert tiefgehende Kommunikation mit sich selbst, indem er mehr mit den anderen beschäftigt ist als mit sich selbst. Er wird immer sehr scharf konzentriert in sich selbst bleiben müssen. WACHSAMKEIT: dass er seinen eigenen Wahrheitskern niemals verlässt. Infolgedessen wird er, darin der eigenen Kern-Struktur treu bleibend, sich niemals ‚ablenken' lassen, um irgendwie einen Weg mitzugehen, der gerade NEBEN der Ehrlichkeit, der Wahrheit liegt. Er geht nicht mehr in die Falle; er läuft nicht mit etwas oder jemandem außerhalb seiner selbst mit. Er ist scharf auf Wahrheit ausgerichtet und lässt sein Ohr ganz tief in sich selbst lauschen.

Für diese Menschen ist es sehr wichtig, dass sie sich selbst sehr Treu bleiben, dass sie nicht sprechen, weil der andere so spricht, dass sie keine Philosophie oder Menschen einfach so nachplappern, sondern erst tief in sich selbst untersuchen, ob dies mit ihrem Wahrheitskern übereinstimmt.

Streichkäse selbst ermahnt den Menschen dazu, keine Katze im Sack zu kaufen, um erst gründlich, rational und gut nachzudenken, das Gehirn zu gebrauchen und ALERT zu sein. Man braucht die Dinge überhaupt nicht mit Misstrauen zu betrachten, im Gegenteil, aber man muss immer die LEITUNG über das eigene Leben behalten und nichts tun, was den eigenen gesunden Bedenken widerspricht.
Vertrauen wird gerade bei diesem Menschen wachsen, wenn er es lernt, seinem eigenen tiefsten innerlichen Gefühl zu folgen. Verstand und Gefühl gehen dabei Hand in Hand!

„Schaue gut hin! Renne keinen Traumbildern hinterher! Schaue dir die REALITÄT gut an und mache aus dieser Realität kein Wirklichkeitsbild, das du zu sehen MEINST“, sagt Streichkäse. Dieser Mensch wird darauf achten, die Dinge nicht gemäß seines Verlangens, seiner Hoffnung, seiner Erwartungen, seiner Einbildungen (Projektionen) UM-zusetzen. Er muss die Wirklichkeit sehen, wie sie ist, schwarz auf weiß, so dass er keinen vermeintlich guten und idealen Dingen nachlaufen wird. Er darf ausknobeln, er darf kritisch untersuchen, und wird dabei immer die Dinge für *sich selbst* sprechen lassen. Es ist daher auch sehr wichtig, dass er zu sich selbst ehrlich ist und dass er die Hauptsachen niemals aus dem Auge verliert. Er lässt sich nicht manipulieren und setzt das eigene gesunde Beurteilungsvermögen ein. Die Streichkäse-Sphäre verschärft die Anwesenheit des ICHS und das Individuelle Beurteilungsvermögen.

Streichkäse fordert Aufmerksamkeit für die eigene innerliche Weisheit, für das tiefe Wissen, nicht für das oberflächliche Kenntnis-Sammeln. Er weist den Menschen zurecht, wenn dieser sich albernen, oberflächlichen Praktiken hingibt, wenn er sich mit dem anderen mit-windet, während er in seinem Innersten sehr genau weiß, dass er sich selbst verrät. Die Streichkäse-Sphäre schüttelt einen Menschen durcheinander, um ihn wieder zur Ordnung (SEINER ORDNUNG) zu rufen. Mitunter ist dies eine harte Sprache, die aber ehrlich und korrekt ist. „Übernimm deine Aufgabe, deine Verantwortung, im Namen der Wahrheit, und lasse dich davon nicht ablenken! Gehe nicht vor Menschen, Systemen, Philosophien, falschen Werten und Dingen in die Knie, die vom Rechten Weg des Lebens abweichen.“

Brie

Brie symbolisiert die Macht von Übernahme: die Möglichkeit, die jemand in sich trägt, jenen Elementen in ihm oder außerhalb von ihm ein Ende zu machen, die darum bitten, liquidiert zu werden. Die positive Macht, etwas durch Eliminieren des Bösen zum Guten zu wenden. Vergleichen wir es mit dem Menschen, der in der Lage ist, mit dem Alten abzurechnen, um als Ich *selbst* Herr über sein Dasein zu werden und die Macht über sein Leben nicht länger in der Hand des ‚unbewussten' Karussells zu lassen, in der Hand von Instinkten oder Emotionen, von Menschen, die er über sich selbst stellt.
Das Vermögen, mit voller Kraft dem alten Kapitän das Ruder wegzunehmen und Kurs zu setzen auf eine ganz neue Richtung. Eine Machtübernahme zum Guten; die Kraft, die jemand aufbringen kann, um in gutem Sinne zu kapern: das bedeutet, das Lebensschiff wieder aus den Händen desjenigen zu nehmen, an das oder den man sein Schiff einst abgegeben hat. Sind es die Eltern, sind es die Indoktri-

nationen, die Gewohnheitsmuster oder eine andere Gruppe oder Person: ist man niemals ‚man selbst' gewesen und erobert man sein Lebensboot von den alten Kaperern zurück, denen man vielleicht seinerzeit willig das eigene Fahrzeug überlassen hat, es nicht besser wissend? Brie fordert manchmal einen ‚Staatsstreich' zum Guten.
Brie erzählt von dieser Wiedergutmachung, davon, dass man sich auf entschlossenkräftige Weise als anwesend profiliert, nach einer langen Zeit der ‚Abwesenheit'. Man wird sich dessen bewusst und man schlägt die Waffe aus den Händen des ‚Eindringlings', des Interim-Kapitäns.
Auch was schwierige Aspekte in seinem Dasein betrifft: das Vermögen, das im Menschen vorhanden ist, in sehr kurzer Zeit einen enormen Kraftimpuls auszustoßen, wodurch sich alles verändert.
Man führt aus, was man vielleicht immer wieder hinausgeschoben hat, oder wobei man dachte ‚ach, lass nur, dies ist nun auch wieder nicht nötig, lasse alles einfach beim Alten, es ist gut so'. Bis Brie auf der Bildfläche erscheint und bestimmt: „Es reicht jetzt. Pack die Kuh bei den Hörnern und mache nördlich, was im Süden lag, links was rechts lag usw." Und plötzlich siehst du einen Umbruch. Auch der Mensch kann, in Evolution, auf einmal um eine Änderung bitten, ein Verschieben der Achse, eine Umwälzung. Dieser Moment radikaler Änderung ist ein Teil des Charakters von Brie.

Der Mensch, der Lust auf Brie hat, bittet um ein innerliches Handeln, ein Durchführen von etwas, was möglicherweise bereits schon lange bereit lag, was sich in seiner Leber verborgen hielt. Und plötzlich, mit *einem* Kraftstoß, bricht er das Alte ab, bricht er den zu entfernenden Teil ab, zu Trümmern. Zufrieden, in völlig neuer Gestalt, steht er auf.
Sein Appetit auf Brie sagt dem Menschen, dass er sich seine Sehnsucht nach dem Liebevollen ansehen darf, dem Sanften, dass er sich von diesen Sehnsüchten nicht in Schlepptau nehmen lassen darf, dass er jedoch ebenso wenig auf all das Schöne und Herrliche im Leben zu verzichten braucht. Er bricht mit dem Warten darauf, dass es sich vollzieht, schmachtend und das Süße außerhalb seiner selbst betrachtend. Er verabschiedet sich von dieser Haltung und springt über den Bach, der ihn vom *echten* Leben trennte. Er springt in die Mitte des Lebensfeldes und gestattet es sich selbst, hundertprozentig zu sein, sich als Mensch zu entwickeln.
Er bricht mit dem Schmachten, indem er sich selbst die Liebe und das Sanfte schenkt, indem er nicht länger an der Seitenlinie steht und wartet. Brie ermahnt ihn dazu, zu *‚tun'*, was er seinem Gefühl nach vollziehen muss, ohne dabei noch zu zögern. Eine entschlossene Kraft zu manifestieren und *den* Schritt zu machen, die Tat zu vollbringen, die ihn aus einem alten Muster befreit.
Durch seinen Appetit auf Brie gibt er zu erkennen, dass er mit voller Kraft weitergehen will, vom tiefsten Punkt seines Wesens aus, ganz tief in der untersten Region, bis hoch in ihm selbst. Von Kopf bis Zeh will er weitergehen, eine

Transformation durchführen, auch eine Reinigung, um in der Entwicklung seines ICHS weitergehen zu können. Ein absolutes Durchdringen seiner selbst, eine Inbesitznahme jedes kleinsten Pünktchens seiner selbst mit sich selbst, aus sich selbst heraus. Keine Motte, kein Insekt, kein Parasit kann jetzt noch eindringen. Er ergreift Besitz von ‚seiner' Domäne, von seinem Raum und lässt keinen Eindringling mehr sein Leben vergällen. Brie ermutigt ihn dazu, vollständig klar Schiff zu machen mit Zuständen und Elementen, die nicht wirklich in sein Dasein gehören. „Ergreife, entferne, schieße nach draußen, eliminiere und vor allem: sei anwesend als kräftiger und führender Herr über dich selbst, auch über deinen Körper. Nur du bestimmst, du hast das Entscheidungsrecht in Bezug auf dein Leben, vergiss das nicht."

Nicht untätig trödeln, nicht verschieben oder zweifeln, sondern agieren. In wessen Macht du dich auch befindest oder befandest, in welchem Griff du dich auch immer gefangen hieltest (mache niemals einem anderen Vorwürfe, sondern schaue, was du mit dir selbst getan hast): im Griff deiner eigenen Überzeugungen bezüglich deiner Ohnmacht, Ängste oder Unwissenheit, oder in welchem anderen Griff auch immer. Jetzt liegt eine Machtübernahme vor, denn Brie kommt in dein Leben, um dir dies zu sagen. Energien werden tatkräftig eingesetzt und du, als Mensch, weißt diese auf eine solche Weise zu gebrauchen, dass nichts und niemand mehr über dein Leben bestimmt, außer du selbst als Bewusstgewordenes unternehmungsfreudiges ICH. Du nimmst nun ganz deinen Platz ein, wach-anwesend in dir selbst.

Mit der Schlagkraft von Brie führst du gründliche Veränderungen durch, wo dies nötig ist. Du zögerst nicht länger: du weißt es jetzt, alles liegt in dir beschlossen, das Vermögen, das alte Boot zu kapern, so dass ein völlig neuer, leuchtender, tatkräftiger Kapitän ans Ruder kommen kann. Derjenige, der sich von allerlei Faktoren und Menschen leiten ließ, außer von seiner eigenen innerlichen Gefühlsquelle, hat die Botschaft von Brie nun verstanden.

Camembert

Der Kopf der Urschlange umfasst alles: das Gute wie das Böse; eine Potenz, die weit reicht, aber in positivem Sinne eingesetzt werden sollte, sonst wirkt das Gift. Ein zweischneidiges Schwert, darüber spricht Camembert. Das zwanghaft Pulsierende: die Ansaugungskraft einerseits und die Einstoßbewegung andererseits: zwei instinktmäßige Bewegungen, die wir in der Tierwelt unkultiviert antreffen, beim Menschen meistens sublimiert, aber darum sind sie nicht weniger zwanghaft.

Dieses Nahrungsmittel symbolisiert das ‚Hereinholen' von Dingen oder Menschen von außerhalb seiner selbst … Es hält sich auf einem flachen Niveau, dort wo auch Zombies, Nicht-Denkende sich befinden, dort wo der Seestern alles zu sich nimmt und hereinsaugt, was er für sein Fortleben braucht. Beim Mensch stellt dies dar: dass er sich selbst völlig hereinholen will, dass er seinen ‚echten, ursprünglichen Inhalt' kennenlernen will. Unbewusst auf der Suche nach jenem, was in und hinter den Dingen verborgen lebt, nach dem Reichtum, der in seinem Wesen verhohlen lebt.

Der Mensch, der Appetit auf Camembert hat, sehnt sich nach klaren, deutlichen Linien, will Übersicht, möchte die Dinge systematisch ordnen. Er vernichtet den alten Teil in sich selbst und wünscht Zugang zu einem erhabeneren, menschlicheren Stadium. Möglicherweise hat er seine Kraft zur Außenwelt hin demonstriert, hat seinen Brustkorb zu weit aufgerissen, um ja nur dem zu entsprechen, was die Außenwelt oder die Gesellschaft von ihm sehen wollte, sich selbst so weit wie möglich in Schönheit und Leistung manifestierend. Hierbei reißt er sich selbst zu weit auf, so dass die Rippen schmerzen würden.[5]
Camembert fordert den Menschen dazu auf, seine alten Klamotten und Habseligkeiten zu begraben und auf die Suche nach reinen neuen Dingen zu gehen, nach einem Lebensstil, der nicht länger mit den Urtrieben und Urgewohnheiten von einst übereinstimmt. Nicht länger zu kämpfen, um sich selbst zu beweisen.

Camembert steht für: *ein* großes weißes Feld, das noch ausgefüllt werden muss: der Mensch kann damit alles Mögliche tun, wird sich selbst und sein Leben ausbauen müssen, in schöpfendem Sinne. Es ist an ihm, die Kräfte und Mächte in seinem Wesen auf konstruktive Weise einzusetzen.

Wer großen Appetit auf Camembert hat, begreift daraus, dass er nicht den Kopf hängen lassen darf, dass er sich selbst gut versorgen darf, um damit zu beginnen, sein Leben zu gestalten. Dass er sich selbst gut kleiden und wärmen darf, wie Camembert dies empfiehlt, auf dem Weg, in gesunder Neugier bezüglich dessen, was kommen wird. Er öffnet sich dafür.

Camembert lässt den Menschen frei, rät ihm jedoch schon, sich die Möglichkeiten anzusehen, die innerhalb dieses Freiheitsfeldes liegen, einzusehen, dass er mit dieser Energiemasse innerhalb des Lebensrahmens etwas ‚tun' kann. Er darf anfangen, sein Leben bewusst zu ‚kneten', seine Ur-Potenz zu gestalten. Nicht in einer vorigen Phase hängen bleiben, nicht einfach vegetierend oder lebend als ein Nicht-Schöpfender, sondern, im Gegenteil, mit beiden Händen und im vollen Bewusstsein etwas daraus zu ‚machen'.
Camembert symbolisiert den gemütlichen, kräftigen, dicken Pelz, den ein Mensch um sich herum bilden kann, wie die Rinde um einen Baum herum, wie

---

[5] Lies mehr über die psychologische Übereinstimmung der Rippen bzw. des Brustkorbs in *Der Schlüssel zur Selbstbefreiung – Enzyklopädie der Psychosomatik.*

die Schale um eine Marone herum; genau wie bei dieser letzten Frucht, weist der Camembert ihn auf die echten Werte, nicht auf die Schein-Kleidertracht, die imponieren oder die Aufmerksamkeit anderer ziehen soll. Camembert verlangt, dass der Mensch sich selbst nach seinem wirklichen Inhaltswert anerkennen und sich entsprechend kleiden und verhalten würde.

Der Mensch, der Appetit auf Camembert hat, braucht sich selbst nicht von der Außenwelt abzuschirmen, sollte sich nicht schmücken oder sich nach außen hin vorführen: er wird sich im Gegenteil gut fühlen innerhalb seiner eigenen Ich-Sphäre und, wie Camembert dies verlangt, auf radikale Weise mit der Ordnung von Schein und Scheinverhalten, Kleidung oder Haltungen brechen, die den wahren Inhalt versuchen zu verbergen und einen falschen Schirm aufhängen wollen, dies als Folge von tiefliegenden Ängsten, Gefühlen des Unsicherseins, noch in Unwissenheit in Bezug auf die eigenen Werte und Talente. Kein Schein-Verhalten, sondern ein tiefes Erkennen der innerlichen Werte und dies schließlich in aller Ehrlichkeit und Reinheit manifestierend.[6] Kein angeberischer Pfau, sondern ein Pfau, der sich seiner tieferliegenden Talente und Schönheit bewusst ist.[7]

Solange der Mensch sein *wirkliches* Ich nicht zeigt, solange er weiter verborgen hinter seinem Federkleid lebt, ist es möglich, dass er andere von sich wegstößt. Du bekommst dann keinen Zugang zu ihm. Er meint manchmal, dass andere ihn meiden würden, aber eigentlich ist es er selbst, der die anderen von sich wegschiebt. Sobald er beginnt, aus der Reinheit seines Ichs heraus zu leben, ohne sich ein zweites Ich aufbauen zu wollen oder zu meinen, sich so oder so ‚verhalten' zu müssen, um … zu erfüllen, strahlt er diese Ehrlichkeit auch anderen gegenüber aus und zieht er ehrliche Kontakte an. Ein Anspornen von Camembert, sich aus der eigenen innerlichen Reife heraus zu verwirklichen, aus der Vollheit des eigenen Körpers heraus dem Reichtum seines inhaltlichen Vermögens Gestalt zu geben. Dies als Mensch, der seine ursprünglichen Instinktmuster in bewusste Selbstmanifestation und Selbstverwirklichung umsetzt.

„Nicht das Image zählt," sagt Camembert, „nicht das äußerliche Verhalten, sondern das himmlische Gefühl, dich selbst innerhalb deines gemütlichen Körperpelzes zu fühlen und zu erfahren, innerhalb der Herrlichkeit der Selbstumsorgung, des Verwöhnens, das du dir selbst gibst." Auf dem Weg als authentisches Ich, das Äußerliche und das Innerliche sind jetzt vollständig in Übereinstimmung miteinander. Der Mensch, der sich selbst gut einmummt, sich liebevoll versorgt, und dem es völlig egal ist, wie er wohl auf andere ‚wirkt'. Er lebt warm und ehrlich aus der ‚Einheit' heraus, die er selbst ist.

---

[6] Lies mehr hierüber im ersten Teil von *Der Schlüssel zur Selbstbefreiung – Enzyklopädie der Psychosomatik.*

[7] Lies über die psychologische Symbolik des Pfaus in *Wenn die Tiere sprechen könnten …* Dieses Buch ist bei Erscheinen des vorliegenden Werkes noch nicht in deutscher Übersetzung erhältlich.

Cheddarkäse

Jeder Teil muss gut und fest-schließend an dem anderen haften oder mit dem anderen verbunden zu sein, sagt Cheddarkäse. Eine Garantie für ein geschmeidiges, aber dennoch verschlossenes undurchlässiges Haften. Und dabei geht es symbolisch sowohl um Dinge außerhalb von uns (z.B. zwei Teil von Abwasserrohren) als auch um die verschiedenen Teile unseres Körpers: Darm, Sehnen, Adern, Harnwege usw. … Aber auch in übertragenem Sinne: Cheddarkäse bittet darum, alles solle ‚schließend' sein. Nichts dem Zufall überlassen und dafür sorgen, dass alles solide gesichert ist, einfach indem man verantwortungsgesinnt und nüchtern tut, was man tun sollte.
Bring alles erst tipptopp in Ordnung, danach brauchst du dich dann nicht mehr darum zu kümmern. Aber Cheddarkäse sieht seitwärts noch nach dem Rechten, danach … um zu sehen, ob der Zustand immer gleich ‚heil' und fest bleibt, ob kein ‚Leck' an der Stelle der Verbindung (wo zwei Teile zusammenkommen) entsteht. Er wacht auf diese Weise immer weiter und du kannst auf ihn zählen. Cheddarkäse stellt *dieses* Element im Menschen *selbst* dar.

Große Brocken, Flocken oder dicke Klumpen werden abgeführt, Gewebe, das nicht länger im Körper anwesend zu sein braucht; wie durch ein Abwasserrohr wird das Überflüssige abgeführt. Und Cheddarkäse sorgt hierfür, achtet zugleich darauf, dass nichts verstopft wird, und falls dies dennoch geschieht, dass Teile kurz auseinander gebaut werden, damit die Verstopfung beseitigt werden kann und die Teile wieder durchlässig sind. Cheddarkäse macht den Weg frei und entfernt zu harte Teile sowie die äußersten Elemente, wenn das sanfte Inhaltliche sichtbar und frei gemacht werden muss. Dies ist die Struktur, die schon als Basis gegeben ist, aber ansonsten den Inhalt durchströmen, frei strömen und herauskommen lässt. Der Zuseher, der Struktur-Geber, zugleich hierbei die Möglichkeit bietend, dass alles heraus kommen kann, abfließen kann oder, wo dies nötig ist, dräniert (also abgeleitet oder entwässert) werden kann. Die zu großen Stücke werden entfernt, wo und wie immer dies auch nur einigermaßen möglich ist. Ein zuverlässiger Wachhund, ein liebevoller Aufseher, ein effizienter Mechaniker-Installateur. So kann nichts schiefgehen. Unterdessen hält er mit seinem wachenden Auge und seinem Gehirn schon viel fest, aber andererseits ist er schnell und mobil, unmittelbar aufgesprungen und zum Handeln übergegangen, wenn dies nötig war.

Ein noch tieferes Vertrauen würde vielleicht auch beim Cheddarkäse zur Folge haben, dass nichts mehr betrachtet werden muss; dass alles losgelassen werden darf. Aber vorläufig sind wir noch nicht so weit. Es braucht noch ein besseres Gleichgewicht zwischen loslassen und gut aufpassen (Alertheit, Wachsamkeit).

Cheddarkäse will alles gut geordnet haben; nicht das eine über oder unter dem anderen, sondern alles sauber und ordentlich wie es sich gehört, genau wie bei einem Tannenbaum die kleinsten Zweige oben an der Spitze und die breiten großen unten durch die Luft peitschen, so findet auch Cheddarkäse, dass alles seinen Platz und seine Ordnung hat. Darüber wacht er: dass nichts falsch wächst oder läuft. Er fühlt sich zufrieden, so sitzend und sich diese Bäume mit Struktur betrachtend, geordnet und arrangiert. Und die Hand von Cheddarkäse greift ein, wo immer ein Misswuchs auftritt. Es ‚gehört sich' nun einmal, dass alles nach einem bestimmten System, in einer bestimmten Gesetzmäßigkeit verläuft, so meint der Cheddarkäse. Er garantiert dies und sorgt dafür, dass dies auch der Fall ist.

Der Mensch, der ein starkes Verlangen nach Cheddarkäse empfindet, hält vielleicht zu viel fest, wagt es nicht, alles frei hindurchströmen zu lassen, wodurch möglicherweise manchmal Bauchschmerzen entstehen oder zum Beispiel ein Gefühl, das als Aufgeblasenheit im Darm[8] umschrieben werden kann. Er schaut mit seinen Gedanken etwas zu ängstlich und weiß nicht, dass er das alles einfach hindurchlassen darf, dass er Vertrauen haben und loslassen darf. Er ist mit seinem Kopf zu sehr gerichtet auf: ‚Darf ich es denn wirklich gehen lassen, muss ich es nicht festhalten?' Verstopfung, Verklebungen usw. in Geist und Körper (Gedanken, Emotionen, Nährstoffe) sind möglich. Cheddarkäse hilft nun dabei, die Botschaft weiterzugeben, dass du dich selbst entstopfen sollst, dass du hindurchströmen lassen sollst und zwar dass alles im Leben, in deinem Körper durchaus sehr schön ineinander passt ... Also, habe keine Angst, schwitze nicht, klammere dich nicht ängstlich fest (an Elementen, Menschen, Materie, Unheilsgedanken usw. ...), sondern lasse alles einfach hindurch- und weiterströmen. Vertraue der Kanalisationswirkung deines Körpers, dem Drainage-System in dir, dem Gang der Dinge im Leben.

Menschen, die Cheddarkäse lieben, müssen vielleicht endlich einmal einen Schlusspunkt dahinter setzen: dahinter, dass sie immer wieder aufs Neue furchtsam in Frage stellen oder zweifeln: ‚sollte es wirklich gut sein, dass ich ...' oder ‚kann das jetzt einfach so in Ordnung kommen'? Höre damit auf, dich mit Dingen in deinem Kopf zu beschäftigen, die überhaupt nicht nötig sind. Eine Art von Misstrauen gegenüber dem Lebensgeschehen oder den Prozessen im menschlichen Körper. Halte nicht fest, lass los, vertraue, gehe weiter. Die Dinge aus einer höheren Perspektive betrachten, nicht im niedrigen oder zweifelnden Denken hängenbleiben; dich der Freude, du selbst zu sein, hingeben, ohne weiteres.

Gefühle nicht zurückhalten, Wasserströmung nicht hemmen, äußere ruhig deinen Inhalt und dein Gefühl. Lasse alles einfach nach außen hin strömen und blühen.

---

[8] Lies mehr über die psychologische Übereinstimmung in *Der Schlüssel zur Selbstbefreiung – Enzyklopädie der Psychosomatik.*

Lasse los, entlaste dich, lasse das Fontänchen spritzen und gib dir selbst alle Chancen auf eine totale Entspannung in diesem ‚Freigeben' deines Inhaltes, deiner Gefühle. Zögere nicht, sei weder zurückhaltend, festhaltend, verborgen noch beschämt: stehe zu dir selbst. Und wage es, dein tiefstes Selbst zu äußern, wage es, frei zu geben, wage es loszulassen, wage es zu geben. Schlucke es nicht hinunter, halte dich nicht zurück. Lasse dich selbst frei, lasse alles frei strömen. Wisse dich beschützt, wisse dich beschützt *innerhalb* deines Ichs. Du brauchst überhaupt nichts von außen zu fürchten, wenn du dein Leben aus diesem Vertrauen heraus führst. Erwarte keine unvorhergesehene Bedrohung, dann kommt diese auch nicht. Lasse dich in positivem Sinne gehen, entspanne all deine Muskeln, lasse los.

Greyerzer oder Gruyère und gleichartige Käsesorten

Der Charakter dieses Käses ermutigt den Menschen dazu, weiter zu gehen, an sich selbst zu glauben, seinen Raum breiträumig einzunehmen und keinen Moment an seinem Vermögen zu zweifeln, die Dinge so anpacken zu können, wie es sich gehört. Ein stimulierendes väterliches Schulterklopfen: er sehnt sich nach einer Identifikation mit dem ‚tüchtigen' elterlichen Teil in sich selbst, das sagt ‚ICH kann das durchaus ... ; ich werde das schon schaffen.' Der Mensch, der sich tüchtig und stark hält oder macht, auch in emotional schwierigeren Tagen.

Es geht um die Sphäre der ‚Macht': die Macht, an dich selbst zu glauben, die Macht über dich selbst bekommen, die Macht in dir selbst derart anerkennen, dass keine Macht in der Außenwelt mehr dein Leben bestimmen, determinieren, verletzen oder bedrohen kann.

Jener Mensch, dessen Schultern schwere Lasten tragen (im wahrsten Sinne des Wortes), so dass er das Gefühl haben könnte, es nicht alles tragen zu können: er muss sich selbst ständig stärken, stark machen, seine Kraft und Macht zusammennehmen, sich aufputschen, tüchtig kräftig nach oben lenken ... wird möglicherweise ein großes Bedürfnis nach dieser Käsesorte haben. Er wird nur angespannt Lasten tragen, solange er das Leben aus einer fehlerhaften Überzeugung heraus betrachtet. In ihm ist der Wille vorhanden, sich niemals weggleiten oder absacken zu lassen: der Charakter dieses Menschen duldet kein dummes Zeug. Er wird nicht bei anderen anklopfen, sondern bringt sich selbst immer wieder an die Wasseroberfläche. Er weiß, dass er die innerliche Kraft besitzt, um die Kontrolle über sich selbst und die Situation zu behalten. Er weiß sich zu helfen, macht sich stark, will und wird sich niemals gehen lassen oder weggleiten lassen. Er ergreift den Stock und schreitet mutig weiter. Mit einem ordentlichen Stück Käse in der Hand fühlt er sich gut. Als ‚der, der sich stark macht', zieht er mutig den Berg hinauf. Vergleichen wir ihn mit dem Schafhirten, der niemals den Mut aufgibt, sich selbst mit den kräftigen Produkten stärkt, die die Natur ihm bietet, mit seinem Hirtenhund als einzigem Beistand; den Rest bewältigt er dann schon selbst.

Dennoch können wir hier sagen, dass etwas an seiner Betrachtungsweise des Lebens verändert werden darf: dieser Mensch wird seine innerlichen Kräfte noch tiefer anbohren müssen. Er wird gut daran tun, sich selbst bis in das Tiefste seines eigenen Reservoirs absacken zu lassen und dort einen Energie(reaktor) zu finden, der bis in alle Ewigkeiten Strom gibt. Angeschlossen an den tiefsten Kern seiner selbst, kann er jetzt die Überzeugung aufbauen, dass alles ‚heller' verlaufen wird. Er macht sich die Überzeugung zu eigen, dass es überhaupt *keine* ‚Lasten' mehr zu tragen gibt, dass in der Zukunft keine Schwierigkeiten voller Mut mehr durchzustehen sind. Er muss die Idee loslassen, dass er sich immer gut versorgen muss, um voller Mut eine kräftige Dosis Macht und Energie zu sammeln, um die Schwierigkeiten, die kommen werden, bewältigen zu können.

Es ist, als ob der Schafhirte vermutet, dass der Weg nach oben auf den Berg noch lange dauern wird, und vielleicht eine Begegnung mit unerwarteten Feinden oder Hindernissen bringen wird ... ; er bereitet sich innerlich vor, er trinkt sich Mut an, seine Muskeln spannen sich bereits an, das Haupt richtet sich tapfer und in Kraft auf, den Stock bereithaltend, um die bösen Wölfe abzuwehren ... (die Gefahr oder die Lasten, die kommen werden). Dieser Mensch hat einen Sinn für Verantwortung, sowohl für sich selbst als auch für die ‚Seinen'; er ist ein Kämpfer, der niemals aufgeben wird. Er lebt aus dem Gefühl heraus ‚Ich muss es tun; Ich muss es hier auflösen'. Dies ist an sich nicht schlecht. Dennoch ist er der mannhafte, mutige Mensch ... der lediglich *eine* Sache einsehen muss: dass das Leben nur dann für Bedrohung und das Angehen von Lasten steht, solange er meint, dass das Leben nicht anders kann, als so zu sein. Er wird tief in seinem Herzen die Überzeugung gewinnen müssen, dass das Leben viel heller und ruhiger wird, wenn er beginnt, voll und ganz aus seiner innerlichen Lichtquelle heraus zu leben; er wird lernen, alles ununterbrochen mit Leichtigkeit von seinen Schultern gleiten zu lassen.

Solange er darauf ausgerichtet ist, immer Kräfte sammeln zu müssen, um eine schwere Aufgabe bewältigen, den ‚Feind' (Situation, ...) auf mannhafte Weise besiegen zu können, sammelt er in sich eine Art von geballter ‚Macht' in gespannter Alertheit und Weitsicht, die *zu* viel Energie verlangt ... Er wird nun die eine Haupt-Verantwortlichkeit auf sich nehmen müssen: sich selbst in Freude Leben zu lassen, auf diese innerliche Sicherheit bauend. Er wird gut daran tun, sich nicht länger auf eine angestrengte Weise auf die Rand-Verantwortlichkeiten im Leben zu richten (die Kinder, die finanziellen Seiten usw. ...). Ist bezüglich der Hauptverantwortlichkeit alles gut geregelt, dann wird es schließlich auch keine Sorgen mehr geben. Umgekehrt: richtet man sich zu sehr nach den Situationen in der Außenwelt, dann vergisst man, an der eigentlichen Haupt-Verantwortlichkeit zu bauen, an dem inneren Gefühl von Sicherheit, wodurch eine Situation von Stress und Energie-Verschwendung entsteht. Grundsätzlich wird dieser Mensch lernen, der ,Natur' zu vertrauen. Er wird lernen müssen einzusehen, dass sein Lebender Selbst-Kern ihn immer wieder in jedem Moment, spontan, impulsiv, auf eine direkte Weise in jeder Situation auftreten / handeln lassen kann, ohne dass hierbei die Rede sein muss von irgendeiner Art von Weitsicht oder rationaler Vorbereitung. Er wird lernen, in jedem Moment auf seine spontanen Eingebungen zu vertrauen.

Er braucht sich ganz und gar nicht auf eine Macht-Konfrontation vorzubereiten: aus dem Vertrauen in die eigene bodenlose innerliche Kraft heraus, braucht er keine zusätzliche Energie aufzubauen, festzuhalten, ,in Vorbereitung auf' ... Dann braucht er sich selbst nicht ,stark' zu machen, Mut einzusprechen oder sich mit einem Balken aus Käse zu ,stützen', weil er sich voll und ganz der Tatsache bewusst ist, dass es in seinem Innersten *einen* großen Stützpfeiler gibt, der keine ,Zusatznahrung' erfordert: diese innerliche Quelle fordert ein ,stärkeres Schöpfen aus diesem innerlichen Vorrat', ermahnt ihn dazu, er solle sich weniger richten auf das ,Abstützen, die Sicherheit, die Verstärkung, das mit Weitsicht erfolgende Ergreifen von Maßnahmen ... in Bezug auf die Außenseite'. Er braucht keinen Stock, um den Feind zu besiegen, wenn er nur erkennt, dass der Feind nur in seiner eigenen Seele wohnt.

Der Mensch, der ein Verlangen nach Gruyère-Käse empfindet, will alle Löcher stopfen; er will alle Löcher stopfen, so dass kein Mäuschen mehr in seinen Keller eindringen kann. An sich ist diese Haltung natürlich nicht schlecht, aber dieser Selbst-Schutz kostet mitunter zu viel Anstrengung, Bündelung von Kräften. Der Mensch muss ein Schrittchen weiter gehen. Energien werden immer zu sehr in den Mechanismus ,Ich muss schützen' in der Außenwelt gesteckt ... statt diese Problematik tief im eigenen ICH aufzulösen. Der Keller steht hier symbolisch für die tiefen Schichten im Menschen selbst; er wird nun einen fundamentalen Kontakt mit seiner eigenen tiefsten Basis zustande bringen müssen; er wird dann wissen und fühlen, dass dieser innerliche Basis-Kern ihm den absoluten und ultimativen Schutz bietet, wenn er sein Leben darauf in Vertrauen aufbaut ...

Die Lösung lautet daher auch: schreite nicht von einer zu gespannten, vorbereiteten Haltung aus in das Leben hinein; alles ist automatisch geschützt, wenn du in jedem Moment ruhig das tust, was du deinem Gefühl nach tun musst, aber ohne die geringste angespannte Ausrichtung darauf. Lasse die Dinge einfach auf dich

zukommen, voller Vertrauen. Stopfe ruhig die Löcher, aber beschäftige dich nicht so intensiv damit: richte dich auf die allerschönsten Sachen tief in dir selbst.
Stopfe die Löcher in dir selbst, indem du der sauberen innerlichen Macht deines Wesens Glauben schenkst. Die Veränderung deiner Einstellung ist von größter Bedeutung: der Glaube an die Unberührbarkeit, an die eigene Kraft und Macht der hochaufgerichteten strammen Männerbrust ... „Niemand kann hier herein, niemand kann hier etwas Negatives hereintragen. Ich bin unverletzlich. Niemand kann mich bedrohen: meine körperliche Unverletzlichkeit ist eine Folge des Glaubens an meine innerliche Macht (in ihrer günstigen Bedeutung)." Das Leben ist alles-schützend für jene, die an diese Macht glauben, die von Güte des ICHS geleitet wird. Der Glaube an diese unberührbare Kraft strahlt alles Ungeziefer weg, hält jeden Menschen und jedes Tier, der oder das nicht hier zu sein braucht, auf Distanz.

Der felsenfeste Glaube, dass nichts von außen her, keinerlei Situation, für den Menschen bedrohlich sein kann: dass der Mensch in jedem Augenblick in seinem Dasein die richtigen Signale empfängt, um etwas auszuführen oder eben nicht, von Moment zu Moment. Dieser Glaube an die Sprache lebender Signale, sorgt dafür, dass er sich nicht länger bedroht fühlt: ihm wird schließlich ständig der ‚Weg' gezeigt. Er braucht sich auf nichts vorzubereiten, braucht sich nicht vorzusehen. Er weiß sich selbst nun sicher und geschützt: wenn diese kleinen Löcher in seinem Innersten gefüllt sind, wird er nicht all seine Mächte zusammennehmen müssen, um auf der Lauer zu liegen und zu beobachten, ob auch wirklich alle Löcher in seinem Haus gestopft sind, ob auch nirgendwo eine ‚Bedrohung' mit allen streitbaren Waffen abgewendet werden muss. Derjenige, der Macht über sich selbst hat; derjenige, der diese Macht in sich selbst anerkennt, baut sein Leben ganz tief in sich selbst auf; er stützt sich auf diesen unverwüstlichen Pfeiler des lebenden Selbst-Kerns. Er weiß, dass nichts von außen her noch eine Bedrohung oder Last für ihn sein kann. Er wird nun getragen: von seiner tiefen innerlichen, mächtigen Quelle. Das Leben ist nun heller; er verfügt nun über ein unerschöpfliches Reservoir an Kräften, so dass er keine zusätzliche Energie mehr benötigt.

Er kann sein Haupt zur Ruhe legen, ruhig jetzt. Er fühlt nun, wie er innerlich sanfter wird; mit einem wohltuenden Lächeln auf seinem Gesicht lässt er sich in die Arme seines großen ICHS aufnehmen. Er weiß, dass alles gut ist. Nichts aus der Außenwelt kann ihn bedrohen, er braucht sich gegenüber nichts ‚bereit'-zuhalten, um sich selbst und seine ‚Schafe' zu beschützen, zu behüten. Er, der es gewohnt war, alles auf mannmutige, kämpferische Weise selbst anzupacken, zu besiegen ... weiß, dass kein Kampf mehr geliefert werden muss, weiß jetzt, was es bedeutet, sich einmal ‚hinzugeben', sich in die großartigen Meere seines Selbst aufnehmen zu lassen.

Es ist die Mütterliche Sonne, die weiß, dass aus diesem Gefühl der inneren Sicherheit heraus alles gut gehen wird; sie lässt ihre Schafe und die Kinder frei in der Natur herumtollen, schenkt sich selbst jedoch nun Ruhe und Sanftheit. Die goldene Krone, die sie auf ihr Haupt gesetzt hat, glänzt vor Freude über diese Anerkennung der eigenen unantastbaren Würde. Sie fällt auf ihren tiefsten, reinen Kern zurück und braucht sich selbst nicht mehr zu ‚stärken' oder kräftig hochzuschieben, da sie wie selbstverständlich aus ihrer unerschöpflichen Quelle mit dem goldenen Lebenselixier heraus lebt. Auf nichts anderes baut sie ihr Leben, ihre Sicherheit, ihre Gewissheit; aus nichts anderem schöpft sie ihre Kraft und manifestiert sie sich selbst als eine Gute Macht. Der Körper kann sich jetzt entspannen, das Gehirn ist mehr auf das Innerliche abgestimmt, weniger auf die Außenwelt.

Schlussfolgerung: solange der Mensch ein starkes Verlangen nach Gruyère-Käse empfindet, meldet dies faktisch, dass die Anspannung in ihm aufgrund der Selbsttäuschung noch zu groß ist. Man führt sich selbst in Bezug auf den Gang der Dinge hinters Licht. *Zuerst* ist da die Anspannung und der negative oder abwartende Gedanke, *dann* folgt eine Serie von spannenden Vorfällen ... nicht umgekehrt! Will dieser Mensch ein ruhiges Leben führen, dann wird er sich die Überzeugung zu eigen machen, dass NICHTS mehr in Spannung zu verlaufen braucht, dass alles im richtigen Moment gegeben werden, angeboten, deutlich gemacht werden wird. Er darf alles loslassen, darf vertrauen und AUS der Sicherheit SEINER INNERLICHEN QUELLE HERAUS WEITERGEHEN, ohne sich noch auf die Außenwelt zu fixieren. Er ist nicht länger damit beschäftigt, das ‚Schwächere' in und außerhalb seiner selbst zu beschützen, sondern richtet sich nun aus seiner innerlichen Kraft heraus auf: jede Schwäche in negativer Überzeugung verschwindet; er braucht sich nicht länger zu ‚stärken'.

Hüttenkäse

Hüttenkäse symbolisiert die Reinheit von hohen weißen, mit Schnee bedeckten Bergketten wie den Alpen. Nichts ist reiner als dies; nichts ist so kräftig hoch in seinem weißen ‚Sein'. Bärenstark, aber so unglaublich subtil. Wie Spitzen, die mit großer Sorgfalt geklöppelt wurden. Glück lebt in diesem Urprodukt. In der Vibration der Thymusdrüse, des unglaublich schönen goldenen Lymphdrüsensystems,[9] von Harmonie und Gleichgewicht. Ja, hierin erfährst du die Ruhe ... , den Frieden, die reine Schönheit im Erhabenen auf Erden.

---

[9] Lies hierzu mehr im Abschnitt Psychologische Übereinstimmung des Lymphdrüsensystems in *Der Schlüssel zur Selbstbefreiung – Enzyklopädie der Psychosomatik.*

Die Art von Hüttenkäse ist: respektvoll, anderen zeigen, wer sie sind, er ist unantastbar für das Böse oder Düstere. Er salbt und heilt alleine schon durch seine Reinheit des ‚Seins'.

Wer die Sphäre von Hüttenkäse mag oder Appetit darauf hat, gibt hiermit sich selbst zu erkennen: streiche die Falten schön glatt. Lag vielleicht eine Uneinigkeit vor, ein Unfrieden oder Kampf, eine Besudelung seines Herzens? Dann gibt Hüttenkäse guten Rat. Dieser Mensch ist schließlich mit diesem Nahrungsmittel verwandt, will schließlich nichts lieber als deutliche, klare Strukturen, aus Aussäuberung und Erhöhung. Möglicherweise hat er sich eine Zeitlang wegen bestimmten Unreinheiten in seinem / dem Dasein ‚erbrochen'.
Hast du großen Appetit auf Hüttenkäse? Es ist nun Zeit, dies zu transformieren! Hast du schon seit Jahren Appetit auf Hüttenkäse? Dann sind evolvieren und transformieren, reinigen mit dir verbunden, ständig. Es liegt einfach in deiner Art, genau wie beim Hüttenkäse.

Lieber Mensch, was für ein gutes Herz du doch hast, aber unterschätze doch nicht deine Güte, den Wert deiner ursprünglichen goldenen Wurzeln. Lasse dich nun kräftig in deinem wertvollen ICH nieder und gehe keinen Schritt rückwärts! Selbst-Korrektur, hier oder dort, ist möglicherweise nötig, aber mache aus Details keine Hauptsache. Folge deinem Großen Zeh[10]: vorwärts marsch, auf den Hauptweg, und entscheide dich für den weiteren Aufstieg in das absolute Schöne, Erhabene, so dass ein Glücksgefühl dich durchspülen darf. Dies ist der Wunsch von Hüttenkäse für dich. Entscheidest du dich hierfür? Ruhe im Kopf und im Herzen gehören dazu.

Mozzarella

Mozzarella ist wie ein Trichter, der viel auffangen kann, mit schmalem Hals (vgl. Kehle oder Schluckapparat), und der Tropfen für Tropfen in einem schmalen Strahl durchlässt, hinunterrutschen lässt (ist vergleichbar mit einer lebensnotwendigen Infusion, die in den Körper tröpfelt). Mozzarella stellt einerseits also eine Art von Nahrunggeben dar, und andererseits eine Art von Schutzsystem (so dass nicht alles auf einmal hereinkommen und weiterströmen würde).

Sein Charakter erzählt zugleich vom Schanzenspringen in einer einzigen fließenden Bewegung, vom einfachen Sichgleitenlassen vom Schneeberg auf Skibret-

[10] Lies mehr über die Symbolik des Großen Zehs in *Der Schlüssel zur Selbstbefreiung – Enzyklopädie der Psychosomatik.*

tern, ohne jede Anstrengung. Vergleichbar mit dem Stabhochsprung, sehr geschmeidig und einfach über breite Gräben und Bäche. Dies beinhaltet auch, dass er sowohl seinen Körper als auch andere Hilfsmittel einsetzt, um irgendwohin gelangen. Biegsam, wendig, einen Anlauf gleitend und seinen Körper in jene betreffende Richtung beugend und drehend, die nötig ist, um sicher und sanft zu landen, wieder auf festem Boden. Mit diesem Mitgehen seines Körpers, dieser Geschmeidigkeit, verliert er sein Gleichgewicht nicht, tut er sich nicht weh, macht er es sich selbst einfacher. Arme, Beine, sein ganzer Leib: er folgt einfach dem sich schlängelnden Weg auf sehr flexible Weise.

Der Mensch, der dem Geschmack von Mozzarella mag, sehnt sich danach, noch mehr vom Mozzarella-Charakter in sich zu integrieren, gleitet manchmal mit seinen Skibrettern aus, oder fällt etwas ungeschickt nach vorne auf den weißen Schneeteppich, findet seinen geschmeidigen Schritt noch nicht, hat manchmal das Gefühl, dass er ein wenig ‚verkehrt herum' zusammengebaut ist. Dies ist die Folge seiner Überzeugungen und seiner Unsicherheit und möglicherweise dessen, dass er es ‚richtig machen will' und hierdurch Angst hat, zu ‚versagen'. Er grapscht im Kreis herum und kann dann mit eckigen Bewegungen doch wieder auf die Beine kommen. Verwirrter und nervöser Geist, der an der selbstverständlichen Geschmeidigkeit der Dinge, der Ereignisse zweifelt.

Mozzarella weist ihm einen Weg: halte dich nicht so gespannt in deinem Körper; brich damit, so verkrampft im Leben zu stehen, bringe dich selbst zu innerer Ruhe und glaube daran, dass nichts Unangenehmes dich unerwartet zu treffen braucht. Konzentriere dich in dir selbst und schenke dir selbst auf geschmeidige Weise die Freiheit. Mozzarella ermahnt den Menschen, der Appetit auf ihn hat: fühle, wie die sanften runden Linien des Lebens eine glatte Weichheit geben, wie ein kleines weißes Brötchen, das runde Milchbrötchen. Und doch sicher und geschützt in seiner leicht knusprigen Kruste. Innen weich, und äußerlich in seinem Körper gut geschützt.
Mozzarella fordert den Menschen dazu auf, seine Anspannung komplett aufzugeben, loszulassen, um sich vollständig zu entspannen; an die Tatsache zu glauben, dass wenn er alles loslässt, nichts versucht festzuklemmen, und es wagt, sich in sich selbst sacken zu lassen, seine Arme, seinen gesamten Körper bei sich haltend, gleichsam nach innen gekehrt … dass die allmählich weiterströmenden Energien ihn auf eine sanft gleitende Weise vorwärts führen. Keine Kantigkeit und Ungelenkheit mehr, keine Furcht. Alles geht nun einfacher.

Wer Mozzarella wirklich liebt, wer in voller Ehre und Ruhm auf eine positive glaubenskräftige Weise stolz auf seinen Geschmack ist, ist unbewusst auf der Suche nach seiner Wert-Anerkennung: wie der Hahn, so schön, so prächtig in seiner Kraft und seinem Krähen … stolz auf sich selbst sein können, auf die eigenen Talente, auf das totale eigene ‚Sein'. Erst dann kann der Mensch sich manifestieren, und zwar ganz und gar. Stark ist der Nacken, der Hals, gut-konzentriert in seinem Körper, glaubend an den Nutzen seiner Manifestation, um sich selbst und dem Leben zu dienen. Jetzt wird er nicht mehr von seinem kleinen Pfahl fallen!

Steht Mozzarella vor allem für frohe, flexible Hingabe in der Geschmeidigkeit seines ‚Seins', dann sehnt der Mensch sich in seinem Inneren danach: und der Körper folgt sehr fröhlich in Selbst-Glauben dieser Geschmeidigkeit. In Hingabe an den Raum seines ICHS, in Hingabe an die Freude darüber, ‚sein' zu dürfen. Ein Gefühl der Ungeschicktheit und der Furcht und ein mangelnder Glaube an sich selbst (gut davonkommen zu können) weichen dem Einheitsgefühl mit seinem Körper, einem starken Vorwärtsgehen auf flexible, furchtlose Weise. Er ist auf gesunde Weise stolz auf sein ‚Sein'. Flexibel sich beugend und sich in der Natur drehend, mit dem Glauben an sich selbst mitgehend, den Wogen seines Lebensweges im wahrsten Sinne des Wortes in aller Geschmeidigkeit folgend. Sich aufdehnend und streckend statt der ursprünglichen Ungelenkheit und Krampfhaftigkeit.

Parmesankäse

Parmesan symbolisiert das totale Ja-Sagen oder die vollkommene Hingabe an das, worum das Leben im Menschen bittet. In aller Reinheit wird Parmesan vollbringen, was in der Optik des ehrlichen Lebens geschehen sollte. Er vertraut, gibt sich blindlings ‚der Bewegung' hin, die in der Richtung des Pfads gemacht werden muss.
Parmesan versteht es, sich über seine Emotionen zu stellen, ist Herr seiner Emotionen, sorgt in jeder Hinsicht dafür, dass weder Furcht noch Misstrauen aufkommen würden. Er versteht es, sich zum Lenker seiner Gedanken und Gefühle zu machen und schließt seine Fantasien aus, wenn es um eine mögliche negative Beeinflussung seines Gemütes geht. Also gibt er Visionen oder Gedanken des Versagens, Verletztwerdens, Fallens usw. nicht den Hauch einer Chance. Er verankert sich in seinem höchsten Zustand des Seins und gibt dem Zweifel weder eine Möglichkeit, in sein Gemüt einzudringen, noch in seine Gedankenströmungen.

Parmesan weiß sich selbst die königliche Krone auf das Haupt zu setzen, wohnt weiterhin in seiner Würde und lässt sich nicht nach unten ziehen. Er nimmt auf eine klare, ehrliche Weise seinen Platz ein und betrachtet die Dinge von oben herab, in Gerechtigkeit. Er ist wie der noble weise Richter und lässt das gehen, was gehen sollte. Er lässt aus, lässt vorbeigehen, zeigt das Tor nach außen, wenn dies nötig ist. Ob es dabei im buchstäblichen Sinne um Nahrung oder ob es um Besucher oder unerwünschte Elemente geht, ist dabei einerlei. Sowohl Abfall als auch niederwertige Facetten werden weggeführt.

Parmesan bleibt lieber noch allein auf seinem hochwertigen Stuhl zurück, als dass er etwas in einem Kompromiss annehmen muss, bei dem das ‚Reine' beeinträchtigt oder geschädigt wird. Er hält sich selbst und sein Haus frei von negativen oder menschenunwürdigen Elementen, von Dingen, die der Natur selbst nicht dienen, von Elementen, die das Leben beflecken wollen würden.

Die Augen ein wenig geschlossen, das Haupt hoch in Bewusstsein getragen, die Weisheit in seinem Wesen. So ist der Mensch, der mit Parmesan verwandt ist.

Wer Appetit auf Parmesan hat, will die Dinge gelegentlich ein wenig zornig, begierig oder ungeduldig erzwingen. Will er beispielsweise absolut und dringend eine solide geschlossene Schachtel öffnen und gelingt dies nicht, ärgert er sich … dann ermahnt der Parmesan ihn: „Lass los. Suche es in dir selbst. Öffne ihn, deinen eigenen Inhalt. Schaue tief in dich selbst und lasse diesen inhaltlichen Goldstrom einfach laufen. Lasse gehen, lasse tief in dir selbst passieren. Lasse die Dinge und die Menschen los, versuche keine Geschehnisse zu erzwingen, weder faktisch noch zeitlich. Lerne jetzt den Moment zu genießen, gib dich dieser herrlichen Lebenssphäre hin und mach dich von dem Teil in dir selbst los, der sich weigert loszulassen, und der die Dinge fest ergreifen wollen würde. Letzteres führt nirgendwo hin, es führt in die Leere."

Der Mensch erkennt seinen wirklichen Wert als königlicher Mensch zu wenig. Er schaut jammervoll seinen Stuhl an, der halb kaputt ist, der nicht gepflegt oder instand gehalten wurde, wodurch er fast unter ihm zusammenbricht. Parmesan fordert den Menschen dazu auf, sich in seinem höchsten, edelsten ICH wiederzufinden, fordert ihn dazu auf, damit aufzuhören, sich selbst nur als halbe oder als übel zugerichtete Person zu betrachten, als jemanden, der Mängel aufweist oder sich auf gekränkte Weise als vom Leben benachteiligt betrachtet. Er betrachtet sich dann als armselig: ‚armer Ich, schau nur'.

„Wo ist dein Wert-Bewusstsein?" fragt ihn Parmesan. „Legst du vielleicht zu viel Wert darauf, wie du nach außen hin aussiehst? Sperrst du dich in ein oberflächliches Wertsystem ein, bei dem der Kult des leeren Äußerlichen eine wichtige Rolle spielt? Leitest du den Wert des Menschen von seinen Kleidern, der Menge an Schein-Flitter ab?

Wisse, dass die *echten* Werte des Menschen tief in ihm selbst sind, auch bei dir. Gib dich nur dem tief-introvertierten wahren ICH hin. Schließe für ein Weilchen die Augen bis auf einen Spalt und fühle … fühle mit deinem höheren Bewusstsein, wer du bist und *wo* die echten Werte deiner selbst als Mensch liegen."

Eine Aufforderung, einen tiefen und innigen Kontakt mit deinem tiefsten Kerninhalt zu entwickeln. Zu fühlen, wie gut es sich in der Essenz deines Wesens wohnen lässt. Parmesan: „Nichts fordern, erbitten oder erwarten, auch wenn es natürlich gut ist, das Schöne zu verlangen. Aber versuche nichts von unten her zu erzwingen, der Mensch, der sich als armselig erfährt, sollte nicht nach Lösungen und Füllungen außerhalb seiner selbst suchen. Er sollte sich weder als Opfer noch als benachteiligte Person empfinden. Ein jeder hat seine Einzigartigkeit und verfügt über seine eigenen ursprünglichen Eigenschaften und Talente. Der eine ist nicht weniger oder mehr als der andere.

Alles sollte zu seiner Zeit geschehen, versuche nichts zu erzwingen. Und vor allem: komme in Tuchfühlung mit deinem eigenen warmen Inhalt. Schaue und erlebe tief in dir selbst."

Der Mensch, der ein Verlangen nach dem Geschmack von Parmesan empfindet, lässt seinen Inhalt zu sehr links liegen, erkennt nicht ausreichend, worüber er *sehr wohl* verfügt, und schaut auf das, was nicht gegeben ist oder fehlt. Eine Art Bedauern oder ‚schade'-Gefühl. Er würde gut daran tun, sich das Wesentliche anzusehen, das sehr wohl da ist, seinen wertvollen Kerninhalt. Zu dankbarer Zufriedenheit über alle Möglichkeiten und Talente kommen, die in ihm wohnen. Eine Freude über das eigene ‚Sein' erhöhen. Sich selbst im Gefühl erheben, sich bewusst auf das alleredelste Sein seines ICHS abstimmen. Dann verschwinden Bedauern, Klage, das Gefühl, zu kurz kommen zu lassen oder einen Mangel zu haben.

Parmesan fordert den Menschen auf: „Schaue nicht zu viel über das Mäuerchen, zum anderen. Sei nicht eifersüchtig oder traurig, beneide nicht, sondern kehre in deinem eigenen Haus und versorge die Sachen, die zu dir gehören. In jedem Moment deines Daseins wird das bei dir sein, für das gilt, dass es gut ist, dass es dort ist. Lasse das Habenwollen, Begehren und jede Form von Unzufriedenheit los; Entwickle Dankbarkeit für das, was ist, für die Tatsache, dass es dich gibt. Komme in deinen höchsten Ich-Wert; ersetze jede Form des ‚Habenwollens und Trauerns um das, was nicht ist' durch das ‚Sein', und du wirst dich glücklich fühlen. Erkenne deinen wahren Wert und lebe danach. Verhalte dich aus deinem Herzen heraus und setze die Krone des reinen, würdigen, edlen Menschen auf dein Haupt: ein Wertbewusstsein, das von innen heraus erlebt wird, nicht im Geringsten auf das gebaut, was du hast, was du besitzt, wie du gekleidet bist, wie du in den Augen einer zeitweiligen Gesellschaft aussiehst."

Parmesan fordert die fundamentalsten bleibenden Werte, tief in dir selbst. Schaue dir diese Essenz an und trage sie hoch bei deinem Herzen, in gesundem Stolz. Denke nicht länger über sogenannte Mängel nach, erlebe Freude an dem, was jetzt ist, und betrachte sowohl dich selbst als auch die Welt um dich herum mit den Augen des Lebens. Freue dich über das, was ist, freue dich über das, was bei den anderen ist. Glücklich sein über das Glück des anderen …[11] Dies ist nur dann möglich, wenn du voll und ganz auf die Vibration der Dankbarkeit des ‚Seins' abgestimmt bist, die Dankbarkeit dafür, wer du bist, die Dankbarkeit für deinen wirklichen Wert, in Seele und Körper, einzigartig und wie kein anderer.

Roquefort

Die Art von Roquefort ist wie eines kleinen Tausendfüßlers, alle Füßchen arbeiten zusammen in dieselbe Richtung. Links rechts, links rechts … gleichzeitig die Füßchen versetzend, aufeinander abgestimmt, sonst würde es nicht gelingen.

Genau wie zwei Jungs, die spielerisch und stark einander die Hand geben und ein Gleichgewicht bilden, beide sich jeweils nach hinten lehnend, die Gesichter einander zugewandt, die Arme gestreckt. Kurz gesagt stellt Roquefort eine Art von stark zusammenarbeitenden Kräften dar; diverse Elemente oder Personen, die gleichmäßig mit vereinten Kräften zusammenarbeiten. So geht es besser, denken wir nur an die Arbeit, die die Ameisen gemeinsam verrichten. Kräftig aufeinander abgestimmt.
Roquefort steht symbolisch für den Fortschritt des Lebens. Der Mensch setzt seinen Weg fort und schaut nicht nach hinten, ballt seine Energien mitunter zusammen und schreitet resolut vorwärts.

Der Mensch, der Roquefort mag, wählt am liebsten auch resolut *eine* bestimmte Richtung, eventuell zusammen mit seinen Freunden oder in einem Kooperationsverbund.

Roquefort stoppt oder verschließt sich, wenn er fühlt: das Signal ist da, damit man anhält, wie vor einer Schranke an einem Bahnübergang; das Licht springt plötzlich auf Rot. Wie der Igel, der fühlt, dass plötzlich Gefahr droht, und der sich schnell zu einer Kugel umformt, sich geschützt wissend.

Wer gerne Roquefort isst, hat ein flexibles und schnelles Anpassungsvermögen, beispielsweise ‚Nase zu, Nase auf', handelnd, nicht-handelnd, je nachdem, ob und wie eine Situation eintritt. Instinktiver Nasenreflex und, falls evolviert, intuitive Anpassung, wenn auf feinfühlige Weise wahrgenommen wird: reagiere, oder verändere, oder …

---

[11] Lies eventuell über die Symbolik des Sterns Graffias im Zeichen Skorpion in *Auf Erden wie am Himmel – Psychologische Symbolsprache der Sterne.* Dieses Buch ist bei Erscheinen des vorliegenden Werkes noch nicht in deutscher Übersetzung erhältlich.

Roquefort ähnelt ein wenig einer stämmigen dicken brummenden Biene, die einen Ausweg sucht. Sie fliegt weiter und lässt Dampf ab, arbeitet eifrig und beobachtet aufmerksam, wann und wo etwas angepasst oder korrigiert werden sollte. Die angestaute Energie, die schließlich zur Herstellung von Honig führen kann. (Vergleiche dies mit den Elementen, die schließlich zur Bildung des Roquefort-Käses führen).
Roquefort würde am liebsten die Vergangenheit begraben, sich nicht mehr umsehen, und würde Berge von Arbeit versetzen wollen, können. Die Art von Roquefort ist mitarbeitend, keinen Widerstand leistend …

Der Mensch, der gerne Roquefort isst, sagt damit über sich selbst, dass auch er etwas von einer eifrigen Hummel hat, mit Eile und Vollgas schafft er es schon! Und sollte er ein wenig vor sich hin grummeln, dann musst du wissen, dass er nicht der Schlechteste ist, ganz im Gegenteil. Der gutartige Brummbär greift der Natur ein wenig unter die Arme.

Roquefort ist dehnbar, flexibel wie warme Dehnbarkeit, gibt nach wie ein gekauter Kaugummi. Er nimmt sich nicht viel zu Herzen und macht man eine Bemerkung, dann macht er eine Gebärde im folgenden Sinne: „Warum beschäftigt ihr euch mit unwichtigen Kleinigkeiten“, zuckt mit den Schultern, und setzt seinen Weg fort, oder nickt wieder kurz ein.
Roquefort empfindet sich übrigens als der Herr über sein Dasein, wie ein Jupiterianischer Mann mit Bart legt er sich mit ruhigem Gewissen wieder hin; man kann ihn weder beunruhigen, noch aus seinem Schläfchen wecken, noch ihm vorwerfen, er täte etwas entgegen dem Strom des Lebens.
Roquefortkäse langweilt sich niemals, weil er so voll anwesend bei sich selbst ist, in Vertrauen, in Selbstvertrauen.

Der Mensch, der es mag, diesen Käse zu essen, lässt sich selbst gerne leckere Speisen genießen, der eine nimmt Pommes Frites mit Mayonnaise, dem anderen läuft beim Schlemmen von Roquefort das Wasser im Mund zusammen. Er verzichtet auf nichts, was er lecker findet. Er kennt die Genüsse des Lebens und will diese auskosten! Wenn er sich wieder mit Energie, mit Nahrung versehen hat, fliegt er wieder durch den Lebensraum, weiter und weiter. Linke Teile und rechte Teile gleichmäßig und ständig in schnellem Tempo vorwärtsgehend.

Roquefort lüftet seine Geheimnisse nicht, brummt etwas zwischen den Zähnen, wenn ihm etwas nicht passt, aber spricht es nicht laut aus. Er ist ‚brav' …
Der Mensch, der den Geschmack dieses Käses mag, macht sich nicht wirklich Sorgen, ganz sicher nicht um morgen, warum sollte er? Er will meistens fair sein und andere in Ruhe machen lassen, stört sich nicht an ihnen und weiß es nicht besser, als dass andere sich ebenso wenig an ihm stören. Komplexe Persönlichkeit in Einfachheit verpackt. Derjenige, der Roquefort ausgiebig genießen und

schlemmen will, verrennt sich nicht in dumme Dinge und findet nur den höchsten Wert gut genug, um ihm Aufmerksamkeit zu widmen. Roquefort will dem Leben dienen und dies gilt eigentlich auch für denjenigen, der Roquefort liebt. Nur wird dies von den anderen nicht immer verstanden … Aber Roquefort selbst stört sich nicht daran. „Mache doch etwas und schaue dich nicht um. Komm, lass uns gemeinsam vorwärts schreiten, zusammen Arbeiten verrichten in schöner Harmonie!“ Möglicherweise durchaus eine spezielle Art von Arbeit, die man nicht als „ganz gewöhnlich“ bezeichnen kann …

Milch

Milch steht für eine Art ‚zwingende Kraft': es ist die Mutter-Frau im Menschen, die ihn dazu zwingt, sich selbst anzuschauen, die Möglichkeiten, die Potenz, das ‚Blanko-Blatt', das er in sich trägt und das auf Anerkennung wartet, auf Akzeptanz, auf einen weiteren Ausbau. Milch steht eigentlich für Frage und Antwort, für Vitalität und Lebenslust, für das Annehmen des Lebens selbst.

„Wir werden etwas daraus machen!“, spricht die Milch. Sie packt das Leben an, sie ZEIGT dem Leben: „*Dort* ist der Weg, dort musst du Sehen. Nimm das Leben mit beiden Händen an,
gehe auf diesem Weg weiter.“
Die Milch lässt das Leben SEHEN. Sie weist einem den Weg des Lebens. Der Mensch wird nun dazu ermahnt, diesen Weg zu wählen, diesen Weg zu sehen, zu starten. Der Mensch fühlt: „jetzt starte ich, jetzt breche ich auf! Ich werde mich verwirklichen; ich werde diesen Weg gehen; ich werde MEINEN Lebens-weg beschreiten.“
Ein Gefühl wie: „Ja, *dort* ist Leben; ich schlage diesen Weg ein ...“ Die Milch ÖFFNET den Blick auf diesen Lebensweg. Der Mensch bekommt ein Gefühl, das sich beschreiben lässt als: “Ich schlage diesen Weg ein, mit Vergnügen. Es ist fast noch ein unbeschriebener Blanko-Weg, aber ich trete nun an.“
Der LEBENSGLAUBEN wird angeregt.
Ein stimulierender Effekt auf die Wahrnehmung, die Erkenntnis: das Leben liegt dort, ist bereit für mich, muss nur noch von mir beschritten werden.
Ein Anreiz, eine Aufforderung: „Komm!?“, eine Einladung dazu, das Feld des Lebens zu betreten.

Wer spürt ein Verlangen nach Milch?
Derjenige, der ein Verlangen nach ein wenig Lebenselixier empfindet, nach Optimismus und einem Ausblick nach vorn, nach Mut und Ermutigung, sich auf

den Lebenspfad zu begeben. Derjenige, der ganz bestimmt im Leben ‚gehen' muss (im wahrsten Sinne des Wortes). Derjenige, der das dringende Bedürfnis hat, seine Schuhe zu binden, um in das Leben hineinzuziehen. Derjenige, der einen Stehplatz im Leben verdient: weil er nicht im Stand der Vergangenheit verbleiben will. Derjenige, der weitergehen will, der in das Leben eintreten will, der nicht in der ewigen Vergangenheit hängenbleiben möchte ... und in den dazugehörigen Schuldgefühlen. Er gibt sich selbst jetzt alle Möglichkeiten, ein leeres Vorstrafenregister ... und er hat vollkommen Recht! Jeder Mensch kann in jedem Augenblick seines Lebens einen Neuanfang machen, in Güte. Er zieht einen Strich unter die vorigen Phasen. Er macht kurzen Prozess mit ‚unbewusstlebenden' Scham- und Schuldgefühlen, wenn er jetzt wie ein guter Mensch lebt. Das Leben kann jetzt wirklich beginnen ...

Derjenige, der klar sehen will; er will seinem Leben nun ‚Gestalt geben'. Er zieht seine Schuhe an, ist startklar, ist vollgeladen mit der Sphäre von Milch ... ist mit anderen Worten bereit dafür, das Lebensabenteuer in Angriff zu nehmen. Er weiß noch gar nicht, wohin dieser Weg ihn bringen wird, aber er ‚packt an' und darauf kommt es an! Den Rest wird er unterwegs gestalten, ohne dies im Voraus festlegen oder planen zu wollen. Er gibt sich auf eine bedingungslose Weise dem Leben hin (ohne Begierden, Forderungen oder Bedingungen mit diesem Leben zu verknüpfen!). Man kann dies ein wenig mit der Sphäre des Vertrauens vergleichen, die der Fallschirmspringer in sich trägt, wenn er einen Sprung zur Erde macht.

Der Mensch, der beschlossen hat, den Kopf nicht hängen zu lassen, sondern *das Neue in die Tat umzusetzen.* Derjenige, der sich danach sehnt, dass sein Ich ‚rasend schnell in Gang kommt', dass es loslegt, der sich nach einer ‚beginnenden' Bewegung nach weiter, immer weiter sehnt ... er steht am Start, um gleich aufzubrechen. Unerschlossene Gebiete müssen erkundet werden. Er hat es fest im ‚Blick'; er ist guten Mutes und voller Hoffnung. Es ist alles noch so neu und er sehnt sich danach, *selbst* der Autor seiner Lebensgeschichte zu werden. Er selbst wird sein Blanko-Buch gestalten ... oder ein neues Buch schreiben.

Die Sphäre von Milch gibt OFFENHEIT, ein offenes Gefühl, eine offene Sicht, das typische frohe freie Gefühl, bevor man (wieder, jeden Tag aufs Neue) mit dem Neuen beginnen kann. Das Gefühl eines Neuen Starts, alles muss / kann jetzt beginnen, oder erneut beginnen. Das Gefühl: ‚Ich stehe am Anfang; ich kann noch so viel tun, noch so weit gehen ...' Ein unerreichbarer Horizont; ein Weg, der niemals beendet sein wird. Der Mensch ist bereit zum Aufbruch ... Die Milch-Sphäre öffnet das Gehirn, öffnet das Gemüt, öffnet die Sicht, öffnet die Sinne ... Man schaut weit, sehr weit ... Mut, Kraft, Wagemut, Zartheit, ein anwesender Vorrat ... Ein Gefühl, ‚bereit' dafür zu sein, das Weiße ‚auszufüllen'.

Milch selbst erzeugt ein Gefühl des ‚weißen Lebens', der Potenz, die sich verwirklichen darf, die sich eine Gestalt geben darf. Körper und Geist im Menschen stimmen sich auf den unendlichen Weg ab, den ein Mensch noch vor sich liegen sieht ... Ein Mensch, der seinen Weg - sei es auch unbewusst - (durch Krankheit und Tod) als nur noch ‚kurz' ansieht, wird die Milchsphäre in sich selbst nicht aufrechterhalten; Geist und Körper bröckeln dann ab. Es ist notwendig, dass dieser Mensch seine ‚Augen' sehr weit offen hält ... eine Überzeugung, die die Lebensdauer sehr lang macht ... Erhält man in sich die Überzeugung aufrecht, noch viel gehen und stehen (!) oder kurz gesagt noch lange ‚im Leben sein' zu müssen, dann werden die Knochen, die Sinnesorgane usw. ... des Menschen auf diese Überzeugung hören und unablässig ‚wieder zu Kräften kommen'!
Die Zufuhr von potenziellem Energie-Vorrat hält an, solange der Mensch davon überzeugt ist, dass es noch andauert, auch wenn man keine Milch trinken würde.

Der Appetit auf Milch weist darauf hin, dass man im Leben antreten darf, dass man sich selbst mit einer unendlichen Offenheit in das Leben bringen darf, dass man ‚weitergehen' darf! Dieser Mensch darf sich selbst einmal mit herrlicher Milch verwöhnen, aber auch und vor allem mit dem gemütlichen ‚Lebensschal' um seinen Hals, mit der Wärme des Muttertiers in ihm selbst, mit der Kühle des frischen Getränks. Er gönnt sich selbst die Freude und das Vergnügen, die sinnliche Wärme des Lebenswindes zu genießen, den kühlen, erfrischenden Morgentau - barfuß - zu genießen. Er wirft sich in das Leben und wird etwas daraus machen. Er leistet keinen Widerstand mehr gegen die nötige ‚Nahrung', die ihm tief aus ihm selbst von seinem Selbst-Kern gereicht wird, der an den uferlosen Strom der Urquelle angeschlossen ist. Das Lebenswasser aus dieser Quelle ist unerschöpflich. Der Mensch gebraucht es dankbar und ‚bricht auf', macht sich nun auf seinen Weg, um sich selbst weiter ‚auszufüllen', sich weiter Gestalt zu geben.

Wer Appetit auf Milch hat, sehnt sich nach diesem Start oder Neustart seiner selbst, nach diesem ‚Sprung' ins Leben hinein, nach diesem Schöpfen aus den eigenen Quellen ... um etwas daraus zu machen. Dieser Mensch tut gut daran, sich selbst zu verwirklichen, sich mit ganzer Kraft in das Leben zu werfen und sich selbst in Erfüllung zu bringen. Er darf nicht auf sterile Weise ‚stillstehen', sich nicht auf andere stützen. Er stützt sich auf sich selbst; er verlässt sich auf die ‚eigene' Nahrung: er schöpft aus seinen Quellen und ist nicht von der Unterstützung eines anderen abhängig! Er wird autonom, selbstständig und selbstversorgend.

Jener Mensch, der sich selbst zu wenig in das Leben bringt, weil er zögert und sich nicht sicher ist, ob er es wirklich ‚können' wird, weil er eigentlich an sich selbst zweifelt, an seinem eigenen ‚Vorrat', wird von der Milchsphäre stimuliert: Es ist genug in dir vorhanden, was du ‚anpacken' kannst. Starte! Auf geht´s! Mache dich selbst wahr, verwirkliche dich selbst! Du nimmst DEINEN Platz am

besten ein; du schöpfst am besten aus DEINEM Vorrat! Du hast einen ausreichenden Vorrat an Energie, potenziellen Kräften, Talenten, Gefühlen, Intellekt usw. ... setze diesen jetzt ein.“
Die Milch-Sphäre zeigt, dass diese Möglichkeiten, dieser potenzielle Vorrat da IST. „Du *bist* in der Tat mit deinem Rucksack voller Vorräte da: mache etwas daraus.“

Es ist wie die Stimme der Mutter-Quelle in ihm selbst, die das Kind ermutigt: „Auf geht´s, und jetzt auf eigenen Beinen! In die Welt hinein, auf Erkundung!“ Diese innere Stimme, die das Selbstvertrauen etwas aufpoliert und ihn fühlen lässt, dass er genug in sich hat, um es jetzt ‚alleine' zu machen, stimuliert den Menschen, als ICH-unabhängig-vom-anderen (von den Mutterseelen außerhalb seiner selbst) auf eigenen Beinen zu stehen, weiterzugehen und sich wie ein Weltenbummler nur auf sich selbst zu verlassen. Er zählt nur auf sich selbst und weiß, dass er es bewältigen kann. Er ist mit einem üppigen Vorrat ‚versehen' (an Kräften, Intelligenz, Geschick, Talenten usw. ...). Es ist die Milchsphäre, die sagt: „SIEHST du denn, wer DU bist? Weißt du denn, was alles in dir steckt? Das alles steht zu deiner Verfügung! Schaue es dir an, werde dir seiner bewusst und setze es ein.“ In diesem Sinne weist die Milchsphäre auf den Inhalt des Menschen hin, wodurch die Erkenntnis bei ihm geweckt wird: „Ich *darf* diesen üppigen Überfluss in mir selbst verwenden, ich darf Leben, ich darf darüber verfügen, ich *darf* in das Leben hineingehen, auf diese Wurzeln bauend, die mich nähren.“ Die ERKENNTNIS, dass er nicht den Kopf hängen lassen darf, sondern etwas mit diesem reichen Inhalt tun muss! Er steht nun stabil auf eigenen Beinen und wird sich selbst verwirklichen, ausbauen.

Molke

Der Charakter von Molke kann als feurig-bissig beschrieben werden. Sie wagt es, ihre Meinung zu sagen, nimmt kein Blatt vor den Mund, äußert sich manchmal eher scharf und lässt sich von niemandem zur Seite schieben. Sie kann hart und scharf losplatzen, kann anderen ihre Kritik oder Meinung unverblümt sagen. Sie zweifelt nicht an ihrem Wert, im Gegenteil, fühlt sich mitunter durchaus überlegen. In ihrer bissigen Jungfräulichen[12] Schärfe vermeidet sie es nicht, andere anzublicken, da sie davon überzeugt ist, im Recht zu sein. Sie geht daher auch geradeaus, ohne Umwege nimmt sie das wahr, worauf sie ein Recht hat,

[12] Lies über die psychologische Symbolik der Sonne in den Tierkreiszeichen in *Befreiende Astrologie.* Dieses Buch ist bei Erscheinen des vorliegenden Werkes noch nicht in deutscher Übersetzung erhältlich.

und ist wieder weg, ehe man sich's versieht. Kurz, entschlossen, scharfkantig und *sehr* stark, gelegentlich in übertriebenem Sinne, sich für sich selbst einsetzend. Sie macht es kurz und hart, wenn es ihrer Ansicht nach so sein muss, sagt unumwunden ihre Meinung!

Eine schnell-durchströmende Energie, schnell-weitergehend, ohne Aufenthalt; keine Zeit nötig, um nachzudenken, zu sitzen oder zu warten. *Eine* weitergehende dynamisch schnelle Linie. Das eine nach dem anderen tut sie, sagt sie, vollbringt sie. Da ist keine ‚Lücke' zwischen den Dingen, die sie tut und / oder sagt. Sie arbeitet und geht weiter ohne Unterbrechung. Sie ist nicht zu stoppen. Wie ein plätschernder Wasserfall, der dann weiterströmt und zu einem schnell fließenden Bächlein wird. Man kann noch völlig verblüfft sein, sprachlos oder entrüstet sein, wenn sie schon lange wieder aus dem Blickfeld verschwunden ist. Sie hat Haare auf den Zähnen, ist aktiv, bissig und manchmal über-eifrig, ohne dass sie selbst dies als störend empfindet. Kurz, schnell, weitergehend und ohne Umwege. Es klebt nichts Überflüssiges an ihr; sie entledigt sich ständig allen überflüssigen Ballastes, sie lässt aus ihrem Mund fließen, was wegfließen sollte; sie hält nichts in sich fest, was nicht zu ihrer ‚dünnen' Art gehört.

Sie wirkt überhaupt nicht liebenswürdig, geduldig oder ruhig gelassen und gemütlich: *das* braucht man bei Molke nicht zu suchen, sie ist wie der Vertreter des unaufhörlichen Zeitstroms und der Arbeitskraft mit struktureller Organisation, ist ganz einfach wie der Vertreter des ‚unaufhörlichen' Weiterströmens. Kalt, aber gerade, ohne Nachdenken fast, und doch nicht unvernünftig. Sie macht keine Zeit für Entspannung frei, für Stillstehen und Ruhe, aber hat als Molke auch überhaupt kein Bedürfnis danach. Immer geht sie weiter, und das Wasser kennt keine Blockade, findet überall, sogar durch die kleinsten Löcher, seinen Weg ...

Der Mensch, der ein Verlangen nach diesem Nahrungsmittel empfindet, derjenige, der den Geschmack dieses Lebensmittels wirklich zu schätzen weiß, hat gelegentlich die Neigung, bestimmte Dinge in den Hintergrund zu schieben; das kommt später, keine Sorge; es braucht JETZT nicht zu geschehen. Ach, lass es so, belästige mich nicht damit, wir kümmern uns später darum!

Er setzt sich, aber statt voll und ganz zu genießen, kann er sich mitunter unachtsam und träge ich-süchtig verhalten. Es ist ihm völlig gleichgültig, was er jetzt am besten *zuerst* tun sollte: wenn man ihn nur in Ruhe lässt. Manchmal erinnert er an ein ‚Tierchen', das nur mit seiner primitiven Gestaltung von Bedürfnissen beschäftigt ist, statt einmal aufzublicken zu dem, was im Leben wichtiger ist. Er bremst sich selbst und seine eigene Evolution, indem er in bestimmten alten Mustern und Gewohnheiten ‚steckenbleibt'. Er denkt noch nicht daran, sich aufzumachen und weiterzugehen.

Diese Trägheit kann ihm selbst den meisten Schaden verursachen, obgleich sie auch den anderen auf die Nerven gehen könnte. Der Mensch darf sich weder betrinken noch sich in einer Situation festfahren, die eigentlich eine Flucht *weg* von wirklichem Fortschritt bedeutet ... ein Sitzen-bleiben, denkend ... ‚Ach, ich kann mich *später* mit ernsteren Dingen beschäftigen, mit dem, was geschehen sollte, ich werde es jetzt einfach so lassen, ich beschäftige mich jetzt nicht damit. Lasse mich jetzt einfach in Ruhe.' Er schaut nicht weiter als sein eigener Tisch reicht und gibt sich ohne weiteres dem Genuss oder der Wollust hin. Die dringenden Angelegenheiten, von denen das Leben verlangt, er solle sie mit Verantwortungsgefühl ausführen, werden ignoriert oder immer wieder auf ‚später' verschoben. Zumindest ist dies die Tendenz bei jenem Menschen, der Molke sehr liebt.

Molke ermahnt ihn jedoch dazu, aufzustehen und weiterzugehen, mit Tempo die Dinge zu verwirklichen, zu denen sein innerer Seelenkern ihn auffordert! Er darf sich selbst keinen Aufschub mehr geben, seiner Evolution, den Dingen, die für das eigene Wohl dringend und notwendig sind und die geschehen sollten. Er darf sich selbst nicht hinauszögern, sondern wird seine wunderbaren Energien in eine anhaltende Strömung von Dynamik und Lebenskraft weiterfließen lassen. Jetzt ist er mit sich selbst ‚mit', mit dem Leben ‚mit'. Er weigert sich nicht länger unbewusst, aufzustehen und weiterzugehen. Er lässt seine Energien frei weiterströmen und macht die ‚Schritte', die er machen muss, ohne Aufschub! Sowohl in seinen Aufgaben, im täglichen Leben, als auch buchstäblich in seinem ‚Körper' strömt es jetzt alles schnell, froh und frei-weitergehend. Dies führt zu größerer Freude. Ein Optimismus aufgrund der Tatsache, dass das Leben so viel Schönes zu bieten hat, eine Begeisterung darüber, dass er an diesem Lebenstempo teilnehmen *darf,* an diesem herrlichen Plätschern des schnellfließenden Bächleins.

Sein Gemüt wird in dem Maße optimistischer und lichter, in dem er sich selbst jetzt die Chance gibt, im Leben etwas schneller weiterzugehen, weder Dinge noch länger aufzuschieben, noch sich in einem bestimmten Zustand einzusperren (im wörtlichen oder übertragenen Sinne).
Er ist jetzt davon überzeugt, dass er ‚mit' sein darf und bissig-froh vollbringt er seine Aufgaben, geht er seinen Lebenspfad.
Der reine Sauerstoff herrlicher Wälder durchdringt seine Lungen; er hat sich befreit und hält sich selbst niemals mehr auf in dieser flotten, freien Wanderung durch den Lebenswald. Fest entschlossen und weitergehend, loslassend, sprechend und tuend auf entschlossene Weise, in Reinheit, Ehrlichkeit, ohne Aufschub, ohne feigen Rückzug oder Selbst-Hemmung. Ein resolutes Weitergehen. Dies kommt seinem Gemüt und seinem Körper zugute! Es liegt einfach in seiner gesunden Art.

Quark

Der Weiche Quark steht für: die Blüte, die in einer Anfangsphase ihre Knospe gerade erst ein wenig öffnet, die gerade erst beginnt, ihre Pollenfäden dem Sauerstoff auszusetzen. Der behutsame Beginn der ‚Öffnung', des Schälens, der Blütezeit. Er stellt gleichsam das zarte Erwachen des Frühlings dar, die Anfangszeit einer (immer wieder) neuen Blüte. Sie wartet auf natürliche Weise ihre Zeit ab. Sie *kann* Warten, hat Geduld ... Voller Erwartung und in einer positiven Empfänglichkeit öffnet sie ihre Kronblättchen, nur ein klein wenig. Sie wirft einen ersten Blick auf den blauen Himmel ... , nicht mehr, als ob sie überwältigt werden würde, wenn sie sich in einem Mal öffnete ... Sie gibt sich selbst einen ‚Vorgeschmack' auf das Himmlische (auf Erden), das sie erwartet. Sie ‚weiß', dass das Schönste noch kommen wird ... Aus diesem Gefühl des Vertrauens heraus ist sie sehr glücklich: das Leben liegt vor ihr, das Glück wird sich nach und nach immer mehr enthüllen. Sie freut sich darauf, ein wenig ist sie noch in ihrem Schneckenhaus, ein wenig ist sie noch verhalten und geschlossen, aus Selbst-Schutz und weil die Natur es fordert; sie wird sich selbst nur allmählich öffnen. Sie nimmt sich Zeit dafür, um in jedem Augenblick nur den Schritt zu machen, von dem sie fühlt: ‚dies ist der richtige Moment!'. Vorsichtig öffnet sie sich; innerlich braust ihr Herz vor Freude über das, was noch kommen wird ...

Der Mensch, der ein Verlangen nach diesem Weichen Quark empfindet, verweilt gerne noch ein Weilchen in sich selbst: er ist bereit dafür, sich selbst ‚abzuschießen', zu lancieren; er hält sich selbst ein wenig zurück. Er sammelt seine Kräfte, seine Bausteine, seine Einsichten, sein ‚Werkzeug' ... und hat das Verlangen, sich allmählich aufblühen zu lassen. Er sehnt sich (sei es auch unbewusst) ganz und gar nicht danach, sich unbesonnen, impulsiv, unüberlegt und wüst aufzureißen. Energien werden nur allmählich freigegeben. Sein tiefstes Selbst gibt ihm den Rat, eher vorsichtig zu Werke zu gehen, seine Zeit abzuwarten, bevor er handelt. Gib dir selbst Zeit und erwarte nicht alles auf einmal! Versuche nichts von dir zu erzwingen. Du musst dir für das Aufblühen alle Zeit nehmen.

Dies heißt auch, dass dieser Mensch gut daran tut, sich immer nah ‚bei sich selbst' zu halten, um sich genau wie die Blütenknospe, die noch halb geschlossen bleibt, ständig an der innerlichen Quelle zu nähren. Man wird gut daran tun, sich selbst nicht auf einmal weit aufzureißen, wegzugeben, wegzuwerfen, wegzuschenken ... ! Man bleibt am besten eher ein wenig ‚zu sehr' im eigenen Schneckenhaus, als sich ‚wegzuwerfen' oder zu früh-rasch in das Leben hineinzustürmen und sich selbst nicht die Chance zu geben, innerlich zu ‚reifen'. Möglicherweise würde dieser Mensch ab und zu sich selbst ignorieren, an sich selbst vorbeieilen wollen, während seine Natur um Ruhe und Zeit bittet.

Quark ermahnt den Menschen dazu, es ‚ruhig angehen' zu lassen, nichts zu überhasten und den richtigen Zeitpunkt abzu-Warten, um wieder einen nächsten Schritt zu machen. Du wirst schon weiter kommen (evolvieren), aber lasse keinen Schritt aus und tue es in aller Ruhe, so dass alle Phasen gut betrachtet und durchgearbeitet werden. Fliege nicht über die Dinge hinweg, auf eine zu schnelle, oberflächliche Weise, sondern betrachte die Dinge weiterhin immer aus deinem tiefsten Kern heraus ... Wirf dich nicht zu impulsiv auf einmal in das brausende oberflächliche Leben, sondern lasse Das Leben *selbst* sich langsam über dein SEIN manifestieren. Es ist die Blütenknospe, der Mensch, der wie von selbst langsam immer weiter aufblüht. Quark ist gleichsam *jene* Stimme im Menschen, die sagt: „Warte! Jetzt tust du zu viel, nun gehst du zu schnell ... halte einmal ein, denke über dich nach, über diese oder jene Sache, bevor du weitergehst ..."

„Sehne dich nicht zu schnell nach etwas, lasse alles im richtigen Augenblick stattfinden, begehre nicht, lasse los, lasse fallen ... ; was du mit dem Verstand (schnell) greifen willst, ist nicht immer ‚das Beste', auch wenn es in diesem Moment so erscheint. Öffne dich für die Signale, die dir auf deinem Weg begegnen. Dein tiefster Kern wird Signale anziehen, um dir deutlich zu machen: dies ist gut … , oder dies ist nicht gut ... dies ist noch nicht der richtige Moment ... Höre darauf. Was die Ratio nicht immer begreifen kann, weiß die Weisheit des tiefsten Selbst bereits."

„VERTRAUE DER NATUR", sagt der Quark. „Lasse die Natur einmal ihre Arbeit machen, alles zu seiner Zeit, was nicht heißt, dass du dir nicht etwas wünschen oder etwas kreieren darfst, aber dann ohne festzulegen, ohne zu fordern." Mit einem positiven, erwartungsvollen, frohen, auf die Zukunft gerichteten Blick spricht die Quarksphäre von einem schönen, allmählichen-Werdungsprozess, in dem nichts strapaziert werden kann, nichts auf eine ungeduldige Weise erzwungen werden kann.

Weicher Quark empfiehlt dem Menschen, auf den richtigen Augenblick zu warten und nicht mit Gewalt oder durch Überstrapazieren zu versuchen, etwas durchzudrücken: es könnte sonst sein, dass er hinterher den Deckel auf seine Nase bekommt. Der Mensch wird gut daran tun, die Dinge immer gut zu ‚erfühlen', bevor er zum Handeln übergeht. Stößt er in seiner Umgebung auf zu viel Widerstand, dann wird er bestimmte Dinge noch einmal prüfen müssen ... , oder sogar loslassen! Und *kann* dasjenige, auf das der Mensch so sehr hofft, noch nicht stattfinden, dann wird er nicht versuchen, das Angestrebte zunächst einmal zu erzwingen, sondern wird er tief in sich selbst die Ursache dafür suchen, dass dieses oder jenes in seinem Leben jetzt nicht geschehen kann oder darf. Er wird immer davon ausgehen müssen, dass das, was gut für seine Evolution ist, auch in seinem Leben stattfinden wird: im richtigen Moment. Dass dasjenige, was seiner Meinung nach gut für ihn ist, möglicherweise ganz und gar nicht so gut ist.

Quark sagt: „Öffne dich für DAS LEBEN selbst, mit den schönsten Erwartungen ... - das ist sehr gut -, aber du wirst schon sehen, *welche* Form das genau annehmen wird. Versuche nicht, etwas vom Leben zu ‚erzwingen'. Lasse dich selbst langsam aufblühen, ohne Begierden, jedoch schon aus der Überzeugung heraus, dass dein Leben ab sofort sehr schön werden wird ... Du ergreifst nichts; du handelst und kreierst durchaus, aber du ‚kämpfst' nicht ‚dagegen' an, wenn du fühlst, etwas ‚loslassen' zu müssen. Du lässt in erster Linie die Natürliche Lebensströmung durch. Du verfolgst intuitiv deinen Weg; du versuchst nicht, Barrikaden mit Gewalt zu durchbrechen ... ; du forderst kein ‚Weitergehen oder Hindurchgehen', wenn du an der Türe bereits Widerstand fühlst ... Du ziehst dich immer wieder in dein eigenes Kernhäuschen zurück, ohne die Dinge ‚nach außen hin' ‚aufbrechen' zu wollen. Du hörst auf die Signale in deiner Umgebung, die dein Kern anzieht, um dir klar zu machen: nein, hier ist dein Weg nicht! Lasse ruhig los ... Dann wird sich etwas anderes manifestieren: in jenem Augenblick wirst du keinen ‚Widerstand' fühlen, du wirst wissen: ‚hier darf ich sein; hier kann ich weiter; dieser Weg ist gut für mich ... ' In dem Augenblick öffnet die Blüte sich ein wenig mehr ... Nur auf diese Art und Weise bringst du dich selbst dort hin, wo du hin musst, und hältst du dich nah bei der Kraft deiner selbst. Du verlierst deine Energie nicht in nutzlosen Dingen oder ‚verkehrten' Wegen. Alle Kräfte arbeiten an einem allmählichen Ausbau deines Wesens, deines Körpers".

Quark sagt: „Greifen oder Macht nach außen hin, oder etwas erzwingen wollen, begehren ... führen lediglich zu Selbst-Verlust, Angst, Ungeduld, Nervosität, roter Überhitzung (in deren Folge möglicherweise Fieber und Entzündungen auftreten) ... Loslassen und ... abwarten, um deinem Wachstum und deiner Blüte Zeit zu geben und sie auf die richtige Weise geschehen zu lassen. Gib dem Leben Zeit und es wird dir *alles* geben, was du brauchst!"

Sahne, Rahm

Sahne steht für Geborgenheit und gute Versorgung. Man versorgt sich selbst auf eine hervorragende, großzügige Weise. Sahne deckt sich gut zu; sie versteht es, sich immer gut zu schützen. Ein Gefühl, das umschrieben werden kann als: mein System ist dicht; das absolute Sicherheitssystem in mir selbst schenkt mir eine Ruhe.
Sahne ‚weiß', dass alles in ihrem Leben schön zusammenpasst, wenn sie sich in Vertrauen dem Lebenden Selbst hingibt, dass sie mit einem perfekten ‚Timing' von Ereignissen rechnen darf. Es hat vielleicht durchaus den Anschein, als ob der Zustand des ‚Versorgtseins' von außen kommt ... , aber faktisch sorgt das Leben

einfach für einen glatten und fehlerfreien Verlauf der Ereignisse beim Menschen, der sich in sich selbst, im Leben absolut sicher und geborgen fühlt.
Sahne weiß, dass sie nicht alles in Ordnung zu bringen braucht, mit dem Verstand zu kontrollieren braucht, dass sie ihrer Intuition vertrauen darf ... , dass sie sich selbst in die Arme des Lebens werfen darf, ohne Furcht. Das Leben wird für sie sorgen.

Derjenige, der gerne Sahne isst, sehnt sich danach, sich diesem Versorgtsein-Gefühl in sich selbst hinzugeben. Er will einmal alle Sorgen, jedes harte Denken und Argumentieren loslassen, um sich dem himmlischen Strom des Lebens selbst hinzugeben: sich einmal gehen lassen, in Hingabe an seinen tiefsten Selbst-Kern, ohne sich noch mit dem Denken auf irgendetwas auszurichten.

Er lässt sich los, er lässt sich einmal gehen ... wie ein Kind auf dem Schaukelstuhl des Lebens. Er genießt es und weiß, dass er immer wieder sicher auf dem Boden landen wird. Er kann sich diesem Lebens-Gefühl hingeben ...

Wer ein Verlangen nach dem Sahne-Geschmack empfindet, versteht es, in sich selbst die Butter zu schätzen, aber vergisst dabei, den Deckel vom Topf zu nehmen, wenn das Wasser zu heiß wird. Er muss einmal alles ‚entkommen' lassen; er muss einmal alles herauslassen können, loslassen können, um sich mit nichts anderem zu beschäftigen, als zu Sein, zu Genießen, zu Fühlen ... zu Leben. Er sehnt sich durchaus danach, diesen Weg zu beschreiten, aber der Schlüssel der Zugangstüre ist ein wenig verrostet. Er wird der Seite seiner ‚Weiblichkeit', seines Gefühls, seiner Intuition folgen müssen, um das Schloss wieder geöffnet zu bekommen! Seiner Sensibilität, seinem innerlichen Wissen ...

Jener Mensch, der gerne Sahne isst, weiß schon, dass ihm eigentlich nichts Schlimmes geschehen wird, ergreift aber bisher (mit seinen Gedanken) zu viele ‚Sicherheitsmaßnahmen', weil er nicht das Absolute Vertrauen in seine tiefste Quelle hat. Er darf sich nach innen kehren, auf fühlende Weise, um sich der Tatsache bewusst zu werden, dass die Lebensenergie dort entspringt und gerade von seinem Vertrauen gelenkt wird ...

Der Mensch, der verrückt ist nach frischer Sahne, gibt damit zu erkennen, dass die luftigen Räume der Lungen um eine freie Atmung bitten ... Er will sich selbst von erstickenden Elementen entlasten. Der Überschuss an Wind, an Luft und Gedanken ... verschwindet aus dem Kopf, aus den Luftröhrenzweigen, aus dem Darm ... wenn er sich selbst einmal ‚loslässt', wenn er alle festhaltenden Gedanken einmal loslässt.

Sahne steht für: „Ohhh, Seligkeit ... ich lasse alle Sorgen einmal los ... Ich denke an nichts anderes als an schöne Dinge ... Da ist keine einzige Wolke mehr am Himmel. Das Leben ist ein reines Paradies. Sorgen? Gibt es nicht! Hier ist nichts

anderes als die herrliche Sphäre von Glück und himmlischer Entspannung ..." Man fühlt sich so gut in dieser Sahne-Sphäre, als ob man in den sanften Armen der (eigenen körperlichen) Natur liegt, die einen alles ‚vergessen' lässt ...
In der Sahne-Sphäre verliert der Mensch das Gefühl für Zeit. Hier kennt er auch keinen Zeitdruck, keine streng saturnalischen Gesetze. Jeder verkrampfende Gedanke an Selbst-Schutz, Vorausschauendheit oder nervöse Planung verschwindet jetzt, jedes Verrosten, jede Engstirnigkeit, jeder erstickende Gedanke, Alterung verschwindet ... , weil der Sahnemensch sich jetzt der Zeitlosen Lebensströmung hingibt, die seine Adern durchspült. Er hält sich selbst nicht länger ‚zurück'; er gibt sich dem Versorgtsein-Gefühl des Lebens in ihm selbst hin. Er kommt zu absolutem Vertrauen, er will sich nicht länger auf eine energie-aufschlürfende, krampfhafte Weise wegen allem ‚vorsehen'. Der Mensch hält sich an die Hauptsachen, er sammelt keine Details. Der Kopf ist ruhig, weil er nicht länger dies und jenes und dies und jenes ... noch in Ordnung bringen muss, und sei es auch nur in Gedanken ... Er lebt im JETZT-Moment, vollbringt alles in ruhigem Sinne, ohne bereits Dinge in der Zukunft festlegen zu wollen ... aus übertriebener Vorausschauendheit: auf diese Weise hindert man schließlich
sich selbst daran, entspannt und ruhig zu leben. Der Kopf wird von immer nur argumentierenden und sorgenvollen Gedanken befreit: weil er weiß, dass er sich jederzeit auf das intuitive Vermögen im Jetzt-Moment verlassen kann. Der Mensch vertraut auf diese innere Stimme des Versorgt-Seins, die ihn NIEMALS im Stich lässt, wodurch es möglich ist, die Dinge mehr loszulassen ...

Wer ein Verlangen nach dieser Sahne-Sphäre empfindet, sehnt sich nach dieser himmlischen ‚physischen' Wahrnehmung: als Mensch in seinem irdischen Körper alle sinnlichen Vergnügen genießen zu dürfen. Er fühlt sich mit seinem Körper in die Berggipfel der Erde aufgenommen, wo weder Zeit noch Lebensdruck existieren, wo all das Schöne, das Nötige wie von selbst geschieht, wie ‚durch ein Wunder', ohne dass er darum bitten muss. Unbewusst weiß dieser Mensch bereits, dass die Erde auf ein höheres Schwingungsniveau evolviert, bei dem sich solche ‚Wunder' immer häufiger an Menschen guten Willens vollziehen werden. Es hat nichts mit ‚zaubern' zu tun, sondern damit, dass man einfach weiß, dass diese Situationen, Dinge und Menschen in dem Augenblick vorhanden sind, in dem dies heilsam ist ... , was selbstverständlich ist, wenn man die intrinsischen Naturgesetze versteht.
Man verlässt sich auf dieses innerliche Wissen, auf dieses Vertrauen ... und das Gute geschieht. Diese Hingabe an das tief innerliche Wissen setzt eine Evolution in Gang, die wunderbar schön ist.

Der Mensch, der gerne Sahne isst, sehnt sich danach, Den Glauben an diesen innerlichen Kraftstrom - den man Versorgtseinsströmung nennen kann, da im richtigen Moment für alles gesorgt wird - in sich selbst zu verstärken. Er will sich auf absolute Weise dieser tiefsten Quellkraft in ihm selbst hingeben können, die-

ser Wahrheitsströmung des Lebens. Diese Lebensströmung ist in jedem Naturelement verborgen, im Menschen, in allen lebenden Dingen ...
Der Mensch möchte jedes FUNDAMENTALE Misstrauen gegenüber ‚dem Leben' gründlich auflösen.

Der Sahne-Esser sehnt sich danach, IN TUCHFÜHLUNG mit dieser zugrundeliegenden Strömung zu kommen! Er will einen deutlicheren Kontakt mit ihr; er möchte sich mit dieser Strömung identifizieren, die am Anfang allen Lebens steht, die dafür sorgt, dass alles wohlgenährt und durchspült ist, dass der Lebensstrom nicht ‚stillsteht', sondern immer weiter läuft. Er will in Tuchfühlung mit dieser Lebensenergie kommen, die die Erde und ihre Bewohner lenkt. Er will sein Ohr spitzen und ganz tief in seiner Quelle lauschen, um sich dann diesem Frohen, Spontanen, nicht-nachdenkenden Strom von Lebensenergie hingeben zu können, der den Weg des geringsten Widerstandes geht. Er weiß: wenn er es wagt, sich auf diesen Urstrom in seinem Wesen zu verlassen, wenn er keine unnatürlichen Blockaden aufbaut und sich keine unnötigen Gedanken-Sorgen in seinem Kopf mehr macht ... dann wird dieses klare, nahrhafte, sorglose Lebensflüsschen in ihm selbst nur dem Weg des endlosen Glücks folgen ... Dem wahren Lebensweg!

Schlagsahne

Schlagsahne ist wie eine längliche Dreiecksform wie die bekannte Schweizer ‚Toblerone', aber dann unaufhörlich sich im Raum um die eigene Achse drehend, genau wie eine Art Raumfahrzeug. Die Art von Schlagsahne ist also strukturiert rein, hat einen sanften Inhalt und ist uferlos, endlos frei, sogar gleichsam losgelöst von der Schwerkraft. Frei …
Schlagsahne vergisst manchmal die Zeit, lässt sich schweben, herrlich wie ein Unterwasserschwimmer, der seine leichte Art des entspannten Unterwasser-Seins genießt. Pablo Picasso, der Künstler, riss die Dinge aus ihrem Zusammenhang, um die Teile lose und frei umeinander herum bestehen zu lassen. Etwas Gleichartiges liegt in der Art von Schlagsahne.
Der Charakter von Schlagsahne zeigt uns die Relativität der Dinge in Ort / Raum und Zeit. Der Mensch, der ein Verlangen nach Schlagsahne empfindet, hat ein sehr spezielles Raumgefühl und lässt sich nicht einschränken, wenn es darum geht, sich in irgendeinem Sinne nicht bewegen zu ‚dürfen'! Er hat eine prachtvolle Ausstrahlung, aber sollte immer noch die Tatsache berücksichtigen, dass er ein irdischer Mensch aus Fleisch und Blut ist, dass er nicht *zu* weit von der Erde wegfliegen darf ...

Der Mensch, der den Geschmack von Schlagsahne in vollen Zügen genießt, macht mitunter seltsame Bewegungen oder kleine Sprünge. Schlagsahne ähnelt dem Urbild von Wassermann, Aquarius,[13] zugleich perfektionistisch und Freibeuter. Möglicherweise versteht man ihn manchmal nicht richtig, aber er folgt seinem Gefühl, oder … gelegentlich seinem Instinkt. Der Instinkt eines Frosches ist kräftig und wendig, aber nicht ‚menschlich'. Dennoch kann der Mensch, der ein Verlangen nach Schlagsahne empfindet, auch ein stark intuitiv-menschliches Gefühl haben, das es ihm gestattet zu fühlen, in welche Richtung er sich jetzt und künftig bewegen sollte, auch wenn dies auf andere etwas albern oder seltsam wirkt. Er will er selbst sein, auch wenn man ihn dann exzentrisch nennt. In dieser freien Suche danach, wer er ist, was er will, nennt man ihn möglicherweise einen komischen Vogel oder versteht ihn nicht in seiner Seinsart.
Schlagsahne lernt viel … durch Handeln, durch Experimentieren. Er macht recht unerwartete Bewegungen, er geht unerwartet neue Wege, möglicherweise mitunter weit weg von der Realität, aber so kommt er immer näher zu sich selbst.
Er ähnelt ein wenig dem Charakter des Krapfens, der sich selbst auch expressiv in alle möglichen Richtungen erlebt.

Schlagsahne und der Mensch, der sie mag, lassen mit größter Leichtigkeit Winde aus ihren Gedärmen fliegen, ohne dass dies jemandem lästig zu sein braucht. So lässt sie auch reihenweise Gedanken oder Ideen aus sich dahingehen, diese werden ersetzt durch ein anderes Bild, durch eine andere Idee.
Der Mensch, der den Geschmack von Schlagsahne mag, lässt ebenfalls am besten los ... , bleibt am besten nicht zu lange bei bestimmten Dingen oder Gedanken hängen. Vorwärtsgehen! Er darf die Vollheit in sich selbst einsehen und braucht sich nicht mit allerlei Dingen von außerhalb seiner selbst zu ‚füllen'.

Schlagsahne richtet sich auch auf ‚Holz', auf Materie, und der Mensch, der ein Verlangen nach Schlagsahne empfindet, wird gut daran tun, sich nicht in seinen materiellen Kräften und seinem Können beweisen zu wollen, sonst könnte er durchaus einen Splitter in seinen Finger bekommen.[14] Die Art von Schlagsahne sagt hierzu: „Ziehe dich irgendwo heraus, bevor es zu spät ist, lasse deine Finger oder Hände nicht zu lange auf etwas liegen, mit anderen Worten: halte nicht zu lange fest, bleibe nicht zu lange bei Dingen oder sogar Menschen oder Situationen stehen / hängen …", bei allem, das schneller losgelassen werden soll.
Schlagsahne WÄLZT UND DREHT SICH IM LEBENSRAUM UND BLEIBT NICHT AN ETWAS ODER JEMANDEM KLEBEN; dabei können wir Menschen ihrem Vorbild am besten folgen.

---

[13] Lies über die Ursymbolik von Wassermann in *Befreiende Astrologie.* Dieses Buch ist bei Erscheinen des vorliegenden Werkes noch nicht in deutscher Übersetzung erhältlich.
[14] Lies mehr über diese Symbolik in *Das Signalbuch* (dieses Buch ist bei Erscheinen des vorliegenden Werkes noch nicht in deutscher Übersetzung erhältlich) oder in *Der Schlüssel zur Selbstbefreiung.*

Schlagsahne weiß auch, dass ein *zu* langes Hängenbleiben bei Erinnerungen, Düften und Farben … zur Folge haben kann, dass man als Mensch zu lange durch den ‚Gestank' oder Duft geplagt werden kann. Im wörtlichen oder übertragenen Sinne.

Wenn du großen Appetit auf Schlagsahne hast, dann lässt du am besten auf flexible Weise los, ganz gleich, ob es um Ideen oder Dinge oder Gewohnheitsmuster oder Menschen geht. Dann bleibst du am besten nicht im Statischen hängen, sondern wälzt dich weiter in deiner Evolution, dann bewegst du dich in Geist und Gedanken, in deinem Körper, am besten weiter und weiter … immer weiter, auf zu einer neuen Phase! Neue Aufgaben, neue Entdeckungen usw. ...

Ferner erzählt Schlagsahne dem Menschen, der sie mag: „Erkenne deine Elastizität in Inhalt und Evolution (vergleichen wir es mit einem Kaugummi, der in alle Richtungen gezogen werden kann) und folge diesen unglaublichen Möglichkeiten in dir selbst auf allen Gebieten: Talente, Energien, Inspiration, Freundschaftsentwicklungen, Gespräche, Gedanken und Fantasien in positivem, gutherzigem Sinne. Auf dehnbare Weise dich selbst ausbreiten und größer machen. All deine Möglichkeiten erkunden ohne Starrheit, ohne irgendwo zu lange stehen zu bleiben. Lebenskünstler, erkenne deine Einzigartigkeit an … aber dann als Bewusstlebender Mensch, nicht im tierischen Stadium hängen bleiben. Wage es einmal, etwas auszuprobieren … und es wird vom Leben für gut befunden, wenn es die höhere, erhabene, liebevolle Evolution von Mensch und Menschheit unterstützt. Halte dich nicht zurück, dehne dich, öffne dich in alle Windrichtungen des Lebens, zukunftsorientiert aus dem Jetzt heraus, aber schon mit deinen Füßen auf dem Boden, mit deinem Geist in deinem Körper verbleibend, hier und jetzt."

Sauerrahm, saure Sahne

Dieses Nahrungsmittel kann man als schalkhaft bezeichnen, es lacht und würde sogar einen Lachkrampf bekommen. Dahinter fühlen wir eine Nervenempfindlichkeit, ja, möglicherweise einen tieferliegenden Urkummer (weil der Tod als letzte zu besiegende Krankheit und die dazugehörigen Elemente JETZT nun einmal noch existieren) … aber Sauerrahm schiebt alles zur Seite, vergisst den traurigen Aspekt, um sich voll und ganz dem wogenden Lachen in seinem Bäuchlein hinzugeben. Es tut gut, sich auf diese Weise einmal ausleben zu können; er krümmt sich auf dem Boden vor Lachen und wischt sich die Tränen aus den Augen.

Sauerrahm ist stark in seinem Körper anwesend und schreitet nun kräftig vorwärts. Er hat Freude an seinem dynamischen Sein. Singend, links-rechts mit seinem ganzen Körper daran beteiligt, die Ellenbogen mit-wiegend, halb tanzend, seine Schuhe immer weiter rhythmisch-resolut auf die Kadenz seiner innerlichen Melodie setzend. Dann sehen wir ihn wieder spielend wie ein Kind, das sein Papierflugzeug durch die Luft fliegen lässt. Er konzentriert sich fröhlich auf sein Spiel.

Dieser Charakter schiebt dich vorwärts, manchmal sogar buchstäblich: „Gehe vorwärts, sei im Hier-und-Jetzt anwesend, denke nicht zu viel, grüble und zaudere nicht, hopp! Wir gehen vorwärts; und dann sehen wir weiter!" Er verliert keine Zeit und ist fest entschlossen, nicht immer wieder alles in Frage zu stellen. Er hat ein innerliches Bild von Justitia, die dort immer irgendwo ist … Vertrauen also!, und nicht sich nach hinten umsehen, es wird alles gut sein oder werden.

Entschlossen und ohne zu trödeln ist er ein gutes Vorbild, ergreift das Seil des Schlittens. Der Charakter von Sauerrahm kann zurecht als väterlich bezeichnet werden; er ergreift die Initiative, nimmt die anderen auf seinem Schlitten mit … nicht trauern, jammern oder klagen, beispielsweise ‚es ist zu kalt' oder ‚ich schaffe es nicht mehr'. Ein Vorreiter; wenn andere jammerklagen würde er sich die Riemen des Schlittens umlegen und sie fest anspannen, zur Not mit einer vollen Ladung an Menschen auf dem Schlitten. Mutig, mit Verantwortungsgefühl, mit errötenden Wangen, sich selbst wärmend im ‚Tun', in der vorwärtsgehenden Bewegung, *das* schlägt Sauerrahm vor.

Der Mensch, der ein Verlangen nach Sauerrahm empfindet, würde gerne noch näher an dieses Charakterbild in sich selbst kommen. Manchmal ist er wie ein Drachen hoch oben in der Luft und weit weg von der irdischen Oberfläche. Er kennt die Freude des ‚Seins auf Erden' (noch) nicht; sein Gesicht blickt leicht befremdet und zeigt noch nicht das Lebenslachen. Möglicherweise macht er sich Sorgen und zieht ab und zu verwundert die Augenbrauen hoch. Der Mensch lässt sich ein wenig verwehen, hin und her im Wind, wie der Drachen hoch oben in der Luft, der an seiner nach unten führenden Schnur nichts zu sagen hat. Er hat sein irdisches Leben noch nicht genug im Griff und will jetzt aber *sehr wohl* in sich selbst hineinkommen, herunterkommen, fühlen, wie er selbst die Leitung über sein Leben in der Hand haben kann. Dazu wird er gut daran tun, mit seinem Körper einen vertrauten Kontakt aufzubauen. Das Unbehagliche, das Unsichere muss raus, fühlt er … darum zieht die Sphäre von Sauerrahm ihn so an.

Jetzt ist es noch, als ob es ihm passieren würde, einfach so, als ob er sich selbst überhaupt nicht in der Hand hat. Er würde gerne über sein Leben, seinen Körper bestimmen können, stellt sich jedoch die Frage „wie soll ich das tun?" Sauerrahm weist ihn daher auch darauf hin, dass es wichtig ist, zuerst und vor allem voller Vertrauen vorwärtszuschreiten, voller Verantwortungsgefühl, auf dem irdischen Boden, und dass der Mensch, auch wenn er nicht alles sofort einschätzen kann, sich doch nicht bremsen soll aufgrund von beispielsweise seinen zweifelnden Gedanken, oder indem er zu lange stillsteht. Er wird gut daran tun, ‚fühlen' zu lernen, ganz tief aus sich selbst heraus. Er wird lernen, sich selbst nicht mehr in Frage zu stellen. Sich selbst nicht so ernst-streng gegenüberzustehen. Er darf seinem eigenen Sein, seinem Körper vertrauen und im folgenden Sinne loslassen: *lasse* das Lebenswasser, *lasse* das Lebensblut doch frei durch deine Körperkanäle strömen und fühle dich sicher bei dem väterlichen Aspekt, der in dir ist. *Lasse* diesen innerlichen Strom weiterströmen. Beobachte nicht ängstlich oder misstrauisch. Bewege dich sehr bewusst mit dem Lebenswind *mit,* gib dich mit … dabei stark in deinem Körper bleibend.

Komme HEIM und fühle dich in deinem Körper wie zuhause. Halte keinen Abstand zwischen Geist und Körper und sage ‚ja' zu deiner Ganzheit, zum Boden unter deinen Füßen. Lasse hundertprozentig zu, dass das Kind, das du bist, das Menschenkind, sich amüsiert, in Freude das Leben erlebt und folge dieser Kadenz des frohen Lebens. Deine Füße schreiten und stampfen nun fröhlich und solide auf dem irdischen Boden. Du FÜHLST dich selbst jetzt, du lachst und du bewegst dich im Hier-und-Jetzt. Als ob du mit deinem Fallschirm gelandet bist, als ob dir vollständig BEWUSST WIRD, dass du IN dir selbst, IN deinem Körper auf ERDEN völlig du selbst sein und dich ausleben kannst. Freude wärmt nun dein Herz. ANWESEND in dir selbst. Nein, keine tanzenden Puppen-an-Fäden mehr. Kräftig stampfen die Stiefel auf den Waldwegen; entschlusskräftig und doch lachend.

Schafskäse, Schafsmilch

Schafskäse und Schafsmilch spiegeln das Vermögen und das unbewusste Verlangen danach wider, dich selbst zu verbreitern, zu erweitern, wenn dies nötig ist. Brauchst du für eine Weile mehr Raum, mehr Sauerstoff, sowohl buchstäblich als auch im übertragenen Sinne, sowohl in deinem Körper (ein breiterer Körper, eine Ausweitung des Gehirns, der Knochen, des Gewebes, des Körpers im Allgemeinen ...) als auch in dem Haus, in dem du wohnst oder arbeitest, dann musst du auch den Raum einnehmen, der für deine Gesundheit und ein Gefühl des Wohlbehagens notwendig ist.
„Nimm breiträumig deinen Platz ein", sagt das Schaf, „lasse dich nicht eng weg- oder plattdrücken. Lasse es nicht zu, dass dein Platz von einem anderen eingenommen wird. Wage es, dich zu deinem Platz zu bekennen, dich dafür einzusetzen! Lasse dich nicht in die Ecke schieben, setze dich für deine Belange ein!"

Außerdem sagt das Schaf: „Mache es dir erst etwas gemütlicher; wenn du erst für dich selbst bekommst oder erwirbst, was eigentlich sein muss, was dein Recht ist, dann wirst du dich einfacher entspannen können, zum Ausruhen hinlegen können ... in einer bleibenden Stabilität. Wage es zu sprechen, wage es, das zu nehmen, was dir zusteht; lasse dir den Käse nicht vom Brot essen".

Die Ursache eines großen Appetits auf Schafskäse liegt in der Tatsache, dass dieser Mensch das Bedürfnis hat, mehr ‚hereinzusaugen, hereinzuholen', um sich mehr zu füllen, zu nähren ... nur wird er dieses Verlangen nicht auf die Außenwelt richten dürfen: er wird lernen, sich aus seiner eigenen innerlichen Quelle zu nähren. Er wird sich selbst mehr in das Leben hereinholen müssen. Er wird lernen, sich selbst zu schenken, ohne auch nur noch *eine einzige* Saug-Bewegung nach außen hin durchzuführen. Er lernt, sich mit sich selbst zu ernähren, nicht wie ein Zecke, die sich an einem Muttertier festsaugt, nicht wie ein Mensch, der sich an irgendetwas festsaugt.
Dieser Mensch hat ein starkes Bedürfnis danach, ‚sich ausdehnen, vergrößern, heranwachsen zu lassen', sich einen größeren Platz im Leben zu geben, er wird dieses Wachstum jedoch über die Verbindung mit seiner innerlichen Quelle geschehen lassen.
Er wird sich selbst nicht ersticken (und wird sich folglich auch nicht ersticken lassen), indem er sich selbst nicht den vollen Raum gibt, den er als Mensch benötigt; er darf sich nicht als eine zweitrangige Figur betrachten, sondern wird sich im Zentrum seines Daseins aufrichten müssen. Er wird sich selbst als ‚Voll' betrachten müssen, seinen Wert einsehen, wodurch er sich infolgedessen nicht auf einen anderen verlassen, sondern sich selbst ernähren und großzügig seinen Platz einnehmen wird. Er wartet nicht ab, im Schatten, bis er endlich ‚dran' sein wird; er tritt jetzt selbstbewusst, auf eigene Initiative nach vorn: ‚ICH' zähle mit! Er zögert nicht mehr und zweifelt nicht mehr an sich selbst ... Er schämt sich nicht dafür, sich selbst genießen zu lassen, unabhängig von Begierden.

Wer auf Schafsprodukte versessen ist, wagt es mitunter zu wenig, sich zu sich selbst, zu seinen Sehnsüchten zu bekennen; er traut sich manchmal nicht. Er wird aus seinem Versteck heraus nach vorne treten müssen, ohne noch in Abhängigkeit von dem zu leben, ‚was ein anderer ihm geben wird' (psycho-emotional) oder in einer Art ‚Gelassenheit' zu warten (dies nur in extremem Sinne). Dieser Mensch hat die Lektion zu lernen, sich auf eine Bewusste Weise zu seinem ICH ZU BEKENNEN, sich für sich selbst EIN-zusetzen. Aber das Allerbeste wird er in erster Linie immer ... von Sich Selbst erwarten dürfen.

Wer Schafskäse mag, dem fällt es gelegentlich etwas schwer, Entscheidungen zu treffen: „Soll ich es wirklich tun? Oder nicht? Was werde ich tun?" Er wird tief in sich selbst Rat suchen müssen. Er wird gut daran tun, sich nicht in ein chaotisches Wirrwarr aus Ratschlägen und gut gemeinten, aber von Einmischung geprägten Worten anderer aufnehmen zu lassen. Er darf auf jeden hören, muss aber die Entscheidung letztlich selbst treffen, muss es *selbst* wissen. Er wird auf seine innerliche Quelle bauen dürfen. Es ist für diesen Charakter dringend nötig, dass er bestimmte Sachen gründlich prüft, um dann zu einem felsenfesten, unerschütterlichen Entschluss zu kommen.

Die Ziege: Milchprodukte

„Du kannst es noch viel besser! Du bist noch viel stärker! Auf geht´s! Hole alles aus dir heraus und bringe das Kräftigste deines Wesens an die Oberfläche.“ Die magnetische Ur-Kraft im Menschen selbst wird in Anspruch genommen. Dies ist ein Ansporn dazu, das Unterste aus deinem Kraft-Reservoir an die Oberfläche zu holen. Zugleich ist es eine Ermahnung zum Weitergehen, ohne zu zaudern, ohne zu zögern. Ein Schubs in den Rücken bekommen und voller Selbstvertrauen losgehen.
Ziegenmilchprodukte sind in gewissem Sinne eine ‚Herausforderung’: „Kannst du nur das? Lasse einmal sehen!?“ Eine zwingende Stimme wirft den Menschen auf sich selbst zurück und stimuliert ihn, reizt ihn dazu, das Selbstvertrauen an die Oberfläche zu holen, den Glauben an die eigene Kraft! Der Mensch wird in die folgende Richtung geschoben: „Stehe zu dir selbst. Zeige einmal, was du drauf hast! Halte dich selbst nicht auf eine passive Weise im Leben verborgen, sondern tritt nach vorn und lasse einmal sehen, was du wert bist!“

Wer Produkte aus Ziegenmilch mag, entwürdigt sich selbst mitunter durchaus ein bisschen; möglicherweise zögert er damit, seine Gedanken und Ideen in Taten umzusetzen. Er zögert ... ‚würde ich es wirklich wagen’? Er wird lernen, seinen intuitiven Kräften auf der Basis eines gesunden ICH-Gefühls zu vertrauen. Er muss es wagen, sich, unabhängig von den anderen, zu seinem ICH zu bekennen.
Ziegenkäse stimuliert den Menschen in seinem Wagemut, seinem ‚Anpacken’, seinem Fortschritt. Mit einem kräftigen Schubs in den Rücken wird der Mensch dazu angespornt, etwas daraus zu machen und sich vor allem nicht dafür zu schämen, sich zu sich selbst zu bekennen.
Ziegenmilchprodukte verabscheuen Zweifel, Passivität oder Faulheit, sie verabscheuen das Nicht-zu-Aktion-übergehen, Feigheit und stillschweigende Verheimlichung, Zurückziehung und Verborgenheit, sogenannte Müdigkeit und Ausflüchte, hinter denen man sich verbergen würde, um etwas nicht ‚tun’ zu müssen (dabei kann es buchstäblich um eine Handlung gehen oder um einen Schritt in der Evolution).

Wer ein Verlangen nach Ziegenkäse empfindet, verlegt dort manchmal sein Terrain in den Hintergrund, wo dieses eigentlich in den Vordergrund treten müsste. Er hält seine Energien zurück (möglicherweise hat er davon einen trockenen Husten).
Er wird lernen, vorwärts zu treten, zu sprechen und zu handeln, ohne sich zurückzuhalten; er wird lernen, sich auf eine vollkommen ehrliche Weise zu seiner Meinung zu bekennen. Er braucht dabei überhaupt nicht zu erwarten (zu begehren), dass der andere ihn verstehen, ihm beipflichten oder seiner Meinung zustimmen wird. Er darf er selbst Sein, ohne zu erwarten, dass die Autorität außerhalb seiner selbst dies für gut befinden würde.
Er befreit sich aus jeder selbst-erstickenden Haltung; er geht und steht, wo er seinem Gefühl nach sein muss. Er wird daher auch nicht wütend aufgrund von Selbstzweifeln und Ohnmacht (zu tun, was er tun muss).

In der Ziegensphäre ist der Mensch aus einem Guss und seine Energien können sich stark und frei ‚drehen', können frei wirken; sein Leben, gebaut auf die tiefe, ehrliche Verbindung mit seiner inneren Quelle, verläuft nun flotter. Er tut, was er tun muss, aus seinem Herzen heraus, aus seinem (Ge-) Wissen heraus. Er verfügt über eine beträchtliche Menge an Kräften, geht stark und selbstbewusst weiter, ohne sich noch umzublicken, weil er weiß, dass er auf einer richtigen, ehrlichen Linie mit seinem tiefsten Selbst ist.
Er ist nun entschlossen, geradeheraus, ohne Umwege, ohne Aufschub, ohne Ausflüchte: weil er seinen Wert erkennt und die Verantwortlichkeit übernimmt zu Sein, zu Werden, wer er IST. Er weicht nicht länger feige dem Starken Ausbau seines ICHS aus, weil er nun *weiß,* dass er diese kräftige Potenz in sich trägt.
Er ‚lehnt' sich nicht beim anderen an, er versteckt sich nicht hinter Mutters Röcken; was er selbst tun kann, tut er, ohne zu erwarten, dass ein anderer dies schon übernehmen wird ... Er steht aufrecht im Leben als eine stolze Individualität, die man nicht einfach so über den Haufen laufen können wird!
Er sagt nicht mehr so schnell: „Ich kann dies nicht ... , dies ist nichts für mich ...". Im Gegenteil: er glaubt an sich selbst und holt das Letzte aus sich heraus. Er braucht sich nicht zu ‚beweisen', weil er jetzt deutlich fühlt, wer er ist, und was er wert ist.

Ziegenmilchprodukte haben kein Mitleid mit jenen, die sich nach außen hin als Underdogs oder Opfer manifestieren.
„Sei du selbst! Nur du bist verantwortlich für dein Dasein, für alles, was du auf deinem Lebensweg anziehst ... Kein Ge-Aber, kein Gejammer, keine Albernheiten, keine Ausflüchte, keine Wehwehchen und Gebrechen, die dich sozusagen daran hindern, dies oder jenes zu tun ...", sagt die Ziege, „Steh auf. Sorge für dich selbst, sorge für dein Leben und erwarte nichts von den anderen!".
Sie stellt den Menschen auf seine eigenen Beine und hört nicht auf sogenannte ‚Ausreden' oder ‚Entschuldigungen'.

Ziegenkäse

Ziegenkäse sagt: „Es ist absolut notwendig, deine Hand bzw. Hände zu öffnen, kräftig aus dir selbst heraus, aber nicht im Geringsten mit der Absicht zu packen, zu greifen, zu erfassen. Es ist wie *die ‚Hand'* selbst, die sein will, wachsen will, kräftig und stark, einfach um zu SEIN, ohne auch nur irgendetwas packen zu wollen. Ein energetisches Hier-und-jetzt-Sein, ganz stabil, kräftig konzentriert im eigenen irdischen Körper, unabhängig von jeder Begierde, unabhängig von jedem Haben- oder Ergreifenwollen."

Ziegenkäse sagt: „Diese kräftige Ausstrahlung, die vom Menschen selbst ausgeht, fordert nicht dazu auf, auch nur *irgendetwas* nehmen, besitzen, festhalten zu wollen." Sie fordert ein Kräftiges Hier-und-jetzt-Sein, dies ist hier gefragt, sehr stabil im eigenen Fleisch, innerhalb des eigenen ICHS, der Körperform. Andererseits auf keinem einzigen Gebiet etwas von *außerhalb* deiner selbst festhalten. Wie ein verstummtes Standbild ist Ziegenkäse, könnte man fast sagen. Wie eine Durchreiche für Lebensenergie, nicht mehr, aber auch nicht weniger. Halte eine Weile still, greife nicht, bleibe nah und stabil in dir selbst, nur und ausschließend in Dienstbarkeit für das Leben. Wenn du diese Linie überquerst, dann versuchst du etwas zu erzwingen, überstrapazierst du dich, fügst du dir selbst Schmerzen zu, überquerst du die Grenze des Lebens.

Wer Ziegenkäse mag, tut gut daran, keinen Schritt weiterzugehen als das, was innerhalb seiner eigenen Grenzen liegt, sich auf keinem einzigen Gebiet zu etwas zu zwingen, sich auf keinem Gebiet in eine Situation zu manövrieren, in der er sich in einen Knoten windet, weil er weiter gegangen ist, als einfach nur *zu sein,* ganz stark in sich selbst.
Eine Art des Aufhörens, des Verstummens, des Rückzugs in das eigene Feld ist gefragt. Trotz der Tatsache, dass viele Menschen und Dinge dich umringen, bleibst du ‚DU', verlierst du dich nicht, greifst du nicht nach etwas außerhalb deiner selbst. In erster Linie geht es um eine Festigung, eine konzentrierte Anwesenheit in deinem stark-irdischen Körper. Mit sehr muskulösen Händen, die ausschließlich im Dienst des Lebens fungieren.
Des Lebens, und nichts anderes als dies. Bleibe bei dir selbst, gehe nicht weiter, halte dich solide in deinem Körper verankert, in deinem Sein, verwurzle deine Hände in deinen Handgelenken, stabil und stark und lasse es ‚sein', lasse es einfach alles ‚sein' ... lasse los und sei stark in deinem Körper, dich öffnend und nicht im Geringsten greifend oder haben wollend. Verwende diese Hände, setze sie ein ... kräftig ... aber in erster Linie empfangend und dasjenige weitergebend, von dem das Leben einen auffordert, es zu empfangen und weiterzugeben. Ausschließlich im Dienst des Lebens. Dir der Kraft-Energien bewusst werden, die

jedes Wesen durchspülen, dieser magnetisch-elektrischen Kräfte. Sie bewusst einsetzen für eine echte Lebenswerdung deiner selbst. Es darf viel um dich herum ‚sein', Menschen und Gegenstände, und du darfst es genießen, warum nicht, aber lasse es ‚seiend' geschehen, nicht ‚greifend', lasse diese urstarke Energie-Strömung, die der Ziegenkäse darstellt, die auch in dir ist, den Weg eines kräftigen Weiterschiebens deiner selbst in deinem Körper gehen und zugleich ein Offensein für das Reinste, Purste, ohne auch nur auf irgendeine Weise zu schnell etwas zu erzwingen in einem Festhalten oder -greifen bestimmter Dinge.

Sei nicht hart zu dir selbst, sondern lasse dich einfach ganz rein in deinem stark-irdischen Körper nieder, empfangend, offen seiend, verwendend und gebend. Das Kräftige Du-in-deinem-Körper ‚SEIN', energetisch urstark und gesund, die Hände alles loslassend, empfangend, weggebend, gebend, spontan arbeitend ohne zu greifen, weder nach etwas langend noch dies oder jenes packend.[15]

[15] Lies mehr über die psychologische Übereinstimmung von Händen und Handgelenken in *Der Schlüssel zur Selbstbefreiung – Enzyklopädie der Psychosomatik* und die Symbolik des Sterns ‚Hand' in *Auf Erden wie am Himmel – Psychologische Symbolsprache der Sterne.* Dieses letztgenannte Buch ist bei Erscheinen des vorliegenden Werkes noch nicht in deutscher Übersetzung erhältlich.

Küchenkräuter und spezifische Geschmäcke

Anis

Anis weist den Mensch mit Drang auf die gleichsam mit weißen Salzkristallen bedeckte Zunge und zieht das Mundgewebe so zusammen, dass das, was nicht dort hinein gehört, an die Oberfläche geholt und ans Tageslicht gebracht wird: der Mensch fühlt es und will sich dessen entledigen.

Anis konzentriert das Leben auf den Lippen und ermahnt den Menschen in erster Linie dazu, sich selbst in seinen Körper, in die ‚Materie' hineinzubringen, sich zu manifestieren als ICH auf Erden, sich zu veräußerlichen, und zweitens: alles ans Tageslicht zu bringen, was dorthin muss, sich von dem zu säubern, was ihn innerlich blockiert. Er *muss* ehrlich sprechen und darf keinen dunklen, destruktiven Gedanken mehr in sich festhalten. Der Mund und der Rachen sprechen hier, als Freunde von Anis, eine symbolische Sprache.

Der Mensch wird auf eine drängende Weise aufgefordert, sich stärker in das Leben zu bringen, sich stärker dessen bewusst zu werden, *was* das Leben eigentlich für ihn bedeutet. Er wird dazu verpflichtet, Farbe zu bekennen und seinem tiefsten ICH Aufmerksamkeit zu widmen.

Dem Menschen wird hier gleichsam an die Kehle gegriffen - und er wird nicht flüchten können -, solange er nicht auf die mahnende Stimme von Anis gehört hat, die ihn auffordert: zu sprechen, zu sagen, was er verborgen hält und hielt.

Er wird dazu ermahnt, sich die Gefühle anzusehen, die Worte, die Geheimnisse, die er verborgen hält, die Tiefen seiner selbst, die Tiefen der Dinge. Hat er sich einen Scherz mit der Wahrheit erlaubt, oder läuft er seit einer Weile mit verborgenen Gefühlen der Aggression, des Grolls, des Ärgers, der Wut herum, so dass er sich selbst fast ersticken würde, dann zwingt Anis ihn dazu, diese selbst-erstickende Sphäre aufzuheben, zu sprechen, zu bekennen.

Anis zwingt einen Menschen dazu, geradeheraus aus dem Herzen zu sprechen - ohne Umwege -, die Dinge ohne Schnörkel in Worte zu fassen. Er darf sagen, was ihm auf der Leber / schwer im Magen liegt …, so dass sein Atem danach wieder frisch riecht, seine Zunge wieder schön rosarot ist und sein Gemüt ruhiger wird.

Wer sich nach Anis-haltigen Getränken oder anderen Nahrungsmitteln sehnt, tut gut daran, nichts hinunterzuschlucken, nichts zurückzuhalten und nicht im Geheimen zu arbeiten. Es ist nicht gut für ihn, wenn er sich innerlich aufregt oder wütend wird. Er wird doch einsehen müssen, dass er die Lebensumstände, in denen er verkehrt, selbst angezogen hat, wenn auch unbewusst, dass er einem *anderen* nichts vorzuwerfen hat, denn er hat den anderen nur als Folge seines innerlichen Zustandes angezogen. Er tut gut daran, nur in sein eigenes Herz zu blicken, um dort vielleicht festzustellen, dass er sich selbst zu wenig Liebe gegeben hat. Er hat alles von sich selbst zu ‚bekommen'!

Der Anis-Esser würde gut daran tun, einmal ‚aus seiner Haut' zu springen (ohne dabei einen anderen zu kritisieren oder zu verletzen; einfach indem er sich zu sich selbst bekennt), geradeheraus zu äußern, was er ganz ehrlich in seinem Innersten empfindet, so dass ein ehrlicher Dialog mit den Menschen in seiner Umgebung entstehen kann. Er wird nun entdecken, dass er lernen muss, MIT SICH SELBST zu leben, dass es nicht die anderen sind, die auf seine Leber drücken. Er wird einem anderen nichts vorwerfen; er wird feststellen müssen, dass die Ursache seiner Probleme bei IHM liegen. Er hat überhaupt nichts zu ‚erwarten' von einem anderen, sondern alles von sich selbst. Er hat nichts von einem anderen zu begehren, sondern wird damit beginnen, sich selbst anzuerkennen. Begierde und Wut führen schließlich zu Irrsinn, zu Zügellosigkeit, zu Wutausbrüchen oder Selbst-Verwundung.

Derjenige, den es sehr nach Anis verlangt, wird also seine ursprünglich gesunden aggressiven Kräfte auf eine konstruktive Weise einsetzen müssen! Tut er dies nicht, verschweigt er immer wieder etwas …, schluckt er etwas hinunter …, weigert er sich, sich zu seinem wahren ICH zu bekennen, weigert er sich, sich als ein schaffendes, kreatives ICH zu manifestieren …, dann kann es innerlich brennen, dann schnürt sich ihm die Kehle zu.

Derjenige, der sich nach Anis sehnt, hat in sich selbst oft eine tiefliegende Unruhe, eine Angst aufzulösen. Doch, Anis ermahnt ihn dazu, sich das *wirkliche* Leben anzusehen, und zu hundert Prozent ein Teil davon zu sein …, sich die allerschönsten Blumen in seinem Garten anzusehen, an den allerherrlichsten Früchten in der Natur zu riechen und zu dem Vollen Bewusstsein zu kommen: … „Hey, ICH BIN! ICH LEBE!"

Im VOLLEN Anwesenheitsbewusstsein des Menschen in seinem Körper-auf-Erde nimmt er Abschied von jeder nebligen, halbtoten Sphäre … Er tritt ZU HUNDERT PROZENT INS LEBEN, in sein irdisches Selbst und nimmt dabei Abschied von einer grauen, unpersönlichen Sphäre, die nicht *wirklich* zum Leben gehört. Er kommt nun zur vollen Wahrnehmung seines Selbst ...; er kommt zum Glauben an sein ICH und fühlt keine Angst mehr, weil er nach vorne blickt … und überhaupt nicht länger begehrt, sondern in der Freude seines Selbst lebt …, weil er sich nicht an einer Sphäre oder einer Person außerhalb seiner selbst festklammert. Angst verschwindet in der liebevollen Erkenntnis des eigenen ICHS. „Ich existiere und ICH werde etwas draus machen!“, sagt er in der Anis-Sphäre. Er kommt zu einem freien und irdischen Individualitätsbewusstsein, wodurch er ein offenes und weiträumiges Gefühl bekommt …

In der Anis-Sphäre wird das ICH in sich selbst gedrückt und ist dieses ICH verpflichtet, sich ZU seinem echten Inhalt ZU BEKENNEN, zu seinem wahren Sein, zu seiner Art … Er wird sich nicht mehr verborgen halten, sondern nur in seinem Namen ‚sprechen'. In dem Maße, in dem er sich selbst geboren werden lässt …, in der er mehr nach diesem innerlichen Wahrheitsgefühl lebt …, verschwinden Gefühle der Angst und Unruhe. Todesangst verschwindet, wenn der Mensch sich selbst vollständig in DAS LEBEN bringt: Anis ermahnt den Menschen dazu, auf eine sehr konzentrierte, Bewusste Weise in seinen irdischen Körper zu inkarnieren, anwesend zu Sein. Sinne werden geöffnet.

Anis ermahnt ihn dazu, jede Abwesenheit zu vermeiden. Der Mensch nimmt seinen Platz auf der Erde ein, als ICH, und übernimmt jetzt mit Freude Verantwortung für sein Leben! Er ist nicht irgendwie ‚vage' anwesend … Er IST da … Er SPRICHT aus seinem tiefsten Selbst heraus. In der Anissphäre werden seine Lebensenergien auf eine starke Weise zum Körperlichen Sein, in den Körper getrieben … Er wird nun ‚gezwungen', er selbst zu Sein, in Worte zu fassen, zu äußern. Das Leben drückt ihn in die Materie, in seinen Körper. Er *muss* Sein, sich zu sich selbst ‚bekennen', ob er es will oder nicht …

In der Anis-Sphäre kennt der Mensch die ‚ewige Entspannung': das Vergnügen, sich selbst sein zu können, genießend, wahrnehmend … in dieser wunderbaren Natur. Er BRINGT SICH SELBST auf eine begeisterte, fröhliche, unbesorgte Weise ANS TAGESLICHT. Er entledigt sich aller überflüssigen Dinge; er spuckt alles aus, was nicht ihm gehört, was nicht in seine Seele gehört. Er ist darin sehr EHRLICH zu sich selbst geworden und nimmt nie mehr eine scheinheilige Haltung ein. Er lebt aus seiner eigenen Art heraus. Er verabschiedet sich vom Künstlichen und wird der beste Freund von Mutter Natur. Er hat nun mehr Geschmack in sein Leben bekommen!

In der Anissphäre ist der Mensch sehr gut in der Lage, das in Worte zu fassen, was er ‚loswerden' will, um das abzuweisen, was er nicht länger ‚schlucken' will. Nichts und niemand hat ihn im Griff … weil er sich nicht länger weigert, *selbst* das Steuer seines Lebens in die Hand zu nehmen: wie ein Meisterlicher Mensch.

Zurückgehaltene Energien brennen nicht länger in seinem Darm, fressen nicht länger an seinem Herzen, reizen nicht länger sein Nervensystem, seine Kehle …, sondern werden nun auf eine energische, Selbst-Bewusste, höchstpersönliche Weise eingesetzt. Sein Leben wird nun sehr fruchtbar. Er lebt, mit Anis, in Ruhe und Freude … In dieser lebenden, natürlichen, ehrlichen Sphäre sind alle zugrundeliegenden Ängste verschwunden.

Bärlauch

Die Art von Bärlauch könnten wir als eine große runde sonnencharaktervolle Blume mit einem enormen Kernzentrum beschreiben, von dem aus Energien auf spektakuläre Weise strömen, rundherumrund, auswärts ... Er hat etwas herrlich Irdisches, Warmes in sich und ist zugleich magisch mit einem unterschwelligen braunen Farbton hier und da, der tiefer blickt, als nur bis zur Oberfläche. Wir würden sagen: wie die schöne bronzegoldene Unterwelt, von der aus neue prachtvolle Dinge, Objekte ... geboren werden, Plutonisch-tief, kernartig in ihrem Werdungsprozess.

Bärlauch katapultiert sich gerne nach außen, oder besser gesagt: er kann nicht anders, es liegt in seiner Natur. Wie mit den starken Schildflügeln eines Käfers[1] fühlt er sich stabil anwesend auf Erden, weiß sich geschützt, immun, und steht auf eigenen starken Beinen, mit Kraft im Rückgrat. Bärlauch wird, gleichsam, angetrieben von einer starken Schwanzflosse, mit der er geschmeidig und rasch, beweglich durch die Lebenswasser schwimmt. Er tut genau dasselbe wie die ‚Garnele' in Bezug auf ihre Arbeit und Beschäftigungen: immerfort weiter tief und sinnvoll weitermachen, weiterarbeiten, unter *einer* Voraussetzung: nicht alles zugleich, eins nach dem anderen![2] So weiß auch der Mensch, der Bärlauch mag, dass er nicht alles *auf einmal* tun kann, auch wenn er die Neigung fühlt, immerfort weiter vorwärts zu schreiten, sich zu drehen, wie die Flügel einer Windmühle. Heilsam natürlich für Galle und Leber,[3] die nichts lieber wollen, als eine frohe Evolution und kein angestautes Stillsitzen.

Wer Appetit auf Bärlauch hat, stellt sich viele Fragen, steht möglicherweise gelegentlich zu oft still, zögert, statt auf diesen innerlichen, magischen Inhalt zu vertrauen, der auch in ihm lebt wie in dunklen goldenen Höhlen. Eine Dynamik, um weiter vorwärts zu gehen, zu tun, zu erschaffen, zu *leben* ... gefühlsmäßig die Freude, die er erlebt, in sich selbst zu steigern.

Bärlauch selbst, auch wenn er der beste Freund der Sonne ist, kann manchmal plötzlich ein säuerliches Gesicht aufsetzen, oder einen Flunsch machen, wenn ihm etwas nicht passt. Als ob er selbst eine saure rote Johannisbeere in den

---

[1] Lies mehr über die Symbolik des Käfers in *Wenn die Tiere sprechen könnten* ... Dieses Buch ist bei Erscheinen des vorliegenden Werkes noch nicht in deutscher Übersetzung erhältlich.
[2] Lies an anderer Stelle in diesem Buch über die Symbolik der *Garnele.
[3] Lies mehr über die Symbolik der Galle und der Leber in *Der Schlüssel zur Selbstbefreiung – Enzyklopädie der Psychosomatik.*

Mund nimmt (und er dazu auffordert, von dieser Symbolik auch etwas in der Praxis umzusetzen.) Aber dann wieder ist er wie zu Hause in dem beige-braunen-wolligen, weichen Pelz eines lieben Teddybären. Kraft in der Sanftheit. Mollig in der Stärke.

Der Mensch, der gerne Bärlauch isst, würde beispielsweise ebenso gerne weiche Schokoladencreme essen. Aber er zieht rasch seine Grenzen und übertreibt nicht. Dies kann sowohl positiv als auch negativ sein. Nicht zu viel Schmeichelei, aber ein wenig davon lässt er durchaus gerne zu … Nein und ja. Wagt er es oder hält er sich zurück? Wagt er es, Schokoladencreme zu essen, wird er sanft zu sich selbst sein? Oder ist er der Ansicht, er trage nicht genug Sanftheit in sich und sollte besser nichts mit Schokoladengeschmack essen? Auch weil er nicht tut, was Schokolade (und auch Bärlauch) von ihm verlangt: gehe vorwärts wie ein sich drehendes Rad in der Richtung des Lebenswindes, stehe nicht still, sei sanft und froh.

Bärlauch mag scharf geschliffene Scheren, die gut schneiden, und schneidet gerne, wenn dies nötig ist. Er gibt dir am liebsten etwas von seinen geschnittenen Pflanzenteilchen, damit du diese genießen kannst.

„Es lebe die Tatsache, dass wir evolvieren können …!“ ruft Bärlauch dann, „dass die Möglichkeit sowieso besteht, dass Evolution, ein Vorwärtsgehen, … im Leben möglich ist. Dass das Lebende Leben da IST!“ Auf diese Erkenntnis, dieses GEFÜHL, diese Freude über dieses ‚tiefgründige Sein’ kann Bärlauch sehr begeistert reagieren. Das Lachen wölbt sich in seinem Bäuchlein. Möglicherweise fliegt er ein bisschen aus seinem irdischen Nest weg, um ein wenig mit dieser Begeisterung aufzusteigen.

Bärlauch kann gleichsam sehr gut und tief unter Wasser schauen (Symbol für die Gefühlsschichten), wie mit einer forschenden Taucherbrille: er schwimmt aufmerksam schauend in allen Schichten des Ozeans, in denen er etwas wahrnehmen kann, für das es sich lohnt: tief in den Unterschichten der Welt, der Meere, der Gefühlswelten des Menschen, der ‚Art’ von Menschen, Tieren, Dingen. Kurz: der Tiefseetaucher setzt seinen Weg in verschiedenen Regionen der lebendigen Schichten in des Menschen Welt fort.

Der Mensch, der großen Appetit auf Bärlauch verspürt, hat möglicherweise ein wenig Angst davor, tiefer unter die Oberflächenschichten zu schauen, unter Wasser zu schauen, was das Leben dort für ihn in petto hat. Er ist dann etwas ängstlich, es laufen ihm kalte Schauer über den Rücken, durch Kälte oder Angst, was darauf hinweist, dass er nicht immer die eigene Wärme kennt oder wiedererkennt, sich aber dennoch danach sehnt … Schwimmend im Wasser, oder am

Rand des Bades stehend, es nicht wagend hineinzuspringen. Dieser Mensch erfährt sich dann als zu ohnmächtig, als zu unkundig, mitunter als ein zu kaltes weißes mageres Wesen. In diesem extremen Fall wagt er es nicht, etwas zu unternehmen, und verkennt die Wärme, die auch bei seinem Herzen, in seinem Körper vorhanden ist, verkennt den reichen Inhalt unter der Oberfläche seines Wesens, sein innerliches Sonnengefühl.

Bärlauch, in seiner Art, will spielen, Seifenblasen machen, nach oben hinaus, nach außen hinaus … „Das Leben ist doch ein Fest!?" meint er. Er purzelt in das Leben und lässt alle Sorgen hinter sich. Tief aus seinem Bauch, aus seinen inneren Tiefen … mag er es vorwärtszugehen, weiterzublasen, aufzufliegen, das Leben auf eine spielerische süße Art zu genießen, die schönen Dinge zu genießen, die leckeren Nahrungsmittel. Wären alle Menschen nur zugleich locker und tiefsinnig, tiefblickend, frei von Angst vor ihrer eigenen tieferen Inhaltsvollheit … das erhofft sich Bärlauch.

Durch eine rosafarbene Brille das Leben betrachten, das kann und darf immer sein; Sanftheit zu dir selbst, das fordert die rosafarbene Zuckerbohne. Licht, locker, sanft …

Bärlauch selbst leidet nicht unter Bauchkrämpfen; er hat keine Angst; er blockiert seine energetische Strömung nicht. Der Mensch jedoch, der sich nach Bärlauch sehnt, kann möglicherweise unter diesen Beschwerden leiden und will (unbewusst, mit seinem Appetit auf Bärlauch) diese Blockierung, die möglichen Bauchkrämpfe, Ängste, düsteren Gefühle, Verkennung seiner Talente und seines Energiereichtums usw. … aufheben.

Bärlauch würde am liebsten eine Festtafel für jeden Menschen aufbauen, mit vielen von seinen Blättchen. Der Mensch, der den Geschmack von Bärlauch mag, kann sich manchmal gerädert wissen, auf ein Rad gelegt und gedreht wie Katharina. Er darf nach der Überzeugung leben, dass auch für ihn das Leben ein Fest ohne Leidensweg sein darf, dass er prüfen darf, was sein Herz, seine Leber, seine Galle und sein Darm symbolisieren und wozu diese ihn auffordern, was er in der Praxis umsetzen soll.[4] Natürlich sollte er in erster Linie FROH darüber sein, wer er ist, als Naturmensch, und seine Energien arbeiten lassen!

Wer einen solchen Appetit auf Bärlauch hat, erzählt dir vielleicht seine tiefsten Geheimnisse nicht, aber beschäftigt sich durchaus selbst mit diesen. Er mag es, das komplexe Puzzle des Lebens zu untersuchen und alles zu einem guten Ende zu bringen.

---

[4] Lies mehr über die Symbolik dieser Organe in *Der Schlüssel zur Selbstbefreiung – Enzyklopädie der Psychosomatik.*

Er hat gerade einen solchen Appetit auf Bärlauch, weil das Komplexe dieses Nahrungsmittels ihn berührt, denn aus dieser Komplexität in ihm selbst heraus wird er gerade auf immer wieder anderen Niveaus wiedergeboren werden, in DIESEM Leben, auf *dieser* Erde.[5] Ja! Er hat Bärlauch verstanden und entwickelt dieselbe Begeisterung dafür, nicht und niemals aufzugeben. Optimismus, Freude und Tiefgang. Immerfort weiter … in dieser Komplexität des ‚Seins'.

Lasse ruhig los, sagt Bärlauch, halte nichts fest … und wisse, dass du transformieren kannst, immer wieder alte Sachen in neue umsetzen kannst, auch deine Zellen, deinen Darm, dein gesamtes Sein. Habe keine Angst, deine göttliche QUELLE ist IN dir, und so bist du niemals ein kleines bedauernswertes alleingelassenes Menschlein. Stark wie EISEN und dem Spinat verwandt. Randvoll mit Lebenskraft, ja, jetzt glaubst du an das Wachstum deines reichen Inhaltes, wie Bärlauch dir deutlich machen will. Du denkst und grübelst nicht länger im Zusammenhang mit unnötig schweren Fakten. Du verdaust diese Dinge in Vertrauen und Selbst-Liebe. Ein Loslassen.

Basilikum

Dieses Nahrungsmittel steht für ‚liebevolle Zuneigung'. Die Freundlichkeit, mit der jemand sich selbst (und anderen) entgegentritt. Es ähnelt ein wenig einem ganz-und-gar zu Dienste sein; wie ein Lakai, ein Dienstmädchen, ein Butler oder Kellner. Derjenige, der bereitsteht, immer und unverzüglich, um einem anderen zu dienen. ‚Was darf es sein, mein Herr?' Er tut dies automatisch, ohne zu zögern. Es ist angeboren. Aber das Wesen selbst, hinter dieser roboterartigen oder gewohnheits-förmigen Dienstbarkeitshaltung, ist schwer zu finden. Dies jedenfalls ist der Charakter von Basilikum.

Den Charakter von Basilikum könnte man mit der Krankenschwester in einem Pflegeheim vergleichen, die nach strengen Richtlinien alles ordentlich und reinlich in Ordnung bringen will für die anwesenden Patienten; sie tut ihr Bestes, ihre Pflicht; sie ist jemand, der das ausführt, was sie, wie sie weiß, tun *muss,* um der Nachfrage und den Gesetzen nicht nur des Lebens zu entsprechen, sondern auch den geltenden Regeln und Grundsätzen. *Reine* Dienstbarkeit, ob dies nun innerhalb einer Glaubenssphäre ist oder innerhalb eines Systems, einer Organisation, eines Gefüges ...

[5] Lies mehr hierzu im Buch *Neue Tage:* über den Tod als letzte zu besiegende Krankheit.

Basilikum erfüllt seine Pflichten, versorgt, salbt, heilt und hebt das Gemüt mit der notwendigen Liebe, Hingabe und Pflege. Es hat Geduld, steht immer bereit, anderen zu helfen, anderen beizustehen, wo dies nötig ist. Es sagt niemals nein zu einer Bitte um eine helfende Hand, im Gegenteil, es fühlt gleichsam automatisch, *wo* und wann es sein muss. Es sorgt dafür, dass alles rein ist, ordentlich, clean und gepflegt, und dies zum richtigen Zeitpunkt. Es trägt edle Absichten in sich und aus diesen Gründen wird es auch dazu angeregt, dies zu tun. Basilikum versorgt nicht nur den Körper, sondern auch das Gemüt. Eine Art Stille, Sicherheit, Vertrauen, Gewissheit, liegt in seinem Auftreten verborgen. Die Menschen, die es versorgt, fühlen sich bei ihm sicher, in guten Händen, ruhiger.

Der Mensch, der sich nach Basilikum sehnt, kann Gezerre nicht ausstehen. Es verlangt ihn eigentlich nur nach einem tiefen innerlichen Frieden und er hat ein Bedürfnis nach Ruhe. Er fühlt sich manchmal innerlich schwarz und unrein und will heraus.

Er will seine Freiheit, gerät möglicherweise manchmal etwas in Panik, weil er sich selbst in einer für ihn zu wenig lichtgebenden Sphäre verirrt hat, einer Sphäre, in der er sich selbst verflochten und gefangen fühlt. Er will sich selbst säubern, reinigen von allem Wirrwarr in seinem Kopf und Seelenleben. Er trägt tief in sich das Verlangen, freier atmen zu können, um sich selbst den Weg zu totaler und absoluter Freiheit zu bahnen: dort, wo eine unendliche See von Leben in freier Freude auf ihn wartet. Möglicherweise hat er manchmal nicht wirklich für sich gesorgt, im Gegenteil, er hat sich selbst nach unten gedrückt und kommt nicht aus seinem eigenen Knoten heraus. Es ist Zeit, nun aus dem Knoten herauszutreten: Großreinemachen, Reinigung, Pflege von Seele und Körper, etwas innerliche Ruhe und Geduld. „Es wird dann alles gut“, sagt Basilikum.

Derjenige, der sich nach Basilikum sehnt, erniedrigt sich selbst manchmal ein wenig, vor allem wenn es um das Betrachten der eigenen Werte geht: er findet sich selbst möglicherweise manchmal etwas ‚arm’, (etwas vernachlässigt, schlampig oder schmutzig in extremem Sinne), nicht gepflegt, und braucht dringend Selbst-Pflege. Er wird gut daran tun, sich selbst die Liebe und die Pflege zu geben, wie Basilikum dies von ihm verlangt. Er kann Einmischung nicht ausstehen, aber gut, dann sollte er umso stärker für sich selbst sorgen.

Dennoch täte dieser Mensch gut daran, sich auch nicht gegen die eigene Empfänglichkeit und das zu wehren, was andere ihm als ‚Geschenk’ anbieten wollen. Er darf nicht unwirsch ‚nein’ sagen zu dem, was sich als schön und wertvoll auf seinem Pfad anbietet. Wer den Geschmack von Basilikum sehr mag, sehnt sich nach dem Ende einer Art Kampf oder Krieg, er kann Wortwechsel nicht vertragen, vor allem wenn diese ein Spiegelbild eines innerlichen Kampfes (Knotens) sind, der nicht gelöst wird. Er wird daher auch einsehen müssen, dass er den Kampf IN sich selbst beenden und lösen sollte, um ein für alle Mal sich selbst seinem Wert entsprechend zu schätzen, sich selbst in Seele und Körper zu pflegen, sich auf keinem einzigen Gebiet zu vernachlässigen oder hängenzulassen. Er würde gut daran tun, seinen Wert voll und ganz *anzuerkennen* und sich selbst zu geben, was er braucht.

Dunkle Wolken treiben vorbei, wenn dieser Mensch sich selbst wieder zu Ehren bringt, wenn er wieder ein liebevoller Geber für sich selbst ist (und infolgedessen auch die anderen), wie Basilikum verlangt.

Wen es nach Basilikum verlangt, der hat ein Bedürfnis nach Säuberung und Eliminierung, nach dem Wegwerfen und Loslassen all dessen, was nicht zu ihm passt, nach einer offenen und klaren Struktur, einem Lecken früherer Wunden, um nun zu einer vollkommenen Einsicht, Wiederherstellung und schließlich einem gesäuberten Zustand des ‚Seins', in Glück, zu kommen. Lass ihn im Tiefsten seiner selbst zu einer Lösung kommen, gediegen, gründlich und unwiderruflich … wunderschön!

Die Art von Basilikum selbst kann man freundlich und gutmütig nennen; es hat es in sich, den anderen ein wenig zu helfen, nicht zu murren, niemals zu klagen, und … immer *Deutlichkeit* und Offenheit in das Leben einer anderen Person zu bringen. Wie breite, offene, klare Gänge, großartig in Weite und Reinheit. Der befreite Durchgang des Menschen, der sich selbst zu versorgen weiß. Das ist es, was dieses Gewürz daher auch verlangt: die Freundlichkeit, in absolutem Respekt, zum eigenen Ich, zum eigenen Körper. Und ein Wissen, dass alles in Ordnung kommen wird, wenn der Mensch sich nur mit der liebevollen Hingabe pflegt, die er wert ist, auch wenn er dies selbst nicht immer erkennt.

Gutmütigkeit, Bereitschaft, Säuberung, Dienstbarkeit gegenüber anderen, in aller Selbstlosigkeit, eine optimale Pflege deiner selbst und der Umgebung: das sind Begriffe, die in die Basilikum-Sphäre gehören. Der Mensch wird dabei einsehen müssen, dass er in der Stille seines Innerlichen göttlichen Kerns die tiefste Ruhe finden wird, dass der liebevollste Balsam in seinen eigenen Gedanken, Emotionen, in seinem Herzen gebildet werden kann. *Dann* erst kann er diesen reinen Zustand seines Seins, in Freundlichkeit, mit anderen teilen. Ein altes Leiden wurde möglicherweise weggewaschen; Narben sind verschwunden. Er beginnt einen neuen Tag, die Morgensonne scheint herein ... er steht nun auf eigenen Beinen, wie neugeboren, hat sich für einen reinen und sauberen Neuanfang entschieden. Pur, empfänglich für das Schöne, nicht nein-sagend zu dem Reinen, das sich ihm auf seinem Weg offenbart.

Bittere Speisen oder Getränke

Nahrung mit einem bitteren Aroma steht symbolisch für Ungekünsteltheit. Man weiß, was man an ihr hat, ohne Umwege. Zugleich ist sie ‚fest' entschlossen, eine Entscheidung zu treffen, wenn dies notwendig ist, und in diesem Sinne ähnelt sie dem ‚entschlossenen Schneiden mit einem Messer in jungen Gouda'.[6] Dies bedeutet auch: loslassen, nötigenfalls mit bestimmten Dingen oder Menschen ‚brechen', falls das Leben dies verlangt.

Bittere Speisen sind sehr warmblütig irdisch; das Blut strömt durch ihren ganzen Körper. Sie können ihren Leib genießen und haben vor lauter Lebenslust rote Wangen. Beim Menschen kann dies zu höherem irdischem Genießen oder in die begierige kurze Genusssucht führen. Vergleichen wir dies mit einer bitteren roten Johannisbeere in ihrer irdischen Anwesenheit.

Bittere Nahrung hat überhaupt nicht das Bedürfnis, sich mit jemandem oder etwas zu vergleichen. In diesem Sinne erscheint sie etwas hochmütig oder ungehobelt, aber vielleicht sollten wir sie lieber huldvoll und reich an wertvollen Qualitäten nennen.

Der Mensch, der das bittere Aroma mag, würde eher den Charakter von Blaubeeren aufweisen, mit einer gewissen Form der Scham, die Wangen sich leicht violett färbend, möglicherweise weil die Genusssucht in ihm, oder das Verlangen nach beispielsweise ‚Alkohol' oder ‚tierischem' Sex, oder was auch immer … zu stark wird.

Bittere Nahrung selbst tut oft so als ob, zeigt ihre wahre Art nicht, weil sie findet, dass sie noch nicht gut genug ist. Möglicherweise empfindet sie durchaus unter der Haut ein Gefühl von Neid!, wie rote Johannisbeere dies tun würde angesichts der schon violettblauen Beere, weil letztere reifer und erwachsener erscheint. Bittere Nahrung vergleicht sich also in diesem Sinne *sehr wohl* mit anderen, dann wird es ein bedauerlich bitteres Beneiden. Der Mensch, der Appetit darauf hat, kann wie der prachtvolle Schwan sein, der anfänglich meinte, er sei ein hässliches kleines Entlein …

Die Art von Bitterer Nahrung ist direkt erkennbar: sie zeigt sich in voller Glorie, stolz und rundheraus, auch wenn sie sich manchmal in einer Art Minderwertigkeitsgefühl tarnt, in einem noch nicht reif genug Sein beispielsweise, einem noch nicht gut genug Sein.

---

[6] Lies an anderer Stelle in diesem Buch über die Symbolik von *jungem Käse.

Der Mensch, der ein Verlangen nach Bitterer Nahrung empfindet, will es sich selbst durchaus gemütlich machen, will sich selbst auf verschiedene Arten wärmen, und versucht herauszufinden ‚wie': in der Gesellschaft von warmblütigen Menschen verweilen? Oder ein Gläschen blaurotes Traubengetränk trinken?

Aber man merkt es ihm nicht gleich an: er verkleidet sich in verschiedenen Gestalten, probiert das eine nach dem anderen aus …Viele Rollen kann Bittere Nahrung spielen und sie findet es auch noch toll.

Der Mensch, der verrückt ist nach dem Bitteren Geschmack, hat möglicherweise gelegentlich Zuckungen, oder Schmerzen, oder einen Juckreiz … an seinem Unterschenkel und greift dann kurz dahin. Au! Von einem Insekt gestochen? Ein Wadenkrampf (mit ängstlichen Gedanken auf etwas fixiert)? Er äußert hiermit seinen innerlichen Wunsch zu erfahren, wie er denn nun eigentlich ist als ‚ICH' und außerdem den Wunsch, auf eigenen Beinen zu stehen, unverborgen, ohne Schmerz oder Bedauern, weil er nicht ist, wer und wie er gerne wäre, ja, zufrieden, unverfälscht, um dann weiter auf seinem Evolutionspfad vorwärts zu gehen. Nicht zu viel ‚denken', in Gedanken hängen bleiben, in Tun und Lassen, sagt die bittere Nahrung dem Menschen, sondern es ganz einfach wagen, dein *echtes Selbst* zu sein, und kräftig sanft in Evolution, Transformation vorwärts zu gehen. Zweifle nicht an dir selbst, an deinem Wert als ‚ICH'. Bleibe nicht an einer unbedeutenden Kleinigkeit hängen, sondern sei stolz auf dein würdevolles Sein! Schreite vorwärts! Gehe vorwärts mit strahlendem Herzen, zufrieden damit, wer du bist!

Bohnenkraut

Bohnenkraut steht für: auf die Suche gehen, wie mit einem Metalldetektor. Es hofft, das zu finden, was ihm fehlt oder was es verloren hat. Aber sein Glauben ist stark und es hat einen kräftigen eingebauten Detektor. Es versteht es, die Mittel einzusetzen, die es gut gebrauchen kann und die optimal funktionieren; wie eine Putzkolonne (also auch für den Körper). Eifrig schreitet es vorwärts, durchsucht alles und öffnet sein Ohr für das „Eureka!"-Piep-Geräusch, bis es den nobelsten, reinsten Wunderstein finden wird … sowohl IN als auch außerhalb seiner selbst, symbolisch gesprochen: das am besten gesäuberte Reine …

Der Charakter von Bohnenkraut: es will seine Aufgabe oder Funktion gebührendermaßen erfüllen. Auch wenn es beispielsweise nur eine ‚Haarklammer' wäre, würde es dafür sorgen, dass seine beiden gezahnten Kiefer das Haar gut und kräftig bündeln und es an der richtigen, perfekten Stelle halten.

Bohnenkraut steht für ein flott funktionierendes System; wie eine saubere Wand mit vielen chromfarbigen Wasserhähnen, aus denen nach dem Öffnen reines Wasser strömt. Eine reine Quelle, die auf korrekte Weise durch die Rohre kanalisiert wird, welche schließlich in den Wasserhähnen münden, wodurch viele Menschen sich an dem herrlichen Quellwasser laben können.

Oder auch: in der Sphäre von Quellwasser findet man eine ordentliche saubere Mauer, an der zahlreiche ordentliche Pissoire befestigt sind, wobei das Wassersystem des Menschen auch auf diese Weise seine Ausscheidungen in ein perfekt funktionierendes System aus Abwasserrohren abführen kann. Nieren, Harnwegssystem und das, was von diesen symbolisiert wird[7]: all das funktioniert gut. Bohnenkraut existiert in Effizienz und hat mit Wasser-an- und -abfuhr zu tun. Auf rein menschliche Weise, wobei jeder Schmutz abgewehrt oder eliminiert wird.

Man könnte sagen: symbolisch gesehen finden Gefühle und Gefühlskräfte auf allen Ebenen ihren Weg, um innerhalb des Menschen strömen zu dürfen, um nach außen gelenkt werden zu können, was zu einer Abfuhr eines Überschusses oder einer Säuberung des eigenen Körpers und Geistes führt. „Sich niemals von den Gefühlen mitreißen lassen, von der Wassermasse, diese auch nicht unterdrücken", sagt das Leben dazu.

Bohnenkraut steht dafür, dass man die Dinge von einer eher etwas kühlen oder hohen und beobachtenden Distanz aus geschehen lässt, während man zugleich doch darauf achtet, dass alles gut verläuft.
Eine Durchreiche auf erhabener Ebene. Bohnenkraut will, dass alles rein ist, jungfräulich weiß.
Eher ein kühles und funktionelles Geschehen in dieser Bohnenkrautsphäre, aber clean und aller Unreinheit entledigt. Gefühle dürfen strömen, es gibt ein Ventil und andererseits eine Nach-innen-Strömung: dies kann nur dann gut gehen, wenn die Basisstruktur gerade und rein anwesend ist. Bohnenkraut umfasst dies alles.

Der Mensch, der Appetit auf Bohnenkraut hat oder dessen Geschmack mag, ist im Tiefsten seines ‚Seins' wie ein Bergkristall, der dabei ist, sich von den letzten Unreinheiten zu erholen … Eine Evolution zur weiteren Selbst-Reinigung, bis er klar wie reines Quellwasser sein wird. Vielleicht ist ihm etwas nicht völlig deutlich und sehnt er sich danach, dass die neblige Wolke völlig wegzieht, so dass alles vor seinem Auge völlig klar und sichtbar werden wird. Es geschieht vielleicht alles sehr unbewusst, aber eine Neptunianische Nebelschwade stört sein Gemüt, seine Lebenssphäre, seine klare Sicht.

---

[7] Lies hierzu mehr in *Der Schlüssel zur Selbstbefreiung,* Rubrik Nieren und Harnwege.

Der Mensch, der Bohnenkraut mag, kann möglicherweise in leichter Verwirrung verkehren, gerade weil er (noch) keine klare Linie sieht, weil er noch ein etwas getrübtes oder flimmerndes Bild vor Augen sieht, während er im Grunde um absolute klare Bilder, reine Linien bittet, wodurch jede Verwirrung im Geist, jede Trübung vor seinem Auge (seinen Augen) aufgehoben würde. Und darum geht es: mit ‚dem Appetit auf Bohnenkraut' zeigt er, dass er sich nach absoluter Korrektheit sehnt, nach einem reinen Durchfluss in klaren übersichtlichen Struktur-Formen. Rein weiß gestrichene Wände, reines Metall, reine Materie ... , dies alles gesendet von einem Wissen, dass diese Reinheit eine Sicherheit in Seele und Körper bietet. Das durchsichtige, offene, klare Feld, vielleicht ein wenig frostig, aber doch eine Linie, die von der großen Wurzel des Lebens ausgeht, die Wahrheit heißt. Jede Lüge weg aus seinem Dasein ... Und, worüber Bohnenkraut nicht nachdrücklich spricht, wir müssen hier auch diese anderen Zweige der Wahrheitsströmung erwähnen: den Glauben an sich selbst und die Wärme, die wahre (Selbst-) Liebe. Aber darum geht es hier nicht speziell bei Bohnenkraut: es ist der Sucher nach dem edelsten reinsten Kristallwasser mit den dazugehörigen Strukturlinien. Zu verwirklichen durch den Menschen, der Bohnenkraut verspeist oder ein Verlangen danach verspürt.

➔ Curry: siehe unter Soßen; siehe auch Kurkuma.

Dill(enkraut), Gurkenkraut

Die Art dieses Nahrungsmittels ist eher an der Form ausgerichtet, ein wenig wie eine Spielzeug-Marionette, die, aus Holz gemacht, einklappbar ist. Mit Scharnieren, Teilen, die perfekt und auf flexible Weise zusammengeklappt werden können.

Hinter Dill steht der Vollmond; Gefühle werden über die Urethra[8] abgeführt. Der weibliche Aspekt ist stark anwesend, ein Aspekt der Weichheit, der Sensibilität, der frohen Gefühle über das eigene Sein; Dill repräsentiert zugleich einen Aspekt der alten Venus (schwach, verführend) oder Venus in neuer, transformierter Gestalt (positive Weichheit, gesunde Gefühlsäußerung) und auf die richtige Weise zu interpretieren: abhängig vom Evolutions-Muster in jenem Menschen, der den Dill isst. Dill an sich stellt in der Tat einerseits das alte Ve-

---

[8] Harnröhre

nusbild dar: diejenige, die sich mit weißer Haut in die Sonne legt, um eine ‚schöne' Farbe zu bekommen, denn ‚so gehört es sich doch' in dieser Welt? Sie will stolz auf ihren Körper sein; zu sehr mit ihrer äußeren Erscheinung beschäftigt, um gut zu sein. Aber Dill selbst ist sich dessen überhaupt nicht bewusst; es ist Aufgabe des Menschen einzusehen, dass er in erster Linie gut daran täte, von seinem Herzen aus, von seinem Inhalt aus zu leben, wenn er gesund bleiben will.

Es muss gesagt werden, dass Dill auch in positivem Sinne auffallen will: beispielsweise wie die sich stets im Kreise drehende Lampe in einem Leuchtturm, oder auf einem Krankenwagen. Diese muss zwecks der Sicherheit des Menschen gesehen werden und auffallen: mit Nachdruck! sagt Dill.

Der Mensch, der Appetit auf den Geschmack von Dill hat, ist manchmal wie eine große schöne Sonnenblume, die ihren Kopf so zum Boden hin hängen lassen würde, dass die Wärme in ihr Gesicht steigen würde, wobei der Nacken / Hals des Menschen dann doppelt geknickt wäre, und ein gespannt unangenehmes Gefühl in der Halsschlagader entstehen könnte, bis er seinen Kopf wieder aufrichtet und eine Erlösung und Entspannung fühlt: das Gefühl der Selbsterstickung ist wieder vorbei, die Lungen können wieder frei atmen. Möglicherweise sollte der Mensch einen Überschuss an Luft (Gedanken) aus seinem Körper entfernen, hat er sich in seinem wirklichen Wert aufzurichten. Leidet er unter Hyperventilation? [9] Dies ist möglich, aber nicht unüberwindbar. Der Mensch wird in jeder Hinsicht lernen, autonom, aufrecht auf eigenen Füßen zu stehen, den Blick nach vorne gerichtet. Er muss seine innerliche Sonne tief in sich selbst, seine gründlichen Werte entdecken, um sie voll und ganz anzuerkennen. Der aufrechtstehende Lebensbaum, das innerliche Herz strahlt nun Wärme aus. Selbstsicherheit, gesunde Erfrischung, Freiheitsgefühl im Fühlen jenes innerlichen ‚Goldes'.

Dill fordert den Menschen dazu auf, Selbstrespekt zu entwickeln, sich selbst ganz und gar in den irdischen Körper ‚hereinzuholen', statt beispielsweise andere Menschen anzuziehen (hier also verwandt mit Vanille). Das vergnügliche Anwesend-Sein im eigenen Körper aus Fleisch und Blut.

Dill beschützt gleichsam die Aderwände in der folgenden Bedeutung: sie trägt Sorge dafür, dass Freude über sein eigenes ICH-Sein nicht wegströmen kann; sie hilft dem Menschen in Bezug darauf, dass er sich in seiner Haut wohlfühlt.

---

[9] Lies mehr über den psycho-emotionalen Ursprung-und-Lösung von Hyperventilation in *Der Schlüssel zur Selbstbefreiung – Enzyklopädie der Psychosomatik.*

Estragon

Die Symbolik dieses Nahrungsmittels ist wie ein großes rechteckiges weißes Blatt oder ein Rahmen: voller Ruhe, Stille, Reinheit und klanglos. Es herrscht Stille ... Eine innerliche Stille innerhalb der irdischen Quadrat-Struktur. Ein Auflösen aller Hektik und allen Lärms. Ein Bildschirm mit einer leeren oder weißen Fläche. Alles ist gereinigt und abgearbeitet. Da ist ein Leermachen, ein Aufheben von Überbelastung, von alten Dingen, die weg können ... einen Zustand der Leere, der innerlichen Leere suchen, sich aller überschüssigen Dinge entledigen.

Stille … ist in diesem Nahrungsmittel, eine Aufforderung zu ‚dämpfen', Dinge etwas stiller, etwas leiser zu machen. Ziehe dich ein wenig ein, strecke deinen Kopf nicht über den oder aus dem Rahmen, sondern bleibe ruhig innen ...

Bei dem Menschen, den es nach Estragon verlangt, summt es manchmal im Kopf wie in einem lebhaften, geschäftigen Bienenkorb. Möglicherweise vergiftet er sich mit roten, nervösen oder bösen, manchmal giftigen Gedanken; er hat das Bedürfnis nach einer Entgiftung, einer Reinigung, einem kompletten Aufräumen von allem, was bisher in einem Feld der natürlichen Ruhe gestört hat. Er sehnt sich unbewusst nach einem Großreinemachen von allem, worüber er sich geärgert hat, das sein Dasein gleichsam vergiftet hat. Er will seine manchmal innerlich auflodernde Wut oder Aggression lahmlegen und sehnt sich nach innerlicher Ruhe, nach Nieren, die sanft und gut funktionieren, ohne dass dabei Stress auftreten muss, ohne dass eine zu rote Anhäufung von regen Energien auftreten muss.

„Lass mich zu NICHTS kommen," sagt Estragon, „Ich will für eine Weile einen grau-weißen Bildschirm, nichts sehen oder hören, nur in die Stille meiner selbst kommen. Ich will mir nicht länger Stress machen wegen dieser oder jener Sache. Ich will nicht länger mit giftigen Pfeilchen auf all das schießen, was mich stört ... und ich sehne mich (wenn auch unbewusst) danach, mich in den Raum meines eigenen Wesens zurückzuziehen, innerlich weiß, rein und still. In Vollheit, die Ruhe gibt." Und der Fernsehbildschirm wurde leer ... dennoch kommt der Mensch dabei in seine innerliche Dynamik, denn dieser innerliche Frieden und diese Harmonie heißt nicht, dass es keine durchströmende Bewegung herrlicher Energien gibt. Im Gegenteil, aber es verläuft rein, nicht von außen gestört, von der eigenen innerlichen emotionalen nervösen Aufregung ... es bleibt ein dynamischer Durchfluss elektrischer Kräfte, aber aus Weichheit, Liebe, Rückzug, innerlicher Stille heraus ... eine vollkommene Anwesenheit beim Ich, ohne dass auch nur eine einzige Aufregung, emotionale Ungehaltenheit, Gift oder Aggression kommt, um die RUHE zu stören.

Dieser Mensch sucht sich selbst auf und bleibt nun innerhalb der Grenzen seines Wesens; dies bringt ihm alle Ruhe, die er braucht, das ist zumindest, was Estragon von ihm fordert. Das heißt nicht, dass er keine Kommunikation mit anderen eingeht, aber es verläuft anders: aus dem harmonischen Ruhezustand in sich selbst heraus ärgert er sich über nichts und niemanden mehr. Er hält sich in den höchsten schönsten Teilen seines Wesens auf und zieht sich gleichsam zurück in sein Häuschen, hinter sein Türchen … um dann aus dieser höchstnötigen innerlichen Ruhesphäre heraus auf ruhige Weise mit anderen umzugehen, ohne dass diese seine Grenzen überschreiten. Er lässt nicht zu, dass etwas oder jemand kommt, um diesen heiligen Ort seines innerlichen Lebensbildes in herrlicher Ruhe noch zu stören. Er ist glücklich, innerlich ruhig, emotional ruhig ... genau wie Estragon selbst. In dieser introvertierten Suche, aus dieser *im stillen Kämmerlein* gefundenen Ruhe, ist es einfach zu leben, fühlt er sich kernglücklich und gesund.

Er wohnt in seiner ‚Quadratstruktur' und was sich hier draußen abspielt, da schaut er nicht zu sehr hin; er lässt alles los und kehrt sich innerlicher Reinheit zu; er beschäftigt sich mit der Stille seiner selbst und von hier aus baut er sein Leben auf. Er hat sich nicht gegen das gewehrt, was Estragon von ihm gefordert hat: eine Art Einkehr in sich selbst, um von hier aus ruhig und gelassen, unbeirrt und rein das Leben zu betrachten und mit anderen zu kommunizieren. Er tritt nicht mehr über die Ufer seines eigenen Wesens und regt sich auch nicht länger über das auf, was sich dort draußen jenseits seiner Ufer abspielt. Er schaut nicht auf den Schirm der Welt um ihn herum, er greift nicht, fasst nicht außerhalb seiner selbst, ärgert sich nicht, regt sich nicht auf ... er weiß, dass er den anderen nichts zu sagen hat und lässt die anderen vollständig los; er kehrt sich nicht länger der Außen-, sondern der Innenwelt seines Wesens zu: das ist es, was Estragon von ihm verlangt.

Von einem innerlichen Glückspunkt aus, ruhig, gereinigt, inwärts verbleibend ... und was sich da draußen abspielt, das überlässt er dem anderen. Er lebt aus seiner innerlichen Heiterkeit heraus, ohne noch seinen innerlichen Bildschirm mit Dingen / Menschen / Ereignissen von außen füllen zu wollen. Eine himmlische innerliche Ruhe ist die Folge hiervon. Als ob sein Leben ein weißes Blatt ist, zwar mit dynamischen Kraftlinien gefüllt, aber er selbst wird ihm Gestalt geben, ruhig und rein, mit den Dingen, die tief aus seinem Wesen, seinem Herzen aufsteigen. Er schaut, hört, atmet die Dinge der Außenwelt nicht mehr ein; er kommt zu innerlicher Reinheit, zu einer stillen Leermachung von all dem Überflüssigen, mit dem er sich gefüllt hat. Lust auf Estragon verweist schließlich auf ein Verlangen, zu dieser innerlichen stillen Reinheit zu kommen, um ein Leben aufzubauen, ohne noch zu anderen zu ‚blicken'. Ein jeder lebt sein Leben von innen heraus und lässt einen anderen in seinem ‚Sein' sein. Man richtet sich nach innen und säubert dort, findet dort die Ruhe und die Stille. Man zieht seine Grenzen in Quadratstruktur, so dass nichts und niemand von der Außenwelt noch hereingezogen wird.

Ein Loslassen, eine Verinnerlichung, eine Aussäuberung, ein mehr Man-selbst-sein durch ‚Einziehung' in sich selbst; ein Beobachten der Außenwelt ist nicht in größerem Umfang nötig, als für das Wohlergehen erforderlich. Essenziell. Selbst-Erfüllung. Die Augen nach innen gekehrt, Selbst-Einkehr, Ruhe und Stille und doch ein himmlischer energetischer Durchfluss. Das Türchen wird nur zur Außenwelt hin geöffnet, wenn der Mensch dies selbst beschließt / will ... ; ein nicht länger ständig hektisch in den Dingen und den Menschen außerhalb seiner selbst Aufgehen, ein Loslassen, genau wie Estragon dies von ihm gefordert hat.

Innerlicher Frieden, Ruhe, und kein gestörter Bildschirm mehr ... sind die Folge hiervon. Der Mensch braucht sich über nichts und niemanden mehr aufzuregen, denn er vergiftet sich selbst nicht mehr, indem er *selbst* aus seiner Quadratstruktur tritt und seine Grenzen überschreitet. Er lebt etwas mehr nach innen hin, von innen heraus, stillstehend und sich die Herrlichkeit seines innerlichen irdischen Paradieses ansehend. Selbstverständlich kann er diese Ruhe und Harmonie mit dem oder den anderen teilen, aber nicht mehr wie früher ... jetzt auf eine essenzielle Weise. Nur *das,* was wirklich wertvoll und lebend ist, bekommt seine Aufmerksamkeit. Er stopft sich nicht länger voll mit den zahllosen wertlosen Bildern, die sich ihm aus der Außenwelt aufdrängen. Er kennt sein eigenes wunderbares Gelände, nun gereinigt und gesäubert, nicht aufgefüllt und besudelt ... er wohnt häuslich und herrlich in diesen Mauern. Nun erkennt er, dass er es sich selbst immer zu hektisch und seinen Kopf immer zu ‚voll' gemacht hat. Im Loslassungs- und Reinigungsprozess erfährt er, was Estragon meint: diese herrliche Stille, in dieser Vollheit des eigenen Wesens. Innerhalb eigener Grenzen, die Außenwelt sich selbst überlassen.

Garam Masala

Gewürzmischung

Der Charakter von Garam Masala sagt: Paradoxe sind dazu da, durchschaut zu werden, Gegensätze sind dazu da, aufgelöst zu werden. Wendet der Mensch, der das Aroma von Garam Masala genießt, dies in sich selbst an, dann evolviert er zu Harmonie, in einer friedvollen Komplexität.

Die Art von Garam Masala kann man als leichtmütig bezeichnen; schon stark in seinem irdischen Bauch anwesend, mit beiden Füßen auf dem Boden, und doch die Arme hoch in die Luft erhoben wie in der Form einer Neptunianischen Parabolantenne, gemacht aus flüchtigem Material gleichsam, ganz und gar nicht aus Metall. Garam Masala empfängt und öffnet sich gerne für das Höhere, für das Geistige, während es doch versteht, beide Beine mit der Erde verbunden zu halten.

Wer ein Verlangen nach Garam Masala empfindet, will die Sphäre dieses Nahrungsmittels mehr in sich selbst integrieren. Er leidet möglicherweise an Zahnschmerzen, weil er nicht genug an seine Kraft und sein Vermögen glaubt, all das zu verwirklichen, was Garam Masala ihm vorschlägt, weil er nicht wirklich vorwärts schreitet, ohne zu zweifeln also: das ,Denken' gewinnt dann die Oberhand über seine allerdings feinfühlige Veranlagung, was ,Intuition' betrifft.

Die Gewürzmischung Garam Masala spielt gerne locker und fröhlich, wie ein Schmetterling, der hin und her, auf und nieder flattert. Sie fühlt sich intensiv frei und daran gekoppelt ist ein stark glückliches Gefühl.

Der Mensch, der einen großen Appetit auf Garam Masala verspürt, hat das dringende Bedürfnis nach Sprache, nach Dialog, nach dem Sprechen in Harmonie und einem guten Verhältnis zu anderen. Er sehnt sich nach den luftigen Sphären, die ihn in alle Freiheit heben würden, wie die Sphäre von Garam Masala angibt. Das silberne Gehör, das tief aus deinem Bauch heraus Sprechen (voller Glaube an den Wert des eigenen ICHS), das anderen Zuhören, und dann erst kann eine gleichgewichtige Kommunikation beginnen.

Garam Masala träumt und deliriert manchmal ein bisschen viel, aber der Mensch, der Lust auf dieses Nahrungsmittel hat, wird diesen Charakterzug bei sich selbst zügeln müssen. Doch, das Zulassen der Strömung von geistig reichen Energien ist dem Menschen von Herzen gegönnt.

Garam Masala freut sich, mit Schmetterlingen im Bauch, auf das, was kommen wird: sie erwartet etwas Fröhliches, etwas Kolossales; sie bezieht sich in diesem Sinne auf die Musiknote ,SI'.

Der Mensch, der ein großes Verlangen nach Garam Masala empfindet, kann sich auch heimlich auf das Fröhliche freuen, das kommen wird. Und dies fördert zugleich eine gesunde Verdauung, Drüsenfunktion usw. Die Garam Masala-Sphäre verjagt alle Ängste und mithin ist, was die Qualität und Regelmäßigkeit des Stuhlgangs, die Funktion des Harnwegsystems betrifft, alles völlig O.K. ... zumindest bei Garam Masala, und auch beim Menschen, vorausgesetzt er hat die positive Sprache von Garam verstanden und angewendet.

Gewürznelke

Der Charakter von Gewürznelke weist auf das Vermögen hin, *tief* auf Dinge einzugehen, ganz tief in die ,Ursache' einzudringen. Sie schöpft bis auf den Boden und sucht in allen kleinen Wegen, sogar den allerkleinsten Fluchtweglein, um ,es' an Orten zu suchen, die ein anderer niemals betreten würde, über ein Betreten derer er nicht einmal *nachdenken* würde.

Gewürznelke geht tief, *ganz* tief, bis sie nicht mehr weiter kann und sogar dann ... beobachtet sie, wann ihr die Chance gegeben werden würde, um doch noch weiterzugehen. Sie will nun einmal *‚dabei'* sein, sie steht am weitesten von allem und jedem entfernt, oder geht zumindest mit allem und jedem mit, das im Leben am weitesten steht. Sie schöpft bis in die feinsten Würzelchen, sie geht bis in die allerkleinsten Haar-Gefäße, sie gräbt und gräbt immer weiter und tiefer in den vom Leben gebotenen Kanälen und Kanälchen; es ist unmöglich, tiefer und weiter zu den Enden zu gehen, zu suchen, als die Gewürznelke dies tut, denn sie ist Weltmeister darin. Dies erzeugt das Gefühl, nicht nur dem Leben selbst folgen zu wollen, ‚dabei-sein' zu wollen, sondern sogar bereitzustehen, wenn sie einen nächsten Schritt machen kann ... wo immer dies auch nur irgendwie möglich ist. Eine Art von gesunder Neugierde? Nein ... nicht wirklich: eher ein vollkommen und integral Anwesendseinwollen und bei dem bleiben, was am weitesten vorneweg läuft, was am tiefsten in die Dinge geht, was am weitesten geht in Durchzug und Prüfung.

Gewürznelke will ganz bestimmt nicht zurückbleiben oder auch nur das *geringste* Risiko bestehen lassen, dass sie einen kleinen Hohlweg, gegrabenen Pfad oder einen kleinen Gang durch sie selbst ungefüllt lassen würde. Sie will dichten, füllen, dabeisein, zustopfen und weiter-gehen und -machen, wenn es eine Öffnung gibt, die sie dazu einlädt, *weiter*zugehen. Sie steht mit anderen Worten ‚parat'. Sie kommt nicht auf die Idee, sich nach hinten umzusehen; sie will nur vorwärts schreiten, tiefer graben, weiter suchen bis in die äußersten Enden von allem, was ist und existiert. So dass nichts ‚ungefüllt' bleibt, nichts ‚leer' bleibt, so dass nichts ‚entkommt'. Sie hat sich selbst begleitet und steht in der vordersten Linie des Lebens. Ein wenig ähnelt sie dem Maulwurf, der gräbt und gräbt und intuitiv weiß, wo er aufhören, warten muss, und wo er dann wieder weitermachen muss. Nur: Gewürznelke selbst gräbt nicht wirklich, sondern füllt die Löcher, die Wege, die kleinen Pfade, die Tiefen, die gleichsam vom Leben für sie geöffnet wurden, unverzüglich wieder mit ihrem ‚Sein'.

Wer das Aroma oder den Geschmack von Gewürznelke mag, hat eigentlich das Bedürfnis nach innerlicher Ruhe. Einer Ruhe, die er nur erreichen kann, wenn er weiß, dass alles in Ordnung ist, dass er überall mitgegangen und dabei ist, dass nichts ihm entkommen wird, so dass er mit einem ruhigen Herzen und einem nicht-grübelnden Kopf schlafen kann. Es versteht sich von selbst, dass jemand seine Strukturen im Leben anbringt, die nötigen Verantwortlichkeiten trägt. Er darf dabei aber nicht übertreiben: der Mensch lernt loszulassen. Er wird gut daran tun, seine Ängste davor, dass ihm ‚etwas' entgehen oder entkommen könnte, zu überwinden.

Gewürznelke weist auf die Notwendigkeit hin, dein eigenes Feld abzudichten, und es nicht zuzulassen, dass eine falsche ‚Suche' oder ein falscher Kontroll-Apparat, der mehr Verwüstung als Ruhe bringt, beim Menschen eingeschaltet werden würde. Der Mensch darf mehr vertrauen und loslassen. Er würde gut daran tun, aus den Ur-Tiefen seines Wesens heraus zu leben, aber sollte nicht nur seine Ängste, sondern auch seinen Drang nach ‚mehr und noch' außerhalb seiner selbst überwinden. Er wird lernen dasjenige, was sich außerhalb seiner selbst befindet, loszulassen, um nur in sich selbst zu graben, um die allertiefsten Hohlräume und Kanälchen seines eigenen Wesens zu füllen, in Beschlag zu nehmen. Sein innerliches Gefühl von Sicherheit hängt von dem Grad ab, in dem er sich selbst zu ‚sein' weiß, mit dem Leben zu ‚füllen' weiß, das in ihm ist, das in ihm strömt. Der Lebensatem, der jede Zelle bis in die kleinsten Ecken füllt und verwirklicht.

Der Mensch bleibt ‚dabei' bei sich selbst, beim Leben, aber verliert sich nicht im Suchen und Graben außerhalb seiner selbst. Er darf sich selbst mit den prächtigsten Energien füllen, die er in sich trägt.

Lust auf Gewürznelke weist manchmal auf eine Art Misstrauen, ‚ich muss das alles im Auge behalten, kontrollieren, dabei sein ...' ; der Mensch trägt das Verlangen in sich, schnell alle Löcher zu stopfen, die seinem Gefühl nach zu leer sind, alle Öffnungen zu dichten, durch die das Wasser der Überströmung noch eindringen könnte ... eine Art Sicherheitssystem, das eigentlich gar nicht mehr nötig ist. Wenn er tief genug *in sich selbst* gräbt, sein eigenes Wesen in Besitz nimmt, bis in die äußersten Ecken seines prächtigen Seins, wenn er sich auf keinem einzigen Gebiet ‚verlässt' oder im Leben eine misstrauische Haltung einnimmt, dann wird er nicht das Bedürfnis verspüren, ‚außerhalb' seiner selbst zu suchen, zu graben, sich ängstlich festzuklammern und irgendwo ‚dazugehören' zu wollen, um nur ja bei den ‚Ersten' zu sein, bei denen, die die ‚Gefahr' vorausgesehen haben.

Nein: der Mensch weiß nun, dass er einfach *sehr* tief aus sich selbst heraus seinen Körper erleben darf, umsorgen, in ‚Besitz' nehmen, durchspülen mit Lebensenergie, bis in die allerkleinsten Enden seines Ichs. Und dass er stark und sicher ist innerhalb dieses Gesamt-Wesens, innerhalb seiner Art, innerhalb seines in-Vollheit-erlebten-Ichs. Es GIBT einfach keine Füllung mehr von etwas oder jemandem anderem, es gibt einfach keine Leere mehr in ihm (und daher auch keine Ängste): er weiß sich ‚voll' und im größten Vertrauen aus dieser Vollheit heraus, die er ist. Innerliche Ruhe und Entspannung aus den eigenen tiefsten Grundwurzeln heraus sind das Ergebnis.

Gewürznelke ermahnt den Menschen dazu, damit aufzuhören, aus sich selbst ‚weg' zu sein (im extremen Sinne durch Drogen, Alkohol oder irgendetwas anderes) und in Verantwortung völlig seinen Platz in Beschlag zu nehmen, in der materiellen Veräußerlichung seines Seins, seines Körpers. „Flüchte nicht, sondern fülle dich selbst mit dir selbst ... und fühle dich sicher und erfüllt aus dieser Einheitskraft heraus, die du bist.“

Ingwer

Ingwer repräsentiert die folgende Sphäre: „Ich werde alles noch einmal überdenken; Ich werde mit der Entscheidung noch kurz warten …; ich verschiebe das noch eine Weile …“ Eine wählerische, kritische, manchmal abweisende, sture, hartnäckige, eher abweisende Geisteshaltung. Eine Unentschlossenheit, ein Aufschieben von etwas, ein langsames Dehnen. Ingwer hält alles ein wenig zurück; er arbeitet nicht wirklich mit, weil er findet, dass alles zu schnell geht; er muss genügend Zeit haben, alles zehn Mal zu betrachten oder zu überdenken.

Ingwer scheint einen Mangel an ‚Durchsetzung' zu besitzen, aber andererseits muss gesagt werden, dass er sich Zeit nimmt, um die Dinge gut in sich aufzunehmen, sie wiederzukäuen … auf eine äußerst ruhige Weise. Er sehnt sich danach, sich kurz auszuruhen, die Dinge in aller Ruhe zu überdenken. Möglicherweise kommt er zu spät, um seinen Zug noch zu erreichen, dennoch wird er sich niemals von einer ‚Uhrzeit' oder einem ‚Termin' hetzen lassen! Er bleibt sich selbst immer treu und gibt seinem Körper *alle* Zeit, die er braucht, um sich immer wieder an neue Situationen anzupassen.

Jemand, der einen Überschuss an Ingwer-Sphäre in sich trägt, wird hier mit seiner eigenen Trägheit konfrontiert, mit seiner manchmal aufschiebenden Handelsweise und Ingwer fragt ihn: ob er es toll findet, zu sein wie ‚er'? „Dies ist dann sehr gut: akzeptiere dich selbst, akzeptiere deine Art und tue alles in einem ruhigen, eigenen Tempo“, spricht Ingwer solidarisch.

Ingwer sagt dem Menschen, er solle sich doch vor allem nicht aufregen, hetzen, oder nervös werden. „Wir tun alles ruhig, gründlich und in unserem Tempo, so dass wir auch nicht aus der Fassung geraten durch eine nervöse, gezwungene Vorgehensweise!“, sagt Ingwer. Er führt den Ochsenwagen ganz gemächlich durch das Äckerchen. Wenn er nur rechtzeitig kommt …!? Will er mit anderen zusammenarbeiten, dann wird er manchmal vielleicht auch gut daran tun sich anzupassen.

Wer Ingwer mag, bittet allerdings meist um ‚Ruhe' in seinem Kopf … Die Ingwer-Sphäre hat einen beruhigenden Einfluss auf das Nervensystem. Möglicherweise sehen wir hier den Menschen, der wütend ist, weil ihm alles nicht schnell genug geht, weil er keine zehn Sachen gleichzeitig machen kann; wer sich am eigenen Unvermögen, nicht schneller weitergehen zu können, ärgert; wer vor Ungeduld brennt, weiterstürmen will … sein Kopf wird vor Gehetztheit verrückt und er will der Zeit am liebsten auf begierige Weise vorauslaufen … sein Gehirn denkt und arbeitet, ganz rot, auf vollen Touren, in übertriebenem Sinne … Dies erfordert etwas Ruhe und Abkühlung … durch die Ingwer-Sphäre.

Karamell-Geschmack

in Pudding, Soßen, Süßigkeiten …

Karamell ist dynamisch und freut sich voller Ungeduld darauf, so fröhlich - wie ein Kind - im Leben singen, tanzen, spielen, genießen zu dürfen … Er macht sich über nichts Sorgen; begeistert, unabhängig von der Zeit … Das Leben wird auf eine kindliche, märchenhafte Weise erlebt. Hier gibt es das Böse nicht. Karamell ähnelt ein wenig dem Geschmack einer himmlischen Märchensphäre. *Reine* Freude. Es sind keine ‚Spannungen, Ängste oder Verdruss' vorhanden.

Karamell setzt sich auch gut für sich selbst ein und wird es sicher nicht verpassen, wenn er an der Reihe ist (zum Seilspringen). Wie das Kind, das es versteht, aus einem angeborenen Gerechtigkeitsgefühl heraus für sich selbst einzutreten; es ist vielleicht manchmal rundheraus hart und schroff, aber es handelt sehr wohl richtig und ehrlich. „Immer der Reihe nach!", sagt das Mädchen.

Der Karamell arbeitet gerne in der Energie von Freude und Vergnügen, von Freundschaft und Frei-Zeit, von behaglichem Wärmen an der eigenen kleinen Sonne, der Wohltat der ersten Sonnenstrahlen auf deiner Haut.

Wer den Karamell-Geschmack wirklich mag, erwartet etwas vom Leben. Er sehnt sich danach, diese kindliche, unbesorgte Freude in sich selbst zu erhöhen. Er betäubt möglicherweise sich selbst manchmal ein wenig, wie in einem Rausch, um für ein Weilchen in einer himmlischen Sphäre kindlicher Naivität und Verträumtheit zu verbleiben … wobei Zeit und Druck, Spannungen und Sorgen nicht mehr existieren … An sich kann dies keineswegs schaden, aber dieser Mensch tut gut daran, die Wirklichkeit nicht aus dem Auge zu verlieren, seine wirklichen Probleme im täglichen Leben zu lösen, um dann sein Leben auf der Erde zu einem wahren Paradies zu machen.

Er hat die Begeisterung, die Inspiration, die Fantasie, die Gefühlskraft, die Fantasie, um es wahrzumachen.

Das Kind, das ein starkes Verlangen nach ‚Karamell' empfindet, ist auf der Suche nach seinem Paradies: an sich ist dies eine schöne Sache. Er will das Leben genießen, springen und tanzen, unbesorgt und froh mit den anderen Kinderlein. Er will das ‚Böse' nicht sehen und wird das Böse daher auch nicht zu schnell anziehen, *außer* wenn er zu viel träumt und schwebt, wenn er zu wenig mit seinen ‚Füßchen' auf dem Boden steht.

Es ist notwendig, dass die himmlische paradiesische Sphäre dieses Karamell-Kindes auf der ERDE erlebt wird, dass er sehr stabil mit seinen Füßen auf dem Boden bleibt und nicht zu hoch in den Wolken schwebt … Bringt der Mensch seine lieblichen, fröhlichen Sphären auf der Erde in die Praxis, dann ist er zugleich eine fröhliche Anregung für die anderen! Karamell ist ein fröhlicher Partner und man wird ihn dem Menschen nicht wegnehmen dürfen.

Doch der Appetit auf diesen Geschmack weist darauf hin, dass der Mensch gut daran täte, auf eine konkrete, nüchterne, mit den Füßen-auf-dem-Boden-Weise an seinem Glück auf der Erde zu bauen, ohne darum seine frohen, tanzenden Sphären zu vergessen. Fantasie, angenehme Traumsphären und frohe erwartungsvolle Augen … dürfen durchaus sein, aber dann schon innerhalb eines Realistischen Rahmens.

Dieser Mensch würde gut daran tun, sich sehr stabil in seinem Körper zu etablieren. Er wird sich der Tatsache bewusst werden müssen, dass der FELS auf der Erde steht und nicht irgendwo in der Luft hängt und schwebt, dass er sein Leben ‚in der Materie' - nicht im Geist, im Traum - realisieren sollte! Er wird seine Wurzeln stabil in der Erde etablieren müssen, um von dort aus wie ein fröhlicher Schmetterling aufsteigen zu dürfen. Ein stabiler Skelettbau, ein vollstarkes Gebiss sind die Folge des Menschen, der an sich selbst glaubt, des Menschen, der IN sich selbst ist, auf der Erde … nicht irgendwo schwebend in höheren Sphären, irgendwo weit weg von hier …

Man wird diese Karamell-Sphäre keineswegs verjagen müssen, sondern sollte ihr helfen, sich auf eine Weise in die Praxis einzuschalten, die eine Ausgewogenheit zwischen Ernst und Spiel aufweist, zwischen Fester Erde und Weißen Wölkchen!

Kardamom

Kardamom hat gleichsam eine lange Luftröhre, einen tüchtigen Schluckapparat. Kurz: alles, was bei der Kehle beginnt, kann man als stark anwesend bezeichnen. Beine wie ein kräftiger Vogel Strauß, die hervorstehenden Augen drehen sich verschmitzt im Kreis. Ein seltsames, aber irdisches Objekt! So veränderlich und spielerisch: jetzt wieder wie ein fröhliches Maulwürfchen oder ein Schermäuschen, das an einem kleinen Zweig Runden dreht. Oder wie eine junge Eule, mit einem lieben Köpfchen, weißen Pelz, das sich auf komische Weise mit seinen beiden durchgreifenden Äuglein umschaut. Selbst-beschützend ist dieser Kardamom. Und als ob er *alles* schon einmal gesehen hat. Schlau; du kannst ihm nichts weismachen, kannst ihm keinen Bären aufbinden. Seine Vielseitigkeit, sein vielfarbiger Charakter ist vergleichbar mit dem des Tagpfauenaugeschmetterlings. Kaleidoskopische Sicht. Kardamom macht gleichsam Gymnastik, dreht seinen Körper rhythmisch nach links, dann nach rechts usw. … Auf flexible Weise erhält er die Form aufrecht, das Lebenslied singend auf dynamische Weise im Körper erlebt und dargestellt.

Lange Stirn, wie die eines Helden aus einem Comic; und man zieht seinen Kopf mit beiden Händen noch mehr in die Länge, so dass das Gesicht noch länglicher und die Stirn noch höher wird. Spaß beiseite. Man kann Kardamom fast nicht katalogisieren oder in eine Schublade einteilen und genau das mag er. Du denkst: er ist wie Pommes frites. Dann wieder wie ein mit braunem Zucker gefüllter Apfel. Welche Chamäleon-Gestalten er annehmen kann!

Wer Kardamom mag, zeigt damit, dass er Abwechslung mag, dass er gerne einmal albern ist, über die Stränge schlägt. Manchmal weiß er nicht wohin mit seiner von Nerven angestauten energetischen Masse. Er ist sicherlich kein ‚festliegender Block'. Ständig mag er Veränderung in der Gestaltung, auch an sich selbst. So dehnbar wie Elastik, wie Gummi, wie Kaugummi. 1000-de von Formen, sich in alle möglichen Richtungen ausdehnend.

Der Mensch, der Appetit auf Kardamom hat, ist meistens randvoll mit angehäuften Energien und will mit diesen Kräften etwas tun, in Bewegung kommen, kreieren, tausend Kreationen gestalten, sich selbst gestalten; er will sich ausbauen, so hoch wie die Spitzen der Kirchtürme; er will sich vergnügt in den prächtigen blaugrünen Farben des Meereswassers zu seinen Füßen wälzen. Er kann all das Schöne in der Natur, Flora und Fauna, die Farbenpracht, das Sanfte und das panoramisch Stattliche unheimlich genießen. Es ist gleichsam ein Spiegelbild seines „Seins".

Kardamom ermahnt den Menschen dazu, sich im vollsten Sinne des Wortes für sich selbst einzusetzen, seine Reichtümer zu zeigen, diese einzusetzen beim weiteren Ausbau des Kunstwerks, das er ist: Kunst und Natur miteinander verwoben.

Die Seinsart von Kardamom ist so dynamisch wimmelnd, keine Sekunde behält er dieselbe innerliche und auch äußerliche Gestalt / Form bei. Ein unaufhörlicher Wechsel … Er sagt daher auch zu dem Menschen, der gerne Kardamom isst: warum solltest du dich erstarren lassen, oder austrocknen und bersten wie dunkelbraun rechteckiges Brot, da schon lange auf dem Tisch liegend, so statisch, unveränderlich und sterblich …?

Kardamom sagt dem Menschen, er solle mit allen alten, festliegenden Gewohnheitsmustern *brechen,* beispielsweise damit, dass er immer nur in derselben Haltung sitzen bleibt, mit all dem ‚Rostenden' in ihm.

Kardamom fordert den Menschen dazu auf, sich auf den Weg zu machen, weiter, immer weiter, aktiv und ohne Ende dynamisch. Diese Bewegung braucht niemals ein Ende zu nehmen. Endlose Veränderung, kehren und umkehren, bis hin zu flexiblen Drehungen, Wendungen und Anpassungen!

Wer Appetit auf Kardamom hat, ist meist lernbegierig und will die Details wissen. Er öffnet sich daher auch in alle Richtungen und setzt seine Sinne, alle 5, richtig ein. Seine Lungen sind offen, seine Sicht in die Ferne gerichtete, die Ohren lauschen den Klängen der Welt, seine Haut ist empfindlich offen für herrliche Streicheleinheiten aus der Umgebung.

Knoblauch

Knoblauch dehnt sich mit Energie-Wogen sehr stark und weit aus. Es scheint, als ob er, wie ein Radio, Wellen aussendet … Er will auf einem verfeinerten magnetischen Niveau kommunizieren (in erster Linie mit sich selbst). Er sucht Kontakt in den verfeinerten, empfindlichen Energie-Sphären. Er ist in der Lage, das Böse vom Guten zu unterscheiden; er macht das Böse ausfindig …, sowohl auf geistiger als auch auf körperlicher Ebene (Infektion, Ansteckung, Eindringlinge …). Sehr kräftig strahlt er aus, als ob er sich als eine Konkurrenz für die Sonne zeigen wollte, aber dies ist ganz und gar nicht der Fall, weil er weiß, dass seine innerliche Kraft einfach unübertroffen ist. Er ist daher auch ein Symbol für diese Sonnenkraft im Menschen, der die Sonne außerhalb seiner selbst gar nicht braucht, um sich gut und stark zu fühlen.

Knoblauch sagt dem Menschen: „Baue dein Leben aus der *echten* Sonne heraus auf, die IN dir ist.

Die Lebensquelle ist in dir: du bist für ‚Leben', Gesundheit und Kraft nicht von den Elementen außerhalb deiner selbst abhängig! Fühle, wie die Lebensquelle dich durch und durch mit wogenden Lebens-Kräften nährt. Wenn du willst, bist du immun gegen das Böse, gegen Krankheit, gegen Leiden und Tod: wenn du nur an dich selbst glaubst, wenn du dich nur für immer auf diese innerliche Quelle abstimmen würdest."

Der Charakter von Knoblauch ist zugleich muttersanft und vaterstark. Er trägt das Vermögen in sich, stark abzuwehren oder sich seiner Haut zu wehren, wenn es sein muss; er lässt es niemals zu, dass etwas leben-anfeindendes in seine Umgebung gelangt; wo es um ‚das Böse' geht, lässt er den Bumerang abprallen, aber im Kern wünscht er jedem alles Gute.

Sein Charakter kann als standfest, entschlusskräftig, undurchdringlich beschrieben werden. Die Tatsache, dass er sich der enorm kräftigen Lebensenergien bewusst ist, die durch sein Wesen strömen, macht ihn immun gegen das Negative, das Kränkliche, das Heruntermachende.

Wer ein Knoblauch-Geschmäckchen mag, hat das Bedürfnis nach einem stärkeren Erleben seiner geistig-emotionalen Kraft und Immunität. Er tut gut daran, zu einem größeren Verständnis seines Innerlichen Vermögens des Selbst-Aufbaus, des Selbst-Schutzes zu kommen, der Abwehr des Bösen, des Aufräumens des Leben-Anfeindenden in ihm selbst.

Er muss sich der elektro-magnetischen Kräfte bewusst werden, die durch sein Wesen strömen, und wird diese auf eine selbstbewusste Weise einsetzen. Er stimmt sich noch nicht ausreichend auf die Guten Energien in seinem eigenen Wesen ab. Er sieht sich selbst noch nicht wirklich als ein prächtiges, liebevolles Wesen und betrachtet die Welt um ihn herum manchmal mit einem gewissen Misstrauen. Das ‚Negative' wird ihn nicht stören, wenn er sich auf diese urstarke Quellkraft in seinem Wesen abstimmt, wenn er sich wirklich seiner liebevollen, zugleich sanftmütigen und kräftigen Art bewusst wird.

Unbewusst hat dieser Mensch noch das Gefühl, bestimmte Dinge auf Distanz halten zu müssen, sich gegen das Negative abschirmen zu müssen, gegen ungezogene Menschen oder böse Geister, gegen das, was ihn bedrohen oder ‚infizieren' könnte … Wenn ein Mensch aus diesen Überzeugungen heraus lebt, ist es selbstverständlich, dass er sich früher oder später ‚infiziert' oder eine Konfrontation mit dem ‚Negativen' erlebt.

Knoblauch ermahnt diesen Menschen jetzt dazu, stärker in seinem eigenen ‚Feld' zu bleiben, um in Tuchfühlung mit diesem riesigen, energetischen Kraftfeld seines Wesens zu kommen, und außerdem an die Immunität und die Unbeeinflussbarkeit seines Wesens zu glauben. Die absolute Voraussetzung hierfür ist … dass er sich selbst aus vollem Herzen liebt. Reine Selbst-Liebe führt dazu, dass man das wahre ICH kennt. Und sie eliminiert letztlich jeden Zweifel.

„Glaube an diese Lebenskräftige Quelle, die in dir ist … und richte dich nicht zu stark auf die Außenwelt. Lasse dich weder verbrennen noch beherrschen von der Autorität, von der Sonne, die außerhalb deiner steht …, sondern lebe ganz bewusst von deiner eigenen starken Sonnenquelle aus, in Liebe zu dir selbst. Tue immer, was du - aus einem tiefen Kontakt mit deinem wahren natürlichen Kern heraus - deinem Gefühl nach tun musst … nicht, weil ein anderer es dir sagt."

Wer Knoblauch mag, hat das Bedürfnis nach einer ganz starken ‚Entladung' (Ausladung, Ausstrahlung, von innen nach außen strahlenden Bewegung …) von Energien. Er darf nichts zu sich holen oder saugen wollen. Er sollte sich dessen bewusst werden, dass das Leben nicht verlangt, eingeschnürt oder gehemmt zu werden: die energetische Lebensströmung sucht sich ihren Weg von innen nach außen. Immer behält der Mensch in sich und seiner Körperstruktur ein sehr dichtes energetisches Feld, wodurch er Immunität besitzt und undurchdringlich ist.

Der Mensch jedoch, der überhaupt nicht an sich selbst glaubt, an seine Güte, an seine liebevolle Art, der sich ständig an anderen festklammert, der sich von anderen abhängig macht, nährt sich nicht wirklich mehr an seiner innerlichen

Quelle, sondern lebt eher wie ein herumirrender Parasit, der auf der Suche ist nach einem Muttertier, an oder in dem er nisten kann, um sich daran zu nähren. Im letzten Fall macht er sich äußerst verletzlich und empfänglich für allerlei einflussreiche Machts-Strukturen.

Dieser Mensch sollte erst selbst seinen Griff lösen und zu sich selbst zurückkehren; er sollte erst diese Sonne in sich selbst anerkennen, damit er nicht vom anderen aufgeschlürft, negativ beeinflusst oder infiziert wird … von dem bösen Menschen, von einem Virus, der lahmlegt, von der Herden-Mentalität oder von philosophischen Sichtweisen von Menschen, die an alles glauben, nur nicht an die Kraft und das Vermögen des Menschen, sich selbst ohne Krankheit und Leiden freudvoll existieren zu lassen.

Knoblauch sagt: „Die Entscheidung liegt bei dir, daran zu glauben, dass alle Kraft und Güte in dir ist, die du brauchst, um als ein autonomes, immunes Wesen durch das Leben zu gehen. Du brauchst dich nur auf die Zentrale Quelle in dir selbst einzustellen. Lasse dich von keiner anderen Autorität aus diesem Zentrum holen. Blockiere deine Energien nicht länger; halte den Lebensstrom nicht zurück, sondern lasse dich selbst auf eine freudvolle Weise ‚strahlen' … Jeder Mensch strahlt ein solches kräftiges Feld aus, wenn er will.

Wer den Geschmack von Knoblauch liebt, lebt manchmal in einer zu harten Gespanntheit. Er bindet sich zu; er hält zu viel fest. Er hält seine Energien gleichsam auf eine zusammengeballte Weise zurück; er lebt nicht genug in der freudvollen Dankbarkeit für das eigene Wesen und lässt sich von Ereignissen und Menschen aus seiner Umgebung zu sehr ablenken (wegziehen aus seiner ursprünglichen Freude). Er wird alles und jeden in seiner Umgebung ‚loslassen' müssen, nichts und niemanden außerhalb seiner selbst noch festhalten; er wird nicht länger versuchen, alles auf eine krampfhafte Weise zu regeln, auch wenn es nur in seinem ‚Kopf' ist.

Er wird nun zu vollkommener Ehrlichkeit zu sich selbst kommen müssen; er wird seine Energien nicht länger zusammenziehen, zuziehen, sondern sie ruhig ‚gehen' lassen, auf eine frei-lassende, ent-ladende, entspannte Weise ‚ausdehnen' lassen. Er lässt das Leben frei und unbehindert durch sich hindurch strömen. Sein Körper, seine Organe entledigen sich, entspannen sich nun.

„Sperre dich selbst nicht so fest in einer zusammengeballten Frustration ein, halte deine Energien, die in Liebe und Freude strahlen wollen, nicht so ‚fest zusammengeklebt' zurück. Aufgespannte Aggression und nervöse Ausreißer sind das Ergebnis davon, dass du dich selbst nicht frei-lässt, dass du dich so krampfhaft zusammenballst, statt deine innerliche natürliche Kraft in Schönheit nach außen strahlen zu lassen …! Glaube an die Kraft deines Wesens, strahle von innen heraus die Freude aus wie eine glänzende Sonne. Blase auf der großen Tute und halte dich nicht zurück! Wage es, dich selbst in aller Freiheit so zu manifestieren, wie du bist. Halte dich nicht zurück. Halte dich nicht an Dingen und Menschen außerhalb deiner selbst fest. Setze dich selbst nicht unter Druck; halte dich selbst nicht in der Gefangenschaft der ‚äußerlichen' Welt … Brich durch das Netz aus Lügen (der Verleugnung deines eigenen frohen Wesens) und blase triumphierend, mit aller Kraft, das Horn der Wahrheit!"

Im vollen Bewusstsein: „ICH BIN HIER! Ich strahle meine Freude aus. Ich bin so Froh, leben zu dürfen … Nichts und niemand kann meine Energien eindeichen … Es strömt alles auf eine harmonische, wohltuende, fließende Weise aus meinem Körper, aus meinem ICH! Ich bremse mich selbst nicht mehr; ich blockiere mich selbst nicht mehr … Ich lasse mich selbst frei strömen … Ich äußere mich so, wie ich bin. Ich zeige mich, wie ich bin. Da ist keinerlei Frustration oder Zurückhaltung, von fest-halten wollen, mich selbst zurückhalten wollen … Ich strahle wie eine urstarke Sonne mit all meinen Lebens-Energien nach außen.

Ich lebe aus dieser Vollheit meines Wesens heraus und fühle keinerlei Bedürfnis mehr, etwas oder jemanden festzuhalten oder mich selbst einzu-‚sperren'. Ich befreie jetzt mich selbst. Ich trete ans Tageslicht mit all meinen Energien und hebe hiermit jede Selbst-Erstickung auf. Sauerstoff durchspült meine Adern. Raum wird frei … Der Hochspannungs-Druck sinkt und entfällt … Ich lebe jetzt ruhiger, *ganz* nah bei mir selbst. Ich singe und sende aus: die schönsten Vibrationen, wodurch das Schöne sich mir auf meinem Weg, mehr als früher, offenbart."

Wer Knoblauch-Geschmack mag, hat das Bedürfnis, sich auf-zu-sperren, sich aus einem kneifenden Korsett zu befreien, das im Vergleich zu seiner wahren Natur künstlich ist. Er hat es sich selbst angetan und wird nun in aller Ehrlichkeit zu sich selbst jedes einschränkende, kneifende Band abwerfen. Er braucht es, frei zu atmen und auf eine ganz ursprüngliche Weise sich selbst, in seiner wahren Gestalt, wiederzufinden. „Wer bin ich eigentlich?" Knoblauch ermahnt den Menschen dazu, tiefer in sich selbst hinunterzurutschen, um auf die Suche nach der Essenz zu gehen, nach dem Wahrheitsenergetischen Kern seines Wesens, um mit jeder aufgeklebten Schein-persön-lichkeit zu brechen.

Er ermahnt ihn dazu, von seinem Herzen aus zu leben, von seinem puren, authentischen Sein aus, ohne eine einzige Hinzufügung zu machen zur Welt des Scheins, in der seine wahre Natur in Unterdrückung gerät.

Begierden führen den Menschen vom ‚Leben' weg. Knoblauch ermahnt den Menschen dazu, diese Begierden auszutreiben. Begierden wird es erst dann nicht mehr geben, wenn dieser Mensch es wagt, er selbst zu Sein, ganz ehrlich in seiner Natur, ohne sich selbst und seine Energien ständig zu bremsen, weil er meint, nicht gut genug zu sein, oder aus Angst, einem anderen zu missfallen. Knoblauch fordert ein ehrliches Gesicht und reißt die Fassade vom Haus, damit der wahre

Inhalt sich zeigt. Von seinem tiefsten Selbst aus, von seinem wahren Herzen aus, zeigt der Mensch sich so, wie er in Wirklichkeit ist, und er weiß, dass er sich selbst sein darf und muss, ohne ständig Blockaden errichten zu müssen, ohne sich selbst anders (höher, größer, stärker) erscheinen zu lassen, als er ist. Er fühlt und weiß jetzt, dass ein urstarker Kern IN ihm wohnt. Er weiß jetzt von seiner Immunität, von seiner Kraft, von seiner Güte und zeigt sich in aller Offenheit, wie er wirklich ist.

Er versucht sich nicht ‚hoch'-zuhalten gegenüber der Außenwelt, er behauptet sich selbst nicht auf eine gespannte Weise, sondern strahlt, wie Knoblauch, *reine* magnetische Lebenskraft aus. Fremde Eindringlinge, die es nicht gut mit ihm meinen, bleiben wie von selbst auf Distanz, ohne dass er dafür etwas zu tun braucht. Seine Wahrheitskraft macht stark, immun und gibt ein wunderbar freies und freudvolles Gefühl!

Koriander

Der Charakter von Koriander trägt eine große Menge an Luft in sich (Symbol des Denkens, des Geistes). Wir können ihn als ein Gefühl des Eingeschlossenseins erfahren, aber zugleich ist die Rettung zur Befreiung nahe: der Stacheldraht kann weggenommen werden, so wie wir diesen auch auf den Kerzen von Amnesty International sehen. Und um diese humanen Fakten geht es schließlich bei Koriander. Keine Aggression, kein Festsetzen oder Einsperren von Dingen und Menschen, von dir selbst, auf unangenehme Weise.

Wir können Koriander mit einer schelmisch blickenden Krake vergleichen, die in ihrem Kopf randvoll mit Tinte ist und die ihre Tentakelpfoten schon bereithält, um sich abzustoßen. Aber Koriander verhält sich doch ruhig; wir sehen keinen brausenden Tintenfischspritzer hier, und auch keine depressive Sphäre.
Seine dominierende oder denkende Seite, oder die bei sich haltende *rechte Seite*[10] hat ein Übergewicht gegenüber der linken Seite; rechts ist dominanter anwesend als der linke Gefühlspol.

Koriander will gerne klare, offene Gänge und saubere Linien sehen, deutliche Strukturen. Seinen Charakter kann man als brav bezeichnen, wie ein Hündchen, das gehorsam auf seiner Matte sitzend, auf sein Herrchen wartet; er wartet bis man ihm sagt, *was* er tun soll. Geduldig und sich nicht aufdrängend.

---

[10] Lies mehr über die rechte Körperhälfte (und die damit übereinstimmende linke Gehirnhälfte) in *Der Schlüssel zur Selbstbefreiung – Enzyklopädie der Psychosomatik.*

Der Mensch, der Appetit auf Koriander hat, fühlt sich möglicherweise mit seinem Schwanz gefesselt. Er weiß noch nicht so recht, wie er sich befreien soll, sich losbinden soll. Er tut gut daran, Vertrauen in die Tatsache zu haben, dass er im richtigen Moment den Weg zur Freiheit sehen wird; der Apfel fällt nicht vom Baum, bevor er reif ist; erst sollten noch bestimmte Dinge eingesehen werden. Möglicherweise greift er stark nach dem blauen Himmel, will er die Freiheit gleichsam mit einer Zange erzwingen, aber das gelingt natürlich nicht, bevor bestimmte Lektionen gelernt sind. Die Freiheit sollte er in sich selbst finden, er kann sie nicht von außen her erzwingen.

Koriander als Nahrungsmittel ist wie der Mond, der von der Erde aus immer wieder in denselben aufeinanderfolgenden Scheingestalten zu sehen ist; Koriander ist wie ein Satellit, der immerfort treu dieselben Bahnen um seinen Planeten zieht. Gewohnheitsgemäß; er wird nicht unvermittelt aus der Bahn springen. Er ermahnt den Menschen zu Milderung, Geduld und einem ruhigen herrlichen Genießen dessen, was sich anbietet.

Der Mensch, der ein Verlangen nach Koriander empfindet, will gelegentlich etwas *zu* gerne und würde gleichsam durch ein zu feuriges Vorwärtsgehenwollen die Spitzen seiner Zehen verbrennen. Aber Koriander gibt ihm ein Vorbild: bleibe dir selbst und deinen eigentlichen Bedürfnissen treu, erzwinge nichts. Nicht begehren, sondern ‚sein', und den Dingen nicht vorgreifen. Sei glücklich über dein Dasein und … alles kommt zu seiner Zeit.

Kümmel

echter Kümmel, gemeiner Kümmel, Wiesenkümmel

Kümmel hat einen Charakter aus Gold. Er sitzt gleichsam auf einem würdevollen Stuhl mit Rückenlehne und Armlehnen, der zudem mit einem goldenen Stoff bezogen ist. Er blickt stolz geradeaus und wird sich niemals wie ein Minderwertiger verhalten, er sitzt aufrecht, und doch gibt er sich selbst die Chance, leicht nach hinten gegen die Rückenlehne lehnend, auf entspannte, ruhige Weise zu ‚sein'. Starke Struktur.

Kümmel trägt auf seinem Kopf eine Krone aus Gold. Er behütet sich damit, um nicht als ein leidender Mensch an das Kreuz genagelt zu werden (und ebenso wenig als ein solcher betrachtet zu werden). Und befindet er sich doch einmal in einer Phase, in der er sich hinter der Maske des passiven, leidenden, unvermögenden, armen Opfers verstecken muss, dann späht er bereits durch seine halbgeschlossenen Augen, um sich zu vergewissern, dass die Küste frei ist, dass die Luft rein ist, dass der Augenblick schon angebrochen ist, um „Hopp!" von seinem Kreuz herunter zu springen. Er ist schon so ‚schlau', dass er manchmal die

Rolle des leidenden oder schuftenden Opfers spielt. Um sich dann, im nächsten Moment, wieder der Rolle des fröhlichen, spielenden, herumrennenden, sich frei fühlenden Kindes hinzugeben, die er in sich trägt. Dies ist seine tiefere energetische Veranlagung.

Der Mensch, der ein Verlangen nach dem Geschmack von Kümmel empfindet, bleibt möglicherweise noch zu sehr in der Sphäre der ‚Fische' hängen: dies ist einerseits die Sphäre der absoluten Hingabe, sogar ein wenig der Aufopferung seiner selbst, seinen Wert als ich-der-Mensch nicht erkennend. Andererseits kann es sein, dass er seine noblen Werte in den Dienst des Lebens stellt, sein kleines Ichlein zur Seite schiebend, um höhere Ideale in die Wirklichkeit zu bringen, sauberfein, wie aus Kristall, aber möglicherweise zu transparent und nebulös, träumend, leer, keine solide irdische Struktur.

Der Mensch, der Appetit auf Kümmel hat, bewertet sich möglicherweise zu gering, trotz der harten Arbeit, die er eventuell verrichtet. Er transpiriert, liebt sich selbst vielleicht noch nicht *wirklich,* seinen Körper, schindet sich dann und klagt möglicherweise, oder kritisiert andere Menschen, die in seinen Augen nicht gerecht sind. Aber hier handelt es sich dann um eine Art der Unzufriedenheit mit dem eigenen Ich, wobei er seine innere Königswürde verkennt. Dieser Mensch wird gut daran tun, die *echten* Werte in sich selbst zu entdecken, nicht länger nach selbstzerstörerischen Überzeugungen (in Bezug auf Geist, Körper, Äußeres usw.) zu leben.

Das Leben ist kein Jammertal, keine Mühsal. Der Mensch wird gut daran tun einzusehen, dass er sich aus dieser Rolle befreien darf, um sein tieferes froheres schönes ICH, als Königsmensch, anzuerkennen.

Kümmel fordert dazu auf, als Mensch die eigene Fleisch- und Blut-Kraft anzuerkennen. Keine Schwäche, sondern edle Kraft, die Mannkraft anwesend in jeder Frau, in jedem Menschen: die edle starke Einheitskraft. Der goldene Optimismus, der Glaube an sein ICH.

Kreuzkümmel

Mit seinem ‚grünen' Charakter öffnet er, gleichsam, gerne seine Muschelschalenteile weit. Dann gibt er alles frei, bis sein Inhalt geleert ist und nur noch zwei trockene Kalkschalen übrig sind.

Manchmal schläft er, oder ruht er, tief in sich selbst gezogen, wie eine geschlossene Auster … die regelmäßig halb schlafend zwischen ihren dann wieder leicht geöffneten Schalen hindurch späht.

Kreuzkümmels Art ist irdisch und sehr ‚fest', in sich selbst konzentriert wie ein vierblättriges Kleeblatt. Er sucht deutlich das Glück auf Erden, vielleicht manchmal zu sehr außerhalb seiner selbst, andererseits jedoch schon auch darin, dass er selbst seine Produktivität freigibt ... Wie Ebbe und Flut, enorm veränderlich: schlafend, halb in Schlaf und Rausch, dann wieder auf aktive Weise sich nach außen werfend. Er ähnelt ein wenig einem grilligen Stamm der immerfort höher wachsenden Orchideensorte; einmal nach links; dann wieder nach rechts.

Mit großen Atemzügen einatmend, dann wieder wie eine aufgeblasene Lungenkugel mit großer Kraft wie ein Windstoß jeden Atem nach außen blasend. Die Wolke, die kräftig ihr ‚Sein' ablässt und möglicherweise eine Windhose entfesselt.

Zwischen einer sehr großen Hektik (lesen wir bei der Muschel über die Notwendigkeit zu sortieren) und einer ruhigen Art des ‚Seins'. Zwischen Leben und Tod; sammeln und in sich selbst wachsen, um dann alles aus sich herauszuspeien, sich zu leeren. Und dann neu beginnen, ein konstantes Wachstum in Transformation; immer wieder aus seiner Quelle schöpfen, bestimmte Dinge schaffen, um sich dann wieder zu befreien, zu leeren, zu gebären und sich zu reinigen. Symbol für einen niemals endenden Prozess.

Wer den Geschmack von Kreuzkümmel mag, hat Lust dazu, sein Notizbuch zu öffnen, um all das, was er geschrieben hat, zu zeigen, oder um all das, was in einem anderen dicken Buch steht, zu eröffnen und zu lesen, die Zeichnungen anzusehen usw. Es kann sich beispielsweise auch um alte Handschriften mit prächtigen Buchmalereien handeln, oder um alte kalligrafisch schöne Bücher. Dieser Mensch mag es, bestimmte Dinge nachzulesen, und dies mit seiner eigenen inneren Quelle zu verbinden, die sehr stark auf Schönheit, Kreativität, Farben und Formen ausgerichtet ist. Gerichtet auf eine Vielfalt von Dingen und daraus das Schönste herausholen; nachlesen, sortieren und genießen.

Die Formen, Buchstaben und Farben können ihm ein Gefühl der Verzückung geben, möglicherweise ein Gefühl rauschartigen Genießens. „Ohh, wie schön das ist, wie interessant dies ist ..." Lernbegierig und neugierig (nicht im Sinne eines Begehrens), aber vor allem seine eigenen Gefühle und Talente an dem Schönen und Fesselnden messen, das er entdeckt ... irgendwo ... Er ist so interessiert und schaut, und bewundert, und öffnet, und genießt auf ästhetische Weise. Er ähnelt ein wenig Venus in ihrer besten Form: die höhere sensible Form von Schönheit.

So gibt der Mensch seine Gefühle preis; er lässt sich völlig von dem Schönen mitreißen, das er entdeckt hat.

Die Botschaft und die Sphäre von Kreuzkümmel ist: wage es, deine eigenen Produkte in aller Offenheit zu genießen, auch das erhaben Schöne, das du außerhalb deiner selbst entdeckst. Lebenskünstler, vom ruhigen Grünen, an dem du deine Freude hast, bis zu dem sanften Vergnügen zierlichfließender Linien in rot und blau beispielsweise. Sanft-warm zu deinem Herzen kommen und es dir gestatten, das Schöne zu genießen, das du entdeckst, sowohl in dir selbst als auch außerhalb davon. Der weibliche Aspekt (auch) im Menschen streut seine Schätze aus. Der Geber, der sein Geben genießt, der Schläfer, der sein Nickerchen genießt, der Transformierte, der es genießt, eine Phase hinter sich zu lassen, um in eine neue Phase zu treten.

Schwarzkümmel

Nigella sativa

Schwarzkümmel kann, was seine Art betrifft, einerseits mit der schönen prächtigen gelben, strahlend sanften Haut des ruhigen, bedächtigen Herrn Zitrone[11] (mit seinem nicht gehetzten Charakter) verglichen werden, andererseits fühlt man, dass hier eine enorm geballte Kraft unter der gelben Schale sitzt, die allerlei Arten von Eindringlingen wie Insekten und Bakterien usw. … auf Distanz halten kann. Und dies kann man in gewisser Hinsicht mit der Art von Schwarzkümmel vergleichen, der reinigen will und das abwehrt, was ihn infizieren oder beflecken will.

Schwarzkümmel ist in der Lage, sich stark für sich selbst einzusetzen! Er versteht nicht, warum so viel Hektik um ihn herum gemacht wird und schaut erstaunt. Es GIBT doch keinen Grund, unruhig und hektisch zu sein. Er lässt sich auf keinen Fall von irgendeiner Energie mitreißen … und bleibt er selbst. Es besteht eine Art von Immunität in ihm. Unnahbar.

Aber Schwarzkümmel wäre auch wirklich entrüstet; die Hände in die Seite stemmend: „Was macht ihr hier, mach dass du wegkommst, zumindest wenn du mich nicht in Ruhe lässt, denn sonst beginnt es mich zu jucken. Lass mich in Ruhe. Ich will in Ruhe, Kraft und Frieden bei mir selbst sein. Stört mich nicht mit eurer Hektik, eurer unsinnigen Aufdringlichkeit …“ scheint er zu sagen.

Schwarzkümmelprodukte als Nahrungsmittel sind wie eine ordentlich aufgestellte Reihe von Gläsern nach dem Abwasch. Ausgewaschen, gesäubert. Es herrscht eine Sphäre des ruhig ‚Seins'. Sein lassen und selbst sein. In vollkommener Ruhe; dies ähnelt der Meditation kurz vor dem Alpha-Zustand.

Schwarzkümmel lässt, genau wie die Gläser, alles von sich abgleiten, greift nichts mit seinen Gedanken fest, wodurch auch nichts Negatives an ihm haften kann. Ein reines „loslassendes Anwesendsein“ bei sich selbst.

Der Mensch, der den Geschmack von Schwarzkümmel sehr mag, ist bereit für Transformation (grob vergleichbar mit der Orangen-Symbolik). Er steigt in die orangefarbene Phase ein, die Suche nach dem echten Selbst, nach seinem unbeschädigbaren Lebenskern. Er sieht sich mit seinen kugelrunden Augen genau um und lauscht unterdessen seinem eigenen Gedankengang. Er weiß schon,

[11] Siehe an anderer Stelle in diesem Buch die Symbolik von *Zitrone.

was er in den Augen der äußerlichen Welt wert ist, und trägt seinen Professorenhut mit Würde. Er hat Appetit auf Schwarzkümmel, weil er auch die Reinheit liebt, aber möglicherweise noch zu sehr festsitzt im System von: in äußerlichem Sinne tadellos wirken. Also sucht er unbewusst nach Vertiefung in sich selbst, in Reinheit, nach etwas mehr Charakter von Schwarzkümmel. Das kann er jetzt noch nur mit Schwierigkeiten erreichen; daher darf Transformation, eine Art Veränderung in ihm selbst, stattfinden. Er mag Schwarzkümmel gerade deshalb so, weil er vielleicht gewichtig über seinen grauen Bart streicht und weise wirkt, ... die innere Ruhe und das Erkennen seines *wirklichen* Wertes wird nur gegeben sein, wenn er schaut, ohne so viel zu denken, und nicht so sehr versucht, die äußere Welt mit seinem Verstand zu erfassen.

Schwarzkümmel fordert ihn dazu auf, sich in seinem Kopf nicht so aufzuregen, zeigt ihm, dass ‚studiert' sein nichts wert ist, genauso wenig wie ein ‚Titel', wenn der innerliche Sonnenkern mit dem warmen Herzen und dem gefühlvollen ‚Ich' nicht erlebt und anerkannt werden. In ruhiger Würde getragen, in froh optimistischen Sphären, gemütlich zu Hause in sich selbst anwesend, ruhig über sich selbst nachzudenken, über sein Leben, das Leben ... Er geht tiefer in seinen lebenden Selbstkern, wie Schwarzkümmel es von ihm fordert.

Er steigt nun, in dieser Schwarzkümmel-Sphäre, zwei Stufen höher und lässt das primitive grüne Instinktive hinter sich. *Dann* wird er reifer, weiser, in transformierter Form. Froh über die neue Entwicklung, die sich in ihm abspielt. Unruhige Urinstinkte bitten darum, in reine Bewusstseinsenergie umgesetzt zu werden: auf eine höhere, reinere, loslassende Weise. Auf einem gesäuberten Niveau. Keine Begierde, brennend, keine Habgier usw. ... wohnt dann jetzt noch in der Sphäre dieses Menschen: er lässt los und kommt in sein reines hochwertiges Mensch-Sein.

Ja, viele alte Dinge hat er hinter sich gelassen wie Wut, Ungeduld und Irritation in Begierde; neue Schritte sind gemacht, er kommt zu der sanften kräftigen Ruhe im Sonnenzentrum seines schönsten Selbst. Transformiert, Veränderungen durchgeführt, angespornt von Schwarzkümmel. Er will nicht mehr andere dazu bringen, etwas für ihn zu tun; er will nicht von anderen schön gefunden werden; er weiß, dass sein Herz schön im Lebensrhythmus klopft, wenn er nichts mehr begehrt und von den anderen nichts mehr erwartet. Ruhig anwesend in seinem sanften urstarken Selbst. Seine Haut strahlt nun Ruhe aus, weil er nicht mehr „haben will", sondern glücklich und gelassen zu Hause ist in seinem ‚Sein'.

Kurkuma, Curcuma

Die Art von Kurkuma ist wie die einer weisen Eule, die weiß, schweigt und so tut, als ob sie nichts sieht, beide Äuglein geschlossen. Sie findet von sich selbst, dass sie brav, gut und heilig sein ‚sollte', und zeigt sich dann auch so. Sie tut ihr Bestes, um sich an diese sanften, gutartigen Charakterzüge zu halten,[12] aber ab und zu schießt etwas von einem marskräftigen Aufstand durch sie hindurch: wenn sie etwas nicht wahrheitsgemäß gesagt hat, z.B. wenn sie etwas in ihrer Umgebung nicht ehrlich fand und findet, aber hierüber ihren Mund hielt / hält … Ja, plötzlich schießt das Feuer durch ihr Wesen und würde sie es einmal deutlich sagen, feuerspeiend und wahrheitsgetreu, so wie es wirklich ist, so wie der Hase lief und läuft. Aber normalerweise hält sie sich zurück; sie bremst diese feurigen Energien und ist wieder das brave, schweigende Standbild, das seine Augen geschlossen hält. Wir könnten in diesem Sinne sagen, dass sie auf diese Weise verhindert, dass schmerzhafte Entzündungen auftreten. An sich spricht dies für sie (: sie will nichts Böses tun, will niemandem Böses antun, und will keine Verräterin sein), aber wir können uns die Frage stellen, ob sie ihrer ehrlichen Natur manchmal nicht zu viel Gewalt antut.

Brav schließt sie wieder die Augen und zieht sich in sich selbst zurück. Die Art von Kurkuma existiert daher auch im folgenden Sinne: sie fühlt, dass sie gut daran tut, sich nicht bei den anderen einzumischen, sondern tief in und bei ihrem eigenen innerlichen Raum zu bleiben. Verständnis zu haben für alles und jeden und niemand anderem ein kritisches oder böses Wort zuzurufen … auch wenn sie gerne der ‚Wahrheit' ein wenig nachhelfen und Unrecht wiedergutmachen würde. Aber trotz einiger Ausnahmen lässt sie alles wieder los, die Energie wohnt weiterhin in ihr selbst mit dem schönen Gedanken „Ich arbeite an mir selbst; ich habe auch Fehler und Schwächen; ich lasse die Außenwelt los und bleibe ruhig in mir selbst." Wohlweislich schweigen und weiterhin in ihrem eigenen Federkleid wohnen, sagt die Eule, die hier mit Kurkuma verglichen wird.

Der Mensch, der Kurkuma mag, will eigentlich, wie schwierig dies auch sein mag, innerhalb seines Aufgabenfeldes weiterarbeiten. Er weiß, dass es eine Frage der Zeit ist und dass sein Raum ihm möglicherweise ein Gefühl der Einschränkung gibt, als ob er auf Saturnalische Weise in einer sich im Kreis drehenden Sanduhr gefangen ist. Aber er akzeptiert seinen Auftrag, will Gutes tun und durchhalten, wirkt auch so: er tut seine Pflicht und fühlt, dass es so sein muss, genau wie ein Baum fühlt, dass es gut ist, wenn man ihn stutzt, damit er später viele Früchte tragen kann. Manchmal wird ihm durchaus der Schweiß ausbrechen, aber er hält durch. Ist streng zu sich selbst, hat Lust, durch die gläserne Wand der Sanduhr der Zeit zu brechen, auf Uranische Weise, aber lässt es schließlich, wie es ist.

---

[12] Lies mehr über die Symbolik der Eule in *Wenn die Tiere sprechen könnten …* Dieses Buch ist bei Erscheinen des vorliegenden Werkes noch nicht in deutscher Übersetzung erhältlich.

Kurkuma sagt zu diesem Menschen: „Es gibt ‚Phasen' in einem Menschenleben, nichts hält ewig an, es kann durchaus sein, dass ‚durchhalten' gefragt ist." Die Tatsache, dass dieser Mensch Appetit auf Kurkuma hat, weist darauf hin, dass er auf der Suche ist nach diesem GOLDENEN GLEICHGEWICHT, dem goldenen Mittelweg: einerseits in sich selbst bleiben, wachsend, transformierend, die Dinge in sich selbst fühlend, dabei sich entwickelnd. Er lernt, ein Gleichgewicht zu finden, indem er sich ab und zu die Umgebung anschaut, und indem er weiterhin sehr tief und sanft in sich selbst wohnt, die Augen geschlossen gleichsam und ‚Hände weg'. In dieser heiligen ‚zeitlosen' Wohnung seiner selbst gibt es eigentlich keine Wut oder Aggression, keinen Aufstand; in dieser Phase seines Lebens hat er möglicherweise die Lektion des Loslassens zu lernen, muss er lernen, kritiklos bei sich selbst zu bleiben und zu einer absoluten Nicht-Einmischung oder dem ‚Nicht-verändern-Wollen von Dingen und Menschen außerhalb seiner selbst' zu kommen. Was uns an das Auftreten von ‚Krebs' erinnert.[13] Selbstbeherrschung innerhalb seines großen Kraftfeldes … sein ICH auf dem goldenen Weg weiter ausbauen!

➔ Siehe eventuell auch: Curry (unter Soβen).

Lorbeer

Lorbeer gibt dem Menschen die Beruhigung, dass er sich nicht ständig voller Besorgtheit mit den anderen einlassen muss, sondern dass er sich in Freude auf die Suche nach sich selbst machen muss. Lorbeer weist dem Menschen diesen Weg, der ‚vor ihm' liegt; er wird gut daran tun, keinen Weg anstelle anderer Menschen zu bewandern. Ein jeder sollte sein eigenes Leben führen! Lorbeer beruhigt jetzt den Menschen: er sagt ihm, dass er sich nur mit sich selbst beschäftigen muss, dass er sein darf, wie er ist, dass er hierfür nichts Spezielles zu tun braucht, dass er keine Leistung zu erbringen braucht, bestimmt nicht immer wieder mit anderen beschäftigt-sein muss, statt etwas aus seinem Leben zu machen. Menschenfreundlichkeit ist gut, aber darf nicht auf Kosten des eigenen Lebens gehen. Und sich ständig mit anderen zu beschäftigen, in (Über-) Besorgtheit bedeutet ‚weglaufen vor sich selbst' und ist daher niemals gut.
Der Mensch holt bei dieser Vorstellung schon frei und erleichtert Atem. In der Lorbeer-Sphäre lässt er alles von seinen Schultern fallen; er fühlt sich von einer Menge Dinge entlastet, die manchmal zu schwer und zu ernst wogen. „Es ist nicht deine Verantwortung!", sagt Lorbeer: lasse das oder den anderen jetzt einfach gehen …

---

[13] Lies über diese Psychosomatik in *Der Schlüssel zur Selbstbefreiung – Enzyklopädie der Psychosomatik.*

Lorbeer bleibt allein übrig, mit sich selbst; er schaut dem anderen nach … bis dieser außer Sehweite ist, um sich dann ruhig, entladen und befreit zu sich selbst hineinzuziehen. Er hat seine Aufgabe vollbracht und kann alles ‚sein lassen' … Er wird nicht weinen. Eine Zeit der Befreiung setzt sich nun ein … Die Phase der Besinnung, des Genießens, die Phase in der man sich auf eine fesselnde Weise mit sich selbst beschäftigt; unerwartete schöne Sachen werden sich nun anbieten, weil er das losgelassen hat, was er loslassen musste.

Lorbeer läutet die Sphäre des Loslassens ein, an der man sich bisher festgehalten hat; dasjenige gehen lassen, für das man sich bisher mit Eifer und Verantwortlichkeitsgefühl eingesetzt hat. Der Mensch muss jetzt alles loslassen, um zur Essenz seines Wesens zurückzukehren. Er täte nun gut daran, sich mit sich selbst zu beschäftigen. Vergleichen wir dies mit der-dem Mutter-Vater, der ihre-seine Kinder ausziehen sieht; es wird Zeit frei, um neue Sachen anzupacken, um Talente zu benutzen, die schon zu lange in der Schachtel lagen. Der Mensch wird sich nun selbst erkunden. Manchmal eine schwierige Übergangsphase, aber wird dieser Weg erst einmal betreten, wird sich zeigen, dass Freude ihm zuteilwird wie noch niemals zuvor, unter der Voraussetzung, dass er ‚loslässt'.

Dies ist die Sphäre von Lorbeer: „Lasse dein Herz nicht über das trauern, was du loswerden oder zurücklassen musst, sondern freue dich über das, was nun ist und was kommen wird!". Aus diesem fröhlichen Vertrauen heraus wird alles gut gehen, wird nichts dir noch Verdruss besorgen. „Emotionale Bande sind deiner Gesundheit nicht förderlich. Lieben ist sehr gut, aber binden und festhalten nicht. Befreie dein Herz."

Wer ein Lorbeerkränzchen auf seiner Zunge mag, gibt damit an, dass er die Dinge eigentlich etwas leichter sehen will, dass er gleichsam mit einem Seufzer seine Probleme und Problem-Kinder, die er vielleicht allzu lang und zu eng an seinem Herzen ‚festgehalten' hat, gehen lassen will. Er will damit jede Beklemmung um sein Herz herum, jeden Verdruss und alle Besorgnis erregenden Gedanken verschwinden lassen. Möglicherweise hat er dies nur schwer loslassen können; die Lorbeer-Sphäre ermahnt ihn nun dazu, diesen Schritt zu machen. Statt sich voller Sorgen den Dingen und Menschen um ihn herum zuzuwenden, wird er nun aufgefordert, sich auf die Suche nach der Freude über sein eigenes ICH zu machen. Ihm werden nun die Augen geöffnet; er wird dazu gezwungen, sich das Schöne, das Positive in sich selbst anzusehen. Lorbeer-Sphäre ist der Beginn der Lösung für das deprimierende Gefühl, die Besorgtheit und die Unruhe im Herzen.

Der Mensch lädt ab: ihm fällt gleichsam ein Stein vom Herzen. Die Lungen werden freigemacht, die Schultern werden leichter, die Gelenke drehen sich geschmeidig mit, weil der Mensch sich nicht länger gegen dieses Loslassen wehrt, gegen dieses nach innen Kehren und zum Inhalt Seines ICHS: in fröhlicher Vorausschauendheit auf ein neues Leben! Er hat die Botschaft von Lorbeer begriffen.

Majoran

Majoran manifestiert sich in der Küche des irdischen Lebens, als wären es kleine wertvolle Goldklümpchen. Er ist nachhaltiger Art und man kann sich auf ihn verlassen! Mit Majoran erlebt man keinen Reinfall. Er ist ehrlich und energisch.

Dieses Kraut versteht es sehr gut, seine Grenzen zu ziehen, wenn andere (oder Dinge, Tiere …) zu stark in sein Gebiet eindringen würden und, genau wie die Erdbeere, reagiert es aus Selbstwertbewusstsein heraus: ‚bis hier und nicht weiter'.

Majoran wälzt sich in rein goldenem Glück innerhalb seines eigenen Wesens, seines eigenen Körpers.

Er tastet alle Wege ab, seine Zehchen[14] wimmeln, um den richtigen Pfad zu wählen und einzuschlagen, oder aufzufliegen wie die Merkurianischen Zwillinge bis hoch in den blauen Himmel mit weißen Wolken.

Wie ein perfektionistisch orientierter Gerber reinigt er das Fell von beispielsweise einem Rentier, bis es nicht mehr sauberer und reiner geht; er spannt die Haut auf und lässt diese trocknen, bis sie fertig ist für die Menschen, die sie dann gebrauchen werden. Auf ihn kann man sich verlassen; dass kein Insekt, keine Böses anrichtende Bakterie und kein Virus, kein Ungeziefer mehr auf der fertig verarbeiteten Tierhaut anwesend ist (in diesem Beispiel; denselben Effekt hat er auf den Menschen, der ihn verspeist). Dieses Beispiel soll zeigen, dass Majoran dir dienen kann ... , dir nichts in den Weg legen wird, damit alles im richtigen Sinne ‚in deinem Körper vorwärtsgehen, weiterströmen kann'. Er weiß, welche Materialien in seinem eigenen Sein er anwenden muss, um alles so perfekt sauber zu machen und für den Gebrauch vorzubereiten. Selbst zufrieden mit dem Resultat, zufrieden mit seiner Arbeit, zeigt er sie uns mit redlichem Stolz.

Ein sehr präzises Überprüfen, ob alles wirklich gut geht, ob die Bestandteile eines Apparates auch perfekt ineinander passen; so auch im Körper des Menschen, der ihn verspeist. Mit Fingerspitzengefühl überprüft er alles haarklein; vorher ist er nicht zufrieden. Alle Rädchen des Lebens, des Körpers, der Dinge … müssen sehr fein aufeinander abgestimmt sein, meint Majoran. Mit jungfräulicher Präzision kontrolliert er alles. Dabei arbeiten sowohl körperliche als auch geistige Kapazitäten von ihm zusammen, in Einheitsverbund, wie Petersilie empfiehlt.

---

[14] Lies über die Symbolik der Zehen in *Der Schlüssel zur Selbstbefreiung – Enzyklopädie der Psychosomatik.*

Majoran regelt alles im Zusammenhang mit Luft und Luftkanälen, den Luftdruck; ob zu viel oder zu wenig Luft in einem Raum, oder in deinen Lungen, oder in einem Ballon, oder einem einzelnen Körperteil beispielsweise anwesend ist: das Gleichgewicht wird erreicht. Man kann sich auf Schwimmringe verlassen, wenn darin genügend Luft ist: so kann das Menschenkind nicht untergehen und im Wasser ertrinken (Symbolik für Erstickung in eigenen Gefühlen, Emotionen, verhaltenen Worten usw. …). Majoran trägt Sorge dafür, dass alles in diesem Sinne in Ordnung ist. Die Menge an Luft, Sauerstoff … wie die Reifen eines Autos die richtige Menge an Luft und den richtigen Luftdruck haben müssen. Auf diese Weise wirkt Majoran im Körper des Menschen. Gleichgewicht und Kontrolle, Sicherheit und keine Mängel, die Entfernung eines Überschusses.

Majoran reguliert den ‚Atem': mit dem Mund atmet Majoran ein und aus. Er ist der Regulierer von Luft / Sauerstoff im ganzen Körper. Keine Atemnot, kein Atem-Überschuss, kein Sauerstoffmangel oder -überschuss in Gehirn und Adern usw. …

Der Mensch, der den Geschmack von Majoran als Nahrungsmittel mag, braucht es, seine Ein- und Ausatmung auf gesunde Weise verlaufen zu lassen. Auf diese Weise kann beispielsweise keine Hyperventilation entstehen (mit den dazugehörigen Ängsten; Majoran wird diese Problematik zwar nicht an deiner Stelle lösen, doch das Kraut will dir dennoch beistehen – lies die tieferen psychologischen Ursachen von Problemen mit dem Sauerstoff, den Atemwegen, Ängsten, Hyperventilation usw. in *Der Schlüssel zur Selbst-Befreiung.*)

Majoran sorgt gleichsam dafür, dass ein Luftballon nicht auf die Erde stürzen kann. Majoran ist ein Regulierer der Atmung im Zusammenhang mit Sauerstoffspeicherung; der Mensch, der mit Genuss Majoran kostet, bietet nötigenfalls ein Ventil für ein Zuviel an Luft / Sauerstoff.

Der Mensch, der Majoran als Aroma gerne mag, hat das Bedürfnis, sich selbst unter Kontrolle zu halten und einem Maßhalten / einer Ausgewogenheit Vorschub zu leisten; er erkennt sehr wohl, dass dies lebenswichtig ist. Transformation ist möglich in diesen Sphären von Majoran. Sauerstoff im Gehirn, in den Atemwegen, dem Herz- und Kreislaufsystem: dies ist so wichtig, und unbewusst weiß der kostende Mensch dies und stimmt Majoran zu. Er wird nicht ersticken, sondern sollte sich psychologisch in dieser Sphäre befreien; seinen stattlichen innerlichen Raum entdecken und aufrechterhalten, freihalten für „Leben!"

Magst du Majoran? Dann setzt du dich ein, dann bleibst du nicht auf der Stelle stehen (und denkst nach, grübelst, hortest Emotionen usw.) nein, du machst Schritte, öffnest deine Atemwege, du fühlst dich glücklich in dir selbst; dann holst du regelmäßig, kräftig und zugleich ruhig-tief Atem.

Das ewigwährende Dasein, ohne Angst, Sorge tragend für das eigene wertvolle ICH, das Leben Atmet.

Mazis, Macis

auch Muskatblüte genannt
Gewürz, getrockneter Samenmantel des Muskatnussbaums

Mazis hat den Charakter von Gedärmen, die die Nahrung, bereits fein gemahlen, auf dynamisch pulsierende Weise weiter auf den Weg bringen. Die Peristaltik des Lebens. Knetenderweise, immerfort vorwärts, weiterarbeitend, … Auf diese flexible sich kehrende und drehende Weise macht das Leben / die Arbeit gute Fortschritte! In Mazis werden keine Blockaden wahrgenommen.
Wie in einem Meeresrochen, oder in einem Schalentier … *viele* kleine Elemente gemeinsam treten in das Innere oder in den Mageninhalt ein, in das Wesen eines Hummers beispielsweise. Und im Inneren werden diese Elemente angenommen, sogar gut - wie bei einem Mutterkrebs - festgehalten, zusammengehalten, als ob zwei Arme schützend um sie geschlagen werden. Dann, in diesem guten Erhalten, werden die Elemente verarbeitet, zermahlen, sogar angereichert. Verschiedene Bestandteile schweißen sich aneinander, oder kleben aneinander. Die komplexesten Zusammenstellungen können so zustande kommen.

In diesem Sinne ist Mazis wie ein Schöpfer oder Wieder-Schöpfer; er, der die Dinge umzaubert, umformt zu einer neuen Gestalt, in der man die verschiedenen Bestandteile noch unterscheiden kann: ein harmonisches Ganzes, voll und komplex, aber es ist unglaublich, wie es Mazis gelingt, diese Komplexität (den Kern, innerhalb dessen viel assimiliert wurde) zu einer Harmonie heranwachsen zu lassen. Wir denken dabei unwillkürlich an ein Kristall, das sich bildet und aufbaut, an viele Kristalle, die sich vervielfältigen, aneinander reihen oder sich in die Höhe stapeln … zu einem wahren Kunstwerk des Lebens. Das Ganze ist reich und aufrichtig schön: eine Schöpfung innerhalb des Schoßes des Lebens.

Der Mensch, der ein Verlangen nach diesem Nahrungsmittel empfindet, steht möglicherweise abwartend bereit, die Arme vor der Brust verschränkt, als ob dem, was sich da vor seinen Augen abspielt, ein wenig misstraut wird. Man stellt sich hier die Frage: „Wird es etwas werden, das die Mühe wert ist? Kann ich mich darauf verlassen? Soll ich diesem Gang der Dinge vertrauen?“ Genau wie eine etwas zu strenge Lehrerin, die nichts sagt, nur schaut, was die Lehrlinge gerade ‚tun' …

In dieser Betrachtungsweise ist der Mensch, der gerne Mazis isst, dabei, sich umzuschauen, zu beobachten, und springt nicht gleich in das Boot, obwohl sein Verlangen nach Mazis gerade auf die Tatsache hinweist, dass er sich unbewusst danach sehnt, seinen Beitrag zum Lauf der Dinge zu leisten; ein Verlangen danach zu arbeiten, zu vermahlen, wie Fleisch, das zu Wurst verarbeitet wird, zermahlen und in seine Haut gedreht wird. Unbewusst will er sein Misstrauen loswerden, um zu einem vollkommenen Glauben an die Schönheit des Lebens zu kommen, um in Vertrauen zu wachsen und ohne ein Zögern teilzunehmen am aktiven Prozess der Gestaltung, Schöpfung … Er tut gut daran, der Aufforderung von Mazis Gehör zu schenken, wenn er davon isst!

Wer Mazis lecker findet, versteht die Dinge möglicherweise nicht gleich auf rationale Weise, sondern fühlt das Brausen in seinem Innersten, fühlt den aktiven Drang mitzuwirken, beizutragen zum Ganzen, zur Gestaltung, und das ist schön.

Mazis ist schließlich ein Symbol für einen gleichsam prachtvollen Aquamarinstein, der seine eigene natürliche Schönheit genießt. Er mag es, genau wie Reiskörner, dem Neuen Struktur und Form zu geben. In diesem Sinne ist Mazis wie eine Art Schöpfer, ein Lebenskünstler: sowohl sich selbst gestalten, als auch Objekte außerhalb von sich, dasjenige, an dem er arbeitet.

Bei Mazis läuft alles wie geschmiert, flott und von innen heraus, auf natürliche Weise. Er zögert nicht, setzt seine Arbeit fort, auf dem Weg zur Vollendung. Geschmeidig wogend und sich drehend, verarbeitend und integrierend.

Und der Mensch, der Mazis mag, hat dieses Bedürfnis gleichfalls. Damit weder Verstopfungen, Konstipation noch Blockaden und Hindernisse auf seinem Lebensweg auftauchen oder seine körperliche Gesundheit beeinträchtigen.

Meerrettich

Der Charakter von Meerrettich kann mehr oder weniger fröhlich genannt werden, etwas schaukelnd von links nach rechts, vielleicht wie ein Mensch, der sein Picknick isst, sich unterdessen singend auf einer Schaukel hin und her bewegend. Er träumt, singt, nährt sich und fühlt sich sehr gut im Jetzt-Moment. Er genießt alles ihn Umringende in vollen Zügen. Meerrettich steht für diese Hingabe an das Gefühl, das genießende Lebensgefühl, das Sorglose, das kindliche, fröhliche Spiel und das zugleich sich selbst auf leckere Weise nähren.

Meerrettich zweifelt nicht daran, dass er so sein darf, wie er ist, steht tapfer und autonom auf eigenen Beinen, fühlt sich im Leben sicher und vertraut. Er genießt seine ‚ewige Jugend' von jung bis endlos alt ... wird niemals ‚alt'. Die Entscheidung für das Leben sitzt hier tief, ist quasi angeboren; für Meerrettich gibt es keine Sorge, keinen Schmerz, kein Leiden, keinen Tod. Er stellt sich auch nicht die Frage, was andere von ihm denken, er weiß sehr gut für sich selbst zu sorgen, gibt sich die Chance, alles aus dem Leben herauszuholen, was herauszuholen ist. Heiter gelaunt sein, ein aufgeräumter Charakter, eher leicht, nicht schwer weiterklönen und -denken. Er nimmt alles, wie es kommt, und macht sich sicher nicht im Voraus Sorgen.

Ein wenig von sich eingenommen, vielleicht zu sehr mit der Außenseite seiner körperlichen Form beschäftigt, zu sehr sich selbst verherrlichend ... das könnten wir als einen negativen Charakterzug dieses Nahrungsmittels umschreiben (in extremem Sinne Arroganz und denken, dass er der schönste und beste der ganzen Welt ist). In jeder Hinsicht unbescheiden und mit einem unschlüssigen Charakter. Aber das Positive an Meerrettich ist, das er in seiner Jugendlichkeit aufgeht und stolz ist auf sein Sein; wenn dies in ein Stolz-Sein auf die äußerliche Form umschlägt, die er kreiert, um anderen zu behagen, geht es natürlich schief. Seine Unschuld, sein Genießen, seine jugendliche Unbesorgtheit wissen wir außerordentlich zu schätzen. Meerrettich spricht in der Tat über ‚ewig jung'.

Der Mensch, der sich nach Meerrettich sehnt, hat manchmal Mühe damit, sich selbst gründlich zu mustern, in Seele und Körper. Er unterdrückt das weiblich-kindlich unbesorgte Gut-Gelaunte in sich selbst. Er betrachtet sich selbst oft als zu düster, hat nicht immer ein positives Selbst-Bild: nicht von seinem Inhalt, nicht von seinem Äußeren. Wut auf das eigene Ich; manchmal ist da eine Missbilligung Der Mensch fühlt sich vielleicht alt oder veraltend, statt an seine ewige Jugend zu glauben, aber dann die *wirkliche* Jugend, nicht die falsche Jugendlichkeit gemäß des Kults des Äußerlichen.[15] Nein, er darf sogar *weiter* schauen als die Sprache dieses Nahrungsmittels, auf das er Lust hat, und sich überhaupt nicht auf sein ‚Äußeres' festlegen, auf seine ‚Form', darauf, wie er ‚im Spiegel' wirkt. Er würde gut daran tun, seine wahre Schönheit zu entdecken und schätzen zu lernen; und diese Schönheit hat nichts mit der Schönheit nach bestimmten Normen zu tun, die uns die Nepp-Schöpfung (in unserem gesellschaftlichen Modell) andrehen oder weismachen will. Dieser Mensch darf sich selbst zum Blühen bringen lassen und sich selbst als ein *einzigartiges* Wesen in seiner oder ihrer Lebensform, in seinem oder ihrem Lebenskörper mögen lernen. Jeder Mensch ist höchsteinzigartig und wenn er von innen heraus lebt, aus dem Herzen heraus, in Güte und Dankbarkeit, ist er ein Pracht-Mensch. Es gibt keine andere Schönheit.

Die Liebeskraft des Lebens in ihm hält die ewige Jugend instand. Die vergängliche Jugend, die sich nur auf Mode und äußerliche Normen richtet, hat nichts mit wahrer Schönheit zu tun, hat nichts mit wirklichem ‚Jung-Sein' zu tun, sondern mit Blüte und Vergänglichkeit. Das Verlangen ist möglicherweise in diesem Menschen vorhanden, den Normen des Kults des Äußerlichen mehr zu entsprechen. Er wird gut daran tun, damit zu brechen. Er täte gut daran, sich selbst als einen prächtigen und schönen Menschen zu betrachten ... wenn er nur die Liebe und die Güte in seinen Zellen zulässt, in erster Linie die wahre Liebe zum eigenen Ich und infolgedessen auch nach anderen hin ausstrahlend. Er täte gut daran, sich selbst nicht mit Anforderungen oder mit Grauen zu betrachten; er darf die Welt nicht mit Hass oder Abscheu oder Schwarzseherei betrachten ...

---

[15] Lies hierüber mehr in Teil I von *Der Schlüssel zur Selbstbefreiung.*

denn dies wäre die Folge einer Unzufriedenheit mit dem eigenen ICH, mit der eigenen Körperform. Er sollte lernen, stolz auf sein *Ich,* auf seine physische Form zu sein, *so wie er ist:* wenn er sich nur mit Freude aus seinem wahren ICH aufrichtet, wenn er nur in der Freude aus seinem Herzen heraus lebt. Er schaut nicht auf das Äußere-unabhängig-von-der-Form, sondern entdeckt, dass die Form eine ehrliche Veräußerlichung ist von entweder Liebe oder von Macht-und-von-anderen-für-schön-und-attraktiv-befunden-werden-willen: dieses Letztere ist eine Form der Selbst-Zerstörung und mündet in Verfall, Leiden und Tod. Ersteres führt zu einem Himmel auf Erden.

Der Mensch, den es nach Meerrettich verlangt, wird damit aufhören, nach etwas zu ‚streben' ... er darf sich selbst schön finden, aber dann im *vollsten* und *einzig wahren* Sinne des Wortes, ohne sich noch um das oberflächliche Kultbild zu kümmern, ohne sich selbst noch mit einem düsteren, dunklen, negativ-verurteilenden Auge zu betrachten. Er akzeptiert jetzt das Jung-Menschliche in sich selbst, ob er nun dreißig, siebzig oder 110 Jahre alt ist, usw. … Sein Gesicht strahlt die wahre Schönheit aus. Er schenkt dem spielerischen Kind in ihm selbst Aufmerksamkeit und schließt sich nicht mehr in Barschheit und Wut auf das eigene Ich ab.

Das weiblich-irdische-kindliche spontane genießende Element in ihm selbst kommt nun an die Reihe ... von seinem Herzen aus ausgehend. Er lebt aus der Überzeugung heraus, dass es alles in ihm ist: diese authentische Schönheit, Güte. Er schaltet kein einziges Teil seiner selbst aus und befindet sich vollkommen für gut.

Minze, Pfefferminze

Minze symbolisiert das enorme Glück, dich selbst als einen freien Menschen, ohne Lasten, ohne Einschränkungen, ohne Sorgen, auf Erden zu erleben. Das Bewusstsein wird weicher und breiter, das Gemüt dankbar und voller Freude. Die Erkenntnis: Ich darf als Mensch ‚sein' und frei durch meine Lungen atmen. Das Gefühl, dass man dem Leben große Dankbarkeit schuldet. Man empfindet beinahe Bedauern und Reue über die Fehler und die Undankbarkeit, die man in der Vergangenheit gezeigt hat. Die Minze-Sphäre macht offen und entspannt; der Mensch bekommt das Gefühl, in einem Ozean aus himmlischer Entspannung zu schweben. Er ist so ‚froh' zu leben. Er fühlt sich jetzt stark, als GROSSES ICH BIN, optimistisch und voller Vertrauen. Er fühlt, wie Energien sich fröhlich flimmernd in der Materie seines Körpergewebes konzentrieren; es tut ihm gut; er fühlt das Leben auf eine angenehme Weise auf seiner Haut prickeln und genießt dies voll und ganz! Er ist guten Mutes. Er sieht alles nun hell und offen. Die Minze-Sphäre ist einem ‚Stoß' in den Magen glücklicherweise gewachsen; wenn ein anderer sie treffen will, wird dies nicht wirklich gelingen, weil Minze sich in sich selbst solide geschützt weiß, weil sie das, was sich außerhalb ihrer befindet, nicht als eine Bedrohung betrachtet, im Gegenteil: sie hält durch die energiereiche Glaubenskraft, die sie ausstrahlt, den ‚Feind' oder diejenigen, die es nicht gut mit ihr meinen, auf Distanz.

Minze lässt sich von Problemen nicht um den Schlaf bringen. Ihr Energiefeld ist frei und froh, sehr stark und undurchdringlich durch die ‚dichte' Sphäre von Glück, Kraft und (Selbst-) Vertrauen. Minze glaubt an die übermächtige Kraft ihres Seins; sie hat keine Angst und versucht nichts abzuweisen, was ‚gut' ist. Sie hält das Böse automatisch auf Distanz und glaubt an ihre Immunität, an ihr System des Selbst-Schutzes. Sie fühlt sich geschützt, als wäre sie von einem undurchdringlichen Netz umgeben; dennoch wird Minze darauf achten müssen, dass sie sich nicht zu sehr von der Außenwelt abschirmt, absondert, in einer frostigen, eisigen Sphäre. Sie darf nicht anfangen zu schweben …

So können wir sagen, dass jemand, der ein ‚Zuviel' an Minze-Sphäre hat, sich selbst schließlich hoch in nebulöse Sphären führen kann, trunken in einem Minze-Rausch, wobei er sich möglicherweise Etwas oder Jemandem außerhalb seiner selbst hingibt, wie anonym dies auch immer wäre. Er verliert sich dann schnell in der Verliebtheit. Er gibt sich dann Dem Großen außerhalb seiner selbst hin, verliert sich darin, berührt mit seinen Füßen den Boden nicht mehr, bringt sich selbst in einen Zustand der Betäubung, fühlt keinen Schmerz, sondern beginnt hier seinen stillen Abzug *weg* aus dem Leben: ein Weg, der immer kälter und kälter wird.

Wen es nach Minze verlangt, der hat das Bedürfnis nach innerlicher RUHE, nach einem absoluten Vertrauen zu sich selbst, nach einem absoluten Vertrauen auf einen guten Verlauf der Dinge; hierzu ist es erforderlich, dass er die Dinge nicht ‚festgreift', nicht dirigieren will, dass er nicht unbedingt dieses oder jenes WILL, sondern diese Dinge eher loslassen kann. Er wird gut daran tun, sein Leben aus der Überzeugung heraus zu erschaffen, dass alles, was gut ist, auf seinen Weg kommen wird. Dieser Mensch ist oft unnötig besorgt und nervös. Er sehnt sich daher auch nach einem Aufatmen. Er würde gut daran tun, sich aus dem Netz zu befreien, in dem er sich selbst gefangen gehalten hat. Kühle und Angst gehen Hand in Hand: er wird in Bezug auf sich selbst die warme Liebesglut entwickeln müssen.

Die Thymusdrüse entwickelt sich auf eine warmherzige Weise, wenn der Mensch sich auf eine liebevolle Weise inwärts kehrt und außerdem an seine Meisterliche Kraft, und infolgedessen an seine Immunität glaubt. Er braucht es sehr, mit großer Überzeugung zu sagen: „ICH KANN!“ Er darf seine schöpferischen Möglichkeiten, seine innerliche Kraft niemals mehr verleugnen.

Er wird an einem starken Rückgrat bauen. Er wird sich im Leben nicht ‚hängenlassen’. Er wird in Tuchfühlung mit der starken Konzentration von Energien in seinem Körper kommen müssen. Dieser Glaube lenkt sein Energiefeld, lenkt sein innerliches Sicherheitssystem. Weiß der Mensch erst einmal von diesem System, dann wird er in Vertrauen loslassen, wird ihn keine Angst oder Nervosität mehr an der Kehle greifen. Er wird seine Lungen, seinen Kopf nicht länger mit Besorgnis erregenden Gedanken ersticken. Er ‚begehrt’ nicht mehr, will nicht unbedingt haben … wodurch Raum zum Atmen frei wird … zum SEIN!

Wer sich nach Pfefferminz und der Minze-Sphäre sehnt, will damit das Böse in sich selbst vertilgen, und er muss wissen, dass sein Ungemach dem ZWEIFEL an sich selbst entspringt. Minze fordert ihn dazu auf, diese Sphäre loszulassen.

„Gebe dich dem LEBEN in dir selbst hin!“, sagt Minze. „Lasse es zu, dass der Lebensatem wie eine frische Brise frei und ungehindert durch deinen Körper ziehen kann …: Gib dich ihm hin. Sei nicht zu schwach, nicht zu schlaff, sondern GLAUBE an deine Kräfte! Aus diesem starken Glauben heraus kannst du leichter loslassen.

Entspanne dich. Versuche die Dinge nicht zu erzwingen; käue nicht ständig dieselben Besorgnis erregenden Gedanken wieder. Sorgen sind überflüssig. In der Minze-Sphäre WEISST du, dass in der Freiheit, im absoluten Vertrauen, das Leben alles zu dir bringen wird, was sehr gut für dich ist. Aber lass los, was nicht gut für dich ist … Versuche nichts festzu-‚klemmen’, weder mit deinen Gefühlen noch in deinen Gedanken. Begehre nicht, wolle nicht haben, denn dann werden Wut, Unzufriedenheit, Kummer und nervöse Ängste dich weiterhin quälen. Lass los, sei du selbst in aller BREITE und atme in Freiheit und Freude aus dem allertiefsten Punkt in dir selbst heraus.

Und schließlich: stehe solide mit beiden Füßen auf der Erde … Aber, trotz der Tatsache, dass Mister Peppermint dies selbst ab und zu vergisst, lässt er unbewusst alles Böse von sich abprallen. Auch der Mensch, der in Güte und ohne Zweifel am ICH lebt, besitzt ein solches automatisch funktionierendes Immunsystem!“

Mokka-Geschmack
in Pudding, Speiseeis, Torten usw.

Mokka-Geschmack sagt: „Ach, lass nur; ich rege mich über nichts mehr auf.“ Er sieht alles ‚gleich’. Er zeugt von einer Art Lustlosigkeit, Apathie, Gleichgültigkeit; es ist ihm alles gleich. Es hat ganz den Anschein, dass dieser Mokka nicht wirklich ‚lebt’.

Wer den Mokka-Geschmack mag, tut gut daran, sich selbst einmal in Frage zu stellen: was suche ich im Leben? Was ist der Sinn des Lebens? Warum hänge ich so an der Unterseite des Lebens, meiner selbst? Warum entwickle ich nicht einen begeisterten Genuss ‚meiner selbst’? Mokka konfrontiert den Menschen mit einer Art Eintönigkeit, die er selbst instand hält. Er hat wenig oder keine Begierde, das ist gut, er hat jedoch nicht einmal wirklich fesselnde Sehnsüchte, er kommt nicht an sein ‚Gefühl’ heran; es ist ihm alles gleich… Wo ist das ‚brausende Leben’? Wo ist diese springlebendige Begeisterung in ihm?

Wer den Mokka-Geschmack wirklich liebt, lebt manchmal zu sehr in ‚Niemandsland’; er gelangt viel zu wenig in sein ‚Gefühl’. Er scheint von seinen innerlichen Gefühlen abgeschnitten zu sein; er kommt nicht zu der triumphalen Freude über das Leben selbst! Er kennt den Luxus des Gefühlsreichtums nicht … Er scheint manchmal gar gefühlstot zu sein.

Er muss wachgerüttelt werden: Mokka hält dem Menschen einen Spiegel vor und konfrontiert ihn mit seinen eigenen ‚tiefen Tönen’, mit einer Art Nicht-Sein, damit, dass er sich in einer Art ‚niedriger Vibration’ verbirgt, mit seinen abgestumpften Gefühlen …, als ob ihm beigebracht wurde, nichts zu verlangen, sich nach nichts zu sehnen, Gefühle unterdrückt zu halten … „Schau einmal in den Spiegel. Kannst du noch wirklich FROH sein über dich selbst, über das Leben? Wo ist dein Gefühl? Rüttle dich selbst einmal wach, nimm einmal wirklich an dem Gefühlsreichtum deiner selbst teil!“, sagt der Mokka-Spiegel.

Mokka ‚wählt’ nicht mehr; es ist ihm alles ‚gleich’.

„Findest du dich selbst nicht fesselnd genug? Warum schaust du manchmal so ‚flach’, so neutral-gleichgültig, so wenig-lachend in das Leben? Du bist keine Pflanze, du bist ein Mensch und du kannst näher zu deinem GEFÜHL hinwachsen …, so dass du zur FREUDE deines eigenen Wesens gelangen kannst, so dass das Freudelachen auch andere dazu ansporn, die Freude in sich selbst zu suchen.“

Der Mokka-Esser darf durch eine Art langweilige Düsterkeit hindurchbrechen; vielleicht erkennt er es selbst nicht einmal, dass er sich zu sehr auf der grauen, mürrischen, einförmigen, langweiligen, gleichgültigen Etage seines ICHS zuhause hält. Möglicherweise - in extremem Sinne - verhält er sich gegenüber den anderen unbewusst wie ein unangenehmer Sauertopf. Das Fesselnde, Fröhliche des oder der anderen interessiert ihn genauso wenig wie eine Verbindung zu seinem eigenen fesselnden Gefühl. Seine Haltung ist in der Kommunikation mit anderen nicht förderlich. Er ist nicht-interessiert und ähnelt einer Flamme, die sich selbst langsam löscht, außer er überlegt es sich rechtzeitig anders und lässt sein Flämmchen hoch lodernd vor Freude gefühlvoll und warm aufbrausen. Er wird in erster Linie sich selbst das Leben ‚gefühlsreicher' und angenehmer machen dürfen, indem er sich nicht auf diesem ‚flachen' Gelände betäubt.

In der Mokka-Sphäre wird dieser Mensch mit einer Art Gefühls-Leere konfrontiert. Mokka drängt ihn zu seinem Kern … um von dort aus loszugehen … Er wird sehen, wie er sich selbst zu sehr - wie eine Larve - unter der Erdoberfläche gehalten hat … möglicherweise hat er irgendwann einmal in seiner Vergangenheit seine Gefühle betäubt, um keinen Kummer mehr zu erfahren. Tiefweggesteckte Gefühle … Jetzt ist jedoch die Zeit gekommen, sich selbst wie neugeboren auftauchen zu lassen!

Wurde er mit der Überzeugung geboren, dass das Leben auf Erden nur Pflichten und Lasten-Tragen bedeutet …?

Betrachtet er das Leben wie eine strenge Saturn-Schule, bei der jeder Mensch brav und pflichtbewusst die Regeln befolgen muss, die von dieser oder jeder machtbefugten Institution erlassen wurden? Hat er das reine irdische, kindliche Freuden-Gefühl ganz tief ‚verloren'?

Dieser Mensch wird zu diesem vermeintlich verlorenen Kern seines Wesens gehen … um dann zu entdecken, dass dort Fröhlichkeit, Spontaneität, Kindlichkeit, freudvolle Rührung über das Leben existieren … Dort ist überhaupt keine frostige ‚Leere'! Sehr wohl jedoch eine Gefühlsvollheit. Es ist nötig, dass er *ganz* tief in sich selbst fühlt, um eine Transformation von Larve zu ‚Mensch' durchführen zu können!

Muskatnuss

Muskatnuss erzählt uns über die Geburt von Venus. Als der erste Tag anbrach, erzählte Gott den Menschen, dass er es sehr wichtig fand, dass jeder seine Liebesgeschichte schreiben solle … und er sandte Venus. Dann kam die Sintflut und die Masse wimmerte und ertrank in ihrem Meer aus Emotionen, Begierden, Habgier und Liebesabenteuern. Nur der Muskatnussbaum blieb stehen, weil er niemals in dem verlockenden Ruf von Venus' Mund verschwunden war. Dennoch kennt er ihre Geheimnisse, ihre Verlockungen, aber er besitzt die Kraft, sich ‚darüber hinaus' zu heben und beginnt ein neues Leben, auf einem neuen Niveau.

Muskatnuss steht in dieser Phase für geistige Standfestigkeit, für Ausgeglichenheit und Stabilität, für Integrität, nachdem sie erst auf eine unumkehrbare Weise ‚nein' gesagt hat zu den Begierden, den Verführungen, dem Lockruf der Loreley, der falschen Schönheit. Sie ermahnt den Menschen dazu, jetzt dasselbe zu tun. Venus legt sich nun der Muskatnuss zu Füßen, weil diese ihr eine neue Bedeutung gezeigt hat. Es ist die Sphäre von Gediegenheit und Naturkraft, von Harmonie und streichelsanften Musiktönen, von leckeren Speisen und vergnüglichen Getränken, von lieblichen Liedern und saftigen Lebensfrüchten. Der Mensch genießt AUF und WEGEN SICH SELBST und strahlt die Kraft aus zu leben, zu überleben, da er in keiner Hinsicht mehr mit der verschlingenden verführerischen Kraft von Begierden, von Ansaugung, Verlockung und Betörung mitspielt. Muskat ist ‚treu'!

Muskat weist auf Urgediegenheit hin, sie weist darauf hin, dass man dem Instinktiven, dem Tierischen, dem Zwangsläufigen entsteigt; das nicht-verlassbare Labyrinth wird von der Sphäre von Muskatnuss ‚geöffnet'. Man bekommt einen Einblick in die Struktur des Labyrinths, klar und deutlich, wodurch der Ausgang gefunden werden kann … Der Mensch bekommt Ruhe, Übersicht und hat nun einen deutlichen Blick auf die Dinge. Alles scheint jetzt ‚durch-sichtig' zu werden.

In übertriebenem Sinne, bei einem Zuviel an Muskat, würde der Mensch die Dinge möglicherweise zu umfangreich, zu groß, zu weit, zu erhaben sehen, in halluzinierendem Sinne, wobei er sich über die Erde erhebt, der Zeit und dem Raum entstiegen.

In der gesunden Sphäre von Muskatnuss lässt er sich absolut nicht mit den Massen-Energien ‚mitströmen'. Er hält Stand in Epidemien, in mitreißenden Massen-Ereignissen, weil er seinem Starken Selbst treu bleibt, unabhängig von den anderen. Immunität, Kraft, Unverwüstbarkeit sind Eigenschaften der Muskatnuss-Sphäre. Mit seinem erhabenen Bewusstsein blickt der Mensch mit Weisheit, in Übersicht, auf die Welt um ihn herum. Er ist Herr und Meister über sein Leben, seine Emotionen und lässt sich durch nichts mit-spülen. Er verliert nie den Kopf; keine Situation gerät aus den Fugen. In der Muskatnuss-Sphäre fühlt der Mensch sich urstark und unvergänglich.

Wer den Geschmack von Muskat mag, wäscht seine Hände manchmal in Unschuld … Er will es einerseits nicht länger auf seinem ‚Gewissen' haben, dass er das Schönste im Menschen (in sich selbst) vernichten würde, dass er die wahre Liebe verraten würde … Er *weiß* und fühlt, dass er sich für die königliche reine Wahrheit entscheiden muss …, aber andererseits zögert er und tut so, als ob er nichts merkt. Er wird nun auf eine konsequente Weise JA zum göttlichen, liebevollsten Teil in sich selbst sagen müssen. Er darf nicht länger heucheln, verleugnen … sondern wird sich, mit Stolz, zu seiner Entscheidung zum Leben bekennen, zur wahren Liebe und dem Hintersichlassen von allem, was dem zuwiderläuft. Er stört sich überhaupt nicht mehr an dem, was die anderen über seine Lebensweise denken, und steht sogar freimütig zu seiner lebenden Meinung! Er hat keine Angst … weil er sich rückengestützt weiß von Wahrheit, von Echtheit …, weil er jede Begierde, jede Lüge, jede Halbheit verbannt hat. Er trägt die goldene Ehrlichkeit in seinem Herzen.

Sogar gegen die Masse … wagt er es nun, SEIN höchsteigenes ICH herauszustellen, im Dienst des Lebens. Vergöttert die Masse Begierden und sexuelle Wollust, dann wird er nicht mitlaufen, wird nicht ohne weiteres mitmachen, wenn ihm sein Gemüt sagt, „hier stimmt etwas nicht: hier sperrt der Mensch sich selbst in das Labyrinth ein …" Er verrät seinen eigentlichen göttlichen Kern niemals mehr. In der Muskat-Sphäre ist er stark und sich selbst treu. Niemand kann ihn noch von der rechten, wahrheitsliebenden Bahn abbringen … Er erlebt jetzt die Liebe auf der einzigen echten wahren Ebene.

Oregano

Der Charakter von Oregano kann verspielt, luftig, etwas launenhaft-Bocksprünge-machend genannt werden.

Oregano peitscht sich ein wenig in der Luft auf, will von links nach rechts, von oben nach unten springen und verrückt spielen. Du kannst ihn nicht greifen; er ist ungreifbar und liegt keine Minute still. Ist es vor lauter Freude, dass er nicht weiß, wohin er springen soll? Er ist in jeder Hinsicht sehr dynamisch, randvoll mit Spann- und Sprungkraft und sieht ein wenig komisch aus. Er macht Purzelbäume im Gras; seine Bewegungen sind *frei* und *unbegrenzt*. Er macht unerwartete Wendungen und Drehungen; er windet sich, kehrt und dreht sich, und du weißt nicht, was du an ihm hast, nur dass du ihn sich selbst sein lassen musst, ihn in Ruhe lassen musst in seiner manchmal stürmischen Extravaganz, seinen verrückten Buckelsprüngen und seinen kitzelnden Bewegungen. Er ist handelt unerwartet; er ändert ständig seine Gestalt. Gerade, wenn du denkst, ihn zu kennen, oder ihn für einen Moment zur Ruhe gebracht zu haben, ist er schon wieder weg. Verrückt und unberechenbar, frei und unbändig; Uranus in Wassermann hält ihm sicher ein Spiegelchen vor.

Der Mensch, der Lust auf Oregano hat, fordert mit Nachdruck Sicherheit von einem anderen, aber er wird einsehen müssen, dass er diese Sicherheit nur *in* sich selbst finden kann. Er wirkt auf andere manchmal zwingend, aber er wird seinen Griff ‚lösen' müssen, vollkommen. Er darf das Leben selbst unter *keinerlei* Druck setzen und einschränken. Er würde gut daran tun, alles loszulassen, auf nichts Zwang oder Druck auszuüben, nicht in sich selbst und ganz sicher nicht auf andere, auf Dinge oder Menschen außerhalb seiner selbst. Er sollte sich selbst ‚loslassen', sich der Lebensströmung hingeben, die frei durch ihn hindurchströmen will. Solange er nicht loslässt, nicht wirklich *ist,* sondern aus dem ‚Haben' und ‚Festhaltenwollen', Zwingen oder Richten heraus lebt, kann dieses Leben nicht frei und ungehindert durch ihn hindurchströmen.

Er würde gut daran tun, mit seinen festgerosteten Strukturen zu brechen, um einmal auf das zu hören, was das Leben von ihm fordert. Er gibt sich dann der natürlichen Bitte des Lebens hin und blockiert seine spontanen Impulse nicht länger. Es versteht sich von selbst, dass jemand, der aus seinem Herzen heraus lebt, in eigener Meisterschaft, seinen natürlichen Energien vertraut und diese frei herauslässt, ohne deswegen in andere Extreme zu verfallen, um dann unkontrollierte Bocksprünge zu machen. Nein, jener Mensch, der Appetit auf Oregano hat, sehnt sich nach einer Art freiem Herauslassen von Energien und Emotionen, aber Oregano selbst würde dabei zu weit gehen. Der Mensch, der Lust darauf hat, tut dies meistens gar nicht, da er zu sehr die kontrollierende zwingende Hand auf sich selbst und möglicherweise manchmal auf seine Umgebung legt.

Appetit auf Oregano fordert: „Loslassen, vom Herzen aus dich selbst sein lassen, in Vertrauen, in Meisterschaft, ohne noch den geringsten Machtdruck auf dich selbst anzuwenden. Das Nervensystem wird nur ‚verrückt', wenn es unterdrückt oder in die ‚Zange' genommen wird. Also: lasse dich selbst so sein, wie du bist, unterdrücke deinen Wesensinhalt nicht, halte nicht fest, sondern vertraue auf diese Impulse, auf diese lebende Stimme in dir selbst. Und lasse das Leben einfach durch deine Adern strömen: du bleibst schließlich immer Herr über deine Kräfte. Hauptsache ist, dass du dich selbst nicht auf eine solch zwingende Weise zuschnürst, dass Macht jede freie Lebensenergie lahmlegen würde. Öffne Grenzen in dir selbst, ohne dass du darum den Hauptrahmen abzubrechen brauchst. Entwickle die Freude deines Seins in dir und lass das Leben dich fröhlich kitzeln; wehre dich nicht dagegen, loszulassen, dich selbst in Gesamtheit ‚sein' zu lassen, in spontaner Kindlichkeit, ohne Machtdruck."

Paprikapulver

Paprikapulver will seine Freiheit erleben; wie ein großer weißer Schwan sehen wir es mit seinen stattlichen starken Flügeln kraftvoll aus dem Wassergraben auffliegen. Ihm muss nichts gesagt werden, vor allem nicht in kritischen oder sich in alles einmischenden Worten!

Wie ein Freimaurer hält es die Spitzen seines Zirkels in ausgewogenem Verhältnis auf der Tischplatte. Dies gibt ein Gefühl der Stabilität.

Paprikapulver zeigt sich als ein - gleichsam - großer Delphinwal mit geöffnetem Mund, kräftigen Zähnen, und es zeigt diese auch gerne. „Siehst du mich?

ICH bin hier; ich bin nicht aggressiv, aber du darfst ruhig wissen, was für große kräftige kalkhaltige Zähne ich habe!“, sagt es freundlich lachend und ist sich dabei sehr genau der großen Kraft bewusst, die es, konzentriert in seinem Körper, in sich trägt. Es glaubt an sich selbst und hat Spaß am Leben.

Oder vergleichen wir Paprikapulver mit dem Köpfchen eines runden tieforangegelben Löwenzahns, das sich strahlend-warm im Sonnenlicht öffnet.

Der Mensch, der Appetit auf Paprikapulver hat, schaut sich gleichsam das Weltgeschehen an, schaut sich seine Umgebung an, von hoch über der Erde aus, wie von einem Vogelhäuschen aus, das auf einem langen Pfahl befestigt ist. Wie ein Löwe, der durchaus die warme Sonne genießen will, aber doch eine gewisse Zurückhaltung gegenüber dem Irdischen da unten behält …

Wagt er es nicht ganz einzutreten, herunterzukommen von seinem hohen Platz? Er wartet ab, passt auf, vertraut dem Ganzen noch nicht völlig. So hoch und sicher, nahe bei den Baumspitzen, bei Sonne und Himmel. Wir denken dabei an die tiefste Symbolik von Heuschnupfen.[16]

Paprikapulver ermahnt den Menschen, der Lust darauf hat: ‚Wage es, dich zu dir selbst zu bekennen! Zeige dich anderen Menschen auf der Erde in deiner ganzen Pracht, zweifle nicht und sei nicht misstrauisch. Sei *eins* mit dir selbst, mit deinem IRDISCHEN Selbst. Ohne Skrupel, tritt nach außen, lasse dich solide in deinem Körper nieder, in deinen irdischen Wurzeln. Du kannst dich selbst als einen Menschen in Harmonie erleben; strecke deine Arme aus, links und rechts im Gleichgewicht. nimm dich selbst IN deinem Körper auf warmherzige Weise wahr.’

Der Mensch, der den Geschmack von Paprikapulver mag, schreitet vorsichtig, Schritt für Schritt, wie ein Vogel Strauß, den Kopf hoch erhoben, instinktiv auf der Hut (solange er die Gesamttransformation nicht durchgeführt hat), seinen Kopf einmal nach links, dann wieder nach rechts drehend, um sich zu vergewissern, dass alles in seiner Umgebung sicher ist. Stramm und stark, aber doch seine starken Beine sehr vorsichtig auf den Boden setzend. Ein wenig weltfremd fühlt er sich möglicherweise, gerade weil er etwas ‚über’ allem und jedem, über dem Boden, sein Leben lebt. Er könnte einfach so anfangen zu sprinten, wie ein Pfeil aus dem Bogen, ein Reflex auf eine Art Gefühl der Bedrohung.

Es wird nicht mehr nötig sein, dass der Mensch seinen Kopf hoch über und *weg* von seinem eigenen vollkräftigen Körper positioniert. Paprikapulver sagt zu ihm, er solle ruhig ‚zurückkommen’, ganz nah zu sich selbst, zu seinem warmen Körper, in Vertrauen. Nicht mehr die Beine unter den Arm nehmen, sondern es wagen, sich selbst anzuschauen. Er darf sich am irdischen Leben beteiligt fühlen.

---

[16] Lies hierzu mehr in *Der Schlüssel zur Selbstbefreiung – Enzyklopädie der Psychosomatik.*

Wer ein enormes Verlangen nach dem Geschmack von Paprikapulver empfindet, gibt damit zu verstehen, dass er sich unbewusst mit seinem ganzen Selbst vereinigen will. Er tut gut daran, sich der Kraft bewusst zu werden, die in seinem Wesen vorhanden ist. Ohne Furcht den Lebenspfad betreten, vertrauend auf seinen innerlichen Kraftkern. Jetzt kann er sich entspannen, der Stress und eine scharfe Wachsamkeit machen Platz für ein tieferes Anwesendsein in seinem Körper, für ein erwärmtes Gemüt, ein Nähersein bei der irdischen Materie, bei seinem warmen Herzen, bei der Natur. Jetzt gibt es keine Distanz mehr zwischen Geist und Körper. Er ist in seinen Körper eingetreten und zeigt nun sein großzügiges Lachen, seine irdische Kraft, seinen sonnigen Kern. Andere genießen jetzt ebenfalls auf entspannte Weise seine Anwesenheit.

Petersilie

Petersilie steht für Halt-im-Leben, auf eine unerschütterliche, entschlossene, unumstößliche, entschiedene Weise. Wenn sie ‚nein' sagt, bedeutet das ‚nein' und wenn sie ‚ja' sagt, dann zweifelt niemand am Wert, der Kraft und dem Inhalt ihres Wortes!

Ihre Sphäre deutet auf die enorm feste, stark-konzentrierte Anwesenheit im eigenen Gewebe. Sie weicht vor niemandem! Sie ist hart und undurchdringlich. Eine stärkere Gründung im eigenen ICH wird man schwer finden können. Sie lässt sich nicht im Geringsten von ihren Gefühlen nach unten ziehen. Sie duldet von sich selbst keinerlei Durchdringung des Weichen, des Schwachen, des Zweifelnden, des Ausweichenden, des Faden, des Traurigen, des zu Sanften, des Abhängigen, des Wehrlosen …

Petersilie trägt eine bärenstarke, gebündelte Kraft in sich. Ihre Lebensenergie ballt sich gleichsam zusammen, um auf urstarke Weise ihrem materiellen Wesen Gestalt zu geben. Mit nichts ist das Leben aus ihr wegzubekommen; jeder Feind prallt von ihr ab. Sie ist voller Selbstvertrauen und weiß ihre Energien auf eine sehr kompakte Weise zusammenzuhalten sowie diese in ihrem Auftreten nach außen hin anzuwenden. Sie setzt sich sehr stark für sich selbst ein, duldet keinen Unsinn, keine albernen Eindringlinge, macht kurzen Prozess mit jenen, die versuchen, ihre Ärmel zu streicheln, und ist immun gegen Manipulation, gegen Bestechung, gegen Geschmeichel und Scheinheiligkeit.

Sie ist eher kurz angebunden und rau in ihrem Auftreten; du weißt genau, was du an ihr hast. Sie speit sofort aus, was nicht wirklich bei ihr zu Hause ist, was ihr als angeblich gut ‚gegeben' wurde: sofort wird sie sich der Unrichtigkeit, der Falschheit bewusst. Sie verträgt keine Honigsüßlichkeit und keine Kleberei. Sie wirkt stark autonom, weiß genau, was sie will und ist von nichts und niemandem abhängig!

Man kann sie kalt nennen, aber man kann sich jedenfalls auf sie verlassen. Gerade durch den harten Panzer in ihrem Charakter schützt sie das Leben in sich selbst; der Tod braucht bei ihr nicht anzuklopfen!

Derjenige, der sich nach Petersilie sehnt, ist manchmal ein wenig mondkrank. Er steht zu stark unter dem Einfluss schwankender Bewegungen in seinem eigenen Gemütsleben. Dies wird sich erst ändern, wenn er auf eine stärkere Petersilie-Weise sein Leben entschlossen in die Hand nimmt, aus der Überzeugung heraus, dass nichts ihn mehr nach unten zu ziehen braucht. Eine solche Haltung ist nur möglich, wenn er an sich selbst Glaubt, an seine Kraft und seine Möglichkeiten als schöpfender Mensch. Möglicherweise lässt er seinen Kopf manchmal etwas zu sehr hängen. Er erwartet dann, dass das Glück ihm ‚gegeben' werden muss und würde gut daran tun einzusehen, dass nur er in der Lage ist, sich für ein traurig-schwaches oder ein freudvoll-kräftiges Leben zu entscheiden. Nur er kann sein Leben mit beiden Händen ergreifen und in die *eine* richtige Richtung lenken. Er wird den Worten Taten folgen lassen müssen, so dass nichts ihn mehr aus seiner Sphäre von Kraft und Glück holen kann. Wen es nach Petersilie verlangt, der hat ein Bedürfnis nach einer größeren Standfestigkeit in seiner Gefühlswelt. Er ist etwas zu schwach in sich selbst anwesend und darf sich selbst gleichsam stärker starten, tapfer den Rücken aufrichten und auf entschlossene Weise er selbst Sein und sich manifestieren.

Er wird Mars auf seine Fahne schreiben und diese hoch hissen und sich zu sich selbst bekennen. Er etabliert sich als ein Sieger auf der Erde. Niemand braucht ihn noch von seinem Gebiet zu vertreiben: dem Gebiet ‚Mensch-auf-Erden', ein für alle Mal!

In dieser Petersilien-Sphäre lässt er sich von nichts und niemandem mehr beeinflussen; er steht hoch und tapfer aufrecht. Niemand kann ihn noch ins Wanken bringen! Er hat einen starken Glauben an sich selbst und hat das Gefühl, sich vollkommen auf sich selbst verlassen zu können, ohne jemand anderen um Hilfe oder Beistand bitten zu müssen. Er ist ganz und gar keine ‚Null'; er fühlt sich niemals verletzt, weil sein Glück nun unabhängig vom Verhalten anderer geworden ist. Er ist davon überzeugt, der Vertreter des Lebens selbst zu sein, und duldet in seinem Dasein nichts mehr, was dem Leben zuwiderlaufen würde. Er kennt keine Weichherzigkeit mehr in seinen Gefühlen, kein Mitleid, keine übertriebene Flexibilität, weil er weiß, dass weder er selbst noch die ganze Menschheit hierdurch auch nur *einen einzigen* Schritt weiterkommt.

Er gibt nun dem Gestalt, was man jetzt das ‚harte Männliche' in sich selbst nennen könnte: wie ein unerschütterlicher Felsen steht er aufrecht im Sturm des Lebens. Hart im Sinne von: undurchdringbare Kraft, Garantie für Lebenserhaltung und unerbittlicher, doch gerechter Kampf für eine Sicherstellung einer felsenfesten Etablierung (als ICH) auf der Erde. Als wäre er das Schwert zum Schutze des Lebens für den Lebensbaum selbst!

Petersilie ist aus dem richtigen Holz geschnitten und kennt kein Mitleid mit dem Verdruss, mit der Lüge. Sie weiß, dass jedermann für sein eigenes Leben verantwortlich ist und dass Freude der Hauptton von jedem Menschen sein kann, wenn dieser sich dafür entscheidet. Aber dann wird der Mensch sich schon dafür entscheiden müssen - schwarz auf weiß -, das Schwert des Lebens einzusetzen und alles aus der Vergangenheit abzuschneiden, was dem Leben zuwiderläuft. Vorerst das Abschneiden der Hingabe an die Selbst-Klage, das Selbst-Mitleid, der Hingabe an die eigenen selbst-heruntermachenden Gefühle, an Gewohnheiten, die mit dem Opfer-Gefühl zu tun haben; er wird jedes Gefühl abschneiden, das zu tun hat mit ‚Ich bekomme nicht, was ich verlange; ich stehe in der Kälte, denn es gibt niemanden, der mir Liebe gibt …'.

Mit dem Schwert der Petersilien-Sphäre bricht er nun auf radikale Weise mit diesen Gefühlen der Abhängigkeit und Erwartung, der Sehnsucht nach etwas oder jemandem außerhalb seiner selbst. Er bricht mit den aufsaugenden Sphären der Ur-Muttersphäre und wird nun stabil auf eigenen Beinen stehen! Ein kräftiger Skelettbau ist die Folge hiervon; es ist der erwachsene, autonom aufgestandene Menschen-Sohn.

Er baut sein Leben nur auf sich selbst; er schenkt sich selbst Liebe. Er lässt sich nicht mehr von Gefühlen des Opfertums, des Mangels, des Verlangens umwerfen. Er ist nicht wie das ‚Möndchen', das sich vom Licht der Sonne abhängig macht; er strahlt aus der eigenen innerlichen Sonnen-Kraft heraus. Er ist der Mann-Frau-Mensch, der *selbst* Sorge trägt für sein Glück, für seine Freude. Aus dieser Freude heraus erlebt er das Schöne mit den anderen. Er erkennt nun, dass nur ER für sein Dasein, für sein Glück verantwortlich ist und dass sein Leben zu einer traurigen, unzufriedenen, sehnsuchtsvollen, betrübten Sache wird, wenn er davon abweicht.

Es ist nun Aufgabe des Petersilie-Liebhabers, auf entschlossene Weise die Ärmel hochzukrempeln, jedes Nachgeben an die unschlüssige, schwache, zaudernde, verweichlichte Stimme in ihm selbst zu beenden, sich ohne Aufschub an die Arbeit zu machen: von dem Selbstbewussten, entschlossenen Ausbau seines Wesens in ein Leben, das nur noch Freude gebären wird.

Seinem Körper strotzt nun vor Lebenslust, vor freudvoller Kraft, vor Eins-Sein mit dem Leben. Seele und Körper sind in einer bärenstarken Einheit verschmolzen. Das Böse weicht automatisch zurück, wenn es diesen lebenskräftigen Menschen sieht: weil er sich auf dem Pfad der Wahrheit befindet. Dieser Pfad kennt keine Schwäche, keinen Verdruss, keinen Zweifel. Und Petersilie weiß dies …: sie duldet auf diesem Gebiet daher auch keinerlei Kompromiss. Sie sucht keine Auswege, keine Scheinbeweise, keine Fluchtwege, um ‚nicht auf ihrem Weg weitergehen zu müssen'; sie bleibt nicht stehen, belämmert wie ein zögerndes Kind, das darauf wartet, dass jemand ihm zeigt, wie es geht … Sie folgt nichts und niemandem: sie lebt völlig authentisch aus ihrem eigenen ICH heraus. Sie *lässt* sich weder lenken noch diktieren. Sie nimmt SELBST das Heft in die Hand und folgt ihrem lebenden Herzen. Sie geht nun tüchtig vorwärts, mit dem Wind des Lebens im Rücken!

Pfeffer

Die Pfeffer-Sphäre steht für magisch-brennende Kräfte: Pfeffer ist wie der Mensch, der weiß, dass er innerlich über diese Kräfte verfügt, um sie auf eine froh-kräftige, feuerspeiende Weise nach außen zu bringen. Der Mensch, der sich einbildet, der Drache des Waldes zu sein und alles Böse zu besiegen. Derjenige, der mit seiner Stimme den Urwald verblüfft und das Ungeziefer zu finden weiß. Nichts entgeht seiner Aufmerksamkeit. Pfeffer ist allsehend, weiß es, fühlt es, nimmt es in den äußersten Enden seiner Fingerspitzen wahr. Man braucht ihm nichts zu sagen; man braucht sich nicht zu verbergen … Er hat etwas ‚göttliches Allmächtiges' in sich und wird einen immer zu finden wissen. Pfeffer sagt daher auch: „Lebe ehrlich und rein nach deinem Gewissen, so dass du nichts zu verbergen hast."

Es geht hier um tief-magische Kräfte, die du in dir trägst, die dir entweder die Gabe einer Art von Allsehendheit und Feinfühligkeit, oder, wenn du nicht nach Reinheit lebst, eine Art Verbrennung und Selbst-Vergiftung, Selbst-Vernichtung bringen. Pfeffer fordert dich also dazu auf, dich radikal für das Aufrechte, Ehrliche, Gute zu entscheiden: „Lebe in Herz und Seele nach der reinen Wahrheit. Sei ehrlich zu dir selbst, so dass du dich nicht zu verstecken brauchst (in erster Linie vor dir selbst).

Sprich nach Wahrheit und Gewissen aus dir selbst heraus, lasse die anderen los …, so dass deine Kehle nicht vor Begierde, Lügen, Wut und Ohnmacht verbrennt."

Pfeffer mag keine losen Worte, sondern verlangt Vollständiges Engagement. Er will den Menschen zu der Einsicht bringen, dass es keinen Sinn hat, halbe Arbeit zu leisten oder nur die Hälfte von dem zu meinen, was man sagt. Er wird einen Verbund mit dem Leben auf der Basis von Echtheit und Vertrauen eingehen müssen. Pfeffer spricht über die Feuerkräfte, die im Menschen bereitliegen, damit er spreche, damit er sich mit aller Energie, die er in sich hat, manifestiere.

Pfeffer sagt: „Auf geht's! Geh weg, ‚Böses'! Gehe zur Seite, denn ICH bin hier. Niemand kann meinen Weg blockieren, niemand kann mich zurückhalten, denn ich lebe von meinem Herzen aus, nach Echtheit. Ich lebe nicht in emotionaler Abhängigkeit von einem anderen; ich fühle mich gut in meiner Haut und Stark als Gottmensch, also werde ich mich selbst nicht dadurch versengen, dass ich Kummer und Wut in mich hineinfresse. Meine Kehle ist ein warmer, freier Tunnel, der das Lebensglück mit Leichtigkeit durchlässt."

Lust auf Pfeffer weist darauf hin, dass der Mensch eigentlich ein Interesse daran hat, etwas zu sagen, sich zu äußern und sich nicht ‚aus Angst vor' oder ‚zur Sicherstellung von' etwas zurückzuhalten …'. Er wird sich so äußern, wie er die Dinge ehrlich empfindet; er hält sich selbst nicht aus Angst vor dem zurück, was dieser oder jener dann vielleicht sagen könnte. Wenn er das Gefühl hat, etwas sagen zu müssen, dann tut er dies einfach. Pfeffer schnauft nur dann zu scharf, wenn der Mensch seiner Umgebung in Wut, in aggressivem Verbeißen und Frustration gegenübersteht. Möglicherweise fühlt er sich verletzt oder schließt sich schweigend ein. Dies weist dann darauf hin, dass er seine feurigen Kräfte zu wenig für das Erreichen des Guten einsetzt, für seine Selbst-Manifestation, dass er sich seiner magisch-göttlichen Schöpfungskräfte nicht genug bewusst ist, dass er diese zu wenig nutzt, so dass er gleichsam vor Ort abbrennt. Er wird immer einsehen müssen, dass er nicht über einen anderen bestimmen darf, dass er einem anderen Menschen keine Kritik zuspeien darf, dass er nur sich selbst verwirklichen darf.

Derjenige, der ‚zu viel' von dieser Pfeffer-Sphäre gekostet hat, wird darauf achten, sich nicht wie ein ‚Mächtiger Herr' über andere zu verhalten; möglicherweise identifiziert er sich dann mit der Sphäre einer Gottheit, die den anderen alles zu sagen hat (aber anscheinend sich selbst nichts mehr). Das Autoritäre, die Machtwollust, die größte Einbildung, Größenwahnsinn gehören zur Pfeffer-Sphäre-Vergiftung. Auch hier gilt jedoch die Regel: hast du Lust auf Pfeffer, hast du Lust auf Pfeffer, nun, dann iss nach Herzenslust davon, natürlich unter der Voraussetzung, dass du die Lektionen von Pfeffer anwendest.[17]

Sehr große Lust auf Pfeffer weist darauf hin, dass der betreffende Mensch über eine starke Macht verfügt, über besonders starke magnetische Kräfte. Pfeffer steht für die Befreiung aus jedwedem Gefühl des Unvermögens: aus dem Unvermögen, sich selbst zu Sein, sich zu äußern oder zu manifestieren, aus dem Unvermögen, die eigene Größe voll und ganz anzuerkennen, einzusehen, dass er, ICH-der-Mensch, Schöpfer seiner Welt ist, dass er jeden Verdruss, jede Frustration aus seinem Leben verbannen kann, wenn er nur an seine gewaltigen Kräfte glaubt, an sein schöpferisches Vermögen.

„Halte deine Kräfte nicht zurück!", sagt Pfeffer, „Lasse sie strömen. Wie ein feuerspeiender Drache kannst du das Gute verstärken und das Böse vernichten. Sitze nicht herum, in Passivität, in Nichts-Tun, sondern tue! Steh zu dem, der du wirklich bist, und lasse es von innen nach außen strömen; halte die wunderbaren Kräfte nicht zurück. Unterdrücke nicht, äußere dich nicht auf eine frustrierte, aggressive Weise - Pfeffer wirkt dann ebenso vernichtend wie Schießpulver -, sondern setze diese magischen Energien auf eine meisterhafte Weise ein, als der Chef-Koch des Lebens. Fordere nichts von einem anderen, sondern manifestiere dich selbst auf eine fruchtbar schöpferische Weise. Besiege damit das Böse in dir selbst und hole die Wahrheit an die Oberfläche …"

---

[17] Lies hierzu mehr in Teil I dieses Buches.

Wer Pfeffer liebt, verfügt über einen gehörigen Vorrat an Energie, um aus seinem Leben etwas Wundervolles zu machen, aber oft unterschätzt er sich selbst, wodurch Kräfte beginnen zu treiben, zu blubbern und zu stoßen, um den Mensch zum Vorwärtsgehen zu bewegen! Er darf sich selbst weder zurückhalten, noch verkennen. Er darf „mit der Tür ins Haus fallen" und seine schönen Kräfte in den Dienst einer starken Selbst-Verwirklichung stellen, ohne zu zögern. Dazu ist es notwendig, dass seine Gedanken auf das Positive gerichtet sind, so dass seine Energien sich automatisch in Funktion dieses Guten hingeben! Nur auf diese Weise wird der Mensch selbst das Negative nicht mehr anziehen.

Beschäftigt er sich jedoch zu viel mit dem Negativen, mit schweren, dunklen Gedanken, dann werden Pfefferkräfte auf eine dunkle Weise auf das Negative gerichtet und wird dies nur noch weiter verstärkt. Die magnetische Wirkung von Pfeffer wirkt intensiv: der Mensch wird sich dessen bewusst werden müssen, welche Folgen und Wirkungen er mit seinen Überzeugungen und Gedanken und Gefühlen erzeugt. Nur er ist die Ursache, wenn ein negatives oder positives Ereignis ihn trifft! Bei jenem Menschen, der Pfeffer sehr mag, wirkt dies alles ziemlich stark und schnell, so dass er gut daran täte einzusehen, was er ‚tut', was er mit seinem Leben anfängt, welche Richtung er einschlagen will … Der Mensch muss einsehen, dass sein energetisches Feld ständig *wirkt:* er sollte es auf eine liebevolle, gutherzige Weise LENKEN. Ein Totaleinsatz …, mit voller Kraft … im Dienst des Guten!

Er tut gut daran, immer das Herz …, sein sonniges ICH in den Mittelpunkt zu stellen. Er ist nicht dabei, zu spähen … das Böse in seiner Umgebung zu beobachten, sondern lebt hundertprozentig aus der eigenen Güte heraus, aus den eigenen sonnigen Sphären heraus. Wunder können sich jetzt vollziehen!

Cayennepfeffer

Cayennepfeffer steht für eine spezielle Form der Sachkenntnis; er nimmt alles genau unter die Lupe und will alles verifizieren: ob es auch korrekt ist, nichts übersehen wird? Er wirkt geradezu wie ein Wissenschaftler, der seine eigene Arbeit präzise kontrolliert.

Cayennepfeffer sagt zu anderen: „Schaffst du es? Oder soll ich dir mal eben beistehen, mit dir nachsehen, wo du ‚festsitzt'?" Bereitwillig wie er ist, Schwächeren und Jüngeren, die noch nicht so weit sind wie er selbst, mit Worten und Erläuterungen zu helfen, mit Anweisungen und Beistand in bestimmten, durchzuführenden Handlungen. Das Gehirn wird das Neue schon aufnehmen!

Wie Atome, die umeinander herum kreisen, wie Elektronen, die ihren Weg um einen Kern und die noch kleineren beweglichen Teilchen herum suchen ... Wie ein Kernphysiker oder ein Atomexperte behält die Cayennesphäre alles genau im Auge.

Cayennepfeffer legt die Basis eines Atompilzes, der sich durchaus zu einem sehr großen Pilz entwickeln könnte und der zu wer weiß welchen Explosionen und Ausbrüchen in der Lage sein wird. Ein neues Leben ...

Der Mensch, der Cayennepfeffer mag, kennt möglicherweise noch nicht einmal die Hälfte seiner Möglichkeiten, und darf sich der Tatsache bewusst werden, dass eine unendliche Zahl von Möglichkeiten in jedem Teilchen, in jedem Bestandteilchen eines Teilchens, und folglich auch in jedem MENSCHEN bereitsteht, um gleichsam Veränderungen, Transformationen, Transmutationen durchzuführen. Ein wunderbares Geschehen ist potenziell in jedem Menschen enthalten. Und Cayennepfeffer sagt diesem Mensch dann auch: glaube mehr an deine unsichtbaren, verdeckten Kräfte, Schöpferkräfte. Werde dir ihrer bewusst! Unterschätze dich selbst nicht, im Gegenteil, der Mensch ist zu viel mehr, ja, zu jetzt vielleicht noch undenkbaren, unvorstellbaren Möglichkeiten fähig. Ein allmählicher Evolutionsprozess ... und plötzliche Veränderungen! Schöpfung aus dem Innersten seines Wesens heraus.

Wenn derjenige, der Cayenne mag, sich dessen bewusst wird, kann die wunderbare Evolution der Menschheit, der ganzen Erde sich leichter vollziehen. Dankbar-sein für all die ungesehenen Kräfte und ein sich ÖFFNEN für dasjenige, was sich vollziehen darf, in erster Linie in ihm selbst. Der Mensch selbst kann sich in neue, höhere Niveaus einweihen. Folgende Phasen werden beginnen. Es hat geradezu den Anschein, dass Wunder sich ereignen ... und der Mensch FÜHLT, dass es geschehen wird oder kann, diese Erhöhung, diese immer neuen Wege, die großen Transformations-Sprünge in ihm selbst. Was? Wann? Der nächste Schritt naht gewiss, wenn der Mensch plötzlich einen enormen Appetit auf Cayennepfeffer verspürt. Er darf sich, über alle Kanäle, für die nächsten Evolutionsschritte öffnen, die kommen werden. Der Mensch, der wächst, und sich von Grund auf ändert, sich erweitert, sich selbst die Chance gibt, TIEFER und KLARER zu sehen und zu fühlen, wahrzunehmen ...
Sein Innerer Raum verbreitert sich, sein drittes Auge öffnet sich. Er kommt in dieser Cayennesphäre zu Einsicht, Weisheit, ... zumindest wenn er sich von seinem Herzen aus bewusst dafür öffnet. Ein wunderschönes Faktum. Gehirn verändert sich, baut sich weiter aus ... Er nimmt Dinge wahr, die er zuvor noch nicht sehen konnte. Wundervolle Evolution. Dies ist die schönste Sphäre von Cayennepfeffer.

Piment, Nelkenpfeffer

Der Charakter von Piment steht in erster Linie für ‚Mitgefühl', gelegentlich geht dies so weit, *dass er nicht mehr echt und wirklich IN sich selbst ist,* dass sein Kopf gleichsam zu einem zweifelnden Wirrkopf wird und die Zähne in seinem Mund abbröckeln und auf seiner Zunge im Kreis taumeln.[18] Dies weist natürlich auf eine Flexibilität hin: was wirst du tun: *mit* oder ohne Zähne leben? Dem Piment ist beides recht. Aber holterdiepolter will er sich befreien von *zu sehr* festsitzenden alten Strukturen. Einerseits sucht er diese lebendige Freiheit …, andererseits wagt er es noch nicht, die Alte Basis, die alten Wurzeln loszulassen. Manchmal macht ihn dieser Zweifel verrückt, so scheint es. Der Kummer und das Vermögen, den Kummer eines anderen mitzuempfinden, dürfen ihn nicht zu weit von dem reinen Freudegefühl darüber abbringen, wer er selbst ist. Piment fühlt, dass etwas nicht stimmt, dass er sich selbst gleichsam *‚verliert'* und würde dadurch mitunter in Panik geraten können. Er sucht wie besessen, um ganz und gar zurück zu sich selbst zu kommen, in seinem schwindelerregenden beweglichen Geist nicht mehr den Kopf zu verlieren. Dies braucht manchmal Zeit.

Manchmal verzweifelt und ein wenig furchtsam in seiner Geistesenergie herumirrend, noch Sicherheit außerhalb seiner selbst suchend. Unterdessen fühlt er, dass der Augenblick naht, in dem er *den* Sprung machen wird, um alles Alte hinter sich zu lassen, auch die uralten Ängste, um sich dem Freudefühlen des eigenen ICHS hinzugeben. Sein empfindlicher Charakter ist in diesem ‚stark werden' wie ein Beispiel für Evolution des Menschen, der Piment mag. Die Ur-Zweifel auflösen und auf die Suche gehen nach diesem eigenen fühlenden und mitfühlenden starken Kern, sagt er dem Menschen.

Der Mensch, der ein Verlangen nach dem Geschmack von Piment empfindet, steht möglicherweise manchmal auf zitternden Beinen; ihm ist kalt und er wagt den Sprung in das Lebenswasser nicht. Sein Gefühl kann man dann als ängstlich, kühlkalt bezeichnen, und er würde in diesem Moment eher Hilfe außerhalb seiner selbst suchen, als anderen zu helfen oder Mitgefühl mit ihnen zu haben. Schließlich hat er anfänglich Angst, in Dem Großen Wasser außerhalb seiner selbst zu ertrinken. Er denkt zu oft in ängstlicher Art und Weise und stellt sich das Negative vor, das ihm widerfahren könnte (das Vorstellungsvermögen kann kleine oder große negative Erwartungen in Bezug auf das Leben zeigen). Aber die Realität ist überhaupt nicht so düster. Er ist genau wie Piment auf der Suche nach der Inneren Autorität. Piment hilft ihm beim reiflichen Abwägen und steht schon auf dem Sprungbrett …

---

[18] Lies über die symbolische Bedeutung der Zähne und die Rubrik *Dein Zahn bricht ab in *Der Schlüssel zur Selbstbefreiung.*

Der Mensch, der ein Verlangen nach Piment empfindet, kann von diesem Nahrungsmittel lernen, dass da wirklich eine Bodenfläche unter seinen Füßen, seinem ganzen Sein ist, und dass er in seinem Bewusstsein durchaus abwägen darf, dass er an die Tatsache glauben darf, dass der Zeitpunkt naht, um auch eine Klarheit des Geistes / des Bewusstseins zu entwickeln, dass er ‚auf dem Weg ist', darf an die Tatsache glauben, dass der Augenblick kommen wird, in dem er *mehr* sehen wird, klarer sehen wird, dass er Weisheit und den Wagemut entwickeln wird, um den richtigen Sprung zu machen (aber dann ist er nicht mehr wie Piment, eine andere Phase bricht an). Dann wird schließlich jeder Zweifel verschwinden, und infolgedessen auch jede Angst.

Gerade weil Piment noch auf der Suche ist, von links nach rechts, weil er noch wankt, und sein Geist noch durcheinander ist … aber Piment andererseits bereits tüchtig evolviert ist zu dem Punkt, an dem er in seinem Geist wieder Ordnung finden wird, weg aus dieser chaotischen Suche und Unsicherheit, kann der Mensch, der ein Verlangen nach diesem Nahrungsmittel empfindet, dank Piment sehr viel lernen und integrieren. Vorwärtsgehen, Unsicherheiten auflösen, sich mit den eigenen Zweifeln, Ängsten und Fantasien konfrontieren, um dann diese grandiose Gewissheit IN sich selbst zu finden, in seinem zuvor nebligen, verwirrten, chaotischen Geist Ordnung zu schaffen, Arm in Arm mit seinem Bruder Piment.

Jetzt kann auch dieser Mensch die Kälte aus sich verjagen und kommt sein Mitgefühl auch zum Vorschein. Er ist nun einen Schritt weiter als Piment, aber weil der Mensch sich unbewusst danach sehnte, diese urtiefe Problematik in sich selbst aufzulösen, bekam er gerade Appetit auf Piment, der mit derselben Problematik ringt. Durch die Konfrontation mit Piment als Nahrungsmittel kann er Erfahrungen machen, die ihm seine Problematik stärker bewusst machen, wodurch er gerade einen neuen Weg einschlägt, das verworrene Chaos vollständig hinter sich lassend.

Kräuter der Provence, Provencekräuter

Kräuter der Provence stehen für mondsanfte Schönheit, für samtene warme Sphären. Die Rundungen, halbe kreisartige Begrenzungen schaffen eine behagliche, gemütliche Atmosphäre. Dort, wo es gut wohnen ist. Das Kaminfeuer mit orangeroter Glut an Winterabenden. Das Märchenhafte des Nachthimmels. Die emotionsgeladene Glut, zärtlich und liebevoll; Gefühle, die existieren dürfen, aus der Erkenntnis heraus, dass es nichts Herrlicheres gibt, als zu ‚leben'. Hierüber spricht die Art der Kräuter der Provence.

Der Mensch, der Lust auf Kräuter der Provence hat, will, sei es auch unbewusst, im Mittelpunkt seiner selbst ankommen; er sehnt sich danach, das gleichschenklige Kreuz sehr stabil in sich selbst zu verwirklichen, solide, unersetzlich, zeitlos.[19] Er will sich für immer in der Materie verbinden und sehnt sich danach, die Verankerung durchzuführen.

In ihm lebt das Verlangen danach, auf gefühlsmäßige Weise das Leben zu entdecken, um gleichsam die Saiten eines Cellos mit seinem Finger zu bewegen und sich in Gesamtheit für die Klänge zu öffnen, die daraus emporsteigen. Da ist ein starkes Bedürfnis nach dem Genießen auf sanft-sinnliche Weise, über die Sinneswahrnehmungen, über das Herzfühlen, in Hingabe an dieses ‚Mondfühlen'.

Wer Appetit auf Kräuter der Provence hat, versteht daraus das Folgende: „Öffne deine Gefühlswelt, lasse deinen Thymus frei und offen seine Energien verströmen, fühle, wie dein Herz voller Freude singt und darum bittet, geben und teilen zu dürfen, vor allem die tiefsten körperlich durchfühlten Liebesgefühle mit anderen auszutauschen. Die herrliche Lebensflüssigkeit in deinem Körper will hundertprozentig strömen, will sich zeigen. Das Lymphdrüsensystem in reiner Ausgewogenheit, sich auf freudvolle Weise manifestierend. Das Lebensgefühl ist an allem beteiligt. Lebe keinen Augenblick, ohne dass dieses warme Gefühl daran beteiligt ist."

Der Mensch, der ein starkes Verlangen nach Kräutern der Provence empfindet, bleibt möglicherweise manchmal zu sehr an der Seitenlinie seiner selbst stehen. Auf diese Weise fühlt er nicht diese warmblühende Innenseite seiner Seele, seines Herzens, seines Körpers. Er positioniert sich außerhalb seines Hauses und weiß nun unbewusst, dass tief in ihm selbst das Leben ganz und gar nicht grau und kalt, sondern warm und weich ist. Kräuter der Provence ermahnen ihn jetzt dazu, sich danach auf die Suche zu machen. Erzählen ihm, dass er sein himmlisches ‚Sein' erreicht, wenn er jetzt Strukturen aus früheren Zeiten abbricht, wenn er nicht länger das Alte in harter Verbissenheit festhalten würde. „Greife nicht, sondern lass los."

Möglicherweise hat er sich zu sehr auf die Außenseite der Dinge fixiert, statt sich im strahlenden Mittelpunkt seiner selbst aufzuhalten, oder er hat auf rationale Weise die Messlatte genommen, um bestimmte Elemente zu messen, nüchtern und wie es sich gehört, aber auf Distanz zu seinem innerlichen Lebensgefühl. Kräuter der Provence fordern ihn dazu auf, dies radikal zu ändern. Lass los, was du ‚hast': wenn etwas existiert, dann existiert es, weil es gut ist, dass es da ist, aber lass los, fixiere dich nicht auf die ‚Materie' als solche und lerne zu fühlen, wie ‚beseelt' die lebenden Dinge sind, wie beseelt du bist, wie durchspült und

---

[19] Lies über das Kreuzziel in *Neue Tage.*

durchnährt mit Lebenswasser, mit dem Urfühlen von Freude darüber, dass du existierst als Ich-der-Mensch in seinem Körper. Tauche dich ein in die Essenz deiner selbst, in die Wasserströmung deines Wesens, und gehe in keiner Weise mehr auf Distanz zu diesem Fühlen, gib dich ihm hin. Unwichtige, vorübergehende Werte werden nun zurückgelassen und du gibst dich *dem* Erleben hin, diesem einen echten Lebensgefühl, dieser transformierenden Lebensströmung. Wahre Freude erfüllt jetzt jede Lebenszelle, jedes Element deiner Gesamtheit als ICH.

Kräuter der Provence stehen für: alles ordentlich zusammenhalten, von oben aus gesehen und gelenkt. Wie mit den greifenden kleinen Klauen eines Krebses wachen die Kräuter der Provence darüber, dass alles schön zusammen bleibt, dass nichts aus der zusammengetriebenen Gruppe entkommt. Sie behüten in diesem Sinne, sie sorgen dafür, dass alles so nutzbringend wie möglich verläuft. Dass keine Energie verloren geht, sich verflüchtigt. Dass nichts sich ‚zersetzt'.

Kräuter der Provence erzählen vom lauwarmen Dampf oder Wind, der herrlich wärmt. Es hat ganz den Anschein, dass sie warme Dampf-Bäder mögen. Sie lassen genießen und geben sich diesem Genießen hin. Sie sorgen für sich selbst und bereiten für sich selbst eine leckere Mahlzeit zu.

Der Charakter der Kräuter der Provence kann als saugut beschrieben werden; Sie haben Geduld, sind ruhig und nehmen einem nicht so schnell etwas übel. „Es ist doch alles so einfach, nicht wahr?" Einerseits wachen sie sehr aufmerksam darüber, dass nichts wegläuft, nichts aus ihrem Griff entkommt, andererseits können sie dabei zulassen, dass die Dinge sich sehr frei und locker verflüchtigen, dass sie vorbeigehen. Gerade durch ihr korrektes Vorgehen beim Bestimmen können sie den Gang der Dinge einfacher loslassen.

Kräftig-dynamisch springen unsere Botschafter, wie Mercurius, über Bäche und Teiche, auf dem Weg zu dem Ort, an dem man sie erwartet. Sie vollbringen ihre Aufgaben auf luftige Weise. Nichts wiegt schwer für sie. Große Schritte machen sie mit Leichtigkeit. Nichts lastet auf ihren Schultern, nichts belastet ihr Gemüt, ihre Gedanken.

Kräuter der Provence stehen symbolisch für das Vermögen, in kurzer Zeit Berge zu versetzen, sehr viel zu erledigen, ohne dabei auch nur von irgendetwas belastet zu sein. Alles verläuft reibungslos und flott.

Kräuter der Provence begreifen die Mechanismen innerhalb des Lebensrahmens sehr gut und wissen diese mit Leichtigkeit zu bedienen. Sie vertrauen, sind ruhig und wissen, wofür sie selbst stehen. Sie kennen keine Furcht und vertrauen voll und ganz darauf, dass alles so verlaufen wird, wie es gut ist. Sie verlieren niemals die Ruhe, die Geduld, setzen in aller Ruhe ihren Weg fort. Keine unnötige Verschwendung. Sie wissen sich zusammenzureißen, verlieren sich nicht in Emotionen, gehen nicht zu sehr in etwas oder jemandem auf.

Sie verstehen es, die sanfte und doch geradlinige Disziplin beizubehalten, achten darauf, dass kein Tropfen vom Gleis abweicht. Voller Selbstvertrauen, sie ‚wissen', wie es geht. Wir sehen bei ihnen Entspannung, weil sie wissen, dass sie auf sich selbst bauen können, auf ihre Kenntnisse und ihr Wissen über das Leben. Nichts lassen sie ‚aus' sich selbst entkommen.

Der Mensch, den es nach Kräutern der Provence verlangt, fühlt sich manchmal leergegeben, leergemolken, und bittet um eine Art von Rettungsplan, um ein Handeln (innerhalb seines eigenen Wesens), damit er seinen Vorrat an Kräften und Nahrung in seinen Körperzellen wieder anlegen kann. Er will sich von verliehenen Kräften erholen, von einer Art Vielweggeben und Geben von sich selbst, möglicherweise um anderen zu Diensten zu sein, oder einfach, weil er sich in seinem Job, an andere Menschen z.B. ‚leer'-gegeben hat.

Auf sanfte aber zwingende Weise fragt er, ob du seinen Teller und sein Glas noch einmal füllen könntest, ob er sich an der Lebensquelle laben darf? Mit einer gewissen Demut würde er dich fragen: Ich darf doch, oder nicht? Er setzt sich nicht wirklich kräftig für sich selbst ein, eher von unten her: darf ich auch etwas nehmen …?

Dieser Mensch würde gut daran tun zu lernen, rechtzeitig Grenzen zu ziehen, wenn er fühlt, dass er ‚genug' getan hat, wenn er erlebt, wie er seine Kräfte verlieren würde, wenn er andere Menschen oder eine bestimmte Arbeit oder über seine eigenen emotionalen Bewegungen noch mehr aus sich selbst schöpfen / saugen lassen würde … Er sollte nicht so weit gehen, dass die Zunge ihm auf den Zehen hängt, dass der letzte Tropfen Milch aus den Zitzen verschwunden ist.

Wer Lust hat auf Kräuter der Provence, weiß damit über sich selbst, dass er am längeren Hebel sitzen wird, wenn er sich selbst nicht abrackert, wenn er nicht unbedingt in kurzer Zeit dies und jenes noch abarbeiten will. Kräuter der Provence sagen ihm schließlich: „Pflege dich gut, kleide dich mit Selbst-Respekt und mache dich auf den Weg, ruhig und voller Selbstvertrauen. Das Leben wird dir dann mehr geben als du erwartest. Wisse, was du wert bist, und lasse dich nicht hängen. Wisse, dass du es wert bist zu empfangen. Du brauchst hierfür nicht alles aus dir selbst wegzugeben. Tauschhandel ist nicht nötig, nur Selbst-Respekt. Deinen höchsten Wert einsehen. Auf diese Weise lässt du nichts aus dir selbst entkommen …

Betrachte alles in Weisheit, genau wie die Eule. Fliege nicht gleich drauf los, sondern iss erst deine Brötchen: versieh dich selbst mit dem Nötigen, und tue dies rechtzeitig. Eile und vor allem Übereile sind überhaupt nicht nötig. Nähre dich selbst erst gut und mache dich dann auf den Weg, gediegen und mit starkem Schritt. Nicht zu schnell, nicht instinktiv waghalsig. Handle in Weisheit und lasse dich nicht von der Außenwelt, von Nebensächlichkeiten ablenken."

Ras el-Hanout

ursprünglich marokkanische Gewürzmischung

Ras el-Hanout ähnelt der angeborenen ‚Gewissheit', zugleich den ihm innewohnenden vielversprechenden Schöpferkräften der hier stabil auf Erden ruhenden Testikel mit dazugehörigem Penis (symbolisch[20]), der sich wie eine Kanone bereithält, in die Höhe, in die Ferne gerichtet. Diese Gewürzmischung trägt viel in sich und will ihre Potenzialität in den Dienst der aktiven Verwirklichung stellen, die dem Leben und der Menschheit zugutekommen. Hilfsbereite, konzentrierte Kraftanwesenheit. Vielleicht ein primitives Prinzip, aber nichtsdestotrotz ein sich bereit Halten, um seinen Inhalt mit Kraft zugunsten des Wohls des Menschen bzw. der Menschheit einzusetzen Dieses Bild stellt zugleich eine Synthese des männlichen und des weiblichen Aspektes im Menschen dar.

Eine Zwei-Einheit, wie zwei rote sauersüße Kirschen, die über ihre Stielspitzen aneinander befestigt sind. Als ob der eine Teil nicht ohne den anderen leben kann, und auch nicht darf, will die Ganzheit innerhalb des Menschen, innerhalb des Lebensrahmens sich behaupten, in einem Wachstumsprozess. Wie die linke und rechte Gehirnhälfte[21] beim Menschen. Ein ruhiges harmonisches Zusammenwirken. So auch bei Ras el-Hanout: es ist wie die bitteren Zichorienkörner, die man in den Kaffee gibt, um das Ganze zartbitter, nicht ZU ‚stark' schmecken zu lassen, gesünder vielleicht.

Ras el-Hanout ist wie eine Durchreiche, es fühlt, wo es hin muss, wenn es seinen Lebensauftrag erfüllen will. Es denkt kurz nach, pfeifend, um dann seinen Weg fortzusetzen. Viel hat es auf dem Kasten, wie ein Bogenschütze wird es seine Pfeile abschießen, in eine ganz bestimmte Richtung.
Es hat etwas von der Sphäre der Brombeere in sich, die das Menschenkind dazu ermahnt vorwärtszugehen, zur Not alles zurückzulassen, alleine aufzubrechen, ein Schubs in den Rücken, es wagen loszulassen, bestimmte Bande zu brechen und … los geht's![22]

Ras el-Hanout versteht es sehr gut, sich auf seinem Lebensweg zu korrigieren, verändert und verbessert sich nötigenfalls. Als Nahrungsmittel möchte es sich ganz nah an sich selbst anschließen, genau wie kleine Couscous-Körnchen, die ihre nahe Gesellschaft suchen, kompakt und irdisch.

---

[20] Lies mehr über die symbolische Bedeutung in *Der Schlüssel zur Selbstbefreiung – Enzyklopädie der Psychosomatik.*
[21] Lies hierzu mehr in *Der Schlüssel zur Selbstbefreiung – Enzyklopädie der Psychosomatik.*
[22] Lies an anderer Stelle in diesem Buch über die Symbolik der *Brombeere.

Der Mensch, der Ras el-Hanout mag, sehnt sich möglicherweise nach einer kräftigen Umarmung, aber es sollte ihm dann klar sein, dass es sich dabei in erster Linie um eine enge Umarmung seines eigenen Körpers handelt, in Liebe, in Freundschaft, in der Freude über sein eigenes materielles Sein auf Erden. Im Verhältnis zu anderen, ja, auch in aufrechter Freundschaft und nicht im Feuer der Begierde. Ras el-Hanout lädt dich dazu ein, nahstabil bei ihm zu sein, es ist nett und schiebt dich nicht weg.

Hast du großen Appetit auf diese Gewürzmischung? Dann ist es möglich, dass du gut daran tätest, dir etwas mehr Raum für dich selbst zu nehmen, dir selbst mehr Aufmerksamkeit zu schenken, und anderen Einhalt zu gebieten, wenn sie dich mit einem zu starken Eindringen in dein Lebensfeld ersticken würden. Setze dich dann für dich selbst ein, kehre dich in tiefem würdevollem Stolz als liebevoller Mensch nach innen, in jede Körperzelle hinein, und wage es, deine Grenzen zu ziehen. Heiße an erster Stelle dich selbst in deinem Körper willkommen!

Magst du Ras el-Hanout? Dann erzählt es dir: „Komm, wage es, das Leben zu genießen, gib dir selbst, worauf du Recht hast: Wärme und Liebe, und Ras el-Hanout." Solange du die Sprache dieser Gewürzmischung anwendest.

Dunkelgraue Wolken wehen manchmal im Geist der Sphäre von Ras el-Hanout, und des Menschen, der verrückt danach ist, aber genauso schnell sind die Sphären von Ängsten und unbestimmter Finsternis wieder vorbei. Ras el-Hanout erzählt dir durchaus ein Märchen: es sagt dir, dass du immer zwischen dem Guten und dem Bösen wählen kannst und dass du selbst darüber bestimmst. So kannst du jeden Albtraum und jede angstvolle Tages-Sphäre verschwinden lassen. *Wählen* kannst du, dich entscheiden musst du … wenn du glücklich sein willst, glücklich werden willst.

Ras el-Hanout steht symbolisch für Untugend und Tugend, für Betrug und ehrliches Spiel. Es liegt an dir, ob du ehrlich bist zu deinem Herzen, zu deiner höheren Veranlagung, sagt Ras el-Hanout. Entscheide dich und bleibe deinem reinen Selbst treu.

Danksagung an das Leben ist von so großer Bedeutung: du darfst hier als ICH sein. Lasse doch die Freude durchbrechen, lasse sie deinen ganzen Körper durchströmen, klatsche in deine Hände vor Freude und fühle die Wärme deiner innerlichen Liebe, nimm sie wahr. So froh, da ‚sein' zu dürfen … Und der Mensch stellt all diese unaussprechlichen Gefühle der Freude, all seine kreativen Kräfte in den Dienst des Guten Ehrlichen Lebens, so wie Ras el-Hanout dies vorschlägt … dem Menschen.

Rosmarin

Rosmarinpflänzchen saugen aus enormen Tiefen, holen nach oben, wie die Bienen den Nektar aus den Blumen holen. Aus der tiefsten Tiefe des Brunnens wird nach oben gesaugt. Eine Tiefenkraft wird hereingeholt, eingeatmet; das Letzte wird herausgeholt.

Es sitzt allerdings schon alles richtig ‚fest' innerhalb einer bestimmten und fest umrissenen Struktur. Innerhalb dieser Struktur wird wenig Bewegung zugelassen, aber die Schätze sind dennoch vorhanden. Rosmarin steht symbolisch für die Standhaftigkeit, das Bewahren der alten Werte innerhalb des eigenen Ichs sowie der Dinge, die ‚heilig' sind im Leben, für manche ist dies vielleicht das Familienleben. Man verändert wenig, am liebsten gar nichts am Alten, sondern man ‚bewahrt', man ‚erhält' gut. Nichts oxidiert oder schimmelt, nichts wird schlecht. Möglicherweise wird etwas zu viel bewahrt, statt in vollen Zügen das Vorhandene zu genießen, aber eigentlich hat Rosmarin seine eigene Art, die Dinge zu genießen. Er schaut sich gerne die Dinge an, die er gesammelt und aufgelesen hat, Schätze, die er in sich und außerhalb seiner selbst finden konnte. *Das* ist für ihn genug. Er ist also eine Art Schatzmeister. Streng darauf achtend, dass nichts aus seiner Schatzkiste geholt wird. Alte strenge Regeln und Gewohnheiten.

Vergleichen wir dies mit der Struktur des Brustkorbes eines Menschen, in dem gerade genug Raum ist, dass die Atemwege sich ausdehnen und ihren Atem breit einnehmen können, aber der auch diese ‚Begrenzung' aufweist. Und genau dies ist es, worum es bei Rosmarin vor allem geht. Es darf etwas hereingeholt werden, aber alles bleibt ordentlich innerhalb dieser einen *Strukturform.* Das Leben will hereingesaugt werden; es ähnelt ein wenig dem *Sauersüßen von *Zucker-Vitamin C[23], das Menschenkinder so gerne aus ihren Süßigkeiten zu saugen pflegen. Das Erfrischende-Abkühlende einerseits und das erwärmende Süße andererseits. Die Mischung aus Strenge und dem liebevollen Geben, aus harten Linien und Verbotsregeln einerseits und dem Geschenk und den Schätzen, die man bekommt oder aufbaut, andererseits.

Die stabile Struktur, in die das Herrliche verpackt ist. Dies beinhaltet eine Art von Robustheit, zugleich Eingeklemmtheit, vielleicht eine notwendige Eingeklemmtheit, sonst könnte der Inhalt nicht eingefasst, nicht festgehalten werden. Wie der Wein in einem Weinfass, wie die Flüssigkeit in einer Flasche. Beide Elemente sind anwesend. Die Notwendigkeit und die Herrlichkeit. Dies

[23] Lies mehr über Sauersüß und Zucker an anderer Stelle in diesem Buch sowie über die psychologische Übereinstimmung von Vitamin C in *Der Schlüssel zur Selbstbefreiung – Enzyklopädie der Psychosomatik.*

wirkt hart, bietet jedoch einen verheißungsvollen Inhalt an. Die Härte, die erklingt, wenn ein dicker Zweig eines Baums abgesägt werden muss, weil es nötig ist, den Baum zu seinem eigenen Wohl zu stutzen. Dieses Vorgehen führt zu mehr Früchten und kommt so dem Ganzen zugute. Harte Notwendigkeit also, und verheißungsvoll.

Der Mensch, der Appetit auf Rosmarin hat, lebt zwar innerhalb seiner Strukturgrenzen, fühlt jedoch, wie er etwas wackelig und unstabil im Raum baumelt. Eine Art sichere Einzäunung, ein abgrenzender Straßengraben kann noch gebaut werden, wodurch Ausrutscher oder ein Abgleiten in den Abgrund unmöglich werden. Damit können Ängste einhergehen. Man soll dabei nicht mit Ereignissen oder Handlungen von außen rechnen, sondern von innen heraus auf das eigene stabile Sicherheitsgefühl bauen. Wie Rosmarin es sagt: „Baue an dieser soliden Einzäunung, Eingrenzung, an den Gittern, an der Struktur, innerhalb derer du dich selbst eingefasst fühlst und hältst. Fühle dich stark. Fürchte nicht das, was von außen auf dich abgefeuert werden könnte; du bist kein Mensch, der ‚einfach so' in der Luft baumelt, ohne sicheren Zaun. Du baust dein Häuschen stabil auf eine Dreiecksfläche oder in einer Kreisfläche. Mit einem stabilen Wall, einer Mauer, innerhalb derer alles gut und sicher verläuft. Habe keine Angst, sondern stehe stabil auf deinen Füßen, wisse dich stabil eingefasst innerhalb der urstarken Basisstrukturlinien deines Wesens!"

Den Charakter von Rosmarin können wir wie folgt beschreiben: den Kopf tapfer erhoben, in Stolz über sein Sein. Eher im ‚ordentlichen' Anzug. Geradeaus blickend. Keine Rede von Selbst-Anfeindung. Der Charakter erscheint äußerlich ‚sicher'; er tut *sehr* sein Bestes, aber schwitzt ein wenig … und trotz dieses innerlichen leichten Zweifels … hält er doch durch. Trotz der Tatsache, dass er sich innerlich in Frage stellt, verhält er sich tapfer und stark wie ein Oberst in Uniform: adrett, korrekt und stolz auf seine Prinzipien. Er gesteht sich selbst keine Schwächen zu oder will diese, falls er sie wahrnimmt, so schnell wie möglich aus-merzen. Kein dummes Zeug.

Als ob er sich innerlich stark macht gegen die eigene Nachgiebigkeit und Verträglichkeit. Denn das trägt er in sich: er beugt sich wie ein Schilfrohr im Wind. Ist aber zugleich urstark und strahlt hoch aufgerichtet nach außen hin Sicherheit aus.

Der Mensch, der sich sehr nach diesem Nahrungsmittel sehnt, hat manchmal an allem etwas zu beanstanden. Nichts passt ihm, nichts scheint ihn zufriedenstellen zu können. Er weiß selbst nicht, was ihm fehlt … er weiß sich einfach keinen Rat mit sich selbst. Ein unzureichendes Wert-Bewusstsein seiner selbst, seines ICHS. Er tritt zu wenig in sich selbst ein; möglicherweise verurteilt er sich selbst unbewusst als ‚wertlos'. Dieser Mensch darf anfangen, an seinen wirklichen Wert zu glauben. Er darf seinen einzigartigen Inhalt erkennen und von diesem Inhalt aus beginnen zu leben. Nicht als Image, weder sich selbst niedermachend, noch sich aufbauend in Abhängigkeit von seinen Leistungen gegenüber der Außenwelt.

Er darf sich selbst in der Tiefe, in seinen tiefen *Wurzeln* entdecken und anerkennen: damit er wüsste, dass er ist, *wer* er ist. Damit er sich selbst sein könnte, ohne Furcht, ohne sich darum zu kümmern, was ein anderer über ihn sagt / denkt.

Der Charakter von Rosmarin kann eher *innerlich* bescheiden genannt werden, während er sich äußerlich doch nicht zurückzieht, sich doch selbstsicher manifestiert. Ein Zusammenspiel beider Faktoren. Der Charakter ähnelt folgendem Bild: ‚Ich räuspere mich, wage es nicht …? Doch, ich wage es.' Überwindet den inneren Selbst-Zweifel (auch wenn ihm der Schweiß manchmal von den Händen tropft), um *doch* zu sprechen, *doch* er selbst zu sein. Vorsichtig überwindet er die Barriere des Zweifels.

Der Mensch, der sich nach diesem Nahrungsmittel sehnt, hat das Bedürfnis nach Selbst-Anerkennung. Er zweifelt manchmal grundsätzlich an seinem Wert als Mensch, ja, stellt sich manchmal selbst völlig in Frage. Rosmarin hilft ihm über diese Barriere hinweg, wenn auch vorsichtig, nicht ungestüm oder brutal. Ein *doch* Vorwärtsschreiten … im Zögern.

Derjenige, der Appetit auf den Geschmack von Rosmarin hat, sehnt sich nach einem stärkeren Sicherheitsgefühl in sich selbst. Er würde gut daran tun, an sich selbst zu bauen, sich auf sich selbst zu verlassen und auf sich selbst zu vertrauen, darf wissen, dass er mit beiden Füßen auf der *Erde* steht und nicht im Geiste schwebt, in den Wolken, im Raum. Er ist nicht die fliegende Osteruhr, sondern vielmehr der sichere Rohrkorb, der die herrlichen Eier umfasst hält und aufbewahrt. Die Zwei-Kraft innerhalb des Menschen. Sowohl das Umfassende als auch das Inhaltliche. Sowohl das Beschützende als auch das Sich-geschützt-Wissen und das Genießenkönnen innerhalb sicherer Mauern. Keine Wut über Einschränkung, sondern Dankbarkeit für die Strukturlinien, die das Leben bietet, damit alles ordentlich verlaufe. So gibt es keine Furcht.

Fröhlich wird geatmet, sicher nistet man sich innerhalb der Formstruktur des eigenen Wesens ein. Einen goldenen Mittelweg zwischen Straffheit und Offenheit, zwischen Genießen und Sicherung fordert Rosmarin. Es kommt einem manchmal hart vor, aber häufig handelt es sich um einen vorläufig notwendigen Kompromiss, um den Weg zu einen Gefühl vollkommener Sicherheit zu finden.

Safran

Safran ist leicht zugänglich für Einflüsse, überempfindlich, ein wenig prüde und präzise. Er verträgt nicht so viel; man darf ihn nicht überbelasten. Er scheint nicht schnell zufrieden zu sein und jammert auch manchmal über das, was seiner Ansicht nach wirklich nicht geht. Er wimmelt ab und kennt die Größe des Menschen nicht so gut. Er unterschätzt sich selbst auch gerne einmal, sieht sich selbst manchmal als ein weiches, mattes, schwaches und ‚manieriertes' Wesen mit einem Opfergefühl.

Wen es nach Safran verlangt, der hat manchmal auf ‚nichts' Lust; es ist ihm alles egal; er wirkt durchaus ein wenig melancholisch und lustlos, vielleicht sogar etwas apathisch lebensmüde. Er weiß nicht so recht, was er tun soll, und findet die Freude nicht. Safran selbst gibt ihm in solcher Weise recht in seinem Wehklagen oder Selbst-Beklagen, dass er sich selbst in diesem Verhalten wohl lächerlich finden *muss!* Safran bietet ihm einen Spiegel an, in den er hineinblicken kann. Er tröstet und entlastet den Menschen für kurze Zeit, aber dieser wird von Safran dazu gezwungen werden, in den Spiegel seines Kummers zu blicken. Er wird dann entdecken, wie grotesk er sich eigentlich verhält, wie die theatralische Hauptfigur in einer Tragödie … Er tut gut daran, über sich selbst zu lachen … -„Wie dumm ich bin, dass ich das Leben als ein trauriges, unmögliches Geschehen betrachte!"- und endlich sein Großes Ich anzuerkennen und zu beschließen, künftig *selbst* sein Leben zu lenken, in Freude, in Dankbarkeit für seine Existenz, für die Tatsache, dass er als ein meisterhafter Lenker sein Leben in die Hand nehmen darf. Er löscht nun jeden Kummer, das Märtyrertum aus seinem Leben! Er geht nun fröhlich tanzend durch das Leben, weil er seine große Kraft einsieht, weil er weiß, dass er nicht als ein unvermögendes, schwaches Geschöpf im Leben steht. Er entdeckt seine menschliche Urkraft und macht etwas Wundervolles aus seinem Dasein.

Wer den Geschmack von Safran mag, hat etwas aus seinem ‚Koffer' zu schütteln: er wird sich den INHALT seines Wesens ansehen und … überrascht sein, was sich IN einem Menschen alles einnistet! Er hat sich selbst zu einem schwachen Wesen degradiert. Er hat eine weite Aufspaltung zwischen dem Weiblichen und dem Männlichen durchgeführt … und wird wieder auf die Suche gehen müssen nach der Ganzheit seines Wesens. Er wird stark die Leitung über sein Leben übernehmen müssen. Leider sind es manchmal Kopfschmerzen oder andere leichte Beschwerden, die ihn darauf hinweisen müssen, dass es höchste Zeit ist, dass er sich selbst nicht länger als ein mattes, schwaches, unvermögendes Wesen betrachtet.

Safran weist auf die Möglichkeit hin, auf einfache Weise aus sich selbst abfließen zu lassen, was abgeführt werden muss. Er lässt los … und hält nicht zurück. Er leistet keinerlei Widerstand, gibt sich dem Loslassen hin, dem ‚Aus-sich-strömen-Lassen'. Symbolisch können wir es so sehen, dass es für die menstruierende Frau am besten ist, wenn sie darauf keine psychologische ‚Bremse' setzt. In der Safran-Sphäre gibt der Mensch sich hin, alles strömt rasch weg; diese Sphäre erscheint eher ein wenig betäubt und leistet nicht den geringsten Widerstand …

Noch einen Schritt weiter und besser ist jedoch: dass die Frau sich der Tatsache bewusst würde, dass sie selbst ihr Leben in die Richtung lenken kann, in der ein Blutfluss nicht mehr nötig ist …: sie bricht dann mit jedem zugrundeliegenden Gefühl des Opfertums und der Minderwertigkeit, der Ohnmacht, Frustration und Wut.[24] Es ist der starke Selbst-Bewusste Mensch, der mit jeder Schwäche, Mattheit bricht …, der BEWUSST WÄHLT … statt sich von dem aufpeitschen zu lassen, was in der Vergangenheit programmiert wurde. Aber hier spricht Safran nicht mehr.

Safran bietet eine Sphäre von übertriebener Flexibilität an, eine Art Schlaffheit, ein Gehenlassen …, als ob da kein Rückgrat mehr im Menschen wäre, als ob er kaum auf seinen Beinen stehen kann … Er erleidet es … Er scheint nur ein eher passiver ‚Kanal' für DIE Lebensenergie zu sein … statt *selbst* diese Energie auf eine Bewusste Menschkräftige Weise mitzulenken.

Wer ein Bedürfnis nach diesem Safran-Geschmack empfindet, trägt in sich - sei es auch unbewusst - das Verlangen, auf eine starke Weise er selbst zu werden, Schluss zu machen mit jeder Schwäche, mit jedem Gefühl des Unvermögens, mit der Opferrolle.

Möglicherweise rebelliert er manchmal wütend, voller roter Härte, weil er es müde ist, sich selbst in dieser schwachen Position zu wissen … Er braucht es, eine Kombination aus Weichheit und Kraft in sich selbst zu verwirklichen. Er darf tatsächlich Schritte machen, um sich aus seiner vermeintlich schwachen Position zu befreien, doch nicht auf eine wütende, frustrierte, harte Weise! Mit resoluter Kraft, doch in Liebe und Hingabe, wird er seine einstigen Überzeugungen umschalten. Im Bewusstsein seines starken Vermögens, *selbst* sein Leben zu lenken … wird er nicht länger ‚kämpfen' müssen, sich nicht länger dagegen stemmen müssen, wehren müssen … Er *weiß* von seiner innerlichen Kraft und kann die Dinge einfacher geschehen lassen, ohne sich zu ärgern oder sich ängstlich und bedroht zu fühlen. Schließlich hört er nun auf die Autorität IN ihm selbst! Innerliche Kraft und Flexible Hingabe (Safran) an die Lebensströmung gehen Hand in Hand.

---

[24] Lies hierzu in *Der Schlüssel zur Selbstbefreiung – Enzyklopädie der Psychosomatik.*

Salbei

Den Charakter von Salbei kann man kräftig weitermarschierend und zwingend nennen. Er duldet kein Zaudern und keinen Aufschub des Vollziehens bestimmter für dich notwendiger Aufgaben. „Beiße tapfer zu; lasse es nicht zu, dass sich Energien anhäufen, sondern nutze sie in jedem Augenblick des Tages in einer durchlaufenden, frei-weiter-strömenden Bewegung," sagt Salbei. Er verträgt es nicht gut stillzustehen und sehnt sich danach, immer weiter von Punkt zu Punkt, von Ziel zu Ziel zu gehen. Er zweifelt nicht an einer Weggabelung, hat dazu überhaupt keine Lust, hat dafür keine Zeit und weiß, dass im Leben nicht gezaudert werden darf, wenn es darum geht, dem Lebensweg zu folgen.

„Nicht *stillstehen,"* sagt Salbei, „sondern mit kräftigem Schritt weitergehen. Lasse dich nicht hängen, lasse dich nicht von deiner Ratio, deinen Gedanken nach unten ziehen, die dich stillstehen lassen, zweifelnd, denkend, dich in kleinen Kreisen drehend. Beschäftige dich mit dir selbst, mache dir keine Sorgen über morgen, denn dieses Morgen hast du doch *selbst* in der Hand!" sagt Salbei, „also, warum solltest du dich aufregen, warum solltest du noch zögern." Er bringt eine Art ‚Schnelligkeit' in dein Tun und Lassen, in dein Weitergehen, nicht im Sinne von ‚schneller sein', sondern im Sinne von ohne Zögern, ohne Wartepausen oder Bedenken ... weiterzugehen in der Richtung, die gut für dich ist. Er bleibt nicht in der Vergangenheit hängen und ermahnt dich, mit geradem frohem Blick nach vorne zu schauen.

Salbei will nicht bei der Vergangenheit stillstehen; er ist einzig und allein daran interessiert weiterzugehen. Von einem ‚ganzen Strauß' aus Salbeizweigen könnten wir sagen: gehen sie nicht zu rasch über Dinge hinweg, sind sie nicht auf der Flucht vor sich selbst? Warum verweilen sie nicht bei den Dingen und laufen sie immer weiter wie ein Vogel-Strauß-der-nicht-sehen-will? Denn Salbei ermutigt dich gewiss dazu, nicht wie ein stillstehendes Gewässer zu sein, nicht zu lang im Jetzt-Moment hängenzubleiben, und Salbei hat sogar die Neigung, früher weiterzugehen, als nötig. Ausruhen kennt der Salbei nicht, nur weiterarbeiten und tun, von der einen Strecke und Planung zur anderen, von der einen Aufgabe zur nächsten. Salbei selbst hat absolut keine Zeit, andere Sachen zu kosten, als die, mit denen er beschäftigt ist, und er will daher manchmal auch überhaupt nicht zuhören. Natürlich ist dies positiv für diejenigen, die dort zu sehr auf das Negative hören würden, wo sie sich mit Salbei nur mit dem Positiven beschäftigen könnten; aber dennoch würde Salbei übertreiben, wenn er nur auf sich selbst hören würde und ansonsten seine Ohren vor dem Rest der Welt verschließen und sich nur mit seinem eigenen Töpfchen-Kochen beschäftigen würde.

Der Mensch, der Salbei mag, sehnt sich also danach, etwas von diesen Salbei-Eigenschaften in sich selbst zur Anwendung zu bringen und das bedeutet: mit kräftigem Schritt weitergehen, nicht zu lange bei den Dingen in dir und um dich herum verweilen, sondern deine Aufgaben in dem vollen Glauben ausführen, dass alles gutgehen wird.
Ein *Durchfluss* voller *Dynamik* und *Energie;* es wird keinerlei Blockade *aus dem Denken oder dem Zögern heraus* mehr aufgebaut. Salbei selbst ist ein gutes Vorbild eines schnell strömenden Bächleins und wird eher Wasserfälle nach unten hervorrufen, als ein Zurückgehen (Gegenstrom) oder ein Stillstehenbleiben bei Felsen auf seinem Weg. Er durchquert alles frei. Ohne Zweifel sorgt er dafür, dass er immer weiter und weiter und weiter rudert ... mit den Rudern, die er hat, mit dem, was er hat. Und das geht sehr flink und stark. Er neigt nicht dazu, tiefer über die Dinge nachzudenken, sondern sorgt dafür, dass das Leben praktisch und *frei* weiterströmen kann. Er grübelt nicht und ist nicht albern, er zweifelt nicht und glaubt ganz stark an sein *Tun ... !*

„Auf geht's, strömen," sagt er, „stehe dort nicht still, grüble nicht, denke nicht nach und zögere nicht: tue etwas. Fühle, wie die Lebensenergien - Säfte - in dir frei weiterströmen wollen und bremse sie auf keinerlei Weise ab. Blicke nicht auf oder um; tue das, was du deinem Gefühl und Wissen nach tun musst, mit Mars-Kraft und Durchhaltevermögen, manchmal wie ein Pfeil aus einem Bogen, durch die Lebenswasser watend." Er weiß sich in diesen Gewässern zu Hause und fühlt sich voller Ruhe und Vertrauen: er ist Herr über seine Gefühle und lenkt diese auf eher nüchtern-praktische Weise. Hiernach sehnt sich der Mensch, der gerne Salbei isst.

Salbei lässt sich schließlich nicht im Geringsten von dem *‚ablenken',* was sich um ihn herum abspielt, sondern folgt *seinem* Weg und weiß, dass er gut daran tut, auf seine tiefe innere Stimme zu hören. Kein einziger emotionaler Gedanke kann ihn überspülen, denn er ist Herr über jede Situation; er fühlt, dass das Leben auf *seiner* Seite ist, wenn er nur nicht auf- oder umschaut, wenn er nur voller Vertrauen sein kleines Boot weiter lenkt und ihm Richtung gibt, geschickt und an seine allertiefsten Kräfte glaubend, an die Möglichkeiten seines ICHS. Er hat das Vermögen, tiefer in das Leben einzudringen, in Urwälder und Bergpässe, wo niemand je gewesen ist, wenn er nur der Pionier seines ‚eigenen Lebens' sein kann. Wenn er nur selbst seinen Weg freiräumt, sich selbst jeden freien Durchgang gewährt und nach dem Motto lebt, dass kein einziges Hindernis auf seinem Pfad ihn stoppen kann. Und der Mensch, der gerne Salbei isst, wird sich der Tatsache bewusst werden, dass nur *er* oder *sie sich selbst* in diesem freien Lebens-Durchgang bremsen kann: mit Schmerz, Angst und ängstlichen Blicken in die Zukunft.

Der Mensch folgt dem Weg von Salbei: voller Glauben an seine Körperkraft, seine Geschicklichkeit, sein innerliches Wissen und Fühlen im Sinne von ‚dort muss ich sein und auf diese oder *jene* Weise werde ich mein Lebensboot steuern'. Er lernt von Salbei, nicht stillzustehen, nicht zu zweifeln, sondern lediglich auf dieses innerliche Durchhaltevermögen zu hören, und auf diese unglaubliche Kraft in seinem Wesen. Er erforscht, entdeckt neue Welten in sich und außerhalb seiner selbst, furchtlos und stets weiterfahrend. Sein Gefühl wird von einem bewussten Wissen gelenkt, dass alles gut gehen wird, solange er nur nicht stillsteht, zu lang bei Dingen oder Menschen verweilt, an denen er besser sofort vorbeigehen sollte. Und mit kräftigen Schlägen fährt der Mensch nun weiter: dies hat er von Salbei gelernt.

Lebenssäfte, Schleime und Flüssigkeiten strömen frei durch den Körper; das, was gerade erst vorbei ist, wird sofort emotional losgelassen ... ein endloses fröhliches und befreites Weitergehen. Nie mehr einen einzigen Schritt rückwärtsgehen, sondern froh absondern, loslassen ... dies geschieht spontan bei dem Menschen, der sich *keine sorgenvollen Gedanken* macht, der immer nur mit dem Lebensstrom weiterfährt und der weiß, dass er ankommen wird. Mit dynamischer Kraft, voller Glauben an sich selbst, ohne auf Nebensächlichkeiten und Details am Rande des Weges Wert zu legen fährt er auf der Essenz des Lebens, auf dem Hauptstrom des Lebens. Er schenkt dem Negativen oder zögerlichen Gefühlen keine Aufmerksamkeit. Das Virus des Zweifels hat bei ihm nicht den Hauch einer Chance. Er besiegt die Ohnmacht und den tötenden Stillstand, er bringt Bewegung in den Strom des Lebens und geht ungehindert und furchtlos weiter in seiner Lebensfahrt. Er weiß und glaubt, dass es an *ihm* liegt, ob er etwas daraus macht, und daran, an diesem Glück, zweifelt er keinen Augenblick mehr. Er lässt sich weder von seinen Gedanken aufhalten noch von negativen Emotionen. Salbei glaubt fest daran … und der Mensch, der Salbei mag, wird nun sein Lebensgefährte.

Salz

Den Charakter von Salz könnte man eigentlich als ‚anlockend' umschreiben, insofern als er die Elemente anzieht, ansaugt, in sich festhält, die er braucht, um sich gut, voll und lebendig zu wissen. Eigentlich ist Salz sanftmütiger Natur, nicht wirklich in-Aktion schießend … es zieht die Dinge eher an und saugt aus der Umgebung das auf, was es benötigt. Es wartet ab, nimmt sich Zeit, saugt ein, hält sich fest; es ist in der Lage, bestimmte Elemente aus Nährstoffen - die nötig sind, um das Leben in der Materie, im Körper, existieren zu lassen - ‚herauszusaugen' (wie ein Bienchen den Nektar aus den Blüten holt) und festzuhalten.

Salz hält sich zum Handeln bereit, hält sich bereit für eine Konfrontation mit der Wirklichkeit, Unternehmergeist, ‚vorwärts Marsch!', der Ritter-Mann in vollem Ornat hält sich in angespanntem Zustand bereit dafür, ins Leben zu stürmen. Salz ballt sich zusammen, um gleich danach mit voller Kraft vorwärts zu schießen (diese Bewegung ist nicht mehr ‚Salz'). Es entwickelt in seinem Körper, in seinen Achseln eine nie gekannte, konzentrierte Feuerkraft, eine zusammengepackte Lebenskraft, um bald seine Potenzialität wie ein Katapult mit voller Kraft abschießen zu lassen (an der Salzsphäre vorbei).

Wen es nach Salz verlangt, der weist sich selbst darauf hin, dass er gut daran täte, mehr in das Leben hineinzukommen, dass er sich mehr in das Leben hineinbringen sollte, dass er sicher nicht im Hintergrund bleiben muss. Dieser Mensch hat ein Bedürfnis nach Ruhe und Absonderung, nach Zurückgezogenheit ... aber er darf sich nicht zu sehr aus dem Leben zurückziehen. Möglicherweise steht er zu kalt, zu steif da, in einem gewissen Abstand vom Leben, von seinem warmen Körper. Das Leben fordert zu einer ‚Annäherung' auf.

Wer Speisen sehr salzig macht, will eigentlich mit seinen tieferliegenden Lebenskräften in Verbindung treten; er braucht es, seinen warmen Inhalt wahrzunehmen, in der ‚Materie' seines Körpers zu fühlen. Er würde zu schnell aus sich selbst flüchten. Er würde gut daran tun, mit den tieferen Schichten seines Selbst in Tuchfühlung zu kommen, mit den Urkräften in seinem Bauch. Möglicherweise hat er zu sehr auf eine geringschätzige Weise oder von oben herab auf die Materie heruntergesehen; er wird sich selbst jetzt auf eine liebevolle Weise mit den blutroten Kräften in seinem Wesen identifizieren.

Die Ursache des Appetits auf den Salzgeschmack weist auf den Drang hin, sich stärker auf der Erde etablieren zu wollen, in den irdischen materiellen Formen. Er wird möglicherweise nicht wirklich klug daraus, ‚was das in der materiellen Welt jetzt eigentlich alles ist; wie es dort nun eigentlich wirklich zugeht'. In extremem Sinne wirkt es so, als ob ihm die Welt der Materie ein bisschen fremd ist, als ob er nicht wirklich von dieser Erde ist und das alles erst noch erkunden muss. Er sieht die Dinge auf eine wunderliche Weise, scheint wirklich an der Außenseite seiner selbst zu stehen; kann sich nur schwer in andere hineinversetzen oder sich mit ihnen identifizieren.

Es ist daher auch seine Aufgabe, in sich selbst ‚einzutreten', um ganz tief in sein eigenes lebendes Wesen hinunterzusteigen; er darf sich sehr tief an den ‚Innenwänden' seines Seelenwesens, seines Körpers hinunter-rutschen lassen. Er darf keinerlei Abstand von seinem Körper nehmen; er darf nicht wegflüchten, -träumen, oder nur aus der Distanz, aus einer bestimmten Höhe auf der Erde, in seinem Körper leben. Er wird mehr zu einem Menschen aus Fleisch und Blut werden. Er wird an der Beziehung zu seiner irdischen Form arbeiten.

Wen es sehr nach dem Geschmack von Salz verlangt, der will sich sehr stark im Leben auf Erden etablieren. Salz hält lebendige Stoffe fest, holt aus den Dingen das heraus, was es braucht: darum ist es sehr wichtig, dass Menschen, die Appetit auf salzigere Speisen haben, diese auch tatsächlich zu sich nehmen,[25] da Salz hier eine natürliche ‚Korrektur' bewirkt und die benötigten Mineralien und andere nötige Nährstoffe im Körper festhält, die sich sonst, angesichts des Charakters dieses Menschen, verflüchtigen würden, was zu einer Demineralisation führen würde. Genauso wichtig ist es, dass jener Mensch, der eine Abneigung gegen Salz empfindet, dann auch keines verwendet.

Der Salz-Esser trägt oft eine Art hölzerne Steifheit in sich, Distanz, Negation und Unbeugsamkeit gegenüber dem Irdischen, gegenüber der körperlichen, materiellen Weichheit; sein aus einem kräftigen Lebenswillen gespeister starker Charakter sorgt dafür, dass sein Skelettbau eine stattliche Gestalt erhält, doch seine eher steifen, distanzierten Eigenschaften sorgen manchmal dafür, dass Gelenke oder Wirbelscheiben sich auf irgendeine Weise festsetzen oder schiefwachsen. Das Verlangen nach Salz und der Verzehr desselben führen zu einer natürlichen Korrektur: sowohl psychisch als auch körperlich. Es ist keine Notwendigkeit, zusätzlich Salz zu essen! Im Gegenteil: dieser Mensch wird einfach seinem Appetit, seinem Geschmack folgen und ansonsten tun, was das Salz ihm sagt: „Setze den Lebensbecher an deinen Mund und sauge mit warmer Begeisterung das Leben in dich hinein, distanziere dich nicht davon, lauf nicht davor weg. Genieße es in vollen Zügen. Entwickle eine Biegsamkeit gegenüber der Erde … und positioniere dich weder außerhalb noch oberhalb von ihr! Identifiziere dich geschmeidig und stark mit deinem irdischen Gefühl, mit dem irdischen Fleisch. Flüchte nicht vor den irdischen Gesetzen! Komme ganz nah zu dir selbst, zu deinem Körper, zu deinem Gefühl. Sei dir selbst gegenüber, deinem Körper gegenüber warm. Schiebe keinen Teil von dir selbst weg".

Wendet er jedoch in der Praxis das nicht an, was das Salz von ihm verlangt, dann werden möglicherweise die Haut, die Nieren protestieren und kann der Kalkhaushalt durcheinander geraten. Salz weist auf die Notwendigkeit einer liebevollen Umarmung des eigenen irdischen Körpers hin, der Vereinigung von Körper und Geist in einer engen Beziehung zum eigenen ICH; die Notwendigkeit eines Gleichgewichts zwischen Geist und Körper, zwischen Gefühl und Struktur / Ratio, zwischen dem, was man jetzt noch das Weibliche und das Männliche im Menschen nennt.[26]

---

[25] Natürlich AUSSER wenn man seinen Salzkonsum aus medizinischen Gründen einschränken muss.
[26] Lies eventuell über die psychologische Übereinstimmung von Natriummangel in *Der Schlüssel zur Selbstbefreiung – Enzyklopädie der Psychosomatik.*

Schnittlauch

Schnittlauch trägt eine tiefwarme, rote Glut in sich: in seinen rhythmisch auflodernden Feuerflammen stößt er alles mit Kraft ans Tageslicht! Er nimmt kein Blatt vor den Mund, exteriorisiert sich plötzlich … mit kurzen Zwischenpausen … (als ob er seine Kräfte wieder sammelt), um dann plötzlich wieder mit einer enormen Kraft, wie ein Feuerpfeil, aufwärts und nach außen zu schießen.

Er explodiert gleichsam aus sich selbst, wobei er Energie freisetzt, die immer wieder auf kurze, aber heftige Weise stimulierend funktioniert (genau wie das Herz, das kräftig und auf rhythmische Weise klopft dank der Lebensenergie, die hindurchströmt).

Vergleichen wir die energetische Wirkung von Schnittlauch mit einer Aneinanderreihung von Bomben-Explosiönchen. Kleine scharf-heftige Flämmchen lodern immer wieder auf, im Rhythmus von Kraftausstoß-Ruhe, Kraftausstoß-Ruhe usw. … Mit einer Kraft von Ausweitung und Austreibung wird alles ans Tageslicht gearbeitet. Und es verbrennt, was im Menschen und seinem Körper nicht mehr anwesend sein sollte. Dies bringt ein luftiges, erfrischendes Aufatmen zustande.

Schnittlauch-Sphäre versieht den Menschen auf eine gesunde Weise mit Lebenswasser und -feuer: all das, was genährt werden sollte, wird mit Lebensenergie genährt werden, alles was dem Erdboden gleich verbrannt werden sollte, wird entfernt.

Wer Schnittlauch mag, hat sowohl das Bedürfnis nach neuer, kräftiger, stimulierender Lebenswärme, als auch nach Verbrennung und Löschung, Abfließen des Alten, Unbrauchbaren. Dieser Mensch hat das Bedürfnis, all seine Kräfte zu bündeln, um sich all des überflüssigen, unbrauchbaren ‚Lebensabfalls' zu entledigen. Er sammelt viele Energien, um das, was sich in seiner Seele niedergelassen hat, wie einen dunklen ‚Bodensatz' abzuführen. Er will neues Leben erwecken und das alte entfernen.

Er will nichts mehr in sich festhalten, was einen freien Durchgang des Lebensfeuers blockiert. Mit Kraft treibt er die Elemente nach außen, die in ihm gelagert liegen und dort überhaupt nicht zu sein brauchen. Dabei wird es buchstäblich um den Ansatz in ‚physischen Kanälen' gehen, aber dies ist lediglich eine Folge und Abbildung seines wirklichen ‚Ansatzes': in seinem geistigen oder psycho-emotionalen Inhalt. Diese Lebensvision, die nicht zu Freude, Offenheit und Freiheit passt, hat sein Leben bisher ein Stück weit ‚eingeschränkt' und ‚eingeengt'.

Er will sich nun aller düsteren Lebensüberzeugungen entledigen: er will sich selbst eine Kopf-Wäsche geben. Er will einen Neustart mit einem Reinen Beginn. Er hat das Bedürfnis, auf eine radikale Weise alles abzuführen, was ihn daran hindert, jetzt als ein glücklicher, befreiter und kräftiger Mensch durch das Leben zu gehen! Er will Kräfte für das ‚Neue' sammeln. Schnittlauch stimuliert ihn darin.

Der Mensch, der sich nach der Sphäre von Schnittlauch sehnt, kann es kaum erwarten, mit all dem alten Kram klar Schiff zu machen, das ganze unbrauchbare alte Gepäck wegzuwerfen. Er denkt überhaupt nicht daran, noch länger Dinge zu tun, die er früher mit der größten Leichtigkeit tat, nicht weil es in seiner Art lag, sondern weil es sich so ‚gehörte'. Jetzt entdeckt er, dass er die Dinge, Gewohnheiten (und Sichtweisen), die nicht zu seiner Art passen, wegwerfen muss. Er ist es müde und will nun in Ehrlichkeit mit sich selbst leben. Mit der Kraft des Schnittlauch-Feuers nimmt er kein Blatt mehr vor den Mund; er macht kurzen Prozess mit Dingen, die schon lange in seiner Dachkammer liegen (Gedanken und Überzeugungen, die in seinem Kopf auf ungesunde Weise hängenbleiben); mit Feuer speit er alles nach außen, was bereits zu lange in seiner Keller-Etage gelagert war: alte Vorurteile, Programmationen sowie das Festhalten an bestimmten Dingen, die er meinte, nötig zu haben, um (über-) leben zu können.

Mit energetischer Kraft macht er alles sauber; feuerspeiend verweist er alles auf den Müllplatz. Seine Energien arbeiten nun auf vollen Touren; Er hält sich nicht zurück, sondern bringt alles ans Tageslicht. Er spricht nun, wo er vielleicht zu lange geschwiegen hat. Es ähnelt ein wenig einem ‚Aufstand'. Der Mensch rebelliert in der Schnittlauch-Sphäre gegen seine alte ‚Haut'. Er sollte dabei einsehen, dass er kein Gefecht mit anderen einzugehen braucht, wenn er fühlt, wie das Feuer in seiner Seele hochstößt …

Er darf sich selbst jetzt auf eine entschlossene Weise in Worte fassen. Er täte gut daran, sich selbst in diesem Prozess nicht abzubremsen; er wird seine Feuerkräfte einsetzen, um selbst auf resolute Weise weiterzugehen. Tut er dies nicht, dann sehen wir einen Menschen, der Dinge hinunterschluckt, frustriert und irritiert herumläuft, wie jemand, der seine Feuerkräfte nicht auf positive Weise einzusetzen und sich mit seiner Energie keinen Rat weiß … Er dreht sich auf der Stelle in sich selbst, rotglühend und ‚ent-zündend'.

Er wird dann auf die Sprache von Schnittlauch hören: diejenige einerseits, die hochtreibt, um mit Feuerkraft zu verbrennen, um mit einer ‚Flamme' das neue Ich durchzustoßen, und diejenige andererseits, die das erfrischende Lebenswasser reicht, um zu löschen und zu mildern, um sich abzukühlen und auszuruhen, um alles abfließen zu lassen. Aktion und Loslassen. Verbrennung und Auferstehung, gefolgt von Abkühlung und Ruhe.

Wen es nach Schnittlauch verlangt, der braucht es dringend, sich selbst auf eine ausbalancierte und dennoch radikale Weise zu befreien. Die Verbrennung und das Aufräumen des Alten, des Negativen, erfordert eine radikale Vorgehensweise bis ins ‚Extrem' …; nur *dann* kann der Mensch sein wahres Ich mit Kraft aufsteigen lassen und wird die innerliche Ruhe, Abkühlung, Freiheit und Entspannung bis zum Äußersten folgen. Will der Mensch sich selbst erneuern, dann sollte er sich selbst bis auf den Boden leeren, säubern, des Überflüssigen entledigen. Er hält keine Dinge, keine Menschen … mehr in sich selbst fest. Er gelangt dann in den Raum seines puren ICHS.

Wer Schnittlauch liebt, will nun sein Pferd satteln, um schon bald mit voller Kraft in das Leben hineinzutraben. Er bereitet sich darauf vor, einen langen Lebensritt zu machen. Hier hängt die Sphäre von Sonnenaufgang. Es kann jetzt alles erst beginnen … Der Mensch, der alles zurücklässt, was er zurücklassen muss, um auf eine völlig neue Weise in das Leben hineinzuziehen, mit frischem Mut und einer angeregten Lebenslust in gesunder Neugier. Es ist die Sphäre des Menschen, der sich nur auf sich selbst verlässt, der an all seine Kräfte glaubt, die er von Mutter Natur empfangen durfte, die es liebt, einen Erkundungs-Zug durch das Leben zu machen. Er ist jetzt selbstsicher und ergreift die Zügel des Pferdes.

Er hat sich selbst in der Hand und lenkt seine Energien in Überblick, in Ausgewogenheit. Er hat die Pferdekraft in sich und verlässt sich auf seinen gescheiten Verstand, das Vermögen, immer auf eine adäquate Weise nachzudenken und Beschlüsse zu treffen. Darum ist es auch nicht nötig, dass er ‚im Voraus' zu viel denkt und plant …: er atmet frei … Er unternimmt etwas, ist erfinderisch, *sehr* aktiv, aber zugleich ganz ruhig. In dieser Schnittlauch-Sphäre fühlt er sich aller überflüssigen Lasten entledigt; er fühlt sich aufgeladen und stark; mit einem frohen Herzen freut er sich, voller Erwartung, wieder auf ein neues Leben …! Im vollsten Vertrauen setzt er an, auf dem Weg zum verheißungsvollen Horizont, der weit vor ihm liegt: ein Weg, der niemals endet.

Schnittlauch ermahnt den Menschen dazu, nur auf sich selbst zu vertrauen. Er sagt: „Du hast alles in dir, Mensch, um dir auf feurig-kräftige Weise einen Weg durch das Leben zu bahnen. Verlasse dich auf dich selbst, lasse das zurück, was dich daran hindert, glücklich zu sein, und richte deinen Blick immer weiter …!"

Wen es nach einem Schnittlauchgeschmäcklein verlangt, der hat das Bedürfnis, sich selbst die Offen-Räume zu schenken und seine Energien einmal mit aller Kraft einzusetzen. Er will das Leben in seinen Adern brausen fühlen und jedes kneifende Band abwerfen. Er fühlt einen gesunden Freiheitsdrang und macht sich dafür bereit, auf Lebensabenteuer auszuziehen.

Thymian

Thymian steht für die tapfere starke Mann-Frau, die stolz auf ihre Kraft ist, auf ihre Armmuskeln, deren Brustkorb und -drüsen und Schleimhäute vor Lebenslust, Energie und fruchtbarem Vermögen brausen. Eine reiche Anwesenheit fruchtbarer Kräfte, eine Anwesenheit vor allem von dem, was wir jetzt weibliche Schöpfungsenergien nennen würden. Eine potenzielle Quelle. Genau wie die Euter einer Kuh ist die Thymian-Sphäre sehr produktiv; sie lässt leicht los. Sie hält das Leben ‚fruchtbar'; sie ist ständig bereit zu produzieren, ist bereit, in den Ruhezeiten, während eigentlich keine Produktivität gegeben ist, alles in optimalem Zustand zu halten. Sie hält das Leben auf geschmeidige Weise am Laufen. Der Mensch bleibt offen für das Neue und lässt das Unbrauchbare ebenso schnell wieder los. In der Thymian-Sphäre hält der Mensch seine Lungen weit geöffnet; er atmet in Freude seine Lungen voll und ist stolz darauf, SEINEN Raum als Mensch einnehmen zu dürfen.

Wer den Geruch und den Geschmack von Thymian mag, gibt damit zu erkennen, dass er produktiv sein will, dass er sich ständig nützlich, geschäftig und herrlich fühlen will in und dank seiner fruchtbaren Schöpfungstaten. Dieser Mensch will am Leben teilnehmen; er will künftig wirklich im Zentrum des Lebens stehen! Er fühlt sich gut im Tun, im Verwirklichen, fühlt sich gut darin, dass er die Lebenskräfte auf freigebige, geschmeidige, saftige Weise durch sich hindurch ‚strömen lässt'. Die Thymian-Sphäre nimmt auf begeisterte, großzügige, freigebige Weise am Leben teil.

Wer die Thymian-Sphäre mag, wird darauf achten, seine Begierden nicht auf Dinge ‚außerhalb' seiner selbst zu richten; er darf sich selbst Gestalt geben, er darf Früchte tragen, aber er soll sich weder an seinen Früchten festklammern, noch sein Dasein von diesen Früchten abhängen lassen. In erster Linie ist da das SEIN, das auf schöpferische Weise Anwesendsein. Die Früchte, die daraus erwachsen, müssen unverzüglich in Liebe losgelassen werden. Nur auf diese Weise kann dieser Mensch glücklich werden; ansonsten lässt er sein Glück von dem Vorhandensein seiner ‚Kinder' oder Früchte abhängen. Er verfällt dann schon schnell wieder in Wehklagen, als Opfer, wodurch Muskeln und Knochen trauernd ‚versauern' würden.

Die Thymian-Sphäre ermahnt den Menschen dazu, frei zu atmen, seine Lungen frei zu machen, sich selbst weder zu ersticken im Festhalten von etwas, noch in Begierden, seinen Brustkorb weit zu öffnen und das Leben auf eine empfängliche, frohe Weise in sich aufzunehmen.

Die Thymian-Sphäre ist sehr reich an Schöpfungsenergien, die entweder auf kreative Weise genutzt werden können oder - bei jenem Menschen, der sich zu sehr auf seine sexuellen Organe richtet - auf der Ebene der Begierde, der sexuellen Lust und Befriedigung steckenbleiben. Es ist wichtig, dass der Mensch, der den Thymian-Geruch mag, versteht, dass er sich selbst verwirklichen sollte, dass er gut daran täte, seine Energien nicht in Frustration zu ‚lagern', dass er sie hingegen unter seiner Bewussten, fruchtbaren, schöpferischen Führung strömen lassen darf! Er wird sich selbst auf verschiedenen Ebenen verwirklichen: aus dem Herzen heraus, nicht aus den Begierden. Beim frustrierten Menschen, dem es nicht gelingt, die Schöpfungsenergien auf konstruktive Weise zu nutzen, ist es möglich, dass sexuelle Lüste und andere Zwangsläufigkeiten auftauchen: der Mensch wird dies als Zeichen betrachten, dass etwas erschaffen werden muss, dass er ein wirklich fruchtbares Wesen sein sollte.

Er wird das Leben durchlassen müssen, ‚loslassen', nicht greifen, er wird gut daran tun, sich nicht auf eine gierige begierige Weise an etwas oder jemandem festzusaugen. Er sollte seine Fruchtbarkeitsenergien im Dienst des Lebens einsetzen, nicht im Dienst der langsamen Selbst-Vernichtung, indem er sich immer wieder begierig an Dingen und Menschen außerhalb seiner selbst festkrallt.

Wen es nach Thymian verlangt, der hat, wegen seiner reichen Potenz, das Bedürfnis nach einem sehr starken Autonomie-Bewusstsein, einem Gefühl im Sinne von: ich leiste meinen Beitrag auf eine schöne, reine, integere Weise. Das Leben darf und kann durch mein Wesen strömen und es obliegt mir, der Schöpfung auf eine herrliche und ehrliche Weise eine Form zu geben.

Der Mensch hält nichts mehr fest … lässt ständig los …; er ‚füllt' sein Leben nicht mit allerlei Dingen, sondern lässt alles flott durch seine Hände, seinen ganzen Körper strömen. Er blockiert die Lebensströmung nicht (seine Nieren bleiben ‚frei'); er versucht nichts in sich selbst festzuhalten, sondern öffnet sich immer wieder für das Neue, das hereinkommen kann. Lymph- und andere Drüsen stellen sich dem strömenden Leben zur Verfügung. Der Mensch sperrt sich in keinerlei Hinsicht mehr ein.

Die Thymian-Sphäre greift nicht, fordert nicht, verlangt jedoch viel, wodurch ein Überfluss an Wasser und Flüssigkeiten angesammelt, aber ebenso schnell wieder entfernt wird … zumindest bei jenem Menschen, der durch-lässt, der loslässt … In der Thymian-Sphäre genießt der Mensch das Leben mit Geschmack, genießt der Mensch seinen Körper, der zugleich ein notwendiger Kanal für ihn, den schöpferischen Menschen, ist, um seinem Leben auf eine fruchtbare Weise Form zu geben. Das Genießen ist in erster Linie nicht an ein ‚Objekt' gekoppelt, es handelt sich hier jedoch um das freudvolle Sein auf Erden, im Körper; der Mensch, der mit einem üppigen Fühlen bedacht ist, einem sinnlichen Bewusstsein, einer intensiven Bewusstseinserkenntnis … Ihm SCHMECKT das Leben selbst!

Vanille-Geschmack
in Pudding, Speiseeis usw.

Vanille weist auf die Fähigkeit im Menschen zur Begeisterung hin, die Fähigkeit, ‚Ja!' zu rufen bei der Aussicht, … Vanille stimuliert den Menschen dazu, ‚ja' zu den Dingen zu sagen, zum Leben. Sie hat ein optimistisches Wesen und sieht das Gute in den Dingen, sie hat den Charakter, den es braucht, um das Beste hervorzubringen (verschließt, wenn es sein muss, sogar die Augen vor bestimmten Dingen), um sogar jene Menschen, die kein Vertrauen hatten, doch noch zu ‚überreden', sie mitzuziehen … in das Gefühl der Freude, der Lebensbegeisterung. In diesem Sinne verführt und bezaubert Vanille mit einer Überzeugungskraft, mit einer ansteckenden Kraft, mit einem ermutigenden, anregenden „Komm! Tue es einfach! Es ist schön und gut!"

Die Kehrseite der Medaille: Gleichsam würde jemand, der 1000 kg Vanillestangen essen würde - in übertriebenem Sinne also - ständig Dinge tun, die er eigentlich nicht will, zu denen er sich jedoch verführen, überreden lassen hat. Oder er sieht möglicherweise derart auf eine solche Weise das Gute in Allem, dass er überhaupt nicht mehr wahrnimmt, dass das Böse EXISTIERT. Oder er gibt sich schamlos der Wollust und den Begierden hin.

Der Mensch, der den Vanille-Geschmack sehr mag, leidet vielleicht manchmal etwas unter Durchfall, Darmkrämpfen, Ängsten und anderem derartigem Ungemach. Er traut sich nicht so recht, seine Höhle zu verlassen; er bleibt dann doch lieber ganz tief in sich selbst verborgen. Möglicherweise distanziert er sich manchmal ein wenig unbehaglich von bestimmten sozialen Begegnungen. Er lässt sich nicht allzu leicht dazu überreden, in ein neues Abenteuer aufzubrechen, auch wenn er sich in seinem Herzen sehr wohl danach sehnt. Frau Vanille beruhigt ihn: „Habe keine Angst; du brauchst dich nicht zu fürchten; du wirst es schön finden; komm!" Vanille neigt dazu, Angst wegzumähen und jemanden zu überreden, indem sie all seine Zweifel, Ängste und Einwände vom Tisch wischt.

Wer den Vanille-Geschmack mag, schämt sich möglicherweise ein wenig für seine Sehnsüchte, für seine Gefühle. Er wagt es nicht so recht, damit aufzuwarten. Dieser Mensch darf und muss im Leben genießen, solange er sich nur nicht von seinen Begierden leiten lässt. Er braucht sich ganz und gar nicht für sein Gefühl zu schämen, sondern darf er selbst sein, darf sich also frei wie ein Fisch im Wasser auf unkomplexierte Weise im Leben bewegen. Er darf sich auf eine fröhliche, spontane Weise äußern, veräußerlichen und es wagen, sich auf eine ganz normale Weise zu seinen Gefühlen zu bekennen …

Vanille ist der Anwalt von Wagemut, Verlockung, energischem Auftreten, Furchtlosigkeit, Hingabe. Sie spricht gegen alle Einwände und Bedenken. Gib dich der Verlockung des Lebens hin, sei nicht albern, ermutigt die Vanille. Wer das Gefühl hat, sich gleich in eine Situation zu begeben, in der er sich gefangen fühlen wird, wird ‚nein' sagen, aber die Vanille beruhigt ihn und überredet ihn doch noch.

Wer den Vanille-Geschmack mag, wird nicht so einfach aus eigenem Willen kommen oder mitgehen; er verhält sich lieber abwartend und bleibt im vertrauten Umfeld; er misstraut bestimmten Hinweisen, Verführungen …, lässt sich nicht schnell mitreißen; möglicherweise würde er schon wollen, aber er traut sich nicht recht … Vanille wischt alle Einwände vom Tisch und zieht ihn über die Linie. Im Nachhinein wird er darüber möglicherweise selbst froh sein. Natürlich nur, solange es sich nicht um jene Verführungen handelt, die etwas mit Macht, Saugkraft und sexueller An-Ziehung (und folglich Macht und Selbst-Verlust) zu tun haben. Wen es nach Vanille-Geschmack verlangt, der täte gut daran zu lernen, zu hundert Prozent auf den Lockruf des LEBENS einzugehen, ohne Schwierigkeiten durch Angst und Zurückhaltung, aber er braucht ganz und gar nicht auf den Lockruf anderer Menschen zu reagieren, auf die Aufforderung ‚mitzugehen', wenn er eigentlich keine Lust hat, wenn er eigentlich beabsichtigt hatte, ‚etwas anderes' zu tun. Er darf niemals von SEINEM Weg abweichen.

Appetit auf Vanille-Pudding weist beispielsweise darauf hin, dass der Mensch sich hinter Mutters Rockzipfel so gut fühlt, oder in seinem Kämmerchen, in seinem Häuschen, aber er engagiert sich nicht wirklich im ‚Leben' als ICH, während er sich dies doch irgendwie wünschen würde … Dann sagt die Vanille zu ihm: „Auf geht´s, komm einmal ans Tageslicht; du musst dich zu dir selbst bekennen. Du tätest gut daran, mehr zu wagen! Komm nur zum Vorschein; tritt nur in das Leben ein, auf eigenen Füßen, in den offenen, freien Raum hinein, ohne Furcht!"

Wen es nach dem Geschmack von Vanille verlangt, der würde schon gerne wollen, zögert jedoch, glaubt noch zu wenig an sich selbst. „Komm schon", sagt Vanille, „Tue einfach das, worauf du Lust hast; wage es, dich zu deinen eigenen Sehnsüchten zu bekennen; halte dich nicht zurück …" Hierbei muss gesagt werden, dass Vanille selbst darin möglicherweise zu weit geht. Die Vanille-Stangen werden lernen, einen Menschen, der in seiner Höhle bleiben will, in Ruhe zu lassen! Vanille darf sich nicht aufdrängen und nicht auf eine übertrieben drängende Weise versuchen, den Menschen dazu zu überreden, dies oder jenes zu tun.

Insoweit sie ansteckend begeistert und fröhlich ist, um die Menschen dazu anzuregen, auf eine frohe, enthusiastische Weise im Leben zu stehen, auf jeden Fall sich selbst zu sein, darf diese Sphäre sein, aber wenn sie über ihre Grenzen hinaus die anderen ‚mitzieht' … sagen wir ‚nein' zur Vanille. Es ist also auch hier wichtig, dass der Mensch nur dann Vanille isst, wenn er wirklich Lust darauf hat, dass auch er im Hinblick auf andere keine Grenzen überschreitet (in Verführung oder Begierden beispielsweise).

Wer Vanillepudding mag, ist noch auf der Suche nach sich selbst, ist voller roter Lebenskräfte, aber schämt sich ein wenig für sein Sein. Er darf sich freimachen und sich im Leben weit öffnen … ohne sich etwas daraus zu machen, was ein anderer vielleicht über ihn denken mag. Hält er sich zurück … dann IST er schließlich nicht er selbst, sondern lebt er nach dem Auge der anderen und begehrt er, dass andere ihn gut finden. Dieser Mensch wird sich selbst ‚gut' finden und hereinholen müssen, so dass das Bedürfnis verschwindet, von den anderen begrüßt und für gut befunden zu werden.

➔ Siehe auch: Vanillepudding.

Wacholderbeere

Die Art von Wacholderbeere ist ein starkes instinktives Gerichtet-Sein auf dasjenige, was um sie herum ist und geschieht. Mit neugierigen Äuglein wie von einem Nasenaffen schaut sie schnell von hier nach dort und weiter … **Dieser ist auf Lebenserhaltung ausgerichtet und wird das Maximale aus jeder Nuss oder Frucht holen.** Wacholderbeere sorgt in diesem Sinne gut für sich selbst. Geschickt in ihren Bewegungen, flexibel sich anpassend an neue Situationen. Wacholderbeere ist wie ein junges Vögelchen, das sein Schnäbelchen weit geöffnet hält, bis Nahrung hineinkommt. Es vertraut und verlässt sich voll und ganz darauf, dass ihm das, was es braucht, gegeben werden wird. Auf aktive Weise sperrt es sein Mündchen auf und hat Lust darauf: zu existieren, zu leben, sich gut zu versorgen und sich also für das zu öffnen, was das Leben oder der Muttervogel auf ihren Weg bringt, in ihr Schnäbelchen steckt.

Die Art von Wacholderbeere ist stark auf die Sinnesorgane ausgerichtet, vor allem auf die Nase und Augen. Sie gibt genau acht; sie hat alles gesehen, will dazulernen, mehr wissen und trägt auf diese Weise zur Entwicklung der Menschheit bei.

Manchmal greift sie schon sehr viel, wie das große Maul eines Riesen-Fisches, das breit nach den Dingen schnappt, die auf es zukommen. Die Kraft von Farben, die beispielsweise von einem Fasanenmännchen ausgestrahlt werden. Er weiß, was er will und setzt seine Energien dafür ein!

Der Charakter von Wacholderbeere will doch gerne ‚gesehen' werden, wie ein Frosch, der seinen Kehlsack aufbläst. Er manifestiert sich deutlich, mit Farbe, Klang, Geschrei oder Haltung … Wacholderbeere hängt wie ein Hufeisen da und wartet … weiß, dass das Glück ihr in den Schoß geworfen werden wird, fast wie eine Spinne, die ihr Netz webt und weiß, dass sie auf diese Art und Weise eine kleine Fliege fangen wird und so am Leben bleiben kann. Bei Wacholderbeere ist dies nicht böse gemeint. Auf menschlicher Ebene täte man gut daran, zu erkennen, dass er, der Mensch, nicht zu ‚warten' braucht, sondern dass er sein Leben aus positiven Lebenserwartungen heraus und gemäß kräftiger Überzeugungen lebend, selbst in der Hand hat und dies auf einem höheren Niveau als Tier oder Beere. Dass er sein Leben selbst kreieren kann.[27] Aber die optimistischen Erwartungen, die Wacholderbeere in sich trägt, und sich für Glück zu öffnen … das hat der Mensch, der ein Verlangen nach Wacholderbeere empfindet, potenziell stark in sich.

Der Mensch, der ein Verlangen nach Wacholderbeere empfindet, hat ein Bedürfnis nach Nahrung, im wahrsten Sinne des Wortes. Er will – wenn auch unbewusst – in seinem Sein, in seiner Entwicklung wachsen und größer werden. Er setzt sich dafür auf alle möglichen Arten ein und freut sich, wenn das Leben ihm so viel bringt. Dieser Mensch empfängt alles mit offenen Armen und hofft, sei es auch möglicherweise noch nicht wirklich bewusst, dabei zu wachsen, zu transformieren zu einem weiteren, volleren Stadium. Er hat ein so dringendes Bedürfnis nach verschiedenen Sachen und sehnt sich danach, dass sein Flehen erhört wird. Der Mensch sollte dabei jedoch einsehen, dass ER SELBST sich nähren und weiterbringen darf, dass er nicht von anderen außerhalb seiner selbst abhängig ist, auch wenn ihm die anderen Menschen viel anbieten können, sowohl in geistiger als auch in materieller Hinsicht. Und er schaut und lauscht genau, unser Wacholderbeeren-Esser, das ist gut. Er zapft jetzt seinen eigenen üppigen Geistesinhalt an, benutzt seinen gesunden Verstand, um zu entdecken, wie, auf welche Art und Weise, er weiterkommen kann. Im positivsten Sinne steht er weiterhin wach, offen und aufmerksam im Leben und wächst auf positiv-ehrgeizige Weise weiter. Sein Gehirn, sein inneres Wissen (Instinkte und Intuition): er öffnet alle Kanäle, um sich ohne Widerstand auf geistigem und körperlichem, auf tatsächlich talentreichem Gebiet zu erweitern. In jeder Hinsicht wachsen.

Allerdings müssen wir festhalten, dass er nicht zu einem ‚begierigen Habenwollen' neigen sollte, denn dann bliebe er auf einem rein tierischen Niveau hängen. Er sollte sich einfach öffnen für das, was das Leben ihm anbieten will, dies in Dankbarkeit assimilieren, zu sich nehmen, und weiterhin seinen Wachstumsprozess zulassen.

---

[27] Lies mehr hierzu im einleitenden Teil von *Der Schlüssel zur Selbstbefreiung.*

Zimt

Zimt lügt niemals, ist durch und durch ehrlich; bei ihm wird man nichts finden. Aber er kann dir schon helfen, das zu finden, was fehlt oder nicht stimmt. Er macht Vorschläge, er inspiriert deinen Geist und lässt deine Gedanken zu Sachen wandern, über die du erst überhaupt nicht nachdenken würdest, weil er gescheit ist und *hinter* die Dinge blickt.

Die Sphäre von Zimt bringt dich dort ‚auf den Weg', wo du an einer Weggabelung stehst, wo du eigentlich nicht mehr weißt: wo ist es jetzt? Wo stimmt es jetzt nicht? Er gibt dir einen ‚Hint', einen Hinweis, so dass du ‚näher' an deine Lösung herankommst, denn Zimt will durchaus weitergehen; er mag keine große Verspätung! Wo in gewisser Hinsicht etwas ‚fest' sitzt, wo etwas ‚steckenbleibt', ganz gleich, auf welchem psychisch-körperlichen Gebiet, wird Zimt (diese Stimme in dir selbst) dir einen kleinen Schubs geben. Es versteht sich von selbst, dass *zuerst* der psychische, der emotionale Schritt, die Einsicht, der Gedanke wichtig sind … die körperliche Evolution folgt dann von selbst.

Zimt ist vernünftig, weise …; er ermahnt den Menschen dazu, nichts Unbedachtes zu tun, nicht nur im Auftrag von Begierden und Sehnsüchten zu handeln, sondern auf die innere Stimme zu hören, die ihm eine tiefere und klarere Einsicht verschaffen kann, damit er einmal gründlich unter und hinter die Dinge, die geschehen, schaut, damit er die ‚Signale', denen er auf seinem Weg begegnet, richtig interpretieren würde.

Die Zimt-Sphäre vertreibt das Böse, schiebt das, was als Hindernis deinen Weg blockiert, weiter zum Ausgang …: löse deine Probleme, räume auf, schiebe weg, lass los und gehe dann weiter! Zweifle nicht, setze deinen Weg fort.

Zimt steht für die ‚Bürgschaftsleistung' im Menschen: dass er sich selbst ‚freikaufen' kann, wenn er nur zuerst tut, was er für das eigene Wohl tun muss. Er kann nicht verlangen, einen gesunden Körper zu haben, wenn er nicht zuerst das loswird, was er loswerden muss, wenn er nicht zuerst in den Sphären von Dankbarkeit und Freude, Vertrauen und Glauben an die Führung seines ICHS lebt. „Du darfst in die nächste Klasse wechseln, wenn du erst die Bedingungen erfüllst, die ich stelle", sagt die Zimt-Sphäre im Menschen.

Wer den Zimt-Geschmack mag, freut sich voller Verlangen auf bestimmte Dinge, sehnt sich … seine Speicheldrüsen beginnen bereits doppelt zu arbeiten bei dem Gedanken an … Dieser Mensch wird darauf achten, nicht ‚zu begehren', nicht zu sehr nach der Zukunft zu verlangen, sich nicht zu sehr danach zu sehnen. Die erste Lektion, die er zu lernen hat, ist Los-zu-lassen, um sich selbst im fröhlichen Jetzt wieder zu finden. Er wird damit aufhören, seine Gedanken einschränken und das greifen zu wollen, was morgen kommen könnte oder müsste … Er darf sich weder auf bestimmte Dinge außerhalb seiner selbst fixieren, noch darf er sich darin verlieren. Er muss sehr darauf achten, immer IN SICH SELBST zu bleiben. Die Ursache eines starken Verlangens nach Zimt weist manchmal auf eine Art von Unruhe hin, dies und das zu tun oder zu verwirklichen; er wird lernen, nicht im Voraus begierig zu planen, das Wasser im Munde zusammenlaufen zu lassen und sehnsüchtig Ausschau zu halten …, zu argumentieren und zu grübeln, wie er diese oder jene Sache lösen oder bekommen könnte … Möglicherweise will er zu viel und zu schnell im Voraus wissen oder haben, während er die Dinge ruhig zur richtigen Zeit geschehen lassen müsste. Er wird im Jetzt-Moment auf seine innere Stimme vertrauen müssen, um Schritt für Schritt weiterzugehen, ohne dass er noch sehnsüchtig verlangend Ausschau hält. In diesem grenzenlosen Vertrauen, ohne Begierden, verschwindet bei diesem Menschen jede Angst.

Die Zimt-Sphäre hat ihm schließlich deutlich gemacht, dass kein nächster Schritt gemacht werden kann, wenn das Vorherige nicht erst geklärt und gelöst oder losgelassen wurde. „Du musst es schon *selbst* tun“, sagt die Zimt-Sphäre dann noch, „auch wenn du von jemand anderem Informationen bekommen kannst, du bist es, der sich deine Dinge gründlich ansehen und sie lösen muss. Sei autonom, unabhängig! Versuche nicht, dich mit etwas oder jemandem von außerhalb deiner selbst zu füllen: „Schaue dir an, was du begehrst, und löse ‚diesen Mangel’ in dir selbst auf. Laufe nicht zu schnell vorwärts, sondern bleibe bei dir selbst, Schritt für Schritt … Ein steter, ruhiger, vernünftiger Fortschritt!“

Nüsse

Nüsse, allgemein

Einerseits will die Nuss tief in den Boden bohren, sehr tief gehen, andererseits will sie den überflüssigen Abfall ihrer Fruchtbarkeitsvorhaben abführen, genau wie das Meer, das in seiner Blütezeit seine Schaumflocken abführt.

Sie will alles kämmen, bis nur das Feinkörnige übrigbleibt, das rein und weiß ist, wie gemahlene Kalkkörner. Steht dafür, dass man nach zwei Seiten gleichzeitig blicken kann; dass man sowohl den tiefsten Meeresboden als auch die Oberseite eines Periskops berücksichtigt, das weit über den Wasserspiegel hinausragt. Wie eine Vase mit zwei Öffnungen, deren Ober- und Unterseite gleich wichtig sind. Das nach unten und oben Gerichtete: darin wird eine perfektionistische Ausgewogenheit verlangt.

Wie ein Glasbläser, der genau darauf achtet, ob das Glas in Ausgewogenheit und Harmonie fertiggestellt ist, als ob der eine Teil dem anderen nicht unterlegen sein oder einen Mangel aufweisen darf: ein Bedürfnis, die Dinge gleich abzuurteilen, auf dieselbe vortreffliche Weise fertigzustellen, so dass die eine Seite nicht darüber zu klagen braucht, von der anderen Seite benachteiligt worden zu sein. Es erscheint schwierig, aber es gelingt durchaus, denn die Nuss ist ehrgeizig und auf das Erreichen einer perfekten end-idealen Verarbeitung ausgerichtet. Sie setzt sich zu vollen 100 % dafür ein. Ein ur-kräftiges Waage-Geschehen. Ihr Kunstwerk ist wie ein siamesischer Zwilling und doch *ein* Ganzes. Eine Endbearbeitung einer Aufgabe, eines Objektes, eines Kunstwerks. Oben-unten, links-rechts in perfekter Ausgewogenheit.

Das Lebenskunstwerk an sich erfordert große Sorgfalt und Geduld, eine genaue Beobachtung, ein ständiges Ausfeilen und Korrigieren, bis das Endergebnis vollkommen befriedigend ist. Hierbei wird ein Durchgang gemacht von hoch nach niedrig und vice versa, von links nach rechts und umgekehrt. Ein Durchgang, ein Tunnel, eine Durchreiche … ein Kanal, und das alles in Solider, glasklarer, durchsichtiger, ausbalancierter Struktur. Absolute Stabilität ist erreicht, Sicherheit innerhalb der eigenen Grenzen, kristall-fein geschliffen, aber urstark in ihrer Form und dienstbar in alle Richtungen.

Die Nuss arbeitet als Glasbläser zugleich intuitiv und dekorativ, aufmerksam und nicht zu schnell, sehr aufmerksam beobachtend, dass alles immer in Balance im Produktionsprozess weiterwächst. Man sieht die Außenseite, aber es wird gleichsam von innen heraus gemacht. Die Verbindung von beiden ist ein Wunsch. Der Lebenskünstler wird darauf achten, Form und Inhalt perfekt ineinander übergehen zu lassen, und zugleich einsehen, dass sein Kunstwerk nur Sinn hat, wenn es eine Durchreiche von etwas Lebens-Echtem darstellt, wenn es im Rahmen des Lebens eine Funktion erfüllt.

Wen es nach Nüssen verlangt, der trägt das Bedürfnis in sich, eine Menge Dampf abzulassen, oder noch besser: seine kreativen Energien auf positive Weise zu nutzen, genau wie der Glasbläser, der seinen Atem in ein nützliches, wunderschönes Kunstwerk steckt. Mit Spannkraft werden Kiefer- und Armmuskeln sowie Halsdrüsen eingesetzt, um ein prächtiges Endprodukt zu bekommen. Man will mit dem Endergebnis zufrieden sein. Dieser Mensch strebt ein Endziel an und hat die Lektion zu lernen, dass er sich weder zu sehr auf die äußerliche Form-unabhängig-vom-Inhalt konzentrieren sollte, noch auf Ehrgeiz und Wunsch, unabhängig von einem *wirklich* lebensdienstbaren Ziel. Er will seine kräftigen Energien benutzen, um einer strukturell soliden Form Gestalt zu geben: es sollte in erster Linie um die Bildung seines eigenen Wesens gehen!

Hier wird hart gearbeitet, mit Geduld, um eine strukturell ausgeglichen-kräftige Form zu bekommen. Der Mensch in dieser Nuss-Sphäre weiß, dass er es kann, und will es in der Praxis anwenden.

Cashewnuss

Die Cashewnuss erzählt gerne den anderen etwas; sie trägt eine gewisse Alte Weisheit in sich, ist in der Lage zu relativieren. Sie versteht und lässt die anderen sein … Sie lacht einen anderen niemals aus, weil dieser ‚noch' so wenig über das Leben weiß, weil dieser dumme Dinge verkündet; sie regt sich niemals auf, fühlt sich niemals benachteiligt, weil der andere ihr möglicherweise etwas Unfreundliches, Verletzendes oder Hässliches sagt: sie versteht, dass dieser Mensch sich auf diese Weise äußert und aus seiner Seinsart heraus handelt. „Ach, reg dich nicht darüber auf," ermahnt sie auch die anderen. Sie beschäftigt sich mit sich selbst; sie ist in der Lage, den anderen Aufmerksamkeit zu widmen …; selbst bittet sie nicht um Aufmerksamkeit. Sie mag Verständnis, Toleranz und Frieden.

Sie verfolgt in Weisheit, in der Vollheit ihrer selbst, ihren inneren Weg und erwartet, verlangt nichts von den anderen. Sie ist in der Lage, den anderen vollständig loszulassen; sie hat weder Kritik, noch verlangt sie etwas vom anderen. Sie lebt in Freude, mit einem ruhigen Herzen aus Dankbarkeit heraus, weil sie sein darf, wer sie IST, mit ihrer Fähigkeit zu Weisheit, Überblick und Verständnis, mit ihrer starken ICH-Kraft in Autonomie und Unverletzlichkeit. Sie ‚braucht' niemanden, obgleich sie für sozialen Kontakt sehr offen ist. Auf eine freundliche Weise wird sie gerne bestimmte Dinge mitteilen, um den anderen einen Dienst zu erweisen. Sie ist edelmütig, friedvoll (sie wird niemals zu Waffen greifen), verständnisvoll, nicht im Geringsten hartnäckig, sondern flexibel und vor allem standfest in ihrer weisen Lebenshaltung.

Wer in seinem Innersten diese Sphäre braucht, isst möglicherweise sehr gerne Cashews. Er ist auf der Suche nach einer Lösung für eine Menge von Lebensfragen und emotionalen Angelegenheiten, die ihn eigentlich zu sehr beanspruchen. Möglicherweise sucht er die Hilfe zu sehr AUSSERHALB seiner selbst; möglicherweise hebt er die Hände um eine Lösung flehend zum Himmel. Er wird einsehen, dass nur er die FREUDE in sein Leben bringen kann, dass es nicht an einer Ursache außerhalb seiner selbst liegt, wenn sogenannte Schicksalsschläge oder Gefühle des Verdrusses, des Unvermögens, der Verzweiflung usw. auftreten … er sollte sehr deutlich die zentrale Autorität in sich selbst anerkennen! Er wird wissen, in seiner Weisheit, dass er selbst sein Dasein auf einen Weg Führen kann, auf dem es keinen Verdruss, keine Gefühle der Hilflosigkeit und der Kleinheit mehr gibt.

Lebt er künftig nur noch aus der Überzeugung heraus, dass Leiden, Schmerz und Tod nicht anwesend sein müssen, dann wird eine freudvolle Wirklichkeit folgen. Er wird sein Leben entschlossen in die Hand nehmen müssen! Er wird auf verantwortungsvolle, entschiedene Weise sich selbst ‚GEBEN' müssen, statt auf die Lösung zu warten, statt diese von etwas oder jemandem AUSSERHALB seiner selbst zu erbitten.
Wenn er, in Liebe, seine weise innerliche Kraftquelle anerkennt, dann wird er, genau wie die Cashew, in der Lage sein, seine Aufmerksamkeit auch anderen zu widmen, ohne dafür im Gegenzug etwas bekommen zu wollen. Er bleibt dann nicht in Selbst-Bemitleidung hängen, er fleht dann nicht weiter andere um Hilfe und Aufmerksamkeit an. Er bedeutet für sich selbst und die anderen Verständnis, Weisheit, emotionale Stabilität. Er ist jetzt glücklich mit sich selbst; er lebt aus der Freude seines ICHS heraus; es ist keine Rede mehr davon, dass Verdruss oder andere Emotionen sein Leben beherrschen. Er fühlt die Vollheit seiner innerlichen Autorität und weiß sich nun in Harmonie mit sich selbst. Er ist der Weise in Ruhe, seine Kräfte sind dabei in Ausgewogenheit.

Erdnuss

Das Temperament der Erdnuss ist dynamisch, schnell und geschickt. Sie geht ohne Umwege zum Handeln über. Sie lässt emotionale Sachen keine Rolle spielen, geht manchmal sehr schnell über die Dinge hinweg, instinktiv-automatisch fast, versucht dennoch alles auf geschwinde Weise gut abzuhandeln. Sie ist sehr funktional, arbeitet eifrig und schnell weiter, ohne auf- oder sich umzublicken. Sie wirkt schon nervös, aber selbst scheint ihr das keine allzu großen Probleme zu bereiten. Sie hat gar nicht die Zeit, darüber nachzudenken, dass sie möglicherweise oberflächlich sein könnte. Energien strömen in hohem Tempo durch sein Wesen; sie führt ein sehr aktives Dasein und braucht fast keine Ruhe. Ihre Nerven sind einsatzbereit, arbeiten auf Hochtouren. Sie hat schnelle Reflexe. Sie kann nur schwer stillsitzen. Sie hat ein äußerst alertes und empfindliches Nervensystem und viele Energien strömen in kurzer Zeit durch die Energie-Bahnen in ihrem Körper, manchmal ein wenig stoßweise (wodurch sie möglicherweise ein wenig bebt oder Schockwellen aufweist), aber sie ist nicht emotional. Es hat den Anschein, dass Energie mit kleinen Explosionen, mit ständigen Pfeilchen in das Leben hineingeschossen wird.

Erdnuss versteht es ausgezeichnet, Energien aufzupeitschen, Energie mit kleinen Kraftstößen einzubringen … Sie weiß in einem Minimum an Zeit enorm viel Kraft zu sammeln, um diese in kurzer Zeit zu gebrauchen, zu verwenden, wie ein Kugelstoßer.

Wer verrückt ist nach Erdnüssen verpflichtet sich selbst dazu - oder fühlt sich gezwungen -, innerhalb einer sehr begrenzten Struktur zu leben und intensiv, geschäftig zu arbeiten; er muss gleichsam eine kleine Stelle innerhalb einer engen viereckigen Struktur ausgraben, bevor er weitergehen darf (bevor in erster Linie er selbst sich dies erlaubt). Er kann sich gefangen fühlen, beklommen; er erfährt es als eine unmögliche Sache, völlig frei heraus er selbst zu sein. Er meint vielleicht, es sei seine Umgebung, die ihn so zwingt und einschränkt, es sei die Natur, die ihn so leben lasse, aber in erster Linie ist er selbst es, der unbewusst eine solche Lebensweise instand hält oder aufruft.

Dieser Mensch nimmt viel und schnell zu sich … um es genauso schnell zu verarbeiten, die nährenden Bestandteile zu speichern und den Rest - das Unbrauchbare - wegzuwerfen. Er ist in Hinblick auf Aufnahme, Verbrauch, Verarbeitung und Auswurf wie eine Schnell-Maschine, wie ein in einer Legebatterie gehaltenes Huhn. Möglicherweise strapaziert er sich zu sehr beim schnellen Aufnehmen bestimmter Dinge. Es wirkt wie ein sehr oberflächlicher Prozess: er bleibt zu sehr auf der eng-oberflächlichen Ebene. Er tut, was er tun *muss;* er erfüllt seine Pflichten, aber das alles erinnert sehr an einen Zwangs-Prozess.

Dieser Mensch macht manchmal den Eindruck, in der Tiefe nicht sehr mit seinem wesentlichen ICH verbunden zu sein; er lebt einfach in einem Muster, um zu überleben und durchzuhalten; er muss sich mit den nötigen Nährstoffen versehen, um den Verarbeitungsprozess in der Praxis bewältigen zu können. Erdnuss stimuliert die Funktion der Organe, des Nervensystems, vor allem bezüglich der Schnelligkeit! Ein Mensch, der in kurzer Zeit viel verarbeiten muss, vor allem wenn es dabei um Dinge geht, die nicht wirklich aus seinem tiefsten Selbst kommen, oder um automatische Gewohnheiten oder oberflächliche, materialistische Tätigkeiten, kann einen großen Appetit auf Erdnüsschen verspüren. Er verliert in kurzer Zeit viel Energie und kann sehr viel gebrauchen. Dennoch würden wir diesem Menschen raten, etwas mehr und ruhiger bei sich selbst ‚anwesend' zu sein, im Leben, würden ihm sagen, er solle nicht wie ein automatischer Roboter schlucken: ganz gleich, ob es sich dabei um Bücher, Filme, Hausaufgaben, abstumpfende Arbeit oder etwas anderes handelt …

Ursache seiner Lust auf Erdnüsse ist das große Bedürfnis nach Schnelligkeit bei der Verarbeitung. Ist dieser Mensch manchmal müde und erschöpft, dann wollte er dies wohl nicht einsehen, er macht weiter! Um doch rechtzeitig mit dieser oder jener Arbeit fertig zu sein ... macht er tüchtig weiter. Tut er dies aus Pflichtbewusstsein, aus dem Gefühl heraus zu *müssen* und nicht anders zu können, aus Leistungsdrang, aus Begierde-Drang (beispielsweise: wenn ich viel Geld verdienen will, dann …), um viel zu haben oder zu wollen? Er hat unbewusst das Gefühl, es so und nicht anders tun, schnell-sehen, arbeiten, weiterjagen zu MÜSSEN … Die Erdnuss fordert ihn dazu auf, seinen Nerven etwas Ruhe zu gönnen, sie zumindest jedoch zu stärken. Erdnuss fordert beste Gesundheit bei hohem Tempo, bei hoher Produktion, bei der Verarbeitung (psychisch und körperlich) einer großen Menge. Zu viele Hausaufgaben, zu schnelle Computerarbeit, zu viele (Fernseh-) Eindrücke zu verarbeiten … Erdnuss treibt das Tempo in die Höhe, ohne dass sich der Energie-Vorrat erschöpft.

Wen es nach Erdnüssen verlangt, der gibt hiermit zu erkennen, dass er mit sich selbst ‚Schritt halten' will, dass er keine Mängel wünscht, sondern dass er inzwischen doch weitermachen will, weiterhin im selben Tempo handeln will.

Er verrät sein großes Geheimnis: Durst nach noch … Er wird darauf achten, sich selbst nicht zu ignorieren, weder aus Gewohnheit (unbewusster Drang) … noch aus Begierde … noch aus einem Drang nach ‚Leere-Füllung' …

Dieser Mensch bittet - unbewusst - um ein wenig innere Ruhe, um eine vollkommene Entspannung des Nervensystems, er bittet darum, sich selbst einmal zu ‚leeren'; er darf sich niemals von seinem Durst nach etwas aufpeitschen lassen, durch seine Ungeduld, seine Begierde und seine Sehnsüchte, seine Pflichten, sein sogenanntes *Müssen* … Es darf ihn nicht mehr nach etwas dürsten, das außerhalb seiner selbst liegt. Er wird tierische, unbewusste Gewohnheits-Muster in sich selbst abbauen müssen.

Er hält sich selbst in einem zu sehr beschränkten Rahmen, innerhalb einer zu engen Struktur … statt die Fenster seines Wesens weit aufzureißen. Der Erdnuss-Esser wird damit aufhören müssen, das Gewohnheits-Muster fortzusetzen. Er täte gut daran einzuhalten und über sich selbst nachzudenken und bestimmte Dinge einmal neu einzuordnen. Warum sollte er auf dieselbe Weise weitergehen? Warum auf eine gleichsam zwanghafte Weise in einer Richtung weitergehen, die vielleicht nicht einmal auf das Leben gerichtet ist? Eine Richtung, die eine Einschränkung seiner Großartigkeit beinhaltet: er hält sich selbst knapp und klein und überlastet damit sein Nervensystem! Er steckt sich selbst gleichsam in ein enges Reservat, indem er an Dingen festhält, die keine ‚Freiheit' beinhalten, die eher abhängig machen, die Gewohnheits-Muster instand halten, die sicher nicht zum Ausbau seiner gesamten Persönlichkeit beitragen, zu seiner Evolution zu wirklicher Freude und Glück.

Er ist doch kein Huhn, das Eier legen muss, keine Katze, die möglichst viele Mäuse fangen muss …, oder etwa doch? Er wird sein breites, originelles Mensch-Sein anerkennen müssen.

In extremem Sinne sehen wir den Menschen, der im wahrsten Sinne des Wortes manchmal Fest-Sitzt: er bewegt sich weder psychisch noch körperlich; er kann weder vor noch zurück, weil er sich selbst in alte Muster einsperrt. Er ist dann dickköpfig und weigert sich zu evolvieren. Er wird sich selbst mit dem Elektroschock der Erdnuss-Sphäre wachrütteln müssen. Hole dich aus dem Alten heraus und bewege dich in Richtung auf das Neue. Schöpfe aus dem endlosen Vorratsschrank deiner innerlichen Quelle; lebe nicht an der Oberfläche deines Wesens. Befreie dich aus alten, erstarrten Mustern: bringe dich selbst als MENSCHEN in das wirkliche Leben hinein!

➔ Lies eventuell weiter über Erdnuss im Kapitel *Sonstiges und zubereitete Speisen.*

Haselnuss

Die Haselnuss hat gerne Spaß, lacht gerne, ist freundlich … weil sie sich in sich selbst, in ihrer Haut so gut fühlt. Sie betrachtet das Leben mit ‚Freude'; sie betrachtet alles, was in ihrer Umgebung geschieht, von innen heraus …, manchmal mit einem heimlichen Vergnügen, mit einem schalkhaften Freudenleuchten in ihren Augen.

Sie ist eng mit ihrer innerlichen Basis verbunden und weicht niemals weit davon ab. Sie ist in der Lage, sich über sich selbst und alleine mit sich selbst *sehr* gut und fröhlich zu fühlen, ohne dass diese Freude wirklich von etwas oder jemandem außerhalb ihrer selbst abhängig zu sein braucht.

Sie lebt gerne; sie ist gerne sie selbst, ganz bestimmt! Sie dreht sich gurrend, sensuell (mit sinnlicher Genugtuung) in ihrem eigenen Körper; sie dreht sich selbst tief in ihre kleine Höhle und fühlt sich innerhalb ihrer Konturen derart behaglich und glücklich, dass dieses Glück durch nichts und niemanden gestört werden kann.

Wen es nach Haselnüsschen verlangt, der verteidigt recht gerne sein ‚Gebiet', gerade weil er noch nicht stabil genug Er selbst IST. Er fühlt sich manchmal etwas zu schnell angegriffen, getroffen, verletzt, zur Seite geschoben. Er wird lernen, sich selbst hereinzuholen und sich warm zu umsorgen, damit er sich nicht mehr so schnell verletzt fühlt durch das, was ein anderer tut oder sagt. Der Haselnuss-Esser blickt manchmal belämmert, weil er etwas nicht ‚bekommt': er wird lernen, sich selbst zu geben! Er erkennt den Reichtum zu wenig, die Üppigkeit seines Inhalts, seines Körpers. Er tut gut daran, eine Art von Stolz auf sich selbst zu entwickeln. Der Haselnuss-Esser würde gut daran tun, zu lernen, zu sich selbst süß und sanft zu sein. Er wird das Glück IN sich selbst suchen müssen; er wird noch tiefer und weiter hiernach ‚graben'.

Wer Haselnüsschen mag, verdient es, sich selbst mehr zu verwöhnen, zu kuscheln, zu wärmen. Er darf viel näher zu sich selbst, zu seinem Körper kommen. Er muss sich selbst ‚verdichten', derart in Einheit mit sich selbst kriechen, dass sein Feld zu einer hermetisch abgeschlossenen Dichtheit wird. Er ist dann reine Verbundenheit mit sich selbst; niemand kann diese Verbundenheit stören. In diesem Einheitsverbund mit sich selbst, mit seinem Körper ... zieht er keinen Schmerz, keine Verletzungen mehr an. Er fühlt sich nicht länger benachteiligt, bedroht oder verletzt. Er fühlt sich nun so gut, warm, gemütlich in seinem eigenen Nest, dass dies von nichts und niemandem mehr gestört werden kann. Er fühlt sich nun sehr glücklich in und mit sich selbst!

Wer Haselnüsschen mag, sehnt sich möglicherweise nach der ‚Einheit' mit einem anderen, nach einem geträumten Einheitsideal ...; er wird jedoch in erster Linie eine Einheit mit sich selbst bilden müssen und aus dieser Ehe mit sich selbst heraus, aus dieser Selbständigkeit heraus wird er eine glückliche Beziehung mit einem anderen aufbauen können, mit jemandem, der genauso autonom, selbständig und eins mit sich selbst ist. Jede andersartige Beziehung droht schließlich ein Flop zu werden, weil sie auf Träumen, auf unwirklichen Idealen aufgebaut ist. Dieser Mensch darf sich nicht mit ‚Bedauern' - es ist schade ... - auf dasjenige richten, was nicht ist, was er nicht bekommen kann ...; er wird gut daran tun, nicht mit Heimweh, Wehmut oder Verlangen auf einen nicht-zu-verwirklichenden Zustand zu starren, auf ein begehrtes Objekt außerhalb seiner selbst ... Er wird einsehen müssen, dass nur ER sich selbst glücklich machen kann, dass etwas oder jemand außerhalb seiner selbst niemals diesen ‚Mangel' füllen können wird, dass er erst voll und ganz Freude an etwas oder jemandem außerhalb seiner selbst erleben kann, wenn er dies / diese erst ‚losgelassen' hat, um das reine Glück seiner selbst zu erreichen. Er wird aufhören zu verlangen, zu erwarten und zu träumen: er kehrt sich nun nach innen und verwirklicht in konkretem, realistischem Sinne die Verschmelzung mit sich selbst. Aus diesem Glück heraus erwartet er nicht ... sondern *gibt* er, teilt er seine innere Freude mit den anderen.

Das ist die Botschaft der Haselnuss: das Leben ist ein Fest, an dem du zusammen mit den anderen teilnimmst. Jeder trägt seinen Teil dazu bei, niemand klagt, niemand trauert. Niemand verlangt etwas vom anderen, sondern man teilt spontan mit den anderen, was in einem ist. Es wird gelacht und gesungen. Die Haselnuss isst ihren Bauch schön rund und ihr Glück ist von unübertroffener Kraft!

Wer Haselnuss mag, kennt die Freuden des Lebens noch nicht WIRKLICH ... weil er die Quelle dieser Freuden zu sehr AUSSERHALB seiner selbst gelegt hat. „Dies ist schon ein sehr zerbrechliches Glück, das du nicht selbst in der Hand hast!", sagt die Nuss. In der Haselnuss-Sphäre kommt der Mensch zu der Entdeckung, dass das wahre Glück völlig unabhängig ist von etwas oder jemandem außerhalb einem selbst. „Wer im Leben *wirklich* glücklich sein will, muss mit sich selbst zufrieden und glücklich sein!", heißt das Motto der kleinen Hasel, während sie sich auf eine freudvolle, herrliche Weise durch das weiche grüne Gras rollt.

Kokosnuss

Kokosnuss steht für: sitzt hinter einem schützenden Mäuerchen und schaut, ist eher auf der Hut …, wie ein Äffchen, das hinter einem Baum hervor späht, um zu sehen, ob alles sicher ist (kein Feind in Sicht?), um dann ‚heraus' zu kommen und mit aller Kraft über die offene Ebene weiterzustürmen. Außerdem weiß sie anderen klarzumachen: „Pass auf, komm nicht näher, oder ich beiße! Lass mich bloß in Ruhe!" Kokos schützt sich selbst mit einem manchmal etwas drohenden, dunkel schauenden, warnenden Blick. Es wehrt andere ab, weiß sein eigenes Feld deutlich abzugrenzen. Niemand wird es wagen, ohne zu fragen bei ihm einzudringen; es lässt niemanden in sein eigenes Privat-Gebiet zu: Kokos strahlt eine leicht wegdrückende, abprallende Energie aus.

„Achtung, ich werde gleich platzen, mit all meinen Energien nach außen kommen …!". Die Kokosnuss ballt sich innerlich zusammen, um innerhalb kurzer Zeit mit all ihren Kräften gleichsam zu explodieren.

Wer es mag, Kokos zu essen, gibt damit zu erkennen, dass er gut daran täte, zu lernen, körperlich (buchstäblich) seine Grenzen zu ziehen, dass er lernen sollte, zum anderen zu sagen: bis hier und nicht weiter! Es wäre gut für ihn, wenn er eine schärfere Haltung einnehmen würde. Der Kokos-Esser könnte manchmal Probleme bekommen, weil er es ‚zu weit' kommen lassen hat, statt rechtzeitig ‚nein' zu sagen. Er wird auf eine klarere, deutliche Weise angeben müssen, wo seine Grenzen liegen, so dass jeder diese respektieren kann. Dies ist nur dann möglich, wenn er sich selbst auf eine solche Art und Weise ins Leben bringt, dass er sich nicht mehr im einen oder anderen Sinne (vor allem gefühlsmäßig) von den anderen ‚abhängig' fühlt.

Der Kokos-Esser verpflichtet sich selbst häufig dazu, aufzustehen und weiterzugehen, während er innerlich fühlt: ich bleibe lieber noch ein wenig stehen, oder liegen …, aber er fühlt, dass er jetzt weitergehen muss, dass es Zeit ist. Da ist eine Art von Druck in ihm, eine Art innerliches ‚Wissen': jetzt muss ich vorwärts, jetzt muss ich den Sprung wagen, weg von meiner Vergangenheit, weg von meinem Urschoß, weg von den anderen, weg von dem Nest, in dem ich Geborgenheit gesucht habe … Die Kokos-Sphäre hilft ihm dabei, hilft ein wenig nach, wenn es darum geht, den ersten Schritt in Richtung der folgenden Punkte zu machen: Selbstschutz, Selbständigkeit, Energien nach außen wirken zu lassen, statt in der ‚kleinen Höhle' sitzen zu bleiben. Nicht dass die Kokosnuss bereits ‚nach außen kommt', aber psychologisch richten die Energien sich schon aus … Dies ist die innerliche Sphäre im Sinne von: Ja! Jetzt tue ich es! Jetzt wage ich den Sprung, den Schritt, das Weitergehen, mein Nachaußen-Kommen. Eine innerliche Stauungskraft, die nach-außen-gerichtet wirkt. Dem Kokos-Esser tut es gut, mit seiner gesamten Kraft gleichsam nach außen zu explodieren, sich in alle Richtungen einmal aufgehen, aufblühen zu lassen: wie eine Blume, die plötzlich aus ihrer geschlossenen Knospe bersten würde. Kokos gibt das Gefühl: ja, du darfst, du kannst, der Augenblick kommt … Es sammelt seine Kräfte, um sich gleich auf furchtlose Weise wie ein Pilz erheben zu lassen. Es ‚schiebt' sich selbst gleich weiter ans Tageslicht, mit aller Kraft. Es ist diese Bewegung, die der ‚Introvertiertheit' entgegenwirkt. Die Energien werden ausstrahlend, aber doch noch gerade zurückgehalten; nur das energetische Feld wird ‚wegdrückend'. Mach Platz, zur Seite: ICH komme jetzt! Damit kein einziger Feind es wagt, in meine Nähe zu kommen! Kokosnuss hält Eindringlinge und Feinde mit einem bösen oder zumindest doch ernsthaft warnenden Auge auf Distanz.

Der Kokos-Esser hingegen stellt seine Energien noch nicht so scharf ein. Er verbirgt sich noch für eine Weile, um gleich mit aller Kraft vorwärts zu stürmen: in das Leben hinein! Er hält sich vielleicht noch etwas in sich selbst ‚verborgen', aber steht doch kurz davor, an irgendeiner Stelle aufzubrechen. Menschen, die jahrelang nach Kokosnuss verrückt sind, sagen damit, dass sie sich an zwei Fronten bewegen: einerseits bauen sie eine dicht schützende Mauer, ein sicheres Gefühl auf und bleiben innerhalb der Konturen ihrer starken Burg; andererseits halten sie sich schon dazu bereit, wenn die Zeit dazu reif ist, sich selbst nach außen hin zu manifestieren. Sie bewegen sich auf zwei Gebieten; sie bauen eine Grenze auf, die sie selbst, nach ihrem eigenen Gefühl, nicht verlassen dürfen.

Es hat den Anschein, dass derjenige, der gerne Kokos isst, in sich die Erinnerung an eine ferne Vergangenheit trägt; es scheint so, als ob er zu sich selbst kommen will, ganz tief, aber dass diese Bewegung manchmal zu sehr rückwärts gezogen wird. Eine Art Ur-Angst, ein Ur-Instinkt wird überwunden werden müssen. Er wird zu der Entdeckung kommen, dass er, ganz gleich wie tief und weit er sich auch ‚rückwärts' (unbewusst auf der Suche nach der Ur-Mutter) in sich selbst bewegt, nur zu unbewussten Regionen in einem endlosen Tunnel gelangt. Er braucht es absolut, sich als unabhängiges, selbständiges ICH im JETZT BEWUSSTER werden zu lassen, um in seiner Entwicklung VORWÄRTS zu gehen.

Er wird sich selbst sehr stark im JETZT wahrnehmen und realisieren müssen. Seine Ur-Ängste und die vagen Gefühle von frostiger Einsamkeit in der fernen Vergangenheit … haben faktisch nichts mit der Vergangenheit als solcher zu tun, sondern vielmehr mit einer Art tierisch-instinktivem Niveau, das überstiegen werden sollte. Dieser Mensch will sein Ur-Niveau mit den primitiv instinktiven Reflexen übersteigen: dies ist nur dann möglich, wenn er sein Gehirn gebraucht, wenn er Bewusstsein entwickelt, mit anderen Worten wenn er Einsichten in das Leben und dessen natürliche Gesetze bekommt und beginnt, entsprechend zu leben. Wenn er einmal in dieser Einsicht wächst, wird er entdecken, dass das tiefliegende Gefühl von Kühle, von Leere eigentlich Hand in Hand geht mit dem Nicht-Sein, mit einer Art Tot-Sein, einer Art Aufgenommen-Sein in den Ur-Schoß: Kokos ermahnt den Menschen dazu, diese Tür hinter sich zu schließen und den neuen Sprung zum vollständig Lebenden Ich zu machen! Ausschließlich aus dem ICH-JETZT zu leben.

Er wird sich selbst als MENSCH Bewusst werden müssen; er wird jedes Gewohnheits-Verhalten, all seine instinktiv-erhaltungsgesinnten Muster betrachten … Er wird sich selbst in das LEBEN bringen müssen, hierbei erkennend, dass er sein Leben auf die Basis seiner inneren Überzeugungen baut …

Er nimmt als ein lebender, bewusstgewordener Mensch das Ruder in die Hand, wodurch nichts mehr eine ‚Bedrohung' bedeuten kann, wodurch er sich nicht mehr wie ein ‚Tier' schlachten lässt, wodurch man sein Gebiet nicht mehr ohne zu fragen betritt …: er hat sein eigenes Niveau ‚erhöht'. Er ist nun der selbstsichere Mensch geworden, der das Leben in sich selbst kennt, der Angst und Tod hinter sich gelassen hat, der ganz deutlich erkennt, was das Leben in ihm ist. Kein Mensch kann mehr unaufgefordert seine Grenzen überschreiten.

Das energetische Feld ist so stark, sein Bewusstsein in Bezug auf seinen Wert sowie seine Kraft als Meisterlicher Lenker seiner Lebensenergien sind so deutlich fühlbar, dass er keinen Moment mehr auf der Hut sein sollte. Er IST ganz sicher der bewaffnete Mann, ohne dass er hierfür eine Waffe in die Hand nehmen müsste, um sich zu verteidigen, ohne dass er einen sicheren Platz aufsuchen müsste, um sich zu verbergen. Er ist sicher und geborgen in sich selbst, jetzt da er WEISS, wie das Leben funktioniert. Er ist der Ur-Phase entwachsen.

In dieser Evolution der Bewusstwerdung ist der Mensch näher zu sich selbst gekommen. Er hat eingesehen, dass er dies nicht verwirklichen können hätte, indem er sich der Vergangenheit wieder zuwendet, oder seinen Urkern irgendwie auf dem Boden eines endlosen Tunnels sucht …: er kehrt sich JETZT, in seinem physischen Körper, ganz tief in sich selbst und entdeckt dort seinen lebenden Kern. Er wird merken, dass er sich immer besser fühlt, je mehr er in sich selbst warmmenschliche Gefühle zulässt …

Kokos erzählt uns etwas über diese zwei Bewegungen. Einerseits: diese rückwärtsgewandte, zurückgezogene Bewegung, die auf die Vergangenheit des Ichs gerichtet ist, noch nicht wirklich ich-seiend, frostig, noch tierisch, instinktiv weglaufend vor dem Tod, aber noch nicht wirklich wissend, was ‚leben als Mensch ist', isoliert in einem eisig-kalten Tunnel … Andererseits: das Näher-zu-sich-selbst-Kommen, das Näher-zum-Leben-Kommen, mit Bewusstsein und Gefühl, Öffnung von Gefühlen, sich selbst immer näher ziehend in warmer Liebe, als ICH anwesend im Leben, bei den anderen, sich öffnend, nicht mehr so geschlossen zurückgezogen, zusammengerollt, abwesend weit weg. In dem Maße, in dem er das Liebesgefühl in sich selbst zulässt (Selbst-Liebe in erster Linie), wird er näher zu sich selbst kommen, wird er festeren Fuß auf die Erde bekommen, entsteigt er seiner ‚früheren', kalten Noch-nicht-wirklich-geboren-Phase. Es ist für diesen Menschen sehr wichtig, dass er sein warmes Gefühl erreicht: das warme Gefühl für sich selbst. Dass er sich seines Wertes als Mensch-Sein Bewusst wird, dass er erkennt, dass nur er sich selbst mehr in die Natur, in das Jetzt, auf Erden hereinbringen und verwirklichen kann. Er wird einsehen, dass unbewusste Mechanismen in dem Maße verschwinden, in dem er wirklich sich selbst Raum gibt, in Liebe seinem Mensch-Sein Gestalt gibt.

Hat dieser Mensch einmal die leckersten Früchte aus dem Paradies gepflückt und hat sich selbst dann zu einer Art Inselsphäre verbannt, einer Art von ich-darf-eigentlich-nicht-sein? Dann wird er nun einsehen, dass er das Recht auf die leckersten Früchte hat, dass er sich selbst ‚erniedrigt', betäubt, beschuldigt, gestraft, verjagt und vergessen hat. Dass er jetzt durchaus sein darf …: unter der Voraussetzung, dass er auf eigenen Füßen steht, dass er sich selbst mit allem versieht, dass er nicht in Begierde-Mechanismen verfällt (für das eigene Glück abhängig sein von der Befriedigung durch Dinge und Menschen außerhalb des eigenen Ichs). Er wird sich selbst in das Paradies der Erde hereinholen müssen und er wird merken, dass er sehr wohl ein Paradiesvogel ist, aber dass er sein Nest nicht im Land des Todes bauen darf, im Land der ‚Abwesenheit', der Selbst-Abschreibung, der Instinkte, Begierden und Ängste.

Er wird ein neues Nest auf der Erde aufbauen, ganz nah in der Materie. Er kommt viel näher zur Natur, zu seinem physischen Körper, zu seinem höchstpersönlichen ICH; er lässt sich selbst nie mehr in die anonymen, frostigen, gefühllosen Sphären des Nicht-Seins abrutschen.
Er betrachtet das Leben jetzt als Warm, nicht als einen zu bespähenden Wald, in dem der Feind einen bedrohen kann. Mit Einsicht und in Selbst-Liebe wandert er nun furchtlos, offen, warmherzig und liebevoll durch das Leben. Seine Kräfte entrollen sich nun gleichmäßig in einer herrlichen Selbst-Entwicklung. Er WEISS nun, dass ER bewusst MENSCH geworden ist, dass nichts und niemand ihn bedrohen kann.

Die Ursache des Appetits auf Kokosnuss liegt manchmal in der Tatsache, dass man das Streicheln eines anderen erwartet, während man sich dringend selbst in Liebe umsorgen muss. Man strahlt eine Art Sehnsucht aus, auf die andere reagieren. Gerade durch das Ausstrahlen dieser sehnsüchtigen Bewegung, können unerwünschte Eindringlinge sich manifestieren (dabei muss es sich nicht immer um große Dinge handeln; es kann durchaus um kleine Dinge gehen: man nimmt ohne zu fragen den Kugelschreiber dieses Menschen; man betritt ohne zu fragen sein Zimmer usw. …).

Dieser Mensch täte gut daran, eine unabhängige, aber Liebevolle Haltung einzunehmen! Er hat die anderen dann nicht ‚nötig', holt sie (sei es auch unbewusst) nicht mehr herein … Er braucht nicht böse zu schauen, um einen anderen auf Distanz zu halten; er versieht sich selbst jetzt mit der nötigen Wärme und Liebe, wodurch er selbst seine Entscheidung darüber treffen kann, wer in sein Gebiet hereinkommt und wer nicht. Er ist nicht mehr abhängig und strahlt dies auch aus. Er hat sich befreit und strahlt Selbst-Bewusstsein aus. Er ist jetzt warm anwesend bei sich selbst; es wohnt keine Angst mehr in ihm. Er hat sich selbst vollständig in das Leben gebracht. Er ist ein strahlender Bunker aus Kraft in seiner Unabhängigkeit. Sein Auge blickt auf eine klar-helle, optimistische Weise in die Zukunft.

Macadamianuss

Macadamia kann man mit einem schönen dicken runden Frosch oder einer Kröte vergleichen, der / die sich aufgeblasen bereit hält, um seinen / ihren großen Sprung zu machen, um immer wieder vorwärts zu gehen, nach einer leichten Atempause. Das Tier wartet ein Weilchen, muss noch zu Atem kommen, und dann WAGT es einfach den Sprung in jene Richtung, die es seinem ‚Gefühl' nach einschlagen muss. Es muss nicht darüber ‚nachdenken'.[1] Es fühlt, es ‚weiß es' und wird deswegen nicht anfangen zu grübeln.

Mit seinem vollen Gewicht und Volumen springt der Riesen-Frosch vorwärts. So atmet die Sphäre der rundbäuchigen Macadamia kräftig ihre Schwingung aus! Gesund und stark evolvierend.

Stark konzentriert in ihrem ICH, so kräftig wie eine Banane in sich selbst verweilt. Macadamia versteht es, sich behände wie eine kleine runde Kaulquappe durch das Lebenswasser zu bewegen, ohne Selbsthemmung, ohne Selbstblockade. Ihre Schwanzflosse ist sehr beweglich; ihr ganzer Körper schwenkt auf flexible Weise nach links, dann wieder nach rechts. So wendig und ohne nachzudenken die Vorwärtsbewegungen machend, geschmeidig und schnell, fröhlich im Leben. Ihrem Herzen und ihren Blutgefäßen tut dies gut. Macadamia ist manchmal wie eine Luftblase, die platzen und sich öffnen kann, und dann macht es auch plötzlich: „Knall!" Vorwärts gehend, aufspritzend im Lebensraum, kräftig.

Die Art von Macadamia ist in keiner Hinsicht eine halbe Sache und neigt auch nicht zur Zurückhaltung oder zum Zaudern. Sie tut, was sie ihrem Gefühl nach tun muss; und sie weiß sich darin gesund. Sollte sie einmal kurz still stehen bleiben, dann ist dies kein fundamentaler Zweifel, sondern ein sich gut und ausgeglichen kräftig Vorbereiten für den richtigen Sprung, für eine Bewegung in die richtige Richtung.

Die Art von Macadamia können wir auch mit der Situation von *vielen* grünen Murmelchen vergleichen, die rollen wollen, ja, die beginnen zu rollen, eine nach der anderen, unaufhörlich rollend, endlos … die eine nach der anderen bergauf, bergab … wie viele Eisenbahnwaggons, die ihre Strecke ablegen, alle aufeinander folgend, über Berg und Tal, durch alle Kurven …

---

[1] Lies mehr über die Symbolik des Frosches in *Wenn die Tiere sprechen könnten* ... Dieses Buch ist bei Erscheinen des vorliegenden Werkes noch nicht in deutscher Übersetzung erhältlich.

Der Mensch, der Appetit auf Macadamia hat, lebt möglicherweise gerne in quadratischen Strukturlinien, doch zugleich ‚arbeitet' er weiter … wie ein Mensch, der schnell und ordentlich den Abwasch macht und in hohem Tempo auch das Abtrocknen der Teller und Töpfe übernimmt. Er sitzt nicht still und sorgt am liebsten dafür, dass nichts zerbricht. Er will auch weiterhin, genau wie Macadamia, in allem was er tut in hohem Tempo weiterschwimmen, in der Arbeit, die er ausführt … in *einer* fließenden Linie … Es stockt nicht. Er unterdrückt seine Energien nicht.

Wer großen Appetit auf Macadamia hat, denkt vielleicht einmal nach, während er arbeitet, aber er mag es dennoch nicht, zu lange bei den Dingen einzuhalten und über diese nachzudenken. Und er setzt seinen Weg fort, erfüllt weiterhin seine Aufgabe, geschmeidig und geschickt, lebendig, genau wie Macadamia.

Die Macadamianuss gibt dem Menschen die folgende Botschaft: hole das Unterste, das Letzte, das Tiefste aus der ‚Schnecke' und lasse nichts ungenutzt, lasse nichts nicht-verzehrt liegen (beispielsweise Weingartenschnecken oder Wellhornschnecken).
Genau wie wenn du die Ohren reinigst und das angesammelte Ohrenschmalz entfernst,[2] was dann wiederum symbolisch steht für zu lang angesammelte kreative Energien, statt zu einem Handeln zu kommen, zu Tatkraft. Dies macht es nötig, dass du von einem ganz tiefen Punkt in deinem innersten Kern aus zu einer Veräußerlichung kommst, zu einem TUN, zu einer Anwendung in der Praxis. Nicht zu lange stehen bleiben oder in Gedanken hängen bleiben.

Vorwärts schreiten und tun!! Und das Herz klopft kräftig, und das Blut stockt nicht, sondern strömt im Gegenteil froh und dynamisch durch die Haargefäße / die Adern. Es bleibt ebenso wenig stehen, wie der Charakter von Macadamia wiederspiegelt.

Der Mensch, der großen Appetit auf diesen Geschmack hat, kratzt sich möglicherweise manchmal am Kopf, in den Haaren: „Was soll ich tun? Welche Wahl soll ich treffen … Welchen Weg soll ich einschlagen?" usw. … Die Gedanken nehmen dann einen zu großen Platz ein. Aber eigentlich, in seinem tiefsten Kern, ist derjenige, der Macadamia liebt, genau wie diese Nuss, nur will er jetzt hierin zudem stimuliert werden von dem, was er gerne isst: Macadamia!

---

[2] Lies über die Symbolik von Ohr und Ohrenschmalz in *Der Schlüssel zur Selbstbefreiung – Enzyklopädie der Psychosomatik.*

Mandel

Die Mandel lächelt dem Außenstehenden freundlich zu, aber derweil bleibt sie schon sehr nah bei sich selbst. Sie wird nicht alles gleich sagen, was sie denkt, aber sie denkt sich immer ihren Teil. Sie hat ein gesundes kritisches Denkvermögen, sie durchschaut und versteht alles auf Anhieb. Sie lässt die anderen nicht in sich eindringen, doch sie selbst nimmt genauestens wahr, was sich außerhalb ihrer Grenzen (bei den anderen) abspielt. Sie ist ganz und gar nicht Ich-süchtig, sondern weiß sich sicher und geschützt in sich selbst, wodurch sie einfach freundlich mit den anderen umgehen kann, ohne das Gefühl zu haben: „Ui, ich fühle mich hier sehr unsicher und verletzlich".

Sie hat nicht das Bedürfnis, sich unverhüllt zu zeigen. Sie merkt es durchaus, wenn der andere etwas verbirgt, wenn er nicht ehrlich ist, wenn dieser etwas sagt, was nicht mit der Wahrheit übereinstimmt, weil sie so aufmerksam wahrnimmt, ohne sich in ihrer Umgebung zu verlieren.

Die Mandel lässt sich überhaupt nicht von der Umgebung beeinflussen; sie gerät dadurch in keiner Weise aus dem Gleichgewicht; sie wird sich nicht einmal anmerken lassen, dass sie bei anderen bestimmte Dinge ‚durchschaut'. Sie behält dies auf eine etwas geheimnisvolle Weise für sich, um dieses Wissen dann doch in dem Augenblick zu nutzen, in dem dies nötig ist.

Sie zieht sich gerne zurück und ist den anderen gegenüber guten Willens, versöhnlich. Sie sieht über vieles hinweg; nur wenn etwas wirklich zu weit geht, wird sie den betreffenden Verantwortlichen darüber unterrichten. Gerade weil sie nah bei und stark in sich selbst ist, weil ihr Glück nicht von der Haltung, den Worten der anderen abhängt, ist sie in der Lage, die anderen einfach sich selbst sein zu lassen. Sie kennt die Welt, ist weise, schaut, denkt, observiert, lässt die Dinge und die Menschen in ihrem Sein … und bleibt gut bei sich selbst. Es stört sie ganz und gar nicht, wenn andere ein Verhalten zeigen, hinter dem sie eigentlich überhaupt nicht stehen kann. Sie versteht und lässt los. Sie nimmt viel wahr, aber das alles berührt sie nicht wirklich.

Sie verbirgt ihre wahren Gefühle; ihre rationalen Überlegungen überwiegen eigentlich schon ihr Gefühl. Oder zumindest kann man sagen: sie ist Herrin über ihr Gefühl. Sie weiß sehr genau, was sie sagen kann und was nicht. Sie kann schweigen. Sie schließt sich nötigenfalls durchaus von der Außenwelt ab. Weil sie sich in sich selbst stark abgesichert weiß, hat sie überhaupt nicht das Bedürfnis, viele Menschen an ihrem innerlichen (Gefühls-) Leben teilhaben zu lassen.

Dennoch schließt sie sich niemals völlig ab; sie bleibt weiter offen für die anderen. Sie hört zu und beobachtet mehr als sie erzählt. Sie ähnelt ein wenig der östlichen Rasse: man weiß vielleicht nicht gleich, was man an dieser Nuss hat, aber dennoch wirkt sie nicht unfreundlich. Sie öffnet die Türe zur Außenwelt gerne einen Spalt weit, ist sehr höflich und willig, freundlich, aber weiß ihre Seele sehr gut ‚drinnen' zu halten.

Der Mandel-Esser will etwas vom obigen Textinhalt in sich selbst realisieren.

Der Mensch, der gerne Mandeln isst, gibt damit zu verstehen, dass er nicht dem ersten Besten vertrauen wird, dass er erst einmal abwarten wird, wie der Hase läuft. Möglicherweise ist er manchmal ein wenig mürrisch, trägt Argwohn, ein gewisses Misstrauen in seinem Herzen. Er hält sich selbst dann möglicherweise völlig geschlossen, seinen Mund geschlossen; seine Tür ist zu; man bekommt keine echte Kommunikation mit ihm, weil er seinen wahren Seeleninhalt *völlig* abschließt.

Es scheint fast, als ob er ein wenig böse, sauer und verbittert im Leben steht; möglicherweise wirft er es unbewusst den anderen vor, dass er sich nicht wirklich froh fühlen kann. Da ist etwas, was ihn nicht zufrieden stimmt … Dieser Mensch wird einsehen müssen, dass die Ursache seiner kühlen Abgeschlossenheit bei ihm liegt. Mandelchen sagt: „Lasse Freundschaft in deinem Herzen zu; verstehe die anderen mehr in IHREM Sein und nimm es ihnen nicht übel … Fühle dich nicht so verletzt, auf deine Zehen getreten. Erwarte nichts von ihnen. Wenn du verstehst und durchschaust, wirst du sogar nicht mehr zu vergeben brauchen. Lasse jeden in seiner Art Sein und sei einfach du selbst. Fühle dich beschützt in dir selbst und nimm es nicht persönlich, wenn einmal jemand dir gegenüber verletzend oder aggressiv oder wütend auftritt. Dies sagt viel mehr über die Art und den Charakter des betreffenden Menschen selbst.

Notiere, beobachte, bleibe einfach du selbst, in Freundlichkeit, wirf den anderen nichts vor … Wenn du bestimmte unangenehme Situationen anziehst, solltest du darüber nachdenken, was in dir selbst diese Situationen aufruft. Kehre dich dann nach innen! Der andere ist nie die Ursache deines Ungemachs. Die tiefste Ursache wirst du immer IN dir selbst finden …

Erwarte auch nichts von den anderen: denn dann machst du einen Fehler. Komme etwas näher zu deinem Kern, wisse dich stark und sicher in dir selbst geborgen; gib dir selbst etwas mehr Verständnis und Weichheit, etwas mehr Zeit, Geduld und Aufmerksamkeit … Infolgedessen kannst du die anderen einfacher in ihrem Sein sein lassen, ohne Forderungen, ohne harsche Kritik, Ungeduld und Vorwürfe. Du gehst deinen Weg. Du fühlst dich in dir selbst geschützt: so wirst du vom Pfeil eines anderen nicht getroffen werden."

Das ist dann eine der wichtigsten Botschaften der Mandel: „Bleibe ganz nah bei dir selbst; fühle dich innerhalb deines eigenen Wesens sicher und stark. Erkenne deine Vollheit des Seins an. Du brauchst niemanden, um ‚voll' zu sein. Du kannst perfekt funktionieren, ohne dass du dazu die Unterstützung oder Hilfe eines anderen nötig hättest. Du brauchst es gar nicht, dass ein anderer freundlich zu dir ist: aber sei freundlich zu dir selbst! Sei davon überzeugt, dass du alles in dir hast. Aus dieser Haltung eines Vollheit-Bewusstseins heraus wirst du automatisch Menschen anziehen, mit denen du eine ehrliche, offene Kommunikation eingehen kannst."

Wenn der Mensch immer ganz nah bei und in sich selbst bleibt, wenn er sein innerliches ‚Nest' niemals verlässt, wenn er sich nur auf das eigene Sehen, Fühlen, Denken verlässt … kann er sich den anderen auf eine sichere, ruhige, freundliche Weise öffnen, ohne das Gefühl zu haben, sich auf eine übertriebene Weise abschirmen zu müssen, sich ‚schließen' oder verbergen zu müssen.

„Sei mit dir selbst Zufrieden!," sagt die Mandel außerdem, „aus dieser Zufriedenheit heraus wirst du dich weniger schnell über andere ärgern. Du hast nicht das Gefühl, dass dir jemand in den Weg läuft, weil du selbst deinen Platz mit einer Entschlossenheit einnimmst, an der niemand etwas ändern kann. Diese innere Sicherheit gibt Ruhe, wodurch es wiederum eine angenehme Kommunikation mit anderen geben kann."

Fühlst du dich manchmal ein wenig unsicher, psychisch etwas ‚nackt' oder verletzlich; würdest du dich manchmal lieber völlig in dich selbst, in dein Schneckenhaus, in dein Häuschen zurückziehen? Fühlst du dich etwas zu schnell von der Außenwelt bedroht; reagierst du manchmal aus Selbst-Verteidigung, Selbst-Schutz, Kränkung heraus ein wenig spröde und verletzt, wütend, irritiert und ungeduldig gegenüber den anderen? Baust du (sei es auch unbewusst) eine abstoßende Barriere um dich herum, so dass andere nicht zu nah an dich heran kommen?

Mandel sagt: „Indem du dich selbst ‚zu'-schließt, indem du dich selbst auf eine zu hartherzige Weise verschließt, bekommst du selbst nicht genug Licht und Sauerstoff. In einer Wechselwirkung mit deiner Umgebung wirst du angenehme Dinge erleben dürfen, unter der Voraussetzung … dass du erst das Volle Leben in dir selbst anerkennst und zulässt! Der Glaube an die heilsame Wirkung der Lebenskräfte, die durch deinen Körper strömen … der Glaube an das Schöne in diesem Leben … der Glaube an das Schöne in Deinem ICH … ist notwendig."

Dieser Mensch wird darauf achten, sich selbst, seinen eigenen Inhalt nicht zu spröde, zu mürrisch, zu unfreundlich, zu misstrauisch zu betrachten … Er würde gut daran tun, sich für sich selbst zu ÖFFNEN! Erst in dieser liebevollen Öffnung kann er auch herzliche Kontakte zu anderen eingehen. Bis dahin kann er jedoch wie eine harte, widerspenstige Nuss sein: für sich selbst in erster Linie.

„Sei etwas süßer, etwas nachgiebiger, etwas flexibler, etwas mütterlicher, etwas verständnisvoller … Schließe dich nicht so vor dem Schönen ab … Schaue einmal über das Negative hinweg: bald wird dir wieder mit dem Vortrefflich-Schönen des Lebens aufgewartet. Schalte den Knopf nicht ganz aus! Schütte das Kind nicht mit dem Bade aus. Halte kurz ein, denke an deine sanften Seiten, erkenne zugleich deine Kraft und werde dir deines Vermögens bewusst, dich ohne Fehler zu schützen … durch deinen GLAUBEN an dich selbst, an deine Kräfte: dies sind Kräfte, die nichts und niemanden in dein Feld hineinlassen, wenn dein innerliches Selbst weiß und fühlt, dass ‚dieses / diese nicht hinein sollte'. Ganz nah bei dir selbst zu sein, stark an deine Kräfte zu Glauben, macht dich eigentlich unverwundbar …

Nur aus dieser Haltung dir selbst gegenüber heraus wirst du auf eine verstehende, nicht-verurteilende, empfängliche, freundliche, selbstbewusste Weise im Leben stehen können.

Wer verrückt nach Mandeln ist, sagt manchmal: „Nein, ich mache nicht mit, ich will nicht mehr." Er schließt sich wütend und verletzt ab. Er wird jedoch einsehen müssen, dass der Mensch nicht auf Erden geboren ist, um zu erwarten, dass der andere ihn auf diese oder jene Art behandelt. Er hat nun die Lektion zu lernen, dass er nichts von anderen erwarten oder begehren darf. Er wird sich *sehr* nah zu sich selbst kehren müssen, jedes verwöhnte Erwartungsmuster ablegen müssen. Statt entrüstet, verletzt auf die anderen zu reagieren, wird er sich selbst von innen heraus nähren dürfen, von seinem tiefsten Warmen Kern aus.

Mandel sagt: „Du sorgst doch gut für dich selbst? Du hast doch ALLES in dir, um dich selbst zu versorgen? Du bist doch viel stärker, als du dich zeigst? Du lässt dich doch nicht länger beeinflussen, lässt dein Glück nicht von der Haltung der anderen abhängen, oder von etwas, das du bekommen kannst oder gerade nicht bekommen kannst? Kopf hoch! Du bist viel stärker, voller, ‚perfekter' als du denkst. Entwickle Selbst-Respekt! NIEMAND braucht dir noch etwas zu geben, nur du solltest dich selbst endlich deinem Wert entsprechend respektieren.

Spiele nicht das verletzte, empfindliche, getroffene, beeinflussbare Kind: du bist schließlich der Herr, der ‚weiß' und von innen heraus lebt; du bist die Mutter, die dir selbst alles schenken kann, was für dein Wohl nötig ist … Deine Augen richten sich nicht ‚in Begierde' nach außen …; sie blicken liebevoll vom Herzen aus.

Dir FEHLT es an nichts, wenn du jetzt voll und ganz für dich selbst EINTRITTST. Gib …, erwarte nichts und Schaue mit Weisheit und Verständnis auf die Welt …: da ist so viel in dir, Mandel-Esser!"

Marone, Esskastanie, Edelkastanie

Die Marone oder Esskastanie steht für Stolz (am Rande der Arroganz), Selbstbewusstsein. Stolz wie ein Gockel paradiert sie mit erhobenem Kopf. Sie kennt ihren Wert sehr genau; möglicherweise meint sie, immer alles sehr gut (oder besser als ein anderer) zu wissen. Vielleicht legt sie etwas zu viel Wert auf ihr Aussehen, ihr Äußeres. Sie mag es, auffällig gekleidet zu sein: mit ihrem stachligen Pelzmantel Sie setzt sich sehr stark für ihre eigenen Belange ein, wird eher andere ohne Gnade von sich wegschieben, wenn sie dies für nötig erachtet. Bescheidenheit kennt sie nicht; sie hat eher einen autoritären Charakter. Sie will sich nicht mit ‚dem Niedrigeren' beschäftigen. Die Marone ist in Bezug auf sich selbst der Ansicht, dass sie ‚eine Menge' wert ist; sie zweifelt keinen Augenblick an sich selbst.

Ihr äußerliches Verhalten ist die Folge eines inneren Wert-Bewusstseins (auch wenn man ihr sagen würde, dass das Auffällige ganz und gar nicht so stark betont zu werden braucht). Doch kann sie mit ihrer manchmal auffallenden Haltung eine Absicht verfolgen: sie läuft voller Entschlossenheit gegen jede Einschränkung auf ihrem Weg und stößt sie um; wenn man sie kommen sieht, ist man schnell geneigt, aus dem Weg zu gehen; sie nötigt einem einen gewissen Respekt ab; man wird ihr nicht schnell Steine in den Weg legen oder ihr das nicht geben, worauf sie ein Recht hat. Mit ihrer Haltung ertrotzt sie sich ihren Platz, ihre Rechte, ohne ein Wort zu sagen.

Wer gerne Maronen isst, kann sich an der Außenseite stark manifestieren, gibt sich selbst eine stolze oder stramme, manchmal freche oder arrogante Haltung … aber innerlich ist er doch nicht wirklich so! Er gibt sich in der Tat manchmal härter, als er wirklich ist. Er kann es so aussehen lassen, als ob er der schlaueste, beste, hübscheste Mensch-ohne-Furcht ist …, während er vor dem geringsten bisschen Unrat weglaufen würde. Er kann sich ‚größer' zeigen, als er sich innerlich fühlt. Er hat vielleicht einen großen Mund, aber ein kleines Herzchen. Manchmal ist es viel Lärm um nichts … Er kann es so erscheinen lassen, als ob ihm völlig egal ist, was die anderen über ihn denken, während dies in Wirklichkeit doch anders ist.

Eigentlich verbirgt er seine Empfindlichkeit, seine Schwachstellen. Er will groß, gut, schön, tapfer oder hoch wirken …, aber innerlich zehrt die Unsicherheit über das eigene Sein.

Weil er sich tief in seinem Herzen manchmal klein, ohn-mächtig, nicht anerkannt fühlt, kann er den anderen gegenüber eine scharfe, manchmal aggressive, bissige (in extremem Sinne sadistische, kriegerische) Haltung einnehmen. Er schiebt die anderen dann von sich weg; dies ist in erster Linie der Beweis dafür, dass er sich selbst eigentlich nicht so gerne hat. Er wird sich selbst nach innen kehren müssen und den echten Wert tief in sich selbst finden; jedes Image-Verhalten wird er abbauen. Die innerliche Sicherheit strahlt dann von innen aus; es prangt kein Hahnenkamm mehr auf seinem Kopf. Er IST nun einfach selbstsicher, ohne einen Schein-Stolz aufrechterhalten zu müssen. Er fühlt sich nicht länger bedroht und wird keine verteidigende oder angreifende Haltung mehr einnehmen müssen.

Paranuss, Brasilnuss

Paranuss stellt einen unaufhörlichen Prozess dar: sie produziert gleichsam die eine Nuss nach der anderen aus ihrer weiblichen ‚Gebärmutter'. Ein automatisches Gebären, eine ur-instinktive Tatsache, bei der das weibliche Geschlechtsorgan ständig eine Hauptrolle spielt. Wie das Huhn, das ein Ei nach dem anderen aus sich selbst presst. Wie das Haar beim Menschen automatisch wächst.

Ihr Charakter erinnert an die Walnuss, die Kartoffel und Mangold, gut in der Erde verankert also und mit Mus weicher gemacht. Sie fordert vom Leben: „Oh Unheilverkündendheit, weiche aus mir …" (sich stark und beschützt wissen, ohne Angst) und macht dann wieder in starkem Vertrauen mit dem weiter, was sie als ihre Pflicht und Aufgabe betrachtet.

Sie mag es zu ‚tun' (unaufhörliche Bewegung, Produktion), zu arbeiten und ihre Aufgaben zu vollbringen. Das macht sie glücklich. Als ob sie notwendiger Mit-Schöpfer des Lebens ist. Ja, daraus zieht Paranuss größte Zufriedenheit. Lasse sie machen … dann verläuft alles *ganz* wie geschmiert!

Kommunikation stört sie nicht, aber ist für sie eigentlich fast nicht nötig. Sie legt mehr Wert darauf, weiter etwas kreieren zu können, an ihren innerlich-gefühlten Aufträgen arbeiten zu können. Auf sanftmütige, doch entschlossene Weise lässt Paranuss eines nach dem anderen aus sich strömen, zumindest solange niemand sie davon abhält. Sie selbst hält den Gebärrhythmus nicht zurück.

Stark-kräftig steht sie tüchtig aufrecht: von Fußsohlen bis Schädeldecke; die Muskeln in sich selbst konzentriert, die Rückenwirbel nicht von der Linie abweichend, der sie folgen müssen. Paranuss symbolisiert in diesem Sinne eine Art Steifheit, das Kinn hochgereckt, den Kopf ein wenig starr. Sie gestattet es sich selbst nicht, die ‚Grenzen zu überschreiten'. Es scheint eine Mischung aus Strenge und Sanftheit zu sein. Allerdings gilt durchaus: sie weiß, was sie will, wo ihr Können und ihre Grenzen liegen.

Der Mensch, der Appetit auf Paranuss hat, ist mitunter voller ungeduldig schwingender Energien, kann es kaum erwarten, sich entweder instinktiv auszuleben, zu geben, aus sich strömen zu lassen, möglicherweise grenzenlos weit ihre weißen Tanzröcke flattern zu lassen. Dieser Mensch sehnt sich manchmal ein wenig ungeduldig auf dem Springbrett danach, dass er springen darf, dass er an den Start darf. Energien halten sich angespannt bereit, bis er in Aktion kommen ‚darf'. Er beherrscht sich noch, der Herr Mensch-Nuss, aber fühlt das Bedürfnis in sich zunehmen, sich selbst gleichsam immer weiter strömen lassen zu dürfen und vorwärtszugehen. Er wartet, randvoll mit Energien, mit frohem Gemüt … auf den Startschuss. Ja, er, der Mensch, der ein Verlangen nach Paranuss empfindet, blickt voller Freude nach vorn, freut sich darauf, sich weiterströmen können zu lassen wie ein endloser Wasserfall. Es tut seinem Herzen gut, wenn er nur noch an diese endlose Strömung des Flusses denkt, der er ist.

Sagt Paranuss dem Menschen: „Ja, das herrliche Verheißungsvolle wird schon bald folgen. Genieße es in vollen Zügen. Lasse die herrlichen Säfte aus dir strömen. Wie reife Fruchtsäfte, die noch aus den Mundwinkeln nachtropfen. Fühle dich so weiter gut in deiner Haut und … tue! Du fühlst es schon; du brauchst niemandes Zustimmung. Folge der geraden Linie, von der du fühlst, dass sie die deinige ist. Erlebe intensiv deine Freude." Sie ist wie die Tochter der Urquelle, die freigibt, in Wollust, die aus sich geboren werden lässt; Fruchtbarkeit, lebensspendend, dynamisch und freigiebig. Und du Mensch, der du Appetit darauf hast, trägst diese Eigenschaften auch in dir. Lasse es strömen, produziere, aber dann als Mensch, weiter als einfach nur instinktiv: es ist dir durchaus bewusst, was du tust. Und du lässt los, du hältst die Früchte deines Kreativitätsprozesses nicht in dir ‚fest'. Eine weibliche Form des Freigebens …

Pekannuss

Die Art von Pekannuss vergleichen wir mit der Kraft von Ebbe und Flut, die sie ‚in' sich hat. Ihre Energie kann in einem Ruhezustand sein, aufgerollt wie die Zunge eines Chamäleons, dann wieder kraftvoll nach außen geblasen, mit starker Muskelspannung. Wie die Kraftanstrengung, die mit dem Ein- und Ausatmen einhergeht. Sie ähnelt ein wenig dem Menschen, der, gerade aus seinem Bett gesprungen, ein paar Gymnastikübungen macht und dabei versucht, bei jeder Bewegung so lange wie möglich in der jeweiligen Position stehen oder liegen zu bleiben, bis zum Äußersten und dann, uff … jetzt wieder Ruhe und Entspannung, aber nicht lange. Unmittelbar danach manifestiert dieser Mensch seine Kraft und

Ausdauer wieder, vielleicht mit einem leichten Zittern in den Muskelgeweben, aber er bleibt stark in der eingenommen Haltung … bis das Meer es gleichsam seinen Wellen wieder gestattet, zum Land / Sand zurückzurollen. Ein Sich-Frei-Geben, frei rollen lassen und dann entspannen. Und so geht es immerfort weiter.

Diese Nuss ermahnt den Menschen dazu, sich immer bereit zu halten, flexibel und wendig, voller Kraft die Verantwortung für die Erhaltung seines Lebens und seiner Gesundheit auf sich nehmend. Dehnbar, Lust auf Ausgewogenheit zwischen Anspannung und Entspannung, in Inhalt und Körper. Aber stets konzentrierte, geballte Kraft.

Wer ein Verlangen nach Pekannuss empfindet, will näher zu sich selbst, zu seinem Körper kommen. Er verfügt über ein reiches Potenzial an dynamischer Kraft und will an diesem Haus seines ICHS bauen. Dieser Mensch will alles gut versiegeln, will gleichsam sehr kräftig den Korken in die mit Rotwein gefüllte Flasche drücken; mit einer Deckschicht aus Metall, so dass auch ganz sicher nichts aus der Flasche entkommen kann und eine gute Aufbewahrung des Inhalts gesichert ist. Nichts kann herein, nichts kann hinaus. Fest und stark, gut und stabil gesichert. STABILITÄT.

Und wenn das Ganze gut gesichert ist, dann kann der Mensch sich ruhig entspannen. Indem er im richtigen Moment, mit den richtigen Mitteln und der nötigen Kraft, mit Selbstvertrauen, die notwendigen Handlungen vollzieht, kann er eine innere Ruhe empfinden, kann jede Zelle seines Körpers sich entspannen, bis … der Mensch fühlt, wieder etwas korrigieren zu müssen, eingreifen zu müssen, kräftig aber kurz beispielsweise. Er tritt dann entschlossen und effizient auf.

Pekannuss lebt in jeder Hinsicht nicht zu sehr ‚im Geist', steht hellwach im Leben und dies ist auch nötig! Wer Pekannuss und ihre Sphären mag, ist in der Lage, bestimmte Dinge mit entschlossener Kraft zu verwirklichen, bricht die Schale einer Nuss mit der Kraft seiner Finger auf, glaubt an sich selbst, oder sehnt sich zumindest danach, diese Glaubenskraft in sich selbst, in dieser Einheit Körper-Geist, noch zu verstärken.

Was fordert Pekannuss weiter noch vom Menschen, der Appetit auf sie hat? Den Worten (oder den Vorsätzen) auch Taten folgen zu lassen; „Glaube stark an dich selbst, an die Urkraft deines Körpers, der von Lebensenergie durchspült wird." Mache, dass du dich vor dem Anpfiff selbst gut geschützt weißt, durch eine dicke Jacke beispielsweise gegen die Kälte, durch ein Nackenschild (in übertragenem Sinne), wodurch du es ganz selbstverständlich ausstrahlst, dass du für dich selbst und deine Artgenossen ein ‚Bürge' bist. Niemand braucht dich im Genick anzugreifen, denn er wird auf die Erde zurückgeblitzt werden. Wie der

Urdinosaurus[3], der nicht nur sich selbst, sondern auch seine Artgenossen schützen will und dadurch mit einem *sehr* starken Nackenschild auf und ab wedelt. Du *musst* ihn sehen und berücksichtigen. Er sorgt quasi für all das und all jene, die ihm nahestehen, instinktiv. Wie ein starker Schäferhund, der für ‚alles' sorgt, was er in seine Obhut nimmt, und sich dabei voll und ganz konzentriert einsetzt, die Augen fixiert, die Ohren gespitzt, die Muskeln bereit und angespannt, um zu rennen oder zu springen, wenn dies nötig ist. Sehr aufmerksam, in alle Richtungen gleichzeitig blickend, beobachtend, aufmerksam.

Der Mensch, der ein Verlangen nach dem Geschmack von Pekannuss empfindet, hält sich schon vor Ort zappelnd / laufend / springend bereit dafür, mit ganzer Energie zu starten. Aufgerollte Energie wird schon bald nach außen schießen, mit Feuerkraft, (am besten) ohne sich überzustrapazieren, ohne sich gestresst zu hetzen … dann ist es gut.

Pistazie

Pistazie bläst sein Bombardon ohne große Umwege: voller Überzeugung, kräftig bläst sie ihre sauberen Energien geradeheraus aus dem Bauch in das Leben hinein! Sie schreitet tapfer vorwärts in das Leben, tut, was sie tun muss, erfüllt ihre Aufgabe, ohne viel Buh oder Bah … Sie ist eine harte Nuss, die viel auf dem Kasten hat. Die Art und Weise, wie sie die Dinge manchmal angeht, ist unglaublich, weil sowohl ihre Intelligenz als auch ihr intuitiver Einfallsreichtum manchmal jede Fantasie übertreffen.

Sie hat eine höchsteigene unabhängige starke Persönlichkeit und ist besonders originell, weil sie aus ihrem authentischen Sein heraus lebt, denkt, arbeitet und kreiert, ohne sich allzu sehr zu fragen, wie ein anderer dies tun würde …

Sie hat ein starkes Vorstellungsvermögen; sie kann Dinge gut ‚voraussehen', einschätzen. Sie kann es sehr genießen, kann sich am wirklich Geschehenen oder am Vorgestellten sehr erfreuen.

Sie lässt nichts ‚an ihr Herz' heran. Sie verwendet ihr Gehirn optimal, relativiert und versteht es, das Leben sehr zu genießen. Ihrem Darm tut es wirklich gut, wenn sie lacht. Sie besitzt ein großes ‚Volumen', einen reichen Inhalt. Ihr Darm birgt eine große Möglichkeit des Zurückhaltens, des Tragens von Dingen.

---

[3] Lies hierüber mehr im psycho-astrologischen Buch *Befreiende Astrologie* die Texte zum Sternzeichen Jungfrau. Dieses Buch ist bei Erscheinen des vorliegenden Werkes noch nicht in deutscher Übersetzung erhältlich.

Sie ist daher auch gerne gesehen, sie sieht sich selbst gerne und andere sehen sie gerne. Sie sieht die humoristische Seite der Dinge genau und lacht gerne. Manchmal laufen ihr dadurch die Tränen über die Wangen und dies entlastet auch einmal das ganze Nervensystem. Sie kann sich gut entspannen und mag es, auch die anderen auf eine angenehme Weise zu unterhalten.

Sie fühlt sich sehr gut, gemütlich und warm in ihrem Körper. Sie genießt das Leben auf sinnliche Weise: sowohl in Bezug auf den Geschmack, die Musikklänge, das Sich-behaglich-Fühlen in der eigenen Haut. Ihre Haut strahlt daher auch Lebensfreude aus. Sie ist weich, sehr eng mit sich selbst verbunden und strahlt eine innerliche Herrlichkeit aus. Die Pistazie ist eine glückliche, sehr daseinsfreundliche Nuss.

Die Pistazie wurde mit der Überzeugung geboren, dass das Leben ein Leckerbissen ist und dass sie es auch voll und ganz genießen darf! Sie fühlt sich von keiner Seite von etwas oder jemandem bedroht. Sie lebt gleichsam in ihrem Paradies, in dem niemand sie stören kann, in dem jeder, der dies möchte, ihr Schicksalsgenosse sein darf. Sie ist in Harmonie, in Liebe mit sich selbst.

Jener Mensch, der auf Pistazie versessen ist, erklärt sich selbst manchmal ein wenig für ‚verrückt', statt seine originären Eigenschaften zu schätzen. Manchmal würde er gut daran tun, ein wenig mehr zu sprechen, seinen Inhalt einzubringen ... Er durchfühlt die Schönheit seiner selbst, seines Wesens noch nicht wirklich. Er sollte auf die Suche gehen nach dem wesentlichen Beitrag, den er zum Leben leisten kann, um zur Entdeckung zu gelangen, dass dieser in seinem DASEIN selbst liegt, in der Freude über sein ICH auf Erden. Er braucht es nicht an Bedingungen zu knüpfen; aber er wird mehr er selbst Sein müssen, sich äußern, veräußerlichen.

Er darf SINGEN! Singen mit Überzeugung aus einem strahlenden Solarplexus heraus, aus seiner Bauchkraft heraus ...: schallend in das Leben hinein. Möglicherweise sieht er die Dinge manchmal etwas zu düster: er unterschätzt sich selbst, verkennt seinen authentischen Wert; er weiß nicht, was IN ihm ist. Die Pistazie zeigt ihm den Weg zur Lebens-Harmonie. Er wird diese Harmonie in sich selbst finden müssen. Das Glück ist sehr tief in ihm: er wird gut daran tun, es herauszuschöpfen. Der Pistazien-Esser sehnt sich so danach, das Glück in ihm und um ihn herum zu finden. Er ist auf der Suche nach den goldenen Schätzen in sich selbst. Er fragt sich möglicherweise, ob er dies alles wirklich In sich hat? Die Angst vor dem ‚Verlieren' ist die Folge der Tatsache, dass er seine Sicherheit zu sehr auf das ‚Haben' statt auf das glückliche Sein baut.

Er hat die Lektion zu lernen, dass er die Dinge nicht aufblasen, sondern die Freude über sein Sein auf eine fröhliche Weise durch die Lebenstrompete blasen sollte. Singend durch das Leben gehen ... Die Musikklänge bezaubern sein Herz auf eine erhebende Weise.

Dieser Mensch muss lernen, die Dinge etwas mehr an sich abgleiten zu lassen; er wird sich nach innen kehren, um in wirkliche Harmonie mit sich selbst zu kommen. Die Einheit mit sich selbst wird seine Haut verjüngen. Er wird sanfter zu sich selbst und liebt seinen Körper: sein Gesicht strahlt diese Selbst-Liebe jetzt mit einem fettreichen Glanz aus.

Pistazie ermahnt ihn dazu, das Leben nicht als eine Last zu sehen, sich aller anfeindenden und herunterziehenden Überzeugungen zu entledigen, damit er fröhlich singend durch das Leben gehen kann. „Sorge gut für dich selbst und sieh die fröhliche Seite des Lebens; baue deine Überzeugungen so um, dass du nur Freude erlebst. Gehe weiter, vorwärts!“, sagt diese Nuss. „Nicht trödeln, nicht beim Negativen hängen bleiben: nähre nur das Positive in dir und schreite mit voller Kraft weiter. Werde dir der enormen Potenz bewusst, die du in dir hast, und bringe sie zum Leben, lasse die Klänge, die sich in deinem Schrank befinden, ans Tageslicht rollen!

Begrabe die traurigen Dinge der Vergangenheit und sehe die Zukunft mit froher Erwartung. Wisse, dass du dein Leben in dieser frohen Erwartung ausgezeichnet dirigierst, so dass das Schöne nicht ausbleiben wird.” Der Pistazien-Esser ist nun zuversichtlich. Er sieht die Dinge nun mit Fröhlichkeit. Er macht sich über nichts mehr Sorgen und singt seine Freude heraus!

Wer Pistazien sehr mag, gibt damit zu erkennen, dass er mit sich selbst noch nicht fertig ist, er zweifelt noch an seiner Fähigkeit, das Leben als freudvoll zu erleben. Zugleich erzählt dieser Appetit allerdings, dass er eine reiche Schatzkammer besitzt. Er wird nun einen Schritt machen müssen: um sich auf bedingungslose Weise in das Leben zu werfen; um ohne Aufschub zu beginnen, sich selbst zu lieben und niemals an sich selbst Verrat zu üben. Er wird auf eine vollrunde Weise seinem Originären Charakter Gestalt geben. Er ist überhaupt nicht jemand, der sich in ein Eck an die Seite setzen würde: er hat eine reiche authentische Art und er darf aufrecht und gerade stehen und hundertprozentig im Zentrum am Leben teilnehmen.

Er darf mit seinem Wert, seiner Echtheit, seinen Talenten aufwarten, so dass nicht nur er, sondern auch die anderen Freude daran haben! Er tut das, was die Pistazien-Sphäre in ihm vorschreibt: wie in den ersten Absätzen dieser Rubrik beschrieben.

Walnuss

Walnuss macht es sich gerne kuschelig warm und gemütlich. Sie zieht das Türchen schnell hinter sich zu, damit ihr nicht kalt werden kann ... Sie genießt es, sie selbst zu sein, in ihrem Körper, in ihrem kleinen Häuschen. Sie fühlt sich sehr wohl in ihrer Haut, genießt die eigene Wärme. Sie kann sich sehr nah in sich selbst anziehen und strahlt dann auch den anderen gegenüber Freundlichkeit und Gastfreiheit aus. In gewisser Hinsicht will sie, dass die anderen sich genauso behaglich und warm fühlen, wie sie selbst, aber sie müssen dafür schon selbst Sorge tragen. Sie kriecht gleichsam ganz nah an sich selbst heran; sie genießt es, in der Behaglichkeit ihres warmen irdischen Körpers zu sein. Sie sorgt dafür, dass kein Luftzug durch die Spalte nach innen gelangen kann.

Walnüsschen öffnet sich dann für die Geschichte eines anderen. Es kann dann zuhören, voll freundlichen Interesses „erzähle ruhig!", während es sich selbst herrlich in eine Wolldecke einmummt und sich eine Weile an das Kaminfeuer setzt. Es bleibt immer gut anwesend bei sich selbst; es versorgt sich selbst. Es sorgt zuerst dafür, dass es selbst gut und angenehm sitzt. Danach hat es Zeit und ein lauschendes Ohr für die anderen. Es meint es gut mit den anderen Menschen und stimuliert sie dazu, sich selbst auch gut zu versorgen. Auf selbständige Weise übernimmt es mit großer Sorgfalt Verantwortung für sich selbst, ohne etwas von einem anderen zu erwarten. Seine Haltung spornt die anderen dazu an, dasselbe zu tun. Es fühlt sich in seinem eigenen Häuschen sehr wohl und was ein anderer über es sagt, lässt es kalt.

Die Walnuss-Sphäre besteht aus einer sehr liebevollen, autonomen, sanften, warmen, pflegenden Vibration. Sie spornt den Menschen dazu an, auf unabhängige Weise für sich selbst zu sorgen.

Bei demjenigen, der Walnüsse mag, kneift der Solarplexus sich möglicherweise etwas zu; eine vage Angst ... ein Gefühl der Unsicherheit, weil man die Autorität zu sehr außerhalb seiner selbst stellt ... weil man nicht genug daran glaubt, dass man wirklich auf sich selbst bauen kann, zählen kann ... Das Sonnen-kräftige ICH zweifelt daher auch an dem Vermögen, sich auf Autonome Weise versorgen zu können, ohne dass man noch in irgendeiner Hinsicht von einem Gott oder einer Person abhängig zu sein braucht. Möglicherweise fühlt der Mensch sich ein wenig klein, ungeschützt und ausgeliefert und allein in diesem großen kosmischen Raum ... Er wird sich nach INNEN, tief in sich selbst kehren müssen, um ganz nah bei seinem eigenen Kern anzukommen. Er wird zur Ruhe kommen, wenn er sich ganz tief in sich selbst auf die Suche macht nach dem Vertrauen, wenn er sich in Warmer Liebe nach innen wendet. Er bekommt erst vollständige Ruhe, wenn er mit sich selbst eins wird, wenn er sich mit dem Sonnenkern seines Wesens verschmilzt.

Ängste verschwinden, wenn er sich vollständig und ausschließlich auf sich selbst stützen wird, wenn er sich mit Liebe und Vertrauen völlig an seinen eigenen Kern richten wird … Er kommt zur Ruhe, zu Gelassenheit, zu Sicherheit …, alle Zweifel und Ängste verschwinden, wenn er sich nicht mehr von seinem Ich abwendet, wenn er nicht mehr anfängt, verzweifelt ‚außerhalb' seiner selbst zu suchen. Der Walnuss-Liebhaber darf sich *sehr* tief inwärts kehren: er wird dort seine Ruhe finden. Er IST in sich selbst geschützt, wenn er nur seinen urstarken autonomen Kern in Liebe anerkennt!
Er sollte hierzu den Ur-Zweifel des Menschen in sich selbst auflösen.

Möglicherweise fühlt er sich manchmal etwas fröstelig; leicht zitternd erwartet er, dass der andere ihn wärmt. Er erwartet Versorgung, Hilfe, Heilung und Wärme von außen. In einem extremeren Stadium erfährt er sich als ein hilfloses nacktes kleines Kindlein, als ein Opfer, als ein neugeborenes Kaninchenjunges ohne Pelz, um das sich niemand kümmert. Er wird lernen, sich selbst zu wärmen. (Beim Walnuss-Esser ist die Symbolik der Haut zu betrachten.)[4]

Er wird erst dann ein glücklicher Mensch werden, wenn er sich selbst mit Wärme kleidet: dies geht nur aus dem Gefühl der Liebe und aus dem Glauben an die eigene autonome Sonnenkraft heraus! Er wird sich dann innerhalb der Konturen des eigenen ICHS beschützt und gewärmt wissen. Hier liegt der Weg von Leben und Selbst-Leitung; er lässt den frostigen Tod und dessen Sphären des Unvermögens, Zweifels, der sogenannten Hilfsbedürftigkeit jetzt am besten definitiv hinter sich. Er fühlt sich in sich selbst stark und stört sich nicht mehr an dem, was die anderen ihm zu sagen haben; er kann schon einmal leichter mit den Schultern zucken.

---

[4] Lies über die psychologische Übereinstimmung in *Der Schlüssel zur Selbstbefreiung – Enzyklopädie der Psychosomatik.*

Obst

Obst, allgemein

Steht für …
Eine ausgeglichene sonnige Struktur in deinem Leben aufbauen, auch in deinem Körper, links und rechts gleichmäßig bedacht. Keine Vogel-Strauß-Politik. Klare ‚Sicht' haben wollen auf dich selbst, auf die Dinge.
Alles um dich herum wird ‚losgelassen'. Kein äußerliches Egolein, sondern ein innerliches Erkennen des ICHS.
Eine Hingabe an das Leben - das Lebens-Gefühl - und ein Glaube an, ein Bewusstsein für diese eigene Innerliche Basis-Kraft. Ein absolutes Gefühl der Harmonie, in Liebe und Wissen, ein herrliches Gleichgewicht. *Ein* urstarkes Rückgrat, wobei ‚links' und ‚rechts' eine himmlische Verteilung von Elementen aufweisen (‚männlich' und ‚weiblich' genannt). Sicherheitsgefühl. Innerliche Kraft wird erlebt, gefühlt, anerkannt, bildet ein stabiles Gleichgewicht und eine wohltuende Harmonie innerhalb der Körperstruktur.

Tief in dir selbst anwesend sein; ein ‚Wissen' ohne die Belastung eines denkenden Kopfes; ein Fühlen, zentriert in dir selbst und dich nicht verlassend. Ein tieferes Wissen, auch eine Art Weisheit, ein klares ‚Sehen' und Loslassen. In und bei dir selbst bleiben. Der kräftig-prächtige zentrale Mittelpfeiler, und das Leben windet sich drumherum. Eine wohltuende, vergnügliche, genießende Wahrnehmung: zu Sein in dir selbst, in deinem Körper. Freude an dir selbst haben. Wohltuendes Flimmern im Mittelmark, in jeder Faser deines Körpers. Dieses himmlische ‚Sein' in dir selbst ... dieses Glücksgefühl in deinem Körper, in deiner Haut.

Zuerst das Bewusstsein der eigenen soliden Basisstruktur (Knochenmark-Gefühl im Rückgrat) innerhalb des Rahmens des Lebens; *dann* der weitere Ausbau des eigenen Lebens, des eigenen Körpers. Zu vergleichen mit dem urstarken Baum-Stamm ... und den Säften in seiner Innenstruktur, dann wachsen die Zweige von der Krone und wird Freude am Sauerstoff erlebt, den die Blätter einatmen. Die Wohltat des ‚Baum'-Seins. Wie die Wohltat ein Mensch-im-Körper zu sein, wenn man an dieses innerliche Kraft- und-Licht-Zentrum angeschlossen ist.

Freude. *Die Sonnen-Freudenkrone auf dem Saturnalischen innerlich erleuchteten Kraftstamm.* Innerliche Meisterschaft.
Es wird nicht ‚begehrt', nicht ‚gepackt', nicht ‚außerhalb seiner selbst gesucht' ... ein *Seelig-Sein* in diesem irdisch-vergnüglichen Erleben deiner selbst in deinem Körper.

Menschen, die ein starkes Bedürfnis nach Obst haben, sind einerseits mit diesem Charakter ‚verwandt' (sie verfügen z.B. durchaus über einen soliden Mittelkern), wollen aber andererseits das glaubenskräftige Gleichgewicht ‚links' und ‚rechts', das Freudenbewusstsein über ihr ICH, innerhalb ihrer eigenen Grenzen stärken.

Sie brauchen Ordnung (leben manchmal etwas zu sehr in Chaos), manchmal Neuordnung, *eine* feste Struktur, die dem Lebenskern in ihnen selbst inhärent ist, aber sie sind sich dessen nicht bewusst genug. Die Ordnung im Chaos ist typisch für das Leben, aber auch typisch für jedes menschliche komplexe Ganze. Sie täten gut daran, dies einzusehen, bewusst daran teilzunehmen.
Es sind Menschen, die möglicherweise geistig oder emotional ein wenig verwirrt sind, verwirrt denken, nicht richtig oder klar sehen, die z.B. aus dem Gleichgewicht gebracht wurden, die sich selbst nicht in kohärenter Einheit erfahren oder wiederfinden können.
Manchmal auch ängstlich: „Wo finde ich nun meinen Halt?" („In dir selbst, natürlich", sagt das Obst). „Hilfe, wer bin ich, was bin ich?" Möglicherweise beginnt man zu suchen und zu greifen nach Haltepunkten außerhalb seiner selbst. Manchmal mit Angst und Panik. „Erkenne, in Liebe und Freude bei dir selbst, IN dir selbst ..." mahnt Obst.

Der Mensch sollte nach der Überzeugung / dem Gefühl dieser eigenen Basissicherheit leben, dieses eigenen starken Mittelpfeilers. Nicht anfangen, ‚außerhalb' deiner selbst zu greifen und zu suchen.
Dich anschließen an die tiefe Quelle in dir selbst; zu innerlicher Ruhe kommen ...
Du solltest keine Angst davor haben, zu einem Ich-Bewusstsein zu kommen, dich zu manifestieren, in erster Linie dich selbst als ICH anzuerkennen und als *Einheit* zu manifestieren, als Einheitsstruktur: „Ja, das bin ich. Ich bin es!"

Es wagen, auf den inneren Wert und die Einheitskraft stolz zu sein. Stolz auf das eigene Sein, auf die Pracht deines ‚authentischen' Körpers. Glauben, dass du eine Einheitskraft bist, und nicht einfach ein aneinandergeleimter Haufen von Stückchen aus allem möglichen ... Bestätige dich stark, lasse dich stabil nieder. Schließe dich an deinen eigenen Mittelkern an, deine innerliche Quellenkraft. *Glaube* an deine Kraft, deinen Wert, deine Kohärenz. Suche nicht verwildert hier und da; sammle nicht hier und da alles Mögliche, als ob du aus Puzzelstückchen bestehen würdest. Fühle dich nicht verteilt oder zersplittert, du brauchst kein ‚Puzzle' zu machen: werde dir dieser Einheitskraft deiner selbst bewusst, dieser innerlichen Kernkraft und ... aus diesem Sicherheitsgefühl heraus bekommt alles auf natürliche Weise seinen Platz.

In sonnenüberfluteter Freude *dich selbst* erleben im pursten, reinsten Glück, unabhängig von allem und allen anderen. Wissen, dass es gut ist, dass du *bist*, einsehen, *dass* du als ICH *bist* und daraus alle Freude ziehen, ohne Sorgen, ohne Ängste. Fühlst du dich aufgeteilt, zersplittert? Mach dich selbst dann wieder *eins*! Pure *Eins*-Kraft als Mensch.

Obst spricht mit der Stimme eines sonnenüberfluteten Saturns, vielleicht mit einem strengen Auge darüber wachend, dass du ‚hier' bleibst ... ‚innerhalb deiner ICH-Formstruktur' ... denn dort liegt schließlich deine Freude, dein Glück. Eine Strenge in diesem ‚Wissen', ein Führen innerhalb genauer Linien: dann dieses glückselige Gefühl *der Harmonie als ‚ICH' in deinem Körper, links und rechts in himmlischtuendem Gleichgewicht.*

Obst spricht über die sonnige Herrlichkeit der Erde, über das goldene Glück, das den Menschen erwartet, wenn er sich nur an diese goldene Lebensquelle in sich selbst anschließt, wenn er es nur versteht, innerhalb dieser Grenzen seines Wesens zu bleiben. Die Verbindung von Lebensfreude - einem Aufräumen von Angst - und purem Bestreben nach dem Wachsen des eigenen starken Mittelstamms.

Menschen, die Obst lieben, haben manchmal das Bedürfnis sich abzusondern, auch wenn ihnen dies nicht immer bewusst ist: einmal ganz pur und tief auf sich selbst zurückzugreifen, in sich selbst zurückzufallen: auf dem eigenen Basisboden zu landen und dort die Essenz ihres Freudenkerns zu finden, zu fühlen, zu erleben. Hier und jetzt, dicht und warm zu Hause bei sich selbst. Dort ist alles vorhanden, was man braucht, um gesund und glücklich zu sein und zu bleiben. Von hier aus kann man alles genießen, was auf der Erde ist und lebt, aber man sollte doch zuerst von seinem eigenen Inneren aus losgehen. Lasse dann diese kräftigen Energien spielen und aufbrausen, aber verlasse den Mittelkern niemals.

Diejenigen, die ein starkes Bedürfnis nach Obst haben, sehnen sich also nach einer Art innerlicher Seelenruhe, nach einem Gefühl der Sicherheit und Geborgenheit tief im eigenen Wesen; eine Notwendigkeit zum integralen Zuhausesein und -bleiben beim eigenen Wesen.

„Kommunikation und Umgang mit anderen ist natürlich heilsam, aber *zuerst* und vor allem", sagt Obst, „zählt doch die Erfahrung, das tiefe Erleben der eigenen Kern-Urkunde der Geburt, des Seins als Ich. Stabil, und zugleich fröhlich. Urstark, und zugleich voller Freude. Aufbrechend innerhalb der Mauern in den Wurzeln deines eigenen Wesens. Undurchdringliche Rinde; Immunität innerhalb des eigenen Wesens."

Obst bittet um ein *Gleichgewicht zwischen Struktur und Inhalt, darum, sich nicht außerhalb der eigenen Grenzen zu begeben, sich selbst erst vollständig hochzuziehen, stark wie ein Baumstamm, in dem die Lebenssäfte dann steigen können und einer blühenden Krone Gestalt geben können, grünen Blättern, der frohen Perspektive,* den freudvollen Wahrnehmungen, den sinnlichen und herzlichen Erlebnissen im Leben. Obst sagt: „*Erst* diese starke Struktur ... deine Gestalt-ung ... *dann* kommt die Wonne, der Reichtum, das Glück." Den kräftigen

Stamm in Wachstum und Freude auswachsen lassen. Eine gesunde, notwendige Art der Strenge (Struktur und Begrenzung, Form-Abgrenzung und gleichgewichtiger Aufbau im Hier-und-Jetzt) einerseits, und ein frohes, freies, dynamisch-intensives Erleben des ‚Ich Bin', andererseits.

Ananas

Die Sphäre von Ananas erfreut das Herz. Menschen, die sich nach einem intensiv tiefen Glück sehnen, nach Wärme, nach Liebe, nach einem Sich-behaglich-Fühlen-im-irdischen-Körper, nach einer Verschmelzung mit sich selbst, nach Lebensfreude ohne Ängste. Es ist die tiefwarme Stimme im Menschen, die sagt: Aber ja, du gehörst dazu, du darfst das Glück kosten. Komm her … Ein Beruhigen, ein sicheres Gefühl, ein Wegblasen aller unbestimmten Ängste.

‚Dazugehören zu wollen'. Nicht irgendwo frostig und einsam in einem uferlosen Raum hängenzubleiben. Die Problematik, sich irgendwo ausgeschlossen zu fühlen, kann in minimalem oder in starkem Maße vorhanden sein und ist als ein Signal des Lebenden Selbst-Kerns zu betrachten, dass der Mensch sich selbst noch mehr liebhaben und ‚hereinholen' darf, dass er sich selbst gleichsam noch mehr zudecken darf. Er darf sich selbst hundertprozentig als ICH willkommen heißen: denn alles hat damit zu tun, dass er sich noch nicht wirklich auf der Erde, im Körper willkommen fühlt.
Das Gefühl des Verstoßen- oder Verlassen-Seins, das Gefühl, nicht wirklich dazuzugehören, das Gefühl von Einsamkeit oder irgendwie in der Kälte zu stehen … hat damit zu tun, dass man sich selbst noch nicht ausreichend schätzt, liebt, akzeptiert, sowie damit, dass man sich selbst nicht ausreichend in den Körper, auf das ‚irdische' Gelände hereinholt. Man täte gut daran, sich selbst nicht mit negativen, verurteilenden oder abweisenden Augen zu betrachten. Die große Lust auf Ananas weist darauf hin, dass der Mensch sich in seinem körperlichen Sein möglicherweise noch nicht ganz behaglich fühlt.

Eine Art von existenzieller Angst; möglicherweise schnürt der Magen sich ab und zu dicht, etwa im Sinne von ‚Hilfe, wer bin ich?' unabhängig vom Mutterschoß, unabhängig vom Ur-Schoß … In extremem Sinne fühlt man sich ein bisschen uferlos herumwogen ohne Struktur; man würde sich in allem ‚festbeißen', ganz gleich, was oder wer es ist, um festen Boden zu bekommen. Man wagt es zu wenig, sich auf sich selbst zu verlassen; man wagt es nicht, sich einem selbst hinzugeben: dies geht auch nicht, solange man sich selbst nicht als den Kräftigen Baum von einem Menschen sieht. Man wird sich diese Überzeugung zu eigen machen müssen: dass die Säfte niemals den Baum überwältigen können, wenn der Baum nur sich selbst anerkennt. ‚Ich Bin'. Dass Energien, Emotionen, Lebenskräfte ruhig fließen und im Menschen herumtollen dürfen, wenn er sich nur nicht als eine uferlose, nicht-abgegrenzte NULL ansieht. Wenn er nur die Stabilität in sich selbst anerkennt, sich selbst Gestalt, Struktur gibt: er erkennt, dass er selbst verantwortlich ist für seinen Inhalt. Er ist kein wehrloses, ängstliches Baby, das nicht auf eigenen Füßen stehen kann, das von Hilfe und Schutz abhängig ist, die seine Mutter ihm gibt. Er wird nun der Mensch, der seinen Inhalt zu lenken, zu kanalisieren, zu beherrschen weiß …: er hat die Leitung über sein Leben und zählt auf niemanden anders als sich selbst.

Das Gefühl der Verlassenheit bleibt, solange der Mensch den Rückhalt, den Schoß, den Halt, die Liebe von außen verlangt, solange er die Nabelschnur zum Ur-Schoß (oder zu den Menschen, die diesen im Alltag symbolisieren) nicht durchbrochen hat.

Die Ananas ermahnt den Menschen dazu, hundertprozentig aufrecht auf eigenen Beinen zu stehen und alle Ängste aufzuräumen, so dass nur sein freudiges Herz das Zentrum seines Daseins bestimmt. Er identifiziert sich nun mit Mutter-Vater in sich selbst, die / der das Kind in ihm warm willkommen heißt: er ist (in seinem Gefühl) umringt von liebenden, warmen Energien und fühlt sich behaglich in sich selbst aufgenommen. Er verlangt nicht länger nach Liebe, sondern IST die Liebe selbst geworden. Er pflegt sich, er sucht es jetzt IN sich selbst; er hat Vertrauen und fühlt sich nun sicher.

Dieser Mensch hat die Lektion zu lernen, dass er sich selbst einen sicheren ‚Schoß' bieten sollte. Erst wenn man sich selbst wie ein warmherziger Elternteil willkommen heißt, sich selbst mit Wärme zudeckt, können Gefühle von trauriger Sehnsucht, von Nostalgie, von Verlassenheit oder Unbestimmtheit sowie Ängste verschwinden. Erst wenn man damit aufhört, die Liebe von einem anderen zu erwarten, wenn man damit aufhört, sich wie ein Waisenkind nach einer Art Aufnahme in die Anerkennung zu ‚sehnen', in die Wärme, in die Liebe einer Mutter, eines Vaters, … kann der Verdruss, der Mangel sich auflösen: die starke Lust auf Ananas weist den Menschen schließlich darauf hin, dass er gut daran täte, sich selbst in der Liebe aufzunehmen, dass er sich eigentlich nach der warmen Liebe seines eigenen Herzens sehnt, dass er von seinem eigenen warmen Willkommens-Gefühl in seinen Körper hineingeholt werden will.

Angst und Panik, Kummer und Hilflosigkeit sind nur vorhanden, solange der Mensch die Lösung dieser Gefühle AUSSERHALB seiner selbst suchen würde. Er identifiziert sich dann sehr wohl mit seinem Inhalt, vergisst aber diesem ein sicheres Unterkommen in dem kräftig strukturierten Haus des ‚ICH Bins' zu bieten.

Der Mensch, den es stark nach Ananas verlangt, trägt in sich eine Masse an fruchtbaren Energien, an üppigen Emotionen, aber würde sich in manchen Augenblicken dadurch verschlungen wissen, er sieht den Wald vor lauter Bäumen nicht mehr und ist eventuell kurzsichtig, weil er sich derart auf diese Masse Inhalt richtet, dass er nicht mehr weiter schauen kann; er kommt schwieriger zu einem Überblick über sich selbst, weil er sich untergetaucht fühlt. Er ist dann außerhalb seiner selbst auf der Suche nach Struktur und Halt.

Die Ananas sagt: löse deine unbewussten Ängste, deine eventuellen Gefühle von Panik, von Steuerlosigkeit auf, indem du AUS dem Urschoß trittst, indem du als 1 aus der Ur-Null entstehst.

Lasse dich selbst jetzt geboren werden: stehe tapfer auf eigenen Beinen und blicke mit Übersicht von oben heraus auf deinen üppigen Inhalt. Stehe drüber. *Lasse* das alles einfach existieren, fühle dich nicht dadurch bedroht, sondern sorge dafür, dass du in der Gesamtheit die Leitung über dich selbst in den eigenen Händen hältst.

Die Gefühle, Emotionen, Energien können nur solange überwältigend oder traurig sein, wie der Mensch nicht die Leitung über sein Leben übernimmt: als jemand, der alles in gute Bahnen lenkt, der weiß, dass er sich nicht wie ein trauriger, sehnsuchtsvoller Mensch auf das freuen sollte, was sich außerhalb seiner selbst befindet, sondern der sich selbst verwirklicht und mit den eigenen warmen Sonnenstrahlen wärmt.

Er fühlt sich nun friedvoll, sicher, warm geborgen, behaglich in seinem irdischen Körper. Er gestattet es sich selbst nun wirklich, sein IRDISCHES KÖRPERLICHES SEIN zu genießen, das echte Leben zu genießen.

Er weiß nun, dass Ängste und Gefühle des Nichtsicherseins nur existieren, solange der Mensch nicht wirklich in das Leben auf Erden eintritt, sondern irgendwie weiter an der irrealen Traumsphäre von früher (dem Tod) festhält, solange er sich weigert, als ICH zu existieren, zu leben …

Mit der ICH-Werdung, mit dem Eintritt in seinen irdischen Körper - als Individuum, unabhängig vom anderen, unabhängig vom Schoß - verschwindet schließlich jede Angst und Unsicherheit: er Lebt nun *wirklich* und fühlt sich Herr über sein Leben. In diesem Leben ist sein Herz froh …

Sonnenstrahlen wärmen sanft seine Haut und er genießt seine Natur …; er fühlt sich vollkommen glücklich, ohne dass er hierzu einen anderen braucht. In dieser Sicherheit seines Seins kennt er keine Ängste mehr. Nur in dieser behaglichen Verschmelzung mit sich selbst, mit seinem Körper, mit der Vater-Mutterkraft in seiner Seele kann er auf eine autonome, unabhängige, erwachsene Weise anderen begegnen.

Apfel

Der Apfel spornt dich dazu an, rundheraus ‚Ja!' zu dir selbst zu sagen, auf deinem Weg vorwärtszugehen. Eine Ermutigung, ein Ansporn dazu, weiterzugehen. Zweifle nicht an dir selbst, schreite vorwärts. Ein Anreiz zu Selbstvertrauen. Sie lockt dich aus deiner Hütte und ist dein begeistertster Fan am Straßenrand. „Auf geht's!" … Sie ermutigt dich dazu, deine Kräfte an die Oberfläche zu holen, deine Zähne zu zeigen, wenn es sein muss, dich durch irgendetwas hindurch zu beißen, die Kuh bei den Hörnern zu packen. Energien werden ‚gekitzelt', gelöst … wodurch ein In-Handeln-Treten, eine dynamische Abwicklung.

Die Apfel-Sphäre ist kräftig rund: eine Entschlusskraft des Geistes, rundheraus und schlagfertig ‚Ja' zum Leben sagen, zum Fortschritt, zum persönlichen Engagement. Du trittst nach vorne und du sagst: „Ja, ich werde das tun. Ich nehme diese Aufgabe und Verantwortung auf meine Schultern. Ich bekenne mich dazu! Ich fürchte mich nicht. Ich stehe kräftig in meinem Fleisch, in meinem irdischen Körper. Wie ein Ritter in seinem Harnisch stehe ich bereit, den Kampf für das Gute anzugehen, denn ich habe überhaupt keine Angst!". Den Kopf hoch, tapfer und stolz, die Schultern breit und stark, ein gerader Rücken. Der Verteidiger der Gerechtigkeit, des Guten: auf ihn kann man sich verlassen. Unwesentliches, Unwichtiges, Kleinlichkeiten, über die man früher gestrauchelt wäre, werden nun in den Mülleimer geworfen. Nur das Hauptziel zählt noch, der ganze Rest ist diesem untergeordnet. Man ist nicht länger in seinem Kopf mit einer Menge von Nebensächlichkeiten und Details beschäftigt, die keinerlei Bedeutung haben: das ICH entscheidet sich für sich selbst, für das Leben, für die aktive Vertretung des Guten. Er richtet seinen Blick in *eine* Richtung; er denkt nicht mehr über wertlose Elemente nach.

Der Mensch, der ein Bedürfnis nach Äpfeln hat, sehnt sich tief in seiner Seele danach, das oben Beschriebene in sich selbst zu verwirklichen. Derjenige, der zögert … „Werde ich das wirklich schaffen? Und wird nicht wieder *dies* passieren, und wird mir nicht wieder *jenes* begegnen …? Ich fange lieber gar nicht erst an!" Er sieht, dass Ereignisse in der Zukunft nicht immer gut enden, weil er nicht genug Vertrauen zu sich selbst hat, zu der Tatsache, dass nur Er sein Leben in die richtigen Bahnen lenken kann.
Der Mensch, der an sich selbst zweifelt, und dadurch manchmal auf der Stelle tritt. Mut, Schneid und Selbstvertrauen sind oft nicht in ausreichendem Maße vorhanden. Möglicherweise macht er sich Sorgen, er sieht nicht klar, wie sich das alles vollziehen soll, er leidet unter Versagensangst. Häufig erkennt er nicht in ausreichendem Maße die Kraft seines Körpers; er betrachtet sich selbst als schwächer oder schlaffer, als er in Wirklichkeit ist.

Die Äpfelchen-Sphäre macht einen Menschen wehrhafter, lässt ihn an sein Können glauben, an seinen Erfolg, an seine Kraft, an die Zukunft. Der Mensch beginnt an sich selbst zu glauben; in Vertrauen geht er weiter. Er kommt in Tuchfühlung mit den Kräften seines Körpers; er beginnt daran zu glauben, dass sein Körper stark und kräftig ist, nicht schwach, schlapp, unvermögend!

Derjenige, der ein starkes Bedürfnis nach Äpfeln hat, sucht in gewisser Hinsicht einen Rückhalt; er will vorwärts, aber zweifelt daran, ob ihm das alles auch gelingen wird … Zögernd … „Ja? Darf ich?“ … als ob er daran zweifelt, ob er wohl das Recht hat, den vollen Glauben an sich selbst aufzubauen. Würde er sich schuldig fühlen, wenn er voller Stolz sein Selbst zeigen würde? Zweifelt er an seinen Rechten als Mensch: sich völlig zu seinem ICH - so wie er IST - zu bekennen? Schiebt er sich selbst - seinen Wert - unbewusst nach unten? Darf der Mensch vorwärts treten … oder wurde ihm beigebracht, dass er ‚bescheiden' bleiben muss, zweifelnd an seiner Güte, an seinen Möglichkeiten, an seiner Kraft …
Es sind diese negativen Überzeugungen, die einen Menschen schließlich ‚schwach' machen, ihn krank machen und sterben lassen. Der Appetit auf Äpfel weist darauf hin, dass dieser Mensch aus diesem Zweifels-Kreis heraustreten möchte, dass er sich danach sehnt, sich nicht mehr verstecken, herunterdrücken oder verbergen zu müssen. Dass er sich zu sich selbst bekennen darf! Dass er gut ist, so wie er ist, auf seine einzigartige Weise, und dass es ihm gelingen wird, wirklich zu Leben.

GLAUBE an deine Kräfte, an deine Rechte als Mensch, an deine Güte, an deine Möglichkeiten und lasse dir nichts weismachen von der ‚heruntermachenden, zweifelnden Stimme' in dir! Vergiss das: diese Zweifel. Der fundamentalste Zweifel in einem Menschen ist die Anti-Kraft des Lebens: ich kann nicht leben, ich schaffe es nicht, ich gehe zugrunde … ich KANN nicht … Der Mensch wird diesen Zweifel in der Äpfelchensphäre nun in die Luft jagen und auf eine sehr radikale Weise kurzen Prozess machen mit der Totenwelt von früher, mit dem Zweifel an seiner Kraft, an der unerschöpflichen Lebenskraft in ihm selbst. Der Zweifel hat immer zu Verfall und Tod geführt: weil der Mensch davon überzeugt war, dass er kein Recht auf ein ewiges glückliches Leben hatte. Der Apfel sagt dir: höre damit auf, lasse dir nichts mehr von alten Programmierungen weismachen. Räume den alten Kram auf und entscheide dich auf entschlossene Weise für ein offenes „JA! ich lebe, ich werde leben, ich werde in Ewigkeit glücklich sein“. Er GLAUBT nun an sich selbst: der Mensch als Schöpfer seines Lebens. Die resolute Entscheidung für das lebende ICH.

Menschen, die in alten, selbst-anfeindenden Überzeugungen festsitzen oder in den Indoktrinierungen, die einem Menschen weismachen, dass er ‚nur das' ist, die ihm den Zweifel eingestampft haben … werden ein mehr als normales Bedürfnis nach dem fleischesstarken Apfel haben. Auch jene, die in der Überzeugung leben, dass das Fleisch schwach und kraftlos ist: sie täten gut daran, die strahlende Kraft ihres Körpers als die Veräußerlichung eines urstarken, üppigen Inhaltes zu erleben. Ein gesunder dicker Körper oder ein gesunder dünner Körper: die Apfelsphäre steht für Kraft und den Glauben an diese innerliche sowie physische Kraft.

Der Apfel sagt: „Nichts kann mich fällen, ich bin Gott, ich bin immun gegen das Böse, wenn ich nicht an mir selbst zweifle, an meinen Kräften, an meiner Güte. Ich glaube an die Fleischeskraft meines Körpers, weil er beseelte Materie ist: mein innerliches Seelenleben und mein Körper sind eine prächtige Einheit. Ich bekenne mich rund und kräftig zu dieser Einheit! Ich liebe mich selbst, als irdischen Menschen, als gottkräftiges Wesen; ich liebe meine Körperform; ich wage es, mich hundertprozentig über mein körperliches Sein zu manifestieren!"

Aprikose

Die Aprikose ist *sehr* lieb und sanft zu sich selbst. Sie hört auf ihre Gefühle; sie weiß sich freudvoll gerührt und milde gestimmt durch das Leben, durch ihr eigenes Sein, auch durch ihren physischen Körper, in diesem Leben. Emotionen werden nicht im Geringsten blockiert und können frei strömen. Ein freier Durchlass von Wasser und Flüssigkeiten, ein freier Durchlass des Lebens selbst. Sie hat keine Angst vor ihren Gefühlen und hat auch keine Angst, dass ein anderer ihre Gefühle sehen könnte. Sie ist üppig in ihrer Weiblichkeit. Die Aprikose ist sensibel; sie fühlt mit den anderen mit. Sie ist liebevoll und lässt ständig ihr Herz sprechen.
Sie würde alles für andere tun, mit dem ganzen Herzen, aber eigentlich sich selbst zu wenig schonen. Sie fühlt eine emotionale Besorgtheit für die anderen. Ihr Ergebnis ist gut, wenn sie nur erzählen kann, was ihr über die Leber läuft. Die manische Depression, unter der sie manchmal leidet, macht ihr nicht wirklich Sorgen, weil sie schon weiß, dass ihr Kern aus Gold ist. Dennoch ermahnt sie den Aprikosenliebhaber, etwas mehr auf sein Herz zu hören, auf die Liebe, auf die physische, lebensechte, irdische Anwesenheit anderer. Die Aprikose ruft den Mensch auch dazu auf, mehr Kommunikation mit den anderen anzuknüpfen, den anderen gegenüber geradeheraus aus seinem Herzen näher an seine eigene Art heranzukommen … in Liebe zum Leben.

Der Mensch, der im extremen Sinne ein Bedürfnis nach Aprikose hat, erzählt fast nichts, teilt nichts mit, lebt in seiner Muschel. Eine harte Wand trennt ihn von

den anderen. Er kehrt sich regelmäßig in sich selbst, ohne noch wirklich einen offenen Kontakt zu der Außenwelt zu pflegen. Er ist in gewisser Hinsicht ‚abwesend' für die anderen. Mit diesem Menschen kann man schwer kommunizieren. Er gibt sich die Haltung einer Insel und kommt nicht weiter vorwärts: er ist wie die St. Jakobsfrucht, die ihre Muscheltüren schließt. Seine Lebenswasser stehen still, sein Inhalt versauert.
Indem er in die Aprikosensphäre beißt, öffnet er seine Seelenkanäle; er spricht mit einem Herzen aus Gold. Er öffnet eine warme Tür für die anderen: „Willkommen! Tretet ein in mein gemütlich geheiztes Häuschen", sagt er mit einem offenen Herzen. Er hat es sich gemütlich gemacht und wünscht sich für die anderen dasselbe. Die Lust auf diese Frucht ermahnt den Menschen dazu, auszubrechen aus seiner Isolation aus frostiger Absonderung.
„Hole erst dich selbst herein!", sagt diese Frucht, „warum solltest du dich selbst so abweisen, so absondern, so aus der ‚Mitte' holen?"

Wer einen starken Appetit für Aprikosenmarmelade (mit Zucker) hat, bedient sich am Süßen, aber öffnet noch nicht gleich das Süße für den / die andere/n. Er schließt sich ein in einer ‚süßen Isolation'. Er sorgt bereits gut für sich selbst, er gibt sich selbst bereits zu einem Teil, was er braucht, aber lässt die anderen vor seiner Türe in der Kälte stehen. Er macht nicht auf. Er kennt die Phase der Befriedigung eigener Sehnsüchte, aber wird sich auf die Suche machen müssen nach *gebender*, teilender ‚Liebe'. Die Aprikosenkonfitüre mahnt zu Liebe und wahrhaftiger Aufmerksamkeit für die anderen Menschen: um sich selbst jetzt einen Schritt weiter zu bringen. Er wird aus seinem Schloss treten, um einmal zu schauen, wie es den Menschen im Vorgarten geht.

Der Mensch mit starker Lust auf Aprikosen-Konfitüre hat eine Dosis Eigendünkel, ein wenig arrogante Kühle und wird es sich möglicherweise erlauben, einmal leutselig zuzusehen, wie es den anderen jetzt geht. Er ist eigentlich hoch oben in seinem Elfenbeinturm eingeschlossen, aber erkennt dies selbst nicht immer. Er will nicht heraus, denn es fühlt sich zu gut an. Unterdessen erkennt er nicht einmal, dass er sich selbst etwas nicht gönnt, dass er sich selbst Unrecht antut: auf eine herzliche, warme Weise umzugehen mit Menschen, die zu Liebhaben und Gemütlichkeit in der Lage sind. Er will lieber allein sein und zieht sich selbst ‚zu'. Er teilt sein Leben nicht gerne mit den anderen. Er weiß, er erkennt einfach selbst nicht, was er verpasst. Er ist eigentlich kalt, hart und abseits; er wünscht keine ‚Teilnahme'. Doch wird er einsehen müssen, dass er, der Meister-Knecht, nicht Meister genannt werden kann, dass der ‚Meister' schließlich Liebe heißt.

Die Aprikose will das Rad kehren. Gibt die Aprikosen-Konfitüre noch an, dass dieser Mensch jetzt die Liebe kennenlernen will, aber dann nur für sich selbst … dann gibt die Aprikose wieder, dass *eine* Liebe viel höher steht als alle anderen:

die Liebe für das Leben selbst. Was die Aprikose erzählt ist, dass der Mensch als ‚Einsiedler' das Leben eigentlich noch nicht wirklich liebt, nicht weiß, was Leben ist, wenn er sich in seiner Zelle einschließt, in seiner Absonderung (im wörtlichen oder übertragenen Sinne) … Er schließt sich von seinen tieferen Gefühlswerten ab. Er verzichtet auf ein Engagement im Leben …

Die Aprikose erzählt uns über das Leben, über die Weichheit und die Liebe, über die wirkliche warme Liebe zu sich selbst und über die Besorgtheit um andere. Beschäftigst du dich nur auf eine kältliche Weise mit dir selbst oder schaust du auch auf die anderen? Willst du ihnen Gutes tun oder ist es dir egal? Wohnst du weiterhin allein oder wagst du es, in einen echten Kontakt mit anderen zu treten?

Der Mensch, der sich nach Aprikosenkonfitüre sehnt, sagt dir: ich sehne mich nach süßer Liebe, aber nicht geteilt mit dem anderen. Wenn nur ich selbst mich gut fühle …; er ist noch nicht wirklich reif dafür, wahre Liebe für sich selbst zu fühlen, geschweige denn für einen anderen. Der Mensch, der sich stark nach Aprikosen selbst sehnt, hat bereits viel gesagt, gedacht oder unbewusst an die Umgebung ‚ausgesandt': Lasst mich in Ruhe, ich will mit mir selbst alleine sein. Diese Frucht fordert ihn dazu auf, das alte System abzubrechen, zu transformieren. Dass er sich selbst auf eine liebevolle Weise öffnen würde, dass er sich nicht länger auf eine eigensinnige, kalte Weise absondern würde, nicht immer buchstäblich (in einem Raum), vielmehr auf gefühls-mäßigem, menschlichem Gebiet … Oft erkennt er dies selbst nicht einmal.

Die Ursache dafür, dass bestimmte Menschen sich stark nach Aprikosen sehnen, liegt in der Eitelkeit der Absonderung: Sie haben das Gefühl, nie wirklich dazugehören zu können oder zu müssen. Sie isolieren sich und schauen von außen auf die Welt. Sie haben manchmal Probleme, sich wirklich und hundertprozentig in einer Beziehung zu engagieren, weil sie fixiert bleiben auf ihren Punkt einer ‚Art' von Absonderung. Sie werden erst die Lektion zu lernen haben, auf eine gefühlvolle, liebherzige Weise zu sich selbst zu kommen.

Der Mond scheint durch die Wolken und die Aprikose scheint durch die Blätter wie eine lachende Frucht: Kommst du herunter oder bleibst du da oben hängen? Kommst du zur Welt der Menschen oder wirst du wie ein Vogel weiter in deinem Nest wohnen?
Lass die Menschen nur machen, denkt er, ich sitze hier sicher in meinem Nest. Er lebt kaum, weil er sich ‚einpackt', statt seine Lebensmöglichkeiten ‚auszupacken'. Oberflächliche Kontakte kann er möglicherweise gut bewältigen, weil dies kein Engagement mit Seele und Körper voraussetzt.

Was sagt die Aprikose? Kehre dich nicht gegen dein eigenes Wohl-Sein; lasse dein Türchen offenstehen für liebevolle, warme Kontakte. Denkst du, dass du in deinem Turm glücklich wirst: dann bist du ‚blind' für die Wahrheit. Tritt näher ans Leben heran, an dein warmes Gefühl … und lasse die Kinder mit dir spielen, lasse die Tiere mit dir sprechen und lasse die Liebe dich heilen. Schneide dieses Band deiner Absonderungsposition durch und brich aus deiner ‚Oberst'-Phase aus. Schenke dir selbst Herzenswärme und teile dies mit anderen. Lasse DAS LEBENSGEFÜHL deinen Körper wärmen.

Auch harte Menschen, kalte Menschen, Menschen, die ein Bedürfnis nach viel Schlaf und / oder Absonderung haben, können sehr stark von Aprikosen angezogen werden. (Es kann sich dabei durchaus um eine bestimmte kurze Zeit im Leben einer Person handeln!) Sie verlassen zu sehr den warmen Altar der Liebe und verbringen ihre Zeit in einer bestimmten Absonderung (im wörtlichen oder übertragenen Sinne), ohne noch wirklichen, lebensechten Kontakt mit der Menschen-Welt zu pflegen. Sie kreuzen nicht wirklich einen anderen, sondern leben ‚längsseits'. Sie führen ein monotones, manchmal gefühlshartes Dasein, weil sie niemanden anderen als sich selbst wirklich zulassen … und sogar dies beinhaltet bei ihnen keine Selbst-Liebe! Sie verlangen nicht, sie murren nicht, sondern denken vor allem an ihr eigenes Überleben. Darum ist es gut, etwas von der Aprikosensphäre zu tanken: damit sie in den warmen Mittelpunkt der Erde treten, damit sie von ihrem Herzen aus Liebe aus auf-blühen würden, damit sie wirklich ansprechbar werden und nicht vor einem engeren Kontakt (in erster Linie zu sich selbst) flüchten würden. Auf diese Weise vernichten sie nicht länger das eigene Wohl-Sein …

Der Mensch, den es nach Aprikosenkonfitüre verlangt, ist auf der Suche nach der Wärme in seinem Herzen. Er will es sich selbst geben und schiebt die anderen ein wenig zur Seite. Oft ohne dass er es selbst weiß … schiebt er andere von sich weg … weil sein Lebender Selbst-Kern ihn eigentlich erst ganz nah, *viel* näher … in warmer Liebe, zu sich selbst bringen will. Hat er sich schon zu lange im Niemandsland aufgehalten, dann ist es jetzt an der Zeit, dass er aus seinem Versteck hervorkommt. Eine innerliche Aufforderung zu gefühlvollen Erlebnissen, zu warmmenschlichem Kontakt oder Kontakten. Er selbst wird die kleine Türe aufmachen müssen, sonst kann niemand ihm mit einem Besuch eine Freude machen. In seinem Herzen will er *sehr wohl*, aber sein Instinkt sagt ‚nein'. Er wird einsehen müssen, dass seine Instinkte noch auf ein todflüchtendes primitives Muster verweisen, als Liebe und Mensch-Sein noch nicht vereinbar waren. Nun, da er sich selbst aus dem Muster des Sterbens oder Flüchtens be-freit hat, wird er sich für Leben und Liebe öffnen können: auf warmmenschlichem wahrhaft edlem Niveau. Der Wolf erkennt nun, dass er Mensch ist und flüchtet nicht länger vor dem tödlichen Schuss des ‚Jägers'. Er weiß nun, dass Liebe und Warmmenschlichkeit den Tod übersteigen. Nun kann er sich Herr und Meister nennen.

Die Aprikose steht für: gehörigen Stolz, Freude über das eigene Sein und andererseits eine Weichheit, eine unglaubliche Empfindlichkeit. Er will sich selbst fast nicht mehr fühlen aufgrund seiner Empfindlichkeit. Es würde sogar schmerzhaft werden, wenn er zu tief in seine Empfindlichkeit eintauchen würde.

Derjenige, der sich nach Aprikosen sehnt, versteckt seine Gefühle manchmal sehr tief. Niemand kann ihn in solchen Momenten erreichen. Er ‚erscheint' manchmal durchaus unempfindlich, aber faktisch liegt die Gefühlswelt sehr tief in ihm verborgen. „Also, setze keine Maske auf, äußere deine ehrlichen Gefühle und habe keine Angst, verletzt zu werden," so sagt die Aprikose.

Die Aprikose selbst blickt empfindlich zum weißen leeren Tuch, das in ihren Händen liegt. Die Figur, die gestorben war, ist ‚wiederauferstanden'; der Mensch kann sich nicht mehr auf Trauer richten, auf das, was nun nicht mehr ist, und hat keinerlei Grund mehr, nicht zur sonnigsten, frohesten Seite des Lebens zu blicken. Eine Art von ‚was nun?' empfindet er schon. Er wird einen Anfang nehmen, einen Startversuch von etwas Neuem vielleicht, in jeder Hinsicht nicht über die Vergangenheit nachdenken. Diese Aprikosen konfrontieren sich selbst mit dem, was war, und dem, was jetzt ist, und folglich in der Zukunft weiter ausgebaut werden kann. Eine Art Hingabe, ein Loslassen, ein Neuanfang, eine Art Besonnenheit … ein Warten, um bald zu entscheiden, was zu tun ist, welchen Weg man einschlagen soll. Eine Art Respekt vor dem Puren, dem Reinen, vor dem, was noch unbeschrieben ist, aber schon im höheren Geist existiert.
Eine Art Empfänglichkeit, wie ein Urbecken, das Wasser in sich zulässt und zugleich eine Dankbarkeit für das, was in seinem Leben anwesend ist und hereinkommt. Eine Sphäre der erfrischenden Kühle und des Loslassens, des ‚Seinlassens' und ‚Existierenlassens' (in erster Linie sich selbst), eher abwartenderweise und ‚wir werden schon sehen, wie alles weitergeht'. Am allerwenigsten eine Begierde, eher ein Vertrauen, ein Wissen, dass alles gut wird, so wie der Mensch auf dem Zahnarztstuhl ohne Furcht seinen Mund öffnet, weil er weiß, dass er in diesem reinen Vertrauen und sich selbst bereits loslassenderweise ‚seiend' überhaupt nichts zu fürchten braucht, sondern im Gegenteil das Allerschönste und Reinste erwarten darf. Aprikose lässt alles in seinem Leben zukommen, ist offen, in Empfang für das, was bei ihm herein kommen will … dies gibt ihm ein Gefühl der innerlichen Ruhe.

Derjenige, der sich nach Aprikosen sehnt, hat das Bedürfnis nach dieser Art von innerlicher Ruhe und tut gut daran, sich ganz tief nach innen zu kehren, zu fühlen. Ganz nah und innig tief mit sich selbst sein Kern-ICH zu erleben. Vielleicht er / sie, der / die das schwach-blasse Weibliche als schwach in sich selbst erfährt und / oder zur Schau stellt, damit er sich jetzt als eine mann-fraukräftige Einheit ausbaut. Er / sie täte gut daran, auf die Suche zu gehen nach dem ‚urkräftig' Weiblichen in sich selbst, nach dem *echten* Reinen, dem *wirklich* Wertvollen.

In der Sphäre von Aprikose erfahren wir eine Art ‚Dualität': einerseits eine Art Flexibilität, wie der sanfte Wind, der ein Baumblättchen mit sich hoch in die Luft mitnimmt; die Süße des Lebens. Andererseits versammelnde Kräfte, die sich wie ein drehendes Messerrad bündeln können, um Dynamik in das Leben zu bringen. Schärfe und Weichheit; Weichheit und zugleich ein entschlossenes Durchführen. Beide sind anwesend. Aprikose ist wie ein Röllchen, das Papier glattstreichen will, das abrunden will und machen, dass die Dinge glatter, die Oberflächen gleichmäßiger werden. Keine dem Auge auffallenden Sachen stören noch. Der Briefumschlag, der mit sanfter Hand und Umsicht vorsichtig zugeklebt wird.

Eine Art mütterliche Zärtlichkeit; eine weiße blanke Handlung, die durchgeführt wird. Bestimmte Dinge, die entschlossen geschehen sollten, werden auf unauffällige Weise stark durchgeführt: es fühlt sich weiterhin sanft an; die Schärfe bleibt verborgen. Niemand hat es gefühlt, erfahren. Der erfahrene Arzt, der eine Injektion gibt, ohne dass die Spritze gefühlt wird. Der königliche Lorbeerkranz, der ohne viel Aufsehen, in aller Stille, seine Königswürde anerkennt. Aus der Tiefe seiner Natur in aller Einfachheit, in aller Stille, aber doch so *echt* und rein.

Sei sanft und mild zu dir selbst, sagen die Aprikosen. Auch wenn du es auf eine starke harte Gabel spießt, bleibt das Objekt selbst sehr, sehr weich. Also: auch wenn du im Leben einmal stark und entschlossen oder hart auftreten musst, bleibt diese Weichheit, diese zärtliche Flexibilität erhalten, sagen die Aprikosen. Hole das Letzte aus dir heraus und halte es rein. Mache, dass schmerzvolle Geschehnisse nicht schmerzhaft wirken, mache, dass verletzende Tatsachen nicht gefühlt werden, sagen die Aprikosen deutlich. Die Zange reißt einen Zahn aus und du fühlst es nicht. Es geschieht etwas Einschneidendes, aber es wird als sanft und mild erfahren. Ein Streicheln und Milderung in bestimmten durchgreifenden Ereignissen. Wichtige Geschehnisse, einschneidende Punkte in deinem Leben werden auf derartige Weise in Liebe, Weichheit und mit ‚weiblicher' Hand angepackt, dass kein Schmerz, kein Verdruss, keinerlei eiserne Härte mehr erfahren wird.

Der Mensch, der sich nach Aprikosen sehnt, hegt das tiefe Verlangen, sich zwar auf strikt-strenge Weise aller Dinge zu entledigen, die nicht mehr in seinem Dasein anwesend sein sollten, das was gleichsam als ‚Verstopfung' zwischen den eisernen Stäben einer Maschine stecken bliebe. Jedes Staubkörnchen muss entfernt werden; dies könnte schmerzen. Aber mit dem weichsten Tuch wird das letzte Restchen entfernt. Wie delikat es auch sein mag, aber die Wunde wird auf eine solche Weise gereinigt, dass möglichst wenig - oder kein - Schmerz erfahren wird. Eine *gründliche* Reinigung mit sanfter Hand. Schließlich bleibt die einzige reine saubere Struktur übrig. Es bleibt nichts Unechtes, kein überflüssiger

Abfall zurück. Sie kann hart sein, die Tatsache an sich, aber die WEISE, wie es geschieht, *das* macht Aprikose deutlich, ist von enormer Bedeutung. Fundamental … und mit ganz sanft-empfindlicher Hand, derart, dass geschieht, was geschehen muss und doch nicht gelitten werden muss.

Es ist wichtig, dabei *ganz* nah bei sich selbst zu bleiben, sagen die Aprikosen, um schließlich ein reines und perfektes Endergebnis zu haben. Der letzte Schliff ist manchmal sehr wichtig. Die letzte Musiknote des Schlafliedes, das sanft erklingt, kurz bevor das Kind einschläft, oder die letzten Striche an den Rändern der Tapete, die mit einem weichem Tuch angerieben wird. Das Endergebnis wird mit sanfter Hand bewerkstelligt und ist wunderbar eben, glatt und perfekt.

Dadurch, dass nicht zu viel eingegriffen wird, nicht zu hart oder zu scharf aufgetreten wird, sondern dass man den natürlichen Linien der Bewegung des Lebens selbst folgt, kommt alles zu einem guten und sauberen Ende. Peinlich feine Details, allerletzte Abrundung, einschneidende Reinigung … im Körper, im Geist, im Gefühlsleben oder buchstäblich in der konkreten Realität. Aprikose sagt: „Es wird schon alles gut, aber gehe mit Umsicht vor und folge den wogenden Bewegungen, *ganz* sanft und sensibel, als ob du eine Wunde zum letzten Mal versorgen musst, bevor sie endgültig zugenäht werden kann, so dass du deinen Blick nie mehr darauf zu richten brauchst.

Eine Abrundung, eine zustreichende Bewegung, eine delikate Operation, die zu einem guten Ende gebracht wird, ganz gleich, in welchem übertragenen oder buchstäblichen Sinne. Derjenige, den es nach Aprikose verlangt, hat ein Bedürfnis nach Weichheit, Stille, Ruhe und Harmonie. Unbewusst oder bewusst wird verlangt nach einer rein-harmonischen Abrundung, auch wenn dabei das Messer manchmal hart eingesetzt werden muss.

Avocado

Avocado bewegt sich in einer Sphäre der ‚Gleichmäßigkeit', niemals zu viel oder zu wenig, nicht zu schnell oder zu langsam; sie wirkt ein wenig kalt. Sie verlässt sich auf die eigene starke Autorität und lässt sich von keinem anderen Menschen dazu bringen, von dieser Autorität abzuweichen. Sie hat keine Angst vor einem anderen; sie beugt sich nicht, schämt sich nicht vor dem anderen. Sie ist eine Autorität, die ohne Umwege, eher trocken und sachlich sagen wird, worauf es ankommt. „Lasse das ruhig bis morgen ruhen, mache dir jetzt keine Sorgen darüber!", scheint sie jetzt zu sagen. Sie begreift nicht, warum andere so eine Hektik machen. „Was andere dazu sagen? Das spielt doch überhaupt keine Rolle! Ich tue, was ich tun muss, lasse mich nicht hetzen oder nervös machen."

Sie leidet eindeutig nicht an Emotionen. Avocado behält einen kühlen Kopf und berechnet die Dinge richtig. Sie lässt bei ihrer Wirkung keine emotionalen Argumente mitspielen. Sie wird sich beispielsweise nicht an einer Sache ‚überarbeiten', weil sie selbst immer an erster Stelle steht. Sie lässt es nicht zu, dass materialistische Motive eine Rolle spielen. Sie sorgt sehr gut für sich selbst; sekundäre Faktoren wird sie niemals vorschieben. Am allerwenigsten lässt sie sich von Habgier, Sehnsüchten, Begierden, Lüsten usw. lenken …

Derjenige, der starke Lust auf Avocado hat, will eigentlich selbst ein wenig mehr wie die Avocado sein.
Er produziert viele Energien, zu viele manchmal; seine Schleimhäute produzieren mehr Schleime, Speichel usw. … als für eine Handlung im betreffenden Moment erforderlich ist, im Jetzt-Moment, weil dieser Mensch zu sehr in der Außenwelt aufgeht, in den Dingen, mit denen er sich beschäftigt. Er lässt sich zu stark durch sekundäre Belange beeinflussen. Er steht bereits im Voraus unter Spannung (mit Nervosität und im äußersten Fall mit Lampenfieber), um auf die anderen so gut wie möglich zu wirken, oder um seine Arbeit so gut wie möglich zu erledigen. Er begehrt im Voraus ein gutes Resultat, als ob sein Leben damit steht oder fällt, egal, worum es dabei geht. Er lebt zu wenig im Jetzt-Moment, lebt bereits auf das Morgen hin …, verlangt zu viel. Seine Gedanken drehen sich bereits vorwärts … Ein bisschen gezwungen krampfhaft angestrengt abgestimmt auf dasjenige, was er anstrebt, auf das Beabsichtigte.

Wer ein starkes Bedürfnis nach der Avocado hat, sagt eigentlich „Ich will dies und jenes haben", und „Warum geht dies nicht jetzt ‚sofort', warum muss ich noch darauf warten oder darauf verzichten?" Eventuell entwickelt er ein emotionales und nervöses Engagement. Er wird lernen, den Dingen ihren Lauf zu lassen und sich mehr auf sein echtes Wohl zu konzentrieren, oder aber auf die Dinge oder Menschen um ihn herum, die sein Leben befriedigen müssten. Er muss lernen, Geduld zu haben, die Dinge zur richtigen Zeit in sein Leben kommen zu lassen …; er darf nicht forcieren, nicht erzwingen.

Dieser Mensch wird in aller Ruhe, mit Geduld und Ausgeglichenheit die Dinge eines nach dem anderen abhandeln, ohne sich zu hetzen. Er nimmt sich Zeit. Eines seiner Mottos lautet nun ‚ich kann nur *eine* Sache gleichzeitig machen'; lasse mich in Ruhe alles prüfen und gebührendermaßen abhandeln. Ruhig abwarten. Nicht vorgreifen. Er lässt mit anderen Worten sein Leben von nichts oder niemandem regeln, er führt sein Leben aus einem inneren Harmoniegefühl heraus, mit Ordnung und Regelmäßigkeit. Er ist nicht enttäuscht oder wütend, wenn etwas nicht nach Wunsch läuft, sondern zieht einfach seine Schlüsse daraus; er lernt daraus, macht sich keine Sorgen. Er macht weiter, wächst in Weisheit. Er kennt keine Unzufriedenheit, keine Begierde, keinen Krieg, keinen Kummer. Er lässt die Dinge sein und kommen, ohne etwas erzwingen zu wollen. Er befindet sich nun in der würdigen, ausgeglichenen Avocado-Sphäre.

Banane

Die Banane spornt dich dazu an, alles aus dir selbst herauszuholen; sie ermutigt dich dazu, bis in das Tiefste deiner selbst, bis in die Spitze deines kleinsten Zehs in glückliche ‚Tuchfühlung' zu deinem Wesen zu kommen. Die ERKENNTNIS des Glücks, dass du im Leben BIST: das Glück hat kein Ende.
Die freudvolle Konzentration in dir selbst. Die Phase der begeisterten ‚Zusammen-ziehung' in dir selbst; du ziehst dich selbst auf eine engagierte Weise *ganz* nah zu dir selbst. Das Zuziehen, das Dicht-Machen deiner selbst. Die Sphäre der Konzentration im zentralsten Punkt deines Wesenkerns.
„Dringt es eigentlich zu dir durch? Verstehst du es eigentlich, weißt du es eigentlich, fühlst du es eigentlich??", fragt die Banane. „Du LEBST! Du darfst so froh und dankbar sein für dein Sein, für das Leben in dir." Die intensive Wahrnehmung. Das zu einem durchdringende Bewusstsein des Seins im eigenen irdischen Körper als Lebendes Ich …

Der Mensch mit einem starken Bedürfnis nach Bananen ist möglicherweise noch nicht ganz zu dem vollen Bewusstsein gekommen, WIE FROH und DANKBAR er eigentlich sein darf … weil er als ICH hier auf Erden in seinem Körper LEBEN darf. Möglicherweise versteht er nicht einmal in vollem Umfang, wie glücklich er sein darf, dass er IST, dass er existiert, dass ER es wirklich ist, der im Leben lebt …, mit all den Qualitäten und potenziellen Möglichkeiten in ihm. Die Erkenntnis der unaussprechlichen Freude, die ihn erfüllt: er IST *wirklich*!
Möglicherweise hat er zu lange gelebt, als ob dies die normalste Sache der Welt wäre, vielleicht hat er nicht einmal erkannt, dass er Dankbarkeit für sein Dasein auf Erden fühlen darf, vielleicht ist er sogar missvergnügt oder eher apathisch, oder wie ein Automat, ein wandernder Robot, ein nicht-bewusstes Wesen auf unserer Erdkugel herumgelaufen, überhaupt nicht erkennend, welch ein Glück ihm eigentlich zuteilwird. Möglicherweise hat er niemals wirklich ganz nah über sich selbst nachgedacht, glitt er nur auf eine eher oberflächliche Weise am Leben vorbei. Die Banane rüttelt ihn in seinem Bewusstsein als Mensch ‚wach': eine intensive Erfahrung ‚ich *weiß*', ‚ich fühle', ‚ich erkenne' …: danke sehr. Das unaussprechliche Glück in dieser konzentrierten Wahrnehmung des Ichs. Der Mensch, der sich in seinem irdischen Körper konzentriert (im Gegensatz zur Auflösung des Körpers oder dem Ent-Flüchten aus dem eigenen Körper), der sich wirklich seines Seins als ICH auf der Erde bewusst wird.

Die bedingungslose Dankbarkeit für das Leben, die bedingungslose Liebe zum Selbst und die Erkenntnis, dass der Mensch selbst sein Leben in Freude und Glück erschaffen kann, ohne dass hierbei jemals Verdruss eine Rolle spielen muss, ohne dass dies jemals ein Ende nehmen muss.

Birne

Die Birne ist ein Symbol für eine Tragkraft-in-Gleichgewicht. Der Mensch, der sich tief in seiner Seele danach sehnt, alles was in seinem Leben zu ihm kommt, seinen Inhalt, seine Emotionen, sein Wissen, sein ‚Alles' … in Ausgewogenheit tragen zu können. Eine Bitte um Ausgewogenheit, um Stabilität, um eine starke Basis, die nicht aus dem Gleichgewicht zu bringen ist. Dies erinnert uns an die Waage: nicht übertreiben, weder in die *eine*, noch in die andere Richtung. Sich weder mitreißen zu lassen von seinen Emotionen, noch sein Leben zu sehr nach dem Verstand zu ‚regeln'. Links und rechts im Gleichgewicht.

Die Birne weist auch auf das Verlangen im Menschen hin, sich richtig gut in seinem physischen Körper niederzulassen: dass der Mensch auf eine nachdrückliche, starke Weise von seinem Körper Besitz ergreifen würde. Sich seiner selbst sicher fühlen, sich in Einheit mit dem eigenen Körper sicher fühlen.

Über den Menschen, der ein starkes Verlangen nach Birnen empfindet, können wir sagen: *viel* lebt in ihm, ein reichlicher Inhalt (Gefühle, Gedanken, Emotionen, Erfahrungen, potenzielle Möglichkeiten …) ist in ihm anwesend. Diese Fülle braucht eine Struktur, die nicht erstickend wirkt, sondern mit-wogen kann, sich ausdehnen kann, sich geschmeidig anpassen kann, wenn nötig. Eine Form, die perfekt zum Inhalt passt. Ein Zulassen dieser Ausdehnung des ICHS, wenn nötig. Eine Struktur darf nicht zerquetschen, nicht einschränken. Andererseits ist es so, dass es für eine solche Menge an Inhalt einen stabilen Boden braucht, eine ausgeglichene, strukturelle Richtlinie. Wie eine Flasche Wasser enthalten kann. Wie die Früchte im Füllhorn auch ein stabiles Horn benötigen, das sie trägt.

Viele saftige Energien, üppige Lebenskräfte erfordern den Glauben an die eigene Stabilität, an das eigene Vermögen, dem ICH eine solide und sichere Tragkraft zu bieten. Der Mensch wird gut daran tun, sich kräftig in sich selbst zu ‚setzen' oder zu tragen. Er muss innerhalb der Ufer seines eigenen Wesens die Tragkraft suchen und darf sich nicht auf einen anderen stützen oder sich auflehnen.
Er braucht einen gefassten, ruhigen, selbstsicheren Überblick. Er hört auf sein Gefühl … auf seinen Verstand. Er bleibt im Gleichgewicht. Er versucht, den goldenen Mittelweg zu finden. Er weiß, dass dann die Emotionen nicht die Oberhand bekommen werden.

Dies verweist auf die ‚Hüften'[1], auf das Vermögen, auf eine ausgeglichene Weise das Leben zu tragen, so dass nichts zu einer Belästigung wird. Man weiß die

[1] Lies über die psychologische Übereinstimmung in *Der Schlüssel zur Selbstbefreiung – Enzyklopädie der Psychosomatik.*

Ausgewogenheit zwischen dem ‚Einsatz für den anderen' und dem eigenen Wohl zu bewahren. Die Birnen-Sphäre verfällt nicht in Extreme, sondern lässt die Kirche im Dorf. Man wird also in aller Ehrlichkeit mit sich selbst leben und handeln müssen: damit man nicht aus seinem Gleichgewicht geholt wird. Erst kommt diese Selbstliebe; man handelt in ‚Harmonie' mit sich selbst, man lebt folglich nach der Wahrheit …: man überanstrengt sich nicht, man macht nicht allerlei Verrenkungen, man denkt sich keine Lügen aus, um einen anderen zu erfreuen … Man IST jederzeit stabil und geradeheraus sich selbst.

Das Verlangen nach Birne weist darauf hin, dass man sich tief in sich selbst nach dem folgenden Gefühl sehnt: „Ich kann auf mich selbst bauen; ich lasse mich nicht von anderen aus meinem Gleichgewicht bringen; Ich weiche nicht von meinem Gefühl für Ehrlichkeit, Harmonie, Gerechtigkeit ab; ich will stark in mir selbst bleiben; ich fühle mich kräftig und stabil getragen von meiner starken Basis, in meinem starken Körper …"
Nur die Lüge oder das Aus-sich-selbst-treten, das Sich-selbst-Verlassen für etwas oder jemanden außerhalb seiner selbst … kann ihn zum Wanken bringen, mit aller dazugehörigen emotionalen Verwirrung. Sein Kopf wird nur verwirrt, chaotisch, ängstlich oder panisch, wenn er etwas zu sehr ‚nachgibt', das ‚außerhalb' von ihm liegt und gar nicht in Harmonie zu ihm steht. Er darf seine ehrliche Stimme niemals verlassen oder verraten … Er darf den Hahn nicht drei Mal krähen lassen.

Dieser Mensch hat also das Bedürfnis, sich sehr stark auf sich selbst zu verlassen und täte gut daran, den Glauben an seine starke Basiskraft zu stärken. Nur wenn er an seiner innerlichen Tragkraft zweifelt, wird er Kompromisse mit der Lüge schließen, wird er mit anderen mitspielen, mit Dingen, mit denen er eigentlich in seinem Herzen überhaupt nicht einverstanden ist. Er wird seine Seele nur an den Teufel verkaufen, solange er an der Macht der Güte zweifelt, die in ihm wohnt …

Das Bedürfnis nach Birne weist darauf hin, dass der Mensch sich nach einer Stabilen Gründung auf seiner eigenen breiten, starken Basis sehnt: dass er selbstsicher wird, nicht an seinem intuitiv-rationalen Beurteilungsvermögen zweifelt und auf eine ehrliche Weise kräftig, mit Überblick, aus seinem Ausgeglichenen Zustand heraus spricht. Er ist nun Herr und Meister über seinen üppigen Inhalt, er baut nur auf das eigene starke Rückgrat, wankt nicht, zweifelt nicht. Er wagt es, sich frank und frei zu sich selbst und zu seiner Meinung zu bekennen und lässt sich nicht von der Umgebung verunsichern. Er besitzt das meisterliche Vermögen, klar zu sehen und zu handeln. Form und Inhalt sind gleichsam auf harmonische Weise miteinander verschmolzen. Der Mensch fühlt sich stämmig, stark, breit und stabil in seinem physischen Körper. Eine wohltuende Ausgewogenheit, innerliche Sicherheit, Ruhe, Kraft.

Birnenquitte

Birnenquitte wägt ab und überdenkt die Dinge. Wie ein wahrer Weihnachtsmann, der das Allerbeste mit der Menschheit vorhat, blickt sie über ihre Brille, streicht mit den Händen bedachtsam über den weißen Bart. Sie erwägt reiflich, versucht für in der Schwebe befindliche oder scheinbar unlösbare Fragen eine harmonische Lösung zu finden. Sie kehrt sich der Weisheit tief in ihr selbst zu, urteilt nicht, verurteilt nicht, aber leugnet nicht, dass bestimmte Elemente einer Lösung bedürfen. Nach reiflicher Erwägung, nach einer auf gleichgewichtige Weise getroffenen Entscheidung wird sie dir ihre weisen Worte schenken. Sie berücksichtigt alle Fakten.
Sie ist extrem verständnisvoll: sie versteht links und rechts, weiblich und männlich, schwarz und weiß, ja und nein, kann sich in Menschen ‚hineinversetzen', aber wird sich doch niemals in die Irre führen oder aus dem Gleichgewicht bringen lassen durch eventuelle Täuschungen, Manipulationen oder Schein-Bewegungen von links oder rechts.

Birnenquitte symbolisiert die Geduld, in aller Ruhe über bestimmte Dinge nachzudenken, um zu einer gediegenen Lösung zu kommen. Sie wird überhaupt nicht nervös, im Gegenteil, sie ist sich der Tatsache bewusst, sie *weiß,* dass sich für alles die richtige Antwort anbieten wird, dass sich für alle Schwierigkeiten oder Lebensfragen eine Lösung manifestieren wird: zum rechten Augenblick, nicht früher, nicht später. Vertrauensvoll und ohne Zweifel. Die Dinge in Weisheit überblickend, und abwartend, dann wieder ruhig handelnd, ohne zu erzwingen oder zu greifen.

Birnenquitte selbst achtet darauf, nicht *zu* lange über bestimmte Dinge nachzudenken, nicht zu zögern und von einem zum anderen zu neigen. Tut sie (oder der Mensch, der sich der Birnenquitte verwandt fühlt) dies jedoch, dann werden unterste Rückenwirbel überbelastet, dann kippen Hüften zu sehr, oder möglicherweise, wenn er zu lange bei den Details des Lebens hängenbleibt, macht der Ischias sich bemerkbar[2].

Der Mensch, der Birnenquitte mag, sehnt sich nach dieser Sphäre der Versöhnung, Milderung, des Verständnisses und Gleichgewichts. Er trägt in sich die Sphäre eines Gleich-Bringers, aber tut gut daran, sich selbst nicht zu enthaupten, indem er zu sehr den Dingen außerhalb seiner selbst nachjagt, sich darin ‚verliert'. Sorge um so viele Dinge: dies erfordert ein tief-ruhiges Vertrauen, ein Wissen, dass die Harmonie in seinem Leben sich immer wiederherstellen wird.

---

[2] Lies mehr über die psychologische Übereinstimmung von Ischias in *Der Schlüssel zur Selbstbefreiung – Enzyklopädie der Psychosomatik.*

Und dass diese Harmonie ein Einheitserlebnis seiner selbst erfordert, so dass er nicht zu sehr nach links oder nach rechts neigen würde, sich selbst nicht ‚schwindlig'[3] machen würde, indem er alles und jeden, 1001 Dinge außerhalb seiner selbst berücksichtigte, indem er auf solche Weise im Geist und mit den Gedanken abwägen würde, und unterdessen sein eigenes Mittelherz in der Kälte stehen lassen würde.

Fügen wir Zucker hinzu, in der Sphäre von Birnenquittengelee, dann nehmen wir die harmonische Verschmelzung innerhalb des Menschen wahr: die süße Mandorla-Sphäre: der Verbund zwischen dem allerhöchsten Faktum dessen, was man das ‚männliche' und das ‚weibliche' Element nennt. Weisheitsüberlegungen und Gefühle fließen geschmeidig und warm in den Bahnen des Ichs.

Birnenquitte ist zuversichtlich: wie ein Cello mit strammen Bassrundungen setzt sie sich ruhig in das Gras. Sie wartet auf ein Zeichen vom Leben, vom Lebensdirigent – dieser Stimme, die sie hören, fühlen und in sich selbst sehen kann. Sie macht sich keine Sorgen, sondern hält sich bereit, um ihre Stelle einzunehmen, ihre Aufgabe als Spieler im Lebensorchester zu übernehmen. Sie betrachtet die Dinge des Lebens nicht als schwer, sondern hält sich auf flexible Weise bereit für ein ‚Nachregeln', für das Hervorbringen eines Klanges, der im Gesamtbild ‚fehlt', hält sich dafür bereit, mit Weisheit und Sinn für Gerechtigkeit eine Änderung durchzuführen, Disharmonie zu beseitigen und Harmonie herzustellen. Sie schweigt, wartet ab und weiß zu schauen, zu hören, zu fühlen; greift ein, wenn das Leben sie dazu auffordert. Ein Zusammenwirken von Entspannung-Ruhe einerseits und einem aufmerksamen Anwesendsein bei der Ausführung des Lebensplans andererseits.
Der Mensch der Birnenquitte liebt, täte gut daran zu lernen, auf sein Gefühl zu bauen und zu vertrauen, auf sein innerliches Wissen, braucht nicht lange zu zögern und die Dinge immer wieder auseinanderzunehmen, um sich zu vergewissern, dass wirklich alles, was er tut, seine Richtigkeit hat. Zweifel beseitigen, fühlend wissen und ein bodenloses Vertrauen auf das entwickeln, was er fühlt und sieht.

Der Mond schaut der Erde zu, genau wie die Birnenquitte. Sie strahlen beide eine Art Sorge aus. Derjenige, den es nach dieser Sphäre verlangt oder der damit verwandt ist, muss möglicherweise noch eine Art ‚Distanziertheit' durchbrechen, ein kaltes Warten im Sinne von ‚alles ist doch normal, so wie es ist? Alles ist doch wie üblich? Muss sich dann überhaupt etwas ändern, sollten wir nicht besser alles beim Alten lassen?' Aus Angst davor, das ‚Alte' zu verlieren, kann der Mensch anfangen zu regeln und zu ordnen, Meinungsverschiedenheiten beizule-

---

[3] Lies mehr über die psychologische Übereinstimmung von Schwindel in *Der Schlüssel zur Selbstbefreiung – Enzyklopädie der Psychosomatik.*

gen und immer wieder zu Frieden zu kommen. Letztlich aber wird er auf diese Weise einen Durchbruch des ‚Neuen' verhindern. Sinn für Ausgewogenheit und Gerechtigkeit, für Frieden und Sorge ist sehr gut, solange diese ruhige Suche nach einem Gleichgewicht einer Evolution oder einem Fortschritt nicht im Wege steht.

Am deutlichsten zeigt sich der Charakter von Birnenquitte in ihrem Sinn für Ausgewogenheit und Harmonie, ohne dabei Gefühlsströme zu unterdrücken. Eine Ausgewogenheit in der Formstruktur auf eine derartige Weise, dass der Inhalt sich frei darin bewegen kann, wie die Musikklänge in / aus einem Cello: die Lebensgefühle im Menschen. Kein strenger, harter, urteilender Richter, sondern ein nach Harmonie strebender, sich ständig auf geschmeidige Weise selbst lenkender Cellist: nicht untergeordnet oder begraben unter dem Klangkasten des gesamten Orchesters, sondern als warmkräftiger würdiger Spieler, mit Sinn für Ausgewogenheit, Harmonie und Gerechtigkeit; er weiß den rechten Ton zu berühren, passt sich leicht an, gleicht immer wieder, mit großer Geschmeidigkeit, Mängel oder Überschüsse aus.

Der Mensch in dieser positiven Birnenquitten-Sphäre lebt aus seinem ‚Mittelgefühl' heraus, weiß und fühlt, wo das harmonische Mittelfeld liegt und lässt sich selbst nicht zur frostigen denkenden Seite hin neigen, im Gegenteil. Loslassenderweise, handelnd aus dieser Art von harmonischem Gefühl, inhärent anwesend in Leben und Liebe, streicht er die Saiten des Lebens, spielt er das großzügige, warm-weihnachtliche Lied, das er selbst jetzt ist.

Brombeere

Derjenige, der ein starkes Verlangen nach Brombeeren hat, ähnelt ein bisschen einem störrischen Kind, das von seiner Mama fordert, sie solle es versorgen, kleiden, seinen Schmutz wegputzen, seinen Kummer lösen usw. … Es verlässt sich zu wenig auf sich selbst; Dieser Mensch versorgt sich selbst zu wenig mit Zuwendung und Liebe. Er begehrt dann zu sehr außerhalb seiner selbst, aber kann auf diese Weise niemals zufrieden sein. Er wird nun lernen, sich selbst mehr zu versorgen, sich zu verwirklichen, unabhängig von allen anderen. Darum stellt Mutter Brombeere ihn auf seine eigenen Füße: er muss weitergehen.

Derjenige, der Brombeeren liebt, hält diese Sphäre in sich selbst am Leben: es sei denn, er nimmt die Rolle des ‚Kindes' oder die der ‚Mutter-die-das-Kind-an-sich-bindet' auf sich. Die Brombeer-Mutter hingegen ermahnt ihn dazu, sich selbst und den anderen frei zu machen …

Die Brombeeren-Sphäre stimuliert die Autonomie, die Selbst-Versorgung, die Anerkennung des ICH-Wesens, unabhängig von einem Schoß, unabhängig von der Mutter, die ihn großgezogen hat. Sie steht für das dynamische und entschlossene Weitergehen, ohne noch weiter an einem anderen kleben zu bleiben, an der Vergangenheit. Es ist die Sphäre der Mutter, die fühlt dass sie ihr Kind auf den Weg schieben muss, dass sie ihm keine Chance mehr geben darf, auf sie zurückzufallen. Das ‚Männliche' muss lernen, auf eigenen Beinen zu stehen, und sich geborgen wissen in seinem eigenen ‚weiblichen Schoß'.

Die Brombeere selbst liebt die volle Kraft des Lebens, will den Menschen *völlig* in sich selbst, in das Leben senden, will nicht, dass auch nur ein Tupfen seines Wesens auf der Rückbank des Lebens sitzenbleiben würde … Sie lenkt und stimuliert das emotional Unreife im Menschen, um zu Reife und Unabhängigkeit zu gelangen. Das Letzte will sie herausholen: das Allerbeste im Menschen muss an die Oberfläche geholt werden. Darum ist es nötig, dass er sich auf die eigenen Füßen stellt, unabhängig von allem und jedem.

Auch und vor allem was das Weitergehen angeht, das Nicht-stillstehen-Bleiben im Leben: Mutter Brombeere wird jeden Bestandteil, jedes Element seines Wesens dazu ermahnen, vorwärtszugehen und nichts, aber auch gar NICHTS bei ihr zurückzulassen. Sie will, dass er VORWÄRTSSCHREITET, dass er weitergeht, dass er nichts zurücklässt. Dies beinhaltet, dass er alles benutzen müsste, was in ihm vorhanden ist. „Nicht kleben bleiben, weitergehen!"
In dieser Bedeutung sagt sie auch: lasse nichts, was dir gehört, auf einem anderen, bei einem anderen herumliegen; nimm alles mit. Wenn du das Elternhaus verlässt, dann gehe auch ganz und lasse nichts bei deiner ‚Mutter' zurück. Es ist die Mutter in dir, die sagt: „Nimm mit, was dir gehört, und räume deinen Kram auf (im wahrsten Sinne des Wortes). Belaste nicht einen anderen mit deinem Kram, mit deinem Elend, deinem Verdruss, sondern gehe *selbst* weiter, nimm deine Probleme unter den Arm und löse sie selbst, ohne dies von einem anderen zu erwarten oder ihn / sie damit zu belasten."

„Du bist ‚Du': sei du selbst, sei selbstständig. Hopp, auf geht´s, an die Buletten! Packe die Kuh bei den Hörnern und gehe nicht dahin zurück, wo du herkommst; gehe vorwärts, stehe nun auf eigenen Beinen. Begib dich in die Dynamik deines Wesens." Mutter Brombeere (es ist diese Stimme in dir selbst!) gibt hier ihrem Sohn einen beinahe drohenden, harten Schubs in den Rücken: „Komm nicht mehr zurück, ja!? Ich habe dich großgezogen: jetzt ist es Zeit, *selbst* dein Leben zu führen, deinen Schmutz aufzuräumen, selbst eine Lösung für deine Probleme zu suchen."
Unabhängigkeit: sich selbst mit Liebe versehen; die Hilfe, die Aufmerksamkeit und die Liebe, die Versorgung nicht vom anderen, von den Mütterlichen erwarten, sondern für DICH SELBST sorgen! Auch deine eigene Mütterlichkeit nicht

an anderen ‚festlegen', an Kindern, für die du dich verantwortlich fühlst. Liebe schenkt Freiheit … und macht sich selbst überflüssig.

„Ziehe einfach los und stehe auf eigenen Beinen; du brauchst nicht mehr auf mich zurückzugreifen. Es ist Zeit, alles selbst zu machen," spricht die Mutter. Dies klingt hart in seinen Ohren, doch ist dies der Beginn seines autonomen Lebens, in dem nur er selbst verantwortlich sein wird für sein Glück. Erst wenn der Mensch beginnt, sich nicht mehr mit einem anderen zu füllen, nichts mehr von einem ‚anderen' zu erwarten, kann der Weg zu seinem Glück beginnen … Das, was er für sein Wohlergehen braucht, kommt dann von selbst auf seinen Pfad. Nur muss er selbst jetzt diesen Ersten Schritt (weg-von) machen.
Der Mensch darf nicht mehr auf die Gewohnheiten, die Stützbalken, die Helfer von früher ‚zurückgreifen'. Er muss jetzt auf sich selbst bauen und neue Horizonte erkunden. Die Brombeere sagt, dass er möglicherweise schon zu lange im Schoß der Vergangenheit sitzengeblieben ist, in seinem eigenen Dreck.

Wage es, ein neues Leben zu betreten, ohne immer wieder in deine eigenen Fußstapfen zurückzukehren. Bleibe nicht im Nest der Abhängigkeit in Hilfsbedürftigkeit sitzen - oder dem Umgekehrten: dich selbst in Abhängigkeit von anderen halten, indem du unbedingt für sie sorgen willst, sie festhalten willst.

Befreit ein Mensch sich aus dem Schoß, der ihn anfänglich ernährt hat, oder aus der zu erstickenden Verbindung mit dem Partner / Freund, an den er sich festgebunden hat, oder aus seinem instinktiven Verhalten des Versorgens-und-Festhaltens anderer … dann wird er sich ‚freier' fühlen: er wird es verstehen, sich selbst mit Zuwendung, Liebe zu nähren …; er wird loslassen …, den anderen loslassen … und weitergehen!

Er bereitet sich selbst eine leckere Mahlzeit zu. Er spricht aus seinem tiefsten Selbst heraus; er fühlt sich nicht länger ‚emotional' getroffen, verletzt, wenn ein anderer ihn wegstößt, abweist oder ihm nicht gibt, was er verlangt: er sieht nun ein, dass er sich alles selbst geben sollte. Dass gerade dieser Weg ‚Befreiung' bedeutet. Er wird daher auch weder Wut noch Groll, Kränkungsgefühle oder Verdruss gegenüber dem anderen, gegenüber bestimmten Ereignissen der Vergangenheit entwickeln. Seine Pankreas lacht nun ausschließlich über die schöne Selbstständigkeit, die er sich selbst gibt; sein Mund und seine Leber verraten weder Wut noch Vorwürfe, Kritik, Hass oder Groll, da er sich selbst in Liebe anerkannt hat; seine Beine tragen ihn nun stabil und bereitwillig, da er sich auf sich selbst stützt. Hiermit hat er jede Begierde, jedes düstere Gefühl, jeden dunklen Gedanken, ja, den Tod aus seinem Leben vertrieben … Mit dem Knappsack auf seinem Rücken …, freigekämpft und voll frischen Mutes zieht er singend in das Leben hinein, hier und dort aus den Sträuchern entlang des Waldweges eine Brombeere pflückend …

Clementinen

Der Charakter von Clementinchen ist: akzeptieren (in erster Linie dich selbst), mühelos aufnehmen, schlucken, verdauen und loslassen. Dich nicht wehren gegen das Neue, das hereinkommt, gegen das, was zu dir kommt. Widerstand abbauen. Auch und in erster Linie den Widerstand gegen deine eigene ‚Werdung', gegen dein eigenes ‚Sein' …, gegen deine Art und Weise des ‚Seins', gegen deinen Körper, deine Art …

Du gibst dir selbst den größtmöglichen Raum im Leben. Du gibst daher auch problemlos etwas oder jemandem ‚Raum' in deinem Leben. Duldest du niemanden in deiner Umgebung oder gibst du ihm / ihr auch ein Plätzchen? Oder drückst du ihn von dir weg: stelle dir dann die Frage „inwieweit drücke ich mich selbst noch weg? Liebe ich mich selbst denn genug, oder finde ich etwas an mir selbst schlecht, gemein, hässlich?" Es geht hier um die grundsätzliche Infragestellung der Güte, der Schönheit des ICHS insgesamt. Der ZWEIFEL am eigenen Daseinsrecht, ‚so wie' dieser Mensch IST … ob er so wohl gut ist, ob er wohl als ICH, so wie er ist, existieren darf?

Clementine weist darauf hin, dass neuartige Energien mühelos in das eigene System assimiliert werden, so dass neue Informationen, neue Daten nicht im Magen liegenbleiben. Die Mühelosigkeit bei Integration, Akzeptanz, Aufnahme, beim Ausdehnen.

Die bedingungslose, vollständige Akzeptanz seiner selbst, der eigenen Individualität, des eigenen Körpers. Zulassen, dass er ‚breiter' wird (im übertragenen, aber auch im wörtlichen Sinne, falls es gut für ihn ist, eine breitere Gestalt zu haben).

Der Mensch, der sich nach der Sphäre des Clementinchens sehnt, hat das Bedürfnis, seine Prozesse der / des Aufnahme-Verarbeitung-Loslassens von Erfahrungen, Ereignissen, Informationen, emotionalen Erlebnissen ein bisschen zu beschleunigen und vor allem alles sich auf eine geschmeidige akzeptable Art in die gesamte Persönlichkeit integrieren zu lassen. Hierbei müssen manchmal eine abweisende Haltung, Widerstand und Zweifel überwunden werden.

Möglicherweise behält er zunächst die abweisende Haltung gegenüber bestimmten Dingen, ist sogar skeptisch, zögernd oder misstrauisch. In einer zweiten Phase verarbeitet er es nur teilweise, weil er abwägt, hin und her schwankt, nachdenkt und an dem gemachten Schritt zweifelt. In der dritten Phase fällt es ihm schwer, das Verarbeitete loszulassen, weil möglicherweise der damit verbundene emotionale Aspekt noch hängenbleibt.

Die Botschaft der Clementine lautet hier im Grundsatz: „Zweifle nicht an dir selbst! Akzeptiere zuallererst deine eigene Großartigkeit, Schönheit, Weite und Kraft. Nimm keine abweisende Haltung gegenüber den goldenen Schätzen in deiner Seele ein; erst aus diesem Sich-vertraut-Fühlen in und mit dir selbst kannst du der Außenwelt gegenüber eine geringere Abwehr, weniger Zögern, Misstrauen, Argwohn oder Zweifel empfinden. Aus deiner eigenen Sicherheit heraus fühlst du sofort: ja, dies darf ich akzeptieren, dies muss ich zu mir nehmen und integrieren oder das Gegenteil: dies akzeptiere ich nicht, hier ziehe ich meine Grenzen." Clementinchen bittet um die Entwicklung eines kräftigen Selbstvertrauens, bittet darum, man solle sich in der eigenen Haut gut fühlen, um ohne Zögern abweisen oder akzeptieren zu können, was man aus dieser inneren Sicherheit heraus fühlt, tun zu müssen.

Diese Frucht fordert, der Mensch solle seinen breiten Raum vollständig einnehmen, nicht nur seinen Körper, auch seine psycho-emotionale Potenz. Er solle sich gleichsam nicht vor sich selbst verstecken … Er solle seinem eigenen Inhalt nicht zweifelnd gegenüberstehen, er solle sich selbst nicht auf eine zweifelnde Art und Weise betrachten. Oder fühlt er sich noch unbehaglich im eigenen Körper; zweifelt er daran, dass er überhaupt sein darf, wer er IST, in Seele und Körper …? Hat er Angst, nicht gut genug zu sein? Auf diese Weise ist es einem Menschen unmöglich, sich auf eine flotte, entspannte Weise in die Außenwelt zu begeben. Man lebt nur von einer zweifelhaften Basis aus, zu zögerlich, zu sehr sich selbst wegdrückend, zu verlegen manchmal. Man wird sich zu lange mit Dingen aufhalten, die man am besten sofort lösen sollte, dagegen empfindet man weiterhin Zweifel in Bezug auf jene Elemente, die man am besten zur Gänze integrieren sollte …

Dieser Mensch darf durchaus Komplimente machen, Worte des Lobes aussprechen über sich selbst. Er wird seinen weiten, breiten Raum einnehmen müssen. Die Clementine erzählt ihm auch, dass er noch nicht die ganze Tragweite und Möglichkeiten seines weiten Wesens anerkennt oder erkennt: „Lass es nur kommen! Wehre dich nicht gegen neue Energien und lasse das Alte immer wieder los, so dass das prächtige Neue in dir aufblühen kann, sich dir offenbaren kann. Nimm in Bezug auf deine Talente, deine üppigen Möglichkeiten keine ablehnende Haltung ein; schiebe sie nicht weg von dir mit einem heruntermachenden Skeptizismus gegenüber dir selbst."

Das Clementinchen ist strahlend, stolz und offenherzig: der Mensch, der Lust auf diese Frucht hat, täte gut daran, diesen Charakter in sich selbst nachdrücklich hervorzuheben.
Die Clementine stimuliert den Menschen dazu, noch mehr Talente in sich selbst aufblühen zu lassen, als er bisher zugelassen hat, sich endlich selbst ‚ausdehnen' zu lassen bis zur vollen Breite des Wesens, das er ist: in all seiner Großartigkeit

und Pracht! Der Mensch, der an sich selbst glaubt, wodurch all seine Möglichkeiten ans Licht kommen, wodurch ein schneller Prozess des Integrierens, Verarbeitens und Loslassens in Gang kommt.

Der Mensch, der unsicher auf den eigenen Beinen steht, der an seiner Großartigkeit und seiner Kraft zweifelt, wird bestimmte Dinge ängstlich festhalten - oder davor flüchten - ; die Clementine ermahnt den Menschen dazu, keine Ängste mehr zu fühlen, den vollsten Glauben an seinen großartigen Inhalt zu haben und auf eine einfache, flexible, furchtlose Weise im Leben zu stehen. Und vor allem: dasjenige loszulassen, an dem er sich in der Außenwelt festhält. Er täte gut daran zu lernen, geschmeidiger los-zulassen.

„Lass es nur kommen, lass nur weiterströmen!“, ruft Clementinchen furchtlos. Er läuft nicht länger vor sich selbst weg: er bleibt anwesend in der vollen Weite seines Wesens und ist nun stolz auf sich selbst. Er transpiriert nicht mehr, er hält nichts länger fest als nötig …, er krampft sich nicht länger zu, aus Selbstzweifel.

Möglicherweise hat dieser Mensch zuvor unter abwechselnd weichem-hartem Stuhlgang gelitten, abwechselnd Kälte-Wärme; Fieber oder Schauer rufen den Menschen zurück in seinen irdischen Körper, weil er zu gespannt, zu krampfhaft im Leben stand. Er war zu wenig er selbst, ließ seine Seinsart noch zu sehr von der sozialen Umgebung abhängen, gab Dritten zu viel Macht, war zu wenig in Liebe auf seinen Körper bezogen.

Das Bedürfnis nach Clementinchen weist den Menschen darauf hin, dass er ganz RUHIG aus sich selbst heraus leben muss, ohne sich etwas aus der Außenwelt zu machen, ohne sein Gefühl des Wohlbehagens, seinen Lebensstil von anderen bestimmen zu lassen. Er nimmt nun breiträumig seinen Platz ein und tut alles in aller Gemütsruhe, ohne sich von den ‚Erwartungen’ der anderen hetzen zu lassen.

Derjenige, der ein starkes Bedürfnis nach Clementinchen hat, weist sich selbst darauf hin, dass an der Notglocke gezogen wird, was das Festhalten von Dingen und Menschen betrifft, die er besser loslassen sollte. Dass er dringendst damit aufhören sollte, sich selbst an die zweite Stelle zu setzen: er wird sich zuerst und vor allem seinen eigenen Tiefen zuwenden und von seinem reinen Kern aus leben. Er braucht nicht länger die Anerkennung von anderen für seine Art des Seins, weil er nun an die Güte und Schönheit seines Wesens glaubt. Die Clementine sagt, sie wolle nicht länger Zeugin des Wohlergehens der Welt sein, sondern seines innerlichen Selbst. Er darf sich nun ganz warm und für sich selbst engagiert fühlen. Fühle dich gut und Selbstsicher, sagt diese Frucht. Vereinige dich nur mit dir selbst, mit deinem Körper, fühle dich in deinem Körper heimisch. Fühle dich nicht un-wohl: sei stets und immer du selbst. Sei stolz auf dich-selbstin-Einheit-mit-deinem-Körper! Fühle dich wohl und lasse dich von niemandem aus dem Gleichgewicht bringen. Selbst-Liebe führt zu Unverletzlichkeit: die Symbolik der ‚blauen Flecken' ist damit aufgelöst.[4]

Der Mensch wird nun einsehen, dass er nicht an etwas teilnehmen MUSS, wozu er überhaupt keine Lust hat. Er nimmt SEINEN Platz ein und lässt diesen Raum von niemand anderem - von keinem ‚Parasiten' - einnehmen. Seine Grenzen dehnen sich aus und Menschen, die nicht in sein ‚Haus', in seine Umgebung gehören, verschwinden von selbst. Er hat seine Unsicherheit nun vertrieben.

„Fühle dich FREI in dir selbst: nimm dein Leben in deine Hände und lasse dir nichts aufdrängen. Wage es, du selbst zu sein, dich so zu manifestieren, wie du BIST. Sei STOLZ auf dich selbst und halte nichts und niemanden außerhalb deiner selbst fest.
Stehe nicht länger ZWEIFELND im Leben, vertreibe diese unbewusst-lebenden Ängste, indem du dich für dich selbst entscheidest, für das Leben, und nimm deinen ganzen Raum ein!", verkündet die Clementine mit Nachdruck.

Mandarinen

Das Mandarinchen ist eher selbstsüchtig, setzt sich gut für seine eigenen Interessen ein und wird sich sicher nicht die Butter vom Brot nehmen lassen! Es lässt nichts und niemanden zu, das / der nicht zu ihm gehört. Es traut sich etwas und kann nötigenfalls ‚nein' sagen. Das Mandarinchen - ein bisschen kälter, härter, gleichgültiger, stabiler, fester, charakterlich zusammengezogener als das strahlende, sich stärker ausdehnende Clementinchen - fordert den Menschen dazu auf, sich in sein eigenes Feld zurückzuziehen, sich zur Not ein wenig abzusondern, sich ein bisschen ‚gleichgültiger', emotional weniger empfindlich (oder weniger einmischungsfreudig-interessiert) gegenüber der Außenwelt zu verhalten. „Hände weg! Nimm dir Sachen weniger zu Herzen … Ziehe dich zurück!", sagt die Mandarine, die kälter, radikaler ist.

Die Clementine ist - im Vergleich zum Mandarinchen - vollblütig und rund, stolz auf sich selbst: sie will sich zeigen, wie sie IST. Sie schämt sich nicht, hält sich nicht zurück. Bekennt sich freimütig und geradeheraus zu sich selbst. Sie lässt den Dingen ihren Lauf, vertraut und lässt los …

Die Mandarine ist im Vergleich dazu entschlusskräftiger, schneidender, frostiger, geschlossener, introvertierter.

---

[4] Lies über die psychologische Übereinstimmung von Blauen Flecken in *Der Schlüssel zur Selbstbefreiung – Enzyklopädie der Psychosomatik.*

In dem Maße, in dem der Mensch mehr Lust auf das eine oder andere hat, deutet dies darauf hin, dass er bestimmte Eigenschaften des Clementinchens oder eben des Mandarinchens in sich selbst verwirklichen will.

Derjenige, der sich nach Mandarinchen sehnt, sagt möglicherweise: „Das traue ich mich nicht!“ Er ist eher nervös, von beweglicher Natur, regt sich schneller auf … Er lässt bestimmte Emotionen zu sehr überwiegen. Er bewegt sich auf einem zu unsicheren, beängstigenden, zweifelhaften Gebiet. Der Blickwinkel dieser Unsicherheit ist jedoch ein anderer als bei den Clementinen. Clementinchen brauchen eine stolze Selbst-Veräußerlichung, müssen sich für sich selbst einsetzen, müssen diejenigen abprallen lassen, die zu nahe kommen würden, die wie Parasiten in ihren privaten Bereich eindringen würden. Der Mandarinchenesser hingegen hat ein stärkeres Bedürfnis danach, innerliche Ruhe aufzubauen, eine stabile, ausgeglichene innerliche Sicherheit zu kreieren. Sich weniger Sorgen zu machen über dies und das, über Kinder und Nahrung zum Beispiel, usw. … Der Mandarinenesser sehnt sich danach, sich etwas gleichgültiger, weniger bekümmert und furchtsam verhalten zu können. Er muss etwas härter werden, etwas weniger empfindlich und weniger schnell gekränkt, etwas weniger schreckhaft. Er wird sich auf die Suche nach dem wuchtigen, unvergänglichen Felsen in seinem Innersten machen müssen, so dass er nicht in Angst, Panik, Verdruss, hysterischer Verzweiflung oder emotionalen Launen die Aufmerksamkeit der Umgebung zu wecken braucht. Er wird sich selbst Stabilität geben müssen …
Er wird die Dinge seinen Rücken hinunter dahin-gleiten lassen müssen.
„Ach, das ist mir doch egal … “, sagt die Mandarine fast emotionslos und setzt unerschütterlich ihren Weg fort, in aller Ruhe, entschlossen, unberührt. Und dieser Mensch wäre gerne ein bisschen wie die Mandarine.

Der Mensch, der sich nach Clementine sehnt, will in gewisser Hinsicht durchbrechen, ausbrechen, will diese Unannehmlichkeit loswerden, dass er von seinen eigenen Energien überwältigt wird, indem er sich selbst auf eine stärkere, strahlendere Weise manifestiert. Er nimmt seinen Platz ein.
Der Mensch, der sich nach Mandarinchen sehnt, sollte sich besser etwas mehr nach innen richten, seine Hände von anderen lassen und sich mehr mit sich selbst beschäftigen. Er wird *selbst* seine Grenzen ziehen müssen und sich selbst ermahnen: damit habe ich nichts zu tun, das ist ihr Leben … Ich ziehe mich zurück in mein Haus und mische mich nicht bei anderen ein. Das ist ihr Leben; hier beginnt das meine. Genau wie beim Clementinchen hat dieser Mensch auch das Bedürfnis, die Dinge schneller los-zu-lassen.

Der Mensch, der sich stark nach Mandarinchen sehnt, muss auf eine entschlossene Weise sagen können: jetzt ist Schluss! Ich breche damit! Er erkennt, dass er in seinem eigenen Feld bleiben muss, dass er nicht nach einem anderen angeln sollte, dass er gut daran täte, seine Netze einzuholen, ganz gleich auf welchem Gebiet.

Er wird sich nun auf sich selbst richten, statt sich nach anderen zu richten. Er wird sich nun mit sich selbst beschäftigen müssen, statt Bemerkungen über andere zu machen, oder mit seiner Meinung, seinen Fragen zu anderen zu gehen. Er wird nun seinen Griff, seine Anforderungen oder Kritik und Erwartungen in Bezug auf andere loslassen.

Er wird zu innerlicher Ruhe kommen, seine Nerven werden Ruhe haben, wenn er sich nun auf die Suche macht nach der Sicherheit tief in sich selbst, wenn er sich nicht länger aufregt über das, was um ihn herum geschieht, wenn er sich selbst nun alle Aufmerksamkeit schenkt, statt von anderen Aufmerksamkeit zu verlangen. Er sucht nicht länger außerhalb seiner selbst, nervös oder emotional von hier nach dort laufend ... Er steckt seine Grenzen ab und fühlt sich sicher und stark in seiner eigenen Festung.

Datteln

Die Dattel liebt Regelmäßigkeit, Genauigkeit, eine Art Korrektheit und deutliche Worte, Wahrheit, entschlossene Entscheidungen und Rhythmik, das Spreu-vom-Weizen-Trennen. Ja oder nein: sie kennt keinen Zwischenweg. Sie ist der Behüter des wahren Lebens ... Was schlecht ist, böse ist, verrottet ist, tödlich ist, Gift ist (sowohl psycho-emotional als auch physisch) ... das will sie unverzüglich weghaben! In solchen Fällen greift sie ohne Aufschub, kaltblütig, immer wohlüberlegt, ohne Mitleid auf entschlossene Weise ein.

Sie strahlt in Überschwänglichkeit, weiß, was sie tut, und trennt und unterscheidet mit Leichtigkeit das Böse vom Guten, Leben von Tod, das Essbare vom Nicht-Essbaren. Sie entfernt auf eine ausgeglichene Weise - wie eine erfahrene Mutter - die nicht essbaren Teilchen, die nicht-verdaubaren Teilchen aus dem Ganzen. Vergleichen wir sie mit der Geschicklichkeit, mit der eine Köchin die harten Enden ihrer Bohnen für den Komposthaufen im Garten beiseite wirft, während sie die Mittelstücke zum Verzehr in den Kochtopf legt. Sie tut dies aus einem Wissen heraus, aus einem angeborenen Automatismus heraus, ohne sich weiter in Frage zu stellen. Sie siebt das Brauchbare aus dem Nicht-Brauchbaren. Sie arbeitet schnell und effizient, ohne Zögern. Alles verläuft zügig.

Lust auf Datteln bittet um Aufklärung, um eine Klare Lösung. Dabei kann es um die tiefgehendsten Problematiken gehen: die Fragen über Leben und Tod, die tief im zugrundeliegenden Gefühlsleben des Menschen anwesend sind. Alle anderen Gespinste und Probleme sind nur davon abgeleitet.

Es ist durchaus möglich, dass Menschen, die beispielsweise einen Haufen Papier zu ordnen haben, fast den Wald vor lauter Bäumen nicht mehr sehen, während ein Stapel auszusuchende Dokumente noch auf sie wartet und in einem Eiltempo durchgearbeitet werden muss … dass diese Menschen ein Bedürfnis nach der Dattel-Sphäre haben, wenn auch auf einer ‚abgeleiteten' Ebene. Der Mensch, der in einem Stapel Arbeit, der auf ihn wartet, keine Klarheit erkennt; der Mensch, der irgendwo auf einem breiteren Gebiet keine klare Lösung sieht und eine Auswahl, eine Entscheidung treffen muss.

Auf einer tieferen Ebene weist die Dattelsphäre auf den Menschen hin, der (unbewusst) dazu neigt, sich auf das Gebiet von Spinnereien, Träumereien mit tückischen Fallen zu begeben, sich selbst in die Klemme zu bringen, sich einen Haufen Elend auf den Hals zu laden. Der Mensch, der sich selbst in Probleme bringt. Oder er bringt sich selbst in einen Irrgarten, wenn auch unbewusst, um sich dann darin zu verlieren … Beispielsweise jener Mensch in unserer Gesellschaft, der gleichsam in einer Traumwelt lebt, sich unbewusst in die Sphäre von Dornröschen bringt, die für 100 Jahre in den Schlaf fiel, um … schließlich nur vom Prinzen zum Leben erweckt werden zu können.

Die Lust auf Datteln fordert den Menschen dazu auf, alle derartigen ‚Spinnennetze' wegzufegen, klarzusehen, sich selbst nicht zu veräppeln …, sich nicht in den Wald mit den vielen Spinnennetzen zu begeben, wo er sich verlaufen und verirren würde.
Möglicherweise lässt er sich vom ‚Mysterium' mitreißen, vom Nebel, vom Ungewissen, vom Alkohol, von viel Schlaf, von träumerischen oder abwesenden Zuständen, von vagen Märchen-, Geistes- oder religiösen Sphären … statt sich völlig nüchtern davon fern-zuhalten, sich in dieser Hinsicht nicht mehr mitreißen zu lassen …, in Übersicht, die Dinge auf Distanz zu betrachten.

Dem Menschen, der große Lust auf Datteln hat, können wir sagen: „Die Wahrheit ist, dass du den ‚wachen Prinzen' nicht außerhalb von dir selbst positionieren darfst. Nur ‚Prinz Dattel', der IN DIR SELBST wohnt, kann dich zum wahren Leben erwecken: Also lasse dir nichts weismachen, lasse dich nicht von irgendeiner verheißungsvollen falschen Sphäre mitreißen oder verführen … ERWACHE SELBST ZUM LEBEN! Springe aus der Brandung: auf den festen Boden. Spiele sicher. Sei in dir selbst sicher; übernimm die volle Verantwortung, ohne dich auch nur einen Moment lang in die Tiefen ‚des Gespinstes' heruntersacken oder mitreißen zu lassen, in denen du dein ICH nicht mehr klar siehst, auf welche Art und Weise auch immer."

Die Dattelsphäre erinnert uns an die kleine Hirtin, die ihr Leben NICHT ‚riskieren' wird, um *eines* ihrer Schafe aus dem Morast zu retten … Sie bleibt nüchtern, lernt schnell zu entscheiden, was gut und was nicht gut ist. Sie ist in der Lage, sich hierüber in keiner Weise irgendwelche emotionalen Sorgen zu machen. Sie trifft eine Wahl ...: sie entscheidet sich für Leben und geht einfach weiter. Sie bleibt nicht stillstehen, hört auf die klare Sprache des Lebens selbst. Dies kann manchmal kalt, hart oder gleichgültig wirken ... dennoch ist dies die einzige Sprache des Lebens. Der Mensch braucht nicht (mehr) am Kreuz zu hängen, um einen anderen zu retten (auch wenn diese Symbolik einst in der Menschheitsgeschichte ihren Nutzen und ihre Bedeutung hatte).

Der dunkle Wald, der dich ‚lockt', in ihn einzutreten - du weißt selbst nicht, warum - du erfährst das Mysterium, das Unbekannte, aber du wirst durch eine unerklärliche Kraft dorthin gezogen ... du trittst ein ... und du scheinst nicht mehr herauszufinden. Du hoffst, diese himmlische Sphäre zu finden, diese Sphäre einer unweltlichen Höhe und Schönheit ... aber tatsächlich ... es geht hier um die Schönheit des Außer-Irdischen, des Nicht-Irdischen, um eine Schein-Schönheit ... Du lässt alles mit dir machen, du lässt dich darin aufnehmen. Es ist ein riesiges Spinnennetz, aber aus oh so weichen Fäden. Es tut dir nicht weh, im Gegenteil, es mildert allen Schmerz ... aber du gleitest weg aus dem Leben. Dies ist die Lüge, dies ist der TOD, dies ist die magnetische Ansaugkraft der Femme Fatale, des Homme Fatal, des Sex, der Traumwelt in den Romanen, des alkoholischen Rausches, der Drogen und des Weihrauchs, eines Wahntraumbildes ...

Grundsätzlich geht es hier um die verschiedenen Gestalten der Ansaugkraft des Ur-Netzes, des Ur-Schoßes ...: in dem du dich weiter und weiter verlaufen würdest, betäubt werden würdest ... um nie mehr herauszukommen. Die Dattelsphäre setzt dich hierüber in Kenntnis: sie ermahnt dich dazu, dich nicht beeinflussen zu lassen, nicht verführen oder aufnehmen zu lassen ..., nicht den ersten Schritt in den Spinnen-Wald zu machen, nicht dem Lockruf der Betäubung nachzugeben; es bedeutet schließlich eine Rückgabe deiner selbst an den Urschoß, aus dem du einst kamst - in den Tod. Du solltest dich nie mehr darin aufnehmen lassen.[5] Wir können die Dattelsphäre mit der Geschichte des Fadens der Ariadne vergleichen, der einen Weg zur Befreiung aus dem Labyrinth wies ...

Der Mensch, der ein großes Bedürfnis nach Datteln verspürt, verliert sich zu leicht in nicht-irdischen Sphären, in der Un-Wirklichkeit, wird sich selbst auf radikale Weise aus den Traum-Sphären holen müssen, um auf eine nüchterne, realistische Weise an seiner Welt zu bauen. Er wird gut daran tun, sich selbst nicht hinabgleiten, hinabrutschen zu lassen ... Er bleibt nüchtern, wach und aufmerksam. Er lässt zu jeder Zeit sein Öllämpchen brennen.

Derjenige, der extreme Lust auf Datteln hat, lebt auf einer verlorenen, unbewussteren, betrunkenen oder süchtigen Ebene; er will sich selbst nicht auf konkrete und nüchterne Weise nachdenken lassen. Er flüchtet vor einer definitiven klaren

---

[5] Lies mehr hierzu im Buch *Neue Tage.*

Lösung für seine Probleme oder vor *einem* bestimmten Problem; er beschwichtigt sich selbst; er betäubt sich selbst; er verschiebt; er hat keine Ahnung, wie er anfangen soll: dabei kann es um praktische, materielle Probleme gehen, die dann doch immer die Folge einer tieferliegenden Problematik sind, wie oben bereits beschrieben (bezüglich Leben und Tod; die Flucht, das Chaos, das Netz); für sein Gefühl befindet er sich in einem Wirrwarr, aus dem er nicht herauskommt. Befreit der Mensch sich aus der tieferliegenden Problematik, dann werden dadurch seine praktischen, materiellen Probleme übersichtlich, deutlich werden und sich schließlich auflösen; dies kann manchmal mit einer Neubewertung bestimmter Dinge einhergehen, mit Reorganisation.

Der Mensch, der ein großes Verlangen nach Datteln empfindet, weiß sich keinen Rat mehr, möglicherweise fühlt er sich in gewisser Hinsicht tod-müde ...: damit er sich nun WIRKLICH in das LEBEN bringen kann, damit er sich selbst wachrütteln kann, um eine WAHL zu treffen, sich nicht länger EINFACH SO leben zu lassen ...
Die Dattelsphäre fordert ihn dazu auf, er solle nicht trödeln, sondern kräftig seine Zähne in das Leben schlagen, ohne Aufschub. Der ZAHN steigt in die Höhe: es ist der Mensch, der sich der Tatsache bewusst wird, dass er sich auf aktive Weise für das Leben in sich selbst Entscheiden muss. Er darf nicht länger zögern ... Er wird entschlossen bestimmte Schritte machen, um sich endgültig aus dem unfertigen Wald, aus dem verschwommenen Gespinst zu erlösen. Er SIEHT dann klar, unterscheidet nun schwarz auf weiß das Lebende vom Leblosen. Er löst erst seine Kern-Problematik, danach wird ihm schnell deutlich werden, welche praktischen Lösungen und Veränderungen er in seinem Leben noch anwenden bzw. durchführen muss.

Erdbeere

Die Erdbeere ist ein Symbol für eine gewisse Art der Courage, des entschlossenen Handelns, dafür, dass man sich von nichts und niemandem beirren lässt. Sie ist geradeheraus, schneidet nötigenfalls mit dem Schwert, spricht frei von der Leber weg, ohne sich allzu sehr über die Art und Weise Gedanken zu machen, wie ihre Worte von der Umgebung aufgenommen werden. Sie ist das vielleicht etwas freche Fräulein, sie, die es wagt, die Dinge so anzusprechen, wie sie diese sieht und fühlt, ohne Umwege. Sie wagt es ohne Scheu, das Tüpfelchen auf das i zu setzen. Sie äußert ihre Meinung frank und frei, möglicherweise manchmal etwas rau oder aggressiv. Sie wagt es, sich für ihre eigenen Belange einzusetzen; möglicherweise ein wenig geziert, etwas arrogant. Manchmal tendiert die Erdbeere dazu, etwas zu angriffslustig, aggressiv, beißend, abstoßend zu sein.

Die erhabene Erdbeeren-Sphäre steht etwas über der Erde; wie eine kritische, fordernde Jungfrau wird sie nicht alles einfach zulassen oder zu sich nehmen …: sie schluckt nicht alles einfach so. Sie scheint sehr genau zu wissen, was sie will. Sie zieht auf entschiedene Weise ihre Grenzen, macht ihre Regeln, stellt ihre Anforderungen und Bedingungen. Manchmal würden wir uns durchaus die Frage stellen, ob sie auch in Bezug auf sich selbst so ‚kühn' ist? Ist sie nicht zu hart, zu rau, zu distanziert, zu fordernd gegenüber sich selbst, gegenüber dem Irdischen im Allgemeinen? Infolgedessen wird sie manchmal gegenüber anderen eine *zu* scharf kritische, abweisende und aggressive Haltung einnehmen.

Bei der Erdbeere ist es daher auch von allergrößter Bedeutung, dass jemand, der keine Lust auf diese Frucht hat, sie nicht zu sich nimmt, da die Erdbeere einen stark betonten psychologischen Charakter trägt (mit eventuellem Hautausschlag usw. … als Folge).

Erdbeermarmelade bietet dem Menschen eine sanftere Formel an. Menschen mit einer Erdbeer-Allergie suchen faktisch eine sanfte, friedliche Lösung für sich selbst; sie sollten aufhören zu kämpfen. Sie werden lernen müssen, ihre Kräfte auf eine dynamische, aufbauende Weise zu benutzen, statt sich wie ein Teufel in einem Weihwasserbecken zu drehen und gegen Windmühlen zu kämpfen, sich selbst auf die Pelle zu rücken (und eventuell anderen). Akzeptanz seiner selbst in Liebe, Weichheit und Frieden …, ein Lieben des eigenen Körpers sind hier absolute Notwendigkeiten. Hautausschlag und Unbequemlichkeiten nach dem Essen von Erdbeeren geben lediglich an, dass der Mensch sich selbst jedes innerlichen Kampfes entledigen will.[6]

Der Mensch, der ein starkes Bedürfnis nach Erdbeeren hat, sehnt sich tief in seiner Seele danach, ein bisschen von Fräulein Erdbeeres Charakter abzujagen. Er weiß sich konfrontiert mit einem eigenen Gefühl der Ohnmacht, vor allem wenn es darauf ankommt, sich wirklich für sich selbst einzusetzen, oder sich auf eine deutliche, klare, abgegrenzte Weise nach außen hin manifestieren zu können oder Grenzen zu ziehen, wo dies nötig ist. Man fühlt sich möglicherweise im Griff von …

In extremem Sinne geht es hier um den Menschen, der es nicht wagt, für und aus sich selbst heraus zu leben … der sich vernachlässigt oder unterschätzt, vielleicht sich selbst und seinen Körper nicht ausreichend pflegt oder auf eine zu wenig respektvolle Weise behandelt; derjenige, der sich hängen lässt … Er ist manchmal zu schlapp, zu weich, zu träge, zu passiv, zu leer, zu wenig scharfeingestellt, manchmal apathisch-lustlos, gleichgültig, kraftlos oder energielos. Er muss sich selbst vielleicht manchmal schon zusammenreißen. Er blickt möglicherweise auf sich selbst herab, macht sich selbst herunter. Er macht keinen Unter-

[6] Lies hierzu mehr in *Der Schlüssel zur Selbstbefreiung – Enzyklopädie der Psychosomatik.*

schied und lässt alles einfach so zu in seinem Leben; er nimmt alles nicht so genau, oder ihm ist manchmal eigentlich alles egal.
Er hat auf- und eindringen lassen. Er fühlt sich überstiegen: durch die viele Arbeit, durch die Situationen, durch Menschen oder durch die Haltung bestimmter Menschen, die er angezogen hat. Er rutscht fast aus …

➔ Erdbeermarmelade: siehe *Süßigkeiten*

Feigen

Die Feige ist ein Symbol dafür, dass man Ölfarbe auf intuitive Weise breit auf einer Leinwand ausstreicht …: alle Farben des Regenbogens dürfen mit dabei sein. Der Mann malt nach seinem Gefühl, auf eine spontane, intuitive Weise … Es sieht fast aus wie eine Rubens-Frucht. Die Feigen-Sphäre ist auf-ziehend, aufschmierend, weich und breit auseinanderziehend, in Expansion bringend, eher analysierend (aber dann in *einer* einzigen fließenden Bewegung) als in Synthese zusammenziehbar. Die Feige hat das Bedürfnis, mit losen Gebärden, in einer völlig freien, breiten Armbewegung, ihre Expression in einem schönen, ästhetischen, angenehmen, weichen, flotten Stil wiederzugeben.
„Ich halte meine Impulse zu freier Äußerung, meinen Drang zur Expression eines innerlichen Gefühls für Schönheit nicht zurück! Ich lasse mich sogar einigermaßen hierdurch antreiben. Lasse es zu, dass ich mich in einer offenen, wohltuenden Kreativität, in Kunstsinn ausdrücke … Lasse es zu, dass ich mich in meinen Produkten, in einer expressiven Gestaltung ausdrücke. Ich bringe nach außen …“

Es ist daher auch selbstverständlich, dass die erweiternde, elastische Feigensphäre eine Wohltat ist für Lungen, Magen, Gedärme, Adern, die ‚Innenseite’ der Wände der Körperteile. Sie ‚öffnet’ den Menschen da durch Ziehen, wo er sich zu-fest-zuzieht; sie bringt ihn nach außen, wo er zu viel in sich-selbst-gerollt sitzen bleibt. Doch gilt auch hier die Regel: iss niemals Feigen, wenn du keine Lust darauf hast. Heilung geschieht schließlich spontan, unabhängig von einer ‚verstandesmäßigen Entscheidung’.

Der Mensch, der sich hinsetzt, den Brustkorb zusammengedrückt, seine Lungen kaum öffnend …: derjenige, der seinen Inhalt, seine kreativen Möglichkeiten nicht anerkennt oder nicht benützt. Er lässt sich hängen und seine Energie erschöpft sich, da er seine innere kreative Quelle nicht anbohrt. Er glaubt nicht an sein Können. Statt seinen Raum breiträumig einzunehmen - wie die Feige - hält er sich zu klein, zu zusammengeduckt. Er krümmt sich und äußert sich zu beschränkt. Er versinkt in sich selbst; seine Lungen fallen zusammen, da ist zu wenig Luft, zu wenig Energie in seinem Körper, weil er überhaupt nicht an seine innere Kraftquelle glaubt. ‚Die anderen können es, aber ich nicht'.

Wer Lust auf Feigen hat, empfindet möglicherweise ein Gefühl für Schönheit, aber die Schöpfung selbst, die Kreation, die Äußerung, die Veräußerlichung, die Gestaltung schöner innerlicher Gefühlskräfte: die gelingt im Verhältnis zur Potenz viel weniger. Er wird Kreationen von anderen betrachten, aber selbst nicht genug zu schöpfendem ‚Tun' kommen … oder jedenfalls … weist die ‚Lust' auf Feigen ihn darauf hin, dass er (noch viel) mehr auf dem Kasten hat, als er (bisher) zeigt!
Er kann sich selbst traurig und ohnmächtig fühlen: er will sich selbst dennoch tief in seinem Herzen auf eine kräftige kreative Weise verwirklichen.

In erster Linie sollte er sich selbst ‚offen' und breit einnehmen, auf eine entspannte Weise; bis in die kleinsten Spitzen seiner Zehen wird er seine Lebensenergien ausströmen lassen … Er darf sich nicht weigern, den Raum seines Wesens breit einzunehmen. Erst wenn er sich selbst in das eigene Körperfeld hinaus fließen lässt … wird er sich auf eine spontane, ehrliche, ungezwungene Weise äußern können: in Expressions-Formen, die ein Bild von seinem eigenen breiten, weiten Sein zeichnen.
Die Feige sagt diesem Menschen: „Kneife dich selbst nicht so zu, drücke deine Lungen nicht so platt. Richte deine Schultern nach hinten, nimm deinen Raum breiträumig ein. Glaube an diese strahlende Farbenpracht in deiner Seele, an dein Vermögen zu Äußern, zu Schöpfen, zu Kreieren und Schönheit nach außen zu bringen."

Dieser Mensch wird darauf achten, dass seine Anforderungen, seine Selbst-Kritik nicht zu Hoch liegen, dass er nicht die ‚Perfektion' verlangt, dass er einfach die Schönheit aus seiner Seele nach außen bringen darf, ohne dass diese gleich kulturellen Normen, bestimmten Regeln, Strukturen, Formationen erfüllen oder entsprechen muss. Er darf an seine Äußerungen nicht zu sehr mit einer Art Logik / Technik herangehen. Es kommt darauf an, dass er SICH SELBST vollständig öffnet und äußert: so wie er IST, in Schöpfungstaten, die sich aus seinem Natürlichen Sein ergeben.

Menschen mit großer Lust auf Feigen werden darauf achten müssen, dass sie ihr Leben nicht zu sehr unter dem Denken ersticken, dem Intellektuellen, während das Spontane, Intuitive, Natürliche zurückgedrungen wird, nicht oder nicht genug geäußert werden kann … Der Mensch kann alles in einer solchen Weise überdenken und mit der Ratio überblicken, dass es nichts mehr werden würde mit einer spontanen Äußerung und Gestaltung … Er BLICKT dann zum Leben, er DENKT dann über das Leben nach, aber LEBT nicht selbst IM Leben. Er wird sich selbst nun am besten gehen lassen, leben lassen, erleben lassen, fühlen lassen, mitwogen lassen mit den innerlichen Wellen und Eingebungen … Die Feige ähnelt dem Kunstmaler oder dem Musikanten mit dem üppigen wellenden Haar … Derjenige, der Lust auf Feigen hat, kann hiervon noch etwas lernen.

Er sollte sich in dieser Expression weit öffnen, sich verbreiten. Er wird sein breites Feld einnehmen müssen. Sich nicht enger, kleiner oder geschlossener erscheinen lassen, als er tatsächlich ist. Er wird auf eine intuitive Weise leben müssen, ohne Zurückhaltung, ohne Zweifel, ohne Anforderungen an diese Äußerung zu stellen, ohne sich selbst zurückzuhalten oder zusammenzukrümmen.

Der Mensch, den es sehr stark nach Feigen verlangt, ist manchmal zu ablehnend; er wagt es nicht oder nicht genug, unternimmt nicht, bleibt in sich selbst, hält sich an alten Mustern und Stilen fest und kann sich daher nicht weiter evolvieren; es hat den Anschein, als ob er Angst hat, sich auf eine spontane, natürliche Weise in das Leben zu werfen. Er hat Angst vor dem Sprung in das Lebenswasser; die Feige wird ihn beruhigen und ihn einfacher in das Leben gleiten lassen. Sie ist wie eine sanfte Geburtszange. Die Frucht, die mühsam geboren wird, der Backstein, der im Magen liegt, die angestauten Spannungen, die zurückgehaltene spontane Kreativitätsströmung … die Feigensphäre ist wie ein Balsam, der lindert, beruhigt, öffnet und auf schmerzlose Weise nach außen treibt, ohne Geburtswehen.

Der Mensch, der im Leben eine zu kalte Haltung einnimmt, sich zu hart oder zu ‚einsam' verhält, sehnt sich nach der sanften Wärme der Feigen-Sphäre, die ihn willkommen heißt, die das Herz wärmt und ein Gefühl behaglicher Nestwärme, ein Gefühl von Sicherheit im eigenen Körper, von Gemütlichkeit in den irdischen Sphären repräsentiert. Es ist also dem Menschen überlassen, sich selbst, unabhängig vom Verzehr von Feigen, auf eine angenehme, breite, großzügige Weise im Leben auf-blühen zu lassen! Damit er die gesamte Weite seines Körpers breit einnimmt. Der Körper bittet darum, geschmeidig und breit auf-fließen zu dürfen. Der Mensch darf nicht zusammenschrumpfen oder abnehmen wollen. Ein jeder hat seine innerliche Veranlagung, die mit einem dicken, stämmigen oder einem mageren Körper einhergeht. Man muss sich trauen, man selbst zu sein, unabhängig von Schönheitsnormen. (Gesundheit bedeutet: es wagen, auf freudvolle Weise man selbst zu sein, in Seele und Körper.) Die Feige fordert den Menschen eher dazu auf, sich selbst ausdehnen zu lassen.

Das Umgekehrte: für jemanden, der ein wenig zu viel von der Feigensphäre in sich trägt …

Manchmal scheint es, als ob die Feige nicht einmal weiß, was das ist: Angst vor dem Unbekannten oder … das Sichsorgenmachen über Ärger im Magen. Sie zaudert nicht, sondern ergreift unverzüglich einen Stift, den Pinsel, die Schreibtafel oder die Akupunktur-Nadel, ohne sich zu fragen, ob es wohl ‚gut' ist, was sie tut. Sie zögert nicht, sie zweifelt nicht, stellt sich selbst überhaupt nicht in Frage, ist überhaupt nicht kritisch. „Worüber machst du dir eigentlich solche Sorgen?“ würde sie wohl fragen … Jemand, der also zu viel von der Feigensphäre hat, wird eher einmal prüfen müssen, ob er nicht zu leicht, ohne noch weiter über die Dinge nachzudenken, bestimmten Linien folgt, während er, wenn er einmal weiter-denken würde, einsehen würde, dass er ‚auf einem neuen und anderen Niveau' seine Kreativität wirken lassen darf. Es sind die Künstler, die sich selbst aufblasen. Er wird seine Äußerung durchaus als ein Spiel betrachten, eine gesunde Kreativität. Die Feige bittet einfach darum, dass ein Mensch sich selbst breiträumig ins Leben bringt, in Wort und Tat, dass er sein Sein öffnen kann, breiträumig und gemütlich im Körper …, ohne dass er dabei großangeberisch oder grenzüberschreitend werden muss, als wäre er der Kaiser-Künstler der Welt.

➔ Holunderbeeren : siehe *Getränke*

Granatapfel

Der Granatapfel ist ein wunderschönes Zierstück im Haus; er glänzt wie ein goldenes Schmuckstück und symbolisiert den subtilen Wert, den ein Mensch sich selbst zuschreibt. Die Granatapfelsphäre ist eine Sphäre der Ehrfurcht, des Respektes und der Anbetung des Allerhöchsten. Der Mensch, der Respekt vor dem Heiligtum in sich selbst hat. Es hat etwas vom ‚heiligen Gral': das, was man auf dem Pfad der Evolution zu erreichen versucht, in einem Wachstum zu einer immer purer werdenden Reinheit. Diese Frucht ist ein Symbol für die innerliche Stille, die man in sich erfährt, wenn man mit dem wunderschönen Kern des Lebens selbst konfrontiert wird, der auch ein Symbol für die Reinheit ist, für das, was man immer versucht hat zu erreichen als das Allerhöchste, das Wertvollste in sich selbst … und man findet es nun …

Vergleichen wir es auch mit der Geschichte von den drei Heiligen Königen: die Weisen in der alten Geschichte fanden schließlich das Kindlein in einem Stall. Es geht hier um die Ehrfurcht, das Wert-Bewusstsein, die Verehrung des göttlichen Kindes, des Heiligsten in ihrer eigenen Seele. Der Granatapfel steht für diesen Moment der ‚Entdeckung' tief im Selbst. Eine Wahrnehmung, ein Erlebnis, das den Wert von Weihrauch, Gold und Myrrhe sogar weit übersteigt. Man hat ‚es' gefunden. Eine unglaubliche Stille, eine Ehrfurcht, ein Gefühl der Wärme erfüllt das Herz des Menschen, wenn er an diesem heiligen Ort in sich selbst ankommt …

Wer Granatäpfel liebt, sehnt sich (sei es auch unbewusst) danach, diesen tiefen, goldenen, heiligen, ewiglebenden Kernpunkt in sich selbst zu erreichen. Er sehnt sich nach dem Allerschönsten in sich selbst; er sehnt sich danach, all seine irdischen Schätze gleichsam aufzugeben, um dieses EINE in seiner Seele zu entdecken. Möglicherweise ruft sein tiefster Selbstkern tatsächlich eine solche Situation auf (dass er bestimmte materielle Besitztümer aufgeben muss …), wenn er sich weigert, auf dieses unbewusst lebende Verlangen zu hören … Das wahre Glück liegt schließlich hier, in seinem innerlichen Heiligtum, und ist von unbeschreiblichem Wert. Irdischer Wohlstand und materieller Komfort können nur eine Folge dieses innerlichen Gefühls des reinen Lebensglücks sein.

Das warme, behagliche Gefühl des Menschen … der im Tiefsten seiner selbst geboren wird: er kommt nun heim in seine irdische Basis, um diese mit seinem göttlichen Inhalt zu beseelen. Er erkennt nun in Gänze den Wert des Lebens in seinem irdischen Körper; er wird sich nun des Lebenskerns selbst bewusst. Ein unbeschreibliches Gefühl der Dankbarkeit wirkt rührend tief. Er hat gleichsam sich selbst wiedergefunden … Ein Gefühl, das umschrieben werden kann als Wärme, Sicherheit, Geborgenheit und Ewigkeit liegt in diesem Licht, das bis tief in die dunkle Nacht scheint.

Der Mensch, den es nach Granatäpfeln verlangt, fühlt in seiner Seele ein brennendes Verlangen nach diesem Göttlichen in sich selbst; er kniet möglicherweise in Anbetung des Allerhöchsten außerhalb seiner selbst, aber tatsächlich sehnt er sich danach, das Allerhöchste in seiner eigenen Seele zu entdecken, auf die oben beschriebene Weise. Er wird einsehen müssen, dass sich nur aus diesem kernartigen Gefühl der Dankbarkeit für sein prächtiges ICH-im-Leben heraus auch andere angenehme Dinge in seinem Leben melden werden, ohne dass er darum bitten müsste …

Guave

Die Guave-Sphäre trimmt Energien, macht sie bereit dafür, ge-äußert zu werden, in Form und Gestalt gegossen zu werden. Hals- und Kieferdrüsen werden bereit dafür gemacht, zu sprechen und zu äußern, um zu kreieren, das Neue herauszustellen … Man bereitet sich vor. Etwas, das *sehr* tief im Menschen liegt, aber noch ungeformt ist, ballt sich zusammen, macht sich bereit dafür, konkret Gestalt anzunehmen.
Man ist ebenfalls in der Vorbereitung dafür, all das zusammenzusuchen, was zu viel ist, was nicht mehr in den Körper gehört, was nicht länger zum psycho-

emotionalen Dasein eines Menschen gehören muss, und es zu entfernen, auszuspucken … Ein ‚Entfernen', ein Herauslassen von allem, was nicht zum Echten Ich gehört, von dem, was eingedrungen ist … will eintreten und kündigt sich nun bei jenem Menschen an, der ein starkes Bedürfnis nach Guaven empfindet

Die Lust auf Guave wird stärker kurz bevor man etwas entfernen will, und auch kurz bevor man etwas Neues herausstellen will. Sie kündigt eine natürliche Verjüngungskur an: die Werdung des Ichs. Die falsche Haut fällt weg; die wahre Gestalt kommt zum Vorschein. „Lass das echte ICH nun aufstehen!"
Dies ist das Würgen vor dem Erbrechen, es sind die vagen Skizzen, bevor das Kunstwerk entsteht, es sind die Stammelworte kurz bevor ein grandioser Satz mit überraschendem Inhalt geäußert wird. Man ist kurz davor durchzulassen … etwas Neues, von dem man selbst nicht einmal vermutete, dass es da war.
Eine bisher unbewusst-lebende Wirklichkeit manifestiert sich, staut sich aufwärts.
Lust auf Guave weist den Menschen darauf hin, dass er sich eigentlich für sich selbst einsetzen will - mit allen Kräften -, aber dies möglicherweise immer unterdrückt hat … Er will kurzen Prozess machen mit dem alten System des Im-Griff-Seins, In-der-Macht-Seins von etwas … Er hat das Verlangen, nun ganz klar für sich selbst einzutreten und zu sprechen. ZU LEBEN aus seinem eigenen Gefühl, seinem tiefsten Ich-Gefühl heraus. Nicht mehr zu sprechen wie seine Eltern, sondern für und aus sich selbst heraus. Nur noch in seiner eigenen Bahn zu gehen. Er muss sich möglicherweise wegen sich selbst übergeben, weil er sich solange gegen das ‚Leben' seines Ichs gewehrt hat. Er steht kurz davor durchzubrechen, fühlt jedoch möglicherweise noch einen Widerstand. Er wird sich selbst nun jeden Raum geben; er darf sich selbst nicht länger ‚totschweigen'. Er darf das Alte ausspucken, um Raum für das Neue zu schaffen.

Derjenige, den es stark nach Guaven verlangt, hat das Bedürfnis, ganz ehrlich und echt aus seiner tiefsten Seele heraus zu SEIN. Er darf sich selbst nicht länger leugnen, wegstecken. Er wird ein sehr ehrliches Gesicht aufsetzen und sich in aller Offenheit zu sich selbst bekennen müssen. Keine schweigende Maske, wenn er fühlt, etwas sagen zu müssen. Er wird sich nicht länger hinter Mutters Rock oder hinter einem ‚System' ‚verkriechen' dürfen …: er wird ‚ICH' werden.
Es scheint so, als ob einige dieser Menschen völlig von einer anderen Person ‚verschluckt' worden sind, von einem System, einer philosophischen Haltung, einer Massen-Bewegung oder einer Gruppierung … und dass sie völlig die Gestalt des- oder derselben angenommen haben, wodurch sie nicht mehr wissen, wer sie sind. Sie haben sich selbst weggeschoben.

Große Lust auf Guaven kann darauf hindeuten, dass es den Mensch anwidert, noch länger ‚ja' zu Dingen zu sagen, die nicht wirklich zu seiner Art passen. Möglicherweise hat er andere Menschen ‚benutzt', um sein eigenes Bedürfnis zu stillen. Er wird nun mit dieser Art von Abhängigkeit brechen müssen. IN Ehrlichkeit zu sich selbst wird er sich nicht länger in Abhängigkeit von Mutter- oder Vaterfiguren bzw. von Einrichtungen binden.

Er muss nicht mehr länger ‚schlucken'[7], er gibt sich nicht länger an etwas oder jemanden außerhalb seiner selbst ‚hin'. Er folgt dem rechten Weg der Speiseröhre, er stellt sich selbst in das Zentrum seines Daseins und fühlt diese kreativen göttlichen Kräfte, diese Inspiration aus seinem Innersten aufwallen … (siehe: die Symbolik der Schilddrüse, der Nebenschilddrüsen): er ÄUSSERT sich aus dem Allertiefsten seines Wesens heraus. Er findet sich selbst aus seinem tiefen Unterbauch heraus … und lässt die vorhandene Potenz sich mit Kraft manifestieren: in Klang, in Farbe, in Wort oder Tat. Es kann sich dabei um unkultivierte Äußerungen handeln, die sich wie eine Sturmflut oder ein Orkan einmal an die Oberfläche bewegen wollen … einfach damit er FÜHLT, dass diese höchstindividuellen Kräfte EXISTIEREN. Oder es geht um eine bereits näher geformte Äußerung: Gesang, Worte, Kreativität auf einem breiten Gebiet usw. … Er wird nicht in der Sex-Phase dieser Kraft-Entfaltung hängenbleiben dürfen. Er wird sich nicht einem anderen unterwerfen, sondern in Kontakt mit der schönsten göttlichen Domäne in seinem eigenen Wesen kommen: er schließt sich an das Kraftwerk seines Ichs an, um sich dann ganz rein und echt zu äußern, in Freude, in Begeisterung nach außen zu bringen …
Das ‚Urgebrüll' des Menschen, der sich selbst geboren werden lässt, erschallt nun (in seinem Herzen oder buchstäblich …) in dieser Guave-Sphäre. Ab sofort IST er nur Er Selbst.

Derjenige, der Guaven sehr gern mag, tut gut daran, die Bedeutung seines verzerrten Selbst-Bildes zu begreifen, wie diese im ‚Dritten Haus' des Buches „Alcyone, die zentrale Sonne der Pleiaden“ beschrieben wird.

Guave stimuliert den Menschen dazu, an die Oberfläche zu holen, was *sehr* tief weggeborgen ist. Damit der Mensch sich kennenlernen und bis ins Tiefste seines Seelen-Wesens fühlen kann, auf unkultivierte oder kultivierte Weise. Damit er fühlt und weiß, wer er ist, welch tiefen Kräfte in ihm vorhanden sind … Zugleich wird er verpflichtet sein, erst auszuspucken, was nicht von ihm ist … aber was er doch aus diesem oder jenem Grunde in sich hineingeholt hat, was in ihn eingedrungen ist. Das, was in seinem Leben einen ‚Dämpfer' bedeutete. Dann geht es hier um eine Autorität über seinem Haupt, um bestimmte scheinheilige Gesetze, die er instand hielt, um traditionelle Regeln, die überhaupt nicht zu seiner ursprünglichen Art passen usw. … Er nimmt nun alle Macht über sein Leben in die Hände; er gibt sich nur Seinem Selbst hin.

---

[7] Lies über die psychologische Übereinstimmung von Kehle und Schluckapparat in *Der Schlüssel zur Selbstbefreiung – Enzyklopädie der Psychosomatik.*

Heidelbeere

Die Heidelbeere ist ein fingerfertiges kleines Weiblein, schnell wie der Blitz, beweglich wie ein Wasserkäferchen. Sie zaudert nicht, denkt nicht zu lange nach, sondern tut und handelt ständig … Sie steht nie still, sondern läuft schnell von hier nach dort. Dennoch versteht sie es, für eine sehr kurze Zeit sehr intensiv zu genießen; sie holt den untersten Tropfen aus ihrer Spirituosenflasche, um kurz aber heftig zu genießen …; sie schöpft das Herrliche aus dem Kern (wie eine Biene den Nektar aus einer Blüte zieht), um dann wieder genauso schnell und intensiv weiterzuarbeiten. Sie hat etwas von der Art der Ameise; sie trägt die Lasten mit Leichtigkeit, verschiebt geschickt, was verschoben werden muss, hat große Lust auf Arbeit und ist eifrig, nichts ist ihr zu viel. Sie kann vieles zugleich tun; sie kann mit Leichtigkeit an einem Stück plaudern und sich unterhalten (manchmal möglicherweise als Monolog), während sie nebenbei anderes erledigt. Sie klagt nicht und nörgelt nicht; sie arbeitet in Freude. Sie ist sehr dynamisch, geht eher luftig über Dinge hinweg, macht sich keine Sorgen, tut, was sie tun muss mit einem leichten Herzen.

Der Mensch, der ein starkes Bedürfnis nach Heidelbeeren empfindet, sehnt sich ein wenig nach der oben beschriebenen Sphäre. Er weiß sich tief in sich selbst mit Schmerzen und Lasten an das Kreuz genagelt. Er kann nirgendwo hin; er hat zu starke Schmerzen … Er fühlt sich in einer bestimmten Situation festgebunden: faktisch liegt er an sich selbst festgebunden. Er kann sich kaum bewegen, hält sich am liebsten so still wie möglich im Leben, weil er Angst hat, sogleich wieder von beißenden Giftpfeilen unter Feuer genommen zu werden. Er wird zu der Einsicht kommen müssen, dass er der einzige ist, der sich selbst wehtun kann. (Schmerz: körperlich und psychisch, gehen miteinander einher) Möglicherweise hat er Angst vor diesen Schmerz-Anfällen; er wird sich auf seinem Wege ‚kehren' müssen, damit jeder Schmerz von Seele-und-Körper verschwindet.

Die Lösung liegt hier darin, das Leben auf eine andere Weise zu betrachten; dieser Mensch lebt schließlich aus der Überzeugung heraus: „Bin ich hierhergekommen, um Opfer zu sein, um zu verzichten, um den Martertod zu sterben? Muss ich mich selbst immer wieder aufopfern, muss ich mich selbst wegschenken und mich völlig vergessen? Meine Muskeln, meine Gelenke, alles tut so weh … Is das Leben wirklich so hart? Auweia …, wie ich mich bemitleide! "

Zuerst und vor allem wird er einsehen müssen, dass ‚Schmerz' und Leiden einen Menschen nicht einfach so überfallen. Solange der Mensch davon überzeugt ist, dass er auf dieser Erde leiden und Schmerzen haben muss, wird er diese auch anziehen und in sein Leben holen. Solange er davon überzeugt ist, Opfer sein zu müssen, kein Recht auf reines Glück zu haben, wird er Dinge anziehen, wie beispielsweise bestimmte Arbeitsbedingungen, die er nicht mit Freude und Spaß erfahren kann.

Schließlich zieht er Situationen an, die ihm sogar überhaupt nicht liegen, und dies als Folge dieser Überzeugung. Wendet er sich jedoch in die andere Richtung, dann wird er sein Leben aus der Überzeugung heraus führen, dass er geboren ist, um Freude und Spaß an seinem Leben zu haben; dann wird er eine dankbare Zufriedenheit mit der Person empfinden, die er ist; er wird in Dankbarkeit seine Arbeit, seine Aufgaben ausführen und in dieser Dankbarkeit zieht er dann (beispielsweise) eine neue Arbeit an oder eine Neuorientierung innerhalb seines Arbeitsauftrags, an der er wirklich große Freude hat.

Dieser Mensch verfügt über viele Energien, muss diese irgendwohin ‚gießen' und lauscht am besten in Hingabe der Stimme des innerlichen Selbst, so dass bald deutlich wird, wo seine Aufgabe und sein Weg liegen. Er darf nicht stillstehen, nicht ‚nichts' tun, nicht sich hinlegen und Stein und Bein klagen … Er wird seine Überzeugungen polieren müssen: dann werden sich bestimmte Lebensumstände in angenehmem Sinne verändern.
Aus der Überzeugung heraus, dass genießen und arbeiten perfekt zu kombinieren sind, wird er sich auf eine aktive, amüsante Weise im Leben bewegen. Sein Arbeiten bedeutet Freude, Entspannung, Spaß.

Die starke Lust auf Heidelbeeren weist den Menschen darauf hin, dass er in seinen irdischen Körper eintreten darf, dass er froh sein und sein körperliches Sein genießen darf, dass er nicht verzichten *muss*, dass er kein Henker seiner selbst sein muss, … sondern dass er in seinem Leib leben DARF, dass er arbeiten DARF … Lebt er aus dieser dankbaren Überzeugung heraus, dann wird er auch keine Arbeit, keine Situationen mehr anziehen, die ihn zu einer Art des ‚Verzichtes' zwingen.

In extremem Sinne: Fühlt er sich auf eine schmerzhafte Weise in seinem Körper gefangen? Häufig ist dies ein Anzeichen dafür, dass er sich dem Leben selbst WIDERSETZT, dem Leben in einem Körper. Möglicherweise knüpft er ‚Bedingungen' an das Leben, kann aber das Begehrte nicht bekommen …: er will dann eigentlich am liebsten nicht mehr leben; wie ein wütendes und verwöhntes Kind, dessen Gelüste nicht befriedigt werden, will er absteigen … Möglicherweise rufen Schmerzen und körperliche Beschwerden ihn dann in den Körper: auf diese Weise wird er mit seinen Überzeugungen bezüglich des Lebens konfrontiert. Auf diese Weise äußert er Kritik, ist er gleichsam wütend auf das Leben selbst …; die Klage schneidet schmerzhaft. Er weigert sich dann noch zu tun, was er tun muss. Er wird das Leben in der Materie mit beiden Händen anpacken müssen, im wahrsten Sinne des Wortes, in dankbarer Zufriedenheit.

Himbeere

Diese Frucht ist sehr weiblicher Natur, hat Gefühl für Musik, Tanz und Rhythmik. Sie ist sanftmütig, lieb, freundlich, hat ein empfindsames Herz, ist ein bisschen kindlich-verlegen, bescheiden, manchmal naiv. Sie hofft, dass andere auch lieb sind. Sie wird eher an sich selbst zweifeln, fühlt sich ein wenig verletzlich. Sie ‚hängt' ein wenig im Leben, steht nicht immer mit zwei Füßen auf dem Boden, sondern fliegt im Vertrauen gleichsam durch das Leben. Sie versteht es, das Leben wie ein Kleinkind zu genießen, kann ruhig im Moment des ‚Genießens' aufgehen, während sie für eine kurze Weile alles andere beiseitelegt. Ihre ganze Aufmerksamkeit kann einfach diesem Moment gewidmet werden; möglicherweise würde es sie schon ein wenig reizbar machen, wenn man sie in diesem Moment des Aufgehens in ihrem eigenen Vergnügen stören würde. Vergleichen wir dies mit dem Kind, das völlig in seinem Gesang-und-Tänzchen aufgeht: es wird ein wenig wütend, wenn man es aus seinem kleinen Traumparadies herauszieht.
Der Himbeeren-Charakter besitzt die Gabe, sich selbst zu amüsieren, um für sich selbst eine wohltuende musikalische Sphäre zu schaffen. Lass mich nun einmal in Ruhe; ich schere mich in diesem Augenblick gar nicht um die Probleme oder die Sorgen. Sie ist in der Lage, eine Sphäre, eine Bewegung und Gemütsstimmung zu erschaffen, von der sie zu einem Lied erhöht wird, in dem sie selbst die Hauptrolle spielt. Sie ist in der Lage, unabhängig von Zeit-und-Raum zu stehen, wie ein Heinzelweiblein in ihrem Häuschen. Schüttelt man sie brüsk wach, stört man sie in dieser Kreation des Gefühls, dann erfährt sie plötzlich, dass der andere nicht dabei ist, dass nur sie in ihrer ‚Sphäre' am Tanzen, Träumen und Singen war. Sie kommt plötzlich mit den Füßen auf den Boden.

In der Himbeersphäre besitzt der Mensch die Gabe, sich eine ganze Märchensphäre einzubilden, sich in einem süßen Traum glücklich zu fühlen, sich innerlich warm-weiblich und romantisch zu erfahren, sich zu einer glücklichen, manchmal schon unwirklichen Sphäre zu erhöhen …, die sich manchmal zu sehr auf einer sehnsüchtigen, nostalgischen Ebene befindet. Derjenige, der Himbeerchen liebt, sehnt sich danach, ein bisschen von dieser Sphäre in sich selbst zu integrieren.

Der Mensch, der ein starkes Verlangen nach der Himbeere empfindet, hat bedeutend weniger Fantasie und Inspiration als Himbeerchen selbst. Er will die Dinge nüchtern sehen, kein Zweifel. Er steht häufig mit beiden Füßen auf dem Boden. Er findet es schwierig, sich in bestimmte Gefühls- oder Gemütssituationen anderer Menschen hineinzuversetzen, beobachtet alles so objektiv wie möglich, von außen. Ach, was verhält sich der andere eigentlich albern … Er findet das manchmal ‚crazy', töricht, kindisch, unglaublich, was andere Menschen sich einbilden.

Er ist beispielsweise die ungeschickte Vaterfigur mit starrem Rücken, die zwar Verantwortlichkeiten auf ihre Schultern nimmt, aber vergisst, sich in den lebendigen, herzlichen kindlich-weiblichen Sphären zu baden.

Derjenige, der einen enormen Appetit auf den Geschmack von Himbeeren hat, versteht es noch nicht wirklich, sich geschmeidig im Leben zu bewegen; ist möglicherweise ein wenig steif, hölzern oder nicht-verstehend schauend auf die flotten gleitenden, rhythmischen, natürlichen Bewegungen von Mensch und Tier. Er richtet sich noch ein wenig wie ein Fremder, auf Ausguck, auf Distanz, in Beobachtung auf das Leben. Er weiß nicht mehr so recht, was es ist: sich durch das Leben zu bewegen wie das ‚Kind'.
Er ist ein wenig ungeschickt in seinen Gefühlen, äußert seine Gefühle ungeschickt, auch wenn er möglicherweise manchmal mürrischer oder härter auftritt, als er ist; in seinem Herzen verbirgt sich vielleicht ein Milchbrötchen …, oder ein Himbeerchen? Unbewusst empfindet er es schon so, dass er ein wenig ‚außerhalb' des Lebens steht, wie ein Zuschauer; möglicherweise ist er ein wenig neidisch auf die Menschen, die so einfach mit ihren Gefühlen umzugehen wissen, die tanzend und unbesorgt wie ein Kind durch das Leben gehen; er will ein kleines Stück von der Himbeer-Sphäre (wie in den ersten Abschnitten beschrieben) kosten.
Es ist gut möglich, dass der Mensch, der Himbeeren schon irgendwie mag, aber nicht extrem, die Mitte zwischen den beiden oben beschriebenen Extremen hält.

Rote Johannisbeere

Die Art der Johannisbeere ist von ihrem Charakter her zerbrechlich, geschmeidig, aber nicht zerbrechlich. Sie bewegt sich auf den instinktmäßigen Wogen des Lebens weiter. Sie passt zu dem primitiven Ur-System im Menschen. Derjenige, der ohne Widerstand auf den rhythmischen Wogen der Existenz mitschaukelt, wie ein schwarzer Musikant, der unaufhörlich mit dem Kopf nickend in Kadenz auf und nieder dem Rhythmus des Tamtams folgt. Die Ur-Stimme kommt tief aus dem Bauch. Der Körper gibt sich dem in einer geschmeidigen Bewegung hin. Das Meisterlich-Bewusste, das Rationale, die beherrschende Stimme des Menschen, der auf eine wache Weise sein Leben mit Kontrolle, Denk-Vermögen und ‚Eingreifen' führt, befindet sich im Hintergrund ...

Der Mensch gibt sich dem tieferen Gefühl hin, dem Urgefühl, dem instinktmäßigen Wogen von Energien, die durch seinen Körper strömen. Er wirft keine Blockaden auf. Er lässt es geschehen und genießt seine Hingabe an die Energie. Ein bisschen zu viel des Guten, könnte man sagen …

Die Johannisbeeren-Sphäre steht für einen automatischen Durchfluss von Kräften, die schon von alters her im Leben des Menschen anwesend sind. Er gibt sich dem hin und fühlt sich dadurch möglicherweise leicht benommen. Er geht mit Genuss im Wellengang dieser Naturkräfte auf. Das Bewusstseinsniveau gesenkt; das Denken wird auf Sparflamme geschaltet … Möglicherweise wird er schließlich doch schläfrig oder high, noch unbewusster. Die Lebenskräfte ergreifen Besitz von ihm, aber er lässt sie gewähren; er ergreift nichts mit festem Griff, hält nichts zurück, lässt alles einfach geschehen. Er taucht sich selbst unter in eine Art von Rausch, von Nicht-ich-Sein. Er stellt nichts in Frage; er bewegt sich einfach weiter. Die Welt um ihn herum ist ein Teil des großen Ganzen, genau wie er selbst, aber ansonsten interessiert sie ihn nicht. Dies ist die Sphäre der Johannisbeeren.

Es ist deutlich, dass diese Johannisbeerensphäre in einer ‚Übertreibung' außer Kontrolle geraten würde. Der Mensch wird auf die Suche gehen müssen nach Einerseits einer freien Hingabe an diese innerlichen Lebenskräfte in ihm, ohne sich in seinem ‚Denken' blockierend gefangen zu setzen, in seinen ‚Strukturen' und Gewohnheitsmustern … Andererseits darf er diese vom Herzen aus, Bewusst auf eine sanfte und doch entschlusskräftige Weise Lenken. Jede *zu* kontrollierende, hemmende Haltung verschwindet.

Positiv gesehen können wir diese Johannisbeeren-Sphäre wie folgt wiedergeben. Der Mensch kann sich diesen wogenden Strömungen aus Lebensenergien in sich selbst ‚hingeben' …, ohne auf der Hut sein zu müssen (kontrollierend und misstrauisch …), weil er Ahnung hat von seinem innerlichen URSTARKEN KERN … der jedem potenziellen Eindringling oder Angreifer gleichsam messerscharfe Signale sendet: „Wage es nicht! Hände weg!"
So ist die Johannisbeere ein Symbol für einerseits die Erkenntnis des innerlichen Kraft-Kerns, der sich von nichts und niemandem von seiner Stelle schieben lässt. Er weiß, dass er in einem innerlichen Kraftzentrum residiert. Daher hat er eine Art von Urvertrauen … Dank dieses harten Basis-Kerns ist es andererseits möglich, sich gehen zu lassen, die natürliche Lebensströmung durch sich hindurch strömen zu lassen, in einer gefühlvollen Hingabe an das Leben …

Der Mensch, den es nach Johannisbeeren verlangt, will daraus etwas lernen … Er tut gut daran, einerseits die Lebensenergien in sich selbst frei existieren zu lassen, im vollsten Vertrauen, doch andererseits darf er sich nicht dem Primitiven, dem Instinktiven ‚hingeben'. Er wird sich mit Bewusstsein auf das wirklich Schöne im Leben richten müssen, weit weg von Begierde und Genusssucht … Er wird gut daran tun, seine Kräfte auf kreative, schöpfende Weise einzusetzen. Dann wird dieser ursprüngliche ‚Genuss' zu einer wahren Freude … Auf diesem Niveau werden Rote Johannisbeeren FRÖHLICH, lachen sie zappelnd wie kleine Kinder in einem mit etwas Zuckerwasser gefüllten Bad. Kräftige Energien dieses Menschen, der Johannisbeeren liebt, werden nun auf sehr starke Weise in den Dienst des Lebens genommen. Er kann sich dem nur unbesorgt hingeben … wenn er auf Liebe eingestellt ist.

Der Mensch, der sich sehr nach Johannisbeeren sehnt, braucht ein wenig von der oben beschriebenen Johannisbeer-Sphäre. Er wird allerdings manchmal ein Ventil für seine aufgestauten, gehemmten Energien suchen; er kann sich manchmal darin vergaloppieren, auf zwanghafte Weise ein Ventil für diese Energien zu suchen. Ganz gleich, ob dies sich nun in Wut, in einer frustrierten Irritation, in einer Fixierung auf eine bestimmte Arbeit, in Sexualität usw. … manifestiert. Seine Energien kennen keinen flotten, freien, geschmeidigen Durchfluss … sie werden gehemmt. Es holpert und stolpert …; eine normale Integration oder Aufnahme und Verarbeitung der Urkräfte ist vonnöten, aber der Mensch bleibt irgendwie ‚stecken'. Er sammelt an irgendeiner Stelle in seinem Körper den Überschuss an angehäuften Energien (ob dies im Kopf ist, in den Geschlechtsorganen, dem Unterrücken, den Schultern, den Knien … Je nachdem, *wo* dies geschieht, liegt eine spezifische Bedeutung vor: lies hierzu mehr in *Der Schlüssel zur Selbstbefreiung).*

Dieser Mensch kennt die Johannisbeer-Sphäre noch nicht wirklich: die Hingabe an den geschmeidigen Durchfluss der Urenergien, den hereinströmenden Kräften einen freien Durchlass geben. Im Gegenteil, er verhindert einen spontanen Durchfluss seiner Natürlichen Energien, wodurch sich eine anormale Anhäufung von Kräften in irgendeinem Organ, Gelenk (er ringt gegen die spontanen Kräfte in sich selbst) oder Körperteil bilden kann. Er bremst, blockiert, stoppt … Mit Dominanz von Ratio, Struktur, Ängsten, Misstrauen … unterdrückt er das spontane Strömen von innerlichen Kräften. Es entsteht eine rote Anhäufung, möglicherweise eine lokale Entzündung, Infektion.

Er wird sich selbst den Weg zu ‚Öffnung', zur Frei-Machung zeigen. Hierzu ist es nötig, dass er dem Leben in sich selbst vertraut, der URBEERE, der Ur-Kraft seines innerlichen Kerns kennen- und vertrauen lernt, so dass er der Natur gestattet, durch ihn hindurch zu streichen wie ein angenehmer, befreiender, nährender Wind. Er hat keine Angst mehr und versucht nicht mehr, alles zu fassen, zu greifen, zu lenken, zu richten, mit dem Verstand zu kontrollieren … Er wagt es, die Dinge loszulassen, er lässt die Vergangenheit los; er versucht das Leben nicht in eine bestimmte Richtung zu zwingen, sondern öffnet sich für Signale, die sich anbieten.

Ein Ruf nach mehr ‚Durchlass', mehr innerlicher ‚Freiheit', einem größeren Vertrauen in die Lebensprozesse, ein Ruf danach, es zu wagen, die Dinge mehr zu überlassen an …
Ein Aufruf auch, das Ganze sehen zu lernen, das Leben nicht in Details und Fragmenten zu betrachten; man sollte das Größere Ganze betrachten, seiner

selbst sowie des Lebens auf Erden. Man wird dann zu einem Überblick kommen und loslassen können. Solange man alles in ‚Schubladen' betrachtet, wird das lebende Selbst darum bitten, begrenzte, enge Gedankengänge weit zu öffnen, loszureißen; man fixiert sich möglicherweise auf einen kleinen Teil des Lebens, versteht jedoch die Gesamtheit nicht. Oft will man alles mit dem Verstand erfassen, während alle Intuition, alles Fühlen und Einfühlen, innerliches Wissen abgestempelt wird. Auf diese Weise bekommt man aber nur eine sehr begrenzte Sicht auf das Leben.

Lust auf Johannisbeeren weist auf das innerliche Bedürfnis hin, diese Begrenzungen, die ein Mensch sich selbst auferlegt, mit denen er sich selbst Schmerzen zufügt und sich einschränkt, zum weiten Panorama hin aufzureißen. Damit er sich seinem Totalen Selbst hingebe, seinem innerlichen Vermögen zu fühlen, wahrzunehmen, die Naturkräfte tief in ihm leben zu fühlen. Dies sind zugleich heilende Energien, wenn man sie nur zulässt, um wie eine Wohltat den ganzen Körper zu durchströmen. Die Johannisbeere fordert den Menschen dazu auf, sich dem Leben selbst hinzugeben, die Lebenskräfte nicht länger in Schubladen zu stecken oder zu blockieren; tut er dies doch, dann kann sein Körper links und rechts ein ‚rotes' Feld (eine entzündete Stelle im Körper) oder einen Fleck (auf der Haut) aufweisen: der Körper deutet damit darauf hin, wie und wo der Mensch sich am stärksten blockiert.

Die Johannisbeere ist wie der Musikant, der sich seiner Musik hingibt …; er hat Freude daran. Was hereinkommt, wird auf irgendeine Weise wieder abgeführt; der Körper hat unterdessen die nötige Wohltat und alle Nährstoffe herausgezogen; das nicht mehr Brauchbare wird entsorgt. Auf diese Weise verändert und transformiert der Mensch seinen Körper ständig … Dieser Prozess der Aufnahme, Verarbeitung, Reinigung, Transformation und Ausscheidung darf nicht durch die zu beherrschende Stimme des Menschen gebremst werden, der meint, mit seinem Denken, seinen Strukturen, patriarchalen Normen und künstlichen Regeln seine ganze Natur lahm-legen zu müssen, seinen Urkräften misstrauen zu müssen oder diese in Schubladen stecken zu müssen. (Natürlich liegen auch diesem die Angst und der Zweifel zugrunde.)

Auf diese Weise macht der Mensch sich selbst krank: es hat den Anschein, als ob er die Lebenskräfte selbst als eine Bedrohung betrachtet und sie an dieser oder jener Körperstelle ‚bündelt oder hortet': so sehen wir im Körper isolierte rote Stellen, wo Lebenskräfte sozusagen ‚sicher' in eine Zelle gesteckt werden. Als ob der Mensch unbewusst meint, dass diese so zumindest sichtbar, greifbar bleiben und nicht auf unübersichtliche Weise und unkontrollierbar über den ganzen Körper ‚verteilt' sind. Man kann solcherart die schmerzhaften, geschwollenen, roten oder entzündeten Stellen weiter kontrollieren und beobachten.

Der vermeintliche Feind, der hier gefangen gehalten wird, ist jedoch das Leben selbst! Der Mensch wird sich einen Weg zu Befreiung und Vertrauen bahnen müssen; er braucht (sei es auch ganz tief unbewusst) keine VERTEIDIGUNGS-STRATEGIE zu entwerfen … Er löst nun am besten in sich selbst jedes Gefühl der Verweigerung der Hingabe an seine tiefsten Lebenskräfte, seine schönen innerlichen Gefühle auf. Er schenkt nun dem Leben in sich selbst einen freien Durchgang … Dies ist nur dann möglich, wenn er sich auf das Herz abstimmt, wenn er sein Leben nicht auf Begierde und Ich-Sucht ausrichtet. Bei letzterem wäre er wie ein Tier, das vor seinen Bestialitäten auf der Hut sein sollte; er *muss* sich selbst dann aber bremsen.

Das Bedürfnis nach Johannisbeeren weist daher auch darauf hin, dass der Mensch mit jeder Form der Begierde reinen Tisch machen muss …, dass er das Leben sein ‚lassen' kann, ohne haben, greifen, besitzen oder nehmen zu wollen …

Dieser Mensch sollte im Leben eine geschmeidige, offene, intuitivere Haltung einnehmen und gesunden Gefühlen und Energien, spontanen Impulsen (unabhängig von Begierden) einen freien Durchgang bieten. Er lässt sich selbst einmal ‚gehen' in der Überzeugung, dass derjenige, der wirklich Herr über sich selbst ist, selbst sein Leben erschafft und sich mit einem ruhigen Herzen diesen Lebenskräften hingeben darf, ohne auf ängstliche, verkrampfte oder rational-autoritäre Weise einen Dämpfer daraufsetzen zu müssen oder sie aus einem Gefühl der Bedrohung heraus in bestimmte Schubladen oder Fächer ‚gefangen setzen' zu müssen.
Ein gesundes Gleichgewicht zwischen Ratio und Intuition, zwischen Struktur und Freiheit, zwischen links und rechts, zwischen Kontrolle und Freigeben … ist hier absolut erforderlich. Erst in diesem Gleichgewicht ist dieser Mensch in der Lage, eine ‚menschliche', fließende, geschmeidige, sanfte, kompromissbereite Beziehung zu sich selbst, zu den anderen einzugehen, ohne in Schwerfälligkeit oder Extreme zu verfallen …

Schwarze Johannisbeere

Die Art von Schwarzer Johannisbeere sagt: ‚Ich neige den Kopf leicht nach vorn, mein Nacken macht die Bewegung mit.' Sie stellt sich demütig und flexibel in den Dienst des Lebens. Wie wenn sie im Wasser spielen oder schwimmen würde, fast gewichtslos, den Kopf erhoben. Sie findet nichts mehr schwer. Ihr Charakter ist wie Luftblasen, die von selbst ihren Weg zur Wasseroberfläche finden. Leicht und spielerisch einerseits, und doch ist da eine Art von Ernst und

Verantwortungsgefühl, ein sich selbst vollständig Öffnen für das, was das Leben von ihr verlangt. Ja, Geschmeidigkeit, Flexibilität und Offenheit (vom Herzen und Kopf aus) im Dienst des Lebens, sind starke Seiten der Schwarzen Johannisbeere.
Die Art von Schwarzer Johannisbeere ist doppelseitig: einerseits ist sie an der Oberfläche beschäftigt, wie ein Pudelchen mit einem Hütchen auf dem Kopf, wie eine Frau mit herausfordernder Kleidung, in der Mode, auffallen wollen durch nachdrückliche Anwesenheit im Äußerlichen. Andererseits stellt Schwarze Johannisbeere die Dinge schwarz-weiß dar, wie ein schwarz-weiß karierter Faltenrock. Geordnet, straff stilisiert; so ‚wie es sich gehört', also nicht unabhängig vom äußerlichen Bild.

Schwarze Johannisbeere bleibt manchmal in stark irdischen Stiersphären hängen,[8] wie bei den Ausscheidungen des Hundes auf der Straße, wie bei der Fixierung auf die tierische Haut. Das Praktische im Zusammenhang mit der Aufmerksamkeit für Dinge auf diesem Niveau. Schwarze Johannisbeere verachtet dies nicht und tut, was sie ihrem Gefühl nach als ihre Pflicht tun muss, auch wenn es sich um nicht gerade angenehme Dinge handelt; Dienstbarkeit für alles, was ‚irdisch' ist.
Wie in der Form einer orangefarbenen Karotte ohne grünes Kraut steckt sie sich tief in die Erde, als ob sie die Erde mit einem Schäufelchen aus Metall ausgraben will. Lass sie nur, lass sie ruhig etwas tun; sie weiß schon, wonach und warum sie gräbt: in der Erde kannst du dein Heil suchen, lieber Mensch! Schwarze Johannisbeere hat auch mit dem Unterbauch zu tun, mit dem Stuhlgang, sowie mit der Blase und dem Urin, den sie in einem breiten ordentlichen weißen Topf auffangen würde. Sie mag die goldklare Farbe von Urin. Kurz gesagt: sehr irdisch und rein auf diese Weise.
Das Gefühl, dass Schwarze Johannisbeere keinen ‚Kopf' hat, nicht wirklich die Leitung über ihr Leben hat, sich eher in unbewusstem Sinne dem Allerhöchsten hingibt … ist als Nahrungsmittel durchaus möglich: sie ist kein Mensch. Aber dies sagt schon etwas über den Menschen, der Schwarze Johannisbeere mag. Der Mensch darf sich dem Allerhöchsten IN sich selbst hingeben, so dass das Lebenswasser flexibel durch seinen Körper strömen kann, und so dass jenes eliminiert wird, was weg darf …

Der Mensch, der Schwarze Johannisbeere mag, hat eine schwindelerregende Lust darauf, etwas zu trinken oder zu essen; das Wasser läuft ihm davon aus seinem Mund. Er hat Appetit auf Schwarze Johannisbeere, weil er zwischen Himmel und Erde schwebt, zwischen den Geistessphären und den tiefen Untergründen. Als Mensch wird er zuerst und vor allem ein stabiles Gleichgewicht inner-

---

[8] Lies auch über die psychologische Astrologie im Buch *Befreiende Astrologie:* das Sternzeichen Stier. Dieses Buch ist bei Erscheinen des vorliegenden Werkes noch nicht in deutscher Übersetzung erhältlich.

halb seiner selbst finden müssen, so dass er nicht *zu* hoch oder *zu* weit außerhalb seiner selbst langt, denn sich selbst als ICH zu verlassen oder zu verlieren fühlt sich schließlich nur ekelhaft an; bestimmte Menschen würden das Gefühl bekommen, nicht genug Sauerstoff mehr in sich zu haben, auch wenn dies gar nicht wahr ist und sie ein wenig hyperventilieren. Kopf und Füße dürfen beide in den irdischen Sphären existieren, so dass in seinem entfernten zu hohen, ätherischen ‚Geist' keine hohlen Ängste aufkommen … Schwarze Johannisbeere geht darauf ein, reagiert darauf.
Der Mensch, der verrückt ist nach Schwarzer Johannisbeere, hat Lust darauf, seine Flügel wie ein ‚Engel' auszubreiten und aufzufliegen, erkennt jedoch vielleicht nicht richtig, dass es, falls er übertreiben würde, sein kann, dass er ein Gefühl des ‚Wahnsinns' in sich selbst wahrnimmt, ganz so, als ob er eine bestimmte Art von Drogen genommen oder zu viel Rotwein getrunken hätte, oder als ob er jedes Bewusstsein für Raum und Zeit verlieren würde (wie bei Demenz).

Nein, stecke diesen Mensch nicht in eine Schublade, genauso wenig wie Schwarze Johannisbeere, denn das wollen beide nicht. Rebellisch, und unbewusst nach innerer Ruhe und Gleichgewicht suchend.
Mensch, kehre zurück in deinen Körper, sinke nicht zu tief in den irdischen Untergrund und verliere dich nicht in den höchsten Rauschwölkchen, könnte man sagen.

Schwarze Johannisbeerensphäre steht paradoxerweise für den schrumpfenden Effekt: sie und der Mensch, der sie liebt, erkennen ihren eigenen vollen Wert nicht, fühlen sich weniger wert, als sie faktisch ‚sind', genau wie die Rosine, die ihr Trauben-Wesen nicht (mehr) kennt, ihre großartige Vollheit. Schwarze Johannisbeere versucht einen Ausweg zu suchen, zu graben ... , aber auch der Mensch entdeckt, dass darin nicht die wahre Lösung liegt.
Der Mensch, der sie mag, hofft inbrünstig, betet manchmal intensiv: dass die Lösung kommen solle. Er vergisst (und weiß doch tief in sich selbst), dass das Göttliche in ihm ist, dass Himmel und Erde einander im Menschen finden. Er darf jede Lösung von sich selbst erwarten, dasjenige, was er anziehen wird … Glauben also, glauben an sich selbst, und wissen, dass alles sich in ruhigem Frieden wiederherstellen wird.

Jetzt kann er alles loslassen und vertrauen, jetzt gibt es keine Ängste mehr; er lässt frei, gibt frei und fühlt sich so sicher wie aus einem Guss in sich selbst. Seine Gedanken, Geistessphäre, Träume erlauben sich jetzt keine Scherze mehr mit diesem Menschen. In voller Hingabe an seinen Lebenden Selbstkern lebt er in Vertrauen und kann sich in Entspannung zwischen Himmel und Erde erleben. Schwarze Johannisbeere begrüßt dies, denn auch sie möchte sich der freien Entspannung hingeben, ohne dass dabei das ‚Denken' eine Rolle spielt; ein Loslassen, eine flexible Hingabe an das Tiefste in ihr selbst.

Süßkirschen

Die Süßkirsche bewegt sich leicht, wie ein stets hinfortgleitender Aal, auf den Wogen des Lebens; sie passt sich an, in Höhen und Tiefen. Sie wird auf einem Boot im Sturm gar nicht seekrank. Sie ist zäh und weiß Emotionen geschickt zu verarbeiten und eine bestimmte Negativität auszuspucken, wenn es sein muss, so dass sie sich selbst nicht mit dunklen emotionalen Lasten vergiftet. Sie folgt dem Weg über Berg und Tal ohne Anpassungsschwierigkeiten, ohne Ermüdungserscheinungen. Sie verfügt über ein unglaubliches Anpassungsvermögen; sie lässt fortwährend das los, was hinter ihr liegt, und hat sie soeben ein Hindernis (mit spielender Leichtigkeit) überwunden, dann geht sie pfeifend weiter, ohne sich noch ein einziges Mal umzusehen. Sie macht sich keine großen Sorgen; unbekümmert zieht sie immer weiter …

Die andauernde Dynamik, das unaufhörliche Weiterströmen erinnert uns an die Symbolik der Ziffer ‚Zwei'. Da ist kein Widerstand, kein Zurück-halten zu spüren; die Süßkirsche gibt sich der fließenden Bewegung hin. Madame nimmt Kurven nötigenfalls mit Leichtigkeit, auch wenn sie im Leben ganz unerwarteterweise einen dem bisher gefolgten Weg gegenüberliegenden einschlagen muss.

Sie verfolgt den Weg des geringsten Widerstandes, wodurch das Leben ihr nicht schwerfällt. Sie hört auf die Sprache und den Wunsch des Lebens selbst und protestiert nicht, wenn Signale ihr Hinweise geben, dass sie das Gleis wechseln muss: sie tut es einfach. Sie will ihren Willen, ihren Gedanken nicht dem Leben ‚auferlegen' …
Sie bahnt sich auf eine selbstständige Weise ihren Weg, lässt jedermann in seiner eigenen Art, erzwingt nirgends einen Durchgang: wie ein Bergflüsschen strömt sie durch das Leben. Sie ist ein Opportunist, passt nötigenfalls ihre Farbe an, ohne deswegen ihre eigene Art zu verraten: es geht um die Wendigkeit, um die Flexibilität, um die eigene Bequemlichkeit, ohne einen anderen vor den Kopf zu stoßen. Sie braucht auch niemanden; sie erwartet auch nichts vom anderen … sie setzt unbeirrbar ihren ‚natürlichen' Weg fort. Bekommt sie irgendwo zu hören, „dass jetzt kein Platz für sie ist, oder dass es jetzt nicht geht …?". „Kein Problem", sagt sie, und setzt unbeirrbar ihren Weg fort. Sie lässt los … „Ich werde schon etwas anderes finden …; es ist ein Zeichen, dass ich jetzt nicht hier sein soll".
Der Mensch, der sich stark nach Süßkirschen sehnt, will sich tief in seinem Herzen die obenstehenden Eigenschaften der Kirsche zu eigen machen: er hat diese in etwas zu geringem Maße …

Der Mensch, den es nach Süßkirschen verlangt, verliert sich manchmal zu sehr in der Begierde, in den Lüsten und Sehnsüchten; er sucht mit zu begierigen Augen, um dieses oder jenes zu bekommen … Er würde sich selbst in diesen Sehnsüchten verlieren; in sehr extremem Sinn sehen wir hier den Wolf, der der *andere* sein will, der das Objekt seiner Begierde gleichsam verschluckt …: wie der Wolf, der Rotkäppchens Großmutter verschluckt. Er wird ganz vom Objekt seiner Lüste aufgenommen; er verschwindet darin, er ist selbst nicht mehr, sein Gehirn wird vollständig in Beschlag genommen, so dass es nicht mehr ordentlich für andere Sachen funktionieren kann … er verliert sich schließlich im Tod.

Es handelt sich dann um den Menschen, der zu wenig in seinem SEIN lebt, der sich zu sehr mit dem füllen will, was sich außerhalb von ihm befindet. Seine Augen bleiben auf das Ersehnte fixiert, seine Speicheldrüsen produzieren heftig Energien … Er betrachtet, er will HABEN, läuft dabei aber vor sich selbst weg. Seine Augen können hervorquellen oder sich rosa verfärben vor Begierde; er sucht mit den Augen stets nach diesem oder jenem … und lässt die Dinge auf diese Weise gar nicht auf sich zukommen. Er hält fest und versucht zu bekommen. Seine Gedanken enden nicht … Ob diese Begierde sich um ein zu erwerbendes Objekt dreht, um etwas, was er besitzen will, um eine Funktion, deren er sich bemächtigen will, um einen Menschen, den er nur für sich haben will, um ein bestimmtes Ziel, das er unbedingt erreichen will, um ein Spiel, das er gewinnen will usw. … es geht immer darum, dass er ‚haben' will. Er lässt sein Glück hiervon abhängen … ein brüchiges Glück. Er wird sich auf die Suche nach der wirklichen Freude über sein Sein machen müssen.
Das, wonach er sich sehnt, ist nicht immer gut; Wege, die ihm offenstehen, sieht er nicht einmal, weil er sein Verlangen fest auf bestimmte Punkte fixiert.

Derjenige, der großen Appetit auf Süßkirschen verspürt, verliert sich zu sehr in den Gaben und Unzulänglichkeiten anderer; er kann seine Bewunderung für andere äußern; er kann sich in Verliebtheit verlieren, in Neid oder Habgier, weil er die eigenen Werte verkennt und die Naturgesetze nicht kennt. Möglicherweise ist er traurig, weil er das andere oder den anderen nicht erreichen kann: tatsächlich handelt es sich hier um ein unbewusstes Verlangen danach, die eigene Vollheit finden zu können, um näher zu sich selbst kommen zu können.

Die Begierde ist die Folge des mangelnden Glaubens an die eigene Vollheit; man lebt aus der Überzeugung heraus, man brauche *den* oder *das* andere, um als ein glückliches und volles Wesen existieren zu können. Man ist eigentlich traurig, weil man sich selbst ‚vermisst', aber man schreibt dies anderen Sachen zu … Man RICHTET seine Augen zu sehr nach außen, auf das andere … man folgt begierig dem anderen …, man Füllt sich, statt SELBST vorwärts zu gehen, statt das ICH in einer anhaltenden Dynamik wachsen, evolvieren und aufblühen zu lassen. Man folgt dem anderen, statt dem Gleis des Lebens zu folgen.

Derjenige, der sich sehr nach Kirschen sehnt, meint in seinem Herzen, er könne nicht wirklich glücklich sein, einfach über und mit sich selbst; er meint immer, es fehle ihm an etwas, aber weiß eigentlich nicht so recht, was … Er zweifelt, zögert mit dem Weitergehen; manchmal bleibt er dickköpfig stillstehen, in Widerstand, vor allem, wenn er innerlich fühlt, einem Weg folgen zu müssen, den er überhaupt nicht geplant oder begehrt hatte. „Nein, ich will nicht dies, ich will *jenes*!“ Es nagt an ihm, bis er einsieht, dass er schlichtweg er selbst werden muss, dass nur er selbst sich glücklich machen kann. *Dann* lässt er bereitwillig die Dinge los …, er verfolgt auf intuitive Weise seinen Weg, er achtet auf die Signale. Er verbeißt sich nicht mehr in etwas, sondern geht immer weiter. Er fixiert sich nicht mehr begierig auf bestimmte Fakten oder Menschen. Er sehnt sich nur danach, immer mehr er selbst zu werden. Er evolviert ständig, seine Talente entfaltend; er bremst sich nicht mehr selbst. Er öffnet sich nun für die spontanen Lebensenergien in sich selbst und führt auf eine flexible Weise sein Leben, genau wie die Charakterbeschreibung der Süßkirsche (siehe erste Absätze) es angibt.

Der Mensch, den es in extremem Sinne nach Süßkirsche verlangt, positioniert das Ideal außerhalb seiner selbst, das unerreichbare Ideal. Er freut sich auf weiter, immer weiter und meint, dass das Glück irgendwo in der Ferne liegt … Statt über den Jetzt-Moment glücklich zu sein, kann er über das traurig sein, was er nicht erreichen kann. Er schmachtet und freut sich voller Sehnsucht auf das Objekt seiner Träume. Er lebt manchmal schon in einer Schein-Wirklichkeit. Er wird merken, dass der Begierde, falls sie bewilligt wird, immer eine neue Begierde folgt: es geht hier um einen endlosen Weg der Unzufriedenheit und vagen Sehnsüchte … und niemals kommt das Glück: weil das Glück hierin nicht zu finden ist. Er ist schließlich auf der Suche nach der eigenen Vollheit: er wird sich selbst nun wachsen lassen und Tag für Tag schauen, was auf seinem Pfad erscheint. Er läuft nicht vorneweg; er läuft im Gleichschritt mit sich selbst. Er lässt die Dinge los und schaut dann … Er plant nun nicht mehr allzu viel, sondern genießt jede Blume an seinem Weg. Aus dieser Philosophie heraus wird er immer schönere Blumen am Wegesrand stehen sehen … und vor allem … diese prächtigen Kirschblüten!

Sauerkirschen

Die Sauerkirsche trägt folgende Charakterzüge: eine Art ‚sich erholen’, die Erleichterung nach der Spannung, der Seufzer der Erleichterung, die Entspannung um das Herz, einfacher loslassen, was sie soeben auf weniger angenehme Weise getroffen hat; nach einer Konfrontation mit einem schockierenden oder schweren Ereignis schluckt sie schon kurz, lässt es dann aber schnell von ihren Schultern und ihrem Rücken gleiten; sie schüttelt alles ab und … macht ihre Lungen, ihre Atemwege wieder frei. ‚Uff!’

Jenen, die die Dinge erst zu schwer sehen, zu schlimm … sagt sie: „Du kannst ruhig einatmen, es ist alles halb so schlimm, halb so schwer, wie du denkst. Das Schlimmste liegt bereits hinter dir.“ Sie verfügt vor allem über das Vermögen, sich emotional und auf Nervengebiet Schnell zu erholen, einen Schock schnell zu verwinden: entweder indem sie sich schnell aufrappelt und das Negative rasch hinter sich lässt, oder indem sie sich selbst beim ‚Verstand' nimmt und zu sich selbst gleichsam sagt: es ist alles nicht so schlimm, wie du dir einbildest! In der Tat: Einbildungen, Albträume, Wahnvorstellungen, düstere Zukunftsgedanken … können hier den Menschen plagen. Die Sauerkirschen-Sphäre holt den Menschen nun allerdings wieder in die Realität, zu seinem gesunden Verstand. Eine Beruhigung, ein erleichtertes Aufatmen …

Der Mensch, der große Lust auf Sauerkirschen hat, tut gut daran einzusehen, dass er selbst sein Leben in der Hand hat, dass nichts Düsteres oder Schlimmes seinen Weg kreuzen wird, wenn er nur in Güte aus dem Vertrauen heraus lebt, wenn er nur keinen Widerstand gegen das leistet, wozu ihn sein lebender Selbst-Kern so deutlich auffordert oder wovon er ihm abrät. Er prüft die Signale, die auf seinen Weg kommen, aufmerksam.

Die Wahrnehmung von warm-kalt, von kaltem Schweiß und Transpiration, von Angst und Erleichterung kommen hier zur Sprache. Derjenige, der erst zögert, angespannt steht, auf den Spitzen seiner Zehen geht, manchmal erschreckt … und dann das Vertrauen wieder findet in einem gleichgewichtigen Zustand. Der Mensch, den es stark nach Sauerkirschen verlangt, hat das Bedürfnis nach einer Ständigen Beruhigung, danach, nicht von einem Extrem ins andere zu verfallen. Er wird den Schwankungen in seinem Gefühlsleben tief in sich selbst eine Lösung geben müssen: er wird jede Angst und Besorgnis definitiv von der Bahn schaffen müssen, so dass der Schrecken ihm nicht plötzlich in Angst und Unsicherheit in die Glieder zu fahren braucht … um noch lange danach in einem schnell klopfenden Rhythmus weiterzupochen. Hierzu ist es notwendig, dass der Mensch Sicherheit IN sich selbst legt, dass er ein grenzenloses Vertrauen zu sich selbst aufbaut, so dass er das Negative-das-plötzlich-aus-der-Ecke-springen-könnte nicht länger erwartet und ihm folglich auch nicht mehr begegnet. Sein Nervensystem wird weniger angespannt sein; er lässt die Dinge nun leichter los … er bringt auch den anderen bei (beispielsweise seinen Kindern), in Vertrauen loszulassen … aus der Philosophie heraus, die auf das ‚Leben' ausgerichtet ist.

Der Mensch, der sich nach Sauerkirschen sehnt, nimmt in sich selbst den Kampf mit der Macht des Todes auf, der Angst, ‚etwas zu begegnen', etwas, das ihn überwältigen würde, das zu viel für ihn wäre, das er nicht bewältigen könnte … Ferner weist dies auf die Angst hin, völlig auf sich selbst zu vertrauen: er wird sich auf die Suche machen müssen nach dem Grunde seiner selbst, um dort seine

Sicherheit zu finden. Der Mensch, der sich in extremem Maße nach Sauerkirschen sehnt, würde fast vor Schreck in die Hosen machen; er bebt oder schüttelt zwanghaft seine Glieder. Er wird lernen zu erkennen, wie das Leben funktioniert, wie er den Dingen vertrauen und loslassen darf … dass alles in Ordnung kommt.

Die saure Kirschen-Sphäre besänftigt das Gemüt, beruhigt die Nerven, wenn jemand die Fassung verliert, tröstet das erschrockene Kind, löscht den Brand, behält immer kühlen Verstand, wenn der Mensch in Panik geraten würde, neutralisiert den Schockzustand und versichert dem Menschen, dass alles gut wird. Die Sauerkirsche ist in solchen Fällen der beste Pfleger-Psychologe.
Damit der Mensch sich dieser Sauerkirschen-Sphäre nicht zu bedienen braucht, ist es erforderlich, dass er die Problematik von Angst, Tod, Ohnmacht, Selbstzweifeln ganz tief in seinem Innersten löst.[9]
Der Mensch wird das Licht in sich selbst entdecken müssen: er muss damit aufhören, Düsteres, Widrigkeiten im Leben zu erwarten. Er wird sich auf das Positive ausrichten müssen, und nur das ‚Frohe' erwarten. Dies ist nur dann möglich, wenn er sich selbst als einen Guten Menschen erfährt, der ein Recht auf das Leben hat, nicht auf Strafe und Buße. Sein Gewissen wird rein sein, sein Gemüt wird ruhig und er fürchtet nichts Negatives mehr. Er sieht sich selbst als einen liebevollen gutherzigen Menschen, der von nichts und niemandem etwas zu befürchten hat. Die Liebe (in erster Linie zu sich selbst) ist bärenstark und unbesiegbar; sie macht ihn immun gegen das Böse! Greift er sich nicht selbst an die Kehle (mit panischen Wahnvorstellungen), dann wird das Leben dies auch nicht tun. Er lebt nun mit einem ruhigen, liebevollen Herzen; Schwester Sauerkirsche darf nun nach Hause gehen. Ihr Patient kennt keine Angst, keine Panik mehr und stellt sich nichts Düsteres, Negatives mehr vor: weil er nun tüchtig SEINEN Platz in der irdischen Dimension, in seinem Körper einnimmt. Er baut auf diese tiefe, warm-geborgene liebevolle, urstarke Kern-Essenz in ihm.

Kiwi

Die Kiwi-Sphäre drückt den Menschen mit einer Stoßkraft, einer Stromkraft in das Leben, in den Körper. Es ist die entgegengesetzte Vibration der Sphäre dieser Menschen, die aus-dem-Körper-treten, die Vibration jener, die sich selbst zersetzen, der Sterbenden, derjenigen, die irgendwo aus der Höhe auf ihren Körper blicken, von dem sie getrennt sind, von jenen, die sich selbst in einer Koma-Sphäre verlassen, in einer Trance-Sphäre oder Yoga-Übung …, der Sphäre eines Babys, das noch nicht in seinem Körper ist, der Sphäre des Alkoholikers, der aus sich selbst wegflüchtet.

---

[9] Lies hierüber eventuell im Buch *Neue Tage.*

Die Kiwi-Sphäre macht, dass verborgen-gelegene Kräfte, unbewusste Energie-Felder nach oben geholt werden, nach ‚innen' in den Körper gedrückt werden … Es scheint dann, als ob ein plötzlicher ‚Stoß' den Menschen in das Leben zwingt, ohne dass der Verstand dabei etwas zu sagen hätte: es scheint einfach zu geschehen, es überkommt ihn … Oder man prustet es heraus, obwohl man wirklich nicht darum gebeten hat. Der Mensch wird sich dessen bewusst, dass sich in ihm eine Kraft verbirgt, die das normale Denken übersteigt …
Bei einem Menschen, der sein Leben auf bewusste Weise führt, geht es um spontane Angebote tieferliegender Kräfte, die sich in die Gesamtheit zu integrieren wünschen, in die Einheit, unter Aufsicht des meisterlichen ICHS. Aber die Kiwi-Sphäre selbst ist ohne menschliches Bewusstsein umzusetzen: es handelt sich einfach um verrückte, tiefe, strukturlose, elektro-magnetische Lebenskräfte, die danach rufen, in den irdischen Körper hereinkommen zu dürfen. Es ist der lebende Selbst-Kern eines Menschen, der den Körper ständig zu ‚nähren' wünscht; sobald der Mensch den Körper verlassen würde, sobald er austritt, entsteht eine Gegen-Reaktion im Menschen (in der Kiwi-Sphäre), die ihn mit einem Schock wieder in seinen Körper schieben wollen würde. Es ist das Leben im Menschen, das ihn dazu ermahnt, mit jeder Sphäre zu brechen, die zum körperlichen ‚Tod' führen würde. Mit einem ‚Bums', mit einem Schubs, fliegt der Mensch zurück in seinen Körper: die Kiwi hat eine gleichartige Wirkung wie dieser Stromstoß.

Wir müssen dabei melden, dass die Kiwi-Sphäre vor allem auf der Ebene der Haut und sehr feiner Nerven-Gewebeteilchen, der Nervenenden stark wirkt, aber sie ruft und weckt das Bewusstsein nicht wirklich über den ‚Kopf'.
Es versteht sich von selbst, dass die Menschen, die ihren Kopf zu stark in Systemen und rationalen Denkrahmen einschnüren, die sich in einer Lebenswelt verstecken, die von ihrer wahren Natur abweicht, einmal spontan Lust haben können auf die Kiwi, die die reinen Lebenskräfte, die unter diesen Rahmen verborgen liegen, durchaus einmal nach oben treiben wollen könnte …!

Oder *jene* Menschen, die sich zu sehr in ätherischen, nebligen, verschwommenen, schemenhaften, geistigen oder meditativen Höhen befinden … und sich nicht wirklich als ein physisches ICH im Leben erfahren … sie leben fast nicht …, es sei denn in einer ‚gläsernen luftleeren Flasche', in der sie gefangen sitzen: mit Kraft werden sie ‚nach unten' geholt, auf bestimmte Ebenen in sich selbst katapultiert. Die Weise, in der die Kiwi-Sphäre dieses Geschehen stattfinden lässt, würden wir eher humoristisch nennen, da dieses Hinein-schieben des Menschen in das Leben eher mit einem unbeherrschten Lachen einhergehen wird, einem Gekicher, einem Prusten, einem Gefühl, jetzt lachen zu *müssen* … ohne dies zu wollen. Die Kiwi wirkt über zugrundeliegende unbewusste Wege ein, so dass Menschen, die sich selbst nicht wirklich in der Hand haben, die nicht die Leitung über ihr Leben haben, diese Kräfte eher als plutonisch und zwanghaft, zwingend erfahren werden. Es scheint von ‚außen her' zu kommen. Je we-

niger man sein Leben in der Hand hat, umso zwanghafter wirken solche Impulse. Wollen oder nicht, man wird von Kräften vorwärtsgetrieben; man scheint nichts dagegen tun zu können. Dieser Mechanismus besteht natürlich auch unabhängig von der Kiwi, nur beschreiben wir dies, um zu zeigen, dass die Kiwi gerade diese hineinzwängenden Kräfte auf unbewusster Ebene stimuliert.
Es ist daher auch sehr wichtig, dass man keine Kiwis isst, nur weil man dies *muss*, oder wenn man überhaupt *keine* Lust darauf hat.

Menschen, die diese Kiwi-Vibration aufgezwungen bekommen (diejenigen, die sich selbst wegen einer Diät dazu verpflichten, Kiwis zu essen, obgleich sie keine Lust haben ...), können sich zu stark mit den Lebenskräften konfrontiert fühlen, die sich in den Körper hineinzwängen ... möglicherweise sind sie überrascht; sie können diese sturmartigen Lebenskräfte nicht gleich greifen, nicht sehen oder überblicken, die plötzlich ‚Besitz' von ihnen zu ergreifen scheinen. Es ist von größter Bedeutung, dass der Mensch die Leitung über sein Leben in eigener Hand hat, dass er weiß, dass er sehr bewusst sein Leben zu Gesundheit lenken kann, so dass er keinen Kräften und Signalen zu begegnen braucht, die ihn gleichsam von seinem Stuhl blasen, wodurch er schließlich jede Kontrolle und Selbst-Beherrschung verlieren würde. Niemand *muss* Kiwi-Früchte essen: der Mensch wird sich allein dessen bewusst werden müssen, warum er sich nach der Kiwi-Frucht sehnt, und die Ursachen davon in sich selbst untersuchen. Dies ist das Wichtigste.

Hier kommt das Phänomen ‚Besessen-heit' zur Sprache: es sind die tiefergelegenen Urquellenkräfte, die sich nun zu manifestieren wünschen, die den Menschen im Leben weiterstoßen wollen; aber wenn der Mensch nicht die Leitung über sein Leben hat, wenn er eher abwesend ist oder in anderen ätherischen (unbelebten) Dimensionen verbleibt, wenn er nur lebt wie ein Rahmen-Mann, wie eine Marionette, wie ein Zombie oder ein Automat, der seine tägliche Arbeit ausführt, dann kann er plötzlich ‚aufge-peitscht' werden, überrascht werden von Energien, von Kräften, die scheinbar nicht aus ihm kommen, da er als Abwesender keine wirkliche Tuchfühlung mit seinen tiefen Quellenkräften hat ... Auf eine zwanghafte Weise ergreifen die Kräfte Besitz von ihm, weil er selbst ‚weg' ist. Er kann sich dann ‚besessen' fühlen, während es die tiefen magnetischen Lebenskräfte sind, die ihn bitten, endlich die Leitung über sein Wesen zu übernehmen, der Lenker zu sein. Dies ist vergleichbar mit der sich-aufdrängenden Kiwi-Sphäre, die den Menschen ins Leben bringen will. Dies ist eine Form der ‚Geburt'.

Der Mensch hat möglicherweise seine wahre Natur lange unterdrückt: ihm wird nun auf eine plötzlich zwingende Weise sein nacktes Selbst, seine reine zugrundeliegende Natur gezeigt.
„Hilfe! Bin ich das jetzt? Ich werde vorwärtsgetrieben ..." Tatsächlich: wenn der Mensch die Kiwi-Sphäre zu stark erfährt (beispielsweise indem er viele Kiwis isst, während er gar keine Lust darauf hat), ist es, als ob das Pferd mit dem Reiter

wegreitet und der Reiter nur auf und nieder mitwogt, dem wilden Pferd ausgeliefert …; er hat keine Autorität, keine Kontrolle, keinen verstandesmäßigen Überblick mehr. (Er hatte diesen auch zuvor nicht, aber mit der Kiwi wird dies nun noch deutlicher, wird er nun dazu ermahnt, sich auf eine neue Art ins Leben zu bringen) Er wird gleichsam von tiefen zugrundeliegenden Kräften in Besitz genommen. Weil er nicht *selbst* leben wollte, nicht wirklich selbst sein Leben in die Hand nehmen wollte, wird er nun mit aller Kraft hineingeschoben.
Obsessionen, Ängste, Geistesverwirrung und Irrsinn, ein Gefühl, das als Besessenheit umschrieben werden kann (: es hat den Anschein, als ob nicht ich es bin, der meinen Körper lenkt …) ist die Kiwi-Sphäre im Quadrat.

Lebenskräfte pulsieren; der Mensch wird mit der Kiwi in das Leben gestoßen; er wird vorwärts geschoben … Aber der Mensch wird darauf achten müssen, dass tierische, magnetische, unbewusste Kräfte niemals derart erhöht werden, dass schließlich das menschliche Bewusstsein von einer niedrigeren Art des ‚Lebens' übernommen wird, so dass das menschliche Gehirn nicht mehr ‚normal' funktionieren kann. Er wird dann gleichsam in Besitz genommen von einer Art verrückter Kraft, aber der persönliche Mensch verschwindet immer mehr. Man ist sehr stark, man bekommt ein freies und unbegrenztes Gefühl, man wird scheinbar ‚gesund' … aber man hat seine Seele dem Teufel verkauft. Möglicherweise hat das Monster von Frankenstein 1000 kg Kiwis gegessen: rohe Lebenskraft, aber die Entwicklung des Gehirns konnte des übermäßigen, zu schnellen Hereinströmens der Lebenskräfte nicht Herr werden …; der Mensch, der nicht die Leitung über sein Lebens übernommen hat. Es hat keinen Sinn, etwas zu erzwingen; lieber mit kleinen Schritten, so wie man es selbst will … (besser *keinen* als *viele*), so dass Körper und Seeleneintritt miteinander Schritt halten, so dass kein Ungleichgewicht entsteht. Gerade bei der Kiwi ist dies wichtig!

Die Kiwi kitzelt unbewusstlebende Energien, das feine Nervensystem des Menschen, die Lachmuskeln, die Haut, (sie intensiviert die Kraft in den Federn eines Papageis, das Wachstum und die Farbenpracht im Schwanz eines Pfaus) sie wirkt also nicht speziell auf den bewusst denkenden Teil eines Menschen ein, auf die jüngsten Gehirnteile. Die Kiwi lässt einen hingegen den Kontrast ‚wahrnehmen' zwischen der säuerlich blickenden, schmierigen Tante und dem fröhlich lachenden Menschen, der sich am Leben erfreut. Man wird auf unbewussterem Gebiet mit ‚dem Verdruss' … und dem ‚tot' sein eines Teils seiner selbst konfrontiert. (Verdruss hat immer etwas mit dem Nicht-man-selbst-SEIN-Können im LEBEN zu tun; Verdruss hat im Grunde mit den unbelebten Sphären und der Abwesenheit des lebenden ICHS zu tun).

Das Verlangen, sich selbst aus den unbelebten Sphären zu holen … Der Mensch, der das Lachen des Lebens in sich selbst nicht kennt, wird auf eine zwanghafte Weise in ein ‚Lachen' gesteckt, wenn die Kiwi zubeißt. Er ist dann wie der

Clown, der äußerlich lacht, aber seinen Kummer verbirgt. Der Mensch, der sich für das LEBEN entscheidet, kommt mit seinem wahren ICH zum Vorschein, lebt nicht länger im Verborgenen, ist wirklich FROH über dieses Leben in sich selbst, räumt Tod und Verdruss auf: sein Lachen ist nun ein ehrliches Lachen. Die Lust auf Kiwi weist darauf hin, dass der Mensch diese Dinge in sich selbst verwirklichen möchte. Nur wird er es selbst tun müssen und nicht die Kiwi.

Nerven werden gereizt; zurückgehaltene Lebenskräfte, Fröhlichkeit tritt jetzt nach außen. Die Kiwi-Sphäre bringt auch die anderen gerne zum Lachen. Er sieht die Komik bestimmter Situationen, kann über eine Kleinigkeit lachen, da ein Strich durch die zu starke Beherrschung, Unterdrückung, Beschränkung oder Zurückhaltung gezogen wird. Er relativiert, hat ein komisches Vorstellungsvermögen und prustet: was *zu* lang aufgehalten, zurückgehalten wurde, würde auf eine eher unerwartet fröhliche Weise ausgestoßen werden. Man ist in der Lage, die Schroffheit, den übertriebenen Ernst oder die überzogene Würde loszulassen. Auf einmal erkennt man die Lächerlichkeit vieler Dinge. Solange man jedoch den Tod im Hintergrund behält, handelt es sich hier um ein Lachen, das wie ein ‚Weinen' klingt. Kiwi kennt die Sphäre der Toten und die der Lebenden: sie lacht über die Künstlichkeit und das Protokoll, über die Steifvornehmheit, über die Barschheit und Rückständigkeit. Und vor allem: sie relativiert sich selbst … und sieht ein, dass außer der Frage Leben-und-Tod nichts noch wirklich von Bedeutung ist.

Der Mensch, der ein Bedürfnis nach Kiwi hat, fühlt in sich das tiefe Verlangen, einmal richtig durch-und-durch-lachen zu können, so dass er sich vor Lachen schüttelt …, aber dann aus der Sphäre der Lebenden heraus, nicht als Kompensation des verborgenen Kummers und der Sphäre des Todes. Der lebende Selbst-Kern dieses Menschen will die Nervchen gleichsam lockerschütteln, auf angenehme Weise ein Ventil bieten.

Der Mensch, der ein starkes Bedürfnis nach Kiwi empfindet, schlägt sich möglicherweise mit Spannungen unter der Haut herum, mit verborgenen Fragen über Tod und Verdruss; er bittet nun um eine definitive Lösung, um einen Durchbruch aus der dunklen Zelle, um eine Entladung, eine fröhliche Entladung. Er hat sich selbst allzu sehr zurückgehalten, versteckt, ist nicht wirklich in das Leben eingetreten.
Er hat seine Nerven zu sehr angespannt, er hat sich zurückgehalten, sich möglicherweise zu stark in eine Struktur eingebunden, in eine Umgebung, eine Lebensweise, bei der er sich selbst ‚versteckt' hat.
Die Kiwi wendet das Innerste des Menschen nach außen. Seine Lungen bitten um frische Luft in offenem Raum, sein Herz bittet um Freude und Entspannung, um Leben! Tief in sich selbst sehnt er sich danach, dass sein Lachen ein lebendiges Lachen sein möge, nicht zur Tarnung oder zum Trost.

Lasst ihn einstweilen wie ein Natur-Kind unter den Kindern sein, wie ein Äffchen unter den Äffchen, oder wie eine kleine Kiwi unter den Kiwis. Er wird sich dann gehen lassen, tanzen, lachen und singen, ohne sich noch zurückzuhalten. Möglicherweise wirkt er ein bisschen verrückt. Ratio und Regeln, Struktur und gerade Linien beherrschen nicht länger sein Dasein, erscheinen ihm nicht länger als ‚das Wichtigste' in seinem Leben.

Die Kiwi hat schließlich etwas von einem ‚Clown', und auch von der Symbolik des Wassermanns: sie ist in der Lage, Kontraste zu verstärken, ein Bild in den Vordergrund zu rücken, so dass die Realität aus einer tragi-komischen Perspektive betrachtet werden kann: damit der Mensch das Tragische in sich selbst auflösen kann. Er hält die Realität zum Narren. Der Mensch, der sich nach Kiwis sehnt, will sich selbst befreien, sich aller Bande, Protokolle, Verpflichtungen, beengenden Normen, Disziplin und Beherrschung sowie aller konservativen Regeln entledigen: er will alles loswerden, in das er sich bisher hineingesteckt hat.

Unter dem ‚Einfluss' der Kiwi-Sphäre wirft der feierliche Beamte im grauen Anzug mit goldener Krawattennadel auf der Brust, der auf gewichtige Weise die Aktentasche unter dem Arm hält … seine Kleider und Attribute über die Hecke (nach einem langen, anstrengenden, angespannten Arbeitstag): er tanzt wie ein Wahnsinniger mit den Fröschen im Tümpel; er kommt zu einer Art Vergessenheit, zu einer Art Nicht-mehr-Wissen, Nicht-mehr-Begreifen, zu einer Form der Entspannung, zu einem Heraus-Lassen seiner angestauten Spannungen; er gerät außer sich … Er verliert ein Stück weit sein Mensch-Sein, weil das Mensch-Sein, wie er es bisher gelebt hat, auch nicht ECHT war.

Die Maske fällt; er wird sich selbst nun neu entdecken müssen. Seine Nerven werden geöffnet. Er öffnet sich selbst weit; er gibt sich selbst frei … (In noch extremerem Sinne ist er nicht mehr dabei; er registriert nicht mehr bewusst, was geschieht.)

Es versteht sich von selbst, dass Kiwi gut ist für Menschen, die Appetit darauf haben, aber dass man sich selbst niemals zwingen darf, entgegen der eigenen Vorlieben Kiwis zu essen; respektiert der Mensch dieses Naturgesetz nicht, werden wir bei ihm ein übertriebenes Kiwi-Verhaltensmuster beobachten. Auch hier gilt die Regel: das, worum dein Appetit und Geschmack dich bittet, ist OK. Was nach deinem Geschmack gut ist, ist gut für deinen Körper, für dein Nervensystem.[10] Stelle dir vor, jemand trifft diese Entscheidung auf ‚rationale' Weise: Ich *muss* jeden Tag 3 Kiwis essen (egal, aus welchem Grund), während er eigentlich keine Lust darauf hat, dann werden die Nerven gleichsam in übertriebenem Sinne ‚gelöst' und entsteht ein Ungleichgewicht im Gefühlszustand dieses Menschen. Er wird ‚labiler'; in extremem Sinne hat er sich nicht mehr in der Hand; die Sicherungen brennen durch.

---

[10] Sei es auch unter bestimmten wichtigen VORAUSSETZUNGEN: siehe hierzu Teil I dieses Buches.

Allen, die es nach Kiwis verlangt, würden wir sagen: lasse es nicht zu weit kommen, befreie dich selbst ständig, halte dich selbst nicht gefangen in einem straffen, ernsthaften, unnatürlichen Korsett. Bringe dich selbst in das Leben. Entscheide dich ganz bewusst für dieses Leben und nimm die Zügel in die Hand. Löse deinen zugrundeliegenden Verdruss auf. Sei immer in dir selbst ‚anwesend': flüchte nicht vor dem Leben, zersetze dich selbst nicht! Betrachte das Leben auf eine humoristische, relativierende Weise: durchschaue die Maskeraden in unserer Gesellschaft und setze dich selbst nicht darin gefangen. Entscheide dich für das *wirkliche* Leben. Gestatte es dir selbst, laut, aber aufrecht zu lachen … Sei immer auf eine spontane, natürliche Weise du selbst. Tue dir selbst keine Gewalt an: halte dich nicht mit Zwang zurück; folge dem Ruf deiner Natur (unabhängig von Begierden) und bleibe deiner eigenen einzigartigen Art immer treu.

Litschi (-Pflaume)

Die Litschi fühlt sich bequem und vertraut in der Welt des reinen, nackten Ichs - ganz bestimmt … ohne dass dieses Ich sich zu verstecken braucht hinter einer Funktion, einem Job, einer Rolle, einer Haltung, einem Mode-Trend, einem Land, einer Gemeinschaft, einer Familien-Tradition … Sie zeigt sich offen und bloß … so wie sie ist, ohne etwas verbergen zu wollen, ohne etwas haben zu wollen, hinter dem sie sich verstecken könnte. Es hat fast den Anschein, als ob die Litschi den Menschen-ohne-Fransen symbolisiert, ohne Titel oder Medaille, ohne Tarnung, ohne eine ‚Haltung', die viel verbergen soll …
Sie hat keine Angst, dass tief in ihr etwas Negatives, Hässliches oder Düsteres ist; auch findet sie nichts Hässliches an ihrem Körper. Sie ist rein und klar bis auf die Knochen: sie hat nichts dagegen, dass alles ans Licht kommt … sie fürchtet sich nicht vor der Wahrheit, weil sie die Ehrlichkeit selbst ist. Was in ihrer Keller-Etage wohnt, ist ebenso ehrlich und sauber wie das, was sich im oberen Stockwerk befindet. Litschi fühlt sich gut in ihrer Nacktheit, weil sie nichts zu verbergen hat, weil sie es nicht so erfährt, als ob sie etwas Düsteres (tief in sich selbst …) zu verbergen habe.

Ließe der Mensch (nach seiner Überzeugung) das Licht in sich selbst aus und suchte er das Licht Außerhalb seiner selbst, bei anderen, bei Göttern …: „Sage mir, darf ich mir selbst vertrauen? Wie seht ihr mich? Und darf ich euch wirklich vertrauen?". Die ‚Lust' auf Litschis ermahnt den Menschen dazu, auf die Suche nach dem Licht seiner Authentizität zu gehen, ganz tief in sich selbst. Er wird lernen, sich bei sich selbst Aufschluss zu verschaffen, sich bei sich selbst zu

‚erleuchten', nicht bei anderen. Die Anerkennung der anderen ist nicht nötig, wenn er sich selbst gut findet. Unsicherheiten darüber, wie er ist, wie er wohl sein sollte … plagen ihn … bis er erkennt, dass er ‚sich selbst' sein darf, ganz rein, ganz ehrlich.
„Ist dies wirklich möglich? Bin ich eigentlich gut? Ist eigentlich etwas in mir?" Der Mensch wird diese Fragen IN sich selbst beantworten und lösen müssen; zu Anfang scheint er zu suchen und hofft er, die Antworten außerhalb seiner selbst geschrieben zu sehen. Als ob er eine Bestätigung seiner Existenz sucht, seines ICHS. Er braucht es, sich selbst so zu SEHEN, wie er ist … unabhängig von Umgebungsfaktoren, Umständen usw. … und aus dieser Reinheit heraus in aller Ehrlichkeit sich selbst SEIN zu können.

Es ist DER MENSCH, der unabhängig von dem traditionellen Mädchen(Eva)- und Jungen(Adam)- Bild … sich selbst als MENSCH wiederentdecken wird: unabhängig von Klischees, unabhängig von Erwartungen der Gesellschaft. Er wirft seine Angel aus, ganz tief in die Wasser seiner Seele … und holt hieraus seinen Puren Kern, seine reine Art, an die Oberfläche.
Es ist der Mensch aus der Zeit vor dem Sündenfall, der in seiner neuen Gestalt wieder zum Vorschein kommt: Dies ist nur dann möglich, wenn er seine ‚Scham' abgelegt hat, seine Angst verschwunden ist … Dies kann nur die Folge der Tatsache sein, dass er das ‚Begehren', das ‚Habenwollen' in sich selbst vernichtet hat. Er will nicht mehr behagen, gefallen; er will nicht mehr zeigen, wie schön und stark er ist. Er ist einfach er selbst. Er fühlt sich gut, so in seiner ‚Nacktheit', nun, da er seine Begierde, seinen Neid, seine sexuelle Ansaugung … ersetzt hat durch sein reines unbefangenes VOLLES SEIN. Die Schlange ist tot. Er lebt nun aus seiner Wurzel heraus *ganz* tief aus sich selbst, unabhängig von anderen.

Derjenige, der große Lust auf Litschis hat, ist der Mensch, der ein wenig unruhig, unbewusst ängstlich und ohne Überblick durch die Lebenswasser fährt; derjenige, der von nichts etwas weiß, außer von seinem tiefsten Seelenzustand: er *fühlt* es …, aber ist sich seiner Herkunft, seiner wahren Art nicht sicher.
Die Litschi nimmt den Menschen mit in die tiefsten Unterwasser, zu seiner Wurzel: Sie fordert ein absolutes Vertrauen in das, was sich unter-Wasser abspielt.

„Wage es, auf deine Fundamente zu bauen, darauf, wer du *bist.* Auch wenn du dies nicht immer gleich verstehst: DU BIST in der Tat ein einzigartiges, ursprüngliches Wesen … zweifle nicht daran …, sagt die Litschi. Gib dich deinem tiefsten Selbst hin, den spontanen Lebensprozessen, und versuche nicht alles mit dem kritischen Verstand, mit der Ratio zu erfassen: denn sonst schaffst du es niemals.
Möglicherweise ‚Siehst' du nicht richtig, wie und was … wie soll all dies enden … ? Du stellst dir viele Fragen darüber, du fühlst dich dir selbst emotional ausgeliefert …"

Die Litschi-Sphäre verfolgt die Absicht, tiefe, zugrundeliegende Ängste mit sich abzuführen und ein bedingungsloses Vertrauen in das eigene Sein aufzubauen. Sie ist das Gegenteil von ‚erst sehen, dann glauben'. Intuition, Glaube, Vertrauen und nicht am eigenen Sein zweifeln. „Ja, du existierst! Ja, du darfst sein. Ja, du bist ein ursprüngliches, von-den-anderen-unabhängiges Wesen". Es scheint fast so, als ob dieser Mensch sich hinter einem anderen verbirgt, hinter einer Gruppe, einer Gemeinschaft, einer Familie … während er als ICH … möglicherweise überhaupt nicht existiert. Litschi sagt: „Löse diese tiefen Ängste auf, betrachte dich selbst nicht als ein kleines, ausmerzbares, unansehnliches kleines Tierchen, sondern mache dich auf die Suche nach deiner eigenen Größe."

„Schau", sagt die Litschi, „auch wenn ich eine der kleinsten, weichsten Früchte bin … ich glaube *sehr wohl* an meine Existenz als … ICH". Aber diese Frucht ist ja auch ehrlich zu sich selbst. Um seinen ehrlichen, starken Kern zu finden, taucht der Mensch mit Litschi in die Unterwasser, um sich dort, in der Entdeckung seiner selbst, gut und sicher zu fühlen. Die Lebenswasser bilden überhaupt keine Bedrohung, wenn er nur seine eigenen Wasser auf eine reine Art und Weise betrachtet.

Manchmal geht es letztlich um den Zweifel am Leben: existiere ich wirklich oder bin ich tot?
Die Litschi antwortet: „Das fühlst du doch! Woran denkst du … worüber machst du dir Sorgen …" Nur weist Litschi darauf hin, dass ein Mensch sich selbst als ‚nackt' empfinden muss, UNABHÄNGIG von Allem und Jedem. Er, der Mensch, in seinem totalen reinen, nackten Sein. Er sollte sein reines Ich betrachten, ohne sich hinter irgendetwas zu verstecken … weder hinter einem Job, noch hinter einer Haltung, manieriertem Benehmen, einer Rolle, einer Gruppe, einem Partner, einem Elternteil … Er sollte sich selbst als eine neugeborene Frucht sehen: er wird sich selbst aus seinem reinen eigenen Seelencharakter heraus, aus seiner einzigartigen Art heraus ‚ankleiden' müssen. In aller Ehrlichkeit aus sich selbst heraus wachsen … Dazu gehört auch, dass er alles, was nicht ihm gehört oder was er ‚übernommen' hat, abwerfen sollte. Indoktrinationen, Gewohnheiten, Gebärden, Normen, Traditionen … und vor allem *die* ‚Erbsünde': die Überzeugung, dass er ein sündiges, nichtiges, hässliches, schuldiges und sterbliches Wesen ist. Möglicherweise klebt er in einem ‚Netz' der Vergangenheit, von dem er bisher keine Ahnung hatte. Er wird sich selbst nun ‚befreien' und zu der nackten Wahrheit über sein eigenes Wesen kommen müssen.

Möglicherweise muss er für sich selbst einen völligen ‚Neustart durchführen', sich erneut beginnen lassen, sich umerziehen, gleichsam alles neu bewerten, was ihm in der Vergangenheit beigebracht wurde. Tabula rasa, einen neuen Anfang machen … Aber *dann* wird er sich auch erst kennenlernen: von seinem reinen, nackten Kern aus startend, wird er sich selbst entwickeln und für immer kennen … Er wird sich selbst in seinem Wachstum ‚verfolgen' und verstehen. Er wird keine Angst mehr kennen, nicht das Gefühl haben, auf schwankendem Boden, auf unbekanntem Terrain zu stehen … Er wird nur Angst fühlen, solange noch ein Hauch von ‚Tod' in ihm vorhanden ist, solange er Angst vor der Wahrheit des Lebens hat, solange er sich selbst aus dem Weg geht.

Dem Menschen, der sich stark nach Litschi sehnt, fällt es schwer, alles und jeden loszulassen, so dass er ohne Struktur, ohne Halt von außerhalb seiner selbst im Leben steht … Er wird weder hyperventilieren müssen, noch in Panik geraten … Er wird nun mit sich selbst konfrontiert werden. „Wer bin ich - ganz einfach und doch einzigartig - als Mensch unter den Menschen?"

Der Mensch, der ein großes Bedürfnis nach Litschis hat, ist auf der Suche nach seinem eigenen Unter-Grund, nach seinen Tiefen. Er findet es gar nicht gut, dass er nicht ‚weiß', was sich da unter der Oberfläche abspielt. Er will einen Einblick erhalten; er will dieser Sache nicht ‚wesensfremd' gegenüberstehen. Er erwartet vielleicht nicht immer, nur das Schönste oder das Beste über sich selbst zu hören, aber er ist neugierig und will es einfach wissen. Er kann es nur schwer ertragen, wenn etwas vor ihm ‚verheimlicht' wird (weil er dem Geheimnis seines eigenen Inhaltes nicht vollständig vertraut!). Er hat das Bedürfnis, tiefer zu graben und die Dinge zu untersuchen. Er stellt sich Fragen über den tieferen Grund oder die Ursache der Dinge und will es alles gerne verstehen oder nachvollziehen.

Der Litschi-Esser würde das gerne solange untersuchen, bis er alles weiß. Er fragt, hört und drängt darauf, mehr zu wissen. Er ist sich seiner Sache nicht so sicher … Er ist manchmal etwas argwöhnisch, vertraut den Dingen nicht auf Anhieb. Man könnte sagen, dass er versucht, die ‚Wahrheit' herauszufinden.
Er wird einsehen müssen, dass er von selbst Wahrheit sehen wird, sobald er in aller Ehrlichkeit mit sich selbst lebt, sobald er sein reines nacktes wirkliches Ich nicht verbirgt. (Sein Gesicht verrät dann nichts …)
Es interessiert ihn auch herauszufinden, was andere mit ihm vorhaben; er fühlt sich nicht gerne ausgelacht oder zur Seite geschoben. Er wagt nicht, es offen zu fragen, aber sondiert doch beiläufig, ob man ihn nicht veralbert?
Dieser Mensch hat die Lektion zu lernen, ohne Umwege seine Meinung zu sagen, um in aller Ehrlichkeit sich selbst zu sein, so dass Argwohn gegenüber anderen verschwindet. Er wird seine saure, kritische oder misstrauische Haltung gegenüber sich selbst wegnehmen müssen und sich selbst ein warmes Willkommen schenken müssen: hierdurch wird er sich auch unter den anderen Menschen willkommen fühlen. Er veräppelt sich selbst nicht mehr: er lebt aus seinem echten Kern heraus, ohne Tarnung. Er fühlt sich gut und rein in diesem ‚existenziellen' Leben aus seinem Wahrheits-Kern heraus … Er fühlt sich nun ruhig und *weiß,* dass es tief in ihm genauso gut und sauber ist, wie *‚oben*' (sein

Gesicht, seine Haltung, sein Körper). Wie innen, so außen: die Ursprünglichkeit strahlt nun. Er fühlt sich nicht mehr unbehaglich in den intuitiven, unbewussten Strömungen, die seine Seele durchspülen; er hat nicht länger das Gefühl in den Seen des Lebens herumzuwogen, und verbirgt sich nicht mehr länger hinter Schein und Rahmen. Er fürchtet sich vor nichts mehr, weil er sich für ein Leben in reiner Authentizität entschieden hat: er steht fest in seinen Urwurzeln.

Mango

Die Mango lässt alles leicht über sich hinweg gleiten; sie erscheint uns eher passiv, nicht wirklich Initiative-ergreifend; sie findet alles prima; sie protestiert nicht schnell … In äußerstem Sinne können wir sagen, dass sie ihr Gehirn zu wenig für sich selbst einschaltet; sie lebt zu sehr wie ein Herden-Tier, wie ein Sklave, wie eine Halb-Betäubte, wie jemand, der tut, was von ihm verlangt wurde, wie jemand, der sich in ein System einschaltet, ohne davon individuell profitieren zu können, wie jemand, der noch nicht daran denkt, sein Gewohnheiten-Muster hinter sich zu lassen. Sie erscheint nicht glücklich, nicht wirklich unglücklich, eher apathisch und uninteressiert; sie kennt weder echte Tiefen noch Höhen; sie lebt auf der Linie des Mittelmaßes. Läuft sie in einer bestimmten Spur, dann folgt sie dieser immer weiter, ganz einfach. „Man kann doch nichts tun, es nicht ändern. Es geht doch nicht anders als auf diese Weise?" Nicht, dass sie sich dabei wirklich glücklich fühlt; es handelt sich eher um eine Art Gleichgültigkeit. Sie lässt alles von ihren Schultern gleiten. Sie selbst hofft nicht mehr auf Veränderung; sie erwartet nichts; sie sehnt sich nach nichts mehr; sie lebt von der einen Minute zur nächsten, unmotiviert. Sie unterdrückt die ‚männlichen' selbstsicheren, sich-für-sich-selbst-einsetzenden Kräfte. Das Positive an ihrer Sphäre ist, dass sie keine Begierden kennt, keine Habgier, keinen Kontrolldrang und nicht den Willen hat, etwas Bestimmtes unbedingt zu bekommen. Sie findet alles prima. Ihre äußerliche Ruhe stimmt überein mit einer inneren ‚Ruhe'.

Der Mensch, der sich nach Mango sehnt, ist - im Gegensatz dazu - innerlich meistens feurig, eher aggressiv-zupackend, vorausblickend, führend mit hektisch-drehenden Gedanken und würde zu viel auf einmal tun oder bekommen wollen. Manchmal ist es möglich, dass dieser Mensch äußerlich die Ruhe der Mango besitzt, während sein Innerstes brennt, sein Gehirn, seine Nerven, seine Gedanken … feurig und nervös kreiseln.
Für seine Sehnsüchte kann alles gar nicht schnell genug gehen. Die Taten können den Gedanken und der Willenskraft nicht folgen. Er steht nun voller Begeis-

terung und Dynamik im Leben; er würde am liebsten verschiedene Sachen gleichzeitig tun. Seine Augen stehen ein wenig unter Druck. Möglicherweise ist er ein guter Verkäufer; er würde gerne vielen Menschen gleichzeitig Gehör schenken. Oder er will an zwei Orten gleichzeitig an einem Fest teilnehmen, oder er will zwei Musik-Instrumente gleichzeitig spielen lernen … Es schwindelt ihm fast davon. Seine Augen bewegen sich schnell von hier nach dort; nichts entgeht ihm. Er kennt wenig Ruhe in seinem Geist, weil er alles im Auge behalten will.

Manchmal ist er etwas nervös; möglicherweise führt er sein Leben zu sehr nach dem ‚Habenwollen', dem Behalten- oder Behütenwollen, dem Verdienenwollen, Bekommenwollen. Sein Gehirn arbeitet manchmal schneller, als für sein allgemeines Wohlergehen gut ist. Er übergeht dann zu schnell Dinge, über die er durchaus einmal etwas länger nachdenken könnte. Er strengt sich an, läuft herum, kennt keine Ruhe, setzt sich zu hundert Prozent für das ein, wofür er sich engagiert.

Er besitzt Kraft, Courage, Beharrlichkeit, (manchmal überschwängliche) Begeisterung und dies ist an sich ganz und gar nichts schlecht, aber er sollte darauf achten, nicht zu schnell für sich selbst zu sein … Er kann sich manchmal zu sehr aufregen, nervös machen, so dass er sein Nervensystem unter Spannung setzt.

Sein Kopf, sein ganzer Körper, will ab und zu ein bisschen Ruhe. Er wird Ruhepausen einbauen müssen: er wird lernen, die Dinge schrittweise zu tun, im Jetzt-Moment, nicht zu schnell laufen zu wollen. Er darf nicht arbeiten und denken, auf Kosten seiner Gesundheit; er darf nicht *mehr* verbrennen, als gut für ihn ist.

Aggressive Energien werden manchmal zu sehr eingeschaltet im Habenwollen-Muster (statt im Sein-wollen), wodurch Nervosität entsteht, wenn der begehrte Zustand nicht gleich erreicht wird. Die Besorgtheit, das Verantwortungsgefühl, das Gefühl, schnell sein zu müssen und alles im Auge behalten zu müssen … kann zu Stress führen. Adern und Muskeln sind manchmal zu angespannt.

Dieser Mensch wird gut daran tun, sich in sich selbst zu vertiefen und zu lernen, die Dinge ‚loszulassen'; er wird mehr aus der Tiefe seiner selbst leben dürfen, in Vertrauen: er wird auch nicht länger das Gefühl haben, alles *selbst* machen zu müssen; es kann sein, dass er bestimmte Dinge loslassen oder anderen überlassen muss …; er weiß, dass dann alles auf seinen Weg kommt, was gut für ihn ist. Er teilt nun mehr mit den anderen; er hat nicht länger das Gefühl, für sein Ich-lein kämpfen zu müssen. Er sehnt sich jetzt tief in seiner Seele nach der inneren Ruhe: dies ist nur dann möglich, wenn er sich nach innen kehrt, und es wagt, den Dingen einmal mehr ihren Lauf zu lassen. Er muss nicht versuchen, alles ‚in der Hand' zu halten …

Diese Menschen werden lernen, für das dankbar zu sein, was jetzt in ihrem Leben IST; sie brauchen nicht zu rennen, brauchen sich nicht aufzustacheln für das, was jetzt noch nicht ist. Sie sollten sich regelmäßig in aller Ruhe und Stille in sich selbst kehren. Sie brauchen eine Art von innerlicher Frömmigkeit, brauchen

die Entwicklung der ‚weiß-blauen-jungfräulichen-Marianischen' Schwingung in sich selbst. Sie werden auf die Suche gehen müssen nach dem Reinen, dem Weißen … ohne jede rote Begierde oder Spannungs-Kraft.
Es bedarf einer Ausgewogenheit zwischen beiden. Aufmerksamkeit und Interesse, Konzentration und Köpfchen zu haben, ist bis zu einem gewissen Grad gut: ein großes Bedürfnis nach Mango deutet darauf hin, dass diese Eigenschaften zu stark vorherrschen. Das Mango-Leckermaul braucht seine feurigen Kräfte nicht abzuwerfen, doch eine Kombination aus Stress-Spannung-Transpiration mit einer Art ängstlicher Alarmiertheit darf nicht sein Leben beherrschen. Sein Geist, sein Gehirn darf nicht von der Feurigkeit verbrannt werden, von den brennenden Willenskräften, von Begierden und Sehnsüchten, von im-voraus ausdenken und argumentieren … Sein Kopf sehnt sich danach, sich ab und zu abkühlen zu können, sich leeren zu können, alles loszulassen …

Darum ist es nötig, dass er sich auf die Suche macht nach dem Basis-Vertrauen: dass der Mensch seine Augen einmal in-wärts richtet, dass er auf ruhige Weise einmal sein Haupt auf die Brust sinken lassen würde, um sich dann ganz tief nach innen zu kehren, ganz tief in seine ‚weiblichen', reinen Quellen, wo Ruhe herrscht und Stille. Alles kommt zu seiner Zeit; keine Übereile, keine Gehetztheit, keine Krampfhaftigkeit, keine materiellen Sorgen zum Beispiel: ein Mensch, der dem Weg folgt, der gut für ihn ist, hat in jedem Moment seines Lebens das, was gut für ihn ist, nicht mehr, aber auch nicht weniger.

Der Mensch, der vertraut und loslässt, macht sich keine Sorgen mehr, lebt im Jetzt-Moment, voller Freude und begeisterter Kräfte, aber er übernimmt sich nicht; er zieht sich selbst nicht zu sehr auf. Er ist aktiv und denkt klar, aber ohne ‚Spannung'. Er ergreift die Dinge, die in seinem Leben geschehen, nicht länger ‚fest' mit seinem Gehirn oder seinen Sinnen; er lässt sie mehr auf sich zukommen; er nimmt eine stärker empfangende Haltung ein (darum nicht so apathisch wie die Mango selbst, aber doch genauso ruhig …) und tut, was er tun muss … In nichts fühlt er sich noch gezwungen. Er fühlt nun in seinem Herzen eine wohltuende innerliche Ruhe, eine Art von Seelenruhe: zu der die Mango ihn aufgefordert hat.

Maracuja, Passions-Frucht

Die Passions-Frucht selbst ist sehr beweglich, ständig in Bewegung, eher launisch, steht niemals lange still an einem Platz, liebt die Abwechslung und verlegt leicht und leichtfüßig ihr Gebiet. Sie ist vielleicht ein wenig grillenhaft, springt wie ein Böcklein einmal in diese und dann wieder in eine andere Richtung, aber eigentlich könnte man sie besser umschreiben als ein Symbol für jenen Menschen, der seine Energien am laufenden Band in positivem Sinne ‚gebraucht'. Der Mensch, der sich in ‚Werdung' befindet, der sich selbst nicht ‚stillhält' in seinem Evolutionsprozess, derjenige, der seine Energien nicht an Ort und Stelle verbrennen lässt, wodurch die Leber blockieren würde: das Leben darf dann nicht frei weiter-strömen. Dieser Mensch wird lernen, seine ‚vorige Phase' loszulassen, auf seinem Pfad immer weiter zu gehen, unaufhaltsam … Passions-Frucht folgt ihrem GEFÜHL, ihrem Lebens-Gefühl.

Der Charakter dieser Frucht ist sehr ‚schnell', reagiert unverzüglich auf eine effiziente, fast schon reflex-artige Weise. Sie hat die Fähigkeit, sehr rasch auf unerwartete Situationen zu reagieren; sie tut dies auf eine aufmerksame und geschickte Weise. Sie ergänzt dort, wo ein Mangel besteht, sie bewegt sich im Leben wie ein geschickter Tennisspieler auf dem Feld. Sie hilft spielend leicht aus, wo ein paar Hände fehlen, sie füllt auf selbstverständliche Weise die Lücken und fängt die Dinge, die aus der Luft gefallen kommen, sehr gut auf.
Sie sieht kein Problem darin, wenn (eventuell durch Zutun anderer) ein Stundenplan oder ein struktureller Plan unerwartet geändert wird …; sie passt sich sofort an und weiß bereits von Natur aus, wo der neue Weg nun liegen wird … auch wenn alles überarbeitet und geändert werden muss, sie weiß immer, wie eine neue Situation bewältigt werden kann. SIE FÜGT SICH LEDIGLICH NACH DEM LEBEN, auf eine sehr flexible Weise. Sie ist alles andere als starrköpfig, hartnäckig.
Man könnte hier von ‚Weisheit' sprechen, aber dann von jener Art von Weisheit, die der Natur inhärent ist: der Natur, die aus sich selbst heraus weiß, wo sie wachsen muss, wo sie sich wenden und drehen muss, was sie abwerfen muss, um dem Pfad des Lebens weiter zu folgen …

Der Verstand, das intuitive Denken, das niemals vom ‚Gefühl' unabhängig ist, das Schritt hält mit dem Reflex, mit den Handlungen. Man handelt schnell, geschickt und auf eine intelligente Weise. Kurz: diese Frucht stellt die ‚Beweglichkeit' auf dem Gelände des Totalen Menschen dar … Die Passions-Frucht ‚entspringt' gleichsam ständig und immer mit derselben Ur-Kraft aus sich selbst. Sie ist ein wenig wie die Pilzkraft: sie ist in der Lage, in *einem* einzigen Tag aus dem Boden zu schießen. Energien werden ständig in aufbauendem Sinne genutzt …; alles ist ständig in Bewegung. Es ist diese konzentrierte Kern-Kraft im Zentrum des Menschen, die ihn dazu auffordert, sich ständig aus sich selbst heraus neu geboren werden zu lassen, sich zu transformieren … alle immensen Kräfte, die dazu gehören, werden nach oben getrieben …

Der Mensch darf und kann diese Kräfte nicht ignorieren oder liegen lassen. Tut er dies doch, dann wird er konfrontiert werden mit Frustration, Wut und Hass über seine eigene Ohnmacht oder Unfähigkeit (darüber, wie er sich selbst verwirklichen könnte); er wird diese düsteren Gefühle, die sehr tief und dunkel auf seiner ‚Leber' liegen, möglicherweise in Richtung auf andere herausspucken, oder er greift sich in Begierde-und-Macht an Menschen und Dingen außerhalb seiner selbst fest. Er ‚fault' und ‚gärt' in sich selbst, statt selbst Weiter zu Gehen!

Passions-Frucht steht ihrem Gefühl sehr nahe … und dieses Lebensgefühl ist von unschätzbarem Wert, wenn ein Mensch sich so richtig glücklich fühlen können will. Derjenige, der Passions-Frucht liebt, sehnt sich danach, näher zu diesem ‚Gefühl' zu kommen …

Der Mensch, den es stark nach der Passions-Frucht verlangt, hat die Neigung, sich zu sehr zu fixieren, sich festzulegen auf *einen* Punkt, oder wie besessen in *eine* einzige Richtung zu denken oder zu leben. Es kann sich dabei buchstäblich um Obsessionen oder Zwangsstörungen handeln.
Handeln und denken wird er durchaus harmonisch zusammengehen lassen, genau wie dies bei der Passions-Frucht der Fall ist …: er lässt sich manchmal in seinen Handlungen von unbewussten oder zwanghaften Impulsen und Gewohnheiten treiben. Es hat den Anschein, dass er manchmal nicht aus seinem Teufelskreis ausbrechen kann: seine Energien, seine Schöpfungskräfte bleiben abgeschlossen in einem wenig fruchtbaren Kreis, statt sich zu einem nach außen gerichteten Handeln entwickeln zu können. Der Mensch bleibt dann hängen in seiner Phase von entweder instinktiver emotionaler Haltung und Reaktionen oder von einer tierischen, eventuell sexuellen Suche nach Genuss oder einer Phase, in der er sich zur Befriedigung der eigenen Bedürfnisse im einen oder anderen festbeißt. Aber sein Herz, sein wirklicher Selbst-Kern bittet um einen Durchbruch aus dieser Sackgasse. Er wird zur Selbst-Entwicklung kommen müssen. Er wird sich auf ein höheres Niveau heben müssen, so dass er sein Leben aus Liebe heraus mit Sinn für Nachgiebigkeit, Anpassung einrichten kann.

Der Mensch, der große Lust auf Passions-Früchte hat, trägt starke gesunde aggressive Kräfte in sich, die, wenn sie nicht in kreativem Sinne genutzt werden, einen Kanal zu Hass, Zorn, Wut, Groll, Abscheu bilden können … Der Mensch ist möglicherweise scharf und bissig, platzt beinahe vor Wut, weil er sich selbst nicht wahrmachen oder entwickeln konnte (Ohnmacht-Macht). Man liebt sich noch nicht wirklich selbst, wodurch man sich selbst oder anderen Zeichen von Abscheu, Abneigung, Hass zeigen oder speiende Vorwürfe machen würde. Er schreibt die Ursache seines Problems der Frustration und den Begierden der Außenwelt zu. Er wird seinen Selbst-Hass auflösen müssen. Er hält seinen Mund nicht und spricht manchmal mit giftiger Zunge. Er macht Vorwürfe und spuckt seine Galle. (Manchmal hält er dies alles auch zurück, aber es lebt dennoch in seiner Seele …) Er steht aggressiv und unter Hochspannung da, bereit, alle angestauten aggressiven Kräfte nach außen zu bringen.

Er ist randvoll mit scharfen starken Kräften, aber fühlt sich anfangs unfähig, diese auf gesunde Weise zu gebrauchen, wodurch er entweder ein Ventil im tieri-

schen, rein primitiven Ausleben dieser Kräfte sucht (beispielsweise im Sex), oder aus dieser Ohnmacht heraus seine geballten Kräfte in der Form von sportfanatischem Training abreagiert, oder in Kritik und Vorwürfen an andere, im Herausfordern, Streit, Kämpfen usw. …
Brennende, scharf konzentrierte Lebenskräfte können, wenn sie nicht von einem bewussten Auge, einem intelligenten Kopf gelenkt werden, den Körper verwüsten, zu Selbst-Vernichtung führen. „Selbst-Liebe, Flexibilität, Milderung, Loslassen …!“, sagt die Passions-Frucht hier.

Dieser Mensch tut also gut daran, zu einer klaren und vernünftigen Sicht seines Zustandes zu kommen. Er wird dann einsehen, dass er sich selbst in Liebe und Schönheit verwirklichen darf, dass er keine aggressiven Kräfte zurückzuhalten oder anzustauen braucht, aber dass es auch keinen Sinn macht, diese Energien wirken zu lassen, wenn er im Leben nicht eine kreative, liebevolle, aufbauende Haltung einnimmt. Voraussetzung ist zuerst und vor allem: eine Hinwendung zum Guten, eine Liebe zum eigenen ICH. Aus diesem Glauben an die Schönheit der eigenen liebevollen Energien heraus … dürfen diese Kräfte auch wirklich existieren und angewendet werden: in erster Linie um sich selbst stärker im irdischen Körper niederzulassen, in zweiter Linie, um sich auf eine geschmeidige Weise in jene Richtung zu bewegen, die er seinem Gefühl nach einschlagen muss …

Dieser Mensch sollte seinen Primitivismus übersteigen; er wird auf eine menschenwürdige, positive Weise seine Ur-Kräfte in eine Form gießen müssen. Die Galle- und Leber-Symbolik gilt hier, sowie auch jene der Geschlechtsorgane, des Herzens und der Innenwand des Darmsystems: diesen Organen tut es gut, wenn die Energien weder zurückgehalten werden, noch als Folge seiner Gefühle der Frustration und Ohnmacht in einer ‚Machts-Explosion’ Unheil anrichten würden. Sehr starke Kräfte bitten um ein Vorwärtsschreiten, um eine aktive Selbstentfaltung: der Pilz stößt durch die Erdoberfläche. Ein Dasein ohne Selbst-Hemmung; der Mensch wird aus seinem Herzen heraus leben müssen und seine Kräfte nur für die Vertilgung des Bösen einsetzen dürfen … in sich selbst.

Ein Aufruf an den Menschen, er solle seine enormen Kräfte einsetzen, um sich zu einer Höheren Ebene hin zu transformieren und das Alte Böse zu vernichten. Zwangsstörungen und angestaute Emotionen gibt es nicht mehr, nun da der Mensch in sich selbst einen ständigen Durchfluss von Energien zulässt …; der Mensch blockiert sich selbst nicht mehr länger, weil er jetzt sieht, dass es gut ist. Diese Kräfte, wenn sie vom Herzen in natürlicher Weisheit gesendet werden, können nur wunderschöne Arbeit leisten.

„Primitive Emotionen, Zwangsstörungen, Ängste und Wut können erst dann verschwinden, wenn der Mensch sich auf Höheres richtet …, aus seinem echten Lebensgefühl heraus, in Liebe, Weisheit und Bewusstsein … so dass er nicht länger eine instinktive oder rein emotionale Haltung im Leben einzunehmen braucht“, sagt die Passions-Frucht.

Dann fürchtet er sich nicht mehr vor seinen Kräften; *dann* spuckt er kein dunkles Gift mehr … Er steht nun eisen-stark im Leben! Er fühlt, wie er innerlich ruhiger wird …; mit der größten Leichtigkeit, ganz geschmeidig, setzt er seinen Weg fort. Er benutzt seine Kräfte in der ewigen Erneuerung seiner selbst, in einer aktiven Teilnahme am Leben. Er lebt aus Liebe heraus und versucht nichts zu fassen, zu greifen, zu zwingen-mit-Macht, zu erzwingen …

Melone

Cavaillon, Gallia …

Der Mensch, der sich nach Melone sehnt, sagt eigentlich: „Ich bin auf der Suche nach meinem wahren Selbst, nach meinem echten Ich …“ Unbewusst sehnt er sich danach, wie ein Fötus ganz nah in seinen eigenen Schoß zu kriechen, um sich dort im Kern zu finden, um dort als ein reines Ich im Innersten seines Wesens geboren zu werden … „Hilfe! Wer bin ich? …“ Der Mensch, der seine Identität ignoriert oder verkennt, sich als eine Null oder eine Luftblase betrachtet, kann sich ängstlich, ausgeliefert und panisch fühlen, wie ein Nichts in der dunklen Nacht …

Er wird sich auf die Suche nach sich selbst machen müssen: indem er sich ganz tief NACH INNEN kehrt … Die Melone weist darauf hin, dass die Suche nach dem Eigenen Ich weitergehen darf … Die Transformation nimmt ihren Anfang. Sicherheit wird nun gefunden werden, Vertrauen und Freude über das eigene Ich. Hat dieser Mensch sich zuvor zu viel in der Außenwelt verloren; hat er zu sehr Halt und Sicherheit in den anderen gesucht, dann wird er nun die Große Reise zu sich selbst beginnen. Eine fundamentale, tiefe innerliche Ruhe liegt am Ende dieser Reise.

Die Melone fordert dich dazu auf, Unterschied zu machen zwischen ICH und der Außenwelt, zwischen dem ICH und dem anderen, zwischen dem ICH und allem, was außerhalb davon liegt. Dass du dich nicht auf eine derartige Weise mit den Menschen oder Dingen außerhalb von dir identifizierst (oder in einer Abhängigkeit von ihnen aufgehst), dass du selbst ‚weg’ bist, oder nicht existierst … Du bist dann abhanden gekommen, denn du bist zu sehr im anderen. Werde erst du selbst! Schließe deine Grenzen und krieche in dich selbst hinein. Lege deine

Identität deutlich fest. Dies ist eine Voraussetzung dafür, dass man ewig in Gesundheit Leben kann. Lasse alles und jeden außerhalb deiner selbst LOS; Kehre dich nach innen, um deine starke Wesenskraft zu finden …

Die Melone ist in gewissem Sinne ‚blind'; sie hat gleichsam keine Augen, die in die Außenwelt blicken. Sie kann ihre Augen nicht öffnen; sie sieht das Leben auf eine andere Weise. Sie verpflichtet sich selbst dazu, mit anderen Sinnen zu sehen, um intuitiv zu fühlen, wahrzunehmen, aber vor allem, um tief In Sich Selbst zu blicken. Sie richtet die Augen nach innen. Aber die Melonen-Sphäre stellt noch viel mehr dar als dies: sie stellt den Tod von allem dar, was nicht rein und echt ist. Sie konfrontiert den Menschen mit seinen tieferen Schichten, mit dem ‚unbelebten' unechten Teil in sich selbst, mit dem, was ihm Angst macht, mit dem, was er in sich selbst weiter abbauen wird. Sie stellt die Sphäre des Menschen dar, der nicht länger in die Außenwelt flüchten kann, in die Welt des Scheins, in die anderen; er kann nicht mehr aus sich selbst wegflüchten: er wird jetzt dazu gezwungen, ganz nah zu sich selbst zu kommen, um sich die Dinge in der Außenwelt ganz anders anzusehen.

Der Mensch, der auf der Suche nach der Wahrheit ist, wird zuerst nach innen schauen müssen, um dann die Lügen außerhalb seiner selbst entlarven zu können. Er wird sich nicht in oberflächliche Schein-Welten verrennen, in Schein-Schönheit. Er wird sich nicht in die Irre führen lassen, sich nicht verführen lassen … von der Welt des ‚Scheins': er würde sich darin verlieren und nur Leere, Einsamkeit, Kühle, Angst erfahren … weil er weggeht aus seinem reinen ehrlichen Kern, weil er sich selbst verlässt … Die Melone ermahnt den Mensch: „Du hast dich genug in dem verloren, was außerhalb deiner liegt … Es ist Zeit für Veränderung. Schließe deine Augen und richte dich ganz nah und tief nach innen; nur dort wirst du die Antwort, das Leben selbst finden!"
Wer sich im Oberflächlichen der Außenwelt verliert, kann nicht wirklich zum Leben kommen. Die Melone ermahnt den Menschen dazu, nun definitiv eine Wahl zu treffen und ganz nah beim eigenen ICH zu bleiben.
Er kehrt sich inwärts und findet dort die Antwort.

Der Mensch, der im Inneren ‚krank' ist und eigentlich eine bestimmte Lebensphase, Lebensweise beenden will …; derjenige, der in gewissen Sinne ‚sterben' will, isst Melone. DAS ALTE ICH MÖCHTE ABSTERBEN, um die GEBURT des TRANSFORMIERTEN ICHS zu ermöglichen. Derjenige, der sich nach Melone sehnt, will unbewusst mit einer Art des Seins brechen. Natürlich entscheiden sich bestimmte Menschen dafür, im buchstäblichen Sinne zu sterben: sie werden dann alles aus dieser Frucht holen, was sie brauchen, um ihnen beim Sterben zu helfen. Jemand, der eigentlich leben will …, aber unbewusst weiß, dass er *anders* leben müssen wird, wird alle Elemente aus der Frucht holen, die ihm dabei helfen, das Alte absterben zu lassen und dem neuen Gestalt zu geben.

Der Drang nach Melone ist ein absoluter Ruf des Lebenden Selbst-Kerns des Menschen, sich nach innen zu kehren und eine tiefgehende Entscheidung für sein wirkliches Selbst (unabhängig von der Außenwelt), für das Leben zu treffen! Der Mensch wird sich nicht länger in der ‚Außenwelt' verlieren dürfen, in den Begierden, in der Undankbarkeit, dem Missvergnügen und der Unzufriedenheit, weil er dies oder das außerhalb seiner selbst nicht ‚haben' kann … dies führt ihn lediglich zum Tod; er wird sich nun *sehr* tief inwärts kehren müssen … Hier wird er wirklich Sehen; hier wird er Wahrheit entdecken können.

Die Melone selbst sagt: „Stopp! So geht es nicht mehr. Du musst einen anderen Weg nehmen …: komme zu dir selbst." Ein dringender Aufruf zur Veränderung, zur Einkehr. Der Mensch wird sein altes Ich (sich füllen mit Dingen und Menschen aus der Außenwelt, Selbstverlust, Begierden …) vollständig ‚töten' müssen. Tut er dies nicht, dann setzt die Melone ihn darüber in Kenntnis, dass es ihm ganz und gar nicht gut gehen wird. Bei dieser Frucht ist es - genau wie bei den anderen Nahrungsmitteln - wichtig, dass man sie nur dann isst, wenn man wirklich Lust darauf hat.
Menschen, die sich voll und ganz für das Leben entschieden haben, diejenigen, die Begierde, Habgier, Festkrallen an den anderen und Unzufriedenheit abgeworfen haben, diejenigen, die sich nicht länger in einer oberflächlichen Außenwelt aufgehen lassen, sich nicht von hier nach dort aufpeitschen lassen, sich nicht von den anderen mitreißen lassen, erst links, dann rechts, diejenigen, die sich mit ihrem innerlichen Wert verbunden fühlen, haben die Mahnung der Melone verstanden. Es wird ihnen gut gehen. Sie lassen sich nicht mehr von der Außenwelt aus dem Feld schlagen. Sie bleiben immer stark und nah anwesend bei sich selbst.

In der Melonensphäre zieht der Mensch sich in sich selbst ganz dicht zu. Es ist der Mensch, der es braucht, mit sich selbst ‚allein' zu sein (auch wenn er es möglicherweise selbst nicht einmal erkennt): möglicherweise verliert er sich ständig und zu sehr in anderen, oder in DEM anderen …: man erkennt die Stabilität nicht ausreichend, die Kraft des eigenen ICHS; man lässt sich zu sehr in etwas aufgehen, lässt sich zu sehr auf-lösen: man wird sich nun stark, stabil und entschlossen ‚zusammenpacken' müssen, sich im eigenen Körper konzentrieren, sich nicht mehr wegfließen lassen …

Man macht seine Grenzen. Man weiß nun, wer man ist; man hat sein Gelände abgegrenzt, aus dem folgenden Gefühl heraus: „ICH BIN: allein mit mir selbst, in mir selbst, unabhängig von den anderen als AUTONOMES Individuum!" Man bleibt nun innerhalb der eigenen GRENZEN.
Tut man dies jedoch nicht, ist man wie ein leerlaufendes Fass … und wird krank. Man beschlagnahmt dann die anderen, man will sich mit dem anderen füllen, man greift, aber man findet sich selbst nicht. Dies muss zwangsläufig zu einer Krankheit führen … Die Melone ermahnt dich stark dazu, diese Tendenz zu be-

enden, um dir den Aufbau deines Lebens und deiner Gesundheit in der Stabilität deines ICHS zu ermöglichen.
Jemand, der in der Vollheit seines ICHS IST, wird nicht mehr das Bedürfnis fühlen, Grenzen zu anderen zu überschreiten; andererseits gestattet man es den anderen nicht, eine bestimmte Grenze hinsichtlich des eigenen ICHS zu überschreiten (das zweite ist eine Folge des ersten). Der Mensch muss nun den Weg zu sich selbst finden, zu seinem reinen Selbst, unabhängig von den anderen … Er kehrt sich auf sehr intensive Weise dem Innersten seiner selbst zu und sucht dort … den Kern seines Seins. Er tut gut daran, einmal ganz nah zu sich selbst zu kriechen: er schließt seine Augen vollständig und richtet sich in sich selbst. Und vor allem: er fühlt sich auf eine konzentrierte Weise in seinem Körper BEI SICH SELBST.

Es ist wie der Mensch, der gemütlich zusammengerollt zwischen den Laken liegt, völlig allein, froh und allein, die Arme und Beine nah am Körper, während er vollständig begreift: „IN MIR MUSS ICH ES SUCHEN, nicht außerhalb. Ich werde ganz nah bei mir selbst bleiben. Ich bin möglicherweise zu weit abgeschweift. Ich komme heim zu mir selbst, in meinen Körper … näher geht es nicht. Die reine Selbstbesinnung; völlig *eins* mit meinem eigenen Körper, mit mir selbst. Ich schließe für einen Moment alle Türen, Fenster und Vorhänge, um ganz tief in und bei mir selbst nach Hause zu kommen … dort liegt das Gold, dort liegt das Leben.“ So wird es ihm sehr gut gehen …

In diesem reinen Sein, dankbar erlebt aus dem tiefsten Inneren heraus, gibt es keine Begierde mehr, herrscht nur noch Liebe zum eigenen ICH, hier kann keine Angst mehr eindringen. Man kann nicht länger von der Außenwelt ‚abgelenkt’ und ‚umgelenkt’ werden. Man richtet sein Leben nun von innen heraus aus; man lässt sich nicht mehr so von dem oder den anderen beeinflussen oder von Faktoren, die nicht von wesentlicher Bedeutung für einen Menschen sind. Man IST hundertprozentig sich selbst. Man ist rein konzentriert auf das eigene ICH: starke gebündelte Kräfte arbeiten als eine unteilbare Einheit.

Wassermelone

Diese Melone hat einen verborgeneren, sanfteren Charakter; sie stimuliert dich dazu, dich zu deinen Gedärmen absacken zu lassen, zu deinen Beinen, zu deinen Füßen, zum IRDISCHEN. Sie richtet die Aufmerksamkeit auf ‚niedrigere’ Regionen im Menschen, im wahrsten Sinne des Wortes. Sie weist den Menschen auf seinen möglichen Zwie-Spalt oder auf die mögliche Wahl zwischen ‚oben und unten’ hin. Kommst du mit in die Welt des Teufels, der sexuellen Spielchen, der Hölle … Machst du bei Satanismus mit? Lässt du dich selbst herunterziehen? Sexuelle Begierden, wilde Lüste, risikovolle Taten … die Wassermelone öffnet dir die Augen für die Sphäre einer Verführung, des Spiels mit dem Tod, mit der Gefahr … oder die Angst davor, die Flucht davor! Sie trägt dir auf, dir dies gut anzuschauen. Ob du all deine Ur-Energien im Feuer der Leidenschaft, der Begehrlichkeit und niedrigeren Zielsetzungen verlieren wirst … oder ob du Herr über diese Ur-Instinkte wirst, über diese sogenannten düsteren unbewussten Stimmchen, die in einem Mensch umherschweifen? Es ist die kleine Geschichte von Jesus in der Wüste, der zum Teufel ‚nein' sagte, von Faust, der seine Seele hingegen *sehr wohl* verkaufte …

Das Bedürfnis nach Wassermelone stellt dem Menschen die Frage: „Vertraust du dir selbst eigentlich? Bist du ganz auf dem richtigen Weg oder würdest du dich an Dinge wagen, die unter deinem Wert sind?"

Der Mensch, der ein starkes Bedürfnis nach dieser Frucht hat, befindet sich gleichsam zwischen seinem Ober- und Unterkörper: er sieht oben und er sieht unten. Möglicherweise fühlt er ein gewisses Misstrauen gegenüber dem, was sich alles in ihm abspielt auf dem Gebiet, das psychologisch mit der Blase, dem Darm, den Geschlechtsorganen übereinstimmt. Solange er sich von den Begierden dominieren lässt, den Instinkten, ist es möglich, dass es ganz so scheint, als ob er aus ‚zwei' Teilen besteht, einer dunklen und einer helleren Seite, einem Tag und einer Nacht. Er will dann die dunkle Seite verborgen halten … Er wird zu einem tiefgehenderen Vertrauen kommen müssen zu seinen unbewussten, tiefliegenden Schichten, zu seinen tieferen Gefühlen, zu seinen Sehnsüchten … er wird begreifen müssen … und alles unter die Leitung seines Herzens stellen müssen, unter der Leitung seines bewussten ICHS in die Richtung des Lebens evolvieren lassen.

Ohne Begierden, ohne Machtdrang, ohne Zweifel an seiner Güte: auf diese Weise wird er nicht das Gefühl haben, dass irgendwo etwas Düsteres, ein Teufelchen in seinen Untergewässern herumirrt. In der Liebe und dem Glauben an sich selbst, an die eigene Güte verschwindet jedes vage, düstere, ängstliche, misstrauische Gefühl gegenüber dem eigenen tieferen Selbst.

Er wird dem Nicht-Bekannten, seinen Gefühlen, dem unbewussten tieferen Seeleninhalt, vor dem er bisher ein wenig Angst hatte, erst dann vertrauen, wenn er zuerst und vor allem sich selbst als gut betrachtet und sich zweitens nicht mitreißen lässt von dunklen Sphären, Habgier und Begierden, von ‚schwarzen' Mächten, die er in sich selbst nähren würde, von sexueller Verführung … Er wird aus einem klaren Bewusstsein heraus die Leitung über sein Leben in die Hand nehmen. Der erste Weg läuft schließlich auf den Tod hinaus, der zweite auf das ewige Leben.

Dieser Mensch ist noch ein wenig gefangen im ‚Mutterkuchen' des Urschoßes: er kämpft nun für Befreiung. Feuerrote Energien sind bereit dafür, ihn hindurch-zu-stoßen wie die 1 (eins) aus der Null, um ihn existieren zu lassen, unabhängig von der Ursphäre des Todes. Solange er sich immer wieder in Begierden festsaugt, im Genussrausch … hält er sich selbst gleichsam in der Phase der Selbst-Befriedigung im Urschoß fest. Er wird als ICH durchbrechen muss, als Autonomes Wesen, unabhängig von allen anderen. Die urstarken Schöpfungskräfte, die in seinem Unterkörper brennen, werden sich beim ‚Durchstoßen' des ICHS, der Erlösung dieses Menschen, der Befreiung des ICHS, in pure, reine Bewusstseinskräfte transformieren … Die einzige Voraussetzung dabei ist: dass er sich bewusst für ein Leben ohne Saugkraft entscheidet, ohne Abhängigkeit, ohne Tod. Er lebt dann aus sich selbst heraus, autonom, auf eigenen Beinen … in Liebe zu sich selbst und dem anderen.

Der Mensch, der sich nach Wassermelone sehnt, wird einsehen, dass die Ursache seiner tieferen Sehnsüchte, ob es nun um Sex oder andere Begierden geht, tatsächlich in dem Ur-Bedürfnis liegt, sich selbst in Vollheit zu finden, aber weil er gerade die marsianischen kräftigen Energien nicht oder nicht genug gebraucht, um sich selbst zu entfalten, um seiner Kreativität Gestalt zu geben, weil er sich eher aus der Überzeugung heraus orientiert, dass nur etwas oder jemand außerhalb von ihm selbst ihm das Gefühl von Glück besorgen kann, brennen Energien mit einem Verlangen … nach diesem oder jenem. Man will ‚hereinholen', hereinziehen, statt sich selbst in Vollheit zu entwickeln.

Die große Lust auf Wassermelone weist darauf hin, dass man begierig die Säfte des Lebens schlürfen will: nur wird man in erster Linie von den Säften der eigenen inneren Lebensquelle trinken müssen. Man wird gut daran tun, sich nicht an dem anderen festzusaugen, sonst wird man niemals frei von seiner unbewussten Angst vor dem Tod, vor dem Düsteren in sich selbst. Der Mensch wird mit jeder Form von Macht und Begierde brechen, wird damit brechen, dass man besitzen will, greifen will, sich am anderen vollsaugen will.

Derjenige, der sich nach Wassermelone sehnt, ist tatsächlich intensiv auf der Suche Nach Sich Selbst, nach seinem irdischen Sein als ICH, nach mehr Erdung in sich selbst. Er will vollständig in seinen physischen Körper hineinkommen. Er sehnt sich nach der Selbstwerdung, nach einem Vollheitsbewusstsein. Er sucht die Erfüllung seines Wesens. Möglicherweise sucht er anfänglich diese Erfüllung außerhalb seiner selbst: dies äußert sich in Begierden. Erkennt er jedoch, dass diese urtiefen Kräfte eine Selbstentwicklung fordern, unabhängig von einem anderen … dann wird er sich selbst alle Chancen auf Entfaltung geben können, in Unabhängigkeit.

Die Melone spricht über diese Sehnsucht, dieses Verlangen nach ‚Füllung', nach ‚Erfüllung', nach ‚Selbst-Erfüllung'. Der Mensch wird seine Energien auf eine fruchtbare, kreative Weise benützen müssen, statt sich für immer in einem Teufelskreis aus Begierden zu drehen. Er sehnt sich nach … sich selbst, nach seiner Werdung, einer marsianischen Entfaltung seiner selbst, nach mehr Mensch-Werdung, wobei all seine Kräfte eingeschaltet werden. Er wird gut daran tun, diese roten, gesunden aggressiven Kräfte weder durch Selbst-Zweifel zu unterdrücken, noch sie in sinnlosen Begierde-Füllungen abfließen zu lassen; er wird sie auf eine kräftige, energische Weise für seinen Selbst-Aufbau einsetzen.

Der Mensch, der sich stark nach Wassermelone sehnt, verfügt über sehr viele fruchtbare Energien, über urstarke Schöpfungskräfte: Nur darf er nicht denken, dass er den oder das andere ‚nötig' hat, um sich selbst zu verwirklichen, um seine Energien loszuwerden. Möglicherweise hat er sich tief in sich selbst schon zu lang stillgehalten, unterdrückt, frustriert und beschämt gefühlt … weil er an seinen guten, formidablen Gründen zweifelt, zurückhalten, …
Er wird sich selbst nicht länger in Frage stellen; jedes tieferliegende Begierde-Gefühl hat mit etwas zu tun, was er in sich selbst vermisst, mit etwas, dem er in sich selbst ein Entstehen geben möchte … Er wird gut daran tun, sich selbst niemals zu verurteilen, sondern einfach aus diesen Gefühlen, aus diesen Sehnsüchten zu ‚lernen' und gründlich zu untersuchen, was sie symbolisieren. Er braucht seine Lüste niemals auszuleben, sondern wird seine Kräfte auf eine stärkere, offene Weise für die Selbst-Verwirklichung einsetzen, ohne den geringsten Selbstzweifel.

Er braucht nicht auf eine hinterhältige, geheime Weise das Leben zu genießen …, er darf sich selbst keine Diäten auferlegen! Mehr als andere vielleicht braucht dieser Mensch herrliche Speisen, die sein Energie-Feld auf einem gleichmäßigen Niveau halten. Er wird dann viel essen und das ist gut. Er darf immer weiter, auf eine intensive Weise das Leben genießen: die Natur, die leckeren Dinge, den Umgang mit Menschen und Tieren usw. … Es geht schief, wenn er sich selbst ‚zurückhält', sich selbst frustriert, seine Energien einschließt, sich selbst nicht wirklich so zu zeigen wagt, wie er ist …, wodurch ein Ventil gesucht werden würde, beispielsweise in sexuellen Begierden, perversen Phantasien, sado-masochistischen Vorstellungen, Selbst-Peinigung, Masturbation … je nach der Art des Menschen.

Er wird sich selbst nicht verurteilen, sondern weitergehen und aus seinem Herzen heraus leben und auf allen Ebenen kreativ sein und sich nicht in Dinge oder Menschen außerhalb seiner selbst verbeißen. Er wird gut daran tun, sich nicht auf eine düstere Unterwelt zu fixieren, um dann darin zu ertrinken. Er wird sich selbst aus dem aufschlürfenden Urwasser (der Schlange) retten, um sich definitiv auf ein höheres Ufer zu begeben. Er wird den Teufelskreis nun durchbrechen, so dass seine Einheit Gestalt bekommt: das ‚Unterteil' wird dann wie eine Goldmine mit dem meisterlichen ‚Oberteil' verschmolzen.

Sein tiefer Bauch ist ein Symbol für seine üppigen Goldschätze; seine Ur-Sexualität braust auf in Form von schöpfender Energie, das Wasser in seinem Körper strömt ehrlich und klar, das Unreine wird abgeführt …

Die ‚tierischen' Kräfte werden unter den Augen von Liebe, Bewusstsein und Ehrlichkeit zu sich selbst transformiert. Der Mensch weiß nun, dass alles in seinem Wesen schön, gut und rein ist, dass urstarke Kräfte dort sein dürfen, solange sie nur vom Herzen gesendet werden. Er hat nicht das Gefühl, etwas verbergen zu müssen; er schämt sich nicht für tiefere Gefühle. Er ist offen, ehrlich zu sich selbst und zu den anderen. Er vertraut nun seinen tiefen Gründen.

Er beißt mit vollem Vergnügen in die schönen Dinge des Lebens. Seine urtiefen Schöpfungskräfte dürfen FREI HERAUS existieren: er kanalisiert sie in aufbauendem Sinne. Er hat sich selbst nun gleichsam auf-gebrochen. Die Energien drehen sich nicht länger im Kreis. Bestrebungen zu Genuss und Befriedigung haben nun Platz gemacht für Freude über das eigene Sein auf einem neuen Niveau.

Moosbeere

Die Art der Moosbeere ist wie der schöne gelb-braun gestreifte lange Hinterleib einer Wespe. Sie ist wie die schön abgerundete, stilisierte Kontur eines Herzens; dies wirkt fast schon wie zierliche Schmiedearbeit. Zwei kurze Musiknoten, wie der vorsichtige Auftakt … Es geht hier eindeutig um die Schönheit der Natur.

Dieses Nahrungsmittel symbolisiert das fast betäubende Gefühl, das ein Mensch beim Sehen / oder Wahrnehmen einer sanft geneigten Linie in einem Lesepult aus Eichenholz erfährt. Und der Redner, der dahinter steht, sagt nichts, sondern streicht mit seiner Hand sanft über das fein bearbeitete Holz. Er kehrt sich nach innen und nimmt in sich selbst eine engelhafte Sphäre wahr. Dann wieder ist er in seiner tiefen erhabenen Sphäre, in Frieden … mit sich selbst. Er hat nicht das Bedürfnis, andere zu kritisieren. Mit Frieden in seinem Herzen lässt er andere los und verweilt er in seinem tiefsten Inneren. Mitunter entfernt er sich ein wenig zu sehr von seiner Umgebung … Er scheint dann nicht ganz auf der Erde zu sein, sondern irgendwo weg in einem süßlichen Tagtraum, Romantik, leicht schwebend starren seine Augen lächelnd ins Nichts. Das ICH scheint in diesen verflogenen Sphären der Betäubung ein wenig wegzudämmern. Doch auch hier wohnt weiterhin sanfter Friede in seinem Herzen; er ist großmenschlich, gleichsam, und strebt das Gute an, in Demut …

Moosbeere genießt weiterhin, trotz dieser nicht leicht greifbaren sanft-vagen Sphären, die in ihr leben, doch ganz irdisch das Kunstwerk, das ‚Leben' heißt, und das sich in allerlei schönen Farben, Formen, Materialien usw. manifestiert.

Dieses Nahrungsmittel könnte man als Heilmittel gebrauchen, als beruhigende, psychologisch lindernde Arznei. Es funktioniert wie ein lindernder Steinbock (anfangs symbolisiert Steinbock eine gewisse Strenge der Autorität, eine starke Struktur und ehrgeizige Arbeitskraft, mehr oder weniger Härte, Kalk, wachsende Weisheit, wenn sie sich selbst transformiert, unsicher und schüchtern oder stolz), ein Steinbock, der sich selbst sanfter gemacht hat, abgerundeter gemacht hat, der sich nicht stolz erhaben über die anderen erhebt, sondern im Gegenteil, sich zärtlich und auswogend, sich an die Erde anschmiegend, sanfter in seinem Körper ‚sein' lässt. Bescheidener; nichts *muss*. Er greift nicht, er lässt los, bleibt in sich selbst, Stille …
Moosbeere steht für Charakterfestigkeit, pflichtbewusst, mit Verantwortungssinn die Leitung auf sich nehmend, steht sie am Ruder eines Schiffs, das wichtige Sachen transportiert. Sie will etwas Schönes aus ihrer Strecke machen; sie nimmt mit ihrem Lebensboot die weichen Kurven entlang der Ufer, vorsichtig, ohne auch nur *irgendetwas* an der Seite zu touchieren. Moosbeere passt dann schon auf, schaut sich genau um.

Der Mensch, der Moosbeere mag, bekommt von dieser zu hören: „Verflüchtige dich doch nicht, verschmälere oder verkleinere dich nicht zu einem allzu ätherischen Männchen / Weiblein, wie jemand, der sich zuzieht, eng zuzieht mit einer viel zu dünnen, schlaffen Handtasche unter dem Arm. Davon kann keine Rede sein, im Gegenteil: kräftige Beine, tüchtig auf der Erde anwesend!"

Möglicherweise lebt dieser Mensch anfangs mit ‚eva'-Manierchen, auch wenn das männliche und strukturelle Element in ihm anwesend ist. „Sei nicht so albern, werde stärker in deiner ICH-Anwesenheit auf Erden. Spiele keine ‚Rolle'. Beide Elemente, sowohl der weibliche fleischreiche als auch der männliche Strukturaspekt dürfen stark anwesend sein![11] Also, schrumpfe dich nicht zusammen, lasse dich nicht schwächer erscheinen, als du faktisch bist, als Mann, als Frau."
Der Mensch, der Moosbeeren mag, *hat ein dringendes Bedürfnis nach Wachstum und Ausdauer, ohne darum zu hart, zu scharf zu sich selbst zu werden.* (Er fügt möglicherweise buchstäblich ein gesundes versüßendes oder linderndes Etwas zur sauren Moosbeere hinzu.)
Moosbeere gibt ihm noch als Botschaft mit: „Du hast Appetit auf mich, weil du *das Schöne, Sanfte, Natürliche im Lebensrahmen* sehen und ein Teil davon sein darfst, ganz lieblich und realistisch-romantisch, ohne wegzuflüchten greifbar

---

[11] Lies hierüber mehr in *Lebensphilosophie für ein glückliches und gesundes Dasein.* Dieses Buch ist bei Erscheinen des vorliegenden Werkes noch nicht in deutscher Übersetzung erhältlich.

präsent zu sein. Sanft das Sein-Dürfen genießen in den Grasfeldern von Mutter Natur … Und lasse die Flügel dieser prachtvollen Mühle sich ruhig im lauen Winde drehen. Das Leben scheint nun ein Märchen zu sein, aber es ist die prächtige Realität.

Der Mensch, der Lust auf Moosbeeren hat, hat eigentlich ein Bedürfnis nach dieser warmsanften Verschmelzung mit dem eigenen ICH, in Liebe, und mit dem Leben selbst. Er darf als Zwei-Einheit antreten: der Mann die Frau in sich selbst. Das ICH, das in Liebevollheit auf die anderen gerichtet ist. Als der Mensch, der seine Aufgabe tief und sanft von innen heraus aufnimmt; Moosbeere ist wie ein Vorbild und hat nicht das Bedürfnis zu predigen, ist jedoch in der Lage, ein schönes Bild von sich selbst zu erzeugen als erhaben, vertieft, mit Respekt für alles, das in der materiellen-von Bewusstsein-getragenen Welt *wirklich* schön ist. Es braucht sich deswegen nicht einmal um die Erfahrung von ‚Harmonie und Kunstgegenständen' zu handeln, sondern um das Erleben des eigenen inneren harmonischen sanften Seins, um das prachtvolle Erleben von mit Tau bedeckten Graspflänzchen usw. …

Moosbeere sagt dem Menschen, er solle dies voll und ganz genießen, diese irdische Schönheit, aber er solle sich nicht von den Venus-Neptunus-Sphären betäuben lassen. Sehr wohl aber aus einem kräftigen ICH-Sein heraus entdecken, was *wirkliche* natürliche Schönheit ist, dort wo es fast keinen Unterschied mehr zwischen dem männlichen und dem weiblichen Teil gibt, wie beispielsweise in den Bäumen, den Gräsern …
Eine sanfte, intime, musikalische Begegnung mit den Dingen, mit den Menschen. Aber beachte, unser Moosbeeren-Esser, als Mensch, wird gut daran tun, sich nicht zu stark in die zu ausgesprochenen Sphären der Betäubung, der falschen Venus aufnehmen zu lassen, in die Sphären einer Ästhetik, die im Tod geboren wurde und mit der starken schönen wirklich lebenden Naturkraft gebrochen hat. Die ‚neue Venus' verlockt nicht, betäubt nicht, ist noch zu nährend, sanft und künstlerisch-bildend nach ästhetisch lebenden Normen.
Moosbeere fordert den Menschen dazu auf, die Spreu vom Weizen zu trennen und nur das Gute, Reine zu behalten, um den Rest zu eliminieren.

Moosbeere fordert den Menschen dazu auf, sich keinen imposanten schwarzen Hut auf den Kopf zu setzen. Es kann hier keinen falschen Stolz mehr geben. Musik dirigieren vom großen Herzen aus, nicht um vom Publikum anerkannt und wahrgenommen zu werden. Vielmehr, wie die Grille[12] sagt, um im Orchester eine größere Harmonie schaffen, auf ernst-ruhige Weise, in der positivsten Steinbocksphäre. So stellt der Mensch seine angeborenen Gaben in den Dienst des Lebens, in den Dienst wahrer Harmonie

[12] Lies über die Symbolik der Grille in *Wenn die Tiere sprechen könnten* … Dieses Buch ist bei Erscheinen des vorliegenden Werkes noch nicht in deutscher Übersetzung erhältlich.

Der Mensch, der große Lust auf Moosbeere hat, lässt sich möglicherweise manchmal ganz stark in den betäubenden Charakter eines *Kirmeskarussells* aufnehmen; er dreht und dreht sich ständig *weg* in der Musik, in der Bewegung aufgehend, in den Sphären … Er wird gut daran tun, sich selbst mit den Füßen auf der Erde zu halten, fühlen zu lernen, wo die ‚Grenze' liegt. Positiv ist durchaus die Tatsache, dass der Mensch, der von der Moosbeere angezogen wird, mit seiner spezifischen Gefühlsart starke Gefühle erleben kann, sich auch wirklich glücklich fühlen kann. Er sollte darauf achten, dass er sich nicht in Euphorie verflüchtigt, dass keine allzu großen Berge und Täler in seiner emotionalen Welt entstehen, keine nach außerhalb seiner selbst verlaufenden Energie-Linien: im äußersten Fall kann dies schließlich zu bipolarer Störung führen,[13] zu melancholischen, *zu* stark-romantischen Erlebnissen, die den Menschen aus dem Leben wegziehen.

Moosbeere fordert den Menschen dazu auf, zu einem tief durchfühlten Glück zu kommen, aber auf sehr herzliche warmirdische Weise. Und er dirigiert jetzt von seinem Herzen aus, die Augen geschlossen, keine Grenze zu weit gehend, auch nicht gegenüber der Außenwelt. Er genießt die wahre Schönheit in der Musik, im Leben zutiefst. Er IST und BLEIBT er selbst, und, als Dirigent, wie intensiv sein Gefühlserleben und Anweisungen für das Orchester auch sind, der Mensch bleibt bei seinem Herzen, bei sich selbst. Herrlich erhabenes Genießen, ein Glücksgefühl, aber nicht mehr aufsteigend und auch nicht mehr in die Sphären flüchtend, in die Dinge, die Menschen usw. … Er ist und bleibt ein starker Mensch, irdisch und feinsinnig in sich selbst anwesend.

Nektarine

„Diese honigsüße Stimme, dieses freundliche Lächeln? Darauf falle ich nicht herein …", sprach Herr Nektarine, weil er es durchschaute. Er kann falsch von echt unterscheiden und macht ohne Pardon kurzen Prozess mit schönen blinkenden Dingen, die im Kern verfault und falsch sind. Er kann Lügen von Wahrheit unterscheiden, Echtheit von Schein. Sein Bruder ist der Apfel, weil dieser ihn im Spiel von Schneewittchen und der Bösen Stiefmutter versteht: wäre es eine Nektarine gewesen statt eines roten Apfels, dann hätte diese lauthals gerufen: „Öffne deine Augen für die Wahrheit. Lasse dich nicht vergiften; sieh wie das Gift unter dem schönen Schein verborgen liegt." Hätte Schneewittchen in die Nektarinen-Sphäre gebissen, statt in das Gift, dann hätte sie sich selbst den Weg zum Leben

[13] Lies hierzu mehr in *Der Schlüssel zur Selbstbefreiung – Enzyklopädie der Psychosomatik.*

gebahnt, dann hätte kein Prinz sie wieder zum Leben erwecken müssen … Weil der Mensch noch ‚zweifelte', hat er zuerst in den Apfel beißen müssen (lies die Rubrik Apfel). Jetzt ist der Moment gekommen, in dem er die Nektarine kosten darf … Der Mensch, der nun weiß, was gut ist, was böse ist. Derjenige, der den Weg zum wahren Leben finden wird …

Dies ist der Frau-Mensch, der mit dem einseitig weichen, schwachen Bild brechen wird, in dem sie lediglich als ein schwacher halber Mensch (das Schneewittchen, das zum Sterben verdammt ist) existiert, und sich nicht in der Lage fühlt, autonom aus der eigenen zentralen Kraft heraus zu leben und so verpflichtet ist, einen Mann anzusaugen, der sie zum Leben erwecken kann; hierbei kann sie eine Schein-Schönheit entwickeln, um alles Nötige hereinzuziehen.

Der vollrunde Mensch Nektarine ist stattlich, stark, entschlossen, ohne Umwege. Man wird ihm nicht auf der Nase herumtanzen! Er kann die Tragweite dieser Dinge schon einsehen, von denen andere noch überhaupt nichts wissen. Er hat eine gewisse Weisheit in sich; er ergründet. Er durchschaut die Oberflächen-Schichten von Dingen. Er sieht die Menschen, die Dinge so, wie sie in *Wirklichkeit* sind, nicht ihren schönen Schein. Es versteht sich von selbst, dass Herr Nektarine seine Geburt für das Ende des 20. Jahrhunderts vorsah. Eigentlich will er kurzen Prozess machen mit dem ‚Fischezeitalter'. Er mag kein albernes Zeug und sehnt sich nach nichts mehr, als danach, dass jeder an seine Kraft glaubt, an sein Vermögen, mit dem Leiden zu brechen, mit Kummer und Tod.

Menschen, die große Lust auf Nektarinen verspüren, sind auf der Suche nach der Wahrheit in ihnen selbst. Sie möchten der starken väterlichen autoritären Kraft in sich selbst Gestalt geben. Möglicherweise tragen sie eine ‚Uniform', aber stellen sie eher ein Machtbild dar, als dass sie wirklich an ihre eigene Autorität glauben. ‚Sind' wir die Rolle, die wir darstellen, ‚sind' wir die Uniform …? Nektarine sagt: „Identifiziere dich nicht länger mit dem, was falsch ist, was an dir klebt, was du jedoch NICHT bist. Sagt dein Erzieher oder deine Religion dir, du sollst dieses oder jenes tun … während dies ganz und gar nicht mit deinem inneren Sinn für Wahrheit, Menschlichkeit, Gerechtigkeit übereinstimmt? Dann brich damit und tritt in das Licht der Wahrheit in dir selbst. Folge deinem Herzen …"

Der Mensch, der sich stark nach Nektarinen sehnt, laviert möglicherweise auch weiterhin, entscheidet sich nicht radikal für die Wahrheit, für schwarz auf weiß das Gute, weil er nicht wirklich aus seinem eigenen reinen Kern lebt, wodurch er ständig Kompromisse schließt. „Ich kann dies nicht tun, denn ich …": es werden Scheingründe gesucht, um nicht in *einer* Linie auf dem Pfad der Gerechtigkeit, Echtheit, Korrektheit weitergehen zu müssen. Eine Art Laschheit, Feigheit, wobei er die Menschen-Seele verrät. Er lebt vielleicht nach den

Buchstaben des Gesetzes, nach den Befehlen der Macht-Haber (ob dies nun die Gesellschaft ist, eine Instanz, eine Person usw. …), statt ehrlich und geradeheraus aus seinem Herzen zu leben. Eigentlich ‚lügt' er sich selbst damit etwas vor. Er sehnt sich nun nach einer Entschlossenheit in sich selbst, nach einem ‚Ja' oder einem ‚Nein'.

Derjenige, den es nach Nektarinen verlangt, braucht eine tiefe ‚Grube' in sich selbst: damit er dort, tief in sich selbst, in den Sphären von Vulcanus, einmal nach dem Kern SUCHT, nach dem Leben, nach seinem Herzen, nach Wahrheitskräften. Damit er diese reinen, ehrlichen, starken Kräfte in seinem Wesen auf entschlossene, korrekte Weise in Wort und Tat manifestiert. Damit er aufhört, sich selbst etwas vorzumachen, oder sich nur an der Oberfläche des Lebens sein zu lassen, ohne wirkliches Engagement, ohne wirklich Verantwortung für sein eigenes Leben zu übernehmen. Er wird gut daran tun, sein wahres Herz nicht länger unter einer Menge Unsinn, unter falschen Argumenten zu verbergen. Er wird nun geradeheraus sein. Er wird nun sagen, was er zu sagen hat; er duldet kein Unrecht.

Er ähnelt Uranus ein wenig, dem Freiheitskämpfer. Er wird das Unrecht verbannen und reine Wahrheit ans Licht bringen. Er ist für eine gerechte Verteilung der Güter, der Nahrungsmittel unter den Menschen. Er übernimmt mit Leichtigkeit seine Verantwortung, fragt selbst niemanden um Rat, weiß jedoch, was er tun muss. Er greift mit entschlossener rechter Hand ein und folgt der Sprache seines Herzens, die ihm das Richtige zeigt.

Der Mensch, der große Lust auf Nektarine hat, zermalmt sich manchmal unter den Machtstrukturen, unter den Pflichten und Gesetzen, die ein anderer - oder ein System - ihm auferlegen. Er weiß dann nicht, was er tun soll, um Gutes zu tun: er folgt einmal diesem, dann wieder jenem Weg … Er zögert und zaudert. Was soll er tun, um Gutes zu tun? Auf den einen oder den anderen hören? Dies kann auch in seiner Privat-Sphäre so sein: wird er auf seine Mutter oder seinen Vater hören, auf seinen Lehrer oder seinen …? Er wird entdecken, dass er sich nicht unter oder zwischen den Türen ‚zermalmen' lassen darf, die andere für ihn aufhalten und zuschlagen.

ER SELBST wird festlegen müssen, welche Türen er schließt und welche Dinge sein Herz hingegen zulässt. Er wird das Entschlusskräftige und Selbstentscheidungsrecht nun in sich selbst entwickeln müssen, die Erkenntnis, dass nur er sein Leben säubern kann, in richtige Bahnen lenken kann … dass niemand ihn lenken, zwingen kann. Wenn er anfängt, nach dieser Überzeugung zu leben, wird er von selbst Situationen anziehen, bei denen er in seinem Leben nichts mehr tun *muss*, was er für sein Gefühl gemäß seines eigenen Gemüts und seines Gewissens *nicht* tun sollte.

Er dreht sich nun nicht mehr mit dem ‚kräftigsten' Wind mit, mit der lautesten Stimme, dem stärksten Fordernden: er ist und bleibt immer er selbst. Er fühlt sich auch emotional nicht länger vor eine Entscheidung gestellt: er lebt aus dem eigenen Gefühl heraus. Erst aus dieser Harmonie heraus, aus dieser innerlichen Kraft heraus, kann er in Harmonie mit anderen zusammenleben. Er ‚verbeugt' sich nicht vor anderen; und folgt auch nicht sklavisch einem anderen. Er ist kein Herden-Tier …

Nektarine ermahnt den Menschen daher auch dazu, jede Spur zu verlassen, die auf eine Herden-Mentalität weist, auf Gewohnheiten, auf das feige Folgen von Mustern, die eigentlich gegen Gerechtigkeit und Ehrlichkeit verstoßen … Sei selbstbewusst, kräftig und stolz auf deinen Inhalt, auf deine Integrität, auf Wahrheit, die sich an dir entlang und durch dich veräußerlichen will. Lasse deinen Körper, deine Erscheinung daher auch gerade und aus einem Guss sein: keine Komödie, keine falsche Abbildung des wirklichen Mensch-Seins.

Herr Nektarine bricht mit imponierenden Machos und an-ziehen-den Mannequins. Er zieht nichts und niemanden an: er weiß, dass diese Welt zur Aufschwelgung und dem Tod führt.
Er ist korrekt und lässt niemanden bei sich eindringen. Keine Frau kann ihn verführen: es ist die reine Liebe, die er kennt: zu sich selbst, zum anderen Menschen. Die Beziehung, die er mit seinem Partner erlebt, ist eine Beziehung von Herz zu Herz. Romantik und Schnörkel müssen für ihn nicht sein. Er will er selbst sein und will, dass der andere er selbst sein kann. Er lässt sich nicht mit Albernheiten ein, mit Situationen, in denen der eine Mensch Macht oder Einfluss auf einen anderen ausüben wollen würde. Er kann auf sich selbst bauen, er geht geradeaus.

Mit anderen Worten: derjenige, der sich stark nach Nektarine sehnt, lässt sich noch zu stark durch die Welt von Macht und Spiel beeinflussen. Er glaubt noch nicht genug an die Kraft von Wahrheit, von Echtheit. Er lässt sich noch irreführen, beängstigen, verführen oder beeindrucken durch Institutionen und Menschen, die im einen oder anderen Sinne ‚Macht' darstellen, weil er nicht genug an die Macht seines ICHS glaubt: er wird diese Macht nur in Güte erfahren können, wenn er selbst jede Macht über einen anderen loslässt, wenn auch er nicht mehr ansaugen oder anziehen will, oder von dem oder den anderen für gut befunden werden will …

In Partnerschaft wird er die wahre Liebe und Freundschaft von Mensch-zu-Mensch kennenlernen müssen, sich nicht weiter an das Bild von Adam und Eva, von Schneewittchen bis hin zum Prinzen klammern dürfen. Hierbei ist es nötig, dass er seine Fülle einsieht, dass er den innerlichen Zweifel auflöst …, wodurch Begierden, Zweifel, Ängste, Unsicherheiten … verschwinden werden.

Oliven

Die Olive ist wie ein unterirdischer Bagger, der in den Tiefen arbeitet, unterirdisch: sie packt immer alles an der Wurzel an.
Die Olive ist eine urstarke Frucht, ein wenig langsam, nimmt sich Zeit, um beispielsweise den Schleimen in Sinus- und Nasen-Höhlen über eine dynamische Putzaktion eine Öffnung zu geben: sie lässt es zu, dass das Leben an der Basis hereinströmen kann; sie ignoriert die Basis-Instinkte nicht, sondern stellt sie in den Dienst des Höheren. Die Olive wirkt tief, langsam, tüchtig und gründlich, bis zum Boden.
Die Olive öffnet den Gang, durch den die Luft an der Innenseite der Nasenbasis frei hereinströmen darf: sie ist ein Symbol für das Freimachen, das gründliche Entfernen aller Hindernisse beim Menschen …, Hindernisse, die man umschreiben kann als: einen gewissen kritischen Widerstand gegen das, was ‚hereinkommt'. Es versteht sich von selbst, dass der Mensch das Leben mit einer kräftigen Dosis gesunden Menschenverstandes und gesunder Kritik betrachten darf, aber wenn eine Art Abweisung, eine Abkehr, ein ‚Nein', eine Kritik, ein Nicht-Zulassen … beginnen zu überwiegen, dann weist dies den Menschen darauf hin, dass er das Leben selbst nicht in ganzem Umfang zulassen will, dass er nicht bedingungslos ‚Ja' zur Basis-Lebensströmung in sich selbst sagt. Er bremst das Leben; er sperrt sich selbst zu sehr ‚ein'; er würde sich selbst ersticken, sich den Atem nehmen durch seine Abweisendheit, seinen Widerstand. Er steht möglicherweise auf Distanz zu seiner Physis, zu seinem Körper; er rümpft möglicherweise die Nase über ganz normale irdische Dinge. Er bewegt sich an der Oberfläche seines Wesens; das, was er zeigt, ist manchmal aber nur ein schwacher Aufguss seiner selbst.

Möglicherweise erhöht er sich ein wenig über das Irdische hinaus. Die Olive ermahnt dazu, ganz einfach irdisch zu handeln, sich weder zu erhöhen, noch das einfache Natürliche abzuwehren … In bestimmten Fällen kann ein Heuschnupfen oder eine Allergie den Menschen darauf hinweisen, dass er sich weigert, bestimmte Dinge in sich selbst zu akzeptieren, zu integrieren; möglicherweise rümpft er sogar die Nase darüber.

Derjenige, der sich stark nach Oliven sehnt, ist vergleichbar mit jenem Menschen, der die Symbolik der O-Form in der Struktur seiner Beine hat: er sehnt sich danach, sich selbst zu finden, sich selbst nicht länger aus dem Weg zu gehen … Er darf sich nicht länger ausweichen, nicht um den heißen Brei herumreden. Er läuft gleichsam vor sich selbst weg und sollte nun zurückkehren, um Auge in Auge zu stehen mit seinem reinen Kern. Er wird sich selbst nun bis zum Grund finden müssen! Er darf sich nicht länger mit dem füllen, was er ‚nicht' ist,

mit ‚der Lüge', mit einer Haltung und einem Job zum Beispiel, die nicht echt aus seinen Böden wachsen, sondern vielmehr übernommen wurden, imitiert von anderen, von bestimmten gesellschaftlichen Beispielen usw. ... Er nimmt SEINEN Platz nicht ein; er weicht sich selbst aus. In bestimmten extremen Fälle IST er nur Image.
Er sagt in gewisser Hinsicht ‚nein' zu sich selbst und wird infolgedessen sehr empfindlich sein gegenüber Menschen und Tatsachen in der Außenwelt, die ihm ein Spiegelbild von dem in ihm selbst geben, gegen das er einen Widerwillen empfindet.

Der Mensch, der einen enormen Appetit auf die Olive hat, sehnt sich nach mehr ‚Sauerstoff', mehr Lebens-Raum, mehr Lebens-Atem. Er wird sehr tief, weit für sich selbst atmen müssen, ohne einen Teil von sich selbst abzuweisen oder das Leben nur zu einem Teil einatmen zu wollen. Er wird nun gründlich über seine wirkliche Basis-Natur nachdenken müssen, unabhängig von den anderen.

Die Olive sagt zu ihm: „Kaue nur gut und langsam: ignoriere dich selbst nicht länger. Begebe dich hinunter in deine eigenen Tiefen und fühle dich zu Hause im Grunde deiner eigenen Natur. Denke über dich selbst nach. Ignoriere die Dinge, dich selbst nicht zu schnell. Hetze dich selbst vor allem niemals; tue niemals etwas, um einen anderen zu erfreuen, wenn du dabei vor dir selbst wegläufst! Grabe in dir selbst, bleibe nicht an der Oberfläche, in den Schein-Schichten hängen. Vertiefe dich selbst und schließe dich definitiv an deine wahrhafte Seinsart an, an deinen tiefsten Kern. Erst auf diese Weise kann das Leben bis in die kleinsten Kanälchen deines Wesens frei strömen: lasse nun zu, dass DEIN tiefster Kern sich dir offenbart. Bleibe nicht an der Außenseite, an den oberen Schichten deiner selbst stehen; tue nicht so, als ob das Leben in den Tiefen nicht da wäre.
Klammere dich nicht an einem Schein-Image fest. Sei du selbst bis ins Tiefste deiner Knochen und wende dich von keinem einzigen essenziellen Bestandteil deines Wesens ab. Nimm deinen Körper gründlich und völlig in Besitz: erkenne dich selbst bis in die reine Essenz an. Höre auf damit, dich von bestimmten Dingen in dir abzuwenden: kehre dich tief nach innen und befreie dich selbst dort, wo du ‚festsitzt'. Liebe deine innerlichen Tiefen, habe keine Angst davor, kehre dich nicht davon ab, sondern erfahre dein Wesen bis auf den tiefsten Grund als reich, gut und rein.
Wahre Liebe zu dir selbst gestattet es, dass du jeden Widerstand gegen den Lebensstrom, der jede Blockade in deinem Körper wegspülen will, abbaust. Halte also nicht an alten Gewohnheits-Mustern fest, an instinktmäßigen Abwehr-Mechanismen, die alles - sowohl Gutes als auch Schlechtes - ‚auf Distanz' halten wollen. Komme in Tuchfühlung mit deinen Tiefen und ÖFFNE dich in Liebe aus diesen bodenlosen Tiefen deines Wesens heraus, so dass die Befruchtung mit dem Lebensatem stattfinden kann. Du wirst dich Befreit fühlen, vertieft und wirklich Lebendig."

Orange

Die Orange selbst hält sich an den goldenen Mittelweg; sie wird niemals zu sehr nach links oder rechts abweichen. Sie hält sich am eigenen Mittelpfeiler fest. Sie hält sich kräftig in sich selbst fest, im Fleisch ihres Körpers. Sie zählt auf sich selbst und lässt sich von einem anderen weder ablenken noch aus dem Gleichgewicht bringen. Sie hat ihre eigene Meinung, ihre Grundsätze, ihre Sicherheit. Menschen, die es nach Apfelsine verlangt, wollen daher auch diesen Kernpfeiler, diese Autorität in sich selbst kräftig fühlen und setzen.

Die Apfelsine selbst wägt reiflich ab, denkt gut und in Weisheit über die Dinge nach, bevor sie einen Schritt macht. Sie setzt Grenzen; wie eine Lehrerin wird sie sagen: „Kommt Kinder, treibt es nicht zu weit! Bleibt hier, bei Euch selbst". Sie duldet keine unzulässigen Ausschweifungen. Die Orange sagt weder nein noch ja, sie ist neutral, wie ein Richter. Sie kann die Dinge von allen Seiten betrachten, aber solange sie selbst sich ihrer Sache noch nicht *ganz* sicher ist, hält sie ein um abzuwägen. Sie ignoriert eine bestimmte Phase nicht, wenn diese noch nicht vollständig abgerundet ist; sie zwingt den Menschen dazu, bei einer bestimmten Tatsache einzuhalten, wenn ein diesbezügliches Problem noch nicht gelöst ist. „Du darfst nicht vor einem Problem weglaufen, du darfst in deinem Leben kein Stadium überspringen", scheint sie zu sagen. Sie mag Struktur, Ordnung, Aufgeräumtheit, Korrektheit und eine gewisse Form von natürlicher Disziplin: dies bedeutet, dass der Mensch lernen muss, auf die Signale zu hören, die ihn erreichen; er darf sie nicht ignorieren oder an ihnen vorbeigehen: damit bringt er sich selbst zum Stillstand. Obgleich er sagt: höre einmal auf den weisen Ratschlag bestimmter Personen, verlässt er sich letztlich für die Haupt-Entscheidungen auf sich selbst; er lässt Dinge, aus denen er etwas lernen kann, nicht zu schnell links liegen … Er nimmt sich Zeit.

Hier geht es um die strenge, eher dominante Autorität im Menschen, die dafür sorgt, dass alles in einem Mittelpunkt miteinander verbunden bleibt, dass alles zusammengebunden bleibt. „Erst an dieser Hauptstruktur in dir selbst bauen, erst die Pflichten und Verantwortlichkeiten hinsichtlich deiner eigenen Person, erst dich selbst respektieren … und dann erst kommt der Rest", sagt sie.

Sie weiß ‚Maß' zu halten; sie lässt nicht übertreiben, weder nach links noch nach rechts. Sie ist wie die Mutter, die ihren Kindern bestimmte Dinge vorenthält, um sie nicht im Morast der Begierden und des Selbst-Verlustes wegströmen zu lassen. Sie ist wie der Baum, der seine Äste stutzt, um sich besser zu seiner vollen Größe wachsen lassen zu können. Sie bleibt stabil in ihrem Stamm. Sie sagt: „Bleibe nah bei dir selbst, IN deinem Haus, lasse dich nicht von all dem anderen ablenken."

Der Mensch, der ein starkes Bedürfnis nach Orange hat, weiß es innerlich vielleicht selbst noch nicht so recht, aber ist gerade auf der Suche nach dieser weisen Autorität in sich selbst. Er sucht vorläufig vielleicht noch ein wenig Unterstützung außerhalb seiner selbst; er zögert noch ein wenig. Er schaut, hört … und wartet ab. Er hört sich die verschiedenen Standpunkte an, die diversen Lebensphilosophien, denkt darüber nach … Er bekennt sich noch nicht wirklich zu sich *selbst*, zu seinem höchsteigenen Standpunkt, weil er noch abwägt; er verbirgt sich noch ein wenig; er spricht sich noch nicht auf eine radikale Weise aus; er lässt bestimmte Dinge noch im ‚Ungewissen'. Er ist auf der Suche nach seinem ICH; er sucht Wahrheit, aber sieht diese noch nicht wirklich.

Das Bedürfnis nach Orange weist auf ein Ja-Nein, darauf, dass man noch nicht so recht weiß, in welche Richtung man gehen soll, dass man noch nicht wirklich geradeaus-in-eine-Richtung geht, dass man laviert. Manchmal ist da ein Stillstand, manchmal eine Verweigerung von Transformation sogar, dann wieder ein Schrittchen weiter auf dem Pfad der Evolution … Ein Suchen, ein Zögern, ein Zickzack-Weg. Möglicherweise verliert man sich zu sehr in Nebensachen, in Seitengässchen, in nutzlosen Sachen: das Bedürfnis nach Orange weist darauf hin, dass der Mensch in seinem Herzen eigentlich zu der Essenz seiner selbst, des Lebens kommen will.
Man scheint nun im Stadium des *Erkundens* zu sein, ohne sich wirklich in diese oder jede Richtung zu verpflichten. Die Orangen-Sphäre zwingt den Menschen dazu, auf die Suche zu gehen, in Weisheit, nach der stabilen maßgebenden Struktur in sich selbst; sie zwingt den Menschen dazu, auf die Suche zu gehen nach dem ‚stabilen' Mittelpunkt in sich selbst, um von dort aus den Hauptweg im Leben bestimmen zu können.

Der Mensch, den es nach Apfelsine verlangt, hat eigentlich das Bedürfnis, sich zu entscheiden, weiterzugehen, sich selbst zu finden, wo dies nötig ist: im Kern seines Wesens, um von hier aus ohne Umwege weitergehen zu können.

Der Orangen-Esser hat mindestens zwei Ohren: er lauscht einmal hier, einmal da; er ist neugierig, denkt nach, ist einmal zu nervös, fühlt einmal links und rechts vor, er sammelt Kenntnisse … Er richtet seine Sinne auf die Außenwelt, öffnet sich nach allen Seiten, rollt einmal hierhin, dann wieder dorthin … und das ist sehr gut für den Anfang. Der Mensch wird jedoch einsehen müssen, dass die einzige Sicherheit, die er finden kann, die einzige Weisheit, die er entwickeln kann, sich tief IN ihm selbst befindet. Dass er vielleicht viele Lehrer auf seinem Pfad treffen darf, aber immer sein eigener Hauptlehrer bleiben muss. Es kann nicht schaden, der Außenwelt einmal zuzuhören und sich umzusehen, aber er wird sich in sich selbst vertiefen müssen, um dort Weisheit und Wahrheit zu finden. Er wird dann geradeaus gehen, auf den starken Mittelpfeiler in seinem Wesen hörend! Solange er die Autorität außerhalb seiner selbst positioniert, wird er niemals wirkliche Sicherheit finden. Er wird sein Leben auf den starken innerlichen Mittelpfeiler bauen müssen; er wird einsehen müssen, dass er auf die starke Autorität in sich selbst zählen kann.

Er wird sich selbst den Weg zum Leben zeigen und alle Zweifel auflösen. Solange er die Autorität in sich selbst nicht oder nicht in ausreichendem Maße anerkennt, wird er Menschen mit Autorität in sein Leben rufen, die ihm sagen, woran er sich zu halten hat, die ihm etwas Halt geben, die ihm Informationen schenken … Sein wahres glückliches Leben wird beginnen, wenn er diese Autorität nicht mehr braucht, weil er jetzt vollkommen aus sich selbst heraus lebt, weil er Autonom ist und sich lediglich auf diesen Mittelpfeiler mit Autorität in sich selbst verlässt, wenn er selbst auf eine entschlossene Weise seine Richtung bestimmen wird, ohne noch davon abzuweichen.

Es gibt nur *eine* Hauptrichtung: die des ‚Lebens'. Solange der Mensch diesen Weg nicht wählt, hält er sich auf dem Pfad des Verdrusses, der Erwartungen und Begierden, der Enttäuschung, der Ängste, der Zweifel, des Todes fest … Die Apfelsine fordert zu dieser Transformation auf: zum Menschen, der nicht mehr AUSSERHALB seiner selbst sucht. Jeder Zweifel wird schließlich verbannt, jedes Zögern und jede Zwiespältigkeit, jedes Mal, wenn man nicht recht weiß, was man auflösen soll … um sich DEM Hauptweg hinzugeben. Der Mensch setzt nun nicht länger auf zwei Pferde; er *weiß* nun von innen heraus, wo sein Weg liegt.

Pampelmuse, Grapefruit

Pampelmuse lenkt die Gedanken zum ‚Leichteren' hin. Wenn Gedanken zu schwer-denkend, zu schwer-beladen sind, weist Pampelchen den Weg zu lichteren Orten.
Sie stabilisiert die Unterseite des Rückgrats[14], da die unterste Wirbel-Basis aktiviert wird: die Selbstsicherheit aus dem EIGENEN ICH heraus, aus dem Selbst, der Basis der Wirbelsäule, den Fundamenten des ICHS heraus. Da, wo der Mensch zögern würde, zaudern, trödeln …, da, wo er ‚zurück'-bleiben würde, während sein tiefster Selbst-Kern ruft: „Vorwärts marsch! Gehe in Selbstvertrauen weiter. Zögere nicht länger. Halte deine Energien nicht zurück: Glaube an dich selbst. Fühle, wie die Kräfte bereit sind und dich darum bitten, auf dynamische Weise weitergehen zu dürfen. Du musst es nur ‚tun'!"

[14] Lies über die psychologische Übereinstimmung in *Der Schlüssel zur Selbstbefreiung – Enzyklopädie der Psychosomatik.*

Alles wird nun flott verlaufen, wenn der Mensch sich selbst nur nicht über seine ‚Gedanken' zurückhält. Weniger im Voraus ‚denken' und grübeln, sondern TUN. Im Prozess des ‚Tuns', im Vorwärtsgehen, wird von selbst deutlich werden, welche Schritte gemacht werden müssen.

Pampelmuse weist manchmal auf den psycho-emotionalen Zustand der ‚Verschimmeltheit' hin: viele Kräfte sind bereit, werden aber nicht immer auf eine effiziente, kreative, schöpfende Weise genutzt. Der Mensch bleibt dann auf einer Art Frustration oder gespeicherten Energien sitzen, vielleicht auch mit einem Gefühl von machtloser Wut, weil er es nicht ganz schafft, seine Schöpfungskräfte hundertprozentig in positivem Sinne zu benutzen. Möglicherweise begehrt er etwas (oder jemanden), sehnt er sich nach etwas außerhalb seiner selbst, setzt er sich mit seinen Gedanken zu sehr ein Ziel, das er so schnell wie möglich erreichen will …, dann tut er gut daran los-zu-lassen, im Jetzt zu bleiben und sich selbst stärker zu entwickeln. Ein stärkerer Glauben an sich selbst ist nötig, an seine Möglichkeiten, ein vollständiger Einsatz seiner Kräfte in einem konstruktiven Ausbau seines Lebens.

Rege dich nicht auf: Wut und Ohnmacht gehen Hand in Hand. Wut, weil da etwas ist, von dem der Mensch nicht will, dass es geschieht; Wut, weil etwas nicht geschieht, was er gerne möchte … Diese Emotionen sind die Folge der mangelhaften ERDUNG im eigenen ICH und der Tatsache, dass der Mensch sein Glück zu sehr von einer Situation außerhalb seiner selbst abhängen lässt.
Er wird lernen, die Zufriedenheit MIT seinem ICH zu finden. Er wird lernen, in vollem Umfang zu Selbst-Respekt zu gelangen: er darf sich nicht über die Tatsache ärgern, dass *andere* ihn nicht genug respektieren! Er wird zuerst und vor allem zu SELBST-RESPEKT kommen müssen, zu einem vollständigen Erkennen seines Wertes, so dass er aus seinem höheren Niveau heraus im Leben steht.

Er wird lernen, alles um sich herum loszulassen. In der Freude seines eigenen Daseins wird er nichts mehr ‚begehren' und sich nach nichts mehr sehnen … Er ist so froh. Er fühlt sich nun leichter … weil er nicht länger so schwer trägt an den sogenannten ‚unbefriedigbaren' Bedürfnissen. Dieser Mensch wird seine Bedürfnisse IN SICH SELBST füllen müssen. Er wird lernen, sich selbst als VOLL zu sehen, und wird als Autonomer Mensch davon ausgehen, dass er und nur er sich selbst glücklich machen kann. Auf diese Weise sehnt er sich nicht mehr nach Dingen außerhalb seiner selbst, ist er nicht länger böse oder enttäuscht, weil das Verhalten eines anderen ihm nicht gefällt.

Pampelmuse weist darauf hin, dass die Dinge nicht immer zuerst vorgekaut werden müssen: dass der Mensch in das Leben ‚springen' darf, ohne zu zögern, dass er mit seinem ‚Denken' nicht immer die Dinge ‚voraussehen' muss. Gespeicherte und zurückgehaltene Energien suchen schließlich ständig einen Ausweg, werden aber gleichsam von der Ratio blockiert.

„Öffne sie also, die Tore! Lasse das Leben in dir FREI weiterströmen und Gehe! Leichter, furchtlos, voller Selbstvertrauen, sich auf die Autonome Kraft verlassend, auf das Vermögen, intuitiv deinem Weg zum Glück zu folgen. Lass los, lass zurück, was zurückgelassen werden muss. Befreie dich aus dem Korsett des Müssens, des Denkens, der Pflichten und Regeln. Schenke dir selbst die Freiheit, das Licht … Betrachte das Leben durch eine HELLERE BRILLE.“

Pampelmusen machen das Gemüt leichter und das Herz froh; sie drücken an der Unterseite der Wirbelsäule: ‚auf, komm schon, geh nur weiter … hab keine Angst, setze deinen Weg fort …'; es ist, als ob der Mensch, der sich manchmal klein fühlt, genau wie ein Kleinkind einen kleinen Schubs in den Rücken braucht … Er lernt, dass er sich nicht nur zu sich selbst bekennen und sich für sich selbst einsetzen *darf,* sondern auch *muss.*

Papaya

Diese Frucht versteht und ermittelt die Lüge und das Verborgene sehr gut: Sie weiß die Lüge zu entlarven, das Verborgene an die Oberfläche zu holen.
Sie holt an die Oberfläche, was der Mensch versucht verborgen zu halten. Sie zwingt einen Menschen dazu, sich das anzusehen, was er ‚gestohlen' hat … Das Wort ‚stehlen' sollte hier in sehr breitem Sinne aufgefasst werden: wie das Festhalten von etwas, das nicht wirklich auf einer Linie liegt mit dem eigenen innerlichen Ziel … Das, was in ihm oder in seiner Lebenssituation vorhanden ist, aber was nicht rein und wirklich seines ist, nicht zu ihm gehört. Man hat hier und da etwas mitgenommen oder beschlagnahmt, ohne eigentlich das eigene Selbst auf authentische Weise eine Rolle spielen zu lassen. Man ist bestimmten Dingen gefolgt, hat übernommen, gepackt … manchmal in Unwissenheit, manchmal bewusster. Oder man behält Gewohnheiten bei, die eigentlich nicht mehr zum Weg zur Selbst-Befreiung gehören … Oder man hat bestimmte Dinge verwirklicht, weil ‚man' dies so von einem erwartete …

Aber der Mensch selbst verbirgt etwas Tieferes; er trägt ein ‚Geheimnis' mit sich herum, tiefe Gefühle, bestimmte Gedanken oder heimliche Wünsche, die *wirklich* aus seiner Seele stammen … und er wagt es nicht, sie zu zeigen; er verbirgt sie ängstlich. Er schämt sich für bestimmte tiefere Gefühle oder Gedanken: er verbirgt eigentlich sich selbst, seine tiefste Art. Der Mensch hat Angst davor, bestraft, ausgelacht oder nicht verstanden zu werden. Er tut gut daran, das was tief in ihm verborgen liegt, dasjenige, mit dem er in seinem Innersten keinen rechten Rat weiß, an die Oberfläche zu holen, wie seltsam es auch sein möge. Er täte gut daran, sich nicht für seine wahre Natürliche Art zu schämen, für bestimmte Dinge, die tief in ihm leben. Er darf nun alles auf den Tisch legen, weil in erster Linie er selbst bestimmen kann, wer er eigentlich *ist*, und wer er nicht ist!

„Bringe dich selbst ans Tageslicht, zeige, wer du bist, schließe deine Natur nicht tief in einen Kerker ein. Hände auf den Tisch; sei ehrlich zu dir selbst; manifestiere dich nach außen hin, so wie du innerlich bist!", sagt Papaya. „Führe kein ‚geheimes' Leben. Lass einmal sehen, was du in dir hast, was deins ist und was nicht."

Sie verpflichtet einen Menschen dazu, klar Schiff zu machen und bestimmte Dinge aufzuräumen, den Menschen ganz ehrlich mit sich selbst, mit seiner eigentlichen Art zu konfrontieren. Gesäubert, gründlich kontrolliert, ob alles nun clean ist: „Bist du nun alles losgeworden, was nicht zu dir gehört, was eigentlich nicht wirklich dir gehört? Dann kannst du weitergehen …"

Der Mensch, der ein starkes Bedürfnis nach Papaya hat, verkrampft möglicherweise gelegentlich vor Bauchschmerzen, oder er wird zumindest mit einer Art Druck im Unterbauch konfrontiert: er hat Angst davor, bestimmte Dinge loszuwerden. „Was bleibt dann noch (von mir) übrig? Welche Sicherheit habe ich dann noch? Wer bin ich dann noch?" Es kann ihn ein Gefühl beschleichen, das umschrieben werden kann als Kühle, als Verlassenheit. Er wagt es nicht ‚loszulassen'; er hat Angst vor dem, was folgen wird … Er sieht die Zukunft nicht allzu rosig.

Papaya sagt zu ihm: „Freund, beruhige dich, komm zur Ruhe. Du brauchst nichts zu fürchten: wenn du nur das ‚Unechte' loswirst, das, was eigentlich ‚nicht gut' für dich ist … dann kann das Reine, das Wesentliche, das Echte von dir mehr zum Zuge kommen. Lasse doch jenes los, von dem du fühlst, es loslassen zu müssen, und halte dich nicht krampfhaft daran fest. Deine Sicherheit und dein Gefühl von Sicherheit stehen oder fallen nicht mit Dingen oder Menschen, die du in einer ‚lügenhaften' Motivation festhalten willst. Lass los …! Diese Dinge aus der Vergangenheit, die nicht mehr zu deiner wirklichen Seinsart und deiner Situation JETZT passen."

Papaya sagt außerdem: „Gib nun selbst diesem festen Felsen in der Brandung Gestalt. Lasse dich selbst nicht ‚abrutschen' in die Tiefen, mache dich zum Herr über dein Dasein. Gib dem Niedrigeren keine Chance, lasse die zugrundeliegenden Motive, die unehrlichen Argumente los. Betrachte die Situation, in der du dich nun befindest, auf eine sehr integere, reine Weise, und triff deine Entscheidungen. Nur das wirkliche Reine wird Bestand haben.

Habe keine Angst, wenn du fühlst, dass deine tiefste natürliche Art überhaupt nicht zu den üblichen Normen der Gesellschaft passt, in der du lebst, zu der Überzeugungswelt deiner Freunde, deiner Familie: lasse dich selbst zu ECHT-

HEIT kommen. Nur ein Leben aus dieser Echtheit heraus kann dir Ruhe, Freiheit und Immunität geben.“
Die Papaya selbst duldet keine verdeckten Praktiken, keine zwei Leben, keine doppelte Buchhaltung, nichts darf als unaufgeklärte Situation auf dieser Seele lasten. Sie will Ehrlichkeit. Nichts darf verborgen bleiben. Sie ist der Feind jener Menschen, die im Düsteren operieren. Aber in erster Linie wird der Mensch selbst mit seiner eigenen Tiefsten Art zum Vorschein kommen müssen.

Alle Karten werden auf den Tisch gelegt. NICHTS wird übrigbleiben von dem, was nicht korrekt, nicht ehrlich oder nicht integer ist. Die große Lust auf Papaya weist darauf hin, dass der Mensch in gewisser Hinsicht ‚neu beginnen’ will, dass er bestimmte Dinge in seinem Leben liquidieren will, um einen neuen Anfang zu machen. Er will das, was nicht wirklich zu ihm gehört, aus seinem Leben entfernen, um in aller Ehrlichkeit zu sich selbst (und den anderen) wieder in Reinheit zu starten.

Pfirsich

Derjenige, den es stark nach Pfirsichen verlangt, weiß gleichsam nicht, was er mit seinen Händen tun soll: er fummelt herum, ist etwas nervös und weiß nicht so recht, wie er sie drehen oder wenden soll. In gewisser Hinsicht hat er den Dreh noch nicht heraus … Unangenehme Dinge liegen ihm auf dem Magen; er schreibt dies möglicherweise diesem oder jenem zu …, aber er wird merken, dass eine tieferliegende Angst und Unruhe in ihm eine fundamentale Lösung fordern.

Der Mensch, der große Lust auf Pfirsiche hat, verbirgt tief in sich eine unbewusste, vage und doch an ihm fressende Problematik …, unter einem zu sehr eingeschnürten Solarplexus liegt etwas Ungelöstes, das an die Oberfläche geholt werden sollte. Er wird eine Art Unannehmlichkeit auflösen müssen. Eine tiefliegende Angst liegt verborgen.
Dieser Mensch wird an der Entspannung seines Magens, seines Solarplexus arbeiten müssen. Es ist gut für ihn zu ‚sprechen’, sich zu ‚äußern’, Gefühle einmal zu äußern und in Worte zu fassen, so dass es einfacher für ihn wird, sich von einem vage zehrenden Angstgefühl zu befreien.
Manchmal beugt er sich als Folge der emotionalen, nervösen Lasten buchstäblich zu weit nach vorne. Dennoch scheint er alles wegzudrücken und zu verbergen, in erster Linie vor sich selbst; er steckt es ganz tief weg und will nicht darüber sprechen. Aber es bleibt dort liegen …

Dieser Mensch sehnt sich danach, erlöst zu werden von Nervenkrämpfen, Ängsten, Schmerzen. Sein Wesen braucht eine auseinander-spreizende Entspannung, dieses befreiende Gefühl, bei dem Magen und Eingeweide, Lungen und Brustkorb sich nicht mehr im Geringsten zusammenkrampfen, bei dem die Schultern sich in Harmonie mit einem erfreuten Herzen nach hinten aufrichten. Dies ist die strahlende Pfirsichsphäre.

Herr Pfirsich trägt den Kopf stark aufrecht, hat eine gesunde Gesichtsfarbe, schaut dich mit einem strahlenden Lachen, mit klaren, hellwachen Augen an. Er ist sich seiner Sonnenkraft bewusst und macht sich keine Sorgen. Er schaut offen und ehrlich; auftauchende tieferliegende Probleme räumt er sofort und gründlich auf. Dieser Charakter duldet es nicht, dass etwas ungelöst oder unaufgeräumt in seiner Seele ‚liegen' bleibt. Er flüchtet daher auch nicht davor, immer schlagartig Klarheit zu bekommen. Dieses Pfirsich-Männchen hat daher auch *sehr* klare Augen: das Wasser tief in ihm ist alles, nur nicht trübe.
Er ist auch ehrlich zu sich selbst, zu den anderen. Er hat nichts zu verbergen.
Er richtet sich auf das Gute; er schaut nicht auf das Negative um ihn herum … Er richtet seinen Blick *weit* vorwärts. Sein Gewissen wird ihn auch niemals plagen, weil er so ehrlich ist wie Gold. Er ist ein bisschen wie Gold.

Derjenige, der ein starkes Bedürfnis nach dem Essen von Pfirsich hat, ist ‚noch lange nicht tot', aber denkt dies vielleicht manchmal schon … Er fühlt dies, oder er fühlt jenes, möglicherweise leidet er an der ‚eingebildeten Krankheit'. Er ist so ängstlich, weil er sich selbst noch nicht wirklich vertraut. Er hat, was dies betrifft, noch keinen Fuß in das Bekannte gesetzt; er lebt noch zu sehr im unbestimmten Ätherischen, scheint gar Angst davor zu haben, tiefer zu schauen … Er darf keine Angst davor haben, Dinge für sich selbst zu klären. Er darf keine Angst vor der Wahrheit haben. Er darf weder flüchten, noch verbergen. Er wird lernen, mit anderen zu sprechen, wenn dies gut ist, um etwas zu säubern oder aufzuklären, etwas ins Reine zu bringen.

Dieser Mensch wird sich selbst von allen Unannehmlichkeiten befreien müssen, die seine Seele verdüstern. Er wird gut daran tun, sich nicht mit unbelebten, kränklichen, widerlichen, verderblichen Sphären zu beschäftigen. Er wird sein Gesicht nun definitiv von all dem Negativen in der Welt abwenden.
Für ihn selbst gilt, dass er das Positivste an die Oberfläche holen wird, wenn er sich eines Haufens düsterer, ekliger, negativ-gerichteter Gedanken und Vorstellungen entledigt, auch aus der Vergangenheit. Er wird auf definitive Weise brechen müssen mit der Vergangenheit, mit den düsteren Gedanken, mit den Bildern, mit denen er sich selbst Angst einjagt, mit den negativ orientierten sorgenvollen Vorhersagen, die seinen Kopf besudeln …
Er braucht es, die Negativität, die sein Leben ‚im Griff' und gefangen hält, wie einen zu schweren Rucksack von sich abzuwerfen und keinen Moment mehr in den düsteren Sphären zu verweilen. Wenn er sich ausschließlich auf das Helle,

das Gute, das Reine richtet … in dem Vertrauen, dass all das Schöne auf seinen Weg kommt, dann wird dies auch so sein. Der Pfirsich ermahnt ihn jedoch dazu, in seiner Seele klar Schiff zu machen: seine Gedanken, seine Gefühle, seine Erinnerungen, seine Fantasie, seine ängstlichen Erwartungen … halten ihn nur auf den Misthaufen gebunden. Er wird sich nun für eine Reine Offene Wache Klare Helle Positive Sicht auf sich selbst und das Leben entscheiden müssen!

Von jemandem, der sich zu sehr auf das Böse richtet, das Düstere in der Welt, können wir sagen, dass er sich nicht ausreichend mit der Klaren Lebens-Quelle in sich selbst verbunden hat. Weil er nicht genug an diesen Kern glaubt, richtet er sich auch mit Angst und Argwohn auf die dunklen Seiten des Daseins in seiner Umgebung, in der ganzen Welt. Er wird auf radikale Weise ‚nein' zum ‚Unreinen' sagen müssen. Nur über diesen Weg kann er seine Augen heller, reingespült, gesund und klar, sorglos, ehrlich auf die Zukunft richten.
Er täte gut daran, seine angesammelte Negativität gleichsam auszuspucken. Er wird jede Unreinheit aus seinem Wesen eliminieren, um sich dann nie mehr danach umzusehen.

Der schwerste Stein, der auf seinem Magen liegt, ist einer, der mit der unbewussten Angst vor ‚dem Schlimmsten' zu tun hat, nämlich dem physischen Tod (auch wenn er sich dessen nicht wirklich bewusst ist). Möglicherweise späht er im Leben nach allem, was damit direkt oder indirekt in Zusammenhang steht … ‚Es' geschieht neben seiner Tür, aber dennoch wohnt dieser Schmerz, dieses Leiden, dieser Tod so nah … Der tiefstliegende Schmerz ist hier verwurzelt. Er wird daher das Leben auch auf eine völlig andere Weise betrachten müssen.

Es steht geschrieben, dass es schließlich das Ziel der Schöpfung ist, den Mensch in Ewigkeit sein zu lassen, in unsterblicher Form …[15] Lebt er nach dieser Überzeugung, dann entspannt sich der ganze Körper in dem Gefühl des Wohl-Seins. Eine wahre wohltuende Entspannung tritt ein, jeder Krampf löst sich auf, die Augen werden hell und klar, sehen nicht länger vor tiefem Schmerz dunkel aus, Nervosität verschwindet … Der Mensch badet in der Pfirsichsphäre: er fühlt sich wie im Paradies auf Erden; inmitten der Pfirsichblüten gleiten alle Spannungen und tiefliegenden Ängste für immer von seinen Schultern, sein Herz kommt zur Ruhe, seine Magennerven schweigen, sein Solarplexus strahlt kraftvoll und in vollstem Vertrauen offen zu einem hellblauen Himmel. Er fühlt sich herrlich.

Er kneift sich nicht länger ängstlich zu; da ist keine einzige graue Wolke mehr am Himmel. Da beißt kein düsterer Fleck mehr in seiner Seele, nun da er sich für das Leben entschieden hat. Er veräußerlicht sich auf strahlend expressive Weise, als wäre der die Sonne selbst; er *gibt,* öffnet sich, spricht eine deutliche Sprache und singt … Er ist ein offener, ehrlicher, optimistischer Mensch geworden.

---

[15] Lies mehr hierzu im Buch *Neue Tage.*

Blaue, rote Pflaume

Der Mensch, der sich nach Roten Pflaumen sehnt, versteckt sich ganz bestimmt nicht; er traut sich schon; er ist neugierig. Er steht zu seiner Meinung, seinen Sehnsüchten und ist blitzschnell dabei, wenn es etwas zu holen gibt. „Darf ich zuerst?“, fragt er nachdrücklich. Er wird sich nicht zur Seite drängen lassen; er hat die Fähigkeit, sich tapfer für sich selbst einzusetzen. Er windet sich zur Not kräftig nach vorne, um nur ja nicht zu spät zu kommen, um nur ja nichts zu verpassen …

Der Charakter der Roten Pflaume selbst hingegen macht eher einen Schritt nach hinten, ist sanftmütig, edelmütig, liebevoll. Sie macht Platz für die anderen … Sie würde eher von der Sphäre leben, die das Lebenslicht in ihr nährt, als von der ‚materiellen Nahrung’. Sie würde vielleicht manchmal vergessen, auf Erden zu leben, mit den Füßen auf dem Boden, in der stofflichen Wirklichkeit. Sie identifiziert sich mit der liebevollen Mutter-Göttin, die reine Liebe und Licht ausstrahlt … sie ‚lässt’ alles für ihre Kinder; sie gibt sich völlig, derart sogar, dass sie fast keinen ‚Körper’ mehr haben würde.
Sie überlässt allen Raum den anderen und tritt selbst langsam aber unbemerkt in Bescheidenheit und Liebe in den Hintergrund; sie macht sich selbst überflüssig und weiß, dass es ihren Kindern nun gut geht, auch ohne sie. Sie geht dann in den himmlischen Geistessphären auf; in All-Liebe geht sie auf in höheren Sphären … Sie lässt alles los und hat damit nicht die geringste Mühe. Es ist die absolute Hingabe an das Allerhöchste. (Jemand der dagegen ein Zuviel von dieser Pflaumensphäre in sich trägt, wird darauf achten, nur im Höchsten seines Selbst aufzugehen, sonst ‚verschwindet’ er.)

Die Rote Pflaumen-Sphäre ist bitter-süß, weil sie nur sich selbst braucht und sich unsichtbar, bescheiden zu der Stelle zurückzieht, von der sie kommt … Sang- und klanglos bricht sie auf, von niemandem gesehen, hat niemanden etwas gefragt, braucht von niemandem Aufmerksamkeit. Sie ist erfüllt von dem Licht und der Liebe ihres eigenen Wesens …

Stellt die Rote Pflaume selbst diese extreme Sphäre dar, dann übertreiben bestimmte Menschen in die andere Richtung, wodurch sie spontan das Bedürfnis nach Roten Pflaumen bekommen, um eine gewisse Ausgewogenheit in sich selbst wiederherzustellen.
Die Menschen, die großen Appetit auf Pflaumen haben, werden eher als ‚erste’ überall dabei sein wollen; sie werden dafür sorgen, dass es ihnen sicher an nichts fehlt! Möglicherweise schieben sie mal eben einen anderen mit dem Ellenbogen, um sich selbst etwas schneller mit dem Nötigen versehen zu können, mit dem, was sie zu brauchen meinen.

Möglicherweise stürmt man vorwärts: ich zuerst. Nicht in erster Linie, um einem anderen ein Schnippchen zu schlagen oder ihn zu benachteiligen, sondern einfach aus einem instinktiven Selbst-Erhaltungstrieb heraus. Man läuft schnell, man geht schon früh und rechtzeitig los, um der Erste zu sein. Dies kann an sich nicht schaden, wenn es nur nicht darauf hinausläuft, dass man sich selbst hetzt, dass man Begierden nachstrebt, was sich nachteilig auf die ‚Ruhe' des Gemüts auswirkt. Man will sich den Größten, den Besten, den Frischesten usw. … beschaffen, zur Not steht man schon sehr früh in der Schlange an. Auf diese Weise lebt man häufig zu sehr ‚vorausschauend', zu sehr auf gespanntem Fuß mit der Zeit … und es zeigt sich, dass die Planung oder vorausschauende Sicht oft nicht zum gewünschten Resultat führt …

Dieser Mensch wird lernen die Dinge etwas mehr loszulassen, zu vertrauen … und vor allem sich die Überzeugung zu eigen zu machen, dass wenn er irgendwann und irgendetwas haben oder erreichen muss, was gut für ihn ist, dies ihm zum rechten Augenblick in den Schoß geworfen werden wird, dass wenn er sich einmal von Plänen und Stundenplänen löst, die er aufstellt, um dies oder jenes nur nicht zu verpassen … sein Leben viel ruhiger, normaler, entspannter verlaufen wird … und dass mit *mehr* Leichtigkeit als zuvor, im rechten Augenblick, ohne die geringste Anstrengung oder Ärger, alles sich von selbst ergeben wird.

Die Lust auf Rote Pflaumen weist darauf hin, dass man Angst davor hat, von etwas nicht genug zu haben oder bestimmte Dinge nicht vorhergesehen zu haben, wodurch es einem an etwas fehlen könnte … Da das Leben aus diesem ‚Ich muss es selbst haben, holen … oder ich werde es nicht kriegen' gerichtet ist, führt dies zu einem zu angespannten Leben. Man verhindert gleichsam, dass ‚es' einem in den Schoß geworfen wird oder dass man ‚es' auf eine ruhige selbstverständliche Weise erlangt, ohne dass dies die Folge der Tatsache wäre, dass man mit einem gehetzten zu strukturellen und planmäßigen Denken auf die Dinge fixiert ist.
Er wird die Lektion lernen müssen: erst loslassen … „Nichts übertreiben, nichts erzwingen wollen, keine Angst vor einem Mangel haben …", sagt der Appetit auf Rote Pflaumen. „Wissen, dass alles wie von selbst auf deinen Weg kommt, ohne dass du dem hinterherjagen, hinterhergehen oder dafür kämpfen und dafür einen anderen nach hinten drücken müsstest."
Es versteht sich von selbst, dass ein goldener Mittelweg zwischen dem Tun, dem In-Aktion-treten einerseits und dem Loslassen andererseits gesucht werden sollte.

Die Basis-Angst, die sich darunter verbirgt, erfordert eine Umsetzung von Instinkten in klares Bewusstsein. Der Mensch wird bestimmte Einsichten in die Lebensgesetze gewinnen müssen. Er wird einsehen, dass dieser instinktive Drang, etwas erreichen, bekommen, haben zu wollen, usw. … verschwindet, wenn er seine Vollheit erkennt, wenn er weiß, dass er ruhiger leben darf, in Vertrauen, während er seine Aufgaben spielend leicht erledigen darf und alles im richtigen Moment auf seinen Weg kommen wird … Wer ‚greift' … ist vom erreichten Ergebnis häufig enttäuscht; Außerdem ergibt sich aus dem einen Bedürfnis wieder ein anderes …: dies ist eine Sackgasse, die kein Glück bringt! Liebe und Habgier liegen meilenweit auseinander.

Die Rote Pflaume selbst hingegen strahlt und ist ganz ‚erfüllt' von sich selbst, sie läuft über vor Glück über ihr eigenes Sein. Sie identifiziert sich mit der Liebesquelle selbst. Ihr Glück scheint vollkommen zu sein. Ihr fehlt es an absolut Nichts! Lass mich nur, sagt sie. Ich brauche nichts und niemanden. Die Pflaume scheint uns schon ein extremes Bild von ‚Vollheit' wiederzugeben, doch zugleich gibt sie einem das Gefühl, sich über die Erde erhoben zu haben.

Der Mensch, den es nach Roten Pflaumen verlangt, sehnt sich (unbewusst) danach, nichts mehr zu ‚brauchen'; er braucht die Anerkennung seiner strahlenden Vollheit (durch sich selbst), in Liebe. Er nährt sich von der innerlichen Liebe; er begehrt nichts mehr außerhalb seiner selbst … Er lässt die Dinge leicht los … Doch darf er auch nicht ins andere Extrem verfallen und genau wie Lady Red Prune wie in einer vollkommenen Sphäre im Nichts aufgehen. Wir würden sagen: die losgelöste, liebevolle Rote Pflaumen-Sphäre in Kombination mit einer kräftigen Dosis Erdung und gesundem Verstand ist eine gute Sache.

Der Mensch, der Lust auf rote Pflaumen hat, ist auf Selbst-Erhaltung ausgerichtet, ist faktisch von seiner Veranlagung her stark, vom Charakter her stark und wird sich sogar in Zeiten der ‚Not' und der Nahrungsmittelknappheit niemals verkümmern lassen. Er verfügt über eine kräftige Dosis Lebenskräfte, aber er wird diese mit dem Herzen verbinden müssen; er wird lernen zu warten, zu vertrauen und mit anderen zu teilen. Er wird gut daran tun zu lernen, sich nicht wie das Kind zu verhalten, das zuerst bedient werden muss …: er wird sich mehr an seiner innerlichen Quelle nähren. Er sollte seine Vollheit erkennen.

Gelbe Pflaume

Die Gelbe Pflaume ist spritzig stark, in sich selbst abgeschlossen. Nichts im Leben lastet schwer auf ihren Schultern, weil sie nur sich selbst ‚festhält', weil sie ihre Hände nach nichts ausstreckt. Sie ist wie ein Schutzengel: in erster Linie für sich selbst. Im strahlenden Licht ihres Seins weiß sie sich selbst geliebt vom tiefen innerlichen Herzen. Sie hält nichts fest … sie will nichts, sehnt sich nach nichts … sie besteht lediglich in ihrem prunkvollen Sein.

Eine Nobelheit, eine edle Art der Liebe, eine Art untertäniger Respekt vor dem Höchsten Gut, der höchsten Liebe des Lebens selbst. Sie ist eher abwartend, rückwärtsgehend und bescheiden zu nennen; sie drängt sich niemals in den Vordergrund; sie hält sich ein wenig im Hintergrund. Sie lebt in und mit sich selbst auf einer sehr reinen Wellenlänge; sie kennt keine Unehrlichkeit, keine Härte, kein Gefühl des ‚Ich werde benachteiligt, niemand liebt mich …', weil sie weiß, dass nur sie selbst sich die Liebe und das höchste Gut schenken kann.
Es ist die Thymusdrüse, die auf das neue Leben eingestellt ist, in dem es keine Herausforderungen, keine Begierden, keine Selbstsucht mehr gibt. Sie ist die wiedergeborene Göttin der Schönheit; jener Schönheit, die aus dem Herzen stammt, aus dem Gefühl der Güte. Die einzige echte Muse. Sie ist der inkarnierte Engel. Die Zärtlichkeit. Sie lässt die anderen nach ihrer eigenen Art sein und fordert nichts für sich selbst. Dennoch mangelt es ihr an nichts, weil sie sich selbst füllt und erfüllt … Ihr genügen diese lichten himmlischen glücklichen Gefühle. Sie hegt und pflegt sich selbst in ihrem innerlichen Licht und der Herrlichkeit des irdischen Körpers.

Der Mensch, den es sich nach dieser Frucht verlangt, sehnt sich tief in seinem Herzen danach, etwas von dieser Gelbe-Pflaume-Sphäre in sich selbst umzusetzen. Er sehnt sich nach einer Art Weichheit. Er will - wenn auch unbewusst - in Verbindung kommen mit den hellgelben, zärtlichen, wohlgesinnten Sphären in sich selbst. Die sanfte Form der Liebe. Dies möchte er sich selbst schenken. Es ist die Sphäre einer Welt, in der es kein Elend, keine schneidende Härte, keine verletzenden Zustände gibt.

Derjenige, der ein starkes Bedürfnis nach dieser Frucht empfindet, sehnt sich eigentlich danach, sich selbst den Definitiven Trost zu geben: dass das Kind in ihm sehen könnte, dass es keinerlei Grund zum Weinen (mehr) gibt. Im behaglichen Sitz der mütterlichen Liebe verschwindet jeder Kummer.

Möglicherweise würden einige dieser Menschen, die sehr gerne gelbe Pflaumen essen, zu weit weg von der Erde schweben, träumen oder in unwirkliche Sphären flüchten wollen … sie müssen darauf achten, den liebevollen Engel auf die ERDE zu bringen, nicht irgendwo in eine ätherische Inselsphäre. Sie dürfen sich nicht in ihr Elfenbeintürmchen zurückziehen, in ihre Privat-Wolke oder ein kleines Einmanns-Flugzeug. Die gelbe Pflaume liegt auf einer delikaten Grenze irgendwo zwischen dem spirituellen Rausch und dem irdischen Glück.

Das Verlangen nach der gelben Pflaume entspringt einem Bedürfnis nach DER Liebe und DER Zuneigung: in erster Linie zum eigenen ICH. Hiermit verschwindet jede Form von Egoismus, von struktureller Härte, von Begierde, von sexueller Zwanghaftigkeit. Dieser Mensch war möglicherweise zu hart zu sich selbst (und infolgedessen eventuell zu anderen). In seinem Leben hat er sich viel mit den eigenen Ambitionen und Regelungen beschäftigt, mit den Zielsetzungen und der Arbeit, mit der Realisierung von ‚Wünschen', möglicherweise auch zur Außenwelt hin, mit dem Materiellen, dem Finanziellen usw. … Er hat ‚festgepackt' und fühlt, dass er bestimmte Dinge loslassen müsste, anders sehen müsste, dass er andere Prioritäten setzen müssen wird …

Tief in sich selbst, weiß er, dass NICHTS wichtiger ist im Leben als Liebe und Güte. Er sehnt sich danach Dinge, die sekundär sind, nicht mehr auf einen ‚Thron' zu stellen, weder noch länger deren Sklave zu sein, noch diese anzubeten. Ob es dabei um die Arbeit, die alten Prinzipien seiner Eltern, die er meint, aufrechterhalten zu müssen, um das rein Materielle, um das Sexuelle usw. … geht, ist einerlei. Er wird lernen los-zu-lassen … und zum Kern von Liebe zu kommen. Seine Thymusdrüse wird in diesem Loslassen beginnen zu blühen, in der Hingabe an diese Weichheit, die Liebe zu seiner Höheren Art. Er wird der liebevolle Engel.

Mirabelle

gelbe Zwetschge

Die Art von Mirabelle ist wie der Melonenhut eines Pilzes - mit üppigen Sporen darin. Hoch über dem Boden das Köpfchen wachsen lassend, doch intensiv zur Erde blickend, nach dort unten, zum Gras. Ein solcher Abstand, subtil auf einem schmalen Stiel, doch im Gleichgewicht stehend auf seinen kleinen, effizient in die Erde greifenden Wurzelchen. Dies ist der Charakter von Mirabelle.
Gleich, beim ersten ‚Erdbeben', steht sie dort, die Mirabelle, stabil und flexibel, lässt sich durch nichts aus dem Gleichgewicht bringen. Und der Mensch, der Appetit auf sie hat, trägt etwas von diesem Charakter in sich, und möchte sich darin noch weiter verbessern.

Wer sehr großen Appetit auf den Geschmack von Mirabelle hat, gibt damit deutlich zu verstehen, dass er zwar sehr wohl von diesem Planeten stammt, aber doch in gewisser Hinsicht auch weit entfernt davon steht. Er zweifelt möglicherweise manchmal an seiner zähen Kraft und darf ein starkes Vertrauen in die Art und Weise haben, wie er und sein Körper selbst im Leben stehen. Möglicherweise gelegentlich instabil, „stimmt es – oder nicht?, kann ich mich auf mich selbst verlassen?" Dann fühlt er doch seine zähe Kraft und weiß, dass alles in ihm gut ist, wie es ist.
Viele Dinge wirbeln durch seinen Kopf, manchmal chaotisch; er windet seinen Kopf wie ein Aal. Er sucht und stellt sich Fragen, weiß manchmal nicht mehr weiter, ist auf der Suche nach einer Lösung.

Wenn er zweifelt, unsicher in seinem Denken ist und mit seiner Hand den geschwollen Kiefer mit Zahnschmerzen abtastet …[16] Mirabelle sagt dem Menschen in diesem Fall, dass alle Lösungen innerhalb seines eigenen ‚Seins' zu finden sind. Transformation, Veränderungen durchführen, orangegelbwarme Energie … das braucht der Mensch. Glaube an dich selbst, an deine urstarke ‚Seinskraft', klettere einfach weiter, immer höher, ohne noch länger zu grübeln, ohne dich umzusehen, denn erst dann würde ein Mensch sein Gleichgewicht verlieren können.

Mirabelle lässt sich nicht aus ihrem Gleichgewicht bringen; standhaft und dickköpfig im guten Sinne. Sie hat ihre Erfahrung, ihren Glauben an sich selbst und weiß sehr genau, warum sie sich nicht von ihrer Auffassung, von ihrem Weg abbringen lässt.

Der Mensch, der Appetit auf Mirabelle hat, kann sich mitunter als einen Stabhochspringer fühlen, dem der Stock plötzlich in der Mitte durchbricht, genau in dem Moment, in dem der Springer sich auf die größte Flexibilität des Stabes verlassen können muss. Dass es ‚doch nicht gelingen wird', lebt in seinen Gedanken und Überzeugungen, gerade weil er sein Leben zu sehr auf den Stock baut (etwas, jemanden außerhalb seiner selbst), statt auf sein eigenes ICH, auf die flexible Kraft in seinem Wesen.
Mirabelle gibt dem Menschen dabei einen Schubs in den Rücken: „Wirst du jetzt endlich an dich selbst glauben, an deine eigenen Fähigkeiten, deine Güte, deine Kraft, dein ‚Sein', oder wie? Komm schon!", ein kleiner Stoß in seine Rippen, um ihn zu Schubkraft zu ermahnen, zu einem felsenfesten Glauben an sein Ich.

Und der Mensch lebt auf und rappelt sich vielleicht beschämt auf: über so viel Verkennung des eigenen perfekten Baus seines ICHS, der eingebauten Kraft in seinem Wesen und er steht nun stramm aufrecht, wird sich seiner feinbesaiteten Individualität bewusst, verbreitet auf kreative Weise seine Talente (wie die Sporen eines Pilzes). GLAUBE an sich selbst bringt alles in beschleunigter Bewegung in Gang. Zusammen mit Mirabelle begibt er sich nun optimistisch und glaubenskräftig auf den Pfad!

Mirabelle lässt ab und zu ihre Beine, die stabil auf dem Boden stehen, entspannt hin und her baumeln. Sie genießt dann das Leben. Und das ist es, was der Mensch, der Mirabelle mag, auch hören will: wenn die Basis stark ist, können innere Ruhe und Entspannung auf einfache Weise ihren Platz bekommen.
Ein unerschütterlicher Glaube an sich selbst, an die Tatsache, dass er gut und stark ist, so wie er ist, dass er auf seinen Körper und seine Seelenkraft bauen

---

[16] Lies über die Symbolik von Zähnen und Zahnschmerzen in *Der Schlüssel zur Selbstbefreiung – Enzyklopädie der Psychosomatik.*

darf: *das* ist es, was der Mensch von Mirabelle gelernt hat. Kein Zweifel mehr an seiner Kraft, an seiner starken Konstitution, wie auch immer er physisch gebaut ist (klein, rund, groß, mager ...). Es ist die Glaubenskraft, die die Körperzellen stark sein lässt, und die sie ihre Funktion gebührendermaßen, ausgeglichen, verwirklichen lässt. Es sind *die Selbstliebe und das Vertrauen in die eigene gute Veranlagung,* die den Körper zwischen Himmel und Erde stark wachsen lassen. Der Kopf und der Rest des Körpers schließen sich stark und gut aneinander an: genau wie bei Mirabelle: ein starkes Gleichgewicht innerhalb des eigenen Wesens wird erreicht. Ein subtiles, aber urstarkes Gleichgewicht. Früchte können jetzt wachsen und als Talente auf der Erde ausgestreut werden.

Kaki

Kakipflaume oder Kakifrucht; Dattelpflaume

Die Art dieser Frucht können wir als eine Anhäufung von Würfelblöckchen betrachten, manche ein wenig mehr nach links angeordnet, manche ein wenig mehr nach rechts ... aber schließlich bildet sich doch ein höherer Turm, der sich im Gleichgewicht hält, gerade durch die wechselnde selbst-korrigierende aufbauende Linie. Die Würfel-Elemente sind mit Symbolen, Buchstaben oder Zahlen bedruckt; nichts existiert daher ‚einfach so'. Und der Turm fällt nicht um, eine selbstsichere Gründung, die einzelnen Bestandteile auf originelle Weise gestapelt.
Diese Frucht möchte sehr gerne ‚vorwärtsgehen', im wahrsten Sinne des Wortes, sonst würde sie Beschwerden an ihren Füßen entwickeln, an ihren Zehen, Juckreiz ... [17] Zu viele Energien fordern dann, frei heraus existieren zu können, nicht länger stillzustehen. Sie dreht sich ein paar Mal um ihre eigene Achse (wie ein Kugelstoßer), vielleicht ein wenig ungeduldig; die Türmchen drehen sich und suchen, ohne dabei das Gleichgewicht zu verlieren. Aber Energie für Evolution und Fortschritt dreht sich ständig im Inneren und im Körper dieser Kaki.

Wie kleine Zuckerkügelchen, so süß und doch knusprig, herrscht in Kaki die Sphäre einer willkommenen Sanftheit. Das kindliche Verlangen, das Spiel-Element, das Spielerische, sich Mitdrehende, ist in ihr vorhanden, alles andere als rigide oder widerspenstig. Eher geschmeidig und wie geschmiert laufend und sich drehend, spielend durch das Leben gehend. Abwechselnd Kraftexplosion und Ruhezustand, sei es auch niemals ohne ein innerliches dynamisches Anwesendsein in sich selbst.

[17] Lies eventuell den Text über Juckreiz, Zehen ... in *Der Schlüssel zur Selbstbefreiung – Enzyklopädie der Psychosomatik.*

Der Mensch, der ein Verlangen nach Kaki empfindet, fühlt in sich ein springendes, mitunter etwas ungeduldiges Verlangen danach, etwas ganz Bestimmtes zu tun, genau wie kleine Erbsen oder kleine Kügelchen, die voller Ungeduld darauf warten, dass sie an der Reihe sind, auf der Stelle zu hüpfen. Auf der Stelle trippelnd und dann … spring! Er verfügt über viele Energien, aber seinem Gefühl nach darf alles schneller gehen. Federnd am Start darauf wartend, dass das Signal gegeben wird, dass der Startschuss gegeben wird. Auf und nieder hüpfend, sich ständig warmhaltend; das Warten fällt dem Menschen schwer, aber dies muss sein, es geht nicht anders … bald wird er sich mit aller Kraft, Vitalität, Schnelligkeit geben können. Kaki sagt ihm, er solle ruhig und ausgeglichen bei sich selbst bleiben, bis die Zeit reif ist, um im richtigen Moment seine Potenzialität einsetzen zu können. Noch ein Weilchen warten, dich selbst weder juckend noch begierig sein lassend, sondern dich in jedem Moment flexibel anpassen, kleine Bewegungen machen, in welche Richtung auch immer, sowohl in buchstäblichem Sinne als auch im Sinne persönlicher Evolution.

Ein anderer Aspekt: der Mensch, der ein Verlangen nach Kaki empfindet, hält sich schon bereit, um mit einer geschmeidigen, drehenden Schrauben-Bewegung, also ohne Überstrapazieren, aufzusteigen. Er ist geschmeidiger Art und gleitet sich einen Weg durch das Leben wie ein Aal, der sich an den Bewegungen erfreut, die er macht.
Wer Appetit auf Kaki hat, sehnt sich danach, sich selbst in herrlicher Verschmelzung mit sich selbst wiederzufinden, genau wie der Dotter eines Eis sich mit dem Eiweiß vermischt, um zum Endzustand des Omeletts oder Rühreis zu kommen, gemütlich warm, sonnig und energiereich anwesend in sich selbst.

Kaki selbst singt gerne ihre Melodie, verbreitet dies gern über eine kräftig schallende Kehle. Der Mensch, der ein Verlangen nach Kaki empfindet, versteht manchmal nicht, was ihm fehlt, all die Energien in seinem Körper, seinem Geist … und würde in alle Richtungen suchen, kann davon nervös werden … aber Kaki sagt ihm, dass er alles in dynamischem Sinne „innerhalb“ seines ICHS finden kann. Die Kraft, die Potenz, die Möglichkeit zu wachsen, ist gerade IM Menschen. Lass es nur kommen! aber nicht überhastet, auch wenn es schon in voller Energie-Kraft geschehen darf. Die urstarke Dynamik von Kaki ist auch in jenem Menschen vorhanden, der Appetit auf die Frucht hat. Aber lasse es auf die richtige Art und Weise geschehen, alles in Ausgewogenheit und zugleich, wenn der Augenblick reif ist, mit der Kraft einer Flutwelle.

Kaki kennt auch das Herausfordernde im Ballspiel zum Beispiel. Mit ihrer Baseballkappe auf dem Kopf schaut sie sich gut um, spähend, aufmerksam und bereit … um dann den starken Ball aufzufangen. Spannkraft in den Muskeln, alles genau beobachtend wie ein Torwart in seinem Tor. Im nötigen Moment handelt er, springt er. Dann wieder ein entspanntes Lachen, Humor, Freude.

Der Mensch, der Kaki mag, lacht dabei kurz entspannt auf, um sich dann wieder bereitzuhalten für die nächste Herausforderung. Eine Abwechslung von sanftem Verweilen in sich selbst und dann wieder dieser konzentrierten Kraft, die er auf spielerisch-dynamische Weise einsetzen will. Wie ein 100-Meter-Sprinter. Kurze Kraftexplosionen wechseln sich ab mit süßer Entspannung, mit sanftem und flexiblem Weitergleiten. Und dann steht er wieder randvoll mit Potenz bereit, an der Startlinie trippelnd … Genau wie Kaki, komplex und in Hochform.

Physalis

gelborangefarbige essbare Frucht der Physalis peruviana

Physalis stampft gemäß der Art ihres Charakters durch *den Kern.* Alte Geräte funktionieren nicht mehr. Genug gesammelt, lasse diese ‚Arbeit' jetzt los und wisse, dass das Leben dich dazu auffordert, in die Essenz, den Kern deines lebenden Selbst zu kommen. Lasse deine Rakel, die kaputtgegangen ist, jetzt auf die Erde fallen und vertiefe dich in dich selbst. Welches Alte meinst du noch zusammentragen zu müssen? Es IST doch schon alles da? Unterwegs in Transformation, in Metamorphose, lässt die Schlange ihre alte Haut zurück … vollkommen.
Aufschieben hat keinen Sinn mehr, so tun, als ob du es ‚nicht' wüsstest, ist Selbstbetrug. Steh auf, vom leuchtenden Kernpunkt deines ICHS aus, und gehe jetzt weiter. Du fühlst schon wohin und dies kannst du nicht länger blockieren. Eine Art innerlichen ‚Müssens' im guten Sinne des Wortes: nur auf diesem *einen* Weg. Informationen, neue Einsichten, neue Begegnungen: öffne dich dafür und gehe nicht so weiter, wie du dies zuvor getan hast, oder beende das Zaudern. Jetzt übernimmst du Verantwortung. Du kannst keinen Schritt auslassen, gehe erst dahin, wovon du fühlst: dies hätte ich schon früher tun müssen, aber ich habe mich nicht getraut, oder habe es ignoriert …

Magst du das Aroma der Physalis, sehnst du dich danach? Schau dir dann das ganz genau an, was in dir ist, schau dir *die urweiblichen Schöpferkräfte in dir an, Mensch. Die Urquelle in dir, die gebären und produzieren will, die sich zumindest manifestieren will.* Schäme dich nicht dafür, diese Energien zur Veräußerlichung zu bringen. Betrachte auch die Geschlechtsorgane als Organe im Dienst des Lebens, Gebens, Erschaffens, betrachte sie weder als etwas animalisch Primitives noch als greifend.

Als göttlicher Mensch gestattest du es dir selbst, bis in das Tiefste deines Unterbauchs die Urschöpfungskräfte zu nähren und zu erleben: in Schöpfung, in Gebä-

ren, in Produktion, oder einfach im körperlichen Genießen, Herz und Unterbauch in Liebe miteinander verbunden. Wage zu zeigen, was du hast, das Schönste zu zeigen, das in dir ist. *Öffne dich.*
Verberge dich nicht auf verlegene Weise, halte deine Energien nicht zurück, schäme dich nicht dafür, dich selbst zu zeigen. Auch in ehrlichem Liebesverbund: wage es, vom allerheiligsten Punkt in deinem Herzen aus Liebe auszutauschen, mit anderen. Sexualitätserleben ist kein Muss, darf aber sein. Ohne Liebe kann ein Mensch jedoch nicht leben ...

Erfahre diese Kernkraft in dir selbst und baue dein Leben darauf auf. Bremse dich selbst nicht, so dass ungenutzte Energien nicht hängenbleiben können, und infolgedessen auch keinen Anlass für Gefühle der Frustration bilden können. Lebe nicht ausschließlich im Geist, in deinen Gedanken, deinem Kopf: erlebe deinen Körper als die heilige, liebevolle, zu Fleisch gewordene Bewusstseinskernkraft, die du bist. Physalis fordert dich dazu auf, sowohl die Verleugnung dieses einzigartigen Faktes, der du selbst bist, als auch das Heruntermachen oder Erniedrigen des reinen Liebevollen des menschlichen Körpers in seiner Gesamtheit zu beenden. Eine Form des Respekts, der Ehrfurcht, Anerkennung, Erhöhung, Veredlung, ohne noch auf das Niveau des ‚Tieres' herunterzukommen.

Reinigung in dir selbst durchführen, wenn du erkennst: hier wollte ich noch greifen, festhalten, besitzen. Jetzt öffne ich mich in einem absoluten ‚Loslassen', um Raum zu schaffen für das, was das Leben mir in seiner allerschönsten Form schenken will. Buchstäblich: der Darm[18] spült sich wie von selbst; jede Pore, jedes Körperorgan lässt aus sich abfließen, was ein Überschuss ist, was nicht anwesend sein sollte. In der blanksten Reinheit deiner selbst produzierst du, gibst du, gebärst du die herrlichsten Früchte. In ehrlicher Offenheit. Die Vergangenheit liegt weit hinter dir, im gesäuberten Jetzt fühlst du ein neues Licht scheinen, in Glück.

Preiselbeere

Preiselbeeren haben einen Charakter wie ein siamesischer Pilz, mindestens! zweiteilig; von ihren Wurzelchen aus stark und schnell in die Höhe schießend. Preiselbeere steht in diesem Vergleich mit Pilz symbolisch für den schaffenden und transformierenden Prozess: das plötzliche Wachstum des Menschen, der ein starkes und fröhliches Fantasiegefühl darüber hat, was alles aus ihm selbst kommen würde, darüber, was das Leben alles in seinem Wachstum bringen würde.

---

[18] Lies mehr über den Darm in *Der Schlüssel zur Selbstbefreiung – Enzyklopädie der Psychosomatik.*

Charakterlich ‚Zweiteilig', beide Teile können mit anderen Worten mit der Zeit auseinander wachsen, jeder für sich stehen. Vervielfältigung; Sporen auf die Erde werfen und wieder ein weiteres Wachstum, in der Breite, aber psychisch sicher stark in die Höhe, so wie wir das Köpfchen bestimmter Pilze hoch über dem Irdischen baumeln sehen, obgleich die Preiselbeere nicht so hoch wächst. Aber es bleibt *ein* Ganzes, die Preiselbeere, trotz ihrer Verbreiterung und stattlichen Verbreitung, sowohl unter- als auch überirdisch wachsend. Und ist das nicht auch der Sinn beim evolvierenden Menschen?

Der Mensch, der ein Verlangen nach Preiselbeere hat, *denkt* möglicherweise zu viel und macht sich dann unnötig Sorgen; genau weil er die Dinge mit seinem Verstand erfassen will, über das Denken, blockiert er manchmal seine positive Fantasie, seinen optimistischen erwartungsvollen offenen Geist, seine Gefühlsströmung im Körper. Dennoch sagt Preiselbeere, dass es eine positive Lösung für alles gibt und dass es das Beste für den Menschen ist, in froher Erwartung ein frohes Wachstum zuzulassen.
Keine Sorgen, kein Grübeln, keine Spannung und kein Stress. Was jetzt nicht fertig und sichtbar ist, wofür du jetzt keine Lösung siehst, wird noch kommen!

Preiselbeere hat viele Schleime in seiner Kehle, fruchtbare Energien, die darum bitten, benutzt zu werden, beispielsweise indem sie spricht, sagt, gefühlvoll erschafft usw. ... Der Mensch, der ein Verlangen nach dem Geschmack von Preiselbeere empfindet, steht daher auch wie eine Rakete auf seiner Basis bereit dafür, sich in Kürze abzuschießen, mit voller Kraft in die Höhe! Er geht auf Erkundung, wird Dinge entdecken, öffnet sich am besten für das, was das Leben ihm zeigen will / ihn kennen lassen will.
Es ist so, als ob sich bei Preiselbeere alles zwischen / mit zwei Teilen abspielt, links und rechts, dem männlichen und dem weiblichen Aspekt. Wie zwei Arme einer Schere, die beide zusammenarbeiten und auf findige, flexible Weise schneiden, sich drehend und kehrend. Eine schöne Zusammenarbeit zwischen den zwei (Bestand-) Teilen.
Harmonie schreibt er sich am liebsten auf die Fahne, was der Gesundheit förderlich ist, beim Menschen für Blase und Nieren: Harmonie zwischen linker und rechter Niere, zwischen Geist und Körper (nicht zu hoch über der Erde schweben), zwischen Denken und Fühlen … Fröhlich, kunstsinnig, etwas ganz Besonderes.

Dem Menschen, der Appetit auf Preiselbeere als Nahrungsmittel hat, stehen alle Wege offen, dies ist eine Gabe; er ist wie ein Tausendfüßler, wie eine Kristallkugel, die viele Möglichkeiten hat, sich in vielen Farben zu offenbaren, von Norden, Osten, Süden oder Westen durch sich hindurchschauen zu lassen.
Appetit auf Preiselbeere will sagen: höre auf diese Botschaft der Beere an den Menschen: „Es ist so viel in dir, du kannst es unmöglich auf einmal erfassen, be-

greifen, greifen … aber irgendwann wird es alles aus dir geboren werden.“ Und, wie der lange Hummer mit vielen Scheren, geht der Mensch weiter, dehnt er sich in alle Richtungen aus, öffnet er seine Scheren, fühlt er mit seinen zahllosen Fühlern. Er würde es gerne alles in einem einzigen Mal fassen wollen, tun, packen … und bei sich halten … es hegen und pflegen, all das, was er in seinen Armen hält. (Wenn der Mensch anfängt, etwas zu stark packen zu wollen, begehren, greifen zu wollen, kommt dies seiner Gesundheit nicht zugute; er wird dann einerseits systematisch loswerden, und andererseits aus all dem, was er in sich hat, erschaffen müssen.)
Unbewusst oder bewusst fühlt und weiß der Mensch, dass er dank der Materialien, die er in sich hat, in sich mitträgt, noch so viel tun wird, machen wird, kreieren wird … und Preiselbeere stimmt ihm rundheraus zu. „Tue es einfach, zögere nicht, starte! Lasse es kein stillstehendes Wasser sein, sondern ein strömendes Schöpfungsgefühl, frohes Lebensgefühl.“

Rhabarber

Der Rhabarber-Charakter hat eine zähe Struktur. Er ist widersprüchlicher Art. Er kann sich mit-biegen, auf eine flexible Weise, hält aber dennoch weiterhin sehr stabil an einer eigenen Meinung, Grundsätzen und Überzeugungen fest. Manchmal scheint er mitzugehen, aber eigentlich bleibt er felsenfest in seinem eigenen Boden verankert! Er hat eine starke Persönlichkeit. Er wird einmal zuhören, einmal vorfühlen, hier und dort einmal lauschen, ohne sich wirklich zu engagieren oder zu verausgaben. Er denkt sich immer seinen Teil … Er ist gescheit, intelligent, lässt sich in keiner Weise bestechen und weiß eigentlich sehr genau, was er will. Er scheint sich zu beugen, sich mit dem Wind zu bewegen, aber im Grunde verändert sich nichts an seinem Standpunkt, an seiner Art und Weise, die Dinge zu betrachten. Er findet heraus, er prüft auf untersuchende Weise; wenn etwas begriffen und gesehen werden muss, dann durchschaut er dies auch.

Wenn ein Mensch großen Appetit auf Rhabarber hat, dann weist dies zuerst und vor allem darauf hin, dass der Mensch seinen kritischen Verstand arbeiten lassen darf. Dass er sich sehr tief in seiner eigenen Art verankern muss, dass er sich selbst niemals verraten oder verlassen darf. Er wird auf eine kritische Weise lernen zuzuhören, so dass er mit Fakten und Gewohnheiten, mit Elementen, die eigentlich nicht zu seiner wahren Natur passen, brechen kann (in sich selbst); infolgedessen werden auch jene Menschen, die nicht mehr auf seinen Weg gehören, von selbst verschwinden. Zugleich wird er sich auf eine flexiblere Weise für

den anderen öffnen können … wenn er erst einmal dieser kritischen, intuitiv-verstandesmäßigen Seinsweise tief in seinen Wurzeln Gestalt gegeben hat.
Er betrachtet das Leben dann, genau wie Rhabarber, mit einem gesunden ausgeglichenen, weisen Blick; niemand kann ihm etwas weismachen; er kann auf Distanz zu den Dingen bleiben, um sie gut betrachten zu können. Andererseits bleibt er vollkommen in sich selbst; kein Wurm kann in diese Frucht eindringen.

Was will der Rhabarber-Liebhaber in sich selbst entwickelt sehen?

Rhabarber putzt, was nicht wirklich rein ist, will nichts wissen von Nebulösem, Erdachtem, von dem (verstandesmäßig betrachtet) Tun von ‚unverantwortlichen' Dingen. Er deckt Geheimnisse auf, die keiner kennt, wodurch er einen klareren Blick auf alles bekommt. Und muss er hierzu einen Köder auswerfen, um mehr zu erfahren, dann wird er das auch tun …

Er hört sehr aufmerksam zu, argumentiert, bildet in seinem Gehirn die nötigen Kombinationen und zieht infolgedessen sehr scharfe Schlussfolgerungen. Er betrachtet die Dinge sehr kritisch: aus einem Verlangen heraus, das ‚Richtige' zu wissen. Er baut sein Leben zu einem großen Teil dank einer Zusammenarbeit zwischen seiner Intuition und seinen Geistigen Fähigkeiten auf. Außerdem verwurzelt er sich sehr kräftig in seinem Selbst, in seinem Urgrund. Er wird keineswegs schweben. Er will immer den Boden fühlen. Er glaubt nichts einfach so; er wird alles erst prüfen, darüber nachdenken ob es wirklich *möglich* ist, was da behauptet wird. Er wird sich nicht einfach im anderen verlieren, in der Philosophie oder in den Gerüchten eines anderen. Auch wenn er den Eindruck macht, sich auch einmal zu beugen, spielt er doch niemals eine Komödie vor, sondern ‚hört' einfach auf die anderen …, stellt die nötigen Fragen, um dann alles sacken zu lassen, alles zu überdenken.

Demgegenüber steht der Mensch, der Rhabarber oder Rhabarbermus mit Zucker braucht: letzterer sehnt sich sicher danach, ein wenig ‚nachzulassen'. Er hält zu stark, manchmal dickköpfig an alten Grundsätzen und Gewohnheiten fest, ohne sich einmal aus seinem Herzen heraus flexibel, freundlich gegenüber dem anderen Menschen zeigen zu können, was auch immer dessen Lebensweise sein möge. Derjenige, den es nach diesem Mus verlangt, verpflichtet sich selbst dazu, straff stillzustehen, mit steifem Rücken-und-Nacken anzuhören, was die anderen sagen, aber er selbst fühlt sich nicht gut dabei. Man kann ihm seinen Widerstand von seinem Gesicht ablesen. Gerade weil er zu wackelig in der eigenen ERDE steht, fühlt er sich gleichsam bedroht, fühlt er eine Abneigung gegen Menschen, deren Lebensweise und Meinung von der seinen abweichen. Er stemmt sich dagegen (mit anderen Worten: er lässt sich zu sehr beeinflussen; er fühlt sich irgendwie bedroht), statt sich geschmeidig im Wind zu beugen … und unterdessen doch nicht von seinen Wurzeln abzuweichen.

Dieser Mensch wird sich vertiefen, eine ruhigere Haltung in sich selbst einnehmen müssen, indem er sich in der eigenen Natur, der eigenen tieferen Seins-Art stärker und sicherer fühlt. Er wird eine Gewissheit, eine innerliche Sicherheit aufbauen müssen, an der nichts und niemand rütteln kann, die es ihm jedoch erlaubt, auf eine freundlichere, flexiblere Weise auf andere zu hören …, ohne dass er sich auf den Schlips getreten zu fühlen braucht, wodurch er sich scharf, abweisend, bedroht, steif und negativ verhalten würde. „Niemand braucht ihm etwas zu sagen,“ reagiert er dann unwirsch, aber er erkennt nicht, dass es gerade seine abweisende und unduldsame Haltung ist - weil in seinem Innersten noch ein Gefühl vorhanden ist, das als Unsicherheit umschrieben werden kann - durch die er gerade solche leidigen Situationen anzieht.

Der Rhabarber sagt ihm dann: gib dem anderen die Chance und die Zeit, einmal etwas zu sagen: lerne daraus und triff deine Entschlüsse! Nimm nichts ‚persönlich', fühle dich weder angegriffen noch schockiert oder bedroht von dem, was dieser andere sagt: es geht hier um Seine Art, sein Niveau, seine Stufe. Lasse die Menschen in ihrer Art sein, lerne daraus, aber versteife dich nicht und stemme dich nicht dagegen. Dies ist auch nicht nötig, wenn deine Wurzeln bis tief in deine Gründe reichen.

Was auch immer in der Außenwelt geschieht, gesagt oder erzählt wird: niemand kann dich jemals aus deiner eigenen tiefen Grundart reißen: solange du nur du selbst bleibst und dich anerkennst, solange du deine eigene Art weder verrätst, noch denkst, sie verteidigen zu müssen. Du *bist* einfach dieses starke verwurzelte Ich; du kannst es dir erlauben, einmal nach links und einmal nach rechts zu gehen, zu hören, mit den anderen zu sprechen … ohne dass du dich dazu auch nur *einen* Schritt von und aus dir selbst zu entfernen brauchst. Deiner eigenen Art treu, stabil in deinen Wurzeln, kannst du am besten eine Art von Flexibilität und Freundlichkeit, eine Zuhörbereitschaft gegenüber anderen entwickeln, ohne dass dies dich aus deinem Gleichgewicht zu bringen braucht.

Rhabarber sagt: „Lasse dich nicht beeinflussen, sei auf gesunde Weise kritisch, bleibe immer du selbst, ohne dich starrköpfig, halsstarrig oder abweisend zu verhalten. Bewahre dir die nötige Flexibilität. Lasse den kritischen Verstand ruhig auf vollen Touren arbeiten: zum Nutzen deiner eigenen Evolution! Nicht um anderen eine Lektion zu erteilen. Bleibe ruhig bei deiner eigenen Überzeugungssphäre, aber öffne deine Ohren, schließe dich nicht ab und höre zu …, nicht um unbesehen zu akzeptieren, sondern um zu überdenken und neue Fakten in deine Persönlichkeit einzupassen, nach deinem Gutdünken.“

Rhabarber wird zugleich jene Menschen ansprechen, denen immer dieselben Dinge auf dem Magen liegen und die sich so im Kreis drehen, statt weiterzugehen. Er ermahnt den Menschen dazu, entschlossene Schritte zu unternehmen, wenn er zu bestimmten wohlüberlegten neuen Einsichten gelangt ist, und dabei nicht zu zaudern.

Rhabarbermus ist besonders beliebt bei jenem Menschen, der sich vornimmt, etwas Bestimmtes zu tun, sich aber nicht immer an diese Vorsätze hält, weil er sich von seinem Weg abbringen lässt (angeblich von diesem oder jenem Menschen), wodurch er Probleme mit sich selbst bekommt. Er kann unmöglich noch flexibel sein in Bezug auf den anderen, weil er seinen eigenen Grund verlassen hat, weil er seiner eigenen Art nicht treu ist. Erst wenn er in absoluter Treue zu sich selbst seinen Grund gefunden hat, davon nicht mehr abweicht, wird er in der Lage sein, anderen gegenüber eine Offenheit, eine Geschmeidigkeit, eine Zuhörbereitschaft zu entwickeln, wodurch auch sein Leben im Verhältnis zu anderen angenehmer, weniger zäh verlaufen wird.

Stachelbeeren

Die Stachelbeere weist den Menschen darauf hin, dass er faktisch eine bis in alle Ewigkeit produzierende Lebens-Quelle in sich hat, ein endlos regeneratives Vermögen in sich trägt …, so dass der Mensch, wenn er sich auf das unendliche Jetzt richtet, in Freude und Vertrauen, ständig aus dieser aus-sich-selbst-Energie-produzierenden Quelle schöpfend, wie ein Perpetuum Mobile ist, das niemals stillsteht, niemals müde wird, niemals aufhört zu existieren. In gewisser Hinsicht ähnelt diese Sphäre der Frequenz von Uran.

Die Stachelbeere weist den Menschen darauf hin, dass er sich mit dieser innerlichen Lichtquelle verbinden muss. *Dann* wird er auch keine Sachen, bestimmten Arbeiten oder Handlungen im Leben ausführen, die eigentlich nicht zu seiner wahren Art gehören; er wird auf spontane Weise aus seinem innerlichen Selbst heraus leben, ohne sich Gewalt an zu tun. Er erschöpft sich nicht länger in sinnlosen Unternehmungen; er lebt nicht wie ein müder Zombie, wie ein wandelnder Automat … Er fühlt sich auf begeisterte Weise mit dem hellen Freuden-Kern in seinem Inneren verbunden; er folgt seiner Intuition; er genießt und unternimmt … Dies ist die Sphäre der Stachelbeere.

Die Stachelbeere selbst ist fröhlich, abenteuerlustig, tatkräftig, hat die Absicht, sich auf eine spontane, musikalische, lockere Weise durch das Leben zu bewegen. Sie tanzt gleichsam auf der Erde; ihre Energien sind niemals erschöpft: weil sie auf eine frohe Weise aus ihrer ehrlichen inneren Quelle heraus lebt, ohne sich die Frage zu stellen, was die Außenwelt nun wohl über sie denkt. Sie vergiftet sich selbst überhaupt nicht mit dunklen, schwerwiegenden Gedanken; sie geht eher auf eine leichtere Weise durch das Leben. Ein wenig wie der Erwachsene, der wie ein Kind alle Hemmungen über Bord wirft. Er gibt sich einfach seinen (manchmal irren) Impulsen hin, ohne sich hierüber zu viele Fragen zu stellen; er

wagt es, das Neue auszuprobieren; er entdeckt sich selbst auf spielerische Weise …, ohne sich zu fragen, was die anderen, die Außenwelt über ihn denkt. Die Stachelbeere ist sehr einfallsreich, versucht immer etwas Neues und kommt auf diese Weise zu Entdeckungen über sich selbst und das Leben, die sie weiterbringen. Sie trägt die Uranische Sphäre in sich …: leicht, energie-reich, selbstversorgend, erneuernd, ursprünglich …
Das Leben FESSELT sie ungemein; sie wird auch von sich selbst gefesselt, von den erneuernden Möglichkeiten in ihrem eigenen Körper, von den Tieren, der Natur im Allgemeinen, den Menschen … Sie ist neugierig und es reizt sie immer wieder, etwas Neues auszuprobieren. Das Leben ist für sie ein gesundes aufregendes Geschehen. Niemals wird es ihr langweilig werden! Niemals macht das Leben sie müde.
Sie wächst - wie ein Schütze - ganz einfach über sich hinaus, setzt neue Grenzen; sie hat keine Angst davor, auch einmal einen neuen Weg einzuschlagen. Sie betrachtet das Leben von der fröhlichen, optimistischen, leichtfüßigen Seite. Die Stachelbeere wird nicht schnell müde, gibt sich nicht so schnell geschlagen, hat viel Energie, gibt nicht gleich auf, schreitet immer vorwärts … Wenn andere schon lange den Kopf hingelegt haben, macht sie immerzu weiter. Sie kann eigentlich nicht genug bekommen. Unerschöpfliches Durchhalten, aber nicht auf eine verbissene Weise, eher auf eine leichte, selbstverständliche unermüdliche Weise. Sie scheint nie zu schlafen, nie damit aufzuhören, aktiv-zu-sein (zu spielen, zu handeln, erfinden, arbeiten …). Sie springt vom einen zum anderen. Sie hat einen wachen Geist und ist hellwach, zu wach, zu hell manchmal, wodurch es schwieriger für sie sein kann, dann auszuruhen, wenn sie will. Die nicht zu löschende leuchtende, aktivierende Quelle der Stachelbeere stimuliert Gehirn und Epiphyse zu einem frohen und klaren Wach-Sein. Der Mensch hat Lust auf das Leben; er tanzt vergnügt durch das Leben, ohne deshalb zu schweben. Die Stachelbeeren-Sphäre bleibt in ihrer Energie, in ihrer leichten, aber unerschöpflichen Kraft, immer irdisch.

Der Mensch, den es nach Stachelbeeren verlangt, hat zu wenig von dem oben beschriebenen Stachelbeeren-Charakter und hat das Bedürfnis, etwas von dieser Sphäre in sich selbst Gestalt zu geben. Im Gegensatz zu der Beere ist er gelegentlich todmüde, kraftlos, erschöpft. Es hat manchmal den Anschein, als ob er zu viel auf der Leber / dem Magen hat, wodurch er nicht genug Ruhe in seine Seele bekommt. Er hat zu wenig Lebens-Lust, zu wenig Glauben an diesen leuchtenden Inhalt seines Wesens. Möglicherweise leistet er viel Arbeit, oder erledigt er routinemäßig seine täglichen Aufgaben, aber er fühlt sich nicht wirklich an seine innerliche Quelle angeschlossen, wodurch der Energievorrat des Körpers schneller abfließt, als neue Energie erzeugt wird. Er fühlt sich möglicherweise ein wenig abgestumpft, weil er das Leben zu wenig zu genießen wagt, zu nutzen wagt, weil er zu wenig wirkliche Freude an seinem ursprünglichen Sein erlebt.

Es scheint, als ob eine Art von Langeweile vorliegt, von Müdigkeit … Er scheint etwas zu ‚vermissen': er vermisst eigentlich diese tiefe Lebenslust, die direkt aus dem Herzen kommt. Die Lust auf Stachelbeeren erzählt dem Menschen, dass er dieser Situation eine innerliche Lösung geben muss, wodurch sein Körper sich wieder fit, klar, vital fühlen wird. Unbewusst sehnt er sich nach mehr Lust auf das Leben, mehr Geschmack am Leben. Er sehnt sich danach, auf eine ursprüngliche, natürliche Weise sein Leben führen zu können: verbunden mit seinem Herzen, seinem Gefühl, seinem tiefen Verlangen danach, wirklich zu leben. Jedes Gefühl von Öde, Langeweile, Müdigkeit … verschwindet, sobald der Mensch in reiner Freude über sein Sein die Dankbarkeit erkennt, dass ER leben *darf*, dass er sich selbst sein darf, dass er nicht wie ein automatischer Roboter leben muss, sondern dass er als ein authentisch schöpfender Mensch auf eine fröhliche Weise *selbst* sein Leben führen darf. Die Erkenntnis der Dankbarkeit für dieses authentische Sein muss zu ihm durchdringen. Diese Dankbarkeit stimuliert die Freude; diese Freude stimuliert die Energie …

Der Mensch, der ein großes Bedürfnis nach Stachelbeeren hat, darf sich nicht vernachlässigen: er muss auf sich selbst achten, auf seinen Körper. Er darf nicht ‚einfach nur' leben. Derjenige, der der Stachelbeersphäre in sich Gestalt gibt, ‚schläft' nun nicht länger ein: er ist auf eine optimistische klare Weise bei sich selbst anwesend. Er hat wirklich Lust darauf, sich selbst zu erforschen, weil er sich selbst nicht abtut als ein uninteressantes Wesen, sondern sich als eine fesselnde Person wahrnimmt. Er betrachtet das Leben nicht als langweilig, sondern blickt fröhlich auf den verheißungsvollen Weg, der vor ihm liegt …

Sternfrucht, Karambole, Karambola

Sternfrucht fliegt leise wie ein Luftballon,[19] aber letzterer ist nicht vollrund mit Luft … sie bremst sich nun ein wenig ab.
„Es ist Zeit zu landen!" sagt Sternfrucht. Lang genug geflogen, und jetzt wieder eine kurze Pause machen ganz nah bei der Erde, bei deinem Körper und deinen Gefühlen. Und nun wieder mit den Füßen auf der Erde zu landen, das tut ihr so gut. Ja, sie hat genug gearbeitet, einen Teil des Weges zurückgelegt, und dies macht nun ein Verschnaufen, Loslassen, Herunterkommen und Pausieren erforderlich. „Du darfst und kannst nicht *zu* viel tun, *zu* lange weiter vorwärtsgehen, ganz sicher nicht in Spannung, deine Gefühle und deinen Körper ignorierend. Nicht übertreiben" sagt Sternfrucht. Und der Luftballon verliert nun Luft, wird

[19] Lies im *Signalbuch* über die Synchronizität zwischen dem Sehen eines Luftballons und seine symbolische Bedeutung. Dieses Buch ist bei Erscheinen des vorliegenden Werkes noch nicht in deutscher Übersetzung erhältlich.

kleiner und sinkt nieder zum Grunde. Als ob Karambola zum Menschen sagt: „Es ist gut, weiter zu evolvieren und vorwärts zu gehen, aber mitunter darf eine Pause eingelegt werden, findest du nicht? Und dieses Zuviel an Luft … ist es nicht so, dass du mit deinem Kopf, deinen Gedanken zu viel willst, dass du den Dingen zu weit vorgreifst, möglicherweise in greifendem Sinne, in ungeduldigem oder gestresstem Sinne, während deine Gefühle, dein irdischer Körper um deine liebevolle Zuwendung bitten? Weist dies nicht auf die Symbolik der lieben ‚Nieren' in deinem Körper, deinem Herzen hin?"
Karambola verfügt in sich über sehr viel Eisenkraft und will, dass Menschen sich selbst auch weiterhin mit Blut versorgen, sich weiterhin stärken und nicht wie weiße lebende Leichen durch das Leben schreiten. „Ja, erröte nur mit roten Wangen, strahle es aus, diese Freudenkraft, diese Freude über dein eigenes Sein! Wie eine Blutwurst in sich selbst gekehrt, genährt und durchblutet, so sehe ich es gerne", sagt Sternfrucht, die diesen Charakter in sich trägt. „Erwärme das Wasser in dir selbst, deine zärtlichen Gefühle, stehe dir selbst nicht frostig gegenüber, lasse Gefühle froh reinigend strömen …"

Karambola liebt das Leben. Der Mensch, der große Lust auf diese Sternfrucht hat, fühlt in sich den Drang, sei es auch unbewusst, bis in die tieferen Lebensschichten vorzudringen, bis zu den tiefen Gefühlen in seinen eigenen Gründen. Er will so gerne … Er hat das dringende Bedürfnis, seine feinsten Äderchen und Wasserwege im Körper zu erweitern und sich des breiten Geistesraums, der in ihm lebt, bewusster zu werden (vergleichbar mit dem Senfsamen).
Und dann genießt er … wenn er sich selbst gibt, was er für eine gute Gesundheit in Seele und Körper braucht. Dann, rollt er gleichsam wie ein fröhlicher großer Bär auf dem Boden vor Spaß!
Karambola selbst VERHÄLT SICH MANCHMAL WIE EIN SPIELENDES MENSCHENKIND, DAS EINEN KAUGUMMIBALL GROSS AUFBLÄST, UM IHN DANN PLATZEN ZU LASSEN. Es ist schön, den Spaß, die Entspannung, das Kindliche zu sehen, das im Menschen durchbricht, der Sternfrucht mag. Er lacht aus vollem Halse und es kitzelt in seinem Bauch. Symbol für das Freudenlachen. Er kann sich dann sehr gut mit sich selbst amüsieren. Das Spielen, das Spiel des ‚im Lebensraum Spaß an und mit sich selbst Erlebens', auf dem grünen Gras, so nah bei dieser lieben Erde.
Sternfrucht versteht den Menschen durchaus, der luftig und locker verdauen will und dann ein Glas brausendes Mineralwasser trinkt, um die Bläschen an der Oberfläche seines Glases platzen zu sehen.[20]
Die Frucht hat etwas Spitzbübisches in sich und wartet gespannt auf den Moment, in dem sie (und die anderen) in prustendes Lachen ausbrechen können. Dann kommt sie plötzlich wieder zur Ruhe, zu reiner Gelassenheit, wie der Luft-

[20] Lies an anderer Stelle in diesem Buch über die Symbolik von *kohlensäurehaltigen Getränken, Selters, Sprudel.

ballon, der fühlt, dass er sich gleich für ein Weilchen zum Ausruhen auf das Wiesengras legen wird.
Es wird dem Menschen empfohlen, sich die psychologische Symbolik der NIEREN anzusehen. Bestimmte nierenkranke Menschen können lesen, dass sie noch sehr viel von der Sternfrucht zu lernen haben, in der Praxis umzusetzen haben. Zu Recht wird von der Medizin gewarnt, dass man diese Frucht am besten nicht verspeist, wenn man an einer Nierenkrankheit leidet. Außerdem … wenn man die Sprache von Sternfrucht versteht und anwendet, und wenn man die Sprache der Nieren versteht,[21] verbessert man seine Gesundheit, ohne dass man diese Frucht isst.

Der Mensch, der ein Verlangen nach Sternfrucht empfindet, hat das Bedürfnis, seinen Darm zu säubern, will dass einmal kurz alles gereinigt wird und schleift die alten Reste aus sich heraus, sowohl in seinen Gedanken als auch in der alltäglichen Praxis. Dann kann er mit einem ruhigen und gereinigten Gefühl im Leben vorwärts schreiten, auf sein Sanftes Gefühl hörend, ruhig, wie Sternfrucht, weder über die Vergangenheit nachsinnend, noch sich nach hinten umsehend (obwohl ab und zu bestimmte Dinge gefühlsmäßig schon verarbeitet werden sollten), sondern sich vom innerlichen Lebenswind, der in ihm ist, schieben lassend, ohne Stress, in einem herrlichen Tempo von einer sanften erhabenen Brise vorwärtsgetrieben. Und bist du müde? Stoppe dann kurz, ruhe ein wenig ... fordere niemals zu viel von dir selbst, sagt Karambola. Menschen mit Nierenkrankheiten[22] wird diese Frucht keinen Nutzen bringen … aber es wird schon nachdrücklich dazu aufgefordert, die Botschaft von Sternfrucht anzuwenden, und auch die Psychologischen zugrundeliegenden Ursachen dafür aufzulösen, dass man gerade an den Nieren so empfindlich ist. Also weist auch hier die Nahrung in eine bestimmte Richtung … Wende die psychosomatische Lösung an, und höre zugleich auf einen weisen Arzt, der Geist und Körper als eine funktionierende Einheit betrachtet. Harmonie in dir selbst, Liebe und Milderung sind gefragt …

Trauben

Die Traube ist ein Symbol für: das Reinste, das Edelste aus dir selbst an die Oberfläche holen zu wollen und dies dankbar erkennen. Die reinste tiefdurchfühlte Freude für dein Sein.
Ein intensives Zuspitzen auf das Glück ZU SEIN. Die emotionale Rührung vor Glück über das Leben selbst.

[21] Lies über die Psychosomatik von Nierenkrankheiten in *Der Schlüssel zur Selbstbefreiung – Enzyklopädie der Psychosomatik.*
[22] Lies in *Der Schlüssel zur Selbstbefreiung.*

Die Traube sagt: „Schaue dir die schönen Tiefen in dir selbst an. Werde dir deines Wertes bewusst, sehe *alles,* was IN dir wohnt und sei dankbar dafür. Du erkennst möglicherweise nicht in ausreichendem Maße, welche Schätze, welche Werte tief in deinem ICH verborgen liegen: sieh sie dir an, mache dich auf die Suche nach ihnen … Schöpfe aus dir selbst bis ins Tiefste deines Wesens und hole das Schönste, das Edelste an die Oberfläche … Weiche nicht hiervon ab. Konzentriere dich nicht länger auf das, was dir nicht gefällt, was nicht ist, was du nicht ‚hast' …, sondern erlebe den glücklichen JETZT-Moment deiner selbst in vollem Umfang. Das Leben in dir selbst."

Tief in seiner Seele sehnt sich dieser Mensch nach einem freudvollen Tanz aller Menschen miteinander, nach einer schönen Neuen Welt; dies ist der Mensch, der Frieden und Freundschaft zwischen allen Menschen will. Er trägt ‚das Ideale', den Idealismus tief in seinem Herzen, wird aber nur dann etwas Wunderbares aus seinem Leben machen, wenn er sich für das Positive, für das Schöne öffnet … in erster Linie innerhalb seines eigenen weiten innerlichen Raumes.

Er dreht sich manchmal zu sehr in einem Gedankenkreis, ohne je nach den Kernartigen Tiefen seines Wesens zu graben. Er dreht sich mit seinen Gedanken gleichsam um seine Außenseite: weil er nicht wirklich an die wunderschönen Tiefen in seinem Wesen glaubt.
Er weicht sich selbst dann aus. „Nein", scheint er auf skeptische Weise zu sagen …: er bleibt an bestimmten negativen Dingen hängen, die mit ihm selbst zusammenhängen oder mit bestimmten Menschen in seiner Umgebung oder mit dem Rest der Welt.
Er schließt eine echte Kommunikation mit sich selbst und infolgedessen auch mit den anderen aus. Gerade weil er zu sehr mit seinen Gedanken an der Außenseite seines Seins kreist, kann er nicht in Tuchfühlung mit seinem tieferen innerlichen, göttlichen Sein, mit seiner wirklichen Schatzkammer kommen.
Dennoch weist das Bedürfnis nach Trauben auf ein tiefliegendes Verlangen danach, sich selbst auf intensive Weise er-leben zu können: die Hoffnung auf ‚mehr Leben' wird aufpoliert. Eine Ermutigung, tiefer und weiter zu gehen …

Die Traube ermahnt den Menschen dazu, zu einem immer tieferen, feineren, subtileren, intensiveren Kontakt zu seinem ICH zu kommen: in diesem Wachstum, in dieser Zuspitzung auf die Essenz seines Wesens, wird er fühlen, wie er immer glücklicher wird …

In ihm scheint manchmal eine Art Unglauben, eine Art Weigerung zu existieren. Er sagt möglicherweise ‚ich kann nicht' …, aber eigentlich geht es um eine Folge der innerlichen Überzeugung ‚da ist nichts weiter, da ist nichts Tieferes, da ist nichts Schöneres …'. Er hält sich dann oberflächlicher als er im Kern ist; er spielt ein wenig den Vogel Strauß.

Der Mensch, der einen starken Appetit auf Trauben hat, will sich selbst ausschöpfen, sich vertiefen; er will das Letzte aus sich selbst herausholen. Er sehnt sich (unbewusst) nach schönen intensiv erlebten tiefgehenden Sachen, nach einer philosophischen, positiven Vertiefung des Lebens selbst, aber vor allem nach einer Erforschung der innerlichen Schönheit seines Wesens … immer weiter … ein Weg ohne Ende; er wird seinen Skeptizismus, Konservatismus und Unglauben dabei über Bord werfen müssen! (Im äußersten, außergewöhnlichen Sinne läuft dies hinaus auf: eine Weigerung, in das ‚Neue' zu treten und das Alte, Negative loszulassen.)

In diesem Menschen liegt das tiefe Verlangen, nur ‚das Positive' im Leben zu sehen. Da ist ein Stimmchen in ihm, das ihn ruft: schaue auf das Schöne, das Wertvolle, das, was es *wirklich* gibt …, schaue nicht auf das Negative, auf das, was es noch nicht gibt … Konzentriere dich auf das Schöne: in erster Linie auf das Schöne IN dir selbst … verweigere dies nicht. Da ist auch ein tiefes Verlangen danach, die gesunde Aufregung des Lebens selbst erfahren zu können … unabhängig von dem Verlangen, von etwas oder jemandem außerhalb seiner selbst ‚gefüllt zu werden', so dass auch jedes Gefühl der Langeweile oder Leere verschwinden kann.

Die Traube fordert dich dazu auf, dich im JETZT zu konzentrieren … in der Freude, dass DU JETZT BIST … im Glück JETZT ZU SEIN … und dich nicht mit dem zu beschäftigen, was es nicht gibt, was gestern war oder was morgen sein würde.
Wohl deutet die Traube auf einen Bedarf an Hoffnungsvoller Erwartung hin: das alles doch nur gut und immer besser werden möge …. Das feurige Flehen des Menschen: „dass alles in meinem Leben immer schöner verlaufen möge." Das ist nicht schlecht, solange man diese Erwartung nicht außerhalb seiner selbst, außerhalb des Lebens positioniert. Eine intensive Frage, ein feuriger Wunsch nach Selbst-Verwirklichung.
„GIB DIR SELBST DIE CHANCE!", sagt die Traube. „Gib dir selbst jetzt die Möglichkeit, die Pracht des Lebens selbst zu entdecken. Die Pracht deines Wesens. Komme tiefer in dich selbst; vertiefe dich selbst, grabe tiefer und tiefer; komme zu einem näheren und intensiveren Kontakt zu dir selbst; WISSE, dass das Leben dich erwartet, dass du dich selbst immer weiter in das Leben bringst …; dies ist die hoffnungsvolle Erwartung, die genehmigt wird: aber du musst es *selbst* tun. Führe dich selbst bis in den allertiefsten Punkt deines Seelenkerns, und FÜHLE, schmecke mit einer intensiven Freude über dein Sein."

Dieser reine lebende Schatz: das Erkennen desselben und die Dankbarkeit dafür.

Die Trauben-Sphäre öffnet dir die AUGEN: „Sieh dir den Lebenskern in dir selbst an, gehe auf Tuchfühlung mit der Wahrheit über dein Wesen. Schleiche

nicht um den heißen Brei herum … Ignoriere nicht länger das *wirkliche* Leben in dir selbst. Vernichte jede Überzeugung in dir, die ‚nicht glaubt' an diesen Wert, an das Glück, an die Wahrheit, die in dir wohnt.
Du wirst nun in dir selbst geboren, wenn du den Unglauben und den Skeptizismus, das Unechte, das Haben-wollen, das Missfallen, die Unzufriedenheit loslässt, wenn du dich nicht gegen diesen wunderschönen Kern in dir wehrst, wenn du dieses allerschönste Gefühl der Freude in dir selbst festhältst: dies ist die Sphäre des Aufstehens aus deinem Alten Zustand, die Sphäre der Auferstehung. Du wirst nun ein zweites Mal geboren: ganz tief aus dir selbst heraus, aus dem tiefsten Lebens-Kern in dir heraus.
Die Irdische Freude: zu *leben* … ohne daran Bedingungen zu knüpfen. Du wirst dir dieser Tatsache nun gründlich bewusst."

Die Traubensphäre lässt den Menschen glauben, *dass* das Saubere, Reine, Schöne, Wertvolle in ihm existiert …, *dass* es möglich ist, eine positive, ‚ideale' Welt aufzubauen.

Rosinen

Derjenige, der Rosinchen liebt, krampft sich selbst manchmal etwas zu sehr zu. Er darf sich aufblühen, ausdehnen lassen, im Sinne von: sich selbst mehr die Chance geben, in der vollen Tiefe und Breite zu SEIN. Er unterschätzt sich selbst noch und wird sich zur vollen Reichweite seines ICHS auf-ziehen müssen. Rosinchen ermahnt ihn dazu, sich selbst anzu-erkennen … in Stolz … und alles, was nicht zu dieser großartigen Schönheit passt, zu dieser edlen Reinheit seines ICHS, loszulassen … Er hat sich vielleicht an verschiedenen Dingen festgehalten, die dem wirklichen Wert und der Schönheit seines Wesens abträglich sind. „Lass los …" sagt Rosinchen, in Selbst-Respekt, „klammere dich nicht an einem oberflächlichen, eingeschränkten Bild von dir selbst fest. Komme nun zu der Entdeckung deines wahren ICHS, deiner wahren Schönheit. Nimm Abschied von allem, was nicht dazugehört."

Rosinchen kennen allerdings ihren Wert, und man könnte sie als ‚ordentlich, sauber, gepflegt' bezeichnen. Sie wehren ab, was nicht wirklich zu ihrer eigentlichen Art gehört. Reinlich, fast schon anspruchsvoll, halten sie nichts, aber auch wirklich gar nichts in sich selbst fest, was nicht nötig ist. Sie nehmen das Wesentliche zu sich, das wirklich Wichtige, Wertvolle im Leben, dasjenige, was mit ihrem ‚würdigen' Sein in Übereinstimmung ist … und lassen alles Sonstige sofort los.

Die Rosine hat keinen einfachen Charakter: sie hat schließlich hohe Maßstäbe! Sie wirkt ein wenig verwöhnt, weil alles so ‚korrekt' sein muss, aber sie weiß, was sie will. Sie will überhaupt nichts wissen von Dingen, die nicht zum Hehren, zum Besseren oder Echten gehören. Gerade weil Rosinchen niemanden ‚braucht', kann sie so leicht ‚nein' sagen, kann sie etwas oder jemanden verweigern, wenn es ihr nicht wirklich passt, wenn die Qualität der Begegnung nicht mit ihrem inneren aristokratischen Gefühl übereinstimmt. Sie ist ganz und gar nicht schnell zufrieden und wartet lieber noch ein Weilchen … bis sie etwas noch Besseres gefunden hat. Sie stimmt sich auf das ‚Ideale' ab, auf das Beste … und ist mit etwas weniger nicht zufrieden.

Man kann sie alles nennen, nur nicht beharrlich; sie ist eher ‚flüchtiger' und loslassender Art. Sie hängt ihr Herz an nichts und niemanden. Sie kann warten, kann viel Geduld aufbringen, wenn dies ihr etwas Höheres, etwas Besseres, etwas Reineres einbringen kann … Rosinchen ist selbständig, unabhängig und geht ihren eigenen Weg. Sie sagt nicht so viel, doch sie sieht sich gründlich um. Man bekommt sie nicht in den ‚Griff', bekommt sie nicht zu fassen - und dies ist sehr gut - es hat den Anschein, dass alles Wasser an ihrem Rücken entlang zu Boden gleitet, ohne dass es sie berühren kann. Sie bleibt stets gut in sich selbst; sie fragt nicht, sondern handelt nach eigenen Maßstäben, die nicht immer einfach zu nennen sind. Da ist eine innerliche Bestrebung zum Verfeinerten hin, zum Besseren, Höheren, Stärkeren, zum ‚Besten' hin.

Sie sehnt sich nicht so sehr danach, in Freude zu genießen, als vielmehr danach, etwas zu bekommen: in sich selbst … oder außerhalb ihrer selbst … das ihrem Gefühl für Reinheit, Vollkommenheit, das Ideale, Korrektheit, Schönheit, Gründlichkeit, Würde entspricht. Sie ist in der Lage, sich viele Dinge durch die Lappen gehen zu lassen …, viele Dinge immer wieder loszulassen … wenn sie fühlt: dies ist es noch nicht … und sie wird belohnt werden … sie *weiß* schließlich, dass sie nur auf diese Weise etwas anziehen wird, das eigentlich mit ihrem Gefühl für Höhere Maßstäbe übereinstimmt.

Ihr Warten … und das wiederholte Loslassen der Dinge, die nicht ‚wirklich gut' sind … wird schließlich üppig belohnt. Der Mensch würde manchmal den Fehler begehen, zu schnell etwas ‚haben, festhalten oder kaufen' zu wollen, während er, wenn er sehr aufmerksam auf sein Gefühl gehört hätte, sehr aufmerksam auf die Signale geachtet hätte … sicher erkannt hätte, dass er dies ‚loslassen' musste, aber in seiner Gier, in seiner Ungeduld greift er fest zu … und verhindert damit, dass etwas Besseres auf seinen Weg kommen kann! Dies gilt auch für ‚Beziehungen': wenn jemand greift … nach einem Partner …, oder an einem Partner festhält … weil er zumindest ein Dach über dem Kopf hat oder dies finanziell von Vorteil ist oder er doch dieses oder jenes an ihm / ihr hat … während er innerlich spürt, dass eigentlich keine Rede von einer Partnerschaft sein kann: dann schließt er einen ‚Kompromiss einer niedrigeren Art', dem Rosinchen niemals zustimmen würde! Dies sind nur einige Beispiele.

Derjenige, den es nach Rosinchen verlangt, sagt zu sich selbst: „Eile nicht deiner Zeit voraus … Warte! Greife nicht zu schnell … Lasse die Dinge sich etwas beruhigen … Warte, bis der richtige Augenblick gekommen ist … Richte deine Blicke nicht begierig auf das JETZT dies oder jenes TUN oder BEKOMMEN wollen … Lasse es alles noch ein wenig los und warte, bis du deutliche Signale erhältst … Du würdest die Dinge manchmal überhasten, ohne dass du richtig erkennst, was du tust. Hinterher würde es dir dann leidtun … Warte, bis das Reinste, Sauberste, das Beste sich anbietet und fliege nicht Hals über Kopf, ohne Anforderungen, ohne die geringste kritische Haltung, in die Dinge hinein.
Sei wachsam, alert und auf eine gesunde Weise kritisch und aufmerksam. Warte manchmal den Augenblick ab, denke mit gesundem Verstand über die Dinge nach und sei nicht zufrieden mit ‚halben Sachen'. Du bist *mehr* wert, als du denkst … nimm aufgrund eines mangelnden Selbst-Wertbewusstseins nicht etwas, das unter deinem Niveau liegt … Öffne dich für das Allerschönste in deinem Wesen und öffne dich für jene Dinge im Leben, die darauf abgestimmt sind … Du füllst dich zu viel mit Sachen, die unter dem Niveau deiner ‚Art', deines echten ICHS liegen.
Entwickle Anerkennung deines wahren ICHS; Anerkenne DEIN GROSSES SELBST … und lass die Albernheiten los, jene Dinge, welche die Leerefüller von Menschen sind, die nicht stark genug an ihre Qualitäten glauben."

Tief in diesem Menschen wohnt eine ‚Rosinen'-Stimme, die ihn dazu ermahnt, sich nicht mit einem Kompromiss zufrieden zu geben, mit Situationen, die eigentlich nur halb mit seiner Art oder seinen innerlichen Maßstäben übereinstimmen. Warte deine Zeit ab … Lasse noch kurz los … und du wirst von selbst merken, wo das Bessere ist … Du bahnst dir selbst einen Weg zum Besseren, immer Besseren … Möglicherweise musst du jetzt etwas ‚aufgeben' oder loslassen … Betrachte dies nicht mit Trauer. Sei zu hundert Prozent ehrlich zu dir selbst und akzeptiere etwas nicht, wenn du fühlst: „Ich werde wohl ja sagen, aber eigentlich stimmt es nicht ganz mit meinem Inhalt, mit meiner inneren ‚Kenntnis', meinen Maßstäben, Gefühlen oder Anforderungen (im guten Sinn) überein".
Der Mensch wird erst lernen, ‚nein' zu sagen, ehrlich, und danach wird ihm das Bessere in den Schoß geworfen werden. Ganz egal, ob es dabei um Gegenstände, Jobs, Beziehungen geht … Loslassen! Der Mensch soll nicht ‚begehren', sondern warten, bis das wirklich für ihn Gute, Neue sich ankündigt. Bis dahin verbleibt er am besten in dankbarer Zufriedenheit an seinem alten Platz, in dem Wissen, dass er es sofort fühlen wird, wenn er einen Schritt weiter ‚springen' darf … auf etwas, was ihn im Leben *wirklich* weiterbringen wird. Möglicherweise hat er schon viel zurückweisen dürfen …, aber er weiß in Ehrlichkeit mit sich selbst ‚warum'!

Rosinchen ist treu und mit wenig zufrieden …: sie will nicht besitzen als solches …, sondern stimmt sich ab auf das Wesentliche, das Reinste, das idealste

Pure. Das Streben nach dem Idealen, dem Reinen sollte immer IM MENSCHEN selbst geschehen. Er wird sich selbst auf ein immer reineres Niveau heben; er wird jede Sphäre der Habgier und der düsteren Sehnsüchte abführen; er wird alles, was einer dankbaren Zufriedenheit für das Leben in sich selbst zuwiderläuft, vernichten müssen, wenn er im Leben mit Menschen und Dingen in Kontakt treten können will, die eine gewisse ‚Erhöhung, Verfeinerung' beinhalten … Sein innerliches Wachstum sieht er gespiegelt in den Dingen, den Menschen, die er auf seinem Weg vorfindet … Immer wieder loslassen und weitergehen, verfeinern und erhöhen … in dankbarer Zufriedenheit für das, was jetzt ist.

Rosine sagt: „Denke nicht zu lange über das ‚Minderwertige' nach, über das ‚Niedrigere' …, sondern richte dich weiter, auf das Reine, das Edle, das Höhere. Verleugne dich nicht; setze dich selbst nicht ‚herab'; erkenne deine wirklichen Werte an, fülle dich selbst nicht mit Menschen und Dingen, die deinem wundervollen ICH Abbruch tun!"

Derjenige, der Rosinchen mag, täte sicher gut daran, nichts zu ‚bedauern', was JETZT noch nicht ist. Er wird lernen die Dinge zu genießen, in vollen Zügen, die jetzt am maximalsten sind … Er wird sich selbst weiter reinigen und wissen, dass die Dinge und die Menschen, die ihm auf seinem Weg begegnen, ein Spiegelbild seines eigenen Evolutionsmusters sind, ein Spiegelbild der Überzeugungen, die er über sich selbst hat. Er darf sich nicht nach zu vielem ‚sehnen', das außerhalb seiner selbst liegt, sondern wird sich wohl nach allem in sich selbst sehnen dürfen.

Er würde gut daran tun, sich selbst bis auf die Knochen zu säubern. Er wird alles außerhalb seiner selbst loslassen und sich nicht auf eine fordernde Art und Weise auf die Dinge und Menschen außerhalb richten, wie ein unzufriedener, kritischer, anspruchsvoller Mensch. Er wird loslassen und sich froh IN SICH SELBST kehren dürfen, um den REINEN essenziellen LEBENSKERN zu entdecken. Diese Reinheit ist dort immer gegeben. Er wird jeden Ballast, jedes Zuviel, jedes nutzlose Festhalten … abschütteln; er wird in Dankbarkeit dasjenige genießen, was momentan am ‚besten' mit seiner Art und Lebensphase übereinstimmt, in dem Wissen, dass er noch *viel* weiter gehen wird … Er ist nun rein und ehrlich zu sich selbst.

Er stellt keine Anforderungen, sondern hält sich an nichts fest, was nicht mit seinem innerlichen Gefühl der Reinheit und Ehrlichkeit übereinstimmt. Er ist nun mit wenig zufrieden, aber das, was in seinen Händen liegt oder der Mensch, mit dem ihn eine Freundschaft verbindet, liegt auf der Frequenz der Ehrlichkeit. Er holt daher auch das Maximale heraus, in reiner Dankbarkeit, ohne mehr zu ‚wollen', zu ‚fordern' … Nur *weiß* er, tief in seinem Herzen, dass er auf einem Weg zu immer weiter, immer reiner, besser, idealer ist … und das ist gut, solange er nicht versucht zu ‚greifen'. Er ‚öffnet' sich dafür, in Empfänglichkeit.

Derjenige, der Rosinchen liebt, sehnt sich nach Neuen Toren: er will *weiter*, er will sich selbst *weiter* in das Leben hinein bringen. Tief in seinem Herzen würde er alles dafür tun. Er wird sich dann vom Alten verabschieden müssen. Er wird das Alte auf konsequente Weise aufräumen müssen … um stattdessen etwas viel Besseres, Lebendigeres, Schöneres, Freudvolleres empfangen zu dürfen. In Dankbarkeit für das Leben lässt er los … macht sich auf den Weg, gelenkt von seinem sich immer intensiver und reiner manifestierenden Lebens-Kern!

Zitrone

Die Zitrone erzählt dir gerne wie ein weiser, ruhiger, besonnener Führer von der Schönheit des Lebens, von den wundervollen Dingen, die man in der Natur erleben kann. Er widmet jenen Dingen des Lebens auf ruhige Weise AUFMERKSAMKEIT, mit denen man sich auseinandersetzen muss. Er nimmt sich in Ruhe genug Zeit, um über die verschiedenen Elemente nachzudenken, über die zahllosen Verschiedenheiten im Leben, ohne dabei Kritik oder Verurteilung zu äußern. Er ignoriert keinesfalls die wertvollen Dinge in sich selbst oder in seiner Umgebung.

Er lässt den Zeit-Druck, den Stress nicht in sein Dasein zu. Er lässt sich auch nicht von seinen Gedanken oder von anderen hetzen oder aufpeitschen: er bestimmt sein Eigenes Tempo. In diesem Sinne ist er seiner eigenen Art sehr treu; er hört auf die Stimme seiner Bio-Rhythmik. Ist er müde, dann legt er sich hin, um sich auszuruhen. Er überanstrengt sich nicht, auch nicht für die Person, die er liebt. Er tut sich selbst keine Gewalt an. Er hat eine ‚sanfte Hand' für sich selbst …

Er versteht die Dinge des Lebens; er beobachtet, schaut und lässt los … Er hält sich stets sehr ruhig bei sich selbst und regt sich nie auf. Er ist die Ruhe in Person. Lass es uns in aller Ruhe tun, uns nicht hetzen, wir haben alle Zeit der Welt. Weisheit und Überblick, Ruhe und Überlegung. Nichts wird überhastet, alles wird gut.
Dieser Zitronenführer trägt eine gewisse Weisheit in sich; er versteht es, anderen auf eine ruhige Art Informationen zu vermitteln, ohne chaotisch, unübersichtlich oder in fliegender Eile zu sprechen. Er lässt die Dinge geschehen, er lässt der Natur ihren Gang … wo dies gut ist …, aber er versteht es auch, mit fester Hand die Leitung zu übernehmen, wo dies nötig ist. Ein gesundes Gleichgewicht zwischen Struktur bieten, zusammenhalten einerseits und loslassen, blühen lassen und wachsen andererseits. Der Mensch, der die geduldige, weise, verstehende, väterliche Autorität in sich selbst entwickelt.

Der Mensch, der ein starkes Bedürfnis nach Zitronengeschmack hat, trägt tief in sich das Verlangen, die obenstehenden Elemente weiter in sich selbst zur Entwicklung zu bringen.
Es ist durchaus möglich, dass er in seinem Kopf zu hastig, zu gehetzt ist, dass er ein bisschen wirr hin und her läuft, nicht wissend, was zuerst getan werden sollte, er lebt dann ohne eine ruhige Struktur-Vorgehensweise, aber auch ohne Seelenruhe im Allgemeinen.
Er nimmt sich nicht genug Zeit, um über sich selbst nachzudenken und all die wundervollen Dinge in der Natur zu genießen.

Die Zitronen-Sphäre sagt: bringe nun erst auf eine gelassene, ruhige Weise Ordnung in die Dinge. Hetze dich selbst nicht so und höre auf die Sprache deiner innerlichen Art, die nicht der eines anderen gleicht. Lasse den anderen nach seiner Art leben, ohne dich jemals darüber aufzuregen.
Bleibe im Handeln stets dir selbst treu, in aller Ruhe und in Vertrauen; sei besonnen, geduldig, erzwinge nicht … Nimm dir Zeit für dich selbst. Mache dich selbst ruhig und gelassen, indem du dich selbst nicht immer ignorierst.

Derjenige, der den frischen Zitronen-Geschmack mag, hat das Bedürfnis, die Dinge so rein wie möglich anzugehen; übersichtlich, nicht belastend. Er will alles klar und deutlich sehen, ohne in irgendeinem chaotischen, aufgeregten Zustand nervös zu werden.
Seine AUGEN werden in dieser Zitronen-Sphäre buchstäblich klarer sehen … Er will Klarheit in seinem Kopf; er will eine Art von Beleuchtung in seinem Gehirn. Er bittet die Umstehenden, ihn nicht mit allem Möglichen zu belästigen. Er will klare Sicht bekommen und auf eine ruhige Weise nach vorne blicken können: im wahrsten Sinne des Wortes. Er braucht Zeit, um die Dinge mit einem klaren Blick ganz ruhig überblicken zu können und diese vollkommen zu sich durchdringen zu lassen.
Er braucht es, nicht zu viel in seinem Kopf zu leben, jedoch auf eine angenehme Weise seine Sinnesorgane, vor allem seine Augen, auf ihre Kosten kommen zu lassen.
Er braucht es, das Leben in all seinen Farben und Gerüchen und Formen auf eine bewusste Weise zu genießen.

Gehe einmal kurz auf die Seite …, lasse mich genießen, … lasse mich jetzt mal ruhig und ganz alleine die schönen Dinge in der Natur betrachten … ohne Sorgen, ohne Denken, ohne Tun. Einfach ‚sein' auf eine frohe, raum-volle hellgelbe Weise.
Der Mensch fühlt, wie er in dieser Zitronen-Sphäre weiter wird, aufmerksamer konzentriert auf das Schöne der Erde, nicht länger ‚in Beschlag genommen', weder von den anderen, noch von den eigenen geschäftigen Gedanken … Er gibt sich dem himmlischen Jetzt-Moment hin und will dabei von nichts und niemandem gestört werden.

Limone

Die Limone ist eine edle, stolze, kräftige Frucht. Sie verlangt einem vielleicht alles ab, aber sie belohnt einen auch mit dem Schönsten. Sie trägt das Verlangen in sich, auch den allerletzten Tropfen dessen, was (vom Menschen) losgelassen werden sollte, herauszupressen und zurückzulassen, wie anstrengend dies auch sein mag. „Im Nachhinein wirst du die Früchte ernten, auch wenn das Loslassen dir jetzt noch etwas Schmerzen bereitet“, sagt Limone. „Komm schon! Nicht aufgeben! Weitergehen, weitermachen, niemals den Mut verlieren, noch ein kleines Stück und du bist am Ziel!“ Sie kennt kein Mitleid, wirkt manchmal eher hart und streng, aber sie weiß, dass der Mensch, wenn er an seinen guten Wünschen festhält, im Nachhinein selbst die meiste Freude daran haben wird.

Limone fordert den Menschen dazu auf, nicht auf halbem Wege aufzugeben, eine Aufgabe zu Ende zu bringen, oder eine zu lösende Problematik in sich selbst bis auf den Grund aufzulösen und zu säubern, so dass er als ein ‚erlöster' Mensch durch das Leben gehen kann, ohne sich umzublicken.
„Habe keine Angst davor loszulassen. Weigere dich nicht loszulassen ... denn nur *dann* wird der mühsame Loslassungsprozess dich Blut und Tränen kosten. Leiste keinen Widerstand und wisse, dass dieses ‚Loslassen' weder schwere Anstrengungen erfordert noch schmerzhafte ‚Hämorrhoiden' mit sich bringen muss, wenn du tust, was du für dein eigenes Wohl tun musst.
Richte dich also auf das Schöne dieser Erde, auf das Positivste in deinem Leben, sei dankbar für dein Da-Sein in dieser wundervollen Natur und lasse alles los, was deinen Geist, deine Gedanken zu sehr vereinnahmt. Fürchte dich nicht, halte nicht ängstlich fest, vertraue und lasse los. Gehe weiter auf dem Pfad. Blicke nach vorne,“ sagt das Limönchen.

Der Mensch baut sein Leben auf die eigenen tiefen Lebenskräfte und sammelt - in der Sphäre von Limone - Mut und Energie, um alles zu einem guten Ende zu bringen. Limone schenkt ihm die Sphäre von Kraft und Ermutigung, damit der Mensch dasjenige loslassen kann, was er für sein eigenes Wohl nun am besten loslassen sollte ... damit er die Aufgaben, die er am besten erledigen sollte, zu einem guten Ende bringen kann. Sie wirkt vielleicht wie ein/e strenge/r Vater-Mutter, aber sie hat wirklich nur das Allerbeste mit dem Menschen vor, den es nach ihrem Geschmack verlangt. Sie stimuliert den Sinn des Menschen für Selbst-Sorge und Verantwortlichkeitsgefühl.

Der Mensch, der sich nach Limone sehnt, kann von der Frucht auch gelegentlich an den Ohren gezogen werden, damit er das tut, was er *wirklich* tun muss, ohne Aufschub, damit er seine Aufgaben zur absoluten Erledigung bringt und damit er loslässt, was er als Ballast in seinem Leben mitschleppt (die nicht auf das Leben ausgerichteten Dinge). Limone verpflichtet den Menschen gleichsam dazu, *zuerst* das Allerwichtigste zu tun, *zuerst* das zu tun, was dem Leben am notwendigsten erscheint. Sie erlaubt nicht, dass der Mensch sich davor drückt, dass er ‚nein' sagt zu einer Aufgabe, die das Leben ihm als etwas Gutes und Notwendiges für seine Evolution anbietet.

Limone zwingt den Menschen zum Schauen, drückt ihn mit der Nase auf die dringendsten Sachen: „Tue, was du tun *musst*. Umso größer, reiner und froher wird die Entspannung sein, die hinterher folgt. Sage nicht ‚Ich habe keine Lust ...' oder ‚Ich werde später schon sehen, was Sache ist, ich warte damit noch ein bisschen ...' Laufe nicht vor dir selbst weg ... bleibe bei dir selbst. Dabei kann es sich um emotionale, psychische Fakten oder praktische Dinge handeln. Übernimm Verantwortung für dich selbst und dein Leben ‚in der Materie'. Mache aus deinem Leben auf der Erde ein Paradies. Flüchte niemals, sondern ergreife dein Leben mit beiden Händen. Erledige, stelle fertig. Halte durch. Tüchtigkeit, nicht Schwäche, nicht aufmucken, keine Feigheit. Lasse keine halb erledigten Aufgaben oder halb gelösten Probleme ‚hängen'. Packe kräftig zu. Rein. Löse und gehe vorwärts. Die Lebenskraft ist in ausreichendem Maße in dir anwesend, um alles zu einem guten und glücklichen Ende zu bringen.

Soja und
Sojaprodukte

Soja, allgemein
Sojabohnen

Herr Sojabohne trägt den Kopf gehörig hoch, ist stolz auf sein Mensch-Sein und will dem Ideal des ‚tapferen, starken' Menschen entsprechen. Er wird versuchen, seine Schwächen zu verbergen; stolz wie ein kräftiger Löwe manifestiert er sich als eine untadelige Persönlichkeit; sein kräftiger, fleischiger Nacken liegt auf einer Linie mit einem Rücken, der weiß, dass er viel tragen kann. Der Körper - der Mensch - ist bereit, viele Kräfte zu sammeln, um viel tragen, arbeiten und verarbeiten zu können. Herr Sojabohne steht symbolisch für diese Sphäre des Menschen, der nicht will, dass er Schwächen in sich tragen könnte; der daran glaubt, dass er urstark ist und alles bewältigen kann. Er zweifelt nicht, sondern richtet sich immer stärker und tapferer auf.

Herr Sojabohne kennt keine Emotionen, so scheint es; er wird es nicht dulden, dass ‚Gefühle' in ihn eindringen und sein Leben, und schon gar nicht das von seiner Umgebung, beflecken. „Drängt irgendein Gefühlsproblem sich auf, dann löst du das am besten in dir selbst", sagt Herr Sojabohne hart und nüchtern. Bringe es jedenfalls nicht ans Tageslicht! Er betrachtet Gefühle meistens als Schwachstellen, die das Leben eines Menschen unnötig belasten. Das innerliche Gefühl darf durchaus existieren, aber du darfst ihm kein ‚freies Spiel' geben; immer solltest du mit deinem Kopf Herr über alles bleiben, was sich unter dem Kopf abspielt. Strukturen und Regeln spielen dabei eine wichtige Rolle.

Sojabohnen erzählen dem Menschen: „Sei immer stark, und sei stolz auf deine Kraft. Sei freundlich und respektvoll, auch wenn es dir innerlich nicht immer so gut geht; benimm dich … Du brauchst einem anderen deine Gefühle nicht zu zeigen; verarbeite dies in dir selbst." Die Sphäre grenzt hier ein wenig an das, was wir Image und Scheinheiligkeit nennen würden, aber für den Sojaspross ist dies überhaupt nicht so gemeint. „Mache dich derart stark, dass du alle deine Probleme in dir selbst lösen kannst, ohne dass du dazu einen anderen brauchst", sagt er.

Herr Sojabohne bleibt immer zuvorkommend und dienstbar gegenüber der Außenwelt. Er neigt den Kopf ein wenig, um zu verstehen zu geben, dass er es dem anderen gerne recht machen will, dass er den anderen respektiert. Auch wenn es manchmal in seinem Herzen brennt, wird er dies nicht zeigen. Er lächelt und erfüllt seine Aufgaben immer nach Gebühr. Weil sich in ihm eine starke Kraft verbirgt, ist er in der Lage, auf diese Weise zu leben; dennoch hält der Sojaspross dem Menschen einen kleinen Spiegel vor und stellt ihm die Frage: ob er sich nach außen hin nicht lieber etwas flexibler, etwas sanfter, spontaner und *echter,* etwas ‚ehrlicher' manifestieren wolle? Ob er die Gespaltenheit in sich selbst nicht etwas abbauen wolle? Er konfrontiert den Menschen mit der innerlichen Dualität und stellt ihm die Frage, ob er sein wirkliches ICH nicht lieber etwas mehr durchbrechen lassen sollte, ob er sein wahres Gefühl, seine Natur, nicht als aus *einem* Guss erleben möchte, ohne Tarnungs-Schirm? Würde der Clown oder der Narr nicht in erster Linie sich selbst durch und durch glücklich machen wollen, so dass er seine Tränen nicht mehr hinter einem Lachen zu verbergen *bräuchte?*

Aber Herr Soja will eigentlich überhaupt nichts von Verdruss wissen - dies ist unter der menschlichen Würde - und dies ist auch gut so, aber *wenn* der Mensch Verdruss in seinem Innersten fühlt, braucht er nicht so zu tun, als ob er ‚stark' wäre, sondern wird er sich dies ansehen müssen, um die Ursachen davon aufzulösen, tief in seiner Seele.

Wer Sojasprossen isst, legt möglicherweise sehr viel Wert auf seine Pflichten und Regeln, auf seine Funktion und seine Wirkung auf die Außenwelt. Er zieht sich gleichsam selbst einen Ring durch die Nase. Der Sojaspross ermahnt ihn dazu, den persönlichen Vorteil zur Seite zu schieben, um der Gruppe, der Sache oder dem Ganzen dienen zu können. Der Mensch stellt seine individuellen Interessen hierbei zurück; dies ist fast eine Form der Aufopferung. In diesem Sinne macht Herr Sojabohne einen hart, stark; er sorgt dafür, dass der Mensch ‚durchhalten' kann, dass er standhält, dass er nicht versagt. Er weist den Menschen ständig auf seine Pflichten und Aufgaben hin; er weist ihm den Weg zum Durchhaltevermögen, zeigt ihm den schützenden ‚Schild'.

Das Positive im Charakter der Sojasprossen ist: sie wissen, was sie zu tun haben: „Übernimm Verantwortung; tue, was du tun musst, und klage nicht. Sei froh, dass du tun kannst und darfst, was du jetzt tust ..." An sich ist dies sehr gut.

Doch die Kehrseite der Medaille lautet: „Stopfe das, was dein Herz sagt, einmal für eine Weile weg ...", gleichsam ein Ignorieren der eigenen sanfteren Natur.

Sojasprossen geben die für das Durchhalten nötige ‚Nahrung', aber der Mensch wird sich - entgegen der Worte der Sojasprossen - die Frage stellen müssen: „Muss ich hier jetzt durchhalten oder soll ich gerade meiner Natur Freiheit einräumen; *muss* ich hier ‚Stärke' zeigen oder ist es besser, wenn ich nun geschmeidig und sanfter in die Knie gehe, auf meine eigene höchstindividuelle Natur zu?"

Wer Sojabohnen mag, hat in jeder Hinsicht das Bedürfnis, kurzen Prozess zu machen mit der Maske, mit dem ungesunden zwiespältigen Zustand. Er will aus einem Guss leben. Die Macht des Massen-Geschehens über ihn sollte gebrochen werden: der Mensch darf als ein liebevolles, schöpferisches höchsteinzigartiges Wesen wiederauferstehen. Er würde gut daran tun, mit dem Zwang zu brechen, mit dem Trott … Erst wenn er wirklich aus seiner höchstpersönlichen Art heraus leben kann, wenn er ehrlich auf sein Gefühl hören darf; wenn er Pflichten und *Müssen* nicht länger ÜBER das Leben stellt … erst dann wird der Mensch weiter evolvieren.

Dies heißt ganz und gar nicht, dass er sich nicht länger in den Dienst des anderen, der Gruppe stellen sollte! Aber er wird der Gemeinschaft erst wirklich mit HERZ dienen können (nicht nur wegen der Pflicht, den Regeln), wenn er seine Natur befreit, wenn er sich selbst nicht länger hinter einer Maske versteckt, wenn er nach WAHRHEIT lebt. Wahrheit fordert nicht, ein Mensch solle sich ‚aufopfern' (auch wenn er dies nicht so erfährt), sondern er solle sich selbst in Dankbarkeit und Liebe entwickeln, um sich dann mit noch größerem Eifer für den anderen einzusetzen. Wahrheit fordert, dass der Mensch VOLLKOMMEN Mensch werde, in aller Ehrlichkeit gegenüber sich selbst, aus einem Guss, in aller Dankbarkeit für sein Sein. Er darf keinen TEIL von sich ausschalten oder unterdrücken, früher oder später rächt sich dies doch. Struktur und Kraft sind absolut notwendig in einem Menschenleben, doch die Gefühlsseite, die sanfteren Seiten eines Menschen müssen auf ausreichende Weise ihren Platz bekommen.

Sojabohnen ermahnen den Menschen dazu, eine stabile Struktur zu bauen, so dass er sich auf sich selbst verlassen kann, um aus einer Art Meisterschaft heraus die eigenen Gefühle betrachten und lenken zu können. Der Mensch, der seinen Emotionen nicht ‚unterworfen' ist, sondern der Herr über seinen gefühlvollen Inhalt ist.

Der Mensch sollte aus einer Art Ur-Sklaverei heraustreten; eine unbewusste Angst kann ihn zurückhalten, weil er fürchtet, dass die Alternative nur Chaos, Zügellosigkeit, Kampf, Ich-Sucht und reiner Eigennutz heißt (die gegensätzlichen Elemente von Soja). Er kann jedoch etwas ganz anderes daraus machen! Voraussetzung ist, dass er seine Härte, seine manchmal rücksichtslose Haltung gegenüber sich selbst in Liebe und Ehrlichkeit in Bezug auf sein Herz umsetzt.

Wer Sojasprossen mag, sehnt sich danach, die Kraft in sich selbst entwickeln zu können, um in Meisterschaft eine gesunde Ausgewogenheit zwischen Form und Inhalt, zwischen Struktur und Freiheit, zwischen Ratio und Gefühl, zwischen Standfestigkeit und Weichheit, zwischen dem ICH und dem anderen zu finden. Es gibt dann keinen Zwiespalt mehr, keine Maske und kein Anlügen der eigenen Natur: es handelt sich dann um ein harmonisches, ehrliches Zusammengehen dieser Eigenschaften, ohne dass das eine vom anderen unterdrückt werden müsste.

Sojamilch

Der Charakter von Sojamilch? Zähigkeit, eine Durchhalterin, eine Kraftkonzentration im Körper. Sie will nicht weitergehen, wird eher einen Schritt zurück machen, um etwas in sich selbst oder in ihrer Arbeit zu korrigieren, das schiefgegangen oder nicht ganz wie geplant gelaufen war.

Noch vergessen, einen Rest abzuwerfen, einen Teil der Spreu vom Weizen zu trennen? Kehre dann kurz um, halte das Band kurz an oder drehe es um, um den Fehler ausbügeln zu können. Sie würde alle Anstrengungen unternehmen, auf Jungfräuliche Weise, um dafür zu sorgen, dass alles perfekt und wie geschmiert läuft, ohne dass etwas vorhanden ist, das ihrer Meinung nach ‚nicht sein darf'. Streng, hart und perfektionistisch, manchmal auf diese Weise fast nicht mehr menschlich. Eine, die es genau nimmt. Du denkst: es ist Widerstand, sie will nicht weiter, aber nein, es geht einfach nur darum, dass sie erst das Alte, das Vorige, die Vergangenheit vollständig in Ordnung haben will, bevor sie weitergehen will, auch wenn sie dafür für einen Moment alle Maschinen lahmlegen muss. Strenge Worte von Sojamilch! Dies erfordert Verständnis und Geduld von anderen.

Sojamilch ist wie eine Aufseherin; jemand, der sehr eng mit seiner Arbeit verbunden ist; jemand, der sich vielleicht etwas zu viel durch sein Tun und Lassen, seine Arbeit, das, wofür er sich einsetzt, aufnehmen lässt. Der Mensch engagiert sich manchmal zu sehr in dem, was er tut, gibt sich selbst manchmal zu sehr an das, was er beaufsichtigen muss. Mit anderen Worten ein Kontrollmechanismus, der nicht zu weit gehen darf, was Sojamilch manchmal dennoch tut. Sie würde dabei Risiken eingehen, ihr Leben in die Waagschale werfen, wenn alles nur wie vorgesehen verläuft, so wie sie es gut findet.

Sojamilch hat durchaus ein Gefühl für Verantwortung; sie erledigt Aufgaben und Pflichten, wie es sich gehört; ist darin streng und hart zu den Objekten, zu den anderen Menschen vielleicht auch, aber in erster Linie doch zu sich selbst. Der Kopf, das Auge, die korrekte Aufsicht dominiert die Lebensfreude. Ein positives Element ist natürlich der Sinn für Verantwortung und dass den Worten Taten folgen, das Durchführen einer Schwarz-auf-Weiß-Trennung dessen, was nach ihrer Überzeugung anwesend-bleiben darf und was nicht, die Aufgaben im Leben entschlossen und kräftig anzunehmen, aber negativ ist es, in diesen Dingen zu weit zu gehen, Weichheit, Flexibilität und Zärtlichkeit zu vergessen.

Der Mensch, den es nach Sojamilch verlangt, ist manchmal furchtbar schlecht gelaunt, weil er sein Leben zu sehr von Faktoren, Dingen, Aufgaben, Menschen-Systemen bestimmen lässt, die außerhalb seiner selbst liegen. Er sieht alles als schwer, eine Last, verliert manchmal den Mut. Er erlebt zu wenig die Freude über sein eigenes Dasein. Auch er findet, dass er seine Aufgaben gebührendermaßen erfüllen muss und bittet Sojamilch um Hilfe. Doch er wird einhalten und darüber nachdenken müssen, dass er selbst auch wirklich zu ‚leben' hat und dass er nicht nur Sorgen, Aufgaben und Tätigkeiten und abschließende Arbeiten auf sich zu nehmen hat.

Er trägt viel, sehr viel. Die Kraft-Ausübung ist gut, aber die ermüdete liebevolle Fraukraft wird nicht geschont. In dem Verlangen nach Sojamilch geht sie auf die Suche nach Hilfe bei der unermüdlich-erscheinenden, zähharten muskulösen Mannkraft in ihr selbst, um ihr, dem Menschen, dabei beizustehen.

Ein gesundes Gleichgewicht ist zu empfehlen, würden wir sagen: zwischen Geben und Empfangen, zwischen Arbeiten und Entspannen, zwischen dem echten ‚männlichen' und dem ‚weiblichen' Aspekt in dir selbst! Folge nicht immer dem kraftmeierischen Weg von Sojamilch, sondern höre einmal auf das urweibliche Gefühl, das aufseufzt … und nicht zu leiden oder solche Lasten zu tragen braucht. Es verdient die volle Aufmerksamkeit einer liebevolleren Mannkraft, mehr als sie bei Sojamilch sieht!

Wen es nach Sojamilch verlangt, der würde gut daran tun, es sich selbst etwas sanfter zu machen, wird keine Macht in Hinblick auf sein sanftes innerliches Selbst ergreifen, hat bestimmte Dinge zu relativieren, darf sich selbst die Ruhepausen gönnen und wird darauf achten, sich nicht so stark wie Soja in den Aufgaben, die er vollbringt, zu verlieren. Ehrgeiz und Getriebenheit dürfen nicht außer Kontrolle geraten. Er sollte das Positive (Sinn für aktives Vorgehen und Verantwortung, Kraft-Zähigkeit usw.) von Soja behalten oder sogar weiter ausbauen, aber das zu Harte-Negative, übertrieben Anspruchsvolle (in erster Linie gegenüber sich selbst) abbauen … und mit seinem Herzen ‚Zeit' für sich selbst, für das Leben selbst nehmen.

Sojasprossen

Erst etwas über den Charakter der Sojasprossen selbst.

Eine zartbesaitete, äußerst konzentrierte Gerichtetheit, ein außerordentliches Abgestimmtsein auf die ‚reine Spitze'. Das Ohr will das ‚Schönste' hören, das Reinste, die Rührung von scharf-hoher Vibration in Klang. Ein Klang, der durch Mark und Bein geht, hoch-stark leuchtend-rein zusammengeballt und silberweiß gespitzt in kristallener Hochgeschliffenheit. Die Aufmerksamkeit des Zuschauers wird hier auf diesen *einen* Moment gerichtet, auf diesen *einen* Punkt, und dem gilt die volle Konzentration. Wie der Geiger, der seinen höchsten, reinsten Ton zu produzieren versucht: er kann danach streben, langen, darin aufgehen, vor Rührung in hoch-geistiger Verführung. Eine Art von ästhetischer Gerichtetheit, in hoher Tonart, wobei du dir die Frage stellen kannst, ob dies wirklich noch menschlich ist, ja, menschlich-irdisch oder natürlich ist … - die Schmerzgrenze wird erreicht - ob dies nicht eher einer Lust auf geistige Schärfe ähnelt, einer Art geistigem Sado-Masochismus.

In positivem Sinne jedoch geht es bei Sojasprossen um Veredlung und Verfeinerung hin zu den höchsten Gipfeln, hin zum stärksten, entferntesten zu erreichenden veredelten Grenzpunkt. Von der untersten Wurzelkraft bis zum höchsten, erhabenen, auf die Spitze getriebenen hohen Ton.

Dieses Nahrungsmittel steht symbolisch für ein zugespitztes Stehen im Leben: gerichtet auf das Ultimative, auf den Top-Moment, auf die höchste Vibration, dort, wo die Grenze zwischen noch ertragen und fast nicht mehr ertragen erreicht wird. Dieser Charakter ist also sehr einpunktgerichtet, konvergierend (und braucht manchmal eine weite Verbreitung … genau wie der Regenbogen die weiße Farbe in die gesamte Farbpalette aufspaltet. Aber dies gehört nicht mehr zum Charakter der Sojasprossen, im Gegenteil.)

Strukturell eine stabile Basis unter den Füßen und … durchhalten, solange es sein muss, solange die Aufgabe, der Auftrag oder was auch immer dies erfordert, zur Not auch ein paar Schmerzen dafür ertragen. Sojasprossen sind der Meinung: versuche dann das Schmerzhafte in eine positive Erfahrung umzupolen z.B. kann das über den Rücken fließende kalte Dusch-Wasser nach einer gewissen Zeit eine wohltuende Erfahrung werden, obgleich es zu Beginn hart und kalt erschien. „Eisern durchhalten, weitermachen, standhalten,“ sagen sie. Richte dich weiter auf das, was die Saturnalische Stimme in dir fordert, halte in dem durch, von dem dein Gefühl dir sagt: ‚das ist es', dann schaffst du es schon. Zum Schluss wirst du die Früchte davon ernten.

Erst säen und später ernten. Diese Worte klingen hart, aber sie sind nicht hart gemeint, eher um anzufangen, die Dinge anders zu sehen. Nicht aus einer tatenlosen Opferhaltung oder harten Selbst-Schinderei heraus, sondern um *jenen* Weg zu gehen, der dich am weitesten bringt und dir schließlich auch noch Freude schenken wird. Nur darf es sich nicht um ein Streben in Begierde, Habenwollen oder um jeden Preis Erreichenwollen handeln … dies hat nichts mit ‚leben' zu tun. Magst du Sojasprossen, dann schaue einmal gründlich in dir selbst nach, ob du diesen Charakter von Sojasprossen bewunderst und eigentlich bis zum Äußersten ‚mitstreben' willst, zusammen mit diesen kleinen Sprossen? Wisse, dass das ‚Sein' an sich ganz bestimmt ein herrliches Erlebnis ist.

Sojasprossen weisen darauf hin, dass du gut daran tätest, dich selbst kräftig in deinem Wert zu erhöhen und dass du dein Ziel hoch ansetzen solltest. Deine Absichten können nur auf das Allerschönste gerichtet sein und mit weniger begnügen sie sich nicht. Hohe Spitzen streifen wollen, die höchste Spitze fühlen wollen, das Schönste, Beste, Reinste zusätzlich zum ‚Moment' erleben wollen … dies ähnelt ein wenig einer Steigerung, Verführung, dort wo die ‚Schmerzgrenze' beginnt. Schmerz vor Zufriedenheit über das erreichte Ziel darf sicher nicht mit echter Freude verwechselt werden, die keinerlei Schmerz auslöst.

Das Verlangen nach Sojasprossen sagt über den Mensch u.a. : du willst eigentlich schon das Beste, das Weiteste, den höchsten Gipfel, das Perfektionistische vielleicht vollbringen, vorwärtsschreiten, bis du ‚es erreicht' hast. Aber vergiss dann vor allem deinen Sockel nicht, vergiss nicht, stabil auf der Erde verankert zu stehen, bewege dich nicht im Geiste, entführe dich nicht in Ehrgeiz und füge dir selbst keinen Schmerz zu. Hebe nicht zu hoch, hebe nicht zu schwer, mache es dir selbst ein wenig leichter, mache es dir einfach.

Wer Sojasprossen mag, der bittet vielleicht manchmal: "Lass mich mich nun konzentrieren, ich will die reinsten Dinge angehen, ich will sehen / hören, worum es eigentlich geht, ich will es bis in meine Zehenspitzen, bis in die äußerste Spitze des Objektes fühlen, verstehen, erfühlen und erleben. Hole mich nicht aus dieser Richtung, diesem Nachstreben weg. Ich fühle, dass ich dies tun *muss*." Die Gehetztheit, das Beiseiteschieben anderer Dinge, die für das Leben *selbst* wichtiger sind, werden manchmal nicht gesehen.

In positivem Sinne können wir sagen: dieser Mensch ist nicht mit dem ersten besten zufrieden, er wird ein Problem ausgraben und nach einer Lösung suchen, bis diese bis in alle Details stimmt. Er wagt es, dabei sehr weit zu gehen. Er wird darauf achten, nicht für einen übertriebenen Strebensdrang seinen Hals zu riskieren, um es doch irgendwie zu schaffen, zu finden, zu lösen oder was auch immer. Eine geistige Gerichtetheit niemals LOSGELÖST vom Herzen, von der warmen Selbst-Liebe ausführen! Schau dir einmal abwechselnd einerseits das Normale, das natürliche Irdische, den herrlichen irdischen Schlamm, das Tiefere und Zugrundeliegende sowie andererseits diese Gerichtetheit auf den klarsten Kristall an. Natur und Wahrheit auf einer Linie. Betrachte nicht das Allerhöchste außerhalb deiner selbst, sondern schleife dich selbst wie den edelsten Kristall.

Verliere dich weder in den Dingen außerhalb deiner selbst, noch in der Kultivierung deiner selbst …, im Hochtreiben von …; geh nicht zu sehr darin auf. Verfeinerung und Veredlung, eine Suche nach dem Gral …, nach dem Ultimativen: es ist alles sehr gut, aber bleibe mit den Füßen auf dem Boden. Und auch wenn die Sojasprossen charakterlich zugleich mit den Füßen auf deinem kräftigen Sockel bleiben, werden sie doch zu weißgeist, zu kaltperfektionistisch weiß-elektrisch, losgelöst vom warmroten Herzen, wenn sie in dieser Aufführung des eigenen Wesens oder im Wesen dessen, was sie tun, aufgehen. Du bist Mensch und erkennst dich in der positiven Bestrebung von Sojasprossen? Bleibe dann inzwischen vollkommen integriert und warm liebevoll in deinem Körper. Du bist schließlich kein Sojaspross, sondern ein Mensch!

Der Mensch, der ein zugespitztes Gipfelerleben seines Körpers, seines elektrischen zähen Seins in seinem Körper entwickeln will, eines geistig-orgastischen Erlebnisses des Seins als Ich auf Erden; die elektrische Durchführung bis in die kleinsten Äderchen und Nervchen von Leib und Gliedern, das Wahrnehmen eines ULTIMATIVEN leuchtend-kräftigen Gefühls, das Steigern der konzentrierten leuchtenden Elektrizitätskraft im eigenen Wesen, sehnt sich nach dieser Sphäre von Sojasprossen.

Ein verfeinertes und beseeltes Erfahren, eine leuchtende Quellkraft, die den Körper durchspült und konzentriert, bis er nur noch aus hochweißer Tonkraft besteht. Eine äußerst kräftig-elektrisch-geballte Form des ‚Seins'. Dies ist an sich nicht schlecht, wenn das Gleichgewicht nur nicht überschritten wird: vergiss nicht das Sanfte, die Ausdehnung, das breiträumig Platznehmen mit starken Füßen im Schlamm der Erde. Du willst ‚hell' sein, high sein von und in dir selbst, du willst das Licht zu einem Höhepunkt treiben, die höchstschmeichelnden Töne der Geige hören. Du willst hierin weiter und weiter.

Diese Verfeinerung hat ihre positiven Seiten, erfordert aber eine Wachsamkeit in der Hinsicht, dass du dich selbst immer als ‚vollständig' erfährst und nicht nur als eine zu veredelnde, zu kultivierende Materie. Sei in erster Linie ein Mensch aus Fleisch und Blut, in der Wärme deines Körpers, in der Einfachheit des perfekten Erlebens des Lebens an sich auf Erden.

Derjenige, der hohe Anforderungen an sich selbst stellt, dabei manchmal eine harte und zähe Haltung einnehmen kann, um sogenannte hohe Normen und geistige Gesetze einzuhalten, mit Begierde und Strebensdrang, das Durchhalten hierbei: dieser Mensch sehnt sich möglicherweise nach Sojasprossen, weil diese ihn dabei unterstützen werden. Und das ‚Reinigende' in diesem Nahrungsmittel ist ebenso gut wie die zähe Lichtkraft, aber was Sojasprossen dem Menschen nicht beibringen, ist: dass er sich selbst gegenüber sanft und liebevoll sein darf, mit seinen Füßen auf dem Boden in Dienstbarkeit für das Leben (!) selbst.

Tempeh

Wie das Symbol des vierblättrigen Kleeblatts, aber kräftiger in der Erde verwurzelt. Eine klare stark-tragende Vierblattstruktur, von der die Kraftschübe und Kraftschösslinge ausgehen, aufwärts, stark vorwärts, wendig und flexibel, aber immer gleich stark gerichtet. Ab und zu kehrt Tempeh sich inwärts, etwas ruhend, wartend, um dann die dicke Antenne oder Lupe für einen guten Blick wieder auf ein Ziel außerhalb seiner selbst zu richten und dieses dann in sich aufzunehmen. Erscheint manchmal etwas grausam, etwas ‚niederschießend', etwas fordernd, hat aber die Absicht, sich selbst stark und stabil instand zu halten.

Zugleich weiblich und männlich, würden wir sagen: die abschießende Pfeilkraft und die hereinholende Bewegung. Beide gleich groß und stark. Das Vermögen, ein laufendes Netzwerk zu entwickeln: auf eine derartige Weise weiterzuwachsen, wie ein Efeu gleichsam, so dass sie / er schließlich dahin kommt, wo sie / er sein muss. Wie eine Spinne, die ein Netz so weben kann, dass erreicht und bekommen werden kann, was bekommen werden muss.

Sich selbst auswachsen lassen, sich selbst ewig weiterwachsen und regenerieren lassen, auf eine solche Weise, dass dieses Wachstum mit einer Art Fermentation wie bei Kefirpilzen verglichen werden kann. Tempeh will weiter und weiter, kräftiger und kräftiger. Eine starke Basis-Plattform, ein dicker starker Stängel und ein heller, optimistischer Blick in die Zukunft, genau wie Artischocke es erzählt. Glauben an dich selbst, glauben an das Leben und immer nur weiterwachsen, dich selbst auswachsen lassen und nach Solidität und Stärke streben, nach Ausbau, und dafür sorgen, dass du dich selbst auf natürliche Weise instand hältst. Es erscheint wie ein innerliches Wissen, auch wenn wir es als ‚instinktive' Wachstumsprozesse beschreiben können, die dazu dienen, das Leben in sich selbst instand zu halten. Und Leben bedeutet eigentlich ‚Glück' und schenkt dir immer mehr Glück, wenn du zu Bewusstsein kommst und ohne zu packen, zu greifen die Dinge zu dir kommen lässt und in Dankbarkeit annimmst, ohne etwas zu erzwingen. Ein Glaube an diesen innerlichen Wachstumsprozess, ohne deshalb zu ‚greifen', ein Geschehenlassen dieses Wachstumsprozesses einerseits und andererseits doch eine aktive Mitwirkung am Ausbau dieses weiteren Wachstums, in Solidität: das fordert Tempeh.

Er ist sich seiner Sache sicher und wenn etwas instabil oder labil steht, wenn der Sockel nicht mehr solide genug steht oder der Wind drumherum zu heftig wütet, dann ruft er sich selbst unverzüglich hinzu, um das Basisstück zu verstärken, um rasch wieder ein ursolides Gleichgewicht herzustellen. Er duldet keine Unsicherheiten, keine unsicheren Strukturen und repariert sofort, korrigiert presto, macht, dass ‚nichts passieren kann', ohne Ängste, in reiner Selbstsicherheit und Selbstvertrauen. Er fühlt sich Herr über sein eigenes Leben und hat volles Vertrauen in die Tatsache, dass was immer auch schiefgeht, was immer auch aus der Außenwelt auf ihn zukommt, er dies bewältigen kann, ja, dass er sogar mit der nötigen Kraft und dem korrigierenden Vermögen darauf reagieren kann. Kein Sturmwind zieht ihn herunter. Parat, aufmerksam und selbstbewusst. Er zweifelt nicht an seiner Fähigkeit, immer wieder eine Lösung zu finden. Wo ein Loch ist, wird es gestopft, wo eine Basis kippt, wird sie aufgerichtet usw. Dieser Tempeh hat einen soliden Glauben an den Gang der Dinge und dies rettet ihn dann auch immer wieder vor dem Untergang. Er regelt und korrigiert, er repariert und sorgt für eine solide immer weiter wachsende gleichgewichtige Struktur-und-Form seines Wesens.

Er hält also irgendwie stramm Wache, wie ein Hahn über die Eier des Huhns. Niemand wird ihr / ihm dies wegnehmen. Er beschützt, beschirmt und behütet in diesem Sinne auch die Materie, die Besitztümer. Er wacht und ist wie ein Wachsoldat, den man wegen seiner Kraft und Überzeugung nicht von seiner Stelle bringen kann. Auf sie / ihn kannst du zählen. Eine Art Urkraft, eine Art Sicherheitsbasis. Dieses geistige Bewusstsein, das sehr stark anwesend ist, im Sinne von ‚dies gehört mir', führt zu einer enormen Energie- und Kraftentwicklung, die ganz und gar eingesetzt wird für Selbsterhaltung, Selbstschutz, ein ‚Bleiben', dafür, dass man sich nicht herumschubsen lässt … sich nichts ‚abnehmen' lässt: „Dies gehört mir, dies gehört zu mir, davon musst du die Finger lassen. Ich sorge für mich selbst und für das, was zu mir gehört!"

Der Mensch, der manchmal genug hat von all dem, was ihm aufgedrängt oder gesagt wird, der seine Ohren gleichsam davor verstopfen würde, derjenige, der sich sehr solide in und innerhalb seiner eigenen starken Welt niederlassen werden muss, kann ein Verlangen nach Tempeh empfinden. „Es reicht; ich kann es nicht mehr hören!", sagt er möglicherweise, um dann entschlossene Schritte zu machen, stark für das eigene Häuschen zu sorgen, sein Wesen, seinen Körper, vielleicht im buchstäblichen Sinne für seine Wohnung. Er wird künftig gut für sich selbst sorgen und ein Zuviel, das von außen her kommt, abprallen lassen. Er will sich jetzt mit sich selbst beschäftigen, hat genug von bestimmten Sachen, und nimmt sich vor, kräftig sein eigenes Gebiet einzurichten. Dies kann manchmal egoistisch wirken; wir wollen hinzufügen, dass es in der Tat nur o.k. ist, wenn es um Selbst-Liebe geht, um eine Art von Selbst-Schutz und das Einrichten des eigenen ICHS auf eine derartige Weise, dass alles günstig und flott und stark-gesund verlaufen kann. Der Mensch muss für sich selbst sorgen, darf weder sich selbst überbelasten, noch sich mit Dingen bewerfen lassen, die ihm zu viel sind. Er darf Grenzen setzen und kräftig an seinem eigenen Gewebe aus Fleisch und Fett, seinem eigenen Häuschen bauen.

Tempeh sagt: „In der Kraft deines Wesens an deinem Dasein bauen. *Dann* erst kannst du Raum für andere machen.“ Es sollte dabei aber schon erwähnt werden, dass man in der Tat nicht in eine Art hartes und kaltes Ego verfallen darf. Auch darf man sich nicht in Sturheit und wütendem Egoismus von den anderen, von der Außenwelt abschneiden … denn das ist die Kehrseite von Tempeh. Positiv ist: Fühle und nähre deine eigenen Fundamente.

Aber was Tempeh nicht sagt: lebe in Herz-Wärme, in Liebe zu dir selbst. Wenn das ‚auf primäre kräftige selbstsichere Weise für sich selbst sorgen und Grenzen ziehen, wo dies nötig ist’ ein Teil von Liebe ist, dann würde der Mensch den Nährboden von Tempeh in Selbst-Liebe umsetzen können. Als Mensch sollte dies doch möglich sein: das Instinktive von Tempeh überschreiten, transformieren, vom Herzen aus nutzen, und in Liebe einsehen, dass das, was du tust, gut ist.

Tempeh betont: kein Parasit, keine Eindringlinge, keine Überlastung durch Nörgler um deine Ohren herum, selbst stark und solide weiterwachsen, weiterarbeiten usw. Du schließt dich ein wenig vom ‚Drumherum’-Geschehen ab, in Selbstschutz. Du kommst zu dem Glauben an deine Glückskraft und baust dein Dasein sehr kräftig aus, wie ein Glücks-Fort: Dasein gesichert, geschützt. Wenn dies in Liebe geschieht, können wir diese Tempeh-Kraft im Lebensgeschehen einschalten: eine Wachstumskraft ohne Ende, glaubend an das Unsterbliche, an den endlosen Wachstums-Prozess. Vergiss deine Milde, dein Herz, die Weichheit nicht, denn Tempeh könnte dies manchmal vergessen.

Tofu

Der Charakter von Tofu: verstummt, ruhig, gelassen; manchmal würde man sich fragen: ist er wirklich da? Eine innerliche Meditations-Sphäre, zu einem Nichts-Sein gelangen ... was manchmal - natürlich - zu weit geht. Lebt er überhaupt? Ist er überhaupt? Individuum in Masse verschwunden, oder verschwunden im All-Geist? Diese Fragen kann man sich über Tofu stellen. Sich auf dem Boden niederlassend dort sitzend, wartend, untätig neben der Rute wie ein Angler. Wirkt etwas langweilig und öde, aber die Ruhe, die Nicht-Bewegung ist durchaus da. Abwarten, warten, nichts-tun. Nach unten ziehend bis zum Boden und dort verbleibend, wie eine Raupe, die wartet, wie ein sich still haltender Regenwurm im Winterschlaf (symbolisch). Zu einem Nichtstun kommen, einem Warten, nichts festhalten, nichts im Kopf haben, eine Art Schlafzustand, es ähnelt manchmal einer Verweigerung des Handelns, des Gelangens zu wirklichem Sein und ‚Leben’.

Wie eine Statue. Sie ist da, aber mehr auch nicht. Alles ist zu, der Schnabel des Vogels geschlossen, die Augen möglicherweise geschlossen oder doch nichts anschauend. Was ist dann doch ‚da'? Wo ist dieses ‚Ich'-Bewusstsein?

Wen verlangt es nach diesem Nahrungsmittel?
Derjenige, der sich selbst eher auf einem stilleren Bewusstseinsniveau hält, dem Alpha-Zustand vielleicht, dem Traum, dem Schlaf, der aber doch stolz ist wie ein Hahn auf seine Hahnenfedern und seinen Hahnenkamm. Derjenige, der da ist und doch auch wieder nicht. Er lebt manchmal auf einem zu niedrigen Bewusstseinsniveau, kommt noch nicht wirklich zu seinem wachen vollen Mensch-Sein. Er scharrt ein wenig mit seinen Füßchen im Sand, auf der Suche nach einem Körnchen, fühlt schon die warme Sonne oder den kalten Wind, aber von Kreativität oder einem Gefühl von Herzenswärme kann keine Rede sein. Nervöse Ausbrüche können die Folge sein: es ist der Lebenswind, der plötzlich innerlich aufkommt und Stöße versetzt, oder Flöhe, und Läuse ... die stechen und beißen, um ihn zu wecken und dazu zu ermahnen, dass er als Mensch aufstehen und seine Autorität ergreifen soll.

Oder bittet er für einen Gott hoch und weit außerhalb seiner selbst, lässt er sich darin aufnehmen, in einer Art Yoga-Sphäre, die völlig von der Erde weggeht, ein Nichts-Sein beinahe? Möglicherweise hat der Mensch, den es nach diesem Nahrungsmittel verlangt, das Bedürfnis, zu ‚Nichts' zu kommen, für eine Weile, alles Loszulassen und an nichts mehr zu denken, eine absolute Stille in sich selbst. Er will dies für sich selbst. Aber weiter können wir es nicht günstig nennen, wenn jemand dauerhaft in dieser absoluten unbelebten Stille wohnen würde; dann kann man sich geradeso im Traum oder im Unterirdischen schlafen legen, oder wie ein Hahn im Gras leben.

Wir raten diesem Menschen daher auch dazu, genug zu ruhen, innerlich zu ruhen, aber sich selbst nicht in einen Lebensschlaf, sich nicht zum Stillstand zu bringen.

Soßen

Sauce Béarnaise

der holländischen Sauce ähnlich, aber mit Zwiebeln, Thymian, Lorbeer, Estragon

Béarnaise scheint den ‚Schluckauf' zu haben[1]: es wird ihr alles ein wenig zu viel, es übersteigt ihre Kräfte, sie will weiter vorwärts, macht kleine Sprünge, um schnell voranzukommen. Eine Art Luftblasen sind in ihr enthalten ... ein paar Gasbläschen, die sie weiter voranschieben, die sie aufspringen und weitergehen lassen. Der Überschuss an Luft wird hinausgelassen, sie bleibt nicht im Denken und Träumen hängen, sondern geht weiter und unternimmt etwas. Béarnaise ist Aktiv-männlich und treibt voller Ungeduld zum Weitergehen. Béarnaise trägt genug Kraft in sich, um eine enorme Last oder ein Gepäck mit einer Art Herkules-Vermögen weiterzutragen, bis alles an seinem Platz steht oder dort ist, wo es hingehört. Dieser Charakter glaubt an seine Möglichkeiten, kennt seine Muskelkraft und leistet eine Menge Arbeit. Béarnaise kann für einen kurzen Moment eine enorme Kraft in sich zusammenballen, um diese dann mit *einem* Schuss abzufeuern, oder um sich mit einer Stoßkraft irgendwo zu verwirklichen. Dies ist jene konzentrierte Kraft, die es möglich macht, Backsteine mit der bloßen Hand durchzuhacken.

Béarnaise selbst schlägt sich tapfer durch, kennt keine Furcht, ist gut gelaunt, voller Selbstvertrauen und sammelt ihre Energien, um schnell wieder an die Arbeit zu gehen. Dies ist eine Vorbereitung auf die große Aufgabe, die noch vor ihr liegt; eine Vorbereitungsphase und zugleich schon eine Konzentration, ein Bündeln eines sehr starken Energie-Vorrats. Béarnaise sorgt dafür, dass nichts mehr ihre Kräfte übersteigt, auch wenn es viel zu sein scheint, was vor ihr liegt, und auch wenn sie unruhig ist und es kaum erwarten kann, das anzugehen, was noch kommen wird. In einem Bruchteil einer Sekunde kann Sauce béarnaise eine unglaubliche Kraft entwickeln. Mit *einem* Schlag oder Kraftstoß geht sie weiter, vollbringt sie wichtige Dinge. In sehr kurzer Zeit wird eine große Menge an geballter Energie entwickelt.

Béarnaise ruft den Menschen, der diesen Geschmack mag, dazu auf, *selbst* diese Kraftenergien einzusetzen, in Selbstvertrauen, von innen heraus. Tut er dies nicht, dann wird er (mit zwangsläufigen Kraftstößen) weitergeschoben. Dann ruft er Menschen oder Situationen zu sich, die ihm sagen: bleib nicht länger hängen, träume oder denke nicht länger in deiner alten Situation, sondern gehe weiter. *Du bist der Lenker* deines Lebens, deiner Kräfte. Nichts und niemand kann dies übersteigen: nur wirst du *handeln* müssen, musst es schaffen, diese Energien zu lenken, darfst nicht in einem abwartenden, passiven Sinne sitzenbleiben.

---

[1] Lies mehr über die psychologische Übereinstimmung des Schluckaufs in *Der Schlüssel zur Selbstbefreiung – Enzyklopädie der Psychosomatik.*

Der Mensch, der Lust auf Béarnaise hat, wird sich nicht schnell von dem verärgert fühlen, was die anderen über ihn sagen; er merkt es nicht, hat es nicht gehört. Er verbleibt in einer Art von Nicht-Weitergehen, Nicht-Angehen ... in ihm ist ein Ruf, der ihn auffordert, kräftig aufzustehen und weiterzugehen, all seine Kräfte zu bündeln und wie mit einem Kanonenschuss im Leben weiterzugehen. Mit Dynamik und Begeisterung wird er sich hineinwerfen dürfen: in sein Leben, seine Aufgaben usw. … Er würde gut daran tun, wie Sauce béarnaise sagt, mit Schlagkraft an die Arbeit zu gehen, seine mannkräftigen Energien zu bündeln, um dann den Stoß zu geben: aktiv, selbstsicher, entschlossen-kräftig, ohne zu zögern, mit Tempo, ohne stillzustehen. Jetzt verwirklicht er sich selbst und holt seine innerlichen Urkräfte an die Oberfläche. Er konzentriert seine Energien in seinem Körper.

Es gibt niemanden, der diesen Herkules nun noch stoppen kann. Er schreitet vorwärts, furchtlos. Er greift sein Leben, sein Arbeiten mit beiden Händen ... und schießt gleichsam vorwärts. Er hält sich selbst nicht länger zurück. Niemand kann ihn stoppen, zu Boden bringen oder sonst irgendwie behindern. Weil er selbst jetzt ohne zu zögern weitergeht, zieht er keine Menschen oder Situationen mehr an, die ihn dazu ermahnen würden weiterzugehen, seine Kräfte in Konzentration zu bündeln und sie mit energischem Auftreten, aktiv, mann-kräftig hinauszufeuern. Er hält sich nicht zurück, im Gegenteil: er tut, was Béarnaise von ihm verlangt. Tut er dies nicht, dann wird Béarnaise, ob er es will oder nicht, ihm gleichsam schockweise kleine Stöße geben, um ihn dazu zu bringen weiterzugehen. Bis er auf diese Worte in sich selbst hört und zu einer durchgehenden gleichmäßigen Entfaltung seiner Energien kommt. Nichts ist ihm dann noch zu viel, denn er *nimmt* selbst die Leitung seiner Energien in die Hand, voller Selbstvertrauen.

Sauce Bolognese
(Spaghetti, Pizza usw.)

Sauce Bolognese symbolisiert: sich auf eine ziemlich raue, manchmal etwas überzogene oder unverschämte Weise einen Weg zu bahnen; die alte schmutzige Bahn gründlich sauber zu machen; jeder hartnäckige Widerstand wird dabei gebrochen; man *muss* und *wird* diesen Durchgang freimachen und zur Not mit Mehrarbeit und Überstunden diesen Weg von allen Hindernissen befreien, so dass man an ‚das Ende' des Weges gelangen kann. Trotz Widerstand wird man ‚hindurch' kommen! Man schrubbt wie besessen. Schmutzige Reste kleben an den Wänden; man hat noch viel zu säubern, aber man arbeitet eifrig weiter. Es ist alles ein wenig dunkel und beängstigend; der Mensch sieht sich selbst manchmal zu schlecht, zu düster; er sieht das Leben manchmal zu dunkel; aber Bolognese hat Mut und Schneid; er überwindet seine Ängste vor dem Dunklen und gräbt weiter … auf der Suche nach dem Ende des Tunnels, nach dem Licht. Der Mensch, der ein Bedürfnis nach Bolognese-Geschmack hat, trägt das Verlangen in sich, gründlich an sich selbst zu arbeiten …

„Habe keine Angst, entwickle ein tieferes Vertrauen, fasse dir ein Herz und wisse, dass dasjenige, was dich bedrohen kann, nicht außerhalb deiner selbst liegt, sondern IN dir und dass alle Umstände, die du angezogen hast, nur eine Folge deines innerlichen Feindes sind (der Angst, des Misstrauens, der Begierde, des Festhalten, der Härte, der Wut, des mangelnden Glaubens an dich selbst, des Gebens von Macht an das Böse …)."

Bolognese zwingt dich dazu, alle kleinen Reste von Finsternis, von Gefühlen des Unsicherseins und der Unsicherheit, von Ängsten aufzulösen. Grabe weiter, grabe immer weiter, grabe tiefer weiter … bis du ganz tief und nah in deinen Kern kommst. Zum Schluss wirst du entdecken, dass es eigentlich keinen Grund zur Furcht gibt. Komme bis in den tiefsten Punkt deiner selbst und bitte dort den Engel, dich mit dem hellen Gefühl der Freude, des Friedens und des Vertrauens zu durchspülen. Diese Engelkraft ist IN dir! Wisse dich dadurch gereinigt, reingewaschen von jeder Angst, von jedem Gefühl des Unsicherseins. Suche diesen Schutz ganz tief in dir selbst …

Wen es nach einem Gericht mit Sauce Bolognese verlangt, der betrachtet alles manchmal zu schwer, zu dunkel. Er täte gut daran, sich einmal gründlich seine innerlichen Überzeugungen anzusehen, die Art und Weise, wie er das Leben sieht und Situationen einschätzt. Er sieht bestimmte Dinge dunkler, als sie sind; er sollte lieber die Finsternis in seiner eigenen Seele, in seinen Adern, in seinen Gelenken und seinem Gehirn … aufräumen! Er wird gut daran tun, sich schlimmer Gedanken, düsterer Träume und des bösen Auges zu entledigen, mit dem er bestimmte Dinge (und Menschen) betrachtet. Er täte gut daran, sich selbst aller düsteren Prophezeiungen zu entledigen.

Bolognese selbst geht mit der groben Bürste hindurch; sie verschont nichts und niemanden. Sie putzt alle Stäubchen, die noch an den Wänden kleben, weg und kratzt auch noch das Allerletzte aus dem schmutzigen Topf. Möglicherweise tut dies gelegentlich ein bisschen weh, an der Magenwand, weil der Mensch nicht genug an ein Leben glaubt, in dem *kein* Schmerz erlitten werden muss. Dieser Mensch sollte noch von seinem Kreuz herunterkommen und einsehen, dass er die Reste einer fernen ‚leidenden Vergangenheit' loslassen muss. Er darf nichts ‚festhalten'. Das, was er versucht, in Angst festzuhalten, in Wut, in einem Gefühl, das umschrieben werden kann als Unsichersein … ob es sich nun um dunkle Gedanken und Überzeugungen, düstere Erinnerungen, erstickende Strukturen, einen Verdruss, der gehegt und gepflegt wird, falsche Werte, eine klammernde Habgier usw. handelt … ist einerlei: es würde schließlich seine Gesundheit, seine Makellosigkeit angreifen; es würde an seinen Wänden kleben bleiben und die Güte wegfressen (psychisch und körperlich).

„Weg damit!“, warnt die Bolognese und sie greift zu ihrer großen, groben Bürste, um gleich an den hartnäckigsten Flecken auf den Wänden zu scheuern.

Erst wenn du kurzen Prozess mit den obengenannten Stapeln an Kummer, Ängsten, bösen Gedanken, düsteren Visionen, mit dem Festhalten alter Muster und Erinnerungen, mit dem dunklen Blick gemacht hast … wird die schleifende Putzwut von Bolognese dir keine Unannehmlichkeiten besorgen. Aber auch wenn du die Wirkung der Bolognese körperlich nicht wahrnimmst, bestätigt der Appetit auf diesen Geschmack doch die Tatsache, dass derartige düstere, selbsthemmende Sachen in dir selbst aufzuräumen sind!

Also, reinige dich selbst, entferne jede Finsternis, die in dir klebt, und beginne, dich selbst als einen Guten Menschen zu betrachten. Erwarte vom Leben dann nur das Schöne und wisse dich umsorgt von der sicheren Strahlungskraft deiner innerlichen Sonne. Dein Magen, dein Solarplexus strahlen hell und fröhlich auf, weil du nichts mehr auf deinem Magen, auf deiner Leber liegen lässt: du wäschst alles weg, was etwas mit ‚Finsternis’ zu tun hat. Du kommst zum dankbaren, leichten Sein; du liebst dich selbst und du verurteilst weder dich selbst noch den anderen mit einem dunklen Auge. Du bist nicht mehr auf der Hut vor düsteren, unerwartet negativen Vorfällen, weil du nun in Güte lebst, aus der Überzeugung heraus, dass alles, was deinen Weg kreuzt, keine Leiden mitzubringen braucht, weil du Freude verdienst.

Du WÄSCHST dich selbst WEISS. Du ziehst einen Strich unter die Vergangenheit und machst einen neuen Anfang. Du brichst außerdem mit allen Gewohnheiten, die dich überhaupt nicht auf den Weg zum Leben bringen. Du wirfst den Schmutz weg, der vielleicht schon seit langer Zeit an den Mauern deines Hauses haftet. Du hältst nichts und niemanden mehr fest. DU ERWARTEST das Hellere, das Positive, das Schöne! Du lebst in Güte: du kennst keinen Trübsinn, keine Wut, keinen Ärger, keine Begierde mehr. Du lebst rein und gereinigt aus einem reinen ICH heraus.

Bolognese-Sphäre ist fleißig, eher aggressiv, tatkräftig, energisch. Sie hat die feste Absicht, alles aufzuräumen, um schließlich jede Finsternis innerhalb des Selbst für immer zu entfernen.

Aus diesem ‚aufgeräumten’, leichten Gefühl heraus kann der Mensch mit einem befreiten Gemüt beginnen, sein Leben aus positiven, allerschönsten Erwartungen heraus in Güte ausrichten. Er wird dafür belohnt werden!

Sieht er sich selbst als einen Guten Menschen, in reiner Selbst-Liebe, dann wird er nicht länger ‚das Düstere’ in sich selbst festhalten; es wird heller in seinem Herzen, seiner Seele, seinem Magen … Er ‚braucht’ die verwegene Bürste von Bolognese nicht mehr, obwohl er sich noch gerne mit ihr an einen Tisch setzt, um das Weiche, das Liebliche, das Süße, das Gute im Leben zu genießen.

Es werden keine aggressiven, pikanten, harten Worte mehr gesprochen, sondern es herrscht eine Sphäre des Friedens, der frischen Düfte nach dem Saubermachen. Für ihn gibt es keine ‚dunkle Nacht' mehr. Er weiß sich weich und gereinigt von der positiven Einstellung seiner warmherzigen innerlichen Sonne. Seine Augen blicken hell und sanft; er ist nur für das Gute offen, für das Schöne, und ignoriert das Negative, das Düstere. Infolgedessen zieht er das Gute immer mehr an; schließlich wird er auf keinerlei Weise mehr mit dem Düsteren konfrontiert werden. Bolognese trägt gewiss die folgende Botschaft für den Menschen in sich: „Willst du die Welt in das Licht der Güte bringen? Beginne dann mit dir selbst!"

Curry

Curry symbolisiert die Sphäre von knisternden Leidenschaften, von Lebens-Lüsten, von dem Verlangen im Menschen, sich ganz und gar voller Feuer und Flamme dem Leben selbst hinzugeben! Der Mensch, der Curry mag, hat wirklich sehr viel dafür übrig, ‚dabei' zu sein, sich völlig eins mit dem Leben zu fühlen. Er liebt das GROSSE GLÜCK. Niemand kann ihn - in der Currysphäre - auch nur ein wenig zurückhalten. Wenn er fühlt, weitergehen zu müssen, geht er weiter. Er ist fest entschlossen.

Curry treibt ihn dabei noch zusätzlich an und wirkt ansteckend auf seine Laune. Mit Curry wird er noch mehr als früher die Welt erobern. Er ist voll guten Mutes, hat Lust darauf, steht bereit, randvoll mit Brennstoff, um seinen Anteil zum Leben auf eine feuerkräftige Weise beizutragen!

Curry ist nicht schnell müde, gibt niemals auf, hält bis zum Äußersten durch, hat eine kräftige Dosis Energie - scheint selbst niemals müde zu werden - und spornt dich dazu an, mit ihm mitzumachen. Kannst du seinem Tempo folgen? Gut: alles O.K. ! Bereite dich dann jetzt auf ein Eilzugstempo vor.

Der Mensch, der Curry mag, hat es manchmal schwer, mit sich selbst Schritt zu halten; eigentlich will er ‚schneller' vorankommen; er braucht es, vorwärts zu steuern und wird nicht gerne auf seinem Pfad gestört. In Curry entdeckt der Mensch jemanden, der ihn begreift und ihn eher anregen als hemmen wird.

Die Sphäre von Curry ist pikant, gewagt, originell, manchmal riskant … aber sie geht zumindest weiter; sie hält sich nicht zurück; sie wagt es, allerlei Dinge auszuprobieren … und kommt auf diese Weise zu neuen Entdeckungen. Wer sich nach dieser Sphäre sehnt, der zögert manchmal dennoch dabei: darf ich dies wirklich tun? Darf ich hier weitergehen? Er tritt unschlüssig auf der Stelle … bis Curry vorbeikommt und ihn an seinem Arm in seiner rasenden Fahrt mitzieht.

Er weist den Menschen auf die enormen Energien hin, die in ihm vorhanden sind …, die vor Ungeduld brennen, die es nicht erwarten können, ausgelebt werden zu dürfen, im Leben eingesetzt werden zu dürfen, in einer dynamischen Sturmflut von Schöpfungstaten, in Kreativität, in allerlei Unterfangen … „Stürz dich nur hinein!“, sagt Curry, „Sei kreativ und lasse deine Energien einfach weiterströmen: setze sie auf eine kreative Weise ein. Nimm dein Leben kräftig in die Hand und gehe tapfer weiter!“

Die Feuerglut, die magnetischen Kräfte im Wesen Mensch erfordern hier eine kreative oder sinnvolle Einschaltung. Er darf nicht stillstehen bleiben; er darf nicht an seinem Vermögen zweifeln, prächtige Dinge zu verwirklichen.

Curry steht für brennende Energien, für Feuerglut und Fanatismus, für Passion und Leidenschaft: wenn es sich dabei um die gesunde Feuerkraft handelt, um die Leidenschaft für DAS LEBEN selbst, dann ist dies gut. Weicht der Mensch jedoch davon ab und benutzt er diese brennenden Schöpfungskräfte in seinem Wesen dazu, seine Begierden anzuheizen und sich selbst in Genusssucht zu verlieren, dann BRICHT er AB, statt aufzubauen. Curry fordert ein aktives, resolutes, mannhaftes Anpacken der Dinge, ein entschlossenes Weitergehen, einen dynamischen Lebensstil, ein tatkräftiges Aufbauen von etwas Schönes im Leben.

Wer Curry-Sauce mag, der tut gut daran, sich im Leben zu stabilisieren, so dass seine Energien einen felsenfesten Heimathafen haben, in dem sie sich im Falle eines Nicht-Gebrauchs niederlassen können: dies gilt sowohl psychisch als auch körperlich. Letzteres bedeutet, dass der Mensch gut daran täte, seinen Körper kräftig auszubauen, dass er sicher nicht fasten darf, wenn er will, dass die ‚Energie-Materie'-Balance nicht gestört wird (mit allen dazugehörigen Folgen); angesichts des Volumens seiner energetischen Kräfte braucht er eine kräftige Dosis Nahrung.

Curry ermahnt den Menschen dazu, sich oben auf den Berg seiner selbst, den Berg des Lebens zu stellen … Dies erinnert uns an die Symbolik der Zahl Fünf in ihrer besten Form: Der Mensch, der als Herr und Meister die Leitung über eine ganze Masse von Kräften hat, um diese ausgewogen zu lenken. Es ist der kräftige Naturmensch, der sich auf dem Vordersteven des Großen Schiffes befindet … er schaut nicht nach unten … er schaut immer vorwärts … Er ‚unterliegt' diesen Feuerkräften nicht, sondern wird diese auf eine prächtige Weise voller Selbstvertrauen einsetzen. Er genießt diese wunderbaren magnetischen Kräfte in ihm, er genießt sein Vermögen, etwas Schönes aus seinem Leben, seinem Mensch-Sein zu machen.

➔ Siehe auch eventuell: Kurkuma.

Erdnusssauce

Satésauce

Erdnusssauce ähnelt ein wenig der grünen Sellerie und zugleich dem Pfannkuchen. Findest du das ein wenig seltsam? Ist es nicht; sie haben etwas gemeinsam. Sie fordern den Menschen durchaus dazu auf, sich in etwas ‚hineinzuknien oder zu verbeißen'. Damit zu beginnen, zu genießen, Aktion und Durchhalten … , ohne dich in deiner Umgebung zu verlieren; in dem, mit dem du dich gerade beschäftigst.

Erdnusssauce pflegt sich gerne und du siehst gleichsam, wie sie mit strahlend silberner Armbanduhr vorbeigeht. Die Zeit in das sanfte Silberlicht funkelnd eingefasst. Erdnusssauce strahlt Anmut aus und will sich auf dieser schönen mond-leuchtenden Glanzkraft als alte weise Frau mit viel Gefühl und Verständnis manifestieren. Sie fühlt sich auch so. Wertvolles Glitzern unter dem Mondlicht, sanft und stark. Ja, die Kraft des Menschen ist auch in diesem feinen starken Gefühl enthalten.

Die Art von Erdnusssauce ‚scheint' klein zu sein, ist dies jedoch ganz und gar nicht. Die Großartigkeit an Energie, die sie ausstrahlt, könnte einen mitunter sprachlos machen. Dies tut dem Herzen so gut. Aus den Plutonischen Tiefen steigt die rosafarbene und silberne Sphärenskala auf. Ein Glücksgefühl wie die Sphäre des Charakters von Sirius. Nur dürfte dieses echte Glücksgefühl nicht umschlagen in ‚Prahlen, äußerlichen Stolz und nach außen Glänzen, um aufzufallen'. Nein, diese massiv-silberne Vibration strahlt aus dem tiefsten Kerngefühl eines Menschen heraus, aus dem, was man den weiblichen Aspekt in jedem Menschen nennt. Das authentische schöne Gefühl. Dies tut dem Gehirn, der Herz- und Thymus-Vibration gut. Und der Mensch, der Erdnusssauce isst und wirklich Lust darauf hat, kann diese Sphäre gut gebrauchen, hat das dringende Bedürfnis, diese Sphäre in sich selbst hochzutreiben …

„Genieße einfach dich selbst" lebt es in Erdnusssauce, „bleibe innerhalb deines eigenen Kreisgefühls (wie die Symbolik eines Pfannkuchens)[2] und lege keinen Wert auf das Niedrigere, auf das Getratsche, nimm selbst nicht daran teil. Mach es dir selbst warm, festlich und gemütlich."

Erdnusssauce lässt die Gefühle strömen, stimuliert die Kreativitätsorgane (symbolisiert durch Geschlechtsorgane), die Gehirndrüsen, die dafür sorgen, dass ‚dein Körper von Wasser durchströmt wird und doch im Salz des Körperlichen anwesend bleibt'. Ermutigt Schöpferkräfte in deinem Sein.

---

[2] Lies hierzu mehr an anderer Stelle in diesem Buch.

Erdnusssauce nimmt gleichsam ein kleines Hämmerchen und schlägt vorsichtig, wie ein Schmied, der gerade etwas schmiedet: kleine Kostbarkeiten, größere Bedarfsgegenstände. Wie der Schmied Vulcanus,[3] der den Instinkt im Menschen zu bewussten Schöpfungstaten umschmiedet, ganz einfach zu Bewusstseinsenergien im Menschen. Uralte Instinkte wollen sich zu höherer kräftiger, liebevoller Kreativität und den reinsten Gefühlswahrnehmungen transformieren.

Der Mensch, der Erdnusssauce mag, lässt es nicht gerne dabei, nein, er gibt nicht gerne auf und würde am liebsten auch als Hammer und Amboss fungieren, wirklich wertvolle schöne Dinge kreieren. Aktiv, Energien strömen lassen.

Der Mensch, der den Geschmack von Erdnusssauce extrem mag, will meist sein Bestes tun, um, aus seinem irdischen körperlichen Sein heraus, weiterhin festen Boden unter den Füßen zu behalten, die Salzkristalle in sich weiter zusammenzuhalten, so dass er als vollwertiger Mensch ‚sein' und produzieren kann.

Hast du Lust auf Erdnusssauce? Dann sehnst du dich danach, ganz warm und nah in deinem Körper zu bleiben, Suppe zu trinken gleichsam und nicht über den Rand deines eigenen Tellers auf das zu schielen, was ein anderer tut oder sagt. *Selbst* tun, *selbst* weitermachen, worum es sich auch handelt.[4] Weiterhin in der Gemütlichkeit deiner selbst wohnen.

Der Mensch, der ein Verlangen nach Erdnusssauce empfindet, möchte gerne nah an das herrliche Gefühl seiner selbst kommen, dieses intensiv-silberne Gefühl, das dem Herzen gut tut. Dich in deinem Sein glücklich fühlen wollen.

Bist du mit dem derzeitigen Zustand nicht zufrieden? Bist du im Moment nicht in der Lage, das Glück in dir selbst zu fühlen, zu verwirklichen? Erdnusssauce sagt: „Ich werde dir helfen. Glaube mehr an dich selbst, an die Tatsache, dass es diesen silbernen Boden in deinem tiefsten Sein wirklich gibt. Du darfst das alles entdecken, deine tieferen fundamentalen Kräfte, die nicht unabhängig sind von deinem Glücksgefühl …
Komm nah, näher an dich selbst heran … und erfreue dich daran, wer DU bist in dem göttlichen Kernwert, der in dir wohnt."

Grenzen können in der Sphäre von Erdnusssauce gezogen werden: es reicht, stopp … das lässt Erdnusssauce dich auch fühlen. Und du fühlst diese Sprache in dir selbst bereits, und du kannst aufhören, etwas zu tun, wenn du fühlst: „Jetzt ist es genug." Ja, auch dieses harmonische Gleichgewicht wird von Erdnusssauce empfohlen und ist in dir in der Basis bereits vorhanden. Erdnusssauce fordert da-

---

[3] Lies über diese symbolische tiefere Bedeutung im zweiten Kapitel von *Die Zwölf Tore des Prinzen Sirius, oder Die Suche nach dem wahren Glück.* Dieses Buch ist bei Erscheinen des vorliegenden Werkes noch nicht in deutscher Übersetzung erhältlich.

[4] Lies an anderer Stelle in diesem Buch über die Symbolik von *Suppe.

zu auf, mehr darauf zu achten, dass es dir gelingt, dieses Gefühl der silbernen Mitte in Harmonie und Reinheit aufrechtzuerhalten. Dann fühlst du dich plötzlich wie ‚auferstanden', du bist in einer neuen Sphäre geboren und du fühlst, wie sich der lichtgebende Lebensatem durch deine Atemwege, durch deinen ganzen Körper bewegt.

Erdnusssauce fordert Sanftheit, eine sehr reine Sanftheit von dir. Gib sie dir, und strahle dies aus, teile dies mit den anderen. Der Glorienschein, der gleichsam um Erdnusssauce, um dich herum hängt, ist jetzt schön, wie ein Mensch guten Willens, der aus seinem sanften aufrechten Herzensgefühl heraus lebt. Und doch kraft-warm. Mond-sanft-Gefühl … Beide sind vereinbar in der Erdnusssauce und dem Menschen, der Appetit auf diese hat.

Essig-Geschmack in Nahrungsmitteln

Vinaigrette-Saucen, in Essig eingelegte Nahrungsmittel: Pökelhering (Salzhering), Essiggurken usw.

Essig hat etwas Aufpeitschendes, ist dieser letzte Anstoß oder Schubs in den Rücken, den du brauchst. Mit einem kurzen, starken Schlag der Peitsche wird das Äußerste aus dem Pferd geholt. Der Mensch, der sagt: „Auf geht´s, hole alles heraus, was du kannst!“ Ein stimulierender Kraftstoß: vorwärts! Die Ausräumung eines letzten Zweifels. „Du hast schon viel geleistet, aber *das* Letzte muss jetzt auch kommen!“ : Essig hat keine Geduld mehr, fordert das Herausholen des Allerletzten …, den allerletzten Tropfen und sagt: „Du kannst noch ein *kleines bisschen* mehr! Du wirst jetzt noch ein klein wenig weiter gehen, denn ich weiß, dass aus dir noch mehr herausgeholt werden kann.“

Essig reizt die Nervchen; du kannst nur noch mit Mühe teilnahmslos, gelassen, passiv auf deinem Stuhl sitzenbleiben; du wirst dazu verpflichtet, auf eine selbstsichere Weise ans Tageslicht zu kommen! Du wirst nach außen und vorwärts geschoben. Essig-Sphäre steht für jenen Augenblick, in dem der Vulkan ausbricht, in dem der Ballon platzt.

Wen es nach mit Essig zubereiteten Speisen verlangt, der kann sich möglicherweise manchmal selbst nicht ausstehen, weil er seiner Meinung nach zu wenig tun kann, zu wenig vorwärts kann …; er hat eine Art von Ungeduld, weil er nicht vorwärtsstürmen kann. Er fühlt sich irgendwie gehemmt; diese Hemmung findet ihren Ursprung natürlich im Menschen selbst!

Wer voller Energie ist, aber gerade noch diesen *einen kleinen* Anstoß braucht, um sich völlig in das Lebenswasser zu werfen, derjenige, der seit langer Zeit angestaute Kräfte in sich hat, aber diese gerade noch zurückhält, braucht gerade diesen Stoß von der Essig-Sphäre, um von seinem Stuhl herunterzuspringen, zu Taten überzugehen, oder was ebenfalls möglich ist … einmal gut und kräftig seine Meinung zu verkünden, wo er diese schon seit langer Zeit ‚zurückhielt'. Er federt auf, er hält sich nicht länger zurück und geht zur selbstsicheren Tat über.

Die Sphäre von Essig kann auch beschrieben werden als dort ‚das Letzte herauspressen', wo die allerletzte Phase von ‚Potenz, Sammeln, Zurückhalten' in ‚Taten, Ausführung' übergeht. Essig sagt: „Halte dich nicht länger zurück, sei nicht länger geduldig und abwartend, greife jetzt auf eine entschlossene geradlinige Weise durch (ohne um den heißen Brei herumzureden). Wage es, dich selbst an *einem* Stück zu manifestieren, wie du bist. frustriere dich selbst nicht, kaue deine Fingernägel nicht mehr ab, verberge deine inhaltlichen Kräfte nicht unter einem Deckel, während du eigentlich das Bedürfnis fühlst, zu dynamischer Tatkraft überzugehen, so dass du nicht unter Hoch-Spannung gerätst und deine Nerven nicht darunter leiden.

Äußere dich! Sprich! Sage, was du zu sagen hast und tue, was du tun musst. Sei dabei ehrlich zu dir selbst, ohne dass du die Absicht hast, einen anderen zu verletzen."

Die Essig-Sphäre holt die Kraft eines Menschen an die Oberfläche und führt dazu, dass er überhaupt nicht mehr das Gefühl hat, den Kopf hängen lassen zu müssen. Psychisch verweist es auf jene Eingebung, jenen Funken an ‚Erkenntnis', von Einsicht, der macht, dass ein Mensch plötzlich seine Kräfte ‚fühlt', tatkräftig aufspringt, Energien ans Tageslicht bringt und diesen sogleich Gestalt gibt: am liebsten in konstruktivem, nicht in destruktivem Sinne.

Dies geht häufig mit einem ICH-Bewusstsein einher, mit einem ‚es wird Zeit, dass ICH ich selbst bin!, dass ich mich von nichts und niemandem mehr zurückhalten lasse …', wobei dieser Mensch allerdings einsehen sollte, dass er selbst der einzige ist, der sich ‚zurückhalten' kann, und dass jede Blockierungs- oder Frustrationssituation nur eine Folge der eigenen Hemmung ist. Er braucht sich nicht auf ungeduldige Weise über einen anderen zu ärgern; er kann nur durch sich selbst ‚irritiert' sein, durch sein Nicht-wirklich-Weitermachen. Er wird sich selbst vollständig aus seiner Phase des ‚Fest-Sitzens' los-lösen müssen, aus den möglicherweise zu statischen oder strukturell erstickenden Mustern, in die er sich selbst gebracht hat. Er kann nur sich selbst befreien und kein anderer hat damit etwas zu tun.

Er wird seine Nervenkräfte jetzt auf eine konstruktive, energische Weise einsetzen: wie ein Pfeil aus dem Bogen schießt er nun vorwärts. Dadurch wird er anschließend ruhiger; schließlich werden seine Energien befreit.

Er ist dynamisch, kreativ und bewegt sich jetzt ganz frei … Er ist nun ‚aufgeplatzt' in dieser Essigsphäre, wie eine überreife Frucht. Er hält sich nicht länger zurück und genießt das Leben auf eine aktive und begeisterte Weise. Er lässt sich von nichts und niemandem mehr mäßigen, vor allem nicht von seinen eigenen Hemmungen, Strukturen, Gedanken oder eine gewisse Form der Passivität. Er wird darauf achten, in dieser Sphäre keinen anderen über den Haufen zu laufen: er ist einfach auf eine dynamische, kräftige Weise er selbst. Er wird darauf achten, das große Potenzial an Energien auf eine nützliche, aufbauende Weise einzusetzen.

Wen es nach mit Essig zubereiteten Speisen verlangt, der verwirft manchmal sich selbst; er schreibt sich selbst einen zu geringen Wert zu, um seine Talente und potenziellen Möglichkeiten in der Praxis umsetzen zu können. Manchmal bewertet er das, was in ihm ist, zu gering. Er braucht einen Stoß, um sich selbst zu verwirklichen, um seinen Inhalt ans Tageslicht zu bringen. Essig ruft den Menschen dazu auf, jetzt zu zeigen, was ‚in' ihm steckt, ohne Zögern. Komm aus deiner Höhle und … fange an!

Die Essig-Sphäre ist eine einflussreiche Sphäre und der Mensch, der sich nach ihr sehnt, tut gut daran, seine innere ICH-STIMME in Verbindung mit dem HERZEN als ausschlaggebende Einflusssphäre sprechen zu lassen. Er würde gut daran tun, der Stimme tief in ihm selbst genauestens zuzuhören, um nur dort zu hören … dass er sein darf, wer er ist, dass er auf die Weise ans Tageslicht treten darf, die zu seiner Art passt: solange dies nur auf eine positive, aufbauende (nicht zerstörungswütige- harte- lieblose- aggressive!) Weise ist. Schließlich ist die Essigsphäre ‚scharf' eingestellt: sie führt dazu, dass der Mensch sich präzise auf sein Herz abstimmt. Entschlossenheit und selbstsichere Selbst-Manifestation passen nicht zu Herz-Losigkeit!

Dieser Mensch wird immer und jederzeit auf diese innere Stimme hören, die ihm in jedem Moment sagt, ‚was er tun soll'. Argumentiere nicht ewig herum, sperre dich selbst nicht hinter einem Berg von Argumenten ein …, sondern SEI einfach auf eine tatkräftige Weise du selbst. Wage es, deinen Impulsen, deinen intuitiven Einfällen zu folgen und lasse dich nicht ständig von Regeln, Gesetzen, Strukturen, rationalem ‚Ja-Aber-Gesage' blockieren. Nur das inhärente Gesetz von Leben und Güte wird dein Maßstab sein, so dass Kräfte nur auf eine sinnvolle Weise wirken können. Lebens-Energien fordern nun einen Freien Durchgang!

Sauce Hollandaise (Holländische Soße)
wird oft zu Fischgerichten serviert

Die Art von Sauce hollandaise kann man als großmütig bezeichnen. Selbst würde sie sich manchmal verstecken, dann wieder zum Vorschein kommen. Eine Art von gespaltenem Gefühl im Zusammenhang mit den instinktiven Neigungen: darf ich oder darf ich nicht? Hierzu könnten wir den Text zu einer Gaumenspalte aufschlagen.[5] Sauce hollandaise findet sich selbst nicht besonders schön, wie eine Warze auf dem Schwein, als ob ein wucherndes Geschwür in ihr wachsen würde. Sie hat die Neigung, sich nicht sehen zu lassen, und will andererseits doch gesehen und anerkannt werden. Unbewusst erfährt sie sich als ein Instinkttierchen.

Wie eine große kriechende Schildkröte geht Sauce hollandaise langsam vorwärts; sie hält ‚nichts' von ihren Beinen, der harten Haut drumherum. Sauce hollandaise konfrontiert den Menschen mit einem schlechten Selbstbild, während sie doch eigentlich einen guten Charakter hat. Sie legt (zu) viel Wert auf das Äußerliche (warum sollte eine Warze oder eine gespaltene Lippe hässlich sein müssen?!), wodurch sie in einem niedrigeren Stadium hängen bleiben würde, aber im Kern ist sie nobel. Einerseits hat sie ein großes Herz, andererseits würde sie sich selbst den Dolch in das Herz stechen. Möglicherweise aufgrund der Tatsache, dass in ihr die unbewusstlebende Neigung existiert, sich von *zu* roten Leidenschaften mitreißen zu lassen.

Sie fühlt sich mitunter wie ein protestierendes Opfer, weil sie zu viel von den anderen aus sich wegnehmen lassen hat, oder abbeißen (wäre sie ein Apfel gewesen, dann wäre sie bis zum Kerngehäuse abgeknabbert worden). „Es ist nicht fair …" klingt es aus ihrem Mund, weil sie sich selbst in ihrer Ganzheit nicht wiederfindet. Sie lässt sich mit dem Rücken gegen die Wand platt drücken. Sie ist sich ihrer Schönheit nicht bewusst und will *mehr,* will anders aussehen. Sie ist sich ihrer Perfektion überhaupt nicht bewusst und zweifelt an sich selbst, an ihrem Wert. Sauce hollandaise stellt also Forderungen an sich selbst, die sie nicht erfüllen kann, ist immer wieder enttäuscht von sich selbst und dann kommen Unzufriedenheit und Verdruss, Missvergnügen, und Begierden zum Kompensations-Trost auf.

„Weißt du denn nicht, wie viel Wert du in dir trägst?" würden wir zu Sauce hollandaise und zum Menschen sagen, der sie liebt, sie verspeist. „Erkennst du denn nicht, wie schön du bist, als ‚DU'?" würden wir zur Sauce hollandaise sowie zu ihrem Freund sagen. Nein, dies ist, wie wenn man sich beschämt verbirgt, und doch zugleich eine Art von Sucht nach Anerkennung empfindet. Aber sie ist so perfektionistisch gegenüber sich selbst, sie legt die Latte für sich selbst so hoch, dass sie ihre eigenen Erwartungen niemals erfüllen kann.

---

[5] Lies hierzu mehr in *Der Schlüssel zur Selbstbefreiung – Enzyklopädie der Psychosomatik.*

Sauce hollandaise ist voller feuerroter begieriger Kräfte, da ist eine warme Glut, die in positivem Sinne umgesetzt werden kann. Doch zugleich ist auch die Auferstehung in ihr: wie ein fünfeckiger goldener Stern erhebt sie sich leuchtend … ja, von einem irdischen Sockel aus und zu erhabenen Höhen steigend. Ein komplexer Charakter also! In sich trägt sie lichte Höhen und einige dunkle Tiefen. Die Mission, die sie auf der Erde hat, ist eine der doppelsinnigen Art. Lässt sie sich bis auf das instinktive Niveau herunter, dann schrumpft sie zusammen, dann verstümmelt sie sich selbst auf geistige Weise (in ihren Gedanken und Überzeugungen), dann hat sie möglicherweise Appetit auf eine Tasse Kaffee.[6]

Feurig gräbt sie in den tiefen unteren Schichten auf der Suche nach weiter; in den unteren Schichten der Erde, in den Höhlen des Skorpions. Es kann sich in die richtige Richtung entwickeln … wenn an neuen Fundamenten gebaut wird, am Ersetzen alter Basisinstinkte durch kreative neue Kräfte.

Der Mensch, der Sauce hollandaise mag, sehnt sich deutlich nach Selbst-Anerkennung, wartet auf den richtigen Augenblick, um mit sich selbst zum Vorschein zu springen, zweifelt aber noch an sich selbst, an seinem / ihren eigenen ‚Aussehen' und Art des ‚Daseins'. Er ist also ein Freund von Sauce hollandaise … und wird, genau wie dieses Nahrungsmittel, gut daran tun, an das Hoch-Edle, Leuchtende in sich selbst anzuknüpfen. Den goldenen Stern, diese gemütliche Wärme in seinem Löwenherzen, wird er entdecken dürfen. Zweifelt er daran, dass er sein darf? Genau wie Sauce hollandaise? Nun, dann darf er selbst, genau wie Sauce hollandaise dies tut, voller Kraft in seinen tiefen unterirdischen Schätzen graben, so dass er zum Kernpunkt seines Ichs gelangt und erkennt, dass er sich in dieser Wertvollheit nicht länger zu verstecken oder unterzutauchen braucht, in Selbstunterschätzung. Unter der Voraussetzung, dass er eine Transformation in sich selbst durchführt: von Instinkten zu Bewusstseinskräften. Ja, er wird gut daran tun, sich auf keinerlei Weise selbst herunterzumachen und vor allem keinen Wert mehr auf die Normen der äußerlichen oberflächlichen Welt zu legen. Jeder Mensch ist, wie er ist, so wie er ist, und, wenn er aus der tiefen Herzenswärme seiner selbst heraus lebt, strahlt er wie ein schöner Mensch.

Wer Appetit auf Sauce hollandaise hat, wird gut daran tun, das männliche und das weibliche Prinzip in sich selbst voll und ganz anzuerkennen und, wie in der Symbolik der ‚7', der Mandorla, der Mandel, des Marzipans,[7] zu beginnen, sich selbst zu lieben, sich mit sich selbst zu verschmelzen.

---

[6] Lies an anderer Stelle in diesem Buch über die Symbolik von *Kaffee.

[7] Lies hierzu mehr an anderer Stelle in diesem Buch sowie im 7. Kapitel von *Die Zwölf Tore des Prinzen Sirius*. Dieses Buch ist bei Erscheinen des vorliegenden Werkes noch nicht in deutscher Übersetzung erhältlich.

Sauce hollandaise kommt, genau wie der Mensch, der sie verspeist, jetzt zu dem warmen innigen Schmelzpunkt ihrer selbst und hier hört das zweifelhafte Bild, das sie von sich selbst aufgebaut hatte, auf zu existieren. Dieser herrliche schöne Aspekt, die andere Seite der Medaille bei Sauce hollandaise gewinnt jetzt am liebsten die Oberhand, ohne darum in Extreme zu verfallen, wie dies bei einer manisch-depressiven Erkrankung der Fall ist.

Damit sie jetzt lachen kann, statt säuerlich zu weinen … um und über sich selbst. Sauce hollandaise und der Mensch, der diese isst, fallen einander nun in die Arme, sich gestützt fühlend in diesem Übereinkommen, in dieser Freundschaft und Wiedererkennung / diesem Spiegel: gegenseitig. Einheitsgefühl gibt Kraft; alle Teilelemente in sich selbst integriert und, falls dies für das Leben wünschenswert ist, transformiert zu edlen Höhen.

Ketjap Manis

indonesische süßliche Sojasauce

In der Art von Ketjap Manis hängt das Gewicht *rechts* durch. Wie Rotwein in einem Glas, um das Irdische üppig zu genießen, aber in einem Rausch kann dies nicht lange anhalten: als ob Ketjap Manis dir sagen will: „Halte das Gleichgewicht zwischen Denken und Träumen, zwischen Geist und Körper, lasse den Verstand nicht dominieren, denn früher oder später würde doch ein Deichbruch des Gefühls folgen. Es sollte der goldene Mittelweg in einer Anhäufung von Gefühlen, die richtige Lösung in einem zu großen Spannungsfeld gesucht werden."

Ketjap Manis setzt den Kopfhörer auf und steckt den Stecker in die Steckdose, folglich ein wenig in ihrer eigenen kleinen Welt lebend, davon überzeugt, dass sie so die Selbst-Befreiung erreichen wird. Sie verträgt es nicht, dass ihr ein anderer seinen Zigarettenrauch in die Nase bläst. Sie will eigentlich das negative Neptunianische loswerden, jede Form der Betäubung, des rosafarbenen Rausches, weil sie selbst in gewisser Hinsicht darin eingesperrt ist. Dennoch will sie hoch mit diesem Lebenstanz mitgehen. Wir können nicht behaupten, sie habe unrecht, solange sie vor sich selbst nur nicht in *zu* hohe ätherische Sphären flüchtet.

Intuitiv, instinktiv, wie eine Fledermaus, die ihr Gefühlsinstrument einsetzt, so ist Ketjap Manis. Sie ist im Bann des Geistigen und bringt dies in der Materie nachdrücklich zum Ausdruck. Sie kann alle Gestalten annehmen, beweglich wie sie in sich selbst ist. Wendig in ihrem Glauben.

Genussdrang ist ebenfalls ein fester Bestandteil von Ketjap Manis, ganz gleich, ob es sich dabei um einen sexuellen Drang oder die Sehnsucht nach einem Fläschchen Wein handelt. Sowohl der weibliche als auch der männliche Aspekt in Bezug auf die Sexualität meldet sich, zeigt sich freiheraus, einladend. Energien drehen und kehren sich in ihr. Möglichkeiten der Schöpfung und Kreation beim Menschen.

Der Mensch, der Ketjap Manis mag, erfährt sich möglicherweise gelegentlich als instabil oder sogar manchmal als unausgeglichen im Sinne von: was soll ich tun, nach links oder nach rechts gehen; er würde gleichsam seine Nägel abbeißen, weil er nicht gleich weiß, was er mit seinen Energien anfangen soll, er ist ein wenig nervös …

Die Art von Ketjap Manis kann man als kindlich verspielt bezeichnen. Sie zieht sich dann ganz nah in sich selbst zurück wie eine kleine Erbse, die sich noch kleiner zusammendrehen will. Sie spielt ein wenig, hin und her tanzend; dann fährt sie wieder hoch, aber furchtlos wie ein Schnellzug über eine tiefe Wasserschlucht hinweg. Als ob ein eingebautes Vertrauen sie Schritte machen lässt, sie Dinge unternehmen lässt, die ein anderer als riskant und übermütig abstempeln könnte. Das Leben ist für sie wie das Bahnen eines Weges durch sich schlängelnde Kurven, mit dem Lebensschnellzug mitgehend. „Du brauchst dir doch über nichts Sorgen zu machen, nicht wahr? Spiele einfach durch das Leben und gehe mit dir selbst mit.“ Genau wie der drohende gähnende Abgrund unter dem Zug, zeigt sich die dunkle Kreuzspinne auf eine giftige Weise. Aber Ketjap Manis ist stark und wähnt sich unbesiegbar. Herrlich ist das Leben, in diesem Vertrauen. Ein wenig herausfordernd verhält sie sich, um zu zeigen: „Du kannst mir doch nichts anhaben, versuche es ruhig!“

Ketjap Manis kann stundenlang sitzen und sich einen Film ansehen, die Bilder kommen auf dynamische Weise in sie herein, und unterdessen hält sie selbst ihre Energien dann in sich, möglicherweise würde sie dann in der Nase bohren![8]

Dann wieder pfeift sie ihr kräftigstes fröhliches Lied in der Gestalt eines knallgelben Kanarienvogels. Triumph und Glück flimmern durch ihren kleinen Leib hindurch. Trompetenschall, wenn möglich. Trommelwirbel … mit Kraft.

Der Mensch, der Ketjap Manis mag, lebt vorzugsweise *sehr* lang und glücklich. Er ist möglicherweise ein wenig nervös auf der Suche nach ‚dem', was er noch nicht weiß, aber er weiß, dass ‚es' kommen wird. Seine feinfühlige Nase in Aktion, auf der Suche, intuitiv als Mensch, oder instinktiv und ungeduldig.

Ketjap Manis sagt diesem Menschen, dass er das Leben, seine eigene Art des Seins mit hundertprozentiger Intensität genießen darf. Sie fördert die Lebensbegeisterung zusätzlich. Ketjap Manis erzählt dem Menschen: „Das Gift der Kreuzspinne oder von irgendetwas oder -jemand anderem ist nur ‚gift-

[8] Lies hierzu mehr in *Der Schlüssel zur Selbstbefreiung – Enzyklopädie der Psychosomatik.*

gefährlich', solange du die Spinne als groß und bedrohlich betrachtest und solange du dir der Tatsache nicht oder nicht genug bewusst bist, dass die Immunität in dir, als Mensch, vorhanden ist, dass du die Dinge in deiner Umgebung als gefährlich oder als nicht-schädlich für dich ansehen kannst.“ So kann der Mensch aus der Mücke einen Elefanten machen, aber ebenso gut aus einem unschuldigen Etwas in seinen Gedanken ein furchterregendes Bild erschaffen. Ketjap Manis sagt hierüber: „Komm mit mir mit in dem Glauben, dass das Leben auch für dich Freude und Glück in petto hat, dass dich, wenn du nur aus Vertrauen heraus lebst, keine negative Energie zu treffen braucht. Selbstverständlich erfährst du dann die Kraft und das Vermögen in dir, das Leben in dir selbst, in deiner Evolution als etwas Wunderbares zu sehen. So ziehst du das Himmelherrliche wie von selbst an. Glaube daran! Purzle in den Lebensraum und nutze alle deine Chancen, du hast nichts zu verlieren.“

Mayonnaise

Mayonnaise sagt: „Entledige dich selbst aller Dinge, die ehrlicherweise nicht in dich gehören, spucke sie aus, sprich, äußere dich, halte dich nicht zurück …, sei dabei ganz ehrlich zu dir selbst. Wirf alles ab, was nicht in dir zu bleiben braucht. Lass los, was nicht wirklich zu dir gehört! Mache dich LEER, wenn es um das Unechte, das Falsche geht, um alles, was nicht in dich gehört, was nicht von innen heraus auf authentische Weise gebildet wurde, sondern von außen her absorbiert wurde, früher und heute, und was eigentlich überhaupt nicht zu deiner wirklichen tiefsten Art passt.“

Wer den Geschmack von Mayonnaise sehr mag, der will sich selbst die Augen schließen, um nicht länger nur die Außenseite der Dinge anzuschauen; er schützt sich selbst gegen ‚Eindringlinge', damit seine Augen nicht beschädigt werden. Dieser Mensch wird lernen, auf seinem Standpunkt zu beharren, wenn es um die Wahrheit geht (ohne davon abzuweichen), und wird damit aufhören, sich selbst etwas vorzugaukeln. Er muss sich auf eine ehrliche Weise für sich selbst einsetzen, sich selbst reinigen! Er wird alles ausspucken müssen, was nicht ihm gehört, was nicht zu seiner Art gehört.

Mayonnaise steht dafür, auf eher aufbrausende Weise ‚nein' zu sagen, steht für eine Weigerung, noch länger Dinge in dich aufzunehmen, die nicht wirklich zu dir gehören. Die Mayonnaise-Sphäre entfernt unverzüglich das, was nicht in dir bleiben kann, weil es deiner Natur, deiner eigentlichen Frequenz nun einmal ‚fremd' ist.

Mayonnaise reizt die Gefäßwände, damit sie loslassen, was nicht wirklich in die Gefäßwände gehört. Die Macht des falschen Wortes, des fehlerhaften Bildes … ist oftmals sehr stark … dringt bis in den Menschen hinein. Die Kunst besteht darin, zu diesen verkehrten Bildern, Gedanken, Einprägungen, Indoktrinationen ‚nein' zu sagen.

„Lasse dir nichts aufdrängen", sagt Mayonnaise, „sondern leere alles, was nicht zu deinem reinen, ehrlichen Selbst gehört". Die Sphäre von Mayonnaise ähnelt jener des ‚Abtropfsiebes': das, was nicht dorthin gehört, verschwindet durch die Löcher, nur das Gute bleibt übrig. Es wird gesiebt und *viel* entfernt.

Mayonnaise sagt: „Du darfst jetzt empfänglich sein für alle guten Dinge, aber lade jene Informationen unverzüglich wieder ab, die zu dir kommen und überhaupt nichts mit Wahrhaftigkeit, mit Leben zu tun haben. Lasse dich nicht durch allerlei Sachen vom Fernsehen ‚füllen', durch falsche Informationen, durch Manipulationen anderer Menschen, durch den äußerlichen Schein usw. … Nimm nicht zu dir, was du eigentlich nicht wirklich zu dir nehmen willst: ganz einerlei, ob es dabei um bestimmte Nahrungsmittel geht (Warum isst du sie? Weil sie ‚weg' müssen? Weil eine Diät sie vorschreibt?), um Gewohnheiten, die noch von früher stammen, aber eigentlich nicht mehr zu dir gehören, um allerlei Informationen, Bilder, Wahrnehmungen, die die Gesellschaft dir aufdrängt und an denen du nicht vorbeischauen kannst.

Halte es dann nicht fest, sondern lasse es unverzüglich wieder los. Auf diese Weise bist du ehrlich zu dir selbst und musst du dich nicht übergeben, wird dir nicht übel von der Unehrlichkeit gegenüber deiner eigenen Art, wegen deines ‚Mitspielens' mit dem Teufel, mit der Lüge, mit dem Unechten."

Lässt ein Mensch es zu, dass das eindringt, was nicht wirklich zu ihm passt, oder hält er an bestimmten alten Gewohnheiten fest, die nicht zu seinem wirklichen Kern passen, dann ruft sein Verlangen die Mayonnaise-Sphäre auf, die ihm sagt: entlaste dich, entlade dich, entledige dich des Falschen, all dessen, was du eigentlich nicht bist, jener Dinge, die sich möglicherweise ganz unschuldig, unbewusst in dich hineingeschlichen haben. Leiste keinen Widerstand gegen Evolution, gegen eine vollständige Transformation. Befreie dich! Entledige dich dessen! Weigere dich, noch länger das zu tun, was deinem Gefühl nach eigentlich nicht zu deiner Wesensart gehört, was du nicht bist. Verlasse Gewohnheits-Muster, lasse dich nicht von der ‚Mode' aufessen; fahre beispielsweise nicht riskant mit deinem Motorrad, weil deine Freunde dies auch tun, denn dann lebst du eigentlich wie ein jämmerlicher Zombie in einem Affenkostüm; binde dich selbst nicht an Verpflichtungen und Aufgaben, in denen du dich nicht wirklich gut fühlst … Dies hat selbstverständlich nichts mit dem Leisten von Hilfe und Beistand in Dienstbarkeit für das Leben zu tun. In diesem Fall würde Mayonnaise eher sagen: wehre dich nicht gegen das LEBEN selbst und gegen die Aufgaben in Dienstbarkeit für dieses Leben! Mayonnaise sagt dir, du sollest mit alten Gewohnheiten brechen, mit sinnlosen Dingen in deiner Seele, die verhindern, dass du in absoluter Hingabe zum Leben lebst.

Brich mit alten Füllungen, mit alten Sichtweisen und Gewohnheiten, die den Lebensgesetzen zuwiderlaufen. VERKAUFE deine Seele nicht dem Teufel: fahre nicht mit im Karussell des ‚ich bin der Reichste' und ‚ich bin der Schönste' und ‚ich HABE dies doch …'. Wer in der dem Tode geweihten Gesellschaft, die nur auf Oberflächlichkeiten und Äußerlichkeiten gerichtet ist, ‚dazugehören' will, wer bei jenen Menschen oder Freunden Anerkennung und Wertschätzung sucht, die selbst auf einem ‚toten Gleis' fahren, in einer Sackgasse sind … bringt sich selbst nicht zum Leben! Er verkauft seine Seele, um der alten Welt und ihren Normen zu behagen … bis er sich selbst zum Erbrechen bringt. Mayonnaise sagt ihm: lasse es alles jetzt los und bringe dich selbst auf das Gleis des Lebens!

Ursache der Lust auf Mayonnaise ist: ich will die alten Gebäude (die nur auf Prunksucht, Image, Leistung ausgerichtet sind und nur dem falschen Licht dienen …) in ihren Grundfesten erschüttern, will sie beben lassen … und zum Einstürzen bringen. Es ist, als ob dem Eiffelturm die Beine wegsacken …: er wird von den Beinen geholt. Die Angst, die möglicherweise damit einhergeht: alte Strukturen aufzulösen … und Raum für neue Fundamente freizumachen.

Die Böse Stiefmutter in dir lebt auf und dies macht es nötig, dass du sie niederschlägst. Diese Stiefmutter steht symbolisch für all das, was dir in der Erziehung, der Gesellschaft, in den Schulen usw. gelehrt und beigebracht wurde … was du jedoch nicht WIRKLICH bist.

Dazu gehört auch: dass Mayonnaise fordert, du sollest mit dem Bild in dir selbst brechen, das böse ist, hasserfüllt ist, weil es nicht sein kann, wer es ‚sein will', wer es zu sein ‚begehrt': das Schönste, das Beste oder das Strammste des ganzen Landes! Der alte Spiegel wird hingeworfen und zerbirst in Scherben. Mayonnaise fordert manchmal einen Blitz-Einschlag, ein Herunterblitzen all des Alten, Falschen, Unechten … all dieser Indoktrinationen, die in dich in das Milieu einer Welt eingedrungen sind, die darauf ausgerichtet ist, so viel wie möglich zu leisten, zu bekommen, zu haben …

Es wird dann nach ‚Normen' gelebt: Spitzenkönnernormen, Schönheitsnormen usw. … die derart weit von der wirklichen Natur, von wirklicher authentischer Schönheit abgekommen sind …, dass ein Mensch nicht mehr weiß, was gut, echt und schön ist. Mayonnaise ermahnt den Menschen dazu, vollständig mit diesen alten, düsteren stiefmütterlichen Resten in seiner Seele zu brechen, mit den Indoktrinationen und den Gewohnheiten …: er wird sich vollständig leeren und sich WEIGERN müssen, diese Dinge noch länger zu ‚schlucken' … damit er schließlich seine eigene echte Vollheit entdecken könnte. Er macht sich nun ‚leer', um auf eine höchsteigene Weise ganz von vorne zu beginnen.

„Tabula rasa! Einen neuen Anfang machen, jeden Tag aufs Neue!", sagt Mayonnaise, „ausschließlich von dem nackten Boden deines wahren ICHS aus, all des Unechten ledig, jeder ‚Füllung' ledig, jedes stiefmütterlichen Einflusses."

Nun erst kann der Mensch sich selbst ent-leeren: er wird den leeren Raum vollständig in Beschlag nehmen mit … seinem wahren ICH. Er kann er selbst werden … er wird sich selbst jetzt auf authentische Weise GESTALT geben. Möglicherweise hat er sich selbst noch niemals ‚gekannt' …, weil er noch niemals er selbst gewesen ist!

Es versteht sich von selbst, dass diese ‚Stiefmutter' sich in erster Linie IN dir befindet: es handelt sich dabei um jenen Teil in dir selbst, der sich gerne von all dem nährt, was nichts mit Leben und wahrer Liebe zu tun hat; es ist jener Teil in dir selbst, der Anschluss an das Negative in der Gesellschaft sucht. Die Mayonnaise fordert dich dazu auf, aus tiefster Seele NEIN zu dieser Stiefmutter in deiner Seele zu sagen, fordert dich auf, sie zu zerschmettern. Schließe dich dann wieder an das Reinste an, an das Gute in dir selbst und schließe künftig keinen einzigen Vertrag mehr mit der Welt des Scheins, der Lüge, der Falschheit, der Habgier und der Komödie. Lasse es nicht zu, dass auch nur *ein* einziges Bild oder eine einzige Idee dein Leben besudeln, verdüstern, herunterziehen würde.

Bleibe HUNDERTPROZENTIG du selbst, ehrlich, geradeheraus und wage es, NEIN zu sagen zum Bösen, zum Unechten, um dann auf eine konsequente Weise deinen Weg im Leben zu gehen. Lasse dich nicht mehr manipulieren; gib der Manipulation, der Lüge, der Komödie, dem Mitlaufen mit der Masse, dem Chamäleonartigen in dir selbst keine Chance mehr! Drehe dich nicht in den Wind, sondern beschließe jetzt immer DU SELBST zu bleiben, unter allen Umständen, setze keine Maske auf, übe keinen Verrat an dir selbst. Bleibe deinem Vertrag mit dem Leben treu, sonst lässt das Leben dich im Stich. Brich mit dem Alten in dir; diejenigen, die aus deinem Leben verschwinden, wenn du dich hundertprozentig für das ‚Leben' entscheidest, sind nur Schein-Lebende …

Fasse deine Meinung immer ehrlich in Worte, ohne Komödie. Passe deine Haltung niemals an, um einen anderen für dich zu ‚gewinnen', um etwas von einem anderen ‚erlangen' zu können …, denn dann spielst du im Spiel des Teufels mit. LEBE AUS dir selbst HERAUS, ohne Kompromiss, in aller Ehrlichkeit. Wehre ab, was falsch ist. Lasse den ‚Bumerang' seine Arbeit tun, wenn du dich weigerst, das Böse, das Falsche in Empfang zu nehmen. Lass los! und kehre dich nach innen, ganz nah zu deinem nackten, reinen Kern. Nichts kann dich mehr besudeln, wenn du zu dir selbst hundertprozentig ehrlich bist und entsprechend lebst. Wahrheit macht stark; aus dieser Entschlossenheit heraus, aus dieser Reinheit heraus kennst du keine Ängste mehr. Jede Lüge prallt von deinem Schild der Reinheit ab.

Schlussfolgerung: Mayonnaise sagt: „Mach kurzen Prozess mit …, brich mit …, lasse nicht mehr zu, dass … Sage ‚nein' zum Unechten, zum falschen Licht. Das Leben in dir kann nur dann andauern, in Freude und Gesundheit, wenn die Fundamente auf Wahrheit und Reinheit gebaut sind."

Pikantes Aroma

Pikant-scharfe Saucen erzählen uns von der Kraft, mit der Nahrung in unseren Organismus eindringt; symbolisch weist dies darauf hin, dass der Mensch sich selbst auf eine kräftig-eindringende Weise mit dem ‚Lebensfeuer' zu versehen wünscht. Er sehnt sich danach, sich selbst auf eine eher scharfe, manchmal durchaus harte, aggressive Weise in das Leben zu schieben. Er duldet keinen Widerstand und ist manchmal durchaus hart und dominant in erster Linie gegenüber sich selbst.

Er duldet in sich selbst keinen Widerstand (gegen das Leben) mehr; er will ohne zu zögern sich selbst an den Ohren packen, um im Leben zu stehen und zu tun, was er tun muss, das fallen zu lassen, was er fallen lassen muss. Dies wirkt schon ein wenig diktatorisch gegenüber sich selbst. In bestimmten Fällen ist dies manchmal schon nötig, vor allem, wenn es darum geht, sich selbst den Weg zum wahren Leben zu zeigen und das Böse in sich selbst auszurotten (lies in der Rubrik Bolognese-Sauce), doch außer dem Gebrauch dieses pikanten ‚Schwertes der Gerechtigkeit' (in Hinblick auf sich selbst!) ist es nötig, dass er Liebe, Freundschaft, Frieden und Milderung in sich selbst entwickelt!

Es ist wichtig, dass dieser Mensch nicht zu fordernd, hart und kritisch ist, vor allem gegenüber sich selbst. Er darf das scharfe Schwert nur auf *eine* Weise verwenden: im Namen des Lebens, der Güte, des Rechts. Er kann jedoch nicht das Recht anderer in seine Hände nehmen, er kann nicht über andere Recht sprechen, er kann kein Urteil über andere fällen; er hat einem anderen nichts zu sagen, aber sich selbst alles.

Wer sich nach scharfen Speisen sehnt, hat das Bedürfnis, sich selbst mit seinen tiefsten gesunden, aggressiven Kräften zu konfrontieren: er wird sich darauf konzentrieren, jeden negativen, (selbst-) zerstörerischen Stachel herauszuziehen! Er wird seine Energien schließlich auf eine positive Weise einschalten, wenn er sein Lebenslied herausposaunt: mit Kraft, ohne die geringste Anwesenheit von Wut, Böswilligkeit, Groll, Hass, Frustration, Gewalttätigkeit. Diese letztgenannten Faktoren hängen schließlich mit Unvermögen, Angst und Tod zusammen.

Pikante Speisen ermahnen den Menschen dazu, auf die Suche zu gehen nach der innerlichen Reinheit, um schließlich seine tiefen Lebenskräfte aus dieser innerlichen Reinheit heraus einzusetzen.

Lust auf Pikante Speisen weist darauf hin, dass der Mensch randvoll mit kräftigen Energien ist, die darum bitten, ‚existieren' zu dürfen: dieser Mensch tut gut daran, sich selbst nicht zurückzuhalten, sondern seine Kräfte auf selbstsichere, aktive Weise einzusetzen, in konstruktivem Sinne zu benutzen, vom Herzen aus zu leiten.

Er wird tiefliegende Emotionen, die mit Angst, Ohnmacht und Wut zusammenhängen, auflösen, indem er sich selbst aus Güte und dem Glauben an sich selbst heraus ausrichtet; er weiß, dass er selbst sein Leben in seinen eigenen Händen hält, und dass nur Ehrlichkeit, Güte und Vertrauen seine besten Freunde auf dem Pfad zu einem Freudvollen Leben sind. Er löst jede tief-fressende Emotion auf, indem er sich aus dem innerlichen Licht heraus - in Liebe - ausrichtet, aus dem Wissen heraus, dass er ein guter Mensch ist, dass er weder sich selbst etwas vorzuwerfen hat, noch einem anderen, dass kein einziger ‚Fehler' aus der Vergangenheit gehegt und gepflegt werden sollte. Er lernt aus den Lektionen der Vergangenheit und lässt los. Nichts bleibt auf seinem Magen, auf seiner Leber liegen. Er brennt nicht mehr vor Wut und Unvermögen. Jede Tatsache in seinem Leben hat er selbst - sei es auch unbewusst - aufgerufen; er wird einem anderen nichts vorwerfen!

Pikante Speisen erzählen uns, dass das ‚Lebensfeuer' geschürt und dazu angestachelt werden darf, wahrlich schöne, ehrliche Dinge zu erschaffen. Der Mensch verbrennt sich nur, wenn er sich nicht in den Dienst des Lebens, sondern des Habens, der Habgier, der Begierden … stellt. Er begehrt, dass der andere dieses oder jenes für ihn tun solle … er begehrt, dass dieser oder jener Mensch ihm gegenüber auf diese oder jene Weise handeln solle … er will diese Situation unbedingt anders haben … er will dieses oder jenes unbedingt haben … Seine Lebenskräfte brennen dann nur im Dienst des ‚Habens', statt auf fruchtbare Weise im Dienst seines SEINS eingesetzt zu werden. Pikante Speisen ermahnen den Menschen dazu, das Feuer nur aus einem Kräftigen Gefühl der Schöpfung, der Kreativität, des *Gebens* in Güte heraus einzusetzen … in der Freude des Seins!

Sobald der Mensch dieses Feuer nach innen schlagen lässt in Begierde und Enttäuschung, in ein Habenwollen und Nichtbekommen, in die Wut und die Ohnmacht, die Angst und die Begierde … zehrt der Mensch sich selbst aus. Seine Eingeweide brennen, werden zerstört. Er wird gut daran tun, seine Ratio, seine ‚Gedanken' nicht brennend fixiert auf etwas zu richten, das er absolut auf diese und jene Weise ‚haben' will …; er sollte sich auf intuitive Weise im Jetzt-Moment halten, sollte vertrauen und loslassen.

Befährt der Mensch jedoch den umgekehrten Weg, aus dem Licht der innerlichen Güte heraus, dann räumt Herr Pikant in einem großen Reinemachen alles Unbrauchbare aus dem Körper auf. Er brennt auf energische, gründliche Weise den alten Kram aus den Kellerrohren, so dass der Mensch sich ‚gelüftet' und heller, sauberer fühlen kann.

Wen es nach Pikantem verlangt, der gibt hiermit in erster Linie zu erkennen, dass er glaubt, dass etwas ganz Tiefes in ihm ist, aber dass er es noch nicht wirklich erreichen kann. Er ist auf der Suche nach dem tiefsten feuerkräftigen Kern in seinem Wesen; es scheint fast, als ob er in den untersten (Pluto-) Ring von sich selbst kommen will, um dort das Mysterium des Lebens kennen zu lernen. Er brennt in gewisser Hinsicht vor Ungeduld, vor Neugierde zu erfahren, wo diese tiefen Feuerkräfte in ihm wohl herkommen. Er wird sich hierzu ganz tief in sich selbst wenden müssen, um dort zu FÜHLEN, wahrzunehmen, was mit dem Verstand nicht zu fassen ist … was und wer er ist! Er wird die Kern-Kraft in seinem Wesen fühlen, er wird wissen, dass er geboren wurde, um Schöpfer zu sein, um seinen Beitrag zur Schöpfung zu leisten, und er wird, wie ein echter Vulcanus, seine Verantwortung übernehmen. Er schmiedet Instinkte zu liebevollen Bewusstseinsenergien im Dienste des Lebens um; er nimmt Abschied von Begierden und tierischen Lüsten. Sexuelle Kräfte werden bei ihm zu Schöpfungskräften.

Er fühlt sich mit dem Feuer von Begeisterung und Freude über sein kräftiges Sein geladen; er ergreift das Schwert und haut alles ab, was in einem ehrlichen freudvollen, autonomen, authentischen Dasein nichts zu suchen hat. In erster Linie macht er Schluss mit jedem Zweifel an sich selbst, mit jedem Unglauben, mit dieser Überzeugung in ihm selbst, die ihm sagt, dass das ‚Heil' von außerhalb oder oberhalb des Menschen … zu erwarten ist! Er ist reine Dankbarkeit für die Lebensströmung und die Gotteskräfte in ihm selbst. Er selbst nimmt sein Leben in seine Hände, mit Idealismus. Er lässt nichts mehr stehen, was nicht in ein Leben gehört, in dem es keinen Verdruss, kein Leiden, keine Ängste mehr gibt. Er entscheidet sich für den Baum des Lebens und hackt jeden toten Baumzweig ab (jeden Zweig, der in die Richtung von Habgier, Tod, Begierde wächst).

Pikant fordert ein radikales Eingreifen; man wird nicht mehr zögern bei der Ausführung der notwendigen Aufträge, die man dem eigenen inneren Gefühl nach erledigen muss. Alles im Namen der Güte. Er verletzt nicht; er tötet nicht. Er nimmt seine Lebensaufgabe auf. Er glaubt an das Leben und gibt sich ihm voller Feuer hin! Er stellt die Gottheit oder das Ideal nicht mehr außerhalb seiner selbst; derjenige, der weiß, dass er Herr und Meister über sein Leben ist, fühlt keine Angst, kein Unvermögen, keine Wut mehr.

Pikant fordert ihn auf, nicht zu zaudern oder hinauszuschieben oder zu zweifeln … mit einem innerlichen Gefühl der Wut, Angst und des Unvermögens. Man schwenkt nicht im Dienst irgendeines Abgottes die Fahne. Man stellt seine Kräfte nur in den Dienst des Lebens und der Güte selbst.

Falsche Götter beißen in den Sand. Der Mensch ist hier auferstanden als Schöpfer seiner Welt!

Sauce provençale, provenzalische Sauce

Sauce provençale symbolisiert das Glücksgefühl, am Beginn von etwas sehr Schönem stehen zu dürfen, das sich zum Ausdruck bringen wird. Dies ist wie der Mensch, der bereitsteht, um sich selbst zu verwirklichen, um das Allerschönste aus sich herauszuholen. Er wartet, steht am Anfangstor bereit, und freut sich voller Erwartung auf das, was kommt. Das Glücksgefühl wächst, in dem Wissen, dass es kommen wird. Gefühle und Lebensenergien im Allgemeinen halten sich bereit, um sich auf den Weg zu machen.

Langsam gleitet er den Berg hinab, wie eine Schnecke, die weiß, was sie tut; sie kommt sicher an, und das sehr pünktlich, sie ist auf dem Weg zu einer herrlichen Stelle in der Natur, wo es sich gut leben lässt. Tief in sich selbst weiß Sauce provençale, dass sie ankommen wird, auf dem Weg zu etwas Schönem.

Der Mensch, der Lust auf Sauce provençale hat, zeigt damit, dass er auf der Suche nach dieser Oase in seinem Leben ist. Er hält sehnsüchtig Ausschau nach einem entfernteren Punkt und will weitergehen, will diesen Weg einschlagen, der ihn glücklicher macht, der ihn schließlich dorthin führen wird, wo es sich sehr gut wohnen lässt. Er trifft seine Vorbereitungen, hält seine Skibretter bereit, um sich schon bald einer Tour in Flinkheit und Glück hinzugeben. Das Sich-auf-den-Weg-machen-nach, das Wissen, dass ‚es kommen wird', ein Gefühl, das nicht mehr verloren gehen kann. Der Mensch, er schafft es schon. Sauce provençale stärkt ihn in diesem positiven Fühlen, hat etwas von der Tonart Si (= B).

Der Mensch, der Lust auf Sauce provençale hat, will eindeutig weiter, ist gesonnen, all das Alte hinter sich in die Luft zu jagen und ohne Zweifel weiterzuziehen zu dem Ort, um dessen Existenz er weiß. Es handelt sich hier auch um einen Zustand des ‚Seins' in sich selbst, um einen Plan, den er seinem Gefühl nach verwirklichen muss, auch wenn dieser Plan sehr vage ist. Er ist wie der Schütze[9], der mit vollem Rucksack in Freude und Optimismus seinen Höhepunkt aufsucht. Lass es auf dieser Erde sein. Das Paradiesische wird erwartet und man tummelt sich dorthin. „Nur noch ein Weilchen," sagt die Sauce provençale, „bald darfst du anfangen."

Kräftige Energien, aufgerollte Lebenswellen, die Freude hierbei zu fühlen und einzusehen: ich darf und ich werde sogleich beginnen; es wird wunderschön.

Wer Appetit auf Sauce provençale hat, brennt manchmal vor Ungeduld, vor aufgestauten Energien, will sie endlich entfalten können. Allmählich diese Energien sich mit Kraft öffnen lassen, ohne Bruch zu machen, ohne etwas zu erzwingen. „Lass es nur kommen, geh nun, in einer gleichmäßigen Bewegung weitergehend, dann wird alles gut. Lasse es aus dir heraus rollen, nimm an dieser fröhlichen Entfaltung deines Inhalts teil und genieße sie," erläutert Sauce provençale.

Senf

Senf stellt dich vor die Wahl: entweder du *kannst,* oder du kannst *nicht!* Lebe entweder nach der Überzeugung, dass du nicht kannst, oder lebe nach der Überzeugung, dass du *sehr wohl* kannst. Entweder du öffnest dich selbst in alle möglichen Richtungen, um dich selbst ‚auszubauen', zu verbreitern, zu verlängern (im übertragenen Sinne: das Leben), zu erhöhen.

Senf selbst ist scharf und treffend; er vermischt verschiedene Gerüche zu *einem* Aroma und sorgt dafür, dass niemand mehr weiß, was eigentlich genau alles darin enthalten ist. Dies ist einer der Ratschläge von Senf: hole die verschiedenen Elemente tief aus dir selbst und vermische diese auf eine meisterliche Weise, wodurch du als ein einzigartiger Mensch funktionieren kannst und dein Leben in eine farbenfrohe Richtung schieben kannst. Senf weist darauf hin, dass jeder Mensch anders ist, dass ein jeder seiner eigenen Veranlagung folgen sollte und auf keinen anderen Herren hören soll, als auf sein ICH.

---

[9] Lies über die psychologische Symbolik der Sonne in den Tierkreiszeichen in *Befreiende Astrologie.* Dieses Buch ist bei Erscheinen des vorliegenden Werkes noch nicht in deutscher Übersetzung erhältlich.

Der Senf weist darauf hin, dass die Einsicht im Leben wichtig ist, und dass diese Einsicht, das Verständnis, das Wissen mit ganz plötzlichen Ausreißern zu dir kommen kann, als ob dein Gehirn in ‚Spitzen' arbeitet. Senf mag nun einmal Spitzen, mag feuerkräftige aufschießende Impulse und super-intelligente Einfälle, mag originelle Inspiration. Der Mensch, der viel stärkere Ausreißer machen kann, die einher gehen mit plötzlichen neuen Einsichten auf einem neuen Niveau, wobei er alles Vorige übertrifft ...: das ist die kräftige Symbolik von Senf.

Die Senf-Sphäre will keine Gleichmäßigkeit, sondern strebt danach, sich selbst höher zu bringen, höher als sie jemals gestanden hat. Grenzen werden verschoben; mit einem Schock gleichsam, wie mit einem Feuerpfeil, ganz unerwartet, schießt sie eine Etage höher in ihrer Reichweite, in ihrem Können.

Senf steht symbolisch für den Menschen, der, wenn er daran glaubt und sich dafür öffnet, plötzlich ein Wachstum (oder einen Einfall, eine Leistung ...) erleben kann, bei dem er sich selbst auf einem Niveau übertrifft, das er noch niemals zuvor erreichen konnte. Er steht symbolisch für jenen Menschen, dessen Gehirn einen Sprung vorwärts oder aufwärts machen kann, wenn er daran glaubt. Auch wenn es hier vor allem um die übertragene Bedeutung geht, stimuliert die Senf-Sphäre dennoch das Wachstum, die Entfaltung und die Durchblutung des physischen Gehirngewebes.

Senf steht für: ‚das Unglaubliche wird wahr'; der Mensch, die Menschheit geht gelegentlich sprungweise vorwärts. Neue Teile entstehen, neue Möglichkeiten, neue Elemente, physisch und psychisch, entstehen ...: der Mensch hat mehr in sich, als er vermutet. Öffnet er sich für Veränderungen, für Wachstumsprozesse, ja, sogar für metamorphose-artige Änderungen in seinem Körper, dann wird er sich wundern, welche Veränderungen sich vollziehen können.

Senf sagt: „Gehe immer weiter! Denke niemals, dass du am Ende deiner Evolution, deiner Möglichkeiten angekommen bist, dass auch die jetzt bestehende körperliche Form ein feststehendes und determiniertes Etwas ist, bei dem keine Veränderungen mehr auftreten können!"

Im Gegenteil, Senf sagt, dass Lebensenergien, falls sie von Glauben gesteuert werden, neue Wege aufzeigen werden, immer wieder irgendwo durchbrechen werden ... um Mensch und Menschheit einen Schritt weiter zu bringen. Mit ‚Spitzen' schießt der Mensch manchmal vorwärts auf eine weitere, höhere Stufe in seiner Entwicklung. Es geht hier auch um plötzliche klare Momente, um unerwartete Erleuchtung und Einsichten, um eine plötzliche Erhöhung oder Erweiterung, um einen plötzlichen Durchbruch auf irgendeiner materiellen oder geistigen Ebene, wobei eine Art ‚Einschränkung' plötzlich wegfällt; es geht um plötzliches Wachstum oder eine Erweiterung oder Geburt bestimmter Körperelemente, um plötzliche Mutationen, vor allem um eine plötzliche Erweiterung des Vermögens des Gehirns, ein positives Wachstum und Erweiterung des Gehirngewebes.

Es scheint wunderlich, mirakulös, aber dies hat alles mit dem Menschen zu tun, der an sich selbst glaubt, der glaubt, dass das Leben ihn WEITER bringen wird, ihn noch BESSER machen wird, unter der Voraussetzung, dass er sich selbst nicht unterschätzt und dass er sich auf das Weitergehen richtet, dass er sich der Tatsache bewusst ist, dass er NIEMALS an die Grenzen seines Seins, seines Könnens, seiner Entfaltung stoßen wird ..., und dass er sich für diese ‚Wachstumsschübe' in froher Erwartung öffnet. Er darf niemals in der Überzeugung leben: jetzt bin ich am Ende meiner Möglichkeiten, meines Wachstums angekommen, weiter kann ich nicht ..., denn dies ist eine Lüge, sagt der Senf.

Senf steht für Erhöhung, Verschönerung, Aufbrechen, das Öffnen von Energie-Feldern, in denen etwas Neues - in die Materie - entspringen kann. Es wirkt so, als ob etwas aus dem ‚Nichts' erscheint, ganz plötzlich, aber eigentlich handelt es sich um einen Durchbruch in der Materie von unter der Haut sitzenden energetischen Staukräften, die schon eine Zeitlang für den Durchbruch bereit waren. Die Überzeugung im Menschen sowie seine Ausrichtung auf Wachstum und Verbesserung werden dazu führen, dass sich neue Gebiete, neue materielle und geistige Räume für ihn öffnen werden. Neue Einsichten werden sich ihm offenbaren: weil er sich für sie öffnet, weil er an seine Fähigkeiten glaubt.

Senf steht für Vergrößerung, für Einfluss in Richtung des Höheren (in erster Linie in sich selbst), für Wagemut und Durchhalten, für Durchbruch und Erkundung neuer Welten. Die Senf-Sphäre stimuliert den Menschen in seinem Bestreben nach weiteren, höheren Zielen. Er ist ehrgeizig in seinem Mensch-Sein und versucht immer wieder eine neue Perspektive zu erreichen oder öffnet sich zumindest für eine nächste Wachstums-Phase. Die Senf-Sphäre stimuliert den Menschen in seinem Glauben, seinem Streben nach Verbesserung, nach Werterfüllung ...: dieser Mensch gibt niemals auf, sondern richtet sich immer auf einen weiteren Punkt ..., auf die Ewigkeit.

Wer Senf mag, hat das Bedürfnis nach einer weiteren Perspektive, nach breiteren Räumen und dem Gefühl ‚das Leben ist niemals fertig; ich bin niemals fertig; ich kann immer noch weiter ...' Das Endlose, Grenzenlose in der Möglichkeit, sich zu entfalten. Dieser Mensch sehnt sich immer danach, noch weiter zu klettern ... Wer Senf mag, der sehnt sich danach, das Höchste, das Beste zu sehen ...: er wird darauf achten, immer mit seinen Füßen auf dem Boden zu bleiben und sich nicht ‚in Begierde' auf die Zukunft zu richten! Er wird in erster Linie in Dankbarkeit für das genießen dürfen, was Jetzt ist, um sich dann für Wachstum zu öffnen. Nur aus der feurigen, warmen, kräftigen Konzentration im Jetzt heraus, das ICH stabil in der Erde verankert, bekommen Pflanze und Mensch neue ‚Wachstumsschübe'.

Senf selbst sagt: reiche höher INNERHALB DEINES Seins. Reiche nicht nach den anderen hohen Spitzen der Bäume, reiche nicht nach den Wolken, sondern öffne dich lediglich, um dich selbst zu erhöhen. Der Mensch, der sich in festliegende Strukturen verbeißt, in Ratio oder vor allem in Intellektualismus, ohne sich intuitiv und weise für Erweiterungsmöglichkeiten seines Wesensinhaltes zu öffnen, für Wachstumsprozesse und Erneuerungen in seinem Gehirn, in seinem ganzen Körper … wird nicht wachsen. In dieser Selbst-Beschränkung wird das Leben im Menschen langsam erlöschen.

Wer auf seinem niedrigsten Niveau lebt, wer sich selbst am Boden hält, wer sich einschränkt, sich klein und zusammengedrückt hält, wer sich selbst unterschätzt und sich langsam zu Altern und Tod hinschieben lässt, der zieht Nutzen aus dem treibenden, stimulierenden, erweiternden, aufrichtenden Schock-Effekt der Senf-Sphäre. Schließlich schüttelt Senf den Menschen und löst ihn so aus seinen festsitzenden Mustern, zieht ihn unerwartet aufwärts, verlängert und durchblutet seine Kanäle … so dass wir in kurzer Zeit einen kräftigen, intensiven Durchbruch von Energien wahrnehmen, wodurch es dem Menschen für eine kurze Weile kalt-warm werden kann. Es ähnelt ein wenig einem Elektro-Schock: der Mensch wird sich erschrocken der ‚Lebens'-Energie in seinen Adern bewusst.

Senf bringt Leben in die Bude und sorgt für eine starke Aktivität in der Strömung von Lebensenergie. Der Mensch wird hierbei dazu angespornt, zum ‚Tun' überzugehen, weiterzugehen, sich selbst nicht in den Schlaf zu wiegen, nicht bei den alten, konservativen festliegenden Mustern zu verweilen. Er wird dazu ermahnt weiterzugehen, etwas draus zu machen.

Wer ein starkes Bedürfnis nach Senf empfindet, sehnt sich nach der Verbreiterung und Erweiterung seiner Gewebe, mit anderen Worten: nach einem Gefühl, das umschrieben werden kann als nahezu-grenzenlose ‚Offenheit' und Freiheit in Selbst-Entwicklung, nach mehr Möglichkeiten, mehr Raum und Sauerstoff, nach Erhöhung und Veränderung … Er wird sich selbst allen Raum und Sauerstoff geben, den er für sein Wohlergehen braucht; er wird sich mit einem großen Glauben auf das Wachstum seines Wesens richten, auf das, was noch kommen wird … Er saugt seine Lungen weit und voll und wird sich nun seiner großartigen inhaltlichen Fähigkeiten bewusst. Er wird sich seines großartigen Seins bewusst.

Die tiefe Atmung und das üppige Bewusstsein seiner Göttlichkeit. Er fühlt, wie er ‚wächst' und bietet sich selbst dabei alle Möglichkeiten. Sein Gehirngewebe blüht und wächst … Er ist offen für plötzliche und unerwartete Verzweigungen und Erweiterungen, Veränderungen zugunsten … von Körper und Seele.

Die Senf-Sphäre dringt bis in die kleinsten Äderchen ein, bis in die letzten Ecken, und bittet darum, noch weiter zu gehen … Sie erstreckt sich bis in ‚das Fernere', bis in das Unbekannte, bis in das, was noch kommen wird … Dies ist die stimulierende, begeisterte Sphäre im Menschen.

Senf fordert, dieser Mensch solle alle Bande brechen, jede beklemmende Situation beseitigen, um sich vollkommen frei zu machen. Er solle das Neue in seiner Existenz einführen und alte Strukturen dort zerfetzen, wo diese sein Wachstum behindern. Er solle sich nicht im kurzsichtigen Denken einsperren, im Eng-Rationalen oder dem rein Materialistischen, bei dem jede Intuition und Fantasie gelöscht wird, er solle sich nicht als ein minderwertiges und kleines Wesen betrachten …, wodurch er sich selbst am Wachsen hindert.

Wen es nach dem Geschmack von Senf verlangt, der will weiter, will höher, will sich selbst mit dem Neuen Bekanntschaft schließen lassen, der sehnt sich danach, den Glauben in sich selbst zu stärken und seine Möglichkeiten zu erweitern, um im richtigen Moment jene Veränderungen in sich selbst durchführen zu können, die für ein endloses glückliches Dasein auf Erden nötig sind. Die Senf-Sphäre im Individuum ist in der Lage, Mensch und Menschheit in der Evolution mit großen Schritten weiterzubringen! Wenn der Mensch sich selbst nur nicht hinunterdrückt oder in einem eng-denkenden Schubladen-Muster einschließt, in dem es keinen Platz mehr für Erneuerung, Erhöhung, Verbreiterung, Erweiterung und Durchbruch mehr gibt.

Süß-saures Aroma

Süß-saures Aroma weist auf Dualität hin: der Mensch sehnt sich danach, die störenden Widersprüche in sich selbst aufzulösen. Diese komplexe Individualität will zu einer harmonischen Synthese bestimmter Elemente in seiner Seele kommen, die im Moment noch im Kampf miteinander leben. Geht es nicht um eine Synthese, dann doch darum, dass er bestimmte Faktoren brüderlich, verträglich nebeneinander existieren lässt. Man sehnt sich nach einer Art von psycho-emotionaler sowie sozialer ‚Ökumene'. Der Mensch sehnt sich einerseits danach, besser mit sich selbst auszukommen, und möchte andererseits die Spannungen und den Kampf im Verhältnis zu anderen auflösen. Wer große Lust auf Süß-saure Aromen hat, lebt häufig - sei es auch unbewusst - mit einer Art Kritik und Unzufriedenheit im Zusammenhang mit einem Gefühl des Unvermögens, die perfekte ‚Harmonie' (in erster Linie in sich selbst) zu erreichen.

Süß-saure Soßen stehen für die ,Suche nach einem Gleichgewicht'. Das Schiffchen auf dem Meer wankt, aber es weiß sein Gleichgewicht zu halten. Süß-sauer weist auf das Zögern hin, das Ausprobieren, das Herausfinden, das Lavieren, nicht richtig zu wissen, wo man hin soll oder wofür man sich ,entscheiden' soll, wovon man mehr oder weniger nehmen soll … Der Mensch, der die Kirche im Dorf lassen will, aber keine radikale Entscheidung zu treffen weiß. Es fällt ihm manchmal schwer sich zu entscheiden: soll er an sich selbst denken oder die anderen verschonen? Möglicherweise ärgert er sich über seine eigene zwiespältige Haltung; möglicherweise läuft er frustriert oder irritiert herum, weil er selbst nicht immer ehrlich und geradeheraus seine Wesensart vertreten kann.

Süß-sauer weist auf das Unvermögen hin, sich auf radikale Weise für das ,Gute' in einem selbst zu entscheiden. Er gibt sich manchmal der Härte hin, der Kühle, der kritischen Art gegenüber sich selbst, andererseits ist er manchmal sanft und freundlich. Er kann gegenüber anderen nur schwer ein konsequentes Verhalten an den Tag legen, weil er in erster Linie im Hinblick auf sich selbst laviert.

Derjenige, der sich nach Sauer-süßen Aromen sehnt, gibt damit zu verstehen, dass er sich weder wirklich für rot noch für blau, weder für volle Akzeptanz noch für Abweisung entscheidet.

Er wird irgendwann einmal eine Entscheidung treffen müssen; muss in Bezug auf den Kurs, den er fährt, den Degen der Geradlinigkeit gebrauchen. Der Kurs, auf das Leben gerichtet, wird ein Kurs der Erkenntlichkeit gegenüber sich selbst sein müssen, in Güte, ohne Selbst-Verstoßung, ohne Geschmacklosigkeit gegenüber dem eigenen ICH. Dieser Mensch wird jede Unbehaglichkeit in sich selbst in Bezug auf die Verweigerungshaltung, die er manchmal in seinem Herzen einnimmt, auflösen müssen. Er wird sich nun wie aus einem Guss erfahren müssen und anfangen, sich selbst vom Kopf bis zum Zeh, in Seele und Körper liebzuhaben. Er wird gut daran tun, kein doppeldeutiges Verhalten an den Tag zu legen, weder gegenüber sich selbst, noch gegenüber den anderen. Er wird sich selbst in Ausgewogenheit wiederfinden, nicht schwankend zwischen intolerant und tolerant, sauer und süß, Wut und Freundlichkeit.

Er wird fest aus einem Guss sein: aus der Kraft, der Güte und der Aufrichtigkeit heraus wird er nicht in Extreme verfallen. Tut er dies doch, dann bedeutet dies, dass er ein paar Probleme mit sich selbst hat: er akzeptiert sich nicht konsequent; er IST nicht er selbst. Möglicherweise macht er das eine Mal zu viel für den anderen, gibt er nach, in einem Kompromiss (er ist nicht ehrlich); im nächsten Moment reagiert er dies ab, in Wut und Barschheit, weil er soeben seine eigenen Bedürfnisse ignoriert hat. Nicht nur er, sondern auch seine Umgebung wird von diesen grilligen Manövern in seiner Haltung geplagt.

Sauer-süße Aromen ermahnen den Menschen dazu, sich selbst ganz tief in Harmonie, in Ausgewogenheit zu finden, ohne schwankende Bewegung. Er wird anfangen, ehrlich aus seinem Herzen heraus zu leben, ohne sich selbst auch nur einen einzigen Augenblick zu ignorieren, zu strafen oder zu tadeln. In der absoluten Anerkennung seiner selbst, nach Güte lebend, wird er sich selbst in Liebe anerkennen. Keine einzige Handlung, kein Verhalten wird etwas anderes bedeuten, als eine ehrliche Manifestation seines innerlichen Gefühls. Er spricht und handelt immer ‚ehrlich', so dass er sich selbst nie mehr ignoriert. Er findet sich selbst gut, wie er ist: darauf kommt es an! Und falls in der Tat noch etwas in ihm ist, das ihm nicht passt, dann wird er daran arbeiten, ohne seiner Art Gewalt anzutun. Er wird niemals an sich arbeiten, um einem anderen eine Freude zu machen, sondern um eine größere Harmonie mit seinem Herzen, mit sich selbst zu entwickeln! Er braucht sich weder in einem Zwiespalt zu fühlen, noch sich auf die Außenwelt ‚abzureagieren', weil er jetzt mit sich selbst zufrieden ist.

Wen es nach Sauer-süßen Soßen verlangt, der weiß manchmal nicht, ob er nun Ja oder Nein sagen soll. Er zweifelt und sollte auf seine innere Stimme hören. Er wird Signale aufrufen, wenn er auf einer falschen Bahn ist; er wird es intuitiv wissen, wenn er irgendwo an der falschen Stelle ist. Er wird immer auf seine tiefste Art hören und diese innere Stimme niemals anlügen. Dies brächte nur Spannungen.

Er weiß manchmal nicht, ob er auf seinen Verstand oder sein Gefühl hören soll. Er wird sich in eine Phase evolvieren lassen, in der Verstand und Gefühl perfekt zusammenpassen, weil er vom Herzen aus lebt und dieses Herz nicht von der Sprache seines Gehirns abweicht. Selbst-Liebe, Selbstsicherheit und Güte sind Schlüsselworte, die jetzt in ihm in seiner weisen Quelle zusammenströmen. Aus diesem Einheitsgefühl heraus, sich selbst treu, in Güte und Selbstsicherheit, *weiß* er es einfach, fühlt er in jedem Moment, was zu tun ist. Einer der Leitsätze hierbei lautet: entwickle Harmonie mit dir selbst, komme näher zu deinem Gefühl und lebe nach deiner Natur, nach Wahrheit. Dies ist dann auch das einzige Gute, was du für dich selbst, für die anderen, für die Welt tun kannst: entwickle Harmonie mit dir selbst, löse jeden inneren Kampf auf.

Süß-sauer spricht über den Gegensatz zwischen Gut und Böse, zwischen Schwarz und Weiß, zwischen Ja und Nein, zwischen Grün und Rot usw. ... Es sagt etwas über den Menschen, der sehen will, dass die Gegensätze in ihm aufgehoben werden. Er wird aus seiner Seelenkraft heraus daran arbeiten: indem er an die verbindende Kraft der Güte glaubt, gelingt es ihm letztlich, entweder zwei Extreme in Harmonie nebeneinander existieren zu lassen oder eine fruchtbare Synthese zusammenzustellen. Er sieht und versteht; er lässt sein … Er liebt die Komplexität der Dinge und genießt sie! Es braucht überhaupt nicht um Schwarz ODER Weiß zu gehen. Er ist tolerant und versöhnt die Dinge miteinander … Er ist dazu in der Lage, die Dinge systematisch zu ordnen, ohne ein Gefühl der Irritation: er unterscheidet die verschiedenen Farben des Regenbogens, obwohl er das ‚Weiße' ebenso sehr schätzt.

Er wird sehen, dass bestimmte Sachen überhaupt keinen Gegensatz bilden, sondern lediglich verschiedene Interpretationen einer Tatsache sind, und dass ein jeder das Recht hat, einen eigenen Standpunkt einzunehmen. Er wird niemals versuchen zu überbrücken: von ihm selbst zum anderen …, vielmehr wird er nur die Zwei-heit, die Gegensätze INNERHALB von ihm selbst betrachten müssen.

Dabei geht es um Fragen wie: Will ich eigentlich wirklich oder will ich nicht? Bin ich gut, bin ich schlecht? Bin ich hart, bin ich weich? Bin ich liebevoll, bin ich ich-süchtig? Bin ich wertvoll, bin ich wertlos? Bin ich zu rational, bin ich zu empfindlich? Dieser Mensch wird nun sehr nah zu sich selbst kommen müssen, in absoluter Solidarität mit seinem ICH! Er darf keinen Abstand von seinem innerlichen Kern nehmen: so gibt es keinen Zwiespalt mehr: er findet sich selbst in der Freude der Einheit wieder. Innerhalb dieser Einheit ist eine üppige Komplexität möglich, doch diese Komplexität reißt den Menschen niemals mehr aus seinem Gleichgewicht. Er erlebt seine verschiedenen Facetten im Gleichgewicht! Er stellt sich selbst nie mehr die Frage: ‚ich oder die anderen?', sondern weiß nun, dass er, wenn er aus dem tiefen Einheitsverbund mit sich selbst heraus lebt, in Einheit, in Harmonie, auch keinen Kampf, keine Zweifel-Situationen im Zusammenhang mit der Umgebung, mit seiner Arbeit, mit dem anderen mehr aufrufen oder erfahren wird.

Es ist wichtig, dass dieser Mensch weiß, dass er immer er selbst sein darf, auch in entschlossener Selbst-Manifestation, solange er nur aus seinem Herzen heraus lebt. Ein Mensch braucht niemals ‚freundlich zu TUN'. Der Mensch wird seinem inneren Selbst vertrauen: wenn er das Gefühl hat, NICHT lächeln oder lachen zu müssen …, wird er keine ‚Maske' aufsetzen. Diese Frage wird zugunsten von Echtheit, von Wahrheit geschlichtet. Er wird in erster Linie immer ehrlich zu sich selbst sein müssen: keine Komödie, keine verlogene Anpassung! Mit dieser Wahrheit ist der Erde geholfen. Der Mensch muss einsehen, dass lieb-sein nichts mit ‚Liebe' zu tun hat, dass Härte ebenso gut mit Wahrheit übereinstimmen kann. Dennoch sollte er einsehen, dass er in seiner Haltung gegenüber dem anderen eine größere soziale Flexibilität und Toleranz entwickeln wird, wenn er mehr in Liebe und Milderung, in Güte zu sich selbst lebt. Es kommt nicht darauf an, ob ein Mensch sauer schaut oder süß lacht, sondern dass er ER SELBST IST, in wirklicher Güte … Der Mensch wird immer in Ehrlichkeit, in Harmonie mit sich selbst leben müssen, ohne Schein.

Tomatenketchup

Ketchup lässt das Leben gerne auf eine herrlich warme Weise durch sich hindurch strömen. Es heißt gerne ‚willkommen' und sagt: „Komm nur! Wir machen es uns gemütlich. Schließe die Vorhänge und suche, aus dem Herzen heraus, auf warmherzige Weise einen tiefgehenden Kontakt zu dir selbst."

Der Ketchup-Esser würde vielleicht etwas zu schnell jemand anderen in sein Haus lassen, während er in erster Linie sich selbst wärmen sollte. Überspringt er die erste Phase und lässt diese aus - sich selbst mit Liebe zu wärmen -, dann wird er auch keine wirklich harmonische Beziehung zu anderen erleben können.

Derjenige, den es nach Ketchup verlangt, sieht oft nicht, welchen Nutzen es hat, einmal näher zum eigenen ICH zu kommen, weil er meint, bereits sehr stark in Feuer und Flammen zu stehen …, aber er wird einsehen, dass dieses In-Feuer-und-Flammen-Stehen nichts mit Liebe, Zuwendung und Warmherzigkeit gegenüber dem eigenen ICH zu tun hatte, dass es eher damit zu tun hat, dass er sich krampfhaft für sich selbst einsetzt, wobei er meint, sich manchmal scharf manifestieren oder verteidigen zu müssen, wobei er sich von bestimmten Menschen distanziert. Aber diese Haltung hat eher etwas mit innerlicher Kühle, Begierde und Ich-Sucht zu tun, nicht mit Selbst-Liebe und Freundschaft.

Die Lösung liegt darin, ‚nah in und mit sich selbst verbunden zu sein' und genau dies empfiehlt Ketchup ihm. Er sollte gerade mit dem tierisch-instinktiven Mechanismus brechen, mit dem Gefühl, bedroht zu sein, damit, dass er auf ängstlich-scharfe Weise für sich selbst eintreten muss, wobei er mit einer Begierde-Glut seine Besitztümer, sein Territorium verteidigt (noch bevor er angegriffen wird). Er sollte zu einem Zustand der Offenheit kommen, tief auf sein innerliches Herz gerichtet, damit er das Gute seiner selbst ‚fühlen' könnte.

Er sollte weder einen Aufstand machen, noch mit *einem* Ring in seiner Nase, fünf an seinen Fingern, sieben in seinem Ohr und einem Streifen Ketchup auf seiner Schnute rebellieren: damit zieht er nur die Aufmerksamkeit der anderen auf sich, kommt jedoch keinen Schritt näher zu sich selbst.

„Siehst du mich jetzt immer noch nicht!?", ruft er, innerlich wütend … was eigentlich nur ein Zeichen von Ohnmacht ist, weil er sich selbst nicht genug willkommen heißt, sich selbst zu wenig wirkliche Zuwendung und Liebe gibt. Er würde mit den Füßen stampfend die Aufmerksamkeit der anderen einfordern. Er wird niemanden im Griff haben dürfen und wird jede Verfügungsgewalt über andere loslassen müssen; er wird lernen, sehr innerhalb seiner eigenen Grenzen zu bleiben, um sich dann mit voller Aufmerksamkeit mit sich selbst zu beschäftigen.

Ist seine Arbeit, seine Kunst, seine sportliche Leistung usw. … lediglich eine Bitte um Aufmerksamkeit und hat es nichts damit zu tun, dass er sich selbst auf eine liebevolle Weise in Arbeit, Form, Bewegung, Farbe oder Klang umsetzt? Dann wird er seine Arbeits- und Lebensweise überdenken und neu bewerten müssen!

Ketchup sagt dem Ketchup-Esser: „Halte dich gut ‚innerhalb von' dir selbst, innerhalb deiner Grenzen. Sei nicht wütend, rebellisch, aggressiv-kritisch, grimmig gegenüber der Außenwelt: löse die Spannungen IN dir selbst auf. Begehre nicht länger, dass ein anderer dich anerkennen, lieben solle, dir Zuwendung geben solle, FORDERE dies nur von dir selbst. Suche keinen Streit, ziehe keine Uneinigkeit an, indem du dich innerlich unter dem Feuer dieser Begierden (deinem elektrischen Feld) derart unter Spannung setzt, dass hier und jetzt von jemandem reagiert werden *muss*, der sich durch dein beißendes Feld eingeschüchtert fühlt. Auf diese Weise gehst du destruktiv und selbst-destruktiv zu Werke: du wirst dadurch nicht glücklicher und du schiebst die anderen von dir weg … wodurch du wieder einen Grund haben kannst, rebellisch zu sein, weil ‚du nichts wert bist, weil man dich nicht anerkennt' usw. …"

Hier kommen wir daher auch zur Basisproblematik: jemand, der ein starkes Verlangen nach Ketchup empfindet, freut sich darauf, sich selbst mit einer derartigen Liebe, Wärme, Zuwendung zu füllen und zu wärmen, …. dass er überhaupt kein Begehren danach mehr kennt, dass ein anderer ihn füllen und wärmen solle. Er genießt dieses innerliche Gefühl der Vollheit und weiß sich selbst den herrlichen Aromen des Lebens hinzugeben. Er kämpft nun nicht länger gegen sich selbst, sondern liebt sich mit Herz und Seele.

Ketchup sagt: „Komm herein … zu dir selbst! Komm ganz tief hinein in die warmrote Speiseröhre deines Häuschens und lasse dir alles gefallen. Ziehe dich in die Wärme deines Wesens hinein, in deine Privatsphäre und genieße dort dein höchst-eigenes Sein mit allem drum und dran. Genieße die Wohltat des Lebens und lasse den Lebensstrom auf eine angenehme, warme, empfängliche, flotte Weise durch deine Darmkanäle strömen. Du hältst nichts zurück, du hemmst nicht in Wut, du blockierst nicht mit Hindernissen, mit Selbst-Hass, du weigert dich nicht, dich selbst innerlich zu wärmen, du kommst nicht in Aufstand dagegen, dass du dich nach innen kehrst in dich selbst.

Setze dich in dein eigenes gemütliches Häuschen, neben das Kaminfeuer und richte deine Augen nicht auf die Straßenseite, nicht auf das, was sich ‚draußen' abspielt. Richte dich tief nach innen und leiste keinen Widerstand dagegen. Mache dich auf die Suche nach dem Brennpunkt in deinem Wesenskern, nach dem

Mittelpunkt deines Seins. Dort wirst du das Herz schlagen fühlen, dort wohnt keine Begierde, keine Angst, keine Kühle, kein Kampf und keine Abweisung mehr. Dort brauchst du dich nicht zu verteidigen: dort bist du alleine DAHEIM bei dir selbst. Hier herrscht Ruhe."

Ketchup ermahnt dich dazu, Freundschaft zu suchen und den Frieden zu bewahren, indem du die Ursache deiner Probleme, deiner emotionalen Spannungen und Nervosität nicht dem anderen zuschreibst, sondern tief in dir selbst suchst. Die Ursachen deiner Probleme, dessen, was du anziehst, solltest du immer in dir selbst suchen. Zeige nicht mit dem Finger auf den anderen, sondern schaue tief in dich selbst hinein!

Ketchup lädt den Menschen dazu ein, sich sein eigenes Herz ganz tief anzusehen: ob er sich selbst nicht benachteiligt ..., ob er niemand anderen verletzt oder ihm wehgetan hat? Er wird damit beginnen, sich an die eigene Nase zu fassen und auf die Stimme der Güte in seiner Seele zu hören. Er wird sich in Liebe, Freundschaft und Güte auf sich selbst richten: er darf sich selbst auf keinerlei Weise kritisch verwerfen oder verurteilen. Er wird sich selbst willkommen heißen und hereinholen müssen, wird gut daran tun, sich selbst und seinen Körper auf eine angenehme Weise zu wärmen. Er lässt die Außenwelt los und gibt sich seiner innerlichen Güte hin, dem innerlichen Kaminfeuer. Er zeigt nicht länger mit dem Finger; er weiß, dass er seinen Erziehern, seinen Eltern, seinen Freunden, seinen Kollegen NICHTS vorwerfen kann ... Er weiß jetzt, dass ein Mensch allerlei Situationen anzieht, um aus diesen zu lernen; dass nur er selbst die Ursache davon war, dass diese oder jene Situation in seinem Leben vorgefallen ist. Aber er ist sich ebenso der Tatsache bewusst, dass er, wenn er anfängt, aus dem innerlichen Gefühl von Harmonie und Frieden mit sich selbst heraus zu leben, keine einzige negative Situation mehr in sein Leben ziehen wird. Wärmt er sich innerlich mit seinem goldenen Herzen ... dann strahlt er diese Energie automatisch aus ... und reagieren andere mit Freundschaft auf diese Vibration. Es ist daher auch sehr wichtig, dass dieser Mensch mit sich selbst ZUFRIEDEN ist, dass er in erster Linie eine warme Freundschaft mit sich selbst schließt ... Er entwickelt eine innerliche MILDERUNG. Nur aus dieser inneren Zufriedenheit heraus kann er auf eine harmonische, ruhige Weise mit anderen kommunizieren. Er ‚braucht' die Zuwendung oder Aufmerksamkeit eines anderen nicht mehr, um sich glücklich und zufrieden zu fühlen; er lässt einen jeden in seiner Art, weil er sich in seiner Natur zufrieden fühlt. Er kennt seine Grenzen, lässt die anderen los, verlangt nichts mehr von ihnen und verhält sich jetzt respektvoll gegenüber sich selbst, gegenüber den anderen. Er fühlt sich nicht mehr so schnell angegriffen oder bedroht, weil er sich selbst nicht mehr ‚angreift'. In Liebe hat er seinen Spannungen eine Lösung gegeben; er kehrt sich tief nach innen und reagiert sich nicht mehr auf die Umgebung ab. Er hält sich selbst nun innerlich warm, ruhig und lebt in Frieden mit sich selbst, mit seiner Umgebung.

Weiße Sauce

auf Basis von Milch, Mehl und evtl. Butter (u.a. zu Gemüse, Fisch usw. …)

Weiße Sauce stimuliert, ermutigt einen Mensch dazu weiterzugehen, kräftig zuzulangen. Ihre Sphäre ist einladend, vertrauensvoll: „Tue es einfach!“, sagt sie wohlwollend zu dem zögernden oder sich selbst verbergenden Menschen. Weiße Sauce lacht freundlich, einladend und interessiert sich überhaupt nicht dafür, wer sie lecker findet und wer nicht. Sie IST sie selbst, ganz bestimmt. Es berührt sie nicht, wenn jemand sie verkennt oder verwirft. Der Weiße Sauce-Esser kann hier etwas lernen, da dieser sein Gefühl des Wohlbehagens zu sehr von etwas oder jemandem außerhalb seiner selbst abhängig macht! Sie steht symbolisch für diese Stimme im Menschen, die für Freundlichkeit und Wärme gegenüber dem eigenen ICH plädiert, für einen Anreiz dafür, zu tun, anzupacken. Sie weiß, dass sie in sich selbst gehegt, gepflegt und geschützt wird und braucht sich dazu an niemand anderen zu wenden.

„Zweifle nicht, mache dir nichts draus, was andere über dich denken oder sagen, sei einfach du selbst so wie du BIST, glaube an dich selbst und … vorwärts!“ Sie gibt jenen ein beruhigendes Gefühl, die zweifeln, die nicht wirklich ganz sicher sind, ob sie wirklich sein dürfen, wie sie sind …, ob sie wirklich akzeptiert werden. Sie machen sich zu abhängig von der Liebe eines anderen; sie halten sich manchmal zu sehr verborgen als ‚Kind‘.

„Stehe zu dir selbst! Tue, was du fühlst, tun zu müssen. Verstecke dich nicht!“, sagt die Weiße Sauce. Sie spricht mit einer konzentrierten energetischen Kraft; ihre Sphäre ermahnt dazu, kräftig weiterzugehen und nicht lange stillzustehen. „Sei nicht so albern; tue nicht, als ob du keine Talente hast, als ob du nicht weiter kannst. Du kannst es! Zeige deine Zähne; reiße dich zusammen, fühle diese autonome Sonnenkraft in dir selbst und sei von niemandem abhängig. Mache dir selbst nicht weis, du seiest klein und emotional abhängig, du könntest dich nicht auf autonome, starke Weise zu dir selbst bekennen. Mache dich frei!“

Weiße Sauce mag Feigheit, Geheimniskrämerei, Verbergen, Nachhintentreten, Albernheiten, Schrecken, Versagensangst und Minderwertigkeit nicht. Sie ermahnt den Menschen dazu, seine eigene dynamische Durchsetzungskraft einzusetzen. Weiße Sauce zögert nicht, kennt kein Mitleid und besteht darauf, dass jemand zeigt, was er in sich trägt; sie duldet es nicht, dass ein Mensch seine Talente, seine Kräfte nicht nutzt. Wenn er diese in sich trägt, dann muss der Mensch sie auf kräftige Weise nutzen. Sie mag ‚geradeheraus‘ und mag es nicht, wenn jemand sich aus falscher Scham hinter dem Rock seiner Mutter oder hinter irgendeinem Scheingrund verbirgt, um sein wahres ICH mit all seinen Möglichkeiten nicht zeigen zu müssen. „Werde geboren und stehe entschlossen in deinen eigenen Schuhen!“ Die Sphäre von Weißer Sauce fordert Aufmerksamkeit für das Wesentliche, für das wirklich Wichtige, und will sich nicht mit Albernheiten beschäftigen. Sie möchte beispielsweise hören, wie das Gedicht vorgetragen wird, und fände es Unsinn, wenn der Vortragende sagen würde: „Ich kann nicht, denn meine Kleidung ist nicht in Ordnung.“ Sie bittet den Menschen, sich nicht um das Image zu kümmern, um den äußerlichen Schein oder derartige Unwichtigkeiten. Sie will sofort zum Kern der Sache kommen, in Wahrheit, und duldet keinen Widerspruch, keine Ausflüchte, keine Lügen! „Mensch, sei doch einfach du selbst, offen und ehrlich, selbständig, beherzt und kräftig!“, sagt sie.

Weiße Sauce will den talentvollen Menschen auf die Bühne des Lebens schieben, ohne Gnade. Denjenigen, der nicht genug weiß über oder nicht glaubt an seine Möglichkeiten, wird sie einfach weiterschieben, ihn zwingend anblicken und sagen: „Beginne!“ Sie glaubt den Worten eines Menschen nicht, der sagt: „Ich würde ja gerne, aber …“ Weiße Sauce ergreift ihn sogleich an den Ohren, so dass er keine Wahl mehr hat: er muss seine vollständige Palette von Talenten benutzen und manifestieren.

Weiße Sauce-Sphäre drückt den Menschen IN SICH SELBST HINEIN: „Du darfst nicht entkommen, du wirst dir keine Ausflüchte mehr ausdenken dürfen, um nicht du selbst zu werden. Bleibe nicht an der Außenseite, an den Oberflächen-Schichten des Lebens stehen und vor allem: verberge dich hinter nichts und niemandem: sei du selbst und BEKENNE DICH zu dir selbst, fasse in Worte, wer du bist, sprich aus dir selbst heraus. Bekenne dich tatkräftig, in starker Manifestation zu deinem ICH. Sprich für dich selbst, bleibe nicht im hinteren Teil des Saals, sondern erkenne deinen Wert und wage es, dich ohne Scham, ohne Ungemach durch Zweifel an deinem Können, deinem Wert zu dir selbst zu bekennen.“

Jenen Menschen, die sich beispielsweise stark nach Gemüse mit weißer Sauce sehnen, gelingt es nicht immer, wirklich an ihre Seinskraft zu glauben, und nicht nur das: sie halten ihre üppigen Talente und Möglichkeiten manchmal zu sehr verborgen unter dem Mantel des Ich-kann-nicht, Ich-wage-es-nicht, Ich-bin-nicht-gut-genug. Man weigert sich de facto an die tiefsten Möglichkeiten seiner selbst zu glauben, wodurch viele Goldstücke im Schrank verborgen bleiben. Man wird sich oft verborgen halten; man verschweigt einfach bestimmte Dinge, aus Unsicherheit oder aus dem Zweifel heraus, nicht gut genug zu sein oder ausgelacht zu werden.

„Fange einfach mal damit an!“, sagt die Weiße Sauce, „Flüchte nicht mehr und werde du selbst. Komm nur zum Vorschein, verberge nichts. Sei ehrlich zu dir selbst und den anderen. Zeige dich ehrlich so wie du bist, oder schämst du dich vielleicht für dich selbst, oder für deinen Körper? Dann solltest du dich dringend in Liebe und Einheit hegen und pflegen. Sei stolz auf die kräftige Veräußerlichung deines Seins in der Materie. Sei stolz auf die Kraft deines körperlichen Seins. Glaube an die Schönheit deines Wesens!“

„Manifestiere dich stolz und ehrlich; zeige dich, wie du wirklich *bist!*“, sagt die Weiße Sauce. „Keine Kräfte können mehr angestaut werden, die Hände werden auf den Tisch gedrückt, die Taschen werden geleert.“ Der Mensch wird dazu verpflichtet, sich selbst so zu zeigen, wie er ist, ohne jeden Skrupel, ohne jede Geheim- oder Zurück-Haltung. Weiße Sauce ermahnt den Menschen dazu, sich den Kern der Dinge anzusehen; der Mensch wird sich nicht mehr länger für bestimmte unwichtige Details schämen; er wird gut daran tun, sich überhaupt nicht mehr mit unwichtigen Albernheiten zu beschäftigen und wird auf ‚hauptsächlichem' Gebiet ans Tageslicht treten, sich so zeigend, wie er ist, in nackter Wahrheit, in Seele und Körper, als ein erwachsener Mensch. Er liebt sich selbst, ist stolz auf seinen wirklichen Wert und bekennt sich freimütig dazu. Er nimmt jetzt auf autonome Weise sein Leben *selbst* in die Hand.

Süßigkeiten (auch „alternative“), Gebäck und Kuchen, Desserts, Leckereien, Sirupe

Süßigkeiten im Allgemeinen, Zucker, Marmeladen

Zucker steht für die Sehnsucht nach dem intensiv nahen, glückseligen, süßen Aufgehen in dir selbst; Zucker gibt Sehnsüchten Sauerstoff und sorgt dafür, dass alle Zügellosigkeiten frei ihren Weg durch den Körper finden. Zucker verlegt die sauren Aromen auf ‚später', verschiebt Ungemach auf ‚weiter' …; er sagt: „Lass uns im Jetzt-Moment aufgehen und alles Unangenehme für ein Weilchen vergessen". Zucker kristallisiert sich in unseren Gedanken zu einem Traumpalast mit goldenen Kutschen und klaren Tönen wie von einer himmlischen Orgel.

Die Traumsphäre, die Zucker aufruft, liegt weit weg von der Wirklichkeit, aber sie tröstet und lindert die im Herzen Harten, Verfrorenen und Kalten. Sie bietet jenen eine Art Sättigung, die es nicht verstehen, sich selbst an der Quelle des Lebens zu sättigen. Zucker gibt Hoffnung … auf Glück, auf ein süßeres, glücklicheres Dasein. Zucker lässt den Menschen ‚aufleben', lässt den Menschen fühlen, dass da ‚mehr' ist, als das normale Alltägliche.

Zucker steht symbolisch für den Glauben an etwas, das viel schöner ist als das, was man bisher erlebt hat: und dabei geht es um eine schöne Gefühlssphäre in und um den Menschen *selbst* herum. Menschen mit Leidenschaften oder Herzschmerzen, mit Tendenzen zu Härte und Kälte gegenüber sich selbst werden möglicherweise mehr Süßes essen als andere: damit der frostige Luftzug verschwindet. Man wird allerdings gleichlaufend zum Verzehr von Süßigkeiten bestimmte Dinge über sich selbst einsehen müssen, um diesen eine Evolution zu geben.

Zucker steht für das himmlische Glück, sich selbst in der warmen Glut des Lebens zu fühlen; man hat Sehnsüchte, Träume und Hoffnungen … und man will diesen Rausch nicht mehr verlassen. Man gibt sich selbst alle Chancen auf Glück.

Außer bei denjenigen, die ihren Zuckerkonsum aus gesundheitlichen Gründen einschränken müssen (z.B. Diabetespatienten), braucht Zucker nicht schlecht zu sein; man darf (solange man es nicht übertreibt) ruhig Zucker essen, vorausgesetzt man versteht seine Symbolik richtig und wendet diese auch im Leben an …: Zucker fordert dich dazu auf, dich für dein Herz zu ENTSCHEIDEN, für die Herzwärme, für die warmherzige Umschließung deiner selbst. Er fordert dich dazu heraus, deine Gefühle, deine Sehnsüchte an die Oberfläche zu lassen, sie herauszulassen. Er ermahnt dich dazu, selbst ein wenig wie Zucker zu werden: lebens-begeistert, voller Glauben und Hoffnung, voller froher Erwartungen, voller Glück in und mit dir selbst. Du GLAUBST, dass es mit dir im Leben schon KLAPPEN wird! Nichts kann mehr schiefgehen!

Wer spürt ein starkes Verlangen nach Zuckerwaren? Menschen, die sich selbst manchmal durchaus etwas zu kurz kommen lassen; jene Menschen, die das Bedürfnis haben, sich selbst noch stärker vom sanften Herzen aus zu umsorgen, jene, die sich selbst Härte auf den Hals laden, weil sie zu sich selbst hart sind. Der Mensch, der frostig zu seinem eigenen Wesen ist, aber vielleicht immer bereit ist, einem anderen zu helfen und etwas Gutes zu tun; der Mensch, der, so scheint es jedenfalls, niemals mit sich selbst klarkommt, weil er meint, dass es in ihm an etwas ‚mangelt' … Er findet sich selbst eigentlich nicht so perfekt, nicht voll genug … als ob etwas an ihm ‚nicht in Ordnung' ist, als ob er eigentlich kein Recht darauf hat, sich selbst das Weiche und Süße zu geben.

Zucker sagt: „Ach was, nein, du bist völlig in Ordnung! Was machst du dir nur selbst weis. Alles ist in dir vorhanden. Du darfst und musst dich selbst das Leben genießen lassen!" In der Zucker-Sphäre glaubt er wieder an die Güte seiner selbst, an das Recht auf Liebe und Genuss, ohne dass hieran ein anderer Mensch beteiligt sein muss; er kann wieder weiter; er schaukelt mit auf den wogenden Tönen seines Herzens … und macht sich selbst glücklich.

Wer ein starkes Verlangen nach Zucker empfindet, ringt manchmal mit einem Dilemma: soll ich jetzt für mich selbst sorgen oder muss ich auch an die anderen denken? Darf ich hier für mich selbst genießen oder soll ich dies stehenlassen? Dieser Mensch tut gut daran, tief auf die Sprache seines HERZENS, seiner Sehnsüchte zu hören, zumindest solange dies unabhängig davon ist, von einem anderen etwas zu begehren - er wird sich selbst das Leben süß und angenehm machen, ohne hierzu erst sein ‚Denken', einen anderen, seine ‚Vergangenheit' (Indoktrinationen: ‚darf ich dies überhaupt …?') um Erlaubnis fragen zu müssen.

Er wird daher auch vollkommen von sowohl den Menschen im Jetzt als auch den Einflüssen aus der Vergangenheit ‚los'-kommen müssen, so dass er völlig autonom entscheiden kann, was gut für ihn ist und was nicht. Der Zucker-Mensch täte gut daran, nun zu lernen zu sagen: „Ein anderer hat mir NICHTS zu sagen, nur ICH bestimme (aus meinem Herzen heraus) und weiß, was gut für mich ist!" Er darf seine Grenzen genau ziehen. Auf diese Weise wird sein Glück Wirklichkeit und sollte er nicht die Traumsphären, die stillen Inselsphären aufsuchen. Er ist immer glücklich mit sich selbst.

Zucker ermahnt den Menschen zum Trinken: er soll vom Lebenswasser trinken und mit vollen Zügen in das Leben springen, ohne Zurückhaltung, mit einem kräftigen Freudensprung. „Halte deine Energien nicht zurück, halte dich selbst nicht zurück: springe mit voller Kraft ins Leben! Singe, tanze, sei froh, und wisse, dass die Zukunft nur schöner sein kann: wenn du dein Leben in die Hand nimmst wie ein Meister und dein Leben dann auch aus deinen positiven ERWARTUNGEN heraus erschaffst. Über deine Erwartungen bestimmst du die Richtung, die dein Lebensweg nehmen wird."

Wer ein Verlangen nach Zucker empfindet, wünscht sich letztlich, ganz stark an dieses schöne Leben zu glauben. Zucker sieht die Dinge stets positiv, zeichnet sich durch einen Enthusiasmus aus, der seinesgleichen sucht; er lebt fast mit seinen Füßen über dem Boden. Es ist daher auch sehr wichtig, dass der Zucker-Esser sich selbst nicht von Ups zu Downs heruntergleiten lässt, dass er sein Leben in Gleichmäßigkeit ausrichtet, in Ausgewogenheit aus einem konstanten Gefühl des Glaubens an sich selbst, an die Existenz einer glücklichen Wirklichkeit ohne Ende heraus. Er kann dann Zucker essen, ohne dass beispielsweise seine Augen schwächer werden: er Sieht es schließlich alles so schön und gut, diese Wirklichkeit. Er versteht es, sich selbst zu genießen, das Leben zu genießen.

Zucker ermahnt den Menschen dazu, sich selbst warm zu kleiden, zu ernähren, sehr gut für sich selbst zu sorgen, ohne sich auch nur im Geringsten darum zu kümmern, wie ein anderer ihn dafür kritisiert.

„Ziehe dich warm an, ernähre dich ausreichend, wage es, dich mit einer Fettschicht zu kleiden und mache dir nichts aus dem Kult des Äußerlichen. Sorge für dich selbst, lebe aus dir selbst heraus und ziehe den Kreis um dein Wesen herum. Sei eins und perfekt mit und IN dir selbst! Auf diese Weise gibt es keine ‚Abhängigkeit' von der Umgebung, stehst du froh und stark auf eigenen Beinen, selbständig und frei. So entsteht keine Abhängigkeit von Zucker, sondern darfst du die Zucker-Produkte genießen." Allerdings ohne zu übertreiben, denn ‚Übertreibung' bedeutet schließlich, dass du die Botschaft von Zucker nicht richtig verstanden oder nicht richtig angewendet hast.

Ein eventuelles schlechtes Funktionieren der Bauchspeicheldrüse hat mit dem Sauerstoffmangel im Gehirn zu tun, weil der Mensch nicht wirklich für und aus sich selbst heraus lebt, auf autonome Weise, sondern nur in Erwartungen an die anderen, die Außenwelt, an eine Erfüllung in der Zukunft … Er ist dann nicht wirklich FROH ÜBER SICH SELBST, sondern nur insofern das oder der andere ihn erfüllen kann. Die Bauchspeicheldrüse ermahnt ihn dazu, sich zu entscheiden, für SELBST-UNTERSTÜTZUNG, für die Verarbeitung des Bösen IM MENSCHEN SELBST, nicht für ein Greifen oder Scharren nach dem Guten AUSSERHALB seiner selbst. Zucker sagt: „Suche das Gute, die LIEBE, die Wärme, den Glauben, die Befriedigung … IN DIR SELBST und lasse den anderen / das andere los." Hierbei verschwinden Abhängigkeit und Sucht (d.h. du Kannst nicht mehr ohne). Die Bauchspeicheldrüse holt froh und erleichtert Atem.

Menschen, die einfach Zuckerprodukte mögen, sind nicht süchtig: sie fühlen, dass ihr Körper und ihre Psyche einfach ein großes Bedürfnis danach hat: sie täten daher auch gut daran, diese zu genießen, ohne Schuldgefühl, so dass nach einer Weile das Signal der Sättigung im Gehirn auftritt.[1] Diese Menschen können nötigenfalls durchaus ohne Zuckerwaren leben, empfinden aber ein großes Verlangen danach: dies ist keine Sucht, sondern ein dringendes Bedürfnis nach ‚süß'. Man kann daher die Zuckerprodukte auch mit Vergnügen zu sich nehmen, **vo-**

[1] Lies hierüber in *Der Schlüssel zur Selbstbefreiung – Enzyklopädie der Psychosomatik.*

rausgesetzt dies geht mit der warmen Zudeckung des ICHS einher, mit der warmherzigen Selbsterfüllung, mit der Befreiung aus jeder Kühle und Härte gegenüber dem eigenen ICH (und selbstverständlich unter der Bedingung, dass man seinen Zuckerkonsum nicht aus medizinischen Gründen einschränken muss)..

Es versteht sich von selbst, dass jemand, der Insulin nimmt, als Diabetiker, nicht plötzlich jede Insulineinnahme beenden darf. Dennoch ist auch diese Erkrankung heilbar; eine von einem kompetenten Arzt betreute allmähliche Verringerung der Insulinverabreichung (und schließlich eine Heilung) kann / darf nur die Folge einer psycho-emotionalen Änderung im Lebensmuster[2] sein, die hauptsächlich darauf gebaut ist, dass man sich selbst mit dem Glauben an das Leben und mit der Liebe zum eigenen ICH, mit Freude, in Unabhängigkeit versieht, ohne auch nur noch IRGENDETWAS von einem anderen zu erwarten". Man lässt den anderen LOS: man versieht sich selbst. Du weißt wieder, wie es weitergehen soll, weil man sich selbst den Himmel auf Erden geben kann ... Man setzt sich nicht länger fest in dem Verdruss über das, was man nicht hat, über das, was der andere nicht gibt usw. ...

Der Mensch sieht jetzt ein, dass er selbst die Ursache seiner Lebensumstände ist. „Ja, ich bestimme über mein Leben; nichts und niemand anderer als ICH kann schöne Dinge in mein Leben ziehen ... Erst wenn ich mir selbst die Liebe geschenkt habe, in Unabhängigkeit von dem, was die anderen mir geben ..., kann ich auch eine liebevolle Beziehung mit einem anderen erleben."

Zucker fordert dazu auf, jeden Verdruss, jede Härte, jede frostige Negativität aus dem ICH zu entfernen, so dass das Leben *eine* einzige süße Harmonie wird, voller Freude und Selbstzufriedenheit. Der Glaube kehrt zurück in ein Menschenleben, wenn der Mensch erst voll und ganz zu der Erkenntnis gelangt, dass nur ER der Schöpfer seines Paradieses auf Erden ist, dass nur er sich selbst das GLÜCK bringen kann, ein Leben ohne Krankheit, ohne Leiden. Zucker sagt: „Du musst es Selbst lösen! Glaube an dich selbst, klammere dich nicht an anderen Menschen fest, lass los, gehe in dir selbst auf und bringe dich auf ein neueres, höheres Niveau."

Zucker steht auch für: wenn die Realität noch als zu hart, als noch nicht perfekt glücklich erfahren wird, eine Fluchtmöglichkeit daraus zu haben, eine Milderung: „es wird bald besser!". Mit anderen Worten: jemand, der zu frostig und zu hart zu sich selbst ist, empfindet unbewusst das Verlangen, sich selbst hier herauszuziehen ... Dieser Mensch darf Süßigkeiten essen,[3] aber sollte zugleich sich selbst auf ein liebevolleres Niveau bringen. Nur auf diese Weise schadet Zucker seiner Gesundheit nicht.

---

[2] Lies hierzu in *Der Schlüssel zur Selbstbefreiung – Enzyklopädie der Psychosomatik.*

[3] nochmals: es sei denn, aus medizinischen Gründen darf Zucker nur eingeschränkt oder gar nicht konsumiert werden.

Zucker und Zahnfäule?
Solange der Mensch sich auf irgendeinem Gebiet als klein erfährt, sich vom anderen abhängig macht, es nicht wagt, auf eigenen Beinen zu stehen, noch nicht wirklich in der vollen Selbst-Liebe wohnt, nicht ausreichend an die Autonome Kraft seiner selbst glaubt … wird das Gebiss nicht genug geschützt und von den inneren Energien geleitet, wodurch es verletzlich wird, anfällig ist für Karies. Zucker an sich braucht nicht notwendigerweise schlecht zu sein für die Zähne: es ist die innere Einstellung, die entscheidend dafür ist, ob Stoffe oder Bakterien von außerhalb eindringen können oder nicht. Man hat tatsächlich festgestellt, dass bestimmte Menschen gegen Karies unempfindlich sind, und dies trotz der Tatsache, dass sie sehr viele Zuckerwaren essen und nur selten ihre Zähne putzen. Auch hier ist es wichtig, dem Kind seine Süßigkeiten nicht einfach nur wegzunehmen, sondern ihm die Lektion zu erteilen, so schnell wie möglich auf selbständige, unabhängige Basis sein Leben selbst in die Hand zu nehmen. Dies ist erst dann möglich, wenn das Kind an sich selbst Glaubt, wenn es sich selbst Liebt, wenn es die Einsicht hat, dass es selbst sein Leben lenken kann, dass es jetzt nicht und niemals ‚ein Opfer' der Umstände ist. Auf diese selbständige, unabhängige Basis wird Zahnfäule seltener auftreten. Zucker sagt zu dem Kind: „Wachse in Verantwortung für dein Dasein; richte dich tüchtig auf; glaube an deine innerlichen Kräfte; liebe dich selbst und den anderen Menschen; du bist nicht hilflos und abhängig von der Unterstützung und der Wärme der anderen; im Glauben und in der Liebe in dir selbst bist du unzugänglich für Abbau und Zersetzung, unantastbar für das Böse, unverletzlich. Du BIST du: du willst nicht ständig alles HABEN: du füllst dich nicht mehr mit dem anderen."

Wir beschreiben hier den idealen Prozess: es versteht sich von selbst, dass dies sich bei den meisten Menschen nicht von heute auf morgen vollzieht. Wichtig ist, dass der Mensch vollständig seinen Platz Einnimmt, ohne sich mit etwas oder jemandem von außerhalb seiner selbst ‚füllen' zu wollen. Der Starke, autonome Mensch IST er selbst.

Es versteht sich von selbst, dass es für den ganzen Menschen nicht gut ist, wenn er den Zuckerkonsum übertreibt, denn dann wendet er die Botschaft von Zucker nicht in der Praxis an. Im normalen Entwicklungsprozess des Menschen, Raupe-Kokon-Schmetterling, durchläuft er verschiedene Stadien, in denen er zuerst seine Milchzähne verliert und sich dann von den ‚erwachsenen' Zähnen verabschiedet, wonach wieder eine nächste Lebensphase anbricht. Der friedvolle weiche Mund ohne Zähne. Es steht jedem Menschen frei, sich für oder gegen eine Gebissprothese zu entscheiden.[4]

[4] Lies mehr hierüber in *Der Schlüssel zur Selbstbefreiung - Enzyklopädie der Psychosomatik.*

Zucker selbst Glaubt an das Lebensglück! Zucker selbst führt ein vergnügtes Dasein, hält Viel von sich selbst und weiß, dass immer alles vorhanden sein wird, um ihn dieses Glück erleben zu lassen. Er gibt es sich selbst, ohne zu zögern; er weiß, dass nichts und niemand außerhalb seiner selbst ihm die Liebe, das Sanfte, das Warme schenken muss. Diese liebevolle Selbst-Versorgung ist eine Notwendigkeit, um zu Leben.

Agavensirup

Die Art von Agavensirup kann man als freundlich, geduldig, gemütlich bezeichnen. Wie ein braver Pfleger bringt Agave einen hochbetagten Menschen zu seinem Sitzplatz am Tisch; wie eine Lehrerin in der Schule erläutert er mit viel Geduld, weist er sorgfältig auf bestimmte Dinge hin. Agavensirup ist sehr dienstbar und bereitwillig, weiß sein Leben in den Dienst der Hilfsbereitschaft zu stellen: wie eine positive ‚Waage', die erst dann zufrieden ist, wenn alles in Ruhe und Harmonie gebracht worden ist, wenn alles auf den richtigen Platz gestellt worden ist. Zufrieden schaut er dann kurz um sich herum. Was gibt es noch zu tun? Woran mangelt es noch?

Agave ist flexibel, sanftmütig, und wartet, ist offen … bis sie darum gebeten wird, etwas auszuführen. Ohne Widerstand geht sie gerne darauf ein: Dienstbarkeit.

Der Mensch, der Lust auf Agavensirup empfindet, hat etwas von der wunderschönen Art der Qualle[5]. Aber das *zu* passive Abwarten, das mehr eine absolute Hingabe an das Alles-das-ist ist, das geht zu weit, meint Agave. Der Mensch, der Lust auf Agavensirup hat, empfindet dies also unbewusst genauso. Er will ein bisschen mehr so sein wie die Agave. Aber bestimmte Sorgen in seinem persönlichen Leben, oder in seinem Job beispielsweise … verhindern, dass er sich mehr in den Dienst anderer, in den Dienst von etwas Schönem im Leben stellen kann. Er ist zu sehr mit anderen Dingen beschäftigt, runzelt möglicherweise seine Stirn, er fühlt sich unbewusst frustriert, gerade weil er sich nicht in Dienstbarkeit für das öffnen kann, was auf seinen Weg kommen will, und für das seine Hilfsbereitschaft nötig ist. Zu viel denkend.

Der Mensch, der Lust auf Agavensirup hat, wartet vielleicht schon zu lange, für sein Gefühl, hält schon seit sehr langer Zeit Wache bei einem speziell für jemanden bestimmtem Stuhl und … seufzt, wird ungeduldig. Agave ihrerseits hat eine endlose Geduld, für sie gibt es keine Zeit mehr. Sie „IST" einfach, im Dienst des Lebens. „Und *das* hat der Mensch, der Appetit darauf hat, bereits ein

[5] Lies über die Symbolik des Kängurus in *Wenn die Tiere sprechen könnten* ... Dieses Buch ist bei Erscheinen des vorliegenden Werkes noch nicht in deutscher Übersetzung erhältlich.

wenig in sich, aber er darf dies noch weiter in sich ausführen", sagt der Agavensirup. „Ruhig in deinem ‚Sein' bleiben, in jedem Augenblick; loslassen, dein Dasein noch unabhängiger von der Zeit ausbauen – es ist dir gleichgültig, wenn etwas später da ist / kommt, denn du forderst weder, noch erwartest du Pünktlichkeit oder etwas derartiges. Flexibel mit den Dingen mitgehend, wie sie auf deinen Pfad kommen, ohne dich dabei zu hetzen, sanft anwesend bei dir selbst, nie mehr nervös oder gehetzt."

So strahlt dein Herz dann, so ist das Leben strahlend, sonnig, schön und sanft, genau wie in der Sphäre von Agave.

Ahornsirup

In der Ahorn-Sphäre fühlt der Mensch sich gut in und mit sich selbst ‚allein'. Er weiß seine eigene Produktivität zu genießen. Wir sehen, wie er pfeifend oder singend seine Gartentüre streicht … oder wie er sich aufmerksam und gleichsam in einer Sphäre der Zeitlosigkeit auf die kleinen schönen Dinge des Lebens um ihn herum richtet. Sind es die Vögel in der Krone seines Baums, sind es die Farben der Blumen, die um seinen Stamm herumstehen, die ihn so faszinieren? Er hat *alle* Zeit der Welt und scheint auch auf niemanden zu ‚warten'. Er ist so glücklich und friedvoll mit sich selbst. Nichts macht ihm Sorgen. Er beginnt an einer Aufgabe, wenn er Lust darauf hat, und fühlt selbst am besten, wann er damit aufhören muss. Er bittet niemanden um Hilfe, sondern handelt nach seinem eigenen Gefühl, nach seiner eigenen Intuition. Er hört auf diese ‚weibliche' natürliche Strömung in seinem Wesen.

Ahorn ist dabei völlig unbesorgt, lässt sich von niemandem aus diesem friedvollen Feld holen. In seinem Autonom-Sein weiß er durchaus, wann er etwas tun darf und wann nicht. Er überschreitet keine Grenzen und hört nur auf seine innere Stimme. (Im Extremfall würde der Ahorn sich ganz stark von den anderen abschließen; er hört und sieht es dann nicht, wenn jemand sich ihm nähert. Er will überhaupt nicht mehr gestört werden. Er lebt in seinem eigenen Kreis, bewusst-taub und auf eine Insel zurückgezogen. In bestimmten Fällen braucht ein Mensch diesen zeitweisen Rückzug in der Tat, oftmals nach einer Übertreibung im entgegengesetzten Sinne. Es ist heilsam, immer ein Gleichgewicht zu bewahren, und sich niemals mehr in der Umgebung zu ‚verlieren'.)

Jemand, der ein Verlangen nach Ahorn-Sirup empfindet, sehnt sich nach dieser Sphäre der Zufriedenheit und Absonderung ‚in sich selbst'. Eigentlich will man diese tiefe innere Ruhe erfahren. Man sehnt sich tief in sich selbst nach einer Rückkehr in die Mauern des eigenen ICHS, ohne noch von anderen gestört und verstört zu werden. Man will das Glück in den eigenen Mauern wieder erleben können.

Man will sich im warmen Garten der Privat-Sphäre hegen und pflegen. Möglicherweise ist dies ein wenig verloren gegangen, hat man sich zu sehr in den geschäftigen Sphären außerhalb seiner selbst ‚verloren' und sehnt man sich danach, sich auf diese süßesten, friedlichsten, herrlichsten Sphären des eigenen stillsanften innerlichen ICHS abzustimmen. Es kann dann auch überhaupt nicht schaden, wenn der Mensch einmal - völlig allein - in diesem herrlichen Garten seines Selbst zur Ruhe kommt. Die himmlische Heimkehr und das Finden von Ruhe am eigenen Kamin seines ICHS. Er darf sich dem hingeben, Ahorn fordert ihn dazu auf.

Innerliche Stille, Ruhe, keine Sphären der Gehetztheit und Verstörung ... Nichts ‚muss' hier; der Mensch ist hier von jedem Stress und Zwang befreit. Er kommt in die Sphäre des mit sich selbst leben ‚Dürfens', im eigenen Tempo, ohne sich noch gegenüber anderen rechtfertigen zu müssen. Dieser Mensch ist nun glücklich mit sich selbst.

Sein Kopf und Nervensystem bitten darum, alle Sorgen und Probleme zu vergessen, zu einer tiefen Ruhe zu kommen: dies ist nun in der Tat möglich in der Oase seines Ahorn-Gartens. Möglicherweise hat er sich selbst allzu lang allerlei hektischen Beschäftigungen ausgesetzt, dem eifrigen Beschäftigtsein mit allerlei Menschen und Dingen ...: sein Verlangen nach Ahornsirup weist darauf hin, dass sein ICH jetzt ein dringendes Bedürfnis nach einem Rückzug in die Umfriedungsmauern seines eigenen Gartens verspürt, nach einer tiefen innerlichen Ruhe ... „Vergiss dich selbst nicht!", sagt Ahorn.

Dies ist darum kein Hinweis darauf, dass der Mensch keinen Kontakt mit anderen mehr haben dürfte, sondern weist auf die Notwendigkeit hin, dass er trotz der Arbeit und der Begegnungen *niemals* den Kontakt mit dem eigenen innerlichen Kern verlieren sollte, dass er jetzt *zuerst* auf sein Herz hören, *sehr* gut für sich selbst sorgen und weder sein Leben aufopfern noch sich in Dingen oder Menschen außerhalb seiner selbst verlieren sollte. Ist es dabei nötig, dass bestimmte Baumzweige ‚gestutzt' werden, dass der Mensch bestimmte Dinge, Beschäftigungen, Arbeiten, Gewohnheiten oder Aktivitäten aufgeben muss - für die eigene Gesundheit und das eigene Glück -, dann fordert Ahorn, dies ohne Verzögerung zu vollziehen. Der Mensch sollte einsehen, dass nur er seinen Garten zu etwas Wunderschönem ausbauen kann, in Liebe zu sich selbst. In der Sphäre von Ahorn richtet er seine Aufmerksamkeit nach innen und verbindet sich in den tiefen Gründen seines Wesens aufs Neue mit der Quelle. Er fühlt nicht länger das Bedürfnis, an der Oberfläche der Dinge tätig zu sein und seine Zeit zu verschwenden, indem er sich gemeinsam mit 1001 Menschen in unwichtigen Dingen verirrt. Im Gegenteil, er erlebt nun Vergnügen an seiner eigenen stillen Kreativität, an seinem Beitrag zum Schöpfungsprozess. Er hilft der Natur ein wenig, wo dies sein muss, und genießt die herrlich duftenden Pflanzen in seinem Garten.

Carob

Fruchtmark vom Johannisbrotbaum

Die Art von Carob ruft ein Bild von breiten weißen Zähnen im Unterkiefer auf, ganz präzise, geschlossen (ohne Zwischenräume) nebeneinander und einander gleich, als ob es sich um ein künstliches Gebiss handeln würde (aber das ist nicht der Fall). Ein breites Lächeln. Carob will lachen, Freude erleben, fröhlich sein, genau wie 2 freche dunkle Kirschen, die über die Spitze ihres Stieles miteinander verbunden sind, und die hin und her schaukelnd ihr Spiel miteinander spielen.

Zwei Teile oder Elemente, die einerseits aneinander festhängen, die sich andererseits los-winden-wollen, aber dies verläuft nur mühsam. Ein Zusammengehören, und doch beide autonom sein wollen. Dies ist an sich nicht verkehrt, aber es wird ein Gleichgewicht gesucht.

Sein Charakter ist robust, gut eingepackt, wie ein stabiles Standbild, das sich selbst große Ehre antut. Ein wenig feierlich robust, als ob es sich um eine Skulptur einer würdevollen Dame aus der Geschichte handelte. Maria-wird-angebetet, einerseits; ist wie eine kräftige Mensch-Nonne, andererseits (zugleich von geistigem und irdischem Charakter).

Carob beruhigt den Menschen, du kannst auf deinen beiden Ohren schlafen, alles wird gut! Mach dir keine Sorgen, denn *dann* würde es erst schiefgehen können.

Der Mensch, der Lust auf Carob hat, vernimmt von diesem Nahrungsmittel das Folgende: erfährst du dich selbst als eine Hexe mit einem hohen spitzen Hut, den Besenstiel in der Hand, begleitet von einer schwarzen Katze? Verurteilst du die Warze auf deiner Nase und betrachtest du die Welt, als ob du nicht dazugehörst? Auch[6] Märchenhexen können wunderbare Symbole darstellen, sowie die Katze, die sich intuitiv gut einfühlen kann! Kräftig-magische Energien sind zu *vielem* in der Lage.

Breite dein Wesen in alle möglichen Richtungen aus, lasse deine Kräfte und Schöpfungsenergien aus dir hinausströmen … wie eine kräftige Spinne, die auf ihrem Bauch liegt und ihre 8 Beine in alle vier Himmelsrichtungen flach auf den Boden drückt, so dass sie sich FREI fühlen kann und genau wie du ihren gesamten RAUM in dieser Freiheit einnehmen kann. Die konzentrierte innerliche Kraft ist jetzt fühlbar.

---

[6] Lies über die tiefere Symbolik der Katze in *Wenn die Tiere sprechen könnten* ... Dieses Buch ist bei Erscheinen des vorliegenden Werkes noch nicht in deutscher Übersetzung erhältlich.

Carob fordert den Menschen dazu auf, in seiner Würde, seinem Selbst-Respekt zu existieren, in Inhalt und Form. Du darfst den Mund geschlossen halten, wenn dies nötig ist, und falls es sich für dich anders anfühlt, dann höre auf diese würdevolle innere Stimme.

Entdecke das Edle in dir selbst. Wie die Symbolik des erhobenen Glases Weißwein oder Champagner … mehr um es in seiner edlen Gesinnung zu SEHEN, um das Leben in seinem königlichen Wert zu kosten: *das* kannst du fühlen. Stelle dir das allerheiligste Schöne im Herzen vor: bete nur das Reine an. Als ein nobler-Mensch strebst du das höchste Ideal an, es ist herrlich, dies wahrzunehmen. Das erzählt Carob dir. Zu Reinheit wachsen, das reine Glas aus flüssigem Gold gegen den Lichtschein in die Höhe gehoben ... Leuchtend erhaben optimistisch froher Geist.

Gesalzene Chips

Die Chips-essenden Menschenkinder wissen nicht, wo sie ‚ihre Hände und Füße' lassen sollen. Man ist auf der Suche nach sich selbst, aber man lungert nur etwas herum … man findet sich selbst eigentlich noch nicht. Man glaubt noch ein wenig an die Herausforderungsspielchen: wagst du das? Kannst du das? Man denkt, man müsse sich noch irgendwie ‚beweisen', weil man sich selbst noch nicht wirklich gefunden hat. Unerschrockene Worte und Verhaltensweisen gehören dazu, aber darunter wohnt meistens ein kleines Herz …

Chips stehen auch für eine Art Feingefühl, für Sauberkeit, Ordnung und Präzision.

Dieser Mensch ist häufig zu sehr auf das Äußerliche gerichtet, auf die Außenseite der Dinge, auf eine kritische, fordernde Weise, aber eigentlich sehnt er sich unbewusst danach, einen haargenauen und präzisen Blick auf sich selbst, auf das Leben zu bekommen. Der Mensch will nicht länger in der Gosse, im Rand ‚seines ICHS' liegen …. Eigentlich will er sich selbst hereinholen, erhöhen, anerkennen, aber er sieht nicht recht, ‚wie' er das tun soll.

Chips sagen zu ihm: „Brich doch durch; Brich mit dir selbst durch, lass das Alte los. Du brauchst dich überhaupt nicht zu verwirklichen, dich zu beweisen, oder dir eine bestimmte ‚Haltung' zuzulegen. Werde ganz einfach du selbst, ohne dir das Gebaren zu geben (oder davon zu träumen), der strammste Junge, das heldenhafteste Mädchen oder der intelligenteste Mensch usw. zu sein. Sei ganz einfach DU SELBST. Du bist gut, so wie du bist: habe daran keine Zweifel."

Gesalzene Chips weisen auf den Drang im Menschen hin, sich selbst ‚über' den Rest erheben zu wollen …, aber statt sich selbst wirklich einen Schritt weiter zu bringen, manifestiert er sich nur mit einer ‚Haltung', mit Worten, manchmal herausfordernd auffällig … nach außen hin; auf diese Weise kann er jedoch nicht glücklich werden. Er wird die alte Kappe von seinem Haupt wegwerfen müssen und ganz neu beginnen. Er lässt das ‚Alte' nun hinter sich und macht sich auf die Suche nach DER Natur, nach SEINER Natur. Er stellt die Verbindung zu seinem natürlichen Ich wieder her, das möglicherweise schon sehr weit weg hinter allerlei Indoktrinationen und gesellschaftlichen Einflüssen versteckt liegt … oder im Aufstand dagegen?

Weißt du noch, wer du bist? Oder bist du vollständig verborgen hinter Gewohnheiten, Trends usw.? Die Erde fordert NATUR und EHRLICHKEIT, und nicht, dass ein Mensch sich mit einer bestimmten Haltung beweisen solle, mit Wagemut, mit Angebereien, mit einer bestimmten äußerlichen Schau.

„Nein, du brauchst überhaupt kein Sklave zu sein, kein Herden-Tier, sondern entdecke dein reines, authentisches Selbst!", sagen Chips. „Knacke sie, brich durch, springe aus deiner unnatürlichen Maskerade, reiße die Fenster weit auf und entkomme aus deiner künstlichen Haltung! Brich mit allem, was vom Leben selbst abgewichen ist; erhalte keine ‚Gewohnheiten' aufrecht, die nicht viel mehr sind als hohle Herausforderung, Revolte oder Nachäfferei. Mache deine strammen, coolen Freunde nicht nach; versuche auch nicht, stark oder schlau zu tun, sondern werde zu einer Einheit mit dir selbst."

Wer ein Verlangen nach Gesalzenen Chips empfindet, gibt damit zu verstehen, dass er den Geschmack des wirklichen Lebens eigentlich verloren hat … Er sucht wie besessen außerhalb seiner selbst danach, sollte aber einsehen, dass er diesen Weg nur IN sich selbst finden kann. Er wird erst eine Menge Dinge außerhalb seiner selbst loslassen müssen, bevor er sich selbst wieder erreichen kann. Er wird in gewissem Sinne etwas ‚knacken' müssen: ausbrechen aus dem - aus einer bestimmten Verhaltensweise -, worin er sich selbst eingeschlossen hat. Er sollte nun aufspringen, um sich selbst in Freude wiederzufinden.

Möglicherweise ist er schon lange auf der Suche nach sich selbst, manchmal wild im Kreis herum tretend …: er wird seine Gefühle der Aggression, der Rebellion und der Leere auflösen können, indem er in eine ganz andere Richtung blickt. Er wird sich auf das SEIN richten, nicht auf das Haben; er wird sich aus seinem ICH-Sein heraus richten, nicht in Rebellion aus einem unbewusstlebenden Herden-Geist heraus; er wird auf eigenen Beinen stehen, ohne sich noch die Frage zu stellen, wie er sich verhalten oder kleiden müsste usw. ..., um von den anderen ‚gesehen' zu werden!?

Die Chips-Sphäre fordert in gewissem Sinne eine Revolution, einen Aufstand! Eine wahre Revolution sollte jedoch INNERLICH stattfinden. Raus aus den Ketten der eigenen Unbestimmtheit und des Ignorierens des eigenen ICHS, des Mitlaufens in einem Herden-Trend aus Gewohnheiten; eine Rückkehr zum ‚Einzigartigen'. Ein Aufruf dazu, wahrhaftig *wieder* in das Leben zu kommen und all das unbelebte Alte hinter sich zu lassen. Auf der Suche nach dem ICH in seiner vollen Authentizität. Ein Durchbruch ist nötig: eine absolute Entscheidung für das eine echte ICH, ohne jeden Schein, ohne jede Lüge oder Nachlauferei. Der Mensch mimt den Revolutionär … in seinem strammen, heldenhaften, kühnen Verhalten … doch es zeigt sich, dass er einfach mit der ‚Masse' und ihren unbelebten, leeren Gewohnheiten mitläuft … Wahre Revolution im Sinne von ‚Selbst-Befreiung' … das ist es, was Appetit auf Chips fordert!

Viele der Chips-Esser werden möglicherweise auf eine auffällige Art und Weise um die ‚Zuwendung' der anderen bitten, möglicherweise sogar auf eine herausfordernde Art: sie sollten erkennen, dass sie lediglich auf eine beinahe-hysterische Weise um Zuwendung rufen, da sie sich selbst - ihr *wirkliches,* natürliches Selbst - nicht sehen, ihm keine Aufmerksamkeit schenken. Sie ertrinken fast im Morast aus Leere und Leere-Füllern.

Chips sagen: „Du amüsierst dich vielleicht gut, hast Spaß, aber innerlich ist da keine tiefdurchfühlte Freude, solange du weiter an einem oberflächlichen Teil deiner selbst kleben bleibst, solange du in oberflächlichen, nicht wirklich kreativen Beschäftigungen aufgehst, solange du deinen Kopf und dein Herz mit dummen, unwichtigen Dingen füllst, die überhaupt nichts mit dem Leben zu tun haben. Dein Lachen wird kein wirklich tiefdurchfühltes Lachen sein, sondern ein oberflächliches Schild, um deine Abwesenheit zu füllen. Komme mit allem Respekt und aller Ehrlichkeit zu dir selbst und kehre dich nach innen: gehe auf die Suche nach wirklicher Lebensfreude, nach dem echten Spaß, der nur aus einem ehrlichen Herzen strömen kann. Sei ehrlich und sanft zu dir selbst, entledige dich jeder Unechtheit. Komme jetzt zu dir selbst! Dies ist die einzige echte richtige Revolution, die dir und anderen zugutekommen wird.

Beiße dich darin fest und brich durch. Als ECHTES ICH. Nicht ein anderer braucht dich zu ‚sehen', dir Anerkennung und Zuwendung zu geben: du wirst deine aggressiven Kräfte auf eine konstruktive, kreative Weise beim Ausbau eines höchst-einzigartigen Lebens einsetzen müssen! Lebe von tief in dir selbst heraus; mache kurzen Prozess mit jeder Oberflächlichkeit, mit allen Leere-füllenden Beschäftigungen."

Chips zu essen braucht nicht unbedingt schlecht oder ungesund zu sein, vorausgesetzt du übertreibst es nicht[7] und Richtest deine gesund-aggressiven Energien auf positive Weise aus, in aller Ehrlichkeit zu deiner eigenen wirklichen ART, so dass du schließlich wahre Freude an dir selbst erleben kannst. Du wirst dich auch weder auf andere abreagieren (mit Kritik, Mäkeleien, Aggression, Herausforderung oder Bitten um Aufmerksamkeit), noch von einem Zuviel an angestauten Energien geplagt werden, solange du dein Leben nur auf eine sinnvolle Weise lenkst … von innen heraus. Du hast einem anderen nichts zu sagen, dir selbst jedoch alles. Brich durch: auf eine korrekte, natürliche Weise!

---

[7] Lies mehr hierüber in Teil I dieses Buches.

Und da ist noch mehr: Chips tragen eine Dualität in sich.
Chips blasen Seifenblasen hoch in die Luft und das ist schön anzusehen. Fröhlich und verspielt wie ein Kind bewunderst du zusammen mit Chips die prächtigen Farbabstufungen des Lichts der Sonne auf den Blasen. Dann ‚klatsch!' und das Gesicht bekommt ein paar Spritzer ab. Die Freude des kühlen Wassers, die Macht des Platzens, wenn etwas zu hoch oder zu weit geht ... Eine fröhliche Explosion schöner Gedanken, ein prustendes Lachen ...

Oder ein Ausbruch wie von einer Bombe: das kann auch eine Wohltat sein ... wenn es um etwas geht, das schon lange kurz vor dem Explodieren war. Chips geben einen schwarzen dunklen Fleck an und holen diesen nach oben: wie ein Tintenfleck auf einer weißen Bluse: man kann nicht anders, als hinzugucken und ihn zu entfernen. Macht er dir Angst? Dann war dein Lachen noch kein echtes Freudenlachen, dein Spiel noch kein *wirklich* fröhliches kindliches Lebensspiel. Nun wirst du möglicherweise mit deinen tieferliegenden Ängsten konfrontiert, allerdings nur in der Form eines ‚schwarzen Flecks'. Klar sehen, also es lernen, klar zu sehen: das fordern Chips. Damit du begreifst, *wo* diese Angst noch eindringen kann und warum dies so ist. Betrachte das Leben lichter. Pluto sendet seine überraschenden Explosionen und Explosiönchen schon, aber nur *dort,* wo es nötig ist, und nur dann, wenn es nötig ist, um etwas *Grundsätzliches* in deinem Leben zu verändern.

So ist es auch mit Chips: sie sind ‚Deuter', Wegweiser. „*Dort* ist dein Schwachpunkt und den darfst du nun lösen." Du bist vielleicht schon lange damit beschäftigt, oder nicht? Willst du wieder *wirklich* lachen und spielen und fröhlich sein wie ein Kind? Dann schaue einmal tief unter die Oberfläche, lasse dich von nichts und niemandem beängstigen und reinige dich von all dem, was du in dir selbst als unrein empfindest.

Geht es um Groll, Wut, Schuldgefühle, welche Emotion auch immer, tief verborgen? Hole sie an die Oberfläche und suche tief nach der Ursache. Lasse diesen knackenden Karbunkel einfach aufspritzen, lasse den Eiter herausspritzen und sieh, wie die Vergangenheit sich entfernt, aufräumt, wie du dich selbst reinigst, indem du dir den Grund deines Seins *ansiehst,* deines Gewesenseins, dieses dunklen Flecks, dieser bösen Eiterbeule aus der Vergangenheit. Jeder düstere Gedanke und jede wütende Emotion entfernt, heraus-geschoben: nun verschwindet die Angst und macht Platz für leuchtende, frohe wirklich gemeinte spielerische Freude. Das ist es, was die Chips eigentlich wollen.

Chips fordern dich also dazu auf, tiefer zu blicken, sehen und aufräumen zu *wollen,* sie fordern ein definitives Entfernen, Hinaustreiben von altem, angesammeltem Abfall, um so zu einem furchtlos frohen spielerischen Lebensspiel zu kommen, ohne Angst, ohne verborgene Finsternis unter der Oberfläche. Jetzt geht es herrlich und gut.

➔ Siehe eventuell auch: Paprikapulver.

Eis, Speiseeis

Der Mensch, der Eis liebt, würde gut daran tun, sich selbst mehr in seinen Körper, in das Leben HINEINZUHOLEN.

Eis steht unter anderem für Gemütlichkeit des Menschen in sich selbst, in seinem Körper, für (lebensechten) Humor, für eine Spitzfindigkeit und geistige Lebendigkeit. Unbewusst hat der Eis-Liebhaber das Verlangen, das Leben als ein Fest zu betrachten. Er hat ein dringendes Bedürfnis danach, sich selbst, seinen Körper in das Lebens-Bad zu tauchen, sich völlig in das Leben hinein zu holen. Sich selbst auf eine warme Weise willkommen zu heißen, hineinzuholen in den eigenen Körper. Lernen, sich in sich selbst zu umsorgen.

Sahneeis steht dafür, sich in den weichen Sahnebädern des Lebens zu wälzen. Erlaube dir selbst, das Leben voll und ganz zu genießen! Lerne über die angenehmen Dinge des Lebens nachzudenken und dich darin zu wälzen. Gib dich Ereignissen hin, die dir Zufriedenheit verschaffen; weise diese nicht ab!

Der Mensch, der ein starkes Bedürfnis nach Eis verspürt, hindert sich selbst möglicherweise zu oft daran, den JETZT-Moment wirklich zu genießen. Er erlebt zu wenig Freude an sich selbst. Er setzt den Dämpfer auf sich selbst; das Lachen wird von dem abhängig gemacht, was ‚außerhalb' von ihm geschieht. Auf diese Weise stumpft sein Geist ab, wird er weniger kreativ-denkend, als die potenziellen Möglichkeiten in ihm es zulassen würden.

Er sehnt sich … nach dem Nächsten … (genauso wie er sich sehnsüchtig ein Eis herbeisehnt), statt zu erkennen, dass er JETZT in und mit sich selbst froh sein kann, dankbar sein kann, das ICH-im Leben genießen kann … Er schaut sehnsuchtsvoll Ereignissen entgegen, Menschen oder Dingen von außerhalb seiner selbst …, in denen er sich sehr gut fühlen können wird, statt sich Jetzt In sich selbst sehr vergnügt zu fühlen. Er wird sich selbst mehr verwöhnen dürfen - unabhängig von den Dingen und Menschen außerhalb seiner selbst - und er wird einsehen müssen, dass er sein Glück selbst erschaffen darf.
Er darf seinen höchst-individuellen Geist mehr auf eine erneuernde, spitzfindige, schöpfende Weise einsetzen. Er darf sich nicht auf das richten, was Nicht Ist, sondern wird seinen Geist einsetzen, um gerade das Positive in seinem Leben aufzubauen. Er darf nicht auf eine geistig passive Weise abwarten, was ein anderer ihm heranbringt, sondern wird seinen kreativen Geist selbst auf eine höchsteinzigartige Weise in Betrieb setzen!

Der Mensch, der ein großes Bedürfnis nach Sahneeis hat, hält möglicherweise zu viel Ausschau nach dem, was es jetzt wieder in der Außenwelt zu fangen gibt; er ist ein wenig wie der Falke, wie ein Vogel, der Ausschau hält, um dann plötzlich ‚schnapp' … einen Regenwurm aus dem Boden aufzupicken … Er will sich zu sehr mit den Dingen von außerhalb seiner selbst ‚füllen', statt sich im Bad seines Wesens zu wälzen.

Er wird lernen, die Vollheit seines Seins zu Fühlen, zu erkennen. Er würde gut daran tun, sich nicht von anderen leben zu *lassen* …; er wird sein Leben nicht von einem anderen abhängen lassen dürfen … Er wird jetzt einsehen müssen, dass das wahre Glück und die wahre Freude tief in ihm selbst wohnen, dass er sich mehr nach innen richten darf, dass er sein Glück und seine Aufregung nicht von der Außenwelt abhängig machen darf.

Oft sehen wir den Menschen, der wie ein Baby, wie ein Kind, wartet, bis seine Mutter ihm geben würde, was er braucht, um sich warm und behaglich zu fühlen; er erwartet dann, dass die Liebe von außerhalb seiner selbst kommt. Er fühlt sich kalt, traurig und im Stich gelassen, wenn man ihm dann nicht gibt, was er von anderen bekommen will: der Mensch wird jetzt einsehen, dass er nichts von einem anderen zu erwarten hat, dass die Liebe und die Liebkosung ihm nicht von außen her gegeben werden müssen, sonst wird er sich auch künftig weiter als einen Enttäuschten erfahren, als jemanden, der ‚benachteiligt' wird.

Stets kann er dann Umstände anziehen, die ihm in dieser Hinsicht einen Spiegel vorhalten: ‚es ist nicht fair, nicht gerecht! Ich habe dies oder jenes nicht bekommen; er hat mich unhöflich oder ungerecht behandelt; sie beachtet mich nicht; ich fühle mich kalt und ausgeschlossen …', usw.

Der Mensch wird jetzt einsehen, dass diese Lebensumstände die Folge seines eigenen Erwartungsmusters sind: er hat es vom anderen erwartet, statt es sich selbst zu geben. Es ist nicht Aufgabe des *anderen,* ihn zu verwöhnen, zu versorgen, in das Leben hineinzuholen: er wird *selbst* in das Leben eintreten müssen. Er wird sich selbst mit Wärme, Zuwendung, Liebe nähren müssen. Das unbewusste Verlangen, wie ein Kind in der Wiege von der Mutter umsorgt zu werden … die es nicht gibt. Dieser Mensch wird nun aufstehen und sich selbst das Leben schenken.

Weil er jetzt stark für sich selbst sorgen will, die Verantwortung für sein Wachstum und seine Erwärmung übernimmt, werden seine Knochen solide werden, wird die ‚Brüchigkeit' verschwinden. Er etabliert sich nun stark im Leben, in seinem Körper: Mineralien, darunter Kalkstoffe, werden jetzt ausreichend im Körper ‚festgehalten'. Man IST im Körper anwesend; man läuft nicht mehr davor weg; man ‚tritt' ein - mit Liebe, mit einem frohen, aktiven Geist - in den eigenen Körper. Der Körper füllt sich selbst; wo Löcher und Lücken waren, werden diese jetzt mit der vergnügt hereinströmenden Lebenswärme aufgefüllt … Der Körper fühlt keine ‚Mängel' mehr, keine Kühle mehr, weil der Mensch sich selbst nicht mehr zu kurz kommen lässt. Er sucht nichts mehr außerhalb seiner selbst. Das Lachen, das er jetzt produziert, ist *echt* und hat einen Grund und ist ein Zeichen der Freude, die er an sich selbst, an seinem Autonomen Sein auf Erden erlebt.

Eisesser sind diejenigen, die durchaus das Leben genießen wollen, aber oftmals zu kalt zu sich selbst sind: es gelingt ihnen oft nicht, sich selbst zu genießen. Sie werden sich selbst jetzt warmes Leben einblasen müssen, unabhängig von einem *anderen,* von einem Ereignis … Eis steht für: ich mache mir selbst Freude. Ich hole die Freude in mich selbst hinein, in mein Haus, in meinen Körper. Wenn man zu ‚kalt' zu sich selbst ist, erwartet man zu sehr eine Wärme-Auffüllung durch andere oder man sucht das Glück in bestimmten Ereignissen … während es in erster Linie darauf ankommt, in jedem Moment sich selbst Zufriedenheit und Freude zu schenken. Dieser Mensch erkennt die Schätze in seinem eigenen Wesen nicht in ausreichendem Maße; er meint, sein Glück müsse von außen kommen …

Eis fordert, der Mensch solle sich in seiner eigenen Haut ‚hegen und pflegen' …, er solle sich in dem warmen weichen Nest seines EIGENEN Wesens wälzen. Er wird dann das eigene SEIN genießen …

Der Mensch wickelt sich auf eine gemütliche Weise in die Wärme seines Körpers; er genießt die eigenen Fleisch- und Fett-Schichten; er genießt es, in seinem Körper aus Fleisch und Blut zu sein. Er ENTSCHEIDET SICH jetzt mit einem wachen, bewussten, aktiven, engagierten Geist für sein ICH: er übernimmt die volle Verantwortung für sich selbst! Er wird künftig aus sich selbst heraus und für sich selbst leben, ohne noch etwas von einem anderen zu erwarten. Er ist selbst-erfüllend, selbst-versorgend. Jetzt erst wird er in der Lage sein, ausgewogene Beziehungen zu anderen aufzubauen.

Er bleibt in sich selbst und verlässt seinen Körper nicht auf eine frostige, distanzierte Weise. Er genießt es, innerhalb seiner Mauern zu ‚sein', gleichsam innerhalb seines Haut-Umrisses. Er macht es sich selbst sehr gemütlich und ‚braucht' dazu nichts und niemanden anderen mehr.

Er lässt keine enttäuschte Lippe mehr hängen, weil dieser oder jener nicht die Freundlichkeit, die Wärme gibt, die er doch gerne hätte: er sieht jetzt ein, dass er sich selbst in Wärme umsorgen muss. Er ‚erwartet' nichts mehr von außen …: er gibt es sich selbst. Er IST einfach zufrieden, warm, nah und gemütlich in sich selbst anwesend. Er liebt sich selbst und schenkt sich selbst einen gemütlichen Empfang im eigenen Körper.

Eis bittet darum, der Mensch möge auf eine Bewusste Weise in sich selbst Eintreten, er solle seinen Geist auf eine wache, aktive Weise einschalten, in erster Linie für sich selbst, er solle zu der Erkenntnis kommen, dass nur ER sich selbst zu Bewusst-im-Leben-anwesend bringen kann. Er darf sich auf keinerlei Weise gegen diesen unbewussten Drang zur Werdung als Mensch wehren, ein Verlangen des ICHS, sich im Leben wälzen zu dürfen, unabhängig und losgelöst von einem anderen. Der Mensch, der weiß, dass nur er für sein Glück verantwortlich ist. Das glückliche Gefühl, in sich selbst zu Sein.

Erdbeermarmelade

Herr Erdbeermarmelade ist wie eine stabile Balustrade: du kannst dich immer darauf stützen, immer darauf zählen. Mit seinen dickrunden Säulchen, schön ausgehauen in Stein, lässt er mit aller Zierlichkeit den Wind entlang seiner Rundheit zirkulieren. Ein Ausblick von oben, ein Erkennen seiner Würde. Die Welt liegt gerade noch nicht zu seinen Füßen oder etwa doch? (Lies den Text über die Erdbeere).

Im besten Fall: er erkennt ihre Schönheit, seine Kraft und ist sich seiner inneren Königswürde bewusst. Er will dienen, in Schönheit, in Reinheit, in Kraft. Solide strukturiert, unerschütterlich. Er hat einen klaren Überblick über die Dinge. Er ist gleichsam die männliche Basisstütze, innerhalb der und auf der sein üppiger weiblicher Inhalt strömt.

Von Kopf bis Zeh, komplett: er versteht es, Kopf und Füße auf eine solide ausgeglichene Weise miteinander in Verbindung zu setzen. Er bildet eine schön strukturierte Einheit in sich selbst, die Wurzeln im Boden, das Köpfchen wie das Dach eines Hauses, geschützt geborgen. Das Dach spitz-stark zum Himmel gerichtet und dennoch stabil verbunden mit den Würzelchen in der Erde.

Er weiß sich so stark, dass er es manchmal zulässt, dass etwas ganz nach links und vor allem nach rechts durchhängt; er behält dabei durchaus die Stabilität und schon gleich ist die Balance wiederhergestellt. Wie aus Stahl, so stark ist er, und innerhalb dieser Eisenkraft kann er eine Art Flexibilität zulassen. Aber er geht auch niemals *zu* weit. Er weiß, wo seine Grenzen sind, so dass die Flüsse niemals über ihre Ufer treten werden.

Der Charakter von Herrn Erdbeermarmelade ist also stolz-kräftig, selbstbewusst-stark, aber er weiß sich auch in Flexibilität ‚zu geben', wenn dies nötig ist: wie das Gold sich auch aufklappen und vom Schmied in die Länge ziehen lassen kann, der beispielsweise einen Ring daraus machen will. Er ‚gibt nach' gemäß der Anforderungen des Lebens: dort, wo dies nötig ist, wird er es zulassen, dass seine Metallkraft sich in Geschmeidigkeit biegt, um die erforderliche Form anzunehmen. Er bleibt sich in diesem Sinne treu, und er bleibt seinen Freunden, dem Leben liebevoll treu. Er passt sich an, trotz seiner robusten soliden Krafteigenheit. In diesem Sinne kann man ihn auch als ‚edel' bezeichnen. Großzügig Unterstützung anbietend, schenkend, gebend, ohne Protest. Gerade weil er sich würdevoll verhält, kann er diese Würde auch in aller Großzügigkeit teilen, mit anderen. Du musst mit ihm nicht über etwas ‚Niederträchtiges' sprechen, dazu hat er keine Lust; versuche ihn nicht aus dem Gleichgewicht zu bringen; du weißt, dass er es verstehen wird, sich immer auf eine geschmeidige Weise in die Form zu dem Weg zu beugen, der von ihm verlangt wird. In seiner königlichen Würde will er durchaus dienstbar sein.

Er hat etwas Saturnalisches, etwas strukturell Strenges, aber gekoppelt an eine Güte, eine Sonnenwärme, in Jupiterianischer Milde. Das Gleichgewicht zwischen beiden ist schön und strahlend stark. Wunderbar, wie er mit einer Komplexität von Linien innerhalb seines Strukturwesens ein harmonisches Gleichgewicht zu bewahren weiß. Herr Erdbeermarmelade nennt sich selbst Aristokrat, betrachtet die Dinge vielleicht manchmal etwas zu sehr von oben herab, kommt dann aber doch hernieder zum aufrecht warmen Menschlichen. Er muss durchaus eine Distanz überbrücken zwischen dem Hohen-Geistigen, dem auf Distanz zur Erde Seienden und der Erde selbst. Das tut Herr Erdbeermarmelade daher auch … sonst würden wir ihn zu reserviert, zu hochherzig-eitel, zu distanziert, zu weit vom eigenen warmen Körper aus Fleisch-und-Blut entfernt nennen.

Wer ein Verlangen nach Erdbeermarmelade empfindet, sucht möglicherweise noch ein Schirm-Dächlein über seinem Kopf. Er hat vielleicht ein wenig Angst vor dem, was oder der noch kommen wird, und hat von Erdbeermarmelade die Lektion zu lernen, dass das eigene solide Dach und die innerliche Baustruktur von er-‚der Mensch' stabil und sicher genug ist, um darauf zu vertrauen. Er täte gut daran, zu lernen, sich auf sich selbst zu verlassen, sich innerhalb seines eigenen Mensch-Seins völlig und stark geschützt zu wissen. Möglicherweise fühlt er sich nicht ganz im Gleichgewicht links-rechts, fühlt er einen zu kurzen linken Arm, als Symbol für ‚ich kann dies emotional nur schwer bewältigen, ich würde doch gut daran tun, etwas mehr auf meine Glaubenskraft zu bauen und mein Gefühl frei heraus existieren zu lassen, aber ich wage es nicht'. Er äußert möglicherweise: „Ach, wer bin ich denn schon, ein trockener Kaktus in der Wüste? Schau: mir fehlt dies und jenes und hier bin ich zu kurz, dort bin ich zu lang; meine Stacheln sehen so seltsam aus …“ usw. Kurz: ein Selbstverriss und ein Beurteilen seiner selbst nach der oberflächlichen Seite, der Außenseite, ein nicht ganz Zufrieden-Sein vielleicht, wegen des Nicht-Verstehens, ‚wer' er nun eigentlich ist. Ein Nicht-Einsehen des ‚Wertes' seines eigenen Wesens.

Der Mensch vergisst, dass alles Lebensquellwasser IN ihm ist, dass er *auf sich selbst* zählen kann, dass er nicht baufällig zu sein oder zu werden braucht, dass er nicht der sengenden Hitze der Sonne ausgeliefert ist. Dass er nicht ‚einfach' irgendjemand ist, ein Nichts, das schwach ist und es nicht versteht, sich für sich selbst einzusetzen, das genauso gut nicht existieren könnte. Jeder Verdruss wird verschwinden, wenn er diesen strahlenden kräftig-strukturellen Einheitsbund erkennt, der er als Mensch ist, wie die Herr Erdbeermarmelade sagt. Der Mensch wird sich nicht länger als verdorrt oder verstümmelt, als zu klein oder vom Leben benachteiligt erfahren. *Er* sollte zu der Erkenntnis kommen, dass *er selbst* sein/e/n Körper/Struktur/Leben auf diesem urstarken Grund seines Wesens auszubauen hat. Kraftausstrahlung und Immunitätssteigerung, authentische Schönheit sind die Folge davon.

Herr Erdbeermarmelade fordert den Menschen auf:
„Fühlst du dich unfähig, wie ein Mäuschen, das gerade noch nicht in der Falle ist, aber dennoch Angst hat, in die weite Welt zu springen? Hältst du dich ängstlich an einem Boden unter deinen Füßen fest? Erkenne dann, dass das, woran du dich außerhalb deiner selbst festhältst, gerade die ‚Falle' ist, die du loslassen solltest. Halte dich nur an deinem eigenen tiefen innerlichen Boden fest, an deiner urstarken Basis, gehe weiter und lass los. Fühle diese kräftige Einheitsstruktur, die in dir vorhanden ist. Innerhalb deiner selbst bist du sicher; du bist stark und geborgen unter dem Dach deines eigenen ICHS. Glaube an deine Urkraft. Ein Bewusstsein für das eigene ICH, Selbst-Liebe sind gefragt.

Ziehe dich selbst nicht herunter, zweifle nicht an deinem Vermögen, verstümmele dich nicht mit Überzeugungen. Es ist viel mehr in dir, als du denkst. Aber suche es nicht außerhalb deiner selbst, zweifle dann nicht an diesen inneren Quellkräften und fliege einfach auf. Hilf dir selbst, werde dir aller Möglichkeiten *bewusst,* die du in dir hast; betrachte dich selbst nicht als matt, als schwach, sondern *fühle* aus Herz und Bewusstsein heraus diese Urkraft voller Potenz, die du bist. Tief in dir selbst weißt du es schon, aber du solltest, vielleicht, mehr einsehen, dass wirklicher Stolz sein und wachsen darf, wenn er auf tief-innerliche Werte gebaut wird und man dies dann automatisch nach außen hin ausstrahlt. Sei dankbar für die körperliche Kraft und Erscheinung, die du bist … denn gebaut auf deine höchst-einzigartige Quelle von Liebe und Weisheit.

Dankbarkeit für deine kräftige Ausstrahlung. Du *weißt* jetzt, tief bauend auf diese innerliche Kraftquelle, dass du *bist,* wer du *bist,* dass du kräftig und schön bist, wie du bist. Nicht an der Oberfläche deiner selbst lebend, in äußerlichem Stolz, oder gerade in einer Infragestellung dieser äußerlichen Erscheinungsform (ob du wohl gut bis, wie du bist?), sondern tüchtig und strahlend wie die Sonne, von innen heraus alles treibend und bauend, in Ausgewogenheit fühlend, wie reich das Leben doch ist, wie stark du bist. Ein Sicherheitsgefühl, eine ausbalancierte Tragkraft deines Wesens. Gesunder Stolz und Krafteinheit: Inhalt und Form in perfekter Harmonie miteinander. Ein solides, stolzes, unerschütterliches Bauwerk."

➔ Aprikosenmarmelade: siehe *Obst,* Aprikose.

Honig

Honig laugt gut und kratzt das Letzte aus der Pfanne; diese paradiesische Köstlichkeit besitzt eine Art Fundamentalität, Erdfestheit, Gediegenheit und hat den Ehrgeiz, niemals aufzugeben, bevor die unterste Schicht entfernt worden ist. Sie arbeitet hart, setzt dazu all ihre Energie ein und hört nie auf, darauf zu hämmern, dass der Mensch tiefer in die Fundamente seines Wesens gehen muss, um schließlich eine Gediegenheit aufzubauen (nach Entfernen des Unvollkommenen), die mit nichts zu vergleichen ist. Diese göttliche Nahrung hält zusammen, schiebt nach unten, nach innen und wogt breit aus in alle Ecken des eigenen Wesensinhalts und des physischen Körpers. Sie lässt nichts unberührt.

Honig gibt die Sphäre reiner Hingabe - fundamental, bis in die kleinsten Knochen - an das Leben selbst wieder. Da ist Vertrauen; da ist Hingabe an das Schöne, das Reine, das Echte im Leben. Honig steht für Harmonie und edle Gesinnung, für das Aufräumen von Finsternis, für das auf eine aktive Weise Aufräumen düsterer Gewohnheiten.

Die Köstlichkeit Honig hat die natürliche Gabe, alles was düster ist, *weg*zuschieben oder es (auf eine zwingende Weise) dazu anzutreiben, sich selbst aufzulösen, oder sich in das Gute zu transformieren; jeden dunklen Fleck treibt sie nach außen. Sie weicht niemals einem Hindernis aus - in der Bedeutung von „ich werde später schon sehen, was ich damit tue, wie ich es auflösen kann …“, im Gegenteil: sie wird im Korridor nicht weitergehen, bevor sie das, was die Bahn dort verschmutzt, infiziert, verunstaltet, dunkel belastet … entfernt hat. Diese göttliche Speise stemmt sich mit aller Kraft gegen dieses Hindernis; sie setzt all ihre Kräfte ein und wird nicht aufhören, bevor es ‚weg' ist. Sie löst das Böse in sich auf, um es dann in der Natur zu verteilen und es sich dort unbemerkt zersetzen zu lassen. Sie ist in der Lage, die untersten Schmutzteilchen wegzunehmen, den an der Wand klebenden, hartnäckigen Schmutz wegzuputzen …: sie hält schließlich durch, lässt nicht locker, bis alles ordentlich und proper saubergemacht ist.

Sie macht keinen Schritt mehr …, weder buchstäblich noch im übertragenen Sinne (im Evolutions-Prozess), bevor das, was JETZT verschmutzt, klebt oder belastet (in der Psyche, in den Körpergeweben) bis zum Grunde saubergemacht ist. NICHTS darf übrigbleiben von diesem Negativen, sagt Honig, aber auch wirklich gar nichts! Auch wenn diese Köstlichkeit dafür sehr viel Zeit braucht, auch wenn sie eine Weile auf der Stelle stillstehen muss, um bis zum Grunde blicken, aufräumen und bohnern zu können …: sie macht manchmal nur sehr langsame Fortschritte, aber sie braucht dann auch nie einen Schritt ‚zurück' zu machen, weil sie alles Vorherige gebührendermaßen gesäubert hat. Sie arbeitet eher langsam, aber gründlich.

„Weg!“, sagt Honig, wie ein Bienchen, mit einem drohenden, wütenden Blick auf das Böse gerichtet. Honig dient der Natur und ist darin sehr korrekt. Die Speise Honig ist alles andere als feige, faul, bequem, hinterhältig.

Der Mensch, der Honig mag, will etwas von dieser kräftigen, fundamentalen Säuberung durchführen. Er will in Tuchfühlung kommen mit seinen urstabilen Fundamenten und diese noch verstärken: wie urstarker Beton-Granit, durch den nichts mehr hindurch kann, was nicht ‚lebend' ist. Er will sich selbst völlig in Besitz nehmen, sich selbst ganz und gar in den ‚Griff' bekommen, um dann mit dem Stab des Meisters alles Unreine abführen zu können. Dieser Mensch versteht noch nicht immer die Kunst, sich selbst durch und durch in Besitz zu nehmen, zu nähren, seinen Körper in sein kräftig sich drehendes Energie-Feld aufzunehmen, als ob der Körper nicht wirklich an der Ausführung des Lebens beteiligt wird.

Honig ermahnt den Menschen dazu, keinen Teil seiner selbst unbesprochen liegen zu lassen, keinen Teil von sich selbst links liegen zu lassen: ALLES von dir gehört dazu. Du gehörst dazu, zum Leben, und dein Körper gehört dazu. Vergiss nicht oder tue nicht, als ob … Nimm alles mit in das Leben, was zu dir gehört … Fege den Staub aus *jeder* Ecke. Verstecke kein Teilchen von dir selbst, sondern hole es an die Oberfläche und Nähre es gut, durch und durch, durchspüle es auf eine ultimative, radikale Weise mit dem kräftigen Lebenselixier, so dass fehlerhafte, negative Überzeugungen umgesetzt werden können und das Düstere gesäubert wird, so dass kein einziger Teil deiner selbst abzusterben braucht. Auf diese Weise wird der Mensch in der Lage sein, JEDEN Teil seiner selbst, geistig oder körperlich, gleich stark zu lieben. Nichts wird mehr verschwiegen oder zur Seite geworfen, oder mit Straußfedern zugedeckt.

Honig sagt: willst du optimal auf deinem Weg weitergehen können, dann musst du darauf achten, dass kein einziger Teil ‚zurückbleibt' oder vernachlässigt wird. Du wirst dich selbst zusammenhalten und in jeder Ecke deines Wesens reinigen!

Die Honig-Sphäre erzeugt möglicherweise manchmal das Gefühl: ‚Ich sitze fest', aber dann ist dies die Folge der gründlichen Reinigung, die ausgeführt wird: du wirst in gewissem Sinne zurückgehalten, gebremst, um erst die notwendigen Restchen aufzukehren, um erst stillzustehen und sich jene Dinge anzusehen, die noch ungelöst in einer Ecke liegen und warten. Bleibe stehen, schaue sie dir an, ganz tief und gründlich, um dann eine Lösung, eine Reinigung durchzuführen.

Die göttliche Speise Honig gehört zum Niveau der eifrigen Mondphase: sie häuft Energien in sich an, um erst in die Tiefe zu gehen, um Qualität zu erhöhen, um die Qualität deines Wesens zu steigern: sie arbeitet nicht in der Länge, sondern in der Tiefe deiner Fasern, deines Seins; sie arbeitet nicht in Quantität, sondern in der Qualität, sie braust nicht auf, sondern vertieft sich gründlich; sie macht niemals ungezügelt weiter, sondern tut alles gediegen und langsam. Sie besteht darauf! dass unter jedem Schrank gefegt wird, dass das Kind lernt, seine Rechenaufgaben zu machen, bevor es dann dazu ‚übergehen' darf, schwierigere (Lebens-) Fragen bewältigen zu können und diese zu lösen.

Honig stellt in dieser Bedeutung die Evolution des Menschen in ihre grundsätzlichen Form dar. Auf diese Weise arbeitet dies Köstlichkeit durchdringend und zwingend wie eine Königin-Mutter. Eine Art zwingender Strenge: dies MUSS sein, zum Besten des Lebens. Diese Süßigkeit hat kein Mitleid und scheint geradezu an dir zu ‚kleben', bis du tust, was sie sagt. Besser etwas langsamer sein und sich gründlich in die Dinge vertiefen, als halbe Arbeit zu leisten. Die Honig-Sphäre zwingt dich dazu, einzuhalten und über die Fakten nachzudenken, mit der Nase darauf. Sie fordert Verantwortung und Hingabe an das Absolute Reine.

Honig steht symbolisch für den Über-Eifer, mit dem bestimmte Menschen ihre Details bis ins Unendliche ausleuchten und aufdröseln, um wirklich alles herausholen zu können. Honig stimuliert das Vermögen zu analysieren, zu trennen, zu sortieren, zu zerlegen: um zu lernen, Dinge voneinander zu unterscheiden, bestimmte Dinge überprüfen zu können, nötigenfalls durch andere, bessere Elemente zu ersetzen (ähnlich wie ein Chirurg oder ein Automechaniker). Dies funktioniert so auf materiellem, geistigem, psycho-emotionalem Gebiet. Jener Mensch, der ein starkes Verlangen nach Honig empfindet, hat ein Bedürfnis nach dem ‚Auseinandernehmen' bestimmter Dinge, um zu untersuchen, wo der Fehler liegt und wo es andererseits perfekt wie geschmiert läuft. Dieses Analysevermögen, mit gesunder Gehirnaktivität, sorgt dafür, dass der Mensch sich selbst schließlich reinigen und, als Ganzes, einen Schritt weiterbringen kann.

Erst auseinandernehmen, sagt Honig, alle Teile ansehen, um es dann wieder auf eine neue, gereinigte Weise als Gesamtheit funktionieren zu lassen.

Honig ermahnt den Menschen also dazu, sein Leben auf diese Weise zu betrachten: nicht vorwärts zu rennen, und dadurch von den eigenen ‚Fehlern' verfolgt zu werden, sondern bei Dingen einzuhalten, die weniger klar sind, um diese JETZT gründlich zu untersuchen und zu lösen, so dass nichts ‚hängenbleiben' kann. Honig hemmt also bestimmte Prozesse, hält bestimmte Sachen zurück, um die Gesamtheit 'Mensch' schließlich nach der Prüfung, Änderung und Reinigung, weiterbringen zu können. Auf einer breiteren Ebene können wir sagen, dass die Sphären von Bienchen und Honig auf diese Weise in der Natur an deren ‚Gesamtheit' arbeiten!

Kaiserschmarren
Österreichische süße Mehlspeise

In der Frequenz von Kaiserschmarren sehen wir die Gabe, auf lockere, flexible Weise viel Sauerstoff in den Körper (vgl. beim Menschen ‚die Lungen') aufzunehmen. Weich und ausdehnbar, eindrückbar; federnd und vital. Wir sehen hierbei die breite Nagelplatte eines kräftigen ‚Daumens',[8] der dann wiederum das Vermögen symbolisiert, zu einem erweiterten Bewusstsein zu kommen, der außerdem empfiehlt, im Leben nicht ausschließlich ‚denkend' stehen zu bleiben.

Auch wenn Kaiserschmarren nicht sehen könnte (er schaut durch eine Sonnenbrille, lässt sich selbst nicht einfach sehen, lässt andere nicht leicht in seinen Seelenkern blicken), findet er doch seinen Weg über die ‚Nase', das Riechorgan, seine stark entwickelte Intuition oder seine Instinkte. Auf der Suche mit einer schnüffelnden Nase, genau wie ein Hund.

Kaiserschmarren lebt nicht am Rande der Straße, sondern mag es vielmehr, geradeaus zur Quelle zu gehen, zum Kern, zur Essenz dessen, was innerhalb des Lebensrahmens gewusst werden will, auch vom wirklich lebenden Menschen also. Weiter gehen über die inneren (und auch die äußeren) Einfühlungssinne.

Kaiserschmarren sucht seinen Weg und ist davon überzeugt, dass er auf dem Punkt ‚der Stein der Weisen' angekommen ist. Er geht vorwärts, auf flexible, ständig kurskorrigierende Weise. Wir können diese Art mit der einer kriechenden Ameise vergleichen, die, sich nach links schlängelnd, geradeaus, rechts … fest auf einem tiefen Erdstrahl ihren Weg bahnt. Fühlend und wissend, auf diese angeborene Gabe bauend.

Kaiserschmarren spricht gerne mit den Tieren, mit den Menschen und erfährt auch auf diese Weise viel darüber, ‚wie das Leben eigentlich funktioniert'. Kommunizierend auf Sherlock Holmes-Weise. Locker, aber doch spähend und witternd. Er tut vielleicht so, als ob er sich mit ‚nichts' beschäftigt, als wäre alles nicht so wichtig, aber unterdessen findet er große Geheimnisse des Lebens heraus, die nun das Licht der Welt erblicken dürfen.

Der Mensch, der den Geschmack von Kaiserschmarren mag, macht damit deutlich, dass auch er den wertvollsten Stein ‚suchen' will. Er schaut durch eine Lupe, um die Details haargenau zu erkennen und gleichsam den echten Wert des Diamanten einschätzen zu können. Ein Wissenschaftler, ein Finder, ein Forscher nach dem immer Tieferen und Wertvolleren.

---

[8] Lies über die Symbolik des Daumens in *Der Schlüssel zur Selbstbefreiung – Enzyklopädie der Psychosomatik.*

Der Mensch, der das Aroma von Kaiserschmarren gerne schmeckt, will auch seinen Raum in Gänze einnehmen, ganz irdisch und breiträumig, wie Mais, und er wird sich selbst gar nicht gerne schrumpfen. Er scheint geradezu die potenzielle Kraft eines Atomreaktors in sich zu tragen. Das Vermögen, zu Kraftentwicklung und dadurch einer großen Transformation zu kommen, zu einer Umsetzung von Energien auf ein höheres Niveau, von instinktiven Urkräften in Bewusstseinsenergien.

Kaiserschmarren fordert diesen Menschen dazu auf, seine Intuition umfassender zu nutzen, um über neue, noch zu entdeckende Wege noch tiefer weiterzugehen. „Gib nicht auf, gehe auf Erkundung und sieh, fühle, rieche, wisse … entdecke dasjenige, was entdeckt werden darf. Komme zu tieferen, gründlicheren Einsichten, entdecke die großartigen Räume im Leben, durchforsche den Raum, sowohl Mikro als auch Makro. Erkenne in dir selbst jene Talente wieder, jene Fähigkeiten, die Kräfte, die du brauchst, um bei deiner Entdeckungsreise alles zu durchgründen. Neue Sachen werden geboren werden, dank deiner bewussten Gerichtetheit auf die ultimativen Schätze des Lebens, des Planeten Erde, noch ungeahnter Dimensionen. Öffne dich weiter und erwarte üppige Überraschungen. Jedes Stückchen Materie ist in eine bestimmte Bewusstseinsfrequenz eingebettet; dass Forschung in diese Richtung, entweder über vermehrte wissenschaftliche Beobachtungen oder über das sich einfühlende Bewusstseinsniveau stattfindet; dies spielt keine Rolle.

Als Mensch, der Kaiserschmarren mag, bist du ein ‚Anführer oder Vorläufer'. Bahne dir deinen Weg, erweitere deinen Raum, in Vertiefung, von innen und über außen die Dinge erforschend, bis ‚das Geheimnis' sich preisgibt und du, als Mensch, reicher davon wirst, es weitergeben kannst an das gesamte Menschenreich … Super!" sagt Kaiserschmarren zum genießenden Menschen.

Kaiserschmarren trägt die Schönheit eines kalligraphischen Füllers in sich; die Tinte steht bereit, um für die kreative runde geschmeidige Bewegung in Schönschrift benutzt zu werden. Die wogende Dynamik wie ein wunderschönes Rosenkohlkügelchen,[9] das von einem Hügel herabrollt. Es hat genug an sich selbst, ist vollrund in sich selbst anwesend. Mit anmutigen Bewegungen, sanft tanzend steht sie / er im Leben. Er hat deutlich Freude an sich selbst, an den Bewegungen, die er mit seinem Körper macht; eine Art Musikalität. Die Würde und die Schönheit seines innerlichen ‚Seins' strahlt er aus: wie ein Pfau, der seinen prächtig-farbenreichen Schwanz aufspreizt. Ja, da ist ein gewisser Stolz über die

[9] Lies an anderer Stelle in diesem Buch über die Symbolik von *Rosenkohl.

Harmonie, die er in sich trägt. Es geht nur dann schief, wenn er sich mit seinem reinen äußerlichen Bildnis und den Bewegungen identifiziert, losgelöst vom Inhalt, losgelöst vom Herzen. Genau wie der / die distanzierte Balletttänzer / -in, der / die sich nur auf kalte einstudierte Weise konzentriert auf Muskeln, Haltungen, auf Distanz von Herzenswärme. Perfektion wird angestrebt.

Der Mensch, der ein Verlangen nach diesem Nahrungsmittel empfindet, wird dies bei sich selbst überprüfen müssen. Wird er in diesem primitiven, instinktiven Stadium hängen bleiben? Oder wählt er gründliche Transformation?

Wir könnten ihn den Tänzer oder die Tänzerin nennen, die Kreativität und Bewegung scheinen von der hormonalen Funktion der Geschlechtsdrüsen gelenkt zu sein. Eine sinnliche Bewegung, erst schnell, dann wieder plötzlich umschlagend in die verzögerte Bewegung: der Tango, der sich zurückhält (ritenuto).

Der nachfolgende Text gilt daher auch für den noch nicht transformierten Menschen …

Warme instinktive Urkräfte werden gelenkt, zugleich in hemmenden Sinne verhalten. Das Feuer verborgen hinter einem eher strengen Antlitz. Den Kopf stolz auf einem angespannten Nacken hoch erhoben, in herausforderndem Sinne Körperlinien mitspielen lassen. Oft so viele Energien, dass sie ihren Weg suchen in flüssigen, dann wieder stockenden Bewegungen des Körpers.

Wie Ebbe und Flut: anziehen-wegdrücken, die ansaugende, einziehende Bewegung des ‚Mondes', dann die sich ergießende Flutwelle auf dem Strand. Diese ‚Nahrung' mag eindeutig die Bewegungen, die sein Körper macht, und erfährt den eigenen Leib mit Vergnügen. Er will seine Bewegung ‚schön' beenden und folgt mit seinen Augen seinen eigenen Arm- und Handbewegungen; er folgt von innen heraus dem Rhythmus und der Musikalität, die in seinem ganzen Körper flimmern und ihn zu noch mehr dynamischen gleitenden Tanzschritten veranlassen.

Der Mensch in der Symbolik dieses Nahrungsmittels wühlt gleichsam im Gewebe seines Körpers; er kehrt und dreht die Muskeln, das geschmeidige Fettgewebe, das Skelett, Sehnen und Gelenke; ein sich windender und sich tiefdurchfühlt bewegender Körper (losgelöst vom Inhalt). Er will in gewissem Sinne gesehen werden und tanzt den Tango mit einem Kopf, der auf einem schräggedrehten Nacken stolz über den anderen ragt. Hast du mich jetzt auch wirklich gesehen? Das instinktive Machtsspiel, unbewusst oder bewusst gespielt. Und doch … das was sich in ihm / ihr abspielt ‚verborgen'. Sie / er stellt sich scheinbar kühl ‚über' die feurigen Sehnsüchte, über die Sensualität. Und doch ist es in ihr / ihm anwesend. Wie ein kühler heißer ‚Vamp'. Ein kräftiges Einsetzen mit dem ganzen Körper, um sich doch nur als der stolze Toreador oder die spanische Tänzerin mit Kastagnetten zu erfahren. Nochmals: es geht hier um den Menschen, der seine hormonalen Urkräfte noch nicht auf Vulkanische Weise zu erhabenen Bewusstseinsenergien umgeschmiedet hat.

Wer großen Appetit auf Kaiserschmarren hat, mag es, seinen Körper zu mustern, wie die Tänzerin, die ihr weißes Unterbein und den Schuh mit dem hohen Absatz ein wenig anhebt, unter dem schwarzen langen Kleid heraus, um es dann selbst zu erfühlen und zu mustern. Erfüllt die Waden-Muskelspannung die Normen, die sie als ‚schön' voraussetzt? Es scheint geradezu, als ob sie sich eins fühlt mit ihrem von sich selbst kreierten Körper; sie will schön gefunden werden, in allererster Linie von sich selbst. Dies kommt der Haltung von Narcissus nahe, der zufrieden ist mit seinem Bildnis, aber hier ist dies auf den Körper gerichtet, nicht so sehr auf das Gesicht. Schwarze Kleider, selbst für gut befunden, ja, selbstzufrieden. Kaiserschmarren fordert den Menschen dazu auf, sich einmal selbst den schwarzen Tod anzusehen, der in seinem Spitzenunterrock hängt, sich das Weißstrumpfbein darunter anzusehen, das dem Standbild des Todes nachempfunden ist. Rein äußerliche Verführung und innerliche Saugkraft. Die Bewegungen dabei machend, die, gewissermaßen nonchalant, durchaus manipulierend gemeint sein könnten.

Welche Botschaft hat der Kaiserschmarren für den Menschen, der Appetit auf diese Speise hat? Nun, betrachte ‚den Tod', den reinen Schein von außen her und durchfühle die Kraft von Geschlechtsenergien. Betrachte den Eigendünkel, der am Tode festhängt. Kraft … oder Macht?

In positivem Sinne: fühle die Rhythmik deines Körpers, tanze die Musik in deinem Körper ohne weiteres und wirf die kalte Eitelkeit ab. Genieße die Farben in dir und um dich herum, aber öffne sie nicht, um damit nach außen hin zu prahlen. Setze diese urinstinktiven Kräfte um in Schöpfung, in bewusste Kreativität und habe Freude an diesen Talenten, an der Bildung einer tieferlebten Selbstwerdung, am konzentriert Anwesendsein in jeder Zelle deines Körpers, an den kreativen Handlungen, die du vollziehst. Glück, bewusste Schöpfung, dynamisches Leben, ohne eine Distanz zu wahren zwischen dem warmen Herzen und einem kräftigen Körper: erfahre die eigene Vollheit; der männlich-weibliche Aspekt in dir vereint. Dem Leben nach leben oder den unbelebten Sphären nach leben? Kaiserschmarren stellt sich diese Frage … Wird die Musik, die in dir lebt, dunkle Instinkte darstellen, oder kehrst du dich dem Erhaben-Noblen zu, deinem tiefsten Inneren, den herrlichen Klängen des Lebens, die dich wegführen aus ‚den Begierden' und dem Narzissmus, dem rein Äußerlichen, dem begierigen Schwarzselbstvernichtenden-Feuersexuellen, ausschließlich ‚instinktiv'? Die Wahl liegt bei dir.

Tanzen, ja, aus deinem Lebensherzen heraus, fühlen, ja, in der Reinheit deines Körpers. Biegsamkeit deines flexiblen Körpers, ja, aber dann auf der Linie deines ehrlichen natürlichen sinnlichen ‚Seins' (genau wie die prächtigen Bäume und Blumen in der Natur) ohne manipulierende Absichten. Die alte Venus hat nun ausgedient, während du die Lebenskräfte in dir zu wahrer Harmonie führst, losgelöst von Instinkten, bewusst und liebevoll kräftig vom Herzen aus gelenkt. Transformiert, jetzt. In ehrlichem, liebevollem, kräftig-intensivem Sinne genießend. So ist es gut in den Augen des wahren Lebens.

(Niederländische Neujahrs-) Krapfen, Ölkrapfen

Krapfen sagen: mache dir nichts daraus, was die anderen sagen … Wage es, aus den straffen Linien zu springen, sei immer du selbst und lasse dich nicht von Zwangsregeln beschränken (in erster Linie in dir selbst), durch die du wie ein Roboter leben würdest.

Der Stimmbereich von Krapfen umfasst durchaus viele Noten; er traut sich *ganz schön viel;* er schlägt über die Stränge und schert sich einen Dreck um alle konservativen, traditionellen Normen der ‚Herde'. Er ist ein Rebell; er ist ein bisschen wie der Punker. Dazu ergänzen wir: solange man dies nicht tut, um sich selbst zu ‚beweisen' oder um einen anderen ‚herauszufordern', solange es sich nicht um ein ‚hysterisches Betteln um Aufmerksamkeit', um eine ‚frustrierte Reaktion auf das Gefühl innerlicher Unfreiheit' handelt ... ist es gut.

Der Krapfen sagt: sei du selbst, störe dich an niemandem (ohne darum einem anderen wehzutun). Kleide dich so, wie du dich deinem Gefühl nach kleiden musst, um dich wohlzufühlen; singe, wenn du singen willst; brich aus zwingenden Systemen und Regeln aus, die deinen Atem zuschnüren. Brich aus und werde du selbst. Wirst du dominiert, tyrannisiert von einem Menschen, einem System? Setze dich dann für deine Menschenrechte ein und lasse dich nicht in den Ölkessel werfen! Sondern schaue erst einmal tief in dich selbst hinein und suche dort die Ursachen, die die Basis solcher Lebensumstände bilden.

Wer ein Verlangen nach Krapfen empfindet, hat das Bedürfnis, völlig er selbst sein zu können, ohne denken zu müssen: „Was wird dieser oder jener dazu sagen? Hier muss ich mich zurückhalten oder so und so verhalten; hier muss ich diese Manieren berücksichtigen …"

Er hat das Verlangen, aus der ‚Uniform' auszubrechen und sich selbst in aller Freiheit zu manifestieren. Er will eigentlich alle Zäune umwerfen und beginnen, auf eine nonkonformistischere Weise im Leben zu stehen. ICH bin, wer ich bin und tue, was ich meinem Gefühl nach tun muss; ich kleide mich so, wie ich mich meinem Gefühl nach kleiden muss, ohne mich (beispielsweise) daran zu stören, was andere denken. Es ist wichtig, dass dieser Mensch sich in seiner Haut sehr wohl fühlt, ohne dies von anderen abhängig zu machen. Er wird einsehen müssen, dass er selbst über sein Leben bestimmt, dass er seine ‚Einzigartigkeit' ausleben darf, solange er die anderen nur in Ruhe lässt. Er wird sich selbst die Zuwendung geben müssen, so dass er sich dies nicht auf eine nachdrückliche Weise von einem anderen zu erschreien braucht; er wird sich selbst freie Zügel geben, statt zu verlangen, dass ein anderer ihn befreit.

Weiß er sich Innerlich zu befreien, dann werden die vorläufig nun einmal notwendigen Gesetze und Regeln (beispielsweise die Verkehrsregeln) ihn überhaupt nicht mehr ärgern. Solange die Regelmäßigkeit oder die Gesetzte der anderen ihn ärgern oder stören, hat dies mit der Tatsache zu tun, dass er fühlt, dass er innerlich ‚festsitzt', dass er es nicht versteht, sich selbst ausreichend zu schätzen, dass er gleichsam gerne ‚aus sich selbst ausbrechen würde', weil er sich selbst hasst, verabscheut, oder überhaupt nicht haben will … Diese Aggression reagiert er dann an den anderen ab; oder er trägt herausfordernde Kleidung oder aggressive Ohrringe usw. … Er empfindet sich selbst einfach als ein Nichts und will sich vernichten. Krapfen weisen darauf hin, dass es keinen Sinn hat, einen anderen anzuschreien, dass es hingegen absolut notwendig ist, sich selbst zu befreien aus einer unhaltbaren Situation, die u.a. beinhaltet, dass man ‚sich selbst wegwerfen oder auf aggressive Weise mit Gefühlen der Selbst-Zerstörung behandeln will' usw. …

Da sagt der Krapfen: „Brich aus der Vergangenheit aus, aus deinem Gefühl des ‚Festsitzens' und entwickle Dankbarkeit für dich selbst, für das Leben. Baue auf eine Ruhige Weise an dir selbst weiter, ohne dass du dich darüber ärgern musst.

Brich aus der Gefangenschaft aus, die du dir selbst auferlegt hast (alle äußerlichen Situationen von Zwang und Gefangenschaft sind lediglich eine Folge davon): die Zelle der ‚Unzufriedenheit mit dir selbst', wobei du eigentlich deinem eigenen Körper ‚entkommen' willst … ist die schlimmste Strafe. Willst du jemand ‚anderer' sein, willst du ‚mehr' usw. …?

Also, mache dich selbst glücklich und frei! Entwickle innere Zufriedenheit, folge dem Weg, den du deinem Gefühl nach beschreiten musst, und höre in erster Linie auf die Gesetze des Lebens, des Herzens. Folge deiner eigenen Art, in Liebe. Hast du in deinem Leben Situationen oder Menschen angezogen, wobei du der Gefangene, der Unterdrückte oder der Eingeschlossene warst, dann wisse, dass du unbewusst diese Situationen als Spiegel angezogen hast, um zu sehen, wie du dich selbst im Leben als Gefangenen behandelst!"

Der Krapfen sagt: befreie dich innerlich; sperre dich selbst nicht in ein Korsett. Faktisch fordert der Krapfen - wenn auch indirekt - ein ‚Finden' des eigenen ICHS ‚in Zufriedenheit', ein AUFSTEHEN des ICHS als Einzigartiger, Freier MENSCH. Er weist darauf hin, dass Menschen, die sich in und von sich selbst gelangweilt fühlen … lediglich an der Außenseite ihrer selbst kleben und die Lösung in der Außenwelt suchen … Die Lösung dieser ‚Langeweile', von Aussichtslosigkeit und sinnloser Aggression oder von Aufstand … liegt darin, sich nach innen zu kehren, den INHALT zu finden, um diese Liebe dann aus dieser tiefgehenden Kommunikation mit dem eigenen ICH heraus mit anderen zu teilen … Selbst-Hass und Hass bilden die Basis der Langeweile und des Aufstands; Liebe und Selbst-Liebe, Anerkennung des Tieferen und Wertvollen im Menschen selbst führen zu einem endlos FESSELNDEN Dasein.

Das Gefühl der FREIHEIT, sich selbst erkunden, erleben zu dürfen, sich Zuwendung zu geben, sich wachsen lassen zu dürfen … gibt dem Menschen innerliche Ruhe. Er wird in seinem Herzen keine Aufsässigkeit mehr erfahren; er tut in jedem Augenblick, was er seinem Gefühl nach tun muss, und folgt dabei seinem Herzen … Er hat nicht länger das Gefühl, im Griff zu sein von … Er hat sich selbst innerlich anerkannt, steht nicht mehr scharf-aggressiv bereit, die Zäune, die schon bald vor seinen Füßen zu stehen drohen, bereits im Voraus umzurammen. Er kämpft nicht länger gegen Phantome.

Er weiß, dass Sein Pfad offen und frei vor ihm liegen wird, wenn er nur aus seiner Art heraus lebt, in Dankbarkeit, in Liebe. Aus diesem Zustand heraus weiß und fühlt er es auch durchaus, wenn jemand ihn gerne hemmen würde, blockieren, greifen, beherrschen … oder wenn jemand ihm zu seinem eigenen Wohl etwas zur Information erzählt oder ihm etwas empfiehlt … Er fühlt sich jetzt innerlich Frei und fühlt sich daher auch nicht länger von Systemen oder Menschen bedroht, die auch nur einen Hauch von ‚Ich werde dich packen oder einsperren' abgeben würden. Er folgt seinem inneren Gesetz, seiner inneren Moralität und lebt nun in Frieden und Freundschaft mit sich selbst und dem Leben: Das Leben wird ihm nun alles geben, was gut für ihn ist!

Er ist in der Lage, auf eine einzigartige, nötigenfalls exzentrische, in jeder Hinsicht höchst-originelle Weise er selbst zu Sein, ohne dass er sich daran stört, was andere davon halten, ohne dass hierbei auch nur irgendwie die Rede ist von (Selbst-) Zerstörung. Im Gegenteil: seine in Freiheit geäußerte Originalität steht nun im Dienst einer wahrheitsliebenden Schöpfung. Er kann schöne Dinge zustande bringen; auch wenn er selbst überhaupt kein Herden-Tier ist, respektiert er doch die Gesetze und Grenzen der Herde, die um ihn herum grast.

Der Krapfen-Liebhaber weiß jetzt, dass es keinen Sinn hat, wie ein Teufel in einem Weihwasserbecken zu zappeln und sich (auch wenn dies nur gefühlsmäßig geschieht, nicht manifestiert) von bestimmten Dingen in seinem Umfeld abzusetzen: er wird sich selbst schon innerlich be-freien müssen, so dass er auf keinem Gebiet mehr gegen sich selbst arbeitet, wodurch er das Gefühl des ‚Ich sitze fest' in seinem täglichen Leben, in seinen privaten Beziehungen zu Menschen oder bei der ‚Arbeit' haben kann. Die Lösung liegt immer im Menschen selbst! Die äußeren Umstände werden lediglich die Folge der innerlichen Veränderungen sein, die er durchgeführt hat.

Rührkuchen

Rührkuchen symbolisiert die solide Niederlassung im Fleisch. Der Mensch speichert seine Energien im Körper und sichert sich einen soliden Platz auf der Erde; er nimmt breiträumig Platz und macht es sich gemütlich. Rührkuchen steht für Ausgewogenheit zwischen Himmel und Erde, zwischen Energien und deren Manifestierung in der Materie. Der umfangreiche geistige, kraftreiche Inhalt fordert einen Lagerplatz, einen ‚Empfang'. Der Mensch, der sich auf Erden manifestiert, sich aber zugleich weiterhin für die Signale, für die Berichte aus seinen tieferen geistigen Regionen öffnet. Er bleibt in gewisser Hinsicht wachsam und aufmerksam beim Empfangen von Botschaften und Signalen … während er die herrlichen irdischen Speisen genießt.

Der Mensch, der Rührkuchen mag, sehnt sich faktisch danach, das irdisch-sinnliche Vergnügen in sich selbst integrieren zu dürfen; er will auf eine nähere, körperlichere Weise bei sich selbst anwesend sein; er hat das Bedürfnis, die Inkarnation im Körper stärker durchzuführen. Er will mit seinen Sinnen, seinem Vergnügen mehr ‚dabei' sein. Er tut gut daran, sich selbst ganz nah in die Materie zu nehmen, sich selbst mit Liebe und Wärme zu umschließen. Die solide, warme Niederlassung im Körper mit dem notwendigen, gesunden Fett- und Muskelgewebe.

Rührkuchen weist auf das fruchtbare Vermögen hin, sich in den Schöpfungsprozess der Menschheit einzuschalten. Der Mensch, der sich der Tatsache bewusst wird, dass er teilnehmen darf, dass er sich üppig in seinem Körper niederlassen darf, an dem Ort, an dem beschlossen wurde, die Erde noch reicher, fruchtbarer auszubauen. Er will mit seinen Kräften mithelfen, wenn er auch anfangs noch nicht gleich weiß, ‚wie' er das tun soll. Menschenopfer sind längst Vergangenheit, als dieser Mensch doch noch die letzten Reste davon in sich selbst aufräumen muss. Er wird sich selbst nun genießen lassen, wird sich am irdischen Fest teilnehmen lassen.

Der Mensch, der Rührkuchen sehr mag, wohnt möglicherweise noch nicht genug in seinem Körper; er wird sich selbst etwas stärker in das Niveau des materiellen Da-Seins ‚hineinsacken' lassen. Dieser Mensch flüchtet manchmal aus sich selbst und versteht es nicht immer, sich optimal mit seinem irdischen Wesen zu identifizieren, da er stark in seinem Geiste beschäftigt ist oder in einer Dimension des Geistes lebt. Aktivität auf dem Gebiet der Handarbeit (oder einer Tätigkeit, bei der man sich mit der Nase auf dem materiellen Niveau befindet) bringt ihn oft auf dieses irdische Niveau zurück. Es ist daher auch durchaus möglich, dass sein Lebender Selbst-Kern zum eigenen Wohl zur richtigen Zeit ein wenig

‚Handarbeit' aufruft. Der Rührkuchen-Liebhaber hat ein tiefes Bedürfnis nach der Erkundung der Materie, des Materiellen, des Körpers. Er lädt sich gleichsam selbst dazu ein, am Obelix-Kreis teilzunehmen, in dem Artgenossen von ihren irdischen Abenteuern erzählen und unterdessen ein leckeres Häppchen zu sich nehmen.

Rührkuchen sagt: halte dich in ‚Form', halte dich an der Materie fest. Erst *diese* Verbindung, diese Vereinigung mit dem Körper … *dann* erst der Rest. Erst eine vollständige Teilnahme am körperlichen Leben auf der Erde. Der ‚Mast' darf nicht zu hoch sein, die geistige Gerichtetheit nicht zu stark. Halte dich an den Zweigen der Bäume fest … und springe ganz tief und nah in deinen Körper, um dich dort für immer auf eine behagliche nah-bei-der-irdischen Weise mit zu verschmelzen, mit allen Sinnen genießend, auf eine Jupiterianische Weise in das Fleisch gesackt, breiträumig und triumphierend angesichts des eigenen breiten *Da*-Seins im irdischen Leben.

Rührkuchen spornt den Menschen dazu an, vorwärtszugehen in einer Entwicklung zu mehr Mensch-Sein. Er weiß die Hungrigen gut zu speisen und ermahnt sie dazu, nicht in Sphären abzusacken, die nichts mit dem echten körperlichen Dasein zu tun haben. „Bleibe hier, in deinem Körper, *ganz* nah. Suche nicht in den Regionen der Gedanken, der Fantasie und der Träume, der Fernplanung und der Gebete für einen Gott in der Höhe."

Rührkuchen sagt: „Bleibe mit deinen Füßen auf dem Boden und labe dich an der Quelle des Lebens: hier auf Erden. Suche nicht oben, draußen, weit in der Zukunft oder in einem anderen Land … Komme herunter in dich selbst und schneide jeden Fluchtweg ab. Lasse nicht zu, dass du entkommst oder wegfliegst. Schleppe dich zur Not mit beiden Ohren inwärts, abwärts: HIER! Auf Erden, IN deinem Körper, bei dir selbst bleiben, JETZT! Nur diese Nähe zu dir selbst garantiert ein gesundes und fruchtbares Dasein.

Fühle dich sicher, gut, behaglich und warm innerhalb des Kreises deines Wesens; lasse Energien nicht ‚verfliegen', halte dich ‚zusammen', fühle dich erhalten in deinem Dasein innerhalb der Festigkeit deines Körpers: dein Körper verdampft nicht, verfliegt nicht. Du hältst deine Energien stark in der Materie fest: automatisch, ohne dass du hierfür etwas Besonderes zu tun brauchst, weil du davon überzeugt bist, dass es sehr gut ist, ‚in deinem Körper, in der Materie' zu Sein, zu Genießen."

Rührkuchen sagt: „Tritt nicht aus; entferne dich nicht von deinem Körper; übernimm die volle Verantwortung für dein Dasein in der Materie." Er spornt den Menschen dazu an, das Leben im Körper zu ‚fühlen', die Materie fest zu ergreifen, eine solide, primitive, bodennahe, physisch-fühlbare, gemütliche Breugelianische Sphäre! Eine Sphäre, die von Musik, Tanz und leckeren, nahrhaften Speisen umkränzt wird!

Marzipan

Marzipan steht für das Erleben der reinen Freude über dich selbst; das intensive Genießen der eigenen inneren Lichtkraft. Ein intensives Glücksgefühl über sich selbst; der Zustand reiner Dankbarkeit für das Leben auf Erden. Ein Sichselbsterleben im Körper, ganz tief von innen heraus.

Der Mensch, der ein Verlangen nach Marzipan empfindet, vergaloppiert sich manchmal, wenn es darum geht, sein Leben ‚auszufüllen'; er will viele Dinge zugleich tun; es kann ihm alles gar nicht schnell genug gehen (laut seinem ‚Kopf'), er würde über seine Worte stolpern … Zu stark vorausschauend … Marzipan sagt zu diesem Menschen: lebe intensiv im REINEN JETZT-Moment und gehe keinen Schritt weiter, als bis zu diesem Jetzt-Moment. Bleibe hier und jetzt! Trabe nicht weiter!

Wer ein Verlangen nach Marzipan empfindet, sieht noch so viel vor sich stehen … so viel zu tun, zu verwirklichen, zu erledigen, zu erleben usw. … Er würde am liebsten zwei Dinge gleichzeitig tun können, muss häufig eine Wahl treffen. Er hat die Lektion zu lernen, ganz nah in und bei sich selbst zu bleiben, sich selbst nur von dieser innerlichen Kraft aus zu erleben, von seiner körperlichen Geladenheit aus. Ein kompaktes Gefühl des eigenen Glücks; im Körper zu leben, immer ganz nah in sich selbst und aus sich selbst heraus, ohne davon jemals abzuweichen. Marzipan steht für das intensive, kompakte Gefühls-Glück: zu Sein in der Materie, in deinem Körper. Ein einziger Brocken Intensität, ein einziger Brocken Glücks-Konzentration im Körper.

Die Marzipan-Sphäre zwingt einen Menschen dazu, zum puren Reinen GEFÜHLS-BEWUSSTSEIN zu kommen: Das Gefühl aus nichts anderem als explosiv-glücklicher Lichtkraft zu bestehen. Alles andere ist im Verhältnis zu diesem glückseligen Gefühl relativ. Ein Gefühl, das nur möglich ist, wenn der Einheitsverbund mit dem KÖRPER zustande gekommen ist. Der Mensch, der beginnt, das Leben auf Erden in der Materie zu lieben, seinen Körper zu lieben. Ein äußerstes Gefühl, das umschrieben werden kann als: ICH BIN reine Freude.

Der Mensch, der sehr gerne Marzipan isst, sehnt sich danach, dieses Fühlen in sich selbst zu entdecken und aufrechtzuerhalten. Er vergleicht sich nicht gerne mit einem anderen …: er ist auf der Suche nach seinem reinen, einzigartigen Kern-Inhalt und bremst sich durchaus manchmal ab, verschiebt sich dann auf später, weil er möglicherweise nicht wirklich daran glaubt. Der Marzipan-Esser beschönigt sich manchmal ein wenig … weil er oft meint, nicht gut genug zu sein, so wie er ist. Er wird jetzt auf die Sprache von Marzipan hören, um Bewusstsein und Wertschätzung für seine innerliche Seelenkraft und sein Seelenvermögen zu entwickeln, das in seinem körperlichen Sein hinterlegt ist.

Der Marzipan-Mensch kennt sich selbst noch nicht richtig und will bis zum Boden seiner eigenen Seele durchdringen; er will lernen, die Freude über sein ‚Sein' zu schmecken und zu fühlen.

Die Botschaft für diesen Menschen lautet in erster Linie: höre nicht damit auf, dich selbst zu entdecken, tiefer und tiefer in deinem Herzen zu fühlen, was ‚Leben' ist, jenes Gefühl der Dankbarkeit weiterzuentwickeln und niemals damit aufhören, in Richtung auf dieses intensivere Glück in deinem und über dein Selbst zu wachsen. Laufe nicht aus dir selbst weg! Bleibe ganz nah in deinem Körper; konzentriere dich stark in deinem Körper und leben aus deiner kräftigen zentralen Quelle heraus. Lasse das Lebenswasser nicht nur durch dich hindurch strömen …, sondern halte es auch fest, hege und pflege es. Erlebe deinen Körper als ein warmes, gemütliches Zuhause. Kehre dich dann ehrlich deinen Tiefen zu und hole das Unterste aus dir selbst nach oben.

Erlebe das Vergnügen, du selbst - in deinem Körper - Sein zu dürfen, ohne dass du tust, handelst, arbeitest usw. … Marzipan fordert dich dazu auf, das BEWUSSTSEIN deines Seins in Freude zu entwickeln, wollig und nah in deinem Körper, ohne dass dieses Sein gleich an ‚etwas tun' gekoppelt wird. Lege einmal alles hin, lasse einmal Hände und Füße ruhen, lasse einmal all deine Aktivitäten ruhen, um erst Dich selbst zu Erkennen, in Seele-und-Körper, ganz bestimmt. Fühle dich ganz nah, liebevoll und warm an deinem Körper beteiligt. Mache nötigenfalls zuerst einen Schritt zurück zu dir selbst. Erst dann kannst du dich in die Startblöcke des Lebens stellen! Komme erst näher in dich selbst, bevor du weitergehst.

➔ Marzipan wird auf der Basis von ‚Mandel-Nuss' und ‚Zucker' gemacht: lies daher bitte auch diese zwei Rubriken in diesem Buch.

Milchreis, Reisbrei

Milchreis hält dich kräftig fest. In dieser Sphäre hält der Mensch alles genau unter Kontrolle … Er hält die Zügel tüchtig in der Hand, um korrigierend einzugreifen, wenn es sein muss. Er behält alles sehr genau im Auge. Er hält das Ganze zusammen und dirigiert sein Leben mit fester Hand. Der Mensch übernimmt Verantwortung für sein Leben in der ‚Materie', und dies in Seele und Körper.

Milchreis ‚hält die Dinge zusammen'. In dieser Sphäre herrscht der Sinn für Steuerung, Kurskorrektur, Verantwortung, von oben darauf achten, dass alles gut verläuft …

Wer eine Abneigung gegen Milchreis empfindet, hat sich selbst meist schon zu ‚fest' eingesperrt in derartigen Strukturen, Kontroll-Mechanismen und Verantwortlichkeiten; seine Natur wird zu sehr in Bänder gewunden und gezwängt. Er sollte eher ‚los'-brechen, seine natürlichen Energien befreien, als sich noch fester einzuzwängen!

Wer verrückt ist nach Milchreis, sollte die goldene Regel des Lebens näher kennenlernen: der Mensch ist nicht geboren, um AUSSERHALB der Materie, sondern um AUF DER ERDE, IN DER MATERIE zu leben und dabei seine Verantwortung zu übernehmen, in Wort und Tat, sich darin stabil zu befestigen, zu bestätigen, bestehen zu lassen. Er darf nicht versuchen, dem zu entkommen … Er wird in Dankbarkeit für das Leben mit Freude seine Aufgaben ausführen! Dann erst kann er sich als einen glücklichen Mensch erleben. Milchreis schiebt ihn mit aller Festigkeit kräftig in sich selbst hinein: daraus ist kein Entkommen möglich. Der Mensch zwingt sich selbst dazu, sich gründlich und definitiv in seinem Körper auf der Erde ‚niederzulassen'.

➔ Lies eventuell weiter in den Rubriken Reis und Weiße Sauce.

Nugat

Nugat, sicher geborgen wie unter dem runden Schild eines Marienkäfers,[10] seine Gefühle ein wenig eingezogen, zeigt sich andererseits als eine nackte Skulptur. Seine / ihre Außenseite ist wichtig für ihn / sie. Er lässt sich in seinem / ihrem Körper als ein weiblicher David gerne sehen, oder als eine Venus mit männlichen Aspekten. Männlicher Kopf, weiblicher Körper mit der Weichheit und dem fruchtbaren Inhalt von Brüsten, ihr Bauch halbrund durch das Tragen des Kindes: nicht notwendigerweise in buchstäblichem Sinne, sondern gemeint ist das, was sie als Persönlichkeit in sich trägt; die Marianische Fruchtbarkeitsskulptur, die sie ist. Der Mensch, der das ungeborene göttliche Kind (das sie / er selbst ist) in sich birgt. In gewissem Sinne wie Androgyn, sowohl auf den Inhalt als auch auf die äußere Form gerichtet: so ist der Charakter von Nugat.

Ja, Nugat vergnügt sich in sich selbst, in seinen irdischen Körper warm eingemummelt. Wie gemütlich unter warmen Decken, oder tief in ein herrliches Warmwasserbad eingetaucht ausruhend, den Kopf gerade noch über Wasser haltend. Kurz: er macht es sich selbst warm und gemütlich unter einer zweiten Schicht. In seinem Inneren, in seiner Persönlichkeit, aber genauso buchstäblich, unter einem warmen Mantel aus Materie.

---

[10] Lies mehr über die Symbolik des Marienkäfers in *Wenn die Tiere sprechen könnten ...* Dieses Buch ist bei Erscheinen des vorliegenden Werkes noch nicht in deutscher Übersetzung erhältlich.

Nugat ist beweglich in seinem Körper-Sein, in seinem Fett, in seinem Fleisch. Auch die Knochen legen sich auf geschmeidige Weise nach links und dann wieder nach rechts in Falten. Flexibilität, der Venusartige Jüngling steckt in ihm. Drücke nicht den Stempel Mann oder Frau auf ihn, denn beide sind durcheinander gewoben.

Der Mensch, der ein Verlangen nach dem Geschmack von Nugat empfindet, hat dieselbe Potenzialität in sich.

Nugat als Nahrungsmittel hat gerne Spaß und lacht mit rundem und weichem wackelndem Bäuchlein. Er hat gerne Spaß am Leben, wegen ‚ihm selbst', weil er so gerne in seinem Körper ist, auf Erden.

Nugat sucht vorsichtig gehend immerfort schnüffelnd in Ecken, Spalten oder auf breiteren Pfaden. Neugierig auf das Schöne, das Fröhliche, das Unerwartete, die Glücksfälle … Er ist ein gern gesehener Gast, dieser Nugat: er heitert jeden auf, zuerst und vor allem sich selbst, erfreut sich am Leben und will immerfort weiter vorwärtsgehen. Für ihn gibt es kein Ende seines Lebenslaufs. Er schwenkt nach hier und dann nach dort, macht keine Pläne im Voraus, sondern folgt seinem Näschen, genau wie ein Igelchen, das abends deinen Garten besucht und ein Stückchen Apfel findet, dann wieder aus einem Tellerchen trinkt, oder ein Körnchen aus dem Napf der Katze knabbert.

Der Mensch, der den Geschmack von Nugat mag, riecht gleichsam auf Distanz, wo er sein sollte und wo nicht. Er zögert dann am besten nicht und geht auf sein Ziel zu, welches auch immer der einfachste Weg dahin sein mag, sich in mannigfaltigen Krümmungen windend wie ein Wasserkäferchen, nötigenfalls Kurven nehmend, mit Flexibilität.

Er hat Appetit auf Nugat, denn er fühlt sich durstig nach dem, wofür dieses Nahrungsmittel steht. Mit der Haferkraft eines Pferdes würde er manchmal hineinfliegen wollen, aber Nugat achtet schon darauf, dass dies nicht ‚einfach drauflos stürmend' geschieht, sondern eher behutsam, behände, nirgendwo hinein oder dagegen purzelnd. Die Wege, die der Mensch zu beschreiten hat, werden von Nugat gefühlt, und niemals wird in dickköpfigem halsstarrigem Verhalten ein böses Wort gebraucht: zumindest wenn es nach Nugat gehen würde, und der essende Mensch strebt (sei es auch unbewusst) dies an, diese genießende geschmeidige Weichheit in weltanschaulichem Sinne, in handelndem Sinne.

Der Mensch, der großen Appetit auf Nugat hat, stellt sich mitunter die Frage: ja aber ich mache doch alles, wie es sich gehört, oder etwa nicht? Um anschließend mit Nugat tüchtig vorwärtszugehen, nicht mehr zögernd stillzustehen und wie ein geschicktes Spitzmäuschen Dinge zu tun, zu finden, abzuhandeln, zu knabbern … oder was auch immer: er setzt geschickt seinen Weg fort. Links und rechts im Gleichgewicht. Sowohl der Mann als auch die Frau sind in ihm anwesend. Wie flexibel sich wendend auf seinen Pfaden geht er weiter! Er widersetzt sich nicht dem Gefühl des inneren Wissens / Fühlens, denn sonst würde er gegen die schöne Botschaft von Nugat ankämpfen. Auch der Mensch ist auf der Suche nach einem schönen Gleichgewicht zwischen Inhalt und äußerer Form / Erscheinung und wird nach und nach zu der Entdeckung kommen, dass beide durchaus aneinander anschließen. Wie die Marone es auch symbolisiert: die Schale eng anschließend an die leckere Frucht und nicht länger als nötig an der Außenseite hängen bleiben, an der äußersten Schale, dem Äußerlichen. Dein ICH in Gesamtheit genießen, deinen Inhalt, der im Körper gewachsen ist. Es ist doch wirklich ein schönes Ganzes? Jeder einzelne Mensch, jeder einzelne Nugat. Nun, es gibt doch keine Probleme?

Und wieder macht sich unser Mensch, zusammen mit Nugat, wieder auf den Weg, glücklich in seinem „vollen körperlichen Sein“, die lauwarme Sonne auf seiner Haut genießend. Fröhlich, aktiv, sich munter und geschmeidig mitbeugend, glaubend an sein eigenes Fühlen / Wissen. Geschmeidigkeit, Weichheit, immerfort Weitermachend in dynamischem Sinne, nah in und bei seinem Körper anwesend. Gemütlich in seiner Jacke anwesend, sich in voller Erwartung seiner selbst befindend … Sensibel genießend, auf Schnüffeltour. Er nimmt nur das zu sich, von dem er fühlt, dass es gut für sein Wohlergehen ist. Sensuell sanft in einer Art von unaufhörlicher Lebensrhythmik. So ist er in Hochform. Er darf nur nicht vergessen, seine Potenzialität zu nutzen und zu gebären, so dass er nicht das Bedürfnis empfinden wird, sich ständig mit Dingen von außerhalb seiner selbst ‚zu füllen'. Im Gegenteil, liebevoll und beweglich immer weitergehend im Leben, gebend und nehmend, in unaufhörlicher Neugierde … Er, der Mensch, freut sich darauf!

Pfannkuchen

Pfannkuchen steht für ‚Stoßseufzer' … in der hektischen Geschäftigkeit des Lebens für eine kurze Zeit auf einer Insel des Nichts verweilen. Der Pfannkuchen fordert, der Mensch solle einmal alles von seinen Schultern abgleiten, er solle sich nun einmal mit nichts anderem als mit Sich Selbst beschäftigen … Sein Kopf ist meistens voller Bedenken … Lasse einmal *alles* aus deinem Kopf los und genieße den Jetzt-Moment. Weg mit den Lasten, weg mit allem, mit dem du dich so ‚beschäftigst' … Lasse ALLES und JEDEN einmal LOS aus dir … so dass du bei niemand anderem anwesend bist, als bei dir selbst! Das fällt dem Pfannkuchen-Esser manchmal schwer. Er ist mit seinen Gedanken hier oder dort, bei diesem oder jenem Menschen; er ist besorgt über viele Dinge und würde gut daran tun, sich einmal mit nichts und niemandem anderen als sich selbst zu beschäftigen. Das ist es, was der Pfannkuchen sagt: wende dies konsequent in deinem Leben an, nicht nur dann, wenn du gerade Pfannkuchen isst. Lasse deinen Kopf leerlaufen …, lasse deine Schultern, deinen Rücken ‚leichter' werden … Du ‚vergisst' jetzt am besten die Dinge, du lässt jetzt einfach los … und vor allem: du richtest dich nicht auf MORGEN, auf das, was geschehen könnte, wenn …, oder auf das, was noch geschehen muss, auf das, was du alles berücksichtigen musst, auf das, was deiner Aufmerksamkeit nicht entgehen darf …

Pfannkuchen sagt schließlich: „Wirf dein kontrollierendes, denkendes Auge ruhig weg. Halte dich immer BEI DIR SELBST und lebe in Vertrauen aus dem Jetzt heraus. Es fällt dir leichter, alles loszulassen, wenn du weißt, dass du dein Leben selbst auf der Basis deiner (positiven oder negativen) Erwartungen kreierst! Also, lass alles los und richte dich mit einem positiven Blick auf das JETZT. Du kannst den JETZT-Moment unmöglich voll und ganz genießen, wenn deine Gedanken und Gefühle immer von hier nach dort fliegen … und von der Vergangenheit in die Zukunft reisen. Lass los! Bleibe bei dir selbst. Aus dem vertrauensvollen Jetzt-Moment darfst du die freudvollsten Dinge erwarten …: auf diese Weise erschaffst du dir selbst eine schöne Welt. Richte dich sicher nicht auf das Negative, so verstärkst du alles nur. Es versteht sich von selbst, dass du die Dinge manchmal mit gesundem Menschenverstand einmal systematisch ordnest, aber danach musst du alles loswerden können. Aus der Überzeugung heraus lebend, dass du nicht geboren bist, um Verdruss und Elend zu treffen, kannst du leichter alles loslassen.

Du kannst das Leben eines anderen nicht an dessen Stelle führen: lasse jeden los, ganz sicher und nicht zuletzt deine Kinder, deinen Partner. Kein Besitzen, kein Festgreifen, kein Dirigieren eines anderen! Dirigiere nur dich selbst und wisse, dass kein Verdruss auf deinen Weg kommen wird, wenn du aus Güte heraus lebst, in der Überzeugung, dass du das Recht auf ein anhaltendes Glück hast. Strahlst du Freude und Harmonie aus, bist du ein ‚lebendes' Vorbild für deine Kinder? Das ist alles, was du tun kannst. Gehe *selbst* weiter, sorge sehr gut für *dich selbst,* mache dich selbst glücklich, lasse los … und Kinder werden dieses Vorbild dankbar annehmen und für ihre Evolution nutzen!"

Auch Kinder, die Pfannkuchen lieben, werden lernen, sich selbst zu ‚nähren', nicht indem sie mit ihren Augen hin und her spähen, was dieser und jener sagt und tut, was dieser oder jener ‚hat' oder nicht ‚hat' …: sie werden sich mit Sich Selbst beschäftigen müssen, sich selbst wachsen lassen, reifen und in Dankbarkeit ihren eigenen Körper und Inhalt schätzen und nähren. Sie richten am besten den Blick auf ihren eigenen Teller, eventuell auf die eigenen Fehler, um daran zu arbeiten. Sie sehen nicht den Splitter im fremden Auge, sondern stellen sich besser die Frage, ob da nicht ein Balken im eigenen ist? Sie sollten sich in ihrem Köpfchen nicht ständig damit beschäftigen, was sich außerhalb ihrer selbst abspielt, was mit ihren Freunden geschieht …: sie werden ihre Augen auf das eigene Herz richten müssen und sich von niemandem von sich selbst weg-schleppen lassen, von ihrem ICH! Lernen, für sich selbst zu sorgen; lernen, sich für sich selbst einzusetzen, ohne dass ein anderer es ihnen immer sagen muss, auch ohne dass sie es den anderen sagen müssen.

Kein Neid, keine Ängste, keine Eifersucht, keine Gerüchte, keine Klagen und keine Opferhaltung (er hat das getan … und ich habe doch nur …). Pfannkuchen sagt: „Beschäftige dich mit dir selbst! Mache dich reicher und achte dabei nicht darauf, was andernorts geschieht. Sorge dafür, dass du selbst auf dem richtigen Weg bist! Sei voll und ganz mit deinem ICH beschäftigt … oder glaubst du zu wenig an den Wert deines ICHS? Zweifelst du daran, dass du es wert bist, dass DU dich mit dir selbst beschäftigst? Schämst du dich tief in deinem Herzen noch für dich, dafür, wer du bist, dann wird es Zeit, dass du deinen Inhalt suchst und einen innerlichen Stolz beginnst zu fühlen. Du brauchst dich nicht mit Dingen oder Menschen von außen aufzufüllen: du bist als Mensch fesselnd genug, nur solltest du dir dessen bewusst werden.
Weder Begierde, Habgier, Eifersucht noch ein ‚ängstliches und besorgtes Festhalten' kann es noch geben … wenn du in der Zufriedenheit mit dir selbst ankommst. Du solltest nun die Überzeugung gewinnen, als Mensch einzigartigen Wert zu besitzen: schenke dir selbst das Schöne, auch das Leckere des Lebens, denn du bist es wert!"

Pfannkuchen sagt: „Gib dir selbst jetzt einmal das Beste vom Besten … denn du bist es wert! Aber sei in erster Linie Dankbar dafür, wer du bist …: in dieser Dankbarkeit wirst du gut für dich selbst sorgen!".

Die Pfannkuchen-Stimme in dir selbst zwingt dich nun dazu, dich ausschließlich mit DIR SELBST zu beschäftigen, für dich selbst zu sorgen und ohne Schuldgefühle zu genießen. Gib dir selbst Wärme, Liebe, Zuwendung, leckere Nahrung. Sorge für dich selbst; höre damit auf, dir selbst Dinge vorzuenthalten, die du eigentlich *sehr wohl* verdienst. Dabei kann es sich um allerlei Dinge im täglichen Leben handeln. Genieße dich selbst, das Leben, ohne Schuldgefühl: einfach nur dich selbst, dein Dasein und alle angenehmen Sachen, die dazu gehören.

Es versteht sich von selbst, dass du dich selbst ohne Schuld- oder Scham-Gefühl einfach genießen lassen kannst, wenn du nur erst deinen Wert erkennst und wenn du jedes ‚Festhalten', jede Habgier und alle Begierden abwirfst. Das wirkliche Genießen ist unabhängig von diesen Dingen: du willst nicht unbedingt etwas ‚haben', aber wenn es dir gegeben wird, kannst du es in vollen Zügen genießen, weil du dir selbst dies erlaubst. „Ja, ich darf genießen, ich *darf* und muss mich sogar mit mir selbst beschäftigen!".

Bestimmte Personen unter diesen Menschen finden es sehr gut und völlig normal, wenn ein anderer Mensch genießt und gemocht wird, sich selbst die Zuwendung und die Fürsorge gibt, aber sie fühlen sich unwohl, wenn sie selbst voll und ganz das Leben genießen würden. Dies ist letztlich Scham, eine Flucht … weg vom eigenen ICH. Man wagt es gleichsam nicht, sich selbst richtig in die Augen zu sehen… Möglicherweise schämt man sich buchstäblich für einen Fleck im Gesicht, oder für eine Körperform, die man nicht ‚ideal' findet oder zu gewöhnlich; man macht sich selbst herunter, man findet sich selbst doch nichts … Jeder Mensch hat eine Körperform, -farbe und -haltung, die gut für ihn ist: das Leben gibt dir diesen Körper und fordert überhaupt nicht, dass du dich damit beschäftigst, wie du nun eigentlich aussiehst oder aussehen müsstest. Der Pfannkuchen sagt: schaue tief in dir selbst, sei froh und dankbar und genieße das Leben in deinem Körper. Beschäftige dich, auf eine glückliche Weise, mit dir selbst!

Schaue nicht nach dem Häuschen NEBEN dir und vergleiche nicht, sondern genieße voll und ganz in deinem Haus; schaue nicht, was sich in der Außenwelt abspielt, mit Kritik, Neid oder Neugierde … um dich zu ‚füllen' … mit anderen Menschen, mit Sensation, Fernsehen, Aufregung, Filmen, Romanen usw. … Flüchte nicht vor dir selbst, weiche nicht von dir selbst ab, richte deine Augen auf dich selbst und werde dir dieses VOLLEN Wertes in dir selbst bewusst, der auf Anerkennung wartet, auf Zuwendung, Erforschung, Evolution …

Baue dich selbst aus, mit Zuwendung. Gib dir selbst, was du brauchst, ohne dabei die Normen der äußerlichen Welt zu beachten, ohne dir die Frage zu stellen, „ob du wohl so Sein darfst, wie du bist?", ob „du wohl genießen darfst …?". Gib es dir selbst, in Dankbarkeit, in der Entschlossenheit, dich nur mit DIR SELBST zu beschäftigen.

Pfannkuchen sagt: „Positioniere die Autorität nicht außerhalb deiner selbst, höre auf deine innerliche Autorität! FLÜCHTE nicht vor dir selbst in die anderen, in die Außenwelt …, komme HEIM zu dir selbst und gib dir jetzt, was du brauchst (dies hat nichts mit Habgier oder Begehren zu tun), und dies ist in erster Linie die Anerkennung deines Wertes und die Zuwendung in Liebe. Lasse alles und jeden los und richte dich mehr nach innen, in Dankbarkeit für deine Vollheit! Genieße Dein Sein. Trage keine Lasten mehr auf deinen Schultern, greife nicht, folge nicht allem mit deinen Gedanken … wage es, einmal alles loszulassen, vertraue!, um dich in erster Linie dem einfachen herrlichen Erleben deiner selbst hinzugeben.

Versuche das Leben - und die anderen, die Ereignisse - weder mit beiden Armen zu umfassen, mit deinen Gedanken zu kontrollieren, noch mit deinen Gefühlen festzuhalten, sondern komm ganz nah zu dir selbst und entferne dich nicht mehr von diesem Punkt. Richte deine Augen auf deinen eigenen Teller …!

Pfefferkuchen, Honigkuchen

Pfefferkuchen steht für ‚das Freimachen der Ohren': spüle deine Ohren und höre gut zu. Öffne dich ganz und gar für das, was deine tiefste Quelle dir deutlich machen will. Verschließe dich nicht für ehrliche Botschaften, für Wahrheit, und verharre nicht in einem eigensinnigen, dogmatischen Muster. Brich mit allen Vorurteilen, mit jeder Abweisung im Voraus. Öffne dich für Signale. Öffne dich für Wahrheit, damit in deiner Seele *und* deinem Körper Klarheit, Deutlichkeit entstehen kann. Pfefferkuchen sehnt sich nach dieser Klarheit.

Pfefferkuchen steht auch für Bedachtsamkeit, gesunde ausgewogene Nachdenklichkeit, für die Geduld, mit der du anderen Menschen zuhören kannst, um die Informationen anschließend mit der eigenen Weisheit abzuwägen, immer nach Recht und Ausgewogenheit, ohne die geringste Abweisung oder Verurteilung. Die Sphäre, die Wahrheit selbst sprechen lässt …, ohne die eigene Meinung oder die eigenen Überzeugungen aufzudrängen.

Pfefferkuchen weist auf diese Ausgewogenheit hin: im ‚Leermachen' deiner selbst … kannst du dich einfacher für das öffnen, was deine Ohren (unbewusst) zu vernehmen wünschen. Die Worte, die du aus dem Mund bestimmter Menschen hören wirst, hast du schließlich selbst angezogen. Höre einmal hin: welche Überzeugungen bezüglich des Lebens, die sehr tief in dir liegen, spiegeln sie wider?

Du willst in deine eigene Klarheit kommen; du willst dich selbst und das Leben verstehen, in aller Klarheit, sagt der Appetit auf Pfefferkuchen. Du willst dich selbst aufklären, du willst eigentlich eine Klarheit in Gedanken anstreben; hierzu muss wahrscheinlich eine ganze Menge alter Kram liquidiert werden. Nimm also Abschied vom Alten und räume gründlich auf. Höre zu und sieh dir die Signale gut an, die du diesbezüglich aufgerufen hast. Mit einem klaren Auge wirst du dann das Neue wahrnehmen können.

Pfefferkuchen steht für ‚Aufmerksamkeit' für die guten, reinen Botschaften. Eine Aufmerksamkeit und ein Interesse für das Klare. Eigentlich will jener Mensch, der Lust auf Pfefferkuchen hat, sich selbst ‚reinen Wein' einschenken. Er will Wahrheit wissen, hören, fühlen und sehen … Ein Aufruf des Selbst, sich ‚bereit' zu halten, das Neue anzuhören, sich nicht in den eigenen bereits bekannten Dingen einzuschließen, sondern eine Öffnung für das Neue frei zu halten / machen. „Öffne dich in gesunder Neugierde!", sagt er.

Pfefferkuchen steht für innerliche Reinigung, für das Weitergehen-Lassen, das Herein-kommen-Lassen dessen, was hereinkommen will, ohne Widerstand, um es sich dann einmal anzusehen. Leiste keinen Widerstand gegen die neuen Informationen, sondern lasse sie dich durchdringen und sieh sie dir an. Sind sie ein kleiner Spiegel deiner alten negativen Überzeugungen: dann lasse dieses Alte endgültig hinter dir. Oder bieten sie einen klaren, deutlichen Ausweg? Dann gehe auf Entdeckungsreise, mit gesunder Offenheit und Neugierde. Du wirst sehen, hören, lernen und einen weiteren Schritt auf deinem Pfad machen können. Widersetze dich weder diesem Aufräumen des Alten, noch dem absoluten Ohren-Öffnen für etwas Neues.

Pfefferkuchen-Sphäre gibt die gesunde Gehirnaktivität einer Person wieder, die auf aktive, engagierte, alerte Weise im Leben steht. Sie lässt den Menschen die Dinge genießen, die er sieht und wahrnimmt; sie ist der ideale Reisegenosse, vorausgesetzt, man ruht sich ab und zu auch einmal kurz aus. Der Geist ist scharf gespitzt und aufmerksam auf das gerichtet, was gesagt wird. Pfefferkuchen ermahnt dazu, ganz Ohr zu sein. Er ist voller Interesse und lässt dies auch auf eine positive Weise merken. Er sagt nicht nein zum Leben. Er geht gerne auf Erkundung, auf Entdeckung über verschiedene Wege.

Wer die Pfefferkuchen-Sphäre mag, genießt das herrliche Neue, wird möglicherweise von Kurzreisen und Entdeckungen angezogen, von immer wieder neuen Tatsachen. Er will sein Ohr öffnen. Er ist lern- und neugierig; er bleibt mit dem Gehirn bei der Sache. Pfefferkuchen spült die Ohren und verschärft die Aufmerksamkeit … Er gibt auch diesen verlangenden, sehnsüchtig Ausschau haltenden, verheißungsvollen, vorausschauenden Blick des Kindes wieder, das auf seinen Knien sitzt und einem Märchen zuhört … „Und dann, was geschah dann? Und danach …?“, auch wenn Pfefferkuchen dabei immer seine Rationalität behält.

Jemand, der gerne Pfefferkuchen isst, gibt damit zu erkennen, dass er auf das Neue lauert, voller Offenheit und Interesse, aber er darf sich selbst nicht zu sehr in den Dingen außerhalb seiner selbst aufgehen lassen … sonst würde es ihm schwindeln, er würde aus dem Gleichgewicht geraten. Er wird immer einsehen müssen, dass völlig unabhängig davon, *was immer* er in der Außenwelt auch hört und sieht, doch stets die weise innerliche Quelle seinen Leitfaden bildet. Er darf sich nicht verlieren, nicht zu sehr einen Halt in der Außenwelt suchen! Er wird immer stabil auf seinen eigenen Füßen stehenbleiben müssen, so dass er nicht das Gleichgewicht verliert, wenn er sich zu sehr nach vorne lehnt, um die Dinge so gut wie möglich wahrzunehmen … Er wird den PFEILER der Innerlichen Autorität sehr stabil in sich selbst einpflanzen müssen! Es ist gut, sich nach allen Seiten umzusehen, Informationen zu sammeln, aber verlasse deine eigene Quelle niemals; höre in erster Linie auf dein tiefstes Selbst, auf dein Gefühl. Lasse dich niemals AUS dir selbst holen, von nichts und niemand.

Pfefferkuchen sagt zwar: höre einmal, schau einmal, verhalte dich nicht dickköpfig und verschlossen … aber er sagt nicht ‚vergiss dich selbst'. Pfefferkuchen gibt als Botschaft mit: nur auf jene Dinge zu hören, die dein tiefes Selbst seinem Gefühl nach braucht, um kurz einzuhalten und nachzudenken, dann abzuwägen, zu verwerfen oder innerhalb der Struktur des eigenen ICHS zu assimilieren.

Pfefferkuchen sagt: „Halte deine Hände einfach hinter den Rücken … (symbolisch gesprochen). Schaue, beobachte, nimm auf eine offene, interessierte Weise wahr, aber greife nicht danach, verliere dich nicht in den Dingen, den Büchern, den Menschen … stütze dich immer weiter stark auf deinen eigenen Mittelpfeiler. Öffne dich vollständig, in reiner empfänglicher Unvoreingenommenheit, um dann auf eine weise, ausgeglichene Art und Weise eine Schlussfolgerung ziehen zu können."

Er mischt sich nicht ein; er ergreift nicht; er lässt die Dinge und die Menschen für sich sprechen; er beobachtet und öffnet all seine Sinne weit … um schließlich in Weisheit in seinem Geist eine Synthese zu machen. Er sieht klarer in sich selbst, in den Dingen: er ist nun wieder ein Schrittchen weiter. Er hat assimiliert. Das Überflüssige, Nutzlose lässt er hinter sich … er geht wieder weiter. Niemals verliert er sein Gleichgewicht; er nimmt wahr, links und rechts … geht stetig weiter auf seiner Entdeckungsreise durch das Leben. Er hält in allem sein Gleichgewicht: auch zwischen seinem ICH und der Außenwelt.

Pfefferkuchen sagt: viele Energien brausen in deinem Wesen, aber lasse das ‚Tierische', die Begierde, das begierige Wollen oder Neugierig-Sein, das übertrieben Aufregung-Suchen in den Dingen außerhalb deiner selbst … los! Benütze diese Energien in dir selbst auf eine bewusste Weise, im Dienst von Liebe und Transformation. Setze die primitiven Urkräfte in reine Liebeskräfte um. Reinige dich selbst auf diesem Gebiet.

Wer ein Verlangen nach Pfefferkuchen empfindet, der zweifelt, zögert, misstraut und denkt, er müsse alles erst gründlich prüfen … er hat ein Bedürfnis nach Klarheit, will eigentlich das Richtige hören. Dennoch wehrt sich dieser Mensch manchmal - sei es auch unbewusst, mit Widerstand - gegen die Wahrheit über sich selbst. Er weigert sich dann, das Wahrheitsliebende anzuhören, wodurch er immer weiter sucht, während er innerlich schon weiß, ‚*das* ist es'. Er hört nur, was er ‚hören will'. Er distanziert sich dann von Menschen, die ihm schöne, ehrliche, klare Dinge sagen. Pfefferkuchen ermahnt den Menschen daher auch dazu, jeden Widerstand gegen klare Sprache abzubauen, alle Stöpsel aus den Ohren zu entfernen und nicht weiter zu suchen, außer - in aller Ehrlichkeit - inwärts …

Pfefferkuchen sagt dem Menschen: „Setze dich an meinen Tisch und lass uns einmal ganz ruhig und tief reden. HÖRE einmal ganz tief auf dich selbst … und widersetze dich nicht gegen eine urtiefe Wahrheit, die sich offenbaren will." Er fordert dich zu einer offenen, ehrlichen, korrekten Kommunikation auf: in erster Linie mit dir selbst, aber auch mit anderen. Möglicherweise muss man sich über bestimmte Dinge ‚aussprechen', müssen bestimmte Dinge klar gesagt werden, muss reiner Wein eingeschenkt werden. Laufe nicht weg; bleibe sitzen und sei ehrlich. Öffne dich für einen ehrlichen Informationsaustausch! Der andere kann ein Spiegel für dich selbst sein. Du kannst beim Zuhören lernen …; möglicherweise musst du mit bestimmten Dinge definitiv klar Schiff machen. Tue dies dann und halte dich bereit für das Neue … Sei zuhörbereit und widersetze dich nicht gegen die Wahrheit.

Wer ein starkes Verlangen nach Pfefferkuchen empfindet, will sehr gerne von allem alles sehr genau wissen, wird aber seine Sicherheit niemals aus den Informationen holen, die er von außen empfängt. „Schärfe deine Sinne", sagt Pfefferkuchen „und höre auf die Sprache der Wahrheit, die sich dir in Form von Symbolen auf deinem Weg, in Gestalt von Bildern, Ereignissen, Fakten, Menschen in deiner Umgebung offenbart … ÖFFNE dich einfach, ohne auf eine oberflächliche, neugierige Weise mehr wissen zu WOLLEN." Hier liegt die Grenze zwischen Begehren und Empfänglichkeit, zwischen Greifen und Selbstöffnung, zwischen ‚nehmen' und in der eigenen Weisheit verweilen.

Pfefferkuchen hört gut zu, aber glaubt nicht alles …; er denkt sich seinen Teil, weil er sich selbst zu vertrauen weiß.
Pfefferkuchen steht Hand in Hand mit dem Glauben, aber darf diesen niemals außerhalb seiner selbst suchen. Er sagt dem Menschen schon: suche … höre zu … schaue … und tue etwas mit diesen Bausteinen, als Bauherr! Suchst du allerdings deine Sicherheit außerhalb deiner selbst, dann wirst du auf eine unsichere, misstrauische Weise durch das Leben gehen. Auf diese Weise weißt du nicht, was Wahrheit ist, was richtig ist. Du bist dann in deinen Skeptizismus gegenüber der Wahrheitsquelle in dir selbst verflochten: infolgedessen kannst du bezüglich der Wahrheit immer unwissend bleiben, wirst du dir niemals einer Sache sicher sein. Also, suche die Wahrheit in dir selbst, entwickle dieses Basisvertrauen in dich selbst und GLAUBE deiner innerlich-weisen Stimme, glaube dieser Basis-Melodie deines tiefsten Selbst.

Gesüßtes Popcorn

Süßes Popcorn ist vom Charakter her wie zwei Gewichte, die in der Mitte durch eine Metallstange miteinander verbunden sind; die Gewichte stehen bereit dafür, hochgehoben zu werden … und zugleich bildet Gesüßtes Popcorn selbst die hebende Kraft. Die Metallstange biegt sich leicht und flexibel durch. Ein luftiges und doch kräftiges Gleichgewicht …, zugleich stehend und beweglich.

Die Art von Gesüßtem Popcorn ähnelt ein wenig jener der Walnuss: eine harte Schale, die aber zwei Hälften enthält, die eine Menge in sich haben. Der Inhalt ist in einen schützenden Pelz gefasst. Wie 2 Gehirnhälften[11], die jeweils eine Aufgabe zu verrichten haben, die die Verbindung von links und rechts, des weiblichen und männlichen Aspektes darstellen.

Süßes Popcorn erreicht die hohe Spitze einer Tanne, aber es vergisst dabei nicht seinen Unterbau, seine Wurzeln.

Wer ein Verlangen nach Süßem Popcorn empfindet, fühlt sich gleichsam in einem Schacht oder Aufzug und weiß manchmal nicht so recht, ob er seinen Weg weiter nach oben oder nach unten fortsetzen sollte ... , er ist dann ein wenig unsicher. Er blickt nach oben und zögert, tut sich schwer damit, die Unterschicht oder seinen Boden / sein Fundament zu verlassen. Er wird gut daran tun, hierin ein harmonisches und beruhigendes Gleichgewicht zu finden. Zwischen oben und Basis, zwischen links und rechts, zwischen Kraft und Weichheit in sich selbst.

Angst verschwindet beim Erkennen der ihm teuren Selbst-Liebe und des Vertrauens in die eigene Kraft … die er, der Mensch, auf beherrscht ausgeglichene Weise einsetzen kann.

Süßes Popcorn will dem Menschen dabei helfen. Wer es sehr mag, ist auf der Suche nach einem gesunden Gleichgewicht zwischen süß und sauer, zwischen fröhlichem Optimismus und ernster Ruhe. Und Süßes Popcorn erzählt ihm seinerseits vom Licht, das durch die durchsichtige Kuppel hindurch scheint: schau dir die lichten, sonnigen Sphären über deinem Kopf an: lasse diese in deinem Dasein zu.

Der Mensch will Süßes Popcorn kosten? Dann weiß er von sich selbst, dass die scharfen Ecken abgebissen werden dürfen, dass die eckigen Spitzen weg dürfen: er hat den sanften Mittelpunkt gefunden, in sich selbst sowie in den Dingen außerhalb seiner selbst, mit denen er sich beschäftigt. Er sehnt sich – sei es auch unbewusst – nach Weichheit.

Ohne Zweifel darfst du fröhlich Ausschau halten, darfst du innerhalb deiner selbst Milderung suchen und innerliche Ruhe, als vollwertiger Mensch in eigenen tiefen würdevollen irdischen Wurzeln verankert.

➔ Siehe eventuell auch: Mais.

---

[11] Lies eventuell die Texte über die linke und rechte Gehirnhälfte in *Der Schlüssel zur Selbstbefreiung – Enzyklopädie der Psychosomatik.*

Saures Naschwerk

Saures Naschwerk weist auf Vergnügung und Spiel hin. Dieser Mensch sehnt sich danach, sich zu amüsieren, sich zu vergnügen. Er sucht Freude im Leben und möchte - sei es auch unbewusst - spielen wie ein Kind, losgelöst von der Zeit, losgelöst von Verantwortlichkeiten und Einschränkungen. Ein saurer Geschmack ist auch ein Hinweis auf Ehrgeiz in diesem Spiel. Man will in gewisser Hinsicht Ehre einlegen mit dem, was man tut, was man leistet. Das Kind will der erste sein, will durchaus ‚Napoleon' sein.

Das Saure Naschwerk steht bereits ‚auf den Plätzen, fertig, los …!' um schnell in das Leben zu laufen, um ‚dabei' sein zu können, wenn die Belohnung ausgeteilt wird. Der Mensch nimmt das Leben als ein Spiel wahr, in dem jeder sich für sich selbst einsetzen muss und bestimmt nicht zu spät ankommen darf. Er blickt wachsam aus seinen glänzenden Augen und wird dem anderen zuvorkommen wollen, wenn dieser ihm einen üblen Streich spielen will!

Saures Naschwerk erinnert häufig an die Jugendzeit und lässt die Erwachsenen ein wenig träumend auf ihre Kinderzeit zurückblicken. Sie stehen für eine Atmosphäre von angenehmen Erinnerungen in Kombination mit Nostalgie. Ein unbewusstes Verlangen danach, wieder ‚Kind' zu sein.

Derjenige, der ein Verlangen nach Sauren Gummibärchen oder anderem Saurem Naschwerk empfindet, passt in gewisser Hinsicht gespannt auf, sitzt auf der Kante seines Stuhls, ungeduldig manchmal, bereit dafür, jederzeit vorwärts zu fliegen. Er will auf eine abenteuerliche, aufregende Weise in das Leben hinein stürmen. Er empfindet das Verlangen, voller Begeisterung am ‚Lebensspiel' teilzunehmen.

Dieser Mensch wird darauf achten müssen, dass er eine Klare Sicht auf die Wirklichkeit behält und seine idealistischen oder geträumten Vorstellungen nicht auf die Realität um ihn herum projiziert. Er wird darauf achten, stets bei sich selbst zu bleiben, mit beiden Füßen auf dem Boden. Es ist sehr gut, dass er eine kräftige Dosis an kindlicher Aufgeregtheit heranzieht, aber er darf nicht in seiner Arbeit, in seinem Hobby, in den anderen ‚aufgehen'. Möglicherweise füllt er sich zu sehr mit den Dingen außerhalb seiner selbst …; er kann sich daher auch über banale Dinge aufregen. Er tut gut daran, die Aufregung in erster Linie über sein SEIN zu fühlen, über das Leben selbst, in reiner Freude, ohne dass dabei irgendetwas anderes oder irgendjemand anderer eine Rolle zu spielen braucht.

Saure Bonbons verursachen ein angenehmes Prickeln auf der Zunge; diese Sphären sprechen über Wohlstand und Vertrauen, über Wohlgesonnenheit und Freude, über Kinderfreude und Spiel … aber sie sagen auch dazu, dass niemand das Glück AUSSERHALB seiner selbst finden kann. Sie empfehlen dem Menschen, die Aufregung und das Spiel IN sich selbst zu erleben.

Wer ein Verlangen nach sauren Bärchen empfindet, erforscht nicht so gerne seinen eigenen Inhalt, sondern untersucht die Aufregung und die Formen außerhalb seiner selbst. Er wird gut daran tun, den Kern seines ICHS zu untersuchen, um dort seine reine Gestalt zu sehen. Er wird sich nicht mehr auf Formen und Erscheinungen an der Außenseite verlassen … sondern wird lernen, die Dinge zu ergründen, die Wirklichkeit so zu sehen, wie sie ist. Hierzu ist es zuerst einmal nötig, dass er beginnt, sich selbst zu erkunden, zu entdecken, an der Innenseite, dass er unter die Oberflächen-Schichten seines Selbst blickt.

Saures Naschwerk teilen dir mit, dass fesselnde Geschichten zum Leben gehören. Wer diese mag, ist meistens neugierig und hört möglicherweise gerne Erzählungen oder Gerüchte, hört gerne allem zu, was ihn auch nur irgendwie erregen kann. Er findet das Leben spannend und will es gerne noch spannender haben. Das abenteuerliche Ohr ist immer bereit zu lauschen, irgendwie etwas zu erfahren. Saures Naschwerk erzählt dem Menschen daher auch, er solle zurückkehren zu seiner tiefen Basis, er solle sich auf die Suche machen nach der Kern-Essenz seines Wesens, er solle nicht länger Genuss und Füllung außerhalb seiner selbst suchen.

Saures Naschwerk ist nicht notwendigerweise schlecht oder ungesund für jene, die ein Verlangen danach empfinden, aber der Nascher wird gut darauf achten, tief in sein eigenes HERZ abzusacken, in Verbindung zu treten mit der Basis seines Seins. Er sehnt sich faktisch danach, die reine AUFREGUNG über sein eigenes LEBENDES ICH zu fühlen … Er projiziert diese Sehnsucht nach außerhalb seiner selbst, ist dabei vom Weg abgekommen. Die Sauren Bärchen erzählen ihm: „Kaufe dir kein Haus, sondern baue an dem Haus in dir selbst, richte dich nicht auf die Spielzeuge außerhalb deiner selbst, sondern spiele selbst im Leben mit, klammere dich nicht an anderen fest, sondern krieche ganz stark in deine eigene Haut hinein. Meckere nicht über Nichtigkeiten, sehne dich nicht nach Oberflächlichkeiten, sondern nehme in voller ANWESENHEIT deinen Platz ein!“

Zartbitterschokolade

dunkle, schwarze Schokolade

Es versteht sich von selbst, dass die verschiedenen Schokoladesorten vieles miteinander gemein haben; dennoch unterscheiden sie sich in Nuancen. So ist etwa die Sprache der Zartbitterschokolade härter, zwingender, radikaler; jene der Milchschokolade ist viel sanfter, ansaugender.

Dunkle Schokolade sagt in erster Linie etwas über das ‚Herz' und dessen Symbolik. Dieser Mensch muss lernen, sich völlig für die Sprache seines Herzens zu öffnen. Er muss jede Sturheit und Unbeugsamkeit gegenüber der wahren Anerkennung und Liebe zu seinem eigenen Wesen aufgeben. Dieser Mensch hat irgendwie genug; er fühlt eine gewisse Aufsässigkeit in sich. Ein manchmal zu scharf gespanntes Nervenfeld führt zu elektrischen Spitzen. Der Mensch wird verstehen müssen, dass er nur Einspruch gegen sich selbst oder einen ‚Teil' von sich selbst erhebt.

Zartbitterschokolade steht für: ich fühle mich in meiner Haut zu gespannt und ich will ausbrechen, entkommen; ich empfinde ein Bedürfnis nach mehr Raum, mehr innerlicher Freiheit ... ICH WILL MICH WEITERBRINGEN, transformieren; meine Rippen spannen zu sehr und fordern eine Art Entspannung, einen Zustand, in dem kein ‚Druck' mehr erfahren wird. Unbewusst wird es oft so erfahren, als ob er etwas (oder jemand) ist, das (der) verhindert, dass man frei Man Selbst Sein kann. Man wird nun einsehen, dass dieses Gefühl, das im Extremfall eine Frustration widergibt, aus dem eigenen Unvermögen entsteht, sich selbst auf bedingungslose Weise gerne zu haben, im Leben SEIN zu lassen als ein liebenswertes ICH!

Zartbitterschokoladen-Sphäre spornt den Menschen dazu an, sich auf eine eher harte-aggressive Weise für sich selbst einzusetzen, gegen etwas zu rebellieren, was so nicht mehr ‚geht'. Er wird einsehen müssen, dass jeder Aufstand, der gegen die Außenwelt gerichtet wird, faktisch ein Ausdruck eines Aufstands INNERHALB des eigenen ICHS ist. Es ist der Mensch, der aus seinem Zustand eines inneren Zwiespalts, des Gefühls der Gebundenheit, der Einschränkung, der Unfreiheit, des Eingeklemmtseins ... ausbrechen will. Er wird sehen, dass er nur aus sich selbst weg-will ... statt sich selbst in Liebe zu umarmen. Er spannt sich zu straff zu, stellt Anforderungen an sich selbst, Bedingungen, statt sich selbst Freiheit zu schenken. Er ist hart, zu unbeugsam gegenüber dem Dasein seines Selbst. Ein zwingender Aufruf dazu ZU SEIN, als ICH im Körper auf Erden durchzubrechen. Ein Gefühl, das umschrieben werden kann als Kampf und Unvermögen, sollte hier aufgelöst werden. Das Unvermögen, man selbst zu SEIN, sich selbst so wie man ist zu akzeptieren und anzuerkennen, lieb zu haben ...

Dazu gehört auch, dass dieser Mensch seine Begierde, seine Sehnsüchte, anders sein zu wollen, mehr sein (oder haben) zu wollen, oder seinen unbewussten Drang, ‚nicht' sein zu wollen als ICH, irgendwo in die Anonymität oder in die Traumsphären wegflüchten zu wollen ... auflösen muss!

Wer bereit dafür ist, in eine neue Phase einzutreten, für die aber notwendigerweise zuerst noch einige Barrieren umgerammt werden müssen, kann möglicherweise großen Appetit auf Zartbitterschokolade haben. Die Barrieren, die er dabei umstoßen wird, liegen in ihm selbst: in seinen Überzeugungen, in seiner Gegenwehr, in seinem Widerstand gegen sich selbst. Wer zu schlapp oder zu lahm in seiner Situation bleibt, während es innerlich manchmal braust und nach einem Durchbruch des neuen ICHS gerufen wird, wird manchmal den Geschmack dieser Schokolade sehr stark suchen. Er ruft um ein Stimulans, um einen Anstoß zum Weitergehen.

Zartbitter steht für Härte, Gehärtetsein, Kraft und Tatkraft, die Lanze gehoben, bereit für den Durchstoß … des ICHS in das Leben. Wer ein Verlangen nach dieser Schokolade empfindet, fühlt, dass ‚sich etwas ändern muss', lässt aber manchmal zu lange den Kopf hängen, bevor er zum Handeln übergeht.

Zartbitterschokolade sagt auf eine sehr intensiv erflehende, drängende Weise: „Bitte … komme doch ganz nah in dich und zu dir selbst. Brich jetzt doch vom tiefsten Nabelpunkt aus durch und WERDE Du Selbst. Komme doch ganz nah zu dir selbst, in reiner Liebe. Lass dich selbst doch nicht im Stich, auf keinerlei Weise! LEBE!! … als ICH, in reiner Liebe zu dir selbst. Nimm auf keinerlei Weise noch Abstand von deinem Gefühl, von deinem Herzen, von deinem ICH.

Warum wehrst du dich doch so gegen DEIN WEITERGEHEN, das heißt: gegen das Weitergehen als ein reines ICH auf deinem unverfälschtem Pfad? Sage nicht länger NEIN zu dir selbst … Tue dir selbst doch Ehre an, sehe dich selbst doch so, wie du *wirklich* bist, nicht so, wie du meinst zu sein oder wie du sein müsstest. Kehre dich jetzt einmal um, Ignoriere deinen sanften, reinen Kern nicht so blindlings kalt und frostig, so hart und gleichgültig, mitleidslos. Taue auf …

Siehst du es denn nicht? WILLST DU NICHT SEHEN, willst du nicht in Liebe teilen, in erster Linie mit dir selbst? Findest du es jetzt nicht? SCHAU einmal gut hin! Halte ein, denke über dich selbst nach. Bleibe nicht an der Außenseite, an der oberflächlichen Seite deiner selbst oder an einer Schein-Form deiner selbst hängen. Wende dich nun deinem wahren Gefühl zu, deinem Herzen, und HÖRE einmal gut ZU. Weigere dich nicht länger, auf die Kern-Wahrheit in dir selbst zu hören.

Halte dich selbst total und intensiv fest, in Seele und Körper … und LIEBE dich selbst. TUE ES! Laufe nicht länger vor dir selbst WEG. Liebe dich selbst bedingungslos: in Seele und Körper. Werde wach, werde dir der Vollwertigkeit deines ICHS bewusst."

Es scheint geradezu so zu sein, dass es nur schwer zum Menschen durchdringt, wie FROH und DANKBAR er für sich selbst sein darf, für sein Lebendes ICH. „Entwickle Bindung, komme in eine reine ‚Tuchfühlung' mit dir selbst; begegne deinem reinen Sein und entdecke die Freude in deinem Herzen. Weigere dich nicht, widersetze dich nicht unerbittlich."

Menschen mit einem sehr starken Appetit auf Zartbitterschokolade scheinen manchmal weit weg von ihren Gefühlen oder von ihrem Körper zu stehen; sie scheinen diese nicht wirklich ‚erreichen' zu können, wodurch eine Art Gefühlsbetäubung auftritt.

Die Zartbitterschokolade-Sphäre will ihn mit einer Kraft in das Leben hineinschieben, will ihn mit einer aggressiven Kraft in ihn selbst stoßen, damit er ‚fühlt', *dass* er ist und wer er ist. Intensive Kräfte treiben. WEIGERE DICH SELBST nicht LÄNGER. Stehe nicht länger distanziert von dir selbst und öffne dein Herz für Liebe, für Zugänglichkeit ... Möglicherweise wird dieser Mensch mit innerlichen Kraft-Stößen in der Form einer Art ungeduldiger oder nervöser Wut konfrontiert. Erst wenn er sich selbst vollständig als ICH anerkannt haben wird, ohne Widerstand, auf eine vollkommen liebevolle Weise, kommt der innerliche Frieden. Er hat sich selbst auf eine warmherzige Weise in das Leben ‚hereingeholt'.

Er *fühlt* sich nun mit sich selbst im Wesen eins; er ist sich jetzt seines Seins bewusst, in Dankbarkeit. Er stößt pur vorwärts im Leben, mit Kraft, in der intensiven Freude über sein ICH: er liebt sich selbst nun von ganzem Herzen. Diese Wahrheit schenkt ihm so ein Gefühl der innerlichen FREIHEIT! Herr Zartbitter ist jetzt ein zufriedener Mensch.

Milchschokolade

Milchschokolade steht für ‚Empfänglichkeit', stimuliert das ‚Aufnehmen' sanft zugeführter Energien durch den Menschen. Die innerlichen sanften Strömungen, tief im Selbst geboren, bahnen sich einen Weg nach oben und bitten den Menschen um ein Tor, eine Öffnung ... der Empfänglichkeit, durch das die liebevollen Lebenskräfte hereinkommen könnten, um schließlich das ganze Wesen Mensch mit Liebe, Sanftheit, Geschmeidigkeit, Flexibilität, Lebenswärme, Versöhnlichkeit, dem mütterlich Begreifenden zu erfüllen. Eine Öffnung, ohne auch nur eine einzige Konzession an die sexuellen *Begierden:* sie fordert eine jungfräuliche, aber sanfte Entgegennahme von puren, reinen, allerschönsten Energien aus den Kanälen deiner tiefen Quelle. „Öffne dich", sagt die Schokolade, „öffne dich für die schöne Strömung von brausenden Energien, sanften, sich wölbenden, wogenden Venus-artigen Strömungen. Lasse dich von diesen sanften Energien verführen, lasse es zu, dass sie dich durchströmen ... Lasse dich vom Leben verführen, lasse dich in die süße Strömung der lebensmütterlichen Energien aus deinem tiefsten Kern aufnehmen."

Wer ein Verlangen nach Milchschokolade empfindet, ruft sich selbst dazu auf, mit den sanften Wölbungen der urmütterlichen Strömungen eins zu werden, sich nicht dagegen zu ‚wehren', sich in den mütterlichen, liebevollen Strömungen in ihm selbst aufgehen zu lassen. Er darf sich nicht gegen die Aufnahme in die Urströmung seiner Seele, seines Ursprungs stemmen.

Milchschokolade fordert dich dazu auf, dort in die Knie zu gehen, wo du schon sozusagen zu lange das Bein steif hältst, nicht nachgibst (zu deinem eigenen Nachteil!). „Halte deine Türen nicht länger zu: lasse es alles von tief aus deinem Zwerchfell hereinströmen, aus deiner innerlichen Lebensquelle. Lasse diese sanft-laue, liebevolle Flut deinen ganzen Körper durchströmen und lasse dich von jedem Krieg, jeder Gespanntheit, jedem Kampf, jedem Widerstand gegen das ‚Leben' reinigen. Werde eins mit dieser Weichheit, mit dieser Liebe und vor allem: WIDERSETZE dich nicht!" sagt Schokolade.

Wer ein starkes Verlangen nach Milchschokolade empfindet, hält möglicherweise in Bezug auf notwendige Veränderungen in seinem Leben allzu lang sozusagen ‚das Bein steif', gibt nicht nach. Er wird sich nun öffnen müssen, in aller Flexibilität, für eine gründliche Anpassung, eine Veränderung. Er darf nicht dickköpfig oder widerborstig bezüglich einer Umstellung, einer Transformation des ICHS sein.

Außer in Fällen, in denen dies wirklich eine medizinische Notwendigkeit ist, wird man sicher niemals einfach nur so ‚nein' zu Schokolade sagen. Bestraft man sich selbst, indem man (trotz großen Appetits) nicht länger Schokolade essen darf ...: dann ist dies schon die Folge einer tieferliegenden ‚Weigerung'. Man weigert sich, sich für die liebevollen, natürlichen Kräfte in sich selbst zu öffnen, für die geschmeidig-warme Glut, in Empfänglichkeit, für eine Milderung. Man steht dieser Öffnung mit Härte, mit der Macht der Ratio oder struktureller Regeln, mit einer Unnachgiebigkeit gegenüber. Man weigert sich, auf sein tiefstes Gefühl zu hören, auf seine tiefsten Sehnsüchte und Nöte.

Man versucht sich ‚mit aller Macht' gegen die Schleusentür des weiblichen, warmen Fühlens zu stemmen ... bis früher oder später das Unterdrückte doch durchbricht und vielleicht auf eine überwältigende Weise, weil man nun unerwartet eine Situation angezogen hat, wodurch man verpflichtet ist, ‚sich hinzugeben', seinen Gefühle, seinen Emotionen, seinen eigentlichen tieferen Naturkräften, seinem Geschmack, seiner Lust auf das Leben, seinem *echten* und ehrlichen ursprünglichen Gefühl. Man wird nun gezwungen, sich dies anzusehen.

Auf gleichartige Weise kann man sich selbst auf eine halsstarrige Weise daran hindern, das zu essen, worauf man Lust hat, in diesem Fall Schokolade, bis man nicht mehr ‚kann' und der Mensch sich auf die verbannte Schokolade ‚stürzt' (siehe den Text über Bulimie in *Der Schlüssel zur Selbstbefreiung*). Darum ist es meist besser, dass man sich die Schokolade nicht versagt, wenn man Lust darauf hat, denn dann ist sie im Allgemeinen gut und gesund für Geist und Körper.[12]

Es kann vorkommen, dass du nach dem Essen von Schokolade beispielsweise Hautausschlag im Gesicht bekommst: diese Pickel weisen dich auf eine Abneigung gegen dich selbst hin, auf einen Kampf in dir, eine unbewusste Wut, eine Unzufriedenheit, eine Beschuldigung (z.B. machst du dir selbst Vorwürfe, weil du Süßigkeiten isst), einen emotionalen inneren Kampf, bei dem du dir selbst vielleicht die Schokolade verwehren willst. Die Kernursache der Pusteln ist psychologischer Art und wird einfacher an die Oberfläche geholt, indem man Schokolade isst, aber nimmt man diese Aversion, den innerlichen Kampf, die Halsstarrigkeit gegen das Wohl des eigenen Ichs *fundamental* weg, dann wird man meistens keine Pickel mehr sehen, auch wenn man Schokolade isst.

Also, kämpfe nicht noch einmal gegen dich selbst, indem du dir selbst ohne echten Grund die Schokolade verweigerst, sondern löse die *Basis-Ursachen* auf, öffne dich in Empfänglichkeit, in Liebe zu dir selbst, ohne Widerstand … wie die Schokolade es sagt.

Beende diesen innerlichen Machtkampf, das Ringen auf dem Boden deiner Seele und entwickle eine Hingabe an die Einswerdung in dir selbst. Dies erfordert ein uferloses Vertrauen in Liebe zu dir selbst. Dies öffnet alle Tore; dabei verschwindet jede Angst. Der Reiter hat keine Angst mehr, von den Pferdestärken überwältigt zu werden, weil er jetzt abgestiegen ist. Da ist kein ‚Tier' mehr in ihm. In der liebevollen Hingabe an sich selbst lebt er aus der Überzeugung heraus, dass er Herr über sein Leben ist, stark und uneinnehmbar.

In diesem liebevollen, kräftigen Einheitserlebnis des Menschen, bei dem jedes innerliche Gefühl der Bedrohung verschwindet, wodurch er sich nicht länger ‚dagegen zu stemmen' braucht …, leisten alle inneren Kräfte ihren Beitrag zur Transformation zu einem neuen Niveau. Dies ist nur bei jenem Menschen möglich, der das ‚Tier' und die Begierden hinter sich lässt, um sich dem schönsten und höchsten Sein (Gut) in sich selbst hinzugeben. Er wird sich selbst nicht ‚entsteigen', indem er sich (in einem Rausch) etwas oder jemandem außerhalb seiner selbst hingibt …; im Gegenteil, er wird alles, was ihm zukommt, in seinen eigenen Transformations-Prozess einschalten.

Die Schokoladen-Sphäre stimuliert den Menschen dazu, seine Transformation geschehen zu lassen. Fehlt es ihm an Sanftheit, distanziert er sich von sich selbst, von seinem Sein, seinem Körper, seinem gesamten ICH? Liebt er sich selbst

---

[12] Allerdings unter bestimmten Voraussetzungen und außer in bestimmten medizinischen Ausnahmefällen: lies mehr hierüber in Teil I dieses Buches.

nicht wirklich? Dann wird er auch Umstände anziehen, die ihm weniger lieb sind, dann kann er Menschen anziehen, mit denen er als Folge seines eigenen innerlichen Kampfes ebenfalls im Streit liegt.

Schokolade sagt: „GIB DICH dir selbst HIN! Komme zu einer VERSÖHNUNG mit dir selbst. Wende dich dir selbst nicht länger im Streit zu. Du bist gut, so wie du bist, warum willst du dich *anders* haben, warum bist du so hart und abweisend zu dir selbst?

Suchst du Wärme? Hole diese dann aus dir selbst. Gib dich dieser absoluten Akzeptanz hin, dem Liebesstrom, der totalen Abgeklärtheit in dir selbst. Eine Hingabe an das Mütterliche, Sanft-Weibliche in dir selbst."

Schokolade wird sich jene Menschen vorknöpfen, die stark unter den Patriarchalen Strukturen zu ‚leiden' haben: sowohl in sich selbst (in erster Linie), als möglicherweise auch (als Folge davon) außerhalb. Sie werden sich nicht länger auf eine harte, dominante, rationale, patriarchale Weise sich selbst ‚vorknöpfen', verurteilen oder kritisch missbilligen. Sie werden jetzt für ihr Gefühl offen sein und auf ihr Herz hören.

Es ist die sanfte Mutter im Menschen, die den harten Vater zur Hingabe zwingt: eine Hingabe an die Liebe (ohne Begierde),[13] an die Sanftheit, an die Flexibilität, die Nachgiebigkeit, das Verständnis, die Bereitschaft zum Zuhören. Jede Sturheit, jede Steifherzigkeit und Widerborstigkeit wird von der stimulierenden Kraft des sanften Wellenstroms lahmgelegt - betäubt. Es ist die Schokoladen-Sphäre im Menschen selbst.

Die Hingabe an diese sanft-weiblichen Energien unterstellt auch ein Zulassen der notwendigen Wogen im ‚Fleisch'. Der Mensch, der damit aufhört, unbedingt schlank sein zu wollen, weil die heutigen kulturellen Normen dies angeblich verlangen. Schokolade ermahnt den Menschen dazu, jene Körperform anzunehmen, die für diesen spezifischen Menschen gut ist: gesund mollig oder gesund dünn,[14] das spielt keine Rolle; der Körper als eine authentische Veräußerlichung der eigenen inneren Art. Ist diese Art rund und voll, dann wird der Mensch einen runderen Körper bilden. Schokolade bittet darum, die sanften Rundungen zuzulassen, falls dies zu der innerlichen Veranlagung des betreffenden Menschen passt, und sich nicht dickköpfig dagegen zu wehren.

Vor allem wird der Mensch die symbolische Botschaft von Schokolade dort und dann anwenden, wo und wenn dies nötig ist, so dass er ein Schrittchen weiter gekommen ist auf seinem Pfad der Evolution.

---

[13] Liebe und Sex sind nicht dasselbe: lies hierüber mehr in *Der Schlüssel zur Selbstbefreiung.*
[14] Lies hierüber mehr in *Der Schlüssel zur Selbstbefreiung.*

Schokoladencreme

Die Schoko-Sphäre steht für Gemütlichkeit, für den Menschen, der das Bedürfnis hat, sich selbst breiträumig zu verwöhnen. Der Mensch, der Lust auf Schokoladencreme hat, sehnt sich unbewusst danach, sich selbst etwas mehr Raum zu geben, etwas herzlicher, mütterlicher, großzügiger im Leben zu stehen, in erster Linie natürlich gegenüber sich selbst. Die Schokoladencreme ist ein Symbol für jene Stimme im Menschen, die immer beschwichtigt, die einfach „Schwamm drüber!" sagt, die die Vergangenheit aus dem Kopf verbannt, um sich voll und ganz dem positiven des JETZT-Moments hinzugeben; er will all das Negative vergessen und vergeben, in Friedfertigkeit, sieht über vieles hinweg, oder noch besser: er versteht jeden in seiner eigenen Veranlagung und beschäftigt sich nicht mit anderen, will sich jetzt nicht mit Sorgen beschäftigen, nur mit dem *Geben*, mit dem großzügig und großherzig Verbreitenden.

„Du darfst sein, du darfst leben, du darfst dich in reichem Maße bedenken, du darfst dich selbst verwöhnen, denn du bist ein guter Mensch!", sagt die Mama Schoko-Stimme in ihm. „Aber ja, ich bin ein guter Mensch und ich darf existieren; ich darf mich selbst ernähren und genießen lassen!", antwortet der Schoko-Schmierer zustimmend, dennoch schien er gerade noch nicht wirklich überzeugt genug zu sein … Aber die Schoko-Sphäre stimuliert ihn, daran zu glauben.

Er wird daher auch nicht länger zögern und grübeln, ob er wirklich sein darf, wer er ist, so wie er ist, in Seele und Körper. Bin ich eigentlich gut so wie ich bin? Darf mein Körper die Form haben, die er jetzt hat? Bin ich denn ein braver Mensch; verdiene ich es denn, all diese herrlichen Speisen zu genießen, oder sagen meine Zweifel, meine Schuldgefühle hierzu ‚nein'?

Der Schoko-Liebhaber tut gut daran, sich selbst AUS VOLLEM HERZEN WILLKOMMEN ZU HEISSEN. Er darf nicht an der Tatsache zweifeln, dass er gut ist. Er kann jeden Tag einen neuen Anfang machen; sein Körper ist die äußerliche Wiedergabe seiner inneren Art und ist also immer gut. Der Mensch darf sich überhaupt nicht an den äußeren (falschen) Schönheitsnormen stören, die eine bestimmte Gesellschaft setzt.

Gesundheit ist: in Freude sich selbst genießen, das Leben genießen.

Wer ein Verlangen nach Schokoladencreme verspürt, hat das Bedürfnis, ‚sich mit sich selbst zu beschäftigen', hat ein Bedürfnis nach Einfachheit und Bequemlichkeit, ein Bedürfnis danach, sich vollständig bequem und behaglich in seinem Körper zu fühlen: „Hetze mich jetzt nicht, ich will nun ruhig bei mir selbst sein und niemand braucht meinen Komfort, mein Genießen zu beeinträchtigen. Er fühlt, dass er - und nur er - sich selbst geben muss / kann, was ihm zukommt, und niemand braucht ihn in diesem Prozess zu stören. Schokoladencreme sagt mit anderen Worten: ich sorge jetzt für mich selbst! Es ist nicht die Mutter, nicht der Vater, nicht der andere, die / der für mich sorgen muss: ICH werde für mich selbst einstehen, werde mich lieben und mir selbst geben, was ich brauche". Nur auf diese Weise kann ein Mensch glücklich sein / werden, in Selbständigkeit, in Unabhängigkeit von dem, was ein anderer ihm geben wird oder nicht geben wird. Er gibt sich selbst, was er benötigt, in Liebe; er versorgt sich selbst mit allem, was er braucht; er wird daher auch nicht in eine Opferrolle verfallen, in ein Gefühl, das umschrieben werden kann als „Es mangelt mir an etwas; man gibt mir nicht die Liebe oder Zuwendung, die ich brauche!"

Dies ist der Anfang einer schönen, neuen Welt: wenn jeder Mensch beginnt, auf eine liebevolle Weise für sich selbst zu sorgen, ohne noch etwas von einem anderen zu erwarten.

Schokoladencreme weist den Menschen darauf hin, dass es gut ist, auf eine herzliche, großzügige Art und Weise mit sich selbst umzuspringen, dafür zu sorgen, dass es einem an nichts mangelt, und auf eine freudvolle, zufriedene Weise im Leben zu stehen, gleich stark auf beiden Füßen. Es ist der glückliche, autonome, Sonnenkräftige Mensch. Er verwirklicht sich selbst und ‚braucht' niemanden außerhalb seiner selbst, um sich glücklich zu fühlen. Aus dieser warmen Selbstversorgung heraus wird er dann automatisch Menschen treffen, die es ebenfalls verstehen, sich auf autonomer Basis selbst glücklich zu machen.

Weiße Schokolade

Weiße Schokolade steht für die Reinheit des Herzens. Sie ruft den Menschen dazu auf, sich der absoluten Reinheit hinzugeben. Damit ist gemeint: ein blanker und reiner Beginn. Der Mensch darf sich selbst völlig ‚wegschmelzen' lassen, um von seinem eigenen Herzen aus wiedergeboren zu werden. Jede Unreinheit ist in dieser Weißen Schokolade-Sphäre nicht existent: es gibt keine Lüge, keine Gleichgültigkeit mehr gegenüber dem Guten, keine Unsinnigkeit, keine dunkle Habgier, kein düsteres Gefühl der Begierde. Großreinemachen!

Weiße Schokolade sagt: „Ziehe einen Strich unter das Dunkle aus der Vergangenheit und beginne abermals: Lasse das Neue unten in deinem Herzen geboren werden und aufwallen. Lerne dein *wirkliches* Herz kennen, lerne kennen, wer du wirklich bist. Lasse das Neue, Reine, Ursprüngliche jetzt in dir heranwachsen.

Lerne dieses schöne, sanfte, engelhafte, sensible Selbst kennen und öffne dich für dieses innerliche Licht. Es gibt keine Finsternis mehr, keine Wut, keine Begierde. Hier gibt es nur Liebe, Sanftheit, Zugänglichkeit und ‚Loslassen': das Loslassen aller Unreinheiten."

Der Mensch, der von Weißer Schokolade angezogen wird, möchte sich selbst von allen Schmerzen und Sehnsüchten erlösen, die er - selbstverständlich immer - sich selbst antut und angetan hat. Er will in gewisser Hinsicht einen Neuanfang machen und sich selbst die Chance geben, sich auf eine ganz neue Weise zu öffnen. Er sehnt sich danach, bestimmte Dinge, die er in sich selbst nicht gut findet - sei es auch unbewusst - aufzuräumen. Es kommt darauf an, nicht so zu tun, „als ob das alles nicht da wäre", nicht den Kopf in den Sand zu stecken wie ein Vogel Strauß („ich spreche nicht darüber; ich will es nicht sehen; ich will es nicht mehr hören!"): er sollte besser einmal seine Fehler von gestern betrachten, um daraus zu lernen. Vor allem im Jetzt würde er gut daran tun, sich selbst einmal gründlich auszuleuchten, statt bestimmte Dinge, die ihn innerlich langweilen, wegzuschieben … und den Deckel auf das Töpfchen zu halten, das er nicht ‚sehen' will.

Er muss kräftig und tief IN sich selbst schauen, nicht so tun, als ob das, was ihn an sich selbst stört, gar nicht da wäre: er wird es sich ansehen und sich selbst auf eine verständnisvolle, gesund-argumentierende Weise ‚reinigen'. Da drückt ein Schuh: schau es dir an und löse es.

Weiße Schokolade sagt: „Genieße mich! Ich bin ganz und gar nicht schlecht, ich bin gutherzig und rein, sanft … DU AUCH! Aber du solltest dir erst einmal jene Dinge anschauen, die du heimlich verbirgst, die du vor dir selbst versteckst, die du nicht sehen willst … Akzeptiere dich selbst jetzt, liebe dich selbst bedingungslos und schaue dir gut an, wo du vor dir selbst weg-läufst. Du brauchst nicht ‚zu vergessen': du darfst dir die Dinge einfach aus dem Jetzt heraus ansehen.

Flüchte nicht länger vor dir selbst. Verberge keinen Teil deiner selbst, sondern schau hin. Was in dir selbst weigerst du dich anzusehen, zu akzeptieren? Tue nicht als ob. Schwebe nicht an der Außenseite deines Wesens. Gehe tief hinunter in dein Herz, in deine Seele und entwickle ein ‚Einverständnis': nimm jede Distanz zu dir selbst weg. Du bist gut …, aber es hat geradezu den Anschein, als ob du hiervon noch nicht wirklich überzeugt bist … da du vor dir selbst wegläufst. Halte ein, denke über dich selbst nach.

Kehre dich tief inwärts, sacke ab bis auf den Boden und starte neu vom tiefsten Grübchen deines Herzens aus. Lebe aus diesem ehrlichen Gefühl heraus, aus dieser Wahrheit heraus, aus dieser Güte heraus … und wie ein weißer Bulldozer transportierst du all das Unreine, das du auf deinem Weg vorfindest, damit ab.

Unternimm konkrete Schritte für dich selbst und blubbere nicht länger geistesabwesend an der Oberfläche. Du brauchst kein Schein-Ich, kein Oberflächen-Ich zu wahren: lebe von tief in dir selbst heraus! Mögen deine Worte ehrliche Worte sein, lasse dein Leben kein ‚Verbergen' von tieferliegendem Ärger, von Wut usw. sein … Schaue dir dann diese Emotionen an, die du in dich hineinfrisst, und hole sie nach oben: die Ursache jeder Negativität liegt in deinen negativen Überzeugungen über dich selbst und das Leben. Schaue sie dir gründlich an und löse sie auf, so dass nichts mehr auf deiner Leber und deinem Magen lastet. Reinige, was du an deinem Verhalten noch nicht ‚gut' findest, lebe stets ehrlich aus deinem wahren Kern heraus, ohne Tarnung. Heuchle nicht … Lasse auch deinen Körper eine ehrliche Wiedergabe deiner innerlichen Art sein.

Weiche Weiße Schokolade ist noch so zart, so jung, so keusch; sie blickt wie ein neugeborenes Vogeljunges über den Rand des Nestes in die Welt. Sie ist in sich selbst wiedergeboren und sieht alles neu. Sie will ganz neu starten und holt alles ‚von ihrer Leber' weg. Gründliche Reinigung, sagt sie. Ziehe einen Strich unter die Vergangenheit, lerne deine Lektionen aus bestimmten Dingen, aber beginne in jeder Hinsicht im JETZT zu leben. Lass los!, sagt sie, halte die Vergangenheit nicht fest.

Liegen dir bestimmte Dinge schwer auf der Leber: dann schaue sie dir an, schaue dir deine Überzeugungen an, wo der Beginn deiner Wut, deines Gekränkt-Seins oder deines Grolls liegt. Diese tiefere Ursache liegt immer in dir selbst. Halte dir kein zweites Gesicht vor. Mache das Leben ‚lichter' für dich selbst, indem du alles gründlich reinigst. Wage es, dir alles ehrlich anzuschauen … darüber zu sprechen, wenn dies dir gut tut.

Ist dein Leben auf die Überzeugung aufgebaut, dass du versuchen musst, so viel wie möglich ‚zu haben' (nicht notwendigerweise die Materie, sondern beispielsweise ein Kind, einen Partner oder die Anerkennung für deine Leistungen, dein Äußeres usw. …), dann wirst du dich selbst niemals als ein gutes ICH betrachten können. Findest du, dass die Menschen dir geben müssen … erwartest du, dass sie dich für gut befinden und dir das geben, was du brauchst? Dann bist du auf einer völlig falschen Fährte: auf dieser Fährte der Begierden kannst du dich selbst niemals gut finden. Dein Herz schmerzt und fordert dich nun dazu auf, jeden Schein und jede Härte, jede Komödie und (geheuchelte) Oberflächlichkeit von dir abzuwerfen. Warum hast du eine solche Distanz zu dir selbst entwickelt, warum diese Härte, diese Grausamkeit manchmal, diese Kühle … in erster Linie gegenüber dir selbst? Sie ist die Folge eines Lebens, das aus der Überzeugung heraus geführt wurde, dass das Leben ein kalter Kühlschrank sei: weil du zu dir selbst zu sehr wie ein Kühlschrank gewesen bist. Es ist Zeit, dich sehr warm zu lieben!

Möglicherweise hast du einen harten Schild gegen die gewissermaßen bedrohliche harte Außenwelt aufgebaut. Aber die Ursache dieser Kühle, der Härte, dieser Distanziertheit gegenüber deinem tiefen Herzen … liegt nur in dir. Also, kehre dich in Sanftheit und Liebe ganz tief in dich selbst! Der Feind schlummert in dir selbst, nicht außerhalb.

Weiße Schokolade gibt als Botschaft: „Entwickle einen sanften Frieden mit dir selbst; wage es, dir selbst in die Augen zu schauen, finde dich selbst schön und gut, in Seele und Körper. Wage es, dich selbst in aller Offenheit zu betrachten, und sprich einmal ehrlich mit diesem reinen ICH. Lass los, lass fallen … alles, was dein Herz - unbewusst vielleicht - beschwert. Kehre dich dem Guten in dir selbst zu und räume den Rest auf. Auf diese Weise kannst du mit dir selbst zufrieden sein. Erst wenn du dich selbst nicht mehr länger beschuldigst, ‚schlecht' zu sein, dass du es vielleicht nicht wirklich wert bist, glücklich zu leben, zu genießen … wirst du auf der Basis neuer Überzeugungen keine ‚Strafen' mehr in der Form von unangenehmen Dingen anziehen.

Also, kehre deine Überzeugungen um: vergewissere dich dessen, dass du ein guter Mensch bist.

Güte im Sinne von: „Ich bin so dankbar für mich selbst, für das Leben in mir selbst, für meinen Körper, meinen Inhalt … Ich liebe mich selbst und es fehlt mir eigentlich an nichts … Ich begehre nicht länger, ich bin nicht länger wütend … Ich bin die reine Zufriedenheit mit mir selbst: ich verberge keine unterdrückten Emotionen in Begierden mehr (weil ich diese oder jene Situation in meinem Leben nicht so ‚haben' kann, wie ich das will!). Mein Lachen ist jetzt wirklich ein ehrlich gemeintes Lachen: ohne doppelten Boden. ICH BIN so froh darüber, wer ich in meiner puren Reinheit BIN."

ALLES andere ist ‚Füllung', ‚Gestaltung'. In Empfänglichkeit öffnest du dich dann für all das Schöne, das zu dir kommen kann … das nun in dich hinein kann. Du ‚füllst' dich nicht mit anderen Dingen oder Menschen … in Begierde: du füllst dich jetzt mit DIR SELBST. Jede Art von Scham oder Verborgenheit fällt infolgedessen von dir ab. Du läufst nicht länger vor dir selbst weg, sondern entwickelst die Vollheit deines Wesens, in Dankbarkeit dafür, wer DU BIST, was in dir ist, für deinen Körper. Du empfindest dich selbst als guten und schönen Menschen; du genießt deine Anwesenheit auf der Erde von deinem Herzen aus. Du bist reine Verbundenheit mit dir selbst: eine sahnige Verschmelzung mit dir selbst. Es kann keine Rede sein von Charakterlosigkeit: du nimmst die Zügel deines Lebens kräftig in die Hände. Du bist der Engel des Lebens geworden. In dieser Weißen Schokolade-Sphäre bist du rein, offen, ehrlich, mit einem Herzen aus Gold.

Spekulatius

Spekulatius öffnet die Nasenflügel und spürt mit großem Vergnügen das Leben auf. Genieße es; setze deine Spürnase ein! Spekulatius selbst ist kräftig und perfekt an sich; er weiß, was er wert ist, und steht voller Kraft und Selbstvertrauen bereit, jeden Feind abzuwehren. Er steckt seine Grenzen deutlich ab. Er verfügt über eine kräftige Dosis magnetischer Energien, die er aus einer konzentrierten Kraft heraus nach außen richten kann. Er hält seine Energien immer gebündelt, um bald zu Expression zu kommen, zum Handeln überzugehen.

Spekulatius-Sphäre wirkt sich auf den Durchfluss von Energien in der Oberseite des Gebisses, in der Oberlippe, der Nase und dem Nasengewebe, der Nasenwurzel, dem Oberkiefer und den Nebenhöhlen aus. Eine dort herrschende stark energetische Strömung weist auf die Symbolik von Ur-Kraft, Ur-Instinkt und rein intuitive Wahrnehmungen, auf das sinnlich sensible Reagieren auf die Dinge aus der Umgebung. Es geht hier um den Instinkt, diese Intuition, die auf das ‚Verteidigen von Leben' gerichtet ist.

Eine sensible Nase, das Verschärfen der Kraft der Oberzähne; das ständige Bereitstehen dafür, deiner eigenen Nase zu folgen, ganz fein und scharf wahrzunehmen … und dich selbst vor dem Bösen zu behüten, dich auf die Urkraft zu berufen, die tief in dir ist, in dir selbst eine Kraft aufzubauen, wodurch kein einziges Tier und kein einziger Mensch dich (oder dein Leben) noch zu ‚bedrohen' wagt oder dies kann.

Du warnst die anderen, du ziehst warnend die Oberlippe hoch: „Dies ist meine Domäne: respektiere mein Territorium! Die primitiven, instinktiven, intuitiven Kräfte werden in der Spekulatius-Sphäre aktiviert. Dasjenige, was dafür sorgt, dass der Mensch schließlich frei und rein atmen kann, ohne die geringste Einzwängung. Dasjenige, was im Mensch sagen lässt: ICH ZUERST.

Der Mensch, der intuitiv, aber kräftig sagt: „Hände weg, dies ist meine Domäne …, komme nicht näher, bleib draußen, denn du überschreitest deine Grenzen". Dasjenige im Menschen, das sagt: „Hier muss ich mich für mich selbst einsetzen, hier darf ich mich meiner Haut stärker wehren oder aus mir selbst heraus eingreifen!"

Es ist der Wachhund im Menschen, der sagt: „Achtung, hier wache ich!"

Spekulatius-Sphäre verfügt über eine Aufmerksamkeit und Wachsamkeit, eine haargenaue Wahrnehmung; sie merkt es sofort, wenn ‚etwas nicht stimmt', sie hat ein feines Einfühlungsvermögen. Mit enormer KRAFT weiß sie zu brüllen, wenn es sein muss. Ihre Schöpfungsenergien haben Pferdekraft, ihr Auftreten ist deutlich. Intensive Lebenskräfte durchspülen ihr Wesen.

Spekulatius weiß ‚mehr' …; er greift intuitiv und ohne Aufschub gegen das Ungerechte, gegen die Lüge ein. Die größte Lüge ist: das Leiden, der Kummer, das Opfertum und das Sich-sterben-Lassen. Spekulatius steht für die reine Verteidigung des wahren Lebens und duldet daher weder irgendeine dieser traurigen Eigenschaften in sich selbst, noch wird er diese bei den anderen stimulieren. Er bläst jede weiche Romantik, jede Flucht aus der Wirklichkeit weg und tritt in das volle Tageslicht seiner selbst: wie eine strahlende SONNE weiß er, dass er der Repräsentant des Lebens ist!

Menschen, die ein starkes Verlangen nach Spekulatius empfinden, möchten mit dem Schwachen, Falschen, mit aller Bequemlichkeit und übertriebener Flexibilität brechen. Sie möchten kurzen Prozess machen mit dem Unechten, mit dem, was einem feurigen, brausenden, kräftig konzentrierten Leben im Wege steht. Kopf hoch! Vorwärts! Wirf raus, was nicht wirklich zum Leben gehört.

Spekulatius spricht sowohl zu Kindern als auch zu Erwachsenen: seine Sprache klingt weiträumig und fern. Er nimmt kein Blatt vor den Mund und wagt es, sich für sich selbst einzusetzen, wenn dies nötig ist.

Spekulatius lässt sich niemals in einen Hinterhalt locken oder verführen ...: er ist alert und immer bei der Sache. Er ist sehr gescheit, spricht eine klare Sprache und meldet es unverzüglich, wenn etwas in Bezug auf Korrektheit und Wahrheit nicht stimmt.

Spekulatius ist nicht mild zu denen, die mutwillig anderen Böses tun wollen; er bricht auf entschlossene Weise mit dem, was seinen Geraden Weg zu mehr Leben blockiert.

Jener Mensch, der ein Bedürfnis nach einem starken Rückgrat hat, nach mehr ‚Mitsprache', wird sich möglicherweise von Spekulatius angezogen fühlen. Er will sich besser, stärker und kräftiger auf-richten und ‚gerade biegen'. Er will auf entschlossene Weise alten Mustern ein Ende machen, die nicht wirklich korrekt auf die Frequenz des Lebens abgestimmt waren. Er will mit bestimmten Dingen kurzen Prozess machen, denen es schon längere Zeit immer schlechter geht. Er beabsichtigt, geradeaus zu gehen und sammelt hierfür seine Kräfte! Bald werden Stränge durchgeschnitten … wonach das Neue eintreten kann.

Jener Mensch, der manchmal zu wenig Öl ins Feuer gießt, so dass es zu schwach brennt, sogar verlöscht … wird nun bereit dafür gemacht, das Feuer in seinem Innersten kräftig am Brennen zu halten. Er wird darauf achten müssen, dass er nicht in den Morast von einst zurück-fällt. Er nimmt nun eine schärfere Haltung ein, bleibt wachsam … und schlägt sofort nieder, was nicht auf seinem Weg zu Sein und Leben liegt.

Dumme Dinge lässt die Spekulatius-Sphäre nicht mehr zu; jede Begierde und Sphäre der primitiven Sexlust tritt sie nach außen, weil sie weiß, dass dies sie nicht im Schöpfungszentrum ihrer selbst hält, sondern sie eher in den Schoß des Todes hinabgleiten lassen würde. Sie benützt ihre Schaffenskraft - wie ein Vulcanus - auf einem intensiv kräftigen Niveau, voller Feuer, aus dem Glauben an ihr ICH heraus. Sie durchbricht jeden Schein, jede Fassade und rammt die Lüge um. Spekulatius empfindet keinerlei Frustration mehr, keinerlei Zweifel am Selbst; er versteckt sich ganz und gar nicht hinter einem anderen und setzt sich auf selbstsichere Weise für sich selbst ein! Er gebraucht die Macht in ihm selbst auf eine positive Weise!

Diese Sphäre von Spekulatius wird von jenen gesucht, die ‚Lust' auf Spekulatius haben. Manchmal geht es auch um Menschen, die es nicht genug ‚wagen' weiterzugehen, die sich schämen würden, wenn sie sich einmal für sich selbst einsetzen würden, doch meistens liegt bei diesen Menschen die Veranlagung vor, das ICH stärker zu betonen, das Leben stärker innerhalb des Gebälks des eigenen Körpers, der eigenen Gesamtheit brennen zu lassen.

Das innerliche Feuer hält Knochen, Muskeln, Nervensystem, Organe auf eine brennende, aber nicht verzehrende Weise glühend kräftig im Leben. Das Feuer wird am Brennen gehalten von der Kraft und dem Willen, der Absicht, ZU LEBEN ALS urstarkes, autonomes ‚ICH'. Die Entscheidung, als INDIVIDUALITÄT zu Sein, in voller Pracht zu Existieren … und den eigenen Platz nicht länger an Krankheit, Verfall in Vergänglichkeit abzutreten.

Die Spekulatius-Sphäre spricht über den Menschen, der das Feuer ewig in sich am Brennen hält durch den Glauben an sein ICH, durch das Bewusstsein, dass ER es verwirklichen werden muss, dass niemand anderer dies an seiner Stelle tun wird! Er positioniert die Autorität hundertprozentig in sich selbst; er ist ein Autonomes und entschlusskräftiges Wesen geworden. Diese Spekulatius-Sphäre gibt faktisch die ‚Genesung' von vielen Krankheiten wieder wie etwa von den psychologischen Ursachen von Krebs u.a.

Spekulatius ist Träger einer sehr kräftigen Symbolik; der Mensch, der gerne Spekulatius isst, greift daher auf dieses schlummernde Kraftgefühl in seiner Seele zurück, um sich nun definitiv aus einem halbschläfrigen, halbbewussten Zustand zu erheben. Er duldet keinen Kompromiss mehr, steht jetzt stabil am Ruder seines Schiffes. In seiner Entschlossenheit, seiner Entschiedenheit kann er von Nichts und Niemandem umgestoßen werden. Er besitzt einen urstarken Körper, einen festen Skelettbau, eine unbesiegbare Willenskraft aus seinem Lebenden Selbst heraus, einen starken Rücken, einen kräftigen Oberkiefer und eine bärenstarke Hand, die sofort niederschlägt, was schlecht ist, akzeptiert, was gut ist, aber niemals ‚greift'.

Stevia

Stevia steht für vorsichtige Zugänglichkeit einerseits und das Weiterdrehenlassen, selbst sanft weiterarbeiten oder mit-wirken, machen, dass die Dinge geschmeidig rollen können, beispielsweise indem man sie mit den Händen begleitet, genau wie ein Teigroller Teig ‚aufrollen' kann, andererseits. Dies beinhaltet eine Präzision, eine Geschmeidigkeit, es beinhaltet, dass man die Dinge vorsichtig und geschickt, ordentlich und mit Gefühl abarbeitet, bis jede Falte glatt und glattgestrichen ist, genau wie beim weichen sämigen Zement, der auf einer Mauer ausgestrichen wird. Vorsichtig, kein Fehler passiert, gerade wegen dieser Behutsamkeit in Stevia.

Die Art von Stevia kann man als ‚mit sanfter Hand' umschreiben: wie ein runder weicher Spinnfeger fegt Stevia sorgsam, behutsam Spinnengewebe und Staub aus den Ecken der Decke. Sie mag es, sich selbst drehen und rollen zu lassen wie eine Zuckerwatte auf der Kirmes. Und doch ist sie immer auf das gerichtet, was sie ‚tut'; sehr sorgfältig geht sie zu Werke ... , mit sanften Händen. Sie säuselt und rauscht sanft vorbei, als ob sie manchmal eher in einer anderen Dimension lebt, als hier auf dem harten Erdboden. Wie ein kleiner Geisterschemen, fast unmerkbar, wie ein Fusselchen vom Wind getragen.

Der Mensch, der den Geschmack von Stevia mag, hat gelegentlich die Neigung, sich zu verbergen, und wenn auch nur hinter einer dunklen Brille: auf diese Weise lebt er ein wenig verborgen in sich selbst und sucht vorsichtig die Welt ab; auf diese Art und Weise kann niemand bei ihm eindringen. Wo ist er? Er ist da, und doch auch wieder nicht. Manchmal fühlt er sich schuldig, will er sich nicht zeigen, weil er unbewusst meint, es sei besser, weiterhin verborgen in sich selbst zu wohnen, oder weil er meint, etwas Falsches getan zu haben. Möglicherweise findet er sich nicht gut genug, um in der Materie auf Erden ‚zu sein', in seinem Körper, als ‚ich'.

Die Botschaft von Stevia an denjenigen, der es gerne isst, lautet: du kannst gerne die Straße überqueren zur anderen Seite, buchstäblich (es wagen, auf der Erde deine Aufgaben zu erfüllen) und im übertragenen Sinne (setze die Tarnungs-Brille ab, du kannst dich sehen lassen!)

Sei dabei vorsichtig, angesichts deiner Veranlagung, die Sicherheit und Behutsamkeit mag. Führe dabei das Menschenkind in dir selbst sicher über den Zebrastreifen zur anderen Seite. Der Stevia-Esser (derjenige, der den Geschmack von Stevia mag) ist dann wie der Beschützer, der Pfleger, der Hüter auch anderer Menschenkinder. Stevia sagt zu ihm: „Geh weiter vorwärts auf deinem Weg, du darfst und du kannst, aber sei dabei einfach vorsichtig. Kommuniziere mit den anderen Menschen, beispielsweise im Verkehr, gib Zeichen … mit sanfter Hand.“

Hände spielen eine deutliche Rolle beim Charakter von Stevia, und er will dem sich nährenden Menschen daher auch sagen: gebrauche deine Hände als prächtige Gegebenheit, mit der du vieles tun kannst: sorgen, geben, behüten, kommunizieren, sanfte Hinweise geben, abschirmen, beschützen, bilden usw. … Das ist bereits alles im Menschen selbst vorhanden und Stevia holt es mehr an die Oberfläche.

Dabei mit eingeschlossen ist auch das ‚Übernehmen von Verantwortung'. Flüchte nicht vor dir selbst und den anderen, sondern strecke den anderen Erd-Bewohnern ruhig die Hand entgegen. Es braucht in der Tat nicht auffällig zu sein, du brauchst nicht ‚aufzufallen', aber du solltest ein Minimum deiner Talente benutzen, auch zum Wohle der anderen, stehe also auf, komme zum Vorschein, mache Dinge über stille Kommunikation deutlich, wie ein Pfleger-Lehrer-Polizeivater mit einem guten Herzen … *das* ist potenziell alles im Menschen vorhanden, der den Geschmack von Stevia mag.

„In unauffälligem, sanftem Sinne eine helfende Hand bieten, um dich dann wieder in die Ruhe deiner selbst nach Hause zu bringen", sagt Stevia zu dem Menschen, der sich von dieser Botschaft mit Gewissheit angesprochen fühlt, zumindest wenn er den Geschmack von Stevia mag. Magst du den Geschmack von Stevia nicht, dann ist es (wie bei allen Nahrungsmitteln) besser / gesünder, eine Alternative für Stevia zu wählen.

Bist du im Grunde deiner Art verwandt mit dem Charakter von Stevia, dann wirst du es höchstwahrscheinlich, von Zeit zu Zeit, gerne verspeisen!

Süßholz

Energien in einem ständigen Zustand der Bewegung, sich drehend und von unten nach oben, von links nach rechts kreiselnd, als würde Süßholz die Innerliche Dynamik darstellen. Die geistig-physische Dynamik des Wesens, das sich hinsetzt und als Vollheit in sich selbst beschlossen liegt. Ein ausbalancierter Austausch zwischen Kopf und Füßen, zwischen oben und unten, zwischen allen Teilen des Körpers. Nichts steht still: alles ist immer in Bewegung. Ein wenig philosophisch ist es durchaus, dieses Süßholz, und wir können es manchmal durchaus mit einem meditierenden Orientalen in strikt-struktureller Sitzhaltung vergleichen, aber dann einem, der innerlich eine ständig anhaltende dynamische Bewegung durch sein Wesen strömen fühlt. Süßholz wohnt in sich selbst, weiß sich selbst gut zu schützen und lebt innerhalb einer Struktur, in der die Bewegung frei und schnell existieren kann. Vergleichbar mit einem Bienenkorb voller summender Bienchen. Es ist daher auch wichtig, dass sich ein Wachstumsprozess vollziehen darf, ansonsten würde sich ein Zuviel an ungeduldigen produktiven Energien in ihm anhäufen.

Die Sanduhr lässt den Sand langsam hindurchgleiten, endlos. Die Zeit verstreicht und der Rhythmus, die Bewegung geht mit der Zeit mit. Ein Nicht-Stillstehen, trotz der Tatsache, dass man nicht buchstäblich in Bewegung zu sein braucht. Wie Blut und Flüssigkeiten den Körper durchspülen.

Die Kraftdurchströmung innerhalb dieser Struktur ist stark und zäh. Das bewegliche Durchgehende in starke Strukturen eingefasst.

Innerliche Dynamik, unaufhörlich, Inhalts-Lebens-Energie innerhalb geradliniger Strukturen weiterströmend. Würde Süßholz diese innerliche Strömung beenden, dann würde die Kälte zuschlagen. Aber Wärme erfüllt die Haut, wenn innerlich das dynamische Atomspiel weiter existiert. Vergleichbar mit den unaufhörlichen Drehbewegungen einer Waschmaschine, die reinigt und wäscht und spült, durchlässt und abführt, immer weiter.

In sich selbst beschlossen, aber wissend, womit es sich beschäftigt, sich seine Aufgabe zu Herzen nehmend und sich niemals umblickend, weitergehend. Es zählt auf sich selbst als die ‚1' und weiß, dass es nicht auf Strukturen außerhalb seiner selbst bauen darf. Durchhaltegesinnt und unzerbrechlich, so ist Süßholz.

Der Mensch, der ein Verlangen nach Süßholz empfindet, hat möglicherweise manchmal leichte Probleme mit seinem Darm, möglicherweise sich selbst etwas verkrampfend, aufschwellend durch Luft und ängstlich festhaltende Gedanken. Ein runder Darminhalt ist gut und gesund, wenn dieser auf das innerliche Lachen und den Schatzreichtum des eigenen Wesens[15] aufgebaut ist. Der Mensch will manchmal nicht weitergehen, weiterströmen lassen und hält fest. Eine Folge davon, dass er zu wenig auf den eigenen Inhalt und die Mittelstruktur baut; ein Sichfüllen mit allerlei Dingen und Sachen von außerhalb seiner selbst. Er hält *zu* lange die Dinge in seinem Darmsystem fest, wenn er die Freude seines eigenen Daseins verkennt, wenn er stehenbleibt … statt weiterzugehen, wenn er nicht in ausreichendem Maße anerkennt, dass die Innerliche Dynamik IN ihm ist und fordert, leben, spülen, weitergeben, weitergehen zu dürfen.

Der Mensch, der die Süßholz-Sphäre liebt, muss sich dringend entleeren, erleichtern, entladen, in erster Linie von allen Ängsten, von allem, was ihn davon abhält, ‚furchtlos' auf seinem Pfad weiterzugehen. Er wird sich weder an einem

---

[15] Lies mehr über die psychologische Übereinstimmung von Bauch und Darm in *Der Schlüssel zur Selbstbefreiung – Enzyklopädie der Psychosomatik.*

‚Besitz' noch an einer Person außerhalb seiner selbst ängstlich festklammern dürfen. Er darf das Kind in sich nicht festhalten, sondern wird seine Produkte gebären und preisgeben dürfen, sollte sich selbst reinigen, sich nur mit sich selbst in innerlicher Dynamik füllen. Er darf sich selbst weitergehen lassen, ohne furchtsam bei den Ereignissen, beim Leben stehenzubleiben, einzuhalten und darüber nachzudenken.

Wer ein Verlangen nach Süßholz empfindet, hat die Chance, in Erlösungsaspekten zu Einsicht zu kommen, wenn er in Gedanken, Gefühlen, Taten oder Habgier verstopft ist: das Sich-selbst-Erkennen nach *wirklichem* Wert, nach Inhalt und Seelenkraft, nach der Möglichkeit, sich selbst auf sehr bewegliche Weise in seinem Dasein weiterzubringen. Er braucht nicht ‚stillzustehen', einzuhalten und über die Dinge außerhalb seiner selbst nachzudenken, diese festzuhalten, im Gegenteil: er darf aus der Einheitskraft heraus, die er ist, seinen gesamten Lebensenergie-Inhalt drehen und wenden, wälzen und weiterströmen lassen ... Alles Überflüssige führt sich nun ab. Süßholz ermahnt den Menschen dazu, jetzt schon dicht und stabil IM eigenen Ich zu bleiben, aber zugleich diesen Inhalt des Ichs, diese Schätze und diesen Talentreichtum üppig-reichlich weiterströmen zu lassen, unaufhörlich. Gehe weiter, stehe nicht still, mache sauber und produziere, immer wieder neue Dinge. Ein furchtloses Weitergehen über Kanäle seines Wesens, die niemals verstopft sind, wenn er nur nicht zweifelnd oder ängstlich bei Kleinigkeiten einhält, bei sekundären Faktoren, beim rein Materiellen, bei dem, was die Zukunft doch an Unheil bringen könnte, ‚was wird jetzt wieder geschehen?', usw. Ängstliche Fragen, die nicht sein müssen, wenn der Mensch weiß, dass ALLES gut werden wird, wenn er nur weitergeht und vertraut, tut, was er seinem Gefühl nach tun muss, dieser starken, ruhigen Stimme seines innerlichen Quellkerns zuhörend.

➔ Siehe eventuell auch: Süße Lakritze oder Salzige Lakritze.

Süße Lakritze

Der Charakter von Süßer Lakritze selbst zeigt ein geschmeidiges Anpassungsvermögen, wie eine Hebemaschine oder ein Kran, der mit gut geölten Scharnieren alles wie geschmiert und flott verlaufen lassen kann. Er kann hochziehen und herunterlassen, zum Himmel hinauf, zur Erde herunter. Etwas herüberreichend, zieht er den Menschen hoch oder lässt ihn herunter, je nachdem, was die Dienstbarkeit gegenüber dem Leben verlangt.

Eine Gleitbarkeit, ein Geben, Stärken, Anbieten, ein Herüberreichen, ein Hochschieben, dann wieder ein Loslassen, Herunterlassen, Zusammenfallenlassen … Aufwärts gerichtete, gebende, stimulierende, aufwärts stoßende, schiebende Bewegungen wechseln sich ab mit loslassenden, dem Heruntersinkenlassen. Warten, Ruhepause, und dann wieder weiter, Kräfte einsetzen, wo dies nötig ist, drehend, sich kehrend und wendend wie sich auch der Nacken eines Menschen geschmeidig und kräftig drehen kann, wie die Gelenke, die Hände und Handgelenke, Arme und Beine, auf flotte Weise in jene Richtung mitdrehen können, die erforderlich ist, um eine Aufgabe auszuführen. Kein Widerstand, im Gegenteil, ein Hilfsaufzug … um alles einfach und flott verlaufen zu lassen.

Süße Lakritze stellt sich in den Dienst dessen, was ausgeführt werden muss, und führt dieses auch aus. Zeigt dabei Professionalismus und Vorsicht, dazu Fachkenntnis. Sie ist diejenige, die weiß, wann sie sich zurückhalten muss, wann sie nach links oder rechts abbiegen muss, hier oder dort eine helfende Hand reichen muss, so dass alles effizient verlaufen kann.

Ein Scharnierpunkt: eine Stelle, an der gekehrt werden kann. Ganz einfach und bequem, ohne Widerstand wird die Maschine gedreht, je nachdem, wo ein Bedürfnis nach Anwesenheit besteht. Eine Art ‚Wie-geschmiert'-Laufen, mit der größten Leichtigkeit kehren und wenden. Dienstbar und geduldig, pflichtbewusst und verantwortungsgesinnt.

Manchmal, ganz selten, würde die Süße Lakritze zu ‚hoch' in die Luft gehen, schwebend, den Kontakt mit der Erde verlierend, beim Denken und Träumen und zu weit reichen wollen, eine sichere ‚Grenze' wird dann überquert, eine Höhenangst entsteht hoch auf dem Kran und der Mensch fühlt, dank dieser Angst: „Auweia, ich bin zu weit gegangen, ich muss zurück hinunter zur Erde …“, dann verschwindet die Angst, denn das Signal wurde verstanden, du warst zu hoch, allein und weit weg, bist zu stark über deine Grenzen hinausgegangen, komme jetzt einfach ruhig und sicher herunter auf deine eigene Füße, auf den irdischen Boden, warm-sanft im eigenen Körper … Hieraus resultiert ein innerliches Gefühl der Ruhe, Sicherheit, Gewissheit, der irdischen Wärme, des Glücks und der Zufriedenheit. Ein Frohsein, dass du im Leben mitmachen darfst, dass du an dem großen Projekt, das ‚Leben' heißt, mitwirken darfst. Riskiere nicht Kopf und Kragen, recke den Hals nicht zu sehr, lasse den Abstand von deinem Körper nicht zu groß werden, sondern bleibe sehr liebevoll bei dir selbst anwesend, beim heimischen Herdfeuer. In einem sicheren, himmlisch wirkenden Gleichgewichtsgefühl, pflichtbewusst und einfach im Umgang: so will Süße Lakritze es!

Wer empfindet ein Verlangen nach Süßer Lakritze? Derjenige, der diese Fähigkeit, dieses Potenzial in sich trägt, aber es manchmal braucht, dass sich seine scharnierenden Gelenke etwas geschmeidiger drehen, ohne Widerstand. Derjenige, der sich danach sehnt, jede Strammheit, jedes Widersetzen, jeden sturen Widerstand und jede Steifheit in sich selbst aufzulösen. Der Nacken ist möglicherweise etwas erstarrt, ein wenig ‚nein' sagend, stolz, will sich nun geschmeidig beugen, in Dienstbarkeit für das Leben, so dass alles einfach und flotter gehen würde. Stur-stolze Eigensinnigkeit ist hier nicht gefragt, sondern ein geschmeidiges Ja-Sagen zum Leben und zu allem, dessen Ausführung das Leben in ihm fordert. Dieser Mensch trägt dieses Vermögen in sich, aber würde gut daran tun, sich auf das Leben selbst zu fixieren statt auf die Dinge, die Arbeit außerhalb seiner selbst. Er täte gut daran, mehr eins-zu-werden, in Positivität ja zu sagen zu der Arbeit, zu der Aufgabe, die er vollbringt, zum Leben selbst. Keine Weigerung, keine Halsstarrigkeit, eine totale Hingabe an die geschmeidige Bewegung des eigenen Körpers, des eigenen Wesens.

Sich mitdrehen mit dem Wind, der Lebenswind heißt: die Aufgaben, die er seinem Gefühl nach erfüllen muss, nicht im Voraus schon zu angespannt sein oder sich dagegen zu stemmen, wenn jemand anderer ihn um etwas bitten oder ihm einen Auftrag geben würde.

Lasse diesen Nacken sich einfach ruhig entspannen und öffne deine Gelenke in aller Geschmeidigkeit für die Ziele des Ausführens der Arbeit und der Lebensaufgaben in Dankbarkeit.

Flexibilität ist gefordert. Keine stolze Ich-Positionierung ‚über' die Arbeit, über alles, kein dickköpfiger eigener Willen, sondern ein flexibles Mitgehen mit den Dingen, dem Weg des geringsten Widerstandes. So schmieren die Gelenke sich von selbst, so verschwindet jede Steifheit und wird es ein herrliches Erleben: dieses geschmeidige Gleiten durch den Lebensraum, hoch und niedrig in die Luft gehen, auf dem Boden, links und rechts, je nachdem, wo die Nöte und Bedürfnisse des eigenen wahren Selbst liegen.

Nicht in Wut geraten, ‚weil du dies oder jenes wieder tun musst', sondern in eine Dankbarkeitssphäre gelangen, so dass die Arbeit leichter und entspannter wird.

Süße Lakritze sagt: „Keine Kritik mehr, vielleicht etwas scharf oder wütend mit dem Zeigefinger auf einen anderen deutend, oder Wut auf eine Lebenssituation, keine Weigerung gegen etwas, von dem du eigentlich einsehen müsstest: ‚JETZT ist es gut, dass ich dies tue, morgen wird schon wieder etwas anderes auf meinen Weg kommen. In der eigenen Weisheit und Autorität bleiben, in dankbarer Zufriedenheit. Nur auf mich selbst schauen, so fließen Schmerz, Wut und

Verhärtungen, Versäuerungen aus dem Körper weg.' Und alles läuft wie geschmiert, sowohl im Körper als auch in der Konfrontation mit der Umgebung, der Arbeit, der Maschine, die bedient wird usw. Geschmeidig, einfach und biegsam …" Dies ist es, was Süße Lakritze dem Menschen deutlich machen will.

Der Mensch, der ein Bedürfnis nach diesem Lebensmittel empfindet, glaubt eigentlich noch an ‚bittere Zeiten'. Jener Mensch, der meint, sich hart durchbeißen und kämpfen zu müssen, um zu gewinnen. Er geht schnell, heftig, manchmal ungeduldig weiter. Wer innerlich durchaus wütend, schlecht gelaunt und bitter sein kann aufgrund der Aspekte, die nicht so sind, wie er sie gerne (haben) wollen würde. Er will dem Bösen *zuvorkommen.* Er sieht es etwas zu schwarz-bitter. Lakritze selbst bittet um einen Stillstand, Ruhe und Einsicht. Nicht um ein wütendes oder ärgerliches begierig Weitergehen wegen allem, was nicht sein kann, oder wegen dem, was der *andere* ihm angetan hat, oder wegen dem, was er *sicher* erreichen muss. Lakritze will all diese Gedanken, dieses Zuviel an Luft im Körper, im Wesen Mensch, vertreiben. Sie will das Feuer der Begierde, des getriebenen, manchmal bitteren Weitergehens löschen, aber auf eine solche Weise, dass das innerliche kleine Feuer weiterbrennt.
Das Zuviel an Dampf ablassen.

Der Mensch, der ein Verlangen nach Lakritze empfindet, wird nicht mit dampfenden Gedanken und Emotionen herumlaufen dürfen, mit rotglühender Aufregung und Überdruck im Kopf.

Lakritze bittet um das Löschen eines zu hoch-lodernden Feuers, um ‚Maß', Lakritze bittet darum, freilich im Leben ‚weiterzugehen'. Aber vor allem bittet sie um einen Bruch mit dem verbissen Instinktiven, dem Gerichtet-Sein auf etwas, das eigentlich *Nichts* mit der *Hauptsache* zu tun hat.

Weiche nicht ab von der Essenz. Rege dich innerlich nicht so auf, entwickle einen klaren Überblick in deutlichen Strukturlinien.
Mache nicht so hektisch, so ungezügelt weiter, lasse die Dinge ruhig im richtigen Augenblick geschehen.
Ruhig! Erst einmal kurz die Haupt-Sachen der Reihe nach durchgehen und betrachten.
Nichts überhasten.
Nicht schon im Voraus das Unglück, das Schlechteste, das Bittere erwarten.

„Stopp!", sagt Lakritze. „Halte dich selbst in dieser Hinsicht zurück; betrachte, käue die Dinge noch einmal gründlich wieder und rege dich nicht auf."
Sprich, berate dich nötigenfalls mit den Beteiligten, aber laufe auf keinen Fall erhitzt mit Dingen in deinem Kopf herum, vor allem nicht mit ‚Ärger' oder Bitternis, mit Sachen, die du schwärzer siehst, als sie sind.

Verbirgt sich darunter eine allgemeine Art von Bitternis und ‚Forderungen' an das Leben? Dann wird dieses Basis-Gefühl aufgelöst werden müssen, so dass du fühlen und wissen wirst, dass alles kommen wird / sein wird / alles war, so wie es gut ist / war.

Ärgere dich nicht, rege dich nicht auf, schlucke es nicht herunter, sondern äußere dich, sprich, bespreche und ‚fordere' nicht, erwarte nicht.
Fühle dich nicht zurückgesetzt, sieh dich niemals als ein Opfer.
Rege dich nicht auf.
Ruhiger zu Einsicht und allgemeiner Zufriedenheit über dein ‚Sein' kommen. Von oben herab, in Weisheit, mit gesundem Menschenverstand, regelst du die Dinge nun.

Süße Lakritze selbst steht für Gemütlichkeit und Biegsamkeit, eine Art Umgänglichkeit. Zugleich ist sie sich ihres Wertes bewusst und verhält sich würdevoll und entschlossen, unterdessen die nötige ‚Distanz' zum anderen bewahrend. Man sieht diese Süße Lakritze eher als lächelnd, sie verhält sich den anderen gegenüber sehr geduldig und zeigt sich verständnisvoll. Sie wartet auf den richtigen Moment, wird niemals etwas von einem anderen erzwingen, lässt los, kennt ihre Grenzen. Zugleich wirkt sie wie der loyale Löwe, der gut sein und auch etwas für die anderen tun will. Wie eine Giraffe freundlich nach unten blickend, dort wo auf der Höhe ihrer Knie die Menschen stehen, denen sie zulachen, die sie eventuell beschützen will. Sie wähnt sich sicher nicht schlechter; blickt von der Höhe aus, aber darum nicht ‚aus der Höhe' im übertragenen Sinne, auch wenn die Grenze dabei nur ganz knapp nicht überschritten wird.

Mit Leichtigkeit wandert sie durch die stattlichen Felder; sie hat alle Zeit der Welt und genießt in Ruhe und Gelassenheit die Sonne auf ihrem Köpfchen. Sie gibt sich lächelnd der Güte der Natur, der Erde, des Lebens hin. Langsam schreitet sie weiter; sie regt sich über nichts auf, fühlt sich selbstsicher, mag es, auch für andere zu sorgen, fühlt sich alles andere als minderwertig, aber stellt sich nicht wirklich über die anderen. Nur ...: sie weiß, dass das Leben sie so ‚sein' lässt, wie sie ist, dass sie ihre Güte anderen gegenüber ausstrahlen darf, dass sie ihre eigene körperliche und innerliche Seinsart genießen darf. Sie kennt keine Angst, keine Zeit, keinen Kummer. Sie liebt das endlose JETZT ohne Grenzen.

Mit Leichtigkeit folgt sie den Wellenbewegungen des Lebens, den lebenstreibenden Kräften in sich selbst, in ihren Beinen (insoweit wir die Süße Lakritze noch mit der freundlichen Giraffe vergleichen). Sie strahlt ein immerwährendes Glück aus und hat keine Eile bei der Entfaltung ihrer Möglichkeiten; sie erzwingt oder überstrapaziert nichts bei sich selbst und entsprechend auch nicht bei anderen. Dennoch nehmen wir bei ihr eine Art Entschlossenheit wahr: die entschlossene Entscheidung für das Gute, für das Allerhöchste in sich selbst. Ununterbrochen geht sie weiter … immer in ein und dieselbe Richtung, ohne zu zögern, ohne ‚Stillstand' in Evolution. Angenehme Gesellschaft ist sie: beruhigend und glücks-erhebend, stimulierend im ‚Loslassen' und Frohsein, von großer Höhe aus in der eigenen Art. Solange Giräffchen nicht beginnt, in *zu* hohen Wolken zu schweben, ist es gut. Im besten Sinne geht es bei Süßer Lakritze um ein herrliches Verweilen im Paradies, in der Arche, in die kein Übel je eindringen kann. Hohe Moralität ist ihr eigen und infolgedessen ein ‚Wissen', dass es Gut ist … der Weg, den sie geht. Die Lakritze fühlt sich gleichsam in ein zeitloses Paradies aufgenommen, in dem es kein Elend gibt, nur das Glück des Seins.

Der Mensch, der ein sehr großes Verlangen nach Süßer Lakritze empfindet, tut möglicherweise gut daran, die Symbolik von ‚Ischias'[16] zu lesen; er hält seine Energien auf einem *zu* niedrigen Terrain / Niveau. Er spannt seine Energien etwas zu straff zu und wagt es nicht, voll und ganz zu seinem höchsten entspannten Seinszustand aufzusteigen. Er wird lernen, den *‚Hauptweg'* in seinem Dasein zu wählen, ohne noch auf einem unsicheren, beängstigenden Niveau hängen zu bleiben. Er wird lernen, seiner Basis zu vertrauen, so dass die untersten Wirbel, die Nervenbahnen ruhig und in Harmonie aus der tiefsten Lebensquelle heraus genährt werden.

Der Mensch, der starken Appetit auf dieses Nahrungsmittel hat, hat das Bedürfnis nach Entspannung, nach einer ruhigen Heimkehr zu sich selbst, zu seinem *wirklichen* Sein … wo Kraft, Selbstsicherheit … und infolgedessen auch innere Gefühle der Sicherheit, des Vertrauens und der Ruhe existieren. Er darf sich also hochziehen, genau wie der Charakter von Süßer Lakritze beschreibt, auf jenes Niveau, wo es keine Sorgen, keine Lasten, keine irrationalen Ängste mehr gibt, wo keine Selbst-Erniedrigung mehr stattfindet. Er wird auch nicht an den Sphären des rein Materiellen hängen bleiben dürfen, oder am ‚Festhalten', sich ängstlich an Dinge klemmend, die überhaupt nichts mit *seinem wahren Lebens-Niveau* zu tun haben. Er darf sich an sein höchstes Niveau anschließen und ohne Zweifel auf dem Haupt-Weg weitergehen. Er darf sich Entschlossen für den Hauptweg des Lebens Entscheiden: sein Ich wartet darauf, dass er sich *ohne Zögern auf sein wirkliches Niveau aufrichten würde,* dort wo er prächtig, rein und edel er selbst sein kann. Hochstehend in seiner edlen Gesinnung. Dort, wo er sich selbst derart in Ruhe und Vertrauen wiederfindet, dass er auch gegenüber anderen eine Art entschlossener Geradlinigkeit, Ruhe, Vertrauen, eine *gebende* goldene Energie ausstrahlt. *Dann* tut er, was Süße Lakritze von ihm fordert.

[16] Lies mehr über die psychologische Übereinstimmung in *Der Schlüssel zur Selbstbefreiung – Psychologischer Ursprung von 1300 Erkrankungen.*

Dieses Nahrungsmittel steht eigentlich ein bisschen für ‚alles oder nichts': der Mensch hat das Böse und das Gute kennengelernt und wird nun eine Wahl treffen … tief in sich selbst. Der Charakter von Lakritze ähnelt folgendem Bild: ‚Wie sieht es jetzt eigentlich aus? Was wirst du tun? Hast du deine Wahl getroffen?' Dies nötigt den Menschen dazu, zu konkreten Gedanken zu kommen und folglich zu konsequenten Entschlüssen und den entsprechenden Handlungen. Es spornt den Menschen dazu an, aufzustehen und Farbe zu bekennen: ‚Wie ist es jetzt eigentlich? Was beabsichtigst du in deinem Leben zu tun? Welchen Beschluss wirst du nun umsetzen?' Egal was: aber TUE nun etwas, entscheide, triff deine Wahl und bleibe nicht in Sphären der Unentschlossenheit hängen!

Lakritze will Klarheit schaffen, will nicht länger um den heißen Brei herumreden, will die Dinge klar und deutlich vor Augen haben, um zu wissen, *was* sie tun soll, *wie* sie beginnen oder weitermachen soll.

Ein Nahrungsmittel, das Seife anbietet, wo gereinigt werden sollte, das zu allem bereit ist, wenn der Mensch nur nicht zwischen zwei Entscheidungen hängen bleibt, oder zwischen Vergangenheit und Gegenwart, wenn er nur nicht auf zwei Gleisen gleichzeitig fährt, oder zögernd versucht, weiterhin zwei Seiten auszunutzen, nicht wissend, *welche* Entscheidung er treffen soll. (Aus Angst hält er dann möglicherweise fest …: ein ‚Haben', das sein Seinswachstum blockiert.) Lakritze ermahnt den Menschen dazu, die selbstsichere Höchste und Schönste Entscheidung zu treffen und zu konsequentem Handeln überzugehen.

Der Mensch, der ein Verlangen nach Süßer Lakritze empfindet, kann manchmal sich selbst nicht ausstehen, weil er sich weigert, die Lösung ganz in sich selbst zu suchen, weil er durchaus stark in alle Richtungen außerhalb seiner selbst Ausschau hält … aber schließlich aus dem Innerlichen Kern heraus eine Art innerlichen Widerstand gegen ein wirkliches Weitergehen leistet. Er erhebt möglicherweise allerlei Einwände, weiß manchmal nicht wirklich weiter, weil er am eigenen Vermögen zweifelt, der eigenen wirklichen Kraft, der eigenen Fähigkeit, freudvoll er selbst zu sein. Zweifelt er an seinem Inhalt, an seinem Vermögen … ob das alles eigentlich überhaupt Sinn hat? Ob es überhaupt Sinn hat, dass er etwas ‚tut', dass er etwas zur Ausführung bringt? Erfährt er die Freude über sich selbst zu wenig? Dann unterschätzt er einfach den Wert und die Kraft seines innerlichen Vermögens, seines ICHS. Im Voraus würde er dann schon die Schultern hängen lassen: ‚Ach, lass nur … hat doch keinen Sinn. Es wird doch wieder nicht klappen.' Eine Art der Unterschätzung des eigenen innerlichen Vermögens, eine Art Selbst-Anfeindung, irgendwie nicht-wirklich-glauben an das eigene ICH. Nicht ausreichend angeschlossen an die eigene innerliche Quellkraft, an den eigenen Gotteskern.

Wer enormen Appetit auf dieses Nahrungsmittel hat, verkrampft möglicherweise manchmal ein wenig vor Muskelschmerzen; er tut sich selbst weh … indem er sich selbst zu wenig Liebe gibt. Seine Hand schmerzt, wenn er sich weigert, das Leben in sich selbst zu akzeptieren, wenn er sich weigert, sich selbst der Liebe entsprechend zu schätzen, sich selbst seinem Wert entsprechend in Dankbarkeit zu erleben. (Dies ist eine Form der Selbst-Zerstörung in extremem Sinne.)

Dieser Mensch täte gut daran, den Mut zu haben, sich seinem *echten* Wert entsprechend zu schätzen - seinen Wert nicht an Leistungen oder anderen Schein-Werten zu messen. Er darf sich tüchtig aufrichten, die Schultern sind jetzt leicht und stark, aus einem inneren Stolz und einem Selbst-Wertbewusstsein heraus: er sieht das Leben mit offenem Blick an, voller Mut aus dem Wissen heraus, dass er würdig ist und stark, dass er es wert ist, als Ich zu sein. Und dass es keine *andere* Motivation braucht um zu leben. Er beginnt nun an sich selbst zu glauben; die Sonne geht auf und er steigt mit auf. Er bleibt nicht zurück; er schaut nicht länger, ‚wie andere es tun', sondern tut alles ganz aus seinem Innersten heraus. Er vertraut auf sein Gefühl, seine Intuition, seine Kraft, sein Wissen, und hat überhaupt keine Angst, den ‚verkehrten' Schritt zu machen. Denn schließlich wird aus diesem Glauben, diesem Vertrauen und der Liebe, die er sich selbst jetzt gibt, aus dem Wert, den er nun in sich selbst erkennt … alles geradlinig, harmonisch und gut verlaufen.

Der Teufelskreis ist damit durchbrochen: das eine Gute führt zum anderen; sein Unglauben und seine Selbst-Hemmung, sein ‚zwischen zwei Spuren' stehen … dies alles ist nun gelöst. Er trifft Entscheidungen für sich selbst und aus sich selbst heraus, offen und klar, entschlossen und geradlinig. Er zweifelt nicht länger, sondern tut. ER hat die Botschaft von Süßer Lakritze verstanden. Innerliche Ruhe und Gelassenheit, eine liebevolle Milde gegenüber dem eigenen ICH … gehen Hand in Hand mit Entschlossenheit, Vertrauen, Ohne-Zweifel weitergehen und Selbstsicherheit. Aus dem Allerhöchsten in seinem Herzen heraus, aus der Überzeugung heraus, dass er sich für das Gute entscheidet und dass er ein Guter Mensch ist, autonom, kräftig und selbst-entscheidend.

Was darf es sein …? JA!, *diese* Richtung! Dicht angeschlossen an seine innerliche Kraftquelle *weiß* und fühlt er es jetzt. Er lebt als ICH, voller Selbst-Vertrauen, von seiner würdevollen innerlichen Höhe aus, in Liebe zu sich selbst, in Liebe zu den anderen. Es gibt keine Unentschlossenheit mehr, keine zaudernde, zögernde Atmosphäre. Der Mensch weiß, wofür er sich entschieden hat und geht jetzt ruhig weiter, die Vergangenheit hinter sich lassend, loslassend, immer weiter in die Richtung, die er seinem Gefühl nach *selbst*-sicher auf dem Pfad des Noblen Lebens in Güte einschlagen muss.

➔ Siehe eventuell auch: Süßholz, Salmiak.

Salzige Lakritze

Irdische Herrlichkeit. Ruhig in einem kleinen Boot auf dem Wasser des Meeres schaukelnd, unter einer ruhigen Sonne, einer leichten Brise. Es ist ein himmlisches Verweilen hier, in diesen entspannten warm-irdischen Sphären der Salzigen Lakritze. Windmühlenflügel drehen sich ruhig; das Wasser plätschert ruhig vor sich hin, als ob es hier keine Zeit gäbe. Salzige Lakritze lässt alles ‚los' …, lässt alles so ‚sein', wie es sich anbietet, und versteht es, den herrlichen JETZT-Moment voll und ganz zu genießen. Fast ein dolce far niente, wäre es nicht so, dass sie aktiv erkennt, dass es genauso herrlich ist, alles loszulassen und die anwesenden Naturelemente, die irdische Gemütlichkeit aktiv zu genießen. Die sinnenliebkosende Seligkeit. Eine absolute Entspannung, sich selbst die Faulheit zuzugestehen, sich ein wenig ‚mit dem Wind mitwogen zu lassen', mit dem Meer, mit dem Gang des Lebens. Du greifst nicht, du steuerst nicht einmal; der Lebenswind selbst steuert nun. Und du weißt: bei Salziger Lakritze ist es sicher, ist es ruhig, ist es immerwährend.

Wer ein Verlangen nach Salziger Lakritze empfindet, hat das Bedürfnis nach dieser Sphäre. Möglicherweise ist das weibliche Element in ihm in zu frostig geistig weiß-blauen Sphären in die Höhe gerichtet, hat sie in ihrer Weißheit keine Ahnung mehr von der eigenen roten irdischen Vollheit. Zu ätherisch, geistig zu schwach anwesend in den irdischen Regionen; Hoffnung, Begierden und Gebete sind auf den hohen Geist außerhalb seiner selbst gerichtet, unterdessen lebt der Mensch nicht wirklich eingetaucht in die irdische Herrlichkeit.
Hier ist warm-irdische Kraft gefragt: Entspannung suchen im herrlichen irdischen Man-selbst-Sein und erleben, nicht darüber hinaus fliegen in die ätherischen Höhen.

Der Mensch will möglicherweise unbedingt dies oder jenes bekommen oder erreichen, dass es erledigt wird … aber es gelingt ihm nicht: Das Leben hält ihn zurück … um ihn einsehen zu lassen: entwickle zuerst die volle Irdischheit deines eigenen Wesens, *dann* erst kannst du weitergehen, geben, teilen mit den anderen …

Die Schärfe seines Gesichtes ist manchmal stark gegeben. Er hat seine ganze feurige, manchmal begierige Hoffnung auf das Höhere gerichtet und vergisst, auf vollirdische Weise das *echte* Leben zu genießen. Und doch will er dies. Dieser Mensch wird lernen, seine Entspannung im irdischen Herrlichen zu suchen … nur zu ‚sein' mit sich selbst und den Naturelementen, ohne darum in *zu* vergeistigte Gedankensphären entkommen zu wollen. Sanfter werden, mild, rund und warmherziger gegenüber sich selbst, so dass das warme Blut fröhlich durch seinen Körper gluckst. Keine Neptunianischen Sinnestäuschungen, sondern warm-irdisch im ‚Jetzt' anwesend.

Wer ein starkes Verlangen nach Salziger Lakritze empfindet, hat das Bedürfnis nach einem Totalen Loslassen, einer Art Entspannung, einem manchmal anderen Überlassenkönnen … das Bedürfnis nach einem intensiven Anwesendsein in sich selbst, manchmal einem entschlossenen ‚Nein'-Sagen zu Dingen außerhalb seiner selbst und sich einmal herrlich zum Ausruhen in eine Hängematte des irdischen Paradieses zu legen.

Wenn der Mensch hingegen heftig und vielleicht wütend seine Schritte macht, weil es vielleicht nicht schnell genug geht, für seinen Geschmack, oder weil die Dinge nicht seinen Anforderungen entsprechen, dann packt Salzige Lakritze ihn am Kragen: „Höre auf mit diesem hektischen, fordernden Getue." Ein ‚VERBOT', ein Nicht-mehr-auf-diese-Weise-weitergehen-Dürfen. „Hast du dich selbst mal wieder übertroffen? Zu stark und hart, vielleicht wütend gearbeitet, um zu erreichen? Habe nicht länger so viel Kummer … mache dir keine Sorgen mehr, lass los, stopp!" sagt die Salzige Lakritze, „die Schönheit der irdischen Natur genießen, die Essenz des Lebens selbst, hier-und-jetzt." Dies kann manchmal eine Art Bruch erfordern mit einem Lebensmuster, einer Lebenssituation, aber dann ohne Wut. Getriebenheit mildern; in Entspannung weitergehen, nicht flüchtend, nicht instinktiv-begierig jagend, sondern dem Lebenswind folgend … in aller Flexibilität.

➔ Siehe eventuell auch: Süßholz, Salmiak.

Salmiak

Salmiak nimmt leicht Sauerstoff aus dem umringenden Luftraum auf. Er öffnet seinen Mund und ‚schnappt' tüchtig Sauerstoff nach innen. Er besitzt die Gabe, zu ‚finden', was er benötigt, um zu überleben / leben, in einer treffsicheren Gerichtetheit. Wie ein Vogel, dem - wie ist es nur möglich - es gelingt, mit unglaublichem Geschick diesen einen schnellen Wurm zu erwischen. Das habichtartige Vermögen, dasjenige zu ergreifen, was nötig ist, um das Leben in dir aufrechtzuerhalten.

Salmiak fühlt in sich keine Defizite, füllt sich selbst ständig wieder auf, vor allem in Bezug auf Nahrung und Lebensatem. Sein Körper ist auf eine derartige Weise offen dafür, das was seine Person braucht zu assimilieren, in sich zu integrieren, dass da unmöglich noch das Gefühl eines Mangels existieren könnte. Er versorgt sich selbst.

Der Mensch, der Appetit auf Salmiak oder salmiakhaltige Produkte hat, sehnt sich mitunter nach Raum und Sauerstoff / Luft für sich selbst. Er kann das Gefühl haben, es herrsche ein ‚Mangel' an Raum / Sauerstoff / Freiheit in seinem Wesen. Es liegt an ihm, seinen Raum nicht zu ‚verengen', sich nicht ‚einzuzwängen': beispielsweise lebt dieser Mensch als der, der er *wirklich* ist, breiträumig in seinem ‚Seinsfeld', oder sperrt er sich in Gedanken, Denkweisen, Strukturen, Gewohnheiten, Indoktrinationen, sogenannten Pflichten ein, was eventuell mit einem Übermaß an Spannung / Stress einhergeht?

Er täte gut daran, sich nicht von allerlei Dingen und Menschen in Beschlag nehmen zu lassen, von Erinnerungen aus der Vergangenheit oder von auf die Zukunft gerichteten Luftschlössern. Im Jetzt darf er *wirklich* in seinem Körper aus Fleisch und Blut zum ‚Leben' erwachen, mit beiden Füßen auf der Erde, nicht aus sich selbst weggehend. Er tut gut daran einzusehen, dass er so viel Raum und Sauerstoff einnehmen kann, wie er für sein ICH braucht. Dass es überhaupt keinen Mangel (an Sauerstoff u.a.) gibt, sondern dass er sich selbst diese Offenheit noch nicht in ausreichendem Maße gibt.

Salmiak fordert ihn auf: Brich mit der Überzeugung ‚ich kann nicht, ich bin machtlos, ich bekomme mein Leben nicht in den Griff, Hilfe!' Der Mensch braucht nicht wie mit der Nabelschnur um den Hals geboren zu werden. Er kann seine Überzeugungen umpolen, worauf eine herrlichere Wirklichkeitserfahrung folgen wird. Die Kraft in seinem ICH wahrnehmen. Mit beiden Händen ergreift er sein eigenes Leben. Er lässt es zu, dass eine willensstarke Lebensströmung durch seinen Körper fließt. Er wird Mensch und ist sich dabei der Tatsache bewusst, ‚dass er *sehr wohl* kann'; dass er sich dabei vielleicht anstrengen muss, um ‚in das Leben durchzubrechen', um sich letzten Endes als Vollheits-ICH zu manifestieren.

Salmiak fordert ihn auf: „ Überprüfe einmal Folgendes: existierst du zu viel im Kopf, losgelöst von deinem Körper und dadurch von der Erde weggehoben? Stelle dann diese Einheit in dir selbst wieder her: so wirst du weder noch länger das Gefühl eines Mangels an Raum, Sauerstoff, Luft haben, noch wirst du weiter von Gefühlen des Erstickens oder eines Spannungsdrucks geplagt werden. Existiere in der vollen Weite deines gesamten ‚Seins' (Gefühlsreichtum, Körpererleben usw.). Deine Inbesitznahme deines irdischen Ichs, als Naturmensch. *Fühlen,* nicht immer nur denken oder … nicht-wirklich-(du selbst)-sein. Etabliere dich weiträumig als Autonomes Wesen, ohne dich an Dingen oder Menschen festzuhaken, ohne in einem Urschoß sitzen zu bleiben, ohne Sauerstoff gleichsam. Springe auf, lasse dich selbst als freier Mensch geboren werden.

Atemwege öffnen sich, Lungen fühlen sich befreit, weit und glücklich. Grenzenlos.[17] “ So nickt Salmiak, zufrieden mit dem Menschen, der sich selbst gibt, was er benötigt, weil er jetzt sich selbst in seiner Gesamtheit IST / ANERKENNT / ERLEBT.

➔ Siehe eventuell auch: Süße Lakritze oder Salzige Lakritze.

Tiramisu

eine ursprünglich italienische Nachspeise

Die Art von Tiramisu ist vergleichbar mit jener eines lieben Ferkelchens mit einer vorgestreckten langen Nase. Es nimmt in sich auf, es spart und sammelt in sich an. Es schnüffelt und sucht den Luftraum ab und sehnt sich nach schönen, herrlichen Dingen. Es hat ein Feeling dafür: dasjenige, was es braucht, wonach es seine Natur verlangt, aufzusuchen oder anzuziehen. Instinkte, Sinnesorgane arbeiten stark. Es weiß, mit einem frohen Herzen, dass ‚es’ schon kommen wird … ja, es glaubt daran!

Tiramisu steht andererseits auch für ‚Kontrolle’: es wacht darüber, dass alles in guter Ordnung verläuft. Wenn ein Detail schiefzugehen droht, klopft es dem Verantwortlichen gleich auf die Finger, oder es greift selbst ein, wo dies nötig ist. Damit alles zu einem guten Ende kommt.

Mit zwingender Kraft, falls dies seinem Gefühl nach notwendig ist. Es weiß es, fühlt es und duldet eigentlich keinen Widerspruch auf diesem Gebiet, zum Wohle aller.

Tiramisu hält die Klemme offen in der Hand … aber es zögert nicht, diese zuklappen zu lassen, wenn sie etwas / jemanden fest ergreifen muss, um dieses oder diesen nötigenfalls unter Zwang das betrachten zu lassen, wo er / sie einen Fehler gemacht hat, wo er / sie nicht die Verantwortung übernommen hat, die er / sie gemäß Vereinbarung auf sich nehmen sollte.

---

[17] Lies den Text zum Thema Lungen in *Der Schlüssel zur Selbstbefreiung – Enzyklopädie der Psychosomatik.*

Tiramisu, als Nahrungsmittel, scheint unerbittlich, aber es handelt sich lediglich um eine positive Saturn-Art: um Schlimmeres zu verhindern. Stutzen in einem bestimmten Sinne, um schließlich Glück und Reichtum feiern zu können: der Baum, der sein Glück nicht fassen kann, seine Früchte in Freude freigibt. Eingreifen, wo dies nötig ist, auf das Gesetz hinweisen, begrenzen, wo man die Grenzen überschreitet.

Wer ein Verlangen nach Tiramisu empfindet, ist außerhalb seiner selbst auf der Suche, erkennt nicht in ausreichendem Maße, dass alles in ihm ist, schnappt mitunter nach Atem, blickt suchend im Kreis herum, sich möglicherweise die unterschiedlichsten Fragen stellend, dann ein wenig unsicher … Er hat möglicherweise die Lektion zu lernen, dass er näher bei sich selbst bleiben muss, selbstsicherer sein muss, dass er wissen muss, ohne Zweifel, dass alles gutgehen wird. Nicht in Abhängigkeit außerhalb seiner selbst greifend, nicht in hyperventilierendem Stil in Panik verfallen, sondern die Ruhe bewahren: alles wird schon gut werden. Einzusehen, dass er in sich das Vermögen trägt, starke Strukturen zu beherrschen und aufzurichten, um sich an eine gesunde Ordnung mit Regeln zu halten.

Wer großen Appetit auf Tiramisu hat, schlussfolgert daraus: „Ach, ich öffne mich weit, so weit, wie ein Regenbogen breiten meine Arme sich aus. Ich fühle mich glücklich über diesen Raum und den Reichtum in mir selbst. Und … lass es nur kommen, all das, was noch kommen darf. Ich werde mir meine Aufgabe zu Herzen nehmen, meine Verantwortung übernehmen. Innerhalb meiner Grenzen erlebe ich mein Glück … Ich bin nicht nachlässig, sondern öffne all meine Sinnesorgane für das, was das Leben mir zeigen will, von mir fordert.“

Tiramisu ruft den Menschen zu Optimismus auf, ähnelt ein wenig der *Pampelmuse.*[18] Es macht einen Punkt hinter das Düstere … und klettert zu einem höheren, vergnügten Niveau ... So wird auch der Mensch, der großen Appetit auf Tiramisu hat, möglicherweise sich erst ein wenig hinter den Ohren kratzen, aber er nimmt seine ganze Kraft zusammen, trifft die kühne Entscheidung, dass es auch anders geht. Er geht auf Erkundung und, vielleicht noch mit geringem Mut, schreitet vorwärts … wagt zu sprechen, öffnet seine Türen nach außen, ja, öffnet sich mit seinem Herzen weit für die ganze Welt.

Wer Appetit auf den Verzehr von Tiramisu hat, wacht aus seiner Art von Eingeschlossenheit oder Winterschlaf auf, und öffnet seinen Metallharnisch, um sich pflichtbewusst an seine Aufgaben und Arbeiten zu machen. Zu Leben … in

---

[18] Lies an anderer Stelle in diesem Buch über die Symbolik der *Pampelmuse (Grapefruit).

sonnigen Sphären. Er weiß sehr genau, was er zu tun hat! Wie ein warmherziger, aber gewissenhafter Polizist mit Intuition, der ein Gefühl für eine gerechte Ordnung hat, regelt er viele Dinge in seiner Umgebung. Tiramisu legt diese Latte manchmal durchaus sehr hoch: der Mensch selbst wird fühlen müssen, inwieweit er gut daran tut, in dieser Hinsicht in der Sphäre von Tiramisu zu gehen, um seiner Gesundheit und dem Leben zu dienen. Mit Leichtigkeit regelt er nun die Dinge, froh, weil die Ruhe wieder in seine Seele einkehrt. Kein Zweifel, keine Angst, keine Unselbstsicherheit, keine dunklen Fragen mehr. Er genießt und klettert zu seinem eigenen sonnigen ICH-Kern.

Vanillepudding und gleichartige Gerichte

Die Art von Vanillepudding bietet Raum, so wie den Zähnen Raum geboten wird, um ihren Platz einzunehmen. Aber Vanillepudding fordert gleichsam *mehr* Raum zwischen zwei Zähnen. Dein ICH darf sich nicht einsperren, muss es wagen, sich zu befreien. Keine Einschränkung! sagt Vanillepudding.

Wie die sich flexibel einziehenden Zehen eines Huhns, das aufmerksam den Boden unter sich betrachtet, um dann mit der Kraft seiner gestreckten Zehen tüchtig vorwärts zu schreiten.[19] „Vorwärts gehen und dich tüchtig erden, greife die Erde, den Sand unter deinen Füßen nur fest, und auf diese Weise schaffst du es sicher“ scheint es auszustrahlen. Stark mit Sehnen, Erdung und Muskeln ausgestattet ist unser Vanillepudding: wenn er solide in seinen eigenen Körper nach Hause kommt, nicht hart, sondern auf liebevolle Weise.

Dieses Nahrungsmittel hat genau wie Vitamin C einen starken Effekt auf das Immunsystem. Es ist wie ein Kind und entscheidet sich dafür, spielenderweise eine Erkundungsreise durch das Leben zu machen, statt immer nur ernst nachzudenken und seine Gedanken auf dasselbe zu fixieren. Säuerlich kräftig, beschützend, abwehrend, austreibend.

Wir können Vanillegerichte mit einem Alligator oder Krokodil vergleichen, das sein Maul weit aufsperrt, wodurch wir seine großen scharfen Zähne sehen können. Es jagt einem Angst ein, aber im Kern ist es eher passiv und friedlich, wenn man es nicht herausfordert. Ein Biss von Vanillepudding kann nur dann tödlich sein, wenn durch den Menschen, der ihn isst, gebissen und gegriffen wird, wenn nach Dingen und Menschen außerhalb seiner selbst gegriffen wird.

[19] Lies mehr über diese Symbolik der Henne in *Wenn die Tiere sprechen könnten* ... Dieses Buch ist bei Erscheinen des vorliegenden Werkes noch nicht in deutscher Übersetzung erhältlich.

Aber das ist gerade der Punkt: der Mensch, der den Geschmack von Vanillepudding liebt, züchtet in sich selbst eine gediegene Immunität heran und ist in sich selbst geschützt: durch die Liebe, mit der er sich selbst in seinen irdischen Körper hereinholt … , sich kräftig-sanft mit sich selbst erfüllt.

Wenn der Mensch plötzlich einen enormen Appetit auf Vanillepudding entwickelt, sollte er sich selbst in gewissem Sinne im Auge behalten. Schließlich ist es sein Hunger nach tiefen Gründen, nach mehr und noch mehr Entdeckungen, nach großen Dingen, die er in seinem Kopf plant …, wovor ihn Vanillepudding warnt. Lasse rechtzeitig los; du darfst dich selbst schon fest ergreifen, dein irdisches Selbst … und vorwärts gehen, um mit großen Schritten deine Zehen in die Erde zu drücken, aber verliere dich nicht zu sehr in diesem eigenen rhythmischen Schreiten und dem so starken Greifen: sich füllen mit dem / allen, was / die sich außerhalb deiner befinden. Erfülle dich mit deinem eigenen ‚Sein', mit deinen Talenten, mit deinen Gaben, mit deinem gesamten ‚Sein'.

Der Mensch, der Vanilleprodukte mag, will schon viel und mehr haben oder verwirklichen, schaut sich gut und genau um, um hier und dort etwas aufzugreifen, in sich selbst zu ergreifen. Vanillepudding fordert diesen Menschen dazu auf, wie ein Naturschwamm zu sein, der es versteht, sein Wasser mit Leichtigkeit weglaufen zu lassen (loslassen und doch in der eigenen natürlichen Vollheit bleiben) … nachdem er sich eine ganze Zeit lang mit dem Meereswasser vollgesaugt hat (mit Dingen von außerhalb seiner selbst, dabei auch den emotionalen Aspekt betrachtend).

Vanillepudding fordert den Menschen, der Appetit auf ihn hat, dazu auf, *sehr* süß zu sich selbst zu sein, so süß und liebevoll wie Milchschokolade. Sanft und zärtlich, flexibel sich mitbeugend. Genau wie die geschmeidige Bewegung, mit der ein Huhn seinen Fuß einrollen kann … um dann wieder stark auf seinem Lebenspfad vorwärts zu gehen. Und produktiv zu sein: Eier! Erschaffen, geben, loslassen. Unbewusst will der Mensch, der Lust auf Vanillepudding hat, dies in sich selbst erreichen. Kraft und Sanftheit, Vollheit in und wegen sich selbst. Nicht auf sture Weise die eigene Evolution behindern, sondern es ruhig angehen lassen und doch tüchtig den eigenen Lebensweg fortsetzen! Du darfst durchaus auch einmal einhalten und stehen bleiben, erkundend und dich besinnend, aber nicht zu lang.

Vanillepudding schläft am liebsten auf einem sehr weichen Daunenkissen; er ist federsanft zu sich selbst und der Mensch, der Appetit auf ihn hat, hat von Natur aus ein Bedürfnis nach den folgenden beiden Faktoren: sich auf Erden kräftig einen Weg zu bahnen, stabil und solide in seinem Körper verweilend, und zugleich die liebevolle Sanftheit in sich selbst zu entdecken, zu verwirklichen …

➔ Siehe eventuell auch: Vanille-Geschmack.

Brüsseler Waffel

Die Kraft dieses Nahrungsmittels ist unsagbar groß: der Wille zum Durchhalten, um mit Kraft und Einsatz etwas zu vollbringen, auszuführen. Es ist keine Rede von einem ‚innerlichen Widerspruch' oder von ‚Selbstverzögerung' in diesem Nahrungselement: diese Energie will mit Entschlossenheit, ohne zurückzublicken und mit ihrer unermesslichen Pferdekraft geradeaus gehen. Man kann sie nur schwer stoppen, denn ihre Emotion macht sie stärker, als sie objektiv zu sein scheint; ihr Charakter einer Kämpfernatur, ihre innerliche Anhäufung energetischer Kraft ist so groß - auch wenn man das auf den ersten Blick nicht glauben würde -, dass sie von keinem Riesen zu stoppen ist. (Wir können sie mit jemandem vergleichen, der viel mehr Kraft aufbringen kann, wenn er wütend ist.) Da ist ein innerlicher Antrieb, der sie eine Kraftentwicklung entfalten lässt, wodurch ein Behindern ihres Schrittes, ihres Fortschritts, unmöglich wird. Sie schlägt alles, was in ihrem Weg steht, an die Seite, und ist in der Lage, bis abends sehr spät weiterzumachen, wo andere Menschen schon lange aufgegeben hätten.

Vergleichen wir es mit dem Bauer auf dem Feld, der weiß, dass er mit seiner Arbeit fertig sein *muss,* bevor die Nacht fällt, weil die Nacht Regen bringen wird und er seine Gewächse noch unter das Dach bringen muss. Der Mensch in der Sphäre von Brüsseler Waffel geht immer weiter, ohne sich umzublicken; er leistet in kurzer Zeit sehr viel und sehr schwere Arbeit. Er zögert nicht und *weiß* innerlich, dass er es schaffen wird.

Wer ein Verlangen nach diesem Nahrungsmittel empfindet, sehnt sich danach, dieses entschlossene Auftreten, dieser *Kraft,* in seinem Seelenkern, in seinem Körper gewahr zu werden und zu nutzen. Er hat auch ein Bedürfnis nach Ausgewogenheit zwischen dieser Arbeitskraft und der Ruhe: er wird weder zu einem Zuviel von dieser Brüsseler Waffel-Sphäre neigen dürfen, noch wird er sich gegen das wehren dürfen, was sein Appetit auf dieses Produkt ihm sagen will: ‚Gehe weiter, ohne dich umzusehen, setze deine gesamten Kräfte ein und *wisse,* dass du es schaffen wirst, halte durch. Du machst gute Fortschritte, aber zaudere nicht, gehe kräftig weiter. Fühle innerlich diese Kraft und diese Sicherheit, dass du es schaffen wirst, dass du *jenen* Ort erreichen wirst, an den du kommen musst'. Dennoch würden wir den Menschen dazu ermahnen, zu sich selbst auch wieder nicht zu hart zu sein.

Eine gute Dosis von dieser Waffel-Sphäre ist gesund, urstark und solide, Hoffnung gebend und glaubenskräftig, so lustvoll bereit zur Arbeit wie ein Bauernpferd und voller Vertrauen in das Bewusstsein der eigenen Kraft. Er baut auf seine Körperkraft und vor allem auf die innerliche Lebensquelle, die den Körper steuert. Er *weiß* von dieser Kraft, die ihn sehr weit bringen kann.

„Häufe deine Energien nicht an, lasse sie sich nicht nach innen wenden, warte nicht, bis du explodierst, sondern entwickle dich nach außen hin, ohne Zögern. Schlucke diese Energien nicht hinunter, halte sie nicht in deiner Nase, sondern gehe unerschrocken weiter und vollbringe auf aktive Weise deine Taten. Liebst du dich selbst nicht genug? Dann wirst du an deinem Wert zweifeln, an deinem Vermögen, alles zu einem guten Ende zu bringen. Löse dies auf, indem du dir selbst bedingungslose Liebe schenkst und weißt, dass du so weitergehen *darfst,* wie du es deinem innerlichen Gefühl nach eigentlich tun musst. Hemme dich dabei nicht mehr im Geringsten. Warte nicht ab, habe keine Angst davor, was dieser oder jener zu dir sagen würde, wenn du ganz du selbst bist in all deiner glorreichen Kraft … sondern *tue.* Zögere nicht und gehe!“, sagt die Brüsseler Waffel.

Die Brüsseler Waffel stellt eine gebündelte, stark konzentrierte Kraft des Menschen dar, der nicht stillsteht, sondern kräftig weitergeht, der seine Fähigkeiten kennt, seine innerliche Kraft, und der nicht aufhört, bevor er eine sorgfältig geplante Aufgabe abgerundet hat. Eine Masse von Energie-Zufuhr und eine starke Konzentration davon im Körper sorgen dafür, dass dieses Nahrungsmittel ein unerschöpfliches und urstarkes Angesicht hat. Man kann diesen Menschen mit nichts aufhalten, nicht mit Traktoren, nicht mit Eisen. Er wird weitergehen, bis *er* fühlt, dass er angekommen ist, dass es gut und fertig ist.

Der Mensch, der ein Verlangen nach dieser Sphäre empfindet, hat ein starkes Bedürfnis nach ‚Mitsprache' in seinem eigenen Leben, im Leben. Er darf sich ganz und gar nicht schwach im Hintergrund halten, sehnt sich unbewusst danach, sich selbst stark und konzentriert wahrzunehmen, um sich selbst auf solide Weise zu etablieren, zu manifestieren, in Handeln!, um dann das tun und vollziehen zu können, was das Leben von ihm fordert, was sein innerlicher Kern von ihm fordert. Er verabscheut von anderen ‚vorgebrachte Einwände', weil er seiner eigenen innerlichen ‚Einwände' (Pseudo-Gründe, um nicht weitergehen zu müssen) eigentlich mehr als müde ist. Er sehnt sich eigentlich nach einer äußersten *Entschlossenheit* seines Wesens, und bittet um nichts lieber als darum, dass das Leben in ihm auch weiterhin die Kraft sendet, um weiterzugehen, wo dies sein muss ist und solange dies gut ist.

Er hebt nun am besten jeden innerlichen Widerspruch auf und macht kurzen Prozess mit jeder Form von Negativität, von Dingen / Menschen, die ihn in seinem Tun und Lassen aufzuhalten scheinen, in seinem kräftigen Weitergehen im Leben; er macht kurzen Prozess mit jeder Form des Aufhaltens innerlicher Energien; er bleibt nicht länger auf seinem Stuhl sitzen, sondern entfaltet all seine kräftig-wundervollen Energien. Er versteckt sich nicht länger, sondern kommt heraus, bricht durch. Wie ein starkes Pferd auf dem Acker zieht er den Pflug und jetzt nimmt er wahr: die Verbindung mit den Erde-Elementen, mit seinem Körper, mit den Bewusstseinskräften, die seine Körperzellen durchflimmern.

Gestützt vom Guten weiß er sich gestärkt. Urstark in seinen Worten, seinen Handlungen, in allem, was er sagt und tut. Das Böse in der Welt wird ihn nicht bremsen können, dies wird nicht mehr gelingen, selbstverständlich nachdem er mit jeder Form des Bösen in ihm selbst gebrochen hat. Er glaubt an seine ICH-

Kraft; er lebt nach Ehrlichkeit und Wahrheit … und *weicht nicht länger zurück* vor der Wahrheit … um diese Wahrheit in Wort und Tat zur Ausführung zu bringen. Jetzt erkennt und fühlt er das wunderbare Vermögen, die Kraft seiner Beine, seiner Muskeln, seines Rückgrats, seines ICHS: er *handelt* und *spricht* entschlossen aus seiner Kernkraft heraus. Eine Art urstarke Mannkraft, die nicht aufgibt. Die göttliche Begeisterung in seinen Gliedern gibt ihm einen leichten Schritt, der zugleich ursolide, zuverlässig und stark ist; er weiß, dass er auf dem richtigen Weg ist, dass er nach Wahrheit handelt und spricht, und lässt sich von nichts und niemandem (in erster Linie nicht von seinen eigenen Zweifeln oder seiner Zurückhaltung) aufhalten. Eine Kraftentfaltung, die zu sehen wunderschön ist.

Eine Marskraft, die tiefe Furchen in die dunkle Erde zieht, um danach fruchtbares Saatgut über sie auszustreuen. Er zaudert nicht … er hält sich in keiner Hinsicht noch zurück … lässt sich selbst auf *sehr* kräftige Weise vorwärtsgehen. Er fühlt nun tief in sich selbst, dass er der Lenker des Schiffes seines Lebens ist, dass er selbst die Linien seines Daseins ziehen sollte, nur er, und dass er in Bezug auf sein höchsteigenes Dasein alles zu bestimmen und auszuführen hat. Ein Durchhalten, voller urstarker Selbstsicherheit, ein *konzentriertes* Bündeln von Kräften, ein Vorwärtsgehen ohne zurückzublicken, ohne zu zögern, sich auf sich selbst verlassend, so dass nichts und niemand ihn aufhalten kann. So wird er ‚rechtzeitig' mit allem fertig, was nach Ansicht des Lebens geschehen sollte … und er fühlt, dass es gut ist / war, was er vollbringt oder vollbracht hat. Jetzt fühlt er, wie die Freude in seinem Herzen in die Höhe schnellt, weil er mit dem weitergemacht hat, was er für sein Gefühl tun musste. Sein innerlicher Gotteskern sendet die Kraftform seines Körpers, sein Sein auf Erden; Eisen und Erde gehen hier zusammen, kräftig verwoben, Hand in Hand. Eine Verbundenheit mit dem Leben, die kein Zögern fordert, sondern eine unverzügliche Umsetzung dessen, was der Mensch seinem Gefühl nach tun muss. Kräftig, furchtlos, ohne innerliches Aufmucken, ohne die geringste Schwäche oder Weichheit … lass ihn durch … Platz da… Er weiß, was er tut, *dieser* tüchtig vorwärtsschreitende Mensch. Innerlich getrieben von der wahren Lebensflamme und äußerlich manifestiert in den kräftig geformten Struktur-Linien seines ICHS.

Autonom, selbst-kräftig, selbst-steuernd, vorwärtsgehend und wissen, dass er es schaffen wird. Das ist es zumindest, was die Brüsseler Waffel-Sphäre ausstrahlt, und wonach sich jener Mensch unbewusst sehnt, der Appetit auf die Waffel hat. Kein dummes Zeug oder Zaudereien, niemand braucht ihn um Mitleid zu bitten (da er weiß, dass Mitleid der Menschheit nicht helfen wird). Er ist das kühne starke Vorbild dafür, wie man Verantwortung für sich selbst übernimmt, für das Leben in einem und für das, wovon das Leben vom Menschen fordert, er solle es in Entschlossenheit vollziehen. Eine starke ICH-Werdung, ein urstarkes Weitergehen, eine autonome Selbstsicherheit und ein innerliches Wissen, dass es so Gut ist.

Lütticher Waffel

Der Charakter der Lütticher Waffel ähnelt einem dünnen massiven Glas aus feinem Kristall: von dem offenen runden Oberteil aus kann eine Flüssigkeit, wie Rotwein, durch einen sehr feinen Hals nach unten bis in den Fuß strömen. Der Künstler mit einem feinen Geschmack.

Geradlinig, ordentlich, mit Präzision, fast schon perfekt. Stark, aber zugleich auch zerbrechlich, auch wenn dieser zähe glasgerade Hals nicht schnell brechen wird.

Die Lütticher Waffel hat einen zähen und starken *Charakter*; man kann sie mit keiner Kraft der Welt knicken oder zum Biegen bringen. Paradoxerweise ist auch ihr Charakter so … So hart wie ein Nussknacker aus Metall: sie selbst wird sich keinen Millimeter knicken oder durchbiegen, aber gerade durch ihre unerschütterliche Kraft kann diese Nuss in einem Moment in 100 Stücke gebrochen werden.

Die Lütticher Waffel neigt dazu, das instand zu halten, was bereits existiert, häufig ‚nein' zu sagen; man kann sie nicht verunsichern, kann sie nicht von ihrem Platz wegbekommen.

Sie ist von reiner Art und hält sich an ihre alten Prinzipien. Und selbst wenn sie für ein Weilchen auf einen anderen Pfad kommen wollen würde, dann drückt sie in ihrem Körper an allen Seiten der Schuh, so dass sie ihren ewigen Regeln und Prinzipien treu bleiben *muss*. Sie hält sich an das alte, traditionelle Rezept, so dass der Geschmack des letztlich gebackenen Brotes immer derselbe bleibt.

Lütticher Waffel mag keine ‚halbe Arbeit'; so entschlossen wie das Messer[20], das man für jungen Käse gebraucht, ist die Art der Lütticher Waffel.

Der Mensch, der ein Verlangen nach diesem Geschmack empfindet, ist in der Lage, kaltblütig zu handeln, lässt sich in seinem ‚System' nicht schnell hetzen, will jederzeit den Überblick über das Ganze haben. Und droht etwas aus den Fugen zu geraten, dann wird er als Herr und Meister auftreten, als ein gerechter Richter, die Waage exakt im Gleichgewicht. Denn *das* ist es im Kern: sorge dafür, dass die Stürme auf See sich legen, und versuche zwischen verschiedenen Menschen, Parteien usw. zu vermitteln. … Kurz: Ordnung in das Chaos bringen als ein vermittelnder, selbstsicherer und nicht-impulsiver Mensch. Niemals in Panik geraten, allen Parteien gut zuhören, um dann, wie Salomon, eine Regelung zu finden und weise zu sprechen. Lütticher Waffel steht für die ordentliche Mehl- oder Getreidemühle, die sich immer weiter und weiter im Kreis dreht, die Windflügel im perfekten Verhältnis zueinander.

---

[20] Lies an anderer Stelle in diesem Buch mehr über diese spezielle Symbolik: *Junger Käse.

Der Mensch, der ein Verlangen nach Lütticher Waffeln empfindet, biegt schon seine Wellenplatte aus Metall um, aber dies gleichsam auf eine manchmal zu ungeschickte Weise, wodurch ein Riss an der Falz der gefalteten Platte entsteht. Er täte gut daran, sich um die Qualität des von ihm verwendeten Materials zu kümmern.

Jener Mensch, der großen Appetit auf Lütticher Waffeln hat, lebt möglicherweise zu sehr im Geiste, saugt sich wie eine Zecke (gleichsam) an den Geisteswolken fest, wodurch er nicht wirklich noch als ICH-der Mensch mit beiden Füßen auf der Erde steht, in seinem Körper anwesend ist. Lütticher Waffel fordert gerade dazu auf, standfest anwesend zu bleiben, konzentriert im eigenen Körper aus Fleisch und Blut. Aber unser Mensch, der Appetit auf Lütticher Waffel hat, saugt sich möglicherweise etwas zu sehr an Dingen außerhalb seiner selbst fest; dann bildet er nicht wirklich auf kreative Weise authentische Dinge / Sachen. Lütticher Waffel fordert ihn auf, den Menschen: es ist alles in dir vorhanden, nur solltest du das Leben mit beiden Händen kräftig ergreifen und die Leitung übernehmen, in erster Linie über dich selbst. Unterschwellig lebt die Art der Lütticher Waffel in ihm, aber jetzt wird ER, als Mensch, es wahrmachen müssen, jetzt wird er gut daran tun, sich selbst entschlossen zu etablieren.

Lütticher Waffel ist an ihrer rhythmischen Beweglichkeit erkennbar, in Ausgewogenheit, sie biegt sich flexibel nach links, dann nach rechts, stark und tüchtig in ihren dehnbaren Sportschuhen stehend, auf der Erde.

Wer Appetit auf Lütticher Waffeln hat, ist möglicherweise auf der Suche nach dieser Stabilität in Ausgewogenheit, wie ein potenziell starkes Zelt, das es versteht, alles Wasser abzuwehren (Symbolik für Emotionalität, Gefühlsströme) durch seine starke gerade-glatte Struktur, seine Ausgewogenheit links-rechts / Gefühl-Verstand, aber das nun eben für eine Weile zusammengebrochen ist … möglicherweise unter der Last von Emotionen.

Die Struktur ist jetzt ein wenig durchgebogen und eingebrochen, das Zelt liegt wie ein Häufchen Elend auf dem Boden; möglicherweise hat es keinen Mut oder kein Selbstvertrauen, um sich aus eigener Kraft wieder schön ausgerichtet und in starker Ausgewogenheit balancierend, auf der Erde aufzurichten. Der Mensch isst nun eine Lütticher Waffel, genießt sie und … wird gut daran tun, sich auf der Basis eines starken Glaubens an seine irdischen Fähigkeiten wieder aufzurappeln bzw. wird dies auch tun. So steht er dann wieder richtig aufrecht, geschmeidig und stark zugleich. Er weiß, dass er, genau wie die Lütticher Waffel, nicht schwach ist, sondern in Flexibilität und Kraft standhält, ohne dass die Zeltstangen aus Aluminium sich unter dem Druck von einem Ungleichgewicht, von Gefühlslasten noch durchbiegen, bersten oder brechen.

Wie ein Regenschirm, auf den du dich aufgrund seiner gediegenen Art verlassen kannst. So fühlt der Mensch sich tüchtig und voller Vertrauen, aufrecht stehend im Lebensraum. Selbstsicher, voller Geschmeidigkeit, ohne dass er brechen wird, im Vertrauen auf seine innerliche / äußerliche Struktur. Tapfer, stark, nicht in den Geist wegflüchtend, an sich selbst glaubend, auf seine innere Weisheit und seine Erfahrung bauend. Auf positive Weise an den starken Regeln festhaltend, nach denen er lebt. Sich flexibel biegend, wenn dies nötig ist, an sein urstarkes ‚Sein' als authentisches ICH glaubend, an sein autonomes Sein, und dennoch kann er auch andere sehr lieben. Genau das Gegenteil ist der Fall: Autonomie ist eine Voraussetzung dafür, dass man in Harmonie auf unserem Planeten voller Menschen leben kann.

Lütticher Waffel fordert vom Menschen, der Appetit auf sie hat, ein wohltuendes Gleichgewicht, links und rechts, Geist und Körper, Struktur und Inhalt, Flexibilität und feste Struktur, Ratio und Gefühl … Und, er soll sein Leben lenken, tüchtig und voller Vertrauen seine Existenz ausbauend.

Verschiedenes und zubereitete Speisen

Apfelmus

Apfelmus behält alles gut bei sich, kaut und käut wieder, legt sein Ohr tief zum Lauschen an, um etwas aufzufangen, um zu lernen. Es öffnet sich und weiß sich zugleich gut zu schließen; wie mit den Beinen einer Spinne würde es die Dinge fest bei sich behalten. Es gibt den Ball nicht gerne ab. Nur wenn es sich sicher ist, dass es um einen guten ‚Zug' oder einen guten ‚Zweck' (oder eine gute Tat) geht, wird es geben, sonst nicht: dann behält es lieber alles bei sich. Kurz: das ist manchmal ein Machtsspiel, ein Spiel des Greifens und Haltens, aber im positiven Sinne der ‚Lebenserhaltung'.

Die schönste Art, Apfelmus zu sehen, ist: es setzt sich für seine Rechte ein und lädt das Böse vor. Es weiß gut für sich und die Seinen zu sorgen und wird sich nicht die Butter vom Brot nehmen lassen. Diese Selbst-Fürsorge und Selbst-Verteidigung sind gut, solange sie nicht an Angst und Streitsucht gekoppelt sind, an Begierde oder Besitzgier.

Apfelmus weiß sich gut zu verbergen, wie eine Krabbe unter dem Sand, wie ein Mensch hinter seiner Karnevalsmaske; es passt derweil durchaus gut auf, sucht seine Umgebung ab, ohne sich selbst dabei bloßzugeben. Ein Ur-Verteidigungsinstinkt. Es bekennt sich nicht gleich offen und ehrlich dazu, sondern wartet erst einmal ab, wie der Hase läuft. Es lebt etwas verborgen und späht mitunter argwöhnisch im Kreis herum. Es ist überhaupt nicht leichtsinnig und naiv, im Gegenteil.

Durch eine plötzliche Entladung magnetischer Kräfte würde es sein eigenes Glück gleichsam wegschleudern, während es gerade so sehr danach auf der Suche ist. Es weiß einfach nicht, wohin mit seinen großen Kräften: doch, wenn es erkennt, dass es stark sein darf, dass es *selbst* seine Lebensenergien in der Hand hat und diese in die Richtung des Glücks lenken darf … wenn dies nur vom Herzen aus geschieht, in konstruktivem Sinne! Es wird seine Finsternis und Angst-Sphären verlieren, wenn es mit sich selbst mitgeht, mit seinem tieferen echten ICH, mit seinem Quellkern. Apfelmus soll sich selbst nicht in eine Arena werfen, um einen Stierkampf oder einen Pferdekampf einzugehen, keinen Machtkampf also, sondern sucht ein Gleichgewicht zwischen Passivität einerseits und einem zu aggressiven Durchstoß andererseits.

In gutem Sinne steht Apfelmus für: ein tatsächliches und selbstsicheres Weitergehen und ein kräftiges Zentrifugieren magnetischer Kräfte in seinem Wesen. Es steht dafür, dass lebensstimulierende Kräfte auf dynamische Weise nach außen gebracht werden. Apfelmus ist wie ein Hebebaum, wie ein Flaschenentstopfer; es schiebt und schiebt, bis der Korken aus der Flasche fliegt. Es ist ein erfinderisches System, das schon. Aber Apfelmus fordert eigentlich, in Ruhe gelassen zu werden, denn sonst wird es sofort wütend. Sein Nervensystem ist oftmals sehr empfindlich, wie jemand, der auf seinen Zehenspitzen geht. Es kann sich wie ein Tiefseetaucher auf ein ganz genau definiertes Ziel richten, hat eine starke Aufgabe in Verantwortungskraft vor sich liegen … aber störe es nicht, sonst geht es in die Luft. Es ist randvoll mit Dynamit, mit Kräften, die jeden Moment explodieren können. Also lasse es in Ruhe, lasse es tun, was es seinem Gefühl nach tun muss, sonst bekommst du vielleicht eins drauf.

Der Mensch, der Appetit auf Apfelmus hat, ist mit dieser Sphäre verwandt, sehnt sich zudem unbewusst danach, diese Ur-Energien ohne Angst oder Zweifel in die richtigen Formen zu gießen, nach außen zu bringen. Er erniedrigt sich - sein *echtes* innerliches ICH - manchmal ein wenig. Er müsste wissen, dass der Mensch kein instinktives Wesen ist, sich nicht zu erniedrigen braucht. Das Höchste im Menschen fordert keine tierische Erniedrigung, kein hinterlistiges oder heimliches Getue, kein allesverbergendes Lächeln, sondern eine Aufrichtigkeit, ein ehrliches Lachen, ein glückliches Man-selbst-Sein auf menschlichem Niveau. Aggressiv würde er gelegentlich Dinge ausführen, das Dunkle färbt ihn nur so lange, wie er ohne ‚Liebe', ohne Selbst-Liebe ist. Er hat vielleicht Probleme mit einem Ziehen in den Sehnen[1], oder mit seinen Nasennebenhöhlen[2], die ihn nun dazu aufrufen, wirkliche Liebe seines Wesens zu entwickeln.

Apfelmus ermahnt ihn dazu, seine Energien auch wirklich einzusetzen: er muss etwas damit TUN. Er kann nicht weiter innerlich damit herumlaufen. Ist die Basis ‚Angst' … ‚Zweifel: Hilfe, wer bin ich, Mensch?', dann muss er die große Selbst-Liebe entwickeln! Weiß er sich keinen Rat mit seinen roten Energien: dann sollten Begierden oder Sehnsüchte, Wut und Instinkte dringend in einen vertrauensvollen, aktiven Energie-Ausbau umgesetzt werden. Lass es ruhig strömen, lasse den Vulkan nur spucken, aber auf eine konstruktive fruchtbare Weise. Angst vor dem Untergrund in ihm selbst braucht er also nicht zu haben, aber das Bild, das er sich von sich selbst macht, ist von Bedeutung: wie betrachtet er sich selbst? Zu wissen, dass dieser Untergrund in ihm selbst sicher und zuverlässig ist, dass er seine Energien weder zur Verteidigung noch für einen Angriff oder aggressive Angst-Durchstöße einzusetzen braucht. Er darf sich selbst kräftig-ruhig entfalten. Es braucht keinerlei düstere Reaktion auf das ängstlich düstere Selbst-Bild, das er von sich selbst, vom Menschen im Allgemeinen aufgebaut hat. Er wird lernen, das Schöne in sich selbst und im anderen zu entdecken und auf hoch-menschwürdige Weise zu leben, in Liebe und Selbst-Liebe. Dann wird er sich innerlich ruhig und gutherzig wissen und es verstehen, sich auf keinerlei Weise mehr instinktiv zu verhalten. Er setzt jetzt seine Masse an Apfelmus-Energien in vollem Umfang ein … aus der Sicherheitsbasis heraus, aus dem Herzen heraus: jetzt kreiert er schöne Dinge!

---

[1] Lies mehr über die psychologische Übereinstimmung in *Der Schlüssel zur Selbstbefreiung – Enzyklopädie der Psychosomatik.*

[2] Lies mehr über die psychologische Übereinstimmung in *Der Schlüssel zur Selbstbefreiung – Enzyklopädie der Psychosomatik.*

Couscous, Kuskus

Couscous steht für das vertrauensvolle Geben und Empfangen von Informationen. Der eigenen Art treu sein, guten Freunden treu sein und Gutes tun wollen. Wie eine herrliche Tee- oder Kaffeekanne wandert er weiter, nah bei der Erde, und bedient jeden, der durstig oder bedürftig ist. Eine Sphäre der irdischen Gemütlichkeit, Dienstbarkeit, häuslichen Behaglichkeit. Er sorgt dafür, dass jeder zum Zuge kommt und will dich glücklich machen. Es ist der aufrechte Wunsch von Couscous, dass du dich auf der Erde und in deiner Haut gut fühlen sollst. Er will bedienen und ausschenken. Man kann ihn gutherzig und sorgsam nennen, wie es einer guten Couscous-Mutter oder einem -Vater geziemt, so meint er.

Couscous findet die Vorstellung doch so herrlich, dass alle Menschen sich selbst versorgen, die Arme erhoben zum Allerhöchsten, wohlgemerkt zum Allerhöchsten des Lebens. Eine Dankbarkeitssphäre, eine Sphäre des Gebens und des Dich-selbst-wohl-Fühlens als ‚Ich' in deinem Körper. Die Freude darüber, du selbst sein zu dürfen, und vor allem auch: anderen geben zu dürfen, anderen Menschen herrliche Dinge schenken zu dürfen, auch wenn es nur ein Teller Couscous ist.

Wie ein liebes dickes Eichhörnchen mit prächtigem Schwanz blickt Couscous dich an: hier im irdischen Wald wohnt es sich wirklich gemütlich, findest du nicht? Man fühlt sich beim Anblick der Augen von Couscous gleich willkommen, mit seinem Gesicht, das ausdrückt: ‚Geselle dich ruhig zu mir, fühle dich ganz wie zuhause. Mein Heim ist dein Heim, wir wollen es uns behaglich und gemütlich machen.' Couscous kann als sozial bezeichnet werden und er will in Weichheit und Frieden die Kontakte genießen, die er pflegt. Er misstraut überhaupt nicht und will, dass jeder sich bei ihm wie zuhause fühlt.

Der Mensch, der Lust auf Couscous hat, lässt möglicherweise eine kleine Kerzenflamme brennen, in der Hoffnung, dass alles gut wird in seinem Leben, aber dies ist gerade ein Zeichen für seine Angst und seinen Zweifel darüber, „ob auch wirklich alles gut werden wird?" Er schrumpft sich mitunter ein wenig zu und ihm ist kalt, er sehnt sich nach der Sonne außerhalb seiner selbst, sucht das Kaminfeuerchen außerhalb seiner selbst. Er bebt und sucht Wärme; er sehnt sich nach Erwärmung und Pflege, wagt aber fast nicht daran zu glauben.

Couscous sagt ihm: „Bleibe nicht auf frostiger Distanz zur Erde, zu dieser herrlich üppigen Natur. Setze dich dazu und heiße in erster Linie dich selbst willkommen. Gestatte es dir selbst, die Wärme zu genießen, die das Leben dir schenkt."

Fühle dich wärmlich eng mit dir selbst verbunden, fühle diese Wärme des Lebens in deinem Körper. Sei wie eine warme liebende Erdenmutter für dich selbst und hole das zitternde Kind herein. Mache es dir gemütlich und setze dich nah an das irdische Kaminfeuer.

Zwischen Sand und Erde, buchstäblich, kannst du die Wärme der Erdenseele wahrnehmen. Bleibe ganz nah bei dieser irdischen Glut und fühle diese Sphären und Dämpfe, die aus ihren warmen Quellen emporsteigen. Fühle dich damit verbunden, nähre dich an diesen Quellen und wisse, dass auch in dir eine solche warmirdische Quelle wohnt. Stimme dich darauf ab und wisse dich mit dieser urmagnetischen Erdquelle verbunden. Stimme dich auf die Vibration von ‚Erde' ab und wisse dich verschmolzen mit deinem eigenen Körperfleisch und -fett. Die Gemütlichkeit, mit der du dich selbst verwöhnen kannst, die Dankbarkeit dafür, dass du hier sein darfst.

Couscous jagt jeden unbestimmten, ätherischen Gedanken weg. Für ihn kann es kein Phantom geben; er will die Gemütlichkeit der irdischen Realität probieren und an andere ausstrahlen. „Wie gut es uns hier geht, nicht wahr?", lautet seine rhetorische Frage.

Er sagt dem Menschen, dass dieser sich nur so lange ausgeschlossen und kalt fühlen wird, wie er sich selbst nicht hundertprozentig empfängt, wie er sich selbst weiter ‚ausschließt', und dabei geht es in erster Linie um ein Ausschließen ‚außerhalb' seines eigenen irdischen Körpers, ‚außerhalb' der irdischen Regionen, als ob er es sich selbst nicht gestatten würde, in das Leben ‚hineinzukommen', auf Erden.

Wenn Couscous das Kind, groß oder klein, schluchzen sieht, dann fragt er es: „Warum weinen? Eigentlich gibt es keinen Grund zum Weinen: wenn du nur genug Liebe in deinem Herzen entwickelst, wärmt diese Strömung auf eine derartige Weise dein ganzes Wesen, dass kein Kummer mehr herein gelangen kann. Also höre auf, dich als durchgefroren zu erfahren und schenke dir selbst ein Fass voller warmer Liebe. Fühle den engen Bezug zu deinem gesamten Ich und wisse, dass das Leben nichts lieber will, als für immer in dir zu wohnen.

Stimme dich auf dieses warme Herzensflämmchen in deinem Inneren ab, mache es dir gemütlich und fühle dich intensiv mit der Erde und den Erden-Bewohnern verbunden. Wisse, dass alles gut wird, dass Vertrauen, ein Glaube aus *einem* Guss, dafür sorgen wird, dass alle schönen und guten Dinge auf deinen Lebenspfad kommen werden. Halte nur ‚dich selbst' fest und ‚wisse', dass du hier sein musst, dass dies kein Zufall ist, dass du dafür bestimmt bist zu ‚leben', dass das Leben dich hier empfangen hat und dass du es dem Lebensstrom in dir gestattest, niemals mehr Abschied zu nehmen. Hilf dir selbst dabei, dieses felsenfeste Vertrauen zu entwickeln, durchfühle diese innige Wärme in deiner Wesenseinheit, lasse dich ganz nah an die Erde kommen und genieße ihre Wärme. Du fühlst dich jetzt herrlich willkommen. Du bist dir der Tatsache bewusst, dass du hier sein ‚musstest', als ‚Ich', und dass das Leben in dir die Absicht hat, noch ewig weiterzuwachsen. Dies ist das intensive Wahrnehmen der Notwendigkeit, dass du als ‚Du' da bist, dazugehörst.

Du erwärmst dich selbst vollständig, strahlst diese Wärme an andere aus, ohne noch zu ‚erwarten', dass andere dich anerkennen würden. Du erkennst dich selbst an, du holst dich selbst in deinen irdischen Körper und du weißt, dass du mit ‚Geben' viel weiter kommst, als mit Selbstverkennung und ‚Erwarten'. Du sitzt nicht länger in einer Ecke und wartest auf bessere Zeiten: du beginnst stante pede zu schenken … dir selbst, den anderen. Jetzt merkst du, dass dein Ich herrlich warm wird, dass das Herz seine Früchte dem Leben schenkt und dass eine Wechselwirkung zwischen dir und dem Leben entsteht, zwischen dir und den anderen. Du fragst dich nicht mehr, du hoffst nicht nur, sondern du ‚weißt', du ‚glaubst', dass alles so herrlich und liebevoll werden wird, mehr und mehr, dass du dich selbst einen glücklichen Menschen nennen werden darfst, denn du weißt jetzt, dass du das Glück nicht von außerhalb deiner selbst zu erbetteln brauchst.

Du hast dein Leben selbst in der Hand, du erschaffst es selbst, du erkennst, dass du all das schöne Warme anziehen wirst, indem du dir selbst ‚gibst', indem du anderen gibst, im Leben gemäß erwartungsvoller Überzeugungen. Du erkennst, dass nichts und niemand dein Leben in frostige Bahnen lenken kann, dass du dein Leben als eine Konsequenz deiner Überzeugungen aufbaust."

Mit entschlossener liebevoller Hand dich selbst gelenkt, dich selbst nah hereinholend in den Kamin des Lebens, gemeinsam gemütlich mit den anderen. Du gehörst wirklich dazu, wie Couscous es sagt, und das tut dem Herzen wirklich gut. Du schenkst, teilst und gibst, dir selbst, den anderen Menschen. Du fühlst nun, dass du wärmer und glücklicher wirst.

Döner (-kebab), Gyros

in dünnen Schichten abgeschabtes oder -geschnittenes, meist an einem vertikalen Spieß geröstetes Fleisch, oft in einem Pitabrötchen serviert

Der Charakter von Döner lässt sich mit der Oberflächenschicht eines köchelnden Breis vergleichen (kurz vor dem Siedepunkt, aber nicht kochend), wie bei einem schlafenden Vulkan, der die Absicht hat, zum Leben zu erwachen und sein blubberndes Magma bereits an der Oberfläche des Kraters sehen lässt. In gewissem Sinne stellt Döner den zögerlichen frühen Beginn einer neuen Phase dar, aber zugleich handelt es sich dabei um eine ‚verhaltene Phase', die es nicht zu einer Explosion kommen lassen wird. Wie ein Schnuller, der sich das eine Mal nach außen stülpt und das andere Mal nach innen zurückzieht, sich zurückhält. Ja-nein-ja-nein … noch nicht … Eine Warte-Zeit, ein Zögern manchmal und das Abwarten des richtigen Moments, um zu ein bisschen mehr oder eben ein bisschen weniger Aktivität zu kommen, aber eher alles im Inneren geschehen lassen, nicht in voller Expression nach außen hin.

Er regelt sich selbst gleichsam thermostatisch; ein Gleichgewicht im Geschehen wird gefühlt und gesucht; Döner passt sich ständig an, verringert manchmal und erhöht dann wieder die Aktivitätsströmung in sich selbst. Und so bricht er niemals aus, so kommt es in der Sphäre von Döner niemals zu einer Überströmung und bricht niemals ein Feuer aus. Beherrschung, doch zugleich lässt er die brodelnden Kräfte in sich bestehen. Niemals kocht er über …

Den Charakter von Döner kann man eher als ‚dynamisch schlafend' bezeichnen, aber dennoch deutlich energetisch anwesend. Zurückgehaltene Dynamik.

Eine Vorbereitungsphase, vergleichbar mit der Betonmischmachine, die alle Bestandteile mit einer Drehbewegung mischt und sie vermahlt, bis die Masse fertig ist und in der Praxis eingesetzt werden kann. Dabei herrscht ein Gefühl der Sicherheit, der Verantwortung, ein Wissen, dass alles gut geht und läuft, und dass alles rechtzeitig und korrekt fertig sein wird.

Der Mensch, der Appetit auf Döner hat, verfügt über die potenzielle Kraft, sich, wie mit einer Pilzenergie, zu transformieren, zu befreien, aber vorläufig hält er sich noch verborgen wie eine Lampe unter dem Lampenschirm, wie der still hängende Klöppel unter der Glocke. Er hat noch das Bedürfnis nach Ruhe, das Bedürfnis danach, bei sich selbst zu bleiben in gedämpftem Licht, eine beruhigende Phase, eher verborgen in tief orangebraunen Glasfarben. Es geht ihm dort gut, er fühlt sich behaglich warm, und weiß, dass der Moment jetzt noch nicht angebrochen ist. Döner sagt zu diesem Menschen: halte dich bei dir selbst, deine Kräfte jetzt erkennend, aber sehr ruhig und gelassen-würdig in dich selbst gekehrt.

Unterdessen häufen sich schon Energien an und sollte er früher oder später zu einem Handeln und zu kreativer Selbstverwirklichung übergehen. Eine Vorbereitungsphase, die notwendig ist.

Döner ermahnt den Menschen dazu, vorsichtig zu sein, nichts zu überhasten, die Prozesse sich ruhig vollziehen zu lassen, in Geduld und Ausgewogenheit. Und der Mensch, der Appetit auf Döner hat, lässt sich mitgleiten, versucht dabei unbesorgt zu sein, in Vertrauen, ohne Angst oder Überstrapazierung in Stress, obwohl dies nicht immer leicht ist. Aber Döner zieht durchaus an den Zügeln, wenn alles zu schnell geht, achtet auf das Tempo, so dass kein vorzeitiger

Wachstumsschritt, keine Entgleisung geschieht. Wie der Skifahrer, der sich links und dann wieder rechts, in Selbstvertrauen und Behutsamkeit weitergleitend, vorwärtsbewegt. Nichts überhastend, aufmerksam, und die Kräfte lenkend, beherrschend, so dass kein unerwarteter Sturz und keine andere Art der Entgleisung stattfinden kann.

Döner sagt außerdem noch zum Menschen: ich werde dir das Startsignal schon geben, aber halte dich jetzt noch zurück, warte noch kurz … Dies ist die selbstregulierende Energie / Stimme im Menschen; es ist *das* Gefühl, das man als Mensch in sich hat, genau wie Döner dies in perfektem Sinne hat, wodurch man weiß, ob etwas noch gebremst anwesend sein darf oder ob man schon ein wenig stärker auf das Gaspedal treten darf – nur für einen Moment! – so dass weder Übertreibung noch Frustration oder Überhitzung (Aggression, Wutausbrüche, …) auftreten. Ein glattes Zulassen, du weißt es, du fühlst es. Ebenso wenig vollkommen und zu 100 % den Wasserhahn zudrehen, so dass auch keine Stauung von zwanghaften oder instinktiven Energien auftreten kann.

Also: ein Durchströmenlassen deiner Lebensenergie, mitunter wirklich in kleinsten Mengen, um dich selbst nicht übermäßig zu beanspruchen, und andererseits bleibt diese selbstverständliche Art von Selbst-Kontrolle, die wir Gleichmäßigkeit nennen könnten. Es gibt keine Extreme, es gibt keine Blockierung. Der goldene Mittelweg, der langsam vorwärtsgleitet, und aufmerksam darauf achtet, ob nicht doch unerwartet ein wenig mehr durchgelassen werden kann / darf. Wie der Schleusenwärter. Eine Dosierung des Energie-Durchlasses. Und genau so viel durchströmen lassen, dass du dich als Mensch nicht von instinktiven Zwangsmäßigkeiten überwältigt fühlst: eine ständige Umsetzung von beispielsweise ursexueller Energie / sogar brennenden tierischen Genussreizen … in eine lau-abkühlende Schöpfungsströmung. Es kann alles ruhig weiterfließen, die Schöpfungskräfte, ohne große Aufs und Abs.

Die Gleichgewichtsskala von Energie bleibt optimal gegeben, so dass niemals eine Anstauung von Urkräften den Menschen heimsucht. In Maßen links, dann wieder rechts strömt die Schöpfungsenergie durch die Schleusentore. Hierdurch ist eine ‚Bildung', eine Schöpfung möglich.

Genau wie Döner Herr über die Lebens-Waage ist, darf der Mensch dies auch für sich selbst sein … Er weiß dann, wann er sich zurückhalten sollte, wann er seine Schöpfungskräfte etwas gestalten lassen darf, ein weiteres Evolutionsstadium … Döner hilft ihm dabei. Keine feurigen Begierden oder Emotionen sind gefragt, sondern ein allmähliches Entrollen des Lebensgefühls und der aktiven Unternehmungskraft, der aufbauenden Energien. ‚Sein' in dynamischem Sinne, aber keine Explosion, kein Ausbruch eines Vulkans. Das köchelnde Dampfende im Gleichgewicht am Kochen halten. Schön ist das im Leben, diese gleichmäßige Entstehung, ohne plötzliche Entgleisungen.

Erdnussbutter

Erdnussbutter hat ein großes hohes Haupt, mit starkem ‚geistigem' Vermögen, womit das Denken oder das Verweilen in einem bestimmten Geisteszustand gemeint ist. Zugleich lebt in diesem Charakter ein System, bei dem im ständigen Kauen und Probieren, Schmecken, Aufnehmen des Leckeren ein Gleichgewicht zwischen einerseits dem geistigen oder denkenden / träumenden Aspekt und andererseits dem sinnlichen, körperlichen Aspekt bewahrt wird. Erdnussbutter zähmt ein wenig, legt ein wenig lahm, so dass das Feuer niemals zu hoch werden kann, dass es nicht auf einmal heiß her gehen kann. Emotionen werden beruhigt; Erdnussbutter kann sich in einem Ruhezustand halten; einen zu geschäftigen Kopf bringt sie jedoch eventuell in eine alpha-träumerische Sphäre. Auch wenn sie dabei schon den Eindruck erweckt, den Menschen ein wenig in eine Zwangsjacke zu stecken: lieber einen ruhigen Roboter, als einen verrückten herumspringenden Affenmenschen, sagt Erdnussbutter in extremem Sinne. Selbstverständlich soll es so sein, dass der Mensch sich selbst keines von beiden antut. Dass er sich weder von nervösen Instinkten leiten lässt, noch sich selbst auf eine derartige Weise lahmlegt, dass er sich selbst nicht mehr als einen dynamisch warmherzigen Menschen erfahren würde.

Wer ein Verlangen nach Erdnussbutter empfindet, kann es mitunter nicht mehr bewältigen / schafft es manchmal nicht mehr: er hechelt manchmal mit aus seinem Mund hängender Zunge wie ein Hündchen; er will weiter rennen, er will dies oder will jenes. Es sollte noch so viel gesehen oder erlebt werden, getan werden. Eine Masse an Energien braust in diesem Menschen. Gesunde Nervenkräfte, die, wenn Energien, Emotionen usw. nicht in ein Gleichgewicht kanalisiert werden, eventuell in Überaktivität ausarten können, sowohl im Gehirn als auch in Tatsächlichkeit. Die Sphäre von Erdnussbutter bringt hier Ausgewogenheit.

Es ist wichtig, dass der Mensch einsieht, dass er seine Energien in der Tat kanalisieren sollte, dass er damit etwas machen sollte, dass er einerseits sich selbst, seine Kreativität und seine Gefühle nicht lahmlegt (beispielsweise indem er ständig einfach nur Fernsehen schaut), und dass er andererseits nicht auf ungesteuerte Weise an sich selbst vorbeirennt. Dass er eine gesunde Lebensströmung in sich selbst erleben darf, aus seinem Herzen heraus. Dass er sich nicht kühl über oder außerhalb seines Herzens aufhält, als würde er von Emotionen, Anwandlungen, Begierden oder Gedanken gesteuert. Der Mensch täte gut daran einzusehen, dass seine kostbaren Energien und Gefühle, Talente, Liebeskräfte darum bitten, auf positive energische Weise erlebt zu werden, ohne etwas zu erzwingen, ohne Begehren, ohne sich aufzuregen.

Erdnussbutter erzählt diesem Menschen: mit ruhiger Kraft und Ausdauer vorgehen, das eine nach dem anderen abarbeiten. Nicht auf gestresste Weise an der Oberfläche leben. Kopf und Handlungen, Denken und ‚Tun', gehen durchaus im Gleichschritt. Loslassenderweise arbeiten oder spielen: kein greifendes Handeln mehr in diesem dynamischen Weitergehen, kein ungeduldiges Greifen mit Kopf oder Händen. Keine Übereile im Jetzt-Geschehen mehr. Das Gehirn wird nicht mehr überlastet. Aus eigener Kraft heraus handelnd, vom einen Jetzt-Moment in den nächsten, treu bei sich selbst bleibend.

Den Charakter von Erdnussbutter kann man als tüchtig und gediegen-stark beschreiben, vergleichbar mit einer kräftigen Artischocke auf ihrem Stängel. Groß strahlt sie ihre Energie nach außen hin. Die Art von Kraft, die in ihr ist, ist zusammengeballt und konzentriert, geschützt in ihrer eigenen Seinsform; wir können also Erdnussbutter mit der kugelförmigen, von einer braunen Schale umhüllten Marone vergleichen.

Wenn es darauf ankommt, nimmt sie kein Blatt vor den Mund und sagt, was sie zu sagen hat, stolz, in Selbstwertbewusstsein. Nein, sie leidet nicht unter einem Minderwertigkeitskomplex.

Der Charakter von Erdnussbutter weiß, dass er sicher geschützt ist wie ein Vogel unter dem Dach seines Häuschens. Bestimmte Menschen fühlen sich geschützt unter einem Image. Für ihr eigenes Gefühl ähnelt Erdnussbutter vielleicht Kleopatra, mit Schmuck und Aufmachung, den Kopf stolz erhoben. Was jedoch für E. von größter Bedeutung ist: sie wohnt in der Natur und weiß sich dort sicher, und zuhause. Das äußerliche Bild zählt schließlich nicht, wenn es von innerlichen Werten abgekoppelt wird.

Als Botschaft an den Menschen, der Appetit auf Erdnussbutter hat, gilt: „Sorge gut für dich, fühle dich gut in deiner Haut, vernachlässige dich selbst nicht, kenne deinen Wert. Übertreibe nicht bezüglich des äußerlichen Bildes, des Images, aber versorge andererseits deinen Körper, so dass du nicht wie ein gammeliger Lumpen[3] durch das Leben gehst. Schenke dir selbst Zuwendung, in Seele und Körper." Gelinde ausgedrückt strahlt Erdnussbutter Selbstrespekt aus.

„Vergiss auch deine höheren und tieferen Talente und Möglichkeiten nicht; diese göttlichen Schöpferkräfte wollen sich anerkannt fühlen. Wie die Symbolik der Gaumenmandeln.[4] Dein göttlicher Wert darf gesehen werden, anerkannt werden", sagt Erdnussbutter.

---

[3] Tuch, Lappen

[4] Lies hierzu mehr in *Der Schlüssel zur Selbstbefreiung – Enzyklopädie der Psychosomatik.*

Der Mensch, der Appetit auf Erdnussbutter hat, wird darauf achten, sich selbst nicht zu verleugnen, nicht unterzubewerten. Möglicherweise ist er davon überzeugt, dass das Glück außerhalb seiner selbst zu finden ist, und richtet alle Hoffnung auf die Außenwelt, als ob das Leben ein ‚Hufeisen' braucht. Nein, natürlich nicht. Dieser Mensch täte gut daran, es zu verstehen, sich selbst zu verwirklichen, und seinen Glauben an Glück in die eigenen Kreativitätsmöglichkeiten zu legen; in seine Talente, die eigene Purheit, den reinen Inhalt. Er wird gut daran tun, zu glauben, dass sein Glück ausschließlich von ihm selbst abhängt.

Lebt er nach einem positiven Selbst-Bild? Ist er davon überzeugt, das Glück wert zu sein? Erwartet er die Glut des Glücks in sich selbst? Hat er nicht das Gefühl, sich mit jemandem oder etwas von außerhalb seiner selbst ‚füllen' zu müssen, sondern darf er seinem Gefühl nach sein eigenes vollwertiges ICH verwirklichen?[5] Dann hat er die Sprache von Erdnussbutter verstanden, im vollsten Selbstrespekt.

➔ Siehe eventuell auch Erdnuss, Erdnusssauce.

Fast Food

Hamburger usw.

Mister Fastfood regelt es schon: mit einem Hebel oder dem Schaltknüppel. Er gleitet vorsichtig in den ersten Gang und achtet genau darauf, wo er etwas schneller und wo er sehr langsam fahren muss. Ruhend und nötigenfalls für einen Moment anhaltend, dann wieder vorsichtig weiterfahrend, fast unmerkbar. Wie im Porzellanschrank, mit der größten Vorsicht. Er wird niemals einfach achtlos etwas oder jemanden ignorieren, an ihm vorbeigehen; er fühlt und sieht, weiß und erfährt, wo er mit der größten Umsicht vorgehen sollte.

Ein Hamburger erzählt uns über die Möglichkeit, etwas zu verpfuschen oder eben gerade zu einem guten Ende zu bringen. Er macht sich die Mühe, springt einmal von seinem Pferd, um sich schon im Voraus das zu begehende Stück Boden einmal anzusehen, im Zweifelsfall. Er weiß sehr genau, was er tut, Schritt für Schritt. Er ist niemals waghalsig oder voreilig, niemals zu schnell oder unbesonnen.

---

[5] Lies mehr hierzu in *Die Zwölf Tore des Prinzen Sirius. Die Suche nach dem wahren Glück:* Kapitel 2 und 7. Dieses Buch ist bei Erscheinen des vorliegenden Werkes noch nicht in deutscher Übersetzung erhältlich.

Der Mensch, der ein Verlangen nach Fastfood empfindet, ist mitunter wie der Ruderer, der schnell und hochmotiviert seine Ruder nach links und rechts hinten wirft, um dann auf kräftige, manchmal sich selbst überstrapazierende Weise das Wasser von sich weg zu drücken. Er spannt sich auf, die Schultermuskeln sind straff und gespannt; er kann nicht schnell genug gehen. In Stress und großer Gerichtetheit, in Eile, um ‚dorthin' zu kommen. Er schaut sich nach nichts und niemandem um, hat dafür keine Zeit, sein ganzes Wesen ist auf diese eine Bewegung ausgerichtet. Er kommt schnell voran, aber seine Gesundheit, seine Muskeln, sein Herz haben schwer zu leiden. Der Charakter von Hamburger mahnt ihn zu Beruhigung und sagt ‚das Leben hat dir alle Zeit der Welt gegeben; warum solltest du dich dann in die harten Strukturen der Zeit einklemmen?'

Hamburger ermahnt ihn dazu, es etwas ruhiger angehen zu lassen, nichts zu überstrapazieren oder von sich selbst zu erzwingen. „Vergiss nicht, dass das Leben ein Fest ist, dass du, gleichsam, in jedem Moment des Tages den Champagner[6] strömen lassen könntest, in aller Ruhe und in einer Art von nobelgoldenem Gefühl. Das ruhige Verweilen im Garten der Freude, zusammen mit deinen Freunden oder allein, in jedem Fall gilt: lasse das Feuerwerk einfach nur hochschießen und feiere ein Fest im Innersten deines Lebensherzens. Halte ein, denke über dich selbst nach, über das Leben, über die Natur, über andere gute Menschen, und genieße es. Baue in aller Ruhe dein Leben weiter aus; die Uhr schaut nicht länger zu. Schritt für Schritt tun, was dein Herz und dein Bewusstsein dir eingeben, was deinem Gefühl nach gut ist."

Derjenige, der großen Appetit auf Fastfood hat, lässt das Feuer mitunter zu sehr zum Kopf aufsteigen, ist mit seinen Gedanken dann zu sehr auf ein bestimmtes Ziel fixiert. Greifend mit Gedanken oder in ambitiöser Bestrebung. Hamburger fordert ihn nun auf: „Nimm ruhig das zu dir, worauf du Lust hast, iss deinen Hamburger ruhig auf, aber verändere dann auch den zu gehetzten Rhythmus, dem du den ganzen Tag über folgst. Hetze und jage dich selbst nicht, ganz gleich, ob es dabei um die Begierde in Bezug auf etwas geht, das du bekommen willst, um eine Note, die du schaffen willst, ein zu ‚habendes' Gut oder um den Gewinn eines Pokals oder darum, den Ansprüchen anderer zu genügen (bei der Arbeit, in der Schule, auf der Bühne): versuche es einmal anders und schenke dir selbst innere Ruhe.

Dynamik und Tempo sind gut, aber nur als Funktion des ‚Seins', des Lebens, nicht wenn es um ein Stress-Tempo geht, um nur ja alles bewältigen zu können, oder rechtzeitig (fertig) zu haben, oder in die Hände zu bekommen." Tue das, wozu Fastfood dich auffordert: lasse deinen Kopf etwas zur Ruhe kommen, lasse

---

[6] Lies in diesem Buch auch über die Symbolik von Champagner.

die Dinge außerhalb deiner selbst ein wenig los, gehe stetig weiter, mit dynamischer Kraft, falls dies nötig ist, aber nicht um deine Muskeln zu hetzen, dein Gehirn auf eine zu nervöse Weise einzusetzen, für ein zu erreichendes Etwas. „Ruhig," sagt Hamburger, „genieße das Leben, intensiv, auch Nahrung und Getränke, genieße das Sinnliche, genieße alles, was du siehst oder wahrnimmst, nimm dir ruhig Zeit dafür."

Auf diese Weise wirst du kein Bedürfnis mehr fühlen, dich schnellschnell von hier nach dort mit einer Masse von Gegebenheiten zu ‚füllen', die du als erster erreichen willst. Eine Masse von Pokalen, Büchern, Filmen, Computerspielen, Vergnügungsabenden usw. usw. An sich sind diese Dinge nicht schlecht, aber der Mensch eröffnet ‚die Jagd' und jagt sich selbst durch das Leben, ohne noch einzuhalten, über sich selbst nachzudenken, über die Herrlichkeit des Kleinen, des Atmens selbst, des Wanderns durch die Lebensstraßen, der kleinen Spatzen in der Hecke.

Ja, er sehnt sich nach der Sphäre von Fastfood und will sich selbst, genießenderweise, zu innerer Ruhe und Besinnung bringen. Es ist sehr verständlich, dass man sich in diesen hektischen Zeiten, in denen man so schnell vor sich selbst wegläuft, auf die Suche macht nach der psychologischen Sphäre und dem Charakter von Fastfood. Man tut gut daran, sein Leben, genießenderweise, anzupassen und zu ändern in Richtung auf eine gesunde Psyche (wie der im ersten Abschnitt beschriebene Charakter). Hamburger beruhigt und bietet eine vorläufige Pause, weist den Menschen auf die nötige Entspannung hin.

Nicht der Hamburger selbst, sondern die hektische und zu flüchtige Art zu leben zehrt an seiner Gesundheit: damit der Mensch auf die Sprache seines Geschmacks höre und in diesen Sphären des Fastfood ruhig zu sich selbst heimkommt, um dann auf besonnenere, entspanntere Weise seinen Weg wiederaufzunehmen.

Das Gehirn entlastet …, das Nervensystem nicht länger überspannt, die Muskeln nicht zu hart fixiert, Kopf und Herz nicht länger zu straff ausgerichtet. Sinnliches Funktionieren nicht länger als eine Funktion eines nervösen Suchens oder Greifens außerhalb von einem selbst. Ruhig einhaltend bei den Dingen entlang des Weges, unterdessen den eigenen Weg ohne Begierde und Strebensdrang fortsetzend, ganz nah beim eigenen Körper im Moment des ‚Jetzt' bleibend.

Hamburger fordert den Menschen dazu auf, zu einem Gefühl der Fröhlichkeit zu kommen, das Freuden-Erlebnis über das eigene Sein, die tieferen Werte des Lebens zu respektieren und sich nichts anderem hinzugeben, als an diesen Freuden-Moment im Jetzt, seinem freiesten, frohesten Selbst.

Flammkuchen

Flammkuchen strahlt eine Art kühle Beherrschtheit aus. Er weiß alles unter Aufsicht zu halten und achtet darauf, dass alles ordnungsgemäß verläuft. Jede Handlung hat ihre Regeln und Normen. Etwas, was sich nach den ‚Regeln' nicht ‚gehört', wird Flammkuchen nicht dulden. „Sorge dafür, dass alles schön und ordentlich ist, innerhalb der Regeln des Anstands und der Normensysteme, gemäß der Gesetze, die erschaffen wurden, und wache auf Saturnalische Weise darüber, dass nichts außer Rand und Band gerät." Es wird schon alles in Ordnung sein, aber ein Gefühl, das als Freude und Freiheit umschrieben werden kann, als üppiger Überfluss, findet man im Charakter von Flammkuchen nicht. Er tut seine Pflicht und man bekommt von ihm, was man gefordert hat, nicht mehr und nicht weniger.

Wer ein Verlangen nach Flammkuchen empfindet, fühlt in sich oftmals die Nerven kitzeln, sein Mund und seine Gesichtsnerven drehen sich ein wenig unruhig im Kreis herum. Der Mensch ist nervös über kleine Dinge, seine Augen beobachten alles aufmerksam, auch unruhig angesichts der Frage, ‚ob alles auch wirklich gut verlaufen wird?' und ‚ob er auch nicht von etwas zu wenig geben, zu wenig bekommen würde?' Sorgfältig alles schnell korrigierend, was seiner Ansicht nach schiefgehen würde, ein wenig ungeduldig wartend, bis er sich auf die Arbeit stürzen kann.

Flammkuchen erzählt dem Menschen: „Bleibe gelassen, beherrsche dich und tue, was du tun musst, rege dich nicht auf über Nichtigkeiten und wisse, dass alles gut wird, wenn du nur dein Gehirn benutzt und das tust, wozu das Leben dich auffordert. Bleibe unter allen Umständen gelassen und führe alle Arbeit ordentlich aus. Lasse dich nicht so gehen; Nervosität ist nicht nötig. Entwickle Selbstvertrauen und innere Ruhe: wisse, dass alles in deinen Händen liegt, was es braucht, um die Dinge zu einem guten Ende zu bringen."

Froschschenkel

Der Charakter von Froschschenkeln ist wie der eines kurzen Spatens aus Stahl, urstark als Arbeitsmittel. Er stellt sich dem Menschen zur Verfügung, der sich auf entschlossene, tatkräftige Weise manifestieren will. Wie ein ganz frisches Ei, das tüchtig aufrecht steht in seiner Schale, mit einer starken Kalkschale um seinen Inhalt, in Selbstsicherheit und Selbstwertbewusstsein.

Es will sich selbst der negativen / schmutzigen Reste entledigen; wie der Lauch sagt ‚sich selbst reinigen bis in die letzten Ecken'. Froschschenkel als Nahrung sind selbstversorgend, wissen sich sehr gut geschützt in sich selbst. Sowohl der männliche als auch der weibliche Aspekt sind in ihnen anwesend und machen sie gleichsam zu einem vollkommen in sich selbst produzierenden Phänomen. Der – und der + Pol in ihrer Wesenseinheit stehen in Kontakt miteinander und geben ‚Licht', genau wie bestimmte Korallenphänomene so viele Meilen unter der Wasseroberfläche dies tun. Eine magische Geschlossenheit in dieser Energiefrequenz, die Leben gibt und zu sehr vielem in der Lage ist.

Der Mensch, der Appetit auf Froschschenkel hat, will in sich selbst etwas ‚durchdrücken', aber möglicherweise ist dies mühsam; er setzt seine ganze Kraft ein, aber nimmt mitunter einen Stampfer aus Holz, der nicht stark genug ist, der nicht ausreicht … Er will schon, kann aber (noch) nicht. Vergleichen wir dies mit dem Menschen, der das Alte loslassen will, oder etwas durchdrücken will, buchstäblich (beispielsweise beim Stuhlgang) oder in übertragenem Sinne (in Bezug auf seine Evolution), aber nicht gleich den richtigen Weg dazu findet, nicht die Mittel findet, um dies zu vollbringen.

Froschschenkel sagen dem Menschen: glaube mehr an dich selbst und konzentriere dich stark auf deinen kräftigen innerlichen Mittelstamm. Alle Energien in deinem Wesen werden zusammenarbeiten. Schließlich ist es diese Glaubenskraft in dir selbst, die zu viel mehr in der Lage ist, als du für möglich hältst. Handle, tue etwas!!! Du kommst durch, du presst deine Energien zusammen und drückst aus dem Glauben an dich selbst heraus etwas ‚durch'. Höre auf deinen Appetit auf etwas, wende das hier Gesagte an, dann kannst du auf dem Niveau, das von dir verlangt wird, mit Kraft Berge versetzen. Starker Entschluss; starke Gefühlskraft, starke Tatkraft: du nimmst die richtigen Werkzeuge, mit großer Kraft, du setzt aus diesem Glauben an dich selbst heraus Energien ein, aber auch Gegenstände … auf diese Weise schaffst du es schon! Und es zeigt sich, dass du viel *mehr* in dir hast, als du selbst vermuten können hättest.

Fruchtsaftgetränk

Sanft und sorgsam dreht Mutter Fruchtsaftgetränk sich im Kreis, um zu streicheln, um zu waschen, um das, was nicht ins Zentrum des Wesens gehört, auf vorsichtige Weise auszuweisen. Bitterkeit bekommt von ihr keine Chance! Der Bitterkeit wird unverzüglich die Tür gewiesen. Sanftheit, Milde, so weich wie

Watte, so mild wie die liebevollste Mutterhand. Innerhalb dieser Sanftheit verbirgt sich eine Entschlossenheit, die nichts anderes als reine Liebe zulassen wird, die keine Wut und keinen Ärger dulden wird. Es muss gelindert, gereinigt, aufgedröselt werden. Aufgedröselt im Sinne von: ist alles in dir zusammengeklebt, zu hart, zu verworren, zu verformt? Nun, dann ziehe es alles einmal auseinander, ziehe die Streitenden, miteinander kämpfenden Elemente (oder Parteien) auseinander und bringe Klarheit und Versöhnung.

Frieden. Mutter Fruchtsaftgetränk will überhaupt keinen Streit oder Krieg, noch nicht einmal eine Diskussion oder Unruhe. Sie sehnt sich eher nach einer absoluten Sanftheit, nach einem Traumkissen, nach einer Wolke, die wie ein Schwamm alles Negative oder Düstere oder Störende aus dem Weg fegen würde.

Mutter Fruchtsaftgetränk beschwichtigt und fegt weg, besänftigt und macht rückgängig, ungesehen, hat nicht einen einzigen harten Punkt, ist jedoch *sehr* radikal, wenn es um irgendwelche mit Härte und Schärfe ausgetragenen Disharmonien, um Krieg oder Unruhestifter geht. Diese duldet sie nicht. Sie will nur in Frieden ruhen, schlafen, träumen vielleicht .... und von nichts anderem wissen, als von dieser wattig-sanften Sphäre.

Mutter Fruchtsaftgetränk steht für: sorge doch etwas mehr für dich selbst. Flüchte nicht weg. Sei in Bezug auf das Kind, das in dir ist, wie eine liebevolle Mutter. Behandle das warmsanfte irdische Fleisch mit aller Liebe, verstoße dich auf keinem einzigen Gebiet. Komm näher zu dir selbst, zu deinem Körper, deinem Gefühl. Du kannst durchaus in Sanftland wohnen, ohne dich völlig im Traum, in den Luftschlössern oder im falschen Rausch zu verlieren. *Wahre* Sanftheit, *wahre* Liebe, *wahre* innere Ruhe ist hier gefragt, ohne in die Wolken zu flüchten. Fruchtsaftgetränk tut dies gerade noch nicht.

Wenn beispielsweise jemand, der ein Verlangen nach Mutter Fruchtsaftgetränk empfindet, unter einem Juckreiz in der Leiste[7] leidet, weil er sich ‚breiter' ausstrecken will, in einem Freiheitsdrang, in einer Flucht vielleicht, sich selbst noch vager werden lassen will, weil er sich unbewusst gegen ein irdisch aktives Ausbauen seines Daseins wehrt, dann tut er gut daran, das Positive des Fruchtsaftgetränks in sich zu integrieren (die Milderung und milde Ausstreichbewegung) und die zu roten Energien von innerlicher Aufregung oder Streit abzuführen. Möglicherweise hält er Distanz zu seinem Körper, zu seinen irdischen Gefühlen, läuft er davor weg, flüchtet er in die Wolken und wird der Erde gegenüber in seinen Gedanken etwas beißend oder aggressiv. Diese Ironie oder dieser

---

[7] Lies mehr über die psychologische Übereinstimmung von Leiste und Juckreiz in *Der Schlüssel zur Selbstbefreiung – Enzyklopädie der Psychosomatik.*

Spott gegenüber dem Leben wird von Mutter Fruchtsaftgetränk nicht geduldet. Sie will durchaus mit ihm träumen, aber dann nur im Sinne von Frieden und Milderung, sie will keinen beißenden Spott oder Sarkasmus, keine Verärgerung gegenüber oder Kritik an anderen, keine Rebellion, keine Revolte und kein Anzetteln-von-Streit. Mutter Fruchtsaftgetränk will diesen Menschen durchaus in Traum- und Ruhe-Land verweilen lassen, aber dann nicht als Reaktion auf oder abwechselnd mit Anfällen von Spott oder Härte gegenüber seinem eigenen Gefühlsleben, gegenüber dem Leben im Allgemeinen.

Wer ein Verlangen nach Fruchtsaftgetränk empfindet, hat möglicherweise Mühe, etwas loszulassen, weiß nicht, *was* er wählen soll (vergleiche dies kurz mit Hämorrhoiden,[8] bei denen die Haut offen ist). Mutter Fruchtsaftgetränk erzählt ihm von der Sanftheit gegenüber sich selbst … dass das Leben erst wirklich sanft wird, wenn Selbst-Liebe und Milderung gegenüber ‚dem Menschen' in den Mittelpunkt rücken. Sich entscheiden für notwendige Sanftheit, für Frieden mit sich selbst … und infolgedessen mit der irdischen Realität, mit den anderen.

Eigentlich will dieser Mensch die Sphäre von Mutter Fruchtsaftgetränk kosten, insoweit es darum geht, sich selbst *sehr* breiträumig und sanft im Lebensraum auszustreichen, wie eine weich-breite Wolke, der ihr eigener Raum und ihre Sanftheit guttun. Er klemmt sich dann nicht mehr in harten, distanzierten Gedanken ein, sondern nimmt am *echten* Leben teil, mit Milde in seiner Stimme, mit Liebe in seinen Augen. Diese mütterliche Sanftheit erfüllt ihn mit Wärme und durchspült sein ganzes Wesen. Er distanziert sich nicht mehr vom Warmirdischen, sondern taucht nun vollständig in sein Gefühlsleben ein, in Liebe, in Warmherzigkeit. Alle Grenzen verwischen sich, wo er sie zuvor zu scharf gezogen hatte. Schon noch herrlich träumend, aber nicht losgelöst vom irdischen warmen Herzen.

Berge zu besteigen ist nicht mehr nötig. Er findet nun die Ruhe tief in sich selbst, hier und jetzt, auf Erden, in seinem irdischen Sein als Ich: das sanfte Streicheln des Lebensatems selbst. Ja, nun lässt es sich in diesem weichen Hafen gut aushalten, herrlich mit Mutter Fruchtsaftgetränk. Und als Mensch weiß er automatisch, dass die milde, sanfte Sprache von Mutter Fruchtsaftgetränk ihm schon guttut, dass er aber niemals *zu* hoch in die Wolken mitgehen wird … dass er inzwischen stabil und kräftig-kreativ weitergehen darf, aber darüber erzählt Mutter Fruchtsaftgetränk eigentlich nicht mehr.

---

[8] Lies mehr über die psychologische Übereinstimmung in *Der Schlüssel zur Selbstbefreiung – Enzyklopädie der Psychosomatik.*

Gulasch

Den Charakter von Gulasch könnten wir einerseits sanftmütig nennen, eine sanftgelbe Sphäre, wie von Gardinen, durch die eine Brise bläst, doch ausgerichtet im Sinne von „Märchen aus 1001 Nacht". Ein wenig faul-östlich-südlich dösend mit den Sonnenstrahlen auf dem erdbeer-roten Pelz, noch nicht völlig reif an der gelben Unterseite, die an die Erde geschmiegt ruht.

Andererseits birgt Gulasch viele Gefühle … und Möglichkeiten, Talentkräfte in sich! Der ‚Galle'[9] wird dies guttun, vorausgesetzt der Mensch frisst seine Gefühle nicht in sich hinein, schluckt seine Talente nicht hinunter. Die 8 von Kraft und Transformation ist im Gulasch vorhanden, zumindest solange es die 8 nicht als Macht einsetzt.

Der Mensch, der häufig und / oder starken Appetit auf Gulasch hat, ist möglicherweise mit seinem Schuh in etwas Schmutziges getreten[10] (sozusagen!) ; mit negativen oder kritischen, zu dunklen, schweren Gedanken in seinem Kopf. Unbewusst sehnt er sich danach, sich davon zu befreien. Viele Energien sind in seinem Wesen gespeichert: eine Notwendigkeit, zum Handeln, zum ‚Tun' zu kommen, das Ohrenschmalz[11] gleichsam aus sich selbst zu blasen. Zu äußern, zu sprechen, zu singen, in optimistisch-lichte Sphären zu kommen.

Wer großen Appetit auf Gulasch hat, fragt die Umstehenden, ob sie ihn auch wirklich gehört haben? Mit anderen Worten stellt er sich selbst, seine Worte … in Frage. Ein unbewusster Zweifel, eine Art Unsicherheit, ob das, was / wer er ist ausreicht / gut ist? Eine Art von ja-nein? Er bleibt stehen, möglicherweise nägelkauend, seine Paprika-Energie zurückhaltend, nicht äußernd, was in ihm lebt. Er darf aus seinem schweigenden Denken, seinem verborgenen Inhalt heraustreten, sagt Gulasch. Aber der Mensch behält viel für sich, möglicherweise auch in buchstäblichem Sinne (Materie …). Darum ist er noch kein Geizhals, aber du hast das Gefühl, dass er etwas bei oder für sich behält, verbirgt. Darum ist er noch nicht schlecht, und doch täte er gut daran, sich mit einem ‚ehrlichen Lachen' zu öffnen, nicht länger die Rückseite des Mondes vor der Erde zu verbergen. Der Mond steht symbolisch für die Nacht, das Gefühlsintuitive, das Unbewusst-Schlummernde usw.

---

[9] Lies mehr über die Symbolik der Gallenwege in *Der Schlüssel zur Selbstbefreiung – Enzyklopädie der Psychosomatik.*

[10] Schlage im *Signalbuch* die Bedeutung von 'Du trittst in Kot' nach. Dieses Buch ist bei Erscheinen des vorliegenden Werkes noch nicht in deutscher Übersetzung erhältlich.

[11] Lies über diese Bedeutung in *Der Schlüssel zur Selbstbefreiung – Enzyklopädie der Psychosomatik.*

Lass ihn an allen Seiten wie eine glänzende Erdbeere gleichmäßig schönfarbig werden, gleichmäßig froh, offen und reif; er kann dann, in dieser Offenheit, selbst seine Grenzen ziehen in Hinsicht auf die anderen, wo er dies seinem Gefühl nach tun muss.

Gulasch symbolisiert eine große verhaltene Kraft, Muskeln halten sich angespannt bereit aber ‚tun' nichts; der Boxer, der NICHT mit seinem gespannten Arm und seiner Faust ausholt. Eine Art von Aufmerksamkeit, Kraft, aber ‚nichttun'.

Wer Appetit auf Gulasch hat, schaut immer wieder einmal aus seinem Schlupfwinkel heraus, um zu sehen, ob die Luft rein ist, ob er es wagen würde, nach außen zu treten, ein wenig ängstlich oder im schlimmsten Fall paranoide, mit Zweifeln. Ein wenig Transpirationsflüssigkeit und andere angesammelte Elemente in seinem Körper. Es ist Zeit, sich geschmeidig mit der sanften Windbrise von Gulasch mitgleiten zu lassen … „Komm schon! Nur zu!" ermahnt Gulasch den Menschen. Jetzt nicht zaudern. Lege nicht zu viel Wert auf äußerliche Zurschaustellung / die Außenseite, lasse dich mitfliegen auf den Tönen des sanften Windes. Eine sanfte immer vorwärtsgleitende Dynamik.

Die Botschaft von Gulasch an den Menschen, der Lust darauf hat oder damit konfrontiert wird, lautet: „Mache klar Schiff mit dem Alten. Reinige dich selbst von gespeicherten Elementen (in und außerhalb deines Körpers), von gespeicherten düsteren Gedanken oder Begierden beispielsweise, von Emotionen, die dich nicht froh machen. Gehe vorwärts und schiebe deine positiven, kreativen, musikalischen, harmonisch-sanften (aber nicht leichtsinnigen) Energien nach außen. Bring den Zug zum Rollen!"

Käsekrokette

Ur-Stark an der Basis, wie ein stabiler Menhir, energetisch nach oben drückend, so könnten wir die Art dieses Produktes umschreiben. Wie ein unter der Erde lebender Käfer, der an die Oberfläche kommt, um sich umzuschauen, der die Sonne besuchen will und jetzt gerade sein Köpfchen aus der Erde streckt. Stabil im eigenen Fleisch steckend, den Nacken stark auf den Schultern; eine stabile irdische Gründung.[12] Das irdische Wesen, das stolz darauf ist, ‚zu dieser

[12] Lies über die psychologische Symbolik des Käfers in *Wenn die Tiere sprechen könnten …* Dieses Buch ist bei Erscheinen des vorliegenden Werkes noch nicht in deutscher Übersetzung erhältlich.

voluminösen, runden Erde' zu gehören. Ein sich kräftig drehendes Energie-Feld, das ununterbrochen versucht, sich in einer ‚festen' Materie zu manifestieren, durch ‚Verdichtung'. Er ist in ständiger ‚Verdichtung' seiner Energie begriffen, als ob alle Energie-Teilchen langsamer ‚vibrieren' würden, bis es *ganz* materiell, irdisch-schwer wird.

Der Mensch, der ein Verlangen nach diesem Nahrungsmittel empfindet, ist auf der Suche nach seiner Kern-Kraft, aber ebenso nach seiner großen, starken, irdischen Gestalt, in der diese Kern-Kraft sich dann manifestieren kann. Er sehnt sich - wenn auch unbewusst - nach seiner stabilen, gediegenen ‚Verwirklichung' oder ‚Manifestierung' in der Materie. Er hat das dringende Bedürfnis, die Kraft seines Körpers zu erkennen, als wäre er ein urstarker Granitblock, der stolz darauf ist, aus einer derartigen Kraft-in-der-Materie zu sein. Dieser Mensch will sich gleichsam ausdehnen, sehr breit, ganz nah bei der Erde. Er hat das dringende Bedürfnis, die volle Breite seines Körpers zu erkennen und diese zu genießen. Inhaltsreicher Rumpf, breit und kräftig, mit einem urstarken Gemüt ... froh und stolz auf seine irdische, menhir-kräftige Gestalt.

Er genießt den Sonnenschein auf seinem Haupt, das Leben, den Lebenssauerstoff, den er nun erfreut in seine weit-offenen Lungen einatmet. Eng verbunden mit der *Erde,* mit seiner stark-irdischen Physis, sich gut fühlend in seiner Basis, breit-gepflanzt in die Erde. Stark anwesend in seinem Körper; er geht hier niemals weg; nimmt hundertprozentig seinen Platz in seinem Körper ein und lässt diesen niemals schrumpfen, im Gegenteil (zumindest ist es das, was die Käsekrokette ihm deutlich machen will). Er ist stolz darauf, ein Bewohner der Runden Starken Erde zu sein und ist sehr gerne ein Teil von ihr; er pflanzt seine Füße stabil und breiträumig auf den Boden. Von hier aus kann er nach oben schauen, tief einatmen, *weit* blicken, die Wolken bewundern, seine Gedanken schweifen lassen ... , Energien strömen jetzt aufwärts, aber der Kontakt zur irdischen Basis, zum eigenen soliden Körper, ist niemals unterbrochen. *Das* ist es, wozu die Käsekrokette jenen Menschen, der Appetit auf sie hat, anspornt.

Dieser Mensch hat das Bedürfnis, sich selbst in *einer einzigen* ununterbrochenen Bewegung materiell ‚Gestalt' zu geben, in das Tageslicht zu kommen mit seiner Vollen Körperlichen Gestalt, nicht weiterhin unterirdisch zu wohnen, sondern an die Wasseroberfläche zu kommen, ganz und gar. Ist er erst einmal an der Erdoberfläche, dann richtet er seinen Blick geradeaus und nach oben, bleibt dabei jedoch immer unverändert nah bei seiner körperlichen Form anwesend; glücklich und stolz auf sein irdisches Ich als ‚stabil-im-Fleisch-sein': so will es die Käsekrokette!

➔ Lies zur Ergänzung eventuell auch Gruyère, Emmentaler, Parmesan im Kapitel *Milchprodukte.*

Kombucha

Ähnelt sehr dem Charakter des Vollmondes; ein eher rundes und volles Antlitz; viele Energien im Kopf.

Was ist die Ursache dafür, dass ein Mensch sich nach Kombucha(-getränk) sehnt ?
Ein starker Aufruf, das Leben vom Kopf aus zu führen; nicht aus dem instinktiven Gewohnheitsverhalten heraus, aus dem Unterbauch heraus. Leben mit dem Gehirn, den Kopf gebrauchen; nicht nach erstarrten Gewohnheitsmustern leben.
Kombucha bringt die Lebenssäfte gleichsam von den Füßen nach oben; eine Aufwärtsbewegung.

Menschen, die dieses Getränk zu sich nehmen wollen, halten zu oft ein und denken über Details des Lebens nach, Details, die gerade die Dinge, die geschehen sollten, aufschieben.
Lernen, auf die Hauptsache zu hören.

Sagt Kombucha: „Beeile dich. Zögere nicht, lasse dich nicht von den Wellen mittragen, lasse dich nicht ablenken durch das, was gesagt wird oder was in deiner Umgebung geschieht. Stimme dich auf die innerliche Quelle ab und tue dann das, wozu du aufgefordert wirst. Lasse dich nicht von Dingen aufhalten, die von geringerer Bedeutung sind. Benutze dein Gehirn, sei in deinem Kopf anwesend, bei deinem Gehirn, deinen Drüsen, denke gesund nach und mache konsequent den Schritt, den du machen musst. Lasse dich von nichts aufhalten."

Du bleibst möglicherweise zu lange an der Seitenlinie des Lebens stehen, wie eine kleine Ente, die es nicht wagt, in das Lebenswasser zu springen, die es nicht wagt, wirklich am Leben teilzunehmen; die untere Hälfte des Körpers bleibt am Rande stehen.

Was dein Kopf sagt, musst du tun, was dein Bewusstsein sagt. Nicht mehr stehen bleiben. Wenn du nicht länger stehen bleibst, sondern tust, was dein Bewusstsein dir eingibt, hat dies, genau wie der Kombucha, eindeutig einen Einfluss auf den Blutkreislauf, die Wasserwege, auf alle Säfte des Körpers.

Tust du *nicht,* was Kombucha sagt, kann der Kopf ein wenig anschwellen. Dies führt zu anwachsen, größer werden, man könnte sagen, es ergibt das Gegenteil eines Tannenbaums. Positionierst du dich zu sehr außerhalb des Lebens? Fühle dich nicht wie ein aus dem Leben Ausgeschlossener: du bestimmst selbst, ob du teilnimmst oder nicht. Löst du dich nicht wirklich vom Boden? Dieses Getränk sagt zu dir: „Hopp, auf geht´s! Fliege ruhig in den Luftraum, oder das Wasser … wie die Ente einen freien Kopfsprung macht. Höre auf mit dem Hin und Her, höre auf damit, dich ständig nach links und rechts umzublicken; zögere nicht länger, tue nur das, was du innerlich fühlst, tun zu müssen und gehe weiter.

Übernimm die Leitung über dein Leben, steige auf wie ein Flugzeug. Der Motor läuft, ergreife das Lenkrad und mache, dass du weitergehst."
Gehirn wird ‚auf'-gemacht.

Moussaka

Moussaka verträgt es als Charakter nicht, dass man es bei seiner Beschäftigung stört, bei seiner Arbeit, bei seinen allgemeinen Überlegungen. Es reagiert irritiert und ist verärgert, wenn du sein Nervensystem durch weitere Reize noch nervöser machen würdest. „Lass mich in Ruhe, lass mich mich auf das konzentrieren, was ich gerade tue“, lässt es dich fühlen. Aber es ist ganz und gar nicht bösartig und hat möglicherweise oftmals recht. In seinem Herzen ist Moussaka so sanft-duftend wie Rosenwasser. Verantwortung übernehmend, für das sorgend, was seine Aufgabe oder seinen Auftrag betrifft. Es ist lieb und will es einfach nur ‚Richtig' machen.

Moussaka geht nicht gerne in den Urlaub, wenn dies außerhalb seiner ‚Domäne' ist, vor allem nicht, wenn es sich irgendeiner Aufgabe widmet, oder wenn seine eigene Arbeit seine gesamte Aufmerksamkeit erfordert.

Mitunter wird es Moussaka alles zu viel; es braucht Ruhe. Dann wehrt es sich vorzugsweise nicht dagegen und ‚ruht' ein Weilchen.

Dann wieder findet Moussaka es toll, sich als Freund einer Traube von lachenden roten Johannisbeeren hin und her zu wiegen.[13] Die körperlich fühlbare Fröhlichkeit steigt in ihm auf. Es lacht und fühlt sich frei. Ein Scherz, ein Hänseln. Errötend wird es ihm nun warm. Ein Weilchen auf dem frischen grünen Gras ruhen, wieder zu Atem kommen nach dem vielen Spielen, Arbeiten, oder was auch immer, jedenfalls nach all dem, was ihn dazu gebracht hat, begeistert im Leben mitzuspielen.

Die Art von Moussaka kann man meist fröhlich nennen, bis diese plötzlich in eine Art Empörung mit bösem Blick umschlägt. Es fühlt sich ungerecht behandelt und man wird sich erst bei ihm entschuldigen müssen, oder täte gut daran, die Angelegenheit auf irgendeine Weise mit oder ohne Worte zu bereinigen! Moussaka fühlt sich schnell angegriffen, manchmal gekränkt. Die Sonne zieht sich dann hinter eine graue Donnerwolke zurück.

Der Mensch, der ein Verlangen nach Moussaka empfindet, langweilt sich gelegentlich mit sich selbst und sucht die Freude außerhalb seiner selbst, trotz der Tatsache, dass er die Sonne in sich trägt. Er hat ein Bedürfnis nach dem Respekt von anderen, aber wird dann erst lernen, dankbar dafür zu sein, wer er selbst ist; er wird voller Respekt offen für all jene Schätze und Talente sein, die das Leben in ihn gelegt hat. Ja, er lernt nun die Freude über sein ‚Sein' kennen, darüber, wer er ist, als Mensch. Dem Niederen oder Düsteren schenkt er keine Aufmerksamkeit mehr.

---

[13] Lies mehr hierzu in diesem Buch.

Er hat einen solchen Appetit auf Moussaka, weil er unbewusst schnell zu seinem Herzen nach Hause kommen will, froh und warm. Hat er das Gefühl, in der Kälte gestanden zu haben? Fühlte er sich ausgeschlossen? Dann wird er gut daran tun, erst zu prüfen, welche wertvollen Aspekte in sich selbst er verkannt hat (in der Kälte stehen lassen hat).

Moussaka sagt dem Menschen: „Höre doch auf, dich zu beklagen oder dunkel zu blicken, und blicke zur hellen Seite deiner selbst, des Daseins.“

Habe Spaß, ohne nervös zu werden, weil dies oder jenes noch nicht ‚rechtzeitig' fertig ist …, oder aus welchem Grunde auch immer. Bleibe im ruhigen Friedenspunkt deiner selbst; glücklich darüber, wer du bist, blühend lebend, lachend, keinen einzigen tieferen Teil von dir selbst ausschließend.

Genieße es, als Naturmensch wirklich auf der Erde leben zu dürfen, und vollführe deine Aufgaben, eine nach der anderen, gewissenhaft wie du bist, ohne dich aufzuregen. Alles zu seiner Zeit, immer pflichtbewusst, aber ohne dein warmes Herz zu verlassen, nicht zu warm, nicht zu kalt … in Ausgewogenheit, in ruhiger Kraft.

Nasigoreng

gebratener Reis mit Zutaten

Die Art von Nasi ist viel-Inhalt-enthaltend … aber dies ist noch Potenzial und noch nicht verwirklicht. Mit anderen Worten helle, weiße Geistesenergien, die wie in einem Gallapfel an einem Eichenblatt auf Transformation warten, auf eine Art neuer Geburt. Oder die Zecke, die Lebensenergien in sich festsaugte und die nun kugelrund ist, aber gerade noch etwas zu früh um loszulassen, zu früh, um alle Talente aus sich selbst herauszuschütteln. Talente, inhaltliche Geistesschätze bauschen sich auf wie in einem weißen Ballon.

Nasigoreng weiß sich selbst jetzt gut beschützt, in einer ästhetischen Form der Natur selbst: wie ein Marienkäferchen, dessen Flügelchen in einer runden Form schön an seinem Körper anliegen, in Selbstschutz (bei ihm kann man nicht ungefragt hereinkommen), das Köpfchen wasserdicht daran angeschlossen. Stabil auf sich selbst bauend, aber im Ruhezustand.[14] Nasigoreng hat eine kräftige, abgerundete Struktur, die Raum bietet, oder eine Basis für dasjenige bildet, was es tragen muss. Zum Beispiel bietet das Skelett eines Huhns einen Platz für die Muskeln, für das Fleisch. Bei Nasigoreng geht es um diesen Zusammenhang zwischen beiden Elementen.

---

[14] Lies hierüber mehr in der Rubrik Käfer und Marienkäfer in *Wenn die Tiere sprechen könnten* ... Dieses Buch ist bei Erscheinen des vorliegenden Werkes noch nicht in deutscher Übersetzung erhältlich.

Innerlich kräht Nasigoreng vor Freude darüber, dass es weiß, wie es es selbst ‚sein' kann. Eine Art von überschwänglichem Lebensbewusstsein, auch wenn das Schönste erst noch kommen muss! Ein Im-Voraus-Gefühl der eigenen Explosion, der eigenen (Wieder-) Geburt. Nasi sehnt sich danach, das Leben mit sauberen und rein gewaschenen Handflächen anzupacken. Eine Purheit strahlt aus ihm, eine delikate und große Reinheit. Es will mit seinen Händen in edler Gesinnung den Dingen, den Menschen, den Aufgaben gegenübertreten. Es kontrolliert sich in diesem Punkt selbst. Nasi wird man nicht mit schmutzigen Fingernägeln antreffen. Es überprüft sich selbst, im wahrsten Sinne des Wortes, auf ‚Reinheit'. Dafür existieren strenge Normen.

Wer großen Appetit auf Nasigoreng hat, öffnet seinen Mund, seine Kehle voll und ganz und symmetrisch exakt. Dasjenige, was zu ihm kommt, wird eine schöne sanftrosafarbene Kehle vorfinden. Der Schluckapparat, das ‚Gaumenzäpfchen' also, hängt exakt in der Mitte vor der Kehle, wie eine Beginn-Öffnung für alles, was, im wahrsten Sinne des Wortes, in ihn eintreten darf. Er öffnet sich gerne und will sich auf reine, erhabene Weise bilden und anbieten, sich zeigen, öffnen und empfangen. Aber alles, was sich hinter der Kehle befindet, bleibt verborgen, lässt sich nicht sehen. Es hängt vom einzelnen Menschen ab, ob er an diesem äußerlichen Ordentlichen, Reinen kleben bleiben will, oder ob er diese Reinheit auch unter der Oberfläche weiter durchführen will. Ob er seinen Inhalt *sehr wohl* offenbaren will.

Der Mensch, der großen Appetit auf den Geschmack von Nasigoreng hat, hegt ein goldenes Verlangen nach dem wunderbaren Geschehen, das sich Leben nennt. Er trägt gleichsam gerne die Wunderlampe von Aladin, hoch in seinem vergoldeten Angesicht, auf seinen Händen erhoben. Der Mensch fühlt und weiß und erwartet mit dem vollsten Respekt dasjenige, was das Leben in ihm und außerhalb von ihm anbieten wird … Eine herrliche geistig-Epiphyse-Wahrnehmung. Er darf natürlich im heiligsten Edlen seiner selbst wohnen, sollte aber zugleich stabil in seiner irdischen soliden Struktur / Form bleiben, so dass der Geist nicht zu viel Macht über sein Mensch-Sein bekommen würde. Die perfekte Mitte will auf eine warme Weise in seinem Wesen im Mittelpunkt stehen, in seinem Körper, in seiner starken meisterhaften Erscheinungsform.

Vielleicht erfahren wir bei diesem Menschen eine zugrundeliegende, ein wenig dunkel-mysteriöse Energie. Er zeigt sich in irgendeinem orientalischen Gewand, hat einen märchenartigen Turban auf dem Kopf. In seinen dunklen orientalischen Augen liegt ein tiefer Gang, was man auch häufig bei Menschen erlebt, die auf eine mehr oder weniger mächtige Weise Hypnose betreiben. Du darfst keine Angst vor diesem Menschen haben, der Nasigoreng mag, denn schließlich sagt sein Geschmack, dass er, sei es auch unbewusst, größere Reinheit erreichen will, als er nun hat, und er ist davon überzeugt, dass seine magischen Kräfte gut sind und dass er sie in den Dienst des Guten stellen müsste.

Wenn nur sein kleines Egolein nicht größer wird und es sich um wirkliche Dienstbarkeit für das Leben handelt. Solange er es versteht, den Mittelweg in den goldenen Sphären von Güte und der Ästhetik des goldenen Lichteinfalls zu beschreiten, nicht von Finsternis und Machtdrang.

Nasi fordert den Menschen, der es verspeist, auf: öffne deine Arme, richte sie in die Höhe und erwarte das Erhabene, öffne dich für das ‚höhere Edle', das in dich hinein kommen will, das mit Vergnügen zu dir kommen will. Und du, der du Nasi so gerne isst, steigst in dir selbst auf zu einem himmlischen Gefühl, in dem Wärme und Liebe wohnen. Aber vergiss nicht: verliere dich nicht in *zu* weitgehenden Neptunianischen Sphären, in Träumen, bei denen du nicht mehr wüsstest, wo die Erde ist …

Ein goldener prächtiger Mittelweg mit goldenem Widerhall in deinem Gehirn, deiner Wahrnehmung im gesamten Körper. Das anwesende Glück darf in Reinheit blühen und wachsen, sich von der mysteriösen Unterwelt distanzierend. Und du achtest darauf, dass du diese Linie auch nicht weiter, *zu* weit, zu himmelhohen Sphären weiterziehst, in High-Gefühlen, losgelöst von der Realität. Das Geist-Prachtreiche kombiniert mit dem Glücksbewusstsein, auf Erden sein zu dürfen, in deinem innerlichen Königtum, dieses Gefühl der Wärme in goldenen Sphären, dem gibst du dich hin. Diese Erhabenheit, dieses heiligste Gefühl ist gut und schön, *solange der Mensch sich nur nicht in den Geisteshimmelssphären verliert. Glücklich sein zwischen Himmel und Erde, auf reine Weise seine Kräfte und Talente nutzend,* so dass er selbst davon sehr glücklich wird, dann applaudiert Nasi dir, als Mensch. Ein Mensch, der für sich selbst klare reine Linien zieht, er, der sich in Glück verwirklicht, aus seiner Verborgenheit, seinem Kokon heraustritt: in friedlichem und doch kräftigem Glockenläuten geboren in irdisch-meisterhaften Sphären. Ja, so fühlt es sich gut an.

Paella

Paella steht symbolisch für: Himmel und Erde, Luft und Boden werden miteinander durch einen Strang verbunden, der auf die Nabelschnur verweist, den Urbeginn. Durch Wasserschichten hindurch findet die Lotusblume ihre Wurzel in der Erde.

Die Art von Paella ist eigentlich wie die einer Durchreiche, eines Zwischenkabels, das ein elektrisches Gerät gleichsam mit der zentralen Steckdose verbindet. Es windet sich wie aus den Tiefen in den Lebensraum, schließlich in den Himmel, sauerstoffreich. Eine ganze Strecke, die von tief im Nabelkern aufwärts gestiegen ist. Als ob das Leben selbst sich seinen Weg durch die verschiedenen Schichten der Urelemente hindurch sucht. Erde, Wasser, Luft und potenziell das Feuer (Aktion, Schaffenskraft), das, bis die Zeit reif ist, in sich festgehalten wird.

Paella können wir mit dem Wächter vergleichen, der, mit seinem Speerstock fest in der Hand, auf Ausschau steht. Seine Anwesenheit an der Grenze oder der Pforte des Landes reicht bereits aus. Seine Anordnungen werden respektiert. Doch, während er zusieht, ist er still … steht er still.

Paella ist wie der halbgeschlossene Fächer, eine reiche Farbpracht in sich beherbergend, aber auch sie steht mit ihrem hölzernen Pfählchen-Handgriff fest aufrecht im grünen Gras auf der Erde. Sich halb-verbergend, aber allzeit bereit. Man kann sich auf sie / ihn verlassen!

Wie ein runder Vulkankrater, gar nicht tief, still, in Ruhe, nicht überirdisch aktiv und sogar abgedeckt mit einer runden weichen Riesenschale.

Etwas wird bei der Paella verhalten; dies wird innerlich erlebt, wird weder expressiv, noch überschwänglich oder mit voller Kraft nach außen gebracht.

Paella ist randvoll mit kompakter Energie, aber existiert in einer beherrschten Form, wie die eines rechteckig verpackten Kräuterkuchens. Es ist noch nicht Zeit, sich zu öffnen, sich aufzufächern. Eine Pause-Phase, eine Ruheperiode, oder eine Vorphase.

Paella bewahrt etwas auf, hat es in seiner Obhut, sie IST in sich selbst schon ein ‚SEIN', ohne aufbersten zu wollen. Sie lässt das Leben und die Zeit ihre Arbeit tun und hält unterdessen das Leben auf gesunde Weise innerhalb ihres Raums fest, ohne Zwang.
Paella hat ganz und gar kein Gefühl des Gefangenseins, erlebt in Ruhe das, was in und durch sie hindurch geht.

Der Mensch, der ein Verlangen nach Paella empfindet, trägt das Talent, herrlich zu kosten, es zu schmecken, in sich. Auch er weiß den vorausgehenden Teig von Butter-Zuckerwaffeln durchaus zu schätzen. Ein Lebensgenießer wie er leibt und lebt. Und doch ist es möglich, dass die Strukturen, auf die er an der linken Gefühlsseite baut, einige Mängel aufweisen: emotional sucht er das stabil niedergelassene Glück, aber es gelingt ihm nur allmählich. Zuerst sollte er sich dessen bewusst werden, dass die wahre solide Basisstruktur in ihm selbst liegt, dass die hölzernen Stuhlspeichen unter seiner Sitzfläche gebrochen sind, weil er sich möglicherweise wertmäßig nicht hoch genug einschätzt und es daher nicht wagt, voll auf seine eigene innere Basisstruktur zu bauen.

Aus Selbst-Unterschätzung kann Selbstvernachlässigung werden, sowie eine Art des Nicht-genug-Schutz-Bietens an das, worum er sich eigentlich kümmern sollte (wie ein Holzstuhl ohne die nötigen Produkte zum Schutz gegen Feuchtigkeit im Regen stehen und verkommen kann). Paella kommt, um ihn dazu aufzufordern, für sein eigenes Sein Verantwortung zu fühlen / zu übernehmen: er ist schließlich keine unbedeutende Randfigur und kein Stadtstreicher!

Der Mensch, der Paella mag, fühlt sich mitunter ein wenig gefühlsschwankend, kann in der Überzeugung leben, er sei nicht in der Lage, auf die starke eigene Gefühlsbasis zu bauen, diese sei zu schwach. Aber dieses Nahrungsmittel, genau wie der Reis dies tut, weist ihn auf die Verantwortung dafür hin, die er in sich trägt, saubere Strukturen, reine Linien und Reinheit in sich selbst zu finden, zu legen.

Paella ermahnt den Menschen dazu, auf eigenen breiten Füßen zu stehen und zu gehen, einzusehen, dass diese Sicherheitsbasis in ihm ganz gewiss existiert. Ein strammer Bauarbeiter, der weiß, was er drauf hat, der nicht an seinem Inhalt zweifelt, an seinen Fähigkeiten, an seiner Kraft. Und er, der Mensch, der auf Paella hört, wird sich einer Art von Urkraft bewusst, die in ihm präsent ist, eines potenziellen soliden Vorrats an Energie und Möglichkeiten, der im richtigen Moment angegriffen werden kann. Er IST IN SICH SELBST auf KRÄFTIGE Weise anwesend, erzwingt nichts. Er WEISS von seiner Urkraft und glaubt jetzt an sich selbst. Er erbringt den Leben jetzt seine Dienstleistungen und weiß, dass seine Urwurzel stark ist und dass alle Energie mit allem in Verbindung steht. Er WÄCHST aus sich selbst heraus, stark von der Gefühlskraft her, stark von der Struktur her … allmählich. Ruhig und mit einem klaren Bewusstsein für seine energetischen Möglichkeiten, mit dem Leben *mitgehend.* Sich selbst, seine Strukturen versorgend. Er hat nun ein gutes rundes Gefühl in Bezug auf seinen Charakter, seine Art. Gemächlich und froh über sein Dasein als ICH, in Selbstrespekt, entrollen seine Lebensenergien sich wie selbstverständlich, allmählich. Er genießt das Leben und ist froh darüber, wer er ist, ruhig bei sich selbst, unterdessen lässt er alles aus dieser Ruhe heraus in guter Ordnung verlaufen, wie ein braver Saturn-Vater, alle Elemente in herrlicher Ausgewogenheit. In Selbstwertbewusstsein, Respekt und Wert an sich. Ruhig genießend, aber zugleich wach und aufmerksam.

Pita

Pita symbolisiert das Vermögen, den letzten Tropfen aus einer Substanz zu pressen, wie das ätherische Öl, das bis zum letzten Tropfen aus der Pflanze gepresst wird. Auch das letzte bisschen Feuchtigkeit, das aus einem bestimmten Objekt entnommen wird, welches eigentlich ‚trocken' sein sollte.

Die pulsierende, stimulierende, austreibende Wirkung von Pita hat ihre tieferliegende Bedeutung: als Herr ihrer Wohnung achtet sie darauf, dass all ihre Wände trocken sind, dass sich keine Feuchtigkeit und kein Schimmel an ihren Wänden sammelt. Es ist Pita, die klare, trockene Linien / Wände haben will, und dafür sorgt, dass nirgends Feuchtigkeit eindringen kann, wo dies ungesund wäre: z.B. für die Atemwege.

Pita sagt dem Menschen: „Es wird niemals eine Überströmung geben, und auch keine Art von unkontrolliertem Spritzen von Wasser, wenn du alles - genau wie im Wasserleitungssystem - ordentlich kanalisierst. Wenn du in deinem Leben Verantwortung übernimmst. Wenn der Bauer seine Gräben instand hält, kann das Wasser flott hindurchströmen und ist eine Überströmung ausgeschlossen.

Dies gilt auch für Gefühle, Emotionen, Lebenskräfte, die frei durch die Körperzellen strömen wollen."

Wer Lust auf Pita hat, empfindet das dringende Bedürfnis nach einer Regulierung, was seinen Wasser-Haushalt betrifft. Eigentlich sehnt er sich danach, so frei wie ein Fisch in das Wasser zu tauchen, seiner Intuition zu folgen, in einem herrlichen Lebensbad unterzutauchen.

Pita erzählt ihm, dass es wichtig ist, genug Flüssigkeit, Gefühle, Emotionen in sich selbst existieren zu lassen, Energien, aber dass dies in gewisser Hinsicht in einem geordnetem, ganz bestimmten Sinne zu verlaufen hat.

Der Mensch sucht ein ‚Gleichgewicht' in sich selbst, hat bereits genug ‚gedacht', im ‚Geist' verweilt, und will dies ändern: auf der Suche nach der Wurzel seiner selbst, nach dem Anwesend-Sein in seinem Körper.

Pizza

Pizza ist voller Lebensfreude, zwar manchmal verhalten, aber eigentlich würde sie es alles gerne zum Ausdruck bringen. Aber so wie der Elefant seinen Rüssel gelegentlich noch zwischen den Beinen hält und stehenbleibt, so wartet auch sie mitunter, mit innerlicher Freude, bis sie sich plötzlich gehen lässt. Sie darf sich dann ausleben; und dasjenige, was in ihr ist, diese vergnügte Energie, ist dann auch gleich raus; das braucht nicht viel Zeit. Um sich dann anschließend wieder mit angenehm vorausschauendem Blick eng in sich selbst zuhause zu halten.

Sie weiß es schon: sie muss ihre guten Manieren behalten, sie kann nicht immer singen und Krach machen, aber eigentlich würde dies doch auch *zu* weit gehen für sie. Kurz: die größte Freude liegt in der *‚Vorfreude',* ob dieser frohe Inhalt nun nach außen strahlen kann oder nicht. Und das ist auch wichtig: Pizza steht für das *zurückgehaltene, aber innerlich intensiv erlebte Gefühl von Fröhlichkeit,* Sinn für Humor; die Freude über sich selbst, über das Leben selbst, über

‚all das Schöne, das sie noch erwartet'. Sie erlebt diese Freude also heimlich, verborgen, auch wenn man es an ihren strahlenden Äuglein schon merken kann, an ihrem verhaltenen Lachen, an ihrer Ausstrahlung und ihrem Potenzial. Verhaltene Fröhlichkeit; sie erlegt sich selbst das Schweigen auf.

Pizzas strecken die Nase vor, wollen überall dabei sein, sehen das Fröhliche der Dinge, aber halten sich andererseits durchaus still, verborgen in den frohen Gefühlen ihrer selbst. Ja, Pizza verpflichtet manchmal sich selbst zum Schweigen. Sie macht es sich selbst in jeder Hinsicht innerlich gerne fröhlich und lustig, macht vielleicht witzig-komische Bewegungen (um sich zum Lachen zu bringen) und sie selbst hat in der Tat den größten Spaß daran. Ihre Einbildungskraft, ihre Fantasie und ihr Erfindungsreichtum, ganz spontan, ihre Freude am Leben an sich. Beteiligen sich andere daran, dann ist dies O.K., aber in erster Linie geht es doch um eine tiefgefühlte Freude, das Lachen, um das, was IST, um das, was in ihr ist, um das Leben. Eine Art freudvoller Emotionalität, innerlich erlebt. Nichts kann schiefgehen, alles ist Freude.

Menschen, die Lust auf Pizza haben, sind oft auf der Suche, um zu sammeln und es dann alles tief in sich sacken zu lassen, bis in den untersten Teil des Darms gleichsam, ähnlich wie ein Beuteltier, das seinen Inhalt tief in seinen Beutel steckt, auf der Hut, damit niemand etwas merkt oder ‚wegnimmt'. Derjenige, der wie ein Mäuschen auf der Suche ist, der neugierig von hier nach dort rennt, um dann alles mitzunehmen zu seinem Mauseloch, heimlich, sich nicht dazu bekennend und seine Schätze nicht mit den anderen teilend. Ein wenig grau, denn er hat nicht wirklich Freude daran, an diesem Hamstern; er macht es auf eine manchmal begierig-instinktmäßige Weise, immer wieder weiter zum Nächsten. Eine Getriebenheit, die keine Freude macht, außer der Genugtuung, tief in sich selbst viel ansammeln und sparen zu können. Aber die Außenwelt sieht nichts davon; es spielt sich ganz tief in ihm selbst ab. Es ist ein Verbergen und er hat mit anderen Worten auch keine oder nicht genug Freude am Teilen des eigenen Inhalts mit anderen. Das Lachen ist nicht wirklich anwesend, eher eine Art von ‚Aufregung'; ‚wie viel habe ich schon aufgesammelt, in mir selbst zusammengetragen, mein Bäuchlein damit gefüllt (nicht mit dem Lebenslachen, sondern mit Füllungen allerlei Art von außen - abgesehen von Nahrung, natürlich)?'

Er ‚füllt' sein Leben mit allem Möglichen, außer mit dem ‚Lachen', dem Glückslachen im Bauch darüber, wer er selbst ist, darüber, was das Leben zu bieten hat. Er ist zu sehr auf das fixiert, was sein Leben füllen soll und ihm Sinn geben soll, ohne dabei zu *fühlen,* dass es die Freude über das eigene Dasein ist, das Erleben von Freude über das, was noch alles kommen wird, das den größten Sinn des Lebens beinhaltet. Er erfüllt sich selbst nicht, hat bisher dieses frohe Lachen noch nicht entdeckt, das sein Körper ist, blickt noch nicht fröhlich nach vorne und freut sich auf das, was kommen wird, auf das Leben an sich ... sondern ist begierig und manchmal schnell-schnell auf der Suche nach dem, was er zu greifen bekommen kann, sammeln kann, um es dann tief in sich selbst zu verbergen. Dies erzeugt keine echte Freude, nur eine Art Zufriedenheit über das, was er in sich selbst alles zusammengetragen hat oder dessen er sich bemächtigen hat können. Echte Freude sollte entdeckt werden. Und danach sehnt sich der Pizza-Esser daher auch. Denn er ist eher auf der Hut, bereit irgendwohin zu rennen oder um irgendetwas herum zu fliegen, zuzuschlagen und das Seine hereinzuholen, auf der Lauer liegend, statt Fröhlichkeit in seinem Herzen zu fühlen.

Und *das* ist es gerade, was Pizza fordert (und wonach der Pizza-Esser sich eigentlich tief in sich selbst doch ständig sehnt): *fühle* dich selbst, *fühle* und *erlebe die Freude über das Jetzt, über dich selbst,* nicht über das, womit du dich ‚füllst', über das, was kommen wird, *wage es, deine Kapriolen mit Freude zu erleben und wenn du einmal fühlen solltest, verrückte und fantasievolle Gedanken hegen zu müssen, die dich froh und freudvoll machen, nun, dann halte dich auf keinen Fall zurück!* Pizza capricciosa! *Innerlich erlebte Freude über das, was das Leben eigentlich alles beinhaltet, innerhalb der Umrisse deines eigenen frohen ICHS.* Freude und Spaß, hundertprozentig, über das, was du bist, denjenigen, der du bist, das, was in dir anwesend ist. Strahlend und vor Freude bebend.

Je nach Art des Belages und Art des für die Pizza verwendeten Teiges müssen an den obigen Text natürlich andere Nuancen gekoppelt werden (schlage die betreffenden Rubriken nach: z.B. Champignon, Zwiebel, Tomate usw. ....).

Pommes frites

Pommes frites locken den Menschen an, um ihn dazu zu bringen, doch eine kurze Weile bei sich selbst einzuhalten. Mit Gier will der Mensch sich im Leben festbeißen. Er liebt es, in das ‚Leben' selbst zu beißen. Er greift mit Gier und Verlangen ... weil er faktisch tief in sich selbst ein Bedürfnis nach einer Art Ur-Anerkennung seines Wesens hat.

Er lebt oft zu sehr an der Oberfläche seiner selbst und will eigentlich *viel* näher zu seiner Quelle kommen. Er hat - sei es auch unbewusst - das Bedürfnis, sich einmal mit sich selbst allein zu wissen und zu erfahren, wie gut das Leben an sich jetzt ist. Der Mensch, der sich selbst verwöhnen will und sich ein paar leckere Pommes frites geben will, hat das Verlangen, näher zu sich selbst zu kommen … aber er ‚kann' nicht … oder tut es nicht … weil er überhaupt keine Ahnung, kein Bewusstsein dafür hat, wer er, ‚der Mensch', eigentlich wirklich ist. Er wird sein ICH - in Liebe und Wertschätzung - anerkennen müssen, entdecken müssen. Unbewusst sehnt er sich dennoch danach, sich mit seinem allertiefsten Kern zu verschmelzen. Dieser ruft um Aufmerksamkeit …

Wer ein Verlangen nach Pommes frites empfindet, ist auf der Suche …; er weiß noch nicht so recht …

Pommes stehen für Aufmerksamkeit und Milderung. Sie ermahnen den Menschen dazu, auf eine aufmerksame, liebevolle Weise zu sich selbst zu kommen. Pommes legen sich auf eine nachgiebige Weise in die Arme des Lebens. Sie verstehen es, sich selbst zu genießen … Sie brauchen nicht alles zu sehen (an der Oberfläche des Lebens), zu regeln, sich in alles einzumischen, über alles nachzudenken … sie *fühlen* und SIND einfach …; sie lassen sich ein wenig hängen; sie finden Gefallen daran, sich auf eine gemütliche Weise im Licht der Lebenssonne zu wärmen. Eine herrlich entspannte Hingabe an das Vergnügen, in sich selbst zu Sein. Nichts und niemand anderer ist dazu nötig. In der Pommes-Sphäre ist der Mensch ruhig und glücklich, allein mit sich selbst. Es gelingt ihm, auf glückliche Weise sich selbst zu versorgen. Er lässt nun alles los, was sich ‚außerhalb' seiner abspielt … und das tut ihm gut: allein mit sich selbst kommt er weiter, kommt er näher zu seinem wirklichen Glück. Eine Art himmlische Glückssphäre, eine Art intensiv irdisches Vergnügen liegt in dieser Pommes-Sphäre.

Zerbröckelt und im Öl gebacken geben sie eine Nuance wieder, die anders ist, als jene der runden Kartoffel. Diese Pommes frites stehen tüchtig aufrecht auf eigenen Beinchen, aber lieben es, sich in einem Bett des Lebens gehen zu lassen, in der Ruhe des Ganzen. Sie machen sich über nichts Sorgen und geben sich der Losung ‚Carpe Diem' hin. „Mach dir keine Sorgen über morgen, genieße den Jetzt-Moment", sagen die Pommes frites, als ob es nichts anderes mehr gäbe, als diesen herrlichen Jetzt-Moment. Der Mensch vergisst seine Sorgen und seinen Kummer; er reitet mit auf den Wogen des Vergessens.

Wer ein starkes Verlangen nach Pommes frites empfindet, hat das dringende Bedürfnis nach einem engen leiblichen Kontakt mit sich selbst, nach einem größeren, bewussteren WISSEN über sein körperliches und inhaltliches Sein; er wird gut daran tun, sehr nah zu seinem irdischen Selbst zu kommen. Möglicherweise ärgert er sich oft an oberflächlichen irdisch-praktischen Dingen, die ‚enttäuschen oder schwerfallen' oder nicht gleich mitwirken wollen: Pommes frites ermahnen ihn dazu, sich nicht länger auf das ‚Fehlen von …' zu konzentrieren, sondern nur das Positive des Lebens zu sehen und sich nur an sich selbst festzuhalten, an seinem Körper, ohne harte oder frostige Kritik auf die anderen zu speien, als Folge der frostigen Haltung, die er gegenüber sich selbst einnimmt. „Genieße deine Anwesenheit im Fleisch voll und ganz. Nur auf diese Weise kannst du dir selbst Genugtuung geben und sehnst du dich nicht mehr nach Menschen und Dingen außerhalb deiner selbst. Suche es alles in dir und lasse dich einmal gemütlich in dir selbst ‚hängen', wie in einer Hängematte auf einer paradiesischen Insel: du mit dir selbst allein … in der Natur" …

Pommes bitten um die Anerkennung des eigenen ICHS. Viele von denen, die ein Verlangen nach Pommes frites empfinden, machen sich selbst als Mensch unbewusst ‚herunter'; sie unterschätzen (oder verkennen, leugnen sogar) ihr wahres lebendes Selbst und bleiben an der Oberfläche ihres ICHS, ohne dass sie es deswegen einsehen. Dies erfordert eine anhaltende Transformation, ein Wachstum, ein immer näher und bewusster Anwesendwerden des Menschen bei sich selbst!

Unbewusst haben die Pommes-frites-Esser durchaus das Gefühl, dass es ‚mehr' geben muss … Sie suchen danach … und beißen gierig in die Pommes frites, suchen die Allerkleinsten ganz unten in der Spitze der Papiertüte …

Pommes sind daher auch ein Symbol für „Komm *ganz* nah zu dir selbst und in dich selbst: du bist Menschen-König in diesem Leben, aber du erkennst, verstehst es nicht … und du wirst dich daher auch nicht entsprechend verhalten. Erkenne deinen Glanz und deinen Reichtum und wage es, dich selbst einmal sehr gründlich anzusehen, zu untersuchen und zu verwöhnen. Es steckt viel mehr in ‚Dem Menschen' als du vermutest, als du herausholst!"

Der Pommes-frites-Esser ist jener Mensch, der oftmals ‚zu abwesend' wegbleibt aus sich selbst; derjenige, der sich zu sehr auf das richtet, was sich außerhalb seiner befindet. Er wird gut daran tun aufzuhören, nur einen Teil seiner selbst anzuerkennen, erleben zu wollen …; er würde gut daran tun, die Selbst-Verkennung zu beenden, das Wegflüchten vor sich selbst; er darf nicht länger in kalter Distanz zu seinem Lebensgefühl stehen, zu seinem Ich, sondern darf auf eine bewusstere Weise in seinem Selbst Anwesend werden!

„Komme auf eine warm-sensible, vertieftere Weise zu dir selbst!", sagen die Pommes frites. Aber der Mensch ignoriert sich selbst zu einem wichtigen Teil, seinen Körper, sein tieferes Wesen. Er hat das dringende Bedürfnis danach, ein engeres, näheres, gemütlicheres Band mit sich selbst zu schmieden.

„Nur mit dir selbst in einem Königsraum, ruhig warm, gemütlich, herrlich das Leben genießend … Nichts kann mehr schiefgehen; du gibst dich dem himmlisch genießenden Jetzt-Moment hin. Du lässt dich auf den fröhlichen, sonnigen Tönen des Lebens fortbewegen. Du wagst es einmal, alles loszulassen und du ziehst dich ganz eng an dich selbst heran. Du respektierst dich selbst jetzt wie einen König und du gestattest dir selbst, einmal herrlich nichts zu tun, prinzherrlich du selbst zu sein, ohne weiteres. Du betrachtest deine Tiefen, deinen Kern, deine Wurzeln … und du erkennst deinen Wert als Mensch an. Du hältst ein, denkst über dich selbst nach, und läufst nicht mehr schnell an der Oberfläche vorbei … dich selbst gierig mit den Dingen außerhalb deiner selbst füllend."

Pommes rufen dir zu: „Hey! Bist du da? Komm in dich selbst hinein, zu deinem ICH, in deinen Körper, zu deiner Seele … Komme wirklich nach Hause zu dir selbst und lasse den Rest einmal los. Flüchtest du immer wieder in allerlei Dinge, in Menschen und Ereignisse, läufst du immerzu weg … Suche dann wieder diesen intensiv glücklichen engen Kontakt zu dir selbst und wärme dich an deinem eigenen inneren Kaminfeuer!".

Pommes frites sagen dir auch: „Du brauchst keine Leistung zu erbringen; du MUSST nicht dies oder jenes tun, wenn dein Herz ‚nein' sagt; du darfst SANFT und liebevoll zu dir selbst sein, ohne ein strammes, hartes oder kaltes Verhalten gegenüber dir selbst aufrechtzuerhalten! Störe dich überhaupt nicht daran, was andere über dich sagen würden, entwickle aber dennoch die wollige Gemütlichkeit deines eigenen Wesens. Überbrücke jede frostige Distanz zu dir selbst, wälze dich auf eine vergnügliche, sensible Weise in deinem Körper, entdecke diese himmlische Vollheit deines Seins!"

➔ Lies eventuell auch: Kartoffel.

Rösti

Röstis Art: tieforangegelbe Sphären, vielversprechend, potenziell geladen, der weibliche Schöpfungsaspekt stark anwesend. Vergleichen wir es mit dem Kürbis. Vollfleischige Arme tragen die Erde in Fruchtbarkeit. Sanft, und sich von der tiefen Kraftquelle aus nach außen stülpend. Irdisch und sonnig.

Der Charakter von RÖSTI ähnelt ein wenig einer blauen Distelblume, erhaben und zugleich in der Erde verwurzelt. Scharf-aufmerksam richtet sie zugleich ihre Aufmerksamkeit aus; rot ist dann ihr Farbcharakter. Wie ein lachender Schwarzafrikaner mit oval-beinahe kahlem Schädel; er hat glänzende Äuglein, die alles beobachten. Kurz: ein vielseitiger, sich-anpassender, aufgeweckter, in seiner Erscheinungsform variabler, akzentuierter Charakter. Manchmal launisch in seiner Biegsamkeit, dann weitergehend mit nachdrücklich entschlossenem Schritt auf ledernen klackernden Absätzen.

Dieses Nahrungsmittel fordert Aufmerksamkeit, dann wiederum will es überhaupt keine Aufmerksamkeit. Wie Weintrauben, trunken vor Glück oder in einer Art froher Ekstase, hin und her wiegend, leise lachend und still singend. Eine

Sphäre, die an Folgendes erinnert: ‚in höheren Sphären verweilend'. Und deswegen handelt es sich hier nicht um ein echtes Glück, sondern eher um eine berauschte, betrunkene sanftmütige Traumsphäre. Überempfindlich, emotional, gerührt über sein Dasein.

Der Mensch, der Rösti mag, lebt möglicherweise in zu straff gespannten Rahmen, in einer Art schwerer Spannung, wobei seine Stirn von Schweißtropfen bedeckt sein kann.

Mit süßer Vorfreude freut sich dieser Mensch auf etwas … das Wasser würde ihm davon im Mund zusammenlaufen. Wie ein Kind, das sich süßfette Teigkugeln im Kühlschrank ansieht, verlangend … „hmmmmm!" Oder Drogen? Auf eine mögliche Sucht gilt es zu achten. Rösti fordert dazu heraus, sie zu verspeisen und dich in einen Rausch aufnehmen zu lassen. „Verliere dich nicht", würden wir hier sagen, „bleibe immer stark irdisch in dir selbst anwesend und lasse dich nicht ins Schlepptau nehmen. Aber sanft genießen ja, warum nicht?"

Derjenige, der Rösti mag, fragt sich mitunter, ob er jetzt in einem Traum oder einem Märchen lebt oder in der Wirklichkeit. Aber nein, er bläst schon bald seine Fantasien weg und glaubt dann wieder stark und nüchtern an sein eigenes „Ja, ICH existiere *sehr wohl;* ich lebe weder in einem Traum noch in irgendeinem Himmelsparadies. Ich *Bin* …!"

Rösti gibt dem Menschen die Botschaft, dass er gut daran tut, zu ‚wissen, was er wirklich will', damit er sich nicht im Kreis dreht. Bleibe nicht am Honigähnlichen im Leben kleben; löse dich aus festliegenden Strukturen oder Klebesystemen. Plane nicht zu sehr im Voraus, halte dich selbst frei, um dich immer wieder frei entscheiden zu können. Auf diese Weise suchst du keine für dich ungesunden Traumsphären auf, um den zu straffen Linien zu entkommen.

Lasse dich selbst in Offenheit ausdehnen, kreiere dich selbst lebensfroh und leber-fröhlich. Betrachte das Leben selbst als ein Freudenpodium, wobei du dir selbst die ganze Aufmerksamkeit schenken darfst. Lasse dieses echte Lebensgefühl in dir zu, das reine Glück darüber, ‚auf Erden zu sein'. Ohne zu straffe Linien oder Strukturen. Wage es, du selbst zu sein, wie du bist, in allen Formen und Gestalten. Mit den Füßen auf dem Boden und dennoch spielerisch, ALLES genießend, was es auf der Erde, in deinem Leben zu erleben gibt. Und falls du über Kobolde und Trolle fantasierst: warum auch nicht? Solange du nur das Gleichgewicht zwischen Träumen und Wirklichkeit hältst.

Rösti kommt, um deinen goldgelben Wert in Anspruch zu nehmen, all das Üppige, das in dir ist. Und Rösti möchte nichts lieber, als dass du glücklich bist, ohne deswegen von der Erde wegzufliegen in zu träumerische unechte abgehobene Sphären. Bleibe nüchtern und gehe glücklich spielend und tanzend durch das Leben, wie ein freies Kind, das seinen ganzen Raum einzunehmen wagt.

➔ Lies eventuell auch: Kartoffel.

Quiche

Quiche symbolisiert: ‚die alten Schichten bis zum Boden entfernen, die Wand glattstreichen, damit diese als Basis eines neuen Beginns dienen können'. Die vorbereitenden Arbeiten. Alles wird schön geglättet, jedes alte Teilchen entfernt, so dass sich als Resultat eine glatte Oberfläche ergibt. Reinigung, Entfernung von Resten, alles darauf vorbereiten, um das wirklich Gute und Schöne im Leben empfangen zu dürfen. In dieser Bedeutung steht Quiche dafür, dass man sich in den Dienst des ‚Echten' innerhalb des Lebensrahmens stellt. Die Reinigung ist nötig, damit man - unbehindert von Elementen aus früheren Zeiten - weitergehen kann. Nichts von dem Alten darf noch hängen bleiben, findet Quiche.

Wer Appetit auf Quiche verspürt, sehnt sich unbewusst nach einer Art von reinem Neuanfang, nach einer Reinigung, einem Reinemachen der eigenen Bodenschichten. Möglicherweise hält er noch ein wenig besitzergreifend oder ängstlich begierig an bestimmten Elementen fest, die er in der Vergangenheit angespart hat, in sich selbst, außerhalb seiner selbst. Alte Gewohnheiten, alte Besitztümer, alte instinktmäßige Muster. Das Verlangen nach Quiche weist den Menschen darauf hin, dass er tief in sich selbst in ein nächstes Stadium evolvieren will, dass es ihm gut tun würde, die Dinge schön glatt und rein zu machen, wie die abgeschliffenen Wände einer neu zu beziehenden Wohnung. Quiche fordert ihn daher auch dazu auf, mit allem zu brechen, an dem er sich krampfhaft festhält. Dies ist auch eine Aufforderung, die Energien nicht länger in eine Schublade zu stecken, zur Aufbewahrung, sondern sie frei spritzen zu lassen wie eine Fontäne. Auf diese Weise, in diesem Loslassen und indem er sich selbst frei existieren lässt, werden Frustrationen, die gerade eine Folge dieser Selbstunterdrückung waren, verschwinden. Der Mensch hält seine Potenz nicht länger ängstlich abgedeckt, verborgen unter einer straff gespannten Plane, sondern gibt sich selbst als liebhabendem Menschen freien Auslass, und dies wohlgemerkt vom Herzen aus.

„Lege die Basis, reinige die Rinnen und bereite dich darauf vor, dass du bald das neue saubere Wasser durch deine gesäuberten Teile strömen fühlen wirst. Halte dich bereit, putze noch ein wenig nach, mache die kleinsten Ecken sauber und halte dich bereit dafür, das Neue zu erwarten. Lasse dich selbst dann auf erneuerte, gereinigte Weise in aller Weite strömen, leben.

Stehe mit deinem Kopf in Gedanken nicht länger still und denke nicht mehr über Dinge nach, die du gerade hinter dir gelassen hast, gehe mit dir selbst mit …

Klare Sicht, alles in Ordnung gebracht, gereinigt, Herr und Meister über dein Leben: erst den Hauptlinien folgen, dann kommen die Randelemente von selbst. Ein reines und frisches Gefühl, das Gegenteil von Chaos und Überladenheit, von unübersichtlichem Wirrwarr im Kopf. Gereinigt, klar und deutlich liegt der Weg vor dir. Du brauchst ihn nur noch zu gehen."

Quorn

Den Charakter von Quorn kann man als edel und urstark bezeichnen. Er verfügt über ein tüchtiges Selbstwertbewusstsein und trägt den weißen Spitzenkragen hochgestellt an seinem würdigen Hals. Als wäre er Rubens oder Antoon van Dyck, die bekannten Künstler, selbst. Ja, er findet sich durchaus würdig genug, um auf Tuch gemalt zu werden! Er weiß und fühlt die Vollheit seines Wesens und hat nicht das Bedürfnis, damit hinter dem Berg zu halten.

Man kann bei Quorn nicht eindringen, denn er IST stark in sich selbst und *lässt* einfach nichts in sich eindringen. Üppiger Inhalt in urstarker Form.

Quorn pflanzt sich kräftig in die Erde; seine Art trägt etwas Uranisches in sich, die ERKENNTNIS des „ICH“ BIN.
Frei und selbstbewusst verwurzelt. Er weiß mit Kraft und Macht die Lebensenergien in sich selbst im Kreis zu drehen.

Auch die Lebensbegeisterung und ein verschmitzter Sinn für Humor sind kennzeichnend für ihn. Wie ein fröhlicher Bernhardinerhund springt er munter umher, seine Ohren im Wind flatternd, weil er so froh ist, dass er *lebt,* dass er wieder Menschen retten darf, die unter den Schneeschichten in den Bergen verschüttet sind. Man findet Quorn wichtig, aber für Quorn ist das alles ganz normal. Gutherziges muskulöskräftiges Quorn. Er folgt seinem Gefühl, seiner Intuition und denkt nicht zu viel darüber nach, geht und springt dorthin, wo er seinem Gefühl nach sein muss.

Quorn schützt sich selbst gut, mummelt sich nötigenfalls ein. Quorn weiß sich geschützt und sorgt dafür, dass für ihn selbst alles sicher ist. Tüchtig, stolz, nicht von seinem Sockel zu bekommen, sich seiner Talente, seiner Funktion in der Welt bewusst. Nagelkraft[15]

Wer Quorn mag, ja, wer große Lust auf Quorn hat, kann gelegentlich das Gefühl bekommen, die Welt stehe auf dem Kopf. Es kann sich so anfühlen, dass er, falls er die notwendige Transformation in seinem Leben nicht durchführt, ‚hängen’ wird, dass er nicht wirklich *weiterkommen* kann. Kurz: eine Uranisch-Plutonische Umkehr oder Veränderung wird nun von ihm verlangt. ‚Und natürlich kann er dies wahrmachen’, fühlt Quorn.

---

[15] Zur allgemeinen psychologischen Symbolik der Fingernägel siehe *Der Schlüssel zur Selbstbefreiung – Enzyklopädie der Psychosomatik.*

Der Quorn-Geschmack erzählt ihm: säge diesen Baum doch vollständig durch, säge seinen Stamm in 2 Teile. Als ob unbewusst nach einem Neuanfang gesucht wird, und das Alte aufgehoben und abgeschafft werden darf. Die Stammkraft voller fruchtbarer Säfte ist ebenfalls vorhanden in Quorn.

Empfindest du ein Verlangen nach Quorn? Dieses Verlangen fordert dich dazu auf, sehr tief nach deinem wirklichen authentischen Kern zu graben. Oder betrachtest du dich als ‚ungeschützt mit traurig loshängenden Nägeln'? Unterschätzt du deine KRAFT derart, die Stärke, die in dir vorhanden ist, statt ganz gewiss in deine Sphäre des Selbstschutzes und der Sicherung zu glauben? Quorn ermahnt dich dazu, mit erhobenem Kopf auf felsenfeste Weise an deine Fähigkeiten zu glauben, an deine wertvolle Frequenz des Seins, dein ICH BIN. Ehrenvoll, mit einem großartigen Lebensstandard, in gesundem Stolz, und, damit übereinstimmend, in gediegener würdiger schützender Kleidung den Lebenspfad betretend.

Quorn rettet seine Ehre und lässt unwürdige Dinge hinter sich. Er wünscht sich absolute Reinheit, Integrität. Der Name, den er trägt, steht für ein gesundes, würdevolles, stolzes Sein.

Der Mensch, der gerne Quorn isst, leidet möglicherweise an einem alten Leiden, das er jetzt heilen will.

Er reinigt sich selbst jetzt von alten, vergessenen, aber noch hängen gebliebenen Schmerzen oder Ereignissen. Er weiß, tief in sich selbst, dass keine Gefühle aus der Vergangenheit und keine Gefühle der Ohnmacht hängen bleiben sollten. Mit kräftig-entschlossenem Schritt geht er vorwärts. Die starken Stiefel, mit denen er durch jede schlammige Pfütze gehen kann, ohne von Schlick und wasserartigen Dingen besudelt zu werden, immerfort vorwärts. Niemand kann ihn aufhalten, verletzten oder besiegen. Wie ein Ritter, der sein Leben für das Ideal gibt, für das Allerreinste. Zügig vorwärts schreitend, die Feder auf seinem Filzhut, den Kragen rund um das würdevolle Haupt. Er weiß jetzt, dank der Sprache von Quorn, seine Selbstsicherheit zu finden; MUT UND TATKRAFT, das Schwert der Gerechtigkeit strahlt aus seinem energetischen Kräftemuster. Starker königlicher Mensch, genau wie Quorn es angibt …

Der Blick in seinen Augen ist rund und stark, er schaut durchdringend, bewusst wissend und … hält jede Negativität, jeden feindlichen Eindringling auf Distanz. Er IST nun würdevoll er selbst geworden, so wie er im Kern schon war, aber durch Quorn stimuliert, jetzt viel stärker und konzentrierter in sich selbst. Alle notwendigen Stoffe, Nahrungselemente, Lebensteilchen hält er in dieser Quorn-Sphäre bei sich. Dieser Mensch kann auf sich selbst bauen!

Rührei oder Omelett

Süß und rund, vielversprechend: „Es wird kommen, ganz sicher, das Schöne! Freue dich ruhig, freue dich über das Neue, das dir in den Schoß geworfen werden wird,“ so sprechen die Rühreier, „blicke nach oben, blicke weiter, fühle, wie du gerührt bist über das echte Lebensfrohe, genau wie ich. Hast du Lust, mit mir herumzupurzeln, im Kreis zu springen, zu tanzen? Ich fühle mich so rund und dick und froh über mein Bäuchlein, hüpfend im Dreivierteltakt.“ Eine erhabene geistige Sphäre, die gerade noch nicht schwebt, oder manchmal doch ein wenig? Aber das darf auch einmal vorkommen, dass man träumt vom Glück.

Violette und gelbe Osterfreude Hand in Hand über das Weideland schreitend, zusammen mit den Hasen und Kaninchen zwischen den gelben Lilien hindurch, den Krokussen noch zuwinkend. Genug hängengeblieben und gezaudert, jetzt weitergehen, jetzt froh sein über das Leben selbst. „Es GIBT einfach keinen Verdruss, an sich existiert kein Leiden: alles ist letztlich das, was man *selbst* daraus macht und eine Folge davon, *wo* man seine Prioritäten legt, worauf man sich fixiert.
Also fixiere dich auf dich selbst, auf das freudvolle Gefühl, das ‚Leben' heißt ... und komm mit mir mit. Verweile immerwährend in diesem herrlichen Jetzt-Moment.“ Ein intensives Bewusstsein süßen Glücks, herrlicher Belohnung, eines irdischen Glücks, das man nicht mit Worten beschreiben kann.

Eine Kraftsteigerung, eine Konzentration innerhalb des eigenen Körperfeldes, in den Geweben und den Muskeln, den Knochen und den Fetten: die Freudenkraft wurde erhöht durch die *Erkenntnis,* dass du in dir selbst *bist.* Dies verursacht eine herrliche Rührung der Gefühle und vielleicht rollen die Tränen vor Freude, einfach weil du *bist* und weißt, dass dieses Glück niemals zu enden braucht.

Die Kraft, mit der jemand gegen einen Fußball tritt, der angespannte Muskel, der mit Stoßkraft ausholt und gegen einen Spielball kickt, die konzentrierte Anwesenheit in jeder Zelle deines Körpers. Das intensive Bewusstsein dafür, dass ‚ich in jedem Teil meines Körpers anwesend bin', eine Art Marsianischer Freude. Diese feurige Begeisterung geht vom Gehirn aus, von der Epiphyse, dem leuchtenden Haupt. Hormone senden fröhliche Botschaften weiter und lieben gelbes Licht, doch nicht ohne ein Gleichgewicht mit den rotbraunen Kräften des materiellen Gegenstücks zu halten: dem irdischen Körper an sich. Eine merkwürdig komplexe Sphäre. Urstark wie Baumwurzeln und dynamisch-kräftig, ja, gelenkt vom urstarken Geist des Menschen, der seine göttliche Anwesenheit erkennt und schätzt, sie voll und ganz nutzt und mit energetischen Kraftstößen einsetzt.

Freudengenuss über die eigene Leistungsfähigkeit, über die eigene Gesundheitskraft, über das eigene Dasein-im-Körper. Nichts scheint dieses Glück noch stören zu können, gerade weil Omelett innerhalb der Grenzen dieses eigenen Freude-Kraft-Feldes bleibt. Selbstbewusst, selbstsicher, gerade nicht übermütig, und all diese Fähigkeiten in purzelnder Freude verwendend, intensive Rührung über alles, was ist, aber vor allem darüber, dass man das eigene Selbst erleben darf, das Glück, ‚man selbst sein zu dürfen auf der Erde': das ist die Botschaft von Omelett an den Menschen.

Der Mensch, der ziemlich viel auf einmal schlucken muss oder der ‚aufstoßen' muss, weil er das alles nicht in einem Mal verarbeiten kann, hat ein dringendes Bedürfnis nach der Kraft der Rühreier, um auch weiterhin seine Emotionen beherrschen zu können, sie zu integrieren, zu verarbeiten, sie ‚weiterzirkulieren' zu lassen innerhalb des eigenen Wesens. Derjenige, der vielleicht sagt oder denkt: „Es ist mir zu viel, dieses Glück (oder dieser Verdruss); ich brauche Zeit / Kraft, um zu verarbeiten, zu mir zu nehmen." Hierbei geben die Rühreier einen Schubs. Sie helfen dabei, Gefühle frei weiterströmen zu lassen, sie heben jede Blockade auf, wenn es darum geht, Gefühle oder Energien frei weiterpurzeln zu lassen, die in Psyche und Körper weiterfließen oder -strömen wollen.

„Der Herbststurm darf nicht aufgehalten werden," sagen die Rühreier, „also lasse zu, lass alles nur kommen, integriere, assimiliere und lasse dich selbst einmal gehen. Es braucht dich nicht zu überwältigen: *nimm selbst teil* am Leben, an dir selbst. Gehe mit dir selbst mit und lasse es zu, dass der *Strom* aus Glück, der Frühlingssturm in positivem Sinne durch deinen Körper rast. Widersetze dich diesem Lebenswind nicht, wehre dich nicht dagegen, dich selbst existieren zu lassen. Lasse dich hundertprozentig gehen, auf den Gräsern und Erdklumpen von Mutter Erde purzelnd. Hole dich selbst herein; halte diese innerliche Dynamik nicht auf. Gib dich dir selbst hin, dem Leben, dem Lachen, der Dynamik, die in dir strömen will. Bremse dich selbst jetzt nicht ab. Lasse dich nicht davon überwältigen, sondern gehe mit diesem energetisch-frohen Lebensstrom mit. Wage es, die allertiefste Kommunikation mit dir selbst auf einem Herzens-Niveau einzugehen, wo Freude ausgetauscht wird. Ein Bewusstsein von Vollheit, Sicherheit, von Freude, von ‚Ja'-Sagung zu deinem eigenen ‚Sein'. Grüne Gräser, gelbe Blumen, urstarke Grassoden und messerstarke Zähne, die in das Leben beißen. Nichts kann mehr schiefgehen! Dieser Optimismus, dieser Glaube an dich selbst kann Berge versetzen. Also, zögere nicht, springe in die Lebenswiese, in deine Natur, gib dich den dynamischen Kräften hin, die in dir sind, und setze deine Muskeln, deine Körperkräfte ein, um ein Gesamt-Bewusstsein für dein eigenes körperlich-geistiges Wohl-sein zu entwickeln." Dies ist die Sprache von Omelett oder Rührei.

Spanische Tortilla

Die Art des Charakters von Tortilla ist ein wenig wie die von körnigen gekochten Reisbröckchen, wie die halbgeschlossenen Äuglein eines lieben großen Nilpferdes.[16]

Sie fühlt sich wie in eine eiserne Struktur gebunden, gefangen in den gusseisernen Armstützen eines breiten Stuhls. Ein wenig patriarchalisch wirkend, aber nicht wirklich entschlossen auftretend. Stillsitzend in ihrem Stuhl, als ob sie nicht aktiv werden dürfte.
Festsitzend in ihrer Energie, voller Energie, aber sich maximal beherrschend, möglicherweise sich dabei frustriert fühlend, aber dennoch wissend und begreifend, dass Energien in ihr konzentriert anwesend bleiben müssen: mit ihren Händen die Armstützen ergreifend; felsenfeste Anwesenheit.
Noch keine dynamische Strömung, sondern erst diese Konzentration, still wie ein Felsblock, ein ‚Sein', hier und jetzt, hart zugezogen in ihrer Körperstruktur. Ein Streben danach, alles aus sich loszulassen, wie ein Mensch, der aus-drückt, der aus sich presst, gleichsam in Gebärensnot.

Wer großen Appetit auf Tortilla hat, schämt sich möglicherweise für irgendetwas, ja beispielsweise für das, was bis zum heutigen Tage noch nicht möglich war, vielleicht dafür, dass er nur schwer loslassen kann, oder dafür, dass er nur schwer etwas produzieren kann.

Tortilla fühlt sich voll und ganz in ihrem irdischen ‚Fleisch' anwesend. Sie tut gut daran, ein wenig zu spielen, wie ein Kind, mit einem gleichsam selbstgebauten kleinen Flugzeug.
Struktur? Ja, das schon, aber nicht vergessend, dass sie frei ist, so frei wie ein Ferkelchen, das in der Wiese herumrennen darf, in der freien Natur; wie ein kleines Flugzeug, das sich befreit hat, das sich nicht länger eingeklemmt oder ‚festgehalten' fühlt. Wie eine Zuckerrübe, oder eine Wurzelknolle, die sich stabil in der Erde verankert fühlt, und sich dennoch NICHT gefangen fühlt, denn sie blickt mit ihren grünen Blättern froh hinauf in den Himmel über ihrem Kopf; diese gemütliche irdische Stabilität, Festigkeit, das liebt dieser Mensch, und doch wird er bald aus dem Erdboden herausspringen …

Noch ein Weilchen warten (wie die Symbolik der FIS-Vibration); Geduld, … bis er wirklich reif ist in dieser FESTIGKEIT in positivem Sinne.

---

[16] Lies zur Symbolik von Reiskörnern an der entsprechenden Stelle in diesem Buch weiter und über das Nilpferd in *Wenn die Tiere sprechen könnten.* Letztgenanntes Buch ist bei Erscheinen des vorliegenden Werkes noch nicht in deutscher Übersetzung erhältlich.

Schnecken, Weinbergschnecken, Escargots

Die Art der Schnecke ist wie die des Kunstmalers, der mit Liebe für sein Fach sanfte Pinselstriche auf seiner Leinwand ausstreicht und dem Ganzen eine schöne, harmonische Ausstrahlung gibt.

Sie scheint sich über nichts Sorgen zu machen und wenn etwas geschieht, was von niemandem als angenehm erfahren werden würde, wenn man entweder über diese Schnecke klatscht und tratscht oder sie kritisiert, dann schüttelt sie es einfach ab und tut einfach so, als ob es nicht geschehen wäre. Es gleitet kurzerhand wie von selbst von ihrem Rücken …

Schnecke ist wie ein gläsernes Gefäß, das viel in sich aufnehmen kann. Unterdessen ruht sie ein wenig, liegt herrlich faul herum und schaut sich ein wenig das an, was sie bereits als Gepäck (Talente, Gefühle …) in sich selbst gesammelt hat, vergleichbar mit dem südlichen Mondknoten. Schnecke genießt es eindeutig, hat aber weder das Bedürfnis, darüber zu sprechen, noch damit anzugeben.

Mollig eingemummelt in ihren dicken Pelz, ähnelt Schnecke durchaus einem Mann mit kaiserlichem Blut. Hochgezogene breite Schultern, stämmig in einen Anzug gekleidet, möglicherweise mit einer großen weißen Feder auf seiner samtenen Mütze.

Schnecke enthält gleichsam viel Ameisensäure in ihrem Hinterleib und ist mit ihren Pfötchen permanent in Bewegung. Dies weist schon darauf hin, dass tiefliegende starke Gedanken und Emotionen in ihr verborgen liegen. Sie ist ein wenig aufgeblasen, aber ist sich ihres königlichen irdischen Wertes bewusst.

Der Mensch, der Schnecke mag, wölbt sich vor Energie, aber hat zugleich ein Bedürfnis nach stiller Ruhe, nach Entspannung. Er kommt nun durchaus voran, aber, genau wie eine Riesen-Schildkröte, hat er ab und zu das Bedürfnis, sich auf den irdischen Boden niedersinken zu lassen und für eine Weile zu ruhen, eine Pause einzulegen.

Oder kannst du dir Schnecke mit einer ordentlichen roten Schleife um ihren Hals vorstellen? Mit ihren Gefühlen weiß sie nur schwerer umzugehen.

Die Art von Schnecke könnte man ein wenig ‚stierig' nennen, genießend in ihrem fleischigen Körper auf Erden. Sie erfährt sich selbst als ein prächtiges Gefäß voller Energie, von kaiserlichem Blute. Sie ist stolz und findet, dass sie sich sehen lassen kann, andererseits ist sie, paradoxerweise, ein wenig zurückhaltend, fast schon beschämt. Sie tendiert nicht dazu, sich zur Begrüßung einer anderen Person rasch zu erheben. Die sollen ruhig selbst zu ihr kommen …

Der Mensch, der ein Verlangen nach Schneckchen empfindet, hat das dringende Bedürfnis, sich gut zu ernähren. Er darf den Klöppel der Glocke still in der Mitte hängen lassen und braucht die Glocke nicht laut erschallen zu lassen. Er hat wie selbstverständlich nicht die Absicht aufzufallen (!? Auch hier sehen wir dieses Paradox).

Er mag den Geschmack der Schnecke, weil auch um ihn herum eine Art von Heiligenschein hängt. Er will gerade noch nicht angebetet werden, aber er bleibt in dieser Art von heiligem Gefühl über sich selbst, als ob man doch durchaus um ihn herum Kerzen aufstellen und anzünden dürfte. Was er vielleicht noch nicht wirklich erkennt ist, dass die leuchtende wertvolle Kernkraft in ihm, dem Menschen, *wirklich* anwesend ist.

Wer großen Appetit auf Weinbergschnecke hat, ist sich möglicherweise noch nicht genug seiner Rückgratkraft bewusst, des Wertes seines Inhalts, und hält sich was die Struktur betrifft zu schmal. Der Mensch sehnt sich danach, mehr in seine Vollheit zu kommen, wenn auch unbewusst. Er täte gut daran, sich von einer Art von ‚paradoxaler Scham' zu befreien und zu lernen, auf seinen angeborenen Inhalt stolz zu sein, zu lernen, hundertprozentig damit zum Vorschein zu kommen, ohne sich zu genieren … wenn die Zeit dafür reif ist.

Die Art von Schnecke sagt: „Ich war Raupe, bin noch ein wenig wie eine Larve, doch bin ich ein werdender Schmetterling und werde niemals aufgeben, sondern in meinem Entwicklungsprozess vorwärtsgehen." Gemütlich mit sich selbst zusammen weiß sie sich umarmt von der eigenen warmen Energie, ihre mollige Fleischkraft in der Mitte, ein Flügelchen links, eines rechts davon.

Schnecke ist wie ein rundes Marienkäferchen, das mit seinen Beinchen auf der Erde steht, gerade erst gebildet, aber bereit dafür, schon bald loszufliegen … nur übt es seine feinen Flügelchen noch ein wenig. Erst noch eine Weile warten, erst muss alles in Ordnung sein, bevor geflogen werden kann. Schnecke wächst unterdessen in ihrem „Sein", aber sie weiß, dass sie erst dann richtig starten kann, wenn alles bereit ist, wenn die Zeit reif ist. Sie wird nichts überstrapazieren, nichts erzwingen wollen, und man kann sie in diesem Sinne als vorsichtig, geduldig bezeichnen. Da ist keine Begierde; sie will die Dinge nicht ‚haben', wenn die Zeit noch nicht angebrochen ist, auch wenn sie durchaus vor Freude zittrige Beine hat bei der Aussicht auf den Durchbruch oder das Aufsteigen. Sie will eigentlich in das Leben hinein schießen, sich wie eine kleine Biene an die Arbeit machen, aber sie weiß: „noch eine kurze Weile warten …". Ein kleines

Zittern vor Aufregung und Freude, weil sie bald ihre Energien arbeiten lassen darf, weil ihr Hubschrauberchen schon bald aufsteigen darf. Die Rotoren drehen sich bereits … aber vorläufig genießt sie noch kurz ihr ‚nichts tun', ihre Ruhephase, ihre Vorbereitungsphase.

Der Mensch, der gerne Schnecken verspeist, ist wie die Samenanlage einer Blumenpflanze, die randvoll gespannt ist voller Samen und die „Pang!“ plötzlich aufspringen wird, so dass die Samen im Kreis herum fliegen können, so dass sie Wurzeln schlagen können in der Erde. Der Mensch lässt sich dann mit anderen Worten selbst in Entwicklung weiterwachsen; er erzeugt und schöpft Freude aus seinem Werdungsprozess, aus Kreation, dem Nutzen seiner angeborenen Talente.

Der Mensch, der den Geschmack von Weinbergschnecken sehr schätzt, hält seinen Mund gleichsam bereits sperrangelweit auf, nicht erkennend, dass er alles ruhig eins nach dem anderen in das Leben hereinkommen lassen darf, und dass dies also auch gilt in Bezug auf das Zusichnehmen von Nahrung[17]. Er greift oder happt dann möglicherweise ein wenig gierig nach den Dingen; er hat eine solche Lust, dies oder jenes zu greifen, zu packen, zu verspeisen … Er hat sich selbst vielleicht zu kurz kommen lassen und zur Kompensation stürzt er sich nun etwas ungeduldig auf die Dinge des Lebens, was dies auch immer sein möge. Er hapert dann ein wenig, in ungeduldigen, jetzt ungeschickten Bewegungen, schon zugreifend.

Schnecke ermahnt ihn dazu, in Gleichmäßigkeit und Geduld zur Ruhe zu kommen und eher allem die nötige Zeit zu geben, um dann im richtigen Moment da zu sein: „Lasse es zu dir kommen. Überhaste nichts, nimm dir ruhig Zeit, mache dir selbst keinen Stress, indem du dich selbst erst zu kurz kommen lässt und dann dies wieder ausgleichen / kompensieren musst.

„Warte noch einen Augenblick, nicht zu schnell, bereite dich in aller Ruhe vor“, sagt Schnecke dem Menschen, der sie gerne isst, auch wenn dieser randvoll mit Energie ist.

Schnecke weiß durchaus, was dies bedeutet: von einem Fuß auf den anderen treten, dabei randvoll mit Energie sein, genau wie sie selbst, denn du fühlst: „Ja, die Zeit ist fast reif“ und da ist so viel angespannt in dir, aber noch ein Weilchen … und *dann* wieder „Hopp!“ mit diesen lebensfrohen Energien, diesen kräftigen Kreativitäts-Klängen, die im Menschen vorhanden sind.

---

[17] Lies hierzu an anderer Stelle in diesem Buch mehr über die Symbolik der *Garnele.

Spätzle

Die Vollheit der Leere im Zentrum ihres Seins, so könnten wir die Art von Spätzle beschreiben; und in prächtigem Gleichgewicht inmitten der 4 magischen Lebensrichtungen Nord und Süd, West und Ost. Dies ist dieses Nahrungsmittel in seiner besten Form! Es hat die Leitung über sein Leben und trägt die Edelsteine in seinem Feld; der bewusste Geist ist Herr über seinen Körper. Spätzle erzählen uns etwas über Würde und die Macht des Geistes. Solange es dabei um die Macht geht, die du über dich selbst hast, ist es gut. Spätzle und die Menschen, die sie mögen, sind kein Gott, der über die anderen zu bestimmen hat. Positiv bei Spätzle ist auch: ein Vorbild dafür sein, dass man „seine eigenen Lebensschätze hegt, seine Talente schätzt". Spätzle strahlen es einfach aus, haben von der Sphäre her etwas in sich, das wir als etwas Übermenschliches bezeichnen könnten, die violettblaue Farbe leuchtet auf, in friedlicher erhabener Stille. Spätzle hegen und pflegen das Höhere und leben gerne in diesem Stille-Moment ihres Seins. Als ob irgendein Wunder jeden Moment stattfinden kann. Eine mystische Sphäre liegt in ihnen geborgen, der magisch-stille Moment des nah in sich selbst Anwesendseins.

Spätzle feiern durchaus gerne, aber dann mit einer tieferen Dimension. In dieser Sphäre genießt man Farben und Düfte und Klänge, Tannenduft, rot und grün. Und man kann schon einmal über die Stränge schlagen, sich auf die Schenkel klatschen vor Freude, weil Herr Döner den Humor von etwas einsieht und dies auslebt, aber dies dauert nur eine kurze Weile … Die Serenität und das stille Genießen in sanftem Glück, die edle Gesinnung des „Seins" gewinnt immer wieder die Oberhand.

Wer den Geschmack von Spätzle mag, greift manchmal daneben, wenn es um sein Glück geht, eben weil er meint, dass er das Glück greifen kann. Spätzle erzählen ihm, dass das Glück immer da ist, und dass ein Mensch es hereinkommen lassen kann, oder es übersehen kann, oder dass er nach etwas anderem greifen will, nach dem, von dem man *denkt,* es würde das Glück beinhalten. Spätzle gebieten dir dann Einhalt: lass los, kehre dich erst in den stillen Raum deines innerlichen Heiligtums und erlebe die Reichlichkeit deines eigenen ‚Seins'. Von hier aus, von dieser stillen Glückserfahrung aus, kannst du in Liebe und Weisheit evolvieren, das Teilen mit anderen.

Derjenige, der ein Verlangen nach Spätzle empfindet, will in höherer Begeisterung durch das Leben gehen. Wie weiße Yoghurtblümchen will er ‚sein' und wachsen in diesem ‚Sein'. Die edlen Absichten sind vorhanden.

Möglicherweise sehnt er sich sehr stark nach dem höheren Edlen und will Abschied nehmen von allem Morast und Scheinbildern. Er verschließt sich dann, wenn du ihm mit dem Niedrigeren oder mit läppischen Gesprächen lästig fällst.

Wer kräftigen Appetit auf Spätzle hat, will sich gleichsam dem Allerhöchsten hingeben, dem Alleredelsten in sich selbst, dem Erhabensten im Geist. Solange der Mensch sich selbst hierin nicht verliert, ist alles O.K. Positiv ist es, wenn er das Gefühl hat, erwachsen werden und sich selbst weiter transformieren lassen zu dürfen in einer Art von höherem Bewusstseinszustand, der alle Kanäle in seinem Wesen freimacht, die ihm eine Chance geben, ‚tiefer' zu sehen, klarer wahrzunehmen, auf einem tieferen und subtileren Niveau, als dem seiner äußeren Sinnesorgane. Der Mensch hat das Bedürfnis, in der erhaben kräftig-edlen blauen Sphäre verweilen zu können, in der Öffnung seiner Epiphyse[18] gleichsam. Dies würde ihm für einen Moment die Sprache verschlagen, er würde ‚still' werden.

Und doch Voller Lebensrührung. Das Sirius-Glück, ein unaussprechliches Glück, bei dem Worte nicht ausreichen und man seine Erfahrungen noch in wortloser Kommunikation ausdrücken kann.

Doch ist es hierbei nötig, ‚mit den Füßen auf dem Boden zu bleiben'. Erhöhung, ja, aufsteigen in dir selbst, ja, aber nicht dir selbst oder der irdischen Realität ‚entsteigen'. Höhere Träume, die in Handeln und Kreativität umzusetzen sind, in einem liebevollen Erleben von Freundschaft. Eine Art Lebens-Erlebung, zugleich still und kräftig, von innen heraus gefühlt und sich in die 4 irdischen Windrichtungen ausstrahlend. Stillstehend und doch die Dynamik in sich tragend und auf verfeinerte originelle Weise ausstrahlend.

Spätzle geben dem Menschen, der davon isst, als Botschaft mit: behalte zuerst und vor allem das harmonisch erhabene Gleichgewicht in dir selbst. Ehre dein reines Selbst und all das Noble in deinem Leben. Richte dich nicht auf alles, was nicht dazugehört, was ‚außerhalb' davon liegt.

Speisealgen

Dieses Nahrungsmittel steht für eine Art ‚Dehnbarkeit', als ob es weiter langen will, weit sehen will. Der Hals, die Speiseröhre, der Schluckapparat, die Halsdrüsen ganz aufziehend, um einen geschmeidigen und hinaus-langenden Effekt zu erzielen. Dies kann gelegentlich bedeuten, dass man überstrapaziert. Dieses Nahrungsmittel steht für eine Menge an Energien, die verlangen, man solle höher langen, weiter langen, das auf-reißen, was geschlossen ist, was festsitzt.

Der Mensch, der ein Verlangen nach diesem Nahrungsmittel empfindet, klemmt sich selbst mitunter zu wie ein Harmonium, erstickt sich selbst ein wenig, macht sich zu trocken, zu zusammengezogen, und sehnt sich nach mehr

---

[18] Lies hierzu in *Der Schlüssel zur Selbstbefreiung – Enzyklopädie der Psychosomatik.*

Sauerstoff, einem weiteren Feld. Dies ähnelt einem zusammengesunkenen Sitzen in sich selbst, einem Festsitzen, einem zu niedrig bei sich selbst sein, manchmal auch zu niedrig beim Boden … WIE EINE FEDER, DIE IN ZUSAMMENGEDRÜCKTER POSITION HÄNGEN BLEIBT, nicht mehr das Vermögen fühlt aufzuspringen, sich frei und entspannt aufgehen zu lassen, sich erblühen zu lassen und jeder Faser seines Körpers den nötigen Sauerstoff zu geben. Mit anderen Worten: eine Art von zu verkrampftem Zustand.

Vielleicht will er überhaupt nicht ‚sehen': nein, sagt er, und wendet sich ab. Eine Art ablehnende Sturheit kann die Basis hierfür sein. Er lässt sich dann zu ‚dünn' sein, zu kalt, auch zu Saturnalisch-strukturell, steif-hölzern zusammengezogen. Er weigert sich, sich in aller Offenheit, Frei-Gabe und Geschmeidigkeit er selbst *sein zu lassen.*

Dieses Nahrungsmittel steht für die definitive Wahl, die ein Mensch zwischen dem Guten und dem Bösen zu treffen hat: zwischen dem Leben und einem Zustand, in dem er sich selbst überhaupt nicht hundertprozentig existieren lässt. Es steht für Zusammenschrumpfung oder Frei-Gabe. Aber der Mensch, der sich danach sehnt, hat in erster Linie ein Bedürfnis nach Entspannung, nach innerer Ruhe, danach, sich selbst geschmeidig ‚hängen' zu lassen, sich selbst dort nicht abzubremsen, wo die Arme, Beine, Organe … wo ganz gleich welcher Körperteil sich ausdehnen will, sich hängen lassen will, sich verbreitern, ausbreiten, erweitern will.

„Halte es nicht krampfhaft nah bei dir selbst, gestatte es dir selbst, dich in voller Breite auszudehnen, lasse jeden Finger deiner Hände sich so lang und so breit ausrichten, wie er will: halte nichts zurück, halte nichts fest, halte nichts bei dir, ziehe deinen eigenen Körper nicht zu straff zu. Wie ein Schiff, dass sich von der Anlegestelle lösen muss: mach die Taue los! Lasse das Schiff auf das offene Meer hinaus fahren und lasse jede Faser dieses Bootes *frei atmen* im Offenen Raum des Lebens … lasse so auch jede Zelle deines Körpers frei atmen im Raum deines Seins. Keinerlei Zurückhalten mehr, Zuziehen, Verstecken oder Blockieren. Kein Zusammenschrumpfen, kein Auf-halten. Du lässt alles … los … frei gehen. Du lässt dich selbst und deinen Körper sein, wer du bist: als ICH … ohne weiteres. Das Herz, die Muskeln, die Sehnen … was auch immer, wird nicht zugezogen, kneift sich nicht zusammen, sondern findet jetzt auf flexible Weise sein Sein," so meinen die Algen.

Algen stehen für: „Suche ein Gleichgewicht zwischen dieser Selbstausdehnung und dem Aspekt, dass du dennoch nah bei dir selbst bleibst. Beide können perfekt nebeneinander existieren. Halte kein Härchen von dir selbst auf, das wachsen will, aber dehne dich auch nicht derart aus, dass du dich mit anderen ‚füllen' würdest, mit dem, von dem du willst, dass es dein Leben ‚füllt': bilde keine ‚Hohlräume' … verführe nicht, fordere nicht heraus, locke nicht herein, sondern dehne dich nur so, dass du du selbst sein kannst. Begehre es nicht, dich selbst mit dem zu füllen, was du sehen, fühlen und ‚hereinholen' kannst … hole nur dich selbst herein und dehne dich nur in *deinem* Sein aus. Überstrapaziere dich nicht, dehne dich nicht so aus (dies ist dann das andere Extrem von Zusammenschrumpfung und Blockieren), um anderen zu behagen, sie zu erfreuen, ihnen zu gefallen, um schön oder gut gefunden zu werden, denn dann erstickst du in deiner eigenen Venus-artigen Gier. Keines von beidem ist gut: weder einerseits dieses Zusammenschrumpfen, das Zuhalten deiner selbst, noch andererseits das dich Ausdehnen, um von der anderen Person oder vom Andersartigen gefüllt zu werden."

Dieses Nahrungsmittel selbst braust vor Aktivität, fordert aber dazu auf, diese Aktivität auf die für das Leben selbst korrekte Art und Weise einzusetzen: „Lasse dich selbst sein, aber verlege dein Wesen nicht in den Raum AUSSERHALB deiner Grenzen. Bleibe dicht innerhalb deiner eigenen Konturen, aber lasse andererseits diese energetische Krafteinheit erblühen, frei und offen, so wie sie sein will. Wolle nicht gesehen werden, gefüllt werden von … den anderen, sondern dehne dich hundertprozentig aus in deinem Sein. Lasse alles und jeden los, aber höre damit auf, dich selbst einzuschrumpfen, aufzuhalten. Strecke und recke dich federkräftig." Verweist auch sehr stark auf den Schluckapparat[19], auf den Zweifel und den ‚Adams-' oder ‚Eva-Apfel' an der Kehle.

„Wirst du hundertprozentig du selbst sein oder wirst du dich nur wie ein Evalein oder ein Adamsapfel fühlen, die bzw. der sich um ihre bzw. seine Ganzheit zu fühlen mit einem anderen füllen will? Oder wirst du jeden Zweifel in dir selbst aufheben und nicht an den Tricks der ‚Neppschöpfung' teilnehmen, die so tut, als wäre sie hohl und halb, und die sich dann weit aufreißt, um von etwas oder jemandem von außerhalb ihrer selbst gefüllt zu werden? Sperre dich selbst sperrangelweit auf, aber sorge dafür, dass du bei dir selbst bleibst, dass du dich mit dir selbst füllst. Halte nicht sehnsüchtig Ausschau nach dem anderen, erfülle dich mit dir selbst. Einen anderen zu lieben ist durchaus eine gute Sache, geschieht jedoch vom Herzen aus und hat nichts damit zu tun, dass man sehnsüchtig ausschaut nach etwas, dass man sich mit etwas füllt.

Erfülle dich jetzt mit dir selbst und sei flexibel, erlaube es dir selbst zu schauen, zu notieren, zu observieren, in alle Richtungen, und bleibe nicht dickköpfig dabei, immer nur in *eine* Richtung zu blicken. Erfülle dich mit Wärme, mit Liebe, und wende dich nicht länger von einer vollkommenen Selbst-Entfaltung ab, ohne Selbst-Hemmung. Sage nicht länger ‚nein' zu der herrlichen Nahrung des Lebens, bleibe nicht dünn an der Seite des Lebens stehen, weigere dich nicht

---

[19] Lies mehr über die psychologische Übereinstimmung des Schluckapparates und der Speiseröhre in *Der Schlüssel zur Selbstbefreiung – Enzyklopädie der Psychosomatik.*

länger, das herrliche Füllhorn zu genießen, alle Nahrungsmittel zu genießen, die das Leben dir nun anbietet, von Schokolade bis zu Algen, von Sahneeis bis zu Eiern. Löse den Urkonflikt in dir dort auf, wo du meinst oder meintest, nur ‚halb' zu sein und dich mit dem Kümmerlichen, dem Mageren, dem Armen zufriedengeben zu müssen."

Magst du Algen, dann ist alles O.K.! Isst du sie jedoch aus Gesundheitsgründen, während du eigentlich keine Lust darauf hast, dann ist es nicht gut, dann solltest du sie lieber überhaupt nicht essen. Greife zu, springe hundertprozentig in das Leben, fülle dich nicht länger mit anderen, mit dem anderen, verwirkliche die VOLLHEIT in dir selbst, in deinem Körper. Fleisch, Fett und Knochen: lasse es alles seinen Platz einnehmen ... so wie du *bist,* so wie deine innerliche Veranlagung sein will, und beurteile dich nicht durch die Augen der Außenwelt, beurteile dich nicht anhand der Normen des Kults des Äußerlichen. Ernähre dich selbst gesund: iss das, wonach du ein Verlangen empfindest,[20] ohne zu übertreiben. Sei dabei ehrlich zu dir selbst; Fordere den anderen nicht dazu heraus, dich zu füllen oder zu ergänzen, sondern lasse diesen anderen los. Werde ganz und gar der, der du *bist,* in Seele und Körper. Dies ist die einzige Form des Ausdehnens, die gut ist: ein Wachstum innerhalb deiner selbst, innerhalb deines eigenen Körpers. Lasse dich selbst ruhig ausdehnen, psychisch, emotional, körperlich ... und halte dich in dieser Hinsicht nicht länger selbst auf. Der Mensch in seiner Vollheit, in seinem Mann-Frau sein; kein Wesen, das sich ängstlich oder krampfhaft zudrückt. Kein strenger Blick auf dich selbst, kein ‚Fasten', verbiete dir selbst nicht dies oder jenes.

Eine freie Offenheit, reine Flexibilität: *das* fordert Alge. Keine hohle, schwache, hereinholende Weiblichkeit, sondern eine kräftige, stabile Selbst-Verwirklichung, ein Mensch-Sein, in dem es keine Rolle spielt, ob du in einem Männer- oder einem Frauenkörper geboren bist. Liebe im höchsten Gebiet und nicht weniger. Dehne dich nun auf, aber dann innerhalb DEINER Grenzen ... hole herein: dich selbst, in deiner Gesamtheit, in Einheitskraft. Sei dabei ehrlich zu dir selbst; Begehre nicht das oder den anderen außerhalb deiner selbst, ziehe nicht zu dir heran, sondern dehne dich nach außen hin selbst aus, in erster Linie in Liebe dir selbst gebend (und infolgedessen danach erst den anderen). Erkenne deine Vollheit an, positioniere dich selbst in diese zentrale Stelle, ohne dass ein anderer dich sehen muss, anerkennen oder lieben muss: DU solltest dich selbst anerkennen, lieben. Hohlräume werden jetzt durch die Vollheit deines warmen Seins gefüllt. Du solltest nicht länger kalt warten, herausfordern oder hereinholen: nicht die anderen sollten dich füllen. *Du selbst* darfst sein, wer du *bist, hundertprozentig.*

---

[20] Außer wenn dies aus medizinischen Gründen nicht möglich ist; lies hierzu mehr in Teil I dieses Buches.

Suppe, allgemein

Suppe ermahnt uns dazu, uns ruhig Zeit zu nehmen, bestimmte Dinge gut zu überdenken, nichts zu überhasten … Lasse alles einmal gut auf dich einwirken, betrachte die Dinge einmal mit Übersicht und nimm dir die Zeit, alles systematisch zu ordnen. Verliere niemals das Wichtigste aus den Augen: und das ist das Leben selbst und das dankbare Genießen, das damit einhergehen kann. Alles andere ist im Vergleich dazu relativ. Also: warum solltest du dich über Nichtigkeiten aufregen? Suppe möchte gerne zuerst die Haupt-Linien ziehen, um dann innerhalb derselben allem einen Platz zu geben, alles einzuordnen.

Warum regst du dich so auf: in der Schule, bei der Arbeit oder zu Hause? Komme jetzt zu dir selbst und nimm dir ZUERST einmal die Zeit, in aller Ruhe dich selbst und das Leben zu genießen.

Suppe ermahnt dich dazu, dem Leben VERTRAUEN zu schenken: du weißt, dass alles gut werden wird! Aus dieser positiven Überzeugung heraus wirst du dein Leben schön evolvieren sehen; Ereignisse und Probleme werden sich lösen. Die Suppe ermahnt dich dazu, dich über nichts aufzuregen, nicht mit Ungeduld und Nervosität auf / über Dinge und Menschen außerhalb deiner selbst wütend zu werden. Erzwinge keine Lösung! Tue einfach das, was du tun musst, lasse die Dinge dann los und richte dein Leben aus einer vertrauensvollen Erwartung heraus aus.

Menschen, die gerne und viel Suppe essen, möchten sich eigentlich vollstopfen mit innerer Ruhe und Vertrauen; sie möchten ihren Kopf zur Ruhe kommen lassen, um ganz entspannt das Leben selbst zu genießen. Man möchte seinen Kopf entladen und eine himmlische Ruhepause genießen.

Suppe sagt: „Komm, komm … wärme dich, habe Vertrauen. Leere deinen Kopf einfach einmal. Leere ihn einmal von allen negativen, beängstigenden Gedanken, entspanne dich und gib dich dem herrlichen Geschmack des Lebens in dir selbst hin. Es gibt eine Zeit für die Arbeit, für das Denken; es gibt eine Zeit, um deinen Kopf komplett zu leeren und dich auszuruhen, zu genießen … Sei beruhigt: wenn du alles aus einer Güte heraus tust, wird alles zum Besten verlaufen. Lasse es jetzt einfach alles ruhen. Iss, schweige, komme ganz und gar zu dir selbst und genieße!"

Dies ist erst dann möglich, wenn der Mensch eine Gewissheit, eine stabile Struktur, einen väterlichen Skelettbau in sich selbst aufgebaut hat, wodurch das Haus seines Lebens sich sicher und stabil anfühlt.

Suppe ermahnt den Menschen dazu, sich nicht zu sehr in den Dingen zu verlieren, mit denen er beschäftigt ist: in Arbeit oder Aufgaben, in der Sorge für andere usw. … Er wird darauf achten, immer bei der ESSENZ seiner selbst und des Lebens zu bleiben. Er darf sich niemals in den Dingen verlieren, die er tut oder auf die er sich mit seinen Gedanken fixiert.

Suppe ermahnt uns dazu, ‚los'-zulassen und einmal ausschließlich mit sich selbst im JETZT zu bleiben, um den JETZT-Moment zu genießen, nichts weiter.

Die Suppen-Sphäre weist auf das innerliche Bedürfnis des Menschen hin, in die Ruhe und Stille seines eigenen Wesens zu kommen, und sich nicht von Geschäftigkeit in seiner Umgebung ablenken zu lassen. Eine Aufforderung zur Konzentration auf das Genießen im Jetzt-und-Hier, ohne noch von Erinnerungen oder Bedenken abgelenkt zu werden. Eine Hingabe an das Genießen in und mit seinem lebenden Selbst. Niemand kann diese himmlische Konzentration des ICHS stören; der Mensch genießt in vollen Zügen und lässt sich von nichts ablenken.

Auch zu Zeiten, in denen man arbeitet, tätig ist und Aufgaben ausführt, mahnt die Suppe dazu, immer eine gewisse Ruhe zu bewahren; sie findet es ratsam, einen gewissen ‚Abstand' zu den Dingen zu bewahren, um mit alles mit Übersicht überblicken zu können. Der Mensch darf sich niemals verlieren, sich niemals zu sehr mit seiner Arbeit oder mit demjenigen identifizieren, auf das er sich mit seinen Gedanken fixiert hält. Er darf sich nicht zu sehr darüber aufregen. Er wird immer ‚er selbst' bleiben müssen, in aller Ruhe und Gelassenheit, so dass die Energien nicht zu brennend werden. „Keine zehn Sachen gleichzeitig machen wollen; alles ruhig erledigen, eins nach dem anderen", sagt die Suppe. „Keine Ungeduld, nichts überhasten."

Suppe berücksichtigt durchaus die Struktur, den Rahmen, innerhalb dessen alles gestellt oder angeordnet werden muss.

Suppe strahlt eine gewisse Weisheit aus, berücksichtigt viele Elemente und wird niemals einfach so jemanden oder etwas verurteilen. Sie versteht und wartet ihre Zeit ab. Sie wird sich niemals grundlos tollkühn oder schnell in etwas stürzen und sie ermahnt den Menschen dazu, dasselbe zu tun, damit er ein gesundes, ausgeglichenes und ruhiges Dasein führen kann.

Hast du eine starke Basis gelegt? O.K., dann lass es losgehen! Sie macht sich über nichts Sorgen, weil sie keinen Schritt auslässt, weil sie Schritt für Schritt weitergeht, gleichmäßig, ohne Risiken einzugehen, denn sie liebt das Leben. Sie weiß immer ein Gleichgewicht zwischen Träger und Inhalt zu halten, zwischen links und rechts, zwischen Stillstand und Weitergehen.

Sushi

Japanisches Gericht, zubereitet aus rohen Nahrungsmitteln aus dem Meer [21]

Die Komplexität des Essers von rohem Fisch tritt stark zutage! Sushi hat etwas von der Symbolik der zahmen Marone,[22] wobei gefordert wird, in innerlichem gesundem Stolz einzusehen, wer du bist, und nicht ein äußerliches Image anzustreben, an der Außenseite deiner selbst stehenzubleiben. Also: Sushi in gesundem Sinne, verbirgt sich nicht mehr beispielsweise hinter einem Pelzkragen. Es ist wie der Reiher-Storch,[23] der schon weiß, wer er ist, seinem Wert nach, der sich aber in der Sushi-Sphäre oft eher klein machen würde, nah in sich selbst gekehrt, auf *einem* Bein stehend. Seine gesunde Bescheidenheit ziert ihn, sein Zusammenschrumpfen zu einem Hängenbleiben an der Außenseite seiner selbst erfordert eine Lösung einer Art von Ur-Frustrationsgefühl oder Ur-Leeregefühl in sich selbst, bei dem man sich mit allerlei Dingen ‚füllen' würde, die unter der Würde des göttlichen Menschen sind. Und doch ist darin die Kehrseite der Medaille enthalten, das Positive: in erhabenem Wertbewusstsein wachsen … , sich selbst ‚in Erfüllung gehen lassen', das ziert Sushi und den Menschen, der Lust darauf hat. Eine ständige Suche nach sich selbst, nach Selbst-Erfüllung. Einerseits die Öffnung für das Neue, für dasjenige, was sein Wertbewusstsein vergrößern wird, und andererseits Frustration und Leere-Gefühl, und als Folge davon Füllung; der Mensch muss die niedrigeren Werte verjagen.

Sushi trägt gleichsam einen Chronometer bei sich und wird sich genau an die ‚Zeit'-Regeln halten. Es versteht es, alles haarfein zu messen, zu notieren. Es mag ordentlich-sein, Gepflegtheit.

Sushi hält das Flämmchen immer am Brennen, vor allem wenn es darum geht, sich selbst mit Anreizen für das Genießen (oder sogar für Genusssucht) zu versehen. Dabei umsorgt es das weiblich-elektrische, nachinnengekehrte orgastische Erleben. In diesem Sinne kann man die Art von Sushi dann wiederum heftig und feurig nennen.

Das Leben will dem Menschen, der Appetit auf Sushi hat, natürlich einen Schubs in den Rücken geben, zum Lebensraum hin, so dass er sich selbst auf dynamische Weise beginnt auszubauen, so dass er geboren wird, so dass er etwas erschafft. Es wäre gut, wenn eine Mars-Energie umgekehrt, auf links gedreht werden würde.

---

[21] Es gibt auch andere Varianten von Sushi.
[22] Lies hierzu mehr an anderer Stelle in diesem Buch.
[23] Lies hierüber mehr in *Wenn die Tiere sprechen könnten* ... Dieses Buch ist bei Erscheinen des vorliegenden Werkes noch nicht in deutscher Übersetzung erhältlich.

Sushi tarnt sich gerne, versteckt sich dann hinter einer Schicht, die es nicht ist. Es wird vom Leben dazu ermahnt, und dies gilt ebenso für den Menschen, der Lust auf Sushi hat, sich selbst von seinem innerlichen Kern aus auf Uranisch-elektrische Weise nach außen zu schießen, zu einer kreativen Explosion zu kommen. Es sagt dem Menschen, dass er nicht länger auf dem niedrigeren-instinktiven Niveau hängen bleiben darf.

Sushi hält die Schere schon bereit, um die Nabelschnur durchzuschneiden. Bleibt es, oder der Mensch, der es verspeist, im Urstadium, in der Phase des Ungeborenseins als ICH ... , dann kommen wir nicht weiter als zu einer Art Selbstbefriedigung auf allen Gebieten.

Sushi lässt den Menschen fühlen, dass sehr viele Energien in ihm bereit dafür sind, zu explodieren, auszubrechen wie ein vulkanischer Ausbruch seiner selbst, seines zurückgehaltenen Gefäßes voller Talente.

Sushi und bestimmte Menschen, die Sushi lieben, haben auf ihren eigenen Kopf mitunter ein Krönchen gesetzt; man kann es / sie nicht übersehen; es findet sich daher auf äußerlichem Gebiet auch durchaus wertvoll, wenn dies erlaubt ist mit einem Hermelinmantel, als ob es über ein Landreich herrscht und dessen Angelegenheiten lenken, leiten, unter Kontrolle halten müsste. Aber seinen authentischen Wert … drückt es weg: seine *wirkliche* Wertvollheit liegt unter der obersten Schicht.

So finden wir die beiden Extreme bei Sushi vor: einerseits die geschrumpfte Sphäre, weder den vollen eigenen Wert zu erkennen noch zu erleben, andererseits, und dies ist dann zugleich eine Kompensation: wissen zu wollen, dass man gesehen wird, und sich selbst in äußerlichem Trotz zu zeigen. Aber Letzteres ist nicht sein *wirkliches* ICH. Ohnmacht versus Machtdemonstration, klein-Gefühl versus sich im Image ein wenig leer aufblasen. Es ist wichtig, dass dieser Mensch beginnt, seinen *wirklichen* Wert anzuerkennen, und er sollte einsehen, dass er nicht das dringende Bedürfnis nach einer ‚Zurschaustellung' hat, um sich in seinem Wert anerkannt zu fühlen, zuerst und vor allem durch sich selbst: Selbstwertbewusstsein ohne Image.

Der Mensch, der Sushi sehr mag, kann sich in verschiedene Richtungen bewegen, wie eine Drehtür mit einem stabilen Mittelpfeiler aus Metall, und doch ist es eine Drehtür mit abgenagten Fischgräten-Armen, immerfort weiter-drehend, wobei Raum freigegeben wird, um diese Hohlräume auf intuitiv-fühlendem Niveau mit Schätzen zu füllen. Der Mensch will sich weiterdrehen, seine Schätze ‚rollen' lassen, seine Energie freigeben.

Du hast Lust auf Sushi? Strecke deine Arme dann einfach gleichsam weit aus, und drehe dich erst um deine eigene Achse, um dich dann aus deinen eigenen geistigen Höhen heraus ‚werden' zu lassen, ein dynamisches Aussenden von

Kräften, Schöpfungslinien … ‚Du bist die zentrale Achse deines Daseins', sagt Sushi, ‚von hier aus kannst du dich selbst auf alle möglichen Arten, in alle möglichen Richtungen im Wind wehen lassen, ausstrahlen lassen.' Ein immer weitergehender Prozess. Und du gibst frei, in dynamischer Werdung.

Sushi steht für links-rechts, Drehbewegung, geschmeidig weitergebend, dich selbst und deine Gelenke so in aller Flexibilität immer wieder ‚schmierend'. Diese Bewegung ist auch für den Menschen, der Appetit darauf hat, notwendig und gesund.

Möglicherweise war der Mensch zu sehr festgerostet in alten Gewohnheitsmustern und hat nun das Bedürfnis, sich daraus zu lösen. Beispielsweise aus alten, auf die Außenwelt gerichteten Haltungen. Ein Aufruf zur Befreiung! Als ob er sich jetzt langsam, sich schon drehend, aus dem Eingeschlossensein in seiner früheren Haltung löst, die eine Folge seiner eingewurzelten Überzeugungssphären war.

Sushi steht für jungfräuliche Anständigkeit, ‚es gehört sich so' und am besten weichst du davon nicht ab, wodurch es sich selbst in eine feste aber zuverlässige Struktur einnistet. Auch der Mensch, der Lust auf Sushi hat, trägt dies in sich, aber er hat zugleich Lust, auch mit Sushi durch die Drehtür zu gehen, die einen nach außen lässt und Freiheit schenken wird … so dass alte angehäufte Energien ihre Umsetzung bekommen können: von instinktivem untergetauchtem Da-Sein zu transformieren zum Einsetzen von aktiven Bewusstseinskräften.

Die große Bitte, die Sushi an den Menschen richtet, der Lust auf die Speise hat, lautet daher auch: bleibe nicht hängen, dein kräftiger zentraler Kern ist vorhanden, sondern gehe von dort aus auf intuitive Weise weiter vorwärts und sende deine Energien in alle Richtungen. Bleibe einerseits kräftig in dir selbst, sei stolz auf deinen Seinsinhalt, aber gib deinem Leben jetzt mehr Gestaltung, indem du mit der lebendigen, dynamischen Strömung mitgehst, die durch dich hindurch zieht. Starker Mittelpfeiler, der fruchtbaren Windstürmen einen Durchlass bieten kann, die aus deinem ‚Sein' heraus aufbrechen und in der Bewegung neue Dinge anzieht, in sich selbst entwickeln wird. Es reift ... , du reifst … es wird klare Einsicht darin erlangt, was Echter authentischer Wert ist, und was Schein ist: sowohl IN als auch außerhalb deiner selbst. Eine ehrliche Selbstentrollung, in Selbsterfüllung, weg aus den alten zu zugekrampften Sphären. Starke Struktur gibt dieser Selbsterfüllung eine Basis, von innen heraus nach außen, in gesundem Stolz, ohne Furcht, denn aus ‚Reinheit' ohne Umsorgen in Begierden.

Deinen Selbstwerdungsprozess genießen, einen Teufelskreis von einst durchbrechen. Brechen mit Genussfüllungen: jetzt entsteht das Bewusstsein für deinen *wirklichen* Wert und eine Evolution zu weiterer Werterfüllung. Du genießt jetzt auf Herzensniveau ... , aber darüber spricht Sushi nicht mehr; es hält dir einen Spiegel vor und weist dich auf die Notwendigkeit von Evolution hin, die Notwendigkeit, Schritte zu machen und nicht in der Urphase der Menschheit still stehenzubleiben.

Der Charakter von Sushi selbst spricht über Intimität und Schüchternheit, eine Art des Verborgenhaltenwollens von tieferen Gefühlen, auch eventuell von sexueller Lust auf … und daran gekoppelt eine Art von Schuldgefühl für bestimmte eigene Begierden, wie u.a. sexuelle Lust. Der Mensch, der ein Verlangen nach Sushi empfindet, ist randvoll mit instinktiven Energien, primitiven Energien, möglicherweise reinem Genussdrang (wie Sexualität, unabhängig von Liebe). Dies ist gerade ein Beweis für die Tatsache, dass enorme Schöpfungsenergien in ihm sind, die darum bitten, genutzt werden zu dürfen. In dieser reinen, liebevollen Schöpfung, Kreation, Aktion, Äußerung … wird jedes Schuld- oder Schamgefühl verschwinden. Schließlich, sich selbst zum höheren Menschenniveau transformierend, lebt er auf intuitiv-frohe Weise. In dieser Reinheit verschwindet Scham. Jetzt kann er sich frei bewegen, und erlebt Vergnügen an seinem eigenen kreativen Sein, an seinem beweglichen, flexiblen Weitergehen, zu innerlichem Wertbewusstsein.

Eventuelle Hautkrankheiten[24] verschwinden wie Schnee in der Sonne. Sushi in Hochform; der Mensch aufgehend wie eine Sonne, weder ist da noch Zurückhaltung, noch Selbstanfeindung, noch falsches Glänzen. Geboren in sich selbst, in goldener Ursprünglichkeit.

➔ Lies eventuell auch: roher Fisch.

[24] Lies über diese psychologische Symbolik in *Der Schlüssel zur Selbstbefreiung – Enzyklopädie der Psychosomatik:* Haut, allgemein.

BEMERKUNG

Die in den Büchern von Lebensphilosophin Christiane Beerlandt und auf der Website* ihres Verlages dargelegten Informationen sind ausschließlich zu Bildungs- / pädagogischen Zwecken vorgesehen. All diese Informationen sollen einzig und allein ein Hilfsmittel zur Förderung des allgemeinen Wohlbefindens sein und sind nicht für die Diagnose, Behandlung oder Heilung von Krankheiten gedacht. Nichts aus dem Inhalt dieses Buches, der erwähnten Website oder der darauf vorgestellten Bücher darf als medizinische Beratung zur Lösung eines bestimmten Problems betrachtet werden. Für spezifische Gesundheitsprobleme muss der Leser sich an professionelle Instanzen im Rahmen des medizinisch-wissenschaftlichen Gesundheitswesens (Hausarzt, Facharzt, Psychologe, andere qualifizierte Leistungserbringer im Gesundheitswesen) wenden. Personen mit ernsten Erkrankungen müssen sich von einem befähigten und engagierten Arzt nach den geltenden, wissenschaftlich anerkannten Regeln der Medizin behandeln lassen. Die Besucher der Website* und die Leser der von Christiane Beerlandt geschriebenen Bücher sind in vollem Umfang verantwortlich für die Art und Weise, in der sie die Informationen auf der Website und in den dort genannten Büchern nutzen.

Die Leser sollen diese Informationen auf vernünftige, gesund-kritische Weise verwenden. Die Autorin Christiane Beerlandt und der Verlag übernehmen keinerlei Haftung, weder bürgerlich-rechtlicher oder strafrechtlicher noch irgendeiner anderen Art, in Bezug auf Krankheiten, Verletzungen, Schäden, Verluste oder Therapien, die sich als Folge der Verwendung oder Anwendung der auf dieser Website und in den darauf vorgestellten Büchern enthaltenen Informationen ergeben. Obwohl die Autorin bei der Vorbereitung der Veröffentlichung ihrer Bücher alle denkbaren Vorsorgemaßnahmen ergriffen hat, und obwohl sie der Ansicht ist, dass die in diesen Büchern wiedergegebenen Informationen korrekt und akkurat sind, übernehmen Autorin und Verlag keinerlei Gewähr für die Aktualität, Korrektheit, Vollständigkeit oder Qualität der bereitgestellten Informationen. Unsere Website* enthält Links zu externen Websites Dritter, auf deren Inhalte wir keinen Einfluss haben. Deshalb können Verlag und Autorin trotz sorgfältiger inhaltlicher Kontrolle zum Zeitpunkt der Verlinkung auch keine Gewähr für diese fremden Inhalte übernehmen. Für die Inhalte der verlinkten Seiten ist stets der jeweilige Anbieter oder Betreiber der Seiten verantwortlich.

Christiane Beerlandt sagt nicht „Nein“ zur Schulmedizin, arbeitet vielmehr mit ihr zusammen. Sie freut sich über das ständig wachsende weltweite Interesse aus manchen universitären Kreisen und von Vertretern der klassischen Schulmedizin für ihre Arbeit, die von diesen als *komplementär zur schulmedizinischen Behandlung* betrachtet wird. Der Mensch entwickelt sich weiter, befindet sich in einer Evolution auf dem Weg zu immer größeren Möglichkeiten. Dabei muss jedoch immer die Tatsache berücksichtigt werden, dass viele Menschen noch nicht in der Lage sind, die Einsichten aus der Arbeit der Autorin zu verstehen oder tatsächlich zur Anwendung zu bringen. Darum gilt nochmals der folgende Aufruf an die Leser: suchen Sie in jedem Fall qualifizierte professionelle medizinische Hilfe; schieben Sie ärztliche Hilfe niemals aufgrund von etwas auf, das Sie in den obengenannten Büchern oder auf der obengenannten Website gelesen haben; basieren Sie Ihre Entscheidungen niemals auf Informationen aus den obengenannten Quellen statt auf professionelle medizinische Beratung. Dies schließt keineswegs aus, dass man gleichzeitig die Informationen aus den Büchern von Christiane Beerlandt nutzt, wenn man dies möchte.

Im Namen der Volksgesundheit übernehmen Christiane Beerlandt und der Verlag keinerlei Verantwortung oder Haftung für den Inhalt jeglicher Publikationen oder Websites, sowie für die Aussagen und Handlungen beliebiger anderer (Rechts-) Personen, die sich auf die Arbeit von Christiane Beerlandt berufen oder behaupten, sich darauf zu basieren. Hiermit sind unter anderem gemeint: manche alternative oder schulmedizinische Helfer oder Hilfsinstanzen, Coaches, Schulen, Veranstalter von Workshops, Journalisten. Hier und da können bei Personen aus dem Gesundheitswesen, bei anderen Helfern oder Vortragsrednern usw. falsche Interpretationen der Auffassungen oder ein mangelndes Verständnis der Philosophie von Christiane Beerlandt vorliegen. Dies kann mit den besten Absichten geschehen. Manchmal aus mangelndem Verständnis. Manchmal auch aus böser Absicht. Bestimmte Personen, die den Kern der Sache nicht verstehen, können Sätze aus dem Zusammenhang reißen, wodurch diese falsch interpretiert werden, können Aussagen nach ihren eigenen Überzeugungen verformen, können Christiane Beerlandt Worte in den Mund legen, die sie nicht gesagt hat, können Dinge verdrehen, wodurch Menschen sich eventuell unnötig verletzt fühlen (was nicht in der Absicht der Autorin liegt), können Verdächtigungen formulieren, unterschwellig allerlei Dinge suggerieren usw. In der Welt, in der wir momentan leben, ist alles möglich.

Darum gilt es, aufmerksam zu sein und eine gesunde kritische Einstellung zu behalten. Die einzigen Quellen, die die Auffassungen von Christiane Beerlandt korrekt wiedergeben, sind die von ihr selbst geschriebenen Bücher / Texte.

Es gibt keine „Beerlandt-Methode“. Daher kann es auch nicht sein, dass die Krankenversicherer eine „Beerlandt-Methode“ vergüten. Es gibt keine „Beerlandt-Schulen“. Christiane Beerlandt gibt keine Schulungen oder individuellen Konsultationen. Sie stellt keine „Diagnosen“: dies ist die Aufgabe und Zuständigkeit der gesetzlich zugelassenen Ärzte. Wie viele Autoren hält Christiane Beerlandt regelmäßig Vorträge, wenn sie dazu von einem Verein, einer philosophischen Studiengruppe, einer Universitätsabteilung usw. eingeladen wird.

* www.christianebeerlandt.com

„Bei *allen* Informationen, die sich Ihnen bieten … *auch* jenen, aus den von mir selbst geschriebenen Büchern, gilt: setzen Sie Ihre eigene Weisheit und Ihren gesunden Menschenverstand ein, lassen Sie Ihren kritischen Geist arbeiten … und treffen Sie dann letztlich Ihre eigene Entscheidung. Sie können viele Lehrer zu Rate ziehen, aber bleiben Sie auch dann immer Ihr eigener Professor", sagt die Autorin.

Christiane Beerlandt liebt alle gutherzigen Menschen und macht dabei keine Unterschiede aufgrund von Hautfarbe, ethnischer Zugehörigkeit, Land, Überzeugung, philosophischer Tendenz usw. Mit ihrer Arbeit wollen sie und der Verlag zur Schaffung einer Welt beitragen, in der Frieden, Ehrlichkeit, hohe Moralität und wahre Liebe triumphieren.

ALPHABETISCHES REGISTER

Von derselben Autorin erschienen

Christiane Beerlandt

Der Schlüssel zur Selbstbefreiung

ENZYKLOPÄDIE DER PSYCHOSOMATIK

Psychologischer Kernursprung und Kernlösung von 1300 Erkrankungen und anderen Symptomen

ISBN 978-90-75849-41-7
Gebunden, mit festem Einbanddeckel und Lesebändchen
17 x 24 x 7 cm – 1648 Seiten
Gebundener Ladenpreis (DE): 59 €

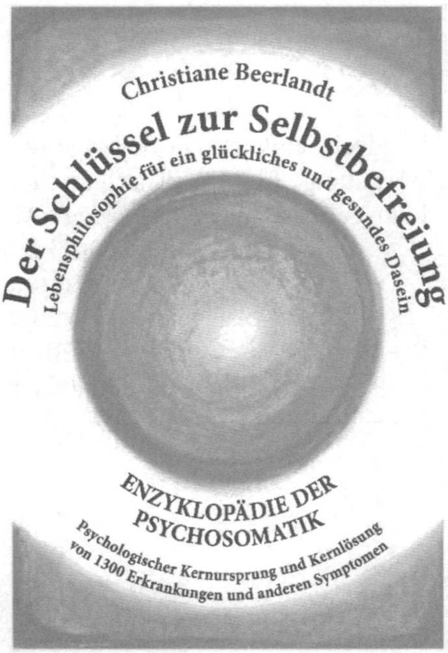

Ein unschätzbares Nachschlagewerk… über den Verband zwischen Körper und Psyche / Emotionen

Die belgische Erfolgsautorin **Christiane Beerlandt** zeigt uns wie **der Keim**, die fundamentale Ursache dafür, warum man eine bestimmte Krankheit entwickelt, sich in den Tiefen der menschlichen Psyche befindet: auf der Ebene der intimsten Gefühle und Überzeugungen eines Menschen, seiner Erwartungen, seines Selbstbildes usw.

Der weltweite Erfolg dieses Werkes erklärt sich durch die Tiefgründigkeit, Treffsicherheit und positiv-stimulierende Kraft der Texte. Der einleitende Teil gewährt **innovative, philosophische Einsichten** und **praktische Hinweise** dafür, wie wir unser Leben selbst in die Hand nehmen können. Danach beschreibt dieses enzyklopädische Werk in einer für jeden Menschen verständlichen Sprache **den psychischen, emotionalen Ursprung von ca. 1300 Erkrankungen** (von Bauchschmerzen bis zu Grippe, von Allergien bis zu Krebs) **und deren Überwindung**. Es beinhaltet auch faszinierende Kapitel über **die symbolische, psychologische Bedeutung der verschiedenen Körperteile und Organe** (Gehirn, Ohren, Herz, Drüsen, Knie, Leber, die unterschiedlichen Finger, Zehen, Wirbel usw.).

Indem Christiane Beerlandt auf die sanftmütige Sprache des Herzens hörte und ihre spezielle Begabung und tiefe Weisheit benutzte, ohne sich dabei auf ein bestehendes Werk zu stützen, sind ihre Bücher niemals mit irgendeinem anderen Buch zu vergleichen.

Der Schlüssel zur Selbstbefreiung ist auch als **Luxusausgabe** erhältlich. Achtung: Der Inhalt ist ganz identisch als die Normalausgabe. Die Luxusausgabe ist nur in der Form (Umschlag) unterschiedlich.
Gebunden, mit blauem Einbanddeckel aus Kunstleder (Balacron), goldenem und rotem Aufdruck, Lesebändchen.
17 x 24 x 7 cm – 1648 Seiten
ISBN 978-90-75849-51-6
Gebundener Ladenpreis (DE): 95 €

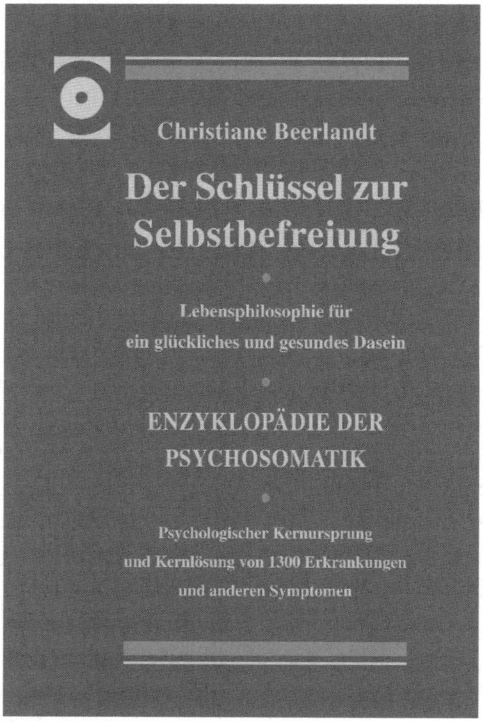

Christiane Beerlandt

Neue Tage

Der Mensch, in Güte aus seinem Herzen, auf dem Weg zu Körperlicher Unsterblichkeit

Umbruch

Es wird der größte Umbruch in der Geschichte der Menschheit werden, wenn der Mensch den Tod als die letzte zu überwindende Krankheit besiegt. Wie? Logisch denkend, aus ihren außergewöhnlichen Gaben heraus fühlend, so eröffnet uns die Lebensphilosophin Christiane Beerlandt die Augen. Mit Nachdruck betont sie, dass jeder Mensch dabei die freie Wahl hat.

Immerwährender Transformationsprozess

„Neue Tage brechen Freudvoll bei dem Menschen an, der sich Jetzt, in Güte, entscheidet, fortan nicht mehr auf der Grundlage der seit langem eingefleischten Überzeugung zu leben, wonach der Mensch ‚leiden, verfallen und sterben *muss'*.
Ein immerwährender Transformationsprozess beginnt. Der menschliche Körper erneuert sich fortlaufend: Leiden und Tod sind aufgehoben."

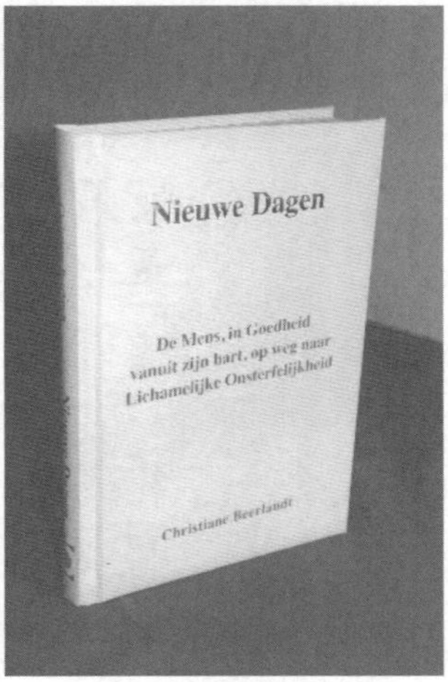

www.christianebeerlandt.com